臨床神経内科学

改訂6版

- 監修 -

平山　惠造　千葉大学名誉教授

- 編集 -

廣瀬源二郎　金沢医科大学名誉教授
田代　邦雄　北海道大学名誉教授
葛原　茂樹　三重大学名誉教授

南山堂

執筆者一覧 (執筆順)

平山惠造	千葉大学名誉教授	安東由喜雄	熊本大学教授
廣瀬源二郎	金沢大学名誉教授	楠　進	近畿大学教授
葛原茂樹	三重大学名誉教授	本村政勝	長崎総合科学大学教授
森　悦朗	東北大学教授	砂田芳秀	川崎医科大学教授
武田克彦	文京認知神経科学研究所所長	山本悌司	福島県立医科大学名誉教授
鈴木匡子	山形大学教授	辻　省次	東京大学教授
河村　満	昭和大学附属東病院院長	新宅治夫	大阪市立大学教授
藤木直人	国立病院機構北海道医療センター神経内科	池田修一	信州大学教授
		諏佐真治	山形大学助教
田代邦雄	北海道大学名誉教授	高橋孝雄	慶應義塾大学教授
水澤英洋	国立精神・神経医療研究センター理事・院長	田中恵子	金沢医科大学教授
		水谷智彦	日本大学名誉教授
宇川義一	福島県立医科大学教授	吉良潤一	九州大学教授
大熊泰之	順天堂大学医学部附属静岡病院教授	柳下　章	東京都立神経病院神経放射線科
荒木信夫	埼玉医科大学教授	飛松省三	九州大学教授
榊原隆次	東邦大学医療センター佐倉病院准教授	園生雅弘	帝京大学教授
小林祥泰	島根大学名誉教授	花島律子	北里大学講師
亀井　聡	日本大学教授	寺尾安生	東京大学講師
三浦義治	都立駒込病院脳神経内科医長	岩瀬　敏	愛知医科大学教授
出雲周二	鹿児島大学教授	武田　篤	仙台西多賀病院院長
米田　誠	福井県立大学教授	西野一三	国立精神・神経医療研究センター部長
鈴木則宏	慶應義塾大学教授	東海林幹夫	弘前大学教授
斉藤延人	東京大学教授	後藤　順	国際医療福祉大学三田病院神経内科教授
辻　貞俊	国際医療福祉大学教授	福武敏夫	亀田メディカルセンター神経内科部長
立花直子	関西電力医学研究所睡眠医学研究部部長	目崎高広	榊原白鳳病院診療顧問
服部信孝	順天堂大学教授	寺澤捷年	千葉中央メディカルセンター和漢診療科部長
宮嶋裕明	浜松医科大学教授		
藤原一男	福島県立医科大学教授	荻野美恵子	北里大学講師
西澤正豊	新潟大学教授	中馬孝容	滋賀県立成人病センターリハビリテーション科部長
中野今治	元　東京都立神経病院院長		
橋本しをり	沢田はしもと内科院長	本村　暁	行橋記念病院副院長
祖父江元	名古屋大学教授	福永秀敏	南風病院院長
髙嶋　博	鹿児島大学教授		

第6版監修の序

　本書は初版（1986）から4年毎を目途に，2版（1991），3版（1996），4版（2000），5版（2006）と版を重ねて来た．初版は学生教育における神経内科を念頭に置いて編集した．その後，編集を重ねる毎に徐々に水準を高めて，臨床医一般に有用な神経内科を考慮した時期もある．前版（第5版）においては神経内科医を対象としたものへと標準を移した．神経内科領域の近年の検査法，治療法の進歩は著しく，以前にも増して臨床診断（bedside diagnosis）の正確，確実さが求められるようになった．そのような背景から，筆者（監修）の他に，廣瀬源二郎，田代邦雄，葛原茂樹の三先生に編集に参画して頂くことにした．しかし第5版出版予定（2006）までの期間が限られていたため，改訂が必ずしも十分と言い難い面が残った．そこで，今版（第6版）では企画，構成など全般に亘って少し時間をかけて検討を加えることとして，編集会議の回数を重ねた．思った以上に準備期間を要し，予定より遅れたが，ここにようやく上梓する運びになった．

　日本の近代臨床神経学の先駆者である三浦謹之助先生が欧州（仏・独）で，日本人として初めて正統（オーソドックス）な神経病学（臨床と病理）を学ばれた（1890～1892）．帰国後（現）東京大学内科学教授を務める中で，神経病学（神経内科）講座を専門分野として内科学講座から独立させる建議を提出されたが，結実しなかった．それは20世紀初期（大正初頭）であった．その後，代も替わり，世相も戦時体制へと移行し，これが再度建議されることはなかった．第二次世界大戦（太平洋戦争）の終結から15年を経た1960年に日本（臨床）神経学会が設立され，内科と精神神経科の双方から独立した臨床神経学（neurology）の独自性が認められるに至った．しかし大学での機構は脳（神経）研究施設の臨床（内科）部門の扱いで（呼称は大学により異なる），神経（内科）学講座が独立して設けられるようになったのは1980年代である．それは1881年にJ.M.Charcotを教授に迎えてパリ大学に世界に初めて神経学講座が設けられてから，まさに一世紀後であった．

　日本における臨床神経学は，この四半世紀の間，急速に発展しつつある．しかし急激な発達にはとかく誤解も伴うものである．これを是正することにより真の発展が得られる．本書がそれに寄与することを，編集，分担執筆の諸氏と共に願うものである．筆をおくに当たり，これら諸氏ならびに南山堂編集部諸氏の尽力に謝意を表するものである．

2015年12月

平山惠造

第6版編集の序

　『臨床神経内科学』改訂のための最初の編集会議がもたれたのは2010年8月のことである．監修者である千葉大学名誉教授平山惠造先生の元に，第5版の編集者であった我々三人が再び参集し，2006年1月に上梓された本書第5版を神経科学の種々の分野における著しい発展・進歩に対応して新たに改訂することが決定され，第6版の編集趣意も趣意書に盛り込まれた．それ以来さらに4回の編集会議が開催され，約3年の経緯で執筆内容を時代に即して見直し，内容の修正と共に一部交代を含めて全ての執筆者が2013年5月30日に最終決定された．

　監修者の平山先生はかねてから『日本に日本人の神経内科学を』という理念をもたれ，本書は第3版以来その趣意を全面的に踏襲してきた神経内科学教科書である．改訂項目の多寡はあるものの総ページ数は現状維持を守る骨子が決められた．その結果削除・統合された項目が8つ，新たに加えられ独立した項目が8つとなった．また41名の旧執筆者にはご勇退いただき，新たに『日本人の神経内科学』を執筆いただける『広い視野と経験』をお持ちの41名の先生方に執筆をお願いした．共著や代筆はご遠慮いただき，依頼した先生ご本人に執筆が可能なことも確認した．その結果2年余りの経過でここに誕生したのが『臨床神経内科学　改訂第6版』である．

　病歴のとり方，神経症候の診かたでは，古典的な臨床神経学を示すとともにそれを補塡する神経解剖学，生理学をも新たに加え，読者に熟読していただきたい項目である．また新たな執筆者により最新の科学的事実を基に書かれた神経疾患各論も，是非その内容をくみ取っていただき，その結果が病める患者に還元されることを願うばかりである．

　編集者の無理なお願いにも対応し，種々の修正にも応じていただいた多くの執筆者に感謝するとともに，新たな改訂に際し繁雑な編集業務に多くの労をとられた南山堂編集部の窪田雅彦，古賀倫太郎両氏に深謝申し上げる．

2015年12月

廣瀬源二郎
田代邦雄
葛原茂樹

第1版の序

　本書は，学生の教育と一般臨床医の日常診断のための手引書として，神経内科の第一線で活躍している，それぞれの道の権威者によって書かれたものである．類書はわが国でも既にいくつかのものが出版され，日常の教育や診療に利用されているが，本書はそれらとは別の特徴をもつものとして企画された．

　第Ⅰ部の診察法は神経内科の基本をなすもので，手がかりとなる問診のしかた，診療の指針から始まり，症状・徴候の診かたを，その基礎知識とともにできるだけ具体的に記述してある．このように診察をすすめることによって，個々の患者の疾患がどのようなものであるか輪郭が浮かび上がってくる．その病態を確認するために行われる神経学的補助検査法は数多くあり，それらを第Ⅱ部にまとめた．目的，手技・原理，所見の読み方を示すことによって，それぞれの検査の意義と有用性を明確にした．この手順を踏んで来ると，臨床診断が徐々に固まってくるが，ここで個々の疾患についてまとまった知識が必要となるので，第Ⅲ部に疾患各論が設けられている．疾患の種類については，その重要性や頻度を勘案して，必要と思われるものを編者と執筆者とで精選し，無用に多くならないように心がけた．各疾患の記述については，病因・病理から病状，経過，検査，診断に至るまでを，その疾患の特徴に応じて長短，粗密を適宜にするとともに，治療についてもある程度具体的に示すことによって，実用性を高めようとした．従来，この種の書では，治療は抽象的に述べられていることが多いが，一般臨床医や他の専門領域の医師にとってはもとより，学生もこれを十分に理解するには具体性をもたせることが必要と思われるからである．第Ⅳ部は個々の神経疾患を離れて，神経症状の中の主要な特定のものを選び，その治療・処置を取り上げている．このように構成することにより，本書が少しでも多く，学生の知識の整理，一般臨床医の日常診療に役立つように配慮した．

　医学の中における神経内科学の現況は，学生にとっては，複雑な解剖，生理などの機構から学び始めねばならないことの故か，一様に難解な科の印象を与え，一般臨床医やまた他科の専門医にとっては，症候のとらえ方，疾病の種類の多さの故か，病態の把握し難い領域と映るようである．そのような背景にあって，卒前・卒後を通じ，神経内科学をもっと理解しやすいものとする努力が必要であり，そのような意図も本書の企画の一部をなしている．

　神経内科学は，欧米では既に百年余の歴史をもっているが，わが国ではその何分の一かの歴史をもつにすぎない．一般大衆はもとより，医師の間でも必ずしも的確に理解されているとはいえない．独立の神経内科が設置されている大学は全国で半数にみたない．他人が百年かけて歩んだ道程は，己れもまた百年に近い歳月を要するであろうが，神経内科学は21世紀に向けて開かれた領域の一つであれば，息の長い，幅の広い教育と啓蒙が必要であろう．本書がその一助となるならば，編者の望外の喜びである．

　本書の執筆者は，類書との重複を避けたが，ほとんど全国的な規模で参加して頂いた．その協力により，本書は3年の歳月で完成されたが，日頃，講義，実習，診療の場で，実際の教育を担当され，その難しさを共感されている方々の労作である．また本書の製作は南山堂編集部の八木　洋氏ほか諸氏の盡力によるものである．筆をおくに当たり，これらの方々に謝意を表する．

1986年6月

平山惠造

目 次

Section I 臨床神経内科学 序論

1. 臨床とは──医学・医療の原点 ···· 3
2. 杉田玄白の「神経」
   ──意義とその後 ················ 3
3. 日本（人）の臨床神経内科学
   ──医学文明と医療文化 ·········· 4
4. 臨床診断──左右する要因と検査
   ···································· 4
5. 歴史に学ぶこと ······················ 5
6. 固有疾患名と概念的疾患名を知る
   ···································· 6
7. いかに学び，修得するか
   ──体験の重さ ···················· 7
8. 余 滴 ······························ 7

Section II 病歴のとり方

1. 問診の重要性 ···················· 11
2. システムレビューの重要性 ········ 13

Section III 神経症候の診かた

1 意識障害の診かた ················ 17

2 脳死と遷延性植物状態の診かた
   ···································· 30
   1. 脳 死 ························ 31
   2. 植物状態，最小意識状態，無動性無言症，閉じ込め症候群 ········ 33

3 記憶障害の診かた ················ 40

4 知能障害の診かた ················ 48
   1. 知能障害について ············ 48
   2. 知的能力障害 ················ 54

5 失語の診かた ···················· 59

6 失行の診かた ···················· 69

7 失認の診かた ···················· 73
   1. 視覚失認 ···················· 73
   2. 相貌失認 ···················· 75
   3. 地誌的障害 ·················· 76
   4. 大脳損傷による色の障害 ······ 78
   5. 聴覚性失認 ·················· 80

8 頭痛の診かた ···················· 82
   1. 急性の頭痛 ·················· 82
   2. 慢性の頭痛 ·················· 84

9 髄膜刺激症状の診かた ············ 88

10 頭蓋内圧異常の診かた ············ 92
   1. 頭蓋内圧亢進 ················ 93
   2. 頭蓋内圧低下 ················ 95

| 11 | 嗅覚障害の診かた……………… 98
| 12 | 視覚障害の診かた……………… 102
| 13 | 瞳孔・眼球運動障害の診かた
　　　………………………………… 121
　　1．瞳孔の診かた………………… 121
　　2．眼球運動障害の診かた……… 123
　　3．眼振の診かた………………… 128
| 14 | 顔面の症候の診かた…………… 132
　　1．顔貌の診かた………………… 132
　　2．顔面の運動障害……………… 134
　　3．顔面の感覚障害……………… 138
| 15 | 耳鳴・聴覚障害の診かた……… 141
　　1．聴覚障害……………………… 141
| 16 | めまい・平衡障害の診かた…… 148
　　1．めまい………………………… 148
　　2．平衡障害……………………… 157
| 17 | 口腔・咽喉頭の症候の診かた
　　　………………………………… 160
　　1．舌の診かた…………………… 160
　　2．軟口蓋・咽頭・喉頭の診かた…… 161
　　3．構音障害・発声障害………… 163
　　4．下部脳神経の障害をきたす症候群
　　　………………………………… 164
| 18 | 運動麻痺・筋萎縮（肥大）・
　　　筋緊張異常の診かた…………… 167
　　1．運動麻痺……………………… 167
　　2．筋萎縮と筋肥大……………… 173
　　3．筋緊張異常…………………… 182
| 19 | 感覚障害の診かた……………… 189
| 20 | 反射障害の診かた……………… 203
　　1．腱反射………………………… 203
　　2．表在反射（皮膚/粘膜反射）…… 206
　　3．病的反射……………………… 208
| 21 | 運動失調の診かた……………… 213
　　1．小脳性運動失調……………… 213
　　2．感覚性運動失調……………… 217
　　3．その他の運動失調…………… 218
| 22 | 不随意運動の診かた…………… 219
| 23 | 異常姿勢の診かた……………… 237
| 24 | 起立・歩行障害の診かた……… 242
　　1．起立障害……………………… 242
　　2．歩行障害……………………… 244
| 25 | 自律神経症候の診かた………… 251
　　1．眼障害………………………… 251
　　2．腺分泌障害…………………… 251
　　3．皮膚障害……………………… 253
　　4．発汗障害……………………… 253
　　5．心血管系障害………………… 254
　　6．呼吸障害……………………… 256
　　7．消化器障害…………………… 258
　　8．排泄障害……………………… 258
　　9．性機能障害…………………… 262

Section Ⅳ　神経疾患　各論

1　脳血管障害……………………267
1．脳梗塞……………………271
2．一過性脳虚血発作………274
3．脳内出血…………………275
4．くも膜下出血……………276
5．未破裂脳動脈瘤…………277
6．脳動静脈奇形……………278
7．もやもや病（Willis 動脈輪閉塞症）
　………………………………279
8．線維筋形成不全…………280
9．脳静脈・静脈洞血栓症…280
10．慢性硬膜下血腫…………281
11．脳血管性認知症…………283
12．高血圧性脳症……………283

2　髄膜炎・脳炎・脳症……………285
1．急性化膿性髄膜炎………285
2．急性ウイルス性髄膜炎…287
3．結核性髄膜炎……………288
4．クリプトコッカス性髄膜炎………290
5．その他の亜急性ウイルス性髄膜炎
　………………………………291
6．単純ヘルペス脳炎………294
7．日本脳炎…………………296
8．他の急性脳炎……………297
9．脳膿瘍……………………300
10．神経梅毒…………………301
11．進行性多巣性白質脳症…303
12．亜急性硬化性全脳炎……305

13．後天性免疫不全症候群…307
14．ヒト T リンパ球向性ウイルス 1 型（HTLV-1）関連脊髄症………309
15．Creutzfeldt-Jakob 病……312
16．Wernicke 脳症……………315
17．ペラグラ脳症……………315
18．抗利尿ホルモン分泌異常症候群あるいはバソプレシン分泌過剰症
　………………………………315
19．橋中心性髄鞘崩壊症……316
20．橋本脳症…………………317
21．感染と薬剤の両方が関与する脳症
　………………………………318

3　頭部（顔面）の局所性疾患……323
Ⅰ．頭痛，顔面痛疾患………………323
1．片頭痛……………………323
2．緊張型頭痛………………325
3．群発頭痛…………………326
4．三叉神経痛………………327
5．後頭神経痛………………328
6．舌咽神経痛………………328
Ⅱ．顔面麻痺・痙攣疾患……………328
1．顔面神経麻痺……………328
2．顔面筋攣縮………………330
Ⅲ．内耳性疾患………………………331
1．Ménière 病………………331
2．良性発作性頭位めまい症………333
3．前庭神経炎………………333
4．内耳炎……………………334

- 5．突発性難聴 …………………… 334
- 6．薬物性内耳障害 ……………… 334
- 7．聴神経（内耳神経）腫瘍 …… 334

4 脳腫瘍と脊髄腫瘍 …………… 336
- 1．神経上皮性腫瘍 ……………… 339
- 2．髄膜腫 ………………………… 345
- 3．神経鞘腫 ……………………… 349
- 4．血管芽腫 ……………………… 351
- 5．悪性リンパ腫 ………………… 352
- 6．胚細胞腫瘍 …………………… 353
- 7．下垂体腺腫 …………………… 355
- 8．頭蓋咽頭腫 …………………… 357
- 9．嚢胞性病変 …………………… 358
- 10．転移性脳腫瘍 ……………… 358
- 11．脊髄腫瘍 …………………… 360

5 てんかん ……………………… 362
- 1．局在関連性（焦点性，局在性，部分性）てんかんおよびてんかん症候群 …………………………… 376
- 2．全般てんかんおよびてんかん症候群 ……………………………… 377

6 睡眠関連疾患 ………………… 379
- 1．ナルコレプシー ……………… 379
- 2．レム睡眠行動異常症 ………… 380
- 3．下肢静止不能症候群 ………… 382
- 4．神経内科領域における睡眠時無呼吸症候群 …………………… 383
- 5．睡眠検査 ……………………… 385

7 大脳変性疾患 ………………… 389
- I．認知症 ………………………… 389
  - 1．Alzheimer 病 ………………… 393
  - 2．前頭側頭型認知症と Pick 病 …… 397
  - 3．Lewy 小体型認知症と Parkinson 病認知症 ………………………… 401
  - 4．パーキンソン・認知症複合 …… 403
  - 5．血管性認知症 ………………… 403
  - 6．正常圧水頭症 ………………… 404
- II．錐体外路系疾患 ……………… 406
  - 1．Parkinson 病と Lewy 小体関連疾患 …………………………… 409
  - 2．変性性 parkinsonism ………… 419
  - 3．症候性 parkinsonism ………… 423
  - 4．Wilson 病 …………………… 425
  - 5．本態性振戦 …………………… 426
  - 6．舞踏病症候群 ………………… 427
  - 7．チック症候群 ………………… 432
  - 8．アテトーゼ症候群 …………… 433
  - 9．ジストニア症候群 …………… 433
  - 10．金属代謝異常による神経変性疾患 …………………………… 441

8 脳・脊髄脱髄疾患 …………… 447
- 1．多発性硬化症 ………………… 448
- 2．視神経脊髄炎 /NMO 関連疾患 … 455
- 3．急性散在性脳脊髄炎 ………… 458

9 脊髄・小脳変性疾患 ………… 460
- 1．多系統萎縮症 ………………… 460
- 1'．皮質性小脳萎縮症 …………… 464
- 2．遺伝性脊髄小脳変性疾患 …… 465
- 3．続発性小脳変性疾患 ………… 468

10 運動ニューロン（変性性）疾患 ………………………………… 470
- 1．孤発性筋萎縮性側索硬化症 …… 471

  2．遺伝性の筋萎縮性側索硬化症 …… 480
  3．Guam 島・紀伊半島の筋萎縮性
   側索硬化症 …………………………… 481
  4．小児と成人の脊髄性筋萎縮症 …… 482
  5．球脊髄性筋萎縮症 ………………… 485
11 脊髄・脊椎疾患 ………………………… 488
 Ⅰ．**脊髄疾患** ……………………………… 489
  1．急性脊髄前角炎（ポリオ）……… 489
  2．破傷風 ……………………………… 489
  3．脊髄血管障害 ……………………… 490
  4．亜急性壊死性脊髄炎 ……………… 495
  5．平山病(若年性一側上肢筋萎縮症)
   ………………………………………… 495
  6．ヒト T リンパ球向性ウイルス関
   連脊髄症 ……………………………… 499
  7．梅毒性脊髄炎・脊髄癆 …………… 499
  8．亜急性／慢性脊髄連合変性症
   ………………………………………… 500
  9．脊髄空洞症 ………………………… 501
  10．脊髄腫瘍 …………………………… 504
  11．脊髄硬膜外膿瘍 …………………… 504
  12．放射線脊髄症 ……………………… 505
 Ⅱ．**脊椎疾患** ……………………………… 507
  1．変形性脊椎症 ……………………… 507
  2．椎間板ヘルニア …………………… 509
  3．脊椎靭帯肥厚・骨化症 …………… 511
  4．環椎・軸椎亜脱臼 ………………… 513
  5．脊椎炎 ……………………………… 514
12 末梢性神経疾患 ……………………… 517
  1．遺伝性末梢神経疾患 ……………… 518
  2．免疫介在性の末梢神経障害 ……… 526

  3．炎症性の末梢神経疾患 …………… 531
  4．代謝性末梢神経疾患 ……………… 535
13 神経筋接合部疾患 …………………… 538
  1．重症筋無力症 ……………………… 539
  2．症候性重症筋無力症 ……………… 549
  3．Lambert-Eaton 筋無力症候群 …… 550
14 筋肉疾患 ………………………………… 556
  1．筋ジストロフィー ………………… 556
  2．筋強直症 …………………………… 569
  3．周期性四肢麻痺 …………………… 573
  4．糖原病 ……………………………… 575
  5．筋攣縮 ……………………………… 578
  6．ミトコンドリア脳筋症 …………… 580
  7．多発筋炎・皮膚筋炎 ……………… 583
  8．悪性高体温症／悪性症候群 ……… 583
15 自律神経疾患 ………………………… 584
  1．Adie 症候群 ………………………… 584
  2．起立性調節障害 …………………… 586
  3．食後（事）性低血圧症 …………… 587
  4．急性特発性ニューロパチー ……… 588
  5．Raynaud 病 ………………………… 588
  6．反射性交感神経ジストロフィー
   ………………………………………… 589
  7．肢端紅痛症 ………………………… 591
  8．手掌足底発汗過多症 ……………… 591
16 ビタミン欠乏性神経疾患 …………… 593
  1．ビタミン A 欠乏と過剰症 ……… 593
  2．ビタミン B_1 欠乏症 ………………… 594

3. ニコチン酸（ナイアシン，ビタミンB₃）欠乏 …… 600
4. ビタミンB₆（ピリドキシン）欠乏・過剰症 …… 601
5. ビタミンB₁₂（コバラミン）欠乏症，亜急性・慢性脊髄連合変性症 …… 601
6. ビタミンD欠乏症 …… 603
7. ビタミンE欠乏症と関連疾患 …… 604
8. 葉酸欠乏症，ビタミンM欠乏症，慢性連合性脊髄変性症 …… 604

17 医原性神経疾患 …… 606
1. 薬物誘発性運動障害・錐体外路症状 …… 606
2. 脳症・意識障害・痙攣 …… 612
3. 小脳性運動失調症 …… 615
4. 末梢神経障害，脊髄障害，脳神経障害 …… 615
5. 筋障害 …… 616
6. 輸液による神経障害 …… 618
7. 筋無力症（多種薬物） …… 618
8. 医原性 Creutzfeldt-Jakob 病 …… 618

18 外因性中毒性疾患 …… 619
1. アルコール関連神経疾患 …… 619
2. 農薬中毒 …… 627
3. 食中毒 …… 629
4. 金属中毒 …… 630
5. 芳香族有機溶剤 …… 635
6. ガス中毒 …… 637
7. その他の化学物質による中毒 …… 641

19 先天性代謝異常疾患 …… 643
1. 白質ジストロフィー …… 644
2. 脂質蓄積症（リピドーシス） …… 650
3. 活性化蛋白欠損症 …… 653
4. 糖蛋白代謝異常症 …… 657
5. ムコ多糖類症 …… 658
6. アミノ酸代謝異常症 …… 660
7. 尿素サイクル疾患 …… 664
8. 家族性アミロイドポリニューロパチー …… 667
9. ポルフィリン症 …… 667
10. 糖原病 …… 671

20 奇形と周産期障害 …… 672
1. 奇　形 …… 672
2. 周産期障害 …… 680

21 他臓器疾患における神経障害 …… 686
1. 下垂体機能低下症 …… 686
2. 下垂体機能亢進症 …… 688
3. 下垂体関連症候群 …… 690
4. 甲状腺機能低下症関連神経系合併症 …… 691
5. 甲状腺機能亢進症 …… 693
6. 副甲状腺疾患に伴う神経症状 …… 697
7. 心・大動脈疾患 …… 698
8. 呼吸器疾患 …… 700
9. 膵疾患 …… 702
10. 肝疾患 …… 704
11. 消化器疾患 …… 706
12. 腎疾患 …… 706
13. 血液疾患 …… 707
14. 免疫異常炎症疾患 …… 709
15. 傍腫瘍性症候群 …… 712

Section V 特殊検査法

1 神経心理検査 ………………… 719
 1．一般認知機能スクリーニング検査
  ……………………………………… 719
 2．知能検査 …………………… 720
 3．記憶検査 …………………… 720
 4．失語・失行・失認の検査 …… 721
 5．前頭葉関連の検査 ………… 724
 6．情動と性格の検査 ………… 725

2 脳脊髄液検査 ………………… 727
 1．髄液検査の目的 …………… 727
 2．髄液検査の原理 …………… 729
 3．髄液検査の方法 …………… 731
 4．髄液の異常所見 …………… 733
 5．髄液の免疫学的検査 ……… 742

3 神経放射線学的検査 ………… 744
 1．単純 X 線撮影 ……………… 744
 2．CT …………………………… 744
 3．MRI ………………………… 753
 4．血管造影と IVR …………… 768
 5．核医学検査 ………………… 769

4 電気生理学的検査 …………… 771
 1．脳波と脳磁図 ……………… 771
 2．誘発電位検査 ……………… 782
 3．針筋電図検査・神経伝導検査 … 787
 4．神経筋接合部検査 ………… 796
 5．表面筋電図検査 …………… 797
 6．眼電図検査 ………………… 803

5 自律神経機能検査 …………… 809
 1．薬物点眼試験 ……………… 809
 2．涙液分泌試験 ……………… 811
 3．心・血管系機能検査 ……… 811
 4．発汗機能検査 ……………… 814
 5．皮膚温図検査（サーモグラフィ）
  ……………………………………… 815
 6．排尿機能検査 ……………… 815
 7．微小神経電図検査 ………… 819

6 嗅覚・味覚検査 ……………… 825
 1．嗅覚検査 …………………… 825
 2．味覚検査 …………………… 827

7 生検組織検査 ………………… 830
 1．末梢神経生検 ……………… 830
 2．筋生検 ……………………… 832

8 免疫学的検査 ………………… 840
 1．ヒト白血球抗原検査 ……… 840
 2．抗神経細胞抗体・抗筋抗体検査
  ……………………………………… 840
 3．抗アクアポリン 4 抗体検査 … 842
 4．抗ガングリオシド抗体検査 … 844

9 生化学的検査 ………………… 846
 1．尿を用いた生化学検査 …… 848
 2．血液を用いた生化学的検査 … 850
 3．Alzheimer 病の生化学的検査 … 857

10 遺伝子・染色体検査 ………… 860
 1．遺伝子検査と遺伝学的検査 … 860

2．遺伝学と分子遺伝学…………860
   3．病原微生物の遺伝子検査………862
   4．遺伝性疾患（単一遺伝子病および染色体異常）の遺伝学的検査……862
   5．薬理遺伝学的検査（ファルマコジェネティクス・ジェノミクス）……864
   6．体細胞変異による疾患の遺伝子検査………………………………865
   7．ゲノム・遺伝子診療，研究における倫理と解析技術の進歩………865

Section Ⅵ　神経内科治療

1 神経内科救急………………869
   1．意識障害…………………869
   2．せん妄……………………872
   3．痙　攣……………………873
   4．頭蓋内圧亢進……………875
   5．急性呼吸麻痺……………875
   6．急性四肢麻痺……………877

2 神経内科特殊治療…………880
   1．免疫療法…………………880
   2．神経ブロック……………884
   3．毒素・抗毒素治療法……888
   4．東洋医学的治療…………891
   5．難病の緩和医療…………896

3 神経学的リハビリテーション…………………………………903
   1．ニューロリハビリテーションとは…………………………903
   2．運動学習について………904
   3．臨床応用されているニューロリハビリテーション……906
   4．神経疾患におけるリハビリテーション……………………908
   5．言語障害のリハビリテーション——失語を中心に………917

4 慢性神経疾患の医療………923
   1．慢性神経疾患……………923
   2．神経難病の病名告知……927
   3．慢性神経疾患の医療体制………928

日本語索引…………………………933
外国語索引…………………………951

Section I

神経内科学 序論

神経内科学 文論

1 臨床とは ——医学・医療の原点

「臨床」とは clinic〈英〉，Klinik〈独〉，clinique〈仏〉に相応し，これら西欧語の語源はラテン語の clinicos（横臥の意味）とされている．一方，日本語の「臨床」は病床に臨む，すなわち患者の床側で患者に向き合うことで，医学・医療の基本を示した優れた表現である．外来では坐位の患者に向き合うが，本質は同じである．「医学（研究）は臨床に始まり，臨床に帰す」と言われるのは，「臨床で生じた疑問を研究で解明し，その成果が臨床に還元されること」を端的に表現したものである．

解剖学者の小川鼎三先生が「基礎医学の研究は医学の基礎としての学問で，ヒトの病気がいつも本来の研究対象であることを忘れてはならない」と指摘しておられる．先生の赤核の研究は世界的に有名であるが，サルでの赤核破壊による神経症候とヒトの赤核病変で生じる赤核症候群（Benedikt 症候群）とでは神経症候が異なることを観察し，赤核を構成する大細胞と小細胞の分布構成が異なることを明らかにされた[1]．これにより，ヒトでの赤核症候群の神経症候の病態機序が理解できるようになった．

話は少し脇道に入ったが，臨床が医学・医療の原点であることを，それなりに理解されたであろう．しかし近年，臨床の現場が崩れてきているという指摘がある．「医者は患者に向き合わずに，卓上の機器に向き，手で患者に触れること少なく，機器を操作し，応答の質・量ともに少なく，診断は検査結果に依存して，見解が乏しい．治療の説明は希薄である」と．これらは患者側からの指摘のみならず，年輩の医者の嘆息でもある．このような現象が一部にとどまっていることを望む．<u>医者は患者に向き，言葉を十分に交わし（問診），眼で見て（観察，視診），手を使い（診察手技各種），説明・応答する（診断・治療）．</u>これが臨床である．

2 杉田玄白の「神経」——意義とその後

Kulmus〈独〉の「人体解剖図」のオランダ語版「ターヘルアナトミア」を杉田玄白が和訳して「解体新書」（1744）を出版したことはよく知られている．その際に玄白は zenuw を音訳（世奴）せずに，意訳して「神経」を造語したとされている．小川鼎三先生[2]によれば，「色は白く，強く，脳と脊髄から出る．視・聴・言語・運動をつかさどり，痛・痒・冷・熱を感知する」とある由である（現代語表現：筆者）．「神経」を選んだ説明はない由で，「神気（神妙な働き）の神と経脈（筋道）の経とを併せたものと思われる．」と述べておられる．江戸時代から明治時代にかけては，輸入語を今日のように音の仮名書きにとどめず，<u>日本語を造語して認識を深めて，知識を正しく広める努力が払われた．</u>「神経」の西欧における語源は nervus（ラテン語），neuron（ギリシャ語）である．今日では nerve（神経）は肉眼解剖用語として，neuron（神経元，ニューロン）は組織用語として用いられる．nervous system（神経系）は脳，脊髄，[末梢]神経を包括した形態と機能（運動，感覚，自律）を含めた総称である．

「機能」について，玄白の訳文で言及されているが（前述），1902 年に[旧]日本神経学会（現在の神経学会とは別）が設立された際に若干変更された．その機関紙創刊号の序に「精神疾患も神経疾患も神経系の機能障害で，症候に多少の差異はあるが，両者間に境は認められない．」という主旨が述べられている[3]．しかし解剖学的形態としては捉え難い「精神」までを「神経」の対象範囲に広げたことには違和感がある．実際に両者を「神経」で括ったために問題が残り，1935 年にこの[旧]神経学会は名称を精神神経学会に変更した．それ以降，精神医学 psychiatry は精神科または精神神経科で扱われるようになった（従来の経緯から神経科とも称した．当時は精神科の呼称が世間で好まれなかった）．一方，原義の神経学 neurology は内

科の中で扱われていたが，1960年に［新］日本（臨床）神経学会が設立され［2年後に（臨床）が外され］，その専攻科として神経内科が新設されていった．本来は神経科と称するところを，前記の神経科との混同を避けて神経内科が多く用いられた（神経科も許容）．しかし，社会的には神経内科，神経科，精神科などの呼称の内容が今日でも広く理解されているとはいえない．

さらに，世間では，玄白が和訳した「神経」本来の意味でなく，形態としては捉え難い「心気，精神，感性」などを表す言葉として使われるようになった．「神経を尖らす」「神経が太い」などが文学的表現や一般社会でも比喩的に用いられるようになった．しかし神経の原義は正しく理解しておきたいものである．

3　日本（人）の臨床神経内科学 ——医学文明と医療文化

19世紀半ばに欧州（英，仏，独）で興った近代臨床神経（内）科学は半世紀の間に隆盛になった．それは大きな流れをなして米国へ伝わり，米国ではそれを自国なりに消化して，20世紀半ばには米国での臨床神経学が育成された．

一方，わが国では19世紀末に三浦謹之助が欧州で内科学を，また特に神経学を近代神経学創始者の一人とされるCharcot〈仏〉について学び，帰国後，（現）東京大学内科学教授（日本人として初代）を務める一方，神経病学（今日の神経内科学）講座創設の問題に関与した．しかしそれは実現されなかった[4]．優れた業績を挙げ，門下生を輩出したが，彼が欧州で学んで得た「臨床神経学」が流布，普及するには至らなかった．第二次世界大戦（太平洋戦争）が終了し（1945），日米医学の交流が盛んになるにつれ，米国の神経学がわが国に奔入となって導入された．

戦後すでに70年になる．日本神経学会が設立されてから半世紀がすでに過ぎた．また日本神経治療学会が発足して30余年を経た．しかし今日でも神経内科に関する社会一般の認識が十分に深まったとはいえない．社会が共通認識をもつには殊に診断と治療の充実と確実性が求められる．

疾病・病態は人種，風土，文明，文化など人を取り巻く諸因子により国々で異なる．医学文明の骨子は多くの国々で共通でも，人種による相違があり，それ以上に医療文化は国や民族により異なる面が少なくない．脳死－臓器移植の受け容れが諸外国，殊に米国と日本とで相当に異なるのはその一例であろう．

文明と文化とはしばしば混同，混用される．文明civilizationは物質的発展（機器の発達など）に象徴され，文化cultureは精神的耕作（社会的思考・教養）に帰納するとまとめられる[5]．したがって，医学文明は世界の規模で伝わるが，医療文化は国や地域により文化的背景あるいは宗教的要素で異なる．これら諸点を勘案すると，広く世界の医学知見を取り入れつつ，独自性をもった日本（人）の臨床神経内科学の育成を心がけるべきであろう．

4　臨床診断 ——左右する要因と検査

臨床診断は病歴の聴取（問診）と診察手技（狭義の診察）とでなす．検査は臨床診断が絞られてからするものである．医学英語辞典にも次のようにある．「clinical diagnosis：based upon the history and physical examination of the patient, without the aid of laboratory tests.」（Blakiston's Gould Medical Dictionary）．中でも問診は臨床診断を左右する．問診には二つの意義がある．第一は，病歴（主訴・経過）を聴取する中で，疑われる病態・疾患を脳裏で幅広く抽出することである．必要に応じて既往症，生活歴，家族歴を尋ねる．問診で疑われることがなかった病態・疾患は結局は診断に至らない．したがって当初はなるべく広く，多くを検討対象にする．第二は，問診から浮かび上がる諸病態，疾患について，これから用いるべき診察手技を念頭で選択・準備していく．これは数多く慣れると半ば自動的に行えるようになる．

臨床神経内科学で問診が最も重要視されるの

はこのような背景による．日常診療の中であいにく診断を誤る場合の多くは，この問診での聴取の不備・不足で，疑うべき疾患が検討対象にならなかったことによる．

　診察には基本的手法と選択的手法とがある．基本的とは一定の手技を手順に従って頭部から足まで診るもので，初心者向きである．選択的とは病歴（症状）に基づいて疑った病態・疾患に則した手技を選ぶもので，実践的であり，ある程度の臨床的経験を必要とする．診察時間は前者より短縮され，問題点をclose-upするのに有用で，外来診療などで用いるのに適する．いずれの手技であれ，診察するうちに疑うべき疾患が集約される．

　かくして臨床診断がなされる．一つに絞られることもあり，絞り切れずいくつかの疾患がなお疑われる場合もある．これ（ら）を念頭に置き，必要とする検査を行う．検査はその目的で3種に分けられる．

① **確認検査**：一つに絞られた臨床診断を確認する目的でなされる．

② **鑑別検査**：臨床診断を一つに絞れない（絞らない）場合で，診断を鑑別・確定する目的でなされる．

③ **除外検査**：臨床診断は絞られたが，若干疑問な点があり，その疑問を除外するための検査．

　検査は明確な目的でなされなくてはならない．無用な検査は経済的にも（医療費），時間的にも（患者・医者の両者）マイナスでしかない．さらに，検査以前に臨床診断が曖昧である場合は検査結果に引きずられて誤診を招く．結果として本来の疾患と実施された治療との間に齟齬（食い違い）をきたすことになる（実例：文献[6]参照）．

5　歴史に学ぶこと

1　本質を学び，孫引きを控える

　歴史は年代記ではない．歴史から学ぶ本質はその事柄が注目された時代的背景と契機（理由，原因）にある．しかしその本質は往々にして正しく伝わらないことがある．その理由は，それを引用した論文が原著の一面のみを捕えて引用し，あるいは（意図しないまでも）恣意が働くなどして，原著の意図と異なることが引用されるからである．それがさらに引用（孫引き）されて原著内容が正しく伝わらない結果になる．筆者が若い頃に学んだ半世紀前には孫引きをきつくたしなめられた．それは学問の正しい進歩を歪めるからである．今日の情報過多の中では正当な引用が却って難しくなっているのではなかろうかと，危惧される面を垣間みる．

　孫引きによる誤解を例示する．

① **Keegan型**：変形性頚椎症による上肢の筋萎縮に日本でKeegan型と呼ばれてきたものがある（上肢に筋萎縮があるが，感覚障害を伴わないものに用いられた）．この原典であるKeegan（1965）[7]の論文にそのようなことは述べられていない．彼は変形性頚椎症の手術時期を選ぶのにdissociated motor lossの病期がよいとした．すなわちmotor lossが上肢にあり，下肢にはないことをdissociatedという言葉で表現した．このdissociatedをわが国では上肢でのmotorとsensoryの乖離と誤解し感覚障害のない上肢の運動麻痺，筋萎縮と捉えた．Keeganの原著には上肢を含む温痛覚鈍麻を示す図が明示されている．原著を見れば上記の誤りは一目瞭然であり，その背景も明らかになる．

② **他人の手徴候**：BrionとJedynak（1972）[8]が発表した症例（右手利き）はシャツを着る際に，右腕を右袖に通した後で，（目で見えない）背後で左手を左腕に通すことができず，あたかも左手が「他人の手のよう」であることから，他人の手徴候と名付けた．当時は脳の離断症状disconnexion syndromeが盛んに論じられた時期で，彼らは脳梁離断による症候としてこれを報じた．しかしこれを引用したBogen（1979）[9]は左手が他人の手のように非協力的に振る舞う，と心理学的に抽象化した．これ以降，日本を含む英語圏で，「他人の手徴候」は原著と異なるさまざまな手の異常運動として多様に用いられていった．原著に明記されている診察法を一読すれば，これらがBogenの誤解に基づい

2 原著者の追加発表に学ぶ

　原著論文を発表した後に，原著者がそれだけでは十分でなくて，補足することがある．発表年次を競った時代には，第一報が重視されたが，それは事の本質ではない．追加論文も含めて十分に理解することが大切である．例示する．

① **Babinski 徴候**：原著（1896）は僅かに 28 行であることが強調されて伝えられているが，これは序論と理解すべきである．本格的な記述は（1898）と（1903）に報告された 10 頁にわたるものである．Babinski がこの徴候を見いだす契機となったのは，当時，下肢の運動麻痺（片麻痺，対麻痺）が器質性病変によるか，非器質性（ヒステリー性）のものかの鑑別が模索されていた時代であった．最初の報告ではこの徴候（足底の針刺激で足趾が背屈する）が器質性病変によるものであることを指摘したにとどまっている．この現象を詳しく記述し，錐体路系との関連を述べたのは後の論文である．すなわちBabinski 徴候と錐体路系との関係はこれら3つの論文で完成した[10]．その後，いろいろな刺激変法が，それぞれ己の方法が優れているとして報告されたが，Wartenberg（1947）[11] はBabinski の原法より優れたものはないと総括している．

② **Guillain-Barré 症候群**：本症は2人の軍人が従軍中に発病した病態を Guillain, Barré et Strohl（1916）が発表したのに始まることはよく知られている．[Strohl は電気生理検査担当]その後，多くの人々により，いろいろな論文が発表され，一時期米国では Haymaker と Kernohan（1949）により Landry-Guillain-Barré 症候群と呼称が変更されたこともあった．そうした数々の問題があった中，Guillain（1953）が本症候群について多くの論文を検討して，あらためて自験 19 例（1剖検例）を詳述し，本症の臨床像その他を明記した．その後に出版された本症に関する Coirault（1958）らの単行書の序文を書いた Garcin 教授が4頁にわたって本症の

把握の仕方を，今日を予見しつつ述べている[12]．学問とはこのようにして積み上げられるものである．

6 固有疾患名と概念的疾患名を知る

　この両者を認識しないと誤解や理解の齟齬（食い違い）をきたすことがある．

　固有疾患名とはその疾患に限定した名称である．言いかえれば，個々の疾患にはそれ固有の名称がある．多くはそれが発見された時に用いられたものである．中には何かの事由で変更されたものもある．いずれであれ一つの疾患（単位）を示す．他方，概念的疾患名とは複数（多数）の疾患を一群に括る名称である．教科書などで疾患を類型別に分類するときや，研究目的などでいくつかの疾患を抽出して括るときなどに用いられる．すなわち，固有疾患名と概念的疾患名とは本質的に異なる．誤診に至らないように混同を避けなくてはならないが，意外に認識されていない．初心者にとってはこの相違が分かりにくい．これを理解するにはそれぞれの疾患名の歴史が参考になる．

　いくつかを簡略に挙げてみよう．

1 筋萎縮性側索硬化症（ALS）と運動ニューロン疾患（MND）

　Charcot〈仏〉（1865/69）が，成人で筋脱力・萎縮が脊髄病変による筋萎縮・運動麻痺をきたす疾患群の中から，四肢を順次，進行性に侵し，感覚障害を伴わず，痙縮で代表される錐体路徴候を呈し，球麻痺をきたし，予後不良であり，病理解剖所見で脊髄の前角細胞と錐体路に変性（側索硬化）を認める特異な病態に，臨床と病理の特徴を抜粋して筋萎縮性側索硬化症と称した[13]．これは固有疾患名である．

　一方，運動ニューロン（脊髄前角細胞）の病態を広く研究する観点から Brain〈英〉の提唱でMotor Neuron Diseases（MND）と称して symposium が Norris, Kurland〈米〉（1967）[14] により開催された．その対象疾患にはいろいろなものが多くが含まれ，ALS をはじめ，遺伝性小児脊

髄性筋萎縮症，各種病因による神経根／末梢神経／神経筋接合部疾患などが広く集められた．すなわち，病因，病態が異なる諸疾患の集合からなる概念的疾患名である．

2 多系統萎縮症（MSA）とは [15]

起立性低血圧ほか一連の自律神経症候を呈する病態をShy, Drager（1960）が報告し，この病態にSchwarz（1967）が彼らの名を冠してShy-Drager症候群と称した．その後，Shy-Drager症候群（SDS）の病理所見で神経変性病変が複数の系統に認められることから，この病理所見をmultiple system atrophy（MSA）とOppenheimerらが呼称した［Graham, Oppenheimer（1969），Bannisten, Oppenheimer（1972）］．すなわちSDSは臨床病態名であり，その病理所見がMSAである．その後，MSA病理所見は強弱の差はあれオリーブ橋小脳萎縮症（OPCA），線条体黒質変性症（SND）でもみられることから，MSAはこれら3者を含む概念名として用いられるようになった．この概念名を分割してOPCAをMSA-O型，SNDを-P型と称しているが，本来のSDS（MSA）が外されている．固有疾患名と概念的疾患名の不統一な使用は病態に対する誤解を招く．

7 いかに学び，修得するか ──体験の重さ

教科書（論文）を読み，講義（講演）を聴く．知識を得られるが，実感を伴わない．重要なのは体験である．読書，聴講は体験するための準備である．体験とは身を以って経験することである．臨床（bedside）で患者に接し，目で視て，耳で聴き，手で触れ，さらに雰囲気を感じる．体験とはあらゆる感覚を同時に駆使して体感する．すなわち全機能（全身，全脳）を以って受容するので強く印象づけられる．診察手技の一つにしても，読み聞きして想像したものと異なる．対象により，情況により，臨機応変に診かたを選ばなくてはならない．このような実体験の積み重ねが己の臨床神経学的水準を高める．

多くの患者に接し，多くの病態，疾患に遭遇し，多くの体験を積むことにより多くを修得することができる．

体験しないものは想像にとどまる．一般社会において，災害，戦争，空襲などの体験談がしばしば語られるが，伝承されにくい．それらは体験されず，視聴にとどまらざるを得ないからである．臨床神経学において，視聴にとどまることなく，体験することが，これを修得する上で如何に重要であるかが理解されよう．

8 余 滴

① 黒と白と灰色：黒か白か決めたがる人がいる．決めないとよく知らないのだろうと誤解する．Babinski徴候が陽性か陰性か明確でない微妙な場合がある．何回か足底を擦過して，母趾の態度が明らかに背屈ではなく，底屈するでなく，曖昧なことがある．この微妙な態度をあれこれ論じても始まらない．陽性（黒）でもなく，陰性（白）でもなく，灰色である．時を改めて診ればよい．しかし，灰色は，黒と白とをよく知ることが前提である．よくわからないから灰色にするのではない．このことは診察手技一般についていえる．灰色と曖昧とは同義ではない．

② 伝授と伝受：世の中の業（わざ），すべては伝授と伝受である．それがうまくなされているか否かで，それが伝統にもなれば，消滅してもいく．わが国で，いわゆる団塊の世代が定年退職の時期に近づいた頃，「彼らの技術（広義）が引き継がれるであろうか」（すなわち伝授と伝受がうまくなされるか）と社会的話題になった．この団塊の世代は戦争で疲弊した日本の再建に大きくかかわってきた最後の世代の一つである．彼らは戦前からの生き残った人に混じって，戦後日本の発展に寄与した．このような伝授と伝受は世の中の諸分野それぞれにある．臨床神経学の分野では，戦前（太平洋戦争前）には海外からの輸入が主で，国内での伝授と伝受が十分

に行われていたか疑問が残る．輸入のみに頼らず国内での育成が真の発展になる．国内で伝授と伝受がなされ，その伝受されたものが次へと伝授される．伝授と伝受，伝受と伝授が繰り返されて伝統になる．

③ **MRI 所見と局所解剖の乖離**：MRI が普及する一方，病変（部位）と症候の対応を論じるに当たって，神経解剖の知見の不足を思わせる論文が散見される．両者の対応を検討するには，先ず正しい局所解剖学的知識が必須である．これにより初めて両者の対応を論じることができる．以下にいくつかの課題を挙げてみよう．1）大脳弁蓋と島回の解剖学的区分と機能．2）被殻と淡蒼球の（MRI 上の）区分と，被殻内の体性機能局在．3）視床の VPL/VPM の区分と体性機能局在．4）中脳の被蓋と視蓋の区域．5）内側毛帯が延髄，橋，中脳で占める位置．6）滑車神経，外転神経の中脳内での走行．7）顔面神経の髄内神経根の走行と，根の出口の部位．8）錐体（路）交叉下端と延髄／頸髄の境の位置関係．9）錐体路と皮質脊髄路の相違点．10）三叉神経主感覚核と脊髄路核の機能と解剖．

④ **周辺領域を学ぶ**：医者は医学・医療のすべての領域に通じているのが理想であろうが，それは至難である．各人は自ずからある領域を専攻するようになる．専攻するほどに領域が狭くなることがある．それは医療にたずさわる者，研究を進める者にとって望ましいこととはいえない．己の専攻領域の水準を高めるとともに，周辺領域についても知見を広げることは大切である．山は高いほど裾野は広くなり，眺望は拡大する．時には尾根を通して隣の山に連なる．神経疾患で神経系以外に症状，徴候を呈するものが少なからずある．それらを他の臓器の症候として他科に一任することなく，自らもそれを学び，知ることにより裾野は広がる．それにより山はさらに高くなる．

⑤ **2 台の電算機**：今日，ほとんどすべての医療用機器に人工の電算機（コンピューター）が組み込まれている．電源を要する．一方，人脳は天然の電算機である．電源を必要としない．携帯型で持ち運び自由である．患者はその電算機を医療の現場に持ってこられる．それに対応する医者は己の電算機でそれに対応し，両者を活用する．人工の電算機を利用する前に，この 2 台の携帯型電算機を十二分に活用しない手はない．医者が己の電算機をフルに活用しないと，患者の電算機も十分に働いてくれない．これらの電算機を操作，利用するにはそれなりの訓練を要する．一人前に操作，利用するには，どのような職種，領域でも一口に十年を要するというが，臨床神経学の領域ではそれ以上かもしれない．

参考文献

1) 小川鼎三：脳の解剖学．94-106，1951．
2) 小川鼎三：解体新書の神経学．順天堂医学，15：29-33，1969．
3) 神経学雑誌．創刊号．1902．
4) 安藝基雄：臨床神経病学の歴史的基礎．臨床神経学 1：4-25，1960．
5) 平山惠造：不治の病と「心ある医療」——医学文明と医療文化の視点から．日医雑誌，120:1569-1576，1988．
6) 平山惠造：来し方，行く末．神経治療学．30：229-233，2013．
7) Keegan JJ：〈参照〉平山惠造：神経症候学．改訂第 2 版．Ⅱ巻：p.288，文光堂，2010．
8) Brion S, Jedynak C-P：〈参照〉平山惠造：神経症候学．改訂第 2 版．Ⅰ巻：p.177，文光堂，2006．
9) Bogen JE：〈参照〉平山惠造：神経症候学．改訂第 2 版．Ⅰ巻：p.177，文光堂，2006．
10) Babinski J：〈参照〉安藝基雄，萬年 甫：バビンスキー足指現象について．内科．7：1179-1188，1961．〈解説，全訳〉
11) Wartenberg. R（1947）：〈参照〉佐野圭司：反射の検査．173-187，医学書院．1953．
12) Guillain-Barré 症候群：〈参照〉平山惠造：Guillain-Barré 症候群（1916 年）．神経進歩．10：582-590，1966．〈解説，全訳〉
13) Charcot-J-M：〈参照〉平山惠造：J-M Charcot 筋萎縮性側索硬化症（1），（2）．内科．8：178-186，378-389，1961．〈解説，全訳〉
14) Norris FH, Kurland LT（eds）：Motor Neuron Diseases, Grune Stratton，1967．
15) 平山惠造：多系統萎縮症（MSA）の概念．総合リハ．14．565-570，1986．

［平山惠造］

Section II

病歴のとり方

病歴のとり方

　最近の医学の進歩はきわめて加速的であり，科学的情報，画像を含む種々の医療検査法の爆発的発展はすさまじく，これらを旧来の医術および実地臨床にいかに取り入れて有効利用するかが問われている．科学的に実証された技術の導入こそが医学における臨床的問題の解明につながるであろうことは明らかである．遺伝学や生化学的手法，種々の画像化技法が飛躍的に進歩しこれを最大限に活用してこそ，患者側からみた医療に貢献することができよう．

　一方医療における臨床家の第一の役割は，病める患者を病気の苦しみから解放してあげることであり，優れた医師は"疾患 disease"と"病気 illness"とを区別できる．すなわち疾患は生物学的事柄であり，一方病気は人間的事柄である．病める患者―医師関係の確立こそが現今の科学万能・検査優先の時代の医療にもっとも要求されるものである．臨床医に欠かせない資質の一つは人間に対する関心である．なぜなら患者をケアする秘訣は患者のためにケアすることにあるから（One of the essential qualities of the clinician is interest in humanity, for the secret of the care of the patient is in caring for the patient）と医学部学生卒業式の際に説いたのはハーバード大学 Francis W. Peabody（1927）である．医療の本質は，病気を治す（cure）のではなく病人を癒す（heal）ことである．この観点から医療を求めて受診した病める患者との最初の臨床的対応こそが，病歴の聴取であり身体所見をとることである．

　病歴のための問診は病める患者との協調的な関係を築いて初めて診断に必要な情報を隠し事なく引き出すことができる．不安のため落ち込んだ気分の患者に安心感を与えるのは患者の訴えを真摯に穏やかな気持ちをもって耳を傾け理解してあげることであり，この面接問診の技術は決して科学的に行われるものではなく，病人を癒す術を心得ていなければできないであろう．このような対応のできる医師は病気に関する正しい情報だけでなく，病める患者自身に関する事象をも把握できよう．すなわち熟練した面接のポイントとしては，誘導型の質問を面接者が設定して患者に十分話をしてもらいその中から的を絞った質問へと移ること，患者が言いたがっていることに耳を傾け，協調性を示し詳しく問診すること，患者の気持ちに共感を示して患者を勇気づけることなどがあげられよう．

　かかる患者―医師の信頼・協調関係の確立こそが患者から病気に関する完全な情報を気持ちよく引き出す秘訣であり，それに引き続く診断および治療に大きく反映するものである．

　神経疾患患者の大部分は，失語や構音障害を含む言語障害を持つ患者，視力や聴力低下のある患者，知的障害のある患者，さらに精神的に不安定な状態にある患者である．これらのハンディキャップをもつ患者は必ずしも最初からこれらの問題を明らかにして受診はしておらず，問診者は病歴聴取の開始後に速やかに察知して，それぞれの問題を十分に配慮した対応が必要となる．重度の患者には病歴を得るために家族あるいは介護者に頼らなければならないこともまれではない．しかし第三者からの情報聴取中も，患者にも注意を注ぐことを忘れず患者にも好意をもつ態度を示すことが大切である．

1 問診の重要性

■時間的経過を追った病歴（chronological history）および病因を考える病歴（etiological history）のとり方

　一般的に成人患者に対する包括的な病歴聴取における内容としては，主訴，患者からの情報，その他の関係する家族・傍観者からの情報，現病歴，既往歴，家族歴，個人歴・社会歴に加えてシステムレビューがある．小児ではその情報源がほぼ家族，近親者に限られるわけでこれらの情報がすべて得られることが望ましいが，必ずしも準備された順番にすべての情報が得られ

るものではないので聴取者の方で整理しながら問診する必要がある．さらに重要な点は患者からの情報の正確さ，信頼度も考慮しながら聴取が必要であり，心のこもった問診にもかかわらず情報が曖昧で詳細さを欠くときには"情報の信頼度が低い患者"poor historian からの情報であることを記載すべきである．

　まず病歴聴取の最初は主訴の問診である．患者が医療機関を受診するに至った事象について『どうされましたか？』『今日受診されたのはどうしてですか？』などの質問に対する患者の陳述をできるだけ患者自身の言葉でSOAP（Subjective, Objective, Assessment, Plan）システムのSubjective の最初に主訴として記載する．この際できる限り患者自身の言葉のまま記すように心がける．もし意味不明の場合にはその意味する内容を聞き取り患者の真意を確認して書き留める．

　次いで重要なのは現病歴で，その主訴がいかなる状況下で何時から始まり，いかなる時間経過をとって受診に至ったかを時間，日，あるいは週を追って詳細に問診することで得られる病歴は chronological history と呼ばれ，主訴の推移を時間経過とともに受診まで日記風に時を追って書くものである．主訴が始まったときの状況，その症状の部位，質，程度，発症時期，持続時間や頻度に加え増悪や軽快因子，さらに主訴である症状に関連する事象，症状についても情報を得ることが望ましい．これらの情報は問診医師が時間経過を追って，その次，その翌日，それからどうなったかを繰り返し聴取することで比較的容易に十分な情報が得られるのが一般的である．

　病歴でもっとも重要なのは，時間的経過とともに得られた chronological history からいかなる鑑別疾患が考えられるかを考慮して感染症，血管障害，発作性疾患，あるいは変性疾患などの syndromic diagnosis を念頭にして客観的にまず複数の診断名を想起して，それぞれの疾患の診断に当てはまる不可欠な特徴的陽性あるいは陰性症状の有無を疾患ごとに聞き出すことである．『こんな症状はなかったですか？』という医師側の直接質問こそが etiological history の重要な質問となり，その返答については症状の有無をすべて記載する必要がある．最も適当な鑑別診断名をいくつあげられるかが医師の能力として問われるわけで，この病歴聴取中の客観的思考プロセスの間にすでに診断が複数疾患群から最終の1〜2個の診断名に絞られてくるのが良い病歴である．鑑別疾患が少ない医師と複数の疾患が考えられる医師との力量の差は自ずから明らかとなる部分であり，etiological history の聴取から得られた陽性・陰性情報の集積から必要事項をまとめ chronological history で得られた情報，既往歴などのすべての病歴情報を組み立てて最終的に客観的診断を下すことになる．

　患者の職業および職業歴も神経疾患診断には重要であり，とくに高齢化社会での認知症患者の増大から物忘れ外来などでは正確に書き留めるべきである．また婚姻状態，配偶者，子供の有無なども精神心理的症状の疑われる場合には参考となる場合が多い．

　既往歴に関する病歴も現在の疾患との関連から重要であり，とくに神経内科領域では周産期，小児期の病歴，とくに感染症およびワクチン接種，熱性けいれんの有無もてんかん，精神遅滞などの診断には不可欠である．成人期の病歴も内科系，外科系に分け手術の有無を含めて聴取するのがよい．さらに精神科受診歴の有無，その症状，診断，治療歴などが神経疾患診断の補助となることも多い．

　家族歴も神経疾患診断にはきわめて重要である．家族性神経疾患が疑われるときには優性遺伝か劣性遺伝かを考慮して注意深く聴取すべきである．また生活習慣病の有無なども脳卒中などの患者の病歴には必須である．患者が女性であるときには産婦人科系の既往歴，出産歴，生理の有無，避妊法・避妊薬などについても聴取が必要である．

　このほかにすべての患者で必要なのはアレルギー歴で，とくに内服薬への特異的反応の既往は記載が必要である．現在服用している薬物の記載も完全な病歴には不可欠であり，飲酒歴，喫煙歴とともに記載すべきでこれらは現病歴に含めてもよい．

2 システムレビューの重要性

　ドイツ流医学からアメリカ流医学へと医学教育体系が推移してもっとも異なる病歴のとり方の一つがシステムレビューの導入であろう．身体の各部位に生じやすい症状があるのかないのか，あったか否か（既往歴を含む）を聴取するのがシステムレビューである．頭のてっぺんから足先までの疾患に関連する症状を聞くことであり初心者にとって難しいことでもある．患者からもそんな関係のないことを聞いてどうするのかと思われることもあるが，診断，治療のために必要であることを説明して質問するのがよい．

　まず全身状態として，倦怠感，疲労感，体重の増減など，皮膚では発疹，皮膚病変，レイノー現象，母斑や色素斑の有無，HEENT：（頭部 head・眼 eye・耳 ear・鼻 nose・咽頭 throat）と略して記載されるのが英米では一般的である．首から上の部位で，まず頭部では頭痛，頭部外傷，ふらつき，意識障害発作に加え，精神活動として記憶，言語表現，構音・発音，意欲減退，仕事場や家庭での適合状態，睡眠障害を，眼では視力，視野狭窄，複視，飛蚊症，閃輝暗点，白内障，緑内障など，耳では聴力，耳鳴，めまい，鼻ではにおいの有無，花粉症，鼻づまり，鼻血，副鼻腔炎など，咽頭では歯肉出血，せき，痰，嚥下障害，嗄声などについて聞く．

　頭部以下では，頸部で頸部リンパ腺，甲状腺腫，項部硬直，乳房では腫瘤，乳汁分泌，呼吸器では咳嗽，喀血，呼吸困難，喘鳴，肺結核，肺炎について，心血管系では心臓弁膜症，リウマチ熱，心雑音，胸部不快感，狭心痛，動悸，息切れなどについて問診する．腹部消化器系では胸焼け，食欲，悪心・嘔吐，腹痛，便秘，排便習慣，便の色，痔疾，黄疸，胆石，肝炎を尿路系では頻尿，夜間尿，尿意切迫，血尿，結石，腎炎，男性の尿線細小あるいは勢い，排尿困難など，生殖器では女性の初経・閉経年齢，月経の周期，不整出血，避妊薬，出産回数，分娩回数とその方法などについても記載する．末梢血管系では静脈瘤，静脈血栓の有無，筋骨格系では筋痛，関節痛，痛風，運動機能・四肢麻痺の有無，精神系では神経質，不安，うつなどの有無について問診する．

表Ⅱ-1　神経疾患患者の問診で確認すべき症状・徴候

・意識の急激な障害	・嚥下障害
・けいれん	・言語障害（言語理解と発語あるいは構音のどちらかの障害）
・頭痛	・脱力,筋のこわばりか四肢の麻痺
・視力消失	・痛みと錯感覚
・複視	・直腸および膀胱括約筋の障害
・難聴と耳鳴	・不安心配
・回転性めまい	
・嘔気・嘔吐	

　神経内科患者では前述の病歴聴取および一般的システムレビューで患者の見当識，判断力，指南力などの知的レベルの見当はほぼ推測できる．Harvard 大学 Denny-Brown 教授は彼の著作『神経学的検査法と病歴記載の手引き（Handbook of Neurological Examination and Case Recording；1975』において神経疾患患者には，特に表Ⅱ-1にある事項の有無を常に問診するよう推奨している．

　また彼の推奨する病歴記載の順番を挙げると，①患者の主訴，②家族歴，③結婚歴，④社会歴，⑤職業歴，⑥既往歴に次いで⑦現病歴となる．

　これらのシステムレビューの途中で患者はしばしば現病歴や既往歴と密接に関連する疾患を思い出して答えてくれることがあり，この事もシステムレビューを行うメリットともなる．

　患者から優れた診断に役立つ病歴をとるコツは，患者を寛いだ気分におき，遮ることなくうまく患者に詳しく話をしてもらい必要不可欠な病歴を引き出すことで,患者の苦痛,受診の理由となった主訴の本質を要点よくまとめることである．

参考文献
1) Peabody FW.：The care of the patient. JAMA 88. 878-882, 1927.
2) Denny-Brown D. Handbook of Neurological Examination and Case Recording. Revised Edition, Harvard University Press, Massachusetts, Tenth Printing, 1975.

［廣瀬源二郎］

Section III
神経症候の診かた

1 意識障害の診かた

基礎知識

　意識の医学的定義は，自己および自分の周囲の外界を完全に認識している状態といえる．この医学的意識の内容にはその覚醒度と外界からの刺激認識の二要素があり，これらの機能局在として，前者は脳幹から視床に至る上行性網様体賦活系，後者は広く大脳皮質の種々の感覚野（聴覚野，視覚野，体性感覚野）と辺縁系にあると考えられる（**図Ⅲ-1-1**）．そのため意識障害には覚醒障害と外界認識障害の2種類があり，それぞれ単独あるいは合併して起こる病態がある．脳幹障害による病態では覚醒障害が主にみられ，脳炎・脳症では皮質病変からくる認知の障害が主症状となることからその責任病変部位の違いから患者の症状である覚醒度，外界認識度に差異がみられ，これらの分類が必要となりわが国のみならず外国でも種々の分類法が考案されている．

　わが国で繁用されているのはJapan Coma Scale（JCS）である．熟練した医師のみならず，看護師，救急隊員でもその評価が一定してみられる覚醒度判定法として太田らにより考案され1975年に発表された（**表Ⅲ-1-1**）．本法は意識障害患者の意識レベルをⅠ 覚醒している，Ⅱ 閉眼しているが刺激で覚醒，Ⅲ 刺激しても覚醒しない，の3段階に区分し，それぞれの段階でさらに3段階に分けることにより全体として9段階の意識レベルに区分されることから3－3－9度方式と呼ばれている．

　外国でも同様の目的で頭部外傷患者の意識レベルを分類する方式として英国脳外科医

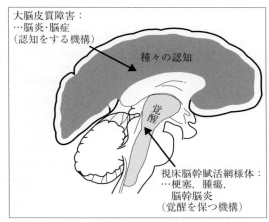

図Ⅲ-1-1 意識障害の解剖学と病態

表Ⅲ-1-1 Japan Coma Scale；JCS（3-3-9度方式）

Ⅰ	1 2 3	刺激しないで覚醒している状態（1桁で表現） （delirium, confusion, senselessness） 大体清明だが，いま一つはっきりしない． 見当識障害（時，場所，人）がある． 名前，生年月日が言えない．
Ⅱ	10 20 30	刺激すると覚醒する状態―刺激をやめると眠り込む（2桁で表現） （stupor, lethargy, hypersomnia, somnolence, drowsiness） 普通の呼びかけで容易に開眼する． 合目的な運動（例えば，右手を握れ，離せ）をするし，言葉も出るが間違いが多い． 大きな声または体を揺さぶることにより開眼する． （簡単な命令に応ずる．例えば離握手） 痛み刺激を加えつつ呼びかけを繰り返すと辛うじて開眼する．
Ⅲ	100 200 300	刺激をしても覚醒しない状態（3桁で表現） （deep coma, coma, semicoma） 痛み刺激に対し，払いのけるような動作をする． 痛み刺激に対し手足を動かしたり，顔をしかめる． 痛み刺激に反応しない．

R：restlessness（不穏状態）；I：incontinence（尿失禁）があれば，いずれの群に属するものでも付け加える．

表Ⅲ-1-2 Glasgow Coma Scale

項　目		程　度	スコア
Eye opening 開眼	spontaneous to speech to pain nil	自発的に開眼している 言葉に対し開眼 疼痛刺激に対し開眼 開眼しない	E4 3 2 1
Best motor response 最良の運動反応	obeys localizes withdraws abnormal flexion extends nil	命令に従う 疼痛刺激部にもってくる 四肢を逃避する 異常屈曲する 伸展する 動きなし	M6 5 4 3 2 1
Verbal response 言語反応	orientated confused conversation inappropriate words incomprehensible sounds nil	見当識がある 意識混濁状態での会話 不適当な言葉 理解できない音声 言語応答がない	V5 4 3 2 1

TeasdaleとJennettにより1974年に報告されたGlasgow Coma Scale（GCS）[1]（表Ⅲ-1-2）があり，わが国でも脳外科医による頭部外傷患者の評価に使われているだけではなく，すべての意識障害患者の覚醒度の分類評価にも使用されている．この分類ではヒトの覚醒行動反応状態を①開眼状態（Eye opening；E）②最良の運動反応（Best motor response；M），③言語反応（Verbal response；V），の3つに分け，それぞれを独立して評価する方法でEを4段階，Mを6段階，Vを5段階の15段階評価をする．スコアの高いほど覚醒度が高く，低いほど覚醒度が悪い（表Ⅲ-1-2）．最近ではGCSの簡易化評価法であるAVPU（alert, voice, pain, unresponsive）評価法も救急医学分野ではしばしば使われているが[2]，神経疾患による意識障害評価には簡単すぎるため，alert以下の意識状態評価ではGCSスケールの使用が勧められる．またGCSには小児用の評価法が別に発表され，British Paediatric Neurology Associationも推奨しており5歳以上では成人と同様であるが5歳未満では配点は同じだが評価法が異なる[3]．

一般に臨床の場において，古くから神経内科医が使用する意識障害評価法にMayo Clinic方式がある．健常者の意識状態を意識清明として，その他に①傾眠，②昏蒙，③半昏睡，④昏睡，の4つの段階に分類する方法である（表Ⅲ-1-3）．これらの4段階の内容は規定されており，刺激なしでいかなる状態にあり，外界からのいかなる刺激で患者の言語，行動などの反応がどうであったかを記載して分類する方式である．この評価法ではしばしば医師は救急の場において内容を詳細に記載せずに患者の状態は半昏睡（semicomatose）あるいは昏睡（coma）とのみ記載して済ますことがあり，4段階における内容記載に欠けることが多く，またこの方法による評価では医師の経験，熟練度などから検者間差異があり一定した分類評価が得られないとして，この弊害をなくす目的でJCSなどが考案された経緯がある．しかし詳細な内容の記載が各段階でできる熟練した神経内科医にはこの方法が最も正しい診断へと導くことのできる評価法であり，本評価法の正しい使用法に精通することが神経学的検査の基本となる．

睡眠と昏睡との関係については，睡眠中の健常者は自己および外界をほとんど認識していないため定義上意識消失の状態にある．また眠った状態では閉眼で瞬目がとまり，眼球彷徨や眼球上方偏倚が起こり，またしばしば欠伸がみられ，ときにCheyne-Stokes呼吸がみられたり，嚥下もなく筋緊張が弛緩，深部腱反射も低下す

表Ⅲ-1-3　Mayo Clinic 方式による意識障害の分類

傾　眠 （Grade1）	刺激により覚醒し，運動行為，言語応答は正しくできる．覚醒時に意識不鮮明となり，錯覚，妄想，幻覚がみられることがある．刺激がなくなると眠ってしまう．
昏　蒙 （Grade2）	自発運動は十分みられ，強い刺激で覚醒し，主に逃避反応を示し短時間なら簡単な指示に従うことができる．尿便失禁はある場合もない場合もある．
半昏睡 （Grade3）	痛み刺激に対して逃避反射や単純な適合運動がみられる．言語応答はうめきかつぶやき程度，自発運動はまれで，尿便失禁がみられる．
深昏睡 （Grade4）	患者はいかなる痛み刺激にも反応しないか，反応しても極めてわずかで，自発運動はなく，尿便失禁がある．筋伸張反射，Babinski 徴候，対光反射なども出にくくなる．

るなど意識障害患者と共通の症候がよくみられる．また深睡眠にある健常者を無理に起こすとしばらく意識不鮮明であることもしばしばみられる現象である．しかし健常者では睡眠中も脳酸素消費は覚醒時と変わらず睡眠と意識障害との大きな差異は，刺激を与えれば，覚醒し持続して意識清明状態を保てることであり睡眠覚醒度障害とは明らかに異なる．ただ睡眠は覚醒度から診て意識障害ではないが，その内容が病的となり，医療の対象となる睡眠覚醒障害には，不眠症，過眠症（特発性，ナルコレプシー，Kleine Levin Syndrome など），概日リズム睡眠障害（睡眠と覚醒のリズムが乱れるもの）があり，また睡眠異常の特殊なものにレム睡眠行動異常症（REM sleep abnormal behavior），睡眠時無呼吸症候群（sleep apnea syndrome）や下肢静止不能症候群（restless leg syndrome）などがある（後述各論参照）．

急性意識障害で昏睡を呈した患者の中にはその回復がほとんどなく，開眼はしているものの外界からの刺激に全く反応しない亜急性ないしは慢性状態があることはよく知られている．欧州で1940年最初に報告されたのはKretschmerによる Das apalische Syndrom（失外套症候群）であり[4]，その後 coma vigil なるフランス語の用語も使用され[5]，1972年 Jennett & Plum は遷延性植物状態 persistent vegetative state なる用語を提唱して今日に至るも[6]，最近になりこれらの呼称が患者に対して不適切であるとの意見が全世界に広がりつつある，The European Task Force on Disorders of Consciousness から新たな用語 "unresponsive wakefulness syndrome（UWS）無反応覚醒症候群" が2010年提唱された[7]．

症状，徴候

覚醒して自己および外界の認識が完全にできる意識清明状態 normal consciousness が障害された意識覚醒障害と診断する症状には，その程度が軽度の場合から極めて高度の場合へ推移進展する種々の段階があり，これをそれぞれ診断する必要がありその段階のスケールが前述のごとく作成されている．意識低下はその程度により用語も異なり，とくに英米語と日本語の対応が難しい場合がある．そのため意識混濁の程度と意識変容の程度については，神経学会用語集ではとくに訳語を正しく使うように英語に対応する和訳が規定されている[8]．

最も軽い症状としては，傾眠（drowsiness）がある．この症状は正常および病的状態の区別なしに使われる．同じ傾眠でも（somnolence），嗜眠（lethargy）は通常病的な場合に使う症状である．外界の刺激がなくなると眠ってしまう状態であり，軽い刺激たとえば質問，呼名，接触などで覚醒し意識混濁なく運動行為，言語応答が正しくできる状態をいう．

やや障害が深くなると意識が軽度混濁して意識不鮮明（confusion）となる．患者は通常の速さ，明晰さ，一貫性をもって思考することができない症状である．軽い場合にはいつも接触している家族，同僚のみが異常と感じ診察医は気づかず見逃すほどのものから，重症例では簡

単な指示にも従えず，繰り返し動作などに出来不出来が混在してみられることもあり，言語表出も数語に限られ，時間，場所の見当識がなくなりヒトや物を見誤るようになる．

これよりさらに深い意識障害では眼を閉じて寝ており時に寝返りなどの自発運動はみられるが，軽い刺激では覚醒せず，強い痛み刺激や大声での呼名繰り返しではじめて反応する昏迷状態（stupor）がある．その反応としては主に手足を退ける逃避反応が多く合目的な運動はない．通常言語による指示命令には反応なくあっても遅く不十分である．刺激がなければ深い睡眠状態と同様の意識障害状態となる．

これに対してもっとも強い痛み刺激を含むいかなる刺激にも全く反応を示さない意識障害は昏睡（coma）である．対光反射，角膜反射，前庭眼反射，咽頭反射，深部腱反射や足底反射もすべて消失し全身の筋緊張も減弱する．しかし昏迷状態と昏睡の段階には種々の程度にいくつかの反射が残ることもあり，角膜反射や前庭眼反射が残り深部腱反射も得られる症例も多くあり，曖昧で不正確な意識障害段階ではあるが半昏睡（semicoma）と呼ばれて使われている．通常自発運動はなく，ときに尿尿失禁がみられる状態であるがこの用語は極めて曖昧であり，この症状・症候を使用する際には注意する必要がある．

意識覚醒度とは別に意識内容の変化，いわゆる意識変容についての症状もあり，その場にふさわしくない状態で出現するものに，錯覚，幻覚，妄想などの"いわゆる精神症状"がある．これらに付随する症状としては，不穏，イライラ，多弁，多動，興奮，疑惑的，攻撃的行動など精神運動活動の亢進症状が精神活動低下による無動，無言の逃避状態の症状とは別にみられることも多い．

診察の要点―意識障害患者へのアプローチ

意識障害患者診察の原則は，まずバイタルサインをチェックして循環，呼吸が十分に機能しており，ショック状態ではないことを確認することである．血圧が低い場合には，中心静脈路を確保して血糖，ビタミン B_1 値測定用採血をしてから補液，輸血，昇圧薬を投与する．また呼吸状態を観察して失調性呼吸ではないことを確認し，呼吸障害が疑わしい場合には侵襲なしに脈拍数と経皮的動脈血酸素飽和度（SpO_2）をモニターできるパルスオキシメータープローブを使用するのが望ましい．外傷がみられる場合には体外出血のみならず体内出血（腹部，肝臓，脾臓など）を念頭に置きCT検査などを施行する．患者が安定した状態にあることを確認した後に神経学的診察に入る．

患者の状態観察からなる自己認識の程度の把握と医師が与える種々の外界刺激に対する患者の反応をみることからはじまる．そのため前述の3種の意識覚醒度の評価スケールがあり，その使い分けが必要であろう．救急室で救急対応する場合には，現時点でもっとも繁用されるJCSが便利であり救急の場において救急隊員からの情報，看護師への指示の際に全員が把握できるこのスケールを使用することは有用である．

まず3－3－9度の3段階，Ⅰ刺激なしで覚醒，Ⅱ刺激で覚醒，Ⅲ刺激しても覚醒しないのいずれに属すかはすぐに把握できる．Ⅰの段階は意識不鮮明で意識変容のせん妄を伴うことあり，Ⅱ段階では傾眠，昏迷状態，過眠，Ⅲ段階が昏睡あるいは半昏睡に相当する．その次のステップとしてそれぞれの3段階でのさらなる3段階分類を，見当識，名前が言えるか，呼びかけあるいは体を揺さぶり，さらに痛み刺激で与えながら呼びかけ，患者の反応が容易に覚醒できるか，かろうじて開眼するだけか，払いのけ運動や手足の反応性運動の有無を調べることになる（表Ⅲ-1-1参照）．意識覚醒度評価に慣れない研修医は手持ちJCS評価スケールを携帯することで正しい診察が迅速にできる．

頭部外傷あるいはやや詳細に意識覚醒度を診たい場合には，GCSを使用するのが適してい

表Ⅲ-1-4　意識障害をきたす原因疾患とその臨床的所見

分類	原因疾患	臨床症状	検査所見	特徴
局在性神経症状のある意識障害	内頸・中大脳動脈閉塞・狭窄症 脳底動脈塞栓症 脳出血（視床，被殻・大葉性） 頭部外傷 脳膿瘍	片麻痺＋病側を向く共同偏視 伸展姿位，両側Babinski徴候，bobbing 鼻尖をにらむ眼位（視床） 片麻痺＋病側向き共同偏視（被殻・大葉性） 頭皮・顔面の損傷＋神経症状 片麻痺，瞳孔不同	CT, MRI ＋ MRI ＋ CT, MRI ＋ CT, MRI ＋ CT-E, MRI ＋	急性発症 緩徐進行 急性発症 急性発症 全身外傷 全身感染
局在性神経症状なく髄膜刺激症状のある意識障害	髄膜・脳炎 くも膜下出血	発熱，頭痛，項部硬直，Kernig徴候 全身感染症（敗血症） 無熱，頭痛，項部硬直，Kernig徴候 動脈瘤破裂，動静脈奇形破裂	細胞増多 低髄液糖 血性髄液 キサントクロミー	亜急性 急性発症
局在性神経症状，髄膜刺激症状のない意識障害	糖尿病性昏睡 低血糖 一酸化炭素中毒 肝性脳症 尿毒症性脳症 低酸素脳症 薬物中毒	果実様呼気，過呼吸，Kussmaul呼吸 筋固縮，運動性てんかん発作 顔面桜色，錐体外路症状 黄疸，腹水，アステリキシス 高血圧，乾燥性皮膚，尿臭呼気 筋固縮，除脳硬直，皮質性ミオクローヌス 低血圧，低体温	高血糖・尿糖 低血糖 CO-Hb, MRI ＋ NH₃，Bili高値 BUN，K高値 明白な病歴 血液薬物量	多飲多尿 発汗蒼白 淡蒼球壊死 脳波3相波 進行性昏迷 心肺停止 薬物摂取 自殺企図

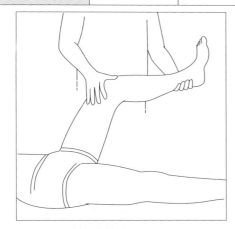

図Ⅲ-1-2　Kernig徴候の診かた

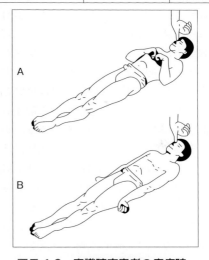

図Ⅲ-1-3　意識障害患者の疼痛時肢位と病変部位

A：除皮質性肢位，B：除脳硬直肢位

る（表Ⅲ-1-2参照）．開眼Eに関して4段階，最良の言語反応Vを5段階，最良の運動反応Mを6段階に分け，E＋V＋M合計が15点で意識清明，0点で昏睡と診断される．通常13～15点が軽症，9～12点が中等症，8点以下が重症と分類され，頭部外傷の予後とよく相関することからその評価には世界で使用されている．

このように意識覚醒度と意識変容の有無を把握したら，患者が神経系のどのレベルで機能しているかをみるため詳細な神経学的診察を行う．

■ 神経学的診察

通常の神経学的診察を行うわけであるが，意識障害患者の病因，その解剖学的責任病変を速やかに行うための特殊な診察法がある．意識障害をきたす疾患を髄膜刺激症状あるいは局在性神経徴候・症状の有無から鑑別する方法で，これを使用することで通常の意識障害の病因が臨床的に診断可能である（表Ⅲ-1-4）．

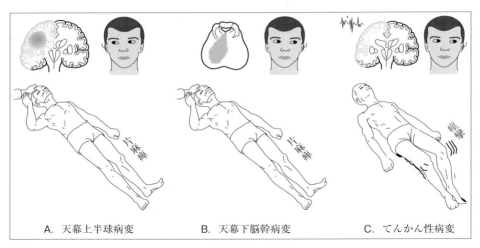

図Ⅲ-1-4　片麻痺と共同偏視の鑑別

1 髄膜刺激症状の診かた

　髄膜刺激症状としては，まず項部硬直の有無を検査する．新生児，老人やくも膜下出血後数時間以内，深い昏迷・昏睡の意識障害患者では項部強直が現れない症例も多く，本症候がないからといって髄膜刺激症状を呈す疾患を完全には鑑別できない．疑わしい場合には出血を疑えばCT検査，発熱などから髄膜炎を疑う症例では腰椎穿刺による髄液検査で確認するのが望ましい．髄膜刺激症状と鑑別すべき症状に錐体外路症状としての頸部筋強剛がある．Parkinson病，症候性parkinsonismや類縁疾患である進行性核上麻痺でも頭部強直はみられるが，真の髄膜刺激症状である項部挙上前屈のみならず左右前後の全方向の他動的運動で硬直がみられることから鑑別できる．

　髄膜刺激症状は一種の屈筋侵害防御反射（flexor nocifensive reflex）であり項部のみならず下肢の髄膜刺激症状でも検査できる．仰臥位患者下肢を股関節と膝関節で直角に曲げ，この肢位から他動的に下腿を伸展挙上すると真っ直ぐに伸展挙上できず，上下腿の背側に疼痛が生ずる徴候をKernig徴候陽性とする診察法である（図Ⅲ-1-2）．また仰臥位で患者頭部を他動的に前屈すると侵害防御反射として股関節と膝関節の屈曲反応がみられるのはBrudzinski徴候と呼ばれ，成人でもみられるが小児例で陽性にみられることが多く，また意識障害があり疼痛の訴えのできない患者ではKernig徴候よりも有用である．

2 局在性神経症状の診かた

　意識障害患者の局在性神経症状の診かたは，一側運動麻痺の有無を診ることである．患者をしばらく黙視観察すれば四肢のわずかな動きが見られたり，四肢肢位の異常がまず観察できる．両側上肢屈曲位・下肢伸展位があれば除皮質肢位が診断でき（図Ⅲ-1-3A），上肢回内伸展位・下肢伸展位が両側にみられれば除脳硬直肢位と診断できる（図Ⅲ-1-3B）．同様の症状が一側にみられれば，それぞれ対側の除皮質，除脳硬直病変が診断され，これらの肢位は疼痛刺激で一般に誘発され顕著となる（図Ⅲ-1-3）．

　左右差のある麻痺が疑われたら次に行うのが他動的に両上肢を空間に挙上してから離す検査arm dropping testである．挙上した上肢から手を離すと，速やかに抵抗なくそのまま落下するのが麻痺側であり，健常側はゆっくりと落下したり，途中で止まることにより麻痺側が判明する．また患者下肢肢位は一般に麻痺側が外旋位をとることから下肢のみの観察で麻痺側診断がつくことが多い．また疼痛刺激時に患者を詳細に観察すると顔面の眼輪筋，口輪筋収縮の左右差も片麻痺の診断に役に立つ．

1 意識障害の診かた

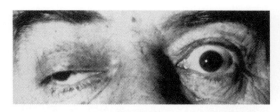

図Ⅲ-1-5A　右側動眼神経麻痺による眼瞼下垂

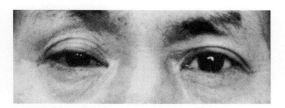

図Ⅲ-1-5B　Wallenberg症候群による右Horner徴候

　運動麻痺の診断と同時に行うべき診察法に眼球共同偏視（ocular conjugate deviation）の有無およびその方向の確認がある（図Ⅲ-1-4）．大脳天幕上の大きな病変（内頸動脈・中大脳動脈領域の梗塞あるいは被殻・大葉性出血）では病側前頭眼野（Area 8）も障害され対側への随意眼球運動が不可能となり，健常側前頭眼野の活動性が相対的に増すことにより意識障害時には眼球は病変側に共同偏視する（図Ⅲ-1-4A）．すなわち運動麻痺側とは反対側の病変をにらむ共同偏視をした場合には天幕上病変が診断できる．一方共同偏視が麻痺側に向いているときには病変（橋梗塞，橋・小脳出血）は天幕下脳幹対側にあり，脳幹傍正中橋網様体（paramedian pontine reticular formation；PPRF）あるいは外転神経核障害による注視麻痺のため病変側を向くことができず，対側片麻痺側を向く共同偏視をきたす（図Ⅲ-1-4B）．すなわち運動麻痺側と対側への病変をにらむ共同偏視は天幕上の大きな病変，麻痺側への共同偏視は天幕下脳幹病変の診断が直ちに可能である．ただ天幕上病変が対側のてんかん性運動発作を起こしている最中には，前頭眼野神経細胞もてんかん原性発火をするため眼位をてんかん発作のあるけいれん側に共同偏視させることを念頭に置きたい（図Ⅲ-1-4C）．

3 瞳孔の診かた

　意識障害患者で最初にみられる瞳孔異常は対光反射の消失である．上丘レベルの中脳から赤核内側を通り腹側から脳外にでた動眼神経は脚間槽を通り海綿静脈洞に向かうが，半球病変により腫脹偏倚した側頭葉内側の鉤ヘルニアによ

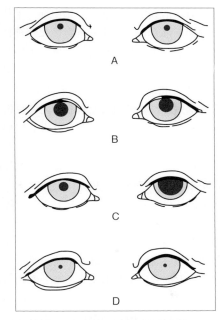

図Ⅲ-1-6　瞳孔の変化と病変部位
A：健常者，B：中脳病変，C：左動眼神経麻痺（内眼筋のみ），D：橋出血

り圧迫されると，その最外側を走行するとされる内眼筋支配線維が最初に障害されるため同側対光反射が消失する．同様の圧迫は後大脳・後交通動脈分岐部動脈瘤により起こることがある．このような動眼神経圧迫は外周が均一に圧迫されるわけでなくそのため瞳孔の辺縁が正円ではなく不規則な楕円形を呈すことが多い．瞳孔を詳細に観察していると瞳孔の大きさが大きくなったり小さくなったりする瞳孔径動揺はhippusと呼ばれ，中脳視蓋病変，代謝性脳症でみられる．

　動眼神経への圧迫が高度になると神経内側を走行する外眼筋支配線維も歪み圧迫されるため

障害され病側眼瞼下垂と外転筋を除く外眼筋麻痺のため外転位をとる（図Ⅲ-1-5A）．意識障害患者で一側の瞳孔散大，対光反射消失，眼瞼下垂があり病側への外転位が確認されれば，鈎ヘルニアが強く疑われる．

瞳孔の状態からその病変部位を類推する場合，両側中脳病変では両側瞳孔は中位（約4 mm）をとり，辺縁は不規則，左右不同となり対光反射は消失する．病変が橋中部・下部となり，視床下部から下降する下行性交感神経路のみが障害され中脳動眼神経核は健常の場合には瞳孔散大機能がなくなり収縮機能のみが過剰となるため針孔瞳孔を呈す（図Ⅲ-1-6）．動眼神経機能は残るため縮瞳した瞳孔の対光反射は強い光を当て注意深く観察すると残存しているのが確認できる．針孔瞳孔は橋出血でみられる特徴的な瞳孔異常である．薬物中毒でまれに瞳孔異常がみられ，アヘン作用薬，バルビタール酸では1 mm以下の縮瞳，アトロピン，三環系抗うつ薬中毒で散瞳がみられることがある．

一側頸部をつねることで同側瞳孔が散瞳する反射は毛様体脊髄反射（ciliospinal reflex）と呼ばれ，脳幹病変により消失することが知られているが，健常者でも必ずしも誘発できないこともあり，左右差が明らかな症例でのみ診断的価値があろう．

4 眼瞼，眼位，眼球運動の診かた

視診により眼瞼が下がっていると判断したときには，二つの病態が考えられる．一つは動眼神経障害による上眼瞼挙筋麻痺であり，もう一つは交感神経麻痺による上瞼板筋（Müller筋）弛緩が考えられる．前者の下垂は眼窩内を走る長い筋の障害のため高度の麻痺であり眼裂はほぼ閉鎖されるが後者は小さな上瞼板筋の弛緩のみであり，下垂ではあるが眼裂狭小と呼ぶ方が正しい記載である（図Ⅲ-1-5A, B）．また後者では病側顔面無汗症を合併することが多く，合わせてHorner徴候と呼ばれる．

眼位の軽度異常は眼球彷徨（roving eye movement）である．代謝障害などによる意識

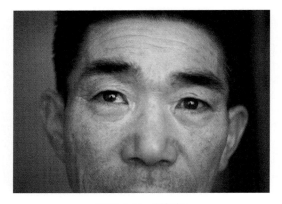

図Ⅲ-1-7 斜偏視
右上斜視

障害患者で両眼が共同して左右にゆっくりと移動する徴候であり，意識障害が深くなると消失して眼位が固定する．

昏睡患者で眼位が共同性に偏倚した徴候は重要な局在症状であることは運動麻痺の項で述べたが，通常片麻痺が合併しており共同偏視が麻痺側あるいは健側に向くかで前者は天幕下脳幹病変，後者は天幕上の脳障害で前頭眼野をも含む広範囲な局在病変が診断できる．後者を来す疾患には皮質下および被殻出血や内頸・中大脳動脈塞栓・血栓症が考えられる．

垂直方向での眼位異常も意識障害患者ではみられることがあり，脳炎後parkinsonismでみられた眼球が共同性に上転する眼球回転発作（oculogyric crisis）は今や向精神薬の急性副作用として時にみられ，救急受診となるまれな眼球上向き偏倚である．この原因としては垂直性注視保持機構（神経積分器）の不安定状態によりおこるとされ，抗コリン薬の投与により速やかに改善される．遅発性の眼球回転発作は線条体内包梗塞や両側性被殻出血で報告されている．視床出血では内転筋過剰興奮と上方注視障害のため両眼が下方偏倚して鼻尖をみつめる眼位（peering at the nose sign）をとる徴候は特徴的な意識障害患者の眼位の一つであり局在性神経症状として重要である．また脳室穿破を伴う大きな視床出血では天幕上脳内出血の典型的症候群である病巣へ向く共同偏視と対側片麻痺

名称とスパイログラム	パターンの徴候	病変部位
Cheyne-Stokes 呼吸 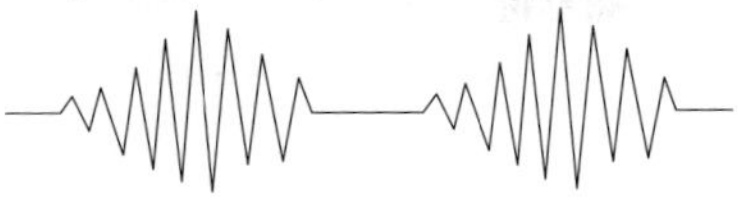	振幅を徐々に増し，速くなり最大に達すると，徐々に振幅を減じ遅くなり，しばらく呼吸停止がある（ダイヤモンド型）	両側半球深部の間脳 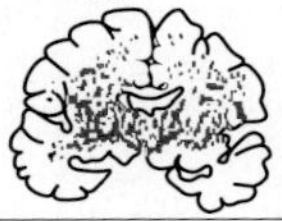
中枢性神経原性過呼吸 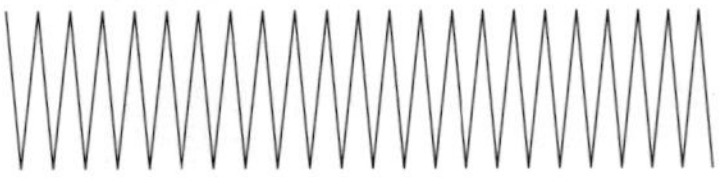	規則正しい高振幅の早い過呼吸が持続する	中脳・橋上部 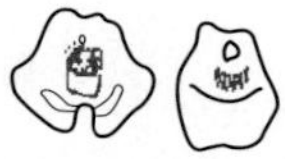
持続性吸息呼吸 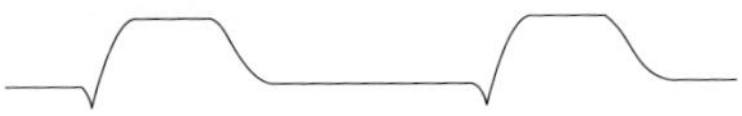	深く吸息をした時点で呼吸停止がみられ，ゆっくりと呼気が起こり吸息期で再び停止する周期性呼吸	両側橋中部 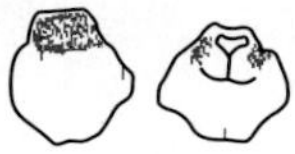
群発性呼吸 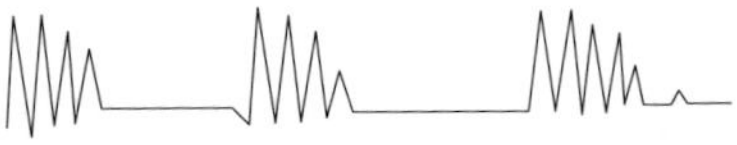	不規則な呼吸が数回行われて，呼吸停止がみられ，再び乱れた不規則な呼吸が数回繰り返される	橋下部・延髄 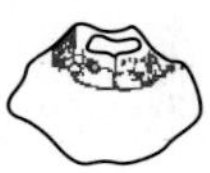
失調性呼吸 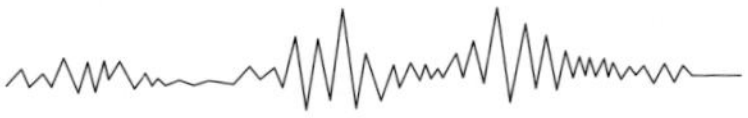	まったくリズムのない死線期直前の不規則な呼吸	延髄下部 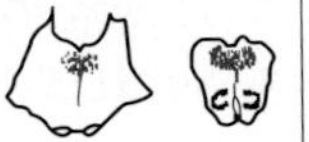

図Ⅲ-1-8 呼吸パターンによる病変部位診断

（Plum and Posner, Diagnosis of Stupor and Coma より病変部位引用）

とは異なる脳幹病変と同様の麻痺側への共同偏視がみられることがまれにおこり"wrong" side eye deviation として Fisher により報告されている[9]．脳幹病変では眼位が上下にずれる斜視はしばしばみられ斜偏倚（skew deviation）と呼ばれる（図Ⅲ-1-7）．その局在意義はないとする教科書が多いが，実際には二つの病巣が想定でき，橋上部病変では病側眼が上斜視（hypertropia），延髄病変では病側眼が下斜視（hypotropia）を呈す．後者を呈すのはほとんどが延髄外側病変による Wallenberg 症候群であり後半規管からの情報を伝える前庭神経核梗塞による．

頭位変換眼球反射（oculocephalic reflex；OCR）検査は意識障害のある患者で注視が不能な場合の局在診断にもっとも有用である．"くだけた"表現として「人形の眼現象」doll's eye phenomenon と呼ばれることもあるがその結果について陽性，陰性とする用語が曖昧で混乱を招く恐れがあり使用を控えるべきであろう．本法の有用性は1950年代から意識障害患者に温度眼振試験とともに確認され，その後の追試で有用性が高まり遂に Plum & Posner の名著『The Diagnosis of Stupor and Coma』[10]の発刊と Miller Fisher の功績により全世界に広まった意識障害患者用の神経局在診断法である．意識障害患者の頭部を検者が急激に前後に屈曲伸展あるいは左右に回転すると健常者では眼球が元の位置に留まるため回転方向と反対側に両眼が共同偏視する反射である．左右回転で両側偏視の所見が得られれば前庭半規管，前庭神経，前庭神経核，傍正中橋網様体（PPRF），内側縦束，外転神経およびその核はすべて正常に機能していると診断できる．左右回転により両眼球が正中に留まれば両側の注視障害すなわち脳幹注視中枢の両側障害が考えられ，一側へ

表Ⅲ-1-5　脳ヘルニアの分類と特徴的症候

ヘルニアの種類	病変部位	症候
帯状回ヘルニア（大脳鎌ヘルニア）	帯状回	同側前大脳動脈圧迫による領域梗塞，前頭葉腫脹増大，意識障害，下肢に強い対側対麻痺
中心性ヘルニア	間脳	間脳浮腫・腫大による中脳圧迫，上方視障害，Cheyne-Stokes 呼吸，疼痛刺激による除皮質性硬直肢位，高度嵌頓で瞳孔散大，中枢性神経原性過呼吸，頭位変換眼球反射試験で眼位が不完全水平注視，除脳硬直肢位，Kernahan 切痕（同側バビンスキー徴候）
鉤ヘルニア	側頭葉鉤	天幕上大病変，特に中頭蓋窩病変，側頭葉腫脹で鉤・海馬回が天幕切痕に脱出嵌頓，この圧迫で動眼神経麻痺による病側瞳孔散大，対光反射消失，眼瞼下垂，外転眼位，後大脳動脈領域梗塞
小脳扁桃ヘルニア	小脳扁桃	延髄圧迫，頸部痛，項部硬直，頭部傾斜，不規則呼吸・停止，間欠的頸部伸展位，強直性伸展四肢攣縮
上行性ヘルニア	小脳虫部	後頭蓋窩の占拠性病変による天幕下頭蓋内圧亢進により小脳虫部上端が天幕切痕から上方に突出嵌頓，中脳圧迫による病側動眼神経麻痺，後大脳動脈領域梗塞

の障害は同側注視中枢病巣が診断される．この検査により外転神経麻痺と動眼神経麻痺も鑑別できる．さらに頭部の屈曲伸展で垂直方向の注視障害がみられれば中脳にある吻側間質 MLF 核（rostral interstitial nucleus of medial longitudinal fasciculus；riMLF）の病巣診断が下される．OCR 検査で眼球偏倚が疑わしい場合にはより正確な温度眼振検査を行うべきである．OCR 機構としては首周囲筋の固有受容器からの入力と前庭半規管からの入力による反射が想定されていたが，現在では前者の入力は極めて微小でありほとんどは半規管からの入力で惹起される前庭眼反射（vestibulo-ocular reflex；VOR）であることが判明しており，温度眼振試験と同じ機構を介した現象である．

　救急外来での温度眼振試験は通常 10〜15 mL 氷水を柔らかな数 cm ビニール管を接続した注射器で頭位を約 30 度挙上して外耳道から注入し，注入側への眼球共同偏倚と対側への水平性眼振の誘発があるか否かを検査する．注入側への偏倚，対側への眼振がなければ同側前庭神経核を含む延髄・橋下部病変が診断される．両側同時に冷水を注入することで健常者では下方に偏倚するが中脳病変では偏倚なく垂直注視障害も検査できる．

5 呼吸パターンによる病巣診断

　意識障害患者の呼吸パターン（スパイログラム）を観察することで，患者の病巣局所診断が可能となる（図Ⅲ-1-8）．

a. Cheyne-Stokes 呼吸

　両側半球，間脳病変あるいはび漫性代謝性脳症による無呼吸・過呼吸を繰り返す典型的呼吸パターンは Cheyne-Stokes 呼吸と呼ばれ規則正しい周期性呼吸を呈す．無呼吸から CO_2 蓄積に対応して呼吸が始まり徐々に振幅が増え最大となると今度は徐々に振幅が減少して無呼吸に戻るパターンはスパイログラムを見ると crescendo-decrescendo のダイアモンド型であり，前脳 CO_2 センサーの可逆的障害で呼吸中枢刺激となる CO_2 量閾値が上がり，一定量に達するまで呼吸運動が誘発されないことによる．この呼吸パターンを呈す患者の覚醒度，瞳孔径，心拍数も同様に変動がみられることが多い．

b. 中枢性神経原性過呼吸

　病変が脳内で尾部に移り中脳・橋上部病変になると呼吸はその数も深さも強制的に増すためにみられる呼吸パターンは中枢性神経原性過呼吸（central neurogenic hyperventilation）と呼ばれ，持続性で速い深呼吸のため PaO_2 は上昇して $PaCO_2$ は低下して呼吸性アルカローシスを呈す．その病巣は吻側の脳幹被蓋にあると考えられる．

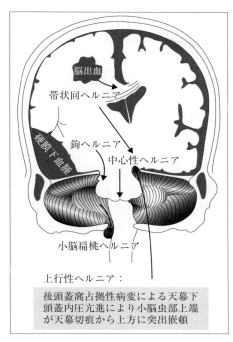

図Ⅲ-1-9 脳ヘルニアの好発部位

上行性ヘルニア：
後頭蓋窩占拠性病変による天幕下頭蓋内圧亢進により小脳虫部上端が天幕切痕から上方に突出嵌頓

c. 持続性吸息呼吸

さらに病変が尾側に移り，橋中部両側を障害する脳底動脈血栓症などでは橋中部から橋下部に存在する呼吸調節機構が損傷されておこる深く吸息した時点で呼吸が止まる特異なスパイログラムを示す呼吸パターンを呈することから持続性吸息呼吸（apneustic breathing）と呼ばれ局在診断に極めて有用である．これは三叉神経運動核近辺にある橋呼吸中枢の障害と考えられている．

d. 群発性呼吸

病変が橋下部に及ぶと周期性呼吸ではあるが，その周期が不規則で速い数回の呼気と吸気を繰り返して無呼吸となる短いサイクルの不規則な周期性呼吸は群発性呼吸（cluster breathing）と呼ばれる．周期性Cheyne-Stokes呼吸が可逆性病態を示すのに比較して，この呼吸パターンは呼吸停止に至る前の予後不良な周期性呼吸であり，その病変は橋下部被蓋から延髄までの障害による．

e. 失調性呼吸

規則的な呼気吸気を繰り返す究極の呼吸中枢は延髄背内側から閂に下行する延髄網様体にあり，この機構を犯す病変ではまったくリズムがなく呼吸の深さも一定しない失調性呼吸（ataxic breathing）を呈す．Biot呼吸と呼ばれる周期性呼吸パターンは時に群発呼吸と誤って報告されているが，Camille Biotの1876年報告にみられるスパイログラムによれば呼吸のリズム，深さも一定しないパターンを示しており，失調性呼吸に近い呼吸停止直前の呼吸異常と考えられる[11]．

6 頭蓋内圧亢進症状の診かた

意識障害患者が頭痛を訴え，反復性嘔吐を呈すれば頭蓋内圧亢進が強く疑われる．神経学的所見として乳頭浮腫や網膜前出血は発症後24時間以内にみられる所見である．長期にわたる脳圧亢進では乳頭浮腫，網膜前出血の程度は高度となる．頭蓋内占拠性病変により脳圧が局所的に亢進すると脳組織の一部が脳圧を減ずるため種々の特殊間隙に嵌頓，嵌入する状態は脳ヘルニアと呼ばれ，いくつかの種類がある（図Ⅲ-1-9）．脳ヘルニアはその嵌頓する脳および嵌頓部位に解剖学的位置の特異性があることから特徴的な症候を呈す（表Ⅲ-1-5）．大脳鎌下で帯状回が対側に嵌入脱出するのは帯状回ヘルニア，両側半球の腫脹による下方への偏倚圧迫で間脳が天幕を越え中脳を圧迫するのは中心性ヘルニアである．この際に上部中脳の側方への圧迫偏倚により大脳脚が対側天幕に押し付けられる現象はカーノハン切痕（Kernohan's notch）と呼ばれ，症候学的には病変側のBabinski徴候を含めた皮質脊髄路症状がみられる．後大脳動脈も天幕による圧迫でその領域に出血性梗塞をしばしばきたす．天幕切痕から病変同側の側頭葉鈎部が脱出するのは鈎ヘルニア，小脳扁桃が大後頭孔（大孔）へ脱出嵌頓するのは小脳扁桃ヘルニアで延髄の生命中枢圧迫をきたす．

補助検査法

　意識障害患者に行われる補助的検査法には，まず腰椎穿刺による髄液検査がある．局所神経症状はないが項部硬直のある患者で発熱があれば先ず髄膜炎の診断が下されると共にその治療薬となる抗菌薬選択のため速やかに行うべき検査法であり，細胞数，細胞種類のみならず，細菌・真菌・結核菌培養なども考慮して行うべきである．無熱の患者でも膜下出血が考えられるがCTで出血が確認できない場合には髄液検査が必須となろう．

　局所神経症状を欠く種々の代謝性脳症の鑑別のため血糖，肝腎機能，電解質，血算などの採血，検尿は比較的簡易にできる迅速検査法であり救急病院では必ず搬入時に行うべきである．また薬物中毒の可能性もあり中毒物質分析用に血清を余分に保存することも必要である．

　明らかな局所神経症状のある意識障害患者では脳内病変・病態を可視化するためCT，MRIなどの画像検査が必要であり，最近ではほとんどの救急病院で機器が導入されており救急患者対応として撮像が可能であり診断的威力を増してきている．救急外来でルーチン化されてはいないが入院後の意識患者検査法として必要な検査に脳波，誘発電位検査がある．昏睡状態が電気生理学的にいかなるレベルで起こっているか〔α昏睡，紡錘波昏睡（spindle-coma），非けいれん性てんかん重積の周期的棘波，徐波，棘徐波結合，代謝性脳症のび漫性シータ・デルタ徐波〕の診断には極めて有用・不可欠な補助的診断法である．

原因疾患・病態

　意識障害をきたす原因疾患はそれらの鑑別上，次の3グループ，①神経学的検査で局在のはっきりした局所神経症状を有する群，②局所症状はないが明らかな髄膜刺激症状を有する群，③局所症状・髄膜刺激症状もなくCT，髄液検査も正常な群，に分類すると便利である（表Ⅲ-1-4）．

A　局所神経症状のある疾患

　広範囲の脳虚血をきたす内頸・中大脳動脈閉塞・狭窄症は急激に起こる意識障害原因疾患の中で被殻，大葉性や視床の脳内出血とともにもっとも高頻度にみられる．虚血巣，出血部の腫脹を伴う占拠性病変による頭蓋内圧亢進，脳ヘルニアなどを起こして意識障害をきたす．小さなラクナ梗塞では意識障害をきたすことはない．天幕下脳血管障害で意識障害をきたすのは，脳底動脈閉塞症か脳幹出血である．前者は塞栓症が圧倒的に多い．覚醒中枢である上行性脳幹賦活網様体が障害され昏睡がおこり予後は極めて悪い疾患である．左右注視麻痺のため眼球浮き運動（ocular bobbing）がみられることがある．

B　局所症状なく髄膜刺激症状のある疾患

　最初から髄膜刺激症状が目立つ疾患であり，頭部前方屈曲で項部硬直や下肢膝屈曲位からの膝伸展でKernig徴候やBrudzinski徴候がみられる．高熱が随伴すれば髄膜炎，無熱ならくも膜下出血がほぼ早期に診断できる．患者の意識障害が浅い場合には両疾患とも生涯で経験したもっとも激しい頭痛を訴える．前者の診断は髄液検査による細胞増多で確診され，後者はCTスキャンで診断できる例が大部分であるが，まれに出血量が少ない場合や発症から経過を経た症例ではCTで診断できず腰椎穿刺による髄液検査で赤血球やキサントクロミーを確認する必要がある．この際の腰椎穿刺は禁忌でなく細い23 G穿刺針で行う．

C　局所症状も髄膜刺激症状を呈さない疾患

　意識障害はあるが左右差のある運動感覚症状，瞳孔不同，眼球偏倚などの局所症状を欠く疾患群であり，一般に代謝性，低酸素性脳症，全脳虚血，中毒性脳症，び漫性脳炎がこのグループの中核となる．代謝性脳症としては，高血糖

による糖尿病性昏睡，低血糖，尿毒症性脳症，肝性脳症や慢性重症肺疾患による高炭酸ガス血症，中毒性脳症では一酸化炭素中毒，急性アルコール中毒，鎮静剤による薬物中毒などがある．既往症や既往服用薬や特異な病歴から鑑別診断が可能であり，採血により確診されることが多い．中毒物質の同定には，血清や尿の保存が必須となる．アルコールや鎮静薬中毒では低体温，低血圧がしばしばみられる特徴があり，肝性脳症では黄疸，尿毒症性脳症ではアステリキシス，また一酸化炭素中毒ではHbCO蓄積のため全身皮膚が鮮紅色を呈すことから視診により疑われ，MRIで基底核，特に淡蒼球壊死病変が特徴的である．

参考文献

1) Teasdale G, Jennett B.: Assessment of coma and impaired consciousness. A practical scale. Lancet 2；81-84, 1974.
2) Simpson DA, Cockington RA, Hanieh A, et al.: Head injuries in young children: the value of the Paediatric coma Scale. Review of literature and report on a study. Childs Nerv Syst 7；183-190, 1991.
3) Tatman A, Warren A, Williams A, et al.: Development of a modified paediatric coma scale in intensive care clinical practice. Arch Dis Child 77；519-521, 1997.
4) Kretschmer E.: Das apallische Syndrom. Zeit ges Neurol Psychiat.169；576-579, 1940.
5) Calvet J, Coll J.: Meningitis of sinusoid origin with the form of coma vigil. Rev Otoneuroophthalmol 311；443-445, 1959.
6) Jennett B, Plum F.: Persistent vegetative state after brain damage. A syndrome in search of a name. Lancet 1；734-737, 1972.
7) Laureys S, Celesia GG, Cohadon F, et al.: Unresponsive wakefulness syndrome: a new name for the vegetative state or apallic syndrome. BMC Medicine 8；68-72, 2010.
8) 日本神経学会用語委員会編：神経学用語集　改訂第3版，文光堂，東京，2008.
9) Fisher CM.: Some neuro-ophthalmological observations. J Neurol Neurosurg Psychiat 30；383-392, 1967.
10) Plum F, Posner JB.: The diagnosis of stupor and coma. 1st Ed. Philadelphia, FA Davis, 1966.
11) Wijdicks EFM.: Biot's breathing. J Neurol Neurosurg Psychiat 78；512-513, 2007.

［廣瀬源二郎］

Section Ⅲ　神経症候の診かた

2 脳死と遷延性植物状態の診かた

　急性の重症脳障害で昏睡に陥った患者の転帰はさまざまで，時間の経過とともに回復するものがある一方で，不可逆的脳機能停止のために生命維持装置によって呼吸・循環が維持されているもの（脳死：brain death），呼吸・循環などの植物機能は維持されながら重い意識障害が持続するもの（遷延性植物状態：persistent vegetative state），意識は回復するが軽度～中等度の脳障害を残すものに分かれていく．他方，中枢神経系変性疾患では，認知機能と運動機能が進行性に低下し，最終的には大脳皮質機能を喪失（失外套症候群）し，無動無言状態を経て植物状態に移行する．

　これらとは対照的に，閉じ込め症候群（locked-in syndrome）においては，完全運動麻痺による表出不能のために，表面的には無言・無動である．しかし，実際には意識は清明で外界を認識しており，眼球運動や瞬きによりコミュニケーション可能である．

　これらの病態の一覧を表Ⅲ-2-1にまとめて

表Ⅲ-2-1　脳死と，植物状態・失外套症候群その他の意識障害の比較

意識障害重症度	病態名		睡眠覚醒サイクル	自発呼吸	意思表出	痛み刺激への反応	反射的運動	合目的的運動	障害部位
深昏睡 ↕ 意識清明		脳死	なし	なし	なし	なし	脊髄反射のみあり	なし	全脳
	急性期の重症意識障害	昏睡	なし	症例ごとにさまざま	なし	なし	症例ごとにさまざま	なし	症例ごとにさまざま
	慢性期の重症意識障害	遷延性植物状態	あり	あり	なし	ほとんどなし	あり	なし	大脳
		失外套症候群	あり	あり	なし	ほとんどなし	あり	なし	大脳
		無動無言症	あり	あり	なし	僅かにあり（反射的？）	あり	なし	意識賦活系（脳幹－視床下部の脳幹網様体，前頭葉・前部帯状回）
		最小意識保持症候群	あり	あり	最小限あり	僅かにあり	あり	僅かにあり	症例ごとにさまざま
	意識清明	閉じ込め症候群	あり	あり	あり．目とマバタキでのみ可能	感覚は正常だが，麻痺のために反応せず	あり	あり．目とマバタキでのみ可能	両側橋底部，随意筋完全麻痺
		正常脳	あり	あり	あり	あり	あり	あり	なし

示す.これらは,原因,解剖学的障害部位,病態が異なるだけでなく,患者の意識レベル,その経過と予後,対処の仕方が大きく異なる.したがって,自発語も自発運動も失ったように見える患者の病態と意識レベルを正確に診断し,適切な対応をとることが,医学的にも患者の人権擁護のためにも極めて大切である.意識障害の基礎知識,その発生機序と診かたの総論は前章で解説されているので,本章では脳死,遷延性植物状態,閉じ込め症候群を中心に,その概念と病態,診察と鑑別の要点を述べる.

1 脳死
brain death

A 基礎知識

人類の歴史の中で,最近まで死は心臓死を意味し,死と判断する3徴候は,心停止と呼吸停止,それに引き続いて起こる瞳孔散大(脳の死による脳幹反応の消失)であった.ところが,近年の医学と生命維持装置の進歩によって,この順番が逆転し,脳が不可逆的変化を受けて死に至った後も,人工呼吸器や各種薬物投与によって,心臓,呼吸器,腎などの身体機能は生きている状態(dead brain in living body)が出現した.脳が死に陥ると通常は数日で心肺停止になるので,医学的死亡の判定で問題になることは少ない.しかし,臓器移植や遺産相続では,死亡の診断がいつなされたかが法的に問題となる.

「死の神経学的診断基準」を最初に示したのは,フランスの神経内科医のMollaretとGoulonで,超昏睡あるいは非可逆的昏睡(coma dépassé)と定義した(1959).1960年代から世界各国で「生と死の概念」が医学的,倫理的,宗教的に検討された.その結果,多くの国において,「脳の死が生体の死」であるという概念が受け入れられた(表Ⅲ-2-2).

脳死をヒトの死と認める前提となるのは,脳死に陥った場合に絶対に回復の可能性がないことを示す適切な診断基準が存在し,それが医学的に判定可能であることである.これについては米国において多数の症例が検討され,それらの知見を踏まえて1968年にハーバード大学の特別委員会の判定基準が公表された(表Ⅲ-2-3).そこで示された4項目(深昏睡,呼吸と自発運動の消失,脳幹反射の消失の3臨床徴候と,脳波の平坦化)は妥当な内容であり,その後の各国の脳死判定基準にも反映されている.

世界の趨勢とは対照的に,わが国では,脳死と臓器移植を社会的医学的に正面から取り上げることが長い間避けられてきた.そうさせた最大の要因は,1968年に札幌医科大学の和田教授によって実施された最初の心臓移植において,ドナーの脳死判定に疑義が出されたことだと思われる.その他にも,神道と仏教の思想が融合した日本人の伝統的生命観・死生観に,脳死の概念が馴染み難いこともあげられよう.その結果,脳死体からの臓器移植を必要とする患者は,海外で臓器移植を受けざるを得ない事態になった.この状況を解決するために,1990年に国会決議で「臨時脳死及び臓器移植調査会」(通称:脳死臨調)が発足し,賛否両論の激論を経て,1992年に脳死をヒトの死として認めて臓器移植を容認する答申がなされた.これを受けて1994年に臓器移植法案が提出され,1997年にようやく成立した.これは,臓器移植を前提にしたときだけ脳死を死と認める二重基準であったが,脳死受容が次第に国民に定着したことを受けて,2009年には改正臓器移植法案が成立し,脳死体からの臓器移植は徐々に増加している.

B 症状,徴候

脳死の判定は,脳死の判定基準(表Ⅲ-2-4)に沿って,全項目をチェックする.

表Ⅲ-2-2　世界と日本の脳死判定と脳死体からの臓器移植の流れ

1959 年	仏国：超昏睡"coma dépassé"（beyond coma の概念で不可逆的昏睡）
1968 年	米国：ハーバード大学の脳死（brain death）判定基準
1968 年	日本：札幌医科大学・和田教授によるわが国初の心臓移植
1974 年	日本脳波学会の脳死判定基準
1979 年	英国：脳幹死（brainstem death）判定基準
1981 年	米国：大統領委員会による死の判定基準
1985 年	日本：厚生省研究班（竹内班）脳死判定基準
1985 年	ローマ法王庁：「脳死は人の死」を容認
1990 年	日本：「臨時脳死及び臓器移植調査会」（通称：脳死臨調）発足
1997 年	日本：臓器移植法成立（臓器移植を前提にしたときだけ脳死を死と認める二重基準）
2009 年	日本：改正臓器移植法成立

表Ⅲ-2-3　ハーバード大学の脳死診断基準（1968）

1. 刺激の受容能力も刺激への反応もない深昏睡
2. 体動と呼吸がない
3. 脳の反射の消失＊
    ＊：最初は脊髄反射が含まれていたが、後に除外された.
4. 平坦脳波
   → 上記のすべての検査が少なくとも 24 時間後にも変化せず持続
   → 薬物中毒、あるいは低体温（90°Fあるいは32.2℃以下）がないこと

C 診察の要点

1 脳死診断の目的と前提条件のチェック

ひとたび脳死に陥れば、「いかに他臓器への保護手段をとろうとも、心停止に至り決して回復することはない全脳死である」ことを、誤りなく診断することが目的である。対象となるのは、①器質的脳障害により深昏睡および無呼吸をきたしていて、②原疾患が確実に診断されており、それに対し現在行いうる全ての適切な治療をもってしても回復の可能性が全くないと判断される症例に限定される。もし原疾患を明確にできなければ脳死の判定をしてはならない。脳死判定除外対象は、虐待死が疑われる児童、低体温、薬物中毒、代謝・内分泌障害である。

2 臓器移植を前提とした場合の法的脳死の判定医の条件

改正臓器移植法で定められている、「脳死判定は、脳神経外科医、神経内科医、救急医、麻酔・蘇生科・集中治療医または小児科医であって、それぞれの学会専門医または学会認定医の資格を持ち、かつ脳死判定に関して豊富な経験を有し、しかも臓器移植にかかわらない医師が2名以上で行うこと」と定められている.

3 判定基準に示された徴候の診察

まず、(1)深昏睡であることを、JCS（Japan Coma Scale）と GCS（Glasgow Coma Scale）によって確認する。患者を傷つけることなく、覚醒させるに十分な痛み刺激を実施するには、痛みに敏感な部位である上眼窩内側縁、爪床、胸骨上、こめかみ部の圧迫が選ばれる。(2)無呼吸テスト実施による自発呼吸消失の確認は、表Ⅲ-2-4 の［註1］に従って実施するが、人工呼吸を一定時間中止する必要があるので、特別の事情がない限り人工呼吸器装着のままで実施できる一連の診察と検査の終了後に実施する.

次に、(3)瞳孔固定と散瞳、(4)に列挙されている脳幹反射項目を確認する.

患者は挿管されて人工呼吸器管理下にあるために、脳幹反射項目 d，e，f，g の診察には注意と工夫が必要である（d.眼球頭位反射は、装着されている機器や管を外さないように注意して頭位変換を行う．e.前庭動眼反射をみるための外耳道への冷水注入は、鼓膜穿孔がないことを耳鏡で確認してから実施する．f.咽頭反射の消失は、挿管中であれば咽頭部刺激によって反射が起こらないことで確認する．g.咳反射の消失は、気管カニューレに吸引カテーテルを深めに挿入することにより、気管を刺激して確認する）.

診察時に自発運動，除脳硬直，除皮質硬直，痙攣が観察されたら，脳活動由来の筋収縮であるから脳死ではない．他方，脊髄反射である深部腱反射，腹壁反射，足底反射などの脊髄由来の筋収縮は出現しても差支えない．なお，ラザロ徴候（Lazarus sign）と呼ばれる，脳死患者が自発的に手や足を動かす動作は，頸髄レベル以下の脊髄性反射運動と考えられている（Ropper AH, Neurology；1984）．

D 補助診断法

わが国の脳死判定指針では，脳波が必須項目であり，チェックシートと記録シートに従って実施する．平坦脳波（脳波計の内部雑音を超える脳由来の電気活動がないこと）であることの確認のためには，通常の脳波記録とは異なる記録条件（表Ⅲ-2-4 の註 2）として，①電極間距離を 7 cm 以上とする長距離導出，②標準感度（$10\mu V/mm$）の他に高感度（$2.5\mu V/mm$）で 30 分以上記録して，$1\mu V/mm$ 以上の脳波がないことの確認，③高と低のフィルター設定，が必要であり，さらに，④集中治療室で発生するさまざまなアーチファクトを脳波と鑑別することが必要となる．

脳幹誘発反応は繁用されるが必須項目ではない．脳死では，X 線-CT，脳血管撮影，脳血流測定などで脳浮腫や壊死，脳血流途絶が認められる．しかし，人工呼吸器装着状態での実施は容易ではなく，脳死判定に絶対必要なものではない．

E 原因疾患・病態

急性の重症意識障害を起こすあらゆる疾患が原因になるが，主要なものは，頭部外傷，心肺停止による脳障害，くも膜下出血，脳出血，脳梗塞，代謝性脳症などである．脳死状態では強い浮腫が起こり，血流は途絶し，時間の経過とともに壊死した脳組織は自己融解を起こす．

F 法的脳死判定から臓器移植へ

臓器移植を前提としない脳死判定の場合は，脳死と診断（無呼吸テストは必ずしも必要ない）した時点で家族に告げて，治療の内容や継続の要否などを決めた上で，最終的には心停止をもって死亡と判定する．一方，臓器移植を前提にした法的脳死判定の場合は，法的手順に従って脳死判定を実施するとともに，家族からの同意文書の取得，臓器移植コーディネーターに迅速に連絡し，臓器摘出の準備やレシピエントの決定など，臓器移植実施に向けて諸手続きを進める．

2 植物状態，最小意識状態，無動性無言症，閉じ込め症候群
vegetative and minimally conscious states, akinetic mutism and locked-in syndrome

A 基礎知識

睡眠－覚醒サイクルを担うのは間脳・脳幹の上行性賦活網様体であり，植物神経機能である呼吸，循環，消化，排泄，体温などは，脳幹の自律神経中枢によってコントロールされている．一方，動物神経機能の知覚と認識，思考，運動をコントロールしているのは大脳皮質である．意識清明な状態（consciousness）とは，「脳が覚醒状態にあって，自己と周囲の状況を完全に認識していること」と定義される．実際の意識レベルの診断は，患者が覚醒した状態で，外からの刺激や検査者の指示に適切に反応するかどうかを診ることによってなされる．「覚醒していながら意識がない植物状態（vegetative state）」と，「意識清明でありながら完全運動麻痺のために発声や動きによる意思表出ができない閉じ込め症候群（locked-in syndrome）」は，発語や動きによる反応がない点では似て見えるが，全く別の病態である．この 2 つの病態の間に，さまざまな「覚醒状態の意識障害」がある．

表Ⅲ-2-4　日本の脳死の判定基準

Ⅰ．脳死の考え方
(1) 全脳死をもって脳死とする．
(2) ひとたび脳死に陥れば，いかに他臓器への保護手段をとろうとしても心停止に至り，決して回復することはない．

Ⅱ．前提条件
次の2条件を満たしているものが対象になる．
(1) 器質的脳障害により深昏睡および無呼吸をきたしている症例
　　深昏睡とはⅢ-3方式では300でGlasgow Coma Scale（GCS）で3でなければならない．無呼吸とは検査開始の時点で，人工呼吸により呼吸が維持されている状態である．
(2) 原疾患が確実に診断されており，それに対し現在行いうる全ての適切な治療をもってしても，回復の可能性が全くないと判断される症例
　　脳死の原因となる疾患は，病歴，治療，経過，検査（特に画像診断）などから確実に診断されていなければならない．この場合，適応と考えられるあらゆる適切な治療が行われていることが前提である．もし原疾患を明確にできなければ脳死の判定をしてはならない．

Ⅲ．除外例
患者が深昏睡，無呼吸であっても，脳死判定に際しては次のような症例を除外しなければならない．
(1) 小児（6歳未満）
一般に小児では脳死判定を特に慎重に行わなければならない．小児でも脳機能の不可逆的喪失の判断は可能であるが，6歳未満の乳幼児では心停止までの期間が傾向もみられるので除外する．（改正法では，家族の書面による承諾により，15歳未満の小児からの臓器提供が可能になった．ただし，虐待を受けて死亡したことが疑われる児童は除外する．）
(2) 脳死と類似した状態になりうる症例
1. 急性薬物中毒
急性薬物中毒を除外する．問診，経過，臨床所見などで，少しでも薬物中毒が疑われるときは脳死の判定をしてはならない．
2. 低体温
低体温は反射を減弱させる可能性があるので，直腸温で32℃以下の低体温があれば，脳死判定をしてはならない．
3. 代謝・内分泌障害
肝性脳症，高浸透圧性昏睡，尿毒症性脳症などが代表的であるが，これらにはなお可逆性が期待される場合があるので除外する．

Ⅳ．判定基準
(1) 深昏睡
Ⅲ-3方式で300（注：刺激に対して覚醒せず，痛み刺激に反応しない），Glasgow Coma Scale（GCS）で3（注：開眼なし，発語なし，運動機能なし）でなければならない．顔面の疼痛刺激に対する反応があってはならない．
(2) 自発呼吸の消失
人工呼吸を外して自発呼吸の有無を見る検査（無呼吸テスト）［＊註1］は必須である．
(3) 瞳孔
瞳孔固定し，瞳孔径は左右とも4mm以上
(4) 脳幹反射の消失
a.対光反射の消失，b.角膜反射の消失，c.毛様脊髄反射の消失，d.眼球頭位反射の消失，e.前庭動眼反射の消失，f.咽頭反射の消失，g.咳反射の消失
→自発運動，除脳硬直，除皮質硬直，痙攣がみられれば脳死ではない
(5) 平坦脳波［＊註2］
上記(1)～(4)の項目がすべて揃った場合に，正しい技術水準を守り，脳波が平坦であることを確認する．最低4導出で，30分間にわたり記録する．
(6) 時間的経過
上記(1)～(5)の条件が満たされた後，6時間経過をみて変化がないことを確認する．二次性脳障害，6歳以上の小児では，6時間以上の観察期間をおく．

Ⅴ．判定上の留意点
上記判定基準を応用するにあたって，次の事項に留意する．
(1) 中枢神経抑制薬，筋弛緩薬などの影響
脳死に至るような症例では，集中治療中にしばしば中枢神経抑制薬，筋弛緩薬などが用いられるので，予想される薬物の効果持続を考慮し，これらの薬物の影響を除外する．
(2) 深部腱反射・皮膚表在反射
本判定指針では，深昏睡を外的刺激に対する無反応と定義したが，いわゆる脊髄反射はあってもさしつかえない．

したがって深部腱反射，腹壁反射，足底反射などは消失しなくてもよい．脳死で脊髄反射が存在してもよいという考えは，多くの判定基準で認められている．
(3) 補助検査
脳死判定には種々の補助検査法が用いられているが，本判定指針では脳波［＊註2］を重視し必須項目に入れた．脳幹誘発反応［＊註3］，X線－CT，脳血管撮影，脳血流測定などは，脳死判定に絶対必要なものではなく，あくまでも補助診断法である．
(4) 時間経過
検査を反復する目的は絶対に過誤をおかさないためと，状態が変化せず不可逆性であることを確認するためである．本判定基準で示した時間（6時間）は絶対に必要な観察時間である．年齢，原疾患，経過，検査所見などを考慮し，個々の症例に応じてさらに長時間観察すべきである．脳死の最終判定を何時間後に行うかは，原疾患，経過を考慮した医学的判断の問題である．

Ⅵ．改正臓器移植法における臓器移植を前提とした法的脳死の判定医の条件

「脳死判定は，脳神経外科医，神経内科医，救急医，麻酔・蘇生科・集中治療医又は小児科医であって，それぞれの学会専門医又は学会認定医の資格を持ち，かつ脳死判定に関して豊富な経験を有し，しかも臓器移植にかかわらない医師が2名以上で行うこと」と定めている．

［＊註1］ 無呼吸テストの実施法
1) 血圧計，心電計およびパルスオキシメーターが適切に装着されていることを確認する．
2) 100%酸素で10分間人工呼吸をする．
3) $PaCO_2$ レベルを確認する．おおよそ35〜45 mmHgであること．
4) 人工呼吸を中止する．
5) 6 L/minの100%酸素を投与する．
6) 動脈血ガス分析を2〜3分ごとに行う．
7) PaCO2が60 mmHg以上になった時点で無呼吸を確認する．
8) 自発呼吸の有無は胸部又は腹部に手掌をあてるなどして慎重に判断する．
9) 無呼吸を確認し得た時点でテストを終了する．

［＊註2］ 平坦脳波の確認
［1］脳波検査の基本条件
1) 導出法：少なくとも4導出の同時記録を単極導出（基準電極導出）および双極導出で行う．
2) 電極取り付け部位
 ① 10-20法による．
 ② 大脳を広くカバーする意味から，例えば両側の下記の部位とする．
 ・前頭極部（Fp1, Fp2），中心部（C3, C4），後頭部（O1, O2），側頭中部（T3, T4），耳朶（A1, A2）
 ③ 外傷や手術創がある場合は電極配置を多少ずらすことはやむをえない．
3) 電極間距離
 ① 各導出に際しての電極間距離は7 cm以上が望ましい．
 ② 距離が足りない場合は1個とばして結合する．
4) 検査時間
 全体で30分以上の連続記録を行う．
5) 脳波計の感度
 50 μV/20 mm以上，時定数0.3の記録を脳波検査中に必ず行う．
6) 電極間抵抗
 電極間抵抗は10 kΩ以下，100 Ω以上とする．
7) フィルターの設定
 ① ハイカットフィルター：OFFまたは30 Hz以上
 ② 交流遮断用ノッチフィルター：必要に応じ使用する．
8) 検査中の刺激
 ① 呼　名
 ② 疼痛刺激：顔面への疼痛刺激
9) 平坦脳波の判定
 Hockadayらの分類Vbでなくてはならない．
10) 記　録
 検査中には下記の項目を脳波用紙上に記入する．
 ① 検査開始時間と終了時間
 ② 設定条件
 ・感度，時定数，フィルター条件
 → 設定条件を変更した場合はその旨を記載するとともに，較正曲線を記録する．

［＊註3］ 聴性脳幹誘発反応の消失
必須条件ではないが確認することが望ましい．

(厚生省科学研究費／特別研究事業／脳死に関する研究班（竹内班）研究報告書（1985）に，改正臓器移植法（2010年施行）の変更点を追加)

1 遷延性植物状態 （persistent vegetative state）

遷延性植物状態とは，昏睡患者の慢性期に観察される「覚醒し開眼しているにもかかわらず，外界の刺激に対する認識や反応の徴候がない」病態であり，1972年に英国の脳神経外科医Jennettと米国の神経内科医Plumによって提唱された．「植物状態」とは，大脳皮質の広範な障害によって覚醒しているが意識は高度に障害され，障害を免れた間脳・脳幹の植物機能は正常に機能し，睡眠－覚醒サイクルと呼吸，循環，消化，排泄，体温などの自律神経機能は保持されている状態である．現在では米国神経学会・米国小児神経学会合同の特別検討委員会の

定義と診断基準（表Ⅲ-2-5）が広く受け入れられている．

遷延性植物状態は，元来は急性脳疾患患者の昏睡後の慢性期に出現する意識障害を意味したが，近年は中枢神経変性疾患の終末期植物状態も含まれようになった．「遷延性」の定義は，急性昏睡後の回復期の場合は，「発症後1ヵ月経った時点で植物状態が持続している」ことである．

2 失外套症候群 （apallisches Syndrom : apallic syndrome）

大脳表面の外套部分，すなわち両側大脳皮質が広汎に障害された状態のことで，1940年にドイツの精神科医 Kretschmer によって提唱された．無動・無言で刺激に対して無反応であるが，睡眠・覚醒サイクル，吸引反射や把握反射などの原始反射，脳幹反射と脊髄反射は保たれている．上肢屈曲・下肢伸展の除皮質硬直あるいは四肢伸長の除脳硬直姿勢をとる．つまり，解剖学的概念である失外套症候群は，機能的概念である植物状態とほぼ同義である．

3 無動性無言症 （akinetic mutism）

英国のケアンズ（Cairns H）らが1941年に報告した概念である．睡眠・覚醒サイクルは保たれ，覚醒時には患者はパッチリと開眼していて意識があるようにみえる．しかし，患者の動きは限定的で，音のする方向へ目を向ける，物の動きを追うという程度で，顔に表情はなく，自発運動や発声，刺激に対する意味のある反応や動きがないので，無動性無言症と呼ばれる．責任病巣は，脳幹－間脳（視床・視床下部）部，あるいは前部帯状回・内側前頭前野であり，前者は意識維持中枢への網様体賦活系，後者は前頭葉・辺縁系と基底核を結ぶ回路であり，いずれも覚醒維持機能の障害による特殊な意識障害と考えられている．広範な大脳病変による急性脳障害の慢性期や進行性中枢神経変性疾患の終末期にも，類似の病態が出現する．

4 最小意識状態症候群 （minimally conscious state syndrome）

2002年に米国の Giacino らにより提唱された概念で，患者が自己あるいは周囲の状況を認

表Ⅲ-2-5　遷延性植物状態の概念と定義

[定義] 植物状態とは臨床的概念で，重い脳障害のために自己と周囲のことが全く分からないが，視床下部と脳幹に局在する機能の睡眠・覚醒サイクルと自律神経機能（植物機能：呼吸，循環，消化，排泄，体温維持など）が完全にあるいは部分的に保持されている状態のことである．
[診断基準] 次の症状（◆喪失機能；●保持機能）を示す場合に，植物状態と診断できる．
◆ 自己や周囲を認識している確証，自分以外の人と意思疎通している確証が全くない．
◆ 視覚，聴覚，触覚，あるいは不快な刺激に対して，目的や意味のある反応や随意的行動が，持続性と再現性をもって出現することが確認されない．
◆ 言葉を理解している，あるいは表出しているという証拠がない．
● 睡眠―覚醒のサイクルがあり，覚醒時間帯がある．
● 視床下部と脳幹の自律神経機能が保持されていて，医学と介護のサポートがあれば生存できる．
● 尿失禁と大便失禁がある．
● 脳神経反射（瞳孔反射，頭位変換眼球反射，角膜反射，前提眼球反射，催吐反射）と脊髄反射は，様々な程度に保持されている．
・植物状態を遷延性（persistent）と判定する時期．急性の外傷性あるいは非外傷性疾患の場合は，発症後1ヵ月経った時点で植物状態が存在した時．神経変性疾患や代謝性疾患，あるは先天奇形による場合には，植物状態が1ヵ月以上持続したとき．
・植物状態を永続性（permanent：回復不能な植物状態という意味）と判定する時期．植物状態から回復しないという診断が高度の臨床的確実性を持って判断されたとき，言い換えれば，意識が戻る見込みが極端にまれなときで，急性外傷性脳疾患では発症後1年以上，非外傷性脳疾患では3ヵ月以上の治療をした後になる．これは確率的な蓋然性であって絶対的なものではない．
＜遷延性植物状態の診断＞　ほとんどの成人と小児では，細心の神経学的診察を繰り返すことによって，高い医学的確率で臨床的に診断することができる．診断は，神経学的機能評価と診断に十分な修練と経験を積んだ医師によってなされる必要がある．3ヵ月未満の新生児には，信頼すべき診断基準は存在しない．

（米国神経学会・米国小児神経学会合同特別検討委員会」の報告．1994より）

識していることを，極小ではあるが明白な反応によって確認できる状態と定義される（表Ⅲ-2-6）．この病態は一過性に出現することもあれば，固定し永続する場合もある．

5 閉じ込め症候群（locked-in syndrome）

橋底部病変限局性の患者に出現する運動麻痺性の表出不能状態で，1966年に米国のPlumとPosnerによって報告された．この場合，橋・延髄と脊髄の運動核に繋がる下行性錐体路が損傷されて偽性球麻痺と四肢麻痺が起こるので，眼球運動を除いて，指示に対する反応を表情，発声，四肢や体幹の動きで示すことができない．しかし，橋の背側部を上行する感覚路と覚醒を維持する賦活網様体は障害を免れるので，「意識清明で，認知機能と判断力は正常である．このような病態を疑ったら，患者が開眼と眼球の動きで反応できる簡潔な指示（たとえば「私の顔を見て下さい」「目を開けて下さい」「上を見て下さい」）に対する反応を見て，意識レベルを判断する．

閉じ込め症候群は，脳幹病変による昏睡や植物状態からの回復期に認められることが多い．意識障害のように見えるが運動麻痺による表出障害なので，意識障害と誤診しない注意が必要である．同じ病態は，随意筋の完全麻痺が起こる筋萎縮性側索硬化症（amyotrophic lateral sclerosisi；ALS）や筋ジストロフィー症の進行期，急性疾患ではGuillain-barré症候群（GBS）においても出現する．眼球運動も失われるALSのtotal locked-in状態や重症GBSでは全ての随意運動を喪失しているので，脳波などの補助検査を参考に判断する必要がある．

B 症状，徴候

それぞれの症候群の特徴は基礎知識で述べた．遷延性植物状態は「覚醒しているが意識が障害されている」のに対して，閉じ込め症候群は「意識は正常であるが，完全運動麻痺のために動きや言葉として表出できない」のが，両者間の根本的相違である．

C 診察の要点と手順

観察と刺激・指示による反応を見ることによって，重症意識障害から順に正常まで，植物状態，無動性無言症，最小意識状態症候群，閉じ込め症候群，正常意識を鑑別する．

1 睡眠・覚醒サイクルと植物神経（自律神経）機能が保たれているか？

遷延性植物状態の条件である，睡眠・覚醒サイクルが保持され，閉眼睡眠期と開眼覚醒期が交互に出現することと，呼吸，循環，消化吸収，排泄，体温調節などの自律神経機能（植物機能）が保たれていることを確認する．

表Ⅲ-2-6　最小意識状態（minimally conscious state）の定義と判断基準

定義：次の1つ以上によって，自己あるいは周囲を限定的ではあるが明白に認識しているという証拠が示され，再現性あるいは持続性がある． 1. 簡単な指示命令に従う． 2. ジェスチャーか言葉で，イエスかノーかの反応をする（正確さは問わない）． 3. 意味のある発話がある． 4. 刺激に関連を有する意味のある動作や感情行動を示す ●具体的事例 a） 視覚的あるいは言語による刺激に適切な対応した感情表現（笑顔や泣き顔）が見られる． b） 言葉による質問に対して，声やジェスチャーで反応する c） 対象物に向かって手を伸ばす方向と位置が適切である d） 対象物を，その大きさと形に適したやり方で触ったり掴んだりする e） 対象物に視線を固定し，動かすのに合わせて追視する

(Giacino JTら，2002年)

表Ⅲ-2-7　植物状態を起こす原因

1. **急性外傷性脳外傷**
   ① 脳内部の損傷：脳挫傷，脳内出血，びまん性軸索損傷
   ② 頭蓋内・脳外部の損傷：硬膜外出血，硬膜下出血，くも膜下出血
2. **急性非外傷性脳疾患／脳障害**
   ① 脳血管障害：脳出血，脳梗塞，くも膜下出血
   ② 急性脳炎／髄膜炎（ウイルス，細菌，結核菌，真菌，原虫）
   ③ 脳腫瘍，脳浮腫
   ④ 呼吸・循環器障害による低酸素性脳障害・虚血性脳障害
   ⑤ 代謝障害：低血糖，高血糖，尿毒症，甲状腺中毒症，その他
   ⑥ 中毒性：一酸化炭素，薬物，水銀，植物毒，キノコ毒，ヘビ毒，その他の動物毒（フグなど）
3. **慢性進行性脳疾患**
   ① 中枢神経変性疾患：Alzheimer病，Parkinson病，前頭側頭葉変性症，進行性核上性麻痺，皮質基底核変性症，Huntington病，筋萎縮性側索硬化症（ALS）
   ② 慢性感染症（プリオン，ウイルス，真菌など）：Creutzfeldt-Jakob病（プリオン），亜急性硬化性汎脳炎（麻疹ウイルス），進行性多巣性白質脳症（ヒト・ポリオーマウイルス）
   ③ 炎症性・脱髄性疾患の重症例：多発性硬化症，Behçet病など

2 自発的な眼球運動，開閉眼，追視行動，四肢の動きを観察する

意味のない自発的共同眼球運動（水平方向にゆっくりと動く眼球彷徨など）や開閉眼，四肢の痙攣やミオクローヌス，反射的動きなどは，植物状態においても観察される．一方，外界を認識した上での反応（たとえば，人や物を見つめる，人や顔の動きを追跡して目や首を動かす，音のする方向へ目や顔を向ける）が確認されれば，意識レベルは植物状態よりも上で，無動性無言症以上である．

3 意識があるという最小限だが確実な徴候をチェックする

対象物の動きや音に反応して，眼球，首，四肢に自発的動きが認められたら，次に極小ではあっても刺激や指示を認識しているという反応があるかどうかを調べる．失語や認知機能障害がある場合も想定して，言葉とジェスチャーとの両方で表Ⅲ-2-6に示すような簡単な指示命令を行う．1～4のいずれかが確認できたら，最小限意識状態以上のレベルであると診断できる．

4 刺激や指示に対する反応は適正であるかどうか？

ジェスチャーと言葉による質問や指示に対して適切に反応し，かつその内容が正確であれば，意識は正常と診断する．失語や認知機能障害がある場合には，意識が正常であっても反応内容は正しくない場合がある．閉じ込め症候群の場合には，目の動きと開閉眼による応答で判断する．ALSのtotal locked-in状態や重症Guillain-Barré症候群などで，眼球運動を含めて随意筋が完全麻痺に陥った状態では，随意運動による反応は得られないので，脳波などの補助検査も参考にして判断せざるを得ない．感情反応である喜怒哀楽や流涙なども参考になる．

C 補助診断法

意識状態を最もよく反映するのは脳波であるので，臨床症状に基づいた意識レベル判定と脳波所見の間に矛盾がないかどうかは常に点検する．CTやMRIのような形態画像検査は，必ずしも脳機能を反映しない．しかし，閉じ込め症候群は橋底部変とよく対応するので，このような病変を見たら閉じ込め症候群の可能性を疑う．

原因疾患の診断と病期の判定には，各種の画像検査が有用である．また代謝性脳症では各種の検体検査と脳波検査が有用で，治療により回復可能な病態もある．薬物中毒を疑った場合は，生活歴や発生状況を確認し，薬物検出を試みる．

D 原因疾患・病態

表Ⅲ-2-7に示す．急性脳疾患（外傷性と非外傷性）では，急性昏睡期からの回復過程で，睡眠・覚醒サイクルが回復してきた後にさまざまな慢性意識障害が出現する．慢性進行性の神経変性疾患では，認知機能と運動機能が徐々に低下して，発話と自発運動が減少し，無動無言状態を経て遷延性植物状態に陥る．

参考文献

1) 豊倉康夫　総編集．柳澤信夫：意識障害．神経内科学書　第2版，朝倉書店，東京．p44-58, 2004.
2) Posner JB, Saper CB, Schiff ND, Plum F.：Plum and Posner's Diagnosis of Stupor and Coma（Contemporary Neurology Series. 71.）Fourth edition. Oxford University Press, New York, 2007.
3) Wijdicks EFM. Brain Death: Oxford University Press, New York, 2011.
4) 法的脳死判定マニュアル．厚生労働科学研究費補助金厚生労働科学特別研究事業．「臓器提供施設における院内体制整備に関する研究」．「脳死判定基準のマニュアル化に関する研究班」（主任研究者：有賀　徹）．平成22年度研究報告書，東京，2011.
5) Ropper AH, Samuels MA, Klein JP：Adams and Victor's Principles of Neurology, 12th ed, Coma and Related Disorders of Consciousness, McGraw-Hill, New York, 2014.

[葛原茂樹]

3 記憶障害の診かた

基礎知識

A 神経心理機序

　記憶とは，過去の体験や出来事を記銘し，保持し，再生する働き，あるいは再生されたものをいう．ヒトの記憶はいくつか分類されるが，最も単純な記憶の分類は記憶時間の長さによるものである．時間的な持続の違いから，心理学領域では，短期記憶（short-term memory）と長期記憶（long-term memory）に分けられる．短期記憶の例としてよくあげられるのは，電話をかけるまでの短時間（数十秒まで）電話番号を憶えているような場面であり，その電話番号を長期に憶えている必要はない．短期記憶には留めておくことのできる情報の容量に限界があるという特徴がある．数字，場所や単語の系列を憶える検査（digit span, tapping span, word span）では，一度で憶えることができるのは5〜9個（平均7個）である．短期記憶は記憶以外の認知過程にも広く関わるもので非特異的な認知過程であり，特に情報処理の過程で使われる短期記憶は作業記憶（working memory）と呼ばれる．長期記憶は数分を超え，年余にわたり長期間憶えている記憶をいう．長期記憶こそが記憶に特異的な認知過程である．なお神経学領域においては，即時記憶，近時記憶，遠隔記憶が時間による記憶の分類として用いられる．即時記憶は心理学領域でいう短期記憶にほぼ一致し，近時記憶や遠隔記憶の両方を合わせたものが長期記憶である．近時記憶を短期記憶，あるいは遠隔記憶を長期記憶と混同してはならない．これは脳損傷例の経験に基づいて分類されたものであり，記憶障害の臨床においてはこの分類の方が妥当である．

　一般に記憶というときは記憶に特異的な認知過程である長期記憶を意味する．臨床的に有用で理解しやすい長期記憶の分類としては，SquireとZola-Morganによるものが挙げられる（**図Ⅲ-3-1**）．彼らはまず記憶を陳述記憶（declarative memory）と手続き記憶（procedural memory）に大別している．陳述記憶はイメージや言語として意識的想起が可能な記憶であり，その内容を陳述できる記憶である．手続き記憶は意識的想起ができない学習された技能（運動技能，知覚技能，認知技能など）の記憶である．陳述記憶はさらにエピソード（出来事）記憶（episodic memory）と意味記憶（semantic memory）に分けて考えられることが多い．エピソード記憶は個人が経験した具体的な出来事の記憶であり，その出来事に遭遇したときの状況，すなわち時間・空間的文脈とともに記憶される．意味記憶は知識に相当し，言語，概念，事実などに関する組織化された記憶である．エピソード記憶の中で，生活の中で経験したさまざまな出来事に関する記録に関しては自伝的記憶と呼ばれ，記憶検査で評価されるような記憶の能力とは区別され，また社会的事象（ニュース）に関する記憶ともやや性格を異にする．さらに自伝的記憶は，自伝的出来事の記憶と個人的意味記憶に分けることができる．個人的意味記憶は，例えば住所，知人の名前など，個人の過去に関する事実的知識を指し，過去の特定の時期に生じた出来事に関する記憶を指す．個人的意味記憶はエピソード記憶と意味記憶の中間の性格を持つ．

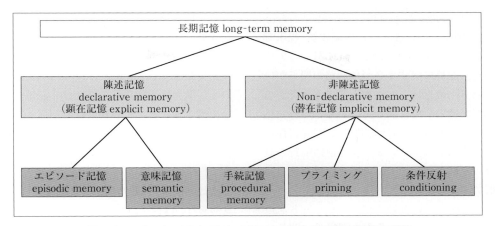

図Ⅲ-3-1　Squire LR と Zola-Morgan S による長期記憶の分類

(Squire LR, Zola-Morgan S : The neuropsychology of memory : new links between humans and experimental animals. Ann N Y Acad Sci 444 : 137-149, 1985 より)

さらに近年，展望記憶（prospective memory）と回顧的記憶（retrospective memory）という分類も提唱されている．回顧的記憶とは，従来からの過去に生じた出来事に対する記憶のことであるが，展望記憶とは未来に起こる予定や約束の記憶である．例えば明日の2時に友人と会うことになっているとか，駅に行く途中で手紙を投函するとかいう記憶である．この展望記憶は我々が日常生活を営む上で重要な記憶であることは充分理解できるが，展望記憶と回顧的記憶は多かれ少なかれ同時に障害されるもので，いずれか一方の選択的障害は知られていない．

B　機能解剖機序

ヒトのエピソード記憶の神経基盤の中核は，内側側頭葉，間脳，前脳基底部である（図Ⅲ-3-2）．これらは2つの大脳辺縁系回路，すなわち内側辺縁系回路（Papez 回路）と腹外側辺縁系回路を構成している．内側辺縁系回路は，海馬−脳弓−乳頭体−乳頭体視床路−視床前核−前視床脚−帯状回（帯状束）−海馬台（内嗅皮質）−海馬という閉鎖回路であり，エピソード記憶の記銘と固定化に働き，腹外側辺縁系回路は，扁桃体−腹側扁桃体遠心路−視床背内側核−前視床脚−前脳基底部（梁下野−対角帯）−扁桃体という閉

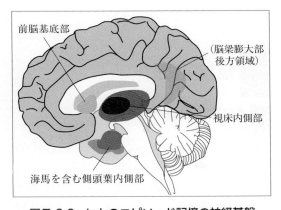

図Ⅲ-3-2　ヒトのエピソード記憶の神経基盤

鎖回路で，情動を伴う事象の記憶（情動性記憶）に関与していると考えられている．Mishkin らは，サルの扁桃体，海馬どちらか一方の破壊で軽度の健忘のみをきたし，両者の破壊により重度の記憶障害が出現することから，記憶には Papez 回路と Yakovlev 回路の両者が関わるという二重系仮説を唱えた．しかしその後 Mishkin ら自身によって，これらの実験における記憶障害は扁桃体の破壊によるものではなく，近傍に位置する周嗅領皮質の破壊によるものであることが示された．扁桃体・前頭葉眼窩面と記憶に関しては，Yakovlev 回路の枠組みから離れて，情動記憶などの観点から考えるべきであろう．一方，周嗅領皮質の記憶に関わる役割

が注目され，海馬-視床前核回路が想起（recollection）に関わるのに加え，周嗅領皮質-視床背内側核回路が既知感（familiarity）に関わっているという，記憶に関する2つの回路の関与がいわれている．最近はこれに加えて前頭前野がエピソード記憶の形成に関わっているという知見が増加している．機能画像研究では，記銘に伴って左側の背側前頭前野および腹側前頭前野の賦活が認められ，刺激の組織化あるいは記銘戦略の選択に関わっていると考えられている．

　一方，意味記憶の神経基盤はエピソード記憶のシステムと共通しているが，辺縁系の関与は少なく，新皮質の関与がより大きくなっていると考えられている．手続き記憶には前頭前野，大脳基底核，小脳など全く別のシステムが関わっていると考えられている．

症状・徴候

A 健忘症候群
amnestic syndrome

　前述のように記憶はいくつかの下位機能に分類されるが，従来から臨床的に記憶とよばれてきたものは，日々の出来事の記憶，すなわちエピソード記憶である．このエピソード記憶の障害は一般的には健忘症候群（amnesic syndrome）と呼ばれる．健忘症候群には時間や場所など現在の状況に関する見当識の障害を伴うことがあるが，一般的な知能は保たれている．

　記憶に関わる神経機構が損傷されると健忘が生じるが，どの時点で損傷されたかが明確な場合，損傷時点よりも新しい情報の記憶障害，すなわち記憶することに障害が生じ，前向健忘（anterograde amnesia）と呼ばれる．障害されるのは近時記憶である．一方，その時点よりも前の情報の記憶障害，すなわちすでに記憶していたものの障害を逆向健忘（retrograde amnesia）という．遠隔記憶の障害である．健忘症候群ではエピソード記憶の前向健忘と逆向健忘がその主症状であり，通常両者がともに認められる．前向健忘のみで逆行健忘を伴わない健忘症候群の例は少なくないが，孤立性逆向健忘の例は非常にまれである．そのような病態を孤立性逆向健忘（isolated retrograde amnesia）という．孤立性逆向健忘の存在は，記憶したことと記憶すること，すなわち近時記憶と遠隔記憶の二重乖離を成立させ，その二つに異なった神経基盤を想定できることを示唆しているという点で貴重である．

　また，記憶される情報が，言語的なものか，視覚的あるいは視空間的な情報かなどによって，言語性記憶，視覚性（あるいは非言語性）記憶という分類がある．これは言語優位半球の病巣では言語性記憶障害が生じ，非優位半球の病巣では視覚性記憶障害が生じるという観察に基づくもので，そのような場合を，素材特異的健忘と呼ぶ．

　健忘症候群には，作話（confabulation），記憶錯誤（paramnesia），質問の繰り返しなどの行動の異常（陽性症状）を伴うことがある．作話にはさまざまな分類があるが，生成機転によって，促さなくても現れる自発作話と，質問に対してのみ受動的に誘発される誘発作話とに大別され，また内容によって，欠落した記憶を他の経験の記憶や周囲の情報で埋め合わせようとした際に文脈を取り違えて誤った事を話してしまう当惑作話や，物事の事実関係が曖昧になり，空想的な話がまるで現実のように日常会話の中に出てくる空想作話にも分けられる．本人は騙すつもりはなく自分の情報が誤りであるとは気がついていないので嘘とは区別される．また妄想にも似ているが，背景に記憶障害があり，その確信の程度は低いところで妄想と区別できる．記憶錯誤は，過去に体験していないのに実際にあったかのように誤った記憶痕跡が生じていることをいう．当然会話では誤った話が生じてくるが，誤ってるとはいえ記憶痕跡に基づくので作話に比べると浮動性が少ない．いずれも，自分の記憶のなかにあるかどうかという知識，すなわちメタ記憶（metamemory）の障害と関連していると考えられる．繰り返す質問は，一過性全健忘のときに特徴的にみられ，起こって

いる出来事について同じ質問を混乱を伴って繰り返す．またAlzheimer病でもしばしば同じ質問を繰り返し，介護上の問題となることもある．

B 認知症における記憶障害
amnesia in dementia

認知症においては一般的に長期記憶，すなわち近時記憶，遠隔記憶の両方が冒され，前向健忘と逆向健忘の両方がみられる．前向健忘が中心ではあり目立つが，時間勾配をもった逆向健忘も伴っている．即時記憶あるいは短期記憶はAlzheimer病で広範な認知障害が生じてくれば当然障害されるが，むしろ保たれやすい機能である．出来事記憶以外の記憶，意味記憶や手続き記憶の障害がエピソード記憶の障害とは独立して生じ，例えば意味性認知症ではエピソード記憶が比較的保たれながら意味記憶障害が中心的に生じている．

診察の要点

脳損傷患者や認知症患者の臨床において記憶障害の評価は極めて重要な位置を占める．診察の場面で，神経学的検査の一部として行う評価法を以下に示す．言語性課題に偏ってはいるが数分で実施でき，記憶障害のおおよその特徴は次のようにしてとらえることができる．

① 患者本人に「物忘れを自覚しているか，しているとすればどの程度か」を尋ね，記憶障害に対する自己評価と介護者の評価の差は記憶障害に対する病識（メタ記憶）をみる．

② 介護者など提供者からどのようなことを忘れるのかを尋ねる．数分から数日前の体験，あるいはものを置いた場所を忘れているというのであれば近時記憶の障害が疑われ，ものの名前や知人の名前を忘れているというのであれば意味記憶障害が疑われる．介護者から情報を得ることは，生活上の記憶障害の程度，記憶障害に対する病識，作話，遠隔記憶（自伝的記憶）を評価する上で欠かすことはできない．

③ 即時記憶の検査として数字の順唱と逆唱（Digit span）を行う．

④ MMSEにあるように，検者が3つの単語を言いそれを記憶するように指示し，直後に一度再生させる．これは即時記憶の検査とある．他の課題（干渉課題）を行った後（直後再生から数分後），再び再生させる（遅延再生）．この成績は近時記憶を表す．正答できなかったときには，単語のカテゴリーを与えて，再生を促す（cued recall）．また複数の候補を与えて選択させる（再認）．記憶障害が軽度であるとき，あるいは再生過程の障害の場合にはこれらの成績は改善する．3つの物品を呈示し，その名前を呼称させ記憶するように教示する．物品をそれぞれ異なった場所に隠し，直後に再生させる（hidden object test）．数分後に隠した物品名と隠した場所を再生させる．前者は言語性記憶，後者は視覚性記憶を評価することになる．いずれのテストでも健常者では遅延再生が2/3を下まわることはほとんどない．3つのうち1つでも遅延再生が不可能な場合は再認を促すが，これが不可能であれば記銘力障害は明らかである．これらは近時記憶の検査である．

⑤「昨日の夕食のおかずは何か？」，「結婚したのは何歳の時で，式を挙げた場所はどこか？」，「当時の首相田中角栄が逮捕された汚職事件の名前は？」等を尋ね，日常生活レベルの近時記憶および遠隔記憶を評価する．

⑥ 多くの人にとって関心を持たれたはずのいくつかの重大な社会的な出来事や個人にとって重要な周囲の出来事についてそれらの内容や時期について問う．過去から最近までのいくつかの出来事について質問すれば遠隔記憶および逆向健忘について概略は知ることができる．

⑦ 作話傾向をみる場合は，「昨夜，病院の近所で火事が発生したことを知っているか？」など虚偽の出来事について尋ねて評価する．

補助検査法

エピソード記憶の評価法として，標準的記憶検査法が開発され，臨床的使用に供されている．エピソード記憶の単一の側面を評価するものもあるし，包括的にエピソード記憶全体を評価するバッテリーもある．ここではその中で汎用されているものについて記す．どのテストでも，記憶の入出力は各モダリティに依存しているので，各モダリティが保たれていることが前提である．すなわち，検査結果に影響すると思われる意識・注意・言語・視空間認知・運動の障害等に対して常に注意し，これらの障害を有する患者の結果の評価は慎重に行わなければならない．あるいは，各症例が有する障害の影響を受けない検査を選択することも重要である．例えば失語症状の強い患者の記憶を評価するには非言語性の課題，視空間性の認知機能障害を有する患者には言語性の課題で評価すべきである．また前向性の記憶障害を有する症例は逆向健忘も有することが多いので，前向性の記憶検査とあわせて逆向健忘の検査も施行することが望ましい．逆向健忘の検査は，家族から自叙伝的な出来事を聴取してその情報について患者に質問することからはじめるのが適当である．逆向健忘の検査施行時に，注意すべきことは検者自身が再生を促しているのか再認を求めているのかを自覚しつつ質問することである．これは逆向健忘の期間が再生で測定したものと再認で測定したものとで異なる場合があるからである．

A 包括的な記憶検査バッテリー
comprehensive memory test battery

① Whechsler Memory Scale-Revised（WMS-R）は，複数の言語性記憶課題，視覚性記憶課題，注意と集中に関する課題の下位検査から構成されている包括的な記憶検査バッテリーである．比較的短期の記憶を評価する4つのインデックス（言語性，視覚性，総合，注意・集中）と，4つの下位検査を数十分後に再テストすることによる遅延再生インデックスの計5つの指標を得ることができる．インデックスは，得点100を平均とし，標準偏差が15になるように標準化されている．原著は4版まで改訂が進んでいるが，わが国で用いられるのは改訂版のみである．

② Rivermead Behavioural Memory Test（RBMT）はリハビリテーションの領域で日常生活における記憶の障害を評価することを目的として開発された検査バッテリーである．各下位検査は実際の生活場面に即した課題で構成され，道順の記憶や展望記憶の課題が含まれている．同等の難易度の並行バッテリーが4つ用意され複数回の施行が可能なため，記憶の様態を縦断的に評価することができる．

B 言語性および視覚性記憶検査
verbal and visual memory test

単語学習課題として，Rey Auditory Verbal Learning Test（RAVLT），California Verbal Learning Test（CVLT），Alzheimer's Disease Assessment Scale（ADAS）の記憶課題などがある．いずれも単語リストの学習と自由再生を繰り返すという課題である．それぞれ翻訳がなされているが，標準化されているのはADAS記憶課題のみである．RAVLTやCVLTは欧米で広く使用されている．学習効果や再認を調べることもできる．また，言語性対連合課題として，三宅（東大脳研）式記銘力検査がわが国でよく使用されてきたが，単語が時代に合わないこと，有関係対語にはプライミングの影響を排除できないこと，無関係対語には加齢の影響が非常に大きいことなどから，最近は改訂版が出版された．WMS-Rにも同様の単語の対連合の下位検査が含まれている．

Benton視覚性記銘力検査は，図版で呈示された図形を被験者に模写または記銘，描画させる課題である．Rey-Osterrieth Complex Figure Test（ROCF）は，もともと視覚構成能力を評価するテストであるが，図形の遅延再生課題としてもよく用いられている．

C 遠隔記憶検査
test for remote memory

　遠隔記憶はすでに獲得された過去の出来事に関する記憶を調べることで評価することが多い．遠隔記憶は個人の生活史あるいは趣味や関心に大きく影響を受けるため，多数の被験者に共通して使用できる検査が作成しにくく，その種類は少なく有用性も制限されている．社会的な出来事や有名人の顔に関するボストン遠隔記憶バッテリー，自叙伝的記憶検査としてCrovitz test，Autobiographical Memory Interview（AMI）が研究的に用いられている．

D 画像検査
neuroimaging

　前述のように，エピソード記憶および意味記憶の神経基盤は限局している．従って，頭部の画像所見で病巣を確認することは記憶障害の補助診断として必要である．みられている症候と画像を対応させることは記憶障害の予後を評価する上で極めて重要である．記憶にとって中核的部位は神経核も神経路も限局しているので，小さな病巣でも，危機的な部位を冒していれば重篤な記憶障害が出現し得る．したがって，病巣の検出力が高い画像の上で，解剖学的に慎重な病巣範囲の同定が注意が必要である．例えば3D MRIなど，通常の診療時より精細な撮像が必要で，アトラスを参照した定位的な病巣部位の同定が有効である．変性疾患においても，大脳皮質萎縮巣，および脳循環代謝低下が，症候と一致した領域に強く生じている傾向がある．

原因疾患・病態

A 永続性の健忘
persistent amnesia

　健忘，エピソード記憶の障害の責任病巣は前述のエピソード記憶の座に求められる．それらの損傷で若干の特徴はあるが基本的にはほぼ同質の永続的な健忘が生じる．その他の記憶と関連が深い部位としては脳梁膨大後部皮質，前部側頭葉，前頭前野，扁桃体があげられる．

　海馬を含む内側側頭葉は単純ヘルペス脳炎，非ヘルペス性辺縁系脳炎や低酸素脳症で比較的選択的に侵され，記憶に限局した障害，すなわち純粋健忘症候群をもたらす．外傷性脳損傷においても側頭葉内側面は挫傷の好発部位であり，後遺症として健忘を残すことが多い．またこの領域はAlzheimer病における病変の主座であり，多くの研究はAlzheimer病の記憶障害の責任病巣をそこに求めている．

　間脳は，視床前核群，乳頭体，および脳弓，乳頭体視床路や視床脚を含むが，それらはWernicke-Korsakoff症候群の記憶障害の責任病巣と考えられていて，また脳血管障害でしばしば損傷される．乳頭体視床路や視床脚は単一の脳梗塞で認知症をきたす戦略的部位として知られている．視床極動脈領域の梗塞は，左側病変で言語性優位の，右側病変で視覚性優位の記憶障害をきたし，想起に比して再認が保たれることを特徴とする．傍正中動脈領域の梗塞では，記憶障害以外に意識障害や睡眠覚醒リズムの異常，前頭葉損傷類似の行動異常を伴うのが特徴である．

　前脳基底部にはマイネルト基底核，中隔核，ブローカ対角帯が含まれる．Alzheimer病におけるコリン学説，すなわちこの部位のコリン作動性ニューロンの損傷により内側側頭葉の二次的機能障害がもたらされているという仮説の発祥の地である．しかしそこがAlzheimer病の記憶障害の責任病巣であることを示す証拠は少ない．一方，この部位は前交通動脈瘤破裂後，あるいはそのクリッピング術後に選択的に損傷され，その後重篤な健忘を残す．前交通動脈からの穿通枝である脳梁下動脈領域の病巣によると考えられる．エピソード自体は憶えているが，それがいつ起こったかという時間的文脈を忘却しているのが特徴といわれ，source amnesiaと呼ばれる．前脳基底部健忘では，前向性・逆行性健忘に加えて，過去の記憶の迷入や，それを元にした記憶錯誤，および作話やその他の行

動異常をしばしば伴う．

その他，脳梁膨大部後方の皮質および皮質下白質（retrosplenial region）の病変による記憶障害が報告されている．この部位にはPapez回路を構成する後部帯状回と帯状束がある．記憶障害は左側病変に多く，右側病変では地誌的見当識障害をきたすことが多い．Alzheimer病ではこの部位の障害と失見当識の関係が指摘されている．

B 一過性の健忘

一過性の記憶障害としては，外傷後健忘（posttraumatic amnesia），一過性全健忘（transient global amnesia；TGA），一過性てんかん性健忘（transient epileptic amnesia；TEA），薬剤性健忘，および解離性健忘がある．

1 外傷後健忘

頭部に打撲を受けた際，短時間意識がなくなる状態を脳振盪といい，その直後に一時的な健忘を伴うことがある．前向性健忘と逆向性健忘の両方が生じる．興奮，混乱，失見当，不穏を伴うこともあるが，他に症候を欠くこともあり，その間，患者は自身の状況について気付くことがなく，正常な活動を続行することができることも多い．その間は前向性健忘を示し，回復した後も患者はその間の活動を全く憶えていなかったり，部分的な島状の記憶しか残っていない．例えば，スポーツのプレイ中に頭部を打撲し，その直後にプレイを再開したが，後に本人は事故について憶えていないということはよくある．患者は何が起こっているのかに気づかず，何度も同じ質問を繰り返すこともある．また事故前の出来事を思い出せないという逆向性健忘もみられるが，回復と伴にその期間は徐々に縮まる．治療としては，頭蓋内出血などの発生に注意して経過を観察することにつきる．他に合併した脳損傷がなければ，健忘は短時間で回復する．外傷の強度は強いほど外傷後健忘の持続時間が長いといわれている．外傷後健忘が生じるメカニズムは十分に解明されていない．

2 一過性全健忘

一過性全健忘は，急性に数十分から24時間まで持続する全健忘（すなわち前向性健忘と逆向性健忘）を呈する．しばしば時間と場所の見当識障害を伴う．多くの患者は不安あるいは興奮状態にあり，起こっている出来事について質問を繰り返すことがある．障害は徐々に回復し，欠損を残さない．発作中の出来事の記憶は失われる．再発はまれ（生涯再発率5～25％）とされる．神経学的診察では記憶障害以外に異常は検出されない．画像検査でも一般的には異常を検出されないが，拡散強調画像（DWI）では海馬，特に海馬回の外側部に点状の高信号が比較的高頻度に見られることがある．原因に関してはいまだ不明であるが，血管障害説をはじめ，片頭痛，静脈還流異常などが考えられている．発作の精神的あるいは身体的に疲労した状態，あるいは運動，性交，情動的な刺激，冷水との接触や水泳，急性の疼痛などが誘因になると報告されている．特異的な治療法はない．

3 一過性てんかん性健忘

側頭葉てんかんの患者の中に健忘発作を繰り返す一過性てんかん性健忘TEAがある．健忘発作は一過性全健忘とよく似ていて，急に生じ，前向性健忘と逆向性健忘が併存し，発作中，患者はときに同じ質問を繰り返す．健忘発作の持続時間は1時間以内のことが多いが，ときにそれよりも長い．発作中，記憶以外の認知機能はおおむね保たれる．発作間歇期にも多くの患者では健忘を訴え，出来事があってから数週経過すると忘れてしまう長期的な忘却速度の促進（accelerated long-term forgetting），遠隔記憶の喪失，地誌的記憶障害を示す．これらは通常の記憶検査ではとらえることはできない．それが起こる理由は，てんかん性放電によって記憶の固定化（consolidation）が阻害され，記憶痕跡そのものを消されることによると考えられている．幻臭，幻味，自動症，短時間無反応の状態が健忘発作に伴って，あるいは単独でみられることがあり，脳波異常を伴い，比較的少量の

抗てんかん薬によく反応する．

4 薬剤性健忘

過剰な飲酒，違法薬物使用，バルビツール酸や比較的少量のベンゾジアゼピン（特に短時間作用型のトリアゾラムおよびミダゾラムなど）の服用後に一過性健忘が起こることがある（ブラックアウト）．すなわち，摂取中あるいは摂取に先行した事象を全く覚えていない．同一薬物を摂取すると再発するところが鑑別にとって重要である．

5 解離性健忘

解離性健忘は，心因性あるいは機能性健忘とも呼ばれ，器質的な脳損傷や神経学的異常ではなく，精神的ストレスや外傷が契機になって，持続する自伝的記憶の想起障害が引き起こされたものである．発症時に解離性遁走を伴うことがある．逆行性健忘があって前行性健忘がないことが特徴である．解離性昏迷あるいは解離性転換障害を伴わない限り，前向健忘を含む他の認知機能にも障害が示すことはない．しばしば逆向健忘が全生活史に渡り，自己認識が失われることがあり，全生活史健忘と呼ばれる．多くの場合，患者は新たな情報を学ぶことはできるし，日常の生活は正常に送ることはできる．解離性健忘の逆向性健忘は永続する場合もあるが，数日から数カ月で終結することも多く，まだアミタール等による麻酔下でのインタビューで記憶を取り戻すこともある．したがって情報の記銘・保持には問題ないが，過去の記憶に関する想起が選択的に不可能となっている状態と考えられる．すなわち「思い出せない」のであって「忘却した」のではない．つまり記憶の把持には問題なく，記憶の想起の異常である．

解離性健忘はその背景に心因性の要因が存在し，当然脳波やCT，MRI，SPECT，PETなどで脳損傷を示唆する所見はない．神経心理学的所見も特徴的である．急に発症する健忘のすべて，特に逆行健忘が目立つもの，例えば一過性全健忘，一過性てんかん性健忘，外傷性健忘などとの鑑別を要する．しかしこれらで健忘が全生活歴史に及び，同一性が失われることはない．解離性健忘の鑑別においてもうひとつ重要なものは詐病である．全生活史健忘が「思い出せない」であり，思い出せないことに苦痛を伴うが，詐病は「知っているが語らない」のであり，苦痛を伴わない．

解離性健忘に対して機能画像を用いた神経科学的アプローチがなされ，脳の水準での機能異常が示されるようになってきた．fMRIを用いた検討では，想起できないことと背側前頭前野の活動の増加と海馬の活動の減少が関連にしていることが示され，病的な神経興奮が自伝的記憶の想起機構を抑制していることで健忘が生じている可能性が示されている．

参考文献

1) Squire LR, Zola-Morgan S : The neuropsychology of memory : new links between humans and experimental animals. Ann N Y Acad Sci 444 : 137-149, 1985.
2) 博野信次，森悦朗：手続き記憶とその障害．精神医学 41：41-47，1999．
3) 森悦朗，橋本衛：間脳病変と記憶障害．神経研究の進歩 45：198-208，2001．
4) 山鳥重：神経心理学コレクション 記憶の神経心理学．医学書院，2002．
5) 西尾慶之，森悦朗：エピソード記憶を支える神経学的基盤．医学のあゆみ 12：967-970，2004．
6) 西尾慶之，森悦朗：Semantic dementia. 多様式的な概念知識の障害．BRAIN and NERVE 神経研究の進歩 61：1236-1251，2009．
7) 森悦朗，阿部修士：解離性健忘の脳内機序．Annual Review 神経：329-335，2009．
8) HODGES JR（著），森悦朗（監修，翻訳）：臨床家のための高次脳機能のみかた．新興医学出版社，2011．
9) Markowitsch HJ, Staniloiu A : Amnesic disorders. Lancet 20, 380 : 1429-1240, 2012.
10) Bartsch T, Butler C : Transient amnesic syndromes. Nat Rev Neurol 9 : 86-97, 2013.

［森　悦朗］

4 知能障害の診かた

1 知能障害について

A 知能の基礎知識
definition of intelligence

1 知能の定義

知能を定義するのは難しく，まだ正確な定義はないといってよい．だが多くの研究者は，抽象的な思考あるいは推論をする能力，問題解決能力，知識を獲得するための能力などであろうと考えている．ここでは知能を「推論をして，抽象的に考える．計画を立てて，問題を解決する．複雑な考えを理解し，すばやく学習する．これらを含めた知的能力である」と定義しておく．以下知能に関するいくつかの点について述べる．

2 知能について

知能は一つなのかいくつかに分かれるのかという問題で，重要な貢献をしたのはSpearmanである．古典，フランス語，数学，音楽的才能などのテストを9～13歳にわたる子どもに実施して，そのスコア間の相関を求め，この相関から考えて，六つのテストの間に共通因子が一つだけあると看破した．これを一般因子（g因子）とした．Spearmanは，残る変動をs因子で説明したが，g因子の重要性を説いた．ただ，知能はいくつかに分かれるという研究者もいる．Gardnerは，多くの形態の知性があると述べた．それらは，言語的知能，論理的数学的知能，空間的知能，身体運動的知能，音楽的知能，対人的知能，個人内知能などであるという．これらが互いに独立しているとGardnerは主張している．ただ，身体運動的知能などは通常知能には入れていないものであり，他の能力は互いに相関しているとみなす考え方がある．

知能は加齢とともにどうなるのだろうか．言語の能力は30歳くらいにピークを迎え，老年期でも大きな変化なく推移する．一方，帰納的，抽象的推論能力は20歳台がピークで，年齢とともに低下していくとされる．このように知能は，加齢による影響を受ける要素と受けない要素がある．加齢により低下する，抽象的推論能力，問題処理速度，反応性などは流動性知能と呼ばれる．結晶性知能と呼ばれる知識の集積などは，加齢により上昇することもあるといわれている．

知能が正常なのか異常なのかを規定する方法は一つではない．ここでは計量心理学的な方法を述べる．知能検査の得点分布の尺度上の位置から判断して異常を規定する．知能指数の平均を100　標準偏差15とする正規分布を示す．この正規分布から2標準偏差離れると異常としていることが多い．ただこのような偏りだけを問題にして診断してよいかという疑問は残る．

3 知能検査 (inteligence test) について

Wechslerによって開発された個別式知能検査を取り上げる．現在はWAIS-IIIとなっている．この検査は，言語性検査（単語，類似，算数，数唱，知識，理解，語音整列）と動作性検査（絵画完成，符号，積み木模様，行列推理，絵画配列，記号探し，組み合わせ）から構成される．偏差IQが採用されており，全検査IQ，言語性IQ，動作性IQ，言語理解指標，知覚統合指標，作動記憶指標，処理速度指標，各下位検査の評価点が算出される．年齢ごとに標準化

されたIQが算定できる．

次に下位検査の説明をする．①「単語」とは，単語の意味を答える．②「類似」とは，二つの言葉がどのように似ているか，共通点があるかを答える．③「算数」は，暗算問題を解く．④「数唱」は，言われた数列を復唱する．⑤「知識」は，人名や地理，事件などの一般的知識が問われる．⑥「理解」は，日常や社会における事柄の意味を答える．⑦「語音整列」は，言われた文字と数字を，規則に従って並べ直す．⑧「絵画完成」は，絵の中の欠けている部分を答える．⑨「符号」は，与えられた符号に対応する数字を書く．⑩「積み木模様」は，平面に描かれた模様を見て，複数の立方体の適当な面を上に向けて並べてその模様を復元する．⑪「行列推理」は，規則的なパターンの中で欠けている部分を補うための適当な図形を見つける．⑫「絵画配列」は，漫画のコマをストーリー順に並べる．⑬「記号探し」は与えられた対のどちらかが，抽象的な問題の記号のリストに含まれているかどうかを解答する．⑭「組み合わせ」は，部分だけが与えられているものを組み合わせて一つの形にまとめる．

この検査は知能の広い範囲をみようとしている．これらの下位検査の成績は，通常正の関連性を示す．またいくつかのサブグループが存在し，それらは他のサブグループより強く相関する．例えば単語，類似，知識，理解は一つのサブグループを作る．こうして言語理解指標，知覚統合指標，作動記憶指標，処理速度指標が意味を持つことになる．これらの検査を行うと，ある個人の認知機能のプロフィールが得られる．

B 認知症の定義
definition of dementia

1 認知症の概念的定義

認知症の定義は，「正常に達した知的機能が後天的な器質性障害によって持続性に低下し，日常生活に支障をきたすようになった状態で，意識障害のないときにみられる」としていることが多い．しかし認知症では，その周辺症状として例えば幻覚，妄想，徘徊などを伴う．そういう症状もいわゆる知能障害にあたるのかは疑問もある．その点は留意点としてとどめておく．

2 「DSM-5の認知症」の定義

DSM-5の認知症の定義を以下に述べる．本論文では，DSM-5の日本語訳を参考にしている．だが，一部筆者自身が訳して用いているものもある．

DSM-5では原則dementiaという語を廃止している．major neurocognitive disordersという大きな群を設定して，DSM-IV（American Psychiatric Association Diagnostic and Statistical Manual of Mental Disorders, fourth edition）で扱われていたdementia，せん妄，などに相当する，主に認知障害をきたす疾患や状態を包括している．dementiaの用語を避けたのは，従来dementiaは変性疾患の症状として捉えられてきたが，実際には若年の脳外傷後にもその症状は起こりうる．このためmajor neurocognitive disorders（神経認知障害群）という考えの方がよいという．従来のdementiaはmajor neurocognitive disordersにあたることになり，さらにDSM-5ではmild neurocognitive disordersを設定している．この日本語訳は「DSM-5の軽度認知障害」ということになった．

ではここでDSM-5によるmajor neurocognitive disorders（日本語訳では，「DSM-5の認知症」）について述べる．それは以下のA〜Dから成り立っている．

A．6つの神経認知領域を定義して，その一つ以上の領域において以前の水準から有意な認知の低下がある証拠がある．この6つとは，複合注意，実行機能，学習と記憶，言語，知覚-運動，社会認知をさす．

その証拠とは以下の2つを推す．① 本人，本人をよく知る情報提供者，または臨床家による有意な認知機能の低下があったという懸念，そして，② 標準化された神経心理的検査，あるいは他の定量化された臨床的評価によって記録された実質的な認知行為の障害がある．

B. 毎日の活動において，認知欠損が自立を阻害する（すなわち最低限，請求書を支払う，内服薬を管理するなどの，複雑な手段的日常生活動作に援助を必要とする）．
C. その認知欠損はせん妄の状況のみで起こるものではない．
D. その認知欠損は，他の精神疾患によってうまく説明されない（例：うつ病，統合失調症）
そして特定すべき疾患（アルツハイマー病など）が並べられている（⇨389頁，「認知症」参照）．

3 DSM-5の認知症の定義の解説

このDSM-5はそれまでの認知症の定義とは大きく異なる．その一つ前のDSM-IVの認知症の診断基準は以下の通りであった．

① 記憶障害（新しい情報を学習したり，以前に学習した情報を想起する能力の障害）を必須の条件として，

② 以下の認知障害の一つまたはそれ以上ある場合を認知症とする．

ⓐ 失語（言語の障害）．ⓑ 失行（運動機能が損なわれていないにもかかわらず動作を遂行する能力の障害）．ⓒ 失認（感覚機能が損なわれていないにもかかわらず対象を認識または同定できないこと）．ⓓ 実行機能（すなわち，計画を立てる，組織化する，順序立てる，抽象化する）の障害．

さらにその各々の認知欠損は，社会的または職業的機能の著しい障害を引き起こし，病前の機能水準からの著しい低下を示す．経過は，緩やかな発症と持続的な認知の低下により特徴づけられる．その欠損はせん妄の経過中にのみ現れるものではない．その障害は他の第1軸の疾患（例：大うつ病性障害，精神分裂病）ではうまく説明されない．注意が必要である．このDSM-IVのdementiaの定義は，各疾患における診断基準の共通項の要約である．

DSM-IVの定義では，記憶障害が重視されていた．この記憶障害に加えて複数のカテゴリーの認知機能障害があるものを認知症であるとし

ていた．ただ前頭側頭型認知症のように，記憶障害は最初はっきりせず言語の障害など一つの領域だけの障害が進行するタイプがあるが，このタイプは，今までのDSM-IVの診断基準厳密にいえば認知症の枠内に含まれなかった．DSM-5ではそのような疾患を取り込むためにも，従来のdementiaという語よりやや広い概念としてmajor neurocognitive disordersという用語を用いている．

ここからは，以上6つの領域のうち，複合注意，実行機能，社会認知につき，その基礎知識，症状・徴候，診察の要点，補助検査法について述べる．原因疾患については認知症（⇨389頁）を参照されたい．学習と記憶については本書の記憶障害の診かた（⇨40頁）を，言語については失語の診かた（⇨59頁）を，知覚-運動については，失行の診かた（⇨69頁）失認の診かた（⇨73頁）を参照されたい．

C 複合性注意
complex atention

a. 基礎知識

Jamesは，「あるものに注意を向けることによって，それをより深く観察し，よりよく記憶にとどめることができる．逆に，注意が向けられなかったものはみえているのにみることができない」と述べた．このことは，感覚器からは同じように情報が入っているにも関わらず，それが脳の中で選択されていることを示している．

注意はさまざまな認知機能の基盤とされ，さまざまな認知機能がそれぞれ適切に機能するためには注意の適切な動員が必要とされる．また注意は行動の制御機構としても働く．

注意は一つではない．DSM-5によると，この複合性注意の中に，持続性注意，分配性注意，選択性注意，処理速度が含まれるという．以下に解説する．

注意には，ある覚醒水準を保つという持続性の注意の側面がある．何かの課題を行うときに，覚醒し緊張の状態をある時間保つ必要がある．長時間飛行して爆撃をして，また基地に帰還し

てくる昔の戦闘パイロットを想定してもらいたい．次に選択性といって，ある事柄にスポットライトを当てるような機能もある．騒がしい状況であっても自分の名前が呼ばれる，自分が聞きたい人の話についてはおよそ正しく聞き取れるなどである．これはカクテルパーティ効果などと呼ばれる．たくさんの情報の中から選択した情報だけを選び出すのが選択性である．注意には容量限界があるとする考えがある．取り巻く環境には多くの情報が含まれているが，意識的に注意を向けることのできる情報には限界があり，それを効果的に分配することが必要となる．例えば車の運転では絶えずバックミラーなどをいろいろと確認する必要がある．そのとき携帯を見るのには，注意の容量をそちらに割り振る必要がある．そのため携帯を見ながらの運転は禁止されている．

注意の脳内機構についていくつかの仮説がある．ポジトロンエミッション断層撮影(positron emission tomography；PET)を用いたヒトの注意の実験研究からは，脳内には主要な三つの注意ネットワークがあり，これらの神経ネットワークの相互抑制や相互選択の過程として，注意はとらえられるという．三つのネットワークとは，頭頂葉にある背側ネットワーク，前頭葉前野にある腹側ネットワーク，および右半球の前頭葉にある覚醒ネットワークと呼ばれる注意ネットワークである．背側ネットワークは空間における位置への注意と関連し，腹側ネットワークは刺激の検出などに要する注意と関係し，覚醒ネットワークは覚醒にそれぞれ関連しているとされる．

b．症状・徴候

DSM-5では，複合性注意の障害を重度と軽度に分けている．その症状や所見の例が述べられているのでここに記す．

1．重　度

複数の刺激（TVやラジオ，会話）のある環境で，困難なことが増える．環境内で競合する事柄が生じると，容易に気が散る．入力が限定されるか単純化されない限り，刺激に気をつけることができない．今与えられた電話番号や住所を思い出す，今言われたことを報告するなど新しい情報を保持することが困難である．暗算することができない．すべての思考が通常より長く時間がかかり，処理するべき要素を一つまたは2〜3個にするなど単純化しなくてはならない．

2．軽　度

通常の作業に，以前よりも時間がかかる．日常的な業務の中で誤りが見つかるようになる．仕事において，以前より再確認する必要が出てくることで気づかれる．思考は，ラジオ，TV，会話，電話，運転などの他のことと競合していないほうがしやすい．

c．診察の要点

注意障害を示す患者は，注意の集中が悪く，何の課題であってもそれを持続して行うことが難しい．診察中何回もあくびをしたりする．違う情報がたまたま入ってくると，そちらの方に目を向けてしまって，最初に提示された課題からそれてしまう．呼びかければ答え，意味ある内容のことを話すこともできるが，単語を言い間違えたりする．何となくぼんやりしていて，睡眠時間も長いことが多い．

d．補助検査法

持続性注意について述べる．DSM-5ではその評価のところで，「ある時間，注意を維持できるのかを調べる（例：ある時間，音がするたびにボタンを押す）」と述べている．実際の検査法としては，等速打叩課題がある．実験参加者に5分間持続して1回／秒の打叩を求める課題である．またaudio-motor methodといって，類似語音（例：「ト，ド，ポ，コ」）の中から目標語音（例：「ド」）を選択する課題もある．

選択性注意についてDSM-5では，「競合する刺激およびまたは他の選択肢がある中で，注意を維持できるか調べる．数字を聞き文字が読み上げられ，文字の数を数えるように求める」とある．数唱の検査，ブロックたたき検査などがこの用途のために用いられる．

分配性注意については，DSM-5では「同じ

時間内に2つの課題に従事する．読まれている物語を覚えながら，速くタッピングをする」と述べている．次々に読み上げる数字を即2個ずつ加えて返答していく paced auditory serial addition test（PASAT）課題などがよい．Trail Making Test という，視覚的な探索および tracking の検査があるが，その検査もこの評価に用いられる．

処理速度については，DSM-5では「どの課題に関してもその時間を計測することで定量化できる．（例えば，積み木の組み立て，いくつかの記号と数とをマッチングさせる時間，数を数えることや連続して3を引くなど応答する時間）」と述べている．

わが国で標準化された注意の包括的検査として，標準注意検査法（CAT）がある．

D 実行機能
executive function

a．基礎知識

DSM-5では「プランを立てる，意思決定，ワーキングメモリー，フィードバックおよびまたはエラーの訂正に応じる，習慣をくつがえすおよびまたは抑制，心のしなやかさ」と書かれている．

他の動物や霊長類と比べてもヒトの特に前頭葉はずいぶん大きい．このため知能というのは前頭葉が担うと漠然と考えられてきた．しかし知能検査を前頭葉の損傷者に行わせても，特に他の部位の損傷例に比べて遜色がないことがわかった．このため前頭葉は何をしているかということがずっと問題とされてきた．

近年前頭葉の働きの一つは実行機能であるといわれるようになった．将来の予定を達成する，計画性を持って行動するために必要な働きであり，未来に向けて思考し，何が必要かを構想する能力ともいわれている．具体的には，目標を達成するための段階を考えて，それの評価，選択を行う．行動を導く枠組みを設定する．複雑な行動を，構成する各行為を順序よくまとまった形となす．常に目標を意識して，どのくらい目標に近づいているのかの判断などがこの実行機能に含まれる．

このように，実行機能は単一の働きではない．それを担う脳内の基盤も一つではない．前頭葉皮質は，運動野，運動前野，前頭前野に大きく分けられる．前頭前野の一部は大脳辺縁系とのつながりが強く，それ以外の前頭前野は heteromodal な連合野である．この後者の特に背外側の部分が実行機能を担うといわれている．大脳皮質のより後方の領域，基底核などが例えば言語などの個々の認知能力を担うのに対して，それらを統合するような役割を果たすと考えられる．

実行機能が障害された患者は，実生活において目的にかなった行動をとる能力が低下する．未来の行動を計画したり，定職に就き続けたりする能力がない，自分自身に対して肯定的な評価を下す傾向，きちんとした礼儀を行うが紋切り型な点に共通性があるという．行動学的にみると，順応性の欠如，アイデアの欠損，思慮分別のない決断，決断力の欠如，自己修正の障害，未熟な行動，保続，機転のきかない行動，無気力，会話の欠乏，精神的努力の欠損などがいわれている．

b．症状・徴候

DSM-5では重度と軽度に分けて以下のように記載している．

1．重度

こみいった計画は放棄してしまう．一度に一つの仕事に集中する必要がある．日常生活に役立つ活動を計画したり意思決定をするのに，他者に頼る必要がある．

2．軽度

多くの段階を踏む計画を完遂するのにより努力を要するようになる．複数の処理を同時にする仕事が困難になり，訪問客や電話によって遮られた仕事を再び始めることが難しくなる．計画をまとめあげる，意思決定をするのに余分な努力を要するために，疲れが増したと不平を言うこともある．会話の展開についていくための努力が増えるため，大人数の集まる社交の場で

は以前よりも負担となり，楽しめなくなったということもある．

c. 診察の要点

脱抑制，状況にそぐわない行為，自分からは行動せず，他人から促されて初めて何かをする，自分の行為を省みない様子などがみられるかなどに注意する．

d. 補助検査法

DSM-5 では以下のように記述されている．「プランをたてることについては，迷路の出口を見いだす能力，系列的になっている絵や物の配置を解釈する能力を調べる．意思決定については，競合する選択肢に直面したときの決定過程を評価するような課題を行わせる（例：疑似ギャンブル）．ワーキングメモリーについては，短時間情報を保持し，それを操作する能力（例：数字のリストを足していく，一続きの数や単語を逆唱する）を調べる．フィードバックやエラーの訂正の利用では，問題を解くためのルールに関してフィードバックを利用して利益を得ることができる能力をみる．習慣を覆すあるいは抑制では，正解を得るために，よりこみいったより努力を要する解決策を選ぶ能力（例：矢印で示される方向から目をそらす．呈示された語を読みあげるのではなく，その語の文字が書かれた色を答える）を調べる．心や認知のしなやかさについては，2つの概念，課題，応答のルールの間を行ったり来たりする能力（例えば，数字から文字へ，言語からキー押し応答へ，数字の足し算から数字の順序へ，大きさの順序から色の順序へ）を調べる」

語流暢性検査といって，ある意味カテゴリーに属する（例えば動物）語を一分間でできるだけたくさん言わせる，あるいはある音で始まる語（例えば「し」で始まる語）を一分間でできるだけたくさん言わせる検査が有用である．ある限られたカテゴリーの中を，柔軟に発散的に探索することが必要となる．

そのほかに，実行機能障害を調べようとするわが国で行われている検査には，ウィスコンシンカード分類課題（Wisconsin card sorting test；WCST），BADS 検査などがある（⇒719頁，神経心理検査の項参照）．

E 社会的認知
social cognition

a. 基礎知識

ヒトを含む霊長類において，大きな群れを形成する種ほど大きな大脳新皮質を持っている．このことから，霊長類の大きな脳，さらに脳の機能である高次な認知能力は，社会的環境への適応として進化したのであるという社会脳仮説が提案された．

社会的認知は，ヒトが社会の中で適切に生活するための認知機能であるという．自己と他者を認識して，対人交流を可能とするために必要な社会的情報を理解すること，そしてこれらの情報処理に特化した脳の神経基盤を，社会的認知と呼ぶ．社会的認知に関わる領域としては，眼窩前頭皮質，扁桃体，側頭葉皮質などがあげられている．

もう少し社会的認知について説明する．例えば健常者であれば，相手の相貌をみてそれが誰であるかわかるということだけでなく，相手に対する情動が喚起される．また表情から，この人が怒っている，あるいは悲しんでいるなどもわかる．これらの能力が障害されると，社会で適切に生活できなくなる．共感とは，相手の気持ちを知り，それに何らかの（通常それと同じ）感情の反応を示すことである．共感があって，社会を構成する他者とよりよく共存できる．共感には後に述べる心の理論と共通する，相手の視点にたって認識するということがある．自分の欲求のみに従って衝動的に行動する，目先の利益のみを追求して行動することは，社会的にみて良いこととは思えない．前頭葉の腹内側が損傷された場合に，共通してみられるのは性格・感情面での変化として感情鈍麻，感情表現能力の低下，社会性の低下，計画性の低下，判断力低下である．

次に，この社会的認知で重要な心の理論について述べる．心の理論とは，自己および他者に，

欲求や信念や意図などの心の状態を帰属させ，それらの心の状態を用いることによって，行動を説明し理解し予測することと定義される．心の理論として，「誤信念課題」という実験パラダイムがある．代表的なものは，登場人物Aが，別の人物Bの好きなもの，例えばお気に入りのおもちゃをどこかに隠した後，別の場所に行ってしまう．そしてどこかに行ってしまっている間に，そのおもちゃが他のところに移されてしまう．そういう場面を提示して，そのときその登場人物Aがいったいどこにおもちゃを探しに行くのかを予測させる．心の理論によれば，登場人物Aはおもちゃの移動をみていないので，おもちゃの現在位置を知らない．当然最初に隠した場所にそのおもちゃがあるという誤信念を持っており，最初におもちゃのあった位置に行くと予測される．この誤信念課題に正答できたとすると，心の理論を獲得できているとみなされる．失敗したとすると，心の理論が獲得できていない，もともとこの課題が難しすぎて理解できなかったなどの可能性が考えられる．

b. 症状・徴候
DSM-5は重度の場合と軽度の場合について記載している．

1. 重度
許容できる社会的範囲から明らかに逸脱した振る舞い，服装の節度の社会的基準または政治的，宗教的，性的な話題についての会話における社会的基準に無神経になる．他人が関心をもっていなくても，または直接指摘されても，一つの話題に過度に集中する．家族または友人に配慮せずに行動を意図する．安全を考えず意思決定をする（例：天候や社会的な場に不適切な服装）．典型的な場合は，これらの変化に対してはほとんど病識がない．

2. 軽度
行動と態度のわずかな変化，具体的には，社会的な手がかりを認識したり，人の顔の表情を読むことが少なくなり，共感も減る．外向性または内向性の増加，抑制の減少，微妙なあるいは一時的なアパシーまたは落ち着きのなさなど，しばしば人格変化として記述される．

c. 診察の要点
実際に診察場面で，上記の症状があれば社会的認知の障害を疑う．

d. 補助検査法
DSM-5では評価の例として以下をあげている．
情動認知については，正と負の両方の情動を表しているさまざまな顔の表情における情動の識別を検査する（ただこの検査はわが国ではあまり行われていない）．

心の理論については，他人の心の状態（思考，欲求，意図）や体験を考慮する能力を調べる．具体的には，物語のカードを用いて「どこで，女の子はなくしたバッグを探しますか？」とか「なぜ，男の子は悲しいのですか？」などと，描かれた人物の心の状態に関する情報を引き出す質問をする．

2 知的能力障害
intellectual disability

a. 基礎知識
精神遅滞については，最近，知的能力障害（intellectual disability）と呼ばれることが多くなった．この論文でもそれを踏襲する．intellectual disabilityと似た語にintellectual disordersがある．前者は障害による日常生活の困難な状態に力点が置かれており，後者は疾患としての障害に基づいた考えを反映しているといえる．知的能力障害といったとき，この二つの意味合いを含有している．以下にDSM-5による知的能力障害の定義を述べる．前に記したように多くは参考文献にあげた本より引用したが，筆者自身が訳したところもある．

1. DSM-5による知的能力障害の定義
知的能力障害は，発達期に発症し，概念的，社会的，および実用的な領域における知的機能と適応機能の両面の欠陥を含む障害である．以下の3つの基準を満たす必要がある．

A．論理的思考，問題解決，計画，抽象的思

考，判断，学校での学習，および経験からの学習などの知的機能の欠陥が，臨床的評価だけでなく個別化され標準化された知能検査によって確認される．

B．個人の自立や社会的責任について，発達に見合う社会文化的な水準を満たすことができない適応機能の欠陥がある．継続的な支援がなければ，適応上の欠陥があるために，家庭，学校，職場，および地域社会という多岐にわたる環境において，コミュニケーション，社会参加，および自立した生活のうち，一つ以上の日常生活活動の機能が限定されてしまう．

C．知的および適応の欠陥は，発達期の間に発症する．

2．DSM-5の定義の解説（DSM-IVとの比較）

DSM-IVでは知的能力障害の定義は以下のようになっている．

① 全体的な知能のレベルが低い．IQが70未満である．

② その人の住んでいる社会においてそれへの適応能力が年齢相応より低い．

この2点が定義として用いられている．DSM-4ではこの障害が18歳未満に生じた場合精神遅滞が疑われると述べている．

IQ得点の正規分布では，およそ2.2％の子どもが平均点より2標準偏差以上低い得点を得ることになる（IQ70以下）．しかし知的障害の発症率は報告によって異なる．

後に述べるDSM-5でも標準偏差が15で平均が100の場合，知的能力障害と診断するのは65〜75の間であるとしている．ただこの知能検査を一つだけ行ってそう診断するのには危険もある．知的障害の診断には，知的能力と適応能力など複数の基準を考慮すること，慎重な臨床判断を要する．これがDSM-5の考え方である．例えば言語の障害，あるいはもう少し一般的にコミュニケーションの障害があると，知的機能を測定しようとする検査成績は実際の場合より低得点になる．

次に適応能力であるが，DSM-IVでは簡単に述べられているのに対して，DSM-5ではそれは3つの概念的，社会的，また実用的領域に及ぶとしている．概念的領域とは記憶，言語，読み書き，数学，実用的知識の獲得，問題解決，新しい状況への対処などにわたるという．社会的領域とは，他の人の考え，感情，経験に気づく，共感，対人的コミュニケーション技術，友達を作る，社会的判断能力などを含む．また実用的領域では，自身を管理する，仕事上の責任を果たす，お金の管理をするなどを含むさまざまな生活状況の中で，学習したり自己管理をすることなどがある．

b．症状・徴候

DSM-5による重症度について最重度から軽度まで4段階の記載があり，それを参考にするのが良いと思われる．重症度ごとにこの適応の3つの領域がどのようであるかが記載されている．最重度の説明は省略した．

1．重　度

概念的領域では，概念的な能力の獲得が限られている．通常書かれた言葉，または数，量，時間，および金銭などの概念をほとんど理解できない．社会的領域では，話し言葉が語彙および文法に関してかなり限られる．単純な会話と身振りによるコミュニケーションを理解している．実用的領域では，食事，身支度，入浴，および排泄を含むすべての日常生活上の行動に援助を必要とする．常に監督が必要である．自分自身で責任ある決定をできない．

2．中等度

概念的領域では，発達期を通して個人の概念的な能力は同年代の人と比べて明らかに遅れる．学齢期の子供達において，読み，書字，算数，および時間や金銭の理解の発達は学齢期を通してゆっくりであり，同年代の発達と比べると明らかに制限される．成人において，学習技能の発達は初等教育の水準であり，仕事や私生活における学習機能の応用のすべてに支援が必要である．社会的領域では，社会的行動およびコミュニケーション行動において，発達期を通して同年代と明らかな違いを示す．話し言葉は，

仲間達と比べはるかに単純である．社会的な合図を正確に理解，あるいは解釈することができないかもしれない．社会的な判断能力および意思決定能力は限られており，人生の決断をするのを支援者が手伝わなくてはならない．職場でうまくやっていくためには，社会的およびコミュニケーションにおけるかなりの支援が必要である．実用的領域では，成人として身の回りのことを行うことは可能であるが，自立するには長期間の指導と時間が必要である．概念的およびコミュニケーション技能の必要性が限定的な仕事には自立して就労できるだろうが，社会的な期待，仕事の複雑さ，および計画，輸送手段，健康上の利益，金銭管理などのそれに付随した責任を果たすためには，同僚，監督者およびその他の人々によるかなりの支援が必要である．

3．軽　度

　概念的領域では，就学前の子どもたちにおいては，特に他の子と概念的な差はないかもしれない．学齢期と成人期には，読み，書字，算数，時間または金銭などの学習技能を身につけることが困難であり，一つ以上の領域で支援を必要とする．成人においては，学習技能の機能的な使用と同様に，抽象的思考，実行機能，および短期記憶が障害される．そうはいっても問題に対して取り組むこともみられる．社会的領域では，定型発達の同世代と比べて対人的相互反応において未熟である．コミュニケーション，会話，言語は年齢相応に期待されるよりも未熟である．年齢に応じた方法で情動や行動を制御することが困難であるかもしれない．この困難は社会的な状況において仲間によって気づかれる．社会的な状況における危険性の理解は限られている．社会的な判断は年齢に比べて未熟である．そのために他人に操作される危険性がある．実用的領域では，同世代と比べて，複雑な日常生活上の課題ではいくらかの支援を必要とする．成人期においては，支援は通常，食料品の買い物，銀行取引や金銭管理を含む．成人期には競争して概念的な技能に重点をおかない職業に雇用されることがしばしばみられる．健康

管理上の決断，法的な決断を下すこと，および技能を要する仕事をうまくこなせるようになるには支援を必要とする．子育てに一般的に支援が必要である．

c．診察の要点

　経過を把握することを強調したい．例えば40歳代の人が明らかな知的機能の低下を示しているとき，これが早期に発症した認知症なのか，あるいは今述べている知的能力障害なのか，あるいはその両方なのかは，一つの時点だけの観察では難しい．ある年齢になってから，そのような患者がいきなり現れると，知的能力障害の軽度の患者は見逃される可能性もある．十分な時間をかけ，経過を確認することが必要である．

d．補助検査法

　知的障害の子どもたちの評価は，Wechslerの知能検査を用いて行われている．2003年にWISC-IVが作成され，その日本語版が2010年には作成されている．そこでWISC-IVについて述べる（⇨48頁，知能の基礎知識の項参照）．

　WISC-IVでは，全IQと4つの指標得点が算出される．四つの指標は，言語理解指標，知覚推理指標，ワーキングメモリー指標，処理速度指標である．

　言語理解指標は，推理，理解および概念化を用いる言語能力を評価する下位検査で構成されている．知覚推理指標は，知覚推理，および知覚統合を評価する下位検査（積み木模様，絵の概念，行列推理，絵の完成）で構成される．ワーキングメモリー指標は，注意，集中，およびワーキングメモリーを評価する下位検査（数唱，語音整列，算数）で構成される．処理速度指標は，認知処理，描写処理の速度を評価する下位検査（符号，記号探し，絵の抹消）で構成される．

　下位検査について述べる．言語理解指標では，類似，単語，理解，知識，語の推理があり，最初の3つが指標を計算する基本検査で，後の2つが補助検査である．基本検査は，全検査IQと指標を算出するのに用いられる．補助検査は，測定できる認知能力全体の範囲が拡大する．知覚推理指標の下位検査は，積み木模様，絵の概

念，行列推理，絵の完成であり，最初の3つが基本検査である．ワーキングメモリー指標の下位検査は，数唱，語音整列，算数であり，最初の2つが基本検査である．処理速度指標の下位検査は，符号，記号探し，絵の抹消の3つであり，最初の2つが基本検査である．

WISC-IVとWISC-Ⅲの違いの一つは，WISC-Ⅲにあった言語性IQ，動作性IQは算出されないことになったことである．全体的なIQが高いほど，言語性IQと動作性IQの間には大きな差が生じやすくなるので，単純に脳機能と結びつけて考えるのは危険と考えられる．子どもにおいては，一側性の脳損傷やてんかんによって両IQ間に差が生じることはそれほど多くはないと思われる．

この検査の信頼性，妥当性については日本版WISC-IVの理論・解釈マニュアルを参照されたい．

e. 原因疾患・病態

知的能力障害の基礎には脳機能の成熟の障害がある．この知的能力障害は，遺伝学的な原因のことが多く，そのために例えば脳のシナプスの異常，樹状突起の異常などが発生して知的障害が生じると考えられている．ただ分娩中や出生直後にも脳損傷が起こりうる．ここでは知的能力障害を広く考え，自閉症スペクトラム障害にも触れる．ここであげた疾患以外に，Rubinstein-Taybi症候群，cretinism, nonsyndromic X-linked mental retardation, Down's syndromeなどがある．

1. Williams症候群（Williams'syndrome：WS）

WSを含む7q11.23のエラスチン遺伝子領域の部分欠失を持つ隣接遺伝子症候群である．妖精様顔貌，大動脈弁上部狭窄などの血管系の異常，精神発達遅滞を古典的な症状とする．その症状は，結合組織や軟部組織の異常，運動機能の発達遅滞など多岐にわたる．

一般に軽度から中等度の知的障害を示すが，認知能力ごとのギャップが大きいことが知られている．音楽が得意など，聴覚に関する認知に優れる．だが色，形，相貌認知は保たれるものの視空間認知が障害される．数の認知も不得意である．ただ誰に対しても遠慮なく近づき，非常に共感的で情緒的な会話をする．過度な社交性を示す一方で，安定的な人間関係を維持することができない．このため社会的には孤立する．

2. 脆弱X症候群（fragile X syndrome：FXS）

X染色体の単一遺伝子の変異によって生じる遺伝子疾患である．知的能力障害を示す疾患としてはかなり頻度の高い疾患である．男性では4000人に一人，女性では8000人に一人であるといわれている．X染色体のXq27.3上の非翻訳領域にあるCGG反復配列が200回を超えることによって，結局fragile X mental retardation 1（FMR1）遺伝子の発現が制限されることが病因とされている．FMR1遺伝子はfragile X mental retardation proteinをコードしている．この蛋白の欠損により神経細胞樹状突起の異常形成やシナプスにおける可塑性の障害が生じて，認知機能などに障害が生じる．男性の方が重症化しやすい．FXSの男性はそのほとんどが中等度から高度の知的障害を示す．女性の場合は，知的障害はせいぜい中等度である．コミュニケーション障害，計算障害，視空間認知障害，実行機能障害などがいわれている．これらの症状は，その多くが自閉症スペクトラム障害と重なる．視線回避，過剰反応，注意欠損，衝動性，社会適応困難などがあり，さらに女性の場合うつの症状を呈する．

3. Prader-Willi症候群（Prader-Willi syndrome：PWS）

15q11-13領域に位置する父性発現遺伝子の発現が欠如することによって発症する．このPWSの臨床像は，知的能力障害に加えて，内分泌異常の低身長，性腺機能不全，過食，肥満など，また特徴的顔貌などがある．

IQの低下は幅が広いが，多くは軽度から中等度である．ただ理解力，情動面の遅れが，表出面の障害より目立つ．生まれたときには筋緊張低下がある．年齢が増すにつれて過食，さまざまな問題行動がみられるようになる．食べ物の関心だけに執着する．欲求の衝動に対する抑

制ができない．欲求がみたされないと問題行動に走る．過剰ながんこさ，強迫的な行動が目立ってくる．気分の変調，易怒性，攻撃的言動などがみられる．このため社会適応が困難となる．

4. Angelman症候群

遺伝学的異常は，15q11-13領域に存在する母性発現遺伝子の機能喪失によっておきる症候群である．シナプス形成や可塑性に重要な遺伝子であることが明らかにされている．生まれたときには正常にみえる．その後知的能力障害が重度となり，表出性言語発達は受容性の言語発達に比べて著明に遅れる．有意語を獲得することはほとんどない．運動発達は6ヵ月以降明らかとなる．

5. 自閉症スペクトラム／自閉症スペクトラム障害

ここではDSM-5による定義の一部を述べる．筆者が訳した．

　A．複数のまたがる状況での，社会的コミュニケーションおよび社会的関わりにおいて持続する欠陥がある．
1）人との，社会的-情緒的な相互関係の欠陥がある．それは例えば，社会への異常なアプローチの仕方や通常の会話のやりとりのできないことといったものから，興味，思いあるいは感情を共有することが少ない，社会的交流を開始し，答えることができないなど広範囲に及ぶ．
2）社会的に相互に関わる中での，非言語的コミュニケーション行動の欠陥がある．それは例えば，言語的および非言語的コミュニケーションが不十分にしか統合されないことから，視線を合わせることと身体言語の異常，あるいは身振りの理解やその使用の異常，顔の表情や非言語的コミュニケーションの完全な欠如など広範囲に及ぶ．
3）人間関係を発展させ，維持し，それを理解することの欠陥がある．それは例えば，さまざまな社会的状況に合った行動に調整することの困難，想像して遊ぶことを他人と一緒に行うことや，友人を作ることの困難，さらに仲間に対する興味の欠如など広範囲に及ぶ．

　B．現実にあるいは病歴によって次の少なくとも2つにより明らかになる，制限され反復される形式でなされる行動，興味，あるいは活動がある．
1）ステレオタイプなあるいは繰り返される，身体運動，物品の使用，ないし言葉．
2）同じようにすることを言い張る，習慣への頑ななこだわり，あるいは儀式的な言語的，非言語的行動様式をとる．
3）強さにおいてまたその集中度において異常なレベルの，極めて限定された固定化された物事への執着．
4）感覚情報への，過敏なあるいは鈍感な反応，あるいは環境の受容的側面感に対する並外れた興味．

　C．症状は発達早期に存在していなければならない．

　D．その症状は，社会的，職業的，現在機能している他の重要な領域において，臨床的に意味ある障害を引き起こしている．

　E．これらの障害は，知的能力障害あるいは全般的発達遅延ではうまく説明されない．ただし知的能力障害と自閉的スペクトラム障害はしばしば同時におこる．

参考文献

1) American Psychiatric Association：Diagnostic and statistical manual of mental disorders, 5th ed.（DSM-5），American Psychiatric Publishing, Washington DC, 2013.
2) 日本精神神経学会監：DSM-5 精神疾患の分類と診断の手引．医学書院，東京，2014．
3) イアン・ディアリ．繁桝算男訳：知能．岩波書店，2004．
4) 武田克彦：ベッドサイドの神経心理学 改訂2版．中外医学社，2009．
5) 武田克彦，長岡正範編著：高次脳機能障害 その評価とリハビリテーション．中外医学社，2012．
6) 村上宣寛，村上千恵子：改訂 臨床心理アセスメントハンドブック．北大路書房，2008．

［武田克彦］

5 失語の診かた

基礎知識

A 定義

失語とは,基本的な構音や聴覚の機能などに異常がないにも関わらず,脳損傷により言語機能(language)が後天的に障害された状態である.言語優位半球の皮質・皮質下病巣により生じる.

B 歴史

局所脳損傷による言語障害の症例は19世紀にフランスで報告されはじめ,1861年にはBrocaが左前頭葉損傷と言語障害の関連を示した.それに続き,異なる特徴をもつ失語症候群が数多く報告され,言語機能の局在論が広まった.その後,言語機能を脳全体との関連で考える全体論が主流になったが,1960年代にGeschwindが,大脳皮質間の連合障害から言語症状を理解する説をあらためて取り上げた[1,2].これは離断症候群(Disconnexion syndrome)と呼ばれ,その後,言語をはじめいろいろな認知機能障害を理解する重要な考え方の一つとなった.

失語の原因疾患として,従来は脳血管障害,頭部外傷をはじめとする局所脳損傷が主であったが,近年では変性性認知症である原発性進行性失語症が注目されている.1943年に井村恒郎は,単語レベルの呼称と理解の障害が中心となる超皮質性感覚失語の亜型を「語義失語」として初めて報告した[3].そのうち1例は変性性認知症であり,原発性進行性失語症の一型である意味性失語(semantic aphasia)の最初の詳細な報告と考えられる.

C 失語の臨床型

失語症は口頭言語の障害の特徴をもとに,以下のような臨床型に分類される.すなわち,非流暢性失語としてBroca失語,超皮質性運動失語,全失語,流暢性失語としてWernicke失語,伝導失語,超皮質性感覚失語,健忘失語である.また,言語の中の単独機能が障害される純粋型として,純粋失構音(pure anarthria,純粋語啞,発語失行),純粋語聾,純粋失読,純粋失書,失読失書が知られている.

言語症状を的確に捉えれば,どの臨床型にあてはまるか,機能低下部位はどこかを推察することができる.また,臨床型としてとらえることによって,症状や対応について医療者間で共通認識をもつことができる.ただし,複数の臨床型にまたがる特徴を示す例は少なからずみられ,臨床型を決めることが診断の目的ではない.個々の症例の失語の特徴を見極め,残存機能を最大限に生かしてコミュニケーションに役立てることが重要である.

D 失語の病巣部位

失語は言語優位半球の病巣により生じる.言語優位半球は,右利き者では95%以上が,非右利き者では70%程度が,左半球である.右利き者において右半球病巣で失語を生じることはまれで,交叉性失語と呼ばれる.

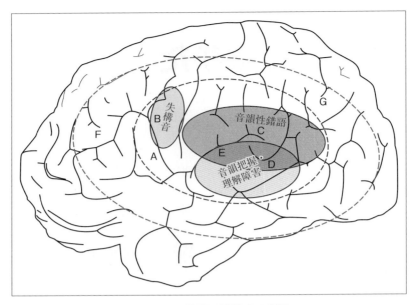

図Ⅲ-5-1 失語に関連する病巣

失語の症状，臨床型と病巣部位のごく大まかな対応を示す．詳細は本文参照．赤破線：環シルビウス裂領域，黒破線：環・環シルビウス裂領域
A：Broca 失語，B：純粋失構音，C：伝導失語，D：Wernicke 失語，E：純粋語聾（主に両側性病巣），F：超皮質性運動失語，G：超皮質性感覚失語

　言語優位半球の中で，シルビウス裂周囲（環シルビウス裂領域）に病巣がある場合は，音韻レベルの障害をもつ（図Ⅲ-5-1）．音韻レベルの障害としては，失構音，音韻把握の障害，音韻性錯語がある．失構音がみられるのは Broca 失語と純粋失構音で，左中心前回中下部病巣が関連する．音韻把握の障害が生じ，理解が低下するのが Wernicke 失語と純粋語聾である．音韻把握には左または両側側頭葉上部後方が主に関連する．音韻の出入力の連合の障害で音韻性錯語と復唱障害を呈するのが伝導失語である．音韻性錯語は左中心後回から縁上回，上側頭回後方にかけての病巣でみられる．

　一方，環シルビウス裂領域を取り巻くような皮質・皮質下病巣（環・環シルビウス裂領域）では，音韻レベルに障害がなく，復唱の良好な超皮質性失語と健忘失語を呈する．前頭葉病巣では主に超皮質性運動失語となるが，発話量がある程度保たれている場合には超皮質性感覚失語とされることがある．また，前頭葉内側面の補足運動野損傷では，自発話や語列挙での喚語が不良で，復唱や呼称が良好な超皮質性運動失語を呈する．側頭頭頂葉病巣では流暢な発話で聴覚性理解障害のある超皮質性感覚失語になる．

　皮質下灰白質の左視床，左被殻の損傷でも失語が生じることがある．声量低下，構音障害など発話に障害があり，復唱や音読で改善がみられる[4]．

　近年，言語の神経基盤として二重回路説が提唱されている[5]（図Ⅲ-5-2）．腹側路が音韻を意味に結びつける聴覚性理解の経路，背側路が音韻を発話に結びつける感覚運動統合の経路である．この2つの経路の要となるのは，シルビウス裂後端のシルビウス裂頭頂側頭領域とされる．古典的な言語領野と二重回路説の違いとして，側頭葉前部を除く側頭葉は両側性に言語に関連していること，側頭葉前部を言語野としたことがあげられる．神経機能画像法の知見や原発性進行性失語症での萎縮部位を考慮した説となっているが，今後種々の局所脳損傷の知見も統合して検討を重ねていく必要がある．

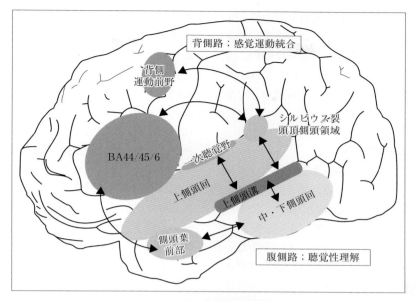

図Ⅲ-5-2 言語の二重回路説
一次聴覚野，上側頭回，中・下側頭回後部は両側性

(Hickok & Poeppel, 2007 より改変)

■ 症状，徴候

　失語の症状は発話と理解の両面に出現する．また，話し言葉である口頭言語と読み書きに関する文字言語が，程度の差はあれともに障害される．

　失語の症状は，音韻，単語，文のそれぞれのレベルでおこる．多くの場合，複数のレベルの障害がみられるが，音韻レベルの障害の有無は臨床型の鑑別に役だつ．単語レベルのみに障害がみられるのが意味性失語で，文レベルの障害として失文法がある．

　失語は母語の特性に影響され，使用言語により異なった表現型を呈することがある．日本語の文法や書記体系はアルファベットを基本とする言語とは異なるため，文法の障害，書字の障害については日本語における特徴を知る必要がある．特に日本語は漢字，平仮名，カタカナ，ローマ字と多くの文字種を使うため，アルファベットを基本とする言語における読み書きの障害とは表れ方が異なる．

A 発話における症状

1 発話量の低下

　自発話や文レベルの発話を必要とする課題で，言葉がなかなか続かず，時間あたりの発話量が少なくなっている状態である．発話量には個人差があるが，病前より明らかに減っていれば異常と考える．発話量低下の原因としては，発話衝動の低下，単語を想起できない喚語困難，想起した単語をうまく構音できない失構音などがある．

　発話量の低下は，主に非流暢性失語でみられる．すなわち，発話衝動の低下は超皮質性運動失語で，失構音はBroca失語や純粋失構音で認められる．ただし，喚語困難による発話量の低下はどの臨床型でも認められ，流暢性失語でも自発話での喚語困難が強いと発話量は少なくなることがある．

　なお，発話の流暢性は曖昧な概念である．発話のなめらかさについての全体的印象から非流暢性，流暢性に分け，非流暢性は前方病巣，流暢性は後方病巣を示唆するとされる．しかし，流暢性を特徴づけるものとして発話量，プロソ

ディー（韻律），構音，発話開始の努力性，句の長さなど多くの項目があるため，厳密に考えると流暢か非流暢か迷う症例も少なくない．流暢か非流暢か明らかでない症例については，次項に述べる失構音があると，中心前回を含む病巣による失語であることが分かる．

2 失構音（発語失行）

一貫性に乏しい語音の歪みと，韻律（プロソディー）の異常を特徴とする．構音の誤りは一貫性がなく，同じ語音でも音のつながりによって言えたり言えなかったり（例；さくらの「ら」は正確に発音できても，らっぱの「ら」が歪む），同じ単語でも時によりうまく発音できたりできなかったりする．単音節では言えても音節を組み合わせると歪みやすい（例；「パパパパ…」「タタタタ…」「カカカカ…」は言えても「パタカパタカパタカ…」では歪みが目立つ）．最も目立つ症状は音の歪みだが，音の繰り返し，脱落，付加転置もみられる．

プロソディーの異常としては，発話速度の低下，音と音のつながりやリズムの不自然さ，単語のアクセントの異常やイントネーションの平板化などがみられ，発話全体として日本語としての自然な流れが失われる．

失構音では構音障害と異なり，発声や発話に関わる運動器官の麻痺や失調など発話運動そのものの異常はない．発話運動のプログラミングの段階での障害と考えられ，運動前野に相当する言語優位半球中心前回の中下部の病巣で出現する．

失構音はBroca失語の発話の特徴の一つである．失構音を伴う典型的なBroca失語は，病巣がBroca野（下前頭回弁蓋部，三角部）の後方の中心前回まで伸展している場合にみられる．失構音のみが出現する場合は純粋失構音とよび，他の言語障害を伴わないが，一過性にかなの失書を伴う場合がある．

3 錯　語

単語を言い誤ることを錯語という．錯語には単語の中の音を誤る音韻性錯語と他の単語に誤る語性錯語がある．

a. 音韻性錯語

音韻性錯語はシルビウス裂周囲の機能低下を示唆する重要な所見である．音韻性錯語では，たとえばサクラをサスラと言ってしまうように，語音の一部を誤る．語音の順序の置換（例；サクラをサラク）や脱落（例；タカラモノをタカモノ）などもみられる．

伝導失語の音韻性錯語では，誤りに気づき，何度も自己訂正しようとする（例；サスラ，サララ，サラ，サツラ，サクラ）．これを接近反応と呼ぶ．一方，Wernicke失語では音韻性錯語があっても，自分では気づかず，自己訂正の努力はみられないことが多い．Broca失語で失構音が強い場合は，音の歪みのため音韻性錯語のように聞こえる場合もあるが，正しく発音された音韻で置換される音韻性錯語とは区別される．

b. 語性錯語

他の単語に言いまちがう語性錯語には，意味的に関連する単語への誤り（例；「椅子」→「机」）や音の似た単語への誤り（例；「ケイト」→「トケイ」）と，全く関係のない単語への誤りがある．無関係な単語へ誤るときには，それまでの診察の中で出てきた単語が繰り返し出てきてしまう保続の可能性があるので注意する．

c. 新造語

音節の並びが日本語の単語とは認識できない発話だが，「ハモニに行って」のようにひとつのまとまった単位として出現する．音韻性錯語で元となる単語を類推できない場合と区別は困難である．

4 意味不明発話（ジャルゴン）

発話全体として，意味をとれないものをジャルゴンと呼ぶ．重度Wernicke失語でみられる．日本語の音節として書き取れない未分化ジャルゴン，新造語が多く含まれる新造語ジャルゴン（無意味ジャルゴン），錯語が多くて意味のとれない錯語性ジャルゴンなどに整理される．失語

症においては各ジャルゴンが混じることが多い．

5 喚語困難

言いたい単語を思い出せない状態を喚語困難とよぶ．自発話のほか，呼称課題や語列挙課題でもみられる．自発話において喚語困難があると，話が途切れがちになって滞ったり，別の言葉で説明しようとして迂遠な表現になったりする．語を想起しようとして音韻性錯語，語性錯語，新造語などが出現することもある．

語列挙課題（例；動物の名前を一分間にたくさん思い出してもらう）では，想起できる単語の数が減少する．発話に対するモニターが不良だと，同じ単語の繰り返しや音韻性錯語が出現する．語列挙課題での単語の出にくさは，自発話における喚語困難の程度をよく反映する．

呼称障害（失名辞）があると，全く反応がない場合もあるが，音韻性錯語，語性錯語，単語の一部のみを想起する部分反応，上位カテゴリーを言う反応（犬に対して動物）など，何らかの反応がみられることが多い．語頭音ヒントを出して，想起できるかどうかもみておく．

呼称障害の程度と語列挙低下の程度は必ずしも一致しない．前頭葉損傷による喚語困難では，呼称障害は外側損傷で強く，語列挙低下は内側損傷で強い．側頭葉損傷による健忘失語では，呼称障害は強いが，語列挙はある程度保たれる．ただし，中等度以上の失語では臨床型に関わらず，呼称，語列挙とも障害される．

6 文の産生障害

音韻や単語レベルは保たれていても，文の産生が障害されることがある．日本語は語順の自由度が高いため，文法の誤りは，インド・ヨーロッパ語のように語順の誤りとしては表れず，助詞，助動詞などの機能語の誤りとなる．助詞の脱落（例；本，読む），助詞の誤り（例；ご飯が食べた），時制の誤り（例；明日，出かけました）などがある．構音や単語想起に障害があり，単語を一つずつ努力性に出すために，「本，読む」のようになる場合は，失文法とは限らない．さらに複雑な文法の障害としては，能動態の受動態への変換（例；AがBを押した→BはAに押された）ができない場合もある．このような機能語の使用の誤りが，全て同じレベルで生じているかどうかは明らかでない．

機能語の脱落による電文体はBroca野を含む病巣で出現しやすく，機能語の誤用や混乱は側頭頭頂葉病巣による流暢性失語で出現しやすい．

7 発話における繰り返し現象

失語症の発話では種々の繰り返し現象が認められるので，ここで整理しておく．常同言語（再帰性発話）は，ほとんど発話がない状態で，繰り返し出現するわずかな言葉をさす．発語しようとすると必ずその言葉が出る．たとえば，何か話そうとすると毎回「こんちきしょー」と言うような場合である．おなじ単語でも文脈によってイントネーションが変わることもある．重度Broca失語，全失語などでみられる．

状況が変わっても前と同じ反応を続ける現象を保続という．失語症では発話に保続がしばしば出現する．ある反応がそのまま持続する緊張性保続と，何かを言おうとするとそれ以前の反応が出てしまう意図性保続がある．緊張性保続としては，自分の言った語や句を繰り返す同語反復（palilalia，例；アメ，アメ，アメ・・・），語の最後の音節を繰り返す語間代（logoclonia，例；ユキキキキキ・・・）がある．進行性核上性麻痺などの錐体外路性疾患における同語反復は，繰り返すうちに速度が増し，声量が低下する．ピック病でみられる同語反復は一定の速さで繰り返される[6]．意図性保続として，呼称課題で最初に「時計」と答えると，それ以降の呼称においても全て「時計」と答えることがある．また，まとまりのある文を繰り返す現象を滞続言語（stehendes Reden）と呼ぶ．たとえば，最初に住所を聞かれて答えると，それ以降のどの質問に対しても全て住所を答える．

他者の言葉を繰り返すことを反響言語（echolalia）という．理解を全く伴わない強迫

的な自動的反響言語もあるが，多くは他者の質問を取り入れて一部改変して答える減弱性反響言語である．たとえば「ご機嫌いかがですか」と聞かれて，「ご機嫌いいです」と答える．反響言語は超皮質性失語でしばしばみられる．

B 受容面における症状

1 音韻・音韻系列の受容と把持の障害（復唱障害）

聴覚性に語音を正しく受容し，それを把持できるかを知るためには復唱課題が有用である．単音節を正しく繰り返せない場合，二つの音節を続けて呈示して，同じか違うかを判断させる．それができなければ，単音節の受容は不良だと考えられる．純粋語聾で典型的にみられるが，Wernicke失語でも観察される．

単語・文の復唱障害には，3つの過程での障害がある．すなわち，正しく音韻系列を聴き取り，把持する過程，正しく聴き取った音韻を発話に向けて系列化する過程，音韻系列実現のために一連の構音運動を企図する過程である．音韻系列の聴き取り，把持の障害は，Wernicke失語でよくみられ，理解障害を呈する．音韻の発話に向けた系列化の障害は，伝導失語で典型的に認められる．理解やそれぞれの音の構音には問題がない．音韻系列実現の障害（失構音）は，Broca失語で出現しやすい．

自発話が比較的よく保たれるのに対して，特に復唱障害が目立つのは伝導失語である．伝導失語では単音節の復唱でも誤りがみられることがあり，接近反応や音韻性錯語が目立つ．

2 単語の理解障害

単語の音を正しくとらえているのに，その意味が分からない状態は，意味性失語で典型的にみられる．たとえば，机上の物品を示して「ハサミを取ってください」と口頭で命じると，「ハサミって何ですか」という反応をする．「ハサミ」という音はひとまとまりとして正確に捉えているのに，それが意味に結びつかない状態である．

単語の理解障害は，普段あまりなじみのない低頻度語に表れやすい．したがって，軽度の単語理解障害では，毎日使うような日用物品の理解は保たれる．

3 文の理解障害

単語の意味が分かっても，文の意味が分からないことがある．主な原因としては，音韻系列の把持障害と文法理解の障害がある．長い音韻系列を把持できないと，文全体としての意味がとれず，混乱する．この場合は，言われた文の復唱にも障害がある．

一方，文を誤りなく復唱でき，文全体の音韻を把持できていると考えられるのに，その意味が理解できないことがある．たとえば，「鉛筆でハサミにさわる」と「鉛筆にハサミでさわる」は異なる動作で表現される．鉛筆とハサミそれぞれの指示ができ，文を復唱可能であるにも関わらず，正しい動作ができなければ文法的な理解障害と判断できる．

C 書字における症状

1 失語による書字障害

失語症では，ほとんどの場合どの臨床型でも書字に障害が認められる．基本的な言語障害を反映しているため，書字障害は口頭言語の障害と質的に類似している面がある．たとえばBroca失語における書字は努力性で量も少ないのに対し，Wernicke失語における書字は量的には多いが，誤りが目立つ．しかし，書字障害の程度は，病巣の広がりにも影響され，口頭言語の障害の重症度とは一致しないこともある．

書字障害はどの文字種にもみられるものの，文字種により，質的，量的に異なる障害を示すことがある．特に数字の書字は他の文字種と乖離することが多い．Broca失語では仮名の錯書が目立つ．

利き手の麻痺を伴う場合は非利き手での書字となり，書字運動の巧緻性は判断できないが，形態想起が可能かどうかを観察することはできる．

2 純粋失書

失語症がなく，書字障害だけが認められる状態である．左中前頭回後部，左頭頂側頭葉後部病巣で出現する．左中前頭回後部の限局損傷では主に仮名の錯書を生じる．後方病巣による失書は3つに分類される．左上頭頂小葉限局病巣では書字の運動面の障害が主体の失行性失書を呈する．左側頭葉後下部限局病巣では漢字主体の失書を呈する．左角回から側頭葉後部にかけての病巣では仮名，漢字ともに障害されるが，症例によりばらつきがある．これらの病巣はいずれも失語症をきたす部位に隣接しているため，純粋例は多くない．

3 言語以外の高次脳機能障害による書字障害

書字は多くの過程を含む複雑な行為であるため，言語以外の高次脳機能障害により二次的に書字が障害されることがある．全般性注意が低下していると，文字の書き誤りが増え，文字の配置の乱れなどもしばしば出現する．

半側空間無視があると，1文字ずつは正しく書けているが，書字が紙の片側に偏ることがある．視空間認知障害が強いと，横書きから途中で縦書きに変わったり，行が不揃いになったりする．以上のような書字障害を空間性失書と呼ぶ．視覚性注意障害（同時失認）があると，自分がすでに書いた字画の上に次の字画を重ねて書くことがある．

上肢の巧緻運動障害，錐体外路症状，失調は，書字にも影響する．parkinsonism における小書症，失調により文字型がまとまらないなどが観察される．これらの場合は，書字以外の描画などでも類似の障害が認められる．右半球病巣の急性期に，半ば自動的に多量の書字が認められることがあり，過書症と呼ばれる．

D 読字における症状

読字には文字から音を想起する音読と，意味を想起する読解がある．音読できれば読解も可能なことが多いが，両者が乖離して障害されることがある．また，文字種により読字障害の程度や質的特徴に差を認める場合もある．

1 失語症における読みの障害

失語症では，読字にも障害が認められる．超皮質性失語では，すらすら音読できるのに，その意味が理解できない症状がみられる．また，意味性失語では，慣用的に特殊な読みをする熟字訓を読む際に，意味を理解できずに読み誤ることがあり，類音的錯読と呼ばれる（例；七夕をシチユウ）．伝導失語では音読で音韻性錯読がみられるが，読解は良好な場合が多い．

2 純粋失読

読みだけが障害される純粋失読は，病巣部位から古典型と非古典型に分けられる．古典型純粋失読は左後頭葉内側面から脳梁膨大部にかけての病巣でみられる．右同名性半盲を伴い，文字情報は左視野から右一次視覚野に入るが，それが脳梁膨大部病変のため左半球に伝わらない状態である．古典型のように視覚野と言語野の離断が失読の成因である場合は，運動覚からの入力で読みが改善する．すなわち，手を動かして書字動作をさせるなぞり読み（schreibendes Lesen）で読みが改善する．診察者の書字動作を見せても同じような効果がみられる場合もある．

非古典型としては，左紡錘状回損傷では，単語レベルの読みの障害が強く，主として漢字の失読がみられる．後頭葉下部型では，文字レベルでの障害が強く，主として仮名の失読がみられる．左頭頂側頭葉皮質下病巣でも純粋失読がみられ，文字情報と言語野の離断が想定されている．

3 失読失書

読字と書字が両方とも障害され，口頭言語には異常がない状態である．左角回，左側頭葉後下部の限局病巣で生じる．角回性失読失書では，読みの障害は仮名に強く，書きの障害は漢字に

強い．左側頭葉後下部性の失読失書では，漢字の障害が強く，漢字の純粋失書に移行する例もある[7]．

4 言語以外の高次脳機能障害による読みの障害

書字同様，視空間認知障害があると読字にも影響することがある．一文字ずつの読みは可能だが，単語・文レベルでの読み誤りが目立つ．左半側空間無視では左端の読み落とし，視空間認知障害では行の読み飛ばし，同時失認では1文字ずつ読む逐次読みがみられる．

診察の要点

失語の診察では，①神経学的所見と併せて失語以外の症状との鑑別を行う，②言語障害を系統的に診察し，特徴から失語の臨床型を知る，③言語以外の高次脳機能障害について診察し，言語に対する影響を検討する．

A 失語以外の病態との鑑別

純粋失構音は，偽性球麻痺などの構音障害との鑑別が問題になる．構音障害は音の歪みが規則的で，失構音は音の歪みに変動があることが特徴である．しかし，両者が合併している場合があり，鑑別が容易でないこともある．神経学的所見と合わせて判断する．

また，認知症と軽度流暢性失語との鑑別が必要な場合がある．認知症に比べ慢性期の軽度流暢性失語では状況判断がよく，非言語的手段を使うと了解可能である．また，構成障害など言語以外の高次脳機能障害の有無も鑑別に役立つ．

統合失調症の場合も，思考の異常が発話に表れてジャルゴンと間違えられるような発話がみられることがある．非言語的にもコミュニケーションがうまくとれず，行動にも異常が認められることから鑑別する．

B 言語症状の診察

口頭言語として自発話，聴覚性理解，呼称，復唱，文字言語として読み書きについて診察する．まず，自然な会話で自発話を引き出し，喚語困難の程度，失構音，音韻性錯語，聴覚性理解の程度を大まかに把握する．喚語困難の程度は，呼称，語列挙課題を加えるとさらにはっきりする．呼称は身近な物品に加え，ややなじみのない絵（例；コマ）や色なども刺激として用意しておくと良い．語列挙課題にはカテゴリー性語列挙（例；動物の名前）と語頭音による語列挙（例：「か」で始まる単語）があり，いずれも一分間に言える単語数を記録する．聴覚性理解は口頭命令，はい・いいえで答えられる質問などを患者に合わせて行う．復唱は単語，短文で行い，何音節正確に復唱できたかを記録する．音韻性錯語の有無も記載する．

以上の口頭言語についての診察から，失語の臨床型は図Ⅲ-5-3のように大まかに分類できる．ただし，どれかに必ず当てはまるものではなく，病巣の広がりにより，複数の臨床型の特徴を併せ持つ場合もある．個々の症例で言語障害の特徴をとらえて記載することが重要である．

文字言語として，読みは簡単な命令文を音読させ，それを実施させて読解をみる（例；眼を閉じてください）．書字はまず単語を漢字とかなで書き取らせ，できた場合は短い文が書けるかをみる．

診察項目を毎回考えにくい場合は，自発話をみたあとに，Mini Mental State Examination（MMSE）を施行すると，言語診察に関する診察項目が全て入っているので利用できる．ただし，患者の失語症状をみて，音韻・単語・文のどのレベルの障害が強いかを考えながら，重症度に合わせて診察する必要がある．

C 言語以外の高次脳機能障害の診察

全般性注意低下，前頭葉症状，視空間認知障害などは言語機能に影響しうる．特に，原発性

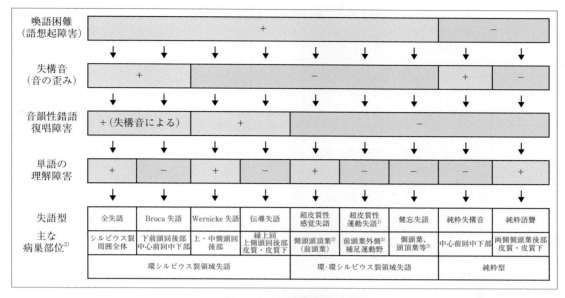

図Ⅲ-5-3　失語の臨床型の分類

1）発話量低下，2）時に記載がない場合は，言語優位半球病巣，3）いずれもシルビウス裂周囲を除いた領域（図Ⅲ-5-1参照）

進行性失語では，進行度により全般性注意低下や視空間認知障害を伴い，言語に影響する場合があるので注意が必要である．まず，昏迷を含む軽度意識障害，全般性注意障害の有無を明らかにする．このような状態では理解障害，語性錯語，読み書きの障害が出現しやすいが，音韻の異常はほとんどみられない．全般性注意障害では状況判断も不良で，言語を使わない構成課題などにも障害があることが鑑別に役立つ．

前頭葉症状として発動性低下，保続，脱抑制があると，発話にも影響する．これらの症状が発話以外の行為でも同程度みられるようであれば，前頭葉症状と考えることができる．重度の前頭葉症状は，通常両側前頭葉損傷でみられる．また，前頭前野損傷で，失語はなく，語列挙の低下だけが認められることがある．左中心前回下部損傷では口舌顔面失行がみられ，失構音にしばしば合併する．しかし，両者が乖離して出現する場合もあり，因果関係はない．

言語優位半球損傷でも，急性期には構成障害や半側空間無視が出現し，読み書きに影響することがある．

補助検査法

失語症の半定量的評価法として，わが国では標準失語症検査やWAB（Western Aphasia Battery）失語症検査等が使われている．これは，定められた刺激を用いて前述の言語症状の各項目を観察し，得点を付けて評価するものである．経時的変化を見る場合や，患者間の比較などに用いられる．言語聴覚士が行うことが多いが，神経内科医も検査の内容を理解して結果を解釈することが必要である．また，症例に応じて重度失語症検査，実用コミュニケーション能力検査なども用いられる．

合併する高次脳機能障害について検討するために検査を行う場合は，言語機能障害の影響を常に考慮する必要がある．失語があれば言語性記憶や言語性知能の検査の成績は低下する．いわゆる認知症スクリーニング検査もほとんどが言語を用いた検査であるため，失語では低得点となる．言語障害があっても施行しやすいものとして，レーブン色彩マトリックス検査，コー

表Ⅲ-5-1 原発性進行性失語症の分類

	非流暢型 失文法型	意味型	Logopenic型 （語減少型）
中核症状	努力性で停滞する発話，失構音 発話の失文法	呼称障害 単語の理解障害	喚語困難 復唱障害
その他の症状	文法理解障害 単語理解，物の知識は保たれる	物の知識の障害 表層性失読／失書 復唱，発話（文法／運動面）は保たれる	発語の音韻的誤り 単語の理解，物の知識，発話の運動面，文法は保たれる
萎縮，血流／代謝低下部位	左前頭葉後部〜島	左側頭葉前部	左環シルビウス裂領域後部／または頭頂葉
主な原因疾患	前頭側頭葉変性症* 進行性核上性麻痺，皮質基底核変性症	前頭側頭葉変性症**	Alzheimer病 前頭側頭葉変性症

＊FTLD-TAUが多い，＊＊FTLD-TDPが多い

ス立方体検査などの視空間認知機能を主にみる検査がある．視覚性記憶の検査もやり方を理解させられれば施行可能である．

 原因疾患

失語をきたす局所脳損傷の原因としてもっとも多いのは脳血管障害で，中大脳動脈領域梗塞が代表的である．脳腫瘍，脳炎などによる大脳病変でも部位により失語症がみられる．

また，近年注目されているのが，失語が前景に立つ変性性認知症で，原発性進行性失語症と呼ばれる．原因疾患としては前頭側頭葉変性症，Alzheimer病が多く，臨床的には3型に分類される（表Ⅲ-5-1)[8]．ただし，いずれの型にも当てはまらない患者がおり，原因疾患との対応も多様性があることから，さらなる検討が必要と考えられる[9]．

参考文献

1) Geschwind N. Disconnexion syndromes in animals and man Ⅰ. Brain 88：237-294, 1965.
2) Geschwind N. Disconnexion syndromes in animals and man Ⅱ. Brain 88：585-644, 1965.
3) 山鳥　重：語義失語　Brain and Nerve 63. 811-820, 2011.
4) 大槻美佳：失語症　高次脳機能研究　29.194-205, 2009.
5) Hickok G, Poeppel D.：The cortical organization of speech processing. Nat Rev Neurosci 8：393-402, 2007.
6) 相馬芳明，田邉敬貴：失語の症候学　医学書院，東京　2003.
7) 毛束真知子：書字障害の種類．神経文字学　医学書院．東京　127-148, 2007.
8) Gorono-Tempini ML, Hillis AE, Weintraub S, et al.：Classification of primary progressive aphasia and its variants. Neurology 76. 1006-1014, 2011.
9) Mesulam MM, Weintraub S, Rogalski EJ, et al.：Asymmetry and heterogeneity of Alzheimer's and frontotemporal pathology in primary progressive aphasia. Brain 137：1176-1192, 2014.

［鈴木匡子］

6 失行の診かた

 基礎知識

失行は，運動麻痺，不随意運動，運動失調，筋緊張異常などがないにもかかわらず，目的に沿って運動を遂行できない症状を指し，行為の障害の1つである．歴史的には，1900年から1920年にかけてLiepmannが失行の概念を提唱した．Liepmannは，運動性失行と観念性失行に分け，さらに運動性失行を肢節運動失行と観念運動性失行に分けた（表Ⅲ-6-1）．運動性失行は，限局性にみられることがあり，発現部位別に開眼失行や閉眼失行，眼球運動失行，口舌顔面失行，手指失行，眼球運動失行，発語失行，嚥下失行，体幹下肢失行などの用語がある．他にKleistやBrainは着衣失行，構成失行などを指摘した．しかし，これらの「失行」と名がつく症状には，行為以外の要素が含まれており，純粋な行為の障害として説明ができないとの指摘がある．そのため，失行においては現在もLiepmannの分類がよく用いられる．

行為の障害は失行の他，他人の手徴候や道具の強迫的使用，模倣行動などといった前頭葉障害によって起こる症候が挙げられる．

 症状，徴候

ここではLiepmannの古典的失行および前頭葉性行為障害について解説する．表Ⅲ-6-2に失行の試験法をまとめた．

表Ⅲ-6-1　Liepmannによる失行の分類

A. 運動性失行（motor apraxia）
　1. 肢節運動失行（limb-kinetic apraxia）
　2. 観念運動性失行（ideomotor apraxia）
B. 観念性失行（ideational apraxia）

表Ⅲ-6-2　失行の試験法

	検査法
観念運動性失行	・対象物のない単純な運動 　軍隊の敬礼，さよならの動作など ・対象物なしに対象物のある動作 　自動詞的動作：櫛で髪をすく，歯ブラシで歯を磨く 　他動詞的動作：金づちで釘を打つ，ドアに鍵をかける
観念性失行	・マッチとロウソクを使ってロウソクに火をつける ・急須と電気ポットを使ってお茶を入れる
肢節運動失行	・縫う ・ボタンをはめる ・手袋をはめる ・物をつまむ

A 観念運動性失行
ideomotor apraxia

観念運動性失行は，単純な身振りや行為が障害されることが特徴である．日常生活場面での自発的な行為は比較的よく遂行できるものの，診察や検査の場面で，検者に指示された場合に誤りが目立つ．観念運動失行では，自然な動作では可能であるが，指示を受けて意図的に動作が行えないという特徴は自動随意運動解離と呼ばれ，失行を確認する上で重要な点である．

観念運動性失行を調べる際には，抽象的な行為と物品の使用行為を対象とする（表Ⅲ-6-2）．抽象的な行為には，対象物のない単純な

動作（軍隊の敬礼，さよならの動作など），対象物なしに対象物のある動作（櫛で髪をすく，歯ブラシで歯を磨くといった自動詞的動作と，金づちで釘を打つ，ドアに鍵をかけるといった他動詞的動作）を指示する．スクリーニングとしてまず口頭命令でそれぞれの行為が遂行可能か否かを調べ，詳細な評価のために口頭命令（言語性入力）の他に，実物品の提示（視覚性入力），模倣，実物品の使用に分けて観察する．観念運動性失行では口頭命令，実物品の提示，模倣，実物品使用の順に成績が良い．保続の影響を避けるためには患側から行うが，指示の理解が得られにくい場合は健側から行ってもよい．ABBA法（例えば右手→左手→左手→右手の順に調べること）も用いられる．

　誤りの内容は，保続や一時的な動作の中断，指示と異なる動作，意味不明の動作，無反応などさまざまである．物品の使用行為の場合は，自分の体の一部を道具に見立てたような反応がみられることがある．自ら誤りに気づき，修正可能な場合もある．

B 観念性失行
ideational apraxia

　観念性失行は，複数物品を正しい順序で使用できないことを指す．日常生活場面での行為に障害が生じる．純粋な症例では行為の一つ一つは可能であり，複雑でなければ模倣動作が可能である．

　観念性失行を調べるには，マッチとロウソクを使ってロウソクに火をつける，急須と電気ポットを使ってお茶を入れる，といった複数物品を順序正しく使用する必要がある行為をさせる．食器を洗うといった日常生活場面の観察でも，混乱が観察できることがある．

　誤りの内容として，動作を間違った対象に対して行う，行為の一部を省略する，行為の順番を間違える，といったものが認められる．実際には観念運動性失行と観念性失行の病巣は近く，観念性失行の多くで観念運動性失行を合併し，単純な動作にも誤りがみられる．

C 肢節運動失行
limb-kinetic apraxia

　肢節運動失行は，自発運動，模倣動作，道具使用のいずれにおいても学習された手指の動作が障害されることである．運動麻痺や運動失調，錐体外路症状，感覚障害がないかあっても軽微である．観念運動失行と異なり，検査場面だけでなく日常生活場面でも障害がみられる．肢節運動失行を調べるには，縫う，ボタンをはめる，手袋をはめる，物（机の上の硬貨や鉛筆，マッチ棒など）をつまむ，といった指先で行う行為をさせる．また，指の形の模倣や，母指で第2指から第5指までを順に触るといった指の動作をさせる．

　肢節運動失行では，それぞれの行為あるいは動作が拙劣になる．運動を始める際の手指の形がうまく作れず試行錯誤を要することがある．

D 前頭葉性行為障害
frontal ataxia

　前頭葉性行為障害は，広く学習された行為が，本人の意志とは無関係に生じる行為障害である．他人の手徴候，道具の強迫的使用，使用行動，模倣行為などが該当する．

　「他人の手徴候」が指す内容は多岐にわたり，混乱がみられる．BrionとJedynakは，1972年に感覚障害がなく，非視覚下に右手が左手に触れて左手が自分の手であることが分からないという自己所属感の消失を指摘し，signe de la main étrangère〈F〉とした．一方，Bogenは1979年に，BrionとJedynakの原著を引用しながらも，alien handを左手が意思に反して他人のように非協力的に振る舞うと記載した．わが国ではBogenの影響を受けて，alien handは「自己の意思とは無関係に自己の左手が無目的に動くもの」と運動の異常として認知されている．

　道具の強迫的使用は，主に右手にみられ，目の前にあるものを意思に反して使用する現象である．使用行動は，両手にみられ，物品がみえるかあるいは触れた際に使ってしまう現象で

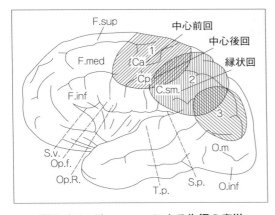

図Ⅲ-6-1　Liepmannによる失行の病巣
1. 肢節運動失行，2. 観念運動性失行，3. 観念性失行

るが，意思に反するものではない．模倣行動は，ジェスチャーなどを模倣する現象である．

診察の要点

行為の障害は多岐にわたる．行為が正しく遂行されるためには，意識や運動機能，知覚機能，認識機能などが保たれている必要がある．そのため，いずれの診察あるいは検査においても，言語性あるいは動作性の指示が理解できること，使用する物品の認知ができていること，運動麻痺や筋緊張の異常，失調がないことを確認した上で評価をする必要がある．スクリーニングのためには，まず口頭命令で実施するが，困難であれば，口頭命令，実物品の提示，模倣，実物品使用の順に成績が良く，自動随意運動解離が存在することを確認することが観念運動失行の診察の要点である．また，観念運動失行と観念失行の病巣には重なりがあり，両者が合併することが多く，明瞭に失行型を決められないものもあることに注意が必要である．そのため，これらの類型に当てはめるだけでなく実際の誤反応を記載することが当然ながら重要である．

補助検査法

行為障害のより詳細な評価のためには，わが国では高次脳機能障害学会が作成した標準高次動作性検査が用いられる．表Ⅲ-6-2に示した診察のほか，手指構成や両手動作，着衣，描画，積み木テストなどが含まれている．

病巣診断のためには，脳血管障害ではCTやMRIなどの形態画像が有用である．Alzheimer病や大脳基底核変性症などの変性疾患では脳血流SPECT画像が参考になる．てんかんの診断には脳波が用いられる．

図Ⅲ-6-1にLiepmannが示した失行の病巣を示す．観念運動失行は左縁上回・上頭頂小葉周辺，観念性失行は左角回，肢節運動失行は左傍中心領域（中心前回と中心後回）とした．各種補助検査法でこれらの病巣を評価する．

原因疾患・病態

失行は脳梗塞や脳出血などの脳血管障害の他，脳腫瘍でも生じうる．Alzheimer病や大脳基底核変性症，進行性核上性麻痺などの変性性疾患でも生じる．初期に他の高次脳機能障害が目立たない原発性進行性失行という概念も提唱されている．またてんかん性高次脳機能障害として失行がみられることも指摘されている．

Liepmannは，観念運動性失行は，中心領域に存在する肢節の運動記憶と視覚や触覚などとの協調の障害で生じるとした．観念失行は，左頭頂後頭葉の観念企図の障害で生じるとした．肢節運動失行は，左傍中心領域（中心前回と中心後回）に局在している肢節の運動記憶の障害で生じるとした．また，行為発現の流れについて水平シェーマを示し，行為発現の流れを図式化し，脳梁失行を含めて説明した．

Heilmanら[1]は，運動表象を左下頭頂小葉に想定し，この領域と前頭前野などとの関連から失行をモデルで説明した．

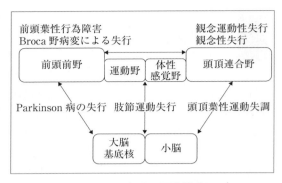

図Ⅲ-6-2　大脳の運動模式図
(二村明徳, 河村 満：Brain and Nerve 66. 451-460, 2014 より改変)

Rothi ら[6]は, 言語の処理過程をもとに, 行為の処理過程をモデル化してそれぞれ示した.

近年では脳梁性失行や, Broca 野やその皮質下による失行, Parkinson 病での失行を通して, 前頭葉—頭頂葉連関など複数の脳領域の連関の中で説明されるようになってきている (図Ⅲ-6-2). 前頭葉は行為制御系であり, 頭頂葉後部に行為促進系の中枢があり, 行為遂行にはこれらの連関が関与している.

てんかんによる失行は, 脳血管障害や変性疾患での障害部位と同様の病巣が考えられるが, Ikeda ら[3]は, 補足運動野などにある negative motor area により発作性失行が起きる可能性を指摘している.

参考文献

1) Heilman KM, Maher LM, et al.：Conceptual apraxia from lateralized lesions. Neurology 49. 457-464, 1997.
2) Heilman KM, Watson RT, et al.：The disconnection apraxias. Cortex 44. 975-982, 2008.
3) Ikeda A, Hirasawa KI, et al.：Negative motor seizure arising from the negative motor area：Is it ictal apraxia? Epilepsia 50. 2072-2084, 2009.
4) 山鳥重：運動の高次障害. 神経心理学入門. 医学書院, 129-156, 1985.
5) 平山惠造：動作・行為障害. 神経症候学 改訂第二版Ⅰ. 文光堂, 160-178, 2006.
6) Rothi LJG, Mack L. Apraxia:The Neuropsychology of Action. Psychology Press, 1997.
7) 坂東充秋. 失行の責任病巣. 脳神経 57. 371-379, 2005.
8) 二村明徳, 河村 満：頭頂葉と前頭葉の機能連関と行動.Brain Nerve 66. 451-460, 2014.
9) Zadikoff C, Lang AE. Apraxia in movement disorders. Brain 128. 1480-1497, 2005.
10) 近藤正樹. 原発性進行性失行. Brain Nerve 63. 1069-1077, 2011.
11) Lesourd M, Le Gall D, Baumard J, et al.：Apraxia and Alzheimer's disease：review and perspectives. Neuropsychol Rev 23:234-256, 2013.

［河村　満］

7 失認の診かた

　失認とは，要素的感覚（一次感覚とも呼ぶ）の受容には障害がないのに，受容した感覚情報が何を意味するのかわからない状態をいう．また，それが意識や注意，知能の障害では説明することができないものである．障害された様式以外の感覚を介してであれば認知が可能である．視覚，聴覚，触覚についての失認が認められている．

　例えば視覚失認を物体，相貌，色彩，文字など対象の種類に応じて分類することもある．単に視覚失認という場合は視覚性物体失認を指すことが多い．この論考では，この視覚性物体失認（以下視覚失認），相貌失認，地誌的障害，大脳損傷による色の障害，聴覚失認について述べる．

1 視覚失認
visual object agnosia

a. 基礎知識

　最初に視覚の経路，情報処理について述べる．
　光は瞳孔を通って網膜に照射される．網膜には視細胞がある．ヒトの視細胞は錐体と杆体に分類される．錐体は比較的明るいところで働く．3種類あり，青・緑・赤のそれぞれ異なる波長の光に対して応答する．杆体は1種類であり，光に対する感度が高く，明るさについての情報を伝える．

　網膜の出口にある神経節細胞において，視覚刺激の存在，その大まかな位置，動き，奥行きに関する情報と，細かな位置，明るさ，色などに関する情報の区分けが行われる．前者は，大きな神経節細胞によって扱われる．この大型の細胞は中心窩および周辺部にも分布する．後者は，中心窩に多く分布する小さな神経節細胞によって扱われる．

　網膜の神経節細胞の軸索は，視神経となり脳に伝わる．両眼からの視神経は頭蓋底で合流して視神経交叉を形成する．ヒトの視神経交叉では視神経線維のうち約半数が反対側へ交叉する．残りの半数はそのまま同側を進み，反対側の視神経から交叉してきた軸索とともに視索を形成する．そこからその軸索はそれぞれの側で外側膝状体，上丘，および脳幹の視蓋前域に達する．

　ヒトやサルの外側膝状体は，層状の構造をしている．第一層と第二層のニューロンは，比較的大きく大細胞層と呼ばれ，網膜の大きな神経節細胞から情報を受け取る．第三層から第六層にかけては，ニューロンのサイズが比較的小さく，小細胞層と呼ばれ，網膜の小さな神経節細胞から情報を受け取る．外側膝状体の神経細胞から出た軸索は大部分が視放線を通って大脳の後頭葉にある第一次視覚野（Brodmann 第17領野：V1）に達する．

　脳の中にはたくさんの視覚に関係する部位が存在していて，視覚の異なる側面が処理されている．V1には，さまざまな方向の線に反応する細胞や，色に反応する細胞が存在する．V2では奥行，動き，色，形などが処理され，V3では奥行，また，V4では色の恒常性という機能をもつ細胞が見つかっている．またV5では，対象の動きに選択的に反応するような細胞が見つかった．

　サルでは網膜から外側膝状体，V1，V2，視覚連合野までの視覚投射路に二つの並列チャンネルが存在する．前述のように，視神経の起始部である網膜神経節細胞は大型の細胞と小型の細胞に大別されるが，両者は外側膝状体の大細

胞層と小細胞層を経由してV1のある層にそれぞれ投射する．この2つのチャンネルは視覚連合野まである程度並列的なチャンネルを形成しており，側頭葉に向かう腹側経路（ventral pathway）と頭頂葉へ向かう背側経路（dorsal pathway）がある．腹側経路は，V1，二次視覚野（V2→V4）を経て，側頭葉の前方に至る．対象の形・色などの情報すなわち"何 what"認知すると考えられている．背側経路は，V1，二次視覚野（V2→V3）を経て，頭頂葉に至る．刺激の空間内の位置の情報など，"どこ where"を認識する経路と考えられる．

さて，視覚失認は視力などの一次感覚が保たれているのに視覚的に提示された対象物がわからない．しかし言語や他の感覚モダリティによって提示されればその対象物が何であるかわかるような異常である．

視覚失認には2種類あることを主張したのはLissauerである．彼の考えでは，対象物を認識するのに，視覚印象を意識的に知覚する段階がまずある．その次に意味との連合をする段階がある．前者の段階の障害が統覚型視覚失認であり，後者の段階の障害が連合型視覚失認である．具体的には，模写ができず，他の対象物との対比もできず，対象物の形の認知ができない状態が統覚型視覚失認であり，模写が可能で，他の対象物との対比もできるが，その対象物の意味がわからないのが連合型視覚失認である．

このLissauerの二分法では不十分であるとして，他の分類法も提唱されている．正しく模写することができると通常は視覚失認の中で連合型と分類される．しかし症例の中には，絵や図を作成するのに長い時間がかかって，しかもその描き方は健常者の場合と著しく異なり，一つ一つの線を，それらが有機的に構成されるということなく描かれる場合がある．部分部分における視覚の要素的な過程は保たれていて，いわば直列的なアプローチが取れる課題に対しては成功することがある．しかし，それらの要素を並列的に処理して全体的な処理が要求されるとできない．この障害は，統合型視覚失認（integrative agnosia）と命名され，統覚型と連合型とは異なるタイプが提唱された．

b．症状・徴候

視力は保たれていると思われるのに，みせられた物品などの名前を答えられない．例えば「缶切り」をみせられると「鍵」と答える．また「聴診器」をみせると「長いコードの先に丸いものがついている」といった表現をする．「光っててよくみえない」などとしばしば言う．このようなときに視覚失認が疑われる．会話から，失語の有無，知能の障害の有無などは判断できる．

c．診察の要点

視力視野が保たれていなければ，視覚失認とは断定できない．視力については簡便に調べる検査法などがあり利用する．また対坐法で視野を調べる．

その問題が解決すれば，最初に物品呼称の検査を行う．WAB失語症検査「⇨719頁，神経心理検査の項参照」の中には，物品をみせてその名前を言わせる項目がある．視覚失認の患者は，視覚的に提示された物体がわからない．使い方も示すことができない．ただ同じ物品を触覚的に提示されればすぐ言える．失語の有無は，会話やこちらの命令に対する理解，言語的に定義したものの名前を言えるかなどで調べる．また失語の患者は，視覚的に提示した場合と触覚的に提示した場合でその正答率が大きく異なることはない．物品などの描かれた絵をみせてその名称を言わせる検査も行う．また，課題の理解を妨げるような知能の低下がないことを確かめることも診断の要点である．

臨床的に統覚型と連合型の視覚失認の鑑別には，絵のコピーができるかどうかが重視される．

d．補助検査法

要素的な視覚機能の検査としては，必要なら眼科に依頼して検査をする．視力検査にはランドルト環の視標などを用いる．文字や絵を用いて視力を測るのは，失認があってもできないので望ましくない．静的ないし動的視野検査法は，精密な視野の測定に用いられる．視覚失認と診断するには，高度の視野狭窄がないことが重要

である.

知能障害があるために視覚失認の検査ができないのではないことを示す必要がある．例えばウェクスラー成人知能評価尺度（WAIS-III）の言語性検査の課題などを行わせる．（WAIS-IIIについては⇒48頁,「知能障害の診かた」を参照のこと）．ただ動作性の課題は，視覚的に提示された課題であるので，視覚失認があっては課題の遂行が難しい．

図の模写は例えば，Benton視覚性記銘力検査の図版を用いて調べる．この検査は記憶の検査の一つである．幾何学図形を見せて覚えさせ，その後思い出して描かせる．再生できなかった図版に対しては誤謬数を採点する．模写，5秒（あるいは10秒）提示後に直後再生，10秒提示後に15秒の遅延後再生させるという四つの方法がある．視覚失認の検査としては模写だけ行わせればよい．

錯綜図を提示して，その重なり合った図形を弁別できるかどうか，線分の長さ，傾き，大きさなどの識別ができるかなども調べたほうがよい．

以上述べた検査がおよそ含まれているものに標準高次視知覚検査改訂版（visual perception test for agnosia；VPTA）がある．⇒719頁,「神経心理検査」参照．

e. 原因・病態

統覚型視覚失認の病巣は事故により一酸化炭素（CO）中毒の患者が多く，その病変部位はあまりよくわかっていない．ただ両側性の，特に腹側の経路を含む後頭葉のびまん性の損傷が推定されている．連合型視覚失認についてもよくわかっていないが，両側の後頭葉の視覚連合野と脳梁膨大に損傷のある血管障害の剖検例が報告されている．統合型の病巣はまだよくわかっていない．

2 相貌失認
prosopagnosia

a. 基礎知識

相貌というカテゴリーに選択的な失認を提唱したのはBodamerといわれている．彼は2例の外傷例を報告しているが，視覚失認が軽度であり，相貌の部分部分の知覚は保たれているが，自分の顔や周りの人の顔を同定できなかった．

相貌失認とは，熟知した人物を相貌によって認知する能力の障害で，声を聞くとわかるにもかかわらず，家族，親類，知人などそれまで頻繁に会ってきた人物の顔をみても，誰であるかがわからないという症状である．発症後に新たに会うことになった人物を何度みてもそれが誰であるかわからないという症状も加わってくる．しかし，声を聞けば，それが誰であるかはたちどころにわかる．

顔貌の認知は特異な系が司っており，その障害とみる説が受け入れられている．ただし，相貌失認の患者が示す障害が，ほんとうに人の顔にかぎられるかどうかは，さらに詳しいテストで確かめる必要がある．人間の顔のみではなく，果物の種類，自動車の種類，建物の種類などの識別障害を伴っていることもあり，相貌の独立性を疑わせてきた．だが，人の顔貌のみに限定された症例報告もされてきている．

相貌認知を統覚レベルと連合レベルに分けて，統覚型と連合型の相貌失認に分類されるとする説もある．しかし，視覚失認で想定された順次的処理過程が相貌の処理にも当てはまるかはまだよくわかっていない．

扁桃体損傷の場合は顔の認知には問題がない．しかし，扁桃体の損傷患者において，Ekmanの6種類の表情のうち恐怖の表情だけがわからなくなったという報告がある．患者は恐怖という言葉の意味を言うことができるので，恐怖という概念が失われたわけではない．この結果は，顔の表情を分析するシステムと顔の認知を行うシステムが脳内においては分かれていることを示唆する．

b. 症状・徴候

この症候を有する患者は，たとえよく知った人が横に座っても，なかなか話しかけられない．それが知人とは，顔だけではわからないからである．しかし声を聞けばすぐその人とわかる．

視力や視野が保たれ，会話などから一般的な知能が障害されていなければ，相貌失認を疑う．

c．診察の要件

顔は顔として他のものと区別してわかる．だがその顔が誰の顔なのか顔をみただけではわからないのが相貌失認である．診断には，視力，視野など要素的な視覚の障害がないことを確かめる．また全般的な知能の障害がないことを示す必要がある．

d．補助検査法

家族の顔や医療従事者の顔をみせて，それが誰であるのか言い当てさせる方法がある．この場合，衣服の様子などからある人と特定できる場合があるので，あくまでも相貌だけから判定するように検査しなくてはならない．有名人の顔写真をみせてそれが誰であるか言わせるという検査もよく行われる．相貌失認があると，これらの検査に正答できない．

いくつかの顔の中からモデルとおなじ顔を選ばせる検査（未知の顔のマッチング）や，顔の表情がわかるかどうかの検査なども施行される．後者は顔写真がどのような表情をしているか言わせる．モデルの顔と同じ表情の顔を，いくつかの選択肢の中から選ばせることによって検査する．表情はEkmanによると幸福，悲しみ，驚き，恐怖，怒り，嫌悪の六つに分かれるという．顔の表情の検査ではこの六つの表情が選ばれることが多い．顔から男女や老若を推定する検査もよく行われる．一般に相貌失認の例ではこれらの検査の成績は低下しているといわれる．

実際の相貌失認の症例は連合型の視覚失認を伴っていることが多い．

地誌的障害を合併しやすい．それらの検査も行う．

VPTA の中に相貌の検査がある．⇨719頁「神経心理検査」参照．

e．原因疾患と病態

剖検例は両側の脳血管障害であることが多い．両側性では症状が多彩で重度，持続性である．一側病変では，劣位半球後頭葉の紡錘状回，舌状回が重視されている．一側性では広義の相貌失認は起こるが，軽度で一過性のことが多い．

3 地誌的障害
topographical disorientation

Meyer の症例を紹介する．その症例は，病院内で病室を離れると戻ることができない．また病室の前に辿り着いてもそこが自分の部屋であるかどうか確信が持てずにいる．よく知っている街の地図を見せて道を示すように指示しても示せない．彼が毎日使っていた州間鉄道の名前や，市の建物の位置については説明できた．だがランダムに選んだ2点間の行き方については，最初の道路の名前を思い出せただけで，後は困惑してしまったという．

地誌的障害とは，よく知っている場所で道に迷う症状である．この障害はさまざまな視空間認知障害と合併した臨床像が報告されることが多い．例えば，半側空間無視，相貌失認，色覚障害，視覚失認，記憶障害を伴って生じることがある．しかし，知覚や空間能力に障害がなくても地誌的障害のみ顕著に現れている症例もあるので，独立した神経心理学的症状と考えられている．

記憶障害が重くても，半側空間無視があっても，どちらでも道に迷う．例えば左半側空間無視のため，左側に曲がるべきところを常に右側へと曲がってしまう．これは左半側空間無視によって道に迷うのであり，地誌的障害とは呼ばない．しかし曲がる方向がいつも一定せずランダムであって道に迷うのであれば，たとえ半側空間無視があっても，半側空間無視によって道に迷うとは言い難い．

この障害を記述する用語はさまざまである．地誌的失見当，地誌的記憶障害，地誌的健忘，地誌的失認などである．ここでは地誌的障害と呼ぶ．他の高次脳機能障害によらない地誌的障害について，近年二つの障害に分けて論じている．一つは街並失認であり，もう一つは道順障害である．

A 街並み失認
Landmark agnosia

a. 基礎知識
街並み失認とは，よく知っているはずの街並をみても，それがどこの風景なのか，また建物なのかを同定できない症状である．頭の中で目的地までの地図を思い描ける．だが周囲の風景が道をたどる上での指標とならないので道に迷うとされる．言語性記憶，視覚認知が比較的保たれているにもかかわらず，なじみのある環境を認識する能力を失った例が環境失認と呼ばれることがあった．街並失認と同義である．街並の形態は認知できる．街並みの記憶そのものは想起できる例もあることから，おそらく街並の記憶と眼の前の形態との結合の障害ではないかと考えられている．

b. 症状・徴候
熟知している場所で道に迷う症状がある．迷うところは自宅近くのよく知ったところだけではなく，普通入院している病院なども含む．「よく知っているはずの風景をみても初めてみるように思う」「建物などを何度みても覚えられない」などの内観が得られるとき，後に述べる道順障害より街並失認を疑う．

c. 診察の要点
実際に歩いてもらいそれを後ろからついていって，迷うことを確認するのがよいと思われる．よく知っているはずの場所，建物などをそれと認めることができず，通り過ぎてしまう．そのために目的地に着くことができないことを確かめる．

半側空間無視，記憶障害の有無，それが道に迷うことに影響していないかを調べる．相貌失認もよく合併する．

d. 補助検査法
自宅の付近の風景などよく知った場所の写真を用意して，何の建物か，どこの風景かを答えさせる．街並失認があると，これらの同定ができない．またそれらを知っているか問われると「見覚えがない」などと答える．患者にとって未知の建物などの写真を提示してそれがどういう建物かを口述させる．この検査では異常がない．熟知した建物の外観を想起させると，それはできる例とできない例がある．熟知した地域内での建物の位置や2地点間での方角の想起は可能である．

e. 原因疾患
右側の海馬傍回，舌状回，紡錘状回などが病巣である．多くの場合脳血管障害である．

B 道順障害
Heading disorientation

a. 基礎知識
広い空間内における個々の建物位置や離れた2地点間の方角の定位の障害である．頭頂葉内側楔前部に特定の方角やルートの選択に反応するニューロンがサルで見つかっており，この部分が，ナビゲーションに重要な役割を果たすと推定されている．

b. 症状・徴候
自宅近く，入院している病院などでも道に迷う．「周りの風景はよくわかる．だがどの方向に行ったらよいかわからない」などの内観が得られるとき，道順障害を疑う．

c. 診察の要点
実際に歩いてもらい，それを後ろからついていって，迷うことを確認するのがよいと思われる．また，一般的な知能，記憶などが保たれていることを確かめる．

d. 補助検査法
熟知した街並の同定を，例えば自宅やその付近の建物をみせてどこの風景かなどを答えさせる．入院した病院内の風景も同様に写真に撮って提示してどこかを答えさせる．道順障害では，街並み失認と異なり，これらの検査には問題がない．熟知した建物の外観を想起させると，それはできる．机上の検査としては，入院した病院内の地図を描くことができるかを調べる．道順障害ではふつう，トイレの位置，ナースステーションの位置などを自分のベッドからどの方向にあるかなどを指し示すことができない．自宅近くの地図で，ある1点を指し示し，そこから

自宅はどの方向かなどを答えさせる．また住んでいる地域で，いくつか有名な建物の位置を定位させる．これらの検査に正しく応じることができない．

e．原因疾患・病態

脳梁膨大後皮質から帯状回皮質後部，頭頂葉内側の領域の血管障害が原因であることが多い．

4 大脳損傷による色の障害
disorders of color processing

一般に色盲や色弱と呼ばれているのは，網膜の感光色素蛋白質（視物質）に原因があり，一部の色に対する感覚が障害される場合である．後天性には，さまざまな眼の病気で色が失われる．しかし，ここで対象とするのは大脳の損傷によって生じる色の障害である．それには，四つの障害があると考えられている．大脳性色覚障害，色彩失認，色名呼称障害，特異的な色の失語である．以下に大脳性色覚障害と色名呼称障害について述べる．色は他のmodalityでは入力できないので，厳密に色彩失認がどのようなものかを議論することは難しい．ただ色の識別ができても，色をカテゴリーに分けることができない障害が報告されており，色彩の失認にあたるのではないかという意見がある．また特異的な色の失語は，言語の障害があるが，特に色名に関する事柄が並外れて高度に障害されているものである．

A 大脳性色覚障害
cerebral achromatopsia

a．基礎知識

それぞれの色には固有の波長がある．そこから単純に「色とはある波長の光」と考えてよさそうに思える．しかし実際はそうではない．例えば白熱球の下でも蛍光燈の下でも白い色は白くみえる．このことは，ある物体のある面に特有の色があるとき，照明光のスペクトラムによらずわれわれは正しくもとの面の色がわかる．われわれは反射スペクトル比率を読み取ることができるのである．本来の色は何かということを判断できること，これを色の恒常性と呼んでいる．

サルではV4と呼ばれる領域において，色感受性のニューロンが集合している．カラーモンドリアンと呼ばれる色のモザイク模様を，V4ニューロンの刺激に用いたところ，色の知覚は大脳皮質において反射光ではなく，反射スペクトル比率を読み取ることによって起きるということが明らかになった．その後ヒトを対象に，(positron emission tomography；PET) を使いカラーモンドリアンと白黒モンドリアンとを刺激に用いることによって，色を認知する領域が後頭葉の紡錘状回後部にあることがわかった．紡錘状回は，視覚前野の一部であり，V4を含んでいると考えられている．

損傷脳と反対側の視野の全体にわたって，すべての色覚が失われる．また両側後頭葉腹内側部の障害で，両側の視野で大脳性色覚喪失が起こることが知られている．これを大脳性色覚障害と呼ぶ．

b．症状・徴候

視野全体ないし半分の視野でみえるものが「白黒にみえる」「灰色にみえる」などの訴えがある．例えばカラー写真をみせると，注視している点よりも右側の部分は正常にみえるが，左側の部分は白黒写真のようにみえるなどと訴える．

c．診察の要点

色紙の色の名前を言う色名呼称検査，色を検査者が述べてそれに対応する色をいくつかの色の中から選び出せるか，色の色相がわかるかなどを調べ，これらの検査に，大脳性色覚障害例では異常を示す．ただ，色相弁別が悪くなるのに対し，「りんごは何色」といった言語で提示され言語で答えることは保たれている．

視力と視野の検査を行うことが必要である．大脳性の色覚障害をきたす例は多くの場合，視野検査で水平性の上半盲を示す．その他に相貌失認，地誌的障害を合併していることが多い．

注意が必要な点は，先天性の色覚異常はあるパーセンテージで存在するということである．

後頭葉に損傷を起こして一見色覚障害が生じたようにみえたとしても，もともと先天性の色覚異常があったのではないかということは否定するようにしなくてはいけない．

d. 補助検査法

色の知覚に関する検査としては，Farnsworth-Munsell 100-Hue test, Panel D-15，石原式色覚検査などがある．これらは色に関する知覚処理が可能かどうかをみる検査である．これらの検査に異常を示すとなると，大脳性の色覚障害の可能性が高い．例えば Farnsworth-Munsell 100-Hue test, Panel D-15 のテストは色相検査であるが，この障害を示す患者はその示すパターンから色相が障害されていることがわかる．ただし石原式色覚検査はもともと先天性の色盲をみるように作られているので，この大脳性の色覚障害の診断には不十分なことが多いとされている．

e. 原因疾患・病態

紡錘状回から舌状回の損傷で生じる．物の形や明るさの知覚は正常であるが，損傷脳と反対側の視野の全体にわたって，すべての色覚が失われる．両側後頭葉腹内側部の障害で大脳性色覚喪失が起こることが知られている．この領域が，サルの V4 という色の恒常性を司る領域を含んでいると考えられている．

B 色名呼称障害
color naming defects

a. 基礎知識

色覚のテストでは正常であり，色を分類することが可能であるのに対し，提示された色の名前を言うことが障害されており，また色の名前を聞かされても正しい色を選び出せない．本症状は純粋失読に併発することが多く，右側の同名半盲を伴っていることが多い．純粋失読とは，自発発話や復唱，聴覚理解，自発書字や書取りは正常であるにもかかわらず，読字の理解だけが障害されることである．もとになる神経解剖学的メカニズムは，左後大脳動脈領域の梗塞によって，視覚処理機構（これは保たれている）と言語の機構（これも保たれている）とが離断されていることが推定されている．だが純粋失読を伴わない例などもあり，まだ不明な点も多い．

b. 症状・徴候

色と色をマッチングすることもでき，また「バナナの色は何」などの問いに正確に答えられる．しかし視覚的に提示された色をみて，その色の名前を言うことが障害されている．また言われた色をいくつかの選択肢の中から選び出せない．このような症状をみたら色名呼称の障害を疑う．

c. 診察の要点

色名呼称の障害であって，色覚そのものは保たれていることがポイントである．このため補助検査に示す色相の検査を行う．

色の名前が言えない場合，文字単語を示して，それを音読する，読解することができるかをみる．読みの障害があった場合，それが失語によるものかを調べる．具体的には，話す，聞いて理解する，物品呼称などの能力を調べる．読みだけが障害されていれば，純粋失読である．純粋失読では一文字一文字読むような傾向，また字をなぞるとその成績が向上するなどがみられることも知っておく．ただし，視力が保たれているかは確かめる必要がある．また視力視野を調べる．右同名半盲があることが多い．

d. 補助検査法

色の知覚に関する検査である Farnsworth-Munsell 100-Hue test, Panel D-15，石原式色覚検査，色の照合検査などを行わせる．

神経心理検査の項目で述べる VPTA も利用する．

e. 原因疾患・病態

この障害は多くの場合純粋失読の症候を伴っており，高頻度に右同名半盲を背景として存在する．病変は左後大脳動脈領域の後頭葉の内側梗塞である．

5 聴覚性失認
auditory agnosia

聴覚性失認については，報告者によって用語の用い方が異なる．聴覚性失認の広義の定義は，言語音と非言語音を認識するための能力が障害されることである．狭義には，非言語音のみの認識の選択的障害をさす．この論考では，どの種類の聴覚刺激に対しても意識的な気づきがなく，聴力検査にて純音の閾値の上昇がみられる場合を皮質聾ないし中枢性の聴覚障害と定義する．聴力が保たれているのに，環境音の知覚・認知ができないものを（狭義の）聴覚性失認と呼ぶ．

A 皮質聾
cortical deafness

a. 基礎知識

空気の振動のうち，ある周波数帯域を音として知覚する．音の波は，外耳道を経て鼓膜を振動させる．その振動は中耳の耳小骨を介して内耳に伝わる．内耳はらせん状の構造をしており蝸牛と呼ばれる．この蝸牛の中を基底膜が走行する．入力される音の周波数に応じて基底膜の振動部位が異なる．周波数ごとに仕分けされた音の情報は，基底膜に付着した有毛細胞で電気信号に変換され聴神経に伝わる．

聴神経から聴神経核に聴覚情報は伝わる．その情報は一部同側と反対側の上オリーブ核に，一部は外側毛帯核へと向かう．オリーブ核から外側毛帯核へ，さらに下丘，内側膝状体を通って，聴放線を経て，一次聴覚皮質に達する．各オリーブ核は両耳から入力を受けている．このため左右の音の時間差をオリーブ核で検出できる．聴取する音の周波数と生体の活動部位の間にみられる対応関係をトノトピーと呼ぶ．これは内耳のみならず蝸牛神経核，そのほかの皮質下の核，聴覚皮質のいずれでも認められる．

一次聴覚皮質はHeschl回にあたる．ヒトでは，その機能については前述したようにトノトピーがある以外必ずしもよくわかっていない．聴覚刺激がそこで受容され，鋳型にあてはめた情報処理を施行し，聴覚情報の経時的な分析と，スペクトルの分析を実施するだろうと言われている．また左半球では言語音，右では非言語音の分析を行うとされる．さらに脳の他の部分に送られて，声，メロディ，環境音の弁別とその認知を行うと推測されている．

b. 症状・徴候

耳元で大きな声で言われてもその内容を理解できない，大きな音がしてもそちらを振り向かない，などがみられる．患者自身も聞こえないと訴えることもある．だが「耳が聞こえないのでは」と言われて，「耳は聞こえる」と言い張ることもある．

c. 診察の要点

聴力が障害されている以外に特に問題ないことが重要である．

d. 補助検査法

耳鼻科医の診察で外耳や内耳の障害がないことを確かめる．純音聴力検査法は日本聴覚医学会で定められている方法がある．この皮質聾では，閾値の上昇がみられる．だが，計測のたびにその結果が変動したりする．これは音の受容が障害されているのに加えて，疾病に対する認識に問題がある，またできない検査をすることが苦痛なためと推定されている．末梢性の難聴との区別は，聴性脳幹反応（auditory brainstem response；ABR）が有用である．

e. 原因疾患・病態

聴放線ないし一次聴覚皮質の両側性の脳血管障害によって生じる．1度の発作で両側が障害されることはほとんどない．陳旧性に一側性に側頭葉に病変が生じていたが聴覚に関しては無症状に経過していたが，聴覚領域の反対側の損傷が起きて症状が出現することが多い．言語音，非言語音を問わずその刺激が認識できない状態である．

B 純粋語聾
Pure word deafness

a. 基礎知識

純粋語聾は，純音閾値には影響はなく聴力は

ほぼ保たれているのに，語音弁別に障害のある場合である．持続時間の短い音の弁別ができない例があることが報告されており，言語音に関する時間的解像の処理に問題があるなどと推定されている．

b．症状・徴候

「聞きとれない．急に外国語を聞いているようである」という内観が得られることがある．内言語が障害されていないために，そういう表現が可能であることを示していると言えよう．

c．診察の要点

話し言葉の理解が悪い．これは言語で命令されてもその命令が理解できないことをさす．しかし同じ命令を今度は書字で示されると，すぐ理解できる．また非言語音の認知は保たれている．

d．補助検査法

純音の検査や，ABRの検査の成績は正常である．単音節の認知をみる検査として語音聴力検査（日本聴覚医学会）を行う．通常は復唱ないし書き取りで行われる．単語，文の認知の検査も同様であるが，強く障害されている．

読みの能力，失語症の合併の有無をみるために失語症の検査を行う必要がある．発話，復唱，読み，書字には問題ない．

e．原因・病態

MRIなどの画像検査では，両半球の側頭葉皮質（特に上側頭回の後部から中部）と皮質下に損傷がある．皮質聾の場合とは異なり，左側のHeschl回の損傷が部分的であると推定されている．優位半球の一側性の障害でも生じるとされる．やはり血管障害が多い．

C 聴覚性失認
auditory agnosia

a．基礎知識

聴力が保たれているのに，環境音の知覚・認知ができないものを（狭義の）聴覚性失認と呼ぶ．視覚失認と同様，環境音の弁別が障害される統覚型と，意味との連合が障害される連合型があるとも言われている．統覚型では右半球の損傷により聴覚的な誤りが生じる．連合型は左半球病変で生じ，意味性の誤りを示すとされる．ただこの点はまだよくわかっていない．

b．症状・徴候

報告例では，ピアノの音をドラムの音，犬の吠えた声がわからない，鳥のさえずりがわからないなどが記載されている．

c．診察の要点

言葉を聞き取るなどの障害がなく，純音の検査やABRの成績にも問題ないのに，環境音の聞き取りができないことが肝要である．

d．補助検査法

神経心理検査の項目で述べるVPTAに，聴覚性呼称課題として3種類入っている．環境音の例としては，動物の鳴き声，川のせせらぎなどの自然界の音，電話の呼び出し音や，自動車のエンジン音などの人工音がある．それらを聞かせて，言語性呼称をさせるあるいは正答を含む線画のポインティングを行う．

e．原因疾患・病態

狭義の聴覚性失認の患者は少ない．病巣など詳しいことはわかっていない．血管障害の例が報告されている．

参考文献

1) Bauer R.M.：Agnosia. Heilman K.M., Valenstein E. (eds), Clinical Neuropsychology 5th edition, pp. 238-295. Oxford University Press, Oxford, 2011.
2) 武田克彦：ベッドサイドの神経心理学 改訂2版．中外医学社，2009．
3) 武田克彦，長岡正範編著：高次脳機能障害 その評価とリハビリテーション．中外医学社，2012．
4) 高橋伸佳：街を歩く神経心理学．医学書院，2009．
5) 加我君孝 編：中枢性聴覚障害の基礎と臨床．金原出版，2000．

［武田克彦］

8 頭痛の診かた

【頭痛の分類】

1998年に国際頭痛学会が国際頭痛分類を発表してから，すべての頭痛の診断および治療にこの分類が用いられるようになった．2004年の第2版（ICHD-Ⅱ）を経て2013年には第3版（ICHD-3beta）が発表されている（表Ⅲ-8-1）．

表Ⅲ-8-1に示された通り，すべての頭痛は一次性頭痛，二次性頭痛，頭部神経痛および顔面痛の3つに大別される．一次性頭痛は頭蓋内外の器質的疾患を伴わない頭痛で機能性頭痛ともいわれる．頭痛を訴える患者の大半は一次性頭痛であり，その多くは慢性頭痛である．二次性頭痛は頭蓋内外に何らかの器質的疾患が存在するか，薬物などの物質，代謝異常，心因などが関与する頭痛であり，症候性頭痛とも呼ばれる．そのすべてが急性ではないが，疾患によっては生命に関わるものもあり，緊急治療の対象となるものも多い．

本稿では，「頭痛の診かた」を「急性の頭痛」と「慢性の頭痛」に分けて述べる．先に述べたとおり，二次性頭痛のすべてが急性ではなく，一次性頭痛においても群発頭痛などで緊急の判断が必要な場合もあるが，頭痛の診療においては，まず二次性頭痛を見逃さないことが重要である．二次性頭痛を確実に除外した上で一次性頭痛の鑑別へと進むのが通常の頭痛診療の手順であるので，ここでは急性の頭痛＝二次性頭痛，慢性の頭痛＝一次性頭痛として述べることとする．

表Ⅲ-8-1　国際頭痛分類第3版（ICHD-3beta）

第1部：一次性頭痛
1. 片頭痛
2. 緊張型頭痛
3. 三叉神経・自律神経性頭痛（TACs）
4. その他の一次性頭痛疾患
第2部：二次性頭痛
5. 頭頸部外傷・傷害による頭痛
6. 頭頸部血管障害による頭痛
7. 非血管性頭蓋内疾患による頭痛
8. 物質またはその離脱による頭痛
9. 感染症による頭痛
10. ホメオスターシスの障害による頭痛
11. 頭蓋骨，頸，眼，耳，鼻，副鼻腔，歯，口あるいはその他の顔面・頭部の構成組織の障害に起因する頭痛あるいは顔面痛
12. 精神疾患による頭痛
第3部：頭部神経痛，中枢性・一次性顔面痛およびその他の頭痛
13. 有痛性脳神経ニューロパチーおよび他の顔面痛
14. その他の頭痛性疾患

1 急性の頭痛

a. 基礎知識

急性の頭痛を訴える患者は，救急外来あるいは一般外来を受診する．急性頭痛の診療にあたっては二次性頭痛を見逃さないことが重要なポイントであり，見逃してはいけない疾患の筆頭がくも膜下出血である．くも膜下出血ほどの緊急性はなくても，脳腫瘍，髄膜炎など迅速な診断に基づいて早急の治療を要する疾患は数多い．これらの疾患の診断のために最も重要なのは十分な問診である．画像診断などの検査はもちろん必要であるが，あくまで診断を確定するための手段であり，頭痛の診断は8〜9割が問

診によって行われるといっても過言ではない．

b．症状，徴候（問診のポイント）
1．頭痛がいつ起こったか？
　器質的疾患を見逃さないための最も重要な質問である．くも膜下出血の患者は救急車で来るとは限らない．痛みが治まってから来院することもあるが，それでも突発性の頭痛で意識障害を伴っていなければ，発症時刻や何をしていたかをきちんと記憶しているのが通常である．また急性動脈解離や可逆性脳血管収縮症候群（reversible cerebral vasoconstriction syndrome；RCVS）も，くも膜下出血と同様に雷鳴頭痛のパターンをとるので鑑別が必要である．

　突発ではないが，発症から数時間以内にピークに達する頭痛は，髄膜炎などの感染症，急性緑内障発作などでみられる．

　また発症時期がはっきりしないが，数日から数週間の単位で徐々に痛みが強くなる頭痛は，脳腫瘍などの頭蓋内病変を考えなければならない．

2．どこが痛むか？
　頭蓋内器質的疾患の場合，痛みの部位と病変部位は必ずしも一致しない．二次性頭痛で痛みの部位が重要なのは，頭蓋外病変である側頭動脈炎や後頭神経痛，三叉神経痛であり，基本的に病変部位が片側性に痛む．

3．どのように痛むか？
　頭蓋内病変による二次性頭痛では頭痛の性質に関してはあまり特徴的なものはない．くも膜下出血に関しては，痛みが激烈であるかどうかよりも，「今まで経験したことのない痛み」という訴えが重要である．神経痛の痛みは秒単位の瞬間的な痛みの反復であり，頭蓋内病変による頭痛とは明らかに異なっている．頭痛がどのようなときに起こるか，という質問も必要である．臥位では痛まず，坐位，立位により出現する頭痛は低髄液圧症に特徴的である．

4．随伴症状
　嘔気，嘔吐は頭蓋内圧亢進症状としても髄膜刺激症状としても頭痛に伴って起こる．発熱は髄膜炎ばかりでなく，頭蓋内外の炎症性病変を疑う重要な徴候である．眼球運動障害が頭痛に伴って起こる場合は，緊急に治療を要することが多い．内頸動脈・後交通動脈分岐部動脈瘤，内頸動脈・海綿静脈洞瘻，下垂体卒中，Tolosa-Hunt症候群などがある．視力低下を伴う頭痛は診断が遅れると失明の危険があり，早急に治療を要する．急性緑内障発作，側頭動脈炎，眼窩尖端症候群などが重要である．

5．既往歴，服薬歴
　特に患者が老年者である場合には外傷の既往は必ず尋ねなければならない．ただし慢性硬膜下血腫は極めて軽微な外傷でも起こり，発症までにかなりの時間が経過するため，受診時には記憶がないことも多い．服薬歴は非常に重要である．薬物乱用頭痛は非常に多い頭痛であるが，一次性頭痛との鑑別はときに非常に困難である．

c．診察の要点
　一般内科的理学所見は必ずしも必要ではないが，血圧，脈拍は最低限調べておく．一連の神経学的診察は当然必要である．眼底検査におけるうっ血乳頭の有無は重要である．良性頭蓋内圧亢進症においては画像診断でも異常がみられないことがあり，診断の決め手になる．項部硬直などの髄膜刺激症状は注意深く観察するが，項部硬直を認めないことで髄膜炎やくも膜下出血は否定できない．視力，眼球運動障害については問診のポイントで述べた通りである．外見上明らかな麻痺がなくても上肢Mingazzini試験や回内落下試験（pronator drift test）などで微細な麻痺を見逃さないようにする．片側性の痛みでは側頭動脈の視診，触診が必要である．後頭神経の圧痛点の有無も重要である．

d．補助検査法
　器質的疾患が疑われる場合には画像診断（CT，MRI）をためらうべきではない．具体的には「突然発症の頭痛」「今まで経験のない頭痛」「短期間で痛みの程度が増強する頭痛」「神経学的異常所見を伴う頭痛」である．最近，雷鳴頭痛で発症し，MRAでRCVSが証明されるケースが増えているが，発症時には明らかな所見を

欠くこともあり，症状によっては経時的な観察が必要である．また一次性頭痛で通院中の患者でも，頭痛の頻度や程度が急に変わった，という訴えがあれば器質的疾患の除外が必要である．

画像診断によるくも膜下出血の診断率は100％ではないので，画像診断が陰性でも病歴聴取でくも膜下出血が強く疑われるケースでは髄液検査を行うべきである．また髄膜炎などの中枢神経系感染症に伴う頭痛が強く疑われる場合も，項部硬直などの髄膜刺激症状が認められなくても髄液検査を行うべきである．低髄液圧症候群が疑われるケースでは，髄液検査による髄液圧低下の証明が診断上重要ではあるが，腰椎穿刺自体がさらに症状を悪化させる危険も高いため，MRIによる硬膜増強所見などの確認が優先される．

e. 原因疾患・病態

主たる二次性頭痛と診断のポイントを示しておく（表Ⅲ-8-2）．

2 慢性の頭痛

a. 基礎知識

問診と診察，適切な検査によって二次性頭痛が否定されたら，次いで一次性頭痛の鑑別を行う．診療科によって差はあるが，実際に病院を訪れる頭痛患者の大半は一次性頭痛である．表Ⅲ-8-1に示されたように一次性頭痛には片頭痛，緊張型頭痛，三叉神経・自律神経性頭痛，その他の一次性頭痛疾患がある．その他の一次性頭痛疾患には表Ⅲ-8-3に示すような疾患が分類されており，それぞれの診断基準が定められている．アイスクリーム頭痛ともいわれる非常に一般的な頭痛から極めてまれな頭痛まで種々のものが含まれているが，本項では日常外来で必要な片頭痛，緊張型頭痛，群発頭痛の3つの頭痛の鑑別を中心に話を進めることとする．

b. 症状・徴候と診察の要点

この項では，急性の頭痛の項で述べた診察，検査が実施されて二次性頭痛は除外されているものとして，一次性頭痛の問診のポイントと鑑別診断についてまとめて述べることとする．

一次性頭痛の診断は国際頭痛分類の診断基準に基づいて行うので，問診を行うにあたって診断基準をよく理解しておくことが必要である．表Ⅲ-8-4に「前兆のない片頭痛」と「頻発反復性緊張型頭痛」の診断基準を示した．両者は月に数回の頻度で起こる頭痛の代表であるが，並べてみるとよく分かるように，ちょうど裏返しのような診断基準となっている．この両者の鑑別が一次性頭痛の鑑別の基本であり，この鑑別を行うための問診がすべての慢性頭痛の問診の基本となる．

診断基準にあげられる4つの特徴（片側性か両側性か，拍動性か非拍動性か，頭痛の程度，日常的な動作による増悪の有無）と随伴症状（嘔気，嘔吐，光過敏，音過敏）の有無は必ず尋ねなければならない．前兆（閃輝暗点，麻痺，しびれなど）の有無，予兆（味覚変化，あくび，感冒様症状など）の有無も重要である．肩こりや首の張りは，以前は緊張型頭痛に特徴的な症

表Ⅲ-8-2　主たる二次性頭痛の診断のポイント

- くも膜下出血，急性動脈解離，RCVS（突然発症の頭痛，今まで経験のない頭痛）
- 脳腫瘍（短期間に増悪する頭痛，早朝頭痛）
- 慢性硬膜下血腫（認知症を伴う頭痛）
- 髄膜炎（発熱を伴う頭痛）
- 側頭動脈炎，緑内障発作（視力低下を伴う頭痛）
- 内頸動脈・後交通動脈動脈瘤，内頸動脈・海綿静脈洞瘻など（複視を伴う頭痛）
- 低髄液圧症候群（起立性頭痛）
- 薬物乱用頭痛（毎日，終日続く頭痛）

表Ⅲ-8-3　その他の一次性頭痛疾患（ICHD-3beta）

- 4.1 一次性咳嗽性頭痛
- 4.2 一次性運動時頭痛
- 4.3 性行為に伴う一次性頭痛
- 4.4 一次性雷鳴頭痛
- 4.5 寒冷刺激による頭痛
- 4.6 頭蓋外からの圧力による頭痛
- 4.7 一次性穿刺様頭痛
- 4.8 貨幣状頭痛
- 4.9 睡眠時頭痛
- 4.10 新規発症持続性連日性頭痛（NDPH）

表Ⅲ-8-4 前兆のない片頭痛と頻発発作性緊張型頭痛の診断基準（ICHD-3beta）

1.1　前兆のない片頭痛の診断基準	2.2　頻発反復性緊張型頭痛の診断基準
A. B～Dを満たす発作が5回以上ある B. 頭痛発作の持続時間は4～72時間（未治療もしくは治療が無効の場合） C. 頭痛は以下の4つの特徴の少なくとも2項目を満たす 　1. 片側性 　2. 拍動性 　3. 中等度～重度の頭痛 　4. 日常的な動作（歩行や階段昇降など）により頭痛が増悪する，あるいは頭痛のために日常的な動作を避ける D. 頭痛発作中に少なくとも以下の1項目を満たす 　1. 悪心または嘔吐（あるいはその両方） 　2. 光過敏および音過敏 E. ほかに最適なICHD-3の診断がない	A. 3か月を超えて，平均して1か月に1～14日（年間12日以上180日未満）の頻度で発現する頭痛が10回以上あり，かつB～Dを満たす B. 30分～7日間持続する C. 以下の4つの特徴のうち少なくとも2項目を満たす 　1. 両側性 　2. 性状は圧迫感または締めつけ感（非拍動性） 　3. 強さは軽度～中等度 　4. 歩行や階段の昇降のような日常的な動作により増悪しない D. 以下の両方を満たす 　1. 悪心や嘔吐はない 　2. 光過敏や音過敏はあってもどちらか一方のみ E. ほかに最適なICHD-3の診断がない

表Ⅲ-8-5 慢性片頭痛と慢性緊張型頭痛の診断基準（ICHD-3beta）

1.3　慢性片頭痛の診断基準	2.3　慢性緊張型頭痛の診断基準
A. 緊張型頭痛様または片頭痛様の頭痛（あるいはその両方）が月に15日以上の頻度で3か月を超えて起こり，BとCを満たす B. 1.1「前兆のない片頭痛」の診断基準B～Dを満たすか，1.2「前兆のある片頭痛」の診断基準BおよびCを満たす発作が，併せて5回以上あった患者に起こる C. 3か月を超えて月に8回以上で以下のいずれかを満たす 　1. 1.1「前兆のない片頭痛」の診断基準CとDを満たす 　2. 1.2「前兆のある片頭痛」の診断基準BとCを満たす 　3. 発症時には片頭痛であったと患者が考えており，トリプタンあるいは麦角誘導体で改善する D. ほかに最適なICHD-3の診断がない	A. 3か月を超えて，平均して1か月に15日以上（年間180日以上）の頻度で発現する頭痛で，B～Dを満たす B. 数時間～数日間，または絶え間なく持続する C. 以下の4つの特徴のうち少なくとも2項目を満たす 　1. 両側性 　2. 性状は圧迫感または締めつけ感（非拍動性） 　3. 強さは軽度～中等度 　4. 歩行や階段の昇降のような日常的な動作により増悪しない D. 以下の両方を満たす 　1. 光過敏，音過敏，軽度の悪心はあってもいずれか1つのみ 　2. 中程度・重度の悪心や嘔吐はどちらもない E. ほかに最適なICHD-3の診断がない

状とされていたが，最近では片頭痛でも高率に合併することが分かっている．片頭痛では家族歴があることも多く，この点も必ず確認する．

各論の項で詳しく述べられるが，慢性片頭痛と慢性緊張型頭痛の鑑別は困難な場合がある．**表Ⅲ-8-5**に両者の診断基準を示した．片頭痛患者の一部は若年から中年への時間経過の中で頭痛の頻度を増しながら軽症化して，片頭痛の性質や随伴症状を失っていくことが知られているが，この変容した片頭痛は個々の頭痛発作をみる限り緊張型頭痛と区別がつかない．ICHD-3betaはこのように変容した頭痛であってもトリプタンが有効であれば慢性片頭痛と診断することを認めている．したがって過去に片頭痛の既往が確実にある症例では，現在の頭痛が慢性緊張型頭痛の診断でまったく矛盾しないものであっても，場合によってはトリプタンでの治療を試みることが必要である．

片頭痛・緊張型頭痛と比較すると群発頭痛はまれな頭痛である．しかし，有病率は明らかでないが神経難病ほどまれではない．この頭痛の存在を頭においておくことが何よりも重要であ

表Ⅲ-8-6　群発頭痛の診断基準（ICHD-3beta）

3.1　群発頭痛の診断基準
A．B〜Dを満たす発作が5回以上ある
B．未治療の場合，重度〜きわめて重度の一側の痛みが眼窩部，眼窩上部または側頭部のいずれか1つ以上の部位に発現し，15〜180分持続する
C．以下の1項目以上を認める
1．頭痛と同側に少なくとも以下の症状あるいは徴候の1項目を伴う
a）結膜充血または流涙（あるいはその両方）
b）鼻閉または鼻漏（あるいはその両方）
c）眼瞼浮腫
d）前額部および顔面の発汗
e）前額部および顔面の紅潮
f）耳閉感
g）縮瞳または眼瞼下垂（あるいはその両方）
2．落ち着きのない，あるいは興奮した様子
D．発作時期の半分以上においては，発作の頻度は1回／2日〜8回／日である
E．ほかに最適なICHD-3の診断がない

表Ⅲ-8-7　薬物乱用頭痛の診断基準（ICHD-3beta）

8.2　薬剤の使用過多による頭痛（薬物乱用頭痛，MOH）の診断基準
A．以前から頭痛疾患をもつ患者において，頭痛は1か月に15日以上存在する
B．1種類以上の急性期または対症的頭痛治療薬を3か月を超えて定期的に乱用している
C．ほかに最適なICHD-3の診断がない

る．診断基準を**表Ⅲ-8-6**に示すが，一度典型的な患者を経験すると，極めて特徴的な頭痛であるので，診断は難しくない．ポイントは「強烈な目のまわりの痛み」「毎日同じような時間に起こる頭痛」「頭痛と同側に限局した流涙などの自律神経症状」「頭痛発作中の落ち着きのなさ，興奮状態」である．頭痛発作中，群発頭痛の患者は歩き回ったり，大声を出したり，自分の頭をたたくなどの行動をすることが多く，片頭痛患者が刺激を避けてできるだけ動かないようにするのとは対照的である．また発作中の嘔気の訴えがあまりないのも片頭痛との鑑別において重要である．診察室内で頭痛発作が始まることは多くないとは思われるが，もしも発作が確認できれば，随伴症状の有無を十分観察する．片側性の流涙などの自律神経症状の有無や発作中の態度の観察は片頭痛と群発頭痛との鑑別上非常に重要である．

治療歴の質問は極めて重要である．薬剤の使用過多による頭痛（薬物乱用頭痛 MOH）は当然二次性頭痛に属するが，初診時においては慢性片頭痛や慢性緊張型頭痛との鑑別が困難なことが多いので，あえてこの項で述べる．**表Ⅲ-8-7**に診断基準を示したが，薬剤中止による改善は診断基準から除外されており，薬物の慢性使用が確認できれば薬物乱用頭痛の診断が可能である．しかしながら患者にはもともと片頭痛などの慢性頭痛が存在するのであり，薬剤中止前の段階では，慢性片頭痛あるいは慢性緊張型頭痛と薬物乱用頭痛の診断名を併記する必要がある場合も多い．薬剤中止により頭痛が軽減されれば診断は確実になる．

c．補助検査法

画像診断や髄液検査は二次性頭痛の除外に必要である．片頭痛患者に脳波異常がみられることがあるが，臨床的な意義は確定しておらず，診断に必須な検査とはいえない．片麻痺性片頭痛など遺伝性が疑われる症例では患者の同意を得て遺伝子検査を実施することがある．

d．原因疾患・病態

片頭痛，緊張型頭痛，群発頭痛の3つの頭痛の特徴を最後に**表Ⅲ-8-8**にまとめる．病態については各論を参照されたい．

表Ⅲ-8-8 一次性頭痛の比較

	片頭痛	緊張型頭痛	群発頭痛
頭痛発作の持続	4〜72時間	30分から7日間，あるいはそれ以上持続	15〜180分
片側性か否か	片側性が多い	両側性が多い	必ず片側性眼窩深部痛
痛みの性質	拍動性が多い	非拍動性が多い	穿痛刺痛などの激痛
痛みの程度	中等度〜重度	軽度〜中等度	重度〜極めて重度
随伴症状	嘔気，嘔吐，光過敏，音過敏		痛みと同側の流涙，結膜充血，鼻漏など
体動による増悪	あり	なし	じっとしていられない

参考文献

1) 日本頭痛学会・国際頭痛分類委員会：国際頭痛分類第3版 beta版．医学書院．p1-205, 2014.
2) 慢性頭痛の診療ガイドライン作成委員会：慢性頭痛の診療ガイドライン2013．医学書院．p1-343, 2013.

[藤木直人]

9 髄膜刺激症状の診かた

基礎知識

髄膜の解剖・生理

髄膜（meninges）は軟膜（pia mater），くも膜（arachnoidea），硬膜（dura mater）の3層からなり，脳・脊髄の支持と保護作用を果たしている（図Ⅲ-9-1）．軟膜とくも膜は広義の軟膜（leptomeninges）と称される．脳・脊髄に密着した軟膜（狭義）は脳溝，裂中に入り込み，脳室内の脈絡組織と脈絡叢を形成し，髄液を産生する．軟膜とくも膜の間の腔をくも膜下腔（subarachnoid space），くも膜と硬膜の間の腔を硬膜下腔（subdural space）と呼び，くも膜下腔には脳脊髄液が120〜140 mL貯留し，主要な脳動脈が走行し，神経組織と直接接している．くも膜下腔は部位により大きさや形が異なり，脳底部では拡大し，脳槽（cistern）を形成する．頭蓋内の痛覚感受性部位はくも膜・硬膜，動静脈の一部，三叉神経，顔面神経，舌咽・迷走神経や頸神経の一部にあり，これらの受容体への化学的・機械的刺激により疼痛が生じる．

症状，徴候

髄膜刺激症状は，髄膜の病変によって引き起こされる一連の症候を指し，自覚的な症状（symptom）と他覚的な徴候（sign）が含まれ，症状と徴候とを含むので髄膜刺激症候（meningeal irritation sign and symptom），または，髄膜症候（meningeal sign and symptom）と表現するほうが妥当といわれる．髄膜刺激症候は，髄膜の炎症，くも膜下出血時の血液などの異物，腫瘍細胞の浸潤により，髄膜が刺激されたときにみられる症候の総称で，頭痛，発熱，羞明，悪心・嘔吐，意識障害などの自覚症状と，神経徴候として項部硬直，Kernig徴候，Lasègue徴候，Brudzinski徴候が認められる．頭痛や意識障害を呈する症例には必ず髄膜刺激徴候の有無を検査することが重要である．

頭蓋内圧亢進による項部硬直を呈する場合には，頭痛，悪心・嘔吐の他，頭蓋内圧亢進徴候としてうっ血乳頭，外転神経麻痺，痙攣，大脳局所徴候を呈する．Parkinson病や進行性核上性麻痺などの錐体外路系疾患でみられる頸部の筋緊張亢進や大後頭孔部〜頸椎・頸髄疾患との鑑別も必要である．

診察の要点

自覚症状
sujective symptom

1 頭 痛

頭痛は，髄膜刺激症状のうち，最も早期に出現し，必発症状である．頭痛の性質は頭全体の持続性頭痛が多いが，拍動性頭痛や後頭部・前頭部の限局性頭痛のこともあり，また，頭痛の程度もさまざまである．頭を振る，体動時，咳嗽時，明るい光や大きな音による刺激で頭痛は増悪する．頭痛の発症様式は，くも膜下出血では突発性，細菌性髄膜炎では急性，結核性・真菌性髄膜炎では亜急性から慢性に出現する．髄膜炎などの原因疾患の改善とともに軽快，消失する．

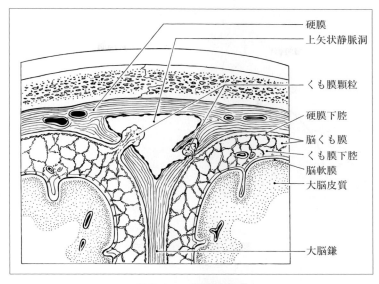

図Ⅲ-9-1 髄膜の構造

(Carpenter より)

2 発　熱

髄膜炎などの炎症性疾患では発熱を伴うが，高齢者では発熱が軽微のこともある．

B 髄膜刺激徴候
meningeal irritation

1 項部硬直 (nuchal rigidity)

仰臥位の患者の頭部の下に両手を入れ，頭部を軽く持ち上げて，患者の枕をはずす．まず患者頭部を左右に回転して抵抗のないことを確認してから，頭部を前方へ屈曲させる．正常では下顎が前胸部につくまで前屈できるが，項部硬直では検者の手に後頸部筋の筋緊張，抵抗を感じ，後頸部筋緊張による前屈制限がみられる．項部硬直は頭部の前方への屈曲時のみの抵抗で，頭部の左右への回旋時および後方への伸展時には抵抗を認めないことが特徴である．髄膜刺激徴候が高度になれば，項部硬直は側方へ屈曲する際にも感じられる．なお，ときに患者が頸部痛を訴え，頸部筋の緊張のため，首を固く固定することがあり，項部硬直と紛らわしいことがある．また，Parkinson病などの錐体外路系疾患による頸部強剛（neck rigidity）の場合，頭部の前屈だけでなく回旋時および伸展時にも抵抗を認め，挙上した頭部から手を離してもゆっくり下がるという点で項部硬直と区別される．

項部硬直は髄膜刺激徴候として他覚的に認められる最も重要な徴候であるが，小児や高齢者で，ときに見極め難いことがある．また，くも膜下出血では，発症直後には項部硬直が認められないことがあり，経過を追って検査をする必要がある．

2 Jolt accentuation of headache

患者に1秒間に2～3回の早さで頭部を左右に回旋させたときに頭痛増悪がみられる現象をいう．当初の報告では，髄膜炎の疑いのある患者でこの徴候を認めない場合には，髄膜炎を除外できるとされていたが，その有用性については，いまだ議論のあるところである．

3 Kernig 徴候 (図Ⅲ-9-2)

1884年のKernigの原著では，患者に膝を伸ばしたまま坐位をとらせると膝が持ち上がる方法が記載されており，これが本来の方法である．

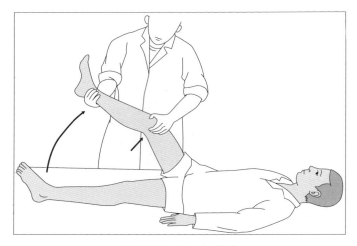

図Ⅲ-9-2　Kernig 変法
脚を持ち上げると（矢印），膝が曲がってきて，検者がこれを伸ばそうとしても，抵抗があり，伸展させにくい．
（平山惠造：神経症候学 第二版Ⅰ．p.270, 文光堂, 2006 より）

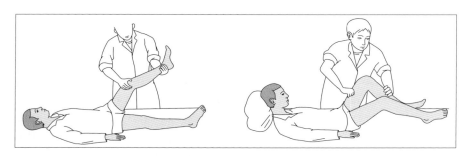

図Ⅲ-9-3　Lasègue 徴候
Forst の記載では，検者が患者の踵をもち，他方の手を膝に当て，下肢を伸展したままで挙上すると疼痛が誘発されるが，膝を屈曲したままで下肢を挙上しても疼痛が生じないときを本徴候陽性とするとされている．
（森若文雄，田代邦雄：神経内科 25. 307-309, 1986 より）

一般に用いられている手技は Kernig 変法で，仰臥位で患者の一側下肢を伸展し，検者が踵をもって下肢を挙上する．正常では膝関節を真っすぐに伸展したままで 135°以上に挙上することができる．下肢の挙上に従って，膝が屈曲し，膝を伸展できない場合を Kernig 徴候陽性とする．通常両側性に認められるが，神経根障害などでも陽性となることがあり，その場合は一側性にみられる．

4 Lasègue 徴候（図Ⅲ-9-3）

1881 年 Lasègue の弟子である Forst により紹介された Lasègue 徴候は，仰臥位の患者の下肢を伸展したままで持ち上げ，45°以下で抵抗を感じ，疼痛を誘発できる場合を陽性とする．Kernig 徴候と同様に坐骨神経痛や腰仙部神経あるいは神経叢障害時にも陽性となり，下肢伸展挙上テスト（straight-leg-raising test）とも称される．

5 Brudzinski 徴候（図Ⅲ-9-4）

仰臥位の患者の頭部を受動的に前屈させると，股関節と膝関節に自動的な屈曲が起こることをいう．ときに母趾の伸展と足趾の開扇現象がみられる．同時に疼痛を誘発することがあり，小児に出やすい．

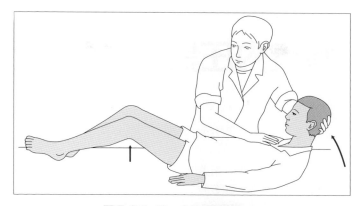

図Ⅲ-9-4　Brudzinski 徴候

仰臥位で患者の首を持ち上げると膝が上がり，下肢が屈曲する．

（平山惠造：神経症候学　第二版Ⅰ．p.270，文光堂，2006 より）

 髄膜刺激徴候の臨床的有用性

　髄膜炎の診断における髄膜刺激徴候の有用性については，髄膜炎が疑われた患者の前向き検討がある．項部硬直については，感度が比較的高いものの 30％ 程度であり，特異度 68％，陽性的中度 26％，陰性的中度 73％ であった．Kernig 徴候と Brudzinski 徴候に関してはほぼ同一で，いずれも感度 5％，特異度 95％，陽性的中度 27％，陰性的中度 72％ と，これら 3 つの古典的髄膜刺激徴候が髄膜炎の診断に有用とはいい難い結果であった．

補助検査法

　脳脊髄液検査と CT，MRI などの画像検査が行われる．脳脊髄液検査では，髄液圧，外観，細胞数などを検査する．

　なお，前述のように髄膜刺激徴候の感度はいずれも低いため，臨床的に髄膜炎が疑われる場合には遅滞なく脳脊髄液検査を施行すべきであると考えられる．

原因疾患・病態

　髄膜炎は，発症様式により急性，亜急性，慢性，再発性に分けられ，病因では細菌，真菌，ウイルスなどの感染性とサルコイドーシス，Behçet 病，癌性，各種薬剤の髄腔内投与による非感染性に分けられる．

　感染性髄膜炎のうち，急性のものはウイルス性，細菌性の可能性が高く，臨床上よく遭遇するのはウイルス性髄膜炎である．慢性経過では結核性・真菌性髄膜炎を疑う．非感染性髄膜炎のうち，癌性髄膜炎は，軟膜，くも膜への転移性腫瘍のび漫性浸潤によるもので，原発巣の診断には全身検索と脳脊髄液細胞診が役立つ．

参考文献

1) 平山惠造監．庄司紘史：髄膜刺激症状の診かた．臨床神経内科学第 5 版．51-55, 南山堂，2006.
2) 平山惠造：髄膜症候．神経症候学改訂第二版Ⅰ．266-281, 文光堂，2006.
3) 日本神経治療学会，日本神経学会他監．細菌性髄膜炎の診療ガイドライン作成委員会編：細菌性髄膜炎の診療ガイドライン：2006.
4) 亀山正邦，高久史麿編．森若文雄：項部硬直．今日の診断指針　第 5 版．p237, 医学書院，2002.
5) 森若文雄，田代邦雄：Lasègue 徴候　―L.K. Lazarevic の業績―．神経内科 25. 307-309, 1986.
6) 田代　淳，田代邦雄：神経症候，髄膜刺激徴候．Clinical Neuroscience 23. 742-743, 2005.

［田代邦雄］

10 頭蓋内圧異常の診かた

　脳は髄膜（meninges）に包まれて硬い頭蓋骨に囲まれた頭蓋腔内に存在している．頭蓋腔内の容積は一定であるため，何らかの原因で頭蓋腔内に存在する脳組織，脳脊髄液（cerebrospinal fluid），血液などの容量に変化が生じると，頭蓋内圧（intracranial pressure）は変動し，頭蓋内圧亢進（intracranial hypertension）や頭蓋内圧低下（intracranial hypotension）が引き起こされる．

　頭蓋内圧異常の理解には，脳脊髄液の産生・循環・吸収の機構を理解することが重要である（図Ⅲ-10-1）．脳を包む髄膜は，硬膜（dura mater）・くも膜（arachnoidea）・軟膜（pia mater）の3層の膜から成っている．最外層の硬膜は，さらに内層と外層の2層から成り，外層は骨膜様に頭蓋骨に付着している．硬膜は血管に富んでおり，（硬膜）静脈洞を形成し，静脈洞には脳組織を通った血液が集まり，内頸静

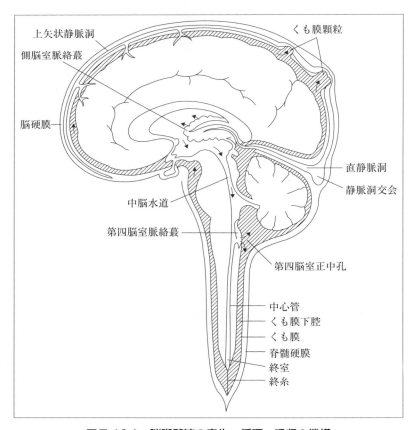

図Ⅲ-10-1　脳脊髄液の産生・循環・吸収の機構

（庄司紘史：臨床神経内科学　第5版．南山堂，2006より）

脈へと送られる．次のくも膜は硬膜とは異なり血管に乏しい薄い膜で，硬膜と接し最内層の軟膜とは結合織によりつながっている．最内層の軟膜は，外胚葉由来の硬膜やくも膜と異なり，中胚葉由来の細胞が薄く上皮様に配列したものであり，くも膜と異なって脳回部分のみではなく，脳溝や脳室など脳の表面のすべてを覆っている．くも膜と軟膜の間の空間はくも膜下腔（subarachnoid space）と呼ばれ脳脊髄液によって満たされている．すなわち，脳は脳脊髄液に満たされたくも膜下腔に包まれており，そのため頭蓋内圧は脳脊髄液圧と同義であり，脳圧ともいわれる．また，くも膜下腔には主要な動脈が走行しており，動脈瘤などからの出血がくも膜下出血をきたすことはよく知られている．

脳脊髄液は各脳室にある脈絡叢（choroid plexus）にて産生される．産出された脳脊髄液は，側脳室から脳室間孔（Monro 孔）を通り第三脳室に流れ，第三脳室から中脳水道を通って第四脳室に入り，第四脳室から第四脳室正中孔（Magendie 孔）と第四脳室外側孔（Luschka 孔）を通ってくも膜下腔に排出される．つまり，脳室系からくも膜下腔へは第四脳室正中孔および外側孔しか出口はない．そのため，例えば脳腫瘍などの占拠性病変で第三脳室から第四脳室への流出経路である中脳水道が圧迫されて閉塞すると，側脳室および第三脳室で産生された脳脊髄液が脳室系から排出できなくなり頭蓋内圧が亢進する結果となる．

脳室系からくも膜下腔に出た脳脊髄液は，くも膜にあるくも膜顆粒より吸収されて静脈系に入る．くも膜顆粒は，くも膜が外層へ突出して硬膜を貫き，隣接する上矢状洞などの（硬膜）静脈洞や頭蓋骨内の板間静脈に入り込んだ絨毛状の突起様構造物である．なお，脳脊髄液の吸収はくも膜顆粒以外にも毛細血管やリンパ管からも起きるとされている．

脳脊髄液の総量は 120〜140 mL，1 日の産生量は 400〜500 mL ほどといわれ，1 日で約 4 回も入れ替わるほど循環している．そのため，前述の脳脊髄液の流出経路に何らかの原因で狭窄・閉塞が起きると，容易に頭蓋内圧が上昇する．

頭蓋内圧（脳脊髄液圧）は，成人では 60〜180 mmH$_2$O，小児では 40〜100 mmH$_2$O が正常とされている．通常，腰椎穿刺によって測定される．

なお，水頭症（hydrocephalus）とは，脳室に脳脊髄液が過剰に貯留して拡張をきたした状態を指す．前述の脳脊髄液の流出経路が閉塞して起きる「閉塞性」水頭症（obstructive hydrocephalus）と，流出路に明らかな閉塞がみられない「交通性」水頭症（communicating hydrocephalus）に分類される．

1 頭蓋内圧亢進
intracranial hypertension

A 基礎知識

何らかの原因で頭蓋腔内の構成要素の容積が増すと，頭蓋内圧亢進をきたす．頭蓋内圧亢進の初期には，脳脊髄液の産生低下，脳血流減少，脳実質萎縮などの代償機構が働いて症状が現れにくいが，頭蓋腔内の容積は一定であるため次第に代償は破綻し症状が現れる．また，幼児期までは頭蓋骨が半閉鎖の状態にあり，頭蓋内圧の上昇に伴って頭位が拡大して頭蓋内圧上昇を和らげるため症状の発現が遅れる．

B 症状，徴候

1 頭　痛

頭部全体の痛みであることが多い．前頭や後頭部に強いこともある．咳嗽時や排便等で力んだときや，頭を下げたときには頭蓋内圧がさらに上昇するため頭痛は増強する．

2 悪心・嘔吐

必ずしも悪心を伴うとは限らない．小児では噴水のように吐く「噴出性嘔吐」を呈することもある．

3 その他

複視，精神症状，意識障害，痙攣などがある．

C 診察の要点

1 意識状態および全身状態の評価

占拠性病変により頭蓋内圧が亢進している場合には脳ヘルニア（cerebral hernia）が起きることがある．特に脳幹部が圧迫された際に出現する徴候に注意を払う必要がある．

具体的には，意識障害，呼吸・脈拍・血圧の異常，瞳孔異常，外眼筋麻痺などであり，生命の危機に瀕する状態となりうる（⇒17頁，Ⅲ-1.「意識障害の診かた」を参照）．

2 髄膜刺激徴候

頭蓋内圧亢進を示す所見の一つとして，項部硬直（nuchal rigidity）がみられる．

3 眼球運動と瞳孔

a. 外転神経麻痺 （abducens nerve palsy）

外転神経は脳神経の中ではくも膜下腔での走行が最も長いため頭蓋内圧亢進の影響を受けやすい．片側性の外転神経麻痺は外傷，脳血管障害，糖尿病でもみられるが，両側性の場合は頭蓋内圧亢進で起こることがある．

b. 動眼神経麻痺 （oculomotor nerve palsy）

頭蓋内圧亢進のために側頭葉（鉤）ヘルニアが起こり始めるときには，まず同側の動眼神経の圧迫による瞳孔散大，対光反射減弱が始まり，ついで外眼筋麻痺が加わる．なお，糖尿病性の動眼神経麻痺の場合は，外眼筋麻痺が先に出現し，瞳孔は散大せず対光反射が保たれる点で異なる．

4 眼底検査

a. 乳頭浮腫・うっ血乳頭 （papilledema・papillary stasis）

頭蓋内圧亢進による視神経乳頭の生理的陥凹の消失を乳頭浮腫・うっ血乳頭といい，眼底検査にて観察する．硬膜は視神経管を通って眼窩に入った後，外層は骨膜となって眼窩骨を覆い，内層は軟膜，くも膜，くも膜下腔とともに視神経を取り囲み頭蓋腔内から連続した構造をとる．そのため，頭蓋内圧が高まると視神経周囲の脳脊髄液圧も上昇することにより，うっ血乳頭をきたす．うっ血乳頭の発現には，視神経の圧迫による軸索流の障害も関与しているとされる．うっ血乳頭が長期間続くと視神経の萎縮をきたす．

5 その他

頭蓋内圧亢進は，特発性よりも二次性が圧倒的に多い．そのため，頭蓋内圧亢進症状を単独で呈することは少なく，それぞれの原因に応じた頭蓋内圧亢進以外の症状や徴候が混在していることが多い．したがって，緊急を要する場合以外は原則として，全身所見に加え完全な神経学的診察を行い，混在した症候の中から，重要な症候を見逃さないように注意が必要である．

D 補助検査

腰椎穿刺，MRI，CT，RI脳槽シンチグラフィーなど．なお，腰椎穿刺は脳ヘルニアを惹起する恐れがあるため注意が必要である．

E 原因疾患

1 脳脊髄液の産生増加

脈絡叢へ炎症性刺激が加わり脳脊髄液の産生が増加することがある．その他，脈絡叢腫瘍や髄膜症（meningism）などが原因となりうる．

2 脳脊髄液の循環障害

脳脊髄液の流出経路の狭窄や閉塞をきたし得る疾患は全て原因となる．脳腫瘍，脳出血などの頭蓋内出血，脳挫傷，脳梗塞，肉芽腫性疾患（結核やサルコイドーシス）などの占拠性病変，脳炎などの炎症性疾患，髄膜炎などの炎症による髄膜の癒着，中脳水道狭窄症，頭蓋頸椎移行部における奇形（キアリ奇形，頭蓋底陥入症，

後頭骨環椎癒合症など）などがあげられる．
　有茎の腫瘍は茎柄を支点に動くため，脳室間孔の近傍に発生するとその動きにより一時的に孔が閉鎖されることがあり，頭蓋内圧が急上昇して頭痛が出現する．そして再び腫瘍が動いて流出路の閉塞が解除されるとその頭痛も速やかに消退する．これを間欠的に繰り返す事がありball-valve action として知られている（図Ⅲ-10-2）．

3 脳脊髄液の吸収障害
　前述の疾患の中でも，炎症や腫瘍，肉芽腫，出血などにより髄膜に広範な障害をきたす場合には，脳脊髄液の吸収が障害されて頭蓋内圧亢進が起こる．吸収部位の近傍での障害では，脳室はあまり拡大しないとされている．

4 頭蓋内構造物の容積の増加
　脳腫瘍などの占拠性病変，広範な脳虚血や低酸素，急性肝不全，高血圧性脳症などで脳全般の浮腫をきたした場合にも頭蓋内圧は亢進する．

5 静脈圧の上昇
　脳静脈洞血栓症あるいは心不全などの上大静脈のうっ血をきたす疾患などで静脈圧が上昇する場合にも，頭蓋内圧は亢進しうる．

6 特発性頭蓋内圧亢進症 （idiopathic intracranial hypertension）
　明らかな原因なく頭蓋内圧が亢進する疾患で，特に肥満の若い女性に多い．偽性脳腫瘍（pseudotumor cerebri）とされるものの大部分を占める．症状としては，頭痛，複視，視力障害など，徴候としては乳頭浮腫を呈する．軽度の外転神経麻痺を認めることもあるが，その他明らかな局所徴候は認めないとされている．髄液圧は 250～450 mmH$_2$O まで上昇するが，脳MRI では占拠性病変などはなく，脳室系は正常大から縮小しており，トルコ鞍空虚（empty sella）を呈することがある．

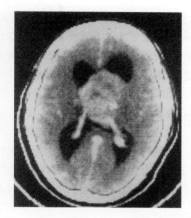

図Ⅲ-10-2　側脳室腫瘍による閉塞性水頭症例の頭部 CT

側脳室腫瘍による ball-valve action のため，閉塞性水頭症と激しい頭痛発作をきたした症例である．

7 その他
　代謝性疾患，薬剤（ステロイドなど）によるものなどがある．
　また，頭蓋内圧は正常範囲内であるが脳脊髄液が増加した病態として正常圧水頭症（normal pressure hydrocephalus）があるが，詳細については他項を参照されたい．

2 頭蓋内圧低下
intracranial hypotension

A 基礎知識
　何らかの原因で頭蓋内圧が低下した状態であり，「低髄液圧症候群」ともいわれる．しかし，同様の症状を呈していても必ずしも脳脊髄液圧の低下が証明されるとは限らず，病態は脳脊髄液量の減少であるという考え方から「脳脊髄液減少症（cerebrospinal fluid hypovolemia）」という名称が提唱された．さらに，現時点では脳脊髄液の量を測定する方法がないため脳脊髄液の減少を証明できる訳ではなく，画像検査にて脳脊髄液の漏出を証明するのみであることから，「脳脊髄液漏出症（cerebrospinal fluid leak）」という名称が最も適切と考えられている．
　わが国では，平成 19 年度より厚生労働省科

学研究費補助金による「脳脊髄液減少症の診断・治療の確立に関する研究」が開始され，平成22年度総括研究報告として「脳脊髄液漏出症画像判定基準・画像診断基準」が発表された．

B 症状，徴候

脳は，頭蓋内で脳脊髄液に浮いた状態で存在している．したがって，頭蓋内圧が低下すると，重力の作用により脳は鉛直方向に引かれることとなる．

1 症状
a. 頭痛
坐位・立位で増強し，臥位にて改善する起立性頭痛（orthostatic headache）が特徴的である．これは，座位・立位では脳が下方に引かれるため，脳静脈などに張力が作用することによって痛みが生じるとされ，牽引性頭痛（traction headache）ともいわれる．部位としては，前頭部および後頭部に多く，性状としては，鈍痛や頭重感のことが多い．

b. その他
嘔気，嘔吐，ふらつき・めまい感，複視，羞明，耳鳴，難聴，聴覚過敏，集中力低下などがある．さらに，頸部痛や上肢の疼痛などを訴えることもある．

2 徴候
脳神経障害では，外転神経麻痺を起こしやすい．重症の頭蓋内圧低下では，小脳扁桃，視交叉，橋の下方偏倚を認めた例があり，そのような場合には，視力・視野障害，顔面麻痺などの徴候が出現しうる．

C 診察の要点

まず，問診にて起立性頭痛の存在を聴取することが重要である．そのうえで，外傷など，頭蓋内圧低下の原因となりうる既往歴などを確認する．

神経学的診察では，脳神経障害として外転神経麻痺の所見を認めることがある．また，頭蓋内圧低下により慢性硬膜下血腫を起こすことがあり注意が必要である．

D 補助検査

腰椎穿刺にて脳脊髄液圧の低下（60 mmH$_2$O以下）を確認する．

画像検査としては，脳 MRI が頭蓋内圧低下の診断に重要である．びまん性の硬膜肥厚および Gd 異常増強像が特徴的であり（図Ⅲ-10-3），硬膜下水腫を伴い，さらに硬膜下血腫をきたすこともある．また，硬膜外静脈叢の拡張や脳の下方偏倚がみられることがあり，これらの所見は矢状断あるいは冠状断像にて観察しやすい．

脳脊髄液漏出の診断には，RI 脳槽シンチグラフィー，脊髄 MRI/MR ミエログラフィー，CT ミエログラフィーなどが用いられ，これらの所見を組み合わせて判定する診断基準が発表されている．

E 原因疾患・病態

脳脊髄液の減少をきたし得る疾患が原因となる．以下，病態別に概説する．

1 脳脊髄液の産生低下
脈絡叢の障害や循環血漿量の低下により脳脊髄液の産生が減少する．髄膜炎，放射線照射後，脱水，重症感染症，ビタミン A 欠乏症などが原因となる．

2 脳脊髄液の漏出
何らかの原因で脳脊髄液がくも膜下腔の外に漏出することにより頭蓋内圧が低下する（髄液漏とも呼ぶ）．頭蓋内圧亢進のほとんどが頭蓋内から頭蓋頸椎移行部に原因がある一方，脳脊髄液の漏出による頭蓋内圧低下では脊椎レベルにも原因がある．

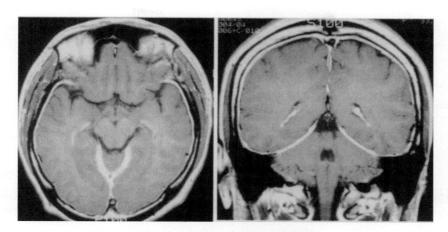

図Ⅲ-10-3　頭蓋内圧低下の頭部 MRI
T₁強調像にてびまん性の硬膜肥厚と異常増強像を認める．

原因としては，頭部の場合，開頭術や頭部外傷による脳脊髄液漏出，髄液性鼻漏などがあり，脊椎レベルでは，腰椎穿刺，交通事故や転倒などによる頸部の強い打撲などが挙げられる．

テニスやスカッシュなどのラケットスポーツ後に発症した例があり，その機序としては，腕神経叢の牽引が繰り返されたことで神経根袖が損傷して脳脊髄液が漏出したものと推測されている．

また，前述のような明らかな原因がないものを特発性低髄液圧症候群というが，現在では，その病態は脳脊髄液の漏出であることがわかっている．漏出部位としては，頸胸髄移行部から胸髄レベルに多いとされている．

3 脳脊髄液の吸収亢進

実際に起きることは少ないと考えられるが，高浸透圧液の投与（マンニトール，グリセロールなど）にて起こり得る．

参考文献

1) 田崎義昭，斎藤佳雄：ベッドサイドの神経の診かた　第15版．南山堂，1994.
2) Peter Duus 著，花北順哉　訳：神経局在診断　第4版．文光堂，1999.
3) 鴨下重彦，二瓶健次編：ベッドサイドの小児神経の診かた　第2版．南山堂，2003.
4) 平山惠三監修，庄司紘史：髄膜刺激症状の診かた．臨床神経内科学　第5版．南山堂，51-55，2006.
5) Greitz D, Hannerz J：A proposed model of cerebrospinal fluid circulation：observations with radionuclide cisternography. AJNR Am J Neuroradiol 17（3）：431-438, 1996.
6) Koh L, Zakharov A, Johnston M.：Integration of the subarachnoid space and lymphatics：is it time to embrace a new concept of cerebrospinal fluid absorption?. Cerebrospinal Fluid Res. 2. 6, 2005.
7) 平山惠三監修，田代邦雄：頭蓋内圧異常の診かた．臨床神経内科学　第5版．南山堂，56-59, 2006.
8) Ropper AH, Samuels MA, Klein JP：Disturbances of Cerebrospinal Fluid, Including Hydrocephalus, Pseudotumor Cerebri, and Low-Pressure Syndromes. Adams and Victor's Principles of Neurology. 10th edition, McGraw-Hill Education. 617-638, 2014.
9) 脳脊髄液漏出症画像判定基準・画像診断基準．厚生労働科学研究費補助金障害者対策総合研究事業（神経・筋疾患分野）脳脊髄液減少症の診断・治療法の確立に関する研究班，2011.
10) 佐藤慎哉，嘉山孝正：疾患概念と診断基準，脳脊髄液漏出症．Clinical Neuroscience 30（4），中外医学社．395-399, 2012.

［田代邦雄］

11 嗅覚障害の診かた

基礎知識

　嗅覚は系統発生学的に最も古い感覚の一つであり，下等哺乳動物では必然的に最も重要な機能を発揮し，摂食行動や動物社会の交流手段として使われ，ヒトではその必要性から退化している機能である．それでもヒト嗅覚は数千以上の匂い物質を識別できるといわれている．一般に嗅覚が障害されても，視覚や聴覚障害者ほどのハンディキャップとしては受け取られず見過ごされる傾向がある．

　鼻腔上部後方の嗅粘膜上皮には双極型感覚細胞である嗅覚一次ニューロンがあり，その樹状突起の先端部嗅小胞から嗅覚化学受容器を備えた10～30本の嗅毛が出ており，30～60日周期で再生している．嗅粘膜から分泌された粘液に潤された一次ニューロン樹状突起先端部嗅毛は粘液に融解された極めて低濃度の匂い物質をその化学受容器で受容し，G蛋白（Golf）介在下にアデニールサイクラーゼ（AC）を活性化し産生されたcAMPがCaチャネルを開口し，Ca+2細胞内流入によりクロライドチャネルを活性化して脱分極を起こし電気信号としてその情報を中枢側に伝達する（図Ⅲ-11-1）．一次嗅神経中枢側は篩板を通過して頭蓋内に入り嗅球内にある二次ニューロン軸索とシナプス形成をして嗅糸球（olfactory glomerulus）を構成している．平たい卵形の嗅球にある二次ニューロン［主に僧帽細胞（mitral cells）と内顆粒細胞（internal granule cells）］はその中枢側を束ねて嗅索を形成し前頭蓋窩嗅溝に沿い後方に走行して嗅三角に至り，側頭葉鈎，海馬回および扁桃核などからなる皮質嗅覚野に到達する．嗅粘膜化学受容器で受理された情報はこの嗅覚システムを介して嗅覚野に到達して種々の匂いを感じている[1]（図Ⅲ-11-1）．

　これ以外に嗅粘膜にはもう一つの化学受容システムである三叉神経系も疼痛受容の一部として，その分枝である鼻毛様体神経および鼻口蓋神経自由終末は化学受容器として機能している．これらの自由終末は鼻腔内に入った高濃度匂い刺激をも感受しており，アンモニアなどのいわゆる刺激臭は三叉神経終末を介した刺激性感覚として感受されるが，極めて低濃度の匂いに反応する嗅神経系とは異なるシステムである．

　嗅覚は味覚と極めて密接な関係をもち，ともに化学刺激に対応した感覚であり前者により食物・飲料の味覚は大きく影響される．高齢者，Parkinson病やうつ患者で嗅覚異常を伴った味覚低下がしばしばみられるのは単なる嗅神経の異常のみならず高位皮質機能の複雑な状態を反映するものである．

症状・徴候

　嗅覚異常症状には①嗅覚の量的変化としての嗅覚鈍麻（hyposmia）および嗅覚消失（anosmia），②嗅覚の質的異常としての異臭症である嗅覚錯誤（parosmia），③匂い刺激なしに異常な匂いを感ずる幻覚臭（幻臭：olfactory hallucination）と④高位嗅覚系路の障害による嗅覚失認症（olfactory agnosia）がある．

　嗅神経は両側鼻腔内に存在するため，嗅覚の質的変化は一側の障害では気づかれないことが

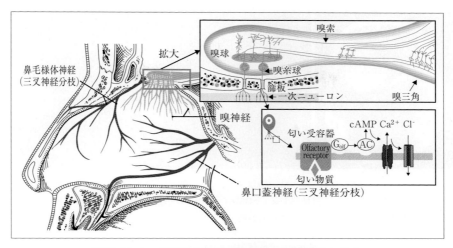

図Ⅲ-11-1 鼻腔内嗅粘膜の嗅神経，三叉神経の分布

多く両側障害で初めて嗅覚鈍麻や消失が訴えられることが多い．一側の嗅覚鈍麻が同側視神経萎縮と対側乳頭浮腫からなる Foster Kennedy 症候群にまれに合併してみられることが嗅溝髄膜腫を含む前頭葉下部占拠性病変（腫瘍，膿瘍）でみられる（図Ⅲ-11-2）．嗅覚質的異常としては本来の匂いから歪曲された嗅覚を感ずるのが嗅覚錯覚である．

匂い刺激のないにもかかわらず特殊な匂いを感ずるのは中枢性異常による幻覚であり，扁桃核周辺嗅覚中枢の異常発火による側頭葉てんかん鉤発作（uncal fit）はよく知られている．同様の幻臭はうつ，統合失調症，ヒステリーやAlzheimer 病患者でも訴えられる．嗅覚失認症も中枢性高位嗅覚障害であり嗅覚識別能の障害と考えられ，アルコール中毒でみられる Korsakoff 症候群患者でしばしばみられる病態であり側頭葉内側一次嗅覚野と密接に連絡する視床内背側核を含む高位嗅覚系路障害が考えられる[2]．

診察の要点

嗅神経は両側2本一対からなる脳神経であり，診察の要点は臨床的にはそれぞれ一側の機能障害を診断するために，両鼻孔の一側ずつを手で閉鎖し左右別々に開いた鼻孔から匂い検査物質（コーヒー，タバコ，香水など）を嗅がせてその物質名を答えてもらう（図Ⅲ-11-3）．この際匂い物質として刺激の強いアンモニアなどは鼻腔内三叉神経終末をも刺激するので使用すべきでない．

さらに詳細の定量的な嗅覚検査もあり，5種類の基準臭（バラの花香，キャラメルの焦げ臭，汗の腐敗臭，桃の果実臭，糞便臭）を使用する基準嗅覚検査やアリナミン静注からその匂い時間を知る静注検査はわが国の健康保険点数が認められている（後述各論参照）．

補助検査法

嗅覚障害をきたす病変の画像診断は重要であり，頭蓋単純写矢状断やCT，MRI検査が器質的疾患の診断に有用である．とくに嗅溝髄膜腫の診断には単純写で前頭蓋底篩骨・篩板の肥厚骨化で疑診され，CT，MRIで占拠性病変が診断される（図Ⅲ-11-2．Foster Kennedy）．まれに嗅覚低下を辺縁系病変の初発症状とする単純ヘルペス脳炎，神経傍腫瘍性症候群もあり，血清ウイルス抗体価，ウイルスPCR検査や傍腫瘍性抗体価測定が診断の補助となる．

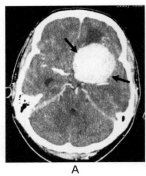
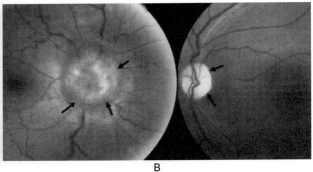

図Ⅲ-11-2　Foster Kennedy 症候群
A．36歳，男性．診断：左前床突起髄膜腫．B左図：右乳頭浮腫　　B右図：左視神経萎縮
（Pastora-Salvador N. et al.：CMAJ 183．2135，2011 より）

原因疾患・病態

　嗅覚異常をきたす原因疾患は嗅覚受容器から嗅覚中枢，さらに高位の嗅覚認知に至るどの系路の障害でもおこり，辺縁系機能とも密接な関係から解剖学的では説明のできない高位機能異常においてもみられる．

 嗅粘膜障害
olfactory mucosal disorder

　鼻粘膜の急性および慢性炎症である鼻炎が原因となり，その種類にはアレルギー性，血管運動性，萎縮性，細菌感染性および感冒・インフルエンザなどの非特異性ウイルス感染や特異な単純ヘルペス感染で嗅細胞末端の匂い化学受容器を取り巻く粘膜が障害されて嗅覚低下，消失がおこる．いわゆる炎症腫脹による鼻詰まりで鼻腔上部の嗅細胞上皮まで匂いが到達しない症例での嗅覚障害であり，耳鼻科的鼻腔内検査が必要である．

B 嗅覚一次ニューロン障害
primary olfactory neuron disorder

　嗅神経上皮の粘膜内末端にある匂い化学受容器から双極の僧帽細胞が中枢側を篩板を通過して二次ニューロンとシナプス形成をして嗅糸球をつくるまでの障害である．頭部外傷による篩骨板の骨折で通過する嗅糸切断が起こった脳挫傷，前頭蓋下脳手術術後，くも膜下出血などの疾患で嗅覚障害はみられる．極めてまれな化学受容器のある嗅上皮原発の腫瘍（esthesioneuroblastoma）でも嗅覚障害がある．また化学受容器が先天的に欠損している Kallmann 症候群では両側性嗅覚消失・低下が低ゴナドトロピン性腺機能低下症とともにみられ，二次性徴がみられない．

C 嗅覚二次ニューロン障害
secondary olfactory neuron disorder

　嗅球内僧帽細胞の末梢側嗅糸球から二次ニューロンとなり，その軸索の束が嗅索となり嗅三角を経て皮質嗅覚野に至るまでの経路に障害がおこる病態である．前頭蓋窩底部の占拠性病変である嗅溝髄膜腫，前頭葉底部神経膠腫や感染性の脳膿瘍や脳炎（単純ヘルペス）で一側あるいは両側性の嗅覚消失・低下がみられる．前頭蓋窩後方占拠性病変で一側の嗅索と視神経を圧迫して嗅覚消失，視神経萎縮と対側の乳頭浮腫がみられるまれな病態は英国神経科医 Foster Kennedy により報告され[3] Foster Kennedy 症候群と呼ばれている（図Ⅲ-11-2）．彼の報告した6例全例で嗅覚消失が診られたが，一般に嗅覚消失は本症候群に含まれていない．本症候群を呈する原因疾患は上記の嗅溝髄膜腫，蝶形骨翼髄膜腫，トルコ鞍周囲腫瘍，視神経腫瘍，

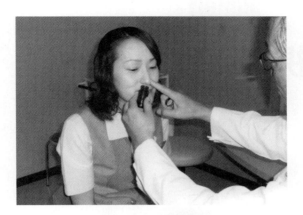

図Ⅲ-11-3　嗅覚検査
他側の鼻腔を押さえて1側ずつ嗅覚を検査する．

前頭葉膿瘍などの占拠性病変以外にも視交叉くも膜炎，非対称性頸動脈動脈硬化症，内頸動脈動脈瘤，梅毒やサルコイドーシスによる髄膜炎などが報告され，非腫瘍性の偽性 Foster Kennedy 症候群と区別されている．本症候群は歴史的にみると，Gowers が 1909 年 Lancet に最初に報告しており[4]，その教え子 Paton も 1909 年により詳細な報告しており[5] 英国では Gowers-Paton-Kennedy 症候群として知られている．

D 皮質嗅覚野障害
olfactory cortex disorder

中枢性嗅覚野の障害は幻覚臭である．他の誰もが感じない匂いを患者だけが感ずる匂いである．古くから知られているのは側頭葉てんかん患者の発作前のアウラとしての通常不快な幻臭で実際は側頭葉焦点発作の起始であり，嗅覚野の一部である扁桃核（鈎）を起源として進展する．通常は幻臭に引き続き意識の変容，覚醒度低下を呈す複雑部分発作である．

同様の幻臭は内因性うつ病や統合失調症の精神病や Alzheimer 病末期でもみられ，通常妄想を合併する．これらの患者は症状を隠したがり強迫的な鼻洗浄，防臭薬使用を行うことが多い．

E 高位皮質性嗅覚障害
higher cortical olfactory disorder

皮質嗅覚野よりさらに嗅覚高位障害では匂い感受は可能だがその分類や認知ができず匂いの名前が言えない皮質性嗅覚失認（olfactory agnosia）がある．アルコール中毒でみられる Korsakoff 精神病患者でよくみられる症状で視床内背側核病変によるとされ，視床から嗅覚前頭野への皮質投射系障害が考えられている[6]．

参考文献

1) Benarroch EE：Olfactory system. Functional organization and involvement in neurodegenerative disease. Neurology 75. 1104-1109, 2010.
2) Mair R, Capra C, McEntee WJ. et al.：Odor discrimination and memory in korsakoff's psychosis. J Exp Psychol Hum Pecept Perform 6. 445-458, 1980.
3) Kennedy F：Retrobulbar neuritis as an exact diagnostic sign of certain tumors and abscesses in the frontal lobe. Am J Med Sci 142. 355-368, 1911.
4) Gowers W：A case of unilateral optic neuritis from intracranial tumor. Lancet 2：65-68, 1909
5) Paton L.：A clinical study of optic neuritis in its relation to intracranial tumors. Brain 32. 65-91, 1909.
6) Slotnick BM, Kaneko N.：Role of mediodorsal thalamic nucleus in olfactory discrimination learning in rats. Science 214. 91-92, 1981.

［廣瀬源二郎］

12 視覚障害の診かた

基礎知識

視覚は眼に入った光刺激が網膜に投射されたのち，視神経，視神経交叉，視索，外側膝状体を経て視放線を通り視中枢に到達して初めて感覚として受容される．

A 網膜
retina

網膜は眼に入った視覚刺激（光信号）を電気信号に変えて視神経以下の視覚経路を介して視中枢へと視覚情報を送る一種の光受容器である．眼に入った視覚刺激は透光体である角膜，水晶体・硝子体を通過しカメラのフィルムに相当する網膜内面の内境界膜を通り，その外層にある最も眼球の深部に位置する視細胞層光受容体である棒状の桿体およびフラスコ状錐体に到達する（図Ⅲ-12-1）．網膜の厚さは0.2〜0.3 mm，その中心部には視力に最も関係する黄斑部（macula）があり，その中心は凹んでおり中心窩（fovea centralis）と呼ばれる．ほ

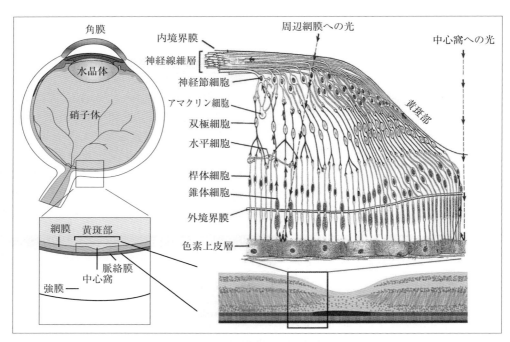

図Ⅲ-12-1　眼球・網膜の解剖

光は内境界膜を通過してまず桿体・錐体細胞のある層に達する．黄斑部 macula（右端）では錐体細胞がほとんどを占め，特にその中心窩 fovea centralis では錐体細胞のみが存在する．周辺の網膜では桿体細胞優位に錐体細胞がわずかに混在する．ここで光エネルギーが電気信号に変わり，水平細胞，双極細胞を経て神経節細胞に伝搬され網膜最表層で神経線維層を形成して弓状線維となり眼球後極の一カ所に集束して視神経乳頭を形成する．

12 視覚障害の診かた

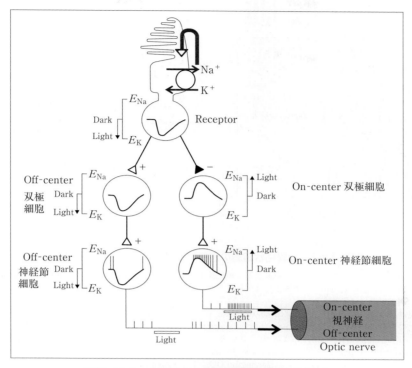

図Ⅲ-12-2 光受容体における電気信号情報処理
錐体は二つの双極細胞とシナプス結合して，一つは光刺激で興奮（On-center，脱分極）し，もう一つは光で抑制（Off-center，過分極）する．On-center細胞では伝達物質により抑制されて脱抑制がおこり興奮する．Off-center細胞では同じ伝達物質で興奮し，伝達物質の放出が減りその結果細胞興奮は抑制される．それぞれの電気信号は次の神経節細胞へ伝送されその軸索である視神経へと送られる．
(Bailey CH et al.：The retina and Phototransduction. Principles of Neural Science. 2nd ed. Ed. Kandel ER, Schwartz JH. Elsevier Science Publishing. 1985 より)

とんどの錐体はこの黄斑部，とくに中心窩に集中して分布しており，日中の明所の視力（明所視）と色覚機能を担当している．黄斑部から離れるにつれ錐体の数が徐々に減り，暗所の視力（暗所視）を担当する桿体が増加する．光受容体である錐体も桿体も視細胞の一部で，皮膚の感覚受容器に相当する網膜外胚葉層であり，ここそが発生学的に脳の一部が突出・陥凹してできた視覚系における神経構築の始まりである．

光エネルギーである光覚が吸収され電気的信号に変わるのは錐体・桿体の機能による．桿体にはphotonを吸収する視覚色素ロドプシンがあり，そのロドプシンは2個の構成成分レチナール（ビタミンAのアルデヒド誘導体）とオプシンからなる．錐体にもロドプシン同様の視覚色素錐体オプシンが存在するが桿体と異な

り3種類の錐体細胞があり，ヒト可視光線400～700 nmのうちの異なる光波長を，短波長400 nm青を吸収するS錐体，中波長500～600 nm緑を吸収するM錐体と長波長600～700 nmの赤を吸収するL錐体が機能分担している．これらの視覚色素（ロドプシン，オプシン）が光により分解されることで視細胞の膜透過性を変え暗所で開いていたNa^+チャネルが閉鎖することにより－30から－70 mVと過分極となり，シナプスにおける神経伝達物質分泌が減少する．すなわち光刺激が光受容体視細胞を抑制（過分極）し，暗刺激が興奮（脱分極）させることにより電気信号に変えられる．視細胞により電気信号に変えられた情報は二つの双極細胞とシナプスを形成し最終的に神経節細胞に送られ，その軸索である視神経を通過し

103

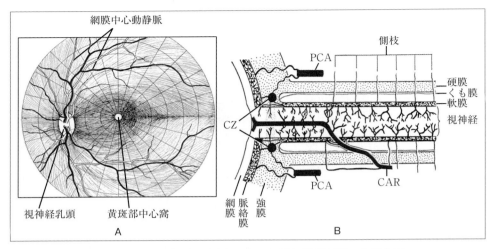

図Ⅲ-12-3　網膜弓状線維の走行と視神経乳頭周囲の血管支配

A：網膜神経節細胞の無髄軸索は網膜最表層に神経線維層を走行し，後極の一ヵ所に集束して視神経乳頭を形成する．網膜周辺からの線維走行は弓状でその分布は疎であり，黄斑部からは密な線維がほぼ直線的に視神経乳頭に集簇する．

B：視神経の血管支配はその乳頭部は網膜中心動脈（Central artery of retina：CAR）ではなく眼動脈から別に分枝した後毛様体動脈（posterior ciliary artery：PCA）から分枝して視神経を輪状にとりまく Cicle of Zinn-Haller（CZ）により栄養される．そのためこの血管の虚血が anterior ischemic optic neuropathy（AION）を来すのであり網膜中心動脈の虚血によるものではない．

(Harrington DO.：The Visual Fields. 3rd ed. CV Mosby Co, 1971 より)

て眼球外に送られる（図Ⅲ-12-2）．

ヒトの眼には耳側と鼻側の両視野が存在するが，耳側視野は網膜の鼻側に投射され，鼻側視野は網膜の耳側に投射される．そのためその後の視覚路にも特定の走行があるため視覚路障害は種々の特徴的視野異常として局在が推定される．

B　視神経・視交叉・視索
optic nerve・optic chiasm・optic tract

網膜神経節細胞の軸索が網膜最表層を弓状に走り集束して黄斑部の4 mm鼻側に約1.5 mm直径の視神経乳頭を形成し強膜を貫き視神経として眼球を出る．乳頭部には視神経細胞はないためこの部位に投射される光刺激は感知されないため視野検査で生理学的暗点となり Mariotte暗点と呼ばれる（図Ⅲ-12-1, 3）．網膜上では無髄の軸索も強膜を出た部位から髄鞘化され有髄線維となり視神経として下垂体直上で視交叉となり，視索を形成して約80％の視索線維は外側膝状体に終わる．耳側網膜からの神経節細胞軸索は視神経外側を通り視交叉に至り，交叉することなく視索へ走行し視索外側線維となり外側膝状体（2, 3, 5層）に至りシナプス結合をする．鼻側網膜からの軸索は視神経内側を通過し視交叉で交叉し対側視索内側線維となり外側膝状体（1, 4, 6層）で同様にシナプス結合を行う．交叉線維は交叉直後にやや前方を迂回してから視索につながる．この迂回移行部は Wilbrand 膝と呼ばれ（図Ⅲ-12-4），臨床上の移行部暗点（junctional scotoma）の責任病変となる（図Ⅲ-12-12〈112頁〉）．ただこの彎曲する移行部は組織固定の際のアーチファクトとする考えもあるが臨床的に移行部暗点を呈す視野障害例のあることからこの解剖を理解しておくべきである．

視交叉以降では視野の左半側は右耳側と左鼻側の網膜に投射されてから右視索に集束して左視野視覚情報が右外側膝状体でニューロンを変えて視放線を形成して右側Brodmann17野後頭葉視中枢（鳥距溝上下部）に送られ，右視野情報は左視索に集まり左外側膝状体でニューロンを変え同様に左視放線をつくり左視中枢に送

12 視覚障害の診かた

C 外側膝状体・視放線
lateral geniculate body・optic radiation

外側膝状体は網膜神経節細胞の軸索がシナプス結合する視覚系核群で視床の一部とされる．大型細胞からなる背側核と小型細胞からなる腹側核から構成され，視覚情報を司るのはこのうち6層からなる背側核である．背側核の腹側に位置する第1, 2層は大きな細胞（magnocellular system）からなり，第3～6層は小型細胞（parvocellular system）から構成され，1, 4, 6層は反対側から，2, 3, 5層は同側からの網膜神経節細胞投射を受ける（図Ⅲ-12-4）．magnocellular system は M 系（大細胞系）と呼ばれ全軸索の10～15%を占め，錐体・桿体から入力を受けその受容野は広いが，低分解能であり時間周波数に優れているため運動視，輝度情報を担当する．一方 parvocellular system は P 系と呼ばれ全軸索の約80%を占め，錐体からの情報を第3, 4, 5, 6層に中継する．その受容野は狭く低感度であるが，高分解能で空間周波数に優れ形態覚，色覚を識別する．網膜上ではM 系，P 系が混在しているが外側膝状体で明確に視野情報が分離され，両系の皮質への情報分離が始まる．

外側膝状体を出た求心線維は側頭葉と頭頂葉へと扇状に広がり，視野上半分の視覚情報は側頭葉内側面を通り迂回してやや前方へ広がり，側脳室下角の下方を回って Meyer 係蹄を構成し，側頭葉後方に扇形に広がり下部視放線（側頭視放線）を形成して視中枢後頭葉鳥距溝の下側に至る（図Ⅲ-12-5）．一方視野下半分の視覚情報は外側膝状体内側を経て，頭頂葉白質内に扇形に広がり上部視放線（頭頂視放線）を形成して視中枢鳥距溝の上側に終わる（図Ⅲ-12-5）．

D 視中枢（一次視覚野）
primary visual area

視路の終着点である後頭葉視中枢は Brodmann17野であり，外側膝状体ニューロンはこの中枢の第4層に終着する．この一次視覚野は

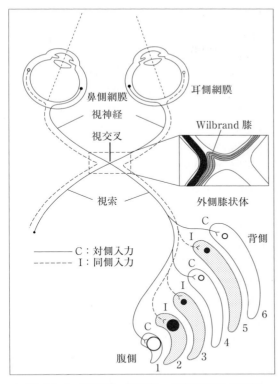

図Ⅲ-12-4 視神経・視交叉・外側膝状体の解剖

視交叉における交叉線維は交叉後やや前方に迂回したのち非交叉線維と合するとされ，この屈曲部は Wilbrand 膝と呼ばれる．交叉線維は第1, 4, 6層の外側膝状体神経細胞にシナプス形成し，非交叉性線維は第2, 3, 5層と連絡する．第1, 2層の細胞は大型細胞であり，第3, 4, 5, 6層の細胞は小型細胞とシナプス結合する．

られる．半球病変による同名半盲の病態はこの視交叉における交叉様式による．ただし黄斑部を通る垂直子午線部数度の範囲は左右視野の連続性を保つため両側性に視中枢に送られると考えられ，臨床的な黄斑部回避の症状を説明する機序とされる．

残りの約20%の視索線維は外側膝状体外系として外側膝状体に入らずに中脳上丘・前視蓋に終わり，前者は空間位置情報を処理し滑動性眼球運動を制御し，後者では両側の Edinger-Westphal 核を含む神経核複合体を支配し，瞳孔収縮や輻輳調節などの機能を発揮する．視交叉上核へも連絡して概日周期の調節にあたる線維もある．

両側半球後頭葉極の内側にそれぞれ位置するBrodmann17野であり，V1野，有線領，線条野とも呼ばれ後頭極に始まり鳥距溝を挟んで上下に唇のごとく上唇，下唇からなり後者は舌状回と連なる（図Ⅲ-12-6）．ここには視野から入った網膜情報が空間的局在をもって投射され，視野下方からの網膜上部情報は鳥距溝上唇に，視野上方からの網膜下部情報は鳥距溝下唇の投影され，右視野の情報は左鳥距溝，左視野の情報は右鳥距溝に再現される（図Ⅲ-12-6）．網膜に到達した網膜機能局在情報は空間的に規則正しく，外側膝状体のみならず視中枢にも網膜情報再現（retinotopy）として投射されることを明らかにしたのは英国神経学者Gordon Holmes（1918）とされている．日本人眼科医井上達二の日露戦争傷痍軍人の銃創位置とその通過路分析から想定された脳病変部位と，その視野検査結果を詳細に対比検討し，視覚中枢の地図をいち早く発表した業績はそれをさかのぼる1909年であり，この業績は神経学上極めて重要であり最近になって国際的に認められるようになり，ドイツ語から英訳されBrain 2010, Special supplement として発表された．

Brodmann17野深部ニューロンは，その連合野である周辺の後頭葉皮質 Brodmann18野，19野へと投射され，さらにその他の後頭側頭葉多感覚皮質へも投射される．運動視，色覚，立体視，形態視，遠近感覚やさらに高度の視覚心像などの受容に際しては，これらの連合野を介した高度に発達した視覚系が別々にあるいは関連して高次視覚機能を発揮している．

E 視覚系路の血管支配

網膜はその大部分は内頸動脈からの分枝眼動脈から分かれた網膜中心動脈により栄養される

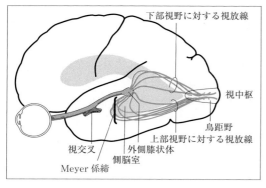

図Ⅲ-12-5　視放線の走行系路

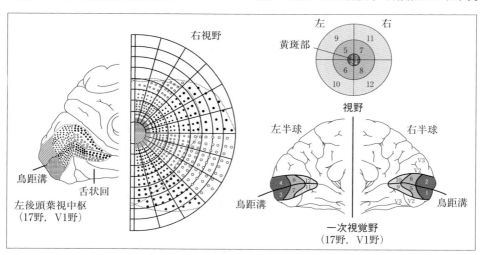

図Ⅲ-12-6　視野と視覚中枢局在 retinotopy

右視野は左後頭葉視中枢に投射され，視野上部は鳥距溝下唇，視野下部は鳥距溝上唇に投射される．また黄斑部中心窩に近いほど後頭極17野に，周辺の視野は後頭極から離れて前方18, 19野に投射される retinotopyを持つ．視野内の数字の部位が一次視覚野鳥距溝上下唇の数字の部位に対応する．

（所 敬 編：現代の眼科学，第9版，p206，金原出版，2006 より改変）

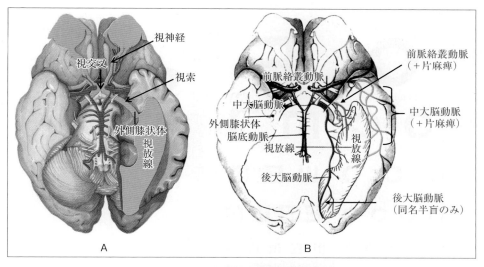

図Ⅲ-12-7 視覚系の解剖と血管支配
(Cogan DG.: Neurology of the Visual System. Charles C. Thomas, Springfield, 1966 より改変)

(図Ⅲ-12-3B). しかし視神経乳頭部およびそれに近い視神経先端部は眼動脈から別に分枝した後毛様体動脈 (posterior ciliary artery) により支配される. その一部は視神経を輪状に取り巻き Zinn 動脈輪 (circle of Zinn & Haller) を形成し, 短後毛様体動脈が乳頭部, 長後毛様体動脈は球後視神経を栄養する (図Ⅲ-12-3B). 網膜中心動脈閉塞で中心視力が保たれるのは後毛様体動脈があるからである. この血管は動脈硬化や巨細胞性動脈炎に侵されやすく視神経乳頭部のみの虚血をきたす前部虚血性視神経症 (anterior ischemic optic neuropathy; AION) の原因となり, しばしば上部あるいは下部視野の水平性半盲を呈す. 乳頭を除く視神経は眼動脈の小分枝から潅流を受ける.

視交叉の血管支配は内頸動脈の枝である前脈絡叢動脈, 下垂体動脈, 前交通・後交通動脈など複数血管が関与する. 視索および外側膝状体は主に前脈絡叢動脈により潅流される. 視放線もその前方は前脈絡叢動脈, 中間部は中大脳動脈, 後方は後大脳動脈により潅流される (図Ⅲ-12-7). 視放線と皮質脊髄路の位置関係から, 前脈絡叢動脈と中大脳動脈病変による同名半盲では通常片麻痺を伴い, 後大脳動脈病変による同名半盲では運動麻痺のまったくないことから, どの血管の病変による同名半盲かが簡単に診断できる (図Ⅲ-12-7).

 ## 症状, 徴候

視神経障害の症状, 症候には, 視力低下・喪失および種々の視野障害があり, 視覚の特殊症状としての色覚異常や暗所視障害 (夜盲症) もある.

視力障害では視神経は左右2本あり, 患者は単に眼が見えにくいとだけ訴えることが多く, 単眼性あるいは両眼性かがはっきりしないことがある. また視力障害のみならず視野障害も同時に合併していることもあり, 症状・症候の把握に注意したい.

視覚の主観的高位認知障害の症状として, 物体の輪郭が歪んで見える変形視 (metamorphopsia) や物が実際の大きさより大きく見える macropsia, 小さく見える micropsia などがあり, 前者は両側後頭葉視中枢病変, 後者は後頭側頭葉てんかんで起こることが知られている. この他にも後頭葉視中枢連合野病変により対象が視野から消えた後再び出現する反復視 palinopsia, 動く物体の動きが止まってみえる

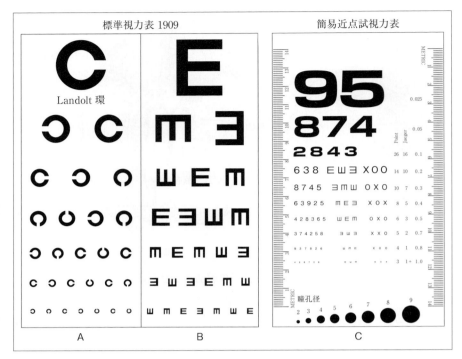

図Ⅲ-12-8　視力表のいろいろ

akinetopsia（V5病変）などもある．

視野障害の症状としては，視野の一部，左右周辺が見えない，見にくい症状があり，さらに視野欠損の失認から欠損側の物体にぶつかる，転倒するなどの症状も訴えられる．

診察の要点

視力検査
visual acuity test

通常視力表を使用して視力を検査する（図Ⅲ-12-8）．わが国では5m以上の遠方視力検査では石原式視力表が使われることが多いが，国際的にはアルファベットの同じ太さからなる特殊文字optotypesを利用したSnellen chartが使われており，わが国では標準視力表としては，同じ太さの黒色円環に上下左右のいずれかに間隙をあけたC文字様のLandolt C，あるいはE文字様Tumbling Eを使用して電気照明下に徐々にリングCおよびE間隙の大きさが小さくなるリングを投射する視力検査器が使われている（図Ⅲ-12-8,A,B）．仏蘭西眼科医Landoltが発表したLandolt環は1909年から国際標準視標として採用されている．この黒字円環の開いた間隙方向を上下左右で答えてもらうことでその大きさの最小認知視力を決定する．Snellen chartは米国では20フィート離れて検査し，最小間隙が認識できれば20/20と記載される．米国以外の国では6m離れて検査するため6/6と記載され正常視力とされる．わが国では通常5mの距離で測定して直径7.5mm，太さ1.5mm，間隙1.5mmのLandolt Cが視認できれば視覚1分となり1.0の小数表記の視力となる．わが国の小数表記では外国検査値20/10が2.0, 20/20が1.0, 20/40が0.5, 20/80が0.25, 20/100が0.20, 20/200が0.10となる換算スケールがある．

30cm以内の視力をみる近点視力検査は，眼科では機械内部に投射されたLandolt環による検査が行われるが，神経内科外来ではLanndolt環やoptotype文字を印刷した紙あるいは

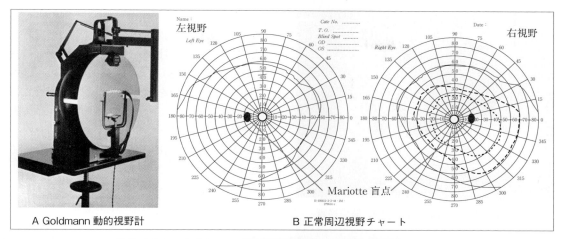

図Ⅲ-12-9 Goldmann動的量的視野計と正常周辺視野チャート

ビニール製の手持ちの近見視力表を約30 cm離して行う検査法が使われる（図Ⅲ-12-8C）。

視力低下が高度の場合には，眼前どの距離で指の本数，動きが認識できるかを単眼で検査して，指の本数を確認できる距離で指数弁20 cmとか30 cmと記載する．指の数が認識できなく指の動きが確認でいれば手動弁10 cm，さらに高度な視力低下では暗所で眼前に懐中電灯の光を当ていかなる距離で感ずるかを検査し，20 cmで感知すれば光覚弁20 cmと記載する．まったく光を感じない場合には光覚なし視力0である．

視力低下の責任部位としては単眼性視力低下・喪失は同側角膜以下の前眼部透光体，網膜および視神経の病変を意味する．一方両眼性の視力低下は両側性の前眼部，網膜，視神経および視交叉病変か両側視中枢の病変が考えられる．疾患としては透光体（角膜，水晶体，硝子体）の炎症混濁，白内障，硝子体出血が鑑別すべき疾患であり，網膜の変性，血管閉塞，出血や腫瘍さらに視神経炎，腫瘍なども考えられる．視中枢病変をきたす疾患の大部分は血管障害でありまれに脱髄疾患，腫瘍がみられる．

色覚検査は色盲検査を目的として行う．網膜S,L,M3種類の錐体細胞のうち一つあるいは全部がない場合に発症するのが色盲であり，ほとんどは先天性遺伝疾患であり性染色体劣性遺伝形式をとることから，女性がキャリアで男性に発症する．多くは性染色体上近い座にあるL（赤），M（緑）錐体染色体のどちらかの変異かLとM錐体のない赤緑色覚異常で日本人男性の約5％にみられる．通常S錐体（青錐体）欠損から起こる色覚異常では生活上不便のないことから患者からの色覚に関する訴えはない．全色盲では色がなく白黒の色覚となる．わが国では国際的に有名な石原式色覚検査を使用して数字の判別ができるか否かを検査する．後天的な疾患としては約半数は網膜疾患で色覚異常があるが，多発性硬化症に伴う視神経炎で物体の色が異常に着色してみえる色視症があり，石原式色盲表を使用して確認できることがある．

夜盲症は輝度の暗い部屋や夕方に視力低下を訴えるもので，輝度が明るい明所に戻れば視力は元に戻る．網膜色素変性症によることが多いが，アルコール中毒，Leber病やビタミンA欠乏症でもまれにみられる．

B 視野検査法
dioptometry

視野検査には中心視野および周辺視野の2つがあり，前者は視野中心部の感度の良い視野を測定し，さらに生理的盲点（Mariotte盲点）の拡大や中心部の暗点を精査するために行い，後者は視野の狭窄あるいは視野の一部欠損を検

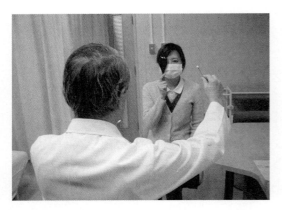

図Ⅲ-12-10　対座法による視野、盲点検査

査する．神経内科領域の疾患は主に大脳疾患が対象となることから周辺視野の測定が必要となることが多いが，視神経疾患では盲点の拡大，暗点などの検索が必要であり中心視野も欠かせない検査法であり，両眼で別々に検査する．

　ヒト正常視野は，片眼では耳側は約100～110度と広いが鼻側は約60度と狭く，上側も約60度下側は約70～75度であり両眼で見える範囲は左右120度以内とされる（**図Ⅲ-12-9B**）．現在の視野測定法は患者が視覚刺激を見えるか否か表現する必要があり，診察に非協力的な患者，意志表現のできない神経学的重症患者では検査が不可能である．

　視野測定法としては外来・ベッドサイドで可能な対座法（confrontation test）と視覚おどし検査（visual threat test）があり，その他には機器を必要とする平面視野計と周辺視野を測定するゴールドマン（Goldmann）視野計，ハンフリー（Humphrey）視野計による測定法がある．神経内科の外来で神経眼科を重点に診察することのほとんどないわが国では，通常は眼科に対診して視野測定検査を依頼してその結果を判読することが多い．神経内科医はその判読法をマスターして視覚系障害疾患診断に役立たせる必要がある．

1 対座法

　だいたいの周辺視野と生理的盲点，傍中心性暗点などを調べるときに行う．検者の前80～100 cmに患者に座ってもらい，一方の眼を遮眼してもらい互いに相対した眼（例えば患者左眼，検者右眼）を注視しながら，正常視野の検者が指視標を約30度以内の中心視野の4区画に呈示して，指数を答えてもらい周辺視野では検者が指を動かして動きの認知を促し視野欠損の有無を確認．さらに正確には視標を白色ハットピンに変え中心視野約30度以内の生理的Mariotte盲点の大きさを検者のそれと比べて，ほかに暗点の有無を評価する（**図Ⅲ-12-10**）．視空間失認などのベッドサイド検査としては，左右同時に指を呈示してどちらかの半側視野の無視・消去がないかを調べることは簡便かつ有用である．

　視覚おどし検査とは軽度の意識障害あるいは認知障害，失語症などで対座法が不可能な患者で行うベッドサイド簡易視野検査である．患者の眼前に左右上下の外側から別々に手掌を眼に向けて速やかに動かし瞬目するか否かを調べ，瞬目がないことを確認する．

2 平面視野計法（tangent screen）

　黒色スクリーンに同心円を書いた平面視野計を使って低照明下で測定する中心視野検査法で，中心暗点測定にも使われる．普通1mの距離から被検者に視野中心を固視させ，白色視標を周辺から中心に向け移動してその出現した最初の部位を答えてもらうか自動プロットできる機器を使い地図等高線のような等感度線（イソプター）を結び視野とする．視野狭窄があり，心因性で円筒状視野が疑われる患者では，スクリーンまでの距離を伸ばすことで，視野が大きくならないと同一の視野狭窄がみられ，管状視，円筒状視，いわゆる"トンネル視"と呼ばれる．

3 動的量的視野測定法（球面視野計法）

　耳側端の周辺視野を含めた視野全体を定量的に測定するために行い，通常半球状の球面Goldmann視野計が使われる（**図Ⅲ-12-9A**）．種類の異なる明るさ，大きさ，色の視標を半球白色内面に投射し周囲端から中心に向けて近づ

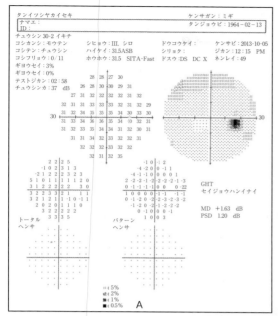
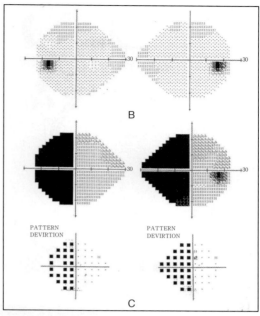

図Ⅲ-12-11　Humphrey 視野計による視野検査チャート

A：中心 30 度の Humphrey 視野検査標準プログラム（Swedish Interactive Thresholding Algorhythm：SITA）による右眼正常視野例チャート．チャート左上に視野範囲，固視点，固視の状況（不良回数），検査時間などが自動的に記載される．中段右 GHT に診断（セイジョウハンイナイ），下段にはパターン偏差などが自動的に記載される．
A，B：両眼正常視野例．C：左視野同名半盲例とその Pattern deviation（下段）

け認識した点をプロットして結び等感度線（イソプター）で視野全体を測定する（図Ⅲ-12-9B）．視標を動かすことができ，明るさ・大きさを変えて感度を量的に調べられるため動的量的視野測定法とも呼ばれる．視標が小さく，光が弱くなるほど等感度線は小さくなる（図Ⅲ-12-9B 右視野点線）．視放線後方病変での視野欠損を確実に把握できる本法は神経内科疾患では極めて有用である．

4 静的量的視野計測法

視野内の一点に視標をおき，その明るさを徐々に増して一定の明るさになると見えた点をプロットして，視野内の各点について測定する方法で自動化された高感度，再現性の高い機能をもち視野内の網膜感度の違いを量的に知ることができ，視標は動かないことから静的量的視野計測と呼ばれ，通常自動化されたハンフリーHumphrey 視野計が使われる．この方法では周辺視野も測定可能ではあるが（図Ⅲ-12-11），むしろ中心視野に関係する網膜疾患（主に緑内障，加齢黄斑変性，網膜色素変性症など），視神経および圧迫性視神経交叉の検索に感度がよく，量的にも測定でき再現性もあることから最近眼科検査として繁用され，その測定時間は単眼で迅速検査 3 分，標準検査 6 分である．

a. 視野異常のパターンとその局在診断

視野異常は視覚系路のどこの障害でもみられ，それぞれ特徴的であることからその病変部位の局在診断が可能である（図Ⅲ-12-12）．上記の視野測定結果がどのパターンに相当するかを図Ⅲ-12-7 の視覚系路の模式図と患者の視野異常を比較して診断する．

1. 網膜・視神経病変による視野障害

一側性の単眼視野障害を示し（図Ⅲ-12-12 部位 1）同側の視力低下，変形視を伴うことが多く，眼底検査で網膜病変が確認できることがある．緑内障では乳頭黄斑部神経線維束欠損に

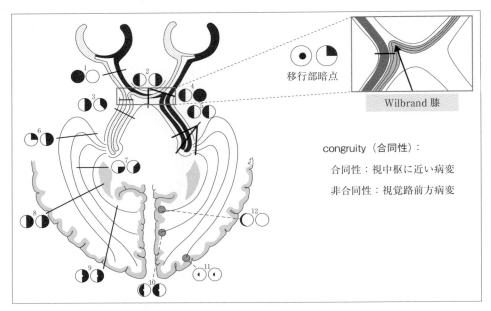

図Ⅲ-12-12　視覚路病変とその視野異常

視交叉で交叉線維が接合部で前方にやや屈曲して通過する部位は Wilbrand 膝と呼ばれ，この移行部の外側からの圧迫（前視交叉症候群）では対側側頭上部4半盲に加え病側に暗点がみられることからこの暗点は移行部暗点と呼ばれる．視放線では拡がりのあることから病変の分布が部分的であると交叉線維，非交叉線維の障害の拡がりが異なることから視野障害に合同性と非合同性がみられ，後頭葉の中枢に近いほど視野障害は合同性を示し，視放線の前方では左右で異なる視野障害がみられ，非合同性視野障害と呼ぶ．

（Harrington DO：The Visual Fields. 3rd ed. CV. Mosby, New York 1971 より改変）

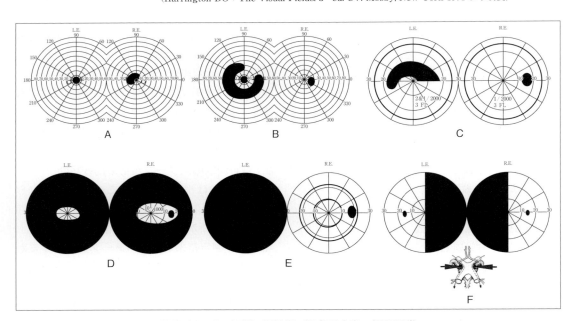

図Ⅲ-12-13　網膜・視神経・視交叉疾患の視野異常

A：両側性中心性網膜症の中心暗点．B：左網膜色素変性症の輪状暗点．C：左緑内障（初期急性期）の弓状暗点（arcuate, Bjerrum's scotoma）．D：両側網膜色素変性症末期の求心性視野狭窄．E：左球後視神経炎による視力消失．F：視交叉両側からの海綿静脈洞内内頸動脈瘤の圧迫（矢印）により耳側線維が障害され両側圧迫で両鼻側半盲，一側圧迫で一側性鼻側半盲となる．

よる弓状暗点（arcuate scotoma, Bjerrum scotoma）が特徴的であり（図Ⅲ-12-13C），加齢黄斑変性や中心性網膜症では中心暗点の出現（図Ⅲ-12-13A），網膜色素変性症では輪状暗点（図Ⅲ-12-13B）さらに網膜色素変性症，中毒性網膜症（アルコール，たばこ，キニーネ，クロロキンなど）や末期緑内障では求心性視野狭窄がみられる（図Ⅲ-12-13D）．

球後視神経炎では一側の視力・視野消失（図Ⅲ-12-13E），視神経後部の視交叉移行部病変（図Ⅲ-12-12部位4）ではWilbrand膝が耳側および鼻側線維とともに障害されるため，病側の視覚消失に加え対側耳側半盲か半側暗点がある特徴的視野障害がみられる．

2. 視交叉病変による視野障害

視交叉病変では原則的には鼻側視野からの交叉線維が障害されるため両耳側半盲がみられる（図Ⅲ-12-12部位2）が，この周辺病変の性質，部位に多様性があるものの，視覚路解剖学と視野機能変化が極めて論理的に推測でき，病巣局在診断が容易にできる部位である．視交叉上病変として好発する頭蓋咽頭腫や第三脳室囊腫では，上方からの圧迫により両側下耳側4半盲で発症する．一方視交叉下病変の代表である下垂体腫瘍では下部圧迫により両側上耳側は4半盲を呈し，進行すると視野上半分が欠損する水平性半盲（altitudinal hemianopia）を呈すことがある．側方から圧迫（内頸動脈動脈瘤，癒着性脳底髄膜炎）では外側に位置する非交叉性視神経線維が圧迫され，一側あるいは両側性鼻側半盲がまれにみられる（図Ⅲ-12-13F）．視野検査で両側あるいは一側性鼻側半盲がみられる病態は特異であり，他の病態では緑内障による鼻側下4半盲，脊髄癆性視神経萎縮，多発性硬化症に合併する両側視神経炎，第三脳室内腫瘍，蝶形骨小翼髄膜腫や視交叉周辺癒着性くも膜炎などがある．

3. 視交叉部より後方視路（視索・外側膝状体・視放線・視中枢）病変における視野障害

中毒疾患を除く視交叉部より前方の単一病変は原則として単眼性視野障害を起こし，視交叉

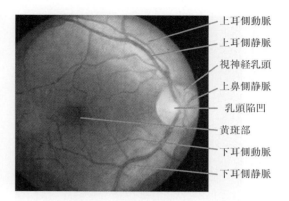

図Ⅲ-12-14　右眼底正常所見

病変は両側耳側視野障害であるのに比し，視交叉より後方病変は単一病変でも同名半盲を起こす特徴がある．

視覚系路前方では視神経線維の走行配列がレチノトピーに準じてはいるが，広く広がっており，後方経路でとくに外側膝状体，視中枢に近づくほど整然とした規則正しい配列で外側膝状体，視中枢には完全なレチノトピーを構築する．そのため視中枢を含めたこれらの4つの部位の障害は原則として同一の視野障害である同名半盲をきたす．しかしながら同じ視交叉後方視路の病変部位でも左右同名性障害のみならず注意深い視野障害検査で左右の合同性（congruity）が異なることから後方視路でもその前方か外側膝状体か視中枢に近いかの病巣局在診断が可能となる．

視索病変（図Ⅲ-12-12部位3）では右同名半盲ではあるが交叉性，非交叉性線維の完全切断は少なくやや不均一病変であることが多く左右視野欠損の形が非合同性同名半盲（incongruous homonymous hemianopia）を示す．視索後方，外側膝状体，視放線前方病変の3つ（図Ⅲ-12-12部位5）では左右合同性同名半盲を呈す．

視放線が側頭葉，頭頂葉に広がった部位，とくにMeyer係蹄を含む病変（図Ⅲ-12-12部位6）では後方視路の前部であるため同名半盲ではあるが明らかな左右非合同性視野欠損で上四半盲がみられる．視放線内側線維の障害（図Ⅲ

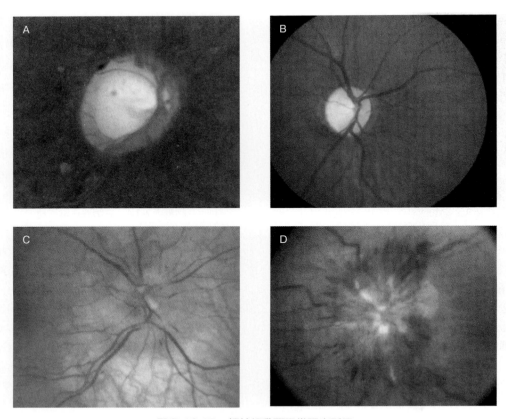

図Ⅲ-12-15 視神経乳頭異常眼底所見
A：緑内障により生理的陥凹が深く拡大している．B：視神経萎縮．C：乳頭辺縁の不明瞭化を示す初期乳頭浮腫，出血はない．D：高度乳頭浮腫で出血を伴ういわゆる鬱血乳頭．

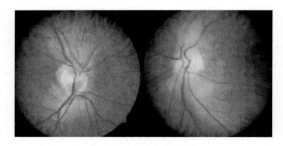

図Ⅲ-12-16 左 anterior ischemic optic neuropathy の眼底所見
写真右の左眼視神経乳頭は耳側を除き不明瞭．写真左の右眼は正常である．虎斑状眼底（正常）もみられる．

-12-12 部位7）では対側非合同性下四半盲となる．視放線の広がった頭頂葉・側頭葉病変（多くは中大脳動脈起始部閉塞による）では対側合同性同名半盲を示すが，中大脳動脈頭頂枝と側頭枝虚血の程度が異なる病態では非合同性視野下部優位の視野欠損も時にみられる．視中枢 V1野を含む視放線後方頭頂後頭部病変（図Ⅲ-12-12 部位9）では典型的な対側合同性同名半盲となり黄斑部回避がみられる．後頭葉内側でBrodmann18野に相当する鳥距溝中間部視覚野前方病変（図Ⅲ-12-12 部位10）では対側合同性同名半盲で黄斑回避もあり，さらに対側耳側端視野はさらに前方のBrodmann19野が残存するため対側耳側半月（temporal crescent）として回避される．しかし鳥距皮質のさらに前方19野のみの限局性病変（図Ⅲ-12-12 部位12）では対側耳側半月のみの視野欠損がみられる．後頭葉視中枢から外れた病変（図Ⅲ-12-12 部位11）では対側に小さな合同性同名半盲がみられる．

■ 眼底検査

視神経は外部からその一端を診ることのでき

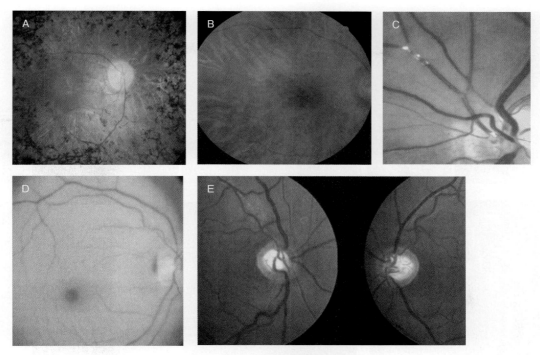

図Ⅲ-12-17　網膜異常眼底所見
A：網膜色素変性症．B：虎斑状眼底．C：コレステロール栓子 Hollenhorst plaque．D：網膜中心動脈閉塞による網膜全体の虚血，黄斑部に cherry red spot がみられる．E：右眼網膜中心静脈閉塞による上下耳側静脈の拡大蛇行が確認できる．

る唯一の脳神経であり，そのためには手持ち直像式眼底鏡が必要である．最近の機器の進歩により患者の顔面から離れて大きな眼内視野（通常の5倍視野）で眼底検査ができるようになり（Welch Allyn PanOptic Ophthalmoscope），外来用検眼鏡として備えるべきである．

眼底検査では網膜とくに黄斑部および黄斑乳頭線維の集合からなる視神経乳頭や網膜中心動静脈を観察できる．眼科では十分な眼内視野を得るため散瞳薬を使用してから眼底検査がされるが，神経内科医は眼底検査だけでは終わらず瞳孔の大きさ，その対光反射などの神経学的検査が残っており縮瞳の特殊な例以外では散瞳薬は使わないのが原則である．散瞳薬なしでは網膜の周辺の変化は捉え難く，一部ずつを見る訓練が必要となる．

最初にみるべきは視神経乳頭であり，眼底の中心のやや内側上部に辺縁のはっきりした薄桃色楕円形がその中央部に軽度の生理的白色陥凹を持って見える（図Ⅲ-12-14）．この陥凹が大きく拡大してみえると緑内障が考えられる（図Ⅲ-12-15A）．乳頭全体が白色化するのが視神経萎縮である（図Ⅲ-12-15B）．視神経乳頭辺縁の明確さがぼやけ無くなるのが乳頭浮腫であり（図Ⅲ-12-15C），高度になると乳頭部鬱血から網膜出血がみられる（図Ⅲ-12-15D）．脳圧亢進や悪性高血圧がないのに高齢者で乳頭辺縁が不明瞭となり浮腫を呈す疾患に前部虚血性視神経症（AION）があり，視神経乳頭部を灌流する後部毛様体動脈の血管炎による虚血で起こる病態である（図Ⅲ-12-16）．これは眼科疾患ではなく，全身疾患であり神経内科医が診断，治療にあたるべきである．

視神経乳頭からやや外側（耳側）2〜3乳頭径の網膜でやや黒味を帯び暗赤色に見えるのが黄斑部である（図Ⅲ-12-14）．この部位の変化は高度の視力低下をきたすことから患者に単眼性視力低下があるときには注意深く診る必要が

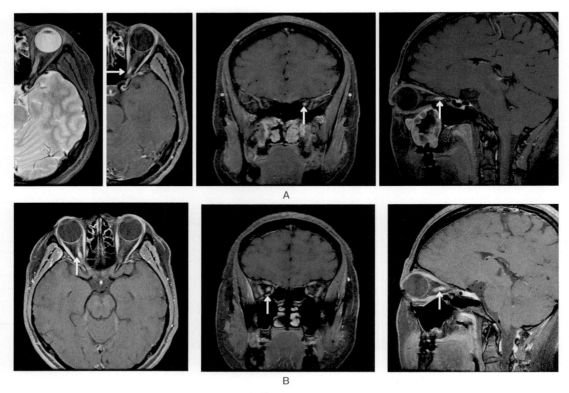

図Ⅲ-12-18　両側反復性視神経炎の造影MRI
39歳女性：5年間に4回反復する両側視神経炎（抗アクアポリン4抗体陽性）で他に大脳脊髄病変はない．上段A左端のみT$_2$画像，他はすべて造影T$_1$画像．上段Aは3回目で右視神経炎，病変が造影される（→）．下段Bは4回目の視力低下，眼痛時の造影MRI．右球後視神経炎が診断される．

ある．

　さらに周辺網膜を注意深くみて診断される疾患には網膜色素変性症（図Ⅲ-12-17A）があり，夜盲症の所見である．この所見と類似しているが病的意義のない眼底所見に虎斑状眼底があり（図Ⅲ-12-17B）強度の近視患者でよくみられる．

　次いで網膜血管をみると正常眼底では，乳頭部から上下耳側，上下鼻側に2本1対の大小血管がみえる．これらはそれぞれ上下耳側網膜動静脈，上下鼻側網膜動静脈と呼ばれ，前者は太く暗赤色に後者は細く色調が明るく赤くみえる（図Ⅲ-12-14）．一過性単眼性黒内障の患者でまれにコレステロール栓子が血管内を動くのが確認できる（図Ⅲ-12-17C）．この栓子はHollenhorst plaqueと呼ばれ内頸動脈系一過性脳虚血の診断となる．網膜中心動脈の閉塞では眼底全体が虚血をきたし血流が乏しくなる（図Ⅲ-12-17D）．網膜中心静脈の閉塞では逆に静脈径が拡大し蛇行して見える（図Ⅲ-12-17E）．

補助的検査法

　視覚系の補助的検査法で最も役立つものは病変を解剖学的にとらえることのできる画像検査CT，MRI検査であり，電気生理学的に視力低下の責任病変が網膜か視神経か，あるいは心因性視力消失を確診するのに不可欠な検査が視覚誘発電位（Visual Evoked Potentials；VEP）である．

 画像検査 CT, MRI
　　CT, MRI imagings

　わが国における両機器の普及は目覚ましく，

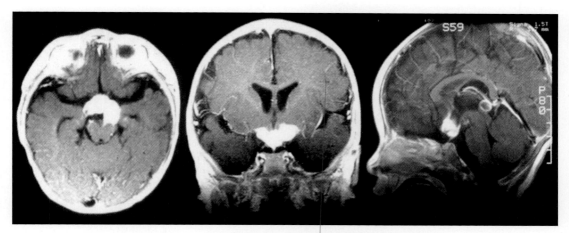

図Ⅲ-12-19　両側視覚低下例造影MRI（視交叉部神経膠腫）
8ヵ月女児で頭ふり，眼振様眼球運動のSpasmus nutansで発症した視交叉部神経膠腫．造影MRIで視交叉病変（神経膠腫）診断．

ほとんどの大きな医療施設で両検査が常時可能であり，その診断力は感度および病変内容把握の点でMRIが明らかに優れており，造影剤なしで血管画像（MRA）も可能である．とくに視力低下，視野狭窄の責任病変局在が網膜より後方と推定された症例では必須検査であり，前述の視力検査，視野検査が最近ではややないがしろにされている傾向がみられる．ただ外傷後あるいは脳血管障害疑いの視力・視野障害の救急患者や眼窩疾患が疑われる患者の画像検査では短時間で迅速に撮像できるCT検査も有用であり，骨折や腫瘍における骨変化，炎症による軟組織腫脹，血管との関係，脳内病変とくに脳内出血の診断ができる．しかし急性期脳梗塞や多発性硬化症の診断には不適であり，T_1，T_2，Flair画像，血管画像（MRA，MRV）に加え急性期病態が描出できる拡散強調画像検査が圧倒的に優れた検査であり，とくに新鮮な多発性硬化症病変の描出には造影MRIが必須である．またMRIでは水平断のみならず冠状断，矢状断と3次元で病変画像化が可能である利点もある．

視覚路病変として画像診断が極めて有用なのは球後視神経炎で，多発性硬化症，視神経脊髄炎に合併する例ではT_2画像で認識できなくとも造影T_1画像で病変描出が可能であり3次元的に病巣局在を診断できる（図Ⅲ-12-18）．視神経交叉病変も造影MRIで病巣診断が容易にできる（図Ⅲ-12-19）．また視交叉部以降の病巣診断にもMRIは有用であり，中大脳動脈閉塞か後大脳動脈領域梗塞巣かが簡単に診断できる．また同名半盲を呈す後大脳動脈病変でも上四半盲を呈した例では鳥距溝下部の視覚野梗塞が診断でき（図Ⅲ-12-20A），同名半盲の周辺回避例では視覚野前方のV19野，V18野1部は回避された視覚中枢V17野限局性梗塞が診断できる（図Ⅲ-12-20B）．

B 視覚誘発電位
visual evoked potentials（VEP）

視覚刺激を眼に与え，後頭葉皮質の頭皮上後頭正中電極（通常inionより5cm上）とその左右5cm電極から記録すると得られる電気信号は視覚誘発電位として知られ1960年代から視覚伝導路の病変診断に利用されるようになった．初期にはストロボによる閃光刺激で視力低下患者に片眼ずつ刺激して得られるいくつかの誘発波形が検討された（図Ⅲ-12-21A上段）．その後1972年ごろから閃光刺激の不安定さをカバーする格子縞模様のパターン反転刺激（600msec間隔の反転）が英国Hallidayらのグループで使われはじめて，約100msec潜時の

Section III 神経症候の診かた

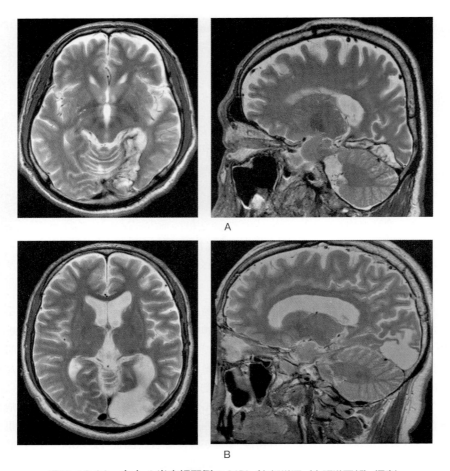

図III-12-20 右上4半盲視野例のMRI〔左視覚野(鳥距溝下部)梗塞〕
A：61歳男性．左後頭葉内側後大脳動脈全領域の梗塞にみえるが，矢状断T2像では鳥距溝下半分の領域に限局した脳梗塞．
B：67歳男性．右同名半盲であるが右周辺視野は残存例．MRI矢状断で視覚領前方のV19野，V18野一部をさけた後頭極に限局した梗塞．

P100波形が視神経部位起源の電位であることが判明して視神経疾患の病態と密接に関係することが見いだされ(**図III-12-21A下段**)，P100潜時延長が視神経炎による視力障害の局在病巣されるようになり(**図III-12-21B,C**)，多発性硬化症の診断に利用されその診断率が上がった．視力低下の高度例ではパターン刺激では刺激が十分でなく，閃光刺激の方がVEPを誘発しやすいことも判明した．視力消失側ではVEPは得られないことも診断に利用され(**図III-12-21B**)，改善とともに振幅および潜時が100 msecに回復することも判明した．詐病・心因性による視力消失もVEP誘発可能であれば視力のあることが診断できる．視交叉部以降の病変で特徴的なVEP所見はない．

原因疾患・病態

前眼部(角膜，前房水，水晶体，硝子体)の眼科領域疾患のないことを確認したのち，第二脳神経としての視神経の神経内科疾患を考える．

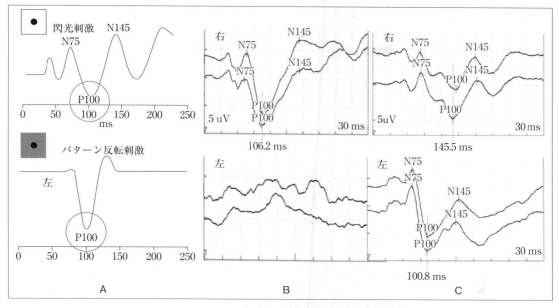

図Ⅲ-12-21　視覚誘発電位（VEP）の原理と実際例

A：閃光刺激とパターン反転刺激による VEP の差異．閃光刺激では N45-P100-N145 のみならず多相性波形がみられるが，パターン反転刺激では N45-P100-N145 が明確に記録できる．

B：34 歳女性．左視力低下（指数弁）で受診．上段右眼刺激 P100 の潜時 106.2 msec と正常．左眼刺激では波形は誘発されるも明らかな N45-P100-N145 波形は同定できない．左球後視神経炎と診断．

C：同患者 2 年後に右視力低下（指数弁）で受診．右視力：0.6 で上段右 VEP は P100 潜時が 145.5 msec と遷延．下段左 P100 潜時は 100.8 msec と正常．

A 網膜
retina

神経内科医の取り扱う視力に関する部位は，網膜黄斑部と視神経乳頭の疾患である．前者では黄斑部種々の網膜変性症（色素性，老人性など），糖尿病性あるいは高血圧性眼底による血管性病変から起こる出血，白斑，一過性単眼性黒内障をきたすコレステロール栓子（Hollenhorst plaque），血管閉塞など，後者では脳圧亢進による乳頭浮腫と高齢者でみられる巨細胞性血管炎の部分症として後毛様体動脈支配の視神経前部（乳頭部）のみの虚血で単眼性視力低下を訴える前部虚血性視神経症（AION）と乳頭浮腫が視力低下とともにみられる乳頭炎があるがこの両者は同じ範疇と考えられる．眼圧上昇による緑内障では生理的乳頭陥凹が深くなり特異な弓状の視野障害をきたす．

B 視神経
optic nerve

網膜神経節細胞軸索からなる視神経は中枢神経の一部であり，次のニューロンである外側膝状体までの経路をとる．視神経疾患では慢性期の萎縮を除いては検眼鏡による網膜乳頭所見に異常はみられず，視力低下を訴える患者の眼底所見が正常であるため球後視神経炎と呼ばれる．多くは炎症性疾患であることから視神経炎と呼ばれ多発性硬化症や視神経脊髄炎（neuromyelitis optica；NMO：Devic 病）の初発症状であったり合併する多発病巣の一部であることが多い．前述の AION と同様の血管炎症を介した病態により巨細胞性動脈炎（側頭動脈炎），全身性ループス，Wegener 肉芽腫症，サルコイドーシス，梅毒，AIDS などで視神経炎が惹起され，甲状腺機能亢進症に伴う外眼筋を含む眼症もある．また視神経周辺の眼窩内，副鼻腔，海綿静脈洞などの細菌性感染症からの波及によ

る視神経炎もまれにみられる．さらに周辺の腫瘍（蝶形骨翼髄膜腫や嗅溝髄膜腫）による圧迫からくる視神経萎縮もある．慢性に視神経萎縮をきたす疾患としてミトコンドリア異常を持つ性染色体遺伝疾患Leber病や中毒性（メチルアルコール），あるいは栄養障害性視神経症（ビタミンB_1，B_{12}欠乏）あるいは薬物性視神経症としてクライオキノールによるスモン病がわが国では代表的疾患であり，この他クロラムフェニコール，エサンブトールなどによる視神経症もある．

視交叉部，視索の病変としては，種々の脳腫瘍，神経膠腫（図Ⅲ-12-19），髄膜腫，頭蓋咽頭腫や転移性腫瘍の圧迫，浸潤があり，また両耳側半盲を訴える下垂体腫瘍の上方伸展・圧迫病態もみられる．下垂体卒中では急激発症の両側視力低下が頭痛，外眼筋麻痺とともに発症することがある．鼻咽頭・頭蓋底腫瘍治療で放射線量が50 Gy（5000 rad）を超えた場合の副作用として12〜18ヵ月後に遅発性視神経症が起こる．

C 外側膝状体，視放線，視中枢
lateral geniculate body, optic radiation, optic center

これらの構築が神経膠腫や転移性脳腫瘍による圧迫浸潤により，また潅流血管（前脈絡叢動脈，中大脳動脈，後大脳動脈）（図Ⅲ-12-7）の閉塞，狭窄による脳梗塞あるいは高血圧性脳内出血（大葉性，被殻，視床出血）による病態の一部分症として視野欠損がおこる．同名性半盲でも動的周辺視野検査（Goldmann perimetry）により左右の合同性，非合同性から視放線後方で視中枢に近い病態かあるいは前方病変かの鑑別は可能である．

視中枢を含むその近辺の脳血管疾患，腫瘍性疾患，まれに頭部外傷で両側視野消失が見られ皮質盲と呼ばれている．この病態では患者は眼が見えないことを否定することが多く病態失認（anosognosia）の一種としてAnton症候群と呼ばれている．視覚領域までは視覚情報が届いているもののその情報理解，表現ができない病態である．

まったく視覚系病変のない身体表現性障害（転換性ヒステリア）による単眼性視力低下・消失，同名半盲，全盲を訴える場合もあり，これらの疾患には画像診断，VEP検査が補助的診断に役立つ．

参考文献

1) Tomita T.: Electrophysiological studies of retinal cell function. Invest Ophthalmol 15：171-187, 1976.
2) Holmes G.: Disturbances of vision by cerebral lesions. Brit J Ophthalmol 2：353-384, 1918.
3) Inouye T : Die Sehstörungen bei Schussverletzungen der kortikalen Sehsphäre nach Beobachtungen an Verwundeten der letzten japanischen Kriege. Lepzig, W Engelmann. 1909.
4) Inouye T : Visual disturbances following gunshot wounds of the cortical visual area based on observations of the wounded in the recent Japanese wars：1900, 1904-05. Brain 2000；123（Special Suppl i-ix）：1-101.
5) Hubel DH, Wiesel TN.: Ferrier lecture. Functional architecture of macaque monkey visual cortex. Proc R Soc Lond B Biol Sci 198：1-59, 1977.
6) Hollenhorst RW.: Significance of bright plaques in the retinal arterioles. JAMA 178：23-29, 1961.
7) Biousse V, Newman NJ.: Neuro-Ophthalmology Illustrated. Thieme. 2009.

［廣瀬源二郎］

13 瞳孔・眼球運動障害の診かた

1 瞳孔の診かた

A 基礎知識

虹彩の中央は円形の開口部をもち瞳孔と呼ばれる．神経学では虹彩の動きをいわずに，開口部の瞳孔が散大，収縮したと表現し，それぞれ瞳孔散大＝散瞳（mydriasis）と瞳孔縮小＝縮瞳（miosis）と呼ぶ．

虹彩には括約筋である縮瞳筋と放射状に存在する散大筋があり，前者は動眼神経核のうちEdinger-Westphal 核由来の副交感神経支配を受けた毛様体神経節節後線維により収縮し瞳孔は縮小する．後者は脊髄交感神経節の節後線維の支配を受け収縮し，瞳孔は散大する（図Ⅲ-13-1）．瞳孔の大きさは特に光量，近見状態により変化するわけで，網膜の光受容機構，交感・副交感神経支配のバランスの状態を示す指標として臨床神経学上重要である．

B 症状，徴候

瞳孔障害による症状はほとんどなく，瞳孔散大時に羞明を，瞳孔縮小時に暗さを訴えることはあり，特に散瞳薬を使い散瞳した場合には必ず羞明の訴えがあり，まれな有機リン中毒（サリンを含む）で視野のぼやけや暗さの訴えがある．

徴候としては散瞳および縮瞳がみられれば病的状態と考えられる．一般に小児では瞳孔径は大きく，高齢者では小さい．また 0.3〜0.5 mm の左右差は健常者の 2 割にみられる．また瞳孔径が速やかに変動する瞳孔動揺（hippus）は軽度の意識障害のある代謝性脳症でよくみられるが，健常者でもみられる徴候である．

側方注視を行うと外転眼の瞳孔は内転眼に比較して大きくなる反応は健常者の約 10 % にみられ Tournay 現象（反応）と呼ばれている．

C 診察の要点

瞳孔の観察では，① 瞳孔の形，② 瞳孔の大きさ，③ 瞳孔対光反射，輻輳調節反射について検索する．瞳孔の形状検査では正円でなければ，その形状を観察し，さらに瞳孔辺縁の不整，癒着の有無をみる．

瞳孔の直径は Haab 型瞳孔計にある半円・正円の黒丸と瞳孔の大きさとを比較して測定する．3 mm 前後の直径が一般にはみられるが 5 mm 以上では散瞳，2 mm 以下では縮瞳とされ病的と判定する．同時に瞳孔不同の有無を観察し，瞳孔径の左右差が 1 mm 以上の場合は病的と診断する．異常のみられたときは必ず点眼薬使用の有無を聴取する．

瞳孔の反応性を診る検査ではまず対光反応検査を比較的暗い診察室で十分な照明の可能な懐中電灯（Mini Maglite など）を使用して，一側ずつ直接反応（光を当てたと同側の縮瞳）と間接反応（対側の縮瞳）を確認する．光量が低いと縮瞳を見逃すこともあり，光量には注意する．

輻輳・調節反応検査では，患者と対座して，遠方視に次いで眼前に指標（一般に人さし指）を出し近見を促し縮瞳の有無を調べる．

D 補助検査法

　対光反射を一側ずつ行うと正常では両側とも同じような時間経過で縮瞳して徐々に散瞳するのが正常な反応であるが，一方だけの縮瞳が不十分で縮瞳状態の維持も悪い場合には相対的求心性瞳孔障害（relative afferent pupillary defect；RAPD）と診断して反応の悪い側の球後視神経炎が考えられる．この際健側眼に光を当て縮瞳させた後3秒後に病側に光を当てると縮瞳すべき瞳孔はかえって散瞳する現象がみられ，Marcus-Gunn瞳孔現象と呼ばれる．この3秒ごとに健側・患側の対光反射を行う検査は左右交代性対光反射検査"swinging-flashlight test"と呼ばれ求心性瞳孔障害検査で重要であり，補助的というよりは必須の検査といえよう．

　薬理学的検査法が瞳孔異常の病態，診断に昔から利用されている．点眼薬を使用して，交感神経，副交感神経を刺激あるいは抑制してその病態を明らかにする方法である．Horner徴候として縮瞳はみられるが，眼裂狭小，眼球陥凹や無汗症が明らかでないときの確診にはコカイン10％点眼薬2〜3滴を使用する．健常者では瞳孔は散大するが，Horner瞳孔では反応がほとんどないのが特徴である．コカイン点眼薬は麻薬で院内限定処方が必要であり，これに代わる点眼薬にレーザー術後の眼圧防止薬として使用されるα₂選択性α受容体刺激薬のアプラクロニジン塩酸塩点眼薬1％がある．本薬では2滴点眼後約30分で健常瞳孔は散瞳しないのに反し脱神経のあるHorner瞳孔は散瞳して眼裂狭小も改善する．

　明所で散瞳して対光反射が鈍いか消失しているAdie瞳孔も脱神経によるコリン過敏性があるためピロカルピン塩酸塩0.1％希釈点眼薬で縮瞳することで診断できる．

　動眼神経麻痺による内眼筋麻痺のみの散瞳瞳孔は脱神経後の超過敏性がないため希釈0.1％ピロカルピン塩酸塩点眼薬では縮瞳せず1.0％点眼薬では縮瞳する．医用散瞳薬による散瞳は1.0％のピロカルピン塩酸塩点眼薬では縮瞳しないことからも鑑別が可能である．

E 原因疾患・病態

1 散瞳をきたす疾患

　副交感神経支配の障害であり，動眼神経核（Edinger-Westphal核）から毛様体神経節を経て眼球に至る経路の病変と考えられ，動眼神経麻痺と診断されるものが大部分である．当然瞳孔反応（対光，輻輳・調節反応）も障害され，ほかに眼瞼下垂，外直筋と上斜筋を除く外眼筋麻痺も合併することが多い．病因としては，血管障害（Weber症候群，Benedikt症候群，Claude症候群，中脳脳内出血），脳腫瘍による中脳髄内根病変，髄膜炎（特に結核性）による動眼神経根病変，さらに末梢では側頭葉内側での圧迫による鉤ヘルニア，糖尿病性ニューロパチー，内頸動脈後交通動脈分岐部動脈瘤，海綿静脈洞病変（Tolosa-Hunt症候群）などが考えられる．

　鑑別診断のポイントとして，副交感神経線維は動眼神経線維束の外周を走行しており，動脈瘤で圧迫されやすく，瞳孔線維のみの障害は動脈瘤の可能性が高い．糖尿病性ニューロパチーの成因はmicroangiopathyであるため，神経栄養血管は神経束深部にあり，瞳孔線維よりも運動線維が障害されやすく，外眼筋麻痺で発症することが多い．

　明所で一側散瞳のみの症状で対光反射が著明に遅延する強直性瞳孔（tonic pupil）はAdie瞳孔と呼ばれ，7：3で女性に頻度が高く，明所でも時間の経過とともに徐々に縮瞳する．また近見輻輳により縮瞳がみられ，Argyll Robertson瞳孔と似ているが，膝蓋腱，アキレス腱反射の低下・消失などがみられることが多くAdie症候群と呼ばれる．本症の病変は節後性副交感神経障害が毛様体神経節と脊髄後根神経節にあり，原因不明の神経細胞変性が証明されている．

2 縮瞳をきたす疾患

交感神経支配の障害が考えられ，最も頻度の高いのはHorner症候群である．交感神経は瞳孔散大筋のみならず，Müller筋（上瞼板筋），汗腺をも支配しており，これらの麻痺による軽度の眼瞼下垂，発汗低下・消失も同時に観察されることが多い．眼瞼下垂の鑑別に動眼神経麻痺があるが，動眼神経支配を受ける上眼瞼挙筋は眼窩内にある大きな筋であるのに比較し，Müller筋は眼瞼内の微小な筋であり後者の麻痺は瞼板が緩む程度の軽度の下垂しか起こらない点で鑑別される．病因としては交感神経中枢（視床下部）より脳幹を経て脊髄（頸胸髄）に至る下行路と脊髄神経節，頸神経節，頸動脈周囲交感神経叢の末梢経路の病変が考えられる（図III-13-1）．疾患としては脳幹網様体とともに走る交感神経下行路を含む脳血管障害（Wallenberg症候群は有名），脊髄空洞症，脊髄腫瘍，腕神経叢損傷，縦隔洞・肺尖部腫瘍（Pancoast腫瘍），頸動脈周囲炎症などがある．

さらに一側縮瞳がみられ，対光反射が消失し，輻輳により初めて縮瞳がみられる瞳孔異常はArgyll Robertson瞳孔と呼ばれ，神経梅毒，特に脊髄癆で特徴的にみられる．まれに糖尿病患者でみられることがある．病変としては視蓋前野が考えられ，網膜-視神経-視蓋前野に入った興奮が視蓋前野病変のためEdinger-Westphal核に連絡されないため対光反応は消失するが，近見・輻輳による興奮は視中枢より上丘を経てEdinger-Westphal核につながるため近見により縮瞳すると考えられている．

2 眼球運動障害の診かた

A 基礎知識

眼球運動は動眼神経，滑車神経，外転神経の3つが共同して，左右でうまく統合調節されて行われている．すなわちこれらの神経の脳幹に

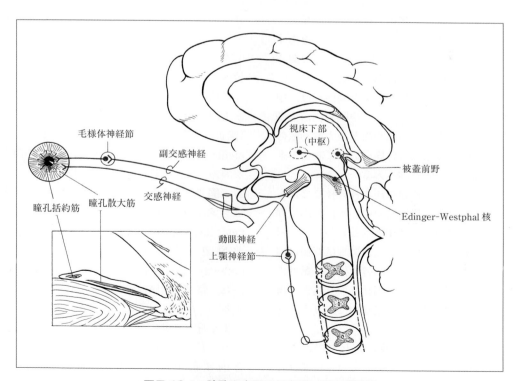

図III-13-1　瞳孔を支配する交感・副交感神経

おける核は核上性支配を受け円滑な共同性眼球運動を行っており，その障害は核性，核下性障害のみならず核上性病変によっても起こる．眼球運動は，上・下直筋，上・下斜筋，内直筋，外直筋の6つの外眼筋により行われている．これらの外眼筋のうち上斜筋は滑車神経，外直筋は外転神経により支配され，あとの4つの外眼筋（上直筋，下直筋，内直筋，下斜筋）は動眼神経支配を受けている．動眼神経は眼球運動を司る3つの脳神経の中では最も大きく，複雑な神経である．この神経は体性運動線維を含み，上，下，内直筋と下斜筋および上眼瞼挙筋を支配する．またこの神経は内臓運動神経（副交感神経）を含み，内眼筋である瞳孔括約筋，毛様体筋を支配する．この神経は，ヒトでは15,000本の線維をもつ．

動眼神経核は中脳水道中心灰白質の腹側に位置する縦長の核で吻側は後交連，尾側は滑車神経核の高さまで広がる．外眼筋を支配する体性核群は正中を挟んで両側に存在し，上から下直筋群，上直筋群，下斜筋群，内直筋群と配列され，上直筋群だけは対側の上直筋を支配する．内臓運動神経核は最吻側に存在し，縮瞳をあずかる Edinger-Westphal 核と輻輳・調節に関係するとされる正中の Perlia 核がある．

上丘レベルにある本核から出た髄内根は，中脳網様体，赤核内側を回って，中脳腹側から髄外に出る．髄外根は上小脳動脈と後大脳動脈の間を通り，後交通動脈の外側に沿って吻側へ進み，上眼窩裂から眼窩内へ入る．

滑車神経核は眼球運動を司る神経核では最も小さな核で，中脳水道尾側の中心灰白質内に存在し，その線維数は約2,100本といわれ，上斜筋に神経分布する．核から出た線維は背側に回り上髄帆の中で交叉して，脳幹背面から髄外に出る．その後上小脳脚，大脳脚を取り巻き，海綿静脈洞，上眼窩裂を経て眼窩内に入り上斜筋を支配する．

外転神経核は動眼神経核の約1/3の大きさをもち約4,000個の神経細胞をもつ体性運動神経核で，同側の外直筋を支配する．この核は橋中部よりやや尾側の第四脳室底正中近くの顔面神経丘腹側に存在し，顔面神経膝部で背外側を覆われる．髄内根は橋を腹側に貫き，橋延髄境界部から髄外へ出る．髄外根はその後橋腹側を脳底動脈に沿って上行し，錐体骨先端部近くに達し，Gruber 靱帯（錐体骨と後床突起を結ぶ靱帯）の下をくぐり，海綿静脈洞，上眼窩裂を経て眼窩に入る．

外眼筋の働きを解剖学的に理解せずに，眼球運動検査はできない．この際重要なのは水平，垂直性の二方向性の動きのみならず，斜筋の存在することにより回旋性の動きがあることである．上・下直筋の動く面は頭位前後軸あるいは眼窩内側面と23度外方に向いており，眼球を23度外側に向けて初めて眼球運動面が眼窩の前後軸と一致する（図Ⅲ-13-2）．側方眼球運動は純粋に外直筋と対側内直筋とにより行われているが，上転，下転に際してはこのような眼球の位置，外眼筋の付着方向により特殊な関係となる．眼球を23度外側に向けると上下方向には上直筋と下直筋しか働いていない状態となり，眼球を51度内転した状態では斜筋のみが上下方向に働くこととなる（図Ⅲ-13-2）．

水平性の共同性眼球運動については外転神経核内に同側の外直筋を支配する motoneuron と反対側の内側縦束を経由して対側動眼神経内直筋支配神経核に連絡する interneuron とがある（図Ⅲ-13-3）．この系を傍正中橋網様体（paramedian pontine reticular formation；PPRF）が調節して水平性共同運動が円滑に行われている（図Ⅲ-13-3）．これらの核下性注視機構にはさらに対側前頭葉眼球運動野 frontal eye field（area 8）からの核上性支配があり，内包前脚を下り，間脳吻側で transthalamic pathway と pedunculotegmental pathway に分かれ，後者が中脳で交叉し対側 PPRF に連絡する．

また垂直性共同眼球運動については垂直注視中枢として，中脳の Cajal 間質核の吻側に接する内側縦束吻側介在核（rostral interstitial medial longitudial fasciculus；riMLF）が垂直

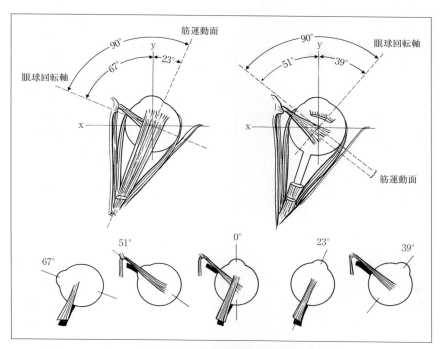

図Ⅲ-13-2　眼軸と視軸の関係および外眼筋の働き

性眼球運動を共同性に調節している（図Ⅲ-13-4）．

B 症状，徴候

一般に物が二重にみえる訴えがあり，とくにある方向（左右上下）注視でみられるという．また物がぼやけてみえる，動いてみえることもある．

徴候としては家族や周囲の観察者から両眼が離れてみえる，斜視があると言われて受診する小児も多い．

C 診察の要点

眼球運動障害のある患者は両側に視力のある限り必ず複視を訴える．複視のある患者にはまず前方直視（正面視）をしてもらい，左右の眼球がともに正視位（conjugate）にあるか，あるいは非共同性（disconjugate）で一側外転（開散），内転があるかを観察する．また垂直性に非共同性になることもあり［斜偏倚（skew deviation）という］注意深く観察する．正面視ではまったく異常がなくとも，次には眼球を上下，左右，斜め方向に動かして，その眼球運動が完全であるか否か複視を訴えるかをみる．側方注視は外直筋と対側内直筋が一対となり共同性に十分に外転，内転することを確認する．直筋，斜筋については，側方注視を促し，外転眼を上下に動かすと上転は上直筋，下転は下直筋を調べていることになる．同時に対側内転眼の動きをみれば，上転は下斜筋，下転は上斜筋を調べていることになる（図Ⅲ-13-5）．ただ上直筋は本質的には上転の働きをもつ眼軸と眼窩軸のずれから二次的には内旋機能ももっている．同様に下直筋は下転の他に外旋の働きをもち，上斜筋は内旋と下転，下斜筋は外旋と上転の機能をもつ．

これらの外眼筋の動きはさらに上位中枢により支配を受けており，その障害により注視麻痺や核間性眼筋麻痺が起こる．

側方注視麻痺はPPRFか外転神経核病変で

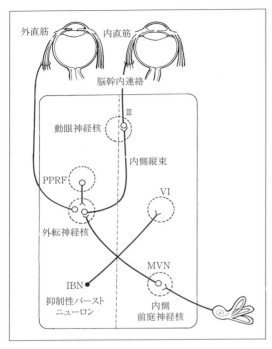

図Ⅲ-13-3　共同性眼球運動の仕組み

Ⅲ：動眼神経核，Ⅵ：外転神経核，MVN：内側前庭神経核，IBN：抑制性バーストニューロン，PPRF：傍正中橋網様体

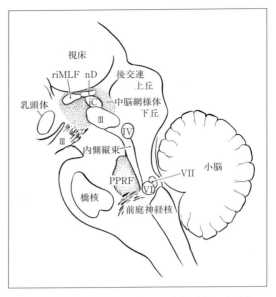

図Ⅲ-13-4　眼球運動諸核と注視中枢の解剖

Ⅲ：動眼神経核，Ⅳ：滑車神経核，Ⅵ：外転神経核，Ⅶ：顔面神経核，riMLF：内側縦束吻側介在核，nD：Darkschewitsch核，iC：Cajal間質核，PPRF：傍正中橋網様体

起こり，病変側への側方注視はまったく不可能となる．これは側方注視の最終固有経路である外転神経核への入力がPPRFで障害されたため外転神経核内の外直筋motoneuronと対側内側縦束へ行くinterneuronがともに興奮しないか，外転神経核そのものの核性病変による（通常の外転神経麻痺は髄内根か末梢部の病巣による）．

核間性眼筋麻痺では側方注視に際し，外転神経は機能して外直筋は働くが，外転神経核内interneuronの軸索からなり対側を上行する内側縦束がその経路で障害されるため内転が障害されるもので通常外転眼には眼振が観察される．

ときに一側注視麻痺と対側への内転障害（内側縦束症候群：MLF syndrome）からなる一眼半水平注視麻痺症候群（one-and-a-half syndrome）も橋正中病変でみられる．これは注視中枢PPRFと同側MLFが同時に障害されたためである．さらに上位の大脳皮質area 8は前頭眼野として知られ，対側への注視を促す機構であるが，意識障害（昏睡）とともに障害されると健常側の前頭葉眼球運動野の機能が過剰となり，病変側への眼球共同偏倚が起こる．

垂直性注視麻痺は上方注視麻痺（Parinaud症候群）と下方注視麻痺に分けられる．中脳網様体内のCajal間質核から眼球上転筋への線維は中脳水道背側の後交連を通過して，対側動眼神経核へ，眼球下転筋への連絡は直接同側中脳腹側を通過して動眼，滑車神経核に至るため，後交連の病変（背側中脳症候群），松果体腫瘍，脳圧亢進では眼球上転筋群が障害され上方注視麻痺が起こる．本症候群では通常上方視を試みると，眼球が眼窩内に後退し，同時に両眼が輻輳する輻輳・後退性眼振がみられる．瞳孔も散大か中位をとり，対光反射も障害される．

腹側中脳症候群（中脳水道より腹側の病変）では選択的に下方注視麻痺が起こる．これは中脳腹側を通る眼筋下転筋群への線維が障害されるためである．さらにCajal間質核を含む広範囲の病変では眼球上転筋群，下転筋群への入力が障害され上方および下方注視麻痺がみられる．これらの原因疾患としては，脳底動脈先端

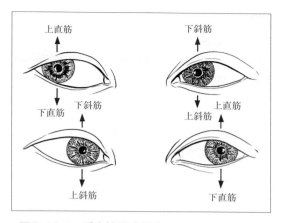

図Ⅲ-13-5　垂直性眼球運動とそれを司る外眼筋

部の穿通枝血管障害や進行性核上性麻痺が考えられる.

　実際の眼運動検査としては，① 正面視で両眼が開散・輻輳していないかをみる．② 次に正面視から両側方45度に指標を動かし，両眼の左右側方視の軌道が十分であるか否かを観察する．さらに両側方視において，それぞれ外転眼，内転眼の上下への動き（上方40度，下方60度）を調べ直筋群，斜筋群の機能障害をチェックする（図Ⅲ-13-5）．高度の外眼筋麻痺はこれにより診断できる．③ 患者はある方向を向いたときのみ複視を訴えるが麻痺筋のはっきりしない軽度の外眼筋麻痺がある．かかる場合には色ガラス試験（通常は赤色ガラスを使用する）を行う．患者の一側眼前に赤色ガラスを置き，光を見せると複視がある場合，患者は赤色の光と黄色の光の2つを訴える．そこで光を水平，垂直方向に動かし，複視が水平性か垂直性か両方かを確認する．方向が判明したら，次に左右，上下のどの方向で複視が最大になるかを確認する．例えば水平方向で複視があり，右側方注視で複視が最大なら，右外直筋か左内直筋の障害が考えられる．同様に垂直性に上下に複視があり，右下方視で複視が最大なら，右下直筋か左上斜筋の障害が推定される．ここで赤色の像と黄色の像の相対的位置関係が決め手となる．麻痺側では網膜上で注視方向と逆方向（外転眼では黄斑部より内側矢印方向）に像

が投影されるため偽像が注視眼球運動方向の最外側にみられるはずである（図Ⅲ-13-6）．そのため赤色ガラスが麻痺側にあれば，赤色像が最も遠方（最外側か最上側か最下側）にみえることになり，非交叉性（赤色ガラスと偽像が同側）複視と診断でき，外転神経麻痺による．赤色ガラスと偽像が反対側となる交叉性複視なら内直筋麻痺があり，動眼神経麻痺と診断できる．

　滑車神経麻痺による上斜筋麻痺患者は特徴的な斜頸頭位，すなわち麻痺側と反対方向に頭部を傾斜する．これは麻痺側で上斜筋の内旋が障害され眼球が外旋位をとるため，代償的に頭部を健常側に傾斜させ内旋を強要し複視を軽くしようとするためである．この動きの逆方向（病側）に頭位を傾斜させることにより，さらに病側眼は外旋位をとり病側眼は上転し複視が著明になり上斜筋麻痺を診断するのがBielschowsky試験である．

　④ 注視麻痺検査では左右を注視してもらい，両側の眼球運動が共同性に一側に向かないことを調べる．まったく側方には動かない完全注視麻痺とわずかに正中を越える不完全注視麻痺がある．意識障害のあるときは，前庭眼反射試験（人形の目試験）を行い左右，上下の眼球の動きを検査する．判断しにくいとき，意識障害患者では，温度眼振試験を行い，氷水注入側への眼球偏倚の有無を観察する．垂直注視の異常の有無も同様の手順で行い，判定の困難なときには，両側同時温度眼振試験を冷水と温水で行い，それぞれ下方偏倚，上方偏倚の有無をみる．上下にまったく偏倚がみられなければ垂直注視麻痺が診断される．⑤ 核間性眼筋麻痺の検査としては側方注視で外転眼に眼振がみられ，内転が障害されるが，近見・輻輳が可能なら内転障害側の内側縦束（medial longitudial fasciculus；MLF）の障害が考えられる．

D　原因疾患・病態

1　動眼神経麻痺

　中脳レベル病変で核および髄内根障害を呈す

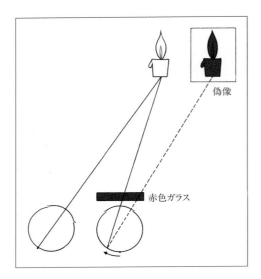

図Ⅲ-13-6　水平性複視の起こる機構と赤色ガラス検査

るのは脳血管障害（脳底動脈先端症候群，Weber症候群，Benedikt症候群，Claude症候群），多発性硬化症，Wernicke脳症，脳幹腫瘍である．髄外神経根障害は結核性髄膜炎，まれに真菌性髄膜炎であり，さらに末梢では糖尿病性ニューロパチー，内頸・後交通動脈分岐部動脈瘤，Tolosa-Hunt症候群，眼窩内炎症・腫瘍などが考えられる．

2 滑車神経麻痺

単独病変はまれであり，中脳下部下丘周辺腫瘍，糖尿病性ニューロパチーなどがある．

3 外転神経麻痺

橋下部梗塞（Millard-Gubler症候群，Foville症候群），橋出血や頭蓋内圧亢進状態での偽性局在症状，小脳橋角部腫瘍，錐体骨尖端症候群（Gradenigo症候群），海綿静脈洞血栓症などがある．

4 注視麻痺，核間性眼筋麻痺

脳幹傍正中部の病変による症状であり，傍正中部梗塞，多発性硬化症，神経Behçet病，橋膠腫などが原因疾患となる．

3 眼振の診かた

A 基礎知識

眼振は，視性眼振と前庭性眼振に区分され，前者は振子様眼振（pendular nystagmus），後者は律動性眼振（jerky nystagmus）と呼ばれる．視性の振子様眼振では眼球は両方向に振子様に同速度で動き，その原因は中心固視の異常から固視保持ができず注視に際し眼球が揺れてみえる．一方，律動性眼振は急速相と緩徐相の明確に速度の異なる二相からなり，前庭系における情報が左右で異なることから機能低下側へ眼球が流され（緩徐相），それを補うために対側に速やかに戻す（急速相）動きとなる．前庭性眼振では眼球がゆっくりと流れる（緩徐相）側に病変がある．

B 症状，徴候

眼振はその起こる様式により次の3種類，① 正中固視時に自発的にみられる自発性眼振（spontaneous nystagmus），② 注視により誘発される注視（誘発）眼振（gaze-evoked nystagmus），③ 種々の手技による誘発性眼振（induced nystagmus）に分類される．

これらのそれぞれの眼振について，注視眼振，頭位眼振，頭位変換眼振に分け，眼球運動の方向が水平性，垂直性，回旋性，水平と回旋の混合性かを確認し，次にその強度と頻度をみてそれらを一定の書式で記載する（図Ⅲ-13-7）（詳細は148頁「Ⅲ-16．めまい・平衡障害の診かた」を参照）．

C 診察の要点

1 自発性眼振

検者の誘発なしに患者にみられる前庭性眼振が自発性眼振である．一般に患者が頭部を動かすことなく眼を開いた正面視でみられる眼振で

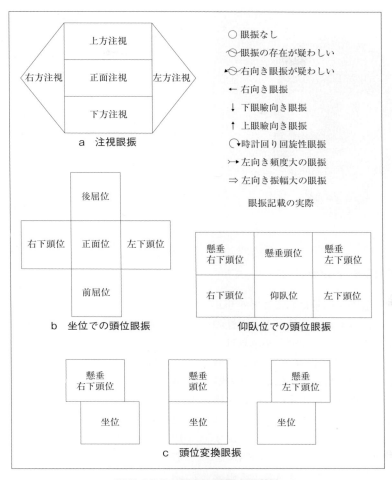

図Ⅲ-13-7 種々の眼振の記載法

ある．末梢性前庭病変による自発性眼振はその方向が一定方向に固定された方向固定性水平性眼振で，急速相は健側迷路へ向かう眼振となり病側は緩徐相の方向にある．この末梢起源の方向固定性眼振は，固視により抑制されることが知られており，この眼振が疑われる場合には，固視を除外するため Frenzel 眼鏡（CCDカメラ付き）を使用するのがよい（図Ⅲ-13-8）．眼鏡使用時でのみ方向固定性眼振がみられることがあり，めまい患者の診察には必携すべき検査器具である．

一方，責任病変が中枢内にある中枢性眼振は一般に固視により抑制されない．中枢性の前庭性眼振として，正中固視時に特徴的な上眼瞼向きあるいは下眼瞼向きに強い急速相をもつ自発性眼振がみられ，それぞれ正面視上眼瞼向き眼振（primary position upbeat nystagmus），正面視下眼瞼向き眼振（primary position downbeat nystagmus）と呼ばれる．前者は結合腕，橋腹側被蓋，延髄傍正中（nucleus intercalatus of Staderini）のいずれかの病変で，後者は小脳扁桃，延髄背側被蓋の病変でみられ，診断的有用性がある．

周期性方向交代性眼振（periodic alternating nystagmus；PAN）もまれにみられる眼振で，通常は正中固視時に自発性水平性眼振が約 2 分みられ，徐々に眼振がやみ，正中位に戻ると，次に反対方向への水平性眼振が約 2 分続く．本眼振は 4 分以上眼振を観察していないと診断できない点で注意が必要である．この眼振の責任

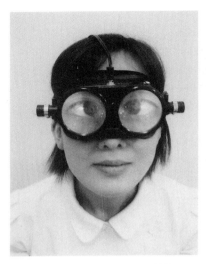

図Ⅲ-13-8　Frenzel眼鏡

病変は小脳結節，腹側小脳垂にあることがサルで確認されており，多くは後天性だが先天性の報告もある．前庭小脳である結節と小脳垂は，前庭性回転反応をGABAにより抑制しており，これらの抑制がなくなると回転誘発性の眼振持続が長くなり，それを矯正するために対側への眼振が起こりPANが出現すると考えられている．GABA作動性薬物バクロフェン投与により実験的サルPANおよびヒトのPANを完全に抑制治療できることが確認され，このメカニズムが証明されている．

② 注視眼振

患者の眼前に検者の指を標的として見つめるように指示した後，左右および上下に注視を促したときにみられる眼振が注視眼振である．左右注視においては，正中より30度左右に動かすのが理想的であり，40度以上になると健常者でも終末位眼振（end-point nystagmus）が出現し，病的眼振と混同されることがある．これらの患者では側方注視を固定・保持するよう指示しても保持できず，注視方向に急速相をもつ水平性眼振がみられることから注視麻痺性眼振とも呼ばれる．自発性眼振ではないことから，それと区別するため注視誘発眼振と呼ぶべきである．この眼振の責任病変は，小脳片葉，傍片葉とこれらから情報を受ける注視保持に必須なneural integratorである延髄内側部（前庭神経内側核と隣接する舌下神経前置核）である．側方注視は外転神経核ニューロンが一定周波数で発火し，これが速度信号となり正中眼位から眼窩内抵抗に抗してある位置まで外転すると，前述のneural integratorはその速度信号を位置信号に変えて位置を保持するメカニズムが脳幹にはある．速度信号から位置信号への変換ができないと外側偏倚していた眼球は指数関数的にゆっくりと正中に戻り（緩徐相），一方さらに注視を保とうとするため眼球運動の戻りが急速相としてみられ，これらの繰り返しが注視眼振となる（図Ⅲ-13-9）．この眼振は薬物中毒によってもみられ，抗てんかん薬，鎮静薬の過量，アルコール飲酒後にもみられる．注視眼振の記載法を方向，頻度及び振幅の記載法とともに図Ⅲ-13-7aに挙げる．

眼位を側方視から正中に戻すと今まで注視方向性にあった眼振が反対側へ向かう水平性眼振となる反跳眼振（rebound nystagmus）も注視誘発眼振の一種である．このメカニズムも注視眼振と同じ機構により生じ，前庭と関連する小脳病変（主に脊髄小脳失調症）でよくみられる．

臨床上よくみられる単眼性眼振には内側縦束症候群がある．注視に際しての内転障害と外転眼の単眼性眼振がその特徴であり，核間性眼筋麻痺あるいは内側縦束症候群とも呼ばれ，外転神経核と動眼神経核とを連絡する内側縦束の障害で起こる．外転眼にみられる眼振は，内転障害を補うための測定過大（hypermetria）を補正する適合変化によると考えられている．この他に一側視神経障害による単眼性眼振がある．

③ 誘発性眼振

種々の誘発法でみられる眼振であり，回転する白黒パターンドラムを見せて誘発される視運動性眼振，坐位および仰臥位にて頭の位置を変化することで出現する頭位眼振（図Ⅲ-13-7b），坐位より懸垂頭位に動的に頭位を変換

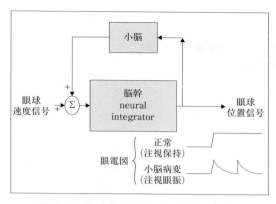

図Ⅲ-13-9　注視保持と注視誘発性眼振

注視保持は外転神経核のニューロン発火により速度信号が位置信号に変換されて眼球が外転位に移動し，その位置を保持するが，そのためには小脳からの十分な調節機構が必要であり，小脳からの信号が不十分となると，眼球外転位を維持できず指数関数的にゆっくりと眼球は正中に向け戻るが（赤線），注視を続けようとするため，この繰り返しが起こり眼振となる．

させて誘発する頭位変換眼振（図Ⅲ-13-7 c）と低温の水を外耳道内に注入して内リンパの対流を起こらせて眼振を誘発する温度眼振などがある．特に温度眼振は，ベッドサイドで意識障害患者の脳幹機能（前庭眼反射）の有無を検査するのに重要であり，注入用ビニール製軟チューブと 20 mL 注射筒を携帯するのがよい．

D 補助検査法

　半規管麻痺をみる温度眼振試験，眼電図，視運動性眼振検査，回転いすを利用した回転刺激眼振検査，visual suppression test などがあるが，これらは神経眼科的というよりはむしろ神経耳科的検査であり「Ⅲ-16. めまい・平衡障害の診かた」で詳細に触れる．

E 原因疾患・病態

1 自発性眼振

　方向一定性水平混合性自発性眼振は前庭神経炎，Ménière 病や突発性難聴でみられ，垂直性上眼瞼向き眼振は脳幹上小脳脚，橋腹側被蓋，延髄正中（Nucleus intercalatus of Staderini）の梗塞，腫瘍，および多発性硬化症で，下眼瞼向き眼振は小脳扁桃，延髄背側被蓋の障害をきたす脊髄小脳変性症，キアリ奇形Ⅰ型，頭蓋底陥入症，延髄背側腫瘍，血管腫か抗てんかん薬フェニトイン中毒でみられる．

　周期性方向交代性眼振の原因疾患としはヒトではキアリ奇形Ⅰ型，脊髄小脳変性症，小脳結節を破壊する腫瘍，膿瘍や抗てんかん薬の副作用としてみられる．

2 注視眼振

　注視保持機構である延髄内側前庭神経核，舌下神経前置核および小脳扁桃の虚血，圧迫で注視保持ができなくなるため，椎骨動脈や後下小脳動脈の虚血による延髄外側症候群や小脳梗塞，あるいは小脳扁桃を圧迫する疾患であるキアリ 1 型奇形，大孔ヘルニアでみられる．

3 誘発性眼振

　誘発性眼振は頭位あるいは頭位変換などにより誘発される眼振であり，耳鼻科疾患である耳石器や半規管障害である良性発作性頭位めまい症，Ménière 病や前庭神経炎でみられる．詳細は「Ⅲ-16. めまい・平衡障害の診かた」を参照されたい．

参考文献

1) 小松崎篤，篠田義一他 編．小松崎篤：眼振・眼球運動の検査．眼球運動の神経学．205，医学書院，1985．
2) Leigh R J, Zee D S.: Diagnosis of peripheral ocular motor palsies and strabismus. The Neurology of Eye Movement, 2nd ed. F. A. Davis Company. 293, 1991.
3) Miller NR.: Disorders of pupillary function, accommodation and lacrimation. Walsh and Hoyt's Clinical Neuro-Ophthalmology, 4th ed. vol. 2. Williams & Wilkins. 469, 1985.
4) 廣瀬源二郎：神経眼科的症候からみた脳血管障害．北野病院紀要　34；71, 1989．

[廣瀬源二郎]

Section Ⅲ　神経症候の診かた

14　顔面の症候の診かた

1　顔貌の診かた

A　基礎知識

　顔貌には，一般的に言って，その人の気分，感情を反映した表情が表れるとされるが，自然な表情といわゆる"作り笑い"様の作為的な表情があり，これらの表情には異なる神経経路の存在が知られている．顔面運動は皮質運動野の顔面支配領域から皮質延髄路が橋顔面神経核に至る顔面の随意運動の他に，基底核，視床，辺縁系や視床下部からなるいわゆる錐体外路系の背側縦束（dorsal longitudinal fasciculus）を介する不随意な顔面運動があり，種々の表情，感情を顔貌に自然に表すことができる．顔面の表情に関しては，末梢性顔面神経麻痺を記載した Charles Bell が極めて詳細にヒトの表情を解剖学的に研究し，画家を志す人たちに表情の描き方についての単行本を出版している．その中の代表的な表情を図Ⅲ-14-1 に示す．極めて微細に描かれた表情は何の説明もなしに，泣き，笑い，怒りの表情と理解でき，医師である我々は，常に患者と接しその表情から患者のそのときの気分，感情を類推できなければならない．

B　症状，徴候

　顔貌の詳細な視診のみからいくつかの神経疾患の診断が明らかになる．図Ⅲ-14-2 にはよくみられる神経疾患での特徴的顔貌をあげる．

1　Wilson 病（図Ⅲ-14-2A）

　S.A. Kinnier Wilson 自身が極めて特徴的と

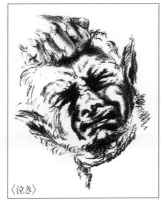
〈泣き〉
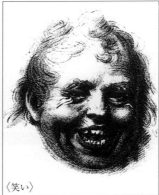
〈笑い〉
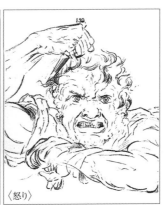
〈怒り〉

図Ⅲ-14-1　Charles Bell による顔の表情
（Charles Bell.:Essays on the anatomy of expression in painting. 1806 より抜粋）

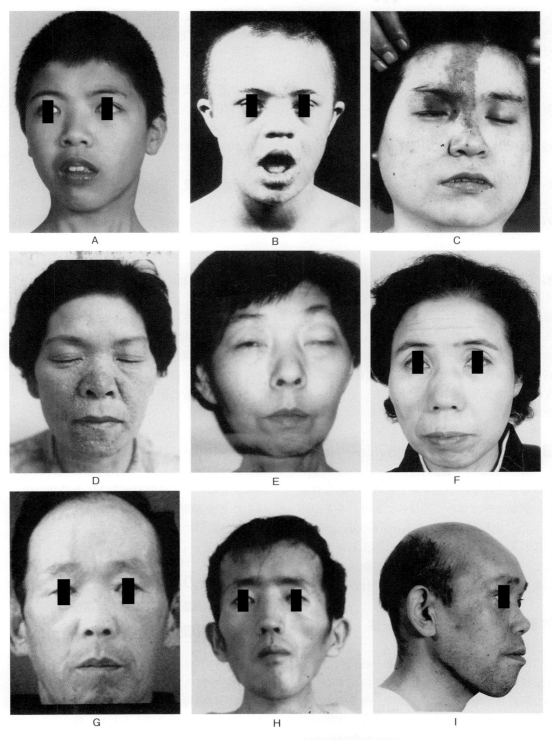

図Ⅲ-14-2（A～I） 神経学的に特徴的な顔貌

して教科書に記載しており，『口をわずかに開いたままの常同的な笑いで，笑ったりほほ笑んだりしていなかったら，うつろで，間抜けな顔つき』と表現している．口を開け下唇が下がり，口角を後方に引っ込めたポカンとしたうつろな顔つきは極めて特徴的である．

2 Down 症候群（図Ⅲ-14-2B）

小頭症で口を大きく開け，舌をわずかにのぞかせ，両眼隔離を呈した小さな眼に内眼角ぜいひ（蒙古ひだ）がみられる．染色体異常症候群の外表異常として最も特徴的な画一性の特異顔貌である．

3 Sturge-Weber 病（図Ⅲ-14-2C）

三叉神経第1枝領域のポートワイン色の顔面母斑が視診だけから診断できる神経疾患である．別名髄膜・顔面血管腫症あるいは脳・顔面血管腫症といわれ，顔面の他に同側の髄膜，脳回にも血管腫がみられ，加齢とともに片側萎縮，片麻痺，部分運動発作などとともに脳回石灰化が単純写真で確認できる．

4 結節性硬化症（Bourneville-Pringle 病）（図Ⅲ-14-2D）

多彩な皮疹を伴い全身疾患を合併する母斑症で，顔面皮疹は極めて特徴的であり，鼻を中心とした"皮脂腺腫"（adenoma sebaceum）がみられるが，皮脂腺の腺腫様にみえる母斑は組織学的には血管線維腫であり，皮脂腺は二次的に変化を受けるが皮脂腺の疾患ではない．

5 眼咽頭筋ジストロフィー症（図Ⅲ-14-2E）

常染色体性優性遺伝形式をとる筋疾患で，40歳前後に眼瞼下垂，外眼筋麻痺で発症する．次いで咽頭筋の障害から嚥下障害，構音障害，全身近位筋の萎縮，脱力へと進行する．類似の顔貌は重症筋無力症や，Fisher 症候群でもみられる．

6 進行性顔面片側萎縮症（Parry-Romberg 症候群）（図Ⅲ-14-2F）

顔面一側あるいはその一部が萎縮をきたす疾患で，その初期には皮下脂肪の減少に始まるが，次いで顔面筋萎縮，さらには顔面骨萎縮をきたす進行性の疾患であり，美容上の問題から形成外科，美容外科を訪れる患者が多い．ときに病側に Horner 徴候がみられる．

7 仮面様顔貌（mask-like face）（図Ⅲ-14-2G）

parkinsonism でみられる特徴的顔貌である．表情に乏しい顔貌であり，表情筋の無動，筋固縮によるもので，1分間に15〜20回みられる瞬目も10回以下に減少する．Parkinson 病のみならず，parkinsonism でもみられる．

8 筋病性顔貌（myopathic face）（図Ⅲ-14-2H）

顔面肩甲上腕型ジストロフィー症でみられる顔貌であり，表情に最も重要な口角の動きがなくなり，口をすぼめたり，とがらすことができず，眼裂も十分に閉じることができない．

9 斧状顔貌（hatchet face）（図Ⅲ-14-2I）

筋強直性ジストロフィーでみられる顔貌で，前頭禿頭に加え側頭筋と咬筋の萎縮のため顔面が顎を先端とする三角形にみえ，西洋斧に似ていることから呼ばれる顔貌である．通常この状態では眼輪筋の脱力がみられる．

2 顔面の運動障害

A 基礎知識

顔面筋は三叉神経支配の側頭筋，咬筋，内・外翼突筋を除きすべて顔面神経により支配されており，顔面神経の核上，核性，核下性障害により特徴的な運動障害をきたす．臨床的には核上性病変による麻痺は対側顔面下部に限局した中枢型顔面麻痺，一方，核性および核下性病変による麻痺は同側顔面の上部と下部がともに障

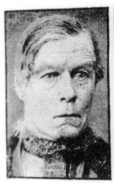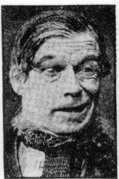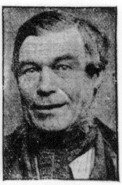

図Ⅲ-14-3　随意収縮による顔面麻痺と表情との解離

（Gowers教科書〔1888年〕より）

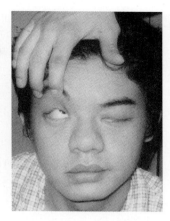

図Ⅲ-14-4　Bell現象

害される末梢型顔面麻痺を呈す．この説明として，顔面上部の前頭筋は皮質運動野（中心前回）顔面部位より皮質顔面神経路により両側支配を受けており，片側病変では麻痺はほとんど目立たず，顔面下部の筋群は皮質顔面神経路が対側支配のため，この経路の病変により対側顔面下部に限局した顔面麻痺を呈すると解釈されていた．しかし最近のサルの研究により，顔面筋は上部も下部もともに両側支配を受けているが，上部前頭筋は両側運動野からは極めて少数の支配しか受けておらず，一方，下部顔面筋群も両側支配ではあるが，圧倒的に対側支配が優位であることが判明し，核上経路病変による中枢型顔面麻痺では乏しい支配しか受けていない前頭筋麻痺は目立たず，際立って支配を受ける対側顔面下部の麻痺が目立つと説明されるようになった．これらの顔面随意収縮経路の他に，顔面には運動の連合野を含んだ広い皮質に発し，皮質延髄路以外の経路（錐体外路）として深部灰白質（視床，基底核，辺縁系，視床下部）と多シナプス性経路を形成し，これらから背側縦束を介する経路が類推されている．この錐体外路系経路が顔面の表情を司るとされており，この経路の障害では自然の表情に際し本人の気づかない軽度の左右差のある表情性顔面麻痺（mimetic facial palsy）が外見的にみられるが，その解剖学的裏付けはいまだ確立されていない．

この顔面随意収縮と自然な表情との解離は昔から知られており，Gowersが1888年に著した教科書にも写真が掲載されている（図Ⅲ-14-3）．

一方，三叉神経下顎枝を通過する運動線維により支配される側頭筋，咬筋および内・外翼突筋も顔面筋の一部であり，前二者は咀嚼のための下顎の挙上，後退，突出に，翼突筋は両側同時運動では下顎の押し下げ，突出に，一側では下顎の側方運動に関与している．

B 症状・徴候

1 顔面運動麻痺

顔面麻痺には筋性と神経性の麻痺があり，さらに後者には①中枢型顔面麻痺と②末梢型顔面麻痺がある．しばしば中枢性顔面麻痺，末梢性顔面神経麻痺と呼ばれるが，脳幹（橋）の顔面神経核やその髄内肢の病変では中枢性病変であるが末梢型の顔面上部および下部の麻痺を呈すことから，中枢型と末梢型に分類するのがよい（表Ⅲ-14-1）．

中枢型顔面神経麻痺では，前頭筋の麻痺はなく，会話中に口角の傾き・左右差で顔が歪むことで家族が気づく軽いものから，下顔面筋のすべての障害により口角が健側に引っ張られ，病側の鼻唇溝が浅くなり，頬も膨らませなくなる．

表Ⅲ-14-1　顔面麻痺の分類

1. 筋性顔面麻痺	筋強直型筋ジストロフィー症 顔面肩甲上腕型筋ジストロフィー症 眼咽頭型筋ジストロフィー症 重症筋無力症
2. 神経性顔面麻痺	1. 中枢型顔面麻痺（核上性麻痺） 　皮質，放線冠，内包後脚病変による 2. 末梢型顔面麻痺 　a. 核性顔面神経麻痺 　　橋顔面神経核の梗塞，脱髄斑による 　b. 核下性顔面神経麻痺 　　橋髄内枝病変による顔面麻痺 　　橋下部腹側梗塞，脱髄斑などによる 　c. 末梢性顔面神経麻痺 　　特発性顔面神経麻痺（Bell麻痺），Guillain Barré症候群，Ramsay-Hunt症候群，sarcoidosis，外傷などによる

一般に顔面麻痺だけでなく同側の片麻痺がみられる．

末梢型顔面麻痺では病側すべての顔面筋，広頸筋の麻痺がみられ，額のしわ寄せ，閉眼，閉口および広頸筋の収縮ができないのが診断できる．また末梢型麻痺では，病側の閉眼できない眼球は健常な核上線維の働きにより閉眼を試みると眼球上転が観察され，Bell現象と呼ばれる（図Ⅲ-14-4）．この他顔面神経の機能には，大浅錐体神経を介しての涙腺分泌機能，あぶみ骨筋への分枝を介した鼓膜緊張，鼓索神経を介する舌前方2/3の味覚と顎下腺唾液分泌があり，これらの障害の有無から顔面神経末梢部病変の局在診断に使用できる（図Ⅲ-14-5）．

2 顔面不随意運動

不随意に片目がつぶる訴えは眼瞼攣縮（blepharospasm）であることが多く，進行すると眼輪筋のみでなく口輪筋も同時に攣縮する片側顔面攣縮（hemifacial spasm）となり口も歪む訴えとなる．

また強制的な両側性の強い顔面攣縮はMeige症候群と呼ばれる．さらに口をもぐもぐしたり舌をねじったり，突出させたりする口舌ジスキネジア（orolingual dyskinesia），さらに顔面筋の不随意運動を伴う口・顔面ジスキネジア（orofacial dyskinesia）も老齢で歯のない，あるいは義歯の合わない人や薬物中毒でよくみられる．鼻鳴らし，舌打ち，ウインクは種々の舞踏病症候群（Huntington舞踏病，neuroacanthocytosis, Sydenham舞踏病やGilles de la Tourette症候群など）やチックでもみられる．

笑ったり，口角を後方に引くと瞼が閉じる症状は連合運動（synkinesis）と呼ばれ，同側の眼瞼が眼輪筋の不随意収縮のため眼裂狭小を起こすことがある．これは末梢性顔面神経麻痺（Bell麻痺など）の後遺症であり，口輪筋支配の顔面神経線維が眼輪筋支配神経に再生治癒過程で迷入したために起こる（図Ⅲ-14-6）．

一度閉眼すると開眼が困難となり指を使って開眼しなければならない症状は開眼失行（apraxia of lid opening）と呼ばれ，逆に眼を閉じようと試みても閉眼が困難な閉眼失行（apraxia of eyelid closure）が，特発性にあるいは進行性核上性麻痺（progressive supranuclear palsy）の症状としてみられる．

3 顔面下顎運動障害

われわれの咀嚼筋運動はすべて三叉神経運動枝支配による咬筋および翼突筋による．橋中部の三叉神経運動核から出た軸索は下顎神経（下顎枝）となりこれらの筋を支配しており，顎反射の反射弓でもある．検査時には歯を食いしばってもらい，検者が側頭筋と咬筋の筋緊張度，

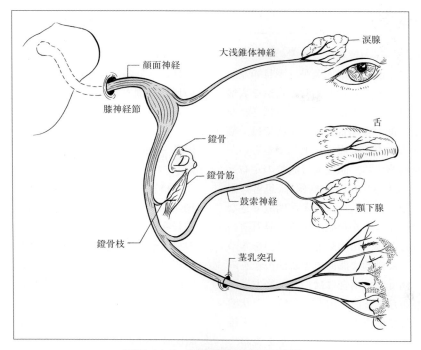

図Ⅲ-14-5　顔面神経末梢部の解剖

(Alford BR, Jerger JF, et al.：Neurophysiology of facial nerve testing. Arch. Otolaryngol 97. 214, 1973 を改変)

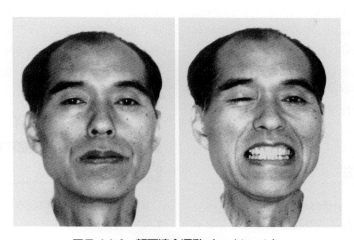

図Ⅲ-14-6　顔面連合運動（synkinesis）

筋力の左右差の有無をみる．次に口を大きく開けてもらい，翼突筋，特に外翼突筋の機能である前方突出，開口および左右への偏倚（麻痺側偏倚）の有無をみる．左右への偏倚は上下の両側門歯中央が閉口時に比べ開口時で正中から病側にずれることで麻痺側を判断する．顎反射は軽い開口位で頤（オトガイ）をハンマーで軽く叩打して閉口の程度を診る．

咀嚼筋が著明に攣縮し，歯が堅く締められた状態は咬痙（trismus）と呼ばれ，ウイルス性脳炎（狂犬病），テタニー，薬物中毒（向精神薬，スルピリドなど）などでみられる．

C 診察の要点

　顔面神経運動機能の検査は，患者の表情を観察して，さらに会話中の顔面運動，瞬目の左右差をみる．このとき，随意収縮時と自然な表情での左右差も見極めるのがよい．さらに詳細な検査は，顔面上部から順番に，前頭筋では，額にしわができるか否かを眉を挙上してもらい左右差の有無を観察する．眼輪筋は眼裂の左右差を観察した後（大きいほうが病側），患者に眼裂を思いきり閉じてもらい，検者が開瞼できないか簡単に開瞼できるかを確認する．鼻唇溝の左右差を確認した後，口輪筋も同様に口をきつく閉じてもらい他動的に開口できるか否かをみる．さらに一側で弱い場合には口角を後方に引いてもらい左右差を確認，広頸筋は咬んだ状態で『イー』をして歯をみせてもらうか口角を後方に引いてもらい顎下の広頸筋の緊張を視診，触診する．一側の顔面筋，広頸筋に麻痺があれば末梢型麻痺であり，額のしわ寄せは可能だが下部顔面筋の麻痺がみられれば中枢型麻痺と診断できる．末梢型顔面麻痺に舌前方2/3の味覚障害が明らかとなれば，その病巣局在は膝神経節以下の鼓索神経分枝部上流と診断でき通常あぶみ骨筋麻痺による聴覚過敏が合併する．膝神経節およびその中枢側病変では涙腺，唾液腺を支配する大浅錐体神経があり涙・唾液分泌が減少する訴えもある．

D 補助検査法

　瞬目反射（blink reflex）は顔面神経あるいは三叉神経刺激で起こる眼輪筋収縮からなる不随意運動であり，これを電気的に記録して，麻痺の障害部位を診断する検査は臨床的に有益である．顔面神経刺激では直接反応として神経の興奮性と潜時を測定して刺激部以下の病変を確診できる．三叉神経刺激で誘発される筋電位には潜時の異なる2群，第一反応と第二反応がある．第一反応は刺激側のみにみられる反射で，その潜時は短く個人差が少なく反射中枢は橋にあり，潜時延長から三叉神経，顔面神経あるいはこれらの中枢の障害が診断される．第二反応は反射中枢が三叉神経延髄路核にあり多シナプス性に両側顔面神経核につながっている長潜時の反応で個人差が大きく神経伝導測定には向いていない．

E 原因疾患・病態

　末梢性顔面神経麻痺の代表疾患はその頻度が10万人に年間23人とされる特発性末梢性顔面神経麻痺，Bell麻痺である．ウイルス感染などの病因が考えられてはいるが不明である．明らかな帯状疱疹ウイルス感染によるRamsay Hunt症候群やライム病，HIV感染による顔面神経麻痺はまれではあるが外来でみられる疾患である．耳下腺腫瘍，側頭骨cholesteatoma，類皮腫や骨折中耳手術術後合併症でも末梢性麻痺がときにみられる．脳内では小脳橋角腫瘍（聴神経腫瘍，髄膜腫，類上皮腫）による顔面神経根部の圧迫による麻痺や，根部の血管圧迫による眼瞼攣縮や顔面筋攣縮，椎骨脳底動脈虚血による脳幹内梗塞による核性障害で末梢型の顔面麻痺が，また皮質延髄路の梗塞では中枢型の顔面麻痺がみられる．

3 顔面の感覚障害

A 基礎知識

　顔面感覚は，三叉神経の3本の分枝である第1枝（眼神経，眼枝），第2枝（上顎神経，上顎枝），第3枝（下顎神経，下顎枝）に支配されている．これらの末梢枝病変では1～3枝の末梢性全感覚障害がみられる（図Ⅲ-14-7A）．しかしこれらは末梢神経枝であり，半月神経節に胞体をもち，その中枢枝は脳幹内橋・延髄・脊髄内の神経細胞とシナプス形成を行う．触覚は三叉神経運動核の後外方にある主知覚核へ入り交叉して内側毛帯を経て対側視床VPM核へ

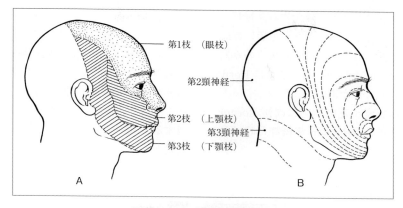

図Ⅲ-14-7　顔面の感覚分布
A：末梢性分布，B：髄節性分布
(De Jong RN.: The neurologic examination. 4th ed. Harpers & Row, 168, 1970)

至る．表在感覚のうち顔面温痛覚は三叉神経脊髄路核へ入り，顔面中心部，鼻・口に近い線維は脳幹内をわずかに下行してシナプス形成し対側へ入り，顔面の外側からの線維は三叉神経下行路を下行してから対側に入り，顔面最外側からの線維は最下端のC2-3レベルまで三叉神経下行路を下行してシナプス形成を行い交叉して対側に入り，それぞれが三叉神経視床路を形成してVPM核に入る．この三叉神経脊髄路核とのシナプス形成のレベルの差異から脳幹・脊髄病変では髄節性"タマネギ状分布"（onion-skin distribution）の顔面感覚障害を起こす（図Ⅲ-14-7B）．これらの三叉神経脊髄路病変（脊髄・延髄空洞症などによる）では解離性感覚障害をきたすことが重要な所見である．

B　症状・徴候

　顔面の温痛覚，触覚を針か筆またはティッシュペーパーでまず第1，2，3枝の分布域に沿い検査を行い，また髄節性障害の有無を左右で検査し，末梢性あるいは髄節性異常の有無を調べる．
　第1枝のみの障害は上眼窩裂症候群，海綿静脈洞症候群でみられ，第2枝の障害は上顎洞周辺病変（numb cheek syndrome），第3枝の障害は下顎骨内から頤（オトガイ）神経孔を出た部位での腫瘍，外傷，歯科治療後にみられる（numb chin syndrome）．第3枝は下顎骨後方（下顎角）周辺を支配せず第2, 3頸神経が支配しており注意が必要である（図Ⅲ-14-7A）．
　感覚障害の中で，顔面の自発痛は代表的な症状であり三叉神経痛（trigeminal neuralgia, tic douloureux）と呼ばれる．中年以降でみられ女性にやや多い疾患であるが，若年者にもみられ，この場合には多発性硬化症の脳幹内脱髄巣による症候性神経痛が大部分である．歯磨き，咀嚼，洗面により第2枝・3枝領域正中部付近で鋭い疼痛を訴えることが多く，その診断は顔面鼻翼から鼻根にかけて局所触覚刺激を与えると疼痛発作を誘発できれば（誘発域の存在）診断は確実である．中年から老年者にみられる本症はかつて特発性とされたが，最近の後頭蓋窩血管減圧術（posterior fossa vascular decompression）で完治することから，動脈硬化病変をもつループ状血管（前下小脳動脈，上小脳動脈，椎骨動脈など）が後頭蓋窩で三叉神経根を圧迫し，その結果微少損傷部から異所性発火が非シナプス伝導をして中枢に伝わるためと考えられている．
　群発頭痛は男性に多くみられる眼窩深部の眼球をえぐり取るような激しい疼痛で，早朝就寝

時に数秒〜数分間隔で反復し群発する．毎日早朝に再発して1〜数ヵ月反復する．患者には感覚障害はみられず，わずかに発作直後にのみ同側の眼球結膜の充血流涙や鼻閉，まれにHorner徴候がみられることがある．

顔面痛，顔面感覚・運動障害に同側Horner徴候を合併する場合，Raeder症候群と呼ばれる．

C 診察の要点

三叉神経は顔面においていくつかの重要な反射を司るため，顔面の末梢枝分布領域を考慮した温痛覚，触覚検査の他に必須の反射検査がある．

1 頤反射（jaw reflex, mandibular reflex）

患者に軽く口を開けてもらい，検者の示指を患者の下顎骨中央の頤に置き，その上をハンマーでたたいて咬筋，側頭筋の収縮による下顎骨挙上をみる．通常はほとんど挙上をみないが，三叉神経核より核上性の障害で亢進する．両側を別々に検査することも熟練者には可能である．

2 頭後屈反射（head retraction reflex）

頭部をやや前屈してもらい，患者の上唇部を正中で叩打すると前屈した頭部が後屈する反射であり，その反射弓は三叉神経入力−頸髄神経出力からなる．核上病変でこの反射が誘発できる．

3 角膜反射（corneal reflex）

ティッシュペーパーをこより状に丸め，患者に対側を向いてもらい角膜辺縁を触れて，閉眼の有無をみる．その反射弓は三叉神経入力−顔面神経出力である．閉眼は健常者では両側性に起こるため，直接の閉眼と対側の間接閉眼を確認する．入力である三叉神経の障害でも直接，間接とも障害され，出力障害では患側のみ閉眼できない．

D 補助検査法

三叉神経刺激による瞬目反射は2群の電位を誘発して，その第一電位から三叉神経の伝導速度が測定可能である．

E 原因疾患・病態

顔面の自発痛を訴える三叉神経痛には特発性と症候性があり，後者には多発性硬化症，Sjögren症候群や後頭蓋下硬化性血管の直接圧迫からなる三叉神経痛がある．最近では前者の特発性もおそらく血管圧迫によるとして減圧術が治療効果をあげている．錐体骨先端部の骨髄炎で外転神経麻痺とともにみられる三叉神経眼枝の知覚低下はGradenigo症候群と呼ばれ慢性中耳炎の合併症であったが，抗菌薬の発達した現在ではまれである．後頭蓋下の橋角の髄膜腫，真珠腫，脊索腫による圧迫により顔面感覚障害がみられる．

参考文献

1) Jenny AB, Saper CB.：Organization of the facial nucleus and corticofacial projection in the monkey. Neurology 37. 930-939, 1987.
2) May M, Schaitkin BM.：The facial nerve. May's 2nd ed. Thieme. 2000.
3) Crosby EC, Dejonge BR.：Experimental and clinical studies of the central connections and central relation of the facial nerve. Ann Otol 72. 735-755, 1963.
4) DeJong RN.：The trigeminal nerve. In The neurologic examination. 4th ed. Harper & Row. 163-177, 1979.
5) 木村　淳：誘発電位と筋電図—理論と応用．医学書院，1990．

［廣瀬源二郎］

15 耳鳴・聴覚障害の診かた

1 聴覚障害
dysacousia

A 基礎知識

　聴覚を司る第8脳神経は聴覚に関与する蝸牛神経と平衡感覚に関係する前庭神経に分けられる．聴覚は外耳道から入った音信号が鼓膜を振動させることにより耳小骨を介してらせん構造をもち2回半回転する蝸牛に至り，蝸牛管内の聴覚感覚器であるCorti器に運ばれる．ここには特殊な感覚有毛細胞が基底板上にあり，その上には感覚毛を覆うゼラチン様蓋膜がある（図Ⅲ-15-1）．中耳から伝わった音信号は蝸牛管内リンパ液に波動を与え基底板を振動させそのたわみが感覚細胞感覚毛を屈曲させ（図Ⅲ-15-2）[1]，有毛細胞のコンダクタンスを変え伝導チャネルを開閉して脱・過分極を起こし電気信号に変わった聴覚情報を双極性らせん神経節末梢側軸索の求心性線維に送る（図Ⅲ-15-1B）．

　双極らせん神経節に送られた電気信号はその中枢側軸索である蝸牛神経を通過して内耳道を出て顔面神経下部のくも膜下腔を横切り橋延髄で脳内に入り背側および腹側蝸牛神経核に伝搬される．背側と腹側蝸牛神経核の第2ニューロンはその軸索線維を原則的に対側におくり外側毛帯を形成して上行する．腹側蝸牛神経核は同側上オリーブ核や内側副核に終わるものもあり，これらの核群は同側を上行して同側の外側

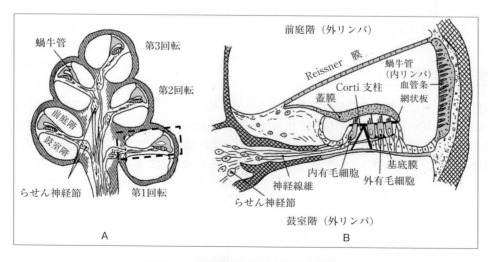

図Ⅲ-15-1　蝸牛およびCorti器の解剖
A：蝸牛の断面図．蝸牛管が2回転半をして第3回転で終わる．B：蝸牛管断面のCorti器模式図．前庭階と鼓室階に挟まれた蝸牛管は内リンパで満たされ，基底板の上にCorti器が載っている．1列の内有毛細胞と3列からなる外有毛細胞が音波を電気信号に変える役目を果たす．双極細胞であるらせん神経節の末梢側軸索が有毛細胞底部を取り巻いて終わっている．
（松裏修四：標準生理学　第4版，（本郷利憲ほか編）．医学書院．p226, 1996 より）

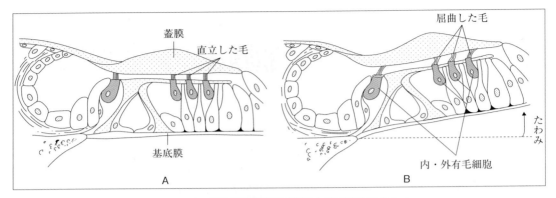

図Ⅲ-15-2 蝸牛聴覚機能に関与する基底膜のたわみ

A：基底膜静止状態．内・外有毛細胞の毛は直立している．B：基底膜のたわんだ状態．基底膜たわみと共に直立していた毛は屈曲し，そのせん断力により電気的コンダクタンスが変わり，電流が発生し有毛細胞の底部に終っている．らせん神経節の終末に電位を伝えることで電気信号となる．
(Kelly JP.：Auditory System. In Principles of Neural Science, 2nd Ed. Eds. Kandel ER, Schwartz JH. Elsevier. 1985 より)

毛帯の一部ともなる．ゆえに聴覚伝導は原則対側交叉であり対側優位であるが腹側蝸牛神経核は両側にあるためその情報は両側性に中枢まで伝搬される．そのため一側の聴覚野障害では難聴が起こり難くなっている．その後も外側毛帯は外側毛帯核で補強され下丘に終わる．下丘に到達した聴覚情報はさらに上行して内側膝状体に至り，ニューロンを変えて内包レンズ核下部を通過して側頭葉の上側頭回ヘシル（Heschl）横回（Brodmann41, 42野）にある第一次聴覚野に終わる（図Ⅲ-15-3）．

B 症状，徴候

聴覚障害の症状は難聴がその中核であるが，患者の訴えには耳鳴があり，その増大悪化から聴覚低下がおこることもあり，まれには聴覚過敏，錯聴，幻聴，純粋語聾などの中枢性症状もある．

診察前の病歴聴取で難聴の程度，1側性か両側性か，その発症は急激か，数日で進行性か，徐々に数週以上の経過で慢性進行か，難聴が改善したり悪化したり変動しているのか，常に変動なく永続性かを確認すべきである．さらに合併する症状に耳性膨満感，めまいおよびめまい感，平衡障害，耳痛，耳漏などの有無についても聞くべきである．また既往に頭部外傷や耳鼻科手術，騒音下の職業歴の有無についても聞くことで診断の助けとなる．

1 難聴

ヒトの通常可聴域は 16〜25,000 Hz である．この領域での振動の振幅（amplitude）が音の強さであり，音の質・音色とは同じ音の強さ，ピッチを持つ二つの調子を見極める聴覚高次機能である．この音を内耳聴覚感受細胞に運ぶ経路には気導と骨導の二つがあり，前者は耳から離れた部位にある音源から空気を介して振動させて鼓膜を震わせて音を感ずる．後者は音源が頭蓋骨か身体の一部に接した状態で骨を振動させて音を感ずる様式である[2]．

難聴には伝音性難聴と感音性難聴および中枢性難聴がある．伝音性難聴は音の機械的振動を増幅・変化させて蝸牛へ伝えることができなくなるために起こる症状であり，外耳や中耳の耳鼻科疾患（外耳道狭窄，耳垢閉塞，鼓膜肥厚など）による．感音性難聴は蝸牛内感覚細胞である有毛細胞障害やそれより中枢側 retrocochlear 蝸牛神経障害でみられる難聴である．中枢性難聴は中枢神経系内の蝸牛神経核に始まり第一次聴覚野に終わる構築の障害による難聴である．通常一側性の第一次聴覚野障害では難聴は起こりにくいが方向感覚や語音明瞭度は低下する．

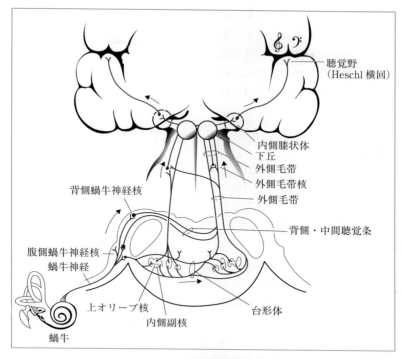

図Ⅲ-15-3　聴覚伝導路
(Noback CR. The Human Nervous System, 3rd ed. McGraw-Hill. 1981 より改変)

2 耳鳴

　患者自身が外界からの音がないのに音を感ずる訴えで，耳の中で音が鳴る自覚的症状をいう．無音室環境ではほとんどすべてのヒトで軽い耳鳴はあり生理的耳鳴と呼ばれ，通常は環境騒音（35 dB以下）によりマスクされており，騒音の少なくなる夜間などには感ずる．一般に普通の環境騒音下でも聞こえ，必要な音感知を障害すると耳鳴の訴えとなる．耳鳴の多くは中耳の鼓膜，耳小骨あるいは内耳の聴神経障害に伴う症候であり，大部分の症例で聴力低下も伴うのが一般的である．これらの原因による耳鳴の治療は極めて困難であり，いまだに治療法は確立されていない．

　まれに他人にもオトスコープなどを介して聞こえる他覚的耳鳴もある．他覚的耳鳴は聴覚伝導路の機能障害と考えるよりは聴覚路の周辺組織（耳管周囲筋，鐙骨筋，咽頭筋など）の筋収縮や血管性雑音を反映するものである．常に一側性の耳鳴で拍動性に聞こえる患者には血管性雑音を念頭に置くべきである．

3 聴覚過敏

　通常の音声が強く，不快に反響して聞こえる状態は聴覚過敏である．臨床的には鐙骨筋を支配する顔面神経がBell麻痺などに罹患して耳小骨の振動が制御できなくなるため病側に訴えられる．まれには三叉神経支配の鼓膜張筋が三叉神経麻痺で働かなくなり鼓膜の振動制御ができなくなる状態でもみられる．中枢性病変とくに橋上部被蓋の聴覚路の障害でも見られることもあり，さらに心因性の聴覚過敏は両側性にみられる．

C 診察の要点

　聴力変化の訴えは自覚症状であり，その検査も他覚的に行うものに限りがあり患者の協力なしには困難である．臨床的には病歴聴取の段階で通常の会話ができるか否かから判断するのが

一般的である．会話を聞き返したり，大声あるいは耳元でしか聞えないことから聴力低下が推定される．難聴の左右差を調べるために反対側の耳介を検者の手掌で覆い擦りながら調べたい耳元で大小の音声を与えて外来での音声言語聴力を診断できる．

1 音叉による検査

音叉は振動覚をみるのではなく，振動音を利用するため振動覚検査用C音叉（128～256 Hz）の使用は骨導検査時にはできる限り避けC2（512 Hz）かC3（1,024 Hz）を使用したい．

a. Weber 聴覚試験

C2（512 Hz）音叉を使用してその基部を前頭部中央に当て骨導による振動音が両耳に均等に伝わるか否かをみる検査で，正常者では両耳に同じように聞こえるが，難聴患者ではどちらかに偏る．伝音性難聴では患側耳でより強く聞こえ，感音性難聴では健側耳で強く聞こえる．伝音性難聴では患側の外界環境音の干渉が弱められることからより強く聞こえるわけである．この検査で右に音が偏した場合には右伝音性難聴か左感音性難聴を疑う．

b. Rinne 試験

同じC2音叉を使用し気導と骨導の聴取時間を比較する検査である．振動する音叉基部を乳突蜂巣突起部に当て，骨導聴取ができなくなったら，まだ振動している音叉を外耳孔2～3 cmに近づけ気導によりなお聴取できるかを調べる．正常者では気導が骨導より長く聴取できるためこれを Rinne 試験正常あるいは Rinne 試験陽性と定義されている．一方気導で聴取不可能になっても骨導で聴取できる場合には Rinne 検査異常あるいは陰性と呼ぶ．健常者および感音性難聴患者では Rinne 試験正常（陽性），伝音性難聴患者では Rinne 試験異常（陰性）と記載する．

D 補助的検査法

特殊な聴覚検査法を使用して迷路性伝導性難

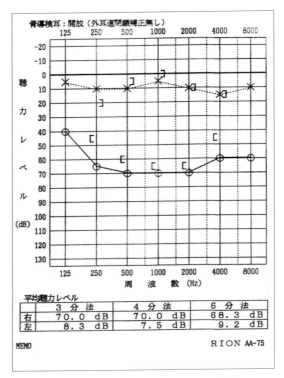

図Ⅲ-15-4　オージオグラムの実例

37歳，男性．右耳突発性難聴の聴力図：　X：左耳気導，○：右耳気導，]：左耳骨導，[：右耳骨導
上段左耳気導および骨導は正常．下段右耳は気導も骨導も広い周波数にわたり聴力レベルは40～70 dB の低下がみられる．

聴と後迷路性感音性難聴とを鑑別することがおおむねできるとされているが幾つかの検査を組み合わせて初めて可能となるわけで，純音聴力検査に加え聴覚補充（recruitment）現象や反復閾値減衰などの結果が不可欠となることから，これらの特殊検査は耳科・聴覚専門医に託されることになる．

1 純音聴力検査

オージオメトリーと呼ばれ連続音および断続音の周波数を変えて検査する方法で，その結果はオージオグラムとして表される（図Ⅲ-15-4）．

一般に 250, 500, 1,000, 2,000, 4,000, 8,000 Hz の聴力を検査する．まず増幅器の目盛はそれぞれの周波数とも正常耳で聴取できる最小の強さが 0 dB となるように調整されている．

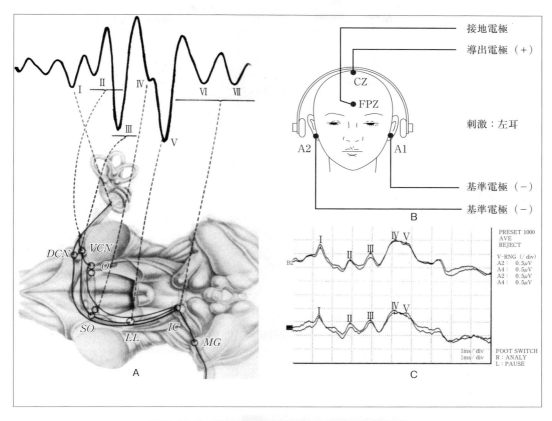

図Ⅲ-15-5　脳幹聴性誘発電位の波形起源と臨床例

A：ヒトの脳幹聴性誘発電位 brain stem auditory evoked potential（BAEP）の原波形とⅠ波からⅦ波のジェネレーターの解剖．脳外科医 Møller が術中にプラチナ電極を各部位表面に当て記録したもの．Ⅰ波：蝸牛神経遠位端，Ⅱ波：蝸牛神経近位端，Ⅲ波：DCN 背側蝸牛神経核，Ⅳ波：対側 SO 上オリーブ核，Ⅴ波：対側 LL 外側毛帯核，Ⅴ-Ⅵ波：対側 IC 下丘
（Møller AR, Janneta PJ. Neural generators of the auditory brainstem response. The Auditory Brainstem Response. Ed. Jacobson JT, 1985 から一部（A）改変）

　気導聴力検査ではヘッドホーンの中心が外耳道にあたるように装着（赤が右，青が左）してよく聞こえる耳から検査する．1,000 Hz から始め，2,000，4,000，8,000 Hz と周波数を上げ，次いで 1,000 Hz に戻り 500，250，125 Hz と順に下げ測定する．良聴耳が終われば悪い耳で同様に検査する．聴覚閾値の決定には断続音を使用して低い方から高い音圧へと強くして決める．

　骨導聴力検査ではマスキング用のヘッドホーン・骨導端子を装着する．骨導端子を耳介に当てないように乳突部に当て測定する．測定時には対側耳にはマスキング音を与え，同様に検査してオージオグラムに記載する．

　骨導閾値は正常で気導閾値のみが異常であれば伝音性難聴であり，気導閾値も骨導閾値もほぼ同様に上昇している場合は感音性難聴が考えられる．

　通常の臨床的難聴分類は閾値 30 dB を軽度，60 dB を中等度，90 dB を高度と分類する．

2 聴性脳幹誘発電位（brainstem auditory evoked potential；BAEP）

　聴覚系検査で神経内科医がもっとも高頻度に検査して診断に利用している他覚的聴力検査法である．ヘッドホーンから音刺激を与え末梢聴覚路を通り脳幹を経由して内側膝状体に至る種々の神経核群が起源となり誘発される電位を記録する検査である．乳幼児の聴力検査として

Section III 神経症候の診かた

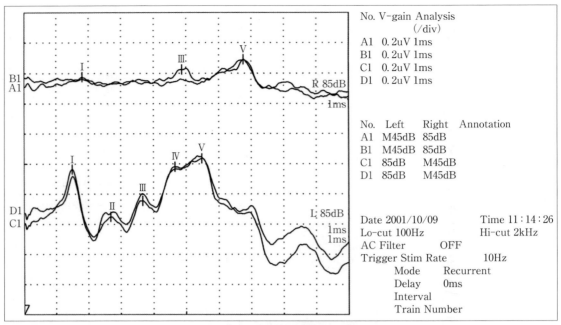

図III-15-6　右聴神経腫瘍の BAEP

32歳．右聴神経腫瘍（神経鞘腫）の脳幹聴性誘発電位．I波はわずかに残存するもII波の誘発はみられない．I-II波消失から臨床的に第8神経障害が診断できる．

極めて重要であり，また聴神経腫瘍の伸展程度，術中・術後検査，脳死判定の確診にも不可欠である．頭皮上電極は頭頂部・乳突部に置き不関電極を前額中央部に付けて記録する（図III-15-5B）．I波からVI波が通常記録されIV-V波振幅が大きく記録される（図III-15-5A，C）．I波は蝸牛神経近位部（末梢），II波は蝸牛神経遠位端，III波脳幹内蝸牛神経核・上オリーブ核，IV波外側毛帯核，V波は下丘，VI-VII波は下丘～内側膝状体がその波形のジェネレーターと考えられている[3]．これらのデータは研究者の記録方法によりわずかに異なることが知られているが[4]，臨床的には聴神経腫瘍ならI-II波の早期成分が消失して（図III-15-6），脳幹病変ではI-II波は残りIII-V波が消失することから診断する．新生児期，乳児期では80 dBHL刺激でIII波の振幅がV波より大きく記録されるのが一般的であるが聴覚障碍児では誘発電位はみられない．

E 原因疾患・病態

1 伝音性難聴をきたす原因疾患

いわゆる中耳性の難聴であり，中耳炎，頭部外傷による錐体骨長軸に沿った骨折，耳硬化症が代表的疾患である．抗菌薬の開発で抗菌力を考えた加療が可能となり，化膿性中耳炎の頻度は著減しているとはいえ，現在も急性および慢性の中耳炎はみられ，とくに後者の反復性中耳炎，真珠腫性中耳炎による難聴が問題となる．まれではあるが外耳道や中耳の奇形もある．次に多いのは側頭骨骨折特に錐体骨長軸におこる骨折で，出血を伴う中耳破壊がみられ鼓膜穿孔をきたし難聴の原因となる．同様に側頭骨を侵すPaget病，線維性異形成でも難聴がみられることがある．

耳硬化症は白人ではもっとも頻度の高い伝音性難聴の原因疾患であるが，東洋人では遺伝性要因のあることからその頻度は低く全耳疾患の1％とされる．アブミ骨底板と周囲の骨の過形

成からアブミ骨の可動性がなくなり両側性伝音性難聴をきたす．最近では耳小骨マイクロサージェリーで治療可能である．

2 感音性難聴の原因疾患

蝸牛および蝸牛神経の障害による難聴である．障害部位が蝸牛に限局する内耳性難聴と障害が蝸牛神経から皮質聴覚野を含む後迷路性難聴に区分できるが，脳幹内蝸牛神経核から聴覚野までは別に中枢性聴覚障害として分類されることが多い．

Ménière病，突発性難聴，老人性難聴や種々の内耳炎があり，さらに薬物性（アミノグリコシド，バンコマイシン，アスピリン，シスプラチン，キニーネ，フロセミドなど）難聴，髄膜炎とくに肺炎双球菌やインフルエンザ菌による感染後後遺症としての難聴もこのグループの疾患である．高齢化社会の到来で高音性難聴をきたす老人性難聴がますます増加している現状であるがラセン神経節細胞の神経変性がその原因とされる．妊婦風疹感染による新生児難聴は蝸牛の発達障害による．他に梅毒，マイコプラズマ感染による難聴，Vogt－小柳－原田病，爆発などの強烈な騒音による音響外傷，聴神経腫瘍，神経線維種Ⅱ型による聴神経鞘腫，癌性髄膜炎による蝸牛神経根周囲の障害による難聴もある．このほかに遺伝性難聴が小児期難聴の半数，成人難聴の約1/3でみられ，多くは常染色体性劣性遺伝形式をとるが400種以上の遺伝性難聴がある．

3 中枢性聴覚障害の原因疾患

脳幹蝸牛神経核から上行して外側毛帯，下丘，内側膝状体を経てHeschl横回に終わる聴覚伝導路のどこかが腫瘍・脳膿瘍，脳血管障害，頭部外傷などで侵されることで難聴がおこる（図Ⅲ-15-3）．

心因性難聴（おもに転換ヒステリー）は時に両側性あるいは1側性にみられるが，心因の探求が精神科医でも困難な症例もみられるが，BAEP初期成分を利用することで容易に鑑別できるようになってきている．

参考文献

1) Kelly JP.：Auditory System. In Principles of Neural Science, Eds. Kandel ER, Schwartz JH. 2nd Ed. Elsevier. New York, 396-408, 1985.
2) Ropper AH, Samuels MA.：Deafness, Dizziness, and disorders of Equilibrium. In Principles of Neurology 9th Ed. McGraw Hill. New York, 276-288, 2009.
3) Mφller AR, Jannetta PJ.：Neural generators of the auditory brainstem response. In "The Auditory Brainstem Response" Ed. By Jacobson JT, Taylor & Francis. London 13-31, 1985.
4) Hashimoto I, Ishiyama Y, Yoshimoto T, et al.：Brain-stem uditory-evoked potentials recorded directly from human brainstem and thalamus. Brain 104. 841-859, 1981.

［廣瀬源二郎］

Section III　神経症候の診かた

16　めまい・平衡障害の診かた

1　めまい
vertigo・dizziness

A　基礎知識

　我々の静止状態での安定した姿勢平衡感覚が障害され，自身あるいは外界が回ると感ずる不快な錯覚である．医学的には前庭系平衡感覚，視覚情報，固有体性感覚の統合からなる健常な平衡機能がその一部の障害で前庭眼反射・視運動反射・深部固有感覚の不統合・ミスマッチが起こることにより感じる統合的異常感覚であり，自律神経系とも関連して嘔気・嘔吐も伴うことがある[1]．

1　前庭器の解剖・生理

　平衡感覚にもっとも重要な入力を送るセンサーは側頭骨内の内耳迷路にあり，球形嚢，卵形嚢からなる直線加速度を感受する耳石器および角加速度を受容する三半規管がその重要な役目を果たす（図III-16-1）．耳石器の感覚細胞は平衡斑にあり，三半規管では膨大部稜にある．これらの感覚細胞は内リンパ液により浸されている（図III-16-2）．その先端には感覚毛があり平衡斑では耳石膜，膨大部稜ではクプラに触れており頭部の傾きに応じた重力偏倚，内リンパ液流変動に応じて屈曲し，ひずむことで電気信号となりその電位が有毛細胞底部求心性線維からなる前庭神経に送られ双極前庭神経節を通

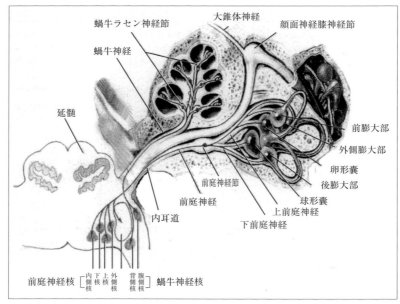

図III-16-1　内耳の解剖と中枢との連絡路

(Netter FH.：The CIBA Collection of Medical Illustration. Vol. 1. Nervous System. Part 1. Anatomy and Physiology より)

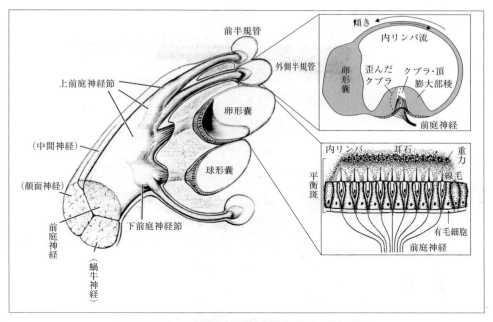

図Ⅲ-16-2　耳石器・半規管感覚細胞と前庭神経

(Carpenter MB：Human Neuroanatomy 7th. Ed. より一部引用)

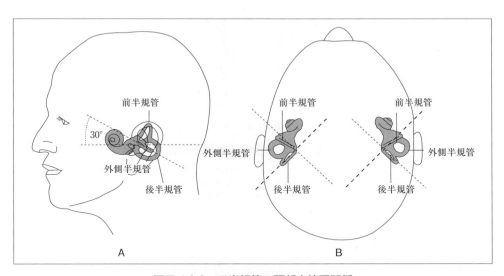

図Ⅲ-16-3　三半規管の頭部内位置関係

A：矢状断のおける半規管の位置．外側半規管は前方で30度挙上している．B：水平断における半規管の位置．左前半規管と右後半規管は平行関係（黒点線）にあり，左後半規管は右前半規管と平行（赤点線）している．

り脳幹中枢へと送られる（図Ⅲ-16-2）．

三半規管は三つの管状半規管（前，外側，後半規管）が三次元的なあらゆる回転感覚を受容する目的でそれぞれ90度の角度でX，Y，Z軸を形成し側頭骨内に配置され両側外側半規管はその前方が水平面に対し30度挙上している（図Ⅲ-16-3）．臥位での温度眼振試験の際に頭部を30度挙上するのはこのためである．また1側前半規管は対側後半規管と同一平面上に配置されており，1側の内リンパ流で1側が興奮

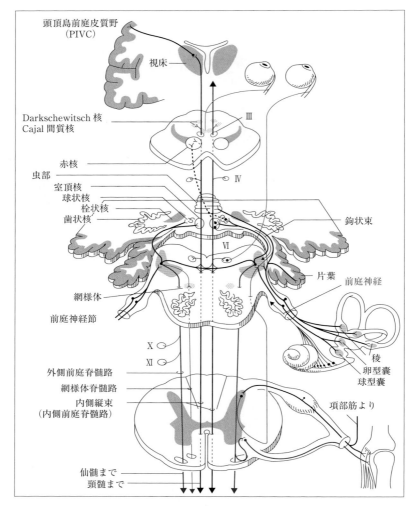

図Ⅲ-16-4　前庭神経中枢連絡路

前庭神経の情報は前庭神経節を介して脳幹前庭神経核とシナプスを形成するが，一部は前庭神経節から直接前庭小脳である片葉に送られて処理される．
(Duus P.：Neurologisch-topische Diagnostik．半田肇監訳，花北順哉訳：神経局在診断，文光堂より改変)

すると他側は抑制的に機能して頭部の三次元的回転加速度刺激に対応する[2]．

2 前庭神経中枢経路（図Ⅲ-16-4）

前庭神経節のうち上前庭神経節が前半規管，外側半規管および卵形嚢からの情報を，下前庭神経節が後半規管，球形嚢からの情報を受け取り前庭神経となり内耳道を通り内耳孔から頭蓋内に入る（図Ⅲ-16-1）．頭蓋内前庭神経は蝸牛神経内側で小脳橋角に至り橋下部下小脳脚と三叉神経脊髄路の間で脳幹内に入り第4脳室床にある4つの前庭神経核に投射する．一部の前庭神経線維は直接下小脳脚から小脳片葉・小節に入る（図Ⅲ-16-4）．4つの前庭神経核は吻側尾側に長く橋下部〜延髄に広がっている．前庭神経核からの中枢内伝導路には①前庭眼運動路（前庭・視床・皮質経路を含む），②前庭小脳路，③前庭脊髄路，の3つがある．

前庭眼運動路は4つの前庭神経核からの第二次求心性線維が両側傍正中部で内側縦束となり

上行し動眼神経核，滑車神経核，外転神経核とシナプス結合して前庭眼反射の経路となる．また少数線維が中脳 Darkschewitsch 核，Cajal 間質核と結合し，さらに視床に達し三次ニューロン（VPI，VPLo 核など）を経由して頭頂島皮質にある前庭皮質野（parieto-insular vestibular cortex；PIVC）に終わる線維もある（図Ⅲ-16-4）．

前庭小脳路とは一次性に小脳に連絡する経路以外の二次性線維を言い，外側および上前庭神経核から出て前庭小脳である片葉・小節・虫部垂に終わる．

前庭脊髄路は脊髄を下行するもので外側前庭神経核から出る同側外側前庭脊髄路と内側前庭神経核から内側縦束となり下行する内側前庭神経路がある．後者の線維は交叉性，非交叉性も合わせて延髄錐体交叉を越え，脊髄レベルではほとんどが同側性となりさらに下行して多くは頸髄レベルで終わり中には脊髄前角運動ニューロンと直接シナプス結合するものもある．上，下，外側前庭神経核からの外側前庭脊髄路は内側縦束と異なり仙髄までの脊髄全長を下降し，体軸筋とその近傍筋の伸筋群トーヌスや脊髄反射に寄与している．

B 症状・症候

めまいは成人，高齢者では高頻度にみられ，その罹病率は1年で23％，発症率は3％とされ，そのうち前庭系めまい罹病率は4.8％，発症率は1.4％との報告がある[3]．

めまいは，前庭系障害に起因する回転感からなる真性めまい（vertigo）と回転感がなく浮動感からなる偽性めまい（dizziness）に大別して考える必要がある．

回転性めまいが真のめまい（前庭性）であり，嘔気・嘔吐や冷汗などの自律神経症状を呈すことが多い．一方偽性めまいでは回転感覚はないが足元がふらつく，歩行時身体が，頭が揺れる感じがあるものの嘔気・嘔吐はない．若年者で不安，うつ症状とともに過呼吸が起こり，めまい感のみならず手足・口周囲のシビレ感を訴えることもある．不整脈，房室ブロックなどの心疾患患者が眼前暗黒・めまい感や短時間の意識消失から転倒し前徴として胸内苦悶をきたすこともある．

症候で重要なものは眼振である．方向一定性の水平回旋混合性眼振は一側末梢性内耳病変による（図Ⅲ-16-5）．これに対し中枢性めまいでみられる特徴的眼振には，側方注視時にのみ診られる注視眼振あるいは側方注視から正中位に戻ったときにみられる反跳眼振があり，ともに中枢注視保持機構（脳幹神経積分器）障害でみられ小脳片葉小節，内側前庭神経核，舌下神経前置核病変による（表Ⅲ-16-1）．また正面視で垂直方向にみられる眼振には上眼瞼向き眼振，下眼瞼向き眼振がありともに中枢病変による．前者は上小脳脚，腹側橋被蓋，延髄 Staderini 核，後者は小脳片葉，前庭神経核のいずれかが病変である（表Ⅲ-16-1）．患者が体動時に急に回転性めまいを訴えるときには，末梢性発作性頭位めまい症が考えられる．

C 診察の要点

1 問　診

めまい患者でまず重要なのは病歴の聴取である．患者の"めまい"が果たして前庭系疾患による真性（回転性）めまいか否かを明らかにする必要がある．また患者の年齢，めまい症状の持続時間，めまい以外の症状やめまいの既往歴は極めて重要な情報である．患者年齢が60歳以上で回転性めまいを訴え，既往にめまいがないときには，中枢性めまいがもっとも考えられ，また20〜30歳代での回転性めまいは Ménière 病，前庭神経炎などの内耳疾患が最も考えられる．

回転性めまい持続時間は診断に極めて有用であり，数日間持続するめまいは中枢性疾患では脳幹病変（とくに脳血管障害）末梢性なら前庭神経炎を鑑別すべきである．めまい持続が1〜2時間で激しく続き数時間のうちに回転感が消

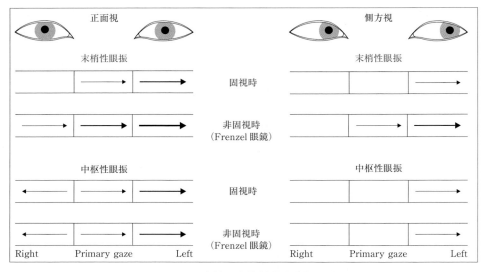

図Ⅲ-16-5　末梢・中枢性前庭眼振の診断

表Ⅲ-16-1　中枢性眼振とその責任病巣

眼振の種類	解剖学的責任病巣
注視眼振	脳幹（内側前庭神経核，舌下神経前置核），前庭小脳（片葉・小節）
反跳眼振	上と同じ部位
Bruns眼振	小脳橋角部
下眼瞼向き垂直眼振	前庭小脳（片葉・小節），延髄前庭神経核
上眼瞼向き垂直眼振	上小脳脚，腹側橋被蓋，延髄正中Staderini核
回旋性眼振	延髄外側部（Wallenberg症候群）
周期性交代性眼振	小脳（小節，垂），延髄
シーソー眼振	間脳（視交叉・トルコ鞍周囲），延髄外側部

失してその後に浮動性めまいがあればMénière病がもっとも考えられる．Ménière病でめまいが24時間以上持続することはない．極めて短い回転性めまいが寝返り，起床時や頭位・姿勢変換に際し一過性にみられた場合には良性発作性頭位めまい症となる．まためまいの他にいかなる症状が加わるかも末梢性めまいvs中枢性めまい鑑別に重要である．

2 回転性めまい（真性めまい）患者へのアプローチ

診察時に回転性めまいを訴える場合には，必ず眼振の有無を検査する．まず正面視で眼振の有無を調べ，眼振があれば側方，上方および下方視をしてもらい如何なる眼振かを診察する（129頁図Ⅲ-13-7を参照）．どの方向視でも方向一定性（固定性）の水平回旋混合性眼振があればまず末梢性内耳疾患を考えるのが一般的であるが，極めてまれに後下小脳動脈，前下小脳動脈の内側枝病変による一側小脳虫部梗塞でもみられることがあり小脳症状合併で鑑別する．

内耳疾患で前庭神経炎による半規管麻痺を診断する実地手技としてCurthoys-Halmagyi検査がある[4]．坐位にて患者の頭部を右あるいは左に激しく回転して前庭眼反射の動きを観察する検査である．病側に頭部を回転したとき反対側への眼球偏倚がVOR欠如から不十分なため固視が中断し，再固視して衝動性眼球運動を行うため2段構えの衝動性眼球運動が観察できる．一方健側への頭部回転ではVORは極めてスムースにおこり，再固視はおこらないことで病側を診断できる．

これらの前庭性眼振は診察時に20ジオプター－凸レンズからなるFrenzel眼鏡，赤外線

CCDカメラ・ビデオモニターを使用することで注視がとれ眼振はより明らかとなり拡大され観察しやすくなる．眼振検査の結果の一般的記載法は図Ⅲ-13-7を参照（129頁）[5]．

回転性めまいと診断したら，次に蝸牛症状である耳鳴・難聴の有無を確認する．患者の聴力もめまい診断に重要であり，Ménière病，突発性難聴では聴力低下，左右差がみられる．聴力検査は神経内科外来にはオーディオメーターがなければ，C_2音叉で代用する．

3 非回転性めまい（偽性めまい）患者へのアプローチ

回転感覚のないめまいの訴えは"めまい感"であり，失神，てんかん発作，低血糖，起立性低血圧，過呼吸，心因性パニック発作などを鑑別する必要がある．とくに不整脈を伴う心疾患患者のめまい感は通常の脈触診，心電図では捉えられないことも多くHolter心電図検査を要することもある．てんかん発作との鑑別が困難な例もあり，ビデオ―脳波同時記録が有用である．低血糖発作では必ず冷汗，振戦，心悸亢進などのアドレナリン性徴候が合併する．姿勢変換や起立時に感ずるめまい感は高齢者ではしばしば起立性低血圧のことがあり，臥位から立位10分後での血圧測定（Schellong試験）で20 mmHg以上下がれば診断できる（表Ⅲ-16-2）．過呼吸やパニック発作は主に若い年齢で診られ背景にストレスや不安があり，患者の行動も大げさであることから発作中なら診断は容易である．診察時に3分間の過呼吸をしてもらい手足攣縮が誘発できれば診断は確定できる．非回転性めまいの診断には神経学的検査法以外に臥位・立位血圧測定，頸動脈マッサージ，3分間過呼吸，神経眼科的赤色ガラス試験，Bielschowsky頭位傾斜試験などがときに必要である（表Ⅲ-16-2）．

表Ⅲ-16-2 めまい患者の補助的検査法

検査対象の症状	補助的検査法
すべてのめまい患者	神経学的検査，眼球運動検査
姿勢変換時（起立時）めまい	Schellong試験（臥位・立位差：20 mmHg）
頭位変換・頸部回転時の意識障害	Valsalva試験，Aschner試験，頸動脈マッサージ
頭がボーッとして手足がしびれる	3分間過呼吸
回転性めまい	Frenzel眼鏡下での頭位・頭位変換眼振検査
複視・頭位傾斜	Bielschowsky頭位傾斜試験
複視	赤色ガラス試験
歩行偏倚	福田足踏み試験
歩行時・夜間ふらつき	Romberg試験，Mann試験

D 補助的検査法

1 頭位・頭位変換眼振検査

頭位眼振検査は坐位患者では正面位に次ぎ右下，左下頭位，さらに後方屈曲，前方屈曲位で眼振の有無を観察して行うが仰臥位での頭位眼振検査の方が眼振誘発が容易で検査しやすい．仰臥位正面視，右下，左下頭位で観察し，さらに懸垂頭位と懸垂右左頭位で眼振をみる．頭位により誘発される眼振からは線加速度に関係する耳石器障害が疑われる．

頭位変換眼振検査はベッド上坐位から急速に懸垂頭位に，また懸垂頭位から急速に坐位に戻した動的状態直後の眼振を診る検査であり，さらに坐位で頭位を右，左に30～45度回転した状態で懸垂頭位に，また懸垂頭位から坐位に戻したときの眼振を観察して記載する（図Ⅲ-16-6）．この手技は後半規管型良性発作性頭位変換めまい症を診断するためにBárányやDix & Hallpikeが編み出した発作誘発法でありNylen-Bárány手技とかDix-Hallpike試験と呼ばれている（図Ⅲ-16-6）．

2 温度眼振検査

外耳道に冷・温水を注入して内耳刺激しその温度差から内リンパ流を誘発して眼振を観察す

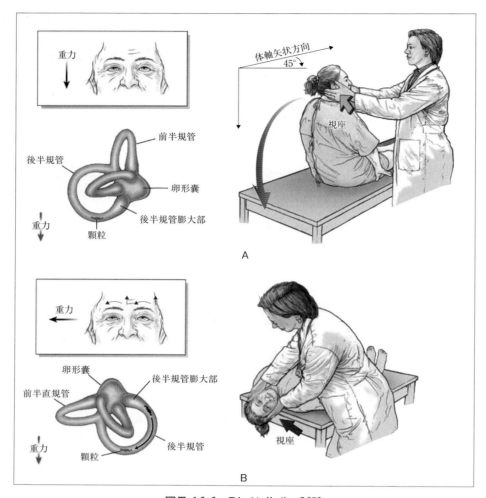

図Ⅲ-16-6 Dix-Hallpike 試験
(Furman JM et al.: Benign paroxysmal positional vertigo. NEJM 341. 1590-1596, 1999 より)

る．外側半規管は前方が30度挙上しているのでリンパ流の流れのもっとも良い垂直位にするため頭位を枕で30度挙上して行う．簡易法では20度水を5cc注入して眼振の誘発を見守る．注入時から眼振誘発開始までの時間と消失するまでの時間（約3分間）と眼球が刺激側に偏倚してからの対側への急速相眼振方向を観察する．温水ではこの逆の偏倚，眼振方向がみられる．迷路障害では一側で偏倚も眼振もみられないため半規管麻痺（canal paresis）と呼ばれ，とくに前庭神経炎などの迷路病変でみられる．

3 視覚性抑制試験（visual suppression test）

一般に温度眼振は健常者では注視による抑制がみられるが，前庭小脳（片葉，小節）の異常によりこの抑制が機能しなくなることを検査する方法である．温度眼振を暗所で記録して十分反応が得られた時点で明所に戻し10分間正面の1点を注視してもらい眼振を記録してその抑制度をみる．

4 視運動性眼振検査（optokinetic nystagmus test）

簡易法は白黒縦縞の縞模様あるいは絵模様を

描いたテープあるいはドラムを眼前でみせ手動で動かしてその模様を患者にみてもらい眼振の誘発の有無を検査する．広範囲頭頂葉病変ではその病変側に向かう刺激に対して眼振誘発が消失することで病変が診断できる．

E 原因疾患・病態

1 末梢性めまい疾患

a. 良性発作性頭位変換（頭位）性めまい症
（benign paroxysmal positional vertigo；BPPV）

頭位変換による一過性めまいでその持続は数秒から長くとも1分を超えず，通常同じ頭位を持続すればめまいは減弱・消失する．その病態は耳石の異常であり，クプラへの耳石の付着（cupulolithiasis）や半規管内耳石遊走（canalolithiasis）とされている．誘発性めまいが本疾患の特徴であり，その発作誘発法がBárányやDix-Hallpikeらにより報告されている（図Ⅲ-16-6）．彼らの手技に従いもっとも頻度の高い後半規管型BPPVでは座位側方45度頭位から懸垂頭位をとると回旋性眼振が誘発できる（図Ⅲ-16-6A，6B）．この眼振は手技を重ねると減衰することが知られており特にcanalolithiasisの診断に使われる．まれであるが外側半規管型もあり，左右どちらかの側臥位にすることで方向交代性上向性か下向性に水平回旋性眼振が誘発される．

b. 前庭神経炎

DixとHallpikeにより1952年に提唱された急激回転性めまいのみをきたす末梢前庭系疾患で耳鳴・難聴なく聴覚は保たれ上気道感染が先行することがある．回転性めまいは自発性であり，悪心・嘔吐を伴いMénière病と異なり数日間持続する．神経所見として方向一定性自発眼振（水平回旋混合性眼振）が健側向きにみられ，頭位眼振検査でも同様の眼振がみられる（図Ⅲ-16-7A）．外来で簡易にできる前述のhead impulse test（Curthoys-Halmagyi検査）で半規管麻痺は診断できる．

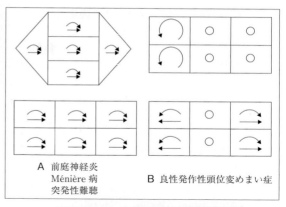

図Ⅲ-16-7　末梢性眼振の種類と特徴
A：方向一定性水平混合性眼振，注視眼振のみならず頭位眼振試験でも方向一定性．B：頭位眼振検査で坐位から側臥位，懸垂頭位で下向きの回旋性あるいは回旋水平混合性眼振が出現

c. Ménière病

急激発症の回転性めまい，嘔気・嘔吐に蝸牛症状の耳鳴，難聴を病側に訴える内耳性疾患でしばしば再発する．激しいめまいの持続は長くて数時間から半日で，その間多くは患側に向かう方向一定性水平混合性眼振を呈すが時間とともにすぐに健側へと方向が変わる（図Ⅲ-16-7A）．何度も発作を繰り返すと難聴が高度となる．その病因として内リンパ水腫が病理学的に確認されている．

d. 突発性難聴

突発発症の感音性難聴でその程度は高度であることが多い．原因は不明であり，突然発症のため患者は不安に襲われる．随伴症状として耳鳴に加えめまいが方向一定性眼振とともに約半数でみられるが反復性はない．原因としてウイルス感染，血管障害が考えられている．

e. 薬物性内耳障害

アミノグリコシド系抗菌薬（ストレプトマイシン，カナマイシンなど），ループ利尿薬（フロセミド），抗癌薬による内耳有毛細胞障害で慢性のめまい，種々の抗てんかん薬の急性中毒でめまい，眼振がおこる．

表Ⅲ-16-3　中枢性めまいの原因疾患

1. 脳血管障害
   ① 視床梗塞
   ② 椎骨脳底動脈不全症
   ③ 椎骨脳底動脈血栓・塞栓症
      a. 脳底動脈先端部症候群
      b. 上小脳動脈症候群
      c. 前下小脳動脈症候群
      d. 後下小脳動脈症候群（Wallenberg 症候群）
      e. 巨大蛇行脳底動脈
      f. 鎖骨下動脈盗血症候群
      g. 椎骨動脈解離
      h. bow hunter's stroke
      i. beauty parlor stroke syndrome
   ④ 高血圧性脳出血（橋出血，小脳出血）
2. 脳幹炎症性疾患
   ① ウイルス性脳幹脳炎
   ② 神経 Behçet 病
   ③ 多発性硬化症
   ④ 小脳膿瘍
3. 後頭蓋窩占拠性病変
   ① 小脳橋角腫瘍（神経鞘腫，髄膜腫，類上皮腫）
   ② 神経膠腫（橋，小脳）
4. 神経変性疾患
   ① 脊髄小脳変性症
   ② Arnold-Chiari Ⅰ型奇形
   ③ 延髄空洞症
   ④ Wernicke 脳症
   ⑤ 低髄液圧症候群
5. 脳底動脈片頭痛（前庭性片頭痛）
6. 側頭葉・頭頂葉てんかん

2 中枢性めまい疾患（表Ⅲ-16-3）

a. 椎骨脳底動脈領域虚血による脳血管障害

前庭機能に関与する中枢脳幹・小脳は椎骨脳底動脈とその分枝により灌流されており，脳底動脈先端部症候群，脳底動脈血栓症，前下小脳動脈の虚血による難聴，めまいの AICA 症候群，後下小脳動脈あるいは椎骨動脈の虚血により顔面・体幹の交叉性知覚障害に加え回転性めまい，斜偏視，回旋性眼振をきたす延髄外側症候群（Wallenberg 症候群）や前脊髄動脈虚血による延髄内側梗塞でめまいと上眼瞼向き眼振をきたすことがある．また巨大蛇行脳底動脈が延髄内側を圧迫・陥入して下眼瞼向き眼振のため回転性めまいを訴えることがある．また頭蓋外椎骨動脈が解離，環椎軸椎亜脱臼などで圧迫される病態（bow hunter's stroke），洗髪時の頭部過伸展による圧迫狭窄でも延髄外側症候群を呈しめまい，眼振のみられる疾患（beauty parlor stroke syndrome）がある．左鎖骨下動脈（極めてまれに右腕頭動脈）起始部の動脈硬化性狭窄・閉塞があると左上肢（右上肢）運動による血流増加で鎖骨下動脈からは血流がないため椎骨動脈を介して脳幹内から逆流する血液で補われると脳幹虚血症状を呈するため鎖骨下動脈盗血症候群と呼ばれる．

高血圧性脳内出血のうち橋，小脳出血は橋正中の内側縦束や小脳歯状核周辺に好発し，めまい，小脳失調をきたす．

b. 脳幹炎症性疾患

脳幹内平衡機能構築が障害される多発性硬化症，神経 Behçet 病に加えウイルス性脳幹脳炎，眼筋麻痺をきたす Fisher 症候群，Bickerstaff 型脳炎ではめまいの訴えがある．

c. 後頭蓋窩占拠性病変

脳血管障害のような急激な片側性脳幹内機能障害を起こさないことからめまい頻度は低いが時にみられる．実際にはふらつきや平衡障害が多い．

d. 神経変性疾患

脊髄小脳失調症（spinocerebellar ataxia；SCA）では片葉，傍片葉，小節，虫部垂，室頂核後部に病変が及ぶと注視眼振，眼球粗動，オプソクローヌスなどの異常眼球運動とともにめまいを訴える．Arnold-Chiari Ⅰ型奇形では小脳扁桃の大孔内下降により延髄圧迫が起こり下眼瞼向き眼振がみられめまいを訴える．同様の病態は延髄空洞症やアレビアチン中毒でもみられる．Wernicke 脳症では中脳水道周辺の病変により眼球運動障害，外眼筋麻痺が意識障害と合併し，ビタミン B_1 大量静注で比較的速やかに眼球運動障害，外眼筋麻痺は改善する．起立性頭痛が主徴である低髄液圧症候群で脳全体の下垂で頭蓋底血管の圧迫，扁桃ヘルニアから聴覚低下とめまいが数％にみられる．

e. 脳底動脈片頭痛（前庭性片頭痛）

片頭痛に回転性めまいや耳鳴，運動失調，構音障害や軽度の意識障害を伴う場合は異型片頭痛として臨床的に脳底動脈型片頭痛と呼ばれている[6]．2013 年の国際頭痛学会新分類 ICHD-3

では片頭痛に合併する反復発作性症候群として良性発作性めまいが初めて取り上げられた[7]．

f．側頭葉・頭頂葉てんかん（表Ⅲ-16-3）

脳外科医Penfieldの手術時脳刺激研究から上側頭回，頭頂葉下部電気刺激で回転性めまい，めまい感がおこることはよく知られており，この領域の電気的過剰発火をきたす側頭・頭頂葉てんかんではめまい発作を訴えることがまれにある．

2 平衡障害
dysequilibrium

我々が運動時あるいは立位を保つとき地面に対してどれくらい傾いているかを知ることは平衡感覚としてきわめて重要である．通常我々の身体に働く線加速度あるいは角加速度を内耳耳石器，三半規管が受容することでその機能を果たしている．平衡感覚の主な機能障害は前庭系におこるが，前庭系は大脳皮質（前頭葉），視床や脊髄とも連携して機能しておりこれらの障害で平衡障害がみられる．

A 基礎知識

基本となる前庭系で末梢前庭受容器は，球形嚢と卵形嚢の平衡斑が線加速度，三半規管膨大部稜の平衡斑が角加速度を感受している．この入力は前庭神経核を介して前庭小脳と呼ばれる片葉，傍片葉と小節に入るものと，前庭神経核から視床腹側外側核群のVim，Vce，Vci，Mcなどへも送られ最終的に頭頂葉・島前庭皮質野に投射される．また前庭神経核を介して前庭脊髄路を経て一部は脊髄前角細胞に送られている．

平衡障害はめまいを伴う前庭性障害と大脳前頭葉性，視床性，小脳性および脊髄性障害に分類され，その症状，症候が異なるため鑑別診断にもこれらの把握が必要である．

B 症状・症候

1 前庭性平衡障害

急激な前庭障害が片側に起こると，回転性めまい，嘔気・嘔吐とともに偏倚が患側へと出現する．静止時にも患側への偏倚傾向があり，患者は一側へ引っ張られる感じを自覚し自然に偏倚する．このような急性期には症候として方向一定性眼振が健側に向かってみられる．Ménière病のような数時間の経過で改善する疾患では急性期を過ぎると回転めまい，眼振はなくなり，めまい感・ふらつき感は残り偏倚はそのまま続く．福田の足踏み試験（閉眼で上肢前方挙上して足踏み100歩を指示）で90度以上の回転偏倚があると陽性となるが，欧米ではこの足踏み試験はUnterberger試験とも呼ばれる．

小脳性平衡障害でも患側に偏倚がみられるが回転性めまいは一般にひどくない．測定異常，運動分解などで物をつかみにくいとか足を広げた開脚歩行の症状を呈す．

2 視床性平衡障害

前庭性視床と呼ばれる視床腹側外側後部に位置するVPL核群（Vim,Vce,Vci核）は前庭神経核からの入力を受けておりこの部位の梗塞，出血により急激な失立症を呈すことから視床性失立症 thalamic astasia と呼ばれる．患者は脱力，著明な知覚障害，小脳症状はないにもかかわらずベッド上で坐位・立位を全く保持できず，後方健側に激しく倒れる[8]．通常難治で回復までに数週から数ヵ月を要す．視床後部外側には前頭葉中心前回への出力もあり視床性前庭機能と関連する症状と考えられる．

3 前頭葉性平衡障害

歴史的に1898年Brunsが前頭葉腫瘍例で地面につけた足を動かすことが困難な歩行障害は小脳失調と鑑別が不可能で後方に転倒傾向をもつ平衡障害例として報告して以来前頭葉性失調（Bruns ataxia）として引用されることの多い

平衡障害である[9]．この病態については前頭葉橋小脳路の障害などが疑われているがその確証はなく極めて曖昧な症候群であり最近では両側性の前頭葉梗塞などでみられる平衡障害をいうことが多い．開脚歩行（wide-based）で小刻み歩行の傾向がある．

4 脊髄性平衡障害

通常脊髄後索の深部感覚障害による体性感覚障害性運動失調をいう．後根神経節，後根線維障害や大径線維性ニューロパチーでも同様の平衡障害がみられる．暗所や夜間の歩行障害，平衡障害が症状としてみられる．ちょうど雲の上を歩く感じで足をどこに下ろしたらよいかわからないため足を必要以上に挙上して歩く．

後索病変の有無をみる簡単な検査は Romberg 試験である．患者に開眼で立位を指示して安定した状態で閉眼を命ずると途端に前後左右に動揺して倒れそうになる場合 Romberg 徴候陽性として診断する．小脳障害では最初の開眼安定時の立位から保持できないことで区別できる．

C 診察の要点

1 問 診

一般にめまいと同時に平衡障害もみられることから偏倚の有無，歩行障害の有無，箸でものが摘みにくいかなどを聞く．また歩行障害は暗所，夜間でより悪化するか否かで脊髄性か前庭性かを鑑別する．また平衡障害で前庭性は急激発症，変性疾患による小脳性では慢性で緩徐進行していることも診断の補助となる．

2 偏倚検査

福田の足踏み試験のほかに Bárány の指示試験 past-pointing test がある．一側上肢を高く上げて前方水平位に戻す動作を何度も繰り返し途中で閉眼を指示すると前方水平位が徐々に左右どちらかに偏倚するか否かを検査する．両上肢ともに同側に偏倚があることを確認すれば偏倚側の前庭あるいは小脳障害が疑われる．

歩行検査では通常の歩行をまず観察して歩幅やよろめき，失調があるか否かを観察する．次いで直線上を踵につま先をつけて歩く継ぎ足歩行が可能か否かをみて運動失調の有無をみる．

Babinski の compass gait 試験は 2～3 m 離れた距離を閉眼で往復してその偏倚をみる検査であり，前庭障害では前進は患側に偏倚して後退時には健側に戻るため，何回も繰り返すと少しずつ方向がずれて星状の歩行線を描く．一方小脳障害では前進時も後退時も同じ方向に偏倚してコンパス状にはならない．

3 重心動揺検査

動揺計の台上に直立して身体の揺れを足圧中心の動きとしてその軌跡を測定する検査である．開眼時，および閉眼時の軌跡をそれぞれ1分間記録してその中心軌跡のパターンや軌跡長を開眼時と閉眼時で測定する．時間的経過を追って測定すると治療効果の判定に役立つ．

D 原因疾患・病態

めまいをきたす末梢性，中枢性疾患では程度の差こそあれ平衡障害も同時にみられる．しかし逆は成立せず平衡障害だけの疾患は多くみられる．前庭系・小脳系めまい疾患はめまいとともに平衡障害がみられるが，前頭葉性，視床性および脊髄性平衡障害ではめまいを欠く．前頭葉性および視床性では脳梗塞，脳出血，脳腫瘍が原因疾患であり，前頭葉性では前頭葉橋小脳路障害，視床性では視床腹側外側部の前庭視床の障害による病態が考えられる．脊髄性平衡障害の原因疾患は腫瘍，血管障害，変性疾患，炎症性疾患や中毒疾患など極めて多くの疾患がある．

参考文献

1) Brandt T：Vertigo：Its Multisensory Syndromes. Second edition, Springer-Verlag, London, 2003.
2) Ropper AH, Samuels MA：Deafness, Dizziness, and Disorders of Equilibrimu. In Principles of Neurology, 9th Ed. McGraw Hill, New York, pp288-301, 2009.
3) Newhause HK, Radtke A, von Brevern M, et al.：Burden of dizziness and vertigo in the community. Arch Intern Med. 168；2118-2124, 2008.
4) Halmagyi GM, Curthoys IS.：A clinical sign of canal paresis. Arch Neurol 45；737-739, 1988.
5) 小松崎篤, 篠田義一, 丸尾敏夫, : 眼球運動の神経学, 医学書院, 1985.
6) Furman JM, Marcus DA, Balaban CD.：Vestibular migraine：clinical aspects and pathophysiology. Lancet Neurol 12；706-715, 2013.
7) Headache Classification Committee of the International Headache Society (IHS)：The International Classification of Headache Disorders, 3rd edition. Cephalalgia. 33；629-808, 2013.
8) 斉木臣二, 吉岡亮, 山谷洋子ほか：視床梗塞により視床性失立症を呈した2症例. 臨床神経学　40. 383-387, 2000.
9) Bruns L. Über Störungen des Gleichgewichtes bei Stirnhirntumoren. Dtsch Med Wschr 18；138-140, 1892.

［廣瀬源二郎］

Section III　神経症候の診かた

17　口腔・咽喉頭の症候の診かた

1　舌の診かた
examination of tongue

A　基礎知識

　舌機能には舌の運動以外に感覚機能として体性感覚と味覚を司る機能がある．運動機能は舌下神経支配を受ける舌筋が行い，舌の核上支配は中心前回の舌運動野から皮質球路として延髄におり両側の舌下神経核に至る．舌下神経核は脊髄前角細胞に相当する運動神経細胞で延髄の下1/3の正中で菱形窩底部に接して並び，その軸索は下オリーブ核と錐体の間から延髄を出て舌下神経となり，舌下神経管を通り頭蓋を離れる（図III-17-1A）．舌下神経は茎突舌筋，舌骨舌筋，オトガイ舌筋を支配する．このうち挺舌機能があるのはオトガイ舌筋である．また舌筋全体は構音における舌音発声や嚥下運動口腔相の機能を果たしている．

　一方舌の体性感覚温痛覚を司るのは前方2/3は三叉神経第3枝（下顎神経），後方1/3は舌咽神経である．味覚は舌前方2/3で顔面神経分枝，後方1/3は舌咽神経支配である．

B　症状，徴候

　舌筋はその収縮で前方に挺舌するように働くが，挺舌にもっとも重要な筋はオトガイ舌筋で，左右の筋がV字型に融合しており，両側オトガイ舌筋が動けば真っ直ぐに挺舌され，一方が麻痺すると対側オトガイ舌筋の機能が強くなり，病側へと舌は偏位する（図III-17-1B，D）．両側麻痺が核性あるいは核下性におこると舌萎縮のため挺舌ができなくなる（図III-17-1C）．また発声で舌音がうまくできないため構音障害を呈す．嚥下口腔相で頬筋，口輪筋などと粉砕された食物を咽頭に送り込む機能麻痺により咀嚼嚥下機能が障害されるがいずれも軽度障害であり重度にはならない．

　口舌ジスキネジアは歯の抜けた高齢者でしばしばみられる不随意運動であるが舌下神経障害ではなく基底核機能異常による．

　舌・咽頭の疼痛，しびれも味覚障害（後方1/3）とともにみられる．舌痛，灼熱痛は単純ヘルペスなどの感染以外多くは心因性である．

C　診察の要点

　視診で舌萎縮，舌辺縁部の線維束性攣縮を観察する．次いで挺舌で左右への偏倚の有無を観察する．

　舌の知覚検査は舌圧子を使用してその低下の有無をしらべる．味覚も後方1/3に味覚刺激物を置き調べることができるが不正確である．

D　補助的検査法

　舌萎縮が脱神経現象によるか否かを検索するため，針筋電検査を舌筋に対して行うことがある．開口位で針を舌に刺すことは不可能で舌筋安静時電位が記録できないことから，顎下正中部から筋電図針を上方に向け刺入して安静時放電（脱神経現象）を記録する．

17 口腔・咽喉頭の症候の診かた

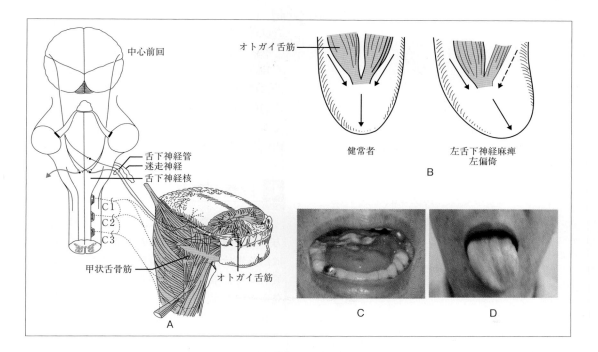

図Ⅲ-17-1　舌下神経系路と舌筋支配

A：中心前回舌運動野から両側性に皮質脊髄・延髄路として下降し，延髄菱形窩中央底部の舌下神経核細胞とシナプスを作る．舌下神経は舌下神経管から頭蓋腔を出て舌筋を支配する．
B：オトガイ舌筋は両側がV字型に融合して挺舌機能をもつ．一側の脱力・麻痺で健側機能が勝り病側に舌が偏倚する．
C：ALSによる舌萎縮（両側性）
D：左舌下神経麻痺による病側への偏倚

（Peter Duus 著, 半田 肇 監訳：神経局在診断. 文光堂より一部引用）

E 原因疾患・病態

運動麻痺の原因疾患は末梢性舌下神経麻痺か核性麻痺をきたす運動ニューロン疾患である進行性球麻痺，筋萎縮性側索硬化症である．前者は外傷性が多くまれに転移性腫瘍による．

感覚障害の原因疾患としては三叉神経第3枝（下顎神経）の障害であり，歯科・口腔外科・頭蓋底外科手術の術後合併症あるいは癌腫の頭蓋底転移播種でみられる．

2 軟口蓋・咽頭・喉頭の診かた
examination of soft palate, pharynx and larynx

A 基礎知識

口腔内前方硬口蓋の奥には軟部組織からなる軟口蓋，口蓋垂，口蓋咽頭弓（口蓋帆）および咽頭後壁があり，開口により全てを直視できる．さらにその奥には喉頭が存在するが肉眼では見えない．口蓋を形成する筋群は三叉神経下顎枝支配の口蓋帆張筋を除き，全てが舌咽・迷走神経支配であり，舌咽神経は本来感覚神経でありその運動機能は極めて限られており，茎突咽頭筋を支配して上咽頭収縮にわずかに役立っている以外は迷走神経が軟口蓋・咽頭・喉頭の運動に関与している．これらの運動を司る迷走神経核は延髄にある疑核と迷走神経背側核である．輪状甲状筋以外の喉頭筋群を支配するのは迷走神経分枝の反回神経である．迷走神経はその他に心臓枝，気管枝と，胃枝，肝臓枝，腹腔枝からなる腹腔神経叢を経て腹腔臓器へと向かい副交感性自律神経機能を果たしている．また喉頭の感覚は舌咽神経分枝により，その上枝は喉頭

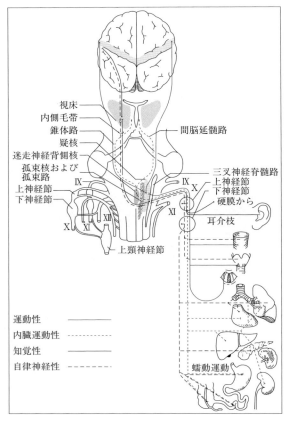

図Ⅲ-17-2　迷走神経系路
(Peter Duus 著，半田 肇 監訳：神経局在診断．文光堂より引用)

前庭部と喉頭蓋を，下枝は喉頭蓋と声帯を支配する．舌の後方1/3の味覚と咽頭後壁の感覚も舌咽神経支配である．後頭蓋窩の硬膜感覚は舌咽・迷走神経支配であり，外耳道後下壁の感覚（耳介枝）も支配している（図Ⅲ-17-2）．

B 症状，徴候

嚥下障害，構音と発声障害が症状としてみられる．食物や飲んだ水が鼻に逆流する訴えは重要な嚥下障害である．呂律が回らない，うまく喋れないに加え声がかすれる嗄声や音が鼻に抜ける鼻声もある．まれに発声に際し音が震える声音振戦，断続的になる口蓋ミオクローヌスがみられる．また風邪などの上気道感染がないのに嚥下時，発声時に突発的に咽頭痛を訴える患者は舌咽神経痛である．

喉頭運動麻痺，感覚障害は誤嚥を起こしやすく肺炎の原因となる．迷走神経刺激により防御的に機能する声帯が閉鎖すると喉頭閉鎖がおこる病態は喉頭攣縮と呼ばれる．また声帯拡張筋である後輪状披裂筋が麻痺すると両側の声帯が内転して呼吸困難をきたす．

C 診察の要点

アーアーと発声を促し，口蓋垂・口蓋帆の上方挙上を観察する．一側の舌咽迷走神経麻痺では口蓋垂は健側に引っ張られて挙上し健側口蓋帆も同時に挙上する．両側麻痺ではアーアーの発声ができず，口蓋垂，口蓋帆の動きが全く見られない．上咽頭筋を支配する舌咽神経麻痺では上咽頭収縮ができず嚥下咽頭相障害が起こり，固形物嚥下に際し喉が狭くなったと感じる．上咽頭収縮筋である茎突咽頭筋一側麻痺では静止時に異常はないがアーと発声させると咽頭後壁が斜め上側方に引っ張られ，発声中止で元に戻る徴候はカーテン開閉の動きと似ておりカーテン徴候と呼ばれる．

軟口蓋・咽頭部の知覚検査は舌圧子で行う．通常は嘔吐反射を左右別々に行うことで一側の麻痺が診断でき，嘔吐反射のない患者では遠心性運動麻痺（迷走神経麻痺）か求心性感覚障害（舌咽神経麻痺）かを確認するため舌圧子による触覚の有無を聞くことで診断する．両側で嘔吐反射がないときは心因性であることが多く，何度も行うか刺激を強くすることで誘発できる．

律動的な速い動きの口蓋ミオクローヌスは最近では口蓋振戦に分類され，しばしば頸部筋，喉頭筋にも不随意運動がみられる．対側延髄オリーブ核，中心被蓋束，同側小脳歯状核からなる Guillain-Mollaret 三角内の病変による．

嗄声を訴える患者では声帯麻痺の有無をみるため，喉頭鏡による耳鼻科検査が必要となる．声帯麻痺があれば反回神経麻痺が診断されるがその走行が胸腔内・頸部と長いことから病変範囲が広く頸部，肺尖部，胸膜，縦隔や食道周辺

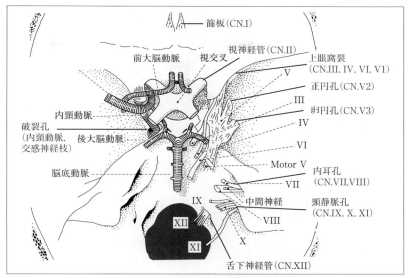

図Ⅲ-17-3 脳神経と頭蓋底部出口
12対の脳神経は頭蓋内から頭蓋底を貫いてその機能を発揮する．CN.I: 嗅神経, CN.II: 視神経, CN.III,IV,VI,V1: 動眼, : 滑車, 外転, : 三叉神経眼枝, CN.V2: 上顎枝, CN.V3: 下顎枝, CN.VII,VIII: 顔面, 内耳神経, CN.IX,X,XI: 舌咽, 迷走, 副神経, CN.XII: 舌下神経

にみられその局在診断が難しい．

D 補助的検査法

近年嚥下障害を客観的に評価し予後・治療を決定する手段としてビデオ嚥下造影検査がある．発声させて口唇，舌，軟口蓋の動きを観察し，空嚥下や少量の冷水，造影剤の少量を嚥下してもらい咽頭・喉頭の動きを評価し嚥下リハビリに利用されている．

3 構音障害・発声障害
dysarthria・dysphonia

A 基礎知識

運動性発語の障害は構音障害，失構音，運動性失語からなる．このうち構音障害 dysarthria は言語を発するとき，正確な発音をもって発声することのできない状態をいい，思ったとおり音節は実現されているが，構音機構障害のため音が変形，減弱し不正確な発声となる．

構音障害には①構音構築そのものの損傷病変，例えば口蓋裂，口唇裂による耳鼻科的疾患によるもの，②構音構築運動を司る神経および筋障害によるもの，③音韻学習過程の発達障害でおこる機能的なものがある．我々の遭遇するものは主に第2のグループであり，これらは Mayo Clinic Classification では解剖学的に麻痺性（弛緩性），痙性，失調性および錐体外路性（運動減少性，過多性）構音障害に分類されている[1]．

麻痺性構音障害では構音筋のミオパチーのほかに重症筋無力症があり，これ以外は構音筋を支配する下位脳神経障害が原因となる．すなわち口輪筋を支配する顔面神経，口蓋・咽頭・喉頭筋を支配する舌咽迷走神経，さらに舌筋を支配する舌下神経の障害により構音障害がおこる．これらの神経障害の見分け方としては，口輪筋の関与する口唇音パピプペポの発音で顔面神経麻痺が，口蓋筋の関与するガギグゲゴの発音で舌咽・迷走神経麻痺が，さらに舌筋の関与するラリルレロの発音で舌下神経麻痺が診断できる．失調性構音障害および錐体外路性構音障害は前者は小脳病変，後者は錐体外路疾患でみ

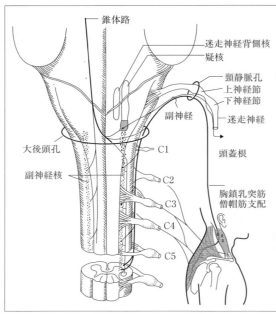

図Ⅲ-17-4　迷走神経系路

副神経核は疑核尾側端に始まり第4か第5頸髄に及び、その脊髄根がくも膜下腔を上行して大後頭孔を通り副神経として頸静脈孔を迷走・舌咽神経と共に通過する。
(Peter Duus 著、神経局在診断、半田 肇 監訳、文光堂より改変)

られるもので主に発話速度、声や高さの大小や単調な抑揚、アクセントなどの韻律の要素が障害され発声・発語が不正確となる[2]。

B 症状、徴候

呂律が回らない、鼻声、嗄声の症状がある。また自分では気づかないが家族や友人にしゃべり方がおかしいと指摘されて受診することも多い。

C 診察の要点

問診時に患者の発音、発声は聞かれるわけで検者はすぐに正常か異常かの診断は可能である。発声機能については発声持続、声の大小、声音の高低を、構音共鳴機能では子音・母音の構音障害や鼻声の有無を、韻律機能では発話速度、抑揚とアクセントなどを調べれば解剖学的にいかなる部位の障害かが診断でき、さらに口唇音、口蓋音、舌音の発声にてそれぞれの脳神経の診断が確認できる。

D 原因疾患・病態

眼咽頭遠位型ミオパチーや筋ジストロフィーの末期には構音筋である口輪筋、舌筋が萎縮して構音障害をきたす。神経筋接合部疾患である重症筋無力症では球筋、構音筋、口輪筋の易疲労性のため日内変動のある特徴的な構音障害がみられる。舌咽・迷走神経が頸静脈孔を出た直後の末梢部は頭蓋底腫瘍で圧迫されたり、総頸動脈解離などにより球麻痺、構音障害をおこす。脳幹迷走神経疑核や舌下神経核の障害が顕著な進行性球麻痺、筋萎縮性側索硬化症の部分症状として球麻痺はよく見られ、脳幹ポリオ感染や多発性硬化症、多系統萎縮症で脳幹核性病変から球麻痺、構音障害をきたす。片麻痺を伴う脳血管障害では顔面、咽頭喉頭の球筋運動に痙性あるいは弛緩性麻痺がおこり構音障害を呈し、椎骨動脈虚血による延髄外側症候群(Wallenberg症候群)では高頻度に起こる。後頭蓋窩脳腫瘍でも下部脳幹・小脳を障害して、構音嚥下障害をしばしばきたす。小脳疾患で慢性に経過する脊髄小脳失調症や腫瘍では不明瞭言語、緩慢言語、断綴性言語がみられる。錐体外路疾患としての代表はParkinson病で発語の不明瞭、小声、単調緩徐言語となる[2]。

4 下部脳神経の障害をきたす症候群
neurological syndromes of the lower cranial nerves

A 基礎知識

下部脳神経には一般に舌咽・迷走神経の他に舌下神経と副神経がある。舌咽・迷走神経および舌下神経については既に前項に記載している。下部脳神経は延髄および高位脊髄から出て神経根となり頭蓋底の頸静脈孔、舌下神経孔、や大孔を通過して頭蓋外に出てそれぞれ機能を発揮しているが(図Ⅲ-17-3)、その走行中で

近接・並行して走るため下部脳神経障害はしばしば同時障害され複数の症候を呈するため，Haymaker は下部脳神経とまとめて教科書に記載している[3]．これらの疾患ではその部位の特徴から特殊な症候の組み合わせがあり発見者，最初の報告者の名前を冠した症候群が多い[4]．一般に英米の神経学書では人名を使用せずに症候群を記載することが多い[5]．

　副神経は運動性脳神経であり，その髄内核は延髄疑核の尾側端運動細胞と脊髄 C1-C4 前角の腹外側にある運動細胞からなる．その髄内枝は下部延髄で頭蓋根となるものと延髄錐体交叉レベルおよび脊髄移行部の側方部で三叉神経脊髄路核と背側脊髄小脳路の間を通りそれぞれの体節で髄外脊髄根となりくも膜下腔内を 1 – 2 髄節上行し大孔を通り副神経脊髄根となり最終的にこの両者は頭蓋内で一緒となる．その後，舌咽・迷走神経とともに頸静脈孔を通り頭蓋外へと出て，胸鎖乳突筋と僧帽筋を支配する．下部僧帽筋は副神経の他に C2-C4 前角細胞からの遠心性支配を受けている（図Ⅲ-17-4）．

1 Collet-Sicard 症候群

　下部脳神経の 4 つが障害され，舌咽神経麻痺による舌後方 1/3 の味覚消失，迷走神経麻痺による軟口蓋・喉頭声帯麻痺と咽頭喉頭感覚低下，副神経麻痺による胸鎖乳突筋・僧帽筋麻痺に舌下神経麻痺による舌萎縮がみられる症候群をいう．頸静脈孔に喉頭顆管を加えた頭蓋底咽頭背側や耳下腺背側腫瘍性病変により多くは転移性腫瘍である．

2 Villaret 症候群

　Collet-Sicard 症候群に頸部交感神経麻痺による Horner 徴候が加わった症候群で病変は同様に咽頭背側，耳下腺背部の腫瘍が多い．

3 Vernet 症候群

　別名頸静脈孔症候群とも呼ばれ，ここを通る下位 3 神経（舌咽，迷走，副神経）が障害される．そのため舌後方 1/3 の味覚消失，カーテン徴候を伴う咽頭麻痺に胸鎖乳突筋・僧帽筋麻痺がみられる．病因の多くは転移性腫瘍か頭部外傷である．

4 Schmidt 症候群 （Vago-accessory syndrome）[4]

　迷走神経と副神経の障害により咽頭・喉頭麻痺に加え胸鎖乳突筋・僧帽筋の麻痺がみられる症候群である．髄内病変もあるが 2/3 以上は頸静脈孔周囲の末梢病変による．

5 Jackson 症候群 （Vago-accessory-hypoglossal paralysis）[4]

　Schmidt 症候群に舌下神経麻痺が加わった症候群である．大部分は迷走神経と舌下神経が並走する上頸部の末梢病変でおこる．

6 Tapia 症候群 （Vago-hypoglossal palsy）[4]

　迷走神経と舌下神経が障害される疾患でスペイン耳鼻科医 Tapia が 1904 年最初に報告した．その後の報告でもっとも誤って使用されてきた症候群で教科書によりその記載が異なる[6]．最初の報告は闘牛の角が下顎骨後部に刺さった闘牛士の症例で舌の動き不良による失声，嗄声と嚥下困難がみられた．多くは上頸部咽頭喉頭背側の末梢病変で外傷性が多く，他に麻酔や頸部外科術後の後遺症としての報告もある．中枢病変では延髄下端の迷走神経疑核と舌下神経核の被蓋部障害の腫瘍，梗塞がまれにある．

7 Avellis 症候群

　咽頭および喉頭の麻痺が同側にみられる症候群で一般に一側の迷走神経だけの麻痺による．そのため多くは頭蓋内中枢病変が原因であり脳底髄膜炎，脊髄癆で報告がある．

B 症状，徴候

　副神経単麻痺では胸鎖乳突筋と僧帽筋の脱力のため頭部の側方回転が出来難く対側にのみ可

能となる．両側麻痺では頭部の後方傾斜がおこる．僧帽筋の脱力は通常上部筋に限局される．そのため肩甲骨上部が病側で外側に偏倚下垂する．

C 診察の要点

胸鎖乳突筋は頭部の側方回転を指示して検者の手を外側に押してもらい胸鎖乳突筋の萎縮脱力を検者の他側の手で検査する．完全な萎縮では胸鎖乳突筋は浮かび上がってこない．両側の肩をすくめてもらい検者が肩を上から押さえて僧帽筋脱力の有無をみる．次に患者の背後に回り患者の両手を前に出して掌を合わせてもらい肩甲骨の左右対称性，一方に肩甲骨の外側への歪み偏倚や下垂がないかを観察する．歪み・下垂のあるのが病側である．

その他の下部脳神経の診察は前章に既述した．

参考文献

1) Darley FL, Aronson AE, Brown JR.：Differential diagnostic patterns of dysarthria. J Speech and Hearing Research. 12. 246-269, 1969.
2) Ropper AH, Samuels MA.：Disorders of Articulation and Phonation. In Principles of Neurology, 9th Ed. McGraw Hill, New York, 2009, pp475-479
3) Haymaker W.：Bing's Local diagnosis in neurological diseases. 5th Ed. C.V. Mosby, Saint Louis, 1969.
4) 平山惠造：舌・軟口蓋・咽頭・喉頭の片麻痺，神経症候学，文光堂，東京，272-277, 1992.
5) DeJong RN.：The Neurologic Examination. 4th Ed. Harper & Row, Maryland, 1979
6) Schoenberg BS, Massey EW.：Tapia's syndrome. The erratic evolution of an eponym. Arch Neurol 36. 257-60, 1979.

［廣瀬源二郎］

18 運動麻痺・筋萎縮（肥大）・筋緊張異常の診かた

1 運動麻痺
motor paralysis

A 基礎知識

運動麻痺とは，身体の随意的な運動が侵された状態であり，大脳の運動中枢から筋肉に至る経路のどこかに障害があることを示唆する．したがって運動麻痺をみる場合には，大脳皮質から内包，脳幹，脊髄，脊髄前角細胞へとつながる上位運動ニューロンの障害（中枢性麻痺），脊髄前角細胞から末梢神経に至るまでの下位運動ニューロンの障害，神経筋接合部の障害，並びに筋肉の障害についての機能解剖を念頭に入れ，正確な局在診断と鑑別診断をしていかなければならない．運動麻痺をきたす疾患は数多く存在するが，その正しい診断の過程を身につけることは神経内科，内科を問わず必須の知識であり，問診，視診，診察手技，鑑別の考え方，そして近年進歩の著しい画像診断，神経生理学的診断法をはじめとする多くの補助検査法も加えて，確定診断を行うことになる．

また，Parkinson病などの錐体外路系疾患の動作緩慢や筋強剛（固縮）などによる運動障害，小脳性運動失調による運動障害，失行・失認に伴うもの，骨・関節の障害によるものや，心因性のもの（ヒステリー性運動麻痺）なども運動麻痺との鑑別として念頭において，それぞれ正しく診断する必要がある．

本項では，四肢の運動麻痺について，特に大脳から下位運動ニューロンの障害に起因するものについて概説する．また，運動麻痺は筋萎縮や筋緊張異常と密接に関係しており，運動麻痺の局在および原因診断に欠かせない情報だが，次項以降に述べることとする．

B 症状，徴候

四肢の運動麻痺は，その分布から片麻痺，対麻痺，四肢麻痺，単麻痺に分けられる．これらの症候は，それぞれ大脳皮質運動野から筋肉に至るまでどの部位の障害に起因するのであろうか？ Lance J.W.とMcLeod（1981）の模式図の邦訳・改変を行ったものを示す（図Ⅲ-18-1）．

運動麻痺の原因となる疾患は多数存在し，また，症候学的には痙性麻痺，弛緩性麻痺に分けることができる．

1 片麻痺 (hemiplegia)

片麻痺は，片側（同側）の上下肢の麻痺である．皮質脊髄路が延髄頸髄移行部で交叉するよりも中枢側の病変で，その対側の片麻痺をきたすのが一般的である．ただし，錐体交叉後の脊髄半側錐体路の障害で同側性の片麻痺は起こりうる（図Ⅲ-18-1）．ラクナ梗塞では，pure motor hemiplegia, ataxic hemiparesis, dysarthria-clumsy hand syndromeが片麻痺をきたすラクナ症候群としてよく知られている．

2 対麻痺 (paraplegia)

対麻痺は両下肢の麻痺であり，特に脊髄の胸髄レベルでの横断性，圧迫性病変によって両側下肢の麻痺として現れるのが一般的である．しかし，皮質脊髄路の下肢へ行く線維は脊髄の外側を下行していることから，例外的ではあるが，外側からの両側性の頸髄圧迫でも対麻痺のみを

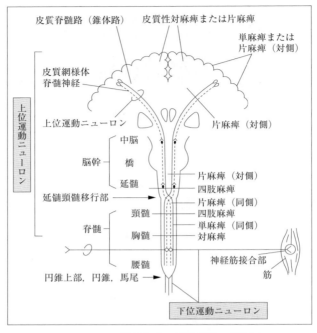

図Ⅲ-18-1　運動麻痺と病変部位の模式図
（内科鑑別診断学　第2版．朝倉書店，2003より）

呈する時期が存在する可能性がある．また，傍矢状髄膜腫などの大脳傍正中病変でも対麻痺が起こり得ることも念頭に入れておく必要がある．

3 四肢麻痺 (tetraplegia)

四肢麻痺は，両側上下肢の麻痺であり，理論的には上位頸髄レベル以上の病変で生じる．脳幹では，橋腹側病変でみられることが多く，橋出血で意識障害，極度の縮瞳（pinpoint pupil），四肢麻痺をきたす．延髄および延髄頸髄移行部では，延髄および頸髄（C1～C2髄節）には呼吸中枢が存在することから急性病変では呼吸停止をきたすこともある．

4 単麻痺 (monoplegia)

単麻痺は一肢のみの麻痺である．中枢でも片側性の傍矢状髄膜腫などの大脳傍正中病変や胸髄病変でみられることがあるが（図Ⅲ-18-1），主として脊髄前角運動ニューロンから筋肉に至る下位運動ニューロン系の障害でおこると考えるのが一般的である．急性脊髄前角炎（ポリオ）の後遺症として一側下肢弛緩性麻痺と萎縮が残っている例が代表的である．腕神経叢炎で急激に肩甲帯筋部の疼痛と上肢単麻痺・筋萎縮が起こることがあり，これをshoulder girdle neuritisまたはneuralgic amyotrophyという．また，腕が急速に伸展されて生じる外傷性引き抜き損傷によって生じる単麻痺もある．

C 診察の要点

1 病歴聴取（問診）のポイント

問診では，運動麻痺の経過が急性発症か，緩徐進行性かをまず知る必要がある．さらに，運動麻痺が，左右非対称性すなわち一側あるいは一肢に始まったのか，左右対称性であったのか，麻痺が遠位部，近位部に強いのか，同程度なのか，その分布を知ることが重要である．これらの症候，分布による運動麻痺の鑑別診断を**表Ⅲ-18-1**に示す．

表Ⅲ-18-1 症候・経過による運動麻痺の鑑別診断

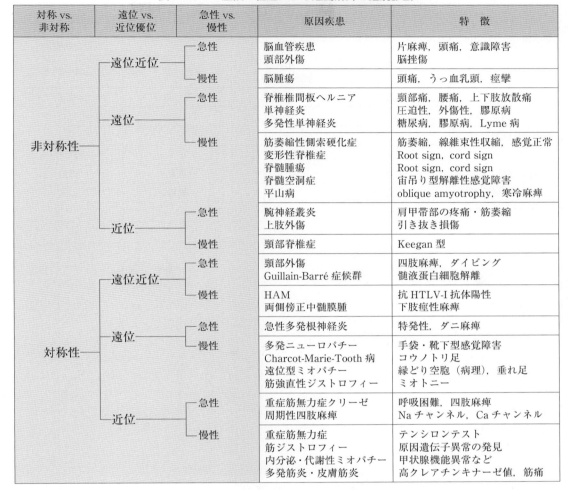

対称 vs. 非対称	遠位 vs. 近位優位	急性 vs. 慢性	原因疾患	特徴
非対称性	遠位近位	急性	脳血管疾患 頭部外傷	片麻痺，頭痛，意識障害 脳挫傷
		慢性	脳腫瘍	頭痛，うっ血乳頭，痙攣
	遠位	急性	脊椎椎間板ヘルニア 単神経炎 多発性単神経炎	頸部痛，腰痛，上下肢放散痛 圧迫性，外傷性，膠原病 糖尿病，膠原病，Lyme 病
		慢性	筋萎縮性側索硬化症 変形性脊椎症 脊髄腫瘍 脊髄空洞症 平山病	筋萎縮，線維束性収縮，感覚正常 Root sign，cord sign Root sign，cord sign 宙吊り型解離性感覚障害 oblique amyotrophy，寒冷麻痺
	近位	急性	腕神経叢炎 上肢外傷	肩甲帯部の疼痛・筋萎縮 引き抜き損傷
		慢性	頸部脊椎症	Keegan 型
対称性	遠位近位	急性	頸部外傷 Guillain-Barré 症候群	四肢麻痺，ダイビング 髄液蛋白細胞解離
		慢性	HAM 両側傍正中髄膜腫	抗 HTLV-I 抗体陽性 下肢痙性麻痺
	遠位	急性	急性多発根神経炎	特発性，ダニ麻痺
		慢性	多発ニューロパチー Charcot-Marie-Tooth 病 遠位型ミオパチー 筋強直性ジストロフィー	手袋・靴下型感覚障害 コウノトリ足 縁どり空胞（病理），垂れ足 ミオトニー
	近位	急性	重症筋無力症クリーゼ 周期性四肢麻痺	呼吸困難，四肢麻痺 Na チャンネル，Ca チャンネル
		慢性	重症筋無力症 筋ジストロフィー 内分泌・代謝性ミオパチー 多発筋炎・皮膚筋炎	テンシロンテスト 原因遺伝子異常の発見 甲状腺機能異常など 高クレアチンキナーゼ値，筋痛

2 神経学的観察（視診）の重要性

運動麻痺の診察は，患者が呼ばれて診察室に入ってきたときに既に始まっているといえる．明らかな片麻痺の存在は誰がみてもわかるが，いかにして軽微な片麻痺をとらえるかが重要なポイントであり，診察室に入ってくる患者の自然な歩行，動作，衣服の着脱を観察しなければならない．視診の重要性を強調しておきたい．

軽度の上肢の麻痺では診察室に入ってくる際の腕の振りの減少，下肢では軽い引きずりでも見当がつけられる．問診されている最中の患者の身振り手振りでも麻痺側での動きの減少をとらえることができる．ただし，Parkinson 病は症候が片側性あるいは片側優位のことが多く，固縮の強い側の上肢の振りの減少や下肢の引きずりを呈するので，これを片麻痺と誤らないように注意しなくてはならない．

その他，診察室内での患者の動作に絶えず注意を払うことで，不随意運動や歩行障害，また登はん性起立（Gowers 徴候）などの起立異常にも気づくことができる．

しかし，神経学的診察の原則は，意識，言語，知能に始まり，脳神経，運動系，腱反射，病的反射，感覚系，小脳機能と系統的に行い，その運動麻痺がどこから起こっているのか確定していくことになる．ここでは上位運動ニューロン，下位運動ニューロン，神経筋接合部，筋肉の障害の神経所見による鑑別点と，検査所見の特徴

表Ⅲ-18-2　障害部位による運動麻痺の鑑別診断

	上位運動ニューロン	下位運動ニューロン	神経筋接合部	筋
筋萎縮	−	＋ (遠位筋優位)	−	＋ (近位筋優位)
筋トーヌス（筋緊張）	亢進 (痙性麻痺)	低下 (弛緩性麻痺)	正常〜低下	正常〜低下
腱反射	亢進	低下〜消失	正常〜低下	低下
Babinski 徴候	＋	−	−	−
線維束性収縮	−	＋	−	−
針筋電図	正常	神経原性	正常	筋原性
神経伝導速度	正常	低下	正常	正常
反復刺激誘発筋電図	正常	正常	異常	正常
テンシロンテスト	−	−	＋	−

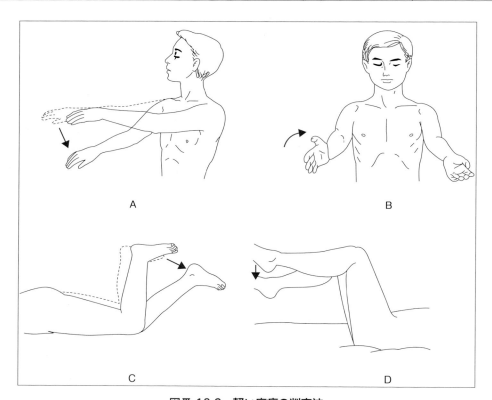

図Ⅲ-18-2　軽い麻痺の判定法
A：Mingazzini 上肢試験，B：回内徴候，C：Barré 下腿試験（第一手技），D：Mingazzini 下肢試験
（Mingazzini G：Rev neurol（Paris）より）

もあわせて呈示する（表Ⅲ-18-2）．

3 神経学的診察の要点

a．Barré 試験と Mingazzini 試験（図Ⅲ-18-2）

神経学的診察における運動麻痺の検査には，軽微な片麻痺を見いだす手技として頻用される

Barré 試験があり，わが国では Barré 上肢試験，Barré 下肢試験と呼ばれることがある．しかし，Barré の原著は下肢の手技のみで Barré 下腿試験とするのが正しく，また上肢の手技は Barré 自ら Mingazzini の手技として紹介しており，Mingazzini 上肢試験とするのが正しいとされている．

　ここでいう Mingazzini 上肢試験では，手掌を下に向けて腕を前方に水平挙上し閉眼させると麻痺側が落下してくることで陽性とする（図Ⅲ-18-2a）．また，上肢のこの手技は上肢偏倚試験（arm deviation test）といわれることもある．一方，さらに軽微な上肢の麻痺をみる場合は，手掌を上に向けて手指を伸展した状態で上肢を前方へ水平挙上させて，閉眼を命ずる．上肢全体の下降に至らない程度のさらに軽微な麻痺では，第5指が離れ，手指が屈曲し凹み手となり，ついで手掌の回内がみられる［回内徴候（pronation sign），図Ⅲ-18-2b］．わが国だけでなく米国の教科書にもこの手技のことを Barré 徴候（Barré's sign）と記載しているものもある．

　Barré 下腿試験では，患者を腹臥位として両膝で下腿を90度に曲げさせ，そのままの位置を保持するように命ずると，麻痺側での下腿の下降がみられる（図Ⅲ-18-2c）．これが Barré 下腿試験の第一手技とされるもので，第二，第三手技も存在するが，通常は第一手技で判定することが多い．Mingazzini 下肢試験では，仰臥位で股関節，さらに膝関節で90度くらい屈曲し下腿をベッドと水平になる状態で保持させ，閉眼させる．麻痺側で股関節と膝関節がともに伸展し，下腿が下降した場合を陽性とする（図Ⅲ-18-2d）．なお，Mingazzini 下肢試験は患者を腹臥位にする必要がない分簡便ではあるが，Barré 下腿試験よりも感度が低いとされている．

b. 指折り数え試験

　患者に，指を1本ずつ折り，次いで開かせる動作をさせると麻痺側では巧緻運動障害のため1本ずつ分離できず，また動きもぎこちないこ

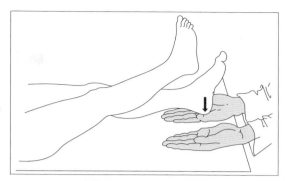

図Ⅲ-18-3　Hoover 徴候
（田崎義昭，斎藤佳雄：ベッドサイドの神経の診かた．南山堂，2010 より）

とが観察できる．これは運動麻痺をみる鋭敏な方法であり，錐体路障害による協調性連合運動をみていると考えられる．

c. その他の神経学的診察

　さらに，腱反射，Babinski 徴候の有無，徒手筋力テスト，筋緊張の状態，筋萎縮の有無，線維束性収縮の有無，歩行のパターンなど，運動麻痺を同定・鑑別する手段は多い．これらの神経学的診察結果を総合的に評価することで，正しい診断ができるのである．

d. ヒステリー性運動麻痺との鑑別

　運動麻痺を訴えるにもかかわらず，診察のたびに筋力が変動するなど再現性に乏しい場合や，総合的評価で整合性のある結論が得られないような場合には，ヒステリー性運動麻痺の可能性も考慮する．その際には，前述の回内徴候で回内せずに上肢が落下したり，Barré 下腿試験と Mingazzini 下肢試験での陽性側が逆になることがあり，器質的障害ではない可能性を考えるきっかけになりうる．

　ヒステリー性運動麻痺を検出する試験としては，上肢では，両前腕を回内し両手指を交互に組み合わせて上方へねじり，右手が左，左手が右にある状態とした上で，検者が指示した指を動かしてもらう方法がある．この方法では，指示された指が右なのか左なのか，とっさに判断できないため，ヒステリー性の麻痺の場合，麻痺側の指も動かしてしまうことがある．下肢では Hoover 徴候も参考になる（図Ⅲ-18-3）．こ

れは仰臥位で下肢を伸展させた状態で，検者の手を患者の踵の下に置き麻痺側の下肢を挙上させると，器質的障害による片麻痺では健側の踵を下に押しつける力を感知できるが，ヒステリー性片麻痺では感知されない．

ただし，器質的障害との鑑別は難しいため，患者の不利益にならないように，安易にヒステリー性運動麻痺との診断をつけることは厳に慎まなくてはならない．

D 補助検査法

運動麻痺は，病歴（問診），神経学的観察（視診）そして神経学的診察によって，ほとんど診断の焦点を絞ることが可能であり，各種の補助検査法の結果とあわせて最終診断を確定する．ただし，どれだけ補助検査法が進歩しても，適切な補助検査法と検査部位の選択には，ここで述べた問診，視診および神経学的診察法による正しい局在診断と鑑別診断が必要不可欠であることには変わりはないことをあらためて強調したい．以下にその代表的項目のみを列挙する．

1 画像検査
- X線単純撮影：頭部，頸椎（側面の前屈，中間位，後屈を含む），胸椎，腰椎，胸腰椎移行部，胸部，腹部など．
- X線CT，MRI：頭部，脊椎，胸部，腹部，筋肉など．
- MRアンギオグラフィー：頭部，頸部など．
- 核医学検査：脳血流検査など．
- 超音波検査：頭部，頸部血管，筋肉など．

2 神経生理学的検査
- 針筋電図検査
- 誘発電位：末梢神経伝導検査，反復刺激誘発筋電図，体性感覚誘発電位，視覚誘発電位，聴性脳幹反応など．

3 血液検査
- 一般検査：血算，生化学検査など．
- 筋酵素：クレアチニンキナーゼ，アルドラーゼなど．
- 各種自己抗体価：膠原病関連，抗ガングリオシド抗体，抗アセチルコリンレセプター抗体，抗アクアポリン4抗体など．
- 感染症検査：梅毒血清反応，ウイルス抗体価など．
- 遺伝子検査：PMP22など．

4 脳脊髄液検査
- ミエリン塩基性蛋白，オリゴクローナルバンドなど．
- 細胞診検査

E 原因疾患・病態

運動麻痺をきたす疾患は多数存在する．しかも神経内科，内科，脳神経外科をはじめ多くの領域が関与してくるといえる．したがって，その正しい診断と鑑別診断へのアプローチを把握することが重要である．病態別の代表的疾患について列挙する．

1 上位運動ニューロン障害
a. 脳血管障害（cerebrovascular disorder）
- 脳梗塞（cerebral infarction）
- 脳出血（cerebral hemorrhage）
- 一過性脳虚血発作（transient ischemic attack；TIA）

b. 脳腫瘍（brain tumor）
- 神経膠腫（neuroglioma）
- 髄膜腫（meningioma）

c. 外傷（脳外傷，脊髄外傷）（trauma）

d. 脱髄疾患（demyelinating disease）
- 多発性硬化症（multiple sclerosis）

2 上位・下位運動ニューロン障害
a. 運動ニューロン疾患（motor neuron disease）
- 筋萎縮性側索硬化症（amyotrophic lateral sclerosis；ALS）

b. 変形性脊椎症
　　・頸部脊椎症（cervical spondylosis）
　　・腰部脊椎症（lumbar spondylosis）
　c. 脊椎椎間板ヘルニア（spinal intervertebral disk herniation）
　d. 脊髄腫瘍（spinal cord tumor）
　e. 脊髄空洞症（syringomyelia）

3 下位運動ニューロン障害
　a. 末梢神経障害（peripheral neuropathy）
　　・多発神経炎（多発ニューロパチー）（polyneuropathy）
　　・Guillain-Barré症候群
　　・Charcot-Marie-Tooth病
　b. 平山病(若年性一側上肢筋萎縮症)（Hirayama disease）
　c. 運動ニューロン疾患（motor neuron disease）

4 筋障害
　a. 筋ジストロフィー（muscular dystrophy）
　b. 炎症性筋疾患（inflammatory myopathy）

2 筋萎縮と筋肥大
muscle atrophy and hypertrophy

A 基礎知識

　筋萎縮とは，病的に筋肉がやせた状態である．筋萎縮をきたす原因としては，筋肉自体に問題がある場合と，その筋肉を支配している神経に問題がある場合，すなわち筋原性筋萎縮（myogenic muscle atrophy）と神経原性筋萎縮（neurogenic muscle atrophy）に大きく分けられる．また，これらに関連して，あるいはその他何らかの原因で筋肉を使用しないことから生じる廃用性萎縮（disuse atrophy）もある．
　筋原性筋萎縮は，筋ジストロフィー（muscular dystrophy），炎症性筋疾患などのさまざまな筋疾患により筋肉が直接障害されることで生じるが，神経原性筋萎縮はどのような機序で起こるのであろうか？

　筋肉を構成する筋線維は，下位運動ニューロンの支配を受けており，そのインパルスを受けて収縮する．筋線維は下位運動ニューロンおよびその軸索から電気刺激を受けるだけでなく，いくつかの栄養因子の影響を受けていると考えられている．そのため，この神経支配が何らかの原因で絶たれると，筋線維径が小さくなって神経原性筋萎縮が生じるとされている．つまり，神経原性筋萎縮は下位運動ニューロンから末梢運動神経の障害によって生じるが，原則的には上位運動ニューロン障害や神経筋接合部疾患では筋萎縮はきたさない．
　なお，筋萎縮と筋力低下の相関については，一般的には，筋萎縮と筋力低下の程度が相応である場合は神経原性筋萎縮のことが多く，筋萎縮の程度と比較して筋力低下が強い場合は筋原性筋萎縮の可能性が高いとされ，筋萎縮があるようにみえても筋力低下がない場合は廃用性萎縮のことが多いとされる．
　一方，筋肉の容積が異常に増大したものを筋肥大（muscle hypertrophy）という．筋肥大には，筋組織が肥大している「真の」筋肥大と，筋肉が肥大しているように見える「仮性」肥大（pseudohypertrophy）がある．顕微鏡的には，トレーニングや肉体労働による生理的な筋肥大の場合，筋線維の数は増加せず主に2型線維の筋線維径が増大しているが，仮性肥大の場合は，脂肪や線維組織の浸潤を伴う強いミオパチーの所見を呈し，筋線維が増えたり太くなったりしているわけではない．そのため，必ずしも筋力が増強されているとは限らない．
　本項では，筋萎縮および肥大の診かたとして，主に下位運動ニューロン障害と筋障害に起因するものについて概説する．

B 症状，徴候

　筋萎縮をきたす原因はさまざまであるが，疾患や病態によってその分布や性状が異なる．原則として筋肉自体の疾患（筋原性筋萎縮）では近位筋群が，神経原性筋萎縮では遠位筋群が，

173

表Ⅲ-18-3 筋萎縮の分布と原因からみた鑑別診断

	筋原性筋萎縮・ミオパチー	神経原性筋萎縮
近位筋群の障害	筋ジストロフィー 多発筋炎・皮膚筋炎 内分泌障害によるミオパチー 周期性四肢麻痺	Kugelberg-Welander病 神経痛性筋萎縮症
遠位筋群の障害	筋強直性ジストロフィー 遠位型ミオパチー 封入体筋炎（上肢）	筋萎縮性側索硬化症 平山病（若年性一側上肢筋萎縮症） Charcot-Marie-Tooth病 多発神経炎

それぞれ障害される．ただし，原則には例外がつきもので，筋疾患の中でも遠位筋群に萎縮や筋力低下が目立つものもあり，逆に神経原性筋萎縮でも近位筋群の脱力，萎縮を呈するものもある．

筋原性疾患および神経原性疾患の鑑別診断について，筋萎縮の分布にしたがって整理した表を示す（表Ⅲ-18-3）．

C 診察の要点

1 病歴聴取（問診）

筋萎縮が主訴の場合，それが急激に生じたものか徐々に出現したものか，身体のどの部位に生じたのか，また筋力低下との関連について聞く．筋力低下もある場合は，日常生活動作の何が行いにくいのかを聞くことで，筋萎縮の分布をある程度推定することができる．例えば，布団あげや高いところのものをとるような動作がしにくい，階段のぼりがきついという症状からは，それぞれ上肢および下肢の近位筋優位の障害が示唆され，ペットボトルのふたが開けられない，階段は下りがきついということであれば，遠位筋優位の障害が示唆される．その他，筋痛の存在や筋肉のピクつき，クランプの有無も参考になる．

2 視 診

a. 筋萎縮の分布 （distribution of muscle atrophy）

筋萎縮の診察では，まずは視診が重要といえる．その分布が四肢末端の遠位筋群に著明なのか，軀幹に近い近位筋群に著明なのかをみる．前述の通り，筋原性筋萎縮では近位筋群が，神経原性筋萎縮では遠位筋群が，それぞれ障害されるのが原則である．さらに，神経原性筋萎縮の萎縮筋の分布は，下位運動ニューロン以下のどのレベルで障害されるかによって異なってくる．広く脊髄前角細胞が障害される場合や全身性の末梢神経障害では，広範囲に筋萎縮がみられるが，その他，障害が神経叢や神経根，あるいは特定の末梢神経に限局する場合には，その神経支配の範囲に限局した筋萎縮がみられることになる．

しかし，筋原性筋萎縮，神経原性筋萎縮のいずれにも疾患特異的な萎縮のパターンや疾患に特徴的な症候をとらえることで診断につながる場合もあり，以下に列挙する．

1. 疾患別の特徴～筋原性筋萎縮（myogenic muscle atrophy）

Duchenne型筋ジストロフィーなどのジストロフィノパチー（dystrophinopathy）では，主に腰帯筋および肩甲帯筋に萎縮と筋力低下がみられ，疾患の進行に伴い上腕や大腿に拡大する．

顔面肩甲上腕型筋ジストロフィー（facioscapulohumeral muscular dystrophy）の場合，筋萎縮は特に顔面と肩甲帯，上腕二頭筋にみられ，翼状肩甲（scapular winging）を呈するのが特徴的である（図Ⅲ-18-4）．

遠位型ミオパチー（distal myopathy）では，筋疾患でありながら四肢遠位筋優位の筋萎縮を呈するが，手や足の筋肉が比較的保たれる．三好型ミオパチー Miyoshi myopathyは下肢遠位筋の萎縮を呈するが，他の遠位型ミオパチー

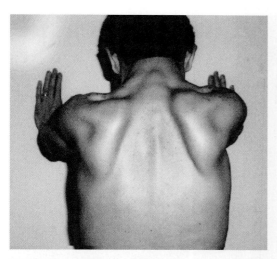

図Ⅲ-18-4　顔面肩甲上腕型筋ジストロフィーの翼状肩甲

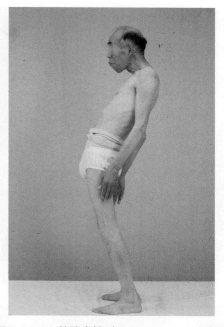

図Ⅲ-18-5　筋強直性ジストロフィーの全身像
特徴的な前頭禿頭，斧様顔貌 hatchet face および腹部を前に突き出すような姿勢をとる．

と異なり，下腿の屈筋群（腓腹筋およびヒラメ筋）が選択的に障害され，著明な血清 CK 上昇を呈する．

　筋強直性ジストロフィー（myotonic dystrophy）では，胸鎖乳突筋など近位筋群もおかされるが，それよりも遠位筋群，特に手の筋肉の萎縮が目立ち，しかもミオトニアを伴う．また咬筋の萎縮や表情筋のたるみと眼瞼下垂，前頭禿頭から特徴的な斧状顔貌（hatchet face）を呈する（図Ⅲ-18-5）．

　封入体筋炎（inclusion body myositis）では上肢は遠位筋（深指屈筋），下肢は大腿筋の萎縮が特徴的である（図Ⅲ-18-6）．

2. 疾患別の特徴～神経原性筋萎縮

　　　　　（neurogenic muscle atrophy）

　神経原性筋萎縮を来す代表的疾患である筋萎縮性側索硬化症（amyotrophic lateral sclerosis；ALS）などの運動ニューロン疾患では，広範囲の脊髄前角細胞が障害されるため，全身性の脱神経から筋萎縮を呈する．しかし，経過としては，手の母指球筋，小指球筋，背側骨間筋および足部の筋肉など四肢遠位筋から萎縮が始まり，近位筋に広がるのが一般的である．また，筋萎縮性側索硬化症では，手の橈側の母指球筋と第一背側骨間筋に筋萎縮がみられるのに対し，小指球筋が保たれることがあり，これを split hand syndrome という（図Ⅲ-18-7）．その他，例えば上肢に筋萎縮があり限局性にみえる場合でも，舌に線維束性収縮を伴う萎縮がみられれば，頸椎症などでは説明困難であり，筋萎縮性側索硬化症の可能性が高いといえる（図Ⅲ-18-8）．

　平山病（若年性一側上肢筋萎縮症）Hirayama disease では，脊髄前角細胞の障害が C7～T1 髄節に限局しており，筋萎縮は前腕尺側に限局し腕橈骨筋が保たれるため，斜め型筋萎縮 oblique amyotrophy という特徴的なパターンを呈する（図Ⅲ-18-9）．

　遺伝性の末梢神経疾患である Charcot-Marie-Tooth 病は，全身性の末梢神経障害であり，四肢遠位筋に筋萎縮が強く，下肢には特徴的な逆シャンパンボトル様筋萎縮（inverted champagne bottle deformity）を呈する（図Ⅲ-18-10）．

　なお，神経原性筋萎縮でも，遺伝性運動ニューロン疾患の一つである Kugelberg-Welander 病のように近位筋群の脱力，萎縮を呈してくるも

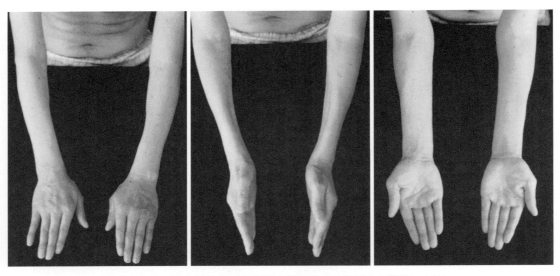

図Ⅲ-18-6　封入体筋炎の上肢遠位筋萎縮（深指屈筋の萎縮による）

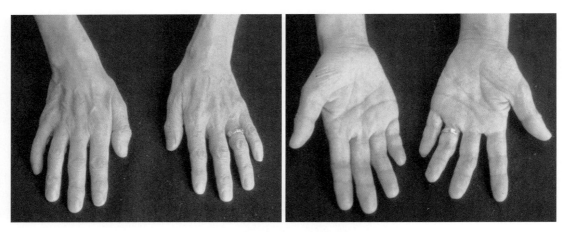

図Ⅲ-18-7　筋萎縮性側索硬化症の手内筋萎縮

第一背側骨間筋と母指球筋の萎縮に対して小指球筋が比較的保たれる split hand syndrome を呈する．

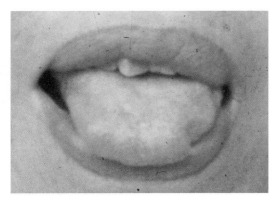

図Ⅲ-18-8　筋萎縮性側索硬化症の舌萎縮

のもあり，筋ジストロフィーのようにみえることがある．

b. 筋肥大の分布　（distribution of muscle hypertrophy）

　Duchenne 型あるいは Becker 型筋ジストロフィーの仮性肥大は，下腿筋と棘下筋でよく見られる（図Ⅲ-18-11）．ふくらはぎと膝の周径の比較が参考になる．

　先天性筋強直症では，筋肉の過収縮のためにボディービルダーのような隆々とした筋肉を呈するが，筋力自体は正常かやや弱い程度である．

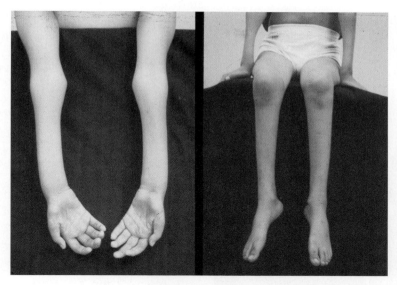

図Ⅲ-18-10　Charcot-Marie-Tooth 病でみられる四肢遠位筋の萎縮

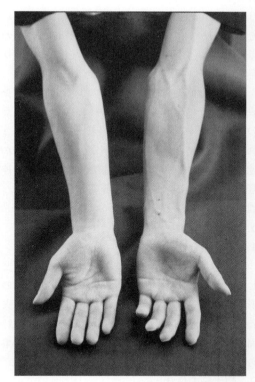

図Ⅲ-18-9　平山病（若年性一側上肢筋萎縮症）でみられる斜め型筋萎縮（oblique amyotrophy）

（岩﨑喜信，飛騨一利編．田代　淳，菊地誠志：脊椎・脊髄疾患の外科．三輪書店，p.104, 2006 より）

また，甲状腺機能低下症でも筋肥大がみられることがあるが，この場合は，浮腫と炎症のために筋が肥大しているようにみえるのであって，筋力は低下しており，疲労しやすく，収縮，弛緩に時間がかかる．このような状態は，乳児では Kocher-Debré-Sémélaigne 症候群，成人では Hoffmann 症候群と呼ばれる．

c. 線維束性収縮　（fasciculation）

筋線維束が不規則にピクピク収縮するもので，それが萎縮した筋に出現しているときは明らかに病的であり，神経原性筋萎縮を示唆する所見である．筋肉全体の収縮ではないため，原則として関節運動はみられない．典型的には，筋萎縮性側索硬化症などの脊髄前角細胞が障害される疾患の萎縮筋で，筋萎縮が活発に起きている時期によくみられる．末梢神経障害ではみられないのが通常である．

診察時には，観察部の体表を十分に露出することが重要であり，光が斜めに当たるような状態にして観察すると見やすい．出現頻度が低い場合は，観察部の筋肉を叩打したり，一度随意的に収縮させると誘発できることがある．

また，筋緊張があれば，健常人でも筋肉がピクピク動くことがあり，収縮性線維束性収縮（contraction fasciculation）といわれ病的意義

Section Ⅲ　神経症候の診かた

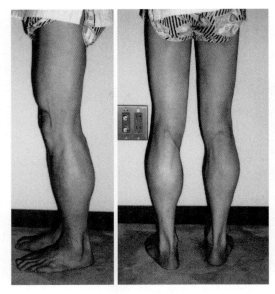

図Ⅲ-18-11　顔面肩甲上腕型筋ジストロフィーでみられた腓腹筋の仮性肥大

表Ⅲ-18-4　徒手筋力検査（MMT）の評価基準

5（normal，100%）	重力および抵抗に抗して完全に動くもの
4（good，75%）	重力および軽い抵抗に抗して完全に動くもの
3（fair，50%）	重力に抗して完全に動くが抵抗を加えると動かないもの
2（poor，25%）	重力を除くと完全に動くもの
1（trace，1%）	重力を除いても動かないが筋収縮は触れるもの
0（zero，0%）	筋収縮のまったくないもの

はない．そのため，診察時には患者の筋緊張を十分に除く必要がある．

　なお，筋萎縮も脱力もない筋で線維束性収縮がみられることがあり，これは神経質な人，あるいは神経学を学び始めた医学生や医師に多いとされ，良性線維束性収縮（benign fasciculation）という．

d．ミオキミア　（myokymia）

　波打つような，あるいはミミズの這うような緩慢な不随意性筋収縮を指す．線維束性収縮よりも遅い．大胸筋，肋間筋など，どの筋でもみられるが，大腿や上腕でみられやすい．神経原性筋萎縮でみられることがある．

3 神経学的診察の要点

　筋萎縮の分布や特徴は視診にて知ることができるが，神経学的診察では，筋力の評価が重要である．また，触診によって得られる所見や起立・歩行状態からも診断に重要な情報が得られることがある．

a．徒手筋力検査　（manual muscle testing；MMT）

　筋萎縮や脱力が疑われるときには必ず施行すべき検査で，代表的な筋について筋力を評価する．一般的な評価スケールとして，筋萎縮が全くみられない0から，重力に抗して完全に動くものを3，正常を5とするものがひろく用いられている（表Ⅲ-18-4）[4]．これはもともとイギリスのMedical Research Councilで考案されたものだが，0～5の6段階では特に3～5の差が大きいため，これに＋や－を加えてより詳細に評価することが多い．

　評価した筋力は表Ⅲ-18-5のような筋力検査表に記入して整理すると良い．この表には，その筋を支配する髄節レベルや末梢神経が記載されており，筋萎縮や筋力低下が，近位筋優位か遠位筋優位か，あるいは特定の脊髄レベルや神経根，あるいは末梢神経の障害によるものか，判定の参考になる．

b．筋の触診

1．萎縮筋の性状

　正常の筋肉には弾性があり，触診にて張りとして感じられ，圧迫により凹んでもすぐに元の形状に復する．萎縮筋では一般にその性質が失われ，変性が線維化を中心としたものの場合は，固く感じられるが，脂肪変性が中心の場合は柔らかく感じられる．

2．肥大筋の性状

　Duchenne型筋ジストロフィーなどでみられる仮性肥大では，肥大筋は病初期には固く筋力も保たれているが，疾患の進行とともに柔らかくゴムのような感触になる．これは病初期には代償性の筋線維の肥大が起こり，その後に，脂

表Ⅲ-18-5　筋力検査表の1例

氏名＿＿＿＿＿　番号＿＿＿＿＿
検査日　　年　　月　　日　　検者＿＿＿＿＿

被検筋			支配神経		右	≧	左
NECK	Flexor ; Sternocleidomast.		Accessory				
	Extensor group			C2.3.4			
SCAPULA	Adductor ; Serratus ant.		Long thoracic	C5.6.7			
	Elevator ; trapezius		Spinal accessory	C3.4			
	Abductor ; Rhomboideus		Dorsal scapular	C5.6			
SHOULDER	Abd ; Deltoideus		Axillary	C5.6			
	Ext ; Latissimus dorsi		Subscapular	C6.7.8			
	Abd ; Pectoralis major		Pectral	C5.6.7.8			
	Ext ; rotat ; Infraspina.		Suprascapular	C4.5.6			
	Int. rotat ; Supraspina		Suprascapular	C4.5.6			
ELBOW	Flexor ;	Biceps brachii	Musculocutaneous	C5.6			
		Brachioradialis	Radial	C5.6			
	Extensor ; triceps		Radial	C6.7.8			
FOREARM	Supinator		Radial	C5.6			
	Pronator teres		Median	C6.7			
WRIST	Flexor ;	Flex. carpi rad.	Median	C6.7			
		Flex. carpi uln.	Ulnar	C7.8 T1			
	Extensor ;	Ext. carpi rad.	Radial	C6.7.8			
		Ext. carpi uln.	Radial	C6.7.8			
FINGER	Flexor ;	Flex. digit. com.	Median	C7.8 T1			
		Lumbricales＊	Median, Ulnar	C8 T1			
	Extensor ; Ext. digit. com.		Radial	C7.8			
	Add ; Palmar interossei		Ulnar	C8 T1			
	Abd ; Dorsal interossei		Ulnar	C8 T1			
	Abductor digit V		Ulnar	C8 T1			
	Opponens digit V		Ulnar	C8 T1			
HIP	Flexor ; Iliopsoas		Femoral	L1.2.3			
	Extensor ; Gluteus maximus		Inf. gluteal	L4.5 S1.2			
	Abductor ; Gluteus medius & minmus		Sup. gluteal	L4.5 S1			
	Adductor ; Adductor longus & magnus & brevis		Obturator	L2.3.4			
KNEE	Flexor ; Biceps femoris		Sciatic	L4.5 S1.2			
	Extensor ; Quadriceps femoris		Femoral	L2.3.4			
ANKLE	Flexor ; Gastrocnemius		Tibial	L5 S1.2			
	Extensor ;	Tibialis ant.	Deep peroneal	L4.5			
		Tibialis post.	Tibial	L5 S1			
		Peroneus br. & l.	Superficial peroneal	L5 S1			
TOE	Flexor ;	Lumbricales	Plantar	S1.2			
		Flex. dig. br. & l.	Tibial	S1.2			
	Extensor ; Ext. dig.br. & l.		Deep peroneal	L4.5 S1			
HALLUX	Flexor hall. br. & l.		Tibial	L5 S1.2			
	Extensor hall.br. & l.		Deep peroneal	L4.5 S1			

＊伸展する働きもあり．

（川上義和 編著，田代邦雄：身体所見のとり方．文光堂，151-207，1995 より）

肪や線維組織に置き換わっていく経過を反映しているものと考えられている．

3．筋把握痛

筋の触診にて把握痛あるいは圧痛を生じることがある．全般性の筋痛は，炎症性筋疾患のうち，特に多発筋炎，皮膚筋炎でみられるが，末梢神経障害や急性脊髄前角炎でみられることがある．

c．起立・歩行の評価

近位筋群に脱力がある場合，仰臥位から起立

させると，まず腹臥位，ついで四つ這いとなり，臀部を先に上げるような形にして，手を膝について立ち上がる．これが登はん性起立（Gowers徴候）で，典型的には筋ジストロフィーなどの筋原性萎縮をきたす疾患でみられる（図Ⅲ-18-12）．また，このような患者では，立位では腹部を前に突き出すような姿勢をとり（図Ⅲ-18-5），腰が左右に揺れるような動揺歩行（waddling gait）を呈する．

遠位筋群の脱力にて垂れ足（drop foot）を呈する場合には，下垂した足先が地面に引っかからないように大腿を高く持ち上げて歩く鶏歩 steppage gait となる．逆に，下腿屈筋群が選択的に障害される三好型ミオパチーでは，早期からつま先立ちができなくなる．

D 補助検査法

1 血液検査

特に筋逸脱酵素としてのクレアチニンキナーゼやアルドラーゼが重要である．筋疾患でも疾患によって上昇の程度が大きく異なり，また神経原性筋萎縮でも軽度上昇することがあるため，結果の解釈には注意が必要である．

なお，これらの他 AST（GOT），ALT（GPT）やLDHも筋障害によって上昇するため，筋疾患でもよく聞くと検診などで肝機能異常として指摘されていたという例が少なからずみられる．

2 画像検査

筋CTでは，全身を撮影することにより筋萎縮の分布をとらえることができる．また，筋肉が脂肪変性をきたすと低吸収域として描出されるため，筋ジストロフィーの罹患筋の同定に有用である．しかし，炎症や浮腫のような筋組織の変化はCTでは描出されにくいため，炎症性筋疾患の評価にはMRIが有利である．ただし，筋MRIでは，T_2強調像にて筋内の炎症性病変は高信号を呈するが脂肪変性も高信号となるため，脂肪抑制画像が必要となり，STIR（short tau inversion recovery）法がよく用いられる．

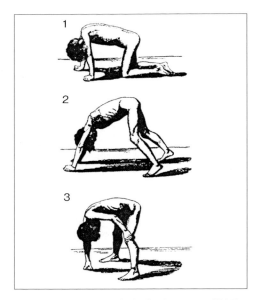

図Ⅲ-18-12 登はん性起立（Gowers徴候）
(Gowers WR：Pseudo-Hypertrophic Muscular Paralysis. A CLINICAL LECTURE. p35, 1879 より)

筋炎の診断にあたって筋生検を施行する際に，MRI所見をもとに生検部位を決定することで，サンプリングエラーによる偽陰性を減らすことができるという報告がある．また，筋エコーは，放射線被曝がなくベッドサイドで施行可能な検査である．エコーパターンにより筋原性筋萎縮か神経原性筋萎縮かを鑑別する試みがある．

3 神経生理学的検査

針筋電図検査（electromyography）にて，筋原性変化あるいは神経原性変化の所見をとらえることが大変重要である．筋原性変化としては，一般的には運動単位電位が低振幅で持続が短くなり，最大収縮では早期漸増（early recruitment）などがみられる．一方，神経原性変化としては，初期には脱神経の所見として自発電位がみられ，経過とともに神経再支配が進むと，運動単位電位振幅および持続の増大，最大収縮での遅延漸増（late recruitment）や干渉不良を呈するようになる．なお，自発電位のうち，線維束電位（fasciculation potential）は神経原性変化に特異的な所見とされるが，陽

性鋭波（positive sharp wave）や線維自発電位（fibrillation potential）は筋疾患でもみられることに注意する．

疾患特異的所見としては，筋強直性ジストロフィーで針の刺入時にミオトニー放電（myotonic discharge）が出現するが，その特徴的な音から急降下爆撃音（dive bomber sound）あるいはモーターバイク音（motorcycle sound）としてよく知られている．また，筋萎縮性側索硬化症などの全身性の運動ニューロン疾患と頸椎症や平山病などの限局性の疾患は，針筋電図の異常所見の広がりをみることで鑑別の参考となる．

末梢神経伝導検査（nerve conduction studies）では，筋萎縮の原因となり得るような末梢神経障害の有無を評価し，障害の性質や分布によって診断に迫っていくことができる．また，末梢で明らかな異常所見がなくても，F波をみることで神経根など近位部の異常や運動単位の減少などを推定することができる．

4 筋生検　（muscle biopsy）

筋萎縮をきたす疾患の診断にあたって大変重要な情報が得られる検査だが，侵襲的な検査であり，適応や生検部位は慎重に検討する．

種々の染色法があり，それぞれ得られる特徴的な所見から，筋原性変化か神経原性変化かを判断するほか，炎症性筋疾患や血管炎では炎症細胞浸潤の有無を検討する．

筋原性変化としては，円形の萎縮線維を伴う筋線維の大小不同，結合織の増生や脂肪変性がみられ，活動性が高い場合には筋線維の壊死，再生像および貪食像などがみられる．筋疾患の中には，比較的疾患特異的な所見を呈するものがあり，肢帯型筋ジストロフィー2A型でみられる分葉線維（lobulated fiber），封入体筋炎や縁取り空胞を伴う遠位型ミオパチーなどでみられる縁取り空胞（rimmed vacuole），ネマリンミオパチーでみられるネマリン小体（nemaline rod），ミトコンドリアミオパチーでみられる赤色ぼろ線維（ragged-red fiber）などがあり，診断の参考になる．また，筋ジストロフィーの中には，ジストロフィンやジスフェルリンなどの筋細胞膜を構成している蛋白の欠損によることがわかっているものがあり，それらに対する抗体を用いた免疫染色にて欠損を証明することができる．

神経原性変化はその時期によってみられる所見が異なり，初期の脱神経を示す所見には小群萎縮（small group atrophy）や小角化線維（small angulated fiber）があり，ある程度時間が経って神経再支配が進むと，筋線維のタイプが揃う筋線維タイプ群化（fiber type grouping）や大群萎縮（large group atrophy）がみられる．

E　原因疾患・病態

筋萎縮をきたしうる代表的な疾患を，病態別に列挙する．

1 筋原性筋萎縮

a. 筋ジストロフィー
- Duchenne型筋ジストロフィー
- Becker型筋ジストロフィー
- 肢帯型筋ジストロフィー
- 顔面肩甲上腕型筋ジストロフィー
- 筋強直性ジストロフィー
- 縁取り空胞（rimmed vacuole）を伴う遠位型ミオパチー
- 三好型ミオパチー

b. 炎症性筋疾患
- 多発筋炎，皮膚筋炎
- 封入体筋炎
- ウイルス性筋炎

c. 代謝性筋疾患
- ミトコンドリア脳筋症

d. 薬剤性筋障害
- 横紋筋融解症

2 神経原性筋萎縮

a. 下位運動ニューロン障害
- 筋萎縮性側索硬化症

・平山病（若年性一側上肢筋萎縮症）
b. **神経根障害**
　・脊椎症性神経根症
c. **神経叢障害**
　・腕神経叢炎 neuralgic amyotrophy
d. **末梢神経障害**
　・Charcot-Marie-Tooth 病
　・慢性炎症性脱髄性多発ニューロパチー
　・多巣性運動ニューロパチー
　・Guillain-Barré 症候群

3 筋緊張異常
abnormalities of muscle tone

A 基礎知識

　筋緊張（muscle tone）とは，安静時の筋肉に働く張力あるいは他動的に筋肉を伸張させた際に生じる抵抗と定義される．正常な状態では，安静時にも筋緊張は適切な範囲内で維持されており，適切な肢位を保ち，関節が正常の可動範囲を超えて動くことを防ぎ，随意運動を開始しやすい位置を保つことに寄与している．

　筋緊張が調節される生理学的機構としては，古典的には γ-loop が知られている．これは，脊髄の γ 運動ニューロンからの信号により筋紡錘（muscle spindle）にある錘内筋（intrafusal muscle）の張力が調整され，筋紡錘の伸張受容器からの情報が Ia 線維を通して脊髄に戻り，脊髄前角細胞にシナプス伝達するもので，脊髄前角細胞から末梢神経を介して筋収縮が調整され，適切な筋緊張を生じるとされた．その後の研究により，筋緊張の維持にはこのような単シナプス性の結合のみならず，脊髄でのRenshaw 細胞のような反回抑制ニューロン，Ia 線維からの入力をうける抑制性介在ニューロンおよび促通性介在ニューロン，さらにより上位の中枢からの入力をうける抑制性介在ニューロンなどを介した複雑な機構が関与していると考えられるようになっている（図Ⅲ-18-13）．筋緊張異常はこれらの機構の異常により発現すると考えられる．

　筋緊張異常は，大きく筋緊張低下と筋緊張亢進に分けられ，さらに筋緊張亢進には，痙縮と固縮（強剛）がある．

　前述の生理学的機構のうち，γ-loop の構成要素である筋紡錘からの求心性 Ia 線維が末梢性に障害されると，筋緊張は低下する．ただし，末梢神経にはその他種々の線維が含まれているため，末梢神経障害で一概に筋緊張が低下するとは限らないが，最終共通路である脊髄前角細胞以下の運動単位が障害されれば，病態に関わらず筋緊張は低下する．また，脊髄後根・後索障害によっても筋緊張は低下する．その機序としては，後根障害による Ia 線維の障害のみならず，脊髄後索を通って上位中枢を介する多シナプス性経路の障害の関与も想定されている．上位中枢の関与としては，錐体路障害および錐体外路系の障害による筋緊張低下もある．錐体路障害では，一次運動野のみの障害では弛緩性麻痺が持続することもまれにあるが，いわゆる脊髄ショック（spinal shock）のように急激な錐体路障害の直後に弛緩性麻痺の時期があることはよく知られている．その他，小脳障害でも筋緊張は低下するが，いくつかの中枢性経路を介して求心性 Ia 線維に対するシナプス前抑制が増強するためとされている．

　筋緊張亢進のうち，痙縮については，現在ではその背景に複雑な病態の関与が想定されているが，一般には錐体路障害で生じるとされている．正常の状態では，錐体路から脊髄前角細胞への入力は種々の介在ニューロンを介した抑制性支配が主体であるため，その障害によって痙縮をきたすと考えられる．一方，固縮は基底核など錐体外路系の障害によって出現する．錐体外路系である中脳橋被蓋核から網様体脊髄路の障害により，脊髄前角の Ib 介在ニューロンを介する脊髄前角細胞への抑制性支配が低下するために固縮が生じると考えられている．

　その他，脊髄レベルでの種々の抑制性介在ニューロンの障害や，筋疾患で持続的に筋活動が亢進する病態でも，筋緊張の亢進がみられる．

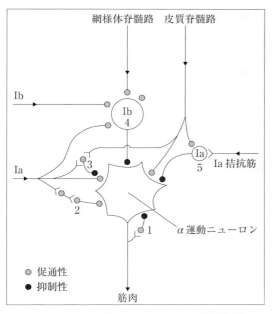

図Ⅲ-18-13　筋緊張に関与する脊髄機構

(Campbell WW: DeJong's The Neurologic Examination 7th ed., Lippincott Williams & Wilkins, 2013 より)

筋緊張は，神経学的診察にて，関節を他動的に動かすことで評価することができる．しかし，筋緊張を定量的に測定する機械や方法がないため，その評価は検者の臨床的評価に依存しており，筋緊張を正確に評価するためには熟練を要する．運動麻痺や筋萎縮のある場合には，筋緊張の状態を知ることにより正確な局在診断が可能となるため，正しい筋緊張の評価は神経学的診察において必要不可欠なものといえる．

B 症状，徴候

1 筋緊張亢進 （hypertonia）

固縮（強剛）（rigidity）は，他動的に関節を動かすときに全方向，全可動域で一定の抵抗を認めるもので，これを鉛管様固縮（lead-pipe rigidity）という．また，典型的な Parkinson 病では，この鉛管様固縮にカクカクするような抵抗が加わる歯車様固縮（cogwheel rigidity）がみられ，無動（寡動），振戦とともに Parkinson 病の三徴の一つとされている．

痙縮（spasticity）は，固縮のように一定ではなく，急速に関節を他動的に動かすときに，強く瞬間的に出現して速やかに消退するが，ゆっくり動かすとほとんど出現しないか出現しても軽度のみである．さらに，固縮と異なり，上肢では回内屈曲方向，下肢では伸展方向で痙縮が強いという部位や方向による強さの違いがある．また，痙縮がみられる際には，腱反射の亢進，Babinski 反射や Chaddock 反射などの病的反射およびクローヌスを伴う．

2 筋緊張低下 （hypotonia）

筋緊張低下が脊髄前角細胞以下の運動単位の障害によって生じている場合は，症状としては筋力低下を伴うが，小脳障害による場合は，診察上筋緊張が低下していても筋力は保たれている．脊髄後索障害などによって深部覚が障害されても筋緊張は低下し，通常の可動域を超えて関節の過伸展がみられる．特に脊髄癆による過伸展性はよく知られており，膝関節を伸展したまま足を頭の上まで持って行けるほどになる．また，運動単位の障害や筋紡錘からの求心線維の障害による筋緊張低下では，腱反射は低下から消失するが，小脳障害によるものの場合には，腱反射は保たれる．

C 診察の要点

1 病歴聴取（問診）

筋緊張の状態は，患者の不安など精神的な緊張状態にも影響されるため，筋緊張をみるときには患者に十分リラックスしてもらわなくてはならない．適切な病歴聴取とともに，雑談などを織り交ぜて患者の緊張を和らげるように心がけることも，筋緊張の正しい評価に欠かせないことである．

2 視　診

診察時に患者が自然に呈する姿勢や肢位を観察することで，筋緊張の状態を推定できることがある．例えば，診察室に入ってくる患者が，前傾姿勢で，片側の腕の振りが減少し同側の下

肢をやや引きずるように小刻みに歩いていれば，その患者には片側優位，左右差のある固縮がみられることが推測できる．ただし，一見同じようにみえても，片側上肢が屈曲位をとり同側下肢を突っ張るようにしている場合には，むしろ片麻痺と痙縮が推測される．仰臥位でリラックスさせると下肢の肢位が非対称にみられることがあるが，一般的には，痙縮が強い場合には内旋位をとり，筋緊張が低下している場合には自然に外旋位をとる．

また，対麻痺で下肢の痙縮が強い場合には，膝は伸展位，足は尖足位となり，大腿内転筋群の緊張のため両下肢が交叉するような姿勢をとる．仰臥位では両下肢の交叉性肢位となり，歩行可能の場合には，はさみ脚歩行（scissors gait）や尖足歩行と呼ばれる歩容を呈する．

過度の先入観は危険だが，このような問診および視診によって得られる情報も念頭に置いて，診察に進むとよい．

3 神経学的診察の要点

a. 筋緊張診察の原則

筋緊張の診察では，関節を他動的に動かす際の筋肉の抵抗を評価することが最も重要であり，同時に関節可動域が適切かどうかも判断する．はじめはゆっくりと全可動域にわたって動かし，それからさまざまな速度と範囲で動かしていくのがコツである．主に，ゆっくり動かす際に固縮を，また急速に動かす際に痙縮を観察する．両側の同じ部位を交互にみることで，微妙な左右差も見逃さないようにする．

b. 頸部の診察

仰臥位で頭部を他動的に回旋および屈曲，伸展させて評価する．抵抗がある場合，Parkinson病などによる固縮と髄膜刺激症候としての項部硬直とでは，固縮は全方向で一様にみられるのに対し，項部硬直は屈曲時にのみみられることが多い点で区別される．

c. 上肢の診察（図Ⅲ-18-14a, b）

上肢では，まず手関節の屈曲，伸展，次いで前腕の回外，回内，その後に肘関節での二頭筋，三頭筋のトーヌスを調べる習慣をつけておくとよい．

固縮（rigidity）は，関節運動の方向によらず関節可動域全体に一様に抵抗を感じるもので，Parkinson病などでみられる歯車現象を伴った固縮は，上肢では手首をゆっくりと背屈，掌屈することで最もとらえやすい．この際に患者に話をさせたり，対側の上肢を動かすように命じると，非常に軽い固縮でも増強されて明らかとなる．

痙縮（spasticity）は，検者がスナップをきかせて急速に被検部位を動かすことでとらえられるが，上肢では特に患者の前腕を急速に回外させたときに最も検出しやすい．肘関節を約90度に屈曲し前腕を回内した状態から，数回ゆっくりと回外した後に，急速に回外すると，痙縮が非常に軽微な場合でも瞬間的な抵抗（spastic catch あるいは pronator catch）として感じられる．そして次の瞬間には抵抗が抜けて，前腕を完全に回外することができる．

d. 下肢の診察（図Ⅲ-18-14c）

下肢の筋緊張を診る際には，まず仰臥位の安静状態で，ゆっくりと股関節，膝関節および足関節を動かし，主に固縮を評価する．次に，検者の手を大腿後面に入れて，数回ゆっくりと持ち上げた後に突然急速に持ち上げることで痙縮をみる．痙縮がある場合には，大腿伸筋にまず抵抗が起こり膝関節が伸展した状態のまま，蹴り上げるように下腿が上方に持ちあがり（spastic kick），ついで，解放されたように膝関節が屈曲し，下腿が踵から落下する．これを折りたたみナイフ現象（clasp-knife phenomenon）という．

e. ゲーゲンハルテン（Gegenhalten）

筋緊張亢進状態の一つに，ゲーゲンハルテン（Gegenhalten）または paratonic rigidity がある．これは，筋緊張の診察の際に，患者がリラックスできず，絶えず検者の動きに抵抗するように筋緊張が起こる状態をいい，広範な前頭葉障害でみられる．固縮の場合，診察時に感じる抵抗が一定の強さであるのに対し，ゲーゲンハル

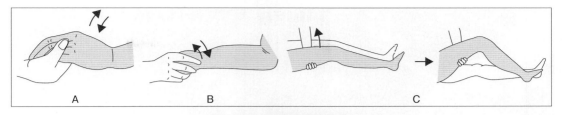

図Ⅲ-18-14　筋緊張の診察法
A：手関節（屈曲・伸展），B：前腕（回内・回外），C：下肢膝関節
（川上義和 編著，田代邦雄：身体所見のとり方．文光堂，151-207，1995 より）

テンの場合は，検者が力を入れれば入れるほど患者が強く抵抗しているように感じられることで区別される．小さなラクナ梗塞が多発し，血管障害性 parkinsonism を呈する症例でみられる筋緊張亢進の多くは，歯車様筋固縮ではなくこのゲーゲンハルテンである．

f. 筋強直（ミオトニア）（myotonia）

ミオトニアは，筋細胞膜の異常により反復する筋活動電位の発火が起こる現象で，突発的な動きにより著明な筋攣縮が生じ，弛緩できない状態をいう．

把握性筋強直（grip myotonia）は，患者が手を強く握ることで誘発され，握ったあとに手指を開くのに時間がかかる（図Ⅲ-18-15a, b）．通常はこの動きを繰り返すことでミオトニアは軽減される．患者自身が気づいていないことも多いが，関節や腱の異常と考えられ手術を検討される例もある．

叩打性筋強直（percussion myotonia）は，筋肉を直接ハンマーで叩打することによって誘発される．ミオトニアを検査する方法として，手掌の母指球隆起で一般的によく施行され，異常収縮の持続を容易に観察できる（図Ⅲ-18-15c, d）．また，叩打性筋強直は舌でもよくみられる．舌で行う場合は，2枚の舌圧子のうち1枚を突出させた舌の下に入れ，舌の上に置いたもう1枚の舌圧子の上を叩打して誘発する（図Ⅲ-18-15e, f）．

g. 有痛性筋攣縮（クランプ）（muscle cramp）

痛みを伴う不随意性の筋収縮現象をいう．筋収縮は数秒ないし数分，もしくはそれ以上持続し，局所の硬く膨隆した筋肉を触れることができる．四肢の筋，特に下肢の腓腹筋や足底筋群に起こりやすい．

一般に，他動的に短縮された状態の筋肉を急激に強く収縮させると誘発されやすく，クランプを生じた筋を伸張させることで症状を頓挫させることが多い．例えば，ふくらはぎのクランプ，いわゆるこむら返りの場合は，足関節を他動的に背屈位にして腓腹筋を伸張させることにより激痛を除くことができる．ただし，激痛が去った後にも鈍痛はしばらく持続する．

生理的なクランプは，過度の運動，脱水，多量の発汗後の水分の過量摂取，妊娠後期などで出現する．クランプを呈する疾患には，McArdle 病や垂井病などの糖原病があることが知られている．また，筋萎縮性側索硬化症でもクランプを訴えることがしばしばあり，問診上の一つのポイントとなる．

h. 除脳硬直および除皮質硬直

強い脳幹障害により，四肢および体幹の伸筋群，すなわち抗重力筋の筋緊張が亢進することがあり，この現象を除脳硬直（decerebrate rigidity）と呼ぶ．除脳硬直により，上肢は肘関節で過伸展回内位および手関節で過屈曲回内位，下肢は伸展内転位をとり，この姿勢を除脳姿勢（decerebrate posture）という．この姿勢が高度になると，四肢を固く伸展し頸部は伸展位をとり，歯を食いしばり，後弓反張（opisthotonus）にいたる．

除皮質姿勢（decorticate posture）では，上肢は肘および手関節で屈曲回内位，下肢は伸展内転位をとり，このときの固さを除皮質硬直（decorticate rigidity）と呼ぶ．

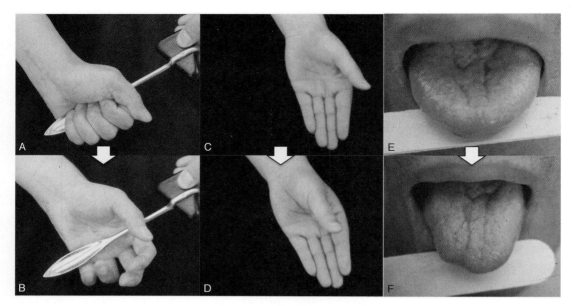

図Ⅲ-18-15 筋強直（ミオトニア）現象

A→B：把握性筋強直（grip myotonia），C→D：母指球隆起叩打による叩打性筋強直（percussion myotonia），E→F：舌の叩打性筋強直（percussion myotonia）

四肢の筋緊張が，伸展，屈曲のいずれの方向に優位となるかには，脳幹の神経核と伝導路の働きが関与している．中脳の赤核および赤核脊髄路は上肢の屈曲方向への筋緊張を増強するとされ，延髄の前庭神経核および前庭脊髄路は四肢の伸展方向への筋緊張を増強する働きを持っているとされている．

そのため，除脳硬直は，中脳上丘と前庭神経核の吻側の間の強い障害により発現するが，これは前庭神経核および前庭脊髄路の機能が保たれていることに加えて，赤核および赤核脊髄路が障害されていることを示している．さらに，病変部位が中脳上丘よりも上にあって赤核脊髄路が保たれている場合には，上肢の屈曲方向への筋緊張が増強されて除皮質硬直となる．

臨床的には，当初，除皮質硬直を呈していた患者が，病変の尾側方向への伸展により赤核脊髄路が障害されて除脳硬直へと移行し，さらに障害が延髄まで拡大して前庭脊髄路を巻き込むと除脳硬直が消失するというように，病変の広がりによって状態は移行しうる．

i. 筋緊張の評価テスト

1. 頭落下試験（head-dropping test）

仰臥位の患者の頭の下に片手を置き，もう一方の手で頭を持ち上げて手を離して頭の落ち方を観察する．正常の場合には，急速に検者の手に落ちてくるが，固縮のある場合には，ゆっくりと遅れて落ちてくる．なお，髄膜炎などの髄膜刺激症候として項部硬直がみられる場合には，頭の挙上時に抵抗と痛みを生じるが手を離すと頭は急速に落下する．

2. 反跳現象（rebound phenomenon, Stewart-Holmes sign）（図Ⅲ-18-16）

これは，患者の上肢を肘で屈曲させた状態として，検者が肘を伸展させる方向に患者の前腕を強く引っ張り，急に手を離すもので，筋緊張が低下している場合には患者の肘は跳ね返るように屈曲していく．このとき，患者自身の手拳で患者の顔面や胸部を強打することになるため，検者のもう一方の手で保護することを忘れてはならない．

3. 肩揺すり試験（shoulder-shaking test）

患者の肩に手を置いて前後にゆすり，上肢の

れの持続時間にほとんど変化はないが，揺れ方が伸展方向でより大きく速くなって，ぎこちなく不規則になる．筋緊張が低下している場合には，正常よりも下腿の揺れが大きく，長く持続する．左右を比較することで，一側性の障害も検出しやすい．

D 補助検査法

筋緊張を直接客観的に測定，評価する検査法はない．しかし，筋緊張異常には大脳および小脳障害，脊髄後索障害，錐体路障害あるいは末梢神経障害，筋障害が関与していると考えられ，それぞれの病態に応じて適切な画像検査，電気生理学的検査，血液検査などを選択し，診断の参考とする．

E 原因疾患・病態

筋緊張異常をきたす疾患は多数あり，以下に病態別に列挙する．

1 筋緊張亢進
a. 大脳前頭葉障害
・多発性脳梗塞（慢性虚血性変化）
・Binswanger 病
b. 錐体外路系の障害（固縮）
・Parkinson 病
・多系統萎縮症
c. 錐体路障害（痙縮）
・脳血管障害
・多発性硬化症
・脊髄梗塞
・脊髄損傷
・筋萎縮性側索硬化症
・原発性側索硬化症
・亜急性脊髄連合変性症（初期）
d. 脳幹障害（痙縮，除脳硬直および除皮質硬直）
・脳血管障害
・多発性硬化症
・脳外傷

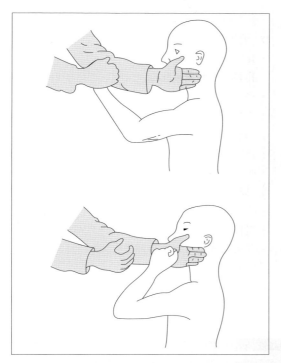

図Ⅲ-18-16 反跳現象（rebound phenomenon, Stewart-Holmes sign）
（川上義和編著．田代邦雄：身体所見のとり方．文光堂，151-207，1995 より）

揺れを観察する．固縮があると上肢の振れ幅が減少し，逆に筋緊張が低下していると，逆に腕の振れ幅が大きくなる．特に小脳障害による筋緊張低下で明らかとなる．左右差をみることで，微妙な筋緊張異常をとらえることができる．

4. 腕落下試験（arm-dropping test）
患者の上肢を肩のレベルまで急速に持ち上げた後，落とすようにすると，痙縮のある場合には下向きへの動きが遅れる．筋緊張が低下している場合には，逆に，正常よりも急速に落ちる．

5. 足落下試験（Wartenberg pendulum test）
足先が床に着かないように腰掛けさせた状態で，検者が両足を水平まで持ち上げて左右同時に手を離して，両下腿の揺れの状態を観察する．正常では，下腿の揺れ幅は徐々に小さくなって停止する．

固縮のある場合には，揺れの持続は短くなるが，揺れ方には変化はない．痙縮の場合は，揺

e. 脳幹および脊髄の抑制系の障害
- 破傷風
- stiff-person 症候群

f. 筋細胞膜障害（ミオトニア）
- 筋強直性ジストロフィー症
- 先天性筋強直症
- 高カリウム血性周期性四肢麻痺
- Schwartz-Jampel 病

g. 有痛性筋攣縮（クランプ）(muscle cramp)
- McArdle 病，垂井病
- 筋萎縮性側索硬化症

2 筋緊張低下

a. 小脳障害
- 脊髄小脳変性症
- 多系統萎縮症

b. 脊髄前角細胞の障害
- 脊椎症性脊髄症
- 筋萎縮性側索硬化症
- 平山病（若年性一側上肢筋萎縮症）
- 急性脊髄前角炎（ポリオ）

c. 脊髄後索障害
- 脊髄癆
- 亜急性脊髄連合変性症（進行期）

d. 末梢神経障害
- Charcot-Marie-Tooth 病
- 慢性炎症性脱髄性多発ニューロパチー
- 多巣性運動ニューロパチー
- Guillain-Barré 症候群

参考文献

1) Lance J. W., McLeod J.G.：A Physiological Approach to Clinical Neurology. 3rd ed, Butterworths. p.32, 1981.
2) 杉本恒明，小俣政男編．田代邦雄：運動麻痺．内科鑑別診断学　第2版．朝倉書店．287-293，2003．
3) 水野美邦監修，栗原照幸．中野今治編集．田代邦雄：脊髄疾患，脊椎疾患．標準神経病学　第2版．医学書院．112-144，2012．
4) 川上義和編著．田代邦雄：第6章神経系．身体所見のとりかた　第2版．文光堂．151-207，1995．
5) 中山貴博：筋炎の画像診断．Clinical Neuroscience 30（3）：273-275, 2012．
6) 木村　淳，幸原伸夫著：神経伝導検査と筋電図を学ぶ人のために　第2版．医学書院．2010．
7) Campbell WW: DeJong's The Neurologic Examination 7th ed., Lippincott Williams & Wilkins, 2013.
8) 平山惠造：神経症候学改訂第二版．文光堂．2010．
9) 田﨑義昭，斎藤佳雄著．坂井文彦改訂：ベッドサイドの神経の診かた　改訂17版．南山堂．2010．
10) 岩﨑喜信，飛騨一利編．田代　淳，菊地誠志：flexion myelopathy．脊椎・脊髄の外科．三輪書店．2006．
11) 平山惠造監修．田代邦雄，葛原茂樹，廣瀬源二郎：運動麻痺・筋萎縮・筋緊張異常の診かた．臨床神経内科学　改訂5版．南山堂．118-136，2006．
12) 柴﨑　浩：四肢の運動機能．神経診断学を学ぶ人のために．医学書院．110-145，2009．
13) 水澤英洋，宇川義一編著：神経診察：実際とその意義．中外医学社．37-54，2011．
14) 埜中征也：臨床のための筋病理　第4版，日本医事新報社．2011．
15) Mingazzini G：Rev neurol（Paris）．

［田代邦雄］

19 感覚障害の診かた

基礎知識

感覚（sensation, sense）とは，感覚受容器の興奮から生じるインパルスが伝える情報のことをいう．外界からの刺激または体内の状態変化が感覚受容器を介して感覚情報となり，感覚の伝導路を通して中枢神経系の高次中枢に運ばれ，その性質や内容が識別され認知される．この働きを知覚（perception）という．

感覚にはいくつかの分類法があり，解剖学的観点からは，体性感覚（somatic sensation）と内臓感覚（visceral sensation）に大きく分けられ，それぞれ一般と特殊に分けられる．また，感覚受容の様式に基づいた分類では，外受容感覚（exteroceptive sensation），内受容感覚（interoceptive sensation），自己固有感覚（proprioceptive sensation）に分類される．さらに，神経生理学的観点からは，表在感覚（superficial sensation）と深部感覚（deep sensation）に分類する方法があり，これらの用語が指す範囲が不明確であり，後述のように研究の発展によって定義の変遷もあるなどの問題点もあるが，簡便であり現在でもよく用いられている．これらの分類法それぞれの用語がカバーする範囲が必ずしも一致していないことに注意する必要がある．

一般体性感覚は，外受容感覚と自己固有感覚を含み，それぞれ全身の皮膚・皮下および骨・関節や筋・腱からの情報である．一般内臓感覚は，内受容感覚とほぼ同義であり，内臓由来の情報である．特殊感覚には，特殊体性感覚として視覚，聴覚，平衡感覚，特殊内臓感覚として味覚，嗅覚があり，それぞれ特異的な感覚器官を通して知覚される．これらのうち，本項では一般体性感覚とその障害について取り上げるが，以後，体性感覚と表記する．

A 体性感覚の種類と分類

体性感覚には，感覚受容の様式に基づいた分類では外受容感覚と自己固有感覚，神経生理学的観点からの分類では，表在感覚と深部感覚が含まれ，これらにそれぞれ識別感覚（discriminative sensation）と複合感覚（combined sensation）を加えて総称することが多い（表Ⅲ-19-1）．

外受容感覚とは皮膚・皮下の感覚受容器を介して感知する感覚で，痛覚，温度覚，触覚が含まれる．これに対し自己固有感覚は骨・関節や筋・腱にある感覚受容器を介して，身体の動きや姿勢などの情報を感知する感覚をいい，自覚性自己固有感覚（conscious proprioceptive sensation）と非自覚性自己固有感覚（unconscious proprioceptive sensation）がある．臨床的には，自覚性自己固有感覚として，運動覚，位置感覚，振動覚，圧感覚をみることになる．

また，一般的に，表在感覚には，痛覚，温度覚および触覚が含まれ，深部感覚には，位置感覚と振動覚が含まれるとすることが多い．なお，触覚は，物が触れたかどうかを感知する原始触覚と触れた物の性質も識別する識別触覚に分けられる．振動覚は，従来より骨を介して伝わる感覚として深部感覚に分類されていたが，近年では単一の感覚ではなく，むしろいくつかの感覚の組み合わせと考えられるようになった．振

表Ⅲ-19-1　体性感覚の分類

感覚の種類	分類	
痛覚 温度覚 触覚（原始触覚，識別触覚）	表在感覚	外受容感覚 （含：侵害受容）
振動覚 圧感覚 位置感覚／運動姿勢感覚	深部感覚	
受動的運動姿勢感覚 能動的運動姿勢感覚		自覚性自己固有感覚 非自覚性自己固有感覚
二点識別感覚 皮膚書字感覚 立体感覚 素材識別感覚 重量感覚 二点同時刺激識別感覚	複合感覚	識別感覚

（平山惠造：神経症候学Ⅱ．文光堂，2010 より）

動覚に対応する感覚受容器としては，主にPacini 小体が関与すると理解されるようになったが，Pacini 小体は筋肉や骨などの他，皮膚深層や皮下にも存在し，皮膚表層にある Merkel 細胞や Meissner 小体の関与も考えられている．つまり，振動覚には表在感覚の要素も多分に含まれており，深部感覚とはいえないとする立場もある．さらに，振動覚は位置覚と同じように脊髄後索を通って上行すると考えられていたが，側索を通る経路も重要と考えられるようになり，臨床的にしばしばみられる，振動覚と位置覚の所見の乖離の原因の一つとされるようになった．そのため，表在感覚／深部感覚という分類には問題があるとする考えもあるが，ここでは先に述べた定義で，これらの用語を使用することとする．

複合感覚は，頭頂葉連合野が関連するもので，二点識別感覚，皮膚書字感覚，立体感覚，重量感覚，二点同時刺激識別感覚などが含まれる．

その他，薬品や高温，低温などによる組織侵害性の刺激は通常の痛み刺激とは異なり，侵害受容器を介して侵害受容感覚（nociceptive sensation）として伝えられる．

B 体性感覚の生理学的基礎と構造

1 感覚受容器と一次ニューロン（sensory receptor, primary sensory neuron）

感覚受容器は，偽単極細胞である神経節ニューロンの末梢側の軸索終末に形成されており，外部からの刺激を電気信号へ変換する，いわゆるトランスデューサーの役割を果たしている．一方，神経節ニューロンの中枢側は脊髄や脳幹に終止し，感覚受容器を通して得られた体性感覚情報を中枢に伝える経路を形成している．この軸索は一次求心性線維（primary afferent fiber）と呼ばれ，これがまとまって神経線維束となり，末梢神経の構成要素となる．それぞれの受容器は特定の刺激に対応し，その形状や部位において最適化している（受容器特異性）．受容器への刺激によって脱分極が起こり（受容器電位），一定の閾値を超えると活動電位が発火し，一次求心性線維を経由して中枢神経へ伝わる．刺激の強度や時間的変化は，活動電位の発火頻度によって伝えられる（頻度符号化）．一方，変化のない定常的な刺激では活動電位は減少し，刺激として感知されなくなる（受容器順応）．何らかの刺激が皮膚や身体に加わると，複数の受容器が感受し，個々のニュー

ロンの活動電位が合わさって複合活動電位となる．その結果，「刺すような痛みに続いて灼熱痛を感じる」などの複雑な感覚が生じたり，あるいは「物をつまんで持ち上げる」などの精緻な作業を無意識に行ったりすることができる．感覚受容器は対応する刺激の種類によって機械受容器，温度覚受容器，化学受容器，侵害受容器に分類される．皮膚・皮下における機械受容器にはMerkel細胞，Ruffini終末，Meissner小体，Pacini小体などがある．Merkel細胞は皮膚の浅層に存在し，分枝状の形態をとる．この受容器は物体の尖りに敏感で，点字を読む際に最も重要である．真皮に存在するRuffini終末は皮膚の伸張に強く反応し，特に手で握られた物体の形状を感知する．Meissner小体（表皮基底部付近に存在）やPacini小体（皮下組織に存在）はカプセル状構造をとり，前者は対象物表面のテクスチャーや低周波の振動，後者は高周波の振動を感知する．有毛部では毛包受容器がMeissner小体の機能を担う．指先では指紋の溝にそってMerkel細胞とMeissner小体が密に存在し，触覚感受性は指先で最大となる．皮膚温の上昇・下降を感知する温度覚受容器や，痛みを感受する化学受容器，さらに侵害性疼痛に対応する侵害受容器には，主に分枝状の自由神経終末（free nerve endings）があたる．骨格筋の機械受容器には，筋紡錘一次終末（筋長，筋長変化速度），筋紡錘二次終末（筋の伸張），Golgi腱器官（筋収縮），関節包受容器（関節角度）などがあり，身体の動きや姿勢（自己固有感覚）を感受する．

活動電位を中枢側へ伝える一次求心性線維は，直径（伝導速度に比例）によって4種類に分類される（I群：Aα線維　直径12～20μm, 伝導速度72～120 m/秒，II群：Aβ線維　6～11μm, 30～72 m/秒，III群：Aδ線維　1～5μm, 4～30 m/秒，IV群：C線維　0.3～1.5μm, 0.4～2.0 m/秒）．これらのうちC線維は無髄であるが，それ以外は有髄である．触覚，圧感覚や振動覚，自己固有感覚を伝える神経線維は，太く髄鞘化された，AαまたはAβ線維であり速く伝わる．一方，温度覚や痛覚，侵害刺激は無髄線維であるC線維または細い有髄線維であるAδ線維が対応し伝導が遅い．

2 脳幹・脊髄の感覚路

a. 体性感覚における感覚路 （図III-19-1）

1. 脊髄視床路（spinothalamic tract）

後根神経節の一次ニューロンを経由し，後根入口帯から脊髄に入った温痛覚線維は後角の膠様質で，原始触覚の線維は後角でそれぞれ二次ニューロンとシナプスを形成する．その後，前交連で交叉して対側の前索に至り前者は外側脊髄視床路，後者は前脊髄視床路を上行し，視床の後外側腹側核で三次ニューロンに中継する．なお，この際に仙部からの線維は当該感覚路の外側に，頸部からの線維は内側に位置するなど，層構造（lamination）が形成され，脊髄病変の局在診断に役立つことがある．

2. 脊髄後索—内側毛帯路（posterior column/lemniscus medialis system）

深部感覚や自覚性自己固有感覚および識別触覚の線維は一次ニューロンを経由し後根から髄内へ入り，同側の脊髄後索を上行する．この際，下肢からの感覚情報は後索内側の薄束（Goll束），体幹・上肢からの情報は後索外側の楔状束（Burdach束）に局在する．これらの伝導路も層構造をとるが，脊髄視床路とは逆に，仙部からの線維は内側，頸部からの線維は外側に位置する．それぞれ延髄被蓋部の薄束核と楔状束核で二次ニューロンにのりかえ，交叉して対側の内側毛帯を上行し，視床の後外側腹側核で三次ニューロンに到達する．

3. 脊髄小脳路（spinocerebellar tract）

非自覚性自己固有感覚は脊髄灰白質で二次ニューロンとシナプスを形成した後，同側の脊髄小脳路を上行し，小脳脚を経由して小脳虫部に向かう．この系路では三次ニューロンはなく，直接，小脳に入る．

b. 顔の体性感覚 （図III-19-2）

三叉神経領域の温痛覚と原始触覚の線維は，同側の三叉神経脊髄路核までいったん下行する

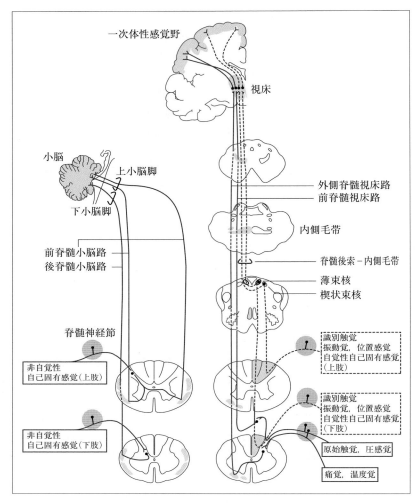

図Ⅲ-19-1　体性感覚における伝導路
（平山惠造：神経症候学Ⅱ　改訂2版，2010より作図）

（この際，顔面辺縁からの線維は頸髄まで下行するが，鼻や上口唇からの線維は橋で終わる）．識別触覚と圧感覚の線維は三叉神経主感覚核で，咀嚼筋群からの自己固有感覚線維は三叉神経中脳路核で二次ニューロンとシナプスを形成する．これらは対側の三叉神経毛帯を上行（内側毛帯と合流）して視床の後内側腹側核で三次ニューロンへ中継される．

3 大脳皮質感覚野 (sensory cortex)

視床に到達して三次ニューロンに中継された感覚情報は，内包前脚を通り大脳皮質感覚野に投射される．中心後回 Brodmann area 1-3（一次体性感覚野）では末梢の受容器の数に比例して皮質上に身体の再現領域がつくられている．これを感覚性ホムンクルス (sensory homunculus) といい，Sylvius 裂上部から，舌・咽頭，頭部・顔面，手指，上肢〜体幹，臀部と続き，傍矢状部は下肢から足部，性器に対応している．すなわち受容器が豊富な指先などでは皮質における再現領域が広く，臀部などの受容器の少ない部位は狭い．さらに大脳皮質連合野 Brodmann area 5, 7 において統合・処理され，より高度の感覚情報を識別している．

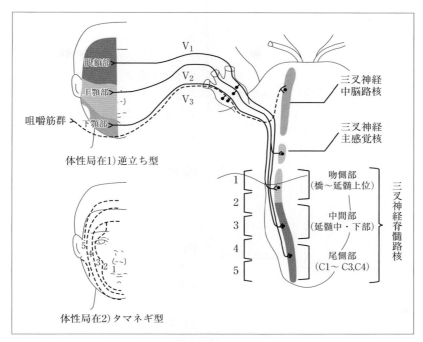

図Ⅲ-19-2　顔の体性感覚
（平山惠造：神経症候学Ⅰ　改訂2版，2010より作図）

C 体性感覚の支配領域の特徴と注意点（図Ⅲ-19-3）

a. 皮膚分節（dermatome）

脊髄髄節に対応する皮膚領域を皮膚分節という．皮膚感覚は髄節神経根によって一部を除いて連続的に支配されている．神経叢を形成しないTh2〜Th12髄節では皮膚分節と末梢神経支配領域は一致しているが，神経叢を形成する頸腕部と腰仙部では皮膚分節と末梢神経支配領域は一致しない．また，隣接する皮膚分節は通常重複支配を受けており，領域の重複がみられる．

b. Sherringtonの軸線（axial line of Sherrington）

前述の皮膚分節において神経支配が不連続となる部分があり，これらの境界線をさす．これには頭頸部不連続線（三叉神経とC2およびC3神経根支配領域の接線），頸胸部不連続線（C4〜C5およびC6神経根支配領域とTh1〜Th2神経根支配領域の接線），腰仙部不連続線（内側はL1〜L2神経根支配領域とS2〜S3神経根支配領域の接線，外側はL2〜L4神経根支配領域とS2〜S3神経根支配領域の接線）があり，感覚障害の診察ではこの不連続線に注意を払う必要がある．

D 体性感覚の基礎と構造および支配領域理解の重要性

病変の広がりによって脊髄視床路，後索-内側毛帯路，脊髄小脳路が単独あるいは複数で障害されると，それぞれの伝導路が担当する感覚が，単独あるいは組み合わせで障害される．さらに近接する神経核やその線維，錐体路や自律神経下行路を巻き込むと，感覚障害のほかに運動麻痺や自律神経障害を伴う．これらの症状の分布や組み合わせから，病変の局在診断が可能となるが，そのためにはここで述べた機能解剖を理解しておくことが重要である．

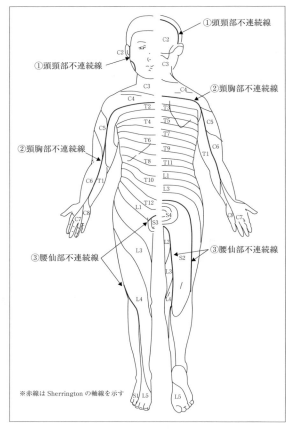

図Ⅲ-19-3　感覚神経の支配領域

（平山惠造：神経症候学Ⅱ 改訂2版，2010 より作図）

症状・徴候

A 感覚障害の分類と特徴

1 異常感覚と錯感覚

　異常感覚とは，外界からの刺激によらず自発的に生じる異常な感覚を指す．ピリピリ，チクチクなどで表現されるほかに，冷えやほてり，「虫が這うような」，「もちが張り付いているような」，「ベルトで締め付けられているような」など多岐にわたる．なかには運動麻痺をしびれと表現する患者もいるので注意する．一方，錯感覚[6]は，皮膚に加えられた感覚刺激が予測される感覚と違って感じられる状態で，不快感を伴うことが多い．欧語では dysesthesia，paresthesia が異常感覚，錯感覚に相当する用語だが，その対応関係には諸説あり，適切な対応を見いだしがたいとされている．そのため，日本語と英語（欧語）との対応関係を定めることなく，日本語独自に前述のような意味合いで異常感覚，錯感覚を用いるが，日常診療では患者の訴えをそのまま表記するのが望ましい．

2 感覚鈍麻（hyp(o)esthesia），感覚消失（anesthesia）

　感覚が低下あるいは消失している状態をいう．

3 感覚過敏（hyperesthesia）

　皮膚刺激を加えられた場合に予想されるよりも強く感じる状態で，錯感覚を伴う．

4 疼　痛（pain）

　軽い痛みから灼熱痛，えぐられるような痛み，電撃痛や乱刺痛など表現は多様である．

a. 神経痛（neuralgia）

　末梢神経の病変による痛みで，神経の走行や支配領域に沿った自発痛や圧痛を認める．

b. 放散痛（radiating pain）

　単一神経障害などで当該神経を皮膚面から指先やハンマーで軽く圧したり叩いたりしたときに，末梢側の神経支配領域に放散する痛みをいう．手根管症候群などでみられる Tinel 徴候が有名である．

c. 神経根痛（radicular pain, root pain）

　脊髄後根の障害によりその皮膚分節に感じる痛みをいう．咳嗽や力み，体の動きで増強したり誘発されたりする．頸部脊椎症で椎間孔の狭小化がある場合，頸を障害側に側背屈させると，椎間孔がさらに狭小化し後根が圧迫されて上肢に痛みを生じる（Spurling 徴候）．また腰椎椎間板ヘルニア，馬尾の神経鞘腫などでは障害側の下肢を伸展挙上させると神経根が伸展され障害神経根の支配領域に疼痛が生ずる（Lasègue 徴候）．

d. 関連痛（referred pain）

　内臓の痛覚の求心線維は交感神経（C線維）

で，脊髄神経節を経由し脊髄後角に入り，体性感覚と同じ二次ニューロンとシナプスを形成する．そのため，中枢は内臓痛を表在からの刺激と誤認し，交感神経脊髄節と同一レベルの皮膚分節にも痛みを感じる．

e. 視床痛（thalamic pain）

視床後腹側核の病変によって生じる．顔を含む半身の錯感覚，ヒペルパチー（hyperpathia）を伴う非常に不快な痛みをさす．なお，ヒペルパチーとは，痛覚閾値が上昇し痛覚は低下しているが，その閾値を超えると極度に強く不快な痛みを感じる状態をいい，視床障害によって起こりやすいとされている．

f. 切断肢の幻影肢痛（phantom limb pain）

通常，切断後の幻影肢の遠位部に感じる．非常に不快な強い痛みであり，持続する場合と発作性の場合がある．幻影肢痛を訴える患者では感覚入力に反応する大脳皮質領域が健常者と比較して拡大している．

診察の要点

A 問診の重要性

感覚の異常を訴える患者の診察では，問診の最中から患者の状態を把握しておく．感覚障害の評価は患者の主観に頼るところが大きいため意識レベル，知能の程度，協力の有無，精神状態などが評価の信憑性に影響する．診察する側は，できる限り患者の訴えをそのままの表現でカルテに記載するのが原則であるが，患者の訴えているものが何を意味しているのか十分に確認する必要がある場合もある．例えば，「しびれ」を訴える患者は非常に多く，大部分は異常感覚や感覚過敏，感覚低下を指しているのだが，運動障害のことを指している場合もある．

さらに発症時期，進展形式，誘因の有無，合併症，食習慣，飲酒歴，常用している薬物などの情報も重要である．

B 神経学的診察の要点

基本的な機能解剖を念頭に置き，患者の診察に臨むと良い．一般に，感覚鈍麻では障害部から正常部に向かって，感覚過敏では逆の向きで検査をすると境界を定めやすい．表在感覚に異常がないにも関わらず，複合感覚で障害がみられる場合には対側の頭頂葉障害が示唆される．診察の精度を上げるために繰り返し診察する場合があるが，患者の疲労にも十分に注意を払う必要がある．再現性がなかったり，解剖学的に説明できない分布での異常感覚を訴えたりする場合は，ヒステリー性感覚障害を疑う根拠となる．

C 診察法の実際

通常の神経学的診察の中では，表在感覚（触覚，痛覚，温度覚）と深部感覚（位置感覚，振動覚）をルーチンに検査し，必要があれば高次機能の評価として複合感覚を追加，検討する．

1 触　覚（tactile sensation）

柔らかい筆先を使うことがあるが，清潔や感染対策の観点から脱脂綿あるいはティッシュペーパーを使う．皮膚の表面を軽く触れる（light touch）ようにして検査するのが重要である．強く押し付けると深部感覚としての圧感覚の要素が入り不正確になるためである．その際，錯感覚を伴うかも問う．なお，原始触覚，識別触覚は，臨床的には区別が困難であり，同時に検査していることになる．

2 痛　覚（algesia）

感染対策の観点からピンや爪楊枝を使って検査を行い，使用後は破棄する．脊髄癆（tabes dorsalis）では痛みを遅れて感じる遅発痛（delayed pain）や，数秒遅れてからまた痛みを感じる二重痛覚（double pain）が下肢などにみられることがある．意識障害のある患者では皮膚をつねるなどの強い痛み刺激を加え，顔をしかめるか，逃避反応の有無をみる．反応に

左右差がある場合には，反応が鈍いあるいは無反応の側で痛覚鈍麻（hypalgesia）の存在が示唆される．

3 温度覚（thermal sensation）

温水（40〜45℃位）または冷水（10℃位）を入れた試験管やフラスコを数秒ほど皮膚に当て，少しずつ位置をずらして検査する．日常診療では，簡易的手段として冷たい音叉を用いた冷覚の検査で代用可能である．

なお，通常は痛覚と冷覚の乖離はほとんどないため，痛覚検査では正常と異常の境界が変動する場合にも，冷覚検査を併用することで境界を同定することができる．

4 振動覚（vibratory sense）

一般に 128 Hz の音叉を振動させて骨の突出部に置き，振動を感じるかどうか確認した上で，患者に振動が停止したと感じたときに合図させて，その時点で検者が振動を感じるかどうかで正常か減弱しているか判定する．

胸骨部を基準にして身体の遠位部から，上肢では手指の関節部，下肢では母趾背側の関節部から始め，それぞれ左右差をみながら評価する．遠位部で正常の場合にはそれ以上施行する必要はないが，減弱または消失している場合には，徐々に近位に移動して検査する．

患者の理解の問題などで反応が疑わしい場合には，患者に気づかれぬよう途中で振動を止めて，それを指摘させることで，評価の信憑性を確認できる．器質的疾患がなくても高齢者や浮腫などで振動覚が減弱している場合があるので注意する．

なお，振動覚の検査は，ヒステリー性感覚障害の鑑別にも有用である．顔面や体幹で片側性の感覚消失を訴える場合に，前額部や胸骨部で正中をはさむ左右で振動覚の検査を行い，感覚消失側で振動がわからず健側で振動がわかると答える場合には，器質的障害とはいえない．

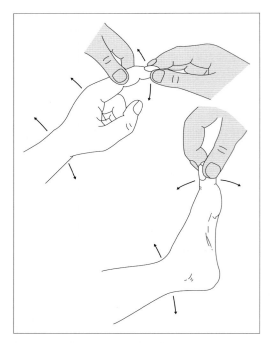

図Ⅲ-19-4　位置覚の検査法

5 位置感覚（position sense）

患者に閉眼させてから，患者の手指や足趾などを側面から軽くつまみ，関節をわずかに上方または下方に動かして，ゆびが上下どちらに動いたか，その方向を問う（図Ⅲ-19-4）．数回繰り返し再現性をみる．検者が動かす方向に反抗するように患者が力を入れてくる場合には，位置感覚の軽度低下が推定される．遠位部から徐々に体幹にむかって評価する．上肢では，第二指の先端側面を持ち遠位指節間関節を動かして検査を行い，そこでわからなければ中手指節関節，手関節，肘関節，肩関節のように，また下肢では，母趾より始め足関節，膝関節，股関節と進めていくことで，位置感覚障害の程度を決めることができる．

なお，位置感覚の障害が疑われるにも関わらずこのような関節受動運動検査で異常がとらえられない場合には，「母指さがし試験」を行うと異常が検出できることがある．これは，患者に閉眼させて，検者が一側の母指を2〜3回あちこち移動させた後に止め，対側の母指と示指

でその固定した母指をつままセる方法である．位置感覚が障害されている側の母指を固定した場合には健側の手はまっすぐ母指にたどり着くことができず，前腕に触れた場合にはそれをたどって母指に到達する．逆に，健側の母指を固定した場合には，障害側の手は母指さがしに成功する．

なお，位置感覚および振動覚は脊髄後索病変で低下するが，脊髄疾患でも亜急性連合変性症では，振動覚が著明に障害されても位置感覚低下は軽度であることが多いのに対し，脊髄癆では，位置感覚の低下の方が著明であることが多い．このような乖離は位置感覚と振動覚の伝導路の違いも一因と考えられている．

6 複合感覚（combined sensation），識別感覚（discriminative sensation）

以下に挙げる検査は大脳頭頂葉の機能を評価するもので，これらの正しい評価には末梢神経や脊髄レベルの基本的な感覚の障害がないことが前提となる．

a. 二点識別感覚（two-point discrimination）

閉眼した状態で，2点を同時に刺激して2点であることを識別できるかをみる．評価にはコンパスやツベルクリン判定用のキャリパス，二点識別計を用いる．患者には検査の内容をよく説明し，1点または2点で刺激して患者の理解度，結果の信憑性を確認しておく．十分に認識できる2点から始めて徐々に2点間の距離を縮めていき，識別できる最小の距離を求める．これを二点識別閾値（two-point threshold）といい，身体の部位によって異なる．受容野が小さく受容器が密に存在する指先，口唇，舌では二点識別能力が高い（指尖では約2 mm，手掌では10 mm，腕・腿・背部では40 mm）．左右差をみる．この検査の異常は，対側の頭頂葉障害を示唆するものである．

b. 皮膚書字感覚（graphesthesia）

やや尖ったもので皮膚の上から数字やひらがな，○×△を描いて，これをあてさせる．患者からみて数字が逆にならないように注意する．最初は開眼の状態で何回か練習してから，閉眼させ手掌などで行う．

c. 立体感覚（stereognostic sense）

閉眼の状態で，日頃使いなれている物（鍵，消しゴム，コインなど）を握らせ，それが何かを当てさせる．物の名前が出てこない場合は大きさ，形，素材感を問う．

d. 重量感覚（barognosis）

閉眼状態で重さの異なった物を両掌にのせ，どちらが重いかあるいは軽いかを問う．重量のみを識別させるため温度，質感，大きさなどは統一しておく必要がある．

e. 二点同時刺激識別感覚

まず，手背など左右対称の部位を別々に軽く触れるなどの刺激をして，両側とも認識できることを確認する．次いで，同じ部位を両側同時に刺激すると，正常では両側同時の2つの刺激として感じるが，頭頂葉障害のある場合には一側のみ認知し，他側を無視する．これを消去現象（extinction phenomenon）という．

なお，頭頂葉傍矢状部の足の支配領域に病変がある場合に，左右ではなく，手と足の同時刺激で足に消去現象がみられることもある．

■ 補助検査法

前述の感覚障害の診察結果から，どのような異常がどのように分布しているかを整理してまとめ，問診や他の神経学的診察所見から局在診断を行い，それを裏づけるために次の検査を行う．

① 末梢神経伝導速度検査：末梢神経，神経根の伝導障害
② 脊髄感覚誘発電位検査：主に脊髄後索病変
③ 画像検査：髄内外の占拠性病変，髄内病変，神経根の腫脹や異常造影効果など
④ サーモグラフィー：皮膚温度の変化（自律神経障害）

原因疾患・病態

A 病変部位からみた特徴的な感覚障害

1 大脳頭頂葉感覚野（parietal primary sensory area）

複合感覚の検査にて評価を行う．その他，頭頂葉感覚野病変を示唆するものとして，異常感覚が一側上肢，顔面，あるいは一側下肢より始まって移動していく sensory march という現象がある．

2 視 床（thalamus）

視床病変では，前述の視床痛やヒペルパチーを生じる．また，視床（後腹側核の内下方と後内側腹側核の外下方の境界）や，中心後回蓋部の限局した病変により病巣側の手と口のみに感覚障害が生じる手口感覚症候群（syndrome sensitif a topographie cheiro-orale）も出現しうる．

3 脳 幹（brainstem）

神経核や感覚路の解剖学的分布により，病変部位に応じた多彩な症候群を呈する．橋上部被蓋より頭側の病変では，対側の顔面も含めた半身感覚障害を呈する（図Ⅲ-19-5-2）．延髄では脊髄視床路と内側毛帯が離れているため，病変の分布によって乖離性感覚障害を呈することがある．延髄背外側の病変では，病巣側の顔と対側の半身で温痛覚鈍麻を呈し，Wallenberg 症候群となる（図Ⅲ-19-5-3）．

原因として脳血管障害や腫瘍，脱髄疾患，炎症性疾患などがある．

4 脳神経系（cranial nerve）

脳神経では，三叉神経が顔面の感覚を司っている．三叉神経痛（trigeminal neuralgia）では，橋の三叉神経脊髄路核やその線維の障害によって三叉神経領域の感覚鈍麻や錯感覚，疼痛を生じる．原因として脱髄疾患や血管障害，炎症性疾患，腫瘍がある．また三叉神経入口部で蛇行した血管による圧迫・接触が原因となる場合もあり，MRI が診断に役立つ．疼痛は洗面，咀嚼，歯磨きなどの刺激で増強する．三叉神経第一枝，第二枝，第三枝の出口は各々，眼窩上孔または眼窩上切痕，眼窩下孔，オトガイ孔で，これらの部位を指で押すと痛みが誘発される（trigger point）．

延髄下部から三叉神経脊髄路核の中間亜核より上に位置する病変では，体性機能局在から顔の中心部に強い表在感覚障害（タマネギ様の感覚解離 onion-skin pattern）を認める（図Ⅲ-19-2）．

5 脊 髄（spinal cord）

脊髄では病変部位に応じた特徴的な感覚障害の分布がみられる．脊髄神経根の支配領域を念頭におき，運動系，腱反射や病的反射などの所見とあわせて，高位診断と横断診断を行う．

a. **上位頸髄神経根障害**（upper cervical radiculopathy）

上位頸髄を一側から圧迫するような髄外病変で上位（第2, 3, 4）頸髄神経根が障害されると，それぞれの髄節にまたがる頭巾型の感覚障害（図Ⅲ-19-5-4）を生じる．病変が同側の三叉神経脊髄路核に及ぶと同側の顔の感覚障害も伴う．原因として頸椎椎間板ヘルニア，腫瘍，血管障害，脱髄疾患，炎症性疾患，外傷などがある．

b. **上位頸髄の横断性病変**（transverse myelopathy of upper cervical cord）

上位頸髄の横断性病変により，頸部以下全体の全感覚障害（図Ⅲ-19-5-5）が生じる．錐体路や自律神経下行路を巻き込み運動麻痺や膀胱・直腸障害を伴うことが多い．原因として髄内外の占拠性病変，炎症性疾患，脱髄疾患，血管障害，外傷などがある．

c. **前脊髄動脈症候群**（anterior spinal artery syndrome）（図Ⅲ-19-5-6）

病変部髄節において急性疼痛が生じ，これに引き続き，当該髄節以下で両側性に表在感覚が

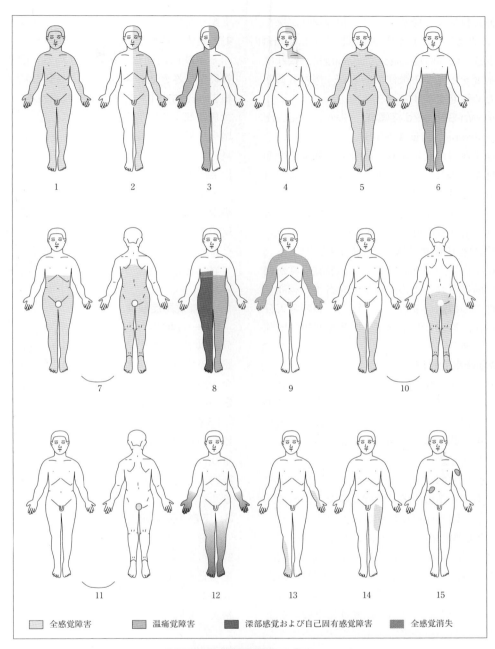

図Ⅲ-19-5 感覚障害のパターン

消失する．側索や自律神経下行路に病変が及ぶと対麻痺などの錐体路徴候や膀胱・直腸障害を伴う．後索−内側毛帯系は障害されないため深部感覚および自己固有感覚は保たれる．

d. **横断性脊髄障害**（transverse myelopathy）（図Ⅲ-19-5-7）

病変部位以下で全感覚障害をきたすとともに対麻痺，発汗低下，括約筋障害を伴う．病変レベルに一致して帯状感を訴えることがある．脊髄視床路の体性機能局在より，髄内病変では脊

髄外側に位置する腰仙髄からの神経線維が保たれることがある［腰仙部回避（lumbosacral sparing），仙部回避（sacral sparing）］．これは髄内病変を示唆する徴候であるが，例外もありうるため注意を要する．

e. Brown-Séquard 症候群（Brown-Séquard syndrome）（図Ⅲ-19-5-8）

脊髄半側の病変により，病側では病変部髄節で全感覚消失と，それ以下で深部感覚および自己固有感覚低下，対側では病変より 2〜3 髄節下以下の全域で温痛覚鈍麻を示す．側索の障害により病巣側の運動麻痺と錐体路徴候を生じる．

f. 宙吊り型の感覚障害（図Ⅲ-19-5-9）

脊髄灰白質中心部の障害では温痛覚線維が交差部で障害されるため，病巣部レベルの範囲で両側性の温痛覚低下が生じ，宙吊り型の障害分布を示す．原因として脊髄空洞症や脊髄髄内腫瘍などがある．

g. 脊髄後索症候群

胸髄レベルの脊髄後索の障害では表在感覚は保たれるが，深部感覚および自己固有感覚障害が下肢で強くみられ，両下肢遠位部に強い感覚異常，両下肢の感覚性失調症を認める．原因として胃癌や胃切除，栄養障害に伴うビタミン B_{12} 欠乏性亜急性脊髄連合変性症，神経梅毒の一型である脊髄癆，多発性硬化症などがある．まれに後脊髄動脈症候群が原因となる．

h. 円錐上部症候群（epiconus syndrome）

円錐上部（epiconus）（腰髄 L4〜仙髄 S2）の支配領域に知覚異常を生じる（図Ⅲ-19-5-10）．脊髄前半部の病変では乖離性感覚障害を呈する場合がある．さらに広範囲に下肢筋を支配しているため運動障害を生じやすく，アキレス腱反射消失，Babinski 徴候陽性，膀胱直腸障害や性機能障害を伴う．

i. 脊髄円錐症候群（conus syndrome）

脊髄円錐部（conus）（仙髄 S3 以下）のみの障害では，肛門と性器周囲の左右対称性の感覚消失（perianogenital anesthesia），高度な膀胱直腸障害や性機能障害を呈する．下肢に感覚障害はみられず，また，下肢筋は S3 以下の神経支配を受けていないため，運動障害や深部腱反射の異常を伴わない．しかし神経根に障害が及ぶと下肢に関連した症候を認める．L1 以下の神経根を巻き込む場合が多く，感覚障害は鼠径線より上方の L1 皮膚分節から認める．なかには病変部よりも下方で感覚障害分布を示し，馬尾症候群を伴う場合があることを念頭に置くと良い．

j. 馬尾症候群（cauda equina syndrome）

馬尾（cauda equina）は走行距離が長いため，病変の高さにより感覚障害の分布が異なり，馬尾の広がりから非対称性の感覚異常を呈することが多い．感覚鈍麻のみならず，刺激症状として異常感覚を訴える場合もある（有痛性感覚鈍麻）．

1. 上部馬尾症候群

L2〜L4 椎体の高さでの病変では，L2 皮膚分節以下，すなわちそけい線より下部の範囲で感覚障害を示す．腱反射や筋力の低下を伴う場合が多い．

2. 中部馬尾症候群

L5 椎体〜仙骨上部の病変では，L5 皮膚分節以下の感覚障害を示す．下肢の感覚障害分布はポリニューロパチーと類似することがあるが，肛門・性器周辺の感覚障害の有無が鑑別点となる．

3. 下部馬尾症候群

仙骨下部の病変では S3 神経根以下の感覚障害分布を示す．すなわち肛門・性器に限局した全感覚障害［鞍状感覚鈍麻，サドル状感覚鈍麻（saddle anesthesia）］（図Ⅲ-19-5-11）を呈し，膀胱・直腸障害，インポテンツを伴う．

6 末梢神経（peripheral nerve）

a. 多発ニューロパチー（polyneuropathy）（図Ⅲ-19-5-12）

感覚障害はほぼ対称性で，遠位部ほど強く障害され，しばしば異常感覚や錯感覚，腱反射や筋力の低下を伴う．境界は不明瞭である点に留意したい．下肢遠位部から徐々に上行し，膝を超えるあたりから上肢遠位部にも出現するのが

原則であり［手袋—靴下型感覚障害（glove and stocking type sensory disturbance)]，膝を越えても上肢に所見がなければ脊髄病変なども考える必要がある．

先天性疾患や糖尿病などの代謝性疾患による場合は慢性の経過，薬剤性の場合では亜急性〜慢性，Guillain-Barré症候群では急性の経過をとる．慢性炎症性脱髄性多発ニューロパチーなどの多発性神経根障害（polyradiculopathy）では上肢から発症したり，左右差を呈したりする場合がある．両足先と会陰部に強い錯感覚を訴える場合は，薄束の遠位部障害（central distal axonopathy）が示唆される．

b. 単神経の障害 （mononeuropathy）

単一の末梢神経障害では，その支配領域に感覚障害や運動障害を呈し，しばしば異常感覚や錯感覚を伴う．単神経障害が複数の神経に生じた場合を多発性単神経障害（multiple mononeuropathy, mononeuritis multiplex）（図Ⅲ-19-5-13）といい，膠原病，結節性動脈周囲炎，悪性関節リウマチなどの血管炎が原因となる．まれな原因として遺伝性圧脆弱性ニューロパチーがある．

末梢神経が局所的に圧迫されて，その支配領域の感覚や運動障害を生じるものを絞扼性神経障害（entrapment neuropathy）という．手根管症候群（carpal tunnel syndrome）（正中神経障害）では，手関節を酷使する仕事や橋本病，外傷などが原因となり，テニスなどによるスポーツ外傷では肘管症候群（cubital tunnel syndrome）（尺骨神経障害）がよく知られている．尺骨神経障害による感覚障害は手の尺側のみであり，前腕尺側にも感覚障害がみられる場合は頸椎レベルの検索を考慮しなくてはならない．なお，末梢神経絞扼部を叩打することで痛みが誘発されることをTinel徴候という．

下肢では，肥満や長時間のしゃがみ込み姿勢，骨盤腔内腫瘍などにより鼠径靱帯で外側大腿皮神経が圧迫されると異常感覚性大腿神経痛（meralgia paresthetica）（図Ⅲ-19-5-14）を呈する場合がある．

c. 単一神経根の障害 （radiculopathy）

脊髄後根入口部や後根の障害ではその神経根の支配領域に感覚障害を示し，異常感覚や錯感覚，神経根痛を伴うことが多い．原因として椎間板ヘルニアや脊椎症，腫瘍，炎症性疾患などがある．

d. 腕神経叢の障害 （brachial plexopathy）

腕神経叢はC5神経根〜Th1神経根から構成される．障害部位により上部腕神経叢型（C5,6神経根：Duchenne-Erb型），中部腕神経叢型（C7神経根），下部腕神経叢型（C8，Th1神経根：Dejerine-Klumpke型），全腕神経叢型に分類される．上部型では三角筋部から上肢の橈側，母指の感覚障害とともに，上腕二頭筋反射の異常，三角筋や上腕二頭筋，腕橈骨筋の麻痺を認める．下部型では上肢の尺側と体幹のTh1皮膚分節で感覚障害とともに，小手骨と手関節の屈筋群の麻痺を伴う．原因として炎症性病変，腫瘍性病変，外傷，胸郭出口症候群などがある．

7 明らかな器質的異常がない場合

器質的疾患により顔を含む全身性の感覚障害（図Ⅲ-19-5-1）を生じることは非常にまれで，むしろヒステリー性感覚障害を疑わせる．うつなどの精神疾患患者でみられることがある．

B 感覚障害に起因する運動障害

1 偽性アテトーゼ （pseudoathetosis）

前方に腕を挙上した状態で閉眼させると，深部感覚障害のある場合に手指に出現する，ぎこちなくピアノを弾くようなアテトーゼ様の動きを指す．開眼状態では視覚情報で代償されて出現しない点で本来の不随意運動と区別される．この徴候は机上に手をのせるなど抗重力筋活動が起きない状態では認められない．巧緻運動障害や協調運動障害を伴う．

2 useless hand syndrome (of Oppenheim)

手指の振動覚，位置覚，自己固有感覚の著しい障害により，麻痺がないにもかかわらず手が

役に立たなくなる徴候をさす．特に能動的運動姿勢感覚の障害の関与が大きいとされ，多発性硬化症の頸髄後索病変での報告がある[7]．

3 感覚性失調症（sensory ataxia）

末梢神経障害や脊髄後索障害などで下肢の自己固有感覚が著しく障害されると身体の平衡を取りにくくなる．Romberg 徴候は陽性となる．開脚で不安定な歩行となり，自分の足元を見て歩く．問診で洗顔時のふらつき（洗面現象；basin phenomenon）を問うことは，自己固有感覚障害を予測する上で役立つ．

C 比較的疾患特異的な感覚障害

1 多発性硬化症（multiple sclerosis）

a．有痛性強直性攣縮（painful tonic spasm）

脱髄疾患，特に多発性硬化症では痛みを伴う強直性攣縮発作が一側あるいは両側下肢に起こることがある．持続時間は短く，下肢の運動や感覚刺激によって誘発される．

b．Lhermitte 徴候（Lhermitte sign）

多発性硬化症などで脊髄後索が障害されている場合に，首を前屈させると項部〜背部に特異な痛みを引き起こす．脊髄外傷や脊髄癆でもみられる場合がある．

2 脊髄癆（tabes dorsalis）

アキレス腱や腓腹筋，精巣を強くつまむと通常は痛みを感じるが，脊髄癆では深部感覚障害のためこれらの部位を強くつまんでも痛みを感じない．これがアキレス腱でみられるものを Abadie 徴候（Abadie's sign），精巣でみられるものを Pitres 徴候（Pitres' sign）という．

3 家族性アミロイド多発ニューロパチー（familial amyloid polyneuropathy）

胸腹部に島状感覚障害がみられる．

4 ハンセン病（Hansen disease）

皮膚病変に一致して島状の温痛覚脱失がみられる（図Ⅲ-19-5-15）．

5 複合性局所疼痛症候群（complex regional pain syndrome；CRPS）

外傷などによる（引き抜きに至らない）神経障害に引き続いて，灼熱痛（causalgia）と浮腫，皮膚変色をきたす．交感神経系の障害が関連していると考えられており，経過とともに皮膚や筋，骨萎縮と関節拘縮をきたし重篤な機能障害を残す慢性難治性疼痛症候群である．カウザルギーや交感神経性ジストロフィーは今やこれに分類される．

参考文献

1) 平山惠造：神経症候学Ⅱ．改訂第2版．文光堂，2010．
2) 金澤一郎，宮下保司　日本語版第1版監修：カンデル神経科学　PRINCIPLES OF NEURAL SCIENCE Fifth Edition．メディカル・サイエンス・インターナショナル，468-522，2014．
3) 坂井建雄，河田光博　監訳：プロメテウス解剖学アトラス　頭部・神経解剖．第1版，医学書院，326-335，2009．
4) 平山惠造：神経症候学Ⅰ．改訂第2版．文光堂，2010．
5) 田崎義昭，斎藤佳雄（坂井文彦　改訂）：ベッドサイドの神経の診かた，改訂17版．南山堂，191-198，2009．
6) 日本神経学会用語委員会　編：神経学用語集．改訂第3版．文光堂，2008．
7) 田代邦雄，伊藤和則，深澤俊行，森若文雄：The useless hand syndrome（of Oppenheim）：脊椎脊髄．4．635-640，1991．
8) 川上義和編著，田代邦雄：身体所見のとりかた第2版．第6章神経系．151-207，1995．
9) Campbell WW: DeJong's The Neurologic Examination 7th ed., Lippincott Williams & Wilkins，2013．
10) 柴﨑　浩：体性感覚系．神経診断学を学ぶ人のために．医学書院．180-192，2009．

［田代邦雄］

20 反射障害の診かた

「反射の診察とその適切な評価は，神経学的診察の最も重要な部分を占めていることに疑いはない」とWartenbergがその著書 The Examination of Reflexes（1945）で述べているが，その意義は現代においても変わりなく，「神経学的診察といえばまずハンマーが頭に浮かぶほど」重要と考えられている．反射の診察は，ハンマーさえあれば簡単に行うことができ，患者の協力を必要とせず，また患者の意図が結果に影響しにくい．すなわち，意識障害がある場合にも所見が得られ，神経学的診察の中で最も客観的といえる．

反射とは，何らかの刺激に対する不随意的な反応である．どのような反射でも，それを惹起する刺激が受容器により感受され感覚路（求心路）を通って反射中枢へ伝達され，反射中枢では運動系などの遠心路へ接続し，筋肉やその他の効果器に信号が伝達され，反応がおこる．この経路は反射弓と呼ばれ，その経路のどこに問題があっても，反射障害が生じることになる．また，大部分の反射弓は，より高次の中枢からの支配も受けているため，中枢からの経路の問題によっても，反射の性状は変化する．

反射の分類には，反射を惹起する刺激を与える部位や方法，反射の経路や中枢，反射の質的評価などによるものがあり，さらにその歴史的経緯や考え方から種々の呼称がある．それらをふまえた上で，本項では，反射を「腱反射」，「表在反射（皮膚／粘膜反射）」，「病的反射」に分類し，臨床的に重要と考えられる反射についてそれぞれ概説する．

1 腱反射
tendon reflex

A 基礎知識

腱反射とは，腱をハンマーでたたくことによって筋肉が収縮する反射である．腱をたたくことによって瞬間的に筋肉が伸張されると，筋紡錘内の伸張受容器がそれを感受し，Ia線維を通ってその信号が脊髄まで伝達される．その信号は脊髄では同髄節の脊髄前角細胞に単シナプス性に接続され，α運動線維を通って支配筋を収縮させる（図Ⅲ-20-1）．したがって，この経路のいずれかに障害が起こると，腱反射は減弱または消失することとなる．さらに，脊髄には多くの抑制性介在ニューロンが存在しており，それらを介して脊髄前角細胞は上位運動ニューロンからシナプス前抑制を受けている．そのため，その経路，すなわち錐体路が障害されると，脊髄前角細胞の興奮性が増強されて腱反射の亢進がみられることとなる．

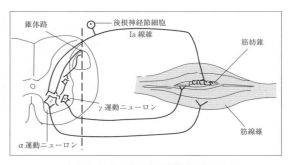

図Ⅲ-20-1 腱反射の反射弓模式図

（後藤文男，天野隆弘：臨床のための神経機能解剖学．中外医学社，140，1992より作図）

B 症状，徴候

　神経学的診察において，腱反射の診察は欠かすことのできないものであるが，特に四肢の筋力低下や麻痺がみられる場合には，その原因および局在診断，経過観察などに必須の診察といえる．また，意識障害などで患者が指示に従えない際にも，正確な所見が得られる数少ない診察法であり，その重要性は明らかである．

C 診察の要点

　まず，腱反射の判定基準と表記法を決めておく．その1例として，正常（+），亢進（#），著明亢進で間代（クローヌス）を伴うものを（##），逆に，低下しているが反射は存在するもの（+），明らかな消失ではないが判定しづらいもの（±），消失（−）と表記する方法がある．これは米国のボストン神経学の流れを汲む表記法である．

　腱反射はその亢進や低下をみることも大切であるが，左右差を証明することがさらに重要といえる．したがって，被検者の肢位を左右対称にして検査することが絶対の条件となる．また，微妙な左右差の判定には，ハンマーの打ち方も左右全く均等にする必要があり，ハンマーのゴムの重さを利用して，ある一定の高さから腱の上に落下させる手技を用いる．したがって，よいハンマーとはゴムがある程度重いものでなければならない．

　通常，ルーチンに下顎反射よりはじめ，次いで上肢，下肢へと検査を進めていく習慣をつけておくと取りこぼしが少ない（図Ⅲ-20-2）．歩行障害が主訴であるからといって下肢のみ腱反射をみるということはあってはならない．

　なお，神経質な人では正常でも下顎反射も含めて四肢の腱反射亢進がみられることがある．しかし，この際には後述するBabinski徴候は存在せず，この腱反射亢進に病的意義はない．

　これらを正確に評価するため，診察は可能な限り仰臥位で行うのが原則である．

1 下顎反射　(jaw reflex)（図Ⅲ-20-2A）

　患者に軽く開口させ，顎の緊張をとるように命じ，検者の指を下顎にのせ，その上をハンマーでたたくと，咬筋の収縮が誘発されて下顎が上方へ動く．健常成人では反応は軽度存在するのみか，むしろ消失しているのが普通である．

　上下肢の腱反射が異常に亢進し錐体路障害を疑わせるのに，下顎反射の亢進がないときは上位頸髄の病変の可能性がある．もし，下顎反射も同様に亢進していれば，むしろ大脳半球の両側性障害や，脳幹障害による皮質球路や錐体路の障害を考えなければならない．

2 上肢の腱反射

a. **腕橈骨反射（反射中枢C5-6）**（brachioradial reflex）（図Ⅲ-20-2B）

　仰臥位では，患者の手が臍のあたりにくるよう肘関節を軽度屈曲させた状態で，橈骨の遠位部をハンマーにて叩打すると，前腕の回外と肘関節の屈曲が誘発される．

b. **上腕二頭筋反射（C5-6）**［biceps (brachii) reflex］（図Ⅲ-20-2C）

　仰臥位では腕橈骨筋反射をとる際と同様の肢位で，上腕二頭筋腱に検者の指をあててその上をハンマーで叩打すると，肘関節が屈曲する．

c. **上腕三頭筋反射（C6-8）**［triceps (brachii) reflex］（図Ⅲ-20-2D）

　仰臥位では，患者の肘関節を90度程度屈曲させた状態で，上腕三頭筋腱をハンマーにて叩打すると，肘関節が伸展する．

　腱反射の反射中枢を理解する上で，またその局在診断上，有用な反射に逆転橈骨反射 inverted radial reflex がある．これは橈骨下端の叩打により前腕が屈曲せず，指が屈曲する現象でC5-6髄節の病変を示唆する（図Ⅲ-20-3A）．

　また，これらの反射が高度に亢進している際には，手指全体が屈曲する finger flexion を伴う．

d. **Hoffmann反射**（Hoffmann reflex）（図Ⅲ-20-3B）

　患者の中指の末節を検者が屈曲してから急に

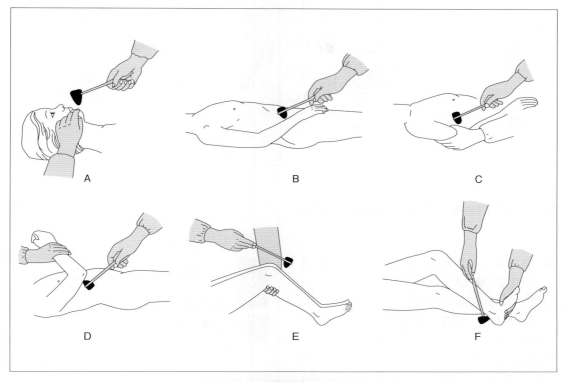

図Ⅲ-20-2　腱反射のとりかた
A：下顎反射，B：腕橈骨筋反射，C：上腕二頭筋腱反射，D：上腕三頭筋反射，E：膝蓋腱反射，F：アキレス腱反射

離すことで母指を含めた他の手指が屈曲するものを陽性とする．

これは，指の屈筋を急速に伸展させることにより得られる指屈曲反射のひとつであり，腱の叩打は行わないものの腱反射と同じ反射弓を経由する反射である．Hoffmann反射は，指の屈筋を直接伸展させるTrömner反射に比べて陽性率は低い．しかし，後者は健常人でもよくみられるため，むしろ，誘発されにくいHoffmann反射が出現することが腱反射亢進の指標としての意義があり，特に左右差があるときに重要な徴候といえる．上腕三頭筋反射の亢進と平行して陽性となることが多い．上肢の腱反射診察の際には，ルーチンに行うべきである．

なお，Hoffmann反射は，以前，上肢におけるBabinski反射と等価の錐体路障害を示す反射とする誤った考えがあったが，現在では錐体路障害の絶対的指標ではなく，腱反射亢進を意味する徴候と考えられている．

3 下肢の腱反射

a. 膝蓋腱反射（L2-4）（patellar tendon reflex）（図Ⅲ-20-2E）

仰臥位では，検者の腕を患者の膝窩の下に入れて両下肢を左右対称に保持した状態で，膝蓋腱をハンマーで叩打すると，膝関節の伸展が誘発される．図のように両下肢を左右対称に保持して検査をしなければ，わずかの左右差を見逃すことになる．従来，一側の膝を曲げ，その上に対側の下肢を膝窩部で組ませて腱をたたくことが行われてきたが，これでは筋緊張の変化が起こり微妙な腱反射の差がとらえられない．

膝蓋腱反射が出にくい人での増強法としては，椅子かベッドに患者を座らせ下腿を下垂させて両手を胸の前でくみ，互いに強く引っ張るように命じた瞬間に膝蓋腱を叩打する方法があ

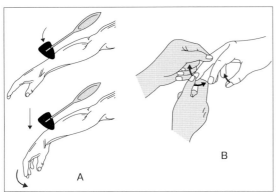

図Ⅲ-20-3 逆転橈骨反射(A)とHoffmann反射(B)

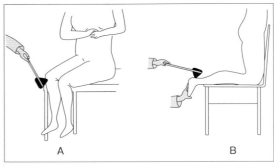

図Ⅲ-20-4 腱反射の増強法
A：Jendrassikの手技，B：アキレス腱反射

る．このような誘発法をJendrassikの手技という（図Ⅲ-20-4A）．

b. アキレス腱反射（S1-2）（Achilles tendon reflex）（図Ⅲ-20-2F）

仰臥位では，股関節を軽度外旋および外転，膝関節を軽度屈曲させて，検者の手を足底にあてて足関節を軽度背屈させた状態で，ハンマーにてアキレス腱を叩打すると，足関節が底屈する反射が誘発される．

アキレス腱反射が出にくかったり微妙な左右差をみるときには，椅子の背に向かって膝で座りアキレス腱を叩打するとよい（図Ⅲ-20-4B）．

D 補助検査法

腱反射や後述する表在反射，病的反射を含めた神経学的所見および病歴などをもとにした原因および局在診断に基づいて，補助検査を計画する．具体的には，MRIやCTなどの画像検査，末梢神経伝導検査や針筋電図などの電気生理学的検査，血液検査や脳脊髄液検査などが考えられる．

また，腱反射に相当する電気生理学的検査としては，電気刺激によって誘発されるH波と腱をハンマーで叩打することで誘発されるT波がある．

2 表在反射（皮膚/粘膜反射）
superficial reflex（cutaneomucosal reflex）

A 基礎知識

表在反射とは，皮膚や粘膜などの体表を刺激することによって筋収縮が誘発される反射である．表在反射という用語は抽象的表現であり，より正確には皮膚/粘膜反射とする立場もある．皮膚や粘膜に加えられた感覚刺激は，感覚受容器に感受されて末梢の感覚神経（脳神経）を経由して脊髄（脳幹）に入る．この後の経路は反射によっても異なるが，中枢神経系の反射中枢まで達した後，運動神経系に接続し，最終的には脊髄前角細胞から末梢神経を介して筋収縮にいたる（図Ⅲ-20-5）．反射中枢に関する詳細は不明であるが，遠心路として錐体路を介して筋収縮にいたる経路は共通であり，末梢神経に異常がないと考えられる場合には，表在反射の消失は錐体路障害を示唆する．

腱反射が単シナプス性であるのに対して，表在反射は多シナプス性であり，刺激から反射誘発までの潜時や持続時間が長いのも特徴の一つである．

なお，表在反射の中には，健常成人では誘発されず，錐体路障害で出現するものがあり，それらは病的反射に分類される．病的反射については後述する．

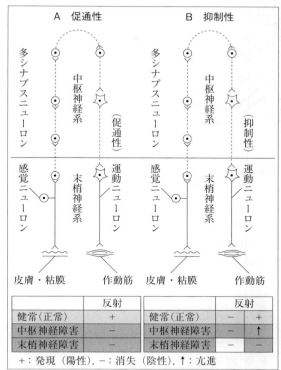

図Ⅲ-20-5 表在反射（皮膚/粘膜反射）の反射弓概念図

（平山惠造：神経症候学．文光堂，463-528，2010より）

B 症状，徴候

　筋力低下や麻痺，筋緊張異常などがあり，錐体路障害が疑われる際には，表在反射の所見が参考になることがある．

C 診察の要点

a. 角膜反射（corneal reflex）

　角膜の刺激で瞬目が誘発される．角膜の刺激には，柔らかいティッシュペーパーなどを細くして用いることが多いが，平山は感染予防の観点から，眼科用の滅菌ガラス棒を用いることを推奨している．視覚の影響を除くために，視野の外から角膜を刺激することが重要である．
　角膜への刺激は，三叉神経感覚枝を通って三叉神経脊髄路核に沿って下行したのち，網様体を上行して，両側の顔面神経核に伝達されて，

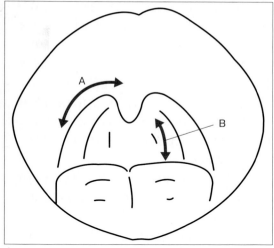

図Ⅲ-20-6 軟口蓋反射（A）と咽頭反射（B）の刺激部位

（宇川義一：神経診察：実際とその意義．中外医学社，49，2011より改変作図）

顔面神経を介して両側の瞬目にいたる．したがって，角膜反射は三叉神経，顔面神経の末梢レベルでの障害でも消失するが，それぞれの神経核を含む脳幹病変でも消失する．さらに，大脳半球の病変でも対側の角膜反射が減弱することがある．
　臨床的には，脳幹反射の一つと考えられており，脳死判定にも用いられる．

b. 軟口蓋反射（palatal reflex），咽頭反射（pharyngeal reflex）（図Ⅲ-20-6）

　軟口蓋反射および咽頭反射は，それぞれ嚥下反射の一部を担っており，正常の嚥下運動発現に関与しているが，これらは表在反射として診察することができる．
　軟口蓋反射は，片側の軟口蓋を刺激すると，軟口蓋の挙上がみられる反射である．軟口蓋への刺激は，舌咽神経または三叉神経を介して延髄に伝達され，舌咽・迷走神経に連絡されて軟口蓋の挙上を生じる．咽頭反射は，片側の咽頭後壁を刺激することにより，咽頭筋の収縮がみられる反射である．咽頭後壁への刺激は，舌咽神経を通って延髄に伝達され，舌咽および迷走神経に連絡されて咽頭筋の収縮にいたる．いずれも刺激には舌圧子を用いる．

軟口蓋反射は，両側性の上位運動ニューロン障害である偽性球麻痺では早期から消失するが，球麻痺では残存することが多いといわれている．咽頭反射は，偽性球麻痺で軟口蓋反射が消失している場合でも反射が残存する傾向があり，その一方で健常成人においても反射が明確ではない場合があるなど，その評価が難しい．なお，片側性の上位運動ニューロン障害では，反射は保たれる．

軟口蓋反射，咽頭反射ともに，片側の末梢求心路の障害では，障害側の刺激では反射が誘発されず，健側の刺激では正常に反射がみられる．

なお，いずれの診察時にも強い催吐反射（gag reflex）をきたす場合があるため，慎重に行う必要がある．

c．腹壁反射（abdominal reflex）（図Ⅲ-20-7A）

臍を中心に上，中，下肢部（反射中枢：上 T7,8 中 T9,10 下 T11-12）左右に分けて腹壁を刺激して腹筋の収縮をみる．左右で比較し，左右差があれば消失している側の錐体路障害を示唆する所見と考えられる．左右差があれば意味があるが，両側とも消失している人は正常でもよくあり，その際には診断的意義はない．

d．挙睾筋反射（cremasteric reflex），肛門反射（anal reflex）（図Ⅲ-20-7B）

腰仙髄，脊髄円錐，馬尾の障害が疑われる患者では，挙睾筋反射（反射中枢 L1-2），肛門反射（S3-5）も試みることがある．

挙睾筋反射は，大腿前面内側の近位部の皮膚を上から下にこすったり，つまんだりすると，刺激と同側の精巣が挙上するものを指す．肛門反射は，肛門周囲の皮膚または粘膜を刺激すると，肛門括約筋が収縮するものを指す．

D 補助検査法

角膜反射に相当する電気生理学的検査に，瞬目反射（blink reflex）がある．三叉神経の電気刺激にて，潜時が短く刺激側にのみ誘発される第一反応と，潜時が長く両側性に出現する第

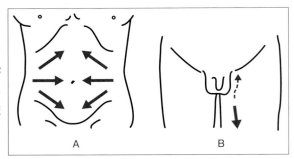

図Ⅲ-20-7　腹壁反射（A）と挙睾筋反射（B）の刺激部位

二反応がみられる．臨床的には，角膜反射でみられる瞬目は第二反応に相当すると考えられている．

3 病的反射
pathologic reflex

A 基礎知識

健常成人には認められず，何らかの病的状態下で陽性となる反射を病的反射と呼ぶ．病的反射の多くは，乳児期には正常にみられるが，発達，成長とともにみられなくなるため，原始反射（primitive reflex）とも呼ばれる．これらが指す反射の範囲は必ずしも一致しないが，ここでは，成人を対象とする神経内科診療において重要なものについて概説する．

B 症状，徴候

筋力低下や麻痺，痙縮など，錐体路障害が疑われる場合や，認知症や失認，失行など大脳皮質の障害が疑われる場合に，以下に述べるような病的反射の診察を行う．病的反射の所見は，腱反射などその他の神経学的所見とあわせて総合的に評価し，病変の局在診断の根拠の一つとなり得る．

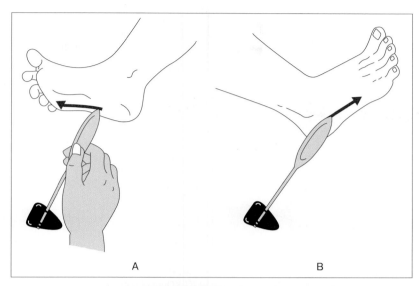

図Ⅲ-20-8　Babinski反射（A）とChaddock反射（B）

C　診察の要点

1　Babinski反射（Babinski reflex）とBabinski徴候（Babinski sign）

Babinski反射でみられる母趾背屈現象をBabinski徴候とする．後述するChaddock反射やその他の手技での母趾背屈現象もBabinski徴候に含まれる．

a. Babinski反射（Babinski reflex）（図Ⅲ-20-8A）

足底外側縁を刺激することで母趾の背屈を誘発することを陽性とする足底反射（plantar reflex）で，錐体路障害の存在を意味する最も重要な反射である．Babinskiの原法では針で刺激する方法がとられていたが，日常診療ではハンマーの柄や鍵が使いやすい．ただし，ウイルス性肝炎やCreuzfeldt-Jakob病のような感染性疾患の患者を診察する場合には，ディスポーザブルの舌圧子を半分に割って使用し，使用後に破棄する．

しかし，この大切な反射も正しく行われなければ，陽性の症例でもいかにも陰性のごとくみえることがある．最も多い失敗は，"土踏まず"の側に近づきすぎることで陰性になることがしばしばある．また，足底の敏感な人，あるいは末梢神経炎があり異常感覚を有する場合には逃避がひどく判定しづらい．足底把握反応（foot grasp）が存在する症例も，足底を刺激しはじめると全足趾が屈曲をはじめるため，母趾背屈がわかりづらくなる．この反射を本当に自信をもって陽性に出せるよう手技に習熟することが大切である．

なお，Babinski反射には，Chaddock, Gordon, Oppenheim, Schäffer, Stranskyなどの名を冠した種々の変法が存在する．Babinski反射こそ唯一重要な反射であり，これらの変法は意味がないと主張する学者も多いが，次に述べるChaddock反射は注目に値するものである．

b. Chaddock反射（Chaddock reflex）（図Ⅲ-20-8B）

足背外側で外踝の下を後方より前方に向けて刺激する手技で，母趾背屈が誘発されれば陽性である．

この反射はBabinski反射と同じ意味があり，かつその陽性率はBabinski反射に負けず劣ら

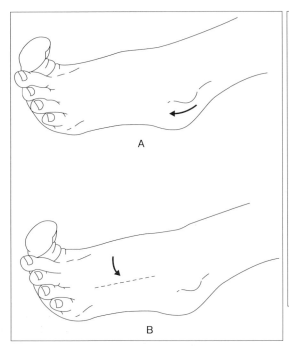

図Ⅲ-20-9　Chaddock反射と逆Chaddock法
A：Chaddock反射の刺激域（原法），B：逆Chaddock法（刺激が点線のsural nerve領域に入るとChaddock反射陽性となる）

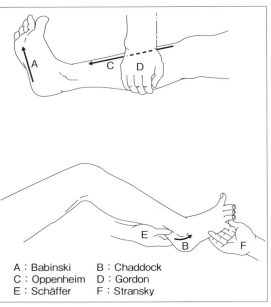

A：Babinski　　B：Chaddock
C：Oppenheim　D：Gordon
E：Schäffer　　F：Stransky

図Ⅲ-20-10　Babinski徴候を誘発する各種変法

ず高く，刺激域が足底でないことから，逃避による混乱や足底把握反応にも影響されない．また，明らかな錐体路障害が疑われる症例で，Babinski反射が陰性であってもChaddock反射は陽性となることを時折経験する．したがって，下肢病的反射の検査では，Babinski反射とChaddock反射を必ず両方とも確認すべきである．

c. 逆Chaddock法（reversed Chaddock method）（図Ⅲ-20-9）

　足背内側より外側へ向かって刺激を与えていくと，ちょうど腓腹神経領域に入ったところでただちに母趾背屈のBabinski徴候が陽性となる手技として著者が提唱したものである．この方法は，Babinski反射やChaddock反射の原法と比較しても決して劣ることはない．

　足底刺激で逃避が強い場合などでも，腓腹神経領域に入ったところで母趾が背屈するため，

むしろ陽性の判定がしやすい．Chaddock反射とともに試みてみる価値があると考えている．

d. その他の変法（図Ⅲ-20-10）

　前述のほか，Gordon, Oppenheim, Schäffer, Stranskyなどの変法に関しては，Babinski反射やChaddock反射に比して明らかに陽性率が低い．

e. 間代（クローヌス）（clonus）

　下肢の腱反射亢進が特に著明なときには，膝間代（膝クローヌス）patellar clonus（図Ⅲ-20-11A），足間代（足クローヌス）ankle clonus（図Ⅲ-20-11B）も誘発できる．このうち足間代の誘発は比較的容易であるが，膝間代が上手に出せるか否かは検者により差があり，経験を積む必要がある．

2 吸引反射（sucking reflex）（図Ⅲ-20-12A）

　唇のところへ，舌圧子などを近づけていくと口唇でくわえたり，吸うような動きを示してくるものを指す．乳児では正常にみられるが，成

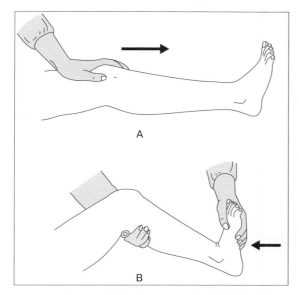

図Ⅲ-20-11　間代（クローヌス）の誘発法
A：膝間代，B：足間代

人でみられれば両側大脳皮質の広範な障害を意味する．

3 口尖らし反射 （snout reflex）（図Ⅲ-20-12B）

口唇周囲（口輪筋）を軽く検者の指か，ハンマーで叩打すると口を尖らす動きが出現するものを指す．下顎反射の亢進に，口尖らし反射も伴っているときは明らかに病的といえる．両側性錐体路障害でみられ，とくに多発性ラクナ梗塞でよく経験する．

4 手掌頤反射 （palmomental reflex）

手掌の母指球をハンマーの柄で素早くこすると，同側の頤筋が収縮し口角が動くようにみえるものを指す．両側性錐体路障害があり，口尖らし反射がみられるような患者や前頭葉障害のある患者でよく陽性となる．

5 把握反射 （grasping reflex）（図Ⅲ-20-12C）

患者の手掌内側を検者の指で軽くこすると，無意識のうちに握りしめてくる現象を指す．検査の際に何か患者に質問しながら注意をそらせて行うとよい．この反射は，生後4〜6ヵ月くらいまでの正常な乳児では存在するが，成人で出現するのは明らかに異常であり，前頭葉障害が考えられる．

6 回避反応 （avoiding reaction）（図Ⅲ-20-12D）

患者の手掌尺側を検者の指でこすると，全手指が刺激に対して逃避するように伸展する現象で，頭頂葉障害で起こるといわれている．大脳が全般的に障害されて認知症を呈する患者では，把握反射と回避反応が両方とも陽性にみられることが多い．

7 足底把握反応 （foot grasp）（図Ⅲ-20-12E）

緊張性足底反応（tonic foot response）ともいう．手での把握反射に対応する足底での反応である．足底反射（Babinski反射）の検査を行った際に足趾が刺激物をつかむように屈曲位を呈するものを指し，両側前頭葉障害でみられる．この現象が著明な患者では，歩行失行を呈し，歩行開始時に足底が床にはりついたようになり，なかなか歩き出せないが，いったん歩き始めると次第に上手に足を運ぶようになる．

8 脊髄自動反射 （reflex of spinal automatism）（図Ⅲ-20-13）

脊髄自動反射は痛みや熱などの侵害刺激に対して，無意識のうちに手足をひっこめるように屈曲する反射で，その性質から防御反射（defence reflex）や逃避反射（withdrawal reflex）などとも呼ばれる．この反射は，針などの鋭いもので足背などを刺激すると，下肢が股関節，膝関節および足関節で三重に屈曲するものを陽性とし，下肢三重屈曲現象（triple flexion）とも呼ばれる（図Ⅲ-20-13A）．この反射の誘発法にMarie-Foixの手技がある（図Ⅲ-20-13B）．これは，検者が患者の第2〜5

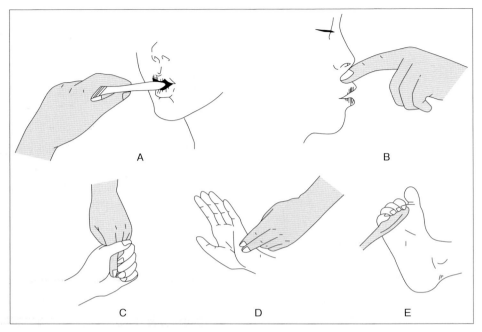

図Ⅲ-20-12　原始反射と脊髄自動反射
A：吸引反射，B：口尖らし反射，C：把握反射，D：回避反応，E：足底把握反応

趾をにぎって全体を強く底屈するもので，誘発閾値は針による疼痛刺激の場合より低く，誘発しやすい．

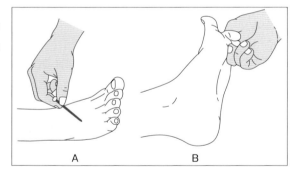

図Ⅲ-20-13　脊髄自動反射の誘発法
A：防御反射，B：Marie-Foix の手技
（宇川義一：神経診察：実際とその意義．中外医学社，54，2011 より）

参考文献

1) 川上義和編著，田代邦雄：第6章神経系．身体所見のとりかた第2版．文光堂，151-207，1995.
2) 平山惠造：20章反射異常．神経症候学改訂第2版．文光堂，463-528，2010.
3) 水澤英洋，宇川義一 編著：反射．神経診察：実際とその意義．中外医学社，37-54，2011.
4) 後藤文男，天野隆弘，他：前角細胞をめぐる連絡路と反射．臨床のための神経機能解剖学．中外医学社，140-141，1992.
5) Wartenberg R: Preface. The Examination of Reflexes. The Year Book Publishers. 1945.
6) Campbell WW: The Reflexes. DeJong's The Neurologic Examination 7th ed., Lippincott Williams & Wilkins. 559-609, 2013.
7) Bickerstaff ER, Spillane JA: The Reflexes. Neurological Examination in Clinical Practice. 5th ed., Blackwell Scientific Publications. 179-195, 1989.
8) 日本神経学会用語委員会編：凡例．神経学用語集改訂第3版．文光堂，2-24，2008.
9) 柴﨑　浩：腱反射と病的反射．神経診断学を学ぶ人のために．医学書院，146-152，2009.

［田代邦雄］

21 運動失調の診かた

1 小脳性運動失調
cerebellar ataxia

a. 基礎知識

　小脳は小脳テントを挟んで大脳の後下方，脳幹とくに橋の背側に位置し，後頭蓋窩の大半を占める（図Ⅲ-21-1）．正中にある虫部の両側に半球が広がり，多くの小葉に対して小節，片葉など詳細な区分があり（表Ⅲ-21-1），上小脳脚（深部核から視床への出力線維），中小脳脚（橋核から顆粒細胞層への入力性の苔状線維），下小脳脚（脊髄後索核，前庭神経核から分子層への入力性の登上線維）の3つの神経線維の束で脳幹や脊髄と結合している．組織学的にはどの部位も均質で特徴的な構造の皮質，白質，深部核から構成される．皮質は分子層，プルキンエ細胞層，顆粒細胞層の3層からなり，大脳や脊髄とネットワークを構成してい

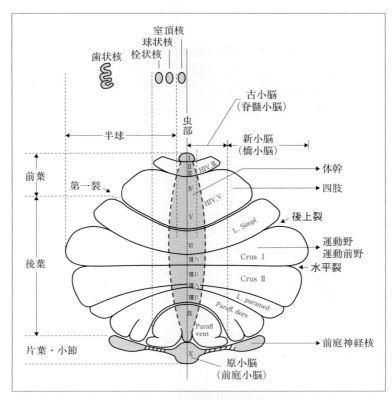

図Ⅲ-21-1　小脳の解剖と機能連関

左側には解剖学的名称，右側には発生学的区分と機能連関，それに対応する小脳核は左側に記載してある．

る（図Ⅲ-21-2）．

小脳は，その線維連絡と大まかな機能分化から脊髄小脳（虫部，片葉と第 VI-VII 小葉を除いた傍虫部），前庭小脳（片葉と小節），橋（大脳）小脳（半球部，第 VI-VII 小葉の虫部・傍虫部）の３つに区分される．前庭小脳は眼球運動，姿勢・頭位の制御に関わり，脊髄小脳は体幹の姿勢制御や歩行運動に関係する．橋小脳は大脳と密接な関係があり，四肢の運動制御のみならず，言語，注意，学習など非運動性機能にも関わるとされている．

小脳による随意運動の制御は基本的には図Ⅲ-21-2 に示す基本構造の中で，下オリーブ核から登上線維によってプルキンエ細胞に伝えられる誤差信号に基づいて長期抑圧（long-term depression；LTD）と長期促通（long-term potentiation；LTP）の機序により最適化が行われ協調（coordination）したスムーズな運動が可能になると考えられている．

b. 患者の訴えと自覚症状

小脳の障害は，歩行，上下肢の動作，発話・嚥下などの運動を遂行するときに，それらが「うまくできない」という形で訴えられるが，医学的には運動失調（ataxia）あるいは協調運動障害（incoordination）と表現される．体部位局在があるため障害部位により症状は異なるが，小脳全体が障害される変性疾患では，歩行障害が最も早期に出現しやすく，真っすぐ歩けない，ふらつく，ほかの歩行者や建物などにぶつかるなどの訴えも聞かれる．患者がサッカーなど何らかの運動を習慣的に行っている場合，より精密な協調運動を必要とするそれらの運動が「以前のようには（うまく）できなくなる」ことで気づかれることもある．初発症状で次に多いのはうまくしゃべれない，ろれつが回らない，といった訴えすなわち構音障害であり，次

表Ⅲ-21-1 小脳領域の解剖学的区分と名称

ヒト		虫部		哺乳動物一般	
半球部（中間部と外側部） Hemisphere		Vermis		半球部（中間部と外側部） Hemisphere	
前葉	小舌紐　vincula lingulae 中心小葉翼　ala l. centralis 四角小葉前部　quadrangularis anterior	Ⅰ Ⅱ Ⅲ Ⅳ Ⅴ	小舌　lingula 中心小葉　centralis 山頂　culmen	H Ⅰ H Ⅱ H Ⅲ H Ⅳ H Ⅴ	
第 1 裂　F. prima					
		Ⅵ	山腹　declive	単小葉　simplex	
後上裂					
後葉	上半月小葉　semilunaris superior	Ⅶ A	虫部葉　folium	第Ⅰ脚　crus Ⅰ	
水平裂					
	下半月小葉　semilunaris inferior	Ⅶ B	隆起　tuber	第Ⅱ脚　crus Ⅱ	
後下裂					
	薄小葉　gracilis 二腹小葉　biventer	Ⅷ A Ⅷ B	錐体　pyramis	正中傍小葉　paramedianus 背側片葉傍小葉　d. paraflocc.	
第 2 裂					
	扁桃　tonsilla	Ⅸ	虫部垂　uvula	腹側片葉傍小葉　v. paraflocc.	
後外側裂　F. posterolateralis					
	片葉　flocculus	Ⅹ	小節　nodulus	片葉　flocculus	

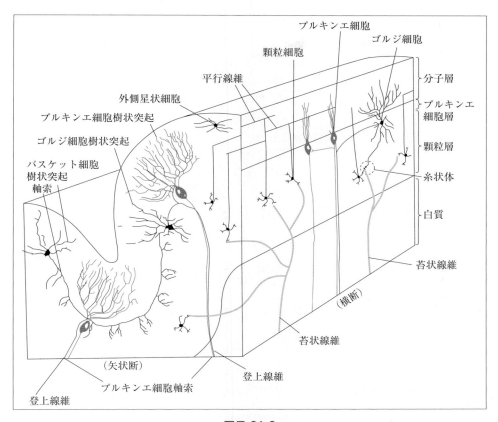

図Ⅲ-21-2

いで上肢の協調運動障害として，ボタン掛けや書字などが下手になる，うまくできないといった訴えとなる．嚥下障害が初発症状で出現することはまれである．

c. 診察と他覚的徴候の要点

歩行の診察は，まず起立位や一人での歩行が可能であることを確認した上で行う．初め，一番楽なやり方で真っすぐ歩行するように指示すると，小脳性の運動失調症では，やや開脚位を取り，左右にふらつきながらぎこちなく歩行する．高度なときは倒れることもあるため注意が必要である．軽度のときは，普通に歩くだけではわかりにくいので，直線上を爪先と踵をつけて歩くつぎ足歩行（tandem gait）をやらせると発見しやすい．患者は直線上を歩けずに，左右にぶれて足を踏み出してしまい，支えないと倒れそうになる．一人での起立・歩行ができないときは，手を引くなどの介助で，上記所見を確認できることがある．それも難しいくらい体幹の動揺が強いときは，ベッドに腰掛けさせた状態での体幹の動揺を診る．

上肢の協調運動障害は，椅子に腰掛けた状態で指鼻指試験（finger-nose-finger test；FNFT），指鼻試験（finger-nose test；FNT），急速手回内回外運動（rapid alternative movements）にて判定する．下肢の協調運動障害は，踵膝試験（heel-knee test；HKT）と踵脛試験（heel-shin test；HST）にて判定する．

眼球運動の失調は，通常，対坐法による指標追跡による滑動性眼球運動で，スムーズでなくガクガクしたsaccadicな動きになり，左右に示した検者の指を交互に注視させることによるサッカードの検査で，測定過大や測定過小を診る．左方視，右方視などの注視にて注視方向性眼振もよくみられる．小脳性では最初は振幅が大きいが徐々に減衰していく．このような異常

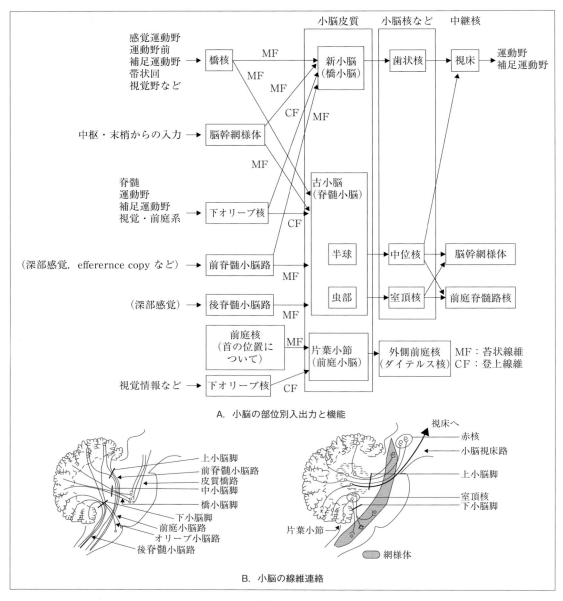

図Ⅲ-21-3

（図A：柴崎浩, 田川浩一, 湯浅龍彦編：ダイナミック神経診断学. 西村書店, p.221-227, 2001 より一部改変　図B：柴崎浩, 田川浩一, 湯浅龍彦編：ダイナミック神経診断学. 西村書店, p.223, 2001 より一部改変）

は自覚症状として訴えられることはないが，下眼瞼向きなど垂直方向性の眼振の場合は，動揺視やはっきり見えないといった訴えが聞かれることもあるので注意する．また，このような訴えのあるときは普通の注視眼振はなくても，頭位変換性眼振として観察されることもあるため，必ずFrenzel眼鏡を掛けて自発性眼振も含めて，頭位性眼振，頭位変換性眼振をチェックする．

発話は，例えば「昨日は雨でしたが，今日は良いお天気です」といった覚えやすい文章を2〜3回繰り返すことにより，ある程度長く発音してもらい判定する．小脳障害では，コントロールされた大きさ，高さ，スピードがさまざまに

乱れたしゃべり方となり，slurred（不明瞭），scanning（断綴性），explosive（爆発性）speech などと表現される．

筋のトーヌスは低下し，診察では「ふにゃふにゃ」した印象になる．患者にできるだけ力を抜いてリラックスするように指示して，さまざまな関節運動を受動的に行うときの抵抗が低下することで判断する．このとき四肢の被動性（passivité）あるいは懸垂性（pendulousness）が増加し，関節の過伸展（hyperextension）が認められる．

d．補助検査法

小脳運動失調症の検査としては，まず画像検査のMRI が有用で，小脳やそれに関わる脳幹の血管障害，炎症，腫瘍，萎縮（変性）などの検出が可能である．一般に，変性疾患である脊髄小脳変性症では，患者が症状を訴えて受診するときには，すでに小脳は明らかな萎縮を呈していることが多い．もしほとんど萎縮がみられないときは，傍腫瘍性症候群，自己免疫性小脳失調症など二次性小脳障害の鑑別が重要である．機能の低下をみるためにはSPECT やPET を行う．

脳脊髄液検査は，炎症性疾患や腫瘍性疾患で特に有用であり，サイトカインや異常細胞など疾患ごとに特有のマーカーが知られている．眼球運動障害や眼振があるときは，神経耳科で電気眼振検査（electronystagmography；ENG）を行うことにより，詳細な変化を定量的に記録できるとともに，前庭や小脳の大体の障害部位の推定も可能である．

e．原因疾患・病態

最も多いのは後頭蓋窩の血管障害であり，生命の中枢である脳幹と一体であるため，救急対応や注意深い経過観察が必要となる．腫瘍としては成人では星状細胞腫が多い．また，聴神経の神経鞘腫は小脳橋角腫瘍として特有の症状を呈する．いわゆる小脳炎は成人では少ないが，多発性硬化症や視神経脊髄炎は少なくない．MRI や髄液検査が有用である．また，肺小細胞癌に合併する傍腫瘍性小脳変性症，腫瘍の

はっきりしない自己免疫性小脳失調症も忘れてはならない．代謝性疾患としてアルコールによる小脳萎縮が重要である．いわゆる脊髄小脳変性症では孤発性の多系統萎縮症（オリーブ橋小脳萎縮症），皮質性小脳萎縮症で2/3 を占め，残りの大部分は優性遺伝性脊髄小脳変性症である．MRI による検査のほか，遺伝子検査も重要である．多系統萎縮症はごくまれに家族性発症することがあり，そのさらに一部で *CoQ2* の遺伝子変異が判明している．

2　感覚性運動失調
sensory ataxia

a．基礎知識

全身の骨格筋の収縮状態，関節の位置覚や運動覚などは深部感覚として末梢神経から脊髄後索を経て，視床・大脳感覚野のみならず，前庭系や小脳へも伝えられ，随意運動のスムーズな遂行に関与している．この経路が障害されると運動失調が生じる．病変部位は脊髄後索，後根神経節，末梢神経（大径線維）が多いが視床や大脳感覚野でも生じうる．

b．症状，徴候

1．後索性歩行失調

歩行時に足の位置がわからないために必要以上に高くもち上げて，踵から打ち付けるような歩行となるとされている．

2．Romberg 徴候

起立時に開眼では安定しているが，閉眼すると動揺して足を踏み出してしまう徴候である．深部感覚障害の視覚補正がなくなったときの動揺の出現，増強を診る．これはまず開眼して左右の足を爪先から踵までぴたりとつけて（閉脚して）起立するように指示し，その状態で安定して起立位を保てることを確認した上で，閉眼を指示して約60 秒観察し，倒れそうになる場合に陽性とするものである．

3．測定異常

指鼻試験において閉眼させると測定異常が増強されるところを診る．鼻ではなく視野から外

れる耳朶に触れるように指示してもよい（指耳試験）．下肢の関節位置覚の診察で対側の角度と同じに曲げさせる検査や母指さがし試験などは，視覚の補正のない状態での測定異常の検査ともいえる．

4. 偽性アテトーゼ（pseudoathetosis）

閉眼して上肢を前へ倣えのように水平に挙上し，手背を上にして手指を開かせると，指の位置がわからないため，手指があたかもピアノを弾くように上下に動くことで，piano-playing finger という．障害が肘や肩に及ぶとそこにも動揺がみられる．

c. 診察のポイント

感覚性運動失調症では，必要以上に膝を高く上げ打ち下ろすように歩行するとされているが，実際には小脳性と区別しにくいことも少なくない．ほかの深部感覚障害の徴候を確認することが必要である．Romberg 徴候は，最初から閉脚できないときは，安定して起立位を保てる最小限まで開脚させて，そこからの変化を検出すればよい．逆に，足を前後に開き爪先と踵をつけて一直線上に立つ形にすると，動揺を検出しやすい（Mann 試験．sharpened Romberg's sign）．

d. 補助検査法

末梢神経障害や脊髄後索障害が疑われるときは，末梢神経伝導検査や感覚誘発電位検査などで障害を検出できるときがある．MRI や脳脊髄液の検査も有用である．MRI で脊髄や後根，後根神経節の病変を描出したり，髄液検査では炎症性病変などがわかる．

e. 原因疾患・病態

かつては梅毒による脊髄癆が多かったが，現在はまれである．Friedreich 運動失調症は日本人にはなく，α-tocopherol transfer protein（αTTP）遺伝子変異によるビタミンE単独欠乏性失調症が後索障害型であるが，極めてまれである．

3 その他の運動失調

前庭神経は三半規管や耳石器からの平衡感覚を直接あるいは前庭神経核を介して前庭小脳に伝える．一側の末梢前庭神経が急激に障害されると，激しい回転性のめまい（vertigo）を生じ，歩行はもちろん立位や坐位の保持ができない．このとき水平性，水平回旋性の定方向性の自発性眼振を認める．Frenzel 眼鏡を掛けて非注視下で観察するとよい．急速相は患側と反対方向に向かうことが多いが，病変が刺激性だったときは患側に向かう．

障害が急激ではないときや治癒の過程では，起立や歩行に際し障害側へ偏倚（deviation）する．軽微な偏倚を診る方法としては，立位で閉眼して上肢をそろえて下垂位あるいは挙上位から水平位まで戻す動作を繰り返させると徐々に患側に偏倚していく（Bárány の past-pointing test）．このとき，検者も両手の示指を出して患者の示指の位置をマークしておくと軽微な偏倚も検出しやすい．閉眼し起立位で上肢を水平に挙上しその場で足踏みをさせると患側に偏倚する（福田の閉眼足踏み試験）．診察室が広ければ，閉眼し5歩前進，5歩後退の往復運動を繰り返させると，偏倚方向が前進と後進で逆になるため歩行の軌跡が星形になる（星形歩行）．前庭障害でも閉眼により体幹の揺れが大きくなり患側に倒れやすくなる（前庭性 Romberg 徴候）．

小脳は出力系では視床を介して，入力系では前頭橋小脳路を介して，大脳とは密接な関係を有している．実際，脳腫瘍など前頭葉病変で歩行失調を来すことがあり，前頭葉性運動失調（frontal ataxia）と呼ばれる．また，軽度な片麻痺に運動失調症を同側性に伴うことが天幕上や脳幹病変によるラクナ症候群でみられることがあり，運動失調不全片麻痺（ataxic hemiparesis）と呼ばれる．

［水澤英洋］

22 不随意運動の診かた

基礎知識

はじめに，不随意運動の定義はまだ十分意見の一致が得られない部分があり，同じ名前の不随意運動でも使う人によって定義が異なることがあることをお断りしておきたい．本項では，主に Movement Disorders Society（MDS）の推奨する分類・定義に従っている．中でも，MDSの主要メンバーである Bhatia 先生の教科書 Marsden's book of movement disorders に沿っている点が多い．それに加え経験に基づき筆者の意見が入った内容となっている．

A 随意・不随意運動とは

不随意運動とは何かを突き詰めて考えると，答えは簡単ではない．われわれが行う運動は，単純に随意・不随意と分けられるものではない．ゴルフでスウィングをしてボールを打つような，本人の意志に従い自分自身のリズムで運動をするまったく意図的といえる運動がある一方，歩いているときに石につまずきころびそうになり，立ち直るような運動もある．この場合，どこまでが反射的，どこまでが意図的，どこからが意図的ではない運動なのだろうか．あるところまでは，脊髄での反射で立ち直り，歩きはじめるときの一部はかなり意図的で，歩きが元に戻ったあとは意図的であろうか．また，歩いているときに自然に手を振っている運動は随意運動であろうか．おそらく連合運動というもので，意図的運動とはいえないであろう．熱いものにさわり，手が自然と引ける運動はほとんど

表Ⅲ-22-1 考えられる運動の種類

意図的な運動（一般的な随意運動）
意図しない運動
・不随意運動（病的な意味をもつ） ・意図的でないが病的とはいえない 　鏡像運動，連合運動，貧乏ゆすりなど ・反射（生理的，病的とも） 　脊髄反射 　脳幹レベルの反射 　大脳皮質レベルの反射

反射としてよいだろう．このように，まったく意図的といえるものから，反射までさまざまな動きが混じっていることが実際であろう．膝蓋腱反射の様に脊髄に由来する反射もあり，歩行のように歩行中枢が脊髄と脳幹にある反射もある．筆者が考える運動の種類を表Ⅲ-22-1に示した．

では，不随意運動とはどういう運動なのだろうか．不随意運動は，病的であり，患者がその動きで困っているという意味が含まれると考えてよい．不随意運動とは意図的ではない運動であり，しかも病的であるということになる．ほぼこの分類でよいのであるが，正常な反射と同じ機序だが，その動きが大きすぎて病的であるときは，発生機序は正常な反射と同様だが，患者が困っているという意味で不随意運動として分類されている．この点だけは注意が必要だが，表Ⅲ-22-1のような分類で良いであろう．

不随意運動発生の起源は，運動を起こす大脳皮質から脊髄・筋肉に至るまで，どの部位でも起源となり得る．発生起源に基づき，不随意運動を分類できるとよいが，それほどすっきりと分類できるほど病態生理が解明されてないため，臨床観察に基づき分類されているのが現状である．

B 運動症状の分類

一般に不随意運動は，本人の意志とは無関係に体の一部または全体が勝手に動いてしまう病的症状である．従来はこのような定義に基づき，分類などを行ってきた．しかし，MDSの基準では，不随意運動の不随意の定義が上述のように困難で，一部随意運動と不随意運動の中間の病態もあるため，運動過多（hyperkinesia）の症状という項目をもうけ，これがほぼ従来の不随意運動と同様な意味としている．表Ⅲ-22-2にMDSの推奨する運動症状の分類を示す．麻痺がなく，何らかの運動に関連する症状があるとき（動かないわけではなく，うまく動かせないとき）に鑑別すべき症候学的な考え方を示している．

運動症状を大きく二つに分類する．一つは，無動・運動減少症状を呈する病態で，典型的には，Parkinson病をはじめとするparkinsonismに属する病態で，進行性核上性麻痺，皮質基底核変性症，多系統萎縮症などである．このほか，痙性麻痺などの麻痺に近い病態も，動きが少ないという意味で含まれることもあるが，一般的ではない．さらに全身硬直症候群，neuromyotoniaなどの筋肉が固くなる病態も含めることがある．症状の特徴からこれらの鑑別で困難を感じることは少ない．もう一方は，運動過多症状であり，一般的にいわれる不随意運動とほぼ同義である．この中に大きく5つの不随意運動：振戦，舞踏運動，ジストニア，チック，ミオクローヌスが含まれる．バリズムは舞踏運動の範疇のもの，アテトーゼはジストニアに近い病態とされている．

不随意運動に対するアプローチは，まず症候学的分析（phenomenology）である．患者が，先にあげた分類のどの不随意運動を呈しているかを検討する．一人の患者がいくつかの種類の不随意運動を呈していることもある．この症候学的解析が診断の第一歩であるが，近年このプロセスが疎かにされることがある．ある生化学的診断がついている患者・遺伝子診断が確定している患者では，こういう症状があるはずだという先入観で不随意運動を記述したり，遺伝子が決まっているから，症状の多様性はあってもよいと片付けてしまう状況が時々みられる．まず，運動として起きている症状を正確に観察し，従来いわれているどの不随意運動に合致するかを考察する必要がある．

次にその不随意運動を起こしている原因の検索をする．この時に，すべての不随意運動において，大まかに一次性と二次性の原因に分けて考える．そして，一次性の中で，遺伝性疾患と，遺伝性がはっきりしない特発性に分ける．二次性とは，原因となる疾患に罹患しており，その疾患の症状として不随意運動を呈している場合である．これらの原因の精査は，補助診断の項目で述べるいくつかの検査を行うことになる．一般的な画像検査，生化学検査に加えて，神経生理学的検査，遺伝子検査，PETなどの特殊な画像検査など，多くの手段を使って診断を進めることになる．

一般的診察の要点

次の項目で個々の不随意運動に関して詳細に述べる前に，一般的に不随意運動の患者を診たときの診察の要点を述べることにする．

A 症候学的観点

phenomenology

どの種類の不随意運動にあたるかを考察する

表Ⅲ-22-2 MDSで推奨される運動症状の分類
主な運動障害症状とされる病態の分類

無動・運動減少症状	運動過多症状
Parkinson病 薬剤性Parkinson病 parkinsonism ・PSP，CBD，MSAなどときに含める疾患 ・麻痺 PLSなど ・全身硬直症候群 ・neuromyotonia	振戦 舞踏運動・バリズム ジストニア・アテトーゼ チック ミオクローヌス 　陽性，陰性，驚愕反射 その他

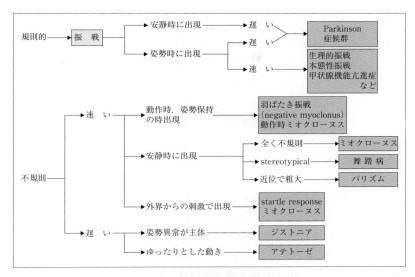

図Ⅲ-22-1　不随意運動の臨床的分類

時には，いくつかの項目について注目する．図Ⅲ-22-1に示した筆者が提案した不随意運動の分類では，動きの規則性にまず注目し，次に動きの速さや誘発条件に注目している．図Ⅲ-22-2のMDSが推奨するフローチャートでは，運動の周期性と常同性に注目している．どちらも似た観点から診断に迫っているので，これらに関して説明する．

　不随意運動を見分けるときにまず注目するのは，リズムがあるか（周期性，時間的な規則性）である．ほぼ周期的に出現する代表は振戦である．このほかに，軟口蓋ミオクローヌス（軟口蓋振戦），脊髄性ミオクローヌス，骨格筋ミオクローヌス，periodic myoclonus（Creutzfeldt-Jacob disease；CJD，subacute sclerosing panencephalitis；SSPE）などが周期性を呈する不随意運動となる．この他の多くの不随意運動は周期性があまりなく，時間的にランダムである．次に**動きの速さ**に注目する．一般的に，ミオクローヌス，舞踏運動，チック，常同症，ジストニアの順番に速度が速い．特にジストニアは，筋肉が持続的に収縮していて，動きというより異常肢位と表現したほうがよいと考える．ただし，ジストニアという持続的な収縮の中に，時に素早いjerkyが混入すること

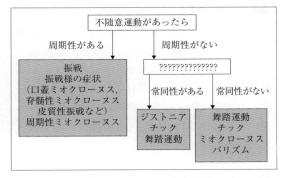

図Ⅲ-22-2　MDSが推奨する運動過多性症状（不随意運動）に対するフローチャート

があり，myoclonic dystoniaと呼ばれる．次に注目するのは，不随意運動の**出現部位**である．アカシジア，restless leg syndrome，painful leg and moving toes，Dopa-Responsive Dystonia（DYT5）などのように，症状が下肢にほぼ限定される疾患もあるし，全身性に不随意運動が出現するものもある．顔面領域に限局される，顔面痙攣，眼瞼痙攣，oromandibular dystoniaなどや，首に限局される痙性斜頸，上肢に限局されtask-specific（課題特異性）でもある書痙などがある．**出現条件，誘発条件**が次に注目する要素となる．task specific dystonia

では特別な誘発条件でないと不随意運動が出現しない。楽器の演奏，書字，ある種のスポーツなどが有名である．このほか多くの場合に考慮するものとして，静止時，姿勢保持時，運動時などがあり，また多くの不随意運動は精神的ストレスが誘発因子となる．さらに**随意的に不随意運動が止められる**かも重要な点である．止めやすいものと，止めにくいものがある．特に有名なのがチックであろう．チックは，随意的に止めることができるが，止めている間に動かしたい欲求が増してきて，がまんできなくなり動かすと気分が爽快になるという特徴を有する．もう一つ注目する点として，**睡眠の影響**がある．ほとんどの不随意運動は睡眠中に出現しなくなる．口蓋帆ミオクローヌスは睡眠中も持続する傾向がある．またある種の不随意運動は，覚醒直後に発作が誘発されることがあるし，DYT5では睡眠によりジストニアが改善する．レム睡眠中に起きるRBD (REM behavioral disorder)では，レム睡眠中に異常な動きが出現する．これは，夢を見ているとされるレム睡眠のステージに，本来減少すべき筋肉のトーヌスが減少しないために，夢に対応して体が動いてしまうと考えられている．

B 対象患者が属する疾患のグループを決める

患者が不随意運動を主体とするどのグループに属しているかを決めて，鑑別すべき疾患とその検査を考察していくのが次の段階の作業である．一人の患者が一つの不随意運動を呈していれば，グループの決定は容易である．しかし，しばしば一人の患者が複数の種類の不随意運動を呈していることがある．このような場合，対象となる患者において主たる不随意運動がどれかで，その不随意運動に基づいて鑑別を考えることになる．

C 患者が属するグループに基づき原因の精査を進める

基本的に先に述べた，一次性の中の家族性か特発性か，または二次性かの鑑別を行う．使用する補助診断や各々の疾患に関しては各々の項で述べられるので，ここでは省略する．特発性の診断では，どのような分野でも同じだが，二次性の疾患を否定した条件となっており，二次性に不随意運動を呈する疾患を熟知しておくことが重要である．一般的に注意すべき点の一つとして，家族歴の聴取がある．家族歴がはっきりしている場合は問題ないが，近年遺伝子異常が判明してくると，anticipationの現象がはっきりし，家族歴があるにも関わらず，高齢者では症状が軽く気づかれていないこと，他の軽い病気と間違われることがよくみられる．例えば，DYT5の患者の親は軽い振戦と診断されていたりする．家族歴の聴取にあたっては，この点も考慮しておく必要がある．また，発症年齢も重要なポイントで，家族性の疾患は多くの場合発症年齢が若いことが多い．ただし，先ほど述べたように高齢の患者で症状が軽い人は，気がつかれる年齢も高く，必ずしも家族性だから発症が若いということにはならない．もう一つの教訓としては，診断が不明な患者では，できればDNAを保存しておき，将来の診断の可能性を残しておくことを勧める．個人的な経験であるが，Marsden教授が25年前に診察をして所見を残していた患者で，当時非典型的なparkinsonismとされていた患者が，現在その患者を診察しているBhatia先生の外来で遺伝性Parkinson病と診断が確定した個人的経験や，ジストニアでも同様な経験がある．

D Psychogenic movement disordersとの鑑別

以前はジストニアをはじめ多くの不随意運動が心因性疾患と判断されていた歴史が示すように，心因性の病態と器質的不随意運動の鑑別は常に問題であり，診断における重要なポイントである．なぜなら，心因性の病態はどのような症状も起こし得るため，すべての不随意運動の鑑別に心因性疾患が含まれる．また次の3点から，心因性の要素と不随意運動は密接な関係に

あるといっても過言ではない．①不安，ストレスなどが器質的不随意運動の症状を悪化させる要因となる．②不随意運動という症状があること自体が患者のストレスとなる．痙性斜頸・顔面痙攣・全身のジスキネジアの患者が，外出時にストレスを感じることは理解できるであろう．③不随意運動の治療に使う薬剤の多くが気分に対しても影響を及ぼす．これらの理由から，心因性要因は常に考慮するべきであるが，逆にこれらの心因性要因が影響するからといってその不随意運動が心因性機序による不随意運動とはいえない．一般に，不随意運動の症状が大きく変動する場合は心因性の可能性が高い．不随意運動症状を示す患者で心因性不随意運動がしめる割合はそれほど多くはないが，他の心因性症状を伴うこともある．また心因性の症状の中で，頻度の高いものはpseudoseizure（偽性てんかん発作）と麻痺である．また，心因性麻痺の鑑別のために考案された診察法がいくつかある．例えば，Hoover sign, Barré徴候などもある意味心因性反応との鑑別に使われている．

心因性不随意運動と器質的不随意運動の鑑別は必ずしも容易ではない．心因性の場合はストレスなどがきっかけとなり突然発症することが多い．ただし，てんかん発作も発症は突然であるのでこれだけが鑑別点になるわけではなく，次に述べるいくつかの点を総合して鑑別する．不随意運動そのものが，周期性（時間的規則性），運動のパターンなどの面でさまざまであり一定しない，または状況により大きく変化する点も一つの特徴である．distractionといって，運動のパターンを変化させてみる検査も診断で使用される．心因性不随意運動では，他のことに集中すると症状が変化することがある．この現象を利用して鑑別を行うのが，distractionの検査である．不随意運動が出現しているときに，話しかける・計算をしてもらうなどをすると運動が停止してしまうことがある．また，周期的に出現している不随意運動をみるときに，対側の手などで別のリズムの運動をしてもらうと，不随意運動のリズムも随意運動のリズムに同調してしまう現象などがある．もう一つの鑑別点として，本来相反性があるはずの筋肉が，同期して放電してしまうco-contractionの現象も鑑別点となる．不随意運動でも相反性がある筋肉が同期して発火することはよくあるので，これのみでは鑑別できない．また，動いている筋肉に負荷をかけると，器質的な不随意運動では重くなって運動が小さくなるのに，心因性の場合それでも運動を出現させようとしてかえって力をいれて負荷に逆らって運動を出現させようと努力する傾向がある．

症候・徴候

個々の徴候について簡単に述べる．疾患との関連については，それぞれ疾患の項目で述べられるので，ここでは動きの特徴と，主に診断で注意すべきポイントなどを図，表を用いて紹介する．

A 振戦
tremor

振戦とは，体全体または一部が不随意にoscillationしている状態と定義できる．そこで，この症状と似たような動きで鑑別すべきものとしては，クローヌスがあげられる．クローヌスは筋肉を伸張したときに繰り返されるリズムのある動きで，生理学的に反射亢進とほぼ同じ意味をもつ．この他，周期性ミオクローヌスである軟口蓋ミオクローヌス（軟口蓋振戦），CJDに見られる周期性ミオクローヌスも鑑別にあがるが，他の症状の出現を考えると，鑑別は容易である．ミオクローヌス，陰性ミオクローヌス，epilepsia partialis continua（EPC）なども鑑別の対象である．振戦の診察で注意すべきことは，誘発条件を考えて，その条件を診察室で実際に施行することである．安静，姿勢保持，運動（書字，起立させるなど）を実際に施行すべきである．

表Ⅲ-22-3 臨床的特色による振戦の分類

診　断	主な周波数	安静時	姿勢時	目的に向かって増強（企図振戦に近い）
生理的振戦	8～12 Hz	−	＋	＋
生理的振戦の増強	8～12 Hz	−	＋＋	＋
本体性振戦	4～ 9 Hz	−	＋＋	＋
起立性振戦	8～18 Hz	−	＋＋	＋
Parkinson病	4～ 7 Hz	＋＋	＋	＋
小脳性振戦	2～ 5 Hz	−	＋	＋＋
Holmes振戦	2～ 5 Hz	＋＋	＋	＋＋
口蓋帆振戦	1～ 6 Hz	＋＋	＋	＋
末梢神経振戦	4～10 Hz	−	＋＋	＋
薬物性振戦	3～12 Hz	＋	＋	＋
心因性振戦	4～ 9 Hz	−	＋＋	＋

　振戦の分類はさまざまな観点から行われており，それぞれある一定の特徴を捉えていて意味がある分類である．しかし，実際の患者に接したときは，これら誘発条件の組み合わせから，疾患の鑑別を施行していく．振戦の生理学的特徴に関する所見を表Ⅲ-22-3に示す．まず振戦の周波数に基づき分類を行い，その後で他のファクターに関しても考慮する．周波数が2～3 Hzでは，まず小脳性振戦，Holmes振戦（中脳振戦，赤核振戦などといわれる），軟口蓋振戦を考える．4～5 Hzでは，主にParkinson病に関連した疾患が上げられ，6～8 Hzではクローヌスや疲労時の振戦を考える．疲労時にふるえてしまう機序の一つに，クローヌスと同じ機序が関与している．運動など疲労した後にクローヌスが出やすくなることを経験した人も多いであろう．周波数解析には，表面筋電図とその周波数解析を用いるが，詳細に検討すると一人の患者が呈する振戦の周波数は一つとは限らないこと，また周波数は振戦が発現している状況により変化することがわかる必要がある．さらに，振戦を生じる原因は非常に多彩であり，その原因の主なものを表Ⅲ-22-4に示した．この表の最後の"その他"の項目に，生理的振戦を増強させる因子があげてある．

B 舞踏運動・バリズム
chorea・ballismus

　舞踏病の語源はギリシア語のダンスを意味する"chorea"である．最初はヒステリーと考えられていた症状が，実は器質的疾患であるといわれはじめたのは，Sydenhamが器質的と判明している病態でダンスのように見える舞踏運動を観察したことによる．この運動を表現すると，素早い・jerkyな運動が時間的にも空間的にランダムに出現する状態である．動きは目的をもっているようでもあり，一部随意運動の要素が入っている印象をうける．したがって，舞踏運動は正常人が真似できるような動きであるといわれ，一部の舞踏運動には準備電位が先行するという報告もある．この印象は，病態で述べるように，舞踏運動が大脳基底核から開放された一次運動野がある程度秩序をもった運動を起こしてしまうと考えると，納得できるであろう．

　振戦との症候学的鑑別は容易であるが，チック，ミオクローヌス，ジストニアとの臨床的鑑別は時に困難なことがある．ジストニアと舞踏運動は時に一緒に出現することがあり，その場合はさらに困難になる．舞踏運動は動きが目立つ割には，動きそのものが日常動作の妨げになることは少ない．実際，Parkinson病患者などでは，薬剤加療のジスキネジア状態で舞踏運動

表Ⅲ-22-4　振戦の原因疾患

変性疾患 　Parkinson病 　MSA (multiple system atrophy) 　Wilson病 　Huntington病 　Fahr病 　paroxysmal choreoathetosis 　Ramsay Hunt syndrome 　ataxia-teleangiectasia 　DYTs 　cranial dystonia 　痙性斜頸 　本態性振戦 　本態性ミオクローヌス 　書字性振戦 　声帯振戦 脳病変 　感染症 　多発性硬化症 　梅毒 　HIV 　麻疹 　チフス 局所脳病変 　脳腫瘍 　脳シスト 　脳出血 　AVM (arterio venous malformation) 　脳外傷 代謝性疾患 　甲状腺機能亢進症 　副甲状腺機能亢進症 　低マグネシウム血症	低ナトリウム血症 低カルシウム血症 低血糖 肝性脳症 腎不全 ビタミンB_{12}不足 末梢神経障害 　CMT (Charcot-Marie-Tooth disease) 　Roussy-Lévy syndrome 　CIDP (chronic inflammatory demyelinating polyneuropathy) 　GBS (Guillain-Barré syndrome) 　gammopathy 　malabsorption neuropathy 　reflex sympathetic dystrophy 　SMA (supplementary motor area) 　BSMA (bulbospinal muscular atrophy) 中毒症 　ニコチン 　水銀，亜鉛，マグネシウム 　シアン，トルエン，DDT，ダイオキシン 薬物中毒 　非常に多くの薬剤があがる その他（正常でも誘発する因子） 　感情的ストレス 　疲労 　寒冷 　睡眠不足 　心因性ファクター 　薬物の中断 　アルコールの中断 　コカインの中断

が出ていても，そのときが動きやすくて良いと答える患者が多い．ジストニアは逆で，動きそのものが日常動作を邪魔することが多い．チックとの鑑別点は，動きを止めておいた時に動かしたい気持ちがつのり，動かした後に爽快感があるというチックの特徴が役立つ．さらに，チックの動きのほうが，舞踏病よりステレオタイプである．

舞踏運動の原因となる疾患は数多くある．線条体をはじめとする大脳基底核が代謝性疾患や血流低下などのさまざまなストレスに障害されて症状が出るからではないかと思われる．個人的には，海馬と大脳基底核は，脳全体に障害が及ぶような病態でターゲットになりやすいという印象をもっている．これら疾患のリストを**表Ⅲ-22-5**に示した．

C　バリズム
ballism

バリズムは前述のように，病態としては舞踏運動の極端な例と考えている．バリスムスの語源もギリシア語で，"投げる"を意味する言葉である．近位筋に出現する大きな動きで，手を投げ出すように見えたことから命名されているようである．反復して，少しずつ変化しながら，持続的に出現している近位筋優位に出現する不随意運動である．動きが粗大なために，外傷を受けることも多く，一日中続くので，ときに運動負荷が強すぎて心不全になる患者もいる．睡眠時には消失する．1肢だけにでるものをmonoballism，片側の上下肢に出現するものをhemiballismと呼ぶ．しかし，ほとんどがhemiballismの症状であるので，ballismというだ

表Ⅲ-22-5 舞踏運動を呈する疾患

特発性で舞踏運動が中心	二次性に舞踏運動を生じる疾患	
Huntington 病 choreoacanthocytosis Ataxia-telangiectasia Hallerhorden-Spatz 病 Pelzaeus-Merzbacher 病 ミトコンドリア病 SCA（spinocerebellar ataxia） DRPLA（dentato-rubro-pallido-luysian atrophy） 大脳基底核石灰化症 Xerodermia pgimentosa 結節性硬化症 PKC（paroxysmal kinesigenic choreoathetosis） orofacial dyskinesia Sydenham chorea	**代謝性疾患** 　Wilson 病 　脂質蓄積症 　アミノ酸代謝異常 　糖質代謝異常 **血管性疾患** 　真性多血症 　sickle cell anemia 　線条体の血管障害 　視床の血管障害 　硬膜下血腫 　AVM（arteriovenous malformation） **免疫疾患** 　SLE（systemic lupus erythematosus） 　Behçet 病 　RA（rheumatoid arthritis） 　Henoch-Schonlein purpura 　Churg-Strauss syndrome **内分泌関連** 　低カルシウム血症 　低血糖 　高血糖 　低マグネシウム血症 　甲状腺機能亢進症 　低ナトリウム血症 　高ナトリウム血症	腎不全 肝不全 妊娠 核黄疸 **さまざまな疾患** 　脳腫瘍 　低酸素脳症 　多発性硬化症 　頭部外傷 　火傷 **感染症関連** 　ウイルス疾患 　　麻疹，百日咳 　　風疹，HIV 　　インフルエンザなど 　細菌感染 　　溶血レンサ球菌 　　心内膜炎 　　チフス，ジフテリア 　　腸チフス，結核 　　マイコプラズマ，梅毒 **中毒** 　アルコール，水銀 　タリウム，鉛 **薬物** 　L-ドパ，agonists 　中枢刺激薬など

けで多くの場合 hemiballism のことを意味している．顔面，首に不随意運動が出現することはほとんどなく，上下肢だけに限局している特徴を有する．動物実験では，area 4 を切除すると不随意運動が消失し，area 6 を切除しても運動が持続することから，大脳基底核の異常な指令が，一次運動野を経由して不随意運動を起こしていると考えられる．ほとんどの患者が視床下核に病変を有しており，視床下核とバリズムの関連ははっきりしている．ただし，視床下核全体が障害されると不随意運動は出現せず，10％程度障害されるとバリズムが出現することがわかっている．さらに，病変が1カ所に限局していることも多く，不随意運動以外に神経学的所見を呈さないことがほとんどである．

バリズムの原因となる疾患は，病態生理で述べるように，発生機序が舞踏運動と同じであり，舞踏運動同様に数多くある．そのリストを**表Ⅲ-22-6** に示した．しかし，この症状を呈する患者の4分の3以上は脳血管障害であり，症状は急性に発症することがほとんどである．

D ジストニア・アテトーゼ
dystonia・athetosis

ジストニアの定義としては，"持続的筋収縮により生ずる，肢位の異常や捻転の要素をもつ反復運動"である．持続的な収縮のために痛みを伴うことも多く，拘縮をきたすこともある．もう一つの特色としては，sensory trick という現象がある．首などが横を向いてしまい自発的には前を向けない患者が，ちょっと顔に手を触れるだけで，すんなり前を向ける現象である．これは，手で力をいれて首を曲げているのではなく，ちょっと触るだけで，首を曲げるというタスクのやり方を変更して，まっすぐ向けるようにしていると考えられる．上手にできない運

表Ⅲ-22-6　バリズムを呈する疾患

脳血管障害	**代謝性疾患**
脳出血	低血糖
脳梗塞	高血糖
くも膜下出血	**外傷など**
TIA	頭部外傷
AVM	VP shunt 後
中枢神経感染症	thalamotomy 後
結核	STN の術後
梅毒	**薬物**
クリプトコッカス症	L-ドパ
トキソプラズマ症	抗てんかん薬
脳腫瘍	経口避妊薬
グリオーマ	**その他**
髄膜腫	大脳基底核石灰化
転移性脳腫瘍	脳幹脳炎
免疫性疾患	
SLE	
抗リン脂質症候群	
強皮症	
Sydenham chorea	

動を，触ることによりやり方を変えて，結果的には同じ最終の運動効果を実現していると考えられる．

ジストニアを呈する疾患は非常に多くあり，ジストニアの診察では，二つの面を考える必要があろう．まず，持続的な筋肉の収縮による動きを確かめ，sensory trick などを確認すればよく，診断は難しくない．鑑別の一つとして重要なものは，持続的筋収縮が起きる全身硬直症候群，tetanus，myotonia などがあるが，その症状の出方から鑑別は難しくない．もう一つ重要な鑑別は心因性のジストニアであろう．

もう一つの診断の側面は病因の診断である．ジストニアはあらゆる筋肉にその症状を起こし，ほとんどの場合に精神的ストレスで症状が増強するという特徴がある．捻転の要素が多くあり，近位筋を巻き込むことがほとんどで，遠位筋だけに同様な病態が生じたものをアテトーゼと呼んでいると考えてよい．遺伝性の疾患が多いが，一般的な注意として，同じ遺伝子を持っている同じ家系の患者でも，高齢者ほど症状が軽く，若年の世代は全身性ジストニアなのに，親の世代は局所性ジストニアを呈することがよくある．このため，家族歴があっても気づかれず，孤発性と判断されてしまうことがある．原因の診断を考えるときは，ジストニアの原因分類を知らなくてはならない．まず，一次性（特発性）ジストニアか症候性（二次性）ジストニアかに分類される．以前はこの群の中の多くがすべて変性疾患に近く，原因不明で特発性とされてきたが，近年多くの遺伝子異常が発見され，遺伝性ジストニアと特発性に分けられる．遺伝性ジストニアは DYT に発見の順番で番号がつけられて，すでに 20 以上の遺伝子異常が発見されている．

ジストニアの患者を診察するときにまず考慮するポイントを表Ⅲ-22-7 にあげる．原因・発症年齢・出現部位の 3 つの要素の組み合わせで，ある程度診断の方向が決められる．ジストニアという動きそのものは，一次性・二次性で同一のもので，動きから鑑別はできない．非常に若い年齢での発症や，急な経過の発症は，二次的ジストニアを支持する所見である．また，症状の出現部位・順序にもある程度規則がある．小児期発症のジストニアは下肢の筋肉から始まることが多い．瀬川病（DYT5）などが良い例である．片側ジストニアは，脳の局所病変による対側半身のジストニアのことが多い．ジストニア以外の神経所見の有無も鑑別の一助となる．他の神経所見を伴うときは，2 次性ジストニアのことがほとんどである．また，organomegaly などを伴うときは，症候性の疾患を示唆する．

E　ミオクローヌス[3]
myoclonus

ミオクローヌスは，急激で速い筋肉の動きを意味し，末梢神経を刺激したときの筋肉の反応に似ている速さの動きと考えてよい．このような速い動きが筋放電により生じる陽性ミオクローヌスと，筋肉が収縮しているときに突然筋放電が途絶して起きる陰性ミオクローヌスがある．陰性ミオクローヌスは，asterixis と呼ばれる状態と同じである．

他の不随意運動との鑑別はそれほど難しくな

表Ⅲ-22-7　ジストニアの患者で考慮すべきポイント

発症年齢
　小児期発症　0〜12歳
　青年期発症　13〜20歳
　成人期発症　21歳以上
原因分類
　一次性
　・遺伝性（家族性）
　・特発性（孤発性）
　二次性
　・症候性
出現部位別分類
　局所性
　分節性
　多巣性
　全身性
　片側性
局所性ジストニアで頻度の高いもの
　眼瞼けいれん
　舌ジストニア
　oromandibular dystonia
　spasmodic dysphonia
　dystonic dysphagia
　痙性斜頸
　書痙
　axial dystonia
　　一部の首下がりなど
　leg dystonia

表Ⅲ-22-8　想定されるミオクローヌスの起源

① 皮質性ミオクローヌス
② 皮質下ミオクローヌス
　（周期的ミオクローヌス）
③ Ballistic overflow myoclonus
④ Brainstem reticular myoclonus
⑤ 過剰驚愕反応
⑥ 口蓋ミオクローヌス
⑦ Segmental spinal myoclonus
⑧ propriospinal myoclonus
⑨ peripheral myoclonus

い．鑑別にあがるのは，まずチックであるが，チックでは不随意運動を一時的にでも止めることができ，止めている間に動かしたくなる衝動があり，動かすと気分爽快になるという特徴から鑑別しやすい．ミオクローヌスは意図的に止めることは不可能である．舞踏運動は，流れるように次々と動きが持続する傾向があり，時間的にも動きのパターンもランダムである．これに対して，ミオクローヌスは流れるように続くことはない．健常者が真似できるかが，もう一つの鑑別点となる．ジストニアとは，その筋電図の持続時間から鑑別は簡単である．ただし，多くの疾患でミオクローヌスとジストニアが同時に出現することがある．振戦とミオクローヌスは反復性から鑑別しやすい．ただし，一部のミオクローヌスでも反復して動きが起きることがあり，周期性ミオクローヌスなどといわれる．振戦と周期性ミオクローヌスの鑑別点は，振戦の周期は正弦波様（sinusoidal）であるのに対して，ミオクローヌスは短形波様（square wave）の周期であるといわれている．

　ミオクローヌスの患者を診たときに，どのように診察を進めるかも，一般的に診察で述べたアプローチと変わらない．原因疾患が非常に多くあり，いくつかの観点から診察・検査を行い，不随意運動の性質を決める．臨床的分類は，出現部位，規則性，誘発条件などから記述する．出現のしかたから，generalized, multifocal, focal に分類，規則性から rhythmic, arrhythmic に分類，誘発条件からは，resting, postural, action に，さらに spontaneous, reflex に分けられる．誘発条件の安静時などは振戦と同様な基準であるが，自発性・反射性だけはミオクローヌスに特有で，自発的に出現しているものか，触るなどの外からの刺激に反応して動いてしまうものを区別している．ミオクローヌスはその短い筋電図という生理学的特色から，起源に関する生理学的解析が詳しく行われており，生理学的分類が詳しい．**表Ⅲ-22-8**にかなり強引に想定されているミオクローヌスの起源による分類を示した．わかりやすくするために，各ミオクローヌスの起源を一つで表しているが，充分に結論が出ていないものもある．詳しい記述は，病態の項に記載した．原因による分類は，**表Ⅲ-22-9**に示した．生理的ミオクローヌスは，健常者でも出現するミオクローヌスで，多くの人が経験したことがあるのは，入眠時に出現しやすい睡眠時ミオクローヌスであろう．吃逆は，横隔膜のミオクローヌスと考えられる．本態性ミオクローヌスは，ミオクローヌス以外の症状がなく，原因疾患もわからない状態を意

表Ⅲ-22-9　ミオクローヌスの原因疾患

生理的ミオクローヌス 　睡眠中ミオクローヌス 　ストレス性ミオクローヌス 　疲労性ミオクローヌス 　吃逆 本態性ミオクローヌス 　遺伝性 　特発性 　スタートル てんかん性ミオクローヌス 　てんかんの症状 　（EPC，光過敏性，小発作） 　小児ミオクローヌス 　（LGS，Janz syndrome，点頭てんかん） 　良性ミオクローヌスてんかん 　進行性ミオクローヌスてんかん 　（Unverricht-Lundborg syndrome） 症候性ミオクローヌス 　蓄積病 　　Lafora病 　　脂質蓄積症 　　（GM2，Tay-Sachs，Krabbe） 　　Sialidosis 　　Ceroid-lipofuscinosis 　SCD 　　ataxia telaangiectasia 　　SCAs 　　DRPLA（dentato-rubro-pallido-luysian atrophy） 　　sporadic MSA（OPCA） 　　Celiac disease 　大脳基底核変性症 　　Wilson病 　　Hallervorden-Spatz disease 　　PSP（progressive supranuclear palsy） 　　CBD（cortico basal degeneration） 　　Huntington病 　　Parkinson病	認知症 　Alzheimer病 　CJD（Creutzfeld-Jakob disease） ウイルス疾患 　SSPE（subacute sclerosing panencephalitis） 　ヘルペス脳炎 　嗜眠性脳炎 　opsoclonus myoclonus 　Whipple病 　感染後脳炎 局所病変 　CVD後，DBS後，脳腫瘍 以下は非特異的に脳全体が障害 代謝性疾患 　肝不全 　腎不全 　透析性脳症 　低ナトリウム血症 　低血糖 　非ケトン性高浸透圧性脳症 　ミトコンドリア脳症 　ビオチン欠損症 　multiple carboxylase欠損症 　低酸素脳症（Lance-Adams syndrome） 中毒性脳症 　重金属 　ビスマス中毒 　薬剤性（L-ドパ，抗てんかん薬） 　SSRIなど 　臭化化合物 外傷など 　外傷後 　熱傷 　感電 心因性ミオクローヌス

（EPC：epilepsia partialis continua　MSA：multiple system atrophy　OPCA：olivoponto cerebeller atrophy）

味する．この中に，遺伝性（家族性）のものと，そうでないものがある．他の不随意運動と同様に，非常に多くの疾患でミオクローヌスがみられる．大脳皮質全体が障害され，脳波の基礎波が全体に遅くなりそうな疾患では，ミオクローヌスがみられる可能性が高いといえる．ミオクローヌスの機序に関しては，低酸素脳症のように障害が脳全体に及んでいる場合など，一人の患者でいくつかの機序のミオクローヌスが同時に出現することがある点は注意を要する．

検査としては，ミオクローヌスの起源を決めるためには，筋電図，ポリグラフ，脳波，誘発電位，jerk-locked averaging C-reflexなどがあり，これらによって起源が同定される．原因診断のための検査は，合致する所見を呈する疾患をリストから探して，検索を進めることになる．

F　チック
tic

この動きは一言で表現すると，常同性のある・無目的な動きで，時間的に不規則に生じ，自分の意志で意識的にかなり長い時間抑えることができる．ただし，動きを抑制しているときに，動かしたくなる気分が増強し，運動をして

しまうとすっきりするという特徴を有している．ある程度の時間，動きを意図的に抑制できて，そのときに感情的な反応があるという特徴が，ミオクローヌス，舞踏運動，てんかんなどと本不随意運動を鑑別するときに役立つ．鑑別にあまり困難はない．手足の動き以外に，発声などを伴うこともある（vocal tic）．simple tic, multiple tic, multiple tic with vocalization（Gilles de la Tourette syndrome）の3つに分類される．子供の頃は，落ち着きがないということで片付けられていることも多い．小児の10％程度には何らかの症状があるが，大人になるにつれて消失する．男女比は，3：1で男性に多く，家族歴があることも多い．バリズムと対照的に，チックは顔面，首に動きが起きることが多い．病理，生化学検査，生理検査を含めて，この病態に特徴的な所見がなく，客観的診断に役立つ検査がない．その発生機序も判明していない．

表Ⅲ-22-10　MRIで大脳基底核に病変を呈する疾患

急性疾患
　頭部外傷
　脳出血
　AVM（arteriovenous malformation）
　脳膿瘍
　脳梗塞
　低酸素脳症
　一酸化炭素中毒
　parainfections
　acidosis
　organic acid disorders
　尿毒症
　高血糖

慢性疾患
　脳腫瘍
　AVM
　Wilson病
　MARF（mitochondrial encephalomyopathy）
　Leigh病
　遅発性低酸素脳症
　NBIA（Neurodegeneration with Brain Iron Accumulation）
　Hallervorden-Spatz病
　大脳基底核石灰化

補助検査

検査のそれぞれに関しては，検査の項目で述べられるし，疾患での検査については疾患の項目で述べられるので，ここでは一般的に考えられる検査の適応について述べる．

 一般的検査

診断の特定に必要ではなくても，ほかの疾患の除外のためにほぼ全てで行う検査としてMRIがある．たとえば，典型的なParkinson病でL-ドパに反応している患者ではMRIを行う必要はないであろう．ただし，その場合でもparkinsonismを呈する他の疾患の除外のために，ほとんどの症例でMRIを施行するのが現状である．MRIで大脳基底核に局所的病変を呈する疾患を表Ⅲ-22-10に示す．次に，不随意運動の患者では，治療可能なWilson病の除外のために，血清銅，セルロプラスミン測定とKayser-Fleischer輪確認のため細隙燈検査を行う．この他，色々な症状を呈する病態があり，わからないときに鑑別すべき疾患を除外するために，梅毒やAIDSに関する検査を施行する．

一般的検査として，脳波，末梢神経伝導検査，眼電図，視覚誘発電位，体性感覚誘発電位などは行う．

考えられる代謝性疾患のリストを表Ⅲ-22-11, 12にあげる．内臓臓器の肥大があるときは，Wilson病，Gaucher病，Niemann-Pick病，ムコ多糖症などが考えられる．末梢神経障害があるときは，adrenomyeloneuropathy（AMN），GM2 gangliosidosis, Krabbe disease, metachromatic leukodystrophy, Gaucher病，ムコ多糖症などを考える．ミオクローヌスてんかんでは，Lafora病，ceroid lipofuscinosis, GM2 gangliosidosis, Gaucher病, mitochondrial encephalomyopathy（MERF），脳室拡大ではAlexander病を考慮する．垂直性眼球運動障害があるときは，Gaucher病，Niemann Pick病，cherry red spotが眼底に見られたら，GM1

表Ⅲ-22-11 不随意運動を呈する代謝性脳症

疾　患	検　査
アミノ酸代謝異常 　ホモシスチン血症 　メープルシロップ尿症 　Hartnup 病	アミノ酸分析（血清，尿） 遺伝子解析
有機酸血症	ケトアシドーシス，尿中有機酸
ピルビン酸代謝異常 　ピルビン酸脱水素酵素欠損症 　他のミトコンドリア病 　Leigh 病	乳酸アシドーシス 筋生検，DNA 検査
糖代謝異常 　ガラクトース血症	低血糖，尿中ガラクトース
尿素サイクル異常 　オルニチントランスカルバミラーゼ欠損症	高アンモニア血症，アミノ酸解析，酵素解析
プリン代謝異常（Lesch-Nyhan 病）	尿酸，HGPRT 遺伝子検査
リポ蛋白異常（abetalipproteineima）	血清リポ蛋白，ビタミン E
銅代謝異常 　Wilson 病 　Apoceruloplasmin 欠乏症	KF ring，セルロプラスミン，血清銅，尿中銅，遺伝子検索，MRI セルロプラスミン，遺伝子検査
ミトコンドリア病	血清乳酸，遺伝子検索，筋肉生検
ペルオキシダーゼ病 　ALD，AMN	副腎機能検査，極長鎖脂肪酸

表Ⅲ-22-12 不随意運動を呈する storage diseases

疾　患	検　査
neural ceroid lipofuscinosis	ERG，VEP，EEG，遺伝子検索
有機酸血症	ケトアシドーシス，尿中有機酸
ムコ多糖症 　ハンター病 　Sanfilippo syndrome	ガーゴイル様顔貌 骨の X 線検査 尿中ムコ多糖，酵素解析，DNA 解析
糖蛋白代謝異常 　タイプ 1, 4 　シアリドーシス，ガラクトシアリドーシス	ガーゴイル様顔貌 遺伝子検査，尿中オリゴ糖 酵素活性，遺伝子検索
脂質代謝異常 　GM1 gangliosidosis 　GM2 gangliosidosis 　Niemann-Pick 病 　Gaucher 病 　Krabbe 病 　Metachromatic leukodystrophy	酵素解析 酵素解析，遺伝子解析 酵素解析，遺伝子解析 酵素解析，遺伝子解析，骨髄穿刺検査 酵素解析，遺伝子解析，骨髄穿刺検査 酵素解析，遺伝子解析 酵素解析，遺伝子解析

gangliosidosis，GM2 gangliosidosis，Niemann-Pick 病などがあげられる．表Ⅲ-22-13 に代謝性疾患以外に考えられる疾患と鑑別に役立つ検査をリストした．

不随意運動から考慮する検査を以下に簡単にまとめる．

a. 振　戦

振戦の患者をみたときに代謝性疾患で振戦を起こすものが鑑別にあがる．甲状腺機能亢進症，褐色細胞腫，副腎機能亢進などがあるので，これらの疾患の検査をする．必ず行う検査としては，甲状腺機能の検査である．また，parapro-

表Ⅲ-22-13 不随意運動を呈する変性疾患など

疾患	検査
Neuronal intranuclear inclusion disease	脳生検，直腸生検
Alexander病	脳生検，DNA検査
Lafora病	皮膚生検，DNA検査
Neuroacanthocytosis	末梢血検査，DNA検査
Ataxia-teleangiectasia	α-fetoprotein，光線過敏，DNA検査
SCA疾患群 DRPLA	DNA検査
Huntington病	DNA検査
flagile X tremor ataxia syndrome	MRI，DNA検査
NBIA鉄沈着 　Hallervorden-Spatz病	MRI，DNA検査
遺伝性痙性対麻痺	DNA検査
Alzheimer病	
CJD	脳波，プリオン蛋白
Pick病，FTD	MRI，DNA検査
CBD	MRI
PSP	MRI
MSA	MRI，自律神経検査
脳炎後Parkinson症候群	
多発性脳梗塞	MRI
Binswanger sydrome	MRI
NPH	MRI
大脳基底核石灰化症	CT，MRI
Rett症候群	DNA検査
Unvericht-Lundborge disease	DNA検査
HAM	HIV
自己免疫疾患 　SLEなど	ESR，CROP，抗DNA抗体 抗リン脂質抗体
低酸素脳症 一酸化炭素中毒	MRI
中毒	重金属検査
薬剤性	薬剤チェック，血中濃度
Whipple病	小腸生検，CSF PCR

teinemiaを伴う末梢神経障害も末梢性振戦の原因として有名である．さらに，水銀など中毒に関する検査を行うことになる．

b．舞踏運動

色々な疾患でこの不随意運動が生じるが，自己免疫疾患としてSydenham舞踏病 chorea，(全身性エリテマトーデス；SLE)，抗リン脂質抗体症候群などがあり，これらの自己免疫検査を考慮する．また，高血糖，高浸透圧性昏睡などでも，大脳基底核に小出血が起きて舞踏運動が出現するので，糖尿病関連の検査を行うこともある．さらに，同様な所見が色々な代謝障害で生じるため，血中Ca，Mg，Naなどの検査も行う．chorea-acanthocytosisも舞踏運動を起こすため，末梢血で赤血球の形態学的変化を検査する．

c．ミオクローヌス

この素早い不随意運動を起こす原因は末梢神経から中枢神経までさまざまである．重要な検査として，jerk-locked back averagingがある．筋電図に先行する中枢神経の異常を加算法により検討する方法である．この他，起源を推定するための検査として，SEP (somatosensory evoked potential)，polygraphなどがある．進行性ミオクローヌスてんかんでは，Lafora病，galactosialidosis，mitochondrial encephalomyopathy，ceroid lipofuscinosis，Unverricht-Lundborg病などがある．

d．ジストニア

非常に多くの疾患で，この不随意運動がみられる（表Ⅲ-22-14）．その中でも，注意すべき疾患特異性症状をあげると，Niemann-Pick病での垂直性眼球運動障害，DYT5でのL-ドパの有効性，痛みを伴う痙性斜頸での環椎軸椎亜脱臼などがある．この他，ジストニアではないが，筋放電が持続してしまう病態にstiff-person syndromeがあるが，この場合は筋電図，抗GAD抗体，抗グリシン抗体などを考えるとともに，破傷風についても考慮する必要がある．

発作性に不随意運動が出現する疾患も報告されており，その場合は症状のビデオ記録とでき

表Ⅲ-22-14　二次性にジストニアを生じうる疾患

脳血管障害
　梗塞，出血
　AVM（arteriovenous malformation）
　血管炎
代謝性疾患
　甲状腺機能亢進症
　甲状腺機能低下症
　Wilson 病
　抗リン脂質抗体症候群
　その他　舞踏運動を参照
感染症
　ウイルス性脳炎
　麻疹
　AIDS
　結核
　梅毒
多発性硬化症
脊髄空洞症
脳腫瘍
低酸素脳症
　呼吸不全
　麻酔後遺症
　一酸化炭素中毒
　シアン中毒
　硫化水素中毒
化学薬品中毒
　マグネシウム
　メタノール
　有機リン中毒
神経変性疾患
　PD（Parkinson disease）
　PSP（progressive supranuclear palsy）
　MSA（multipl system atrophy）
　CBD（cortico basal degeneration）
　NBIA
　SCA の一部（例 SACA17）
薬剤性
　ドーパミン受容体拮抗薬
　ドーパミン受容体刺激薬
　L-ドパ，Agonist など
　抗コリン剤
　抗ヒスタミン剤
　三環系抗うつ薬
　コリン作動薬
　SSRI
　抗てんかん薬
　リチウム
　コカイン
　抗菌薬
圧迫性神経障害
心因性ジストニア

多くが同時に舞踏運動をきたすため，舞踏運動の原因疾患と同じ例が多い

れば脳波と発作の同時記録がてんかん発作との鑑別で有用である．検査のリストを表Ⅲ-22-13に示した．

病　態

A　振　戦
tremor

振戦というある程度一定のリズムで sinusoidal な動きを起こす機序はさまざまである．ある患者が呈している振戦が一つの機序によるものではなく，いくつかの機序が合わさって起きていることもよくあるので注意する．運動としての oscillation が生じる機序は，いくつか考えられる．末梢での要素としては，振り子と同様に物体の慣性に従って振動を起こすことが考えられる．さらに心臓の鼓動などの振動が伝わってきて，物体として震えることもある．このほか，反射回路を介したリズムがつくられる．さらに，中枢神経の中でリズムをつくる機序としては，どこかにペースメーカーがある場合，神経回路がループをつくりループの一周の通過時間に基づいたリズムが関連する場合，特にリズムはないが各々ランダムに動いた結果群として大きなうねりのようなリズムが生じる可能性がある．これらさまざまなものの合計が，実際に患者が呈している振戦の本体と考えられる．このリズムを作る部位がどこかということで，末梢性，中枢性と分類したり，oscillator が細胞としてのペースメーカーかネットワークでのループかで分類したり，大脳基底核が主体か小脳が主体かで分類したりする．

B　舞踏運動・バリズム
chorea・ballism

舞踏運動とバリズムが同じ機序かに関しては，結論が出ていないが，どちらも大脳基底核の中で視床下核から淡蒼球に対する抑制が減弱した結果，淡蒼球－視床－大脳皮質を介する一次運動野への抑制がとれて，運動が出現すると

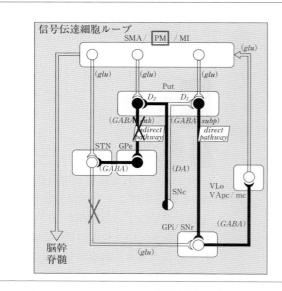

図Ⅲ-22-3　舞踏運動・バリズムの想定される発生機序

考えられている．

　バリズムは舞踏運動の激しい状態であるという指摘は，ある程度理にかなった意見と考える．バリズムが視床下核自体の障害または視床下核と淡蒼球を連絡する繊維の障害で出現することは，多くの病理学的な結果から推定されていた．この事実は従来指摘されている大脳基底核が関与する経路から説明しやすい（図Ⅲ-22-3）．さらに，動物モデルで視床下核に病変をつくるときに小さい病変では舞踏運動に近い症状を動物が呈すること，バリズムの回復期に動きがおとなしくなると舞踏運動が出現するという臨床的経験などから，バリズムは舞踏運動の激しいものではないかという推論がされている．

　舞踏運動に関しては，Huntington病の病理学的変化，動物モデルで線条体の病変により舞踏運動が誘導されたことなどから，線条体（被殻）の病変が舞踏運動の責任病巣であろうと推定される．ただし，線条体すべてが障害されるとかえって舞踏運動が出なくなること，ある種のトランスミッターが選択的に障害されたときだけに舞踏運動が出現すること，病変とL-ドパの負荷により舞踏運動が出現することなどから，線条体のある種の選択的障害で舞踏運動が

出現すると考えられている（図Ⅲ-22-3）．運動としては，運動野が大脳基底核から開放されて動き過ぎている状態であり，ある程度運動野そのものでの調節機構が保たれているために，舞踏運動が健常者で真似できるとか，一部随意運動の要素があるといわれるのかもしれない．

C ジストニア・アテトーゼ
dystonia・athetosis

　ジストニアの責任病巣として確定している部位はない．DYT1での従来の病理学的検索では形態学的に病巣を決めることはできず，むしろ病変がないとされてきた．その後，古典的な手法以外の検索により，いくつかの可能性があげられているが，多くの学者が納得する機序の説明はない．動物実験，病理学的検査では，淡蒼球，視床の病変でジストニアが生じるとされている．舞踏病同様に淡蒼球からの抑制がとれて視床－大脳皮質系や脳幹網様体－脚橋被蓋核系が働き過ぎる状態と考えられる（図Ⅲ-22-4）．ここで重要な点は，ジストニアでは脳幹網様体－脚橋被蓋核系の脱抑制も伴っていることである．そのため，ジストニアでは近位筋や体幹筋の持続的な収縮を伴う．動物実験では，舞踏運

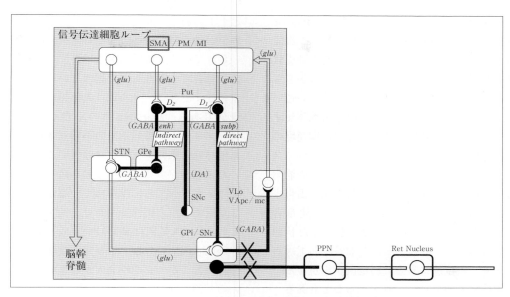

図Ⅲ-22-4 ジストニアの考えられる機序

動は視床の病変で消失するが，ジストニアは視床病変で消失しないという結果があるが，このことはジストニアが脳幹からの下行路も脱抑制してしまうと考えると理解できる．ジストニアには，症候で述べたように非常に多くのものが含まれている．task-specific dystonia のような病態では，脳幹から下行する系の関与は少なく，視床から大脳皮質への経路が脱抑制されたための症状であろう．舞踏運動と task-specific dystonia など手足の遠位筋のジストニアで違う点は何であろうか．これは，視床から最終的に抑制を受ける運動関連領野の違いであろう．ジストニアの方が舞踏運動より高次の運動関連領野が脱抑制されるという動物での結果もある．

あえて簡略して考えると，ミオクローヌスの一部は一次運動野など筋肉の一つ一つに対応した部位が脱抑制されて運動のフラグメントである筋肉のジャークを生じ，舞踏運動は前運動野など大脳基底核と関連の強い運動野が脱抑制を受けて，健常者でも真似しやすい複合的な動きが生じる．ジストニアではさらに高次の補足運動野が脱抑制されるか，脳幹網様体など体幹に関連する部位が脱抑制されて持続の長い不随意運動が生じていると考えられる．

二次性にジストニアの原因となる疾患を**表Ⅲ-22-14**に列記する．舞踏運動であれ，ジストニアであれ，ほとんど同じ疾患がその原因となっている．すなわち，低酸素・代謝性疾患・脳血管障害などが，どの不随意運動の原因にもなっている．これは，大脳基底核がさまざまなストレスに弱い部位で，さまざまの原因による悪条件のときに障害を受けやすいという事実を反映している．

D ミオクローヌス
myoclonus

ミオクローヌスは，ヒトでの生理学的解析が進み，病態がかなり詳しく解明されている．生理学的分類を**表Ⅲ-22-8**（228頁）に示す．皮質性ミオクローヌスは，運動野・感覚野が発火して，対応する筋肉が皮質脊髄路を介して運動が起きているものである．ある種の局所性てんかんと同様の機序で起こっていて，epilepsia partialis continua（EPC）の一種ともいえる．筋電図の持続は短く，遠位筋に出現しやすい．皮質下性ミオクローヌスは，周期性ミオクローヌスとも呼ばれ，CJD や SSPE のときに出るもので，起源ははっきりしていないが，脳深部

の視床・脳幹などが考えられている．Ballistic overflow myoclonus は，バリズムのところで述べたように，淡蒼球から開放された大脳皮質が発火して動くもので，バリズムの動きがさらに速くてミオクローヌスと思われるくらい速いものと解釈してよいであろう．脳幹網様体ミオクローヌスは，脳幹網様体を起源に伝導速度の早い網様体脊髄路を介して生じるミオクローヌスで，筋電図の持続は短く，脳神経領域の筋肉では一部尾側から頭側の順番で筋電図が出現する．exaggerated startle response は，健常者でもあるびっくり反射が異常に亢進した状態で，普通のびっくり反射と同じ順番で筋電図が出現する．近位筋に有意に筋電図が出現する．電話の音に驚いてひっくりかえることもある．軟口蓋ミオクローヌスは，軟口蓋振戦とも呼ばれ，下オリーブ核−歯状核−赤核を三角（ギランモラーレの三角）のどこかに病変があると出現する．規則的な動きであり，睡眠中も持続する傾向がある．髄節性脊髄性ミオクローヌスは，従来からいわれている脊髄性ミオクローヌスで，脊髄の数髄節に支配される筋肉だけに規則的な運動が起きる．脊髄の中での抑制が障害されて，反復して筋放電が起きていると考えられる．固有脊髄性ミオクローヌスは，固有脊髄路という手足を調節して動かすために働いている脊髄内を連絡する経路を介して，発生するミオクローヌスで，びっくり反射に似た反応を呈する病態である．あるレベルの筋肉に始まり，次々と上下の筋肉に波及してジャークが起きる．ムカデが動く時に使っているシステムの名残ともいわれている．器質的疾患以外に，かなりの割合の患者で心因性原因で起きているとされる．末梢性ミオクローヌスは，近年提唱されてきた概念である．Marsden らの定義では，ミオクローヌスは中枢神経由来の不随意運動として，末梢神経由来のジャークは除外すると定義していた．したがって，末梢の動きはスパスムとしてミオクローヌスには含めていなかった．しかし最近では，末梢性ミオクローヌスが記述されている[1]．典型例は顔面けいれんであり hemifacial spasm である．その発生機序は末梢運動神経のどこかで異所性発火が起き筋肉が動いている状態である．異常発火としては，ectopic nerve pulse generation，ephatic transmission，misdirected sprouting などが機序にあげられている．このほか，神経叢・神経根・末梢神経の物理的外傷，電気的外傷，圧迫などが原因となる．胸郭出口症候群，手術で末梢神経を障害したときなどもその例である．外傷などの場合，外傷からある程度時間が経ってから出現することが多い．筋電図では，EMG burst を示し，バーストの持続時間は 50 ms から 400 ms までさまざまである．また，時間的規則性に関しても，rhythmic，semi-rhythmic，arrhythmic とさまざまである．

ミオクローヌスの原因疾患も非常に多く，そのリストを表Ⅲ-22-9（229頁）に示した．

参考文献

1) Donaldson IM, Marsden CD, Schneider SA, Bhatia KP. : Marsden's book of movement disorders. Oxford University Press, 2012.
2) 水澤英洋, 宇川義一 他編：神経診察：実際とその意義. 中外医学社, 2011.
3) 水澤英洋, 宇川義一, 小林靖, 鈴木則宏, 斉藤延人, 北澤 茂 編：―ミオクローヌス What's myoclonus? Clinical Neuroscience 30(7), 2012.

［宇川義一］

23 異常姿勢の診かた

基礎知識

A 姿勢
posture

臨床神経学での「姿勢」は多くの場合，立位姿勢，歩行姿勢，坐位姿勢などである．一定の姿勢を保ち，それを維持するには姿勢の制御が必要である．姿勢制御の障害により異常姿勢やバランスの不安定性が出現する．歩行などの動いているときの姿勢の保持は動的バランスに関与し，立位時などでの姿勢保持は静的バランスに関与している．

B 坐位姿勢
sitting posture

椅子に座っているときの支持基底面は，殿部と足部でつくられる．そのため，坐位姿勢では殿部と足部で囲まれる広い支持基底面のどこかに身体重心が存在すれば安定できる．端坐位の場合，圧中心点は両側座骨結節の中央付近にある．安定した坐位保持は，リーチ，振り向き，食事，更衣などの日常生活動作を遂行する上で極めて重要である．

C 立位姿勢
standing posture

立位時の支持基底面は両側の足の底面とそれらに囲まれた範囲の面になり，ヒトが立位姿勢を保持している場合は，重心線は支持基底面上にある．重心線が支持基底面の中央にあるほど安定性はよい．支持基底面が広くまた重心が下方にあるほど安定性が増す．

立位姿勢は，姿勢の変化をとらえる受容器からの入力が中枢神経内で制御され，運動の出力となって保持される．感覚受容系としては，視覚，前庭感覚，固有感覚が，運動系としては，筋力，持久力，協調運動などが重要である．中枢神経の制御系としては，小脳，脳幹，前庭，基底核，大脳連合野，大脳運動野からの経路などが中心となる．

症状・徴候

A 坐位姿勢
sitting posture

1 前屈 （anterior flexion）
Parkinson病などparkinsonismを呈する疾患で，体幹前屈が強い場合，坐位でも上半身が前屈姿勢をとる（図Ⅲ-23-1）．

2 側屈 （lateral flexion）
やはりparkinsonismを呈する疾患で，一側への偏倚がみられることがある（図Ⅲ-23-2）．Parkinson病の場合，偏倚の方向は症状重症側と同側の場合と，反対側の場合がある．前庭機能異常でも患側への偏倚がみられる．

3 首下がり （dropped head）
頸部の筋力低下をきたす疾患（運動ニューロン疾患，筋疾患，重症筋無力症など神経筋接合部の疾患）で「首下がり」がみられることがある（図Ⅲ-23-3）．多系統萎縮症やParkinson病など筋緊張の異常でもみられる．

Section Ⅲ　神経症候の診かた

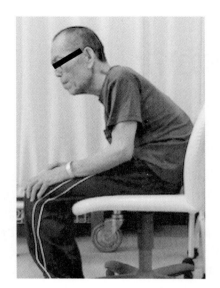

図Ⅲ-23-1　坐位での前屈姿勢
Parkinson病例

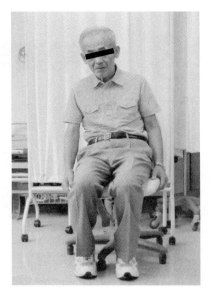

図Ⅲ-23-2　坐位での側屈
Parkinson病例

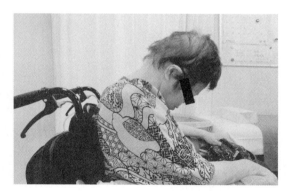

図Ⅲ-23-3　首下がり dropped head
重症筋無力症による頸部筋力低下.

B 立位姿勢
standing posture

1 痙性片麻痺 （spastic hemiplegia）

　脳血管障害など一側錐体路障害後にみられる痙性肢位で，Wernicke-Mann肢位といわれる（図Ⅲ-23-4）．患側上肢は肩関節内転，肘関節屈曲，前腕は中間位から回内位，手指は屈曲位である．患側下肢は，膝関節伸展位，足関節底屈位となる．これは生理学的にみた上肢屈筋，下肢伸筋に痙縮が著しく，その拮抗筋群の筋力低下が著しいことによる．重心線は健側に偏る．

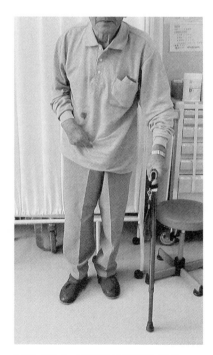

図Ⅲ-23-4　右痙性片麻痺に伴う
Wernicke-Mann肢位

2 痙性対麻痺 （spastic paraplegia）

　遺伝性痙性対麻痺や脳性麻痺でよくみられるが，他の脊髄障害でもみられる．両下肢での股

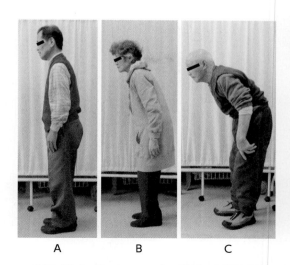

図Ⅲ-23-5　Parkinson病の前傾・前屈姿勢
A：軽度，B：中等度，C：高度．高度の場合camptocormiaと呼ばれる．

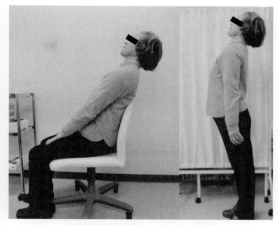

図Ⅲ-23-6　ジストニア異常姿勢
体幹が後方に反り返り，頭部も後屈気味である．

関節は屈曲・内転・内旋位，膝関節は軽度屈曲，足関節は底屈位，足は内反位となる．股関節の屈曲と内転が強いとはさみ脚歩行（scissors gait）の原因となる．

3 parkinsonism

Parkinson病では，診断上重要で特徴的な姿勢をとる．上半身は前傾し，頭部はやや前方に突き出し，肘関節，股関節，膝関節ともに軽い屈曲位をとる（図Ⅲ-23-5）．極端な前屈姿勢をとる場合もあり，camptocormia（前屈症）と称される．立位でも坐位同様に，左右どちらかの側屈姿勢をとることがある．

進行性核上性麻痺では，前傾姿勢をとることもあるが，むしろ上半身が直立姿勢をとることが多い．頸部の筋緊張が強いと頭部後屈姿勢をとる．

脳血管性parkinsonismでは，「下半身parkinsonism（lower half parkinsonism）」と称されるように，上半身の屈曲姿勢は目立たないことが多い．下肢は開脚位wide basedをとることが多いが，歩隔が正常の場合もある．

4 ジストニア異常姿勢（dystonic posture）

全身性ジストニア，分節性ジストニアでは坐位・立位異常姿勢をとりうる．体幹，頸部の捻転，姿勢異常を呈する．図には本態性ジストニアで頸部後屈に体幹後屈を伴った例を示す（図Ⅲ-23-6）．

5 小脳性運動失調（cerebellar ataxia）

体幹の動揺が大きく，両足を開いて支持基底面を広くして立位を保とうとする（wide based）．踵をそろえて安定した立位をとることは困難である．小脳性失調では，立位保持の努力で身体の前後，上下のゆれをみることがある．この体幹の揺れは約3Hzのリズムで，truncal titubationといわれる．閉瞼で動揺はやや大きくなるが，深部感覚障害や前庭感覚障害でみるほどの動揺の増加（Romberg徴候）はない．

6 感覚性失調（sensory ataxia）

軽く脚を開いて安定立位を保つ．閉瞼すると大きく揺れて典型例では柱のように倒れる（Romberg徴候陽性）．倒れる方向は不定である．

Section Ⅲ　神経症候の診かた

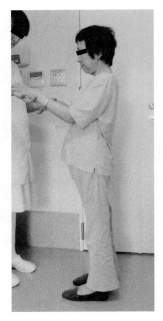

図Ⅲ-23-7　近位筋萎縮に伴う腰椎前弯姿勢
肢体型筋ジストロフィー症.

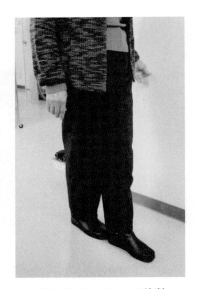

図Ⅲ-23-8　Mann の姿勢
踵とつま先をつけて立つ.

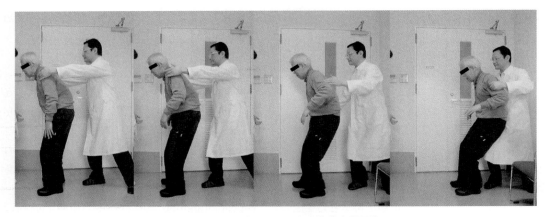

図Ⅲ-23-9　Pull test による後方突進現象
検者が患者の両肩を後ろに引くと，後方に足を出して倒れまいとするが，小刻みで追いつかずに後ろに倒れる．

7 前庭性失調 (vestibular ataxia)

一側の迷路または前庭神経の障害では，障害側に倒れやすい．閉瞼により動揺が増加するが，倒れる方向は一定である．

8 近位筋筋力低下 (proximal muscles weakness)

筋ジストロフィー症や運動ニューロン疾患で，殿部筋群や下肢近位筋筋力低下があると，腰椎前弯が著明になり，腹部を突き出して上半身を反らせるような立位をとる（図Ⅲ-23-7）．

診察の要点

　立位，坐位での不随意運動，姿勢・肢位異常を観察する．自然な立位を観察した後，閉脚立位におけるバランスを観察し，それが可能であればMannの姿勢（**図Ⅲ-23-8**）をとらせる．片足立ちにおけるバランスも観察する．安定した立位（必ずしも閉脚でなくてもよい）において，開瞼と閉瞼での立位バランス能を比較する（Romberg徴候）．

　必要に応じて外乱刺激による立ち直り反射 righting reflex をみる．立位で急激に前または後ろへ押す（引く）と立ち直り反応を観察できる．後方への反応は pull test で調べる．正常では身体が弓なりになりその位置を保持するか，あるは脚を後方に1，2歩踏み出す．姿勢反射障害を伴う parkinsonism では，棒のように倒れるか，あるいは3歩以上の corrective step が必要である．後方に倒れる場合，後方突進現象 retropulsion 陽性という（**図Ⅲ-23-9**）．

参考文献

1) 石井慎一郎編著：動作分析臨床活用講座バイオメカニクスに基づく臨床推論の実践．P.20-21, 122-123, メジカルビュー社, 2013.

［大熊泰之］

24 起立・歩行障害の診かた

1 起立障害
dysstasia

A 基礎知識

椅子から立ち上がる，または着坐するという動作は，下肢で体重を支持しながら狭い支持基底面の中で身体重心を大きく上下に移動させる動作であり，姿勢制御の観点からも難易度の高い動作である．身体重心を前方に加速させる機序には，股関節の屈曲と骨盤の前傾運動が重要な役割を担う．起立動作では，殿部が座面から離れた瞬間に支持基底面が前方に狭くなる．身体重心の上昇は膝関節が伸展することによってもたらされるが，これには大腿四頭筋の作用に加えて前脛骨筋による下腿の固定の両者が必要である．

健常成人が起立する際，3つのストラテジーが考えられる．1つは始めに股関節を屈曲させて上半身を大きく前方に傾け，身体重心を足部でつくられる支持基底面内に入れてから立ち上がる戦略である．もう1つは，身体重心を勢いよく前方へ加速させて立ち上がる戦略で，通常用いられる方法である．3つ目は両者の複合である．

B 症状・徴候

1 parkinsonismなど動作緩慢による起立障害

Parkinson病など動作緩慢を呈する疾患では，体幹の前傾，重心の前方移動がスムーズにいかず，立ち上がりに何度も重心移動を要する（図Ⅲ-24-1）．手すりにつかまらねば立ち上がれない場合もある．

2 平衡障害による起立障害

深部感覚伝達系（末梢神経，脊髄後索），前庭迷路系（前庭神経，脳幹），小脳の3者は身体の平衡を保つ上で重要であり，これらの障害は起立障害として現れる．平衡障害が強い場合には介助または肘掛けに手をついてようやく起立が可能になる（図Ⅲ-24-2）．両下肢は開脚位をとる．

3 殿部筋・下肢近位筋群の筋力低下

筋ジストロフィー症をはじめとする筋疾患，運動ニューロン疾患などで殿部筋・下肢近位筋群の筋力低下が著明な場合，登はん性起立（Gowers徴候）を呈する．膝関節をロックして，両手で自分の足を登るようにして起立する（図Ⅲ-24-3）．

C 診察の要点

外来診療では診察室に入ってきて着坐する動作と，坐位から立ち上がる様子を観察する．立てないとの主訴で車椅子で入室した患者でも，必ず介助して立てるかどうかを確認する．必要に応じてしゃがみ込み動作・立ち上がり動作 squatting and rising を行う．入院，在宅診療ではベッドや布団からの起き上がり動作を観察する．麻痺がある場合は筋力低下により，parkinsonism を呈する疾患では動作緩慢のために，感覚障害・失調がある場合は平衡障害により，独力での起き上がりが障害される．

24 起立・歩行障害の診かた

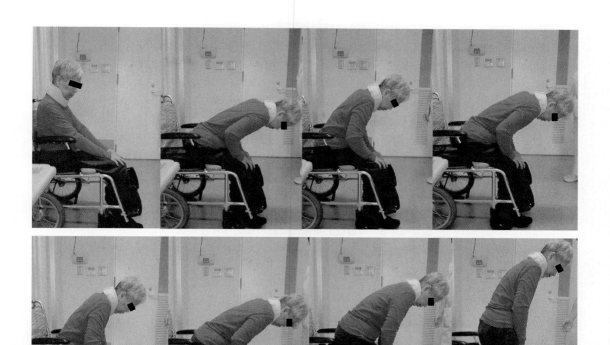

図Ⅲ-24-1　Parkinson 病患者における起立障害
起立動作を何度も繰り返し，ようやく起立できる（写真の順番は左上から右下の順）．

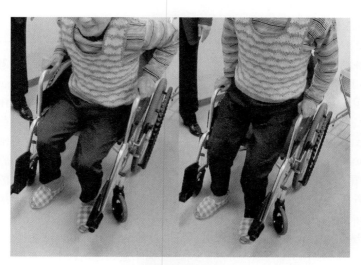

図Ⅲ-24-2　脊髄小脳変性症患者における起立障害
平衡障害が強いため，肘掛けに手をついて起立する．脚は開脚位である．

Section Ⅲ　神経症候の診かた

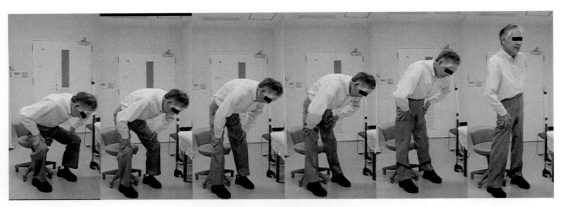

図Ⅲ-24-3　脊髄性筋萎縮症における登はん性起立
下肢近位筋の筋力低下のため，膝を伸展，ロックし，両手で自分の足を登るようにして起立する．

2 歩行障害
Gait disturbance

A 基礎知識

1 歩行周期と各相

　正常歩行で一側の踵が接地し，次に反対側の踵が接地するまでを一歩（step）といい，この間の距離が歩幅 step length という．踵が接地し，次に同じ足の踵が接地するまでの動作をストライド（stride）といい，この距離をストライド長（stride length）という．この一連の動作を歩行周期（walking gait cycle）といい，歩行の基本単位である（図Ⅲ-24-4, 5）．単位時間あたりの歩数は歩行率（cadence）といい，1分間当たりの歩数（steps/min）で表す．左右の足の間隔を歩隔（stride width）という．

　歩行周期には，足が接地している立脚相（stance phase）と，足が地面より離れて浮いている遊脚相（swing phase）がある．1歩行周期における立脚相と遊脚相の時間的割合は約60％と約40％である．両足が接地しているのは両側立脚相（double stance phase）または二重支持期（double supporting period）と呼ばれる．

2 歩行の制御

　歩行開始時は，周囲の環境を視覚，聴覚などで把握し，小脳や大脳基底核により運動のプランが立てられ，大脳運動野より運動の指令が脊髄，末梢神経を介して筋群に伝えられる．また，各種感覚器よりの情報がフィードバックされ，再調整される．いったん定常的な安定した歩行状態になると，自動的に継続され，特に意識しなくても歩き続けることができる．この状態では間脳より下位の中枢神経で歩行制御が行われる．しかし歩行を乱す環境や身体への強い外乱があると歩行は意識にのぼり，大脳からの制御が再び行われる．

B 症状・徴候

1 錐体路障害，痙性を呈する歩行障害

a. 片麻痺性歩行（hemiplegic gait）

　脳血管障害などでの片側錐体路障害による歩行である．下肢の動きは非対称で，患側の立脚時間は短く，健側は長い．患側下肢は筋緊張が高く遊脚相に十分屈曲せず，股関節で外転し回旋する回旋歩行を呈する．足関節は尖足位を示し，床につかないように円を描くように足を運ぶ（円弧歩行 circumduction，図Ⅲ-24-6）．

b. 痙性歩行（spastic gait）

　両下肢の痙縮による歩行障害で，膝は突っ張って，自然の屈伸が減少し，つま先が十分上がらない．下肢全体が棒になったような印象を受ける．ステップは小さいが歩隔は広くはなら

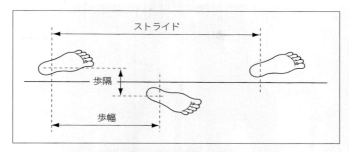

図Ⅲ-24-4　足跡よりみた歩行（Murray et al.）

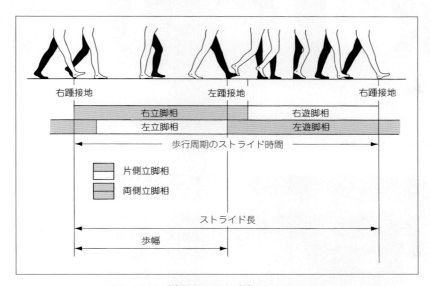

図Ⅲ-24-5　側面よりみた歩行（Murray 1967）

ない．頸椎・胸椎疾患，脊髄腫瘍，多発性硬化症，運動ニューロン疾患，遺伝性痙性対麻痺などでみられる．

c. はさみ足（脚）歩行（scissors gait）

痙性対麻痺，痙直型脳性麻痺でよくみられるが，その他の脊髄障害でもみられる．両側股関節は屈曲，内転，内旋位をとり，膝関節は軽度屈曲位，足関節は内反尖足位をとる．歩行時に膝が重なり合いはさみ状になるためはさみ足（脚）歩行といわれる（図Ⅲ-24-7）．

2 Parkinson歩行（parkinsonian gait）

a. Parkinson病の歩行

Parkinson病では，前傾姿勢で肘も軽度屈曲し，小股歩きで地面を擦るように歩き，歩幅・ストライドは減少する（hypokinetic gait）（図Ⅲ-24-8A）．通常，歩隔は正常で wide based ではない．歩行率（歩数／分）は不変，減少，増加とさまざまであるが，歩行速度は減少する．上肢の腕振り（arm swing）は減少する．Parkinson症状に左右差がある場合は，重症側の腕振りが減少する．安静時には観察できなかった上肢振戦が歩行中に出現することがある．歩行中に徐々に歩行率が増加すると加速歩行（festinating gait）となり，転倒するまで突進してしまうことがある．すくみ足は，歩き出しあるいは方向転換時や狭い所を通る時に一歩が出なくなる現象で，膝がぶるぶると震えることを knee trembling（trembling in place）という．階段や横線などの視覚刺激ですくみ足が

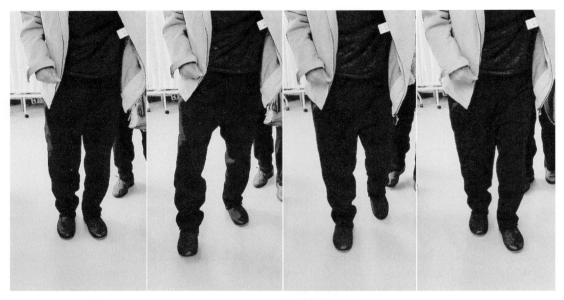

図Ⅲ-24-6　右痙性片麻痺の歩行

右外転，回旋円弧歩行．患側の遊脚相が長い．

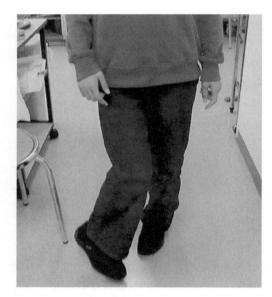

図Ⅲ-24-7　脳性麻痺によるはさみ足（脚）歩行

消失する（図Ⅲ-24-8B）．

b. その他の Parkinson 様歩行

進行性核上性麻痺，多系統萎縮症，脳血管性 parkinsonism，正常圧水頭症でも小刻み歩行がみられる．これらの疾患では歩隔が Parkinson 病よりも広いことが多い．すくみ足もよくみられる．脳血管性および水頭症では Parkinson 病に比べて体幹・上肢の動作緩慢や屈曲姿勢が目立たず，下半身 parkinsonism といわれる．やや wide based で，つま先を外側に向けチョコチョコとすり足で歩く．前頭葉性歩行障害ともよばれる．

3 運動失調性歩行 (ataxic gait)

脊髄小脳変性症などの小脳・脳幹障害により運動失調性歩行を呈する．深部感覚障害や，前庭迷路障害でも運動失調性歩行を呈する．

a. 小脳性運動失調性歩行 (cerebellar ataxic gait)

両足間の歩隔が広く wide based で，不安定なよろめいた歩行である．歩幅は一定せず，踏み出す方向もばらつく．軽症の場合は自然歩行では異常は目立たず，つぎ足歩行 tandem gait や方向転換負荷で初めてよろける．一側の小脳障害では障害側へよる傾向があるが，脊髄小脳変性症などのようにびまん性の障害や，小脳正中部をおかす疾患では，倒れる方向は一定ではない．

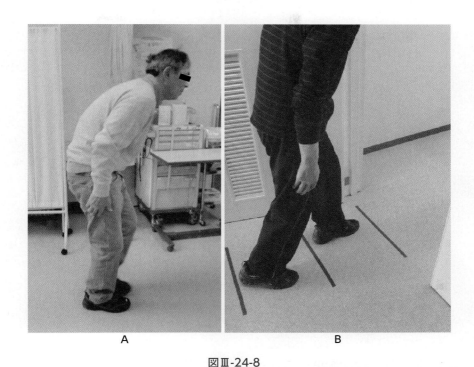

図Ⅲ-24-8
A：Parkinson病の歩容．前屈，小刻み歩行．B：線をまたぐことですくみ足が解消

b. 深部感覚性運動失調性歩行 (sensory ataxic gait)

亜急性脊髄連合性変性症，多発性硬化症，梅毒による脊髄ろうなど後索障害や，深部感覚障害の強い感覚性ニューロパチーなどに伴う失調性歩行である．下肢を勢いよく高く投げ出すように前に出す．高く上がった下肢は踵で地面をたたくようにおりる．協調性がなく，動揺し，平衡を失う．特に暗がりでの歩行でより著明になる．Romberg徴候は陽性になる．

c. 前庭迷路性失調性歩行 (vestibular ataxic gait)

一側性障害では，直線上を歩くことができず，患側に偏っていく．軽症の場合は閉眼足踏みが鋭敏な検査である．閉眼したままその場で足踏みさせると，患側に旋回していく．

4 不随意運動による歩行障害 (gait disturbances due to involuntary movement)

不随意運動にはさまざまなものがあるが，ジストニア，舞踏運動などが下肢に生じると，歩行障害の原因となる．図Ⅲ-24-9に下肢ジストニアによる歩容を示す．

5 心因性歩行障害 (functional gait disturbances)

心因性疾患では，しばしば起立・歩行障害が主症状となる．片足，両足にかかわらず，足を引きずることを強調するように歩く．膝折れも特徴的であるが，転倒することは少ない（図Ⅲ-24-10）．検者の立つ側，ベッドや壁など，もたれかかれる側へのみ倒れる．役者のような大げさな身振りtheatrical mannerをする．全体の動作はゆっくりのことが多い．神経学的に説明困難な歩容を呈する．

6 末梢神経・筋障害に伴う麻痺性歩行障害

a. 鶏歩 (steppage gait)

前脛骨筋や腓骨筋群の筋力低下があるときに

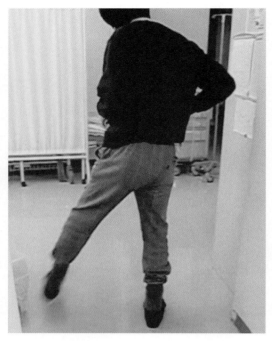

図Ⅲ-24-9　ジストニア性歩行

Parkinson 病で levodopa induced dystonia を呈している患者．左下肢が不自然につっぱり外転している．

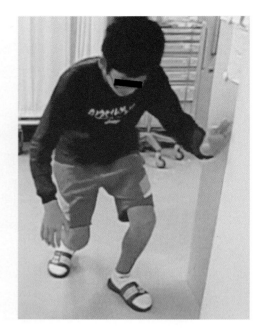

図Ⅲ-24-10　心因性歩行障害

膝折れ現象をみとめるが，転ぶことはない．

みられる歩行で，歩行時垂れ足 drop foot となる．遊脚相で垂れ足がはっきりし，それを代償するために股関節，膝関節を過度に屈曲した歩行となる（図Ⅲ-24-11）．鶏が歩くのに似ているので鶏歩という．腓骨神経麻痺，多発ニューロパチー，運動ニューロン病などでみられる．

b. 下肢近位筋障害による歩行障害

1. 動揺歩行（waddling gait）

中殿筋の筋力低下がみられる歩行障害を動揺歩行という．歩行時に体幹を左右に振り，中殿筋による股関節外転作用の代償を行う．骨盤が遊脚側に傾き（Trendelenburg 徴候，図Ⅲ-24-12），足が地面を引きずることになるのを代償するために，立脚側に上体を倒しながら歩行する．各種筋ジストロフィー症，多発筋炎などのミオパチーや脊髄性筋萎縮症の Kugelberg-Welander 病などでみられる．

2. 大殿筋麻痺による歩行障害

股関節伸展筋である大殿筋の筋力低下により，体重を後方にかけるため，股関節は過伸展

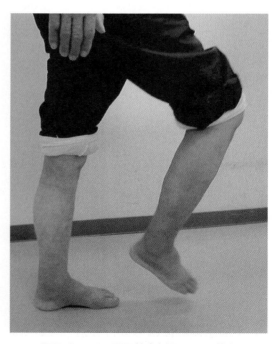

図Ⅲ-24-11　下腿筋力低下による鶏歩

ビタミン B_1 欠乏性多発ニューロパチー．

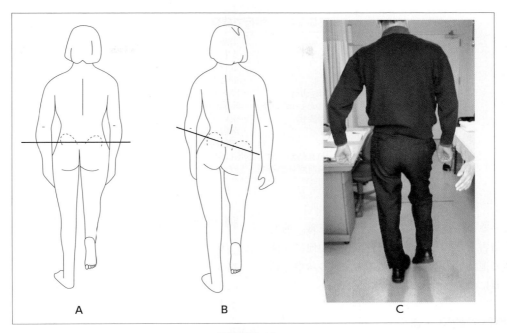

図Ⅲ-24-12
A：正常．B：Trendelenburg徴候．一側（この場合左）の中殿筋の筋力低下により，骨盤の遊脚側が下がる．
C：脊髄性筋萎縮症でみられたTrendelenburg徴候．右骨盤低下を認める．

し，重心線が股関節の後方を通るようになる．支え足での蹴りだしの力が低下しているため，上体をひねって振り出し，歩を進める．やはり種々のミオパチーでみられる．

7 関節拘縮や脚長差による歩行障害

長期臥床などで，関節拘縮が生じ，歩行障害をきたす．股関節や膝関節は屈曲拘縮が起こりやすく，患肢が短くなるのと同じこととなる．足関節の尖足拘縮では，つま先より接地し，遊脚相では振り出しが困難で，分まわし歩行，外転歩行，伸び上がり歩行がみられる．

8 疼痛性跛行 （antalgic gait）

疼痛のため，痛みの起こりにくい肢位で歩行する．疼痛側の立脚時間は一般に短くなる．

9 間欠性跛行 （intermittent claudication）

歩き出しには異常がないが，一定の距離を歩き続けると下肢の疼痛や脱力が生じ，歩行を続けるのが困難になる．しかし，数分の短い休憩で症状は消失し，再び歩けるようになる．間欠性跛行の主な原因として，下肢末梢血管の循環障害（動脈硬化）による虚血，脊柱管狭窄による馬尾神経の虚血や機械的圧迫，脊髄障害による運動ニューロンの機能低下などがある．

C 診察の要点

1 診察室・病室での診察

神経学的診察法の中で，歩行の占める割合は大きい．運動機能の診察の順序として，まず歩行からみることが全体像の把握に役立つ．歩容をみただけでおおよその診断がつくことも少なくない．歩けなくなったとの主訴で来院した患者でも，立てるかどうかを確認する．歩行の観察は，患者が診察室に入ってくる時から始まる．歩行障害の発症時期，初めて気づいたときの状況は重要である．障害は進行性なのか非進行性なのか，他の症状を伴っているのかなど，診察の他に重要な情報がある．診察では，筋力低下，筋緊張が亢進しているか（痙縮，筋固縮）低下

表Ⅲ-24-1　歩行で観察する点

- 歩幅 step length
- つぎ足歩行 tandem gait
- 歩行率 cadence
- 腕振り arm swing
- 歩行リズム walking rhythm
- 爪先歩行，踵歩行 on toes, on heels
- 長く歩いた時の歩行の変化
- 方向転換がスムーズか
- 服薬との関連
- 視覚や聴覚のキューが有効か（すくみ足に対して）
- 閉眼足踏み試験（一側前庭迷路障害が疑われるとき）
- 歩隔 stride step width
- 歩行の左右差 laterality
- 歩行速度 gait speed
- 歩行開始のスムーズさ
- 股・膝・足関節の角度の推移
- 疼痛の有無
- 狭い所の通り抜けが可能か
- 階段昇降
- 歩行時不随意運動の有無

しているか，運動失調の有無，感覚障害，前庭迷路障害などの通常の神経学的診察の他に，関節等の運動器の診察や下肢血流状態の診察も鑑別診断に必要となる．

2 歩行で観察する点

表Ⅲ-24-1 に示す．

3 歩行障害の要因と総合的分析

症状・徴候の項で述べた要因を念頭におき，病変部位を推測しながら歩行を観察する．患者によってはいくつかの要因が重複している場合があるので，総合的に考える必要がある．

参考文献

1. 起立障害
1) 石井慎一郎編著：動作分析 臨床活用講座 バイオメカニクスに基づく臨床推論の実践．pp.122-148, メジカルビュー社, 2013.
2) 奈良勲, 内山靖編：姿勢調節動作の理学療法 第2版. 医歯薬出版, 2012.

2. 歩行障害
1) 石井慎一郎編著：動作分析 臨床活用講座 バイオメカニクスに基づく臨床推論の実践．pp.168-202, メジカルビュー社, 2013.
2) 大熊泰之：すくみ足．パーキンソン病の理学療法．(松尾善美編著), pp.37-47, 医歯薬出版, 2011.
3) 水野美邦編著：神経内科ハンドブック第4版-鑑別診断と治療．pp.285-289, 医学書院, 2010.
4) 大垣光太郎, 大熊泰之：歩行障害-責任病巣はどこか．全ての内科医が知っておきたい神経疾患の診かた，考え方とその対応．(大生定義編), pp.77-81, 羊土社, 2013.

［大熊泰之］

25 自律神経症候の診かた

1 眼障害
disorders of eyes

⇨ 121 頁「Ⅲ-13. 瞳孔・眼球運動障害の診かた」参照.

2 腺分泌障害
disorders of secretory glands

A 涙腺
lacrimal gland

1 基礎知識

涙腺は顔面神経に含まれる副交感神経によって支配されている（図Ⅲ-25-1）．涙腺は反射性涙液分泌を行っているが，反射弓の求心路は角膜などに分布する三叉神経であり，遠心路は上唾液核の近くの涙腺核から始まる副交感神経である．この遠心路は，顔面神経の中の中間神経に含まれて内耳道を通り，顔面神経の膝神経節，大錐体神経，翼突管神経を経て涙腺に至る．この反射弓のどこかに障害が生じると涙の分泌が低下する．

涙腺に分布する交感神経系の役割についてはわかっていない．

2 症状，徴候

涙液の分泌減少が生じると，角膜の乾燥がおこるため，角結膜炎などをおこす．

3 診察の要点

涙液の分泌減少が生じていれば，角膜，結膜が乾燥し，羞明を訴えることが多い．

4 補助検査法

涙液の分泌は Schirmer 法（⇨ 811 頁参照）により判定する．

5 原因疾患・病態

顔面神経麻痺にともない涙腺の分布する副交感神経が障害されることがある．特に，小脳橋角部腫瘍や内耳道の腫瘍などにより，中間神経が障害された場合に涙腺の障害を呈する．また，顔面神経麻痺後に顔面神経に含まれている顎下腺，本来舌下腺に分布するはずの副交感神経が一部大錐体神経にまぎれこみ，食事の際に涙分泌が亢進する現象を呈する，空涙症候群（crocodile tear syndrome）を認めることがある．

B 唾液腺
salivary gland

1 基礎知識 （図Ⅲ-25-1）

耳下腺を支配する副交感神経は，延髄の下唾液核から発し，舌咽神経，鼓室神経，鼓室神経叢をへて耳神経節に至る．節後神経は耳介側頭神経，耳下腺神経をへて耳下腺に至り，唾液を分泌する．

顎下腺，舌下腺を支配する副交感神経は，橋被蓋部の上唾液核から発し，顔面神経，鼓索神経，舌神経をへて顎下神経節に至る．節後神経は顎下腺，舌下腺に至り，唾液を分泌する．

唾液腺への交感神経は，胸髄 Th1,2 から発し，上頸神経節に至り，節後神経は外頸動脈周囲の交感神経叢をへて，それぞれの唾液腺に分布する．

唾液の分泌は常時，基礎分泌が行われており，口腔内が乾燥しないようになっているが，口

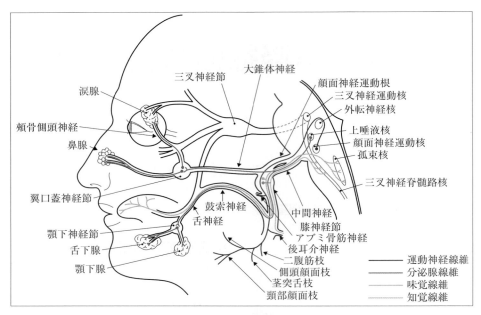

図Ⅲ-25-1　顔面神経の経路
(後藤文男, 天野隆弘：顔面神経. 臨床のための神経機能解剖学. 中外医学社, 84, 1992より改変)

腔・咽頭や胃に食物が触れると反射的に分泌が起こる（反射性分泌）. 口腔粘膜（三叉神経）, 舌（顔面神経, 舌咽神経）, 咽頭（舌咽神経, 迷走神経）, 胃粘膜（迷走神経）が刺激されると, 反射的に唾液の分泌が起こる.

唾液腺は副交感神経刺激により水と電解質を分泌すること, および交感神経刺激によりアミラーゼを分泌することが知られている.

2 症状, 徴候

唾液の分泌低下により口内乾燥が起こる. 食事中の唾液分泌が少ないため, 水分を摂取しないと飲み込みにくいなどの訴えをすることが多い.

なお, 唾液が少ないと齲歯が生じることが多くなる.

3 診察の要点

口内乾燥を確認することが第一である.

4 補助検査法

分泌される唾液の量を測定する. 上顎の第2大臼歯付近の頬粘膜に開いている穴（耳下腺乳頭）の上に小さなカップを設置し, カップに付設した導管から唾液を摂取する. このカップ法により, 安静時の唾液分泌量と舌の上にレモンキャンディなどをのせた場合の反射性分泌量を測定する.

5 原因疾患・病態

唾液腺分泌機能障害をきたす病態としては, 自律神経機能障害によるものと唾液腺自体の障害によるものがある.

a. 自律神経機能障害による唾液腺機能低下

1. 薬物による唾液腺機能低下

唾液腺機能低下をきたす薬物としては, 自律神経に直接作用するα1ブロッカーやβブロッカー, 抗ムスカリン薬などがある. また, 抗コリン作用を示す薬剤である三環系抗うつ薬やベンゾジアゼピン系の薬剤などがある.

2. 自律神経障害をきたす疾患

糖尿病や自律神経不全症などによって自律神経の機能低下が生じた場合には, 唾液腺機能低下がみられることがある.

b. 唾液腺自体の障害
1. Sjögren症候群
2. サルコイドーシス
3. アミロイドーシス
4. 頭頸部への放射線治療

3 皮膚障害
disorders of skin

A 基礎知識

　皮膚の血管運動神経は皮膚を栄養する血管に分布し，その血流をコントロールしている．この交感神経は視床下部から脳幹部を経由し，脊髄の中間質外側柱（intermediolateral cell column）から全身の皮膚に分布する．脊髄髄節のTh2〜Th6は上肢に分布し，Th10〜Th12は下肢に分布する．

B 症状，徴候

　この血管運動神経が一過性に強く作用すると，Raynaud現象が起こる可能性がある．また，網状青斑（livedo reticularis）も血管運動神経が関与して生じる四肢の皮膚の斑状の血行不良を示す状態であると考えられている．

C 診察の要点

　皮膚の状態を観察することが重要である．一般に寒冷刺激などでRaynaud現象が起こる．

D 補助検査法

　Laser Doppler血流計によって，皮膚血流を測定することができる．四肢の先端にLaser Doppler血流計をつけ，正中神経などの末梢神経を電気刺激した際の変化などを検討することによって，皮膚の血管運動神経の機能をみることができる．

E 原因疾患・病態

　糖尿病やアミロイドーシスなどによる末梢神経障害の際には，皮膚血流のコントロールが悪くなる．また脊髄の障害によっても，皮膚血流のコントロールが不良となる．また，中枢神経系の自律神経障害をきたす脊髄小脳変性症やParkinson病などでも皮膚血管運動神経の障害により網状青斑を認めることがある．

4 発汗障害
disorders of sweating

A 基礎知識

　全身の発汗は手掌・足底に生じる精神性発汗と体幹・四肢に生じる温熱性発汗に分けられる．精神性発汗は主に大脳皮質・辺縁系の機能により，温熱性発汗は視床下部を中枢とした機能により支配されている．ともに脳幹，脊髄の中間質外側柱をへて手掌・足底または四肢・体幹に至る．

　発汗障害はこれらの経路のどこかに障害が生じると起こる．汗腺は交感神経支配であるが，唯一の例外としてコリン作働性である．

B 症状，徴候

　広範囲に発汗障害が生じると体温調節がうまくいかなくなり，体温の上昇をきたす．また，体温上昇に伴って蕁麻疹が出現することが多い．

C 診察の要点

　発汗がどの部位で障害されているかを調べることが重要である．

D 補助検査法

　発汗検査の目的は，発汗障害の病巣分布（範囲）診断と病巣高位診断である．病巣分布診断

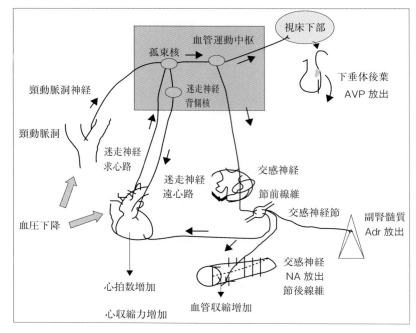

図Ⅲ-25-2 起立による圧受容器反射

には温熱発汗試験，高位診断には薬物発汗試験が必要である．さらに，交感神経節後線維，汗腺を含めた詳細な病巣診断には定量的軸索反射性発汗試験，皮膚交感神経活動の測定，皮膚生検が必要な場合がある．

E 原因疾患・病態

発汗障害を呈する疾患には，自律神経系の障害によるものと，汗腺自体の障害によるものがある．自律神経系の障害によるものには，特発性の idiopathic pure sudomotor failure（IPSF）や末梢神経疾患に伴うものがある．末梢神経疾患としては，Fabry 病，アミロイドニューロパチー，糖尿病性神経障害，acute pandysautonomia などがある．また中枢神経系の自律神経障害で発汗障害を示すものには多系統萎縮症や Parkinson 病などがある．

5 心血管系障害
cardiovascular disturbance

A 基礎知識（図Ⅲ-25-2）

循環調節系としては，圧受容器反射機構が重要な役割を果たしている．血圧の変化は，頸動脈洞（carotid sinus），大動脈弓の圧受容器から舌咽・迷走神経を求心路として，孤束核，疑核を介して延髄腹側にある血管運動中枢に至る．血管運動中枢からの遠心路は脊髄を下降し，胸髄の中間質外側柱の交感神経の節前ニューロンに作用し，心臓核や四肢の筋肉内の小動脈に存在する交感神経節後線維を介し，心拍や末梢血管抵抗を調節して血圧を一定に保つように働く．また副交感神経系も迷走神経を介して心臓の収縮力や心拍を調節する．

B 症状，徴候

心血管系障害で臨床上問題となるのは，起立性低血圧，食事性低血圧，失神，起立性頻脈で

ある．本章ではこの4項目に絞ってまとめる．

1 起立性低血圧 （orthostatic hypotension）

起立時には，図Ⅲ-25-2 に示した圧受容器反射機構が正常に働き，血圧が低下しないようになっている．しかし，この機構に破綻が生じると起立時に血圧が低下し，起立時の立ちくらみ，失神，頭重感などが生じる．一般に，起立時に収縮期血圧が 20 mmHg 以上，拡張期血圧が 10 mmHg 以上の低下がある場合に起立性低血圧と考える．

2 食事性低血圧 （postprandial hypotension）

高齢者でよくみられる現象で，高齢者における食後の失神や転倒骨折の原因となっていることが多く，注意を要する．特に降圧剤使用中の高齢者でも食後の過度の血圧下降が起こる可能性があることを考慮し，高血圧の治療を行っていく必要がある．

食事により内臓血管床の血流が増加し，血管抵抗が低下するが，健常者ではその他の部位での血管抵抗を上昇させることにより，バランスがとれ血圧が低下しないが，高齢者ではその機構がうまく作働できず，食事性低血圧が生じると考えられる．

3 失　神

失神は脳血流低下による一過性の意識消失発作であり，その原因は多岐にわたるが，一般に心血管性と非心血管性に大別される．心血管性失神は① 反射性失神，② 起立性低血圧による失神，③ 心原性失神に大別される．また，非心血管性失神は① 脳血管性失神，② 代謝性失神，③ 心因性失神に大別される．失神発作と自律神経の関係が特に注目されるのは，反射性失神と起立性低血圧においてである．

a．心血管性失神
1．反射性失神

反射性失神（神経調節性失神）は基礎疾患を認めない心血管性の失神の総称で，発作の誘発条件により血管迷走神経性失神（vasovagal syncope），頸動脈洞失神（carotid sinus syncope），状況失神（situation syncope）に分類される．血管迷走神経性失神は最も多くみられる失神で，疼痛，疲労，不安などの不快な刺激や精神的興奮・緊張などが誘因となり，長時間の起立などで誘発されやすい．しかし，血管迷走神経性失神は起立後20～30分後に誘発されることが多く，起立直後に血圧が低下する起立性低血圧とは異なっている．反射性失神患者で長時間の head-up tilt 試験を行い，tilt 開始30分前後に過半数の症例で失神発作の再現に成功し，この失神を神経調節性失神（neurally mediated syncope）と呼称した．neurally mediated syncope は血管迷走神経性失神のベッドサイドにおける再現モデルと考えられる．

一方，頸動脈洞失神は高齢男性で多くみられ，洋服やネクタイで首を圧迫したときや，頸部を伸展させ頸動脈洞を圧迫したときなどに誘発される．

状況失神には，排尿，食後，くしゃみ，嚥下，咳嗽，排便，潜水，眼球圧迫，運動などにて誘発される失神や舌咽神経痛に伴う失神などが含まれる．排尿失神は立位で排尿中あるいは排尿直後に起こる失神で，男性に多く，疲労時，睡眠不足時，飲酒時などに起こりやすい．

2．起立性低血圧による失神

起立性低血圧に伴ってみられる失神は，起立直後に全身血圧の低下が生じ，二次的に脳灌流圧が低下するために脳血流量が減少し，失神がみられると考えられる．また，起立性低血圧を起こす原因となった自律神経障害が脳循環の自動調節能の障害を起こしている可能性もあり，脳灌流圧低下と自動調節能障害が共に関与し，その結果，失神をきたすと考えられる．

3．心原性失神

大動脈弁狭窄症など左心室拍出障害をきたす状態や心筋梗塞などによる心筋収縮障害による場合，および徐脈性不整脈による心拍出障害などによる場合がある．特に，Adams-Stokes 発作を伴う房室ブロックや洞不全症候群の際に失神が時々みられる．

b. 非心血管性失神

1. 血管性失神

subclavian steal syndrome などによる脳幹部の血流障害による失神や，脳幹性前兆を伴う片頭痛などによる失神，椎骨動脈圧迫による失神などがある．

2. 代謝性失神

低酸素血症による場合，過換気症候群による CO_2 減少による場合，低血糖による脳機能障害による場合などがあげられる．

3. 心因性失神

不安発作やヒステリー発作などによる失神がある．

4 起立性頻脈症候群（postural tachycardia syndrome；POTS）

起立時に血圧は保たれるが，強い心拍数増加を伴い，立ちくらみなどを訴える状態で，一般に起立により脈拍数が 30/分以上の増加を示す．従来，心身症的なものと捉えられてきたが，最近は自律神経機能障害の一つの型として捉える方向で議論されている．

C 診察の要点

前述のような状態を検出するには，血圧，脈拍の検討が重要である．起立時の血圧の変動，その後の血圧の変化を検討することにより，病態が明らかとなってくる．また，食事性低血圧でも，食前・食後の血圧の変化を捉えることにより診断できる．失神の診断でも，head-up tilt 試験により神経調節性失神が起こることを証明することが診断につながる．

D 補助検査法

この項目については，809 頁「自律神経機能検査」を参照されたい．

E 原因疾患・病態

前述した中で，とくに起立性低血圧をきたす疾患が重要となる．

6 呼吸障害
respiratory disorders

A 基礎知識

呼吸の調節系には，吸息，呼息をリズミカルに交互に行う自律性呼吸調節系と随意性呼吸調節系がある．自律性呼吸調節系は延髄にある呼吸中枢と橋にある呼吸調節中枢からなる．随意性呼吸調節系は大脳にあると考えられている．

呼吸リズムを形成する呼吸中枢は延髄に存在する．この呼吸中枢に対しては，中枢性化学受容器および末梢性化学受容器からの刺激が入り，呼吸を制御している．

中枢性化学受容器は，延髄腹側野にあり，脳脊髄液中の CO_2 濃度が上昇すると呼吸中枢が刺激される．脳脊髄液中の CO_2 濃度は血液中の CO_2 濃度に相関している．末梢性化学受容器は動脈血中の酸素濃度や pH の変化（CO_2 濃度の変化を反映）を頸動脈体や大動脈体でモニターし，頸動脈体からは舌咽神経を介して，大動脈体からは迷走神経を介して呼吸中枢を刺激する．

呼吸筋への出力は，延髄孤束核に存在する dorsal respiratory group（DRG）や後疑核付近に存在する ventral respiratory group（VRG）のニューロンから発する．

B 症状，徴候

神経の障害部位と異常呼吸のパターンとの関係は，Plum & Posner の教科書に記載されている図Ⅲ-25-3 が有名である．

① Cheyne-Stokes 呼吸：大脳半球，間脳などが障害された際にみられる呼吸で crescendo-decrescendo 型の過呼吸と無呼吸が交互

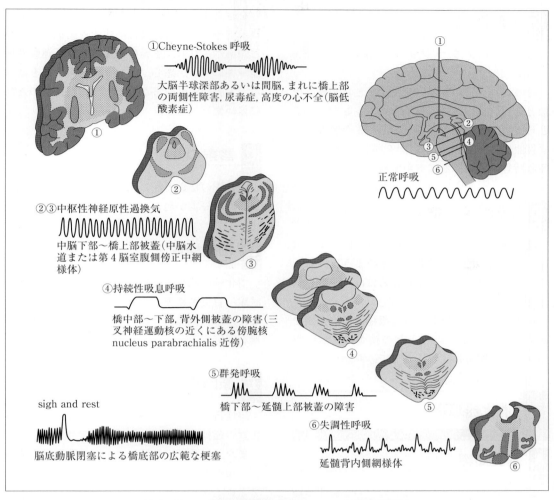

図Ⅲ-25-3　代表的な異常呼吸パターンと脳病巣部位

(Plum 1980 より改変)

にみられる呼吸パターンで，予後不良の徴候とは限らない．むしろ，1分間くらいの周期の Cheyne-Stokes 呼吸はまだ回復する可能性を残している徴候ともいえる．この周期が短くなってくると予後不良の徴候となってくる．

②，③ 中枢性神経原性過換気（central neurogenic hyperventilation）：従来，中脳下部から橋被蓋の障害で起こるといわれたが，むしろ血圧上昇などに伴う肺うっ血などに伴い起こる呼吸異常と考えられている．

④ 持続性吸息呼吸：橋中部〜下部の被蓋の障害で起こるといわれている．

⑤ 群発呼吸：橋下部から延髄被蓋部の障害で起こる呼吸．

⑥ 失調性呼吸：延髄の呼吸中枢の障害によって起こる呼吸異常で予後不良である．

C 診察の要点

呼吸の数，深さ，リズムを観察し呼吸のパターンを明らかにすることが重要である．

D 補助検査法

・ポリソムノグラフィー（polysomnography；PSG）

呼吸は鼻・口からの気流変化をとらえ換気指標とし，胸部，腹部の運動をストレンゲージでとらえて呼吸運動の指標とする．また脳波，水平性眼球運動，頤筋の筋電図を同時に記録する．睡眠時無呼吸の診断に有用である．

E 原因疾患・病態

呼吸異常は，中枢神経疾患，特に脳ヘルニアなどの進展の際に，図III-25-3のようにみられるので，病状の変化をとらえるには，重要な情報となる．

疾患としては，睡眠時無呼吸症候群が重要であるが，睡眠時のPSGなどの検査にて無呼吸の回数など明らかにすることで診断がつく．

7 消化器障害

A 基礎知識

消化管の神経系としては，外側の筋層間神経叢（Auerbach's plexus）と内側の粘膜下神経叢（Meissner's plexus）が存在し，両者は壁内神経叢と呼ばれている．これらの内在性神経系に対して，外来神経系は内在神経系に対して節前神経系の役割を果たしている．副交感神経系は消化管の運動亢進，分泌更新に働くが，交感神経系は消化管の運動を抑制し，消化液の分泌も抑制する．

B 症状，徴候

嚥下機能については，別項目にゆずる．

胃の運動機能障害は，嘔吐や上腹部膨満感などをきたす．その原因としては，糖尿病，アミロイドーシス，傍腫瘍性消化管運動機能障害などがあげられる．小腸の機能障害でも運動性機能障害に伴い，悪心，嘔吐，胃腸満腹感を認める．大腸の運動障害がおこると大腸排出の遅れに伴い便秘になる．

C 診察の要点

消化管の蠕動運動の状態を観察することにより，機能障害が起こっているかを判断する．

D 補助検査法

消化管の蠕動運動の補助検査として，胃排出試験，胃電図検査，胃液分泌検査などがある．また，排便機能検査により大腸の機能障害の有無を判定する．

E 原因疾患・病態

急性自律神経ニューロパチーなどにより，消化管の運動機能低下がおこる．

また，傍腫瘍症候群による消化管運動機能障害も報告されている．また，その他，糖尿病，アミロイドーシスなどに伴い，消化管の機能障害を伴うことはよくみられる．

8 排泄障害
excretory dysfunction

排泄障害（排尿・排便・性機能の障害，骨盤臓器障害ともいう）は，自律神経症候の中で非常に頻度が高いものである．排尿障害の中で，過活動膀胱［尿意切迫／頻尿，尿失禁はなくてもよい（overactive bladder：OAB）］は生活の質を悪化させ，残尿・尿閉は尿路感染症，腎後性腎不全をきたし予後を悪化させる懸念もある．

A 排尿障害
urinary dysfunction

a. 基礎知識

神経症候からみた神経因性膀胱は，次のようにとらえるとよい．末梢神経・脊髄疾患による神経因性膀胱は，しびれ（感覚障害）を伴いやすい．感覚障害は，大きく① 多発神経炎の分布〔代表的疾患として糖尿病性ニューロパチーがある．左右対称性で，靴下・手袋型分布をとり，特に下肢に目立つ．同部位で痛覚低下があり，反射が低下消失し，深部感覚性運動失調がみられる（Romberg 徴候陽性）．起立性低血圧を伴うこともある．〕，② 仙髄根の分布（代表的疾患として腰椎症や陰部ヘルペス，仙髄馬尾腫瘍がある．しばしば非対称性に，仙髄根部すなわち自転車のサドルが当たる部分にしびれが目立つ．一側で反射が低下消失する），③ レベルのある分布（代表的疾患として多発性硬化症や脊髄損傷がある．脊髄が障害されるため，障害部位以下の感覚低下，対麻痺がみられ，下肢反射が亢進し，Babinski 徴候がみられる．）に分けることができる．これを排尿障害からみると，多発神経炎，仙髄根病変では残尿（時に尿閉に至る）がみられ，脊髄病変では過活動膀胱と残尿の両者が同時にみられる．

一方，脳疾患による神経因性膀胱は，過活動膀胱（尿意切迫・頻尿のこと）であり，しびれ（感覚障害）が目立たず，次のものを伴いやすい．小刻み歩行・動作緩慢・易転倒・誤嚥（parkinsonism），および，これより合併頻度は少ないが，頑固さ，ぼーっとする，物忘れ（前頭葉型軽度認知障害）などがある．parkinsonism の責任病巣として，大脳基底核，前頭葉内側面特に補足運動野の病変などが知られている．認知症の責任病巣として，側頭頭頂葉病変の他に，前頭葉病変が，神経因性膀胱との関連で注目される．

b. 排尿障害の補助検査法—排尿障害のパターン

1. 過活動膀胱—脳疾患など

高齢者に多い大脳白質変化（かくれ脳梗塞，無症候性脳梗塞ともいわれる）や，正常圧水頭症では，OAB が 80〜90% にみられ，ウロダイナミクスでは上述の排尿筋過活動（detrusor overactivity；DO）がみられる．これらの疾患では，MRI 上の白質変化・脳室拡大は広汎であるが，排尿障害は前頭葉の血流低下と関連しており，正常圧水頭症のシャント手術後の排尿障害の改善も，前頭葉の血流回復と関連している．前頭葉については，古くから排尿との関連性が知られており，Andrew と Nathan らは 1964 年に，前頭葉内側面で帯状回を含む部位の血管障害，腫瘍で排尿障害を報告した．近年の機能的脳画像による検討でも，前頭葉・帯状回での賦活が報告されている．総じて，前頭葉は排尿反射に抑制的に作用している．

Parkinson 病では OAB が 70% にみられる．Parkinson 病においても，脳機能画像において蓄尿時（DO 時）の前頭葉賦活が低下している．これは黒質病変に伴う D1 基底核－前頭葉系（排尿反射に抑制的に働く）の低下によるものと考えられ，深部脳刺激により，前頭葉賦活とともに膀胱容量が増大する．levodopa の全身投与による膀胱変化については，視床下部脊髄ドパミン系の関与も想定され，改善と増悪の両者が報告され，結論が出ていない．小脳－前頭葉系も排尿反射を調節していると考えられ，その病変で軽度の OAB がみられる．

2. 残尿・尿閉—ニューロパチーなど

ニューロパチーをきたす代表的な疾患として糖尿病性ニューロパチーがある．成因として，代謝障害（アルドース還元酵素によるポリオール経路の亢進など）と微小血管障害（基底膜の肥厚，内皮の膨化など）が知られている．大径線維が障害されると，四肢の腱反射消失，遠位部主体の筋力低下，歩行時ふらつき（深部感覚障害による）がみられ，Aδ・C 線維などの細径線維が障害されると，表在感覚低下・しびれ，排尿障害を含めた自律神経障害をきたす．糖尿病における排尿障害の頻度は報告によってかなり差があり，2〜83% と報告されている．無自覚の糖尿病患者でも，検査上の異常が 43〜87% にみつかったとの報告もある．その理由の

一つとして，末梢性疾患では，中枢性疾患と異なり，求心線維が同時に障害されるため，患者の自覚症状になりにくいことが考えられる．高度な場合，高齢女性で無痛性尿閉（下腹部の腫瘤）として受診することもある．排尿症状として，尿勢の低下／排尿時間の延長（71％）が多いが，OABもしばしば同時にみられる．ウロダイナミクスでは，排尿筋低活動がみられ，残尿が57％にみられる（平均残尿量102.9 mL）．さらに，膀胱知覚低下も32％にみられる．陰部ヘルペス，腰椎ヘルニア，髄膜炎尿閉症候群などでも尿閉が好発する．

3．OABと残尿が同時にみられる場合—脊髄疾患，多系統萎縮症など

脊髄疾患（脊髄損傷，二分脊椎など），多系統萎縮症などでは，OABと残尿が同時にみられる．ウロダイナミクスでは，蓄尿期の排尿筋過活動と，排出期の膀胱麻痺（排尿筋低活動）がしばしば同時にみられる（detrusor hyperactivity with impaired contractile；DHIC）．多系統萎縮症での排尿障害の病態については，既報告を参照されたい[11]．DHICと同様の病態は，多発性脳梗塞と腰椎症／糖尿病性ニューロパチーの組み合わせや，多発性脳梗塞のOABに対して抗コリン薬を使用中に効きすぎてしまったときなどにもみられる．脊髄疾患，多系統萎縮症では，さらに排尿筋括約筋協調不全（detrusor sphincter dyssynergia；DSD）を伴う場合もある．

OAB，残尿・尿閉，OABと残尿が同時にみられる場合，それぞれの対処法・治療については，疾患各論を参照されたい．

c．尿障害の病態—膀胱から末梢神経，脊髄，前頭葉まで

自律神経における排尿系の特徴として，①感覚神経・体性神経の関与が大きい—蓄尿途中から意識下に行われており，排尿の随意（開始）抑制が可能である，②中枢の関与が大きい—起立性低血圧が延髄以下の病変でみられるのと比べ，神経因性膀胱は，延髄より上位の，大脳・基底核の病変でもみられる．

自律神経系は交感神経（ノルアドレナリン作動性神経）と副交感神経（コリン作動性神経）から成り立っている．コリン系神経は，副交感神経の他，運動神経，認知機能にも関わっている．排尿自律神経についてみると（図Ⅲ-25-4），蓄尿期に，膀胱は弛緩し（beta3-adrenaline受容体等を介する，下腹神経支配），外尿道括約筋（体性神経，随意的に収縮させることが可能，仙髄S2-3前角Onuf核由来の陰部神経支

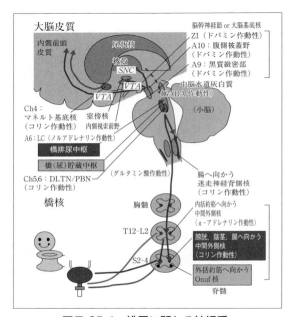

図Ⅲ-25-4　排尿に関わる神経系

末梢−脊髄−脳幹−基底核／前頭葉の経路．膀胱は仙髄中間外側核（副交感神経）の支配，内肛門括約筋は腰髄中間外側核（交感神経）支配，外肛門括約筋は仙髄Onuf核（体性神経）支配を受ける．

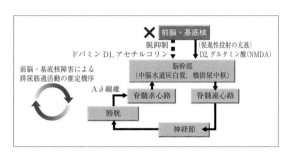

図Ⅲ-25-5　排尿筋過活動の脳病変による機序

脳幹部以上の病変では，脊髄−脳幹−脊髄反射（排尿反射）が保たれていることから，排尿筋過活動は脊髄−脳幹−脊髄反射の亢進によるものと考えられる．

配)・内尿道括約筋（alpha 1A/D-adrenaline 受容体を介する，胸腰髄 T12-L2 中間外側核由来の下腹神経支配）は収縮している．排出期に，膀胱は収縮し（M3 muscarine 受容体を介する，仙髄 S2-3 中間外側核由来の骨盤神経支配），外尿道括約筋・内尿道括約筋は弛緩する．

蓄尿・排出機能のうち，排出機能は，脊髄－脳幹－脊髄反射という長経路反射（排尿反射）により行われている（図Ⅲ-25-5）．動物では，排尿時の下部尿路からの求心性入力は，細径有髄線維の Adelta 線維を介し，仙髄後角を経て，脊髄後索・側索を上行し，中脳水道灰白質に至る．その入力は，中脳水道灰白質から下行性に青斑核近傍の橋排尿中枢に至る．橋排尿中枢からの投射線維は，グルタミン酸作動性神経とされ，脊髄側索を主に下行し，仙髄中間外側核の膀胱を支配する節前ニューロンに至る．臨床的に，中脳水道灰白質や橋排尿中枢が選択的に障害される疾患は少ないが，同部位の Wernicke 脳症，血管炎，多発性硬化症，脳幹脳炎などにより，排尿筋無収縮（および病変の広がりにより DO）がみられる．

排尿筋過活動（DO）の責任病巣は，大きく末梢，脊髄，脳に分けることができ，一般に脊髄，脳病変で典型的にみられる．A) 前頭前野・基底核は，排尿反射を上位から主に抑制している．このため，前頭前野・基底核の病変では，脊髄－脳幹－脊髄反射弓が保たれていることから，反射が亢進し，DO をきたすと考えられている．B) 仙髄より上位の脊髄病変では，この回路が遮断され，急性期に尿閉をきたす．その後，乳児期にみられた無髄の C 線維を求心路とする仙髄反射が再度出現し，DO をきたすと考えられている．

B 排便障害
defecation disorder

a．基礎知識

排便障害の中で，便失禁は尿失禁以上に生活の質を悪化させるものであり，便秘・イレウスは，Parkinson 病の悪性症候群をきたし，緊急入院する場合がある．

神経疾患でみられる性機能障害の代表は，便秘・イレウス／偽性腸閉塞である．排尿障害のパターンが，神経障害の部位によって異なる（脳：過活動膀胱，仙髄以下末梢：残尿・尿閉，脊髄：過活動膀胱と残尿の組み合わせ）のと異なり，排便障害のパターンは，神経障害の部位（脳，脊髄，末梢神経）によらず便秘の形をとる．その機序として，通過遅延型，直腸肛門型があり，しばしば両者が同時にみられる．まれではあるが，多系統萎縮症・脊髄損傷の一部で腸管収縮亢進，脳幹梗塞で括約筋収縮亢進（アニスムス）が報告されている．便秘と比べると少ないが，便失禁の機序は，括約筋障害によるもの（仙髄馬尾神経病変，多系統萎縮症による Onuf 核病変などでみられる），便秘による二次的なもの（溢流性）などがある．高齢者では，尿失禁の多くが過活動膀胱（認知症と独立してみられる）であるのと異なり，便失禁は意欲低下・認知症に伴う機能性のことが多い．

1．大腸通過時間検査

通過遅延型便秘を調べる検査である．Parkinson 病の場合，末梢の腸管神経叢内に，Lewy 小体，Lewy ニューライトが出現することが知られ，末梢性に，CTT の延長をきたすと考えられる．筆者らの調査では，Parkinson 病患者の 2.4% がイレウス緊急入院を余儀なくされていた．

2．直腸肛門ビデオ内圧検査

直腸肛門型便秘を調べる検査である．Parkinson 病患者に，ビデオマノメトリーを行うと，健常者でみられる直腸固有収縮が低下・消失しており，排便時の奇異性括約筋収縮（アニスムス），腹圧低下がみられる（直腸肛門型便秘）．その機序として，消化管生検で壁内神経叢に Lewy 小体の出現がみられ，血中グレリン濃度の低下が報告されている．迷走神経背側核他の中枢の変性も，一部関与している可能性がある．奇異性括約筋収縮，腹圧低下は中枢由来と思われるが，その責任病巣は十分に明らかでない．

b．排便障害の病態―腸管から末梢神経，脊髄，大脳まで

自律神経における排便系の特徴として，① 蓄便―排便サイクルが1日1回ほどの周期で行われる，② 感覚神経・体性神経の関与が大きい―蓄便途中から意識下に行なわれており，排便の随意（開始）抑制が可能である．

下部消化管の運動機能は大きく，a) 内容物の小腸・大腸吻側部から直腸への輸送，b) 直腸・肛門での一時的随意蓄便，c) 直腸・肛門からの随意排便の3者に分けることができ，これらは複雑な神経系のコントロール下にある．経口摂取された食物は食後数時間で小腸（約6m）を通過し回盲部に達する．回盲部から，約2日弱かけて大腸（約150cm）を通過しS字結腸・直腸に達する．これは，安静時の蠕動運動（特に順行性の移動運動複合）と，食事摂取等に伴う総蠕動運動によるとされる．これらの中で，前述のa) が障害されたものを輸送遅延型便秘，c) が障害されたものを直腸肛門型便秘と呼んでいる．腸管壁の筋層は，固有神経叢支配が大きいとされ，同時に消化管ホルモンなどの液性因子の支配を受ける．一方，脳幹（多発性硬化症 plaque）・脊髄（脊髄炎）・後根神経節（胸部帯状疱疹）・末梢節後神経（糖尿病）の障害で偽性腸閉塞／イレウスをきたすことが知られている．小腸・右側結腸は延髄・迷走神経（副交感神経），左側結腸／S字結腸直腸はS2-4 中間外側核・骨盤神経（副交感神経），内肛門括約筋は T12-L2 中間外側核・下腹神経（交感神経），外肛門括約筋は S2-4 Onuf 核・陰部神経（体性神経）の支配を受けている（図Ⅲ-25-6）．さらに腸管運動の高次中枢として，脳幹のバリントン核（腸管促進的），大脳基底核（腸管抑制的），視床下部，大脳皮質などが指摘されている．腹圧の高次中枢として，橋のケリカー・フス核，傍脚核，延髄腹側の呼吸関連ニューロン，大脳皮質などが指摘されている．

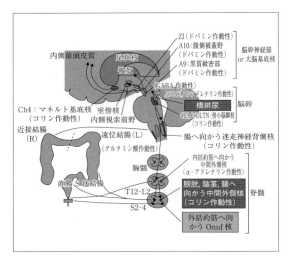

図Ⅲ-25-6　排便に関わる神経系

末梢－脊髄－脳幹－基底核／前頭葉の経路．直腸から大腸左側までは仙髄中間外側核（副交感神経）の支配，大腸右側以上は迷走神経背側核（副交感神経）の支配，内肛門括約筋は腰髄中間外側核（交感神経）支配，外肛門括約筋は仙髄 Onuf 核（体性神経）支配を受ける．

9　性機能障害
sexual dysfunction

a．基礎知識

性機能障害は，生活の質の観点から最近注目されており，患者がこの問題を訴えて神経内科を受診する場合もある．

神経疾患でみられる性機能障害の代表は，勃起障害（erectile dysfunction；ED）であり，男性およびパートナーの生活の質を阻害する重要な症候である．膀胱と異なり，脳，脊髄，末梢神経病変のいずれも，機能低下としてのEDをきたす．Parkinson 病等の中枢疾患におけるEDが中枢自律神経性であることの部位診断は，Parkinson 病の発症後にEDが出現したという時間的関連の他に，現在までのところ十分な検索方法がない．このため，他のEDをきたしうる原因をある程度除外しておく必要がある．このうち，心因性についてはうつ状態の評価，血管性については脂質異常症などの動脈硬化危険因子のチェック，パパベリン海綿体内注射・ドップラー超音波血流測定その他の血管系

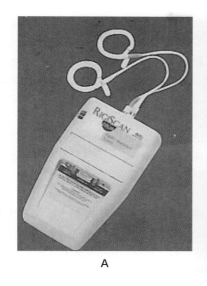
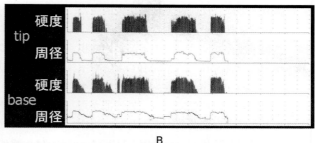
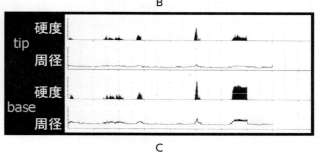

図Ⅲ-25-7 Rigiscan®
A：Rigiscan，B：健常対照，C：勃起障害のある Parkinson 病患者

検査，内分泌性については性腺機能低下症についての採血，末梢神経障害については神経学的診察と神経伝導速度検査，などを行う．

b．補助検査法

夜間の陰茎勃起現象（nocturnal penile tumescence；NPT）は REM 睡眠に比較的一致して一晩に 4～5 回生じる陰茎の周期的な生理的勃起であり，従来，心因性 ED と器質性 ED の鑑別に用いられてきた．従来の夜間陰茎勃起測定法には，スタンプテスト（信頼性が低い），巻き尺様の陰茎バンド（睡眠中の最大陰茎周囲長増加のみ評価），スナップゲージ（陰茎硬度のみ評価）が行われてきたものの，それぞれに若干の問題がみられる．一方，Rigiscan® は，非侵襲的に陰茎基部と先端部の硬度（%）と周径（cm）を連続測定可能である（図Ⅲ-25-7）．装置が比較的小型で携帯が可能であり，操作も簡便なため，自宅での使用が可能であり，入院による不眠の影響がないことが利点としてあげられる．筆者らは，既治療の Parkinson 病患者と，基礎疾患，薬剤投与のない健常ボランティアに対し，Rigiscan を施行して NPT を検討した．その結果，健常対照と比較して，Parkinson 病患者では NPT の著明低下がみられた．Rigiscan による夜間陰茎勃起の他覚的検査結果は，Parkinson 病による性機能障害の自覚症状ともよく相関しており，ED の診断に有用な検査と考えられる．

c．性機能障害の病態—陰茎から末梢神経，脊髄，視床下部まで

勃起は，反射性勃起（陰茎への体性感覚刺激）と精神性勃起（視覚＋聴覚刺激）に分けられる．性交渉には関係しないが，NPT が知られており，起床時に残っているものが「朝立ち」である．勃起は，陰茎海綿体動脈分枝であるらせん動脈の開大と，おそらく 2 次的に，海綿体静脈が白膜に圧排されることにより生じるものであり，血管性のイベントである．その障害が ED である．らせん動脈の開大は，アセチルコリンおよび一酸化窒素作動性骨盤神経（別名：勃起神経）の刺激による，血管平滑筋からの一酸化窒素分泌によりもたらされる．反射性勃起には，仙髄中間外側核が必須であり，多系統萎縮症では仙髄中間外側核に変性がみられる．仙髄より

上位の脊髄障害では，反射性勃起が比較的保たれる一方，精神性勃起が消失する．

精神性勃起/性行動には，視床下部の内側視索前野（medial preoptic area；MPOA）や室傍核（paraventricular nucleus；PVN）のオキシトシンニューロンが重要である．外性器からの体性感覚入力は，脊髄前側索を上行し，視床髄板内核等を経て前帯状回，扁桃体，MPOA，PVNに至る．視覚入力は，扁桃体を経てMPOA等に至る．近年の機能的脳画像による検討では，ポルノビデオの視聴や，陰茎刺激により，ヒトでもこれらの部位が賦活されている．夜間勃起や睡眠調節作用には，外側視索前野が関与する．MPOA, PVNは，黒質緻密層/不確帯からドパミンニューロンの投射を受けており，性的刺激によりMPOA内のドパミン濃度が上昇する．一方，プロラクチンニューロンは，性機能に対して抑制的に働くとされる．下垂体のプロラクチン産生腫瘍は女性化乳房と共にEDを伴いやすく，未治療のParkinson病で高プロラクチン血症がみられるとする報告もある．MPOA・PVNのオキシトシンニューロンは，腰仙髄に投射しており，勃起をきたすと考えられている．

以上，排泄障害について，排尿・排便・性機能障害に分けて述べた．これらの排泄障害（骨盤臓器障害）は，病態に応じた治療が可能なことから，積極的な加療を行い，患者の生活の質を向上させることが望まれる．

参考文献

2. 腺分泌障害
1) 後藤文男，天野隆弘編：顔面神経．臨床のための神経機能解剖学．中外医学社．84-85, 1992.

8. 排泄障害，9. 性機能障害
1) Fowler CJ, Griffiths DJ. : A decade of functional brain imaging applied to bladder control. Neurourol Urodyn, 29；49-55, 2010.
2) 榊原隆次，岸雅彦：神経内科と膀胱～排尿の神経機序と排尿障害の見方・扱い方～．臨床神経学，53；181-190, 2013.
3) Sakakibara R, Panicker J, et al. : "Vascular incontinence" and normal-pressure hydrocephalus : Two common sources of elderly incontinence with brain etiologies. Current Drug Therapy, 7；67-76, 2012.
4) Sakakibara R, Tateno F, et al. : Pathophysiology of bladder dysfunction in Parkinson's disease. Neurobiol Dis, 46；565-571, 2012.
5) Herzog J, Weiss PH, et al. : Subthalamic stimulation modulates cortical control of urinary bladder in Parkinson's disease. Brain, 129；3366-3375, 2006.
6) Yamamoto T, Sakakibara R, et al. : Time-dependent changes and gender differences in urinary dysfunction in patients with multiple system atrophy. Neurourol Urodyn, Jun 11. doi : 10.1002/nau.22441. [Epub ahead of print]. 2013.
7) Sakakibara R, Kishi M, et al. : Bladder, bowel, and sexual dysfunction in Parkinson's disease. Parkinsons Dis, Sep 12. [Epub ahead of print]. 2011.
8) Quigley EMM, Pfeiffer RF. : Neurogastrenterology. Butterworth-Heinemann, Philadelphia, 2004.
9) Fukudo S, Kuwano H. : Management and pathophysiology of functional gastrointestinal disorders. Digestion, 85；85-89. 2012.
10) Argiolas A, Melis MR. : Central control of penile erection : role of the paraventricular nucleus of the hypothalamus. Prog Neurobiol, 76；1-21, 2005.

[1～7. 荒木信夫，8, 9. 榊原隆次]

Section IV

神経疾患 各論

1 脳血管障害

概説

A 疫学と病型別頻度の変遷

病型別頻度の分布であるが，筆者らの脳卒中データバンクの統計（図Ⅳ-1-1）[1]）が示すように，かつては脳出血と同様に高血圧性細動脈硬化を基盤とするラクナ梗塞が圧倒的に多かったのが，高血圧治療薬のめざましい進歩と栄養失調と食塩の取りすぎの是正等により脳出血死亡が激減したことは周知の事実であるが，同じ基盤を持つラクナ梗塞も減少傾向を示している．さらに経済成長による生活レベル向上，食生活の欧米化等による脂質増加も含む飽食の時代の到来で，栄養失調の改善を通り越してメタボになりアテローム硬化のリスクである糖尿病や脂質異常症などが増加し，動脈—動脈塞栓（アテローム硬化性塞栓）を含むアテローム血栓性脳梗塞が増加してきたことは周知の通りである．しかし，欧米のように心筋梗塞と脳卒中の頻度が逆転するまでには至らず，現在もわが国では脳卒中が心筋梗塞に比し明らかに多い．また，厚生労働省のメタボ対策に加えて健康意識の高まりもあり高度肥満の率は欧米に比較するとかなり低く，しかもこの10年以上増加していない．これから最も問題になるのは少子高齢化が急速に進んだ結果，高齢化率世界一となったわが国では加齢と共に直線的に増加する非弁膜症性心房細動が増加し，その結果として心原性脳塞栓症が増加することである（図Ⅳ-1-2）[2]）．
図Ⅳ-1-3に示すように脳卒中で加齢とともに増加し続ける病型は心原性脳梗塞だけであるこ

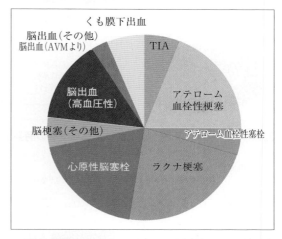

図Ⅳ-1-1 脳卒中データバンク2009による脳卒中病型別頻度

（脳卒中データバンク2009より一部改変）

とが分かる．また，心原性脳塞栓症は主幹脳動脈が塞栓で突然に閉塞するため大梗塞をきたしやすく，また1〜2日目に自然再開通しやすく出血性梗塞による高度な脳浮腫を呈して重症化する可能性が高く，脳梗塞の中で最も予後の悪い病型であることを認識する必要がある．一方で抗不整脈治療薬やカテーテルアブレーションなどによる心房細動治療，従来のワルファリンに加え2011年以降に続々と認可された新規の抗トロンビン薬や抗Xa薬などによる抗凝固療法など予防治療が可能な場合も多く，また超急性期にはt-PA治療の良い適応になる病型なので，脳卒中予防と早期治療効果をあげるために，一過性心房細動も含めて心房細動には日常臨床で十分留意する必要がある．

若年者の心房細動のない脳塞栓では卵円孔開存による奇異性塞栓が最も多く，経食道心エ

コーの普及により診断率も向上している.
　一過性脳虚血発作（transient ischemic attack；TIA）の定義は24時間以内に症状が完全消失する虚血発作という従来の定義から，持続時間は限定しない一過性発作という概念に変わっている．その病態診断についてはMRIの精度向上と拡散強調画像（diffusion weighted image；DWI）の普及により大きく進歩している．発作の持続時間に関わらずかなりの頻度でDWIでの高信号が認められ，急性期TIAの入院治療が推奨されている．

またMRIや超音波検査が普及しているわが国では，アテローム血栓性塞栓の診断精度が向上し，内頸動脈アテローム硬化巣だけでなく，大動脈弓アテローム硬化巣からの塞栓も診断が可能となり治療法も進歩している．

出血性脳卒中ではクモ膜下出血の比率は脳ドックの普及等で未破裂脳動脈瘤の発見率が向上し，未破裂の時期に予防的手術を行われることが多くなったためかやや減少傾向を示している．

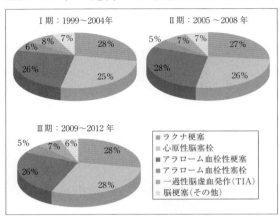

図Ⅳ-1-2　脳卒中データバンクによる脳梗塞の病型別頻度の経年的変化

心原性脳塞栓症が25%から28%に増加している．
（山口修平，小林祥泰：脳卒中 36, 379, 2014より）

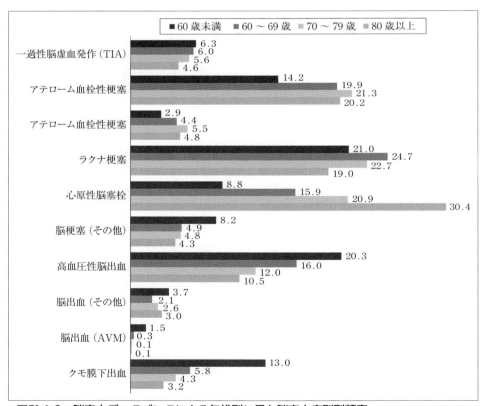

図Ⅳ-1-3　脳卒中データバンクによる年代別に見た脳卒中病型別頻度

心原性脳塞栓症だけが加齢とともに直線的に増加している．
（山口修平，小林祥泰：脳卒中 36, 379, 2014より）

後期高齢者の増加によりアミロイドアンギオパチーによる脳出血合併が増えている可能性も否定できないが，高血圧性脳出血はやや頻度が増えている．

B 脳梗塞の超急性期治療の進歩

欧米等に遅れること10年にして，2005年にようやく発症3時間以内脳梗塞にt-PA静注療法（欧米は0.9 mg/kgに対しわが国では0.6 mg/kg）が保険適応となった[3]．認可条件として義務づけられた2年間の市販後調査結果では，3ヵ月後の転帰良好（modified Rankin Scale；mRS 0-1）は7,492例の使用例中追跡データの揃った4,944例の33.1%であった．EUのSITS-MOST研究（アルテプラーゼ0.9 mg/kg，6,483例）[4]と同様の患者背景（18〜80歳，NIHSS＜25）に限定すると転帰良好は39%とSITS-MOSTの38.9%と同様になった．安全性では症候性頭蓋内出血は36時間以内で3.5%と日本での開発試験J-ACT[3]での5.8%に比し低下していた．なおECASA Ⅲ[5]の発症3〜4.5時間投与でも有効であるという成績を受けて，2012年から発症4.5時間まで適応時間が延長されたが，t-PAによる改善効果は投与が早ければ早いほど有効性が高いというメタ解析データがすでにあり，要望した脳卒中学会からも適正試行に関する緊急声明「発症後3〜4.5時間に投与開始する場合，慎重投与のうちとくに「81歳以上」，「脳梗塞既往に糖尿病を合併」，「NIHSS値26以上」，「経口抗凝固薬投与中」に該当する場合は，適応の可否をより慎重に検討する必要がある」が出されているので留意してほしい．この他，t-PA静注療法が無効な場合に血栓を機械的に回収できる新しいデバイス「メルシー（Merci）・リトリーバー」が2010年に認可され，その後も同様のデバイスが認可されている．

C 無症候性脳血管障害
asymptomatic cerebrovascular diseases

わが国ではMRIが世界一普及しており，脳ドックも盛んに行われていることから無症候性脳血管障害の発見頻度も高い．筆者らはわが国で初めてMRIによる脳ドックを立ち上げ20年以上に渡り追跡調査を行ってきた．その結果，無症候性脳梗塞や高度白質病変のリスクとして高血圧と加齢が重要であること，長期追跡によりこれらが脳卒中発症の重要なリスクであることを明らかにした[6]．1999年にKinoshitaら[7]が高血圧を有する脳卒中198例（脳出血130例，ラクナ梗塞68例）のT_2^*強調画像を検討し，無症候性微小脳出血が脳出血例では66%，ラ

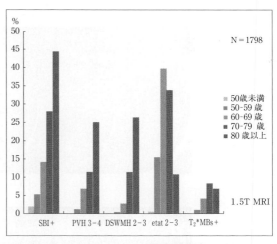

図Ⅳ-1-4 脳ドックにおける無症候性脳血管障害の頻度（島根難病研究所脳ドック）

表Ⅳ-1-1 無症候性大脳微小脳出血と脳卒中発症

変数	虚血性脳卒中		出血性脳卒中	
	HR（95% CI）	P	HR（95% CI）	P
微小脳出血	4.48（2.20〜12.2）	<0.0001	50.2（16.7〜150.9）	<0.0001
無症候性脳梗塞	2.94（1.26〜6.82）	0.012		

（山口修平，小林祥泰：脳卒中 36，378-384，2014 より）

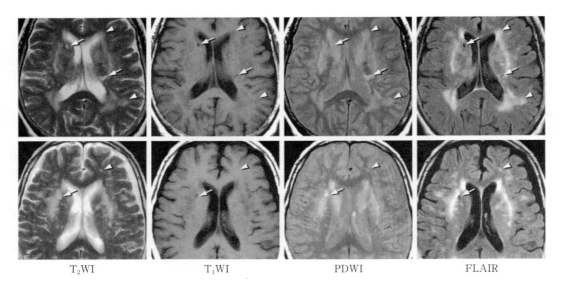

図Ⅳ-1-5　無症候性脳梗塞のMRI所見

ラクナ梗塞はT₂WI, PDWIにて明瞭な高信号，T₁WIにて明瞭な低信号を呈するが，FLAIRでは高信号は不明瞭で，空洞化した中央部が低信号となっている（矢印）．PVH，DSWMHは，T₂WI, PDWIにて淡い高信号を呈し，T₁WIでは不明瞭であるが，FLAIRでは明瞭な高信号を呈する（矢頭）．ラクナ梗塞と大脳白質病変との明瞭度がT₂WI, PDWIとFLAIRで逆転する点に留意する．

（日本脳ドック学会 編：脳ドックのガイドライン2014．p40，響文社，2014より）

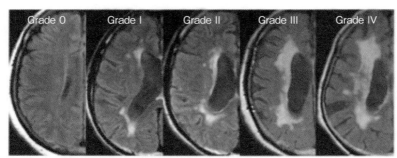

PVH grading

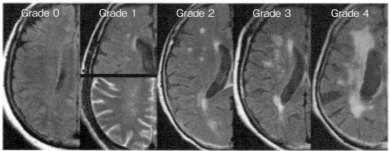

DSWMH grading

図Ⅳ-1-6　MRI FLAIR画像による白質病変分類

（日本脳ドック学会 編：脳ドックのガイドライン2014．p39，響文社，2014より）

クナ梗塞では68％の高率（対照の健常高齢者66名では6.4％）に認められたことを世界で初めて報告し衝撃を与えたが，筆者らは高血圧と関連する無症候性微小脳出血の存在は無症候性脳梗塞，白質病変だけよりもさらに有意な脳卒中発症のリスクであることを10年以上の脳ドックでの追跡調査で明らかにし報告した[8]．従来は脳出血のリスクとして注目されていた微小脳出血であるが，実際は脳出血のみならず脳梗塞のリスクとしても重要であり，特に深部多発例ではかなり細小動脈硬化の進んだ状態を示している可能性が示唆された．脳ドックでもその頻度は加齢と共に増加するが無症候性脳梗塞よりはかなり少なく，だいたい5％前後である．また高血圧を伴う症候性ラクナ梗塞例では無症候性脳梗塞だけでなく微小脳出血が高率に合併することはよく知られている．したがって，他にアテローム硬化性病変がないラクナ梗塞に抗血小板薬をむやみに投与することは慎む必要がある．なお，微小脳出血はMRIのT_2^*強調画像でしか検出できないので，特に高血圧合併例ではルーチンに撮像する必要がある．

また，無症候性脳梗塞の診断基準が脳ドック施設によりまちまちでT_2強調画像のみでみられる白質病変のspot状のものを梗塞と診断していることも多かったので，脳ドックではT_1, T_2, FLAIRを必須撮像法としてその科学的根拠も示してガイドライン[9]に組み込んだので，むやみに脳梗塞と診断しないようにきちんと参照して頂きたい（図IV-1-5, 6）．

1 脳梗塞
brain infarction

a．症状・経過・予後
1．アテローム血栓性梗塞
主幹脳動脈に高度狭窄があり，何らかの原因で血液粘稠度が高まったりして凝固促進が生じて閉塞し梗塞をきたすものである．

症状としては皮質枝を含みやすいので片麻痺の他に優位半球では失語症，劣位半球では半側無視などの皮質症状を呈しやすい．

予後は閉塞血管の支配領域がどの程度梗塞に陥るかによって異なる．例え内頸動脈が閉塞しても側副血行が発達していれば症状は軽い．

2．ラクナ梗塞
一般にはサイズが1.5 cm以下の穿通枝領域梗塞をいう．小さいので場所によっては症状が出ないで，無症候性脳梗塞として存在していることも多い．したがって初発ラクナ梗塞であってもすでに多発性ラクナ梗塞になっていることが多く60％に合併するという報告もある．また，同じく高血圧による細動脈硬化が原因とされる白質病変の合併も多い．かつてはわが国の脳梗塞の70％と大半を占める病型であったが，高血圧に対する減塩と栄養改善の食事療法，薬物治療の進歩，普及により比率は低下傾向にある．脳ドックでの無症候性脳梗塞はほとんどが小さなラクナ梗塞である．3 mm未満は血管周囲腔拡大の場合が多いので診断上注意が必要である．

症状は片麻痺，構音障害が最も多い．予後は比較的良好で家庭復帰，社会復帰率が脳梗塞病型の中では最も高い．しかし再発を繰り返すと次第にアパシーとなり血管性認知症に進行する可能性が高くなる．血管性parkinsonismも合併しやすい．このような例では多発性ラクナ梗塞に高度白質障害を合併していることが多い（いわゆるBinswanger型血管性認知症）．

3．心原性脳塞栓症
心臓由来の比較的大きな塞栓が主幹脳動脈を閉塞して生じるので，広範な虚血をきたし，片麻痺の他に失語症などの皮質症状や意識障害を伴うことが特徴である．症状は突発しすぐに完成することが特徴的である．広範な梗塞をきたしやすいので予後は脳梗塞の中では最も悪いが，超早期であれば血栓溶解療法の最も良い適応であり効果も期待できる．

b．病因・病態・病理
1．アテローム血栓性梗塞
主幹動脈狭窄から徐々に閉塞して起こる血栓性梗塞（閉塞血管の支配領域に生じるが，側副

血行がある場合も多いので心原性脳塞栓症による閉塞に比して範囲は狭いことが多い．中には特に内頸動脈等で不安定プラークが破綻して急速に閉塞する場合もある）と，高度狭窄に血圧下降などが加わって脳動脈の境界領域（watershed area）に生じる血行力学的梗塞，および内頸動脈や大動脈弓の不安定プラークのアテローム潰瘍から飛ぶ動脈—動脈塞栓などがある．

2．ラクナ梗塞

高血圧による脳の穿通枝動脈の細動脈硬化が原因で起こる 1.5 cm 以下の小梗塞で，部位的には穿通枝動脈領域の基底核領域や深部白質に起こりやすい．

3．心原性脳塞栓症

この原因は，40 年位前はリウマチ性弁膜症の僧帽弁狭窄症に伴う心房細動が多かったが，リウマチ熱の原因となる扁桃腺炎が減少したことから，現在では非弁膜症性心房細動が大半を占める．弁膜症性心房細動は加齢と共に直線的に増加するので，心原性脳塞栓症は高齢者に多い．

c．補助検査法

1．アテローム血栓性梗塞

頸動脈エコーがルーチン化されることで発見されるようになった頸動脈アテローム硬化による不安定プラークからの遊離血栓による塞栓が動脈—動脈塞栓では最も多い．この場合，眼動脈ドプラ血流検査，経頭蓋ドプラ血流検査（TCD）などで微小塞栓信号として（high intensity transient signal；HITS）が検出される場合があり，抗血小板薬の効果をみることもできる．さらに経食道エコーで発見されるようになった大動脈弓不安定アテロームプラークからの塞栓（これも動脈—動脈塞栓）が最近注目されている．

2．ラクナ梗塞

最近では T_2^* 強調画像が普及したので，やはり高血圧性細動脈硬化による無症候性微小脳出血の合併も多発性ラクナ梗塞ではかなり高率に検出される．

3．心原性脳塞栓症

心房細動などにより心臓内にできた血栓が千切れて脳動脈に飛んで動脈閉塞をきたして脳梗塞を起こすもので，緩徐に動脈狭窄をきたすアテローム血栓性梗塞と違って，突然に主幹脳動脈を大きな血栓で閉塞するので広範な脳虚血をきたし大梗塞を起こしやすいのが特徴である．また，血管側の動脈硬化が通常ないので血管壁の組織プラスミノーゲン活性化により塞栓子が溶解され高率に自然再開通をきたす．再開通は発症 1〜2 日後が多く，出血性梗塞を伴うことが多い．出血性梗塞は血管透過性亢進による vasogenic edema をきたし脳浮腫が生じる．生命予後は出血性梗塞の程度よりも脳梗塞の大きさにより強く関係する．

d．診断・鑑別診断

脳梗塞は米国の NINDS III 分類がよく用いられる．発症機序では① 血栓性，② 塞栓性，③ 血行力学性の 3 型，臨床病型分類ではアテローム血栓性梗塞，心原性脳塞栓症，ラクナ梗塞に分類される．これらの組み合わせから病型診断を行う．

■ 臨床診断と画像診断・補助診断

ベッドサイドでは病歴が重要である．症状が突発完成なら脳塞栓症が多く，重症なら心原性脳塞栓症，比較的軽症なら動脈—動脈塞栓，意識障害を伴わず比較的軽症で就寝中発症や階段状進行なら脳血栓症の可能性が高い．片麻痺だけで皮質症状がなければラクナ梗塞，あればアテローム血栓性梗塞の確率が高い．一過性脳虚血発作（TIA）が前駆している場合：数分以内の発作を何回も繰り返してから重症の脳梗塞になった場合は頸動脈アテローム血栓性閉塞，比較的軽症であれば動脈—動脈塞栓による脳梗塞（MRI 拡散強調画像で同側内頸動脈領域に散在性多発病巣，頸動脈エコーが必須），TIA が 1 時間以上の場合は心原性脳塞栓症の可能性が高く，次の発作は重症となりやすいので緊急を要する．比較的短期間に進行性認知症様症状を呈する場合には大動脈弓アテローム硬化による動

表Ⅳ-1-2 心房細動例におけるCHADS2スコア別にみた脳梗塞発症リスク

CHADS2スコア	患者数	脳梗塞発症数	NRAF 調整前脳梗塞頻度／100人・年	NRAF 調整後脳梗塞頻度（95% CI）
0	120	2	1.2	1.9 (1.2〜3.0)
1	463	17	2.8	2.8 (2.0〜3.8)
2	523	23	3.6	4.0 (3.1〜5.1)
3	337	25	6.4	5.9 (4.6〜7.3)
4	220	19	8	8.5 (6.3〜11.1)
5	65	6	7.7	12.5 (8.2〜17.5)
6	5	2	44	18.2 (10.5〜27.4)

NRAF：National Registry of Atrial Fibrillation

脈一動脈塞栓のことがある（片側内頸動脈領域に限らず広範に散在性病変をきたす．経食道エコーが必須）．急性発症で数時間以内に進行性に悪化し意識障害をきたすのは脳出血の可能性が強いので要注意である．脳幹梗塞の場合は進行して予後不良になりやすいので，初期のめまい，嘔吐，脳神経症状がないかどうかに留意する．若年性脳幹梗塞で最も多いWallenberg症候群は椎骨動脈解離によって起こることが多いので発症時の頭痛・項部痛に注意する．

心原性脳塞栓症では心電図で心房細動を鑑別するのは必須，経胸壁心エコーで左房拡大の有無，左房内血栓やもやもやエコーの有無が参考になる．入院時心房細動がない場合は一過性心房細動の可能性があるので心不全のマーカーとされるBNPを測定する．BNPが高値の例は発作性心房細動による心原性脳塞栓症である可能性が高いことが報告されている[10]．筆者らは脳ドックでも心房細動例ではBNPが高いことを経験している．心房細動がある場合，脳梗塞になるリスクを見る上でCHADS2スコアが有用である．これはうっ血性心不全（congestive heart failure），高血圧（hypertension），75歳以上の高齢（age ≧ 75 y），糖尿病（diabetes）をそれぞれ1点とし，脳卒中または一過性脳虚血発作の既往（stroke）を2点としたリスクの合計点（0〜6点）で評価される．合計点が高いほどリスクの集積を意味し，脳梗塞を発症しやすいと報告されている（表Ⅳ-1-2）[11]．

1．アテローム血栓性梗塞

Caplan（1989）[12]がラクナ梗塞様に見えても，いわゆる高血圧性の細動脈硬化と異なる穿通枝入口部のマイクロアテローム硬化による狭窄・閉塞で起こるものがあることを報告し特にわが国で注目された．この病態はbranch atheromatous disease（BAD）といわれ，ラクナ梗塞とは別に分類されるようになった．画像診断ではMRI-拡散強調画像（DWI）で，7 mm幅で3スライス以上縦に広がるものとされている[13]．BADは片麻痺を主とする症状が階段状進行し治療抵抗性で予後不良例が多いのが特徴である．従来の分類にないBADをどこに分類するかは議論もあるが，大きさだけでラクナ梗塞とするよりも機序も考えてアテローム血栓性梗塞の中に分類した方が理解しやすいと考えている．

2．ラクナ梗塞

単発のラクナ梗塞で無症候性脳梗塞や白質病変がない場合はむしろ前述したBADの可能性を疑うべきである．

3．心原性脳塞栓症

若年者では卵円孔開存等による奇異性塞栓が比較的多いので，心電図に異常のない場合，塞栓源になる下肢静脈血栓症の検索（肺塞栓も）を忘れずに行う必要がある．

e．治　療

1．アテローム血栓性梗塞

階段状進行をきたしやすいので，抗血栓療法

を行うが，かつて欧米でも盛んに行われたヘパリン点滴の臨床試験では有効性は認められず，ガイドラインでも科学的根拠は不十分とされている．直接的トロンビン阻害薬のアルガトロバンは推奨されている（grade B）．

2. ラクナ梗塞

オザグレルの点滴投与は安全性も高く，推奨されている．多発性ラクナ梗塞は高血圧性脳出血と類似の細動脈硬化性病変に起因するので，T_2^*で微小の漏出血が多発しているような例では強力な経口抗血小板薬の使用は控えるべきである．

3. 心原性脳塞栓症

心原性脳塞栓症は突然に主幹脳動脈が塞栓で閉塞することが多く広範な虚血をきたすので重症になりやすく一般に予後が悪いが，動脈硬化による高度血管狭窄が基礎にあることはまれなので，発症4.5時間以内に投与可能でt-PAの禁忌がなければ，t-PA静注療法の最も良い適応となるので素早い搬送と治療が必要である．出血性梗塞がなければ再発予防のため早めに抗凝固薬を投与する．抗血小板薬は心房細動による脳塞栓の再発予防には有効ではない．

2 一過性脳虚血発作
transient ischemic attack（TIA）

a. 症状・経過・予後

一過性脳虚血発作とは片麻痺などの局所神経症状を呈するが，症状が24時間未満に完全に消失するものをいう．MRIの拡散強調画像（DWI）が普及して超早期の病変が検出可能となってから，1時間以内に症状が消失しかつMRI-DWIで急性期梗塞がみられないものをTIAとするという新たな定義案が2006年に出された．しかし，実際にはこのような画像診断を全例に行うことは不可能であることや，TIAの発作持続時間の違いによるDWIでの虚血巣検出の頻度は1時間以内でも33.6％に虚血巣が検出され，発作持続時間だけでは脳梗塞とTIAは区別できないことが明らかにされたた

表Ⅳ-1-3 TIA患者における急性期MRI拡散画像での発症－検査時間毎に見た異常所見検出率（10研究，818例の集計）

症状の持続時間	DWI高信号頻度
0〜1	33.6
1〜2	29.5
2〜3	39.5
3〜6	30.0
6〜12	51.1
12〜18	50.0
18〜24	49.5

め，2009年のAHAのガイドラインではTIAの定義を「局所的な脳，脊髄，網膜の虚血によって惹起される急性梗塞に至らない一過性の神経障害」として持続時間を限定しないことの有用性を示している（表Ⅳ-1-3）．

b. 病因・病態・病理

一般的にイメージされている数分以内に症状が消失する典型的なTIAは，頸部内頸動脈の潰瘍形成を伴うアテローム血栓からの塞栓によるものが多い．網膜動脈塞栓症による一過性黒内障があれば内頸動脈壁在血栓からと考えてまず間違いない．TIAの持続時間とDWIの高信号の陽性率をみた研究のまとめでは6時間以内は30％前後であるが，6時間以上では50％と増加している．すなわち内頸動脈壁在血栓でも比較的大きなものや軽度なラクナ梗塞，心原性脳塞栓によるTIAの可能性が高くなっていることを示している．

c. 補助検査法

急性期には脳病変の有無を見るためにMRIの拡散強調画像（DWI）が有用である．頸動脈超音波検査は動脈－動脈塞栓を鑑別するのに必須である．

d. 診断・鑑別診断

TIAであっても発症72時間以内またはABCD2スコアが3以上の場合にはすぐに入院させるべきであるとされている．ABCD2スコアとはTIAから脳梗塞に移行するリスクの解

表Ⅳ-1-4 ABCD2スコア

	臨床所見	カテゴリー	Score
A	年齢	60歳以上	1
		60歳未満	0
B	血圧	SBP > 140 mmHg and/or DBP > 90 mmHg	1
		その他	0
C	臨床症状	一側の筋力低下	2
		麻痺を伴わない構音障害	1
		その他	0
D	持続時間	60分以上	2
		10〜59分	1
		10分未満	0
D	糖尿病	あり	1
		なし	0
合計			7

7点満点のスコアで,最初の受診より2日以内に脳卒中を起こすリスクは,スコア0〜3の患者は1.0%,4〜5の患者は4.1%,6〜7の患者は8.1%とされる.

析を行い点数化したものである.表Ⅳ-1-4に示したようにABCD2スコアは5項目7点満点で評価され,TIA発症後2日以内の脳梗塞発症率は,0〜3点で1.0%,4〜5点で4.1%,6〜7点で8.1%であり,点数が高いほど脳梗塞発症のリスクが高いことが明らかにされた.

e. 治療

診断に関しては前述したとおりであるが,治療は頸部や大動脈弓からのアテローム血栓性塞栓の疑いが強ければ強力な抗血小板薬,心房細動があり心原性脳塞栓症の可能性が強ければ即効性の抗凝固薬(抗トロンビン薬や抗Xa薬)をすぐに投与する.内頸動脈に明らかな不安定プラークの存在,狭窄が強い場合は内膜剥離術や血管内ステント留置術などを考慮する.

3 脳内出血
intracerebral hemorrhage (ICH)

a. 症状・経過・予後

脳内出血は基底核に起こりやすい高血圧性脳出血が多いため,内包が障害され高率に片麻痺をきたす.中年に多く死亡率も脳梗塞に比し高い.高血圧性脳出血では被殻出血,視床出血が圧倒的に多く,皮質下出血,脳幹出血,小脳出血の順である.特に小脳出血は片麻痺を呈さず頭痛とめまい,歩行困難(運動失調)で発症するため,意外に見逃されて耳鼻科に紹介されることもあるので注意が必要である.車いすに乗っているのはめまいのためと思い込んで,運動失調で歩けないとは気づかないのである.小脳出血は進行性のことが多いが,早めに診断すれば他の部位の脳出血に比し手術で回復する可能性が高いので見逃してはいけない.

b. 病因・病態・病理

最も多いのは高血圧性脳出血で大半を占める.高血圧による細小動脈硬化で血管壊死をきたし多数の微小動脈瘤を形成し破綻するとされている.高血圧治療の進歩と栄養改善で40年前に比して激減したが,まだわが国では欧米の2倍以上で脳卒中全体の15%前後を占めている.高血圧によるラクナ梗塞と共通の細動脈硬化を基盤としているので,脳出血では無症候性脳梗塞や白質病変の合併も多い.またMRIのT2強調画像で検出される多発性無症候性微小脳出血の合併は極めて高く,脳ドックなどでの

非高血圧性脳内出血は，もやもや病，脳動静脈奇形，脳アミロイドアンギオパチーによるものが主なものである．前二者は若年者に多く，老人においては脳アミロイドアンギオパチーによる脳出血が多く，高血圧性に次いで第2位である．脳アミロイドアンギオパチーでは皮質下出血が多く，多発性の頻度も高い．さらに再発を繰り返すことが多く一般に予後不良である．Alzheimer病では80～90%と高率にアミロイドアンギオパチーを合併するが，それ自体で脳出血をきたす頻度は低く，アイスランドの家系のようにAlzheimer型認知症を伴わずに脳出血をきたすアミロイドアンギオパチーの存在も知られている[14]．わが国のアミロイドアンギオパチーがAlzheimer病に合併するものと同じかどうかはまだ十分に解明されていないが，筆者らの検討では脳出血を呈する例は高度なアミロイドアンギオパチーによると思われる白質病変を合併している例に多いようである[15]．老人斑と脳血管に沈着するアミロイドβ蛋白（Aβ）の分子種は，前者がAβ42で後者がAβ40と異なることから，異なった沈着機序が想定されている[16]．CAAに関連した血管変化としては，血管壁の重複化，内膜の閉塞性変化・ヒアリン化，微小動脈瘤様の拡張，フィブリノイド壊死など，高血圧性細動脈硬化に類似した変化が観察される．

c. 補助検査法

高血圧性脳出血は責任病巣となった出血病巣の他にMRIのT_2^*強調画像で基底核に多発性の微小脳出血が高率に併存するのが特徴である．無症候性脳梗塞や白質病変も高率に認められる．

脳アミロイドアンギオパチーの典型例では皮質に多発性の微小脳出血が多発していることが多い．検査可能な施設であればアミロイドPETも参考になる．

d. 診断・鑑別診断

皮質下出血の場合，まれに細菌性脳動脈瘤の破裂や心臓の左房粘液腫からの脳塞栓で閉塞部位に偽性脳動脈瘤をきたし破裂して起こる場合もあるので，発熱があったり，血液検査で炎症反応が強い場合は要注意である．

e. 治療

脳出血は意識レベルが低下し始めたら脳幹や視床を除いて速やかに血腫摘出術もしくは吸引術を行う．最初から意識障害が高度であれば手術しても機能予後は不良である．視床出血の場合，高度な閉塞性水頭症をきたした場合は脳室ドレナージを行う場合がある．小脳出血は前述したように手術適応になる率が高い．

高血圧性脳出血急性期の降圧療法は（わが国でのSAMURAI-ICH研究などで）ある程度の効果と安全性が確認され，ガイドラインでも推奨されている．

4 くも膜下出血
Subarachnoid hemorrhage（SAH）

a. 症状・経過・予後

典型的な症状は，突発性の今まで経験したことのない激しい頭痛で嘔吐を伴うことが多い．時には失神発作を伴うこともある．失神発作でその後に頭痛があったらまずくも膜下出血を疑ってCTを撮るべきである．一般に片麻痺などの神経巣症状はないので比較的軽い頭痛のみだと見逃されやすい．項部硬直も発症直後には出にくく，また軽症では見られないことが多い．短期間に再発しやすく，再発時には重症化し死亡率も高くなるので急性頭痛の場合は注意が必要である．発症時から意識障害を伴う例ではくも膜下出血が高度で予後不良例が多い．突然死の原因として心臓発作（致死的不整脈）に次いで多い．脳神経外科までたどり着かないこのような例を含めると死亡率は50%にも上るといわれている．脳動脈瘤の破裂部位は前交通動脈が最も多く，次いで中大脳動脈三分岐部，内頸動脈-後交通動脈（IC-PC）である．

b. 病因・病態・病理

先天性とされる囊状脳動脈瘤破裂によるものが大部分である．男性より女性に多く，40歳

表IV-1-5 Hunt & Konsnik の重症度分類

Grade	症状
Grade0	非破裂動脈瘤
Grade1	無症状，または軽度の頭痛と項部硬直
Grade1a	急性の髄膜刺激症状はないが神経脱落症状が固定
Grade2	中等度以上の頭痛，項部硬直はあるが脳神経麻痺以外の神経脱落症状はない
Grade3	傾眠，錯乱，または軽度の神経脱落症状
Grade4	昏迷，中等度の片麻痺，除脳硬直のはじまり，自律神経障害
Grade5	深昏睡，除脳硬直，瀕死状態

以降に多くみられ，年齢とともに増加する．脳動脈瘤やくも膜下出血の家族歴があると発生頻度が高いことが脳ドック研究で明らかにされている．また高血圧，喫煙，過度の飲酒は動脈瘤破裂リスクを数倍高くするという報告もある．

若年者では動脈解離によるものもある．

c．補助検査法

くも膜下出血はCTで診断されるが，原因となる脳動脈瘤の診断は通常はMR-Angiography（MRA）で行う．精査はCT angiography，脳血管撮影で行う．症状からはくも膜下出血が疑われるのにCT等ではっきりしない場合は腰椎穿刺で血性髄液を確認する場合もある．

d．診断・鑑別診断

今までに経験したことのない突発性の強い頭痛がくも膜下出血の診断上もっとも重要な点である．IC-PC脳動脈瘤では破裂前に大きくなってくると典型的な動眼神経麻痺を呈するので，直ちにMRAを行い動脈瘤の有無を確認する必要がある．この場合の動眼神経麻痺麻痺は瞳孔散大を伴うのが特徴的で，糖尿病性動眼神経麻痺は瞳孔正常である点で鑑別可能である．

重症度の分類としてHuntとKonsnikの重症度分類を用いる（**表IV-1-5**）．Grade 5では呼吸停止や心停止をきたすこともある．これは一過性の全脳虚血や頭蓋内圧の著明な亢進を示唆しており，この場合の予後は極めて悪い．

e．治療

初回が軽くても早期に再発しやすいので，くも膜下出血を疑ったらただちにCTで診断する．項部硬直は発作直後には出ないことが多い．くも膜下出血があればすぐに手術可能な脳外科医のいる施設に搬送する．脳動脈瘤クリッピングやコイル塞栓術で治療が成功すると高率に社会復帰可能であるが，再発すると極めて予後不良であることを念頭に置くべきである．

5 未破裂脳動脈瘤
unruptured cerebral aneurysm

未破裂脳動脈瘤はMRAによる脳ドックが普及してから発見頻度が高まり，予防的手術の比率も高くなっている．未破裂脳動脈瘤は30歳以上の成人に比較的高頻度（3％強）に発見される．特に高血圧患者，喫煙者，脳卒中の家族歴を有する患者では注意を要する．

未破裂脳動脈瘤の手術例は年々増加してくも膜下出血とほぼ同じ割合になっている．脳卒中データバンク2015の集計でもこの13年間でくも膜下出血の出血性脳卒中に占める比率が減少傾向を示している．

a．症状・経過・予後

未破裂脳動脈瘤は症状がないので，脳ドックやたまたま頭痛やめまいなど別の症状などでMRAを検査して発見される場合が多い．

b．病因・病態・病理

破裂脳動脈瘤と同様であるが，発見される部位の頻度が若干異なっている．破裂脳動脈瘤では前交通動脈が最も多いが，未破裂脳動脈瘤では中大脳動脈が多い．

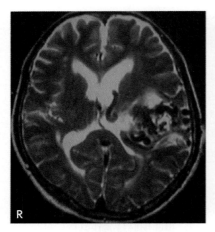
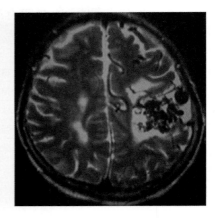

図Ⅳ-1-7　動静脈奇形（AVM）の典型的な MRI 画像（T_2 強調画像）
ナイダス，導出静脈が明瞭に描出されている（自験例）．

c. 補助検査法

脳ドックのガイドラインでは非侵襲的診断法（MRA や 3D-CTA）による未破裂脳動脈瘤の正診率は90％弱であるとされている．小型の瘤，前交通動脈，内頸動脈−後交通動脈部では正診率は低い傾向にある．

d. 診断・鑑別診断

未破裂脳動脈瘤の外科的治療を計画する場合にはカテーテル法の脳血管撮影を追加するなど慎重な画像評価を要する．

e. 治療

2012 年に報告された UCAS Japan[28] の自然歴の解析は，わが国の脳神経外科施設 283 施設で前向きに登録された 5,720 例 6,697 個の瘤の 11,660 動脈瘤・年の観察経過をまとめたものであり，未破裂脳動脈瘤の年間破裂率は 0.95％であったとされている．破裂に関与する因子は大きさ（5 mm 未満に対する多変量ハザード比（HR）は 5〜6 mm：1.13，7〜9 mm：3.35，10〜24 mm：9.09，25 mm〜：76.26），部位（特に前交通動脈，後交通動脈，それぞれ中大脳動脈瘤に対して HR 2.02，1.90），形状（ブレブを有するもの：不整な突出のあるもの，HR 1.63）であったとされている．したがってこのようなハイリスク例に対しては予防手術を行うべきであろう．

表Ⅳ-1-6　AVM の重症度分類（Spetzler 他，1986）

特　徴		点　数
nidus の大きさ	小（〜3 cm）	1
	中（3〜6 cm）	2
	大（>6 cm）	3
周囲脳の機能的重症性	重要でない	0
	重要である	1
導出静脈の型	表在性のみ	0
	深在性	1

重症度（Grade）＝（大きさ）＋（機能的重要性）＋（導出静脈）＝（1，2，3）＋（0，1）＋（0，1）．機能的に重要な部位とは，運動野，知覚野，言語野，視覚野，視床，視床下部，内包，脳幹部，大脳脚，深部小脳核を指す．

6　脳動静脈奇形
arteriovenous malformation（AVM）

a. 症状・経過・予後

若年者のくも膜下出血の原因として重要である．また，破裂しない場合でも脳局所の虚血を生じて，局所性てんかんをきたすことがあり，若年発症の治療可能な局所性てんかんの原因として重要である．小さな脳動静脈奇形では見逃されて難治性てんかんとして治療されている例もあるので専門医による MRI による精査が必

要である．参考までに典型例の MRI 所見を示す（図IV-1-7）．

b. 病因・病態・病理
脳の血管が動脈と静脈の異常吻合を生じている先天性疾患．動脈と静脈との異常吻合部には異常血管塊（ナイダス：nidus）が認められる．ナイダスが破れると，くも膜下出血や脳内出血を引き起こす．

c. 補助検査法
通常は CT や MRI で疑われることが多いが，精査には MRA，CTA，脳血管撮影が行われる．

d. 診断・鑑別診断
診断は画像診断であるが，重症度分類としては Spetzler の分類が一般に用いられている（表IV-1-6）．

e. 治　療
治療の基本は手術によるナイダスの全摘出である．血管内治療もおこなわれるが，ほとんどの場合，手術治療あるいは放射線治療の前処置として行われることが多い．ナイダスが部位的に手術が困難な症例で径が 3 cm 以下であった場合には，ガンマナイフ治療のみで良好な成績が得られる．

7 もやもや病（Willis 動脈輪閉塞症）
moyamoya disease（Willis circle occulsion）

もやもや病（moyamoya disease）は，willis 動脈輪閉塞により，脳底部側副血行路としての異常血管網がみられる脳血管障害で，清水と竹内により第 1 例が報告された[17]．当初は先天奇形説[18]と側不血行路説があったが，1963 年に工藤達之[19]が先天奇形説を否定し二次的な側副血行説を発表し，「頭蓋内に異常血管網を示す疾患―Willis 動脈輪閉塞症」（1967）で Willis 動脈輪閉塞症と呼ぶことを提唱した．一方，脳血管造影の画像において，異常血管網が煙草の煙のようにモヤモヤして見えることから，Suzuki と Takaku[20]が「もやもや病」と命名し，6 期の stage 分類も示した．英文誌に掲載されわが国に特有の病気として注目されたため，海外では moyamoya disease の方が普及した．

長年，厚生労働省の正式病名は，willis 動脈輪閉塞症であったが，2003 年から厚生省難病研究班の正式名称ももやもや病となった．

a. 症状・経過・予後
年間発症は 10 万人あたり 0.35 ～ 0.5 人と推定され，わが国では年間約 400 ～ 500 人程度の新患登録がある．男女比は 1：1.7，好発年齢は 5 歳と 30 ～ 40 歳の 2 峰性を示す．小児では脳虚血症状が多く，成人では出血発症が多い．家族歴は約 15％にみられる．

子供に多い脳虚血症状（失神や脱力発作）は啼泣や吹奏楽器演奏などの過換気によって誘発されることが多いので，このような症状を見たら本症を疑う．成人に多い脳出血は細いもやもや血管が破綻して起こるとされ予後不良が多い．

b. 病因・病態・病理
1. 病　因
もやもや病への感受性を高める感受性遺伝子は血管形成に関与する RNF213 遺伝子の多型 p.R4810K であることが 2011 年に同定された．p.R4810K は推定 1 万 5 千年前の中国，韓国，日本共通の祖先にまでに遡ることが分かり，東アジアに多い要因が明らかになった．

2. 病　態
もやもや病の本質的な病態は，内頸動脈終末部の進行性狭窄・閉塞である．もやもや血管は主幹動脈の閉塞により代償的に穿通枝などが異常に拡張した側副血行路である．

c. 補助検査法
MRI で，もやもや病が疑われたら CTA，血管撮影を行って確定する．

d. 診断・鑑別診断
診断基準：以下の所見を呈するものをいう．
① 頭蓋内内頸動脈終末部，前・中大脳動脈近位部に狭窄または閉塞がある
② 狭窄または閉塞部分付近に異常血管網が発達している
③ このような現象が両側性に見られる

e. 治　療
一過性脳虚血発作例に対しては脳血行再建術

表Ⅳ-1-7　FMDの血管撮影所見分類

type 1：string and beads signといわれる狭窄と拡張が認められ，最も頻度（80〜85％）が高い．
type 2：長い管状の狭窄　long tubular stenosisが認められる（6〜12％）．
type 3：一側の動脈の壁の憩室様拡張で頻度は非常に低い（4〜6％）．

を行う．

8　線維筋形成不全
fibromuscular dysplasia（FMD）

a．症状・経過・予後

　線維筋性異形成は中等大の動脈に起こる家族性血管病変で，血管狭窄，閉塞，動脈瘤を引き起こす．主に若い女性から中年の女性（91％）にみられ，米国の登録調査[21]では診断時平均年齢は51.9歳とされる．脳卒中家族歴が53.5％，脳動脈瘤家族歴が23.5％，突然死家族歴が19.8％と遺伝的要素がみられる．FMDは，ある種の結合組織疾患（例，Ehlers-Danlos syndrome 4型，囊胞性中膜壊死，遺伝性腎炎，神経線維腫症）を有する人により多くみられる．

　症状はFMD自体では高血圧，頭痛，耳鳴りが多い．

b．病因・病態・病理

　最も一般的なタイプである中膜異形成は，コラーゲンを含む線維筋性の厚い隆起と薄い隆起が中膜に沿って交互に現れる領域（中膜異形成），または外層の広範なコラーゲン沈着（中膜外層異形成）を特徴とする．好発部位は腎動脈（60〜75％），頸動脈および頭蓋内動脈（25〜30％），腹腔内動脈（9％），外腸骨動脈（5％）．脳血管では95％が内頸動脈，12〜43％が椎骨動脈に病変が認められ，若年者の脳梗塞の原因となる．頸部内頸動脈の血管解離の15％は，基礎疾患にFMDがあるといわれている．また，FMDの患者の7.3％に脳動脈瘤の合併があるとされる．

c．補助検査法

　特別な補助検査法はないので若年から中年女性で前述の家族歴を丁寧に聞き出すことが重要である．

d．診断・鑑別診断

　確定診断：血管造影における，数珠状所見（中膜又は中膜外層異形性の場合），または同心円状の長く滑らかな狭小化（その他の型）の所見で診断する．

9　脳静脈・静脈洞血栓症
cerebral venous sinus thrombosis（CVT）

a．症状・経過・予後

　静脈圧の亢進による頭蓋内圧亢進と脳虚血または出血が生じるが両者が併存することが多い．頭痛は90％の症例にみられる．乳頭浮腫や外転神経麻痺が併存すればCVTを考慮すべきである．局所徴候としては片麻痺，失語が多い．局所または全般性痙攣発作は40％にみられ特徴的である．若年者で手術や出産に続発する頭痛，痙攣発作，片麻痺をみたらまずCVTを疑う必要がある．発熱もかなりの頻度でみられる．

　脳静脈血栓症の大半は脳静脈洞血栓症で，最も多いのが上矢状静脈洞血栓症である．

　CVTは若年者に発症し，発症率は5人／100,000／年とまれな疾患である．全脳卒中の0.5〜1.0％を占める[22]．

b．病因・病態・病理

　CVTには遺伝性または後天性の凝固亢進状態が存在する．血栓性素因には抗凝固蛋白欠乏症（Antithrombin III, Protein C, Protein S），第Ⅴ凝固因子のLeiden変異，Protoronbin G20210A変異などがある．後天性因子には手術，外傷，妊娠，産褥，抗リン脂質抗体症候群，悪性腫瘍，ホルモン療法，経口避妊薬，感染症などがあり，前述の先天性素因保有者ではリスクが極めて高くなる．

c．補助検査法

　臨床的にCVTを疑った場合，まず血液検査

でプロトロンビン時間（PT-INR）と活性化部分トロンボプラスチン時間（aPTT）を測定し，凝固亢進状態を起こし得る疾患と薬物を検索する．

d．診断・鑑別診断

頭部 CT は造影なしでは診断感度は低い．上矢状静脈洞後方部に血栓が形成されると高信号三角形がみられることがある（デルタサイン）．造影 CT では静脈や静脈洞内に血栓が造影欠損として認められ，静脈洞に沿った硬膜の造影が増強される．MRI では静脈洞内の血栓がみられる．MR 静脈造影（MRV）には二次元 TOF 法か造影 MRV かが用いられる．

e．治療

大規模観察研究の ISCVT 研究[23]では，624 例中ほとんど全例が初期に抗凝固療法を受けたが，16 ヵ月の死亡率は 8.3% で，79% が完治，10.4% に軽−中等度障害，2.2% に重度障害が残った．これらのデータは，治療前の ICH の有無に関わらず，CVT における抗凝固療法支持している．線溶療法は抗凝固療法によっても臨床的悪化や頭蓋内圧亢進がみられる場合に考慮する．

筆者の経験した 17 歳の家族性アンチトロンビンⅢ欠乏症で虫垂炎術後発症例では，鉤ヘルニアをきたし重症であったがその都度高張液急速点滴を繰り返し数日で側副血行ができたためか改善し全快退院した．したがって脳ヘルニアをきたしても動脈閉塞による脳梗塞と違って回復の可能性が高いことを知ってあきらめないことが重要である．

急性期の血管内・脳外科治療：カテーテル血栓溶解術では血栓の機械的な破壊と局所での線溶療法を行う．機械的血栓摘出術・血栓溶解術にはバルーン血栓摘出術と脳動脈血栓症に用いられる Merci リトリーバーや Penumbra があり，局所線溶療法で効果が認められない静脈洞血栓に使い始められている．これらの血管内治療の有用性はまだ確立されていないが，もし抗凝固療法中の臨床的悪化，静脈性梗塞や ICH による圧排効果や頭蓋内圧亢進に対して標準的治療かが奏効しない場合には考慮してもよい．脳外科的には，静脈性梗塞による著明な頭蓋内圧亢進には開頭減圧術が，重度の神経徴候を伴う大血腫には血腫除去術が必要となる場合がある．

10 慢性硬膜下血腫
chronic subdural hematoma

a．症状・経過・予後

症状は数週間か数ヵ月前に頭をぶつけた等の既往歴があり，次第に軽度の頭痛が出現，軽度な片麻痺や意識障害が徐々に出現・進行してくる．軽度な意識障害が認知症に似ているので，認知症と混同されて手遅れになる場合もある．

b．病因・病態・病理

慢性硬膜下血腫は，主に高齢者にみられる，硬膜と脳の間に血腫が緩徐に形成される疾患．多くは，数ヵ月前に頭をぶつけたなど，比較的軽度な頭部外傷が原因のことが多いが，原因となる外傷が思い当たらないことも多い．筆者の経験では布団の上で尻餅をついたという程度のものもあった．

c．補助検査法

脳ヘルニアが進行すると予後不良になるので，進行の速い認知症だと思ったらすぐに本症を疑い CT や MRI を検査することが重要である．筆者の若い頃は CT がなく血管撮影しか診断法がなかったので，診断が遅れ，何回か脳ヘルニアをきたしてから血管撮影をして緊急手術で間一髪助けてもらったことがある．

d．診断・鑑別診断

CT 等の画像診断で確定する．若年者では頭痛が進行性に悪化し，ある時点で脳ヘルニアによる急激な意識障害をきたすので頭部外傷後の症例では後遺症がないと思っても常に念頭に置く必要がある．高齢者では逆に頭痛はなく，物忘れやとんちんかんな言動が目立ち，頭部外傷歴もはっきりしないことが多いので認知症と間違えられる場合があるので，1〜2 ヵ月前からおかしいという例ではすぐに CT を撮る必要がある．

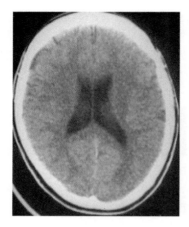

正常　　　　　　　　　慢性硬膜下血腫

図Ⅳ-1-8　慢性硬膜下血腫のCT所見（矢印で示したやや低吸収域部分）（自験例）

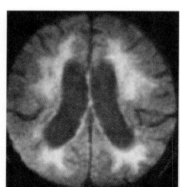 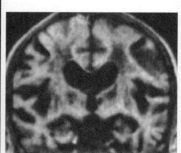 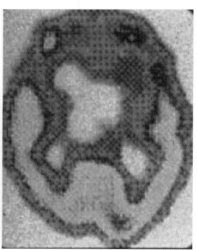

Proton 強調画像　　　　MRI-T₁ 強調画像　　　　SPECT 画像

図Ⅳ-1-9　Binswanger 型の高度な白質病変（左）と多発性ラクナ梗塞（左中央）による典型的な血管性認知症の MRI 画像と SPECT 機能画像（右）（自験例）
多発性病変と広範な白質病変により前頭前野の機能低下（血流低下）が著明である．顕在化した血管性認知症ではこのような所見が典型的である．

e．治　療

　手術は頭蓋骨に穴を開けて血腫をドレナージする穿頭術であるが，脳ヘルニアをきたしている例では硬膜を切開すると同時に噴水のように血腫，といっても水腫なので，キサントクロミーな液体が大量に吹き出して，瞳孔不同もその瞬間に消失するという劇的な場面を経験したことがある．慢性硬膜下血腫は診断さえつけば意識障害があっても穿頭術で全快するという脳疾患ではまれな病気であり，決して見逃してはいけない病気である．軽度な慢性硬膜下血腫の場合は，漢方薬の利水剤である五苓散で水腫の吸収が促進されることも多いとされ，脳神経外科で比較的よく用いられている．慢性硬膜下血腫の典型例のCT画像を図Ⅳ-1-8に示す．

11 脳血管性認知症
vascular dementia（VD）

a. 症状・経過・予後

典型的なものがBinswanger型血管性認知症である．高血圧性の細動脈硬化による多発性ラクナ梗塞や脳出血が多いわが国では欧米に比してBinswanger型血管性認知症が多い可能性がある．心原性脳塞栓症を繰り返して多発性病変を有する例でも起こるが失語症などの皮質症状の合併が多く認知機能検査が困難な例が多い．大梗塞や両側視床梗塞，脳幹梗塞などでは遷延性意識障害との鑑別が困難なことが多い．VDをきたす遺伝性の多発性ラクナ梗塞と白質病変をきたすCADASIL（cerebral autosomal dominant arteriopathy with subcortical infarcts and leukoencephalopathy），CARASIL（cerebral autosomal recessive arteriopathy with subcortical infarcts and leukoencephalopathy）もBinswanger型に似た病態を呈する．

b. 病因・病態・病理

DATは側頭－頭頂部機能低下を主体とするが，典型的なVDは前頭前野の機能低下が主体である点で明らかに異なる（図Ⅳ-1-9）[24]．したがって，DATが記憶障害を主体とするのに比して，VDはアパシーが目立ち，前頭前野機能低下による実行機能障害が目立つのが特徴的である．かつて脳卒中後うつ状態とされていたものの多くはアパシーであることが分かってきている．VDのアパシーは初期症状でもあるが，これにより廃用性認知症が進行する要因でもある[25]．

c. 補助検査法

脳機能画像検査として簡便な近赤外線スペクトロスコピーでも「しりとり」などの負荷で前頭前野機能低下を見出すことができる．頭頂部脳溝拡大がなく脳室拡大がある例では髄液検査でタップテストも行うことで正常圧水頭症を鑑別できる場合もある．また，Alzheimer型認知症の鑑別には髄液アミロイドβとタウ蛋白などのバイオマーカー検査も有用である．

d. 診断・鑑別診断

脳血管障害に起因することがはっきりした認知症，すなわち，ラクナ梗塞などを繰り返し，高度な白質障害と多発性ラクナ梗塞があり，かつ図1のような前頭前野機能低下が明瞭な例は診断が容易であるが，軽度から中等症までは難しい場合もある．

最も重要なのはAlzheimer型認知症との鑑別である．通常Alzheimer型認知症では高血圧の頻度も血管性認知症に比して低く，多発性ラクナ梗塞や高度な白質病変は伴わないことが多い．ただし高齢患者では無症候性脳梗塞や白質病変の合併が増えるので鑑別が難しい場合もある．海馬の萎縮が全体の脳萎縮に比して明らかに高度で記憶障害が年単位で進行していれば白質病変などがあってもAlzheimer型認知症の可能性が高い．

e. 治療

脳血管障害例では早期にアパシーを診断し，脳の活性化を図る生活改善，脳活性化リハビリテーションなどを主体に行う．再発予防治療が重要であるが，二重盲検で効果が証明されたものとして漢方薬の釣藤散がある．かつての脳循環代謝改善薬の中で二重盲検で自発性低下（アパシー）に有用性が証明されたニセルゴリンなどもある．最近，再発予防効果だけでなく認知症改善効果も報告されているシロスタゾールも出血性副作用が少ないので使いやすい薬剤の一つである．

12 高血圧性脳症

⇒707頁，Ⅳ-21-13-E．「高血圧性脳症」を参照．

参考文献

1) 小林祥泰, 大櫛陽一編集：脳卒中データバンク 2009. 中山書店, 2009.
2) 山口修平, 小林祥泰：脳卒中データバンクからみた最近の脳卒中の疫学的動向. 脳卒中 36：378-384, 2014.
3) Yamaguchi T, Mori E, Minematsu K, et al.：Alteplase at 0.6 mg/kg for acute ischemic stroke within 3 hours of onset：Japan Alteplase Clinical Trial（J-ACT）. Stroke 37：1810-1815, 2006.
4) Wahlgren N, Ahmed N, Dávalos A, et al.：Thrombolysis with alteplase for acute ischaemic stroke in the Safe Implementation of Thrombolysis in Stroke-Monitoring Study（SITS-MOST）: an observational study. Lancet 369：275-282, 2007.
5) Hacke W, Kaste M, Bluhmki E, et al.：Thrombolysis with alteplase 3 to 4.5 hours after acute ischemic stroke. N Engl J Med 359：1317-1329, 2008.
6) Kobayashi S, Okada K, Koide H, et al.：Subcortical silent brain infarction as a risk factor for clinical stroke. Stroke 28：1932-1939, 1997.
7) Kinoshita T, Okudera T, Tamura H, et al：Assessment of lacunar hemorrhage associated with hypertensive stroke by echo-planar gradient-echo $T2^*$-weighted MRI. Stroke 31：1646-1650, 2000.
8) Bokura H, Saika R, Yamaguchi T, et al.：Microbleeds are associated with subsequent hemorrhagic and ischemic stroke in healthy elderly individuals Stroke 42：1867-1871, 2011.
9) 日本脳ドック学会：脳ドックのガイドライン 2014. 響文社. 札幌
10) Shibazaki K, et al.：Plasma brain natriuretic peptide can be a biological marker to distinguish cardioembolic stroke from other stroke types in acute ischemic stroke. Internal Medicine 48：259-264, 2009.
11) Gage BF, et al.：Validation of clinical classification schemes for predicting stroke：results from the National Registry of Atrial Fibrillation. JAMA 285：2864-2870, 2001.
12) CAPLAN LR:Intracranial branch atheromatous disease：a neglected, understudied, and underused concept. Neurology 39：1246-1250, 1989.
13) 守屋里織ほか：テント上 Branch atheromatous disease（BAD）の画像所見と予後. 脳卒中 28：504-509, 2006.
14) Easton JD, Saver JF, Albers GW, et al.：Definition and Evaluation of Transient Ischemic Attack. Stroke 40：2276-2293, 2009.
15) Johnston SC, Rothwell PM, Nguyen-Huynh MN, et al.：Validation and refinement of scores to predict very early stroke risk after transient ischemic attack. Lancet. 369：283-292, 2007.
16) Fujihara S, Shimode K, Kobayashi S, et al.：Possible familial cerebral amyloid angiopathy in Japan：Immunohistochemical identification of gamma-trace. Clin Neurol 1988；28：453-458.
17) Imaoka K, Kobayashi S, Fujihara S, et al.：Leukoencephalopathy with cerebral amyloid angiopathy：a semiquantitative and morphometric study. J Neurology 246：661-666, 1999.
18) Attems J, Lintner F, Jellinger KA：Amyloid beta peptide 1-42 highly correlates with capillary cerebral amyloid angiopathy and Alzheimer disease pathology. Acta Neuropathol（Berl）107：283-291, 2004.
19) 清水健太郎, 竹内一夫：両側内頸動脈低形成. 脳と神経 9：37-43, 1957.
20) 工藤達之, 清水志郎：ウイリス動脈輪不全症. 第4回日本神経学会総会, 1963.
21) 西本 詮, 杉本了亮, 万波徹也：脳底部内頸動脈血管腫様奇形. 脳と神経 17：750-756, 1965.
22) Suzuki J, Takaku A：Cerebrovascular "moyamoya" disease：Disease showing abnormal net-like vessels in base of brain：Arch Neurol 20：288-299, 1969.
23) Olin JW, Froehlich J, Gu X, et al.：The United States Registry for Fibromuscular Dysplasia：results in the first 447 patients. Circulation 125：3182-3190, 2012.
24) Saposnik G, Barinagarrementeria F, Brown Jr RD,et al.：Diagnosis and management of cCerebral venous thrombosis. Stroke 42. 1158-1192, 2011.
25) Ferro MJ, Canhão P, Stam J, et al.：Prognosis of Cerebral Vein and Dural Sinus Thrombosis.Results of the International Study on Cerebral Vein and Dural Sinus Thrombosis（ISCVT）. Stroke 35：664-670, 2004.
26) 平井俊作編 小林祥泰：よくわかって役に立つ認知症のすべて（改訂第3版）. 341-360, 永井書店 2011.
27) 小林祥泰：脳卒中後アパシーと血管性認知症. 高次脳機能研究 34：1-8, 2014.
28) The UCAS JAPAN Investigators：The Natural Course of Cerebral Aneurysms in a Japanese Cohort. New Eng J Med 366：2474-2482, 2012.

［小林祥泰］

2 髄膜炎・脳炎・脳症

1 急性化膿性髄膜炎
acute purulent meningtis

【概説】
　化膿性髄膜炎とは，くも膜・軟膜およびその両者に囲まれたくも膜下腔の化膿性炎症である．髄膜炎は，持続する頭痛と発熱を主徴とし，髄膜刺激徴候を認め，髄液細胞数の増加を示す．主な病因として，細菌，結核菌，真菌，ウイルスなどがあるが，一般に，化膿性髄膜炎は細菌性髄膜炎のことを意味する．本症の治療は，数時間で意識清明から昏睡になり死亡する場合もあり，その緊急性と病態を理解して臨む必要がある．基本的に治療は，わが国における年齢階層別主要起炎菌の分布，耐性菌の頻度および宿主のリスクを考慮し，抗菌薬選択を行うことが必要である．

a. 症状・経過・予後
　症状は，頭痛 85〜87％，項部硬直 82〜84％，発熱 77〜97％，意識障害 66〜96％で認める．しかし，三徴（頭痛・項部硬直・意識障害）を呈する典型例は成人で 44〜51％である．神経学的には，髄膜刺激徴候（項部硬直，Kernig 徴候，Brudzinski 徴候，および neck flexion）を認める．発症経過は一般に急性経過であるが，数時間のうちに急速に進行する劇症型と数日かけ進行性に悪化する場合とがある．一方，乳幼児や老齢者では典型的な症状・症候を認めず，易刺激性やせん妄などで発症する場合もある．死亡率は抗菌薬の普及により減少した．しかし，いまだ 20％前後であり，生存例の約 30％に後遺症を認める．後遺症としては感音難聴などの脳神経障害，認知機能障害，片麻痺などがある．成人例 696 例による転帰影響要因の多変量解析では，高齢，高度の意識障害，血沈の亢進，耳炎や副鼻腔炎の存在，頻脈，血小板減少，皮疹の欠如，血培で菌検出（菌血症），髄液細胞数の低値が不良要因としてあげられている[1]．

b. 病因・病態・病理
　病因は発症年齢により異なる．生後 1 ヵ月未満は B 群溶血性レンサ球菌と大腸菌が多い．1〜3 ヵ月では B 群溶血性レンサ球菌が多い．4 ヵ月〜5 歳ではインフルエンザ菌性髄膜炎は減少している．その他には，リステリア菌，髄膜炎菌，レンサ球菌もみられる．6〜49 歳では肺炎球菌，インフルエンザ菌による．50 歳以上では，肺炎球菌が最も多いが，無莢膜型のインフルエンザ菌に加え，B 群溶血性レンサ球菌や腸内細菌，緑膿菌もみられる．一方，脳室ドレナージやシャントなど脳外科的処置後に発症した本症ではブドウ球菌属が多い[2]．
　本症の感染経路は，①菌血症からの血行性と②中耳炎や副鼻腔炎など頭蓋内の近傍感染巣からの直撞性がある．本症の病態は，細菌の直接的侵襲だけでなく，細菌の微小構造物や産生物質による宿主の免疫応答を介した炎症過程の亢進が，大きく関与する．これら宿主免疫応答の病態に対する治療も重要である[3]．病理は，くも膜全体が白濁しており，顕微鏡ではくも膜下腔に滲出液・多数の好中球が浸潤し，フィブリンや単核細胞も出現する．血管炎・血栓があると脳実質の軟化・壊死（脳梗塞）を併発する．

c. 補助検査法
　病院到着から適切な抗菌薬投与までの時間は平均で 4 時間といわれ，これが 6 時間以上にな

ると死亡率が高くなる．そして，この超過の主因は，腰椎穿刺する前の神経放射線検査の実施にある．したがって，頭部CT・MRIがただちにできない場合は，抗菌薬を開始する．本症では迅速な対応が必須で，髄液所見は重要である．しかし，巣症状・意識障害・うっ血乳頭を認める場合は，頭部CTにて頭蓋内占拠性病変の有無を確認し，髄液検査の可否を判断する．以下に各検査の要点を記載する．① 血液一般：血沈の亢進，白血球の増多，CRP上昇を示す．② 髄液所見：圧上昇，多形核球優位の細胞増多，蛋白濃度上昇，糖濃度低値を認める．起炎菌の確定検査として，髄液の塗抹（グラム染色）・培養，抗菌薬の感受性試験を行う．髄液を用いた迅速診断として，(1) ラテックス凝集法と(2) polymerase chain reaction（PCR）法がある．(1)は可溶性莢膜多糖類が検出標的であるため，抗菌薬前投与で菌が死滅しても陽性を呈する可能性がある．(2)は検出感度が高く，かつ耐性菌も判断できる．③ 血液培養：菌血症からの発症もあり必ず検査する．④ X線検査：骨折，副鼻腔炎など感染巣の有無など確認する．⑤ 頭部CT・MRI：硬膜下膿瘍・脳膿瘍や副鼻腔炎の確認，病巣の進展を確認する．⑥ 心エコー：細菌性心内膜炎の有無をみる．

d．診断と鑑別診断

確定診断は髄液から起炎菌の同定である．塗抹・培養は診断信頼性が高いが，塗抹の最小検出感度は 10^5 colony forming units（cfu）/mLで，毎視野に菌を検出するには 10^7 cfu/mL以上必要である．しかし，リステリア菌は通常 10^3 cfu/mL以下であり，塗抹の検出率は低い．肺炎球菌は通常グラム陽性の球菌として同定されるが，非常に自己融解しやすく，グラム陰性を呈したり，膨化・変形して桿菌として報告されることもある．培養の検出率は未治療70～80%だが，抗菌薬の前投与例では50%以下と低下する．早期の病因診断として細菌抗原検出やPCR法が有用となる．

鑑別疾患として，ウイルス性髄膜炎，単純ヘルペス脳炎（herpes simplex virus encephalitis；HSVE）を含むウイルス性脳炎，脳膿瘍，結核性髄膜炎などがあげられる．流行性ウイルス性髄膜炎では，急性期の初回髄液所見にて多形核球優位の細胞増多を認める症例が少なからずある．一方，抗菌薬が前投与された症例やリステリア菌性髄膜炎の1/3の症例では単核球優位を示す．結核性髄膜炎は亜急性経過として知られているが，30%の症例は急性経過を示す．

e．治 療

経験的抗菌薬治療をただちに開始する．その際，年齢・基礎疾患・発症状況などから起炎菌を想定し経静脈的に投与する．わが国の診療ガイドラインによる抗菌薬の選択[1]を示す（**表Ⅳ-2-1**）．起炎菌が同定され，抗菌薬の感受性結果を得られたら変更する．

1．抗菌薬の選択

米国感染症学会のガイドラインでは，2～50歳未満の第一選択として，「第3世代セフェム抗菌薬（CTXまたはCTRX）＋VCM」が推奨されている[4]．この初期選択は，抗菌薬のスペクトルとしては十分である．しかし，アメリカのようにVCMが生後1ヵ月以後の全年齢で推奨され，その使用が広く増加した結果，VCM耐性菌の出現頻度が増加している[5,6]．この状況をできる限り抑制したい．肺炎球菌は，*Vnc S* histidine kinase の低下によりVCMに耐性化するが，同時に菌体構造を変化させてしまうので他の薬剤に対しても耐性化する．現時点でわが国では，本症におけるVCM耐性菌による髄膜炎の報告はない．このような背景を基に，今回はわが国の疫学的現況を踏まえ，VCMは温存し，カルバペネム系抗菌薬（PAPM/BPまたはMEPM）を推奨した．ただし，このカルバペネム系抗菌薬についても，その分離株のMICが上昇し，耐性化することも今後十分に想定される．従って，不必要なカルバペネム系抗菌薬の使用も避けるべきである[7,8]．

抗菌薬の投与量や投与方法は，PK/PDパラメーターが重要である．カルバペネム系，ペニシリン系，セフェム系抗菌薬はいずれも，時間依存性殺菌作用を有し，持続効果が短いため，

表Ⅳ-2-1　わが国における細菌性髄膜炎の治療指針

発症年齢および患者の有するリスク	主要起炎菌および耐性菌の状況	推奨抗菌薬
16歳〜50歳未満	市中感染の起炎菌は60〜65％が肺炎球菌，5〜10％がインフルエンザ菌である．わが国における肺炎球菌における耐性化率は高く，肺炎球菌性髄膜炎成人例の8割がペニシリン非感受性菌である．	◆カルバペネム系抗菌薬［パニペネム・ベタミプロン（PAPM/BP）またはメロペネム（MEPM）］． ◎この治療で効果が得られない場合，適時バンコマイシン（VCM）を追加．なお，バンコマイシン耐性やその副作用によりVCMが使用できない場合にはリネゾリド（LZD）の使用を考慮する．
50歳以上および慢性消耗疾患や免疫不全状態を有する成人例	起炎菌として肺炎球菌が最も頻度が高いこと，しかも耐性化している場合が多く，メチシリン耐性黄色ブドウ球菌（Methicillin-resistant Staphylococcus aureus: MRSA）を含むブドウ球菌やリステリア菌もありうる．	◆アンピシリン（ABPC）+VCM+第3世代セフェムの3剤併用 または ◆ABPC+VCM+セフタジジム（CAZ）併用 または ◆MPEM+VCM併用
免疫能が正常と考えられる発症3ヵ月以前に頭部外傷や脳外科的侵襲（脳室内ドレナージやシャントなど）を受けた患者に併発した細菌性髄膜炎成人例	起炎菌は，ブドウ球菌55.3％であり，グラム陽性桿菌13.2％，グラム陰性桿菌13.2％と続く．レンサ球菌は2.6％と極めて少ない．ブドウ球属では表皮ブドウ球菌が23.7％，MRSAが15.8％と続いている．	◆MEPM+VCMの併用．
慢性消耗性疾患や免疫不全を有する患者が脳外科的侵襲を受けた場合の細菌性髄膜炎成人例	ブドウ球菌属が44.6％（MRSAは全体の11.1％），レンサ球菌属が19.5％（PRSPは全体の11.1％），緑膿菌も8.3％でみられる．	◆MEPM+VCMの併用 または ◆CAZ+VCMの併用．

（細菌性髄膜炎診療ガイドライン2014作成委員会編集：細菌性髄膜炎診療ガイドライン2014（日本神経学会，日本神経治療学会，日本神経感染症学会監修）．p80-81，南江堂．2014より許諾を得て改変し転載）

分割投与が重要である．MEPMについては，2.0 g・8時間ごとの静脈内投与が推奨される．一方，PAPM/BPは1.0 g・6時間ごとの静注が推奨されている．

2. 副腎皮質ステロイドの併用

医療資源の整っている先進国では副腎皮質ステロイド導入は小児・成人ともに有用（新生児は除く）と考える．肺炎球菌はエビデンスがあるが，その他の起炎菌については慎重な意見もある．しかし，最近の副腎皮質ステロイドの定量評価では，髄膜炎菌やインフルエンザ菌は症例数に限りもあり有意でないが，その相対リスクはいずれも1より低い[9]．つまり，肺炎球菌以外において副腎皮質ステロイドを併用して悪いというエビデンスがあるわけではない．抗菌薬投与開始の10〜20分前にdexamethasoneを0.15 mg/kg・6時間ごとで4日間の短期投与とする．一方，外科的侵襲後の細菌性髄膜炎における起炎菌はブドウ球菌が多く，しかも80％が耐性菌であり，MRSAが多い．このブドウ球菌属に対する副腎皮質ステロイドの併用について評価した報告はなく，推奨する根拠は現時点ではないと考える．

2 急性ウイルス性髄膜炎
acute viral meningtis

【概説】

わが国の髄膜炎全体の年間発症数は約3万人だが，流行で大きく変動する．病因確定したウイルス性髄膜炎は年間約6,000人で，エンテロウイルスが約85％，ムンプスウイルスが続く[1]．髄液所見では，蛋白の上昇，糖は正常〜軽度低下を示し，髄液細胞増多，髄液細胞分画は単核球優位となる．

a. 症状・経過・予後

急性経過で，頭痛・発熱などで発症するが，意識障害の頻度は低い．症状・症候に意識障害が少ないこと以外に特異的なものはない．家族内発症をみることがある．予後は一般に良好で，多くは軽快する．しかし，ときにはヘルペス属では髄膜炎から髄膜脳炎に進行する場合もあり，意識障害を伴う場合や経過中意識障害が出現してきた場合には単純ヘルペス脳炎や帯状疱疹ウイルス脳炎への進展を想定して，抗ウイルス薬を早期に投与する．

b. 病因・病態

病因はエンテロウイルスが最も多く，ムンプスウイルスが続く[1]．しかし，流行により，発症数は年次で大きく変動し，起炎ウイルスも大きく変化する．感染経路は，エンテロウイルスは消化器系，ムンプスは呼吸器系や接触感染を介して侵入する．病態としては，ウイルスによる髄膜への侵襲と炎症，さらに感染に伴うインターロイキンなどサイトカインカスケードによるものが想定されている[2]．

c. 補助検査法

最も重要な所見は髄液所見である．① 髄液所見：蛋白濃度の上昇，糖濃度は正常〜軽度低値を示し，髄液細胞数は $30〜300/mm^3$ のことが多く，軽度のことが多い．髄液細胞分画は単核球優位となる．しかし，エンテロウイルス髄膜炎では，その病初期で高率に多形核球優位となり，その後に単核球優位に移行する[2]．髄液から起炎ウイルスの分離同定を試みる．さらに髄液を用いた PCR でウイルスの同定を試みる．② 血液一般：血沈，核左方移動を伴った白血球増多，CRP 上昇といった炎症所見は，一般になく正常である．③ 髄液乳酸値および ④ 血清プロカルシトニン値は細菌性髄膜炎との鑑別上有用である．

d. 診断と鑑別診断

確定診断は髄液から起炎ウイルスの同定による．しかし，全例で必ずしもウイルスが同定できるとは限らない．一般に，エンテロウイルス属やムンプスウイルスによる髄膜炎では，急性期の脳脊髄液から高率にウイルス分離が可能であるが，ヘルペスウイルスでは検出されることは極めて少ない．髄液からのウイルス分離は，$-70℃$ 以下に冷凍保存しそのまま保健所や国立感染症研究所に輸送する．したがって，髄液を用いたウイルスの PCR 法が有用となる．エンテロウイルスの PCR はその共通領域にプライマーを設定することによりエンテロウイルスの多くが検出することが可能になっている[3]．一方，単純ヘルペスウイルスや水痘帯状疱疹ウイルス，さらにサイトメガロウイルスも外部検査施設で迅速に検出可能になっている．髄液を用いた抗体診断は，エンテロウイルスの血清型が 60 種と多く，ある程度絞らないと同定は困難である．その地域で特定の血清型の流行がある場合には有用である．

なお，治療の点から，細菌性髄膜炎との鑑別は重要で，一般に細菌性髄膜炎より炎症反応が軽度である．

e. 治療

一般的には，安静臥床・輸液による保存的治療を行い，単純ヘルペスウイルスや水痘帯状疱疹ウイルスによる髄膜炎は，アシクロビルによる治療を行う．副腎皮質ステロイドの使用については十分な検討がいまだなされていない．

3 結核性髄膜炎
tuberculous meningitis（TbM）

【概説】

結核菌感染の中で最も致死的なのは結核性髄膜炎（TbM）である．発症頻度は，年間 264 ± 120 例，小児例はその 15% を占める[1]．通常，亜急性経過で発症し，頭痛・発熱を主徴とし，髄液で単核球優位の細胞増多，蛋白濃度上昇，髄液／血清糖濃度が 50% 未満を呈する．早期診断法として髄液を用いた PCR 法が一般的である．本症は，初療が患者の転帰に大きく影響する神経学的な緊急対応疾患であり，治療の遅れは強く死亡と関連する．したがって，本症を疑ったらただちに多剤による抗結核薬の治療を

開始する．髄液から結核菌が検出されれば診断確定になるが，塗抹検査で検出されることは少なく，培養検査には時間がかかる．したがって，PCR法が有効である．

a. 症状・経過・予後

本症は，通常約2～3週間の亜急性経過で発症するが，1/3の症例で急性発症を呈する．進行すると意識障害を呈し髄膜脳炎の病型を示す．意識障害は入院時で55%，抗結核薬開始時で約8割と高い[2]．神経学的に髄膜刺激徴候を認める．初期は髄膜炎のみだが，その後髄膜脳炎に進展する．脳底髄膜炎が多く，脳神経麻痺（特に，III, VI）が20～30%と多い．さらに，血管炎による脳梗塞や閉塞性水頭症で片麻痺・意識障害を示す．予後は，死亡率20～57%（先進国でも14～28%），後遺症20～30%と高い．転帰不良要因として，免疫不全，水頭症，治療時の重症度，痙攣，意識障害などが知られているが，医師による診断・治療の遅れも報告されている．本症を疑った場合は確定診断を待たずにただちに治療開始することが必要である．

b. 病因・病態・病理

感染巣から髄膜へ結核菌が播種し発症．感染経路は肺結核，結核性脊椎炎，腎結核などの他の結核巣からの血行性播種による．しかし，肺結核併発は25～50%のみで感染巣不明も多い．一方，血管炎・血栓・攣縮による内頸動脈と中大脳動脈基幹部に脳血管障害を呈する場合がある．病理所見は，肉眼的には脳底部を中心とした軟膜・くも膜の白濁（脳底髄膜炎）を認める．光顕では，Langhans巨細胞を伴った肉芽腫性脳脊髄炎を呈し，血管炎を伴う場合もある．

c. 補助検査法

髄液所見でリンパ球優位の細胞増多，蛋白濃度の上昇，髄液／血清糖濃度が50%未満を呈したら本症を疑い，ただちに抗結核薬を開始する[2]．しかし，初回髄液の28%は多形核球優位を示すので留意する．診断は，髄液の塗抹・培養における結核菌検出で確定する．結核菌の検出率は，塗抹10～22%，培養43～50%と低く[3, 4]，培養は時間が4～8週間かかる．検出率は髄液採取量に依存する．したがって，脳以外の肺，胃液，リンパ節，肝臓，骨髄の組織診断は可能な限り試みることが必要である．頭部CT・MRIでは，脳底部の造影増強効果や結核腫を伴う場合がある．また，血管炎による脳梗塞を呈しやすい．したがって，定期的な神経放射線学的検査も必要である．また，血液検査（抗利尿ホルモン分泌異常症候群（SIADH）による低Na血症など），胸部単純X線やCT，尿検査，脊椎単純X線やMRIなど原発巣の検索を行う．

本症の早期診断法として，①髄液中アデノシン デアミナーゼ（adenosine deaminase；ADA）値の高値，②PCR法による結核菌DNA検出，および③クォンティフェロン検査（QuantiFERON TB-2 G test；QFT）があげられる．①は感度65～95%，特異性75～92%であり一定の有用性はあるが，細菌性髄膜炎などで偽陽性を認めるので注意する[5, 6]．②は感度57～100%，特異性90～100%で，陽性持続期間は約3～4週間である．ただし，PCRの最小検出感度が不十分だと検出できない．最近，高感度nested PCRや定量性のあるnested real time PCRが報告[19]されており，良好な成績を示している．③は結核菌の特異蛋白ESAT-6やCFP-10抗原に対し特異的に産生されるインターフェロン（IFN）を検出する方法であり，利点としてBCGの影響を受けない．結核感染症全体（cut off：0.35 IU/mL）での感度・特異度は90～98%と高く，迅速だが，髄液を用いることはできない．QFTと同様な原理で結核菌の特異蛋白に対するIFNを分泌するリンパ球を測定する方法として，T-SPOT.TB（Oxford Immunotec, Oxford, UK）（T-SPOT）が開発された．現在，わが国でも測定が可能．このT-SPOT法は，末梢血以外の胸水・髄液でも測定できる．これまでに，感度90%で迅速診断として有用[8]との報告もあるが，否定的な報告[9]もあり，今後さらなる検討を要する．

d. 診断と鑑別診断

確定診断は髄液からの起炎菌の同定である．

塗抹・培養は診断信頼性が高いが，塗沫の検出率は10～22%，培養は43～50%と低く[3,4]，培養は時間が4～8週間とかかる．検出率は髄液採取量に依存する．

e. 治療

1．抗結核薬の選択

近年，ストレプトマイシンはWHOから世界的に結核菌に対して感受性が低下（耐性）していると報告[10]されている．また，最近エタンブトール（EB）の通常量では，視神経障害の出現率が3%未満と少ないことが明らかにされている[11]．以上の背景を踏まえ，最近の英国感染症学会から，抗結核薬選択は，イソニアジド（INH），リファンピシン（RFP），EB，ピラジナミド（PZA）の4者併用で2ヵ月，その後INH，RFPは10ヵ月間継続投与が推奨されている[2]．

2．INHの設定量と投与方法

INHは代謝酵素N-acetyltransferase 2（NAT 2）で肝代謝され排泄される．NAT 2には遺伝子多型があり，酵素活性の低い変異型アレルの数により，rapid type, intermediate type, slow typeの3群に分類される[12]．NAT 2活性が低いslow typeの場合には，INHは代謝されず肝毒性をもつヒドラジンになる[13]．一方，代謝の早いrapid typeでは，すぐに代謝され血中濃度が十分に上がらず効果が不十分になる可能性がある．日本人はrapid typeが約半数であり，欧米のガイドラインにおけるINHの標準的用量300 mgでは，十分な有効濃度に至らず，適切な治療効果が得られない可能性がある．欧米のINH 300 mgの効果を得るには約1.5倍の450 mgが必要であるとの指摘[14]もある．したがって，初期治療で奏効しない場合は躊躇せず増量し，それでも反応が得られない場合にはINHの髄注の併用も考慮される．

3．ステロイドの併用

最近，過去に報告された無作為比較試験のメタ解析結果[15]より，HIV陰性の本症では重症度にかかわらず全例でステロイド併用が推奨されると考える．軽症ではデキサメタゾン0.3 mg/kg/日の静注で1週間，中等症～重症では0.4 mg/kg/日の静注で1週間投与し，その後1週間ごとに0.1 mg/kgずつゆっくり減量して比較的長期に投与する[16]．

4．併発する脳梗塞に対する対応

本症では血管炎による脳梗塞を呈しやすく，その併発頻度は30～50%と高く，障害される血管としては内頸動脈と中大脳動脈基幹部の狭窄が多い．TbMの脳梗塞治療は，血管炎を基盤に発症するので，単に抗血小板薬のみではなく，副腎皮質ステロイドを併用することが必要である．

4 クリプトコッカス性髄膜炎
cryptococcal meningitis

【概説】

わが国の真菌性髄膜炎（fungal meningitis）の90%はクリプトコッカス性髄膜炎（Cryptococcus meningitis；Crypt M）による．わが国では，Cryptococcus neoformans（C. neoformans）によるものがほとんどである．本症は発症頻度が少ないが，亜急性から慢性経過で発症し，治療に難渋したり，副作用で薬剤変更を余儀なくされたり苦慮することも多い．免疫不全患者にも発症するが，免疫能正常な健常者でも発症する．クリプトコッカスは経気道的感染から中枢神経系へ侵入する．治療はアムホテリシンB（AMPH-B）またはそのリポソーム製剤（L-AMB）とフルシトシン（5-FC）の併用で行う．

a. 症状・経過・予後

症状は，通常，2～4週間の亜急性経過で頭痛，発熱，嘔気，嘔吐，疲労感などで発症する．しかし，発熱や頭痛を伴わない場合や性格変化などで発症する場合もあり留意する．進行すると脳神経麻痺や意識障害を呈する．しかし，免疫能が正常な患者では慢性経過をとるとの指摘もなされている[1,2]．真菌性髄膜炎の年間発症者数は53 ± 28人と推定され，髄膜炎全体の0.17%と少ない[3]．しかし，Crypt Mは，発症

頻度は少ないが，真菌症のガイドラインに準拠しても治療に難渋したり，副作用で薬剤変更を余儀なくされたり苦慮することも多く，真菌性髄膜炎の全体の死亡率は6～25％であるが，最近，米国フロリダ大学から，Crypt Mの死亡率が40％と高かったとの指摘[2]もある．その理由として，HIV感染患者や免疫抑制患者では，真菌性髄膜炎について医師は十分に注意するが，健常者は経過がゆっくりで，抗真菌薬の開始まで時間がかかり，重症化し，転帰不良であったと報告[3]されている．したがって，本症は健常者でも発症し，非HIV感染の本症の30％は基礎疾患を伴っていない．一方，成人AIDS患者の6～10％に認められる．HAARTやazole剤により罹患率は大きく減少した．HIV感染者でのCrypt MはCD4 < 100 cell/μLで発症してくる．なお，Crypt Mの転帰不良要因として，意識障害，髄液細胞数が20/μL未満，およびCrypt抗原32倍以上があげられている．

b．病因・病態

Crypt Mは C. neoformans によるが，C. gattii による報告[4]もある．後者はカナダのブリティッシュコロンビアで流行した毒性の高い菌の髄膜炎である（塵埃などの吸入による大規模感染が想定されている）．クリプトコッカスは，鳥，特にハトの糞に汚染された土壌に生息し，大気に飛散する．これが経気道的に肺に感染し中枢神経系へ侵入することにより発症する．

c．補助検査法

墨汁染色の塗沫の検出率は50％，培養は，診断信頼性が最も高いが未治療例の髄液培養でも検出率は60％と低い．ただし，HIV患者は髄液中の菌量が多く検出率は高値となる．髄液15 mL以上を採取し高速遠沈して，培養すると検出率が高くなるとの指摘もある．髄液Crypt抗原検査は，ラテックス凝集法でグルクロノキシロマンナン抗原を検出する方法であるが，感度93～100％，特異度93～98％であり，通常8倍以上の陽性で強く本症を疑う．非HIVの本症の場合，Crypt抗原価は菌量を反映し，治療効果判定として用いられる．ただし，HIV患者では治療効果の判定に用いることはできない．β-Dグルカン測定は，クリプトコッカスではこの多糖体を多く含まず，値が高値になりにくい．血液透析・血液製剤の使用で偽陽性になるので注意を要する．PCRによる真菌の核酸検出もおこなわれている．

d．診断と鑑別診断

診断は髄液の塗沫・培養で菌を同定することで確定するが検出率は高くない．
鑑別は本症以外の亜急性または慢性経過を呈する髄膜炎が対象となる．

e．治療

米国感染症学会の診療ガイドライン[1]では，非HIVの本症にはAMPH-B（またはAMPH-Bのリポソーム製剤：L-AMB）と5-FCの併用で治療し，開始2週間後に症状消失と培養陰性を確認したら，フルコナゾール（FLCZ）による地固め療法8週間を行う．なお，その後，AMPH-BとL-AMBの二重盲検による比較[5]が報告され，両者に有効性で差がなく，L-AMBはAMPH-Bよりも腎毒性が非常に低かった．従って，L-AMBを第一選択としてよいと考える．

5 その他の亜急性ウイルス性髄膜炎
other subacute viral meningitis

【概説】

亜急性髄膜炎として，既述の結核性髄膜炎やクリプトコッカス性髄膜炎が代表的な疾患としてあげられる．その他としては，クリプトコッカス以外の真菌性髄膜炎，後述の梅毒性髄膜炎，部分的な治療を受けた既述の細菌性髄膜炎，原虫であるトキソプラズマ髄膜脳炎や寄生虫による中枢神経系感染でも亜急性髄膜炎の病型で発症する場合もある．さらに非感染性の病因として，悪性腫瘍による癌性髄膜症，全身性エリテマトーデス（SLE）・Sjögren症候群・Behçet病などの膠原病・自己免疫疾患，さらにはサルコイドーシスなど炎症性疾患を基盤にして亜急

性経過の無菌性髄膜炎の病型を呈する場合がある．つまり，亜急性髄膜炎の病因は多彩であり，① 感染性，② 悪性腫瘍（リンパ腫も含む），③ 膠原病・自己免疫性，④ その他の炎症性疾患も考慮して臨むことが必要である．

A クリプトコッカス以外の真菌症他

a. 症状・経過・予後

亜急性経過で，頭痛・発熱などで発症する．病因によっては，その後に進行し，意識障害や巣症状などの脳症状が加わり，髄膜脳炎の病型になる場合もある．例えば，中枢神経系カンジダ症は，巣症状の出現は少ないが，中枢神経系アスペルギルス症やムコール真菌症では巣症状や痙攣を高頻度に伴う．ムコール真菌症の中枢神経系への浸潤は，鼻脳型と呼ばれ黒色の鼻汁，顔面痛，眼周囲の蜂巣炎を伴う場合がある．経過や予後は病因により異なる．クリプトコッカス以外の真菌性髄膜炎の予後は総じて不良であり，中枢神経系カンジダ・アスペルギルス・接合菌であるムコール症の各死亡率は，おのおの53％・90％・90％以上である．特にアスペルギルス・接合菌類では，脳膿瘍の形成や脳血管障害（脳梗塞・くも膜下出血・脳出血）の併発を呈しやすいので留意する．

b. 病因・病態

カンジダは中枢神経系への親和性は高くなく，中枢神経系カンジダ症は前述の危険因子を基盤とした播種性カンジダ症や慢性カンジダ症の部分症状として出現する．一方，アスペルギルスは中枢神経系への親和性が高く，中枢神経系アスペルギルス症では，肺からの血行感染，副鼻腔炎からの直接浸潤，また外傷部位からの感染により発症する．さらに血管親和性も高いことにより脳血管障害を併発しやすい．

c. 補助検査法

神経放射線学的検査と髄液の病因検索は重要である．① 神経放射線学的検査：亜急性または慢性経過の髄膜炎が想定される場合，腰椎穿刺する前には神経放射線学的検査は，施行すべきである．一方，髄膜の造影効果，眼窩や副鼻腔も含めた髄膜近傍病変の有無，脳膿瘍を含む脳病変の有無，髄膜や神経根の小結節性沈着物などを確認する．② 髄液の病因検索：髄液一般所見の他に細菌・真菌・結核菌の塗抹・培養，梅毒検査である Venereal Disease Research Laboratory（VDRL），クリプトコッカス抗原，CEA，細胞診も行う．

なお，亜急性髄膜炎を呈した患者においては，詳細な病歴（食歴，特に生食の既往や最近どこに行ったのか，渡航歴などの病歴，ペットの有無や種類，薬物乱用歴なども含む）・身体所見（眼病変や皮膚病変の有無，副鼻腔炎の有無，リンパ節腫大，口腔内アフタ，陰部潰瘍，肝脾腫など含む）もあわせ重要であり，髄液一般所見（特に細胞増多の種類，糖濃度）も考慮し，病因特異的な血液・髄液検査，および血液培養も行う．髄液を用いた想定される病原体の抗原・抗体，さらには PCR による迅速診断も必要となる．また，末梢血における好酸球増多の場合には，寄生虫疾患やアレルギー性肉芽腫性血管炎さらに非感染性の原因（膠原病・自己免疫性疾患および悪性腫瘍，サルコイドーシスなど炎症性疾患，さらに薬剤などによる化学性髄膜炎）についても検討する．

真菌性髄膜炎の検査としての β-D グルカン測定は，真菌に細胞膜を構成している β 配位した多糖体で，正常なヒトには存在しない．β-D グルカンを有するカンジダやアスペルギルスは高値になるが，接合菌類（ムコール菌含む）にはこれがなく陰性となる．血液透析・血液製剤の使用で偽陽性を呈する．PCR による真菌の核酸検出も行われている．

d. 診断と鑑別診断

確定診断は，感染性では，髄液や感染巣からの病原体の同定による．しかし，必ずしも同定できるとは限らない．腫瘍性では髄液からの腫瘍細胞の検出，膠原病・自己免疫性は，基盤となる疾患の診断基準を満たすことなどがあげられるが，腫瘍細胞は必ずしも検出されないし，膠原病・自己免疫性も診断基準を早期から満た

すとは限らない．したがって，転帰の上から最も考慮される疾患を想定して，治療を開始する場合も多い．

e. 治療

病因により異なるが，① 感染性では，クリプトコッカス以外の真菌性髄膜炎の第一選択薬は，アスペルギルスではボリコナゾール，その他の真菌はアムホテリシンB（AMPH-B）またはそのリポソーム製剤（L-AMB）とフルシトシン（5-FC）の併用である[1,2]．トキソプラズマ症には，ピリメタミンやスルファジアジンの投与．寄生虫症は，日本寄生虫学会ホームページから寄生虫症薬物治療の手引き[3]が掲載されているので参照されたい．② 悪性腫瘍，③ 膠原病・自己免疫性，④ その他の炎症性疾患は，おのおの基盤となる疾患の治療を行う．

B Mollaret 髄膜炎
Mollaret meningitis

本症は亜急性でなく，通常1週間以内の頭痛・発熱で発症する再発性の急性無菌性髄膜炎であり，Mollaret 細胞と呼ばれる単球系の内皮細胞様の大型細胞を髄液中に認め，一般に予後良性で self-limited に自然軽快し，症状は消失する．その後，数ヵ月～数年以内に再発する．ときに，軽度の意識障害や尿閉などを伴う場合もある．病因は単純ヘルペスウイルス2型（HSV-2）感染が指摘されているが，HSV-1や水痘帯状疱疹ウイルス，さらに Epstein-Barr ウイルス，コクサッキーウイルスなど他のウイルスでも起きる．近年は，PCR 法の普及により，検出された病原ウイルスによる再発性髄膜炎と診断することが多い．ヘルペスウイルスの症例では，アシクロビルによる治療がなされる．

C Lyme 病
Lyme disease

本症はスピロヘータである Borrelia で発症する．野鼠や小鳥などを保菌動物とし，野生のマダニの媒介により，マダニ刺咬で発症する人獣共通感染症である．マダニ刺咬後にみられる関節炎，遊走性紅斑や慢性萎縮性肢端皮膚炎など皮膚疾患，脳神経障害や髄膜炎，心筋炎などを呈する全身感染症である．本症は4類感染症に定められ届出が必要．

a. 症状・経過・予後

症状・経過は以下の3期に分けて認められる．① 局在期（stage I）：マダニ刺咬部中心とした限局性感染の時期．刺咬部に特徴的な遊走性紅斑（erythema migrans；EM）を7～8割で認める．随伴症状として，筋肉痛，関節痛，頭痛，発熱，悪寒，倦怠感などインフルエンザ感染に類似した症状を伴うこともある．EM は数日から数週間で出現し，環状紅斑または均一性紅斑が多い．② 播種期（stage II）：Borrelia が体内をめぐり全身性に拡散する時期．皮膚症状，神経症状（脊髄神経根炎，髄膜炎，顔面神経麻痺），心疾患（伝導系障害性不整脈，心筋炎），眼症状，関節炎，筋肉炎など多彩な症状がみられる．③ 慢性期（stage III）：感染から数ヵ月～数年を経て，慢性感染に移行する．播種期の症状に重度の皮膚症状，関節炎などを呈する．抗菌薬投与で通常予後は良いが，倦怠感・筋肉痛・関節痛を長期に残存する場合もある．

b. 病因・病態

わが国では *B. garinii* と *B. afzelii* による．北海道・本州や九州の高地で多い．発症病態は *Borrelia* による組織の直接損傷，サイトカインなどによる炎症反応の増強，自己免疫的な機序などが考えられている．*Borrelia* は神経系に親和性が高い．

c. 診断と鑑別診断

診断はマダニとの接触機会や刺咬歴の背景，EM などの臨床症状，さらに米国疾病管理予防センター（CDC）が示した血清学的診断基準[1]から判断する．*Borrelia* の分離培養には紅斑部からの皮膚生検で分離が可能である．しかし，血液からの分離は難しい．血清学的診断は *Borrelia* 抗体を2段階で検査することが推奨[1]されている．第1段階は，enzyme immunoassay（EIA）あるいは immunofluorescent assay

(IFA)行い，EIAあるいはIFAが陽性・偽陽性の場合に第2段階Western immunoblot（WB）を施行する．そして，①WBで主要表層抗原C（OspC），ボレリア膜蛋白質A（BmpA），鞭毛抗原のうち2つ以上に対しIgM抗体価が上昇しているか，②WBで18 kDa抗原，OspC，28 kDa抗原，30 kDa抗原，BmpA，鞭毛抗原，45 kDa抗原，58 kDa抗原，66 kDa抗原，93 kDa抗原のうち，5つ以上に対してIgG抗体価が上昇している場合に，抗体陽性と判断する．鑑別疾患としては，各種末梢神経・神経根障害を呈する疾患，髄膜炎の場合は各種の髄膜炎，脳炎では感染症の他に多発性硬化症や各種の膠原病や自己免疫疾患による脳症があげられる．

d. 治療

*Borrelia*は抗菌薬治療が奏効する．マダニ刺咬後のEMにはドキシサイクリン，髄膜炎などの神経症状にはセフトリアキソンが第一選択薬である．

6 単純ヘルペス脳炎
herpes simplex virus encephalitis（HSVE）

【概説】

単純ヘルペス脳炎（HSVE）の基本症状は，発熱と脳症状で，急性に発熱・精神症状・意識障害を呈し発症する．髄液所見は単核球優位の細胞増多と蛋白濃度高値である．頭部MRIは左右差のある辺縁系病巣を早期より検出する．わが国のガイドラインでは，本症を疑ったらただちにアシクロビル（ACV）を開始する[1]．ウイルス性脳炎を疑った場合，入院6時間以内にPCRの結果を待たずに，たとえ髄液所見が正常でMRI正常でもACVを開始する[2]．

a. 症状・経過・予後

HSVEの多くは急性発症であるが，ときに亜急性経過をとる．性差や季節性はない．精神症状は66％で認められ，精神症状が先行する場合が15％でみられる．治療開始時の意識障害の程度と患者の年齢予後に関連する[6]．意識障害が高度になる前に治療を開始することが必要である．側頭葉・辺縁系症状としては，人格変化，異常行動，記銘力障害，感覚性失語，性行動異常を呈することが多い．不随意運動は，顔面や上下肢にミオクローヌスを病初期に約2割で認める．両側で認める場合でも左右差を示す．また，舌をなめずるようなoral tendencyをKlüver-Bucy症候群の症候としてときに認める．運動麻痺やparkinsonismは少ない．本症はACVで死亡率が未治療の60〜70％から19〜28％に低下したが，死亡と高度後遺症を含めた転帰不良率は33〜53％と高く，社会復帰率も約半数である[3,4]．

b. 病因・病態・病理

病因はHSVによる脳への感染．年間25〜50万人に一人の割合で発生し，地域差はない．HSVEはどの年齢でも発症するが，新生児は，HSVの初感染として全身感染の一部として脳炎を発症するのに対して，小児・成人の発症病態は三叉神経節などに潜伏したHSVが再活性化し，上行性に行き脳炎を呈する．この脳への感染および再活性化のメカニズムは十分にまだ解明されていないが，潜伏関連転写産物（latency associated transcripts；LATs）の転写から増殖感染で発現する前初期遺伝子infected cell polypeptide 0（ICP 0）を介し再活性化し，辺縁系を伝搬して広がると考えられている．HSVが脳に感染すると，樹状細胞表面やエンドゾームに存在するToll様受容体（Toll-like receptor；TLR）はウイルスの核酸やウイルス蛋白を認識する．その後，ウイルス増殖に関与するNF-κBやインターフェロン調節因子3という転写因子が活性化され，炎症性サイトカイン産生が誘導され，これによりT細胞が活性化し，感染細胞に対し抗ウイルス作用を示す．潜伏感染から再活性化したウイルスの排除には，このT細胞を主体とする免疫応答が不可欠であり，したがって免疫不全宿主では重症化するリスクが高い．小児HSVEでは，原発性免疫不全として，自然免疫の遺伝子異常が発症に関与することが知られ，本症にかかわる遺伝子異

常として，UNC93B1，TLR3，TRAF3 の各遺伝子欠損が知られている．例えば，TLR3 は中枢神経系に広く発現しHSV 増殖を抑制するが，TLR3 欠損では，他の病原体には問題を呈さないが，HSV では易感染性を呈し，中枢神経系にて脳炎を惹起する可能性が高くなる．今後，これら感受性遺伝子の検討は重要である．病理は，側頭葉内側を中心に，前頭葉・側頭葉外側に及ぶ出血性壊死性脳炎像を示し，検鏡では血管周囲のリンパ球浸潤，神経細胞の脱落・壊死を呈し，残存神経細胞やアストロサイト・オリゴデンドログリアの核内にCowdry type A の好酸性封入体を認める．

c. 補助検査法

髄液所見は一般に単核球優位の細胞増多，蛋白濃度上昇，糖濃度正常を示す．しかし，少数例では，急性期には多形核球優位や糖濃度低値を示す場合もある．さらに髄液細胞数および蛋白濃度が正常範囲の場合もある．血液一般では，末梢血CRP は通常正常が多い．頭部CT は，側頭葉を中心に前頭葉や島回に分布する低吸収域を77％で認め，高吸収域（33％）や線状の造影増強効果（16％）も認めるが，急性期の検出率が低い．頭部MRI では辺縁系病巣は87.5％と高い検出率を示し，左右差を認め，さらに前頭葉や島回にまで及ぶ．抗NMDA（N-Methul-d-Aspartate）受容体脳炎やヒトヘルペスウイルス6型（human herpesvirus 6；HHV-6）脳炎でも辺縁系病巣を検出するので留意する．脳波：発症直後より，ほぼ全例で異常を認め巣性異常が多くみられる．脳波では周期性一側性てんかん型放電（PLEDs）を発症早期に約 1/3～1/2 で認める．

d. 診断と鑑別診断

髄液を用いたPCR 法によるHSV-DNA 検出が本症の標準的な確定診断法．しかし，高感度PCR を用いても，その陽性率は発症48 時間以内と発症14 日以後低くなり，偽陰性を呈することがあり，発症早期や発症2 週間以後の陰性は本症を除外できない．臨床的に本症を疑う場合にはACV は継続し，繰り返し検査する．ウイルス抗体価による診断では，経過に一致した髄液HSV 抗体価の有意な上昇または髄腔内抗体産生所見の確認で行う．血清抗体価は中枢神経系以外での再活性化で変動するため，診断根拠としては用いない．本症では血液脳関門が破綻し，血中抗体が髄液に流入するため，その流入を髄腔内抗体産生として評価し，血中抗体より髄液の抗体がより多いことを評価することが必要．発症から10 日以上経たないと信頼性のある判定にならない．髄液からのウイルス分離は成人では極めてまれである．

鑑別すべき疾患と鑑別のポイントを以下にあげる．① 日本脳炎は，九州・沖縄を中心に年間約10 例の発症であり，発症地に留意．運動麻痺やparkinsonism を認める．MRI で基底核・視床・脳幹に病巣を検出する．② 抗NMDA 受容体脳炎は，若年成人女性に好発し，卵巣奇形腫など腫瘍に伴う場合がある．精神症状の発症，不随意運動を高率に認め，本症と類似するが，口顔面ジスキネジア（60％）を認め，併発する不随意運動の種類に留意する．③ HHV-6 脳炎は，小児では突発性発疹に続発するが，成人では骨髄移植やAIDS に引き続いて発症する．初発症状として近時記憶障害で発症することが多い．

e. 治療

ACV が第一選択薬である．小児・成人で1日当たり10 mg/kg（新生児は20 mg/kg），1日3回で2～3 週間が推奨され[2,5]，投与2 週間時点で髄液PCR が陽性の場合，さらに投与期間を延長する．ACV で軽快を示さない症例は，ACV 耐性株を考慮しビダラビンやホスカルネットの追加投与を検討する．急性期の副腎皮質ステロイド併用は考慮してもよい[6]．現在，欧州にて多施設無作為二重盲検が進行中．再発は5～26％でみられ，特に小児でより多いので留意する．

7 日本脳炎
Japanese B encephalitis, encephalitie japonica

【概説】
日本脳炎（JE）ウイルスによる中枢神経系感染症．JEウイルスは，ブタなどの増幅動物で増殖し，コガタアカイエ蚊により媒介され人に感染する．症状は，発熱と意識障害のほか，運動麻痺（片麻痺や四肢麻痺），筋強剛・振戦といったparkinsonismや各種不随意運動を伴う場合もある．脳卒中様発作で発症する場合があり留意する．わが国では，高齢者を中心に年間10名前後発症する．特異的治療はない．

a. 症状・経過・予後
夏から初秋に発症．症状・経過は，感染蚊の吸血後5～15日の潜伏期間を経て，突然の発熱・頭痛・意識障害，消化器症状で発症する．痙攣は小児例では頻度が高いが，成人例では少ない．また顔面神経麻痺を伴う場合もある．筋強剛，振戦（急性期から回復期にみられ，10～30％）といったParkinson症候群を認め，舞踏病様アテトーゼ（極期でみられることが多く，5.8％）・体幹のジストニア（4週頃に出現し，1～3週間持続．47.1％）・ミオクローヌス（23.1％）などの不随意運動や錐体外路症候を呈すことが多い．また，運動麻痺（片麻痺や四肢麻痺）は約30％の患者でみられる．運動麻痺が発熱・意識障害に先行する場合があり，脳血管障害様の経過を呈する場合があるので留意する．日本脳炎の致死率は約30％で，運動麻痺や錐体外路症状・認知障害・痙攣などの後遺症を残す．

b. 病因・病態・病理
高齢者は，幼少時のJEに対する獲得免疫能が低下し，JEウイルスに感性になってきた可能性が指摘されている．JEは九州地方が好発で約半数，その他関東以西で認められる．しかし，近年の外国との交流の点から，インドやパキスタンなどの好発地域からの帰国者の輸入感染があり，季節や地域から本症を除外してしまうのは注意が必要．病因はJEウイルスによる脳への感染．病態は，媒介蚊の吸血により人に感染し，局所部位やリンパ節で複製され，ウイルス血症を経て中枢神経系に播種する．中枢神経系では，視床や中脳，海馬，側頭葉皮質などの神経細胞を侵す．したがって，病理所見は視床・黒質を中心に大脳皮質・基底核・脳幹・脊髄前角などに神経細胞の脱落，血管周囲の細胞浸潤，グリオーシスなどを認める．

c. 補助検査法
髄液所見は一般に単核球優位の細胞増多，蛋白濃度上昇，糖濃度正常を示す．頭部CT・MRIでは視床・基底核・脳幹に病巣を検出することが多い．MRI異常検出率は約8割と高い．血清学的診断法は，JEウイルス抗体価を用いる．ペア血清で補体結合反応（CF）や赤血球凝集抑制価（HI）で4倍以上の上昇，または単一血清においてCF 16倍，HI 320倍以上を基準とする．ウイルス学的診断法：逆転写PCR法により髄液のJEウイルスRNAの検出が可能となっている．

d. 診断と鑑別診断
脳炎患者で血清学的診断およびPCR法でJEウイルスRNAが検出されれば，病因診断となる．しかし，PCRが陰性だからといって本症を除外はできない．

鑑別疾患と鑑別のポイントは前項の6を参照．

e. 治療・予防
JEに特異的な治療はなく，基本的に対症療法となる．一方，予防法としてワクチン接種がある．2009年にVero細胞を用いた不活化ワクチンが使用可能となってきている．しかし，以前と異なり，現在の接種率は低く，集団におけるJEウイルスに対する免疫は低くなってきていることが想定され，今後発症頻度の増加も危惧されている．

8 他の急性脳炎
other acute encephalitis

A 水痘・帯状疱疹ウイルス脳炎
varicella-zoster virus（VZV）

【概説】

VZV は神経向性が高く，末梢神経障害の他に，帯状疱疹（herpes zoster；HZ）や神経節の潜伏感染での再活性化により，脳炎を呈する場合がある．VZV は極めて血管炎を呈しやすく，VZV 脳炎の本体は血管炎とする意見[1]もある．一方，皮疹を伴わない場合（zoster sine herpete）があり，この可能性は念頭に置く必要がある[2]．したがって，VZV に関連した脳炎の病態は，VZV の直接感染，宿主の免疫応答による自己免疫的な機序，血管炎，およびそれらの組み合わせが想定され，抗ウイルス薬および副腎皮質ステロイドなどを用いる．

a. 症状・経過・予後

わが国における VZV 脳炎の頻度はウイルス脳炎全体の約 2.5% である．

水痘に関連した神経合併症として，急性小脳失調症・全般性脳炎があげられる．前者については，後述の小脳炎でも記載するが，水痘による神経合併症の約半数を占め，水痘出現後1週間以内に失調性歩行を呈する．一方，脳炎は重篤であることが多く，皮疹出現後 5〜7 日に頭痛・意識障害・痙攣を呈し発症する．後遺症として，約 10〜15% に症候性てんかん・認知機能障害などを残す．

HZ の神経合併症は，HZ 後神経痛など末梢神経障害が代表的であるが，脳炎を呈する場合もある．脳炎を呈する危険因子として，汎発性の発疹・脳神経領域の HZ・高齢者・複数回の帯状疱疹・免疫不全があげられている．皮疹出現後 1〜2 週間以内に，頭痛・意識障害・痙攣などで発症する．予後は死亡率 6〜25% で後遺症を残す場合も多い．特に免疫不全宿主に発症した場合は予後不良になりやすい．

b. 病因・病態・病理

病因は VZV 感染による．病態として①直接感染，②宿主免疫応答を基盤にした自己免疫的な機序，および③血管炎があげられる．病理は，血管炎を認め，血管周囲のリンパ球浸潤，Cowdry type A の好酸性核内封入体，グリアの増生を認める．また，蛍光抗体法などにより VZV 抗原が検出される場合もある．

c. 補助検査法

髄液検査，神経放射線学的検査，および診断確定のための病因検索は重要である．

1. 髄液検査：単核球優位の細胞増多，蛋白濃度高値を認め，髄液を用いた病因検索として PCR による VZV-DNA の検出と髄液の VZV 抗体価による髄腔内抗体産生の確認が有用である．

2. 神経放射線学的検査：水痘に関連した脳炎では，小児では MRI で小脳に浮腫や高信号域をみられる場合が多いが，成人例では小児に比べ MRI 異常を検出する頻度は低い．一方，HZ に関連した脳炎の場合，直接感染や自己免疫的機序を主体とした場合には，頭部 MRI で異常を伴わないことも多い．一方，血管炎を主体とした場合には巣症状を呈し，多彩な血管障害性変化を伴い，頭部 MRI で病巣が検出される．VZV が中枢神経系の血管に伝播し，その血管周囲に白質または皮髄境界を中心に類円形の病巣を呈し，多発病巣を形成する場合もある．また MRA で脳の主管動脈の狭窄や閉塞を認めることもある．

3. 病因検索：(1) 血清学的診断では，単に VZV 抗体価の経時的な有意の上昇だけでは，宿主に VZV 感染があったとは言えても，脳炎の病因が VZV に関連したものとは言えない．髄腔内抗体産生を評価することが必要である．捕捉-EIA による抗体価比や血液・髄液のアルブミン濃度で補正する抗体価指数により判定する．この場合，EIA の測定方法（固相化法か捕捉法）で評価の扱いが異なるので十分に注意する．(2) 髄液を用いた PCR による VZV-DNA の検出：脳炎の場合にはウイルス量は多くなく，高感度の PCR を用いる．

d. 診断と鑑別診断

確定診断は，髄腔内抗体産生の確認，または髄液からの PCR による VZV-DNA の検出による．しかし，必ずしも同定できるとは限らない．HZ を伴っていれば本症を念頭に置くことは容易であるが，zoster sine herpete の場合もあり，留意する．鑑別は，膠原病や自己免疫疾患に関連した血管炎を呈しやすい脳炎やトキソプラズマ脳炎などがあげられる．

e. 治療

本症が疑われた場合には，ただちにアシクロビルの静脈内投与を開始する．投与量および投与期間は単純ヘルペス脳炎に準拠する[1]．さらに，血管炎を抑制するために，副腎皮質ステロイドの併用が推奨されている[1]．また治療抵抗性の場合には，ビダラビンへの変更も考慮する[1]．

B 非ヘルペス性急性辺縁系脳炎
non-herpetic acutelimbic encephalisis

【概説】

急性非ヘルペス性辺縁系脳炎とは，ヘルペスウイルス感染によらない辺縁系症状を主体として発症する病因不明の急性脳炎の総称と考えられる．したがって，病因は一つではなく，heterogenous な疾患群といえる．しかしながら，この中には，「若年女性に好発する急性非ヘルペス性脳炎」が，卵巣奇形腫に伴う「抗 NMDA（N-methyl-D-aspartate）受容体脳炎」（713 頁「Ⅳ-21-15-A. 中枢神経系にみられる傍腫瘍性症候群」を参照）として，その独立性が確認されたこと[1,2]，および抗 VGKC（voltage-gated potassium channel）[3]に対する自己抗体が検出される場合もあり，その中から新たな疾患として展開を示す場合も想定される．

a. 症状・経過・予後

本症は，① 急性辺縁系脳炎，② 両側海馬・扁桃体に頭部 MRI で異常信号を認め，③ 髄液では軽度の細胞増多・蛋白濃度高値，④ 髄液よりの PCR や ELISA による抗体が HSV-1・2 陰性，⑤ 悪性腫瘍の合併はなくて傍腫瘍性神経症候群は否定的，⑥ 比較的予後良好の項目を満たす疾患群である．発症年齢は 20～30 歳代に多いが，幅広い．症状としては感冒症状の前駆を約 30％で認め，発熱の他に，近時記憶障害・健忘などの記憶障害を主徴とし，痙攣・精神症状・軽度の意識障害などを伴う．髄液は，正常から軽度の炎症所見を認める．頭部 MRI では，辺縁系に限局した病巣を認める．特定のウイルスとの関連は指摘されていない．本症は，副腎皮質ステロイドや血漿交換療法にて軽快し，遷延化せず，転帰は良好である．

b. 病因・病態

先行感染を伴うこと，髄液中の IL-6 は高値となるものの，IFN-γ や TNF-α が増加しないこと，GluR 抗体や VGKC 抗体などの自己抗体陽性例が報告されていること，副腎皮質ステロイドや血漿交換療法が有効であることより，本症は自己免疫学的機序による．中枢神経に対する宿主免疫応答が惹起される誘因や神経抗体はさまざまであり，これらをまとめてとらえられた総称とも考えられる．ただし，その一部は脳炎の痙攣に伴う海馬硬化が MRI 上検出された場合も含まれている．

c. 治療

さまざまな自己免疫学的機序によって惹起される辺縁系脳炎の総称とも考えられ，治療としては副腎皮質ステロイド，血漿交換療法や免疫抑制薬なども考慮される．

C 小脳炎・脳幹脳炎
cerebellitis・brainstem encephalitis（BE）

【概説】

小脳や脳幹に炎症を有する脳炎・脳症群である．両者に病巣が分布すると菱脳炎（rhombencephalitis；RE）（菱脳は，橋・延髄・小脳を含む）という場合もある．小脳が主病巣の場合には，急性小脳失調ともいわれ，脳幹が主病巣の場合には，免疫学的な機序が想定され Fisher 症候群との overlap もいわれている Bickerstaff 型脳幹脳炎も含まれる．病因は ① 感染に関連，② 自己免疫性に関連，③ その他と多岐

にわたり，転帰も病因により異なる．

a. 症状・経過・予後

急性小脳炎（acute cerebellitis；AC）・急性小脳失調（acute cerebellar ataxia；ACA）は，小児で多くみられ，失調性歩行を含む小脳失調を主徴とし，嘔気・頭痛・意識変容があげられ，ACでは発熱・髄膜刺激症候を伴う．

脳幹脳炎（BE）・REは，頭痛・意識障害・外眼筋麻痺・顔面神経麻痺などを呈する．全体で約75％に脳神経障害が伴う．リステリア菌によるBE・REは，若年成人に多くみられ，感冒様症状の後に脳幹障害を呈する2相性の経過を示す．リステリア菌によるBE・REでは，何らかの脳神経障害をほぼ全例で認める（最も多いのは，顔面神経麻痺で78％）．さらに感染・腫瘍に関連した場合BE・REでは，小脳失調も併せ多くの症例でみられる．Bickerstaff型脳幹脳炎では，抗GQ-1b抗体が高頻度に検出される．

予後は病因により異なる．

b. 病因・病態・病理

AC・ACAの病因は，① 感染に関連した場合として，細菌［β溶連菌（猩紅熱），リステリア菌，チフス菌，レジオネラ菌，結核菌など］，スピロヘータであるボレリア（Lyme病），レプトスピラ属，真菌ではクリプトコッカス，ウイルスではヘルペス系［単純ヘルペス（HSV），水痘，サイトメガロ，Epstein-Barr（EBV）］・ワクシニア・ムンプス・風疹・エンテロ系［ポリオ，コクサッキー，エコー］・麻疹・狂犬病・インフルエンザ・HIV，マイコプラズマと多岐にわたる．② 自己免疫性として，VZV・麻疹・EBV・マイコプラズマなどの感染後または傍感染性・ワクチン接種後に急性散在性脳脊髄炎の1型としてみられる．③ として傍腫瘍性神経症候群があげられる．

BE・REの病因は，① 感染に関連した場合として，最も多いのがリステリア菌で，エンテロウイルス71，HSVと続く．日本脳炎ウイルスでもしばしばBEを呈することが知られている．EBVやヒトヘルペスウイルス6型もまれながらこの病型を示す．② 自己免疫性疾患に関連したものでは，Behçet病が最も多く，SLEでもみられる．③ 傍腫瘍性神経症候群があげられる．

病理は報告が限られ，病因による相違があるが，AC・ACAでは小脳腫脹，分子層でのリンパ球浸潤，分子層と顆粒層の移行部における空胞化，プルキンエ細胞の脱落を認める．

c. 補助検査法

髄液検査，神経放射線学的検査，および診断確定のための病因検索は重要である．① 髄液検査：病因により異なるが，細菌感染では多型核球優位（ただし，リステリアREでは半数が単核球優位），ウイルス感染では全体では約半数でリンパ球優位を示す細胞増多，蛋白濃度高値（ただし，傍腫瘍性では正常もある）を認める．髄液を用いた病因検索として塗抹・培養・さらにはPCRによる各種病原体の検出などの確認が必要である．② 神経放射線学的検査：AC・ACAでは，小児ではMRIで小脳に浮腫や高信号域をみられる場合が多いが，成人例ではMRI異常を検出する頻度は低い．このような場合にSPECTが病巣検出に有用なこともある．なお，小脳が高度の浮腫を呈し脳ヘルニアを呈した場合には，脳外科的な外減圧開頭術が必要となる．一方，BE・REでは，リステリア菌の場合は，ほぼ全例でMRIにて病巣を検出する．また，Behçet病では90％以上でMRIの異常を検出する．しかし，傍腫瘍性BE・REは，正常である．

d. 診 断

確定診断は，病因により異なるが，感染性の場合には起炎病原体の同定によりなされる．

e. 治 療

病因により異なる．感染性の場合には病原体に沿った治療をおこなう．自己免疫的な機序の場合には，副腎皮質ステロイド薬，免疫グロブリン大量投与，血漿交換療法などが試みられる．

9 脳膿瘍
brain abscess

【概説】

脳実質内の病原体による限局性膿貯留．頭蓋内圧亢進による頭痛と占拠性病変による巣症状が主徴で，発熱を認めない場合もある．病因は，細菌や真菌などが耳鼻科・眼科的感染巣・外傷からの直撃性と肺感染巣や心内膜炎からの血行性で発症．治療は抗菌薬と脳外科的手技である．

a. 症状・経過・予後

症状は頭痛と巣症状（運動麻痺，痙攣，視野障害，記憶・注意障害，小脳失調など）が主体である．頭痛は75%以上でみられるが，発熱は約半数でしかない[1]．発熱がなくても脳膿瘍の可能性を除外してはならない．経過は亜急性から慢性経過を呈する．極めて緩徐に膿瘍が形成された場合には，巣症状が出現しにくい．意識清明で軽度の巣症状（軽度の片麻痺など）でも，画像にて大きな脳膿瘍が認められる場合が多い．したがって，腰椎穿刺の適応上，腰椎穿刺前の画像診断は必須となる．つまり，膿瘍による症状および画像にて頭蓋内圧亢進が想定される場合，腰椎穿刺は禁忌である．全体の死亡率は10%以下であるが，免疫不全例や真菌性脳膿瘍は予後不良になる．

b. 病因・病態・病理

病因として，細菌では嫌気性菌やブドウ球菌が多い．肺炎球菌，髄膜炎菌，インフルエンザ菌はまれ．一方，真菌ではカンジダとアスペルギルスが多い．病態として，直撃性感染では，副鼻腔炎・中耳炎・乳突炎からの波及，穿通性頭部外傷や脳の手術からの感染があげられる．一方，血行感染では，肺感染症（肺膿瘍・気管支拡張症），細菌性心内膜炎などがあげられる．さらに，Fallot四徴症・両大血管右室起始症・心室中隔欠損症や肺動静脈瘻は，病原体を含んだ静脈血が肺毛細血管を経由せず脳に行くため，脳膿瘍を形成しやすい．しかし，症例の約1/4は原発巣不明．

脳膿瘍の形成過程は，

1. **早期限局性脳炎期**：限局性炎症を伴った膿の貯留のない壊死巣で脳実質炎の初期段階（発症1〜3日）．
2. **晩期限局性脳炎期**：壊死巣の拡大とともに，周囲に炎症を伴った膿が貯留する（発症4〜9日）．
3. **早期被膜形成期**：壊死巣の周囲に被膜を形成し始める被膜形成の初期段階（発症10〜13日）．
4. **晩期被膜形成期**：中心部の壊死，辺縁の炎症細胞と線維芽細胞，密なコラーゲン層からなる被膜，被膜の外の新生血管，および被膜の外に浮腫とグリオーシスを認める（発症14日以後）（図Ⅳ-2-1-A）に区分される．

c. 補助検査法

神経放射線学的検査と髄液の病因検索は重要である．

1. **神経放射線学的検査**：頭部CTは，被膜形成前の限局性脳炎では低吸収域を示し，被膜が形成されると中心が低吸収で，被膜が造影によりリング状増強効果を示し，周囲の浮腫や炎症が低吸収域を示す（図Ⅳ-2-1-B）．頭部MRIは高感度に限局性脳炎や小さな脳膿瘍も検出するので有用である．また，病巣分布の把握もできる（図Ⅳ-2-1-C）．
2. **血液検査**：白血球増多・CRP高値を呈する場合もあるが，呈さない場合も多い．
3. **髄液検査**：通常，圧上昇・軽度の細胞増多と蛋白濃度高値を呈する．しかし，正常も多い．脳膿瘍の場合，髄液からの病原体検出は同定できないことが多く，膿瘍の外科的なドレナージで確認される場合も多い．

d. 診断と鑑別診断

頭痛・発熱・巣症状を認め，血液で炎症所見があり，画像上リング状増強効果を示す占拠性病変あれば，診断は容易である．しかし，発熱がなく，血液や髄液で炎症所見がない場合，脳腫瘍との鑑別が難しい．確定診断は，髄液では病原体を検出できないことも多く，外科的に脳膿瘍の内容物や被膜から病原体の同定を試みる．このような場合，脳膿瘍のマーカーとして

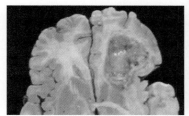
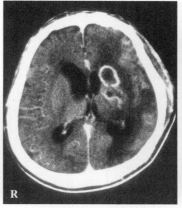
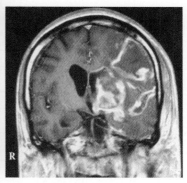

A　脳膿瘍の肉眼所見　　B　頭部 CT 造影所見　　C　頭部 MRI　ガドリニウム造影（前額断）

図Ⅳ-2-1　脳膿瘍の肉眼所見（A）と画像所見（B,C）
A：前頭葉実質に，被包性膿を認める．B, C：真菌（ムコール菌）による脳膿瘍．頭部造影 CT で左大脳にリング状造影効果を認め，周囲は低吸収域（B）．同一例の頭部 MRI ガドリニウム造影ではより明瞭に病巣が確認できる（C）．

磁気共鳴スペクトロスコピー（magnetic resonance spectroscopy；MRS）の酢酸がある．脳膿瘍では，細菌は糖を醱酵させブドウ糖をつくり，ブドウ糖が酢酸や乳糖に変換されてエネルギー源としているので，酢酸が指標となる．

e. 治療

抗菌薬を基盤とし，脳外科的吸引ドレナージを適応により併用する．さらに抗浮腫薬や抗痙攣薬は適時併用する．抗菌薬は，脳膿瘍の全過程で用いる．通常，起炎菌不明も多く，広域，特に嫌気性菌をカバーする抗菌薬で，髄液移行の良い薬剤を用いる．また，感染原発巣と考えられる耳鼻科疾患や肺疾患にて判明している菌種や患者の有するリスク（糖尿病や免疫不全など）を背景とした細菌性髄膜炎の主要起炎菌を想定して決める．免疫正常では，嫌気性菌やブドウ球菌を念頭にカルバペネム系抗菌薬（メロペネムなど）とバンコマイシン（VCM）の併用，さらにメトロニダゾールを併用する．頭部外傷・頭部術後では，緑膿菌および耐性ブドウ球菌（MRSA）を考慮し，第 3 世代セフェムのセフタジジムと VCM の併用，またはメロペネムと VCM の併用を用いる．VCM 非感受性菌の場合には，リネゾリドを使用する[2]．一方，真菌では，クリプトコッカス・カンジダ・接合菌ではアムホテリシン B（または脂質製剤）とフルシトシンの併用，アスペルギルスはボリコナゾールが第一選択薬となる[3, 4]．

脳外科的治療は，限局性脳炎期や径 2 cm 以下の非破裂性脳膿瘍では抗菌薬による治療を第一選択とするが，抗菌薬を投与するも膿瘍が増大する場合には，定位脳手術で吸引，ドレナージを行う．膿瘍径 2 cm 以上（単一，多発性にかかわらず）や状態の不良な患者では，最初から抗菌薬と外科的吸引，ドレナージを併用する．

10　神経梅毒
neurosyphilis

【概説】

Treponema pallidum（*T. pallidum*）による中枢神経系への感染．脳・脊髄の髄膜，血管系および実質を障害し，多彩な病型をとる．病型として，①無症候性神経梅毒，②髄膜血管型神経梅毒，③実質型神経梅毒に区分される．治療はベンジルペニシリン（ペニシリン G）．本症はまれな疾患となっていたが，AIDS に伴う神経系合併症の一つとして頻度が増加している．

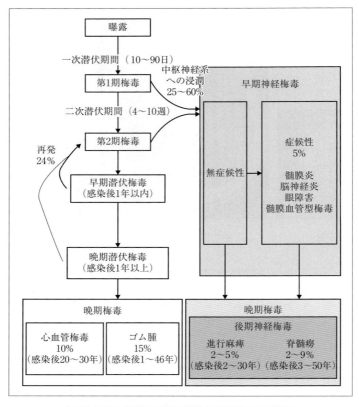

図Ⅳ-2-2　梅毒の進展経過と神経梅毒の関連

a. 症状・経過・予後

1. 無症候性神経梅毒 (asymptomatic neurosyphilis)

神経症状はなく，髄液細胞増多や蛋白濃度高値を認め，髄液 venereal disease research laboratory (VDRL) 法が陽性になる．未治療の潜伏期梅毒の25％でみられる．将来，神経症状を合併する可能性が高い．

2. 髄膜血管型神経梅毒 (meningovascular neurosyphilis)

(a) 梅毒性髄膜炎：初感染後1～2年以内の発症が多い．症状は，通常のウイルス性髄膜炎と同様で，リンパ球優位の細胞数増加を認める．脳底部髄膜炎では，水頭症や脳神経麻痺を伴う．限局型は，ゴム腫により巣症状を示す．(b) 脳の血管型：血栓で脳梗塞を起こす．初感染から5～10年以後に発症する．臨床像は，通常の脳梗塞と異なり，頭痛，回転性めまいなどを伴って，亜急性髄膜炎の後に発症することが多い．中大脳動脈の閉塞が多い．(c) 脊髄の髄膜・血管型：脊髄の髄膜炎と脊髄の動脈内膜炎により障害を起こす．症状は，前者は髄膜・脊髄炎の症状を示し，後者は脊髄梗塞の症状を示す．

3. 実質型神経梅毒

(a) 進行麻痺：初感染後，10～20年後に多く発症する．人格変化と判断力の低下で始まり，記憶障害・精神症状(易刺激性・妄想・幻覚・錯乱)を認める．瞳孔異常，特に Argyll Robertson 瞳孔(対光反射の消失・縮瞳・輻輳反射の保持)は診断上有用である．末期には痙攣も合併する．(b) 脊髄癆(詳細は488頁「Ⅳ-11. 脊髄・脊椎疾患」参照)．進行性の歩行失調，下肢腱反射の消失，Romberg 徴候陽性，下肢深部感覚障害・排尿障害を示す．特徴的な症状として，下肢の電撃痛や内臓痛発作，関節の無痛性腫脹(Charcot 関節)，アキレス腱の圧痛の欠如(Abadie 徴候)，および Argyll Robertson 瞳孔などがある．なお，視神経萎縮はしば

しば脊髄癆に合併する.

b. 病因・病態・病理

病因は T. pallidum による中枢神経系への感染. 神経梅毒の病態・病型の進展を示す（図Ⅳ-2-2）. 最近では, ②髄膜血管型が③実質型より増加している.

① 病理学的に軽度の脳軟膜炎である. ②（a）はくも膜・軟膜の T. pallidum による炎症. しかし, 限局型は, 髄膜の限局性肉芽腫を形成（ゴム腫）する.（b）は脳動脈内膜炎による.（c）は脊髄の髄膜炎と脊髄の動脈内膜炎による. ③（a）は T. pallidum による脳実質特に前頭葉および側頭葉の皮質障害が強い.（b）は病理学的に脊髄の後根と後索の変性である.

c. 補助検査法

髄液所見は, 単核球優位の細胞増多, 蛋白濃度高値, 糖濃度正常を示し, 免疫グロブリン濃度は増加する. 梅毒の血清反応検査は非 Treponema 検査と特異的 Treponema 検査に分けられる. 非 Treponema 検査としては, RPR（rapid plasma reaction）法と VDRL 法があり, いずれもカルジオリピン-コレステロール-レシチン抗原に対する抗体価を測定する. 梅毒感染後2〜4週間後に陽性となり, 通常第2期梅毒から早期潜伏梅毒にかけて最も高くなる. 髄液 VDRL は特異度が高いが, 感度は低い. 感度は, 髄膜血管梅毒や進行麻痺で最も高く, 無症候性神経梅毒や脊髄癆では低くなる. 神経学的な画像所見としては, ゴム腫などの脳内占拠性病変の有無, 脳や脊髄の梗塞の有無の検出に有用である.

d. 診断

神経梅毒の診断は, 神経症状と血清および髄液の梅毒血清反応によりなされる. RPR や VDRL の抗体価は, 疾患の活動性と相関するが, 偽陰性を示す場合がある. 生物学的偽陽性（biological false positive；BFP）と呼ばれ, 膠原病, 慢性肝疾患, 結核や HIV 患者で認められる. Treponema を用いる検査は, 梅毒トレポネーマ血球凝集検定（Treponema pallidum hemagglutination；TPHA）と蛍光トレポネーマ抗体吸収反応（fluorescent treponema antibody absorption；FTA-ABS）がある. 梅毒感染の有無は, 非 Treponema 検査より鋭敏な TPHA や FTA-ABS で行う. しかし, これらは治療の指標とはならない. 従って, 両法を用いて診断し治療する.

e. 治療

治療の基本は, 梅毒の早期に十分な治療を行い, 神経梅毒の進展を防ぐことである. 2006年の米国 CDC の治療指針では, 無症候性でも診断後ただちに治療を開始する. 本症の確立した治療は, 現在でもペニシリン G である. 通常, 水溶性ペニシリン G を 1,800〜2,400万単位／日, 連日 10〜14 日静注する. なお, 代替としてプロカインペニシリン 240 万単位／日筋注とプロベネシド 500 mg 内服 1 日 4 回, 17 日間の併用の推奨もある. なお, 治療開始 24 時間以内に, 大量の T. pallidum の死滅により悪寒, 発熱, 頭痛などを起こす Jarisch-Herxheimer 反応に注意することが必要. 髄膜型梅毒にはこの治療で著効を示すが, 実質障型では神経障害の悪化の抑制効果しか得られない.

11 進行性多巣性白質脳症
progressive multifocal leukoencephalopathy（PML）

a. 概念と病態

進行性多巣性白質脳症（PML）は, 免疫不全を契機として JC ウイルス（JCV）が脳白質に脱髄を引き起こす中枢神経系感染症である. 発症頻度は人口 100 万人に 1 名以下のまれな疾患で, 高齢男性にやや多い. そしてこの疾患は後天性免疫不全症候群（acquired immunodeficiency syndrome；AIDS）患者や免疫抑制系薬剤使用患者などに発症することが特徴であり, 本邦では血液系悪性腫瘍, 膠原病, 慢性腎不全, 移植後などの基礎疾患で免疫抑制剤使用や免疫力低下した状態で発症する症例が多い. この際の使用薬剤（発症誘発薬剤因子）としてはプレドニゾロン, シクロホスファミド水和物,

ドキソルビシン塩酸塩，リツキシマブ，タクロリムス，多発性硬化症患者新規治療薬のナタリズマブ[1]（2014年日本発売）などが重要であるが，他の新規生物学的製剤，分子標的薬もその危険性が指摘されている．

PMLは1958年Aströmらによりはじめて報告された疾患であり，1971年PadgettらによってPML患者の脳から初めてJCVが分離された[2]．このウイルスは多くの健常人に無症候性に感染し，尿中から原型（archetype）ウイルスが分離される．一方PML症例の脳から分離されるJCVは転写調節領域（non-coding control region；NCCR）が再編成されVP1領域に塩基置換がある（VP1ループ変異）多様に変化したPML型JCVである[3)4)]．PML発症メカニズムの詳細は不明だが，腎臓などに潜伏しているJCVが，免疫力低下に応じて病原性の強いウイルスに変異し，さらに脳で感染増殖して乏突起膠細胞を破壊すると考えられている．

b. 臨床症状と経過

臨床症状は，片麻痺や四肢麻痺，半盲など視力障害，知能・記憶障害など認知症症状，失語症，脳神経麻痺などで，亜急性に進行し，運動麻痺や認知機能障害，言語障害，嚥下障害などが出現し，数ヵ月の経過で無動・無言の状態となる[5]．小脳や脳幹部の症状から発症することもあり，最近のわが国の報告では認知症状と構音障害を高率に呈することが特徴である[6]．

c. 検査所見

一般的血液検査では炎症所見はみられないが，血清JCV抗体検査は既感染を確認できる[7]．脳髄液検査は細胞数や蛋白は正常な場合が多いが，一部の症例では異常がみられる．脳脊髄液JCV-PCR検査で陽性であれば本疾患の確率が高くなり，診断上重要である．感度約80％，特異度99％程度である．

脳MRIでは，T_2強調画像，FLAIR画像，拡散強調画像が重要で，脳白質に高信号域を示す左右非対称性の大小不同の多巣性脱髄病巣がみられる場合が多い[8]．この病巣は通常は脳浮腫などを伴わず，造影剤増強効果もない場合が多い．

PMLの病理所見は皮髄境界から皮質下白質を中心に大小さまざまな脱髄斑が多数，融合性にみられることが多い．HE染色ではJCVの封入体を意味する両染性の腫大核を持つ乏突起膠細胞が特徴的である[9]．

d. 診　断

厚生労働省プリオン班および遅発性ウイルス感染症に関する調査研究班の診断基準では，①成人発症の数ヵ月で無動性無言症の状態に至る亜急性進行性の脳症，②脳MRI/CTで白質の脳浮腫を伴わない大小不同，融合性の病変が散在，③白質脳症をきたす他疾患を臨床的に除外できる，④脳脊髄液からPCRでJCV DNAが検出，⑤剖検または生検で脳に特異的病理所見とJCV感染を証明，の5項目のうち⑤を満たせばdefinite PML，①②③④を満たせばprobable PML，①②③を満たせばpossible PMLと判定する[10]．鑑別診断としてはHIV関連神経認知疾患（HAND）やAIDS関連日和見感染症（トキソプラズマ，サイトメガロウイルスなど），中枢神経原発悪性リンパ腫，reversible posterior leukoencephalopathy syndrome（PRES），脳血管障害，多発性硬化症などが重要である．また後出のナタリズマブ関連PMLではMRI画像のみで病変を呈し，臨床症状を示さない無症候性PMLも話題となっている．

e. 治療と予後

治療の第一は低下した免疫能の回復である．基礎疾患にもよるが，①基礎疾患がHIV感染症である場合（HIV-PML）②基礎疾患が非HIVである場合（non HIV-PML）③ナタリズマブなどモノクローナル抗体使用に伴うPMLの場合（モノクローナル抗体関連PML）④PML治療中に免疫再構築症候群（IRIS）を合併した場合で分けて述べる．

①HIV-PMLでは抗レトロウイルス療法（anti-retroviral therapy；ART）が推奨され，生命予後が改善できると考えられる．免疫力が回復した場合は，数年にわたり生存し，症

状の進行が停止や改善がある．しかし，長期生存例でも高度な後遺症を残すことが多く，現在のところ多くは進行し，ほとんど1年以内に死亡する場合が多い．メフロキン塩酸塩の追加投与は考慮してもよいが，まだ十分な科学的根拠はない．

② non HIV-PML の場合，発症誘発薬剤の中止や減量を第一に考える．また薬剤によっては血漿交換による薬剤除去も推奨される．最近抗マラリア薬塩酸メフロキンが臨床的にもPMLの症状進行を抑制し，わが国でも有効性を示す症例報告がある[11]．シタラビンやミルタザピンの追加投与を考慮してもよい[12]．

③ モノクローナル抗体関連PMLではナタリズマブ，リツキシマブ，インフリキシマブ，エタネルセプト，バシリキシマブ，ダクリズマブ，エファリズマブ，アレムツズマブ，およびムロモナブ-CD3が単剤使用でPMLの発症が報告されている．治療はこのモノクローナル抗体製剤の中止と血漿交換，ミルタザピン投与であり，メフロキン塩酸塩は禁忌がなければ併用は可能である．モノクローナル抗体関連PMLの血漿交換に追加してシタラビンやシドフォビルといった抗ウイルス薬を投与することに関してはエビデンスレベルの高い検討はない．

④ 患者の免疫力が回復してくると炎症反応が惹起され，いわゆる免疫再構築症候群が生じることがある．この場合，原則として基礎疾患別のPML治療を続行し，重篤な場合はステロイドパルス療法を考慮する．グリセオール®およびマンニトールは対症療法として併用を考慮する．

12 亜急性硬化性全脳炎
subacute sclerosing panencephalitis（SSPE）

【概説】
　亜急性硬化性全脳炎（SSPE）は，1934年にDawsonによって初めて報告された進行性の脳炎で，幼少期の麻疹ウイルス（measles virus；MV）感染後に5～10年の潜伏期間を経て発症する遅発性ウイルス感染症である．この疾患は麻疹感染患者の10万人に一人の割合で発症し，基本的には弱毒生ワクチンによる発症はないと考えられている．

　わが国は先進国で唯一の麻疹流行国であったため，国は2007年に麻疹排除計画を策定し，対策を進めてきた．その結果，麻疹感染者は激減し，2015年3月27日に世界保健機構（WHO）は日本を土着の麻疹が存在しない麻疹排除状態にあると認定した．将来的にはSSPEの新規発症者は激減すると考えられるが，潜伏期間が長いため，今後もしばらくの間新規の発症は続くと考えられる．また海外では麻疹が流行している地域も多く，麻疹が廃絶されているアメリカでも度々輸入感染による流行を認めている．輸入感染症としての麻疹，SSPEを防ぐためにも，引き続き高い定期予防接種率を保ち，国内での流行を予防する必要がある．2003～2013年のわが国におけるデータでは，SSPEの発症年齢は平均11歳で6～18歳に集中している．SSPE発症者の麻疹罹患年齢は6歳以下で，特に免疫が未熟な1歳以下での感染が多い．現在の国内患者数は推定150人程度で，年間の新たな発症者数は5～10例とされる．患者は医療的ケアを必要としながら学童期から成人期へと移行し，長期の在宅療養をしていることから小児慢性疾患のみならず成人疾患としての特性もあわせ持っている．

a．症状・経過・予後
　前述のように主に学童期で発症し，学力低下，異常行動や性格の変化で始まり（Jabbour分類Ⅰ期），ミオクローヌスや歩行障害などの運動障害が加わり，けいれんを起こすこともある（Jabbour分類Ⅱ期）．その後も知能，運動の障害は進行し，筋緊張は亢進，歩行不能となり，経口摂取も困難となる．また体温の異常など自律神経症状も加わる（Jabbour分類Ⅲ期）．最終的には大脳皮質機能が高度に障害され，ミオクローヌスもなくなり，無言・無動となって

(Jabbour分類Ⅳ期), 死に至る. 無治療の場合, 80%は発症から1～3年かけて進行するが, 3ヵ月以内に死亡する急性型や, 4年以上生存する慢性型もそれぞれ10%程度存在する. 治療の進歩により, 一部の症例では症状の改善や長期生存もみられており, 早期に診断し治療介入を行う必要がある.

b. 病因・病態・病理

SSPE発症メカニズムは現在まで十分には明らかになっていないが, MVが免疫を逃れ中枢神経に持続感染することで発症する遅発性感染であり, 免疫系や中枢神経系が未発達の2歳以下は感染成立しやすい. SSPEの宿主要因遺伝子は正確に解明されていないが, 遺伝子多形を用いた関連解析により, 自然免疫に関わる遺伝子の中で*MxA*と*TLR3*が, また獲得免疫にかかわる遺伝子の中でIL4とPD1のバリエーションがSSPEの発症に関与している. また麻疹ワクチンに対する免疫応答に関与する*TICAM1*, *ADAR1*, *CD209*の遺伝子多形はSSPEに対する疾患感受性に関与していないと考えられている.

またSSPEから分離されたMVは, M, FおよびH蛋白質のアミノ酸が変異しており, 野生株と比べて神経病原性が高いことが判明している. ウイルス粒子の出芽に必要なM蛋白が変異し, ウイルス粒子を産生せずに, 隣接する細胞同士を融合させ感染を拡大する. またエンベロープ融合に関わるF蛋白のアミノ酸変異は強い細胞融合活性を有し, H蛋白質と共同で感染伝播に重要な役割を果たしている. これらの変異が持続感染の中で起こるのか, 変異株の感染により持続感染が起こるかは不明である.

病理所見の特徴は, 灰白質と白質の両方が障害される全脳炎であること, 線維性グリオーシスにより硬化性変化を示すことである. また麻疹ウイルス感染により, 核内および細胞質の封入体を認める.

c. 補助検査法

髄液の細胞数, 蛋白は正常～軽度上昇する程度だが, 髄液IgG indexの上昇とオリゴクローナルバンドを認める. 髄液における麻疹抗体価の上昇は感度も特異度も高く, 診断的価値が非常に高い. また最近, 髄液中MAP2濃度が有意に上昇し, 病勢を反映していることが報告されている. 血清の麻疹抗体価の異常高値が特徴的だが, 上昇が軽度の報告も多く, また抗体価の推移と臨床経過は必ずしも一致しない.

脳波検査では, Jabbour分類Ⅱ期からⅢ期にかけて周期性同期性放電（PSD）を認めるが, Ⅳ期には消失する. 早期には正常か徐波化を認める程度なので, 早期診断には向かない.

MRIでは後頭葉から頭頂葉優位に非対称な白質のT_2高信号域を認めるが初期には正常のこともある. 病期の進行とともに脳萎縮が進行し, 側脳室周囲の対称性白質病変が出現, 拡大する.

d. 診断・鑑別診断

診断基準では① 典型的な臨床症状, ② 進行性の経過, の2項目を満たし, ③ 血清麻疹抗体価の上昇, ④ 髄液麻疹抗体価の上昇, ⑤ 髄液IgG index上昇, ⑥ 脳波に周期性群発を認める, の4項目中1項目で疑い, 2項目でほぼ確実, 3項目で確実となる. 海外では髄液麻疹抗体価を重視する診断基準もある.

症状から, 初期には自閉症や精神病と診断されてしまう例も多い. 急速に進行する認知症, ミオクローヌス, けいれんであり, 急性散在性脳脊髄炎（acute disseminated encephalomyelitis ; ADEM）, 亜急性脳炎, 脳腫瘍, 多発性硬化症, 代謝性白質脳症, 進行性ミオクローヌスてんかん, 副腎白質ジストロフィーなどが鑑別に上がる.

e. 治療

治癒は困難な疾患であり, 全身管理や抗けいれん薬, 適切な看護ケアを行うとともに, 進行の抑制を期待してインターフェロンとイノシンプラノベクスの併用療法を行う. イノシンプラノベクスは抗ウイルス作用と免疫賦活作用を合わせもつ薬剤で, 生命予後を改善するとされている. 保険適応薬としても認可されており, 通常50～100mg/kg/日を3～4回に分割し経口

投与する．副作用として尿酸値の上昇（18.8%）がある．IFN-α，IFN-γも保険適応があり，100～300万単位を週1～3回，脳室内に直接投与する．イノシンプラノベクスと併用することで有効性を示した報告は多いが，進行を阻止した例はまれである．

また，1999年以降日本を中心に，リバビリンの髄腔内または脳室内投与により治療が試験的に行われ（保険適応外），一部で効果が認められている．現在投与量と髄液中リバビリン濃度の検討がなされ，病初期では臨床症状に明らかな改善を認めたとする報告も多く，治療法の標準化が待たれる．

13 後天性免疫不全症候群
acquired immunodeficiency syndrome（AIDS）

【概説】

国連合同AIDS計画（Joint United Nations Programme on HIV/AIDS；UNAIDS）から，「ファクトシート2014年世界の状況」が発表され，2014年末現在，世界のヒト免疫不全ウイルス（human immunodeficiency virus；HIV）陽性者数は3,690万人，新規HIV感染者数は年間200万人，AIDSによる死亡者数は年間120万人とピークより減少してきている．一方厚生労働省AIDS動向委員会によるとわが国では2014年には，HIV感染者1,091件，AIDS患者455件，合計で1,546件が新規に報告され，いずれも前年よりわずかに減少し，2014年末現在でHIV感染者16,903件，AIDS患者7,658件で計24,561件となった．

HIV感染者における神経合併症は非常に頻度が高く，症状も多彩で鑑別が多い．抗レトロウイルス療法（antiretroviral therapy；ART）開始前は後天性免疫不全症候群患者の3分の1に中枢神経合併症を認めていた．中枢神経の日和見疾患に加え，HIV感染そのものによるHIV関連認知機能障害（HIV associated neurocognitive disorders；HAND），急性無菌性髄膜炎，ニューロパチー，空胞性脊髄症，筋炎をきたすほか，HIV感染自体による慢性炎症が動脈硬化のリスクとなり脳梗塞も増加する．日和見疾患としては，クリプトコッカス髄膜脳炎，トキソプラズマ脳炎（toxoplasma encephalitis；TE），進行性多巣性白質脳症（progressive multifocal leukoencephalopathy；PML）などの感染症や原発性中枢性悪性リンパ腫（primary CNS lymphoma；PCNSL）が特に重要である．その他にもサイトメガロウイルス（cytomegalovirus；CMV）脳炎，結核性髄膜炎や頭蓋内結核腫，ノカルジア，神経梅毒もある．

a．経過，症状

HIV感染後2～4週すると体内でHIVの増殖がはじまり，発熱，リンパ節腫脹，咽頭炎，発疹，下痢などを生じる．これらを急性HIV感染症状と呼び，急性感染期である．この時期には急性無菌性髄膜炎，急性失調性多発根神経炎，脳神経麻痺などを合併することがあり，CD4陽性T細胞数（CD4数）が一過性に低下し，その後約6ヵ月でHIV-RNA量は安定する．感染後3～10年ほどはほとんど自覚症状がなく，無症候期と呼ばれる．この時期は体内でHIVは増殖し，CD4陽性T細胞に感染と破壊を繰り返し，徐々にCD4陽性T細胞は減少してゆく．この時期には急性もしくは慢性炎症性多発根神経炎を合併する．CD4数200個未満/μLとなる頃からHIV-RNA量も増加し，HIVに関連した症状がみられる．これを症候期という．この時期には多発単神経炎，HAND，筋炎を合併する．HANDはHIV感染症に伴う認知機能障害の総称であり，以前は重度の認知症や運動障害を呈してHIV脳症と呼ばれていたが，ARTの導入により重篤な患者は少なくなった．しかし，自覚症状がなくても詳細な神経心理検査で異常を認める軽症例の存在が指摘され，最重症のHIV認知症，軽度神経認知障害，無症候性神経障害，そしてそれらを総称してHANDという概念に定義しなおされた．AIDS指標疾患が認められるとAIDS発症期となる．この時期には空胞性脊髄症，中枢神経系日和見

感染やリンパ腫がみられる．

以下，疾患ごとに症状を記載する．

HIVの感染初期に認める急性無菌性髄膜炎では発熱，頭痛を呈する．

ニューロパチーは主にHIV無症候期によくみられ，遠位型感覚性多発ニューロパチーはCD4数200未満での発症が多く，両足のストッキング型のしびれ，痛み，灼熱感などの異常感覚が数週から1ヵ月にわたり進行する．ARTの中でもD-drugやラミブジン（3TC）は薬剤起因性末梢神経障害の原因となりやすく，鑑別が難しい．同時期に，Guillain-Barré症候群に類似した急性炎症性脱髄性多発神経根ニューロパチーを発症することもある．

HIV感染症候期に出現するHANDは，注意力や集中力の低下，健忘，無気力などを初期症状とする．進行すると錐体路，錐体外路症状を認めることもあるが，Alzheimer病のような失行，失認など皮質症状はきたさない．神経梅毒も認知機能障害をきたす代表疾患である．

AIDS発症期のHIV患者に巣症状を認めた際の鑑別疾患としては，TE，PCNSL，PMLが多く，頭蓋内結核腫や脳膿瘍なども挙がる．TEは局所性の脳炎であり，片麻痺や失語，脳神経麻痺など多彩な巣症状が，頭痛，発熱を伴って数日から数週間の亜急性の経過で出現する．けいれんや意識障害を認めることもある．PCNSLも同様の巣症状を認め，発熱や体重減少などの全身症状も80%ほどで認める．PMLでは発熱はなく，多数の巣症状や認知機能障害が日や週の単位で進行し，数ヵ月で無言，無動に至る致死的な経過をたどる．発熱，頭痛，嘔気，嘔吐などの髄膜炎症状を認める疾患では，クリプトコッカス脳髄膜炎が代表であり，脳炎症状を認めることもある．週単位での亜急性の経過をとり，項部硬直を3〜4分の1でしか認めないのが特徴である．けいれんや局所神経症状も少ない点も，その他の中枢性日和見疾患との鑑別点である．結核性髄膜炎にも注意が必要である．

CMV脳炎は亜急性進行性の認知症，せん妄，錯乱などの精神症状をきたし，HANDと鑑別が難しい場合もある．

HANDに脊髄症も合併することがあり，認知機能障害を伴わない場合はHIV関連脊髄症と呼ばれる．主に頸胸髄の炎症性病変により，緩徐進行性の痙性対麻痺，後索性感覚障害，失調，排尿障害，勃起障害などを認める．また重要な脊椎疾患で末梢神経を侵すものにCMV感染に伴う多発神経根性脊髄炎があり，劇症型で発症し，下肢と仙骨部の錯間隔，歩行困難，反射消失，尿閉などを認める．

b．病因・病態・病理

HIV感染による免疫低下により，多くの日和見疾患を発症し，多くは潜伏感染の再活性化である．PCNSLはEBV再活性化により引き起こされる．TEも無症状の既感染からの再活性化であり，HIV感染症と診断された時点でIgGを検査しておくことが望ましい．

またHIV自体が中枢神経のマクロファージやミクログリアに感染する．中枢神経系は抗HIV薬が届きにくい場所でもあり，コンプライアンスが不良であった場合など，末梢血でのコントロールは良好でも，中枢神経系でHIV感染が進行している場合もある．

c．補助検査法

CD4数が500個/μL以上あれば，免疫正常者として鑑別を考えてよい．PCNSLは200個/μL未満で，TE，クリプトコッカス症，PMLはCD4数100個/μL未満で，CMV感染症はCD4数50個/μL未満で頻度が増加し，それ以上での発症はまれである．CD4数が少ない患者では複数の日和見疾患が合併していることも多く，注意が必要である．HANDはCD4数が低いほど症状は増悪するが，CD4数350個/μL以上でもみられることがある．

髄液検査も有用だが，頭蓋内占拠病変を認める例が多く，画像評価や頭蓋内圧亢進症状を評価してから行う．髄液所見はHIV感染自体でも非特異的な細胞数，蛋白の増加を認めるため，神経梅毒の診断基準はHIV感染者と非感染者でカットオフ値が高めに設定されている．クリ

プトコッカス髄膜脳炎では糖の低下を認め，ときに頻回の髄液穿刺によるドレナージが必要となるほど髄液圧が高値となるのが特徴であり，墨汁染色は感度が60〜80％，髄液培養は95％ほどである．TE，PCNSL，PMLはいずれも軽度細胞数増加，軽度蛋白増加，糖正常で非特異的である．PCNSLで髄液細胞診が陽性になるのは15％程度だが，EBV DNAが陽性となることが多く，診断の助けになる．トキソプラズマのPCRは感度50％ほどだが，特異度は100％近い．CMV脳炎や多発神経根性脊髄炎では，髄液CMV DNAが検出される．

血清学的検査は，クリプトコッカス症やTEで有用である．トキソプラズマは慢性感染の再活性化なので，IgGが陽性であってもTEとはいえないが，陰性であれば可能性が大幅に低下する．

MRI検査では，腫瘍性病変の有無を確認する．腫瘍性病変を認める疾患は，巣症状の鑑別でも問題となったTEとPCNSLの頻度が高く，いずれもリング状増強効果を伴う．TEの腫瘍は多発することがほとんどで，前頭葉，頭頂葉，視床，基底核や，皮髄境界に多い．一方PCNSLは単発例と多発例が半々で，単発はPCNSLを示唆する．部位も脳梁，脳室周辺や上衣周辺に多い．また4cm以上では，よりPCNSLらしい．タリウムシンチグラフィやFDG-PETではPCNSLで取り込みがみられ，鑑別に役立つ．

非腫瘍性病変ではHANDとPMLが代表的で，HANDは大脳皮質と基底核の萎縮，脳室周囲の深部白質に左右対称性のT_2高信号域を広範囲に認める．PMLも白質のT_2高信号を認めるが，左右非対称，多巣性の特徴的な像を示す．

d．診断・鑑別診断

症状に従って適切な画像評価，髄液検査を行い診断していくが，特に鑑別が難しい疾患は，TEとPCNSLである．画像検査，髄液検査などから，TEが疑われる場合は，治療的診断を試みる場合もあり，14日以内に90％の症例でMRI所見の改善を認める．改善を認めない，あるいはPCNSLが疑われる場合は生検も考慮される．

またCD4数が低いHIV患者では，治療開始に伴い免疫再構築症候群（immune reconstitution syndrome；IRIS）（後述）を発症することがあり，たとえ無症候であったとしても，頭部の画像評価を施行しておくことが望ましい．

e．治　療

TEにはピリメタミン＋スルファジアジンもしくはクリンダマイシン，クリプトコッカス髄膜炎にはアムホテリシンB＋フルシトシン治療後にフルコナゾールによる地固め療法と維持療法，PCNSLには化学療法と，各日和見疾患特異的な治療を行いつつ，タイミングをみてARTを導入するが，開始前に全身の日和見疾患の評価が必要である．ART開始により急激に免疫が回復することで，過剰な免疫応答が起こり，一時的に日和見感染症を発症，再発，増悪を認める現象を免疫再構築症候群（IRIS）と呼び，ART継続が困難となることや，ときに致死的となることもある．HANDやPMLのように，疾患特異的な治療が存在しない疾患であれば早期のART導入が望ましいが，クリプトコッカス髄膜炎や頭蓋内結核腫などIRISの頻度が高い疾患では日和見疾患の治療を充分に行った後に慎重にARTを開始する必要がある．また抗HIV薬は薬剤の中枢移行性を点数化されており（central nervous penetration effectiveness score；CPEスコア），中枢移行性が高い抗HIV薬はHANDに対して有効性が高いという報告がある．

14 ヒトTリンパ球向性ウイルス1型（HTLV-1）関連脊髄症
HTLV-1-associated myelopathy（HAM）

【概説】

成人T細胞白血病（adult T-cell leukemia；ATL）の原因ウイルスとして発見されたヒトTリンパ球向性ウイルス1型（human T-lymphotropic virus type 1；HTLV-1）は日

本，カリブ海沿岸，南米，中央アフリカなど，世界で1,000万から2,000万人が感染していると推定されている．HTLV-1関連脊髄症（HTLV-1-associated myelopathy; HAM）は，HTLV-1感染者にみいだされた慢性進行性の痙性脊髄麻痺を示す一群として，1986年にわが国で納らにより提唱された疾患概念である．一方，カリブ海諸国で熱帯性痙性麻痺（tropical spastic paraparesis; TSP）患者の6割にHTLV-1陽性者がいることが報告されており，HAMとHTLV-1陽性TSPは同一疾患としてHAM/TSPと呼称することがWHOから提唱されている．近年実施された全国疫学調査により，全国でおよそ3,000人あまりのHAM患者がいるものと推定されている．患者の分布は九州・沖縄地方で52.0％を占め，関東，近畿と大都市圏でも多くのHAM患者が集計され，大都市圏での比率の増加が明らかとなった．毎年30人前後の発症が実数として確認されており，一定の割合で新規に発症していると推定される．発症は中年以降の成人が多いが，10代，あるいはそれ以前の発症と考えられる例もある．男女比は1：2.0ないし2.5と女性に多く，男性に多いATLと対照的である．

a．症状・経過・予後

臨床症状は緩徐進行性の両下肢痙性不全麻痺で，下肢筋力低下と痙性による歩行障害を示す．膝蓋腱反射，アキレス腱反射は亢進し，明瞭なBabinski徴候がみられる．通常，上肢は筋力低下などの自覚症状を欠いているが，深部腱反射は亢進していることが多い．感覚障害は運動障害に比して軽度にとどまる例が多く，しびれ感や痛みなど，自覚的なものが多い．一方，自律神経症状は高率にみられ，特に，排尿困難，頻尿，便秘などの膀胱直腸障害は病初期よりみられ，主訴となることも多い．その他，進行例では下半身の発汗障害，起立性低血圧，陰萎なども認められる．これらの症状はいずれも脊髄の傷害を示唆するものであり，HAMの中核症状となっている．それに加え，手指振戦，運動失調，眼球運動障害，あるいは軽度の認知障害を示し，病巣の広がりが想定される例もある．しかし，そのような症例でも中核症状としての両下肢痙性不全麻痺は共通に認められる．

緩徐進行性で慢性に経過し，上肢の完全麻痺や嚥下や発声障害などの球麻痺をきたす例はほとんどなく，基本的に生命予後は良好である．しかし，進行が早く数週間で歩行不能になる例もみられる．高齢での発症で進行度が早い傾向があり，重症例では両下肢の完全麻痺，体躯の筋力低下による坐位障害で寝たきりとなる．一方で，運動障害が軽度のまま長期にわたり症状の進行がほとんどみられない患者も多い．ただ，転倒による大腿骨頸部骨折，尿路感染の繰り返しや褥瘡は予後不良の因子として重要である．

b．病因・病態・病理

HTLV-1感染が一義的に原因であるが，感染者のごく一部にのみ発症する機序はわかっていない．HTLV-1抗体陽性者が生涯にHAMを発症する可能性はわが国では0.25％と報告されている．HTLV-1の感染経路として母乳を介する母子間垂直感染と，輸血，性交渉による水平感染が知られているが，そのいずれでもHAMは発症し，輸血後数週間で発症した例もある．わが国では輸血用血液の抗体検査導入以降，輸血後発症のHAMは根絶され，妊婦検診での抗体検査も開始されており，陽性者への人工乳哺育指導が行われている．

病理所見として，患者脊髄は胸髄全長にわたって萎縮しており，病理組織所見ではリンパ球・マクロファージの浸潤による慢性炎症が胸髄中・下部に強調されてみられる．炎症周囲の脊髄実質の軸索，髄鞘の崩壊変性がみられる．HTLV-1は脊髄に浸潤しているTリンパ球のみに感染しており，その量に比例して炎症が強い．また，脊髄炎症巣でHTLV-1抗原はリンパ球に発現しており，免疫応答のターゲットとなっていると考えられる．HAMの発症機序として，感染Tリンパ球が脊髄に浸潤し，その場でウイルス抗原を発現することにより，感染リンパ球を排除しようとするウイルス特異的免疫応答が生じ，その炎症反応に巻き込まれて周囲

表Ⅳ-2-2　HAM の診断基準（1987 年厚生省研究班による）

A　主要事項
① 緩徐進行性でかつ対称性の錐体路障害所見が前景に立つ脊髄症*
② 髄液ならびに血清の抗 HTLV-I 抗体が陽性.

B　参考事項
① 血液や髄液中に ATL 様細胞を認めることが多いが腫瘍性増殖を示さず，成人 T 細胞性白血病ではない.
② 原則として成人発症の弧発例が多いが，若年発症例もある．男女比は約 1:2．輸血後発症群が存在し，その場合，輸血の半年〜数年後に発症することが多い.
③ 下顎反射は正常のことが多い（まれに亢進のこともある）.
④ しばしば膀胱直腸障害を伴う.
⑤ レベルを伴う軽度の感覚障害を認めることが多い.
⑥ 重症例では四肢（特に下肢）に脱力と筋萎縮を伴う傾向がある.
⑦ 手指振戦，眼球運動異常，一過性脳神経症状，一過性髄膜炎症状を伴うこともある.
⑧ 副腎皮質ホルモン投与によりしばしば症状の改善を認める.
⑨ 髄液に細胞増多（通常軽度）を認めることが多く，IgG 増加，オリゴクローナルバンドを認めることもある.
⑩ 抗 HTLV-I 抗体陽性者の頻度の高い地域ほど本症の罹病率も高い.
⑪ 他の疾患（脊髄腫瘍，脊髄圧迫病変，多発性硬化症その他の脊髄症など）と鑑別される.

*：数週から数ヵ月で急速に進行する例がある.

の脊髄組織が傷害されていると考えられている.

c．補助検査法

血清・髄液の抗 HTLV-1 抗体検査は診断に必須である．末梢血中プロウイルス量がキャリアと比較し高値である．疾患活動性を示すマーカーとして髄液中のネオプテリン値，CXCL10，CXCL9 が有用であることが報告されている．脊髄の画像診断は他の疾患の鑑別診断のために有用である．

d．診断・鑑別診断

慢性進行性の痙性対麻痺症状と膀胱直腸障害があり，特徴的な神経理学所見の組合せにより，HAM を想起できれば診断は容易である．血清抗 HTLV-1 抗体が陽性の場合には本症を疑い，髄液検査で髄液抗 HTLV-1 抗体陽性を確認する．HAM の診断には 1988 年 WHO の診断指針が用いられており（表Ⅳ-2-2），重症度判定には納の運動障害スコアが用いられている（表Ⅳ-2-3）．通常，さらに，頸髄・胸髄 MRI を行い，脊髄腫瘍や他の炎症性疾患，整形外科的疾患の除外を行う．鑑別を要する疾患としては，遺伝性痙性脊髄麻痺，他の脊髄炎，圧迫性脊髄障害，脊髄腫瘍，脊椎カリエス，多発性硬化症，亜急性脊髄連合性変性症，脊髄小脳変性症，スモン，水俣病などがある．遺伝性痙性対麻痺は，膀胱直腸障害がなく，家族歴の有無と合わせて鑑別は容易である．また，抗 HTLV-1 抗体陽性者の脊髄型の多発性硬化症との鑑別については，多発性硬化症は数日で進行増悪するのに比べ，HAM では通常年単位，進行が早い例でも数週間〜数ヵ月と発症様式が異なる点が重要な鑑別点である．また，髄液中の HTLV-1 ウイルス量高値が両者の鑑別診断に有用であった症例も報告されている．

e．治療

HAM の病態に対応した治療が重要で，明らかな症状の進行がみられ，髄液ネオプテリン高値，末梢血中プロウイルス高値などの指標より炎症の活動期と判断される例では，過剰な免疫応答を調整する免疫療法や抗ウイルス療法が必要である．活動期の治療として，副腎皮質ホルモン剤が用いられるが，むやみに大量投与や長期間継続することは避ける．副作用，特に高齢者，女性の骨粗鬆症による骨折には十分注意が必要である．インターフェロン α は HAM に対して唯一医療保険適応となっている薬剤であるが，やはり，副作用に十分注意する必要がある．発熱やうつ状態による長期間の活動性低下は運動機能の低下につながる．

目立った進行がなく，髄液所見などより炎症の活動性がほとんどないと考えられる例では，痙性や排尿障害に対する対症療法や，継続的なリハビリテーションが推奨される．腰帯筋・傍脊柱筋の筋力増強やアキレス腱の伸張により，

表Ⅳ-2-3 脳の運動障害重症度

グレード	運動障害度
0	歩行，走行ともに異常認めない
1	走るスピードが遅い
2	歩行異常（つまずき，膝のこわばり）
3	かけ足不能
4	階段昇降に手すり必要
5	片手によるつたい歩き
6	片手によるつたい歩き不能．両手なら10 m以上可
7	両手によるつたい歩き5 m以上，10 m以内可
8	両手によるつたい歩き5 m以内可
9	両手による伝い歩き不能，四つばい移動可
10	四つばい移動不能，いざり等移動可
11	自力では移動不能，寝返り可
12	寝返り不可能
13	足の指も動かせない

表Ⅳ-2-4 ヒトのプリオン病の原因による分類

特発性プリオン病：孤発性Creutzfeldt-Jakob病（孤発性CJD）
 古典型［MM1，MV1］，失調型［MV2，VV2］
 視床型［MM2A］，皮質型MM2A，皮質型［VV1］
 プロテアーゼ感受性プリオン病（vPSP）
獲得性プリオン病（environmentally-acquired prion disease）
 クールー（kuru）
 医原性CJD（硬膜移植後CJD，下垂体製剤投与CJD，他）
 変異型CJD（vCJD）［MM2B］
遺伝性プリオン病（genetic prion disease）
 遺伝性CJD
 Gerstmann-Sträussler-Scheinker病（GSS）
 致死性家族性不眠症（FFI）

［　］内のMM1等はコドン129のメチオニン（M）とバリン（V）の多型とPrP^{Sc}蛋白型（1あるいは2型）の組み合わせ

歩行の改善が得られる．間歇自己導尿の導入により外出への不安解消や夜間頻尿による不眠の改善など，ADLの改善が期待される．

15 Creutzfeldt-Jakob病
Creutzfeldt-Jakob disease（CJD）

a. 症状・経過・予後

Creutzfeldt-Jakob病（CJD）はプリオン病と呼ばれる一群の疾患の中で中核をなす（**表Ⅳ-2-4**）．その最も典型的な病型は古典型孤発性CJDで，急速に進行する認知症症状とミオクローヌスを特徴とする致死性疾患で，平均発症年齢が約68歳，平均罹病期間は4〜5ヵ月である．臨床病期は3期に分類されている．第1期は発症から1〜2ヵ月の間，歩行障害，視覚異常（多くは変形視を訴える）を呈したり，はっきりした徴候はなく食欲低下などの不定愁訴に留まることも多い．視覚異常で発症するHeidenhain型はしばしば眼科を受診する．第2期になると急激に認知症が進行し，数週間以内に会話は失調性構音障害からどんどん減少して発話不能となり，歩行も失調歩行が進行し不可能となる．体のあちこちがぴくつくミオクローヌスがみられ，錐体路徴候，錐体外路徴候なども出現して，3〜7ヵ月で第3期となり，無動性無言，除皮質硬直や屈曲拘縮を呈するようになり，感染症などで死亡する．

その他に，やや経過が長く認知症が目立つ病型，小脳失調が目立つ病型，不眠などの自律神経障害が目立つ病型があり，これらはコドン129がメチオニン（M）かバリン（V）かという正常多型と脳内に蓄積する異常プリオン蛋白が1型か2型かという組み合わせとよく対応し，大部分を占める古典型孤発性CJDはMM1，MV1に相当する（**表Ⅳ-2-5**）．現在，根本的治療法はなく発症すれば必ず死亡する致死性疾患である．したがって，治療はミオクローヌスなどの対症療法とともに，摂食・嚥下の介助，転倒や外傷の予防など介護が中心となる．

b. 病因・病態・病理

古典型孤発性CJDは，1920年Creutzfeldt，1921年Jakobにより記載され，神経病理学的に大脳皮質や基底核，視床などの空胞変性，神経細胞脱落，アストログリオーシスからなる海綿状脳症（spongiform encephalopathy）を呈する（**図Ⅳ-2-3**）．羊のscrapie，パプアニューギニアの人脳食習慣のある部族にみられたkuruとの類似性からGadjusek，Gibbsらがkuruとcjdの脳組織をチンパンジー脳へ移植する実験を行い，伝達可能であることを証明した．さらにその伝達（感染）因子として，

表IV-2-5 孤発性 Creutzfeldt-Jakob 病のさまざまな病型

	MM1 型	MV1 型	MM2-皮質型	MM2-視床型	MV2 型	VV1 型	VV2 型
PrP 遺伝子コドン 129 多型	Met／Met	Met／Val	Met／Met	Met／Met	Met／Val	Val／Val	Val／Val
PrP 型	Type1	Type1	Type2	Type2	Type2	Type1	Type2
以前の分類	古典型, ミオクローヌス型, Heidenhain 型		Not established	視床型（孤発性致死性不眠症）	Kuru 型	Not established	失調型, Brownwell-Oppenheimer 型
頻度							
欧米例（%）	67.6	2.7	2	2	9	1	15.7
本邦例（%）*	83.9（MM1+2 の 5.5％を含む）	3.2	6.5	4.8（MM2-皮質＋視床型の 1.6％を含む）	1.6	0	0
臨床所見							
発症年齢（月）	65.5（42-91）	62.1（51-72）	64.3（49-77）	52.3（36-71）	59.4（40-81）	39.3（24-49）	61.3（41-80）
全経過（月）	3.9（1-18）	4.9（2.5-9）	15.7（9-36）	15.6（8-24）	17.1（5-72）	15.3（14-16）	6.5（3-18）
臨床症候	典型的な CJD の経過, 急速進行性の認知症, 視覚症状		進行性認知症	不眠, 精神的過活動, 失調, 認知症	進行性の認知症と失調, 長期経過	比較的若年発症, 進行性認知症	失調症状で発症, 認知症は後に出現
ミオクローヌスの出現率（%）	97	100	67	50	77	67	66
PSD の出現率（%）	80	71.4	0	0	7.7	0	7.1
脳脊髄液中の 14-3-3 蛋白	陽性	陽性	陽性	陰性	一部で陽性	陽性	陽性
病理学的所見							
神経病理所見	典型的な海綿状変化, 病変はしばしば後頭葉に強い傾向		大型で癒合する空胞, 小脳は保たれる	視床と下オリーブ核の高度障害, 大脳皮質, 基底核, 小脳病変はほとんどない	VV2 と類似, 小脳に Kuru 斑	大脳皮質と線条体の障害が強い, 小脳, 脳幹は保たれる	脳幹など皮質下諸核の障害が強い, 海綿状変化は深層に限局
PrP 沈着	シナプス型		空胞周囲の沈着	ほとんどない（弱いシナプス型）	VV2 と類似するがプラーク型, 局所的沈着が目立つ	極めて弱いシナプス型	プラーク型, 局所的沈着, 神経細胞周囲型

(山田正仁, 水澤英洋 編：プリオン病の診療ガイドライン 2014 より引用)

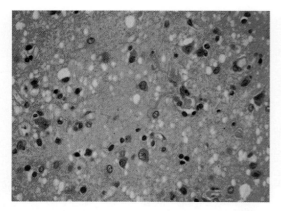

図IV-2-3 古典型孤発性 Creutzfeldt-Jakob 病の神経病理所見

大脳皮質に神経細胞脱落，空胞変性，アストログリオーシスすなわち海綿状脳症の病変を認める（HE 染色）

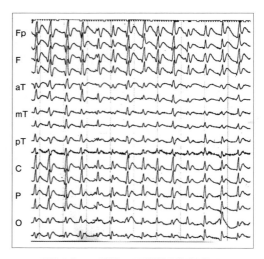

図IV-2-4 脳波の周期性同期性放電

全誘導で同期して周期的な放電が認められる．

Prusiner らは核酸を含まない蛋白のみからなることを報告し，この因子をウイルス粒子 virion に準えて蛋白性感染粒子（prion）と名付けた．したがって CJD は伝達性海綿状脳症（transmissible SE；TSE）あるいは Prion 病と呼ばれる疾患群の一つということができる．

prion は正常プリオン蛋白（PrP^C）が構造変化した異常プリオン蛋白（PrP^{Sc}）そのものであり，アミノ酸配列は変わらず 2・3 次構造の変化によるとされている．孤発性 CJD はその原因となる prion すなわち PrP^{Sc} の由来が不明であるプリオン病と定義される．PrP^C をコードするプリオン蛋白遺伝子 *PRNP* の変異でも同様な病態が生じることが判明しており遺伝性プリオン病と呼ばれる（**表IV-2-4**）．その内訳として，臨床象が CJD に似ている遺伝性 CJD，小脳失調症や痙性対麻痺などが目立つ Gerstmann-Sträussler-Scheinker 病（GSS），不眠や自律神経症候が目立つ致死性家族性不眠症（fatal familial insomnia；FFI）が有名であるが，感覚自律神経末梢ニューロパチーなど極めてまれな病型もある．一方，kuru は原因となる PrPSc の由来が患者脳と判明しており獲得（感染）性プリオン病に分類される．その他，わが国ではヒト屍体由来の乾燥硬膜を用いた脳外科手術，フランスでは成長ホルモンによって多くの CJD 患者が発生し，これらは医原性プリオン病とも呼ばれる．硬膜移植後 CJD は硬膜のアルカリ処理や使用禁止後，著明に減少したが，今でも 30 年といった長い潜伏期を経てときどき新規発症がみられ注意が必要である．

プリオン病は，前述の羊のみならず，牛海綿状脳症（bovine spongiform encephalopathy；BSE），鹿の慢性消耗病（chronic wasting disease；CWD）など動物にもみられる．特に，BSE 汚染食品からヒトに経口感染したものは変異型 CJD と呼ばれており，人獣共通感染症ということができる．変異型 CJD は若年発症で感覚障害や精神症状が目立ち，MRI では視床枕に高信号がみられるなど古典型孤発性 CJD とは大きく異なっており，蓄積する PrP^{Sc} は 2B 型である．BSE 罹患あるいは罹患疑い牛をすべて屠畜し，感染力のある中枢神経・免疫組織の食品への混入を防ぐ対策を講じることにより，1996 年に初めて英国で確認され累積で 230 余名を数えたが，2008 年をピークに徐々に減少し現在ほぼ新規発症はなくなった．しかし，北米では CWD が経口感染によると思われる機序で蔓延しており十分な注意が必要である．

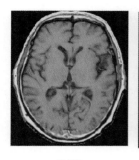 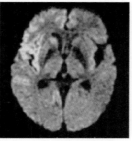

T₁WI　　　　　　　　DWI

図IV-2-5　古典型孤発性 Creutzfeldt-Jakob 病の MRI 拡散強調画像

既に急速進行性認知症が認められる時期でも T₁ 強調画像（T₁WI）では殆ど異常を指摘できないが，拡散強調画像（DWI）では斑（ムラ）のある高信号領域が大脳皮質と基底核に認められる．

c. 補助検査法

古典型孤発性 CJD では，脳波で周期性同期性放電（periodic synchronous discharge；PSD）を認める（図IV-2-4）．PSD は特異性が高く WHO の診断基準にも含まれているが，感度は 50% 程度と低い．脳 MRI 拡散強調画像では大脳皮質や基底核に非対称性あるいは斑のある高信号を認める（図IV-2-5）．髄液検査では 14-3-3 蛋白やタウ蛋白が高値となる．MRI や髄液の所見は感度は非常に高いが特異度は低く注意が必要である．最近，髄液中の PrP^{Sc} が RT-QUIC（real-time quaking-induced conversion）法で測定可能となったが擬陽性も知られており注意が必要である．一部のプリオン病では単一フォトン断層撮影（single photon emission computed tomography；SPECT）や PET で代謝の低下をみることも有用である．遺伝性が疑われるときはもちろんのこと，孤発性であってもコドン 129 の M/V 多型は病像に深く関係し，遺伝子変異を伴うこともあることから，*PRNP* 遺伝子検査も極めて重要である．

d. 診断・鑑別診断

古典型孤発性 CJD は急速進行性の認知症，小脳症候／錐体路・錐体外路徴候／視覚異常，ミオクローヌス，無動性無言を呈し，脳波，MRI で特徴的所見を呈することから診断は容易である．しかし，中には経過がややゆっくりであったり，認知症や小脳失調が前景に立つ病型もあり注意が必要である．MRI 拡散強調画像所見は，てんかん，無酸素脳症，ミトコンドリア病などでもよくみられ，髄液の 14-3-3 蛋白やタウ蛋白もてんかんや無酸素脳症など脳の破壊性病変では増加するため，これらの疾患の鑑別が重要である．

また，遺伝性プリオン病では末梢神経障害など古典型孤発性 CJD からは非常にかけ離れた症候を呈したり，脳波，MRI，髄液などの検査所見も陰性のものが多く注意が必要である．例えば，わが国で最も高頻度の遺伝性プリオン病であるコドン 180 番のバリン（V）からイソロイシン（I）への変異は，普通家族性発症なく遺伝子検査をしないと診断はつかない．したがって，プリオン病が疑われる患者は孤発性であっても遺伝子検査を行うべきであり，診断のつかない遺伝性神経疾患では必ず鑑別診断にプリオン病をあげて，遺伝子検査も行うことが望ましい．

16　Wernicke 脳症

「⇨593 頁，IV-16．ビタミン欠乏性神経疾患」を参照．

17　ペラグラ脳症

「⇨593 頁，IV-16．ビタミン欠乏性神経疾患」を参照．

18　抗利尿ホルモン分泌異常症候群あるいはバソプレシン分泌過剰症
syndrome of inappropriate secretion of antidiuretic hormone（SIADH）

【概説】

体内の Na 値は細胞外液量を規定し，血清 Na 濃度は血漿浸透圧を規定する．血清 Na の低下は，精神錯乱，頭痛，痙攣，昏睡などの脳

症を呈する．体内でのNaの動態は，視床下部，腎機能，レニン・アルドステロン系，心房性ナトリウム利尿ペプチド（atrial natriuretic peptide；ANP），抗利尿ホルモン（antidiuretic hormon；ADH），別名バソプレシン vasopressinによって厳密に調整されている．とりわけ，ADHは腎臓の集合管における水の再吸収において重要であり，機能的な破たんは体内Naの動態異常を引き起こし，尿崩症や抗利尿ホルモン分泌異常症候群（SIADH）を引き起こす．以下に，低Na血症性脳症の原因として重要なSIADHについて述べる．

a．症状・経過・予後

低Na血症の程度により，軽症では倦怠感・虚脱感などの非特異的症状から食欲低下・悪心などの消化器症状を呈する．血清Naが120 mEq/L以下になると，精神錯乱，傾眠や頭痛などの中枢神経障害を呈するようになり，110 mEq/L以下の重症例では脳浮腫による全身痙攣や昏睡をきたす．全身症状としては多尿をきたすが，全身の浮腫は認めない．

b．病因・病態・病理

原因は多種多様であり，炎症（髄膜炎，脳炎，肺感染症），外傷，くも膜下出血，悪性腫瘍（脳腫瘍，肺癌），異所性ADH産生腫瘍や薬剤の副作用（抗結核薬，向精神薬，抗けいれん薬）によって生じる．特に，肺癌が原因としての頻度が高く，小細胞癌や嚥麦細胞癌に伴うことが多い．

c．診断基準（表Ⅳ-2-6）

診断は，血清Na値，血漿・尿浸透圧，血漿ADHの値を基に診断されるが，腎機能や副腎皮質機能が正常であることが前提となる．血漿ADHの値は異常高値である必要はなく，本来このような低浸透圧血症では，フィードバック機構によって分泌抑制されるべきADHが検出される点が異常である．また，電解質，浸透圧，水バランスに影響する副腎皮質ホルモンや腎機能が正常であることが診断の前提となる．脱水の所見を認めないことも重要である．

表Ⅳ-2-6　SIADHの診断基準（検査）

1. 低Na血症（血清Na濃度は135 mEq/L以下）．
2. 血漿ADH値（血清Naが135 mEq/L未満で，血漿ADH値が測定感度以上）．
3. 低浸透圧血症（血漿浸透圧は270 mOsm/kg以下）．
4. 高張尿（尿浸透圧は300 mOsm/kg以上．
5. Na利尿の持続（尿中Na濃度は20 mEq/L以上）．
6. 腎機能正常（血清クレアチニン1.2 mg/dL以下）．
7. 副腎皮質機能正常（血清コルチゾール6μg/dL以上）．

診断基準：確実例は1〜7の所見があり，かつ脱水の所見を認めない．

d．治療

原疾患の的確な診断と治療がまず必要である．低Na血症に対しては，水制限（800 mL/日以下）が基本であり，軽症のSIADHはこれだけで改善が認められる．中枢神経症状がある場合には，高張食塩水の輸液による血清Naの補正も必要となるが，急速な補正は橋中心性髄鞘崩壊（central pontine myelinosis；CPM）をきたすため，補正速度には十分な注意が必要である．抗菌薬のデメクロサイクリン，利尿薬のフロセミドや副腎ホルモンのフロリネフが治療に用いられることもある．また，バソプレシン V_2 受容体拮抗薬であるモザバプタン塩酸塩が異所性ADH産生腫瘍に伴うSIADHに対して適応となった．

19　橋中心性髄鞘崩壊症
central pontine myelinolysis（CPM）

【概説】

橋中心性髄鞘崩壊症（CPM）は，アルコール中毒，低栄養，糖尿病，肝疾患，熱傷などに伴う低Na血症を急速補正した際に橋底部に生じる髄鞘崩壊によって，意識障害，痙性四肢麻痺，仮性球麻痺を呈する病態である．橋底部以外に病変を認めることもあり，橋外髄鞘崩壊症（extrapontine myelinolysis；EPM）という．浸透圧性脱髄症に位置付けられる．

a．症状・経過・予後

MRIなどの進歩によって潜在性CPMも見つけられるようになった．無症状から昏睡をき

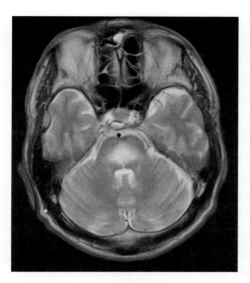

図Ⅳ-2-6　橋中心性髄鞘崩壊症のMRI T₂画像
橋底部に脱髄鞘による高信号域を認める．
（長岡赤十字病院神経内科藤田信也先生経験症例）

T_2 強調画像で高信号域として描出される（図Ⅳ-2-6）．橋以外に小脳，視床，線条体などに病変が認められることもある．

c．診断基準

アルコール中毒，低栄養などの基礎疾患を背景とした低Na血症を伴う患者において，低Na血症の急速補正の1～3週後に精神・神経症状が出現し，頭部MRIでの橋底部を中心とした病変が認められればCPMと診断される．鑑別疾患は多岐にわたり，脳幹梗塞，脳幹脳炎，脳腫瘍，多発性硬化症や脳幹型posterior reversible encephalopathy syndrome（PRES），橋外病巣があれば，高血圧性脳症，妊娠子癇，低血糖脳症，低酸素脳症，脳炎，脳腫瘍，Wernicke脳症などが対象となる．

d．治　療

CPMあるいはEPMは，低Na血症の補正の数日後に出現することが多い．そのため，急速な低Na血症の補正を避け（12 mEq/L/日未満にとどめる），発症を予防することが最も重要である．低Na血症の補正は，軽度低Na血症（125～130 mEq/L/日）を目標とする．

たす重症例まで臨床的な重症度もさまざまで，病変を橋以外に認める場合（EPM）もあるため，精神神経症状は多種多様である．

CPMの症状として，遷延性意識障害，仮性球麻痺（構音障害，嚥下障害，強制泣き・笑い），痙性四肢麻痺をきたし，病巣が橋被蓋に広がると瞳孔異常，外眼筋麻痺，呼吸不全，膀胱直腸障害もみられる．Locked-in症候群を呈することもある．病巣が小脳や基底核に存在する場合には，小脳失調，不随意運動，parkinsonismをきたす．早期の軽症例をMRIで診断できるようになり，予後は向上しているが現在でも死亡例が存在する．

b．病因・病態・病理

低Na血症とりわけ120 mEq/L未満の高度なものを急速補正した場合に出現しやすい．しかし，必ずしも低Na血症の急速補正を伴わないで発症することもあり，最近では浸透圧の急激な変化が主因であると考えられるようになってきた．

頭部CTでは，CPMは橋底部の中心に造影効果のない低吸収域として描出される．頭部MRIでは，病変部はT1強調画像で低信号域，

20　橋本脳症
Hashimoto's encephalopathy（HE）

【概説】

橋本脳症は，橋本病（慢性甲状腺炎）に伴う自己免疫性脳症であり，甲状腺機能異常では説明できない精神神経症状を呈し，ステロイドを主体とした免疫療法が奏功することを特徴とする．1966年，英国のBrainらによって最初の症例が報告され，その後Shawらによって疾患として提唱された．日本人における発症頻度は不明であるが，一般人口における抗甲状腺抗体を有する頻度は高く，誤診されたり，診断されないで見過ごされている症例も多く存在すると推察される．女性に多く，男女比は1：3である．発症年齢は平均60歳で，40歳代と70歳代に二峰性のピークを有する．

a. 症状・経過・予後

橋本脳症の精神・神経症状は多彩で，頻度の高いものとしては，意識障害，精神症状（幻覚やせん妄），けいれん，認知症，小脳失調，不随意運動（振戦，ミオクローヌス）を呈する．特に先行感染は認めない．初発や再燃時に振戦やミオクローヌスを呈することが多い．不穏，興奮，幻覚や抑うつ，不安を呈する場合は，統合失調症やうつ病などの精神疾患との鑑別も必要である．認知症や精神症状を呈する頻度が高く，治療可能な認知症とも位置付けられる．自律神経障害，末梢神経障害，parkinsonism はまれである．病型としては，急性脳症型（辺縁系脳炎含む），慢性精神病型，純粋小脳失調型が多く，一部で Creutz-feldt-Jakob 病様の臨床像を呈することがあり，純粋小脳失調型は脊髄小脳変性症と似た臨床像を呈し，治療可能な小脳失調症の一つとして，橋本脳症は臨床上重要である．また，辺縁系を主体とした症状を呈することもあり，ヘルペス脳炎や自己免疫性の非ヘルペス性辺縁系脳炎との鑑別も重要である．

b. 病因・病態・病理

ステロイドが奏功することなどから，疾患の背景に自己免疫学的機序が推察されている．近年，筆者らによって，患者血清中に，解糖系酵素の一つであるα-エノラーゼのN末端（anti-NH$_2$-terminal alpha-enolase autoantibodies；anti-NAE）に対する自己抗体が特異的に存在することが明らかとなり，血清診断が可能となった．中枢神経の病理所見の報告としては，細小血管の炎症（血管炎）が報告されているが，詳細な免疫学的な病態機序は不明である．

c. 診断基準

日常臨床の中で，橋本脳症の可能性を考慮することが診断の上で最も重要である．Shaw らによって提唱されている診断指針としては，① 橋本病の存在（抗甲状腺抗体陽性，潜在例含む），② 精神・神経症状，③ ステロイドの効果，が提唱されている．また，高率（9割）に脳波異常や single photon emission computed tomography（SPECT）での脳血流の低下（7割）を認める反面，頭部MRIでは異常の乏しいこと（3割）が特徴としてあげられる．髄液での蛋白の上昇は半数にとどまり程度も軽く，高度な蛋白上昇や細胞増多はまれである．これらの臨床的特徴を十分に把握し，抗NAE抗体の解析結果を加味して総合的に診断する必要がある．

d. 治療

甲状腺機能の低下や亢進が存在する場合やてんかんをきたしている場合は，まずこれらの治療を優先する．急性の発症で症状が強い場合は，ステロイドの超大量点滴投与が推奨される．後療法としては経口ステロイド薬が投与されるが，減量時に再燃することが多く，緩徐な減量と低用量の維持が必要である．慢性精神病型では，経口ステロイド投与で開始されることもある．再燃予防として，アザチオプリンなどの免疫抑制剤の併用が考慮される．一部のステロイド抵抗性症例では，免疫グロブリン静注（intravenous injection of immunoglobulin；IVIG）の大量投与も試みられている．早期診断と早期のステロイドを主体とした免疫療法によって予後は良好である．しかし，慢性に精神症状を繰り返す例では，ステロイドや免疫療法に抵抗性を示す．これらの治療法の選択に関する大規模研究は存在しない．

21 感染と薬剤の両方が関与する脳症

脳症の中には，感染性，自己免疫性，内分泌性，中毒性などの単独の原因では説明しきれず，感染症と薬剤の両方の要因が関与する特異な脳症が存在する．その代表的な疾患として，ライ症候群（Reye syndrome）とインフルエンザ脳症（influenza encephalopathy）があげられる．ライ症候群とインフルエンザ脳症は，ともにインフルエンザウイルスの感染後に生じ，薬剤との関連が病態に関わる急性脳症という点では類似しているが，厳密には異なる病態と考えられる．

なお，ライ症候群に関しては，全身性疾患に

伴う神経障害の見地から,「Ⅳ-21-10. 肝疾患(704頁)」でもとりあげるので参照にされたい. また，薬剤が単独で関与する脳症に関しては,「治療薬による脳症」「麻薬，覚せい剤などの非合法薬物による脳症」は「Ⅳ-17. 医原性神経疾患（606頁）」で取り上げ,「有機溶媒などの工業用薬物による中毒（脳症）」は「Ⅳ-18. 外因性中毒性疾患（619頁）」の項で取り上げている.

ライ症候群は，小児に好発するB型インフルエンザ感染後の脳症であるが，水痘・帯状疱疹ウイルスなどの他のウイルス感染後も生じる. 発熱の数日後に高度な脳浮腫に伴う嘔吐，意識障害，痙攣といった脳症と, 肝の脂肪変性やミトコンドリア変性を伴う高度の肝機能障害, 低血糖, 高アンモニア血症を呈する. 非ステロイド系解熱鎮痛剤（特にアスピリン中のサリチル酸），バルプロ酸ナトリウム，テトラサイクリン系抗菌薬などがミトコンドリア障害を惹起すると考えられている. ミトコンドリアの脂肪酸代謝に関連する, *CPT2* 遺伝子多型が発症に関連すると考えられている. 根本的な治療法はないが, 脳浮腫や痙攣に対する薬物治療, 出血傾向に対してはビタミンK投与や新鮮凍結血漿（fresh frozen plasma；FFP）の輸血, 高アンモニア血症に対しては抗菌薬の使用, 呼吸不全を呈した場合には人工呼吸管理が行われる. 重症例では，血漿交換も選択される.

一方，インフルエンザ脳症は，5歳以下の小児に好発し, A型インフルエンザ感染後に生じる急性壊死性脳症である. 発熱後の数時間から2日程で痙攣, 意識障害, 異常行動などの脳症を呈する他に, 播種性血管内凝固症候群（disseminated intravascular coagulation；DIC）や多臓器不全を呈し予後は不良であった. しかし, 近年, 抗ウイルス薬, メチルプレドニゾロン・パルス療法, ガンマグロブリン大量療法の特異的治療に, 脳低体温療法, 血漿交換, シクロスポリン, アンチトロンビンⅢ, エダラボンなどの特殊治療を組み合わせて, 集学的治療をすることで予後は著明に改善した. インフルエンザ脳症の病態としては, 高度な脳浮腫をきたすものの, 脳内にウイルスは検出されないため, ウイルスの直接の感染の波及ではなく, サイトカインの産生亢進（サイトカインストーム）とミトコンドリアのエネルギー代謝障害が原因と考えられている. インフルエンザ脳症の発症に関わる遺伝子もいくつかわかってきており, *TLR3* 遺伝子, *RanBP* 遺伝子, SCN1A チャネル遺伝子などが報告されている. インフルエンザ感染症の治療薬であるタミフルと異常行動の因果関係も推察されているが, 薬の副作用であるかインフルエンザ脳症そのものによる症状であるかの検討が必要である.

参考文献

1. 急性細菌性髄膜炎

1) van de Beek D, de Gans J, et al.：Clinical features and prognostic factors in adults with bacterial meningitis. N Engl J Med 351. 1849-1859, 2004.
2) 細菌性髄膜炎の診療ガイドライン2014作成委員会：細菌性髄膜炎の診療ガイドライン2014. 南江堂, 2014.
3) 亀井 聡：成人の細菌性髄膜炎. 神経症候群（第2版）Ⅰ. 725-730, 日本臨床社, 2013.
4) Tunkel AR, Hartman BJ, et al.：Practice guidelines for the management of bacterial meningitis. Clin Infect Dis 39. 1267-1284, 2004.
5) McCullers JA, English BK, et al.：Isolation and characterization of vancomycin-tolerant Streptococcus pneumoniae from the cerebrospinal fluid of a patient who developed recrudescent meningitis. J Infect Dis 181. 369-373, 2000.
6) Perez Mato S, Robinson S, et al.：Vancomycin-resistant Enterococcus faecium meningitis successfully treated with chloramphenicol. Pediatr Infect Dis J 18. 483-484, 2000.
7) Centers for Disease Control and Prevention. Carbapenem-resistant Enterobacteriaceae（CRE）.（http://www.cdc.gov/HAI/organisms/cre/）2013.
8) 荒川宜親, 柴山恵吾：米国CDCが警告を発したカルバペネム耐性腸内細菌（CRE）に関するQ&A.（http://www.niid.go.jp/niid/ja/drug-resistance-bacteria-m/3306-carbapenem-qa.html）2013.

9) van de Beek D, et al.：Adjunctive dexamethasone in bacterial meningitis: a meta-analysis of individual patient data. Lancet Neurol 9. 254-263, 2010.

2. 急性ウイルス性髄膜炎

1) Kamei S, Takasu T. Nationwide survey of the annual prevalence of viral and other neurological infections in Japanese inpatients. Intern Med 39. 894-900, 2000.
2) Sato M, Hosoya M, et al.：Cytokine and cellular inflammatory sequence in enteroviral meningitis. Pediatrics 112. 1103-1017. 2003.
3) Hosoya M, Sato M, et al.：Application of polymerase chain reaction and subsequent phylogenetic analysis to the diagnosis of enteroviral infection in the central nervous system. J Clin Virol Suppl 1. S27-38, 2002.

3. 結核性髄膜炎

1) Kamei S, Takasu T. Nationwide survey of the annual prevalence of viral and other neurological infections in Japanese inpatients. Internal Medicine 39. 894-900, 2000.
2) Thwaites G, Fisher M, et al.：British Infection Society guidelines for the diagnosis and treatment of tuberculosis of the central nervous system in adults and children. J infect 59. 167-187, 2009.
3) Verdon R, Chevret S, et al.：Tuberculous meningitis in adults: review of 48 cases. Clin Infect Dis 22. 982-988, 1996.
4) Thwaites G, Chau TT, et al.：Tuberculous meningitis. J Neurol Neurosurg Psychiatry 68. 289-299, 2000.
5) Xu HB, Jiang RH, et al.：Diagnostic value of adenosine deaminase in cerebrospinal fluid for tuberculous meningitis: a meta-analysis. Int J Tuberc Lung Dis 14. 1382-1387, 2010.
6) Tuon FF, Higashino HR, et al.：Adenosine deaminase and tuberculous meningitis-a systematic review with meta-analysis. Scand J Infect Dis 42. 198-207, 2010.
7) Takahashi T, Tamura M, et al.：The PCR-Based Diagnosis of Central Nervous System Tuberculosis：Up to Date. Tuberc Res Treat 831292, 2012.
8) Kösters K, Nau R, et al.：Rapid diagnosis of CNS tuberculosis by a T-cell interferon-gamma release assay on cerebrospinal fluid mononuclear cells. Infection 36. 597-600, 2008.
9) Simmons CP, Thwaites GE, et al.：Pretreatment intracerebral and peripheral blood immune responses in Vietnamese adults with tuberculous meningitis: diagnostic value and relationship to disease severity and outcome. J Immunol 176. 2007-2014, 2006.
10) WHO. Anti-tuberculosis drug resistance in the World. Fourth Global Report. Geneva: World Health Organization；2008.
11) Donald PR, Maher D, et al.：Ethambutol dosage for the treatment of children: literature review and recommendations. Int J Tuberc Lung Dis 10. 1318-1330, 2006.
12) Butcher NJ, Boukouvala S, et al.：Pharmacogenetics of the arylamine N-acetyltransferases. Pharmacogenomics J 2. 30-42, 2002.
13) Ohno M, Yamamoto I, et al.：Slow N-acetyltransferase 2 genotype affects the incidence of isoniazid and rifampicin-induced hepatotoxicity. Int J Tuberc Lung Dis 4. 256-261, 2000.
14) Kubota R, Ohno M, et al.：Dose-escalation study of isoniazid in healthy volunteers with the rapid acetylator genotype of arylamine N-acetyltransferase 2. Eur J Clin Pharmacol 63. 927-933, 2007.
15) Prasad K, Singh MB.：Corticosteroids for managing tuberculous meningitis. Cochrane Database Syst Rev Jan 23（1）：CD002244, 2008.
16) Thwaites GE, Nguyen DB, et al.：Dexamethasone for the treatment of tuberculous meningitis in adolescents and adults. N Engl J Med 351. 1741-1751, 2004.

4. クリプトコッカス性髄膜炎

1) Perfect JR, Dismukes WE, et al.：Clinical practice guidelines for the management of cryptococcal disease：2010 update by the Infectious Diseases Society of America. Clin Infect Dis 50. 291-322, 2010.
2) Ecevit IZ, Clancy CJ, et al.：The poor prognosis of central nervous system cryptococcosis among nonimmunosuppressed patients：a call for better disease recognition and evaluation of adjuncts to antifungal therapy. Clin Infect Dis 42. 1443-1447, 2006.
3) Kamei S, Takasu T.：Nationwide survey of the annual prevalence of viral and other neurological infections in Japanese inpatients. Intern Med 39. 894-900, 2000.
4) Kidd SE, Hagen F, et al.：A rare genotype of Cryptococcus gattii caused the cryptococcosis outbreak on Vancouver Island (British Columbia, Canada) .Proc Natl Acad Sci U S A. 101 17258-17263, 2004.
5) Hamill RJ, Sobel JD, et al.：Comparison of 2 doses of liposomal amphotericin B and conventional amphotericin B deoxycholate for treatment of AIDS-associated acute cryptococcal meningitis：a randomized, double-blind clinical trial of efficacy and safety.Clin Infect Dis 51. 225-232, 2010.

5. その他の亜急性ウイルス性髄膜炎

1) Pappas PG, Kauffman CA, et al.：Clinical practice guidelines for the management of candidiasis: 2009 update by the Infectious Diseases Society of America. Clin Infect Dis 48. 503-53, 2009.
2) Walsh TJ, Anaissie EJ, et al.：Treatment of aspergillosis：clinical practice guidelines of the Infectious Diseases Society of

America. Clin Infect Dis 46. 327-360, 2008.
3) http://jsp.tm.nagasaki-u.ac.jp/modules/tinyd3/content/tebiki7.0.pdf
4) http://www.cdc.gov/lyme/diagnosistesting/LabTest/TwoStep/

6. 単純ヘルペス脳炎
1) 日本神経感染症学会:ヘルペス脳炎のガイドライン NEUROINFECTION 10. 78-87, 2005.
2) Solomon T, Michael BD, et al.: Management of suspected viral encephalitis in adults-Association of British Neurologists and British Infection Association National Guidelines.J Infect 64. 347-373,2012.
3) Whitley RJ, Alford CA, et al.: Vidarabine versus acyclovir therapy in herpes simplex encephalitis. N Engl J Med 314. 144-149, 1986.
4) Sköldenberg B, Forsgren M, et al.: Acyclovir versus vidarabine in herpes simplex encephalitis. Randomised multicentre study in consecutive Swedish patients. Lancet 2. 707-711, 1984.
5) Tunkel AR, Glaser CA, et al.: The management of encephalitis: clinical practice guidelines by the Infectious Diseases Society of America. Clin Infect Dis 47. 303-27, 2008.
6) Kamei S, Sekizawa T, et al.: Evaluation of combination therapy using both aciclovir and corticosteroid in adult patients with herpes simplex encephalitis. J Neurol Neurosurg Pyschiatry 76. 1544-1549, 2005.

8. 他の急性脳炎
1) Gilden D, Cohrs RJ, et al.: Varicella zoster virus vasculopathies: diverse clinical manifestations, laboratory features, pathogenesis, and treatment. Lancet Neurol 8. 731-740, 2009.
2) Gilden D, Cohrs RJ, et al.:Neurological disease produced by varicella zoster virus reactivation without rash. Curr Top Microbiol Immunol 342. 243-253, 2010.
3) Dalmau J, Tüzün E, et al.: Paraneoplastic anti-N-methyl-D-aspartate receptor encephalitis associated with ovarian teratoma. Ann Neurol 61.25-36, 2007.
4) Kamei S, Kuzuhara S, et al.: Nationwide Survey of Acute Juvenile Female Non-Herpetic Encephalitis in Japan: Relationship to Anti-N-Methyl-D-Aspartate Receptor Encephalitis. Intern Med 48. 673-679, 2009.
5) Buckley C, Oger J, et al.: Potassium channel antibodies in two patients with reversible limbic encephalitis. AnnNeurol 50. 73-78, 2001.
6) Sawaishi Y, Takada G.: Acute cerebellitis.Cerebellum 1. 223-228, 2002.
7) Jubelt B, Mihai C, et al: Rhombencephalitis / brainstem encephalitis.Curr Neurol Neurosci Rep. 11. 543-552, 2011.
8) Odaka M, Yuki N, et al.: Bickerstaff's brainstem encephalitis: clinical features of 62 cases and a subgroup associated with Guillain-Barré syndrome. Brain 126. 2279-2290, 2013.

9. 脳膿瘍
1) Eds. Wilkins RH, et al. Loftus CM.: Diagnosis and management of brain abscess. In Neurosurgery 2nd ed. McGRAW-HILL. 3285, 1998.
2) Kino H, et al.: Central nervous system infection caused by vancomycin-intermediate Staphylococcus aureus (SCCmec type IV, ST8). J Infect Chemother 2014 in press.
3) Perfect JR, Dismukes WE, et al.: Clinical Practice Guidelines for the Management of Cryptococcal Disease: 2010 Update by the Infectious Diseases Society of America. Clin Infect Dis 50. 291-322, 2010.
4) Walsh TJ, Anaissie EJ, et al.: Treatment of aspergillosis: clinical practice guidelines of the Infectious Diseases Society of America. Clin Infect Dis 46. 327-360, 2008.

10. 神経梅毒
1) Golden MR, Marra CM, et al.: Update on syphilis: resurgence of an old problem. JAMA 290. 1510-1514, 2003.
2) Centers for DiseaseControl and Prevention. Sexually transmitted diseases treatment guidelines. MMWR 55. 1-94, 2006.
3) Ginsberg L, Kidd D.: Chronic and recurrent meningitis. Pract Neurol 8. 348-361, 2008.

11. 進行性多巣性白質脳症
1) Warnke C, Menge T, et al.: Natalizmab and progressive multifocal leukoencephalopathy: what are the causal factors and can it be avoided? Arch Neurol 67: 923-930, 2010.
2) Padgett BL, Walker DL, et al.: Cultivation of papova-like virus from human brain with progressive multifocal leukoencephalopathy. Lancet 1971; 1: 1257-60.
3) Martin JD, King DM, et al.: Differences in regulatory sequences of naturally occurring JC virus variants. J Virol 53: 306-11, 1985.
4) Zeng HY, Takasaka T, et al.: New sequence polymorphisms in the outer loops of the JC polyomavirus major capsid protein (VP1) possibly associated with progressive multifocal leukoencephalopathy. J Gen Virol 86: 2035-2045, 2005.
5) 岸田修二:PML の疫学と臨床. BRAIN and NERVE 52:125-137, 2007.
6) 三浦義治, 岸田修二:本邦発症 PML 患者に対する新規サーベイランスシステムの確立. 厚生労働科学研究費補助金難治性疾患克服研究事業 プリオン病及び遅発性ウイルス感染症に関する調査研究 平成26年度総括分担研究報告書 p.84-87, 2015.
7) Gorelik L, Lerner M, et al.: Anti-JC virus antibodies: implications for PML risk stratification. Ann Neurol 68: 295-303, 2010.

8) Shah R, Bag AK, et al.: Imaging manifestations of progressive multifocal leukoencephalopathy. Clin Radiol 65: 431-439, 2010.
9) 水澤英洋, 岸田修二他: 進行性多巣性白質脳症. 臨床神経学 51: 1051-1057, 2011.
10) 岸田修二, 黒田康夫他: 進行性多巣性白質脳症の診断基準に基づいた全国疫学調査結果. 厚生労働省科学研究費補助金難治性疾患克服研究事業プリオン病および遅発性ウイルス感染症に関する調査研究, 平成15年度研究報告 p.227-232, 2004.
11) Kishida S, Tanaka K: Mefloquine treatment in a patient suffering from progressive multifocal leukoencephalopathy after umbilical cord blood transplant. Intern Med 49: 2509-2513, 2010.
12) Elphick GF, Querbes W, et al.: The human polyomavirus, JCV, uses serotonin receptors to infect cells. Science 306: 1380-1383, 2004.

12. 亜急性硬化性全脳炎
1) 厚生労働省難治性疾患克服研究事業 プリオン病及び遅発性ウイルス感染症に関する調査研究班: 亜急性硬化性全脳炎(SSPE)診療ガイドライン(案)
2) Gutierrez J, Issacson RS, et al. Dev Med Child Neurol. 52: 901-907, 2010.
3) 山田正仁ほか: プリオン病及び遅発性ウイルス感染症に関する調査研究班 平成26年度総括・分担研究報告書, 2015.
4) 山田正仁ほか: プリオン病および遅発性ウイルス感染症の分子病態解明・治療法開発に関する研究平成26年度委託業務成果報告書, 2015.

14. ヒトTリンパ球向性ウイルス1型(HTLV-1)関連脊髄症(HAM)
1) 出雲周二. HAM の最新の話題. Neuroinfection 17: 6-10, 2012
2) HAM 診療マニュアル. 厚生労働科学研究費補助金(難治性疾患等克服研究事業)「重症度別治療指針作成に資するHAMの新規バイオマーカー同定と病因細胞を標的とする新規治療法の開発に関する」研究班, HAM 診療マニュアル策定委員会. 2013.

15. Creutzfeldt-Jakob 病
1) 水澤英洋他編: プリオン病と遅発性ウイルス感染症. 金原出版, 2010.
2) 黒岩義之, 水澤英洋編: プリオン病感染予防ガイドライン(2008年版). 2009.
3) 山田正仁, 水澤英洋編: プリオン病診療ガイドライン2014. 2014
4) Colby DW, Prusiner SB, et al: Prions. Cold Spring Harbor Perspectives in Biology 3: a006833, 2011.
5) Nozaki I, Sakai K, Kitamoto T, Yamada M: Prion protein gene M232R mutation as a cause of genetic prion disease (Reply to the Letter to the Editor: Beck et al. Prion protein gene M232R variation is probably uncommon polymorphism rather than a cause of inherited prion disease.) Brain 2012; 135: e210.

18. 抗利尿ホルモン分泌異常症あるいはバゾプレシン分泌異常症
1) 厚生労働科学研究費補助金難治性疾患克服研究事業 間脳下垂体機能障害に関する調査研究班: バゾプレシン分泌過剰症(SIADH)の診断と治療の手引き. 平成22年度改訂版.

20. 橋本脳症
1) Yoneda M, Fujii, A, et al.: High prevalence of serum autoantibodies against the amino terminal of α-enolase in Hashimoto's encephalopathy. J Neuroimmunol 185, 195-200, 2007.
2) 米田誠: 橋本脳症と抗体. BRAIN and NERVE 65:365-376, 2013.

21. 感染と薬剤の両方が関連する脳症
1) 布井博幸, 西村豊樹ら: インフルエンザ感染に伴う重症合併症(インフルエンザ脳症). 神経症候群(第2版)Ⅰ, 652-656, 日本臨床社, 2013.

[1~10. 亀井 聡／11~13. 三浦義治／14. 出雲周二／15. 水澤英洋／18~21. 米田 誠]

3 頭部（顔面）の局所性疾患

概　説

本章では頭部（顔面）の局所性疾患として，機能性疾患の代表である片頭痛，緊張型頭痛，群発頭痛などの「一次性頭痛」と三叉神経痛，顔面筋の運動障害（麻痺と攣縮）そして内耳性疾患について述べる．

I．頭痛，顔面痛疾患

■ 頭痛・顔面痛の分類

「頭痛」は極めて一般的な症状であるが，顔面痛を含めて，その原因や種類は国際頭痛学会分類（表Ⅳ-3-1）に示されるように多岐にわたる．

1．一次性頭痛（機能性頭痛）

いわゆる頭痛自体が疾患である「片頭痛」「緊張型頭痛」「群発頭痛」が代表的な疾患である．

表Ⅳ-3-1　国際頭痛学会による頭痛疾患の分類

- 一次性頭痛（機能性頭痛）
  1. 片頭痛
  2. 緊張型頭痛
  3. 三叉神経・自律神経性頭痛
  4. その他の一次性頭痛性疾患
- 二次性頭痛（症候性頭痛）
  5. 頭部または頸部（あるいはその両方）の外傷・傷害による頭痛
  6. 頭頸部血管障害による頭痛
  7. 非血管性頭蓋内疾患による頭痛
  8. 物質またはその離脱による頭痛
  9. 感染症による頭痛染による急性頭痛
  10. ホメオスターシスの障害による頭痛
  11. 頭蓋骨，頸，眼，耳，鼻，副鼻腔，歯，口あるいはその他の顔面・頭蓋の構成組織の障害に起因する 頭痛あるいは顔面痛
  12. 精神疾患による頭痛
- 有痛性脳神経ニューロパチー，他の顔面痛およびその他の頭痛
  13. 有痛性脳神経ニューロパチーおよび他の顔面痛
  14. その他の頭痛性疾患

(International Classification of Headache Disorders, 3rd edition (beta version)：ICHD-3β)

各頭痛とも，その特徴と診断基準が示されており，その病態の研究の発展が著しい領域である．

2．二次性頭痛（症候性頭痛）

頭痛の原因となる原疾患が明らかにされているもので，頭痛はその部分症状である．頭部外傷による頭痛，くも膜下出血などの脳血管障害による頭痛，脳腫瘍などの頭蓋内占拠性病変による頭痛，髄膜炎・側頭動脈炎などの炎症による頭痛，基礎疾患として片頭痛や緊張型頭痛をもつ患者における消炎鎮痛薬の過剰内服により生じる薬物乱用頭痛などの物質またはその離脱による頭痛，緑内障や副鼻腔炎などの頭蓋を取り巻く器官・組織の疾患による頭痛，そして精神疾患による頭痛などが含まれる．

3．有痛性脳神経ニューロパチー，他の顔面痛およびその他の頭痛

三叉神経痛や大後頭神経痛などの頭頸部の神経痛が含まれる．

1 片頭痛
migraine

a．症状・経過・予後

片頭痛の有病率は全世界では8〜15％であり，わが国の調査では8.4％（男性3.6％，女性13.0％）と女性に多い．片頭痛は，日常生活に

支障をきたすほどの一側頭部の激しい拍動性の痛みを主徴とする，悪心・嘔吐，光過敏・音過敏などを伴う特有の疾患である．

思春期から発現することが多いが，小児期からすでに腹痛やめまいのみなど，頭痛を伴わない非典型的な形で発症することもある．20～30歳代に最も多くみられるため，女性においては妊娠・出産・育児の年代と一致するために，QOLが著しく障害される．加齢や閉経とともに頻度は減少するが，高齢期においても持続することがある．

片頭痛には，前兆を伴わない型（前兆のない片頭痛）と前兆を伴う型（前兆のある片頭痛）があるが，臨床像の特徴を簡便にまとめると次のようになる．

① 10歳代後半～40歳代の女性に多い．② 拍動性疼痛（痛みの性質として，脈にあわせて「ドックン，ドックン」と痛む．③ 頭痛は片側性のことが多いが，両側のこともある．④ 強い痛みが数時間から3日程度持続し，寝込むなど日常生活に支障をきたす．⑤ 体動や，力みで痛みがひどくなる．⑥ 悪心・嘔吐を伴う．⑦ 音や光に敏感になり，周囲の著しい騒音や，強い光のまぶしさで痛みが増悪する．⑧ 前兆を伴う型においては，発作前30分～1時間の間に，視野に"チカチカ"したまぶしい"ギザギザ"の線が現れ，視野が暗くなる（閃輝暗点）．⑨ 頭痛は月2～3回から，年に数回発現する．⑩ 週末やストレスから解放されたとき，あるいは月経の前後に発症することが多い．

b．病因・病態・病理

片頭痛は家族内発症が多く，素因が関与していることが指摘されている．実際に片頭痛の一種である家族性片麻痺型片頭痛では1型では*CACNA1A*，2型では*ATP1AZ*，3型では*SCN1A*遺伝子の変異がそれぞれ明らかにされている．しかし，通常の片頭痛では現在までに特定の遺伝子異常は証明されていない．

片頭痛はこれまで長い間，頭蓋内外の血管のprimaryな疾患，すなわち「血管性頭痛」であると考えられてきた．しかし，片頭痛前兆の研究や新薬トリプタンの薬理作用機序などから，現在では血管疾患ではなく，中枢神経疾患（primary disorder of the brain）としてとらえるべきであるという概念が一般的になっている．近年の研究では，中枢神経において脳幹中脳水道灰白質付近が片頭痛の発生器として想定されている．実際，片頭痛にはストレス，光，騒音，ホルモン製剤，月経，妊娠，食物などの誘発因子が指摘されている．また，片頭痛発作の1日から半日前にあくび，情緒不安定，空腹感，浮腫などの予兆（prodromal symptoms）が，また，発作の直前1時間から30分前に閃輝暗点や感覚異常が出現することも片頭痛が血管の病変だけでは説明できず，中枢神経系の関与を強く示唆している．

一方，末梢では，硬膜に分布する動脈が片頭痛の疼痛発生の場とされており，痛みの発生にはセロトニン（5-ハイドロキシトリプタミン（5-HT））の変動が強く関わっている．すなわち，片頭痛においては何らかの原因により中枢神経系での5-HTの濃度の低下が生じ，硬膜血管が拡張し，血管周囲に分布する三叉神経の興奮性が高まり，カルシトニン遺伝子関連ペプチド（calcitonin gene related peptide；CGRP）が過量に放出され血管周囲に無菌性炎症（神経原性炎症）が生じ，三叉神経を順行性，逆行性に刺激して，脳幹を経て視床に至り，激痛として感受される（Moskowitzの三叉神経血管説）．

c．補助検査法

片頭痛の診断には，指標となるような客観的検査所見やバイオマーカーはない．したがって，医療面接による患者からの頭痛の情報が重要である．ただし，患者に自己記入式の「頭痛ダイアリー」を連続数ヵ月間記録させることは診断を確実にする上で極めて有用である．

d．診断・鑑別診断

片頭痛は，国際頭痛学会の診断基準に基づいて診断する（表Ⅳ-3-2～4）．

e．治療

片頭痛では頭痛の発現が発作性であるため，その治療は発作急性期治療（発作頓挫治療）と

表Ⅳ-3-2　1.1「前兆のない片頭痛」の診断基準

A. B-Dを満たす発作が5回以上ある
B. 頭痛発作の持続時間は4～72時間（未治療もしくは治療が無効の場合）
C. 頭痛は以下の4項目のうち，少なくとも2項目を満たす
　1. 片側性
　2. 拍動性
　3. 中等度から重度の頭痛
　4. 日常的な動作（歩行や階段昇降など）により頭痛が増悪する，あるいは頭痛のために日常的な動作を避ける
D. 頭痛発作中に少なくとも以下の1項目を満たす
　1. 悪心または嘔吐（あるいはその両方）
　2. 光過敏および音過敏
E. 他に最適なICHD-3の診断がない

（国際頭痛学会による頭痛疾患の分類　第3版（ICHD-3β）による）

表Ⅳ-3-3　1.2「前兆のある片頭痛」の診断基準

A. BおよびCを満たす発作が2回以上ある
B. 以下の完全可逆性前兆症状が1つ以上ある
　1. 視覚症状
　2. 感覚症状
　3. 言語症状
　4. 運動症状
　5. 脳幹症状
　6. 網膜症状
C. 以下の4つの特徴の少なくとも2項目以上を満たす
　1. 少なくとも1つの前兆は5分以上かけて徐々に進展するかおよび・または2つ以上の前兆が引き続き進展する
　2. 各々の前兆症状は5～60分間持続する
　3. 少なくとも1つ以上の前兆症状は片側性である
　4. 前兆に伴って，あるいは前兆出現後60分以内に頭痛が生じる
D. 他に最適なICHD-3の診断がない，また，一過性脳虚血発作が除外されている

（国際頭痛学会による頭痛疾患の分類　第3版（ICHD-3β）による）

表Ⅳ-3-4　2.3 慢性緊張型頭痛の診断基準

A. 3ヵ月を超えて，平均して1ヵ月に15日以上（年間180日以上）の頻度で発現する頭痛で，B-Dを満たす
B. 数時間～数日間，または絶え間なく持続する
C. 以下の4項目の特徴のうちの少なくとも2項目を満たす
　1. 両側性
　2. 性状は圧迫感または締め付け感（非拍動性）
　3. 強さは軽度～中等度
　4. 歩行や階段の昇降のような日常的な動作により増悪しない
D. 以下の両方を満たす
　1. 光過敏，音過敏，軽度の悪心はあってもいずれか1つのみ
　2. 中程度・重度の悪心や嘔吐はどちらもない
E. 他に最適なICHD-3の診断がない

（国際頭痛学会による頭痛疾患の分類　第3版（ICHD-3β）による）

発作予防治療に分けられる．

1. 急性期治療

5-HT受容体刺激薬であるトリプタンが第1選択薬である．5-HT受容体を刺激することにより，硬膜血管を収縮させ，三叉神経からのCGRPの放出を抑制する．わが国で使用されるトリプタンには，スマトリプタン（イミグラン®），ゾルミトリプタン（ゾーミッグ®），エレトリプタン（レルパックス®），リザトリプタン（マクサルト®），ナラトリプタン（アマージ®）がある．いずれも内服薬であるが，スマトリプタンには，皮下注射製剤と鼻腔噴霧製剤があり，嘔吐が著明な頭痛発作に有用である．

2. 予防治療

片頭痛発作が1ヵ月に2回以上あり，生活に支障をきたしている場合には予防治療を検討する．片頭痛の誘因が明らかな場合には，それらを避けることが大切である．薬剤による片頭痛予防には，カルシウム拮抗薬［ロメリジン（ミグシス®，テラナス®）］，抗てんかん薬［バルプロ酸（デパケン®）］，β遮断薬［プロプラノロール（インデラル®）］，抗うつ薬アミトリプチリン（トリプタノール®）を用いる．

2 緊張型頭痛
tension type headache

a. 症状・経過・予後

緊張型頭痛は，慢性頭痛の中で最も多い型の頭痛で，片頭痛と対照的に性差なく中高年にも多くみられる．頭を締めつけられるような頭痛が毎日のように起こる持続性の頭痛であるが，日常生活への著しい支障はなく，体動による悪化や悪心・嘔吐がみられることも少なく，光・音過敏もないのが特徴である

b．病因・病態・病理

緊張型頭痛はストレスにより惹起されるが，精神的ストレス（対人関係など）・身体的ストレス（うつむき姿勢やPC操作などの不自然な姿勢など）いずれもが原因となる．また，緊張型頭痛には，肩・首筋のこり，目の疲れ，全身倦怠感，非回転性めまいなどが随伴症状としてみられることが多い．緊張型頭痛は，両ストレスが中枢神経内のストレス応答系や疼痛抑制系，頸髄感覚神経－三叉神経系へ影響を与え，生じると考えられているが，まだ正確な機序は明らかではない．

c．補助検査法

緊張型頭痛の診断も片頭痛と同様，指標となるような客観的検査所見やバイオマーカーはない．したがって，医療面接による患者からの頭痛の情報が重要であり，「頭痛ダイアリー」は診断を確実にする上で極めて有用である．なお，身体診察上，両側側頸部～後頭部移行部にある板状筋に一致する部位（頸髄第2神経：C2の走行に一致する）の圧覚刺激による疼痛の有無は，後頭神経の過敏性を示唆し，緊張型頭痛の診断上有用である．

d．診断・鑑別診断

緊張型頭痛は，国際頭痛学会の診断基準に基づいて診断する（表Ⅳ-3-4）．

e．治療

病歴や頭痛日記などから原因を分析し，①ストレスのコントロール，②姿勢の是正，肩こりなどを解消するための運動の指導，③薬物療法を行う．精神的ストレスは原因が複雑で深淵なものも多いので，状況によっては精神科の介入が必要になることもある．薬物療法は抗不安作用をあわせ持つ中枢性筋弛緩薬が有効であることが多い．また，緊張型頭痛と片頭痛が同一患者に併存することはまれでなく，この場合は両者に対する治療が必要となる．

3 群発頭痛
cluster headache

a．症状・経過・予後

群発頭痛は，有病率約0.07～0.09％とまれな頭痛であるが，ある一定の期間（多くの場合1～2ヵ月間）連日しかも夜間，明け方のほぼ一定の時間に起こる激しい頭痛で，その起こり方が群発性のためにこう呼ばれている．群発期は，年に1～2回のこともあり，また数年に一度のこともある．激しい頭痛は1～2時間続きその後自然に軽快するが，主に睡眠中に発症する．片頭痛が女性に多いのと対照的に群発頭痛は20～30歳代の男性に圧倒的に多い（男：女＝5：1）．群発期と寛解期を示す反復性群発頭痛が全群発頭痛の85％を占めるが，残り15％は寛解期の認められない慢性群発頭痛である．慢性型慢性群発頭痛の2/3は発症時から寛解期のない型であるが，1/3は発作型から変化したものである．

群発頭痛の症状は，片側の目の奥に出現する激しい痛みで，多くの患者は「キリ（ice pick）でえぐられるような痛み」と表現することが多い．さらに同側の縮瞳，瞼裂狭小，流涙，結膜充血，鼻閉・鼻汁などの自律神経症状を合併することが特徴である．したがって，群発頭痛は三叉神経・自律神経頭痛と称される一群の頭痛に分類される．

b．病因・病態・病理

群発頭痛の原因は明らかではないが，発症のタイミングの特徴から体内時計とされる視交叉上核の存在する視床下部付近に発生器が想定されている．また，疼痛が一側眼窩の奥から後頭部であること，自律神経症状が流涙，鼻汁，結膜充血，縮瞳，瞼裂狭小など翼口蓋神経節を中心とする副交感神経機能亢進が示唆され，疼痛責任部位として海綿状脈動から破裂孔付近の内頸動脈周囲が想定されている．

表Ⅳ-3-5　3.1 群発頭痛の診断基準

A. B～Dを満たす発作が5回以上ある
B. 未治療の場合，重度～極めて重度の一側の痛みが眼窩部，眼窩上部または側頭部のいずれか1つ以上の部位に15～180分間持続する
C. 以下の1項目以上を認める
　1. 頭痛と同側に少なくとも以下の症状あるいは徴候の1項目を伴う
　　a）結膜充血または流涙（あるいはその両方）
　　b）鼻閉または鼻漏（あるいはその両方）
　　c）眼瞼浮腫
　　d）前頭部および顔面の発汗
　　e）前頭部および顔面の紅潮
　　f）耳閉感
　　g）縮瞳または眼瞼下垂（あるいはその両方）
　2. 落ち着きのない，あるいは興奮した様子
D. 発作時期の半分以上においては，発作の頻度は1回/2日～8回/日である
E. 他に最適なICHD-3の診断がない

（国際頭痛学会による頭痛疾患の分類　第3版（ICHD-3β）による）

c. 補助検査法

群発頭痛の診断には，指標となるような客観的検査所見やバイオマーカーはない．したがって，医療面接による患者からの頭痛の情報が重要である．ただし，患者に自己記入式の「頭痛ダイアリー」を連続数ヵ月間記録させることは診断を確実にする上で極めて有用である．

d. 診断・鑑別診断

群発頭痛は，国際頭痛学会の診断基準に基づいて診断する（表Ⅳ-3-5）．

e. 治療

群発頭痛の治療は片頭痛同様，発作急性期治療（発作頓挫治療）と発作予防治療に分けられる．疼痛の激しい急性期には，トリプタン（イミグラン®注3　3 mg）を皮下注する．また，100％酸素7 L/分の15分間吸入も疼痛緩和に有効である．群発頭痛の群発期には，アルコール摂取や亜硝酸製剤服用などで頭痛発作が誘発されるため，これらを避けることが大切である．さらに群発期における毎日の発作予防には，カルシウム拮抗薬ベラパミル（ワソラン®錠（40 mg）内服が有効である．ステロイドが使用されることもあるが，その有効性は明らかではない．

4　三叉神経痛
trigeminal neuralgia

a. 症状・経過・予後

三叉神経痛は，三叉神経支配領域に発作的間欠的に生じる，短い持続の疼痛である．痛みは，鋭くナイフで刺されるような激痛で，数秒から2分の持続で，経過とともに反復するようになる．部位的な頻度は，三叉神経第2枝領域に多く，次いで第3枝領域に多く出現する．

b. 病因・病態・病理

原因は不明なものが多いが，脳底動脈の枝が蛇行を示している例では三叉神経根部と接触することがあり，これが血管拍動により物理的刺激となり，三叉神経を刺激して疼痛を生じることがある．

c. 補助診断

三叉神経の血管による圧迫は，MRAにより両者の位置関係を精査することができる．風に吹かれたとき，咀嚼運動，歯磨き，洗顔あるいは顔面を部分的に触れることにより痛みが誘発される（「トリガー・ゾーン」と呼ばれる）．痛みは，しばしば患側の顔面筋攣縮を誘発し，「有痛性チック（tic douloureux）」と呼ばれる．

d. 診断・鑑別診断

鑑別診断で重要な疾患は群発頭痛である．群発頭痛では疼痛が激しいときには，患者は興奮した様子となり動き回ったり，疼痛部位（眼窩周囲）を手で叩いたりする行動が観察される．一方，三叉神経痛では，疼痛部位に対して風が当たるのも避けるくらいに，感覚刺激が加わるのを避ける態度を示す．また，群発頭痛で疼痛発作時に，自律神経症状を伴う．

e. 治療

カルバマゼピン（テグレトール®）が特効薬である．三叉神経が脳底動脈の分枝に圧迫されている場合には，脳神経外科的に両者の位置を分ける手術が行われる（三叉神経減圧術）．

5 後頭神経痛
occipital neuralgia

大後頭神経，小後頭神経の走行に一致した後頭部に生じる発作性の突くような痛み（jabbing pain）で，神経に一致した部位に圧痛を認める．局所麻酔薬による神経ブロックにより痛みは軽減する．

6 舌咽神経痛
glossopharyngeal neuralgia

舌咽神経痛は，一側の耳，舌基底部，扁桃窩や下顎角直下の部位に，一過性の刺されるような激しい痛みが生じる．持続は瞬間的から2分間程度である．嚥下，会話，咳嗽，あくびにより誘発される．

II．顔面麻痺・痙攣疾患

顔面筋の麻痺，筋力低下あるいは顔面筋の痙攣は，表情の形成と咀嚼・嚥下運動に影響を与える．顔面筋麻痺・筋力低下の原因は，表IV-3-6に示すように中枢神経病変，顔面神経障害，神経筋接合部疾患，筋疾患などが挙げられる．

1 顔面神経麻痺
facial palsy

顔面神経麻痺は，大脳皮質橋路の障害あるいは顔面神経核以下の顔面神経の障害により生ずる．すなわち，患側と反対側の大脳皮質の運動領野の錐体細胞から発した一次ニューロン（皮質橋路）が交叉して患側の橋の顔面神経核に至るまでの経路に障害がある場合（核上性（中枢性）顔面筋麻痺），および患側の顔面神経核以下の顔面神経が髄内あるいは髄外で障害される場合（核下性（末梢）顔面筋麻痺）である．末梢性の顔面神経麻痺は，特発性（Bell）麻痺，感染性麻痺，その他（外傷性など）に分けられる．顔面神経麻痺は病態により，片側性の場合と両側性に現れる場合がある．

A 片側性顔面神経麻痺
unilateral facial palsy

a．症状・経過・予後

顔面筋の筋力低下のために，安静時および表情時の顔面の非対称が出現する．額のしわ寄せ，閉眼，両口角を外側へ引き寄せ「イー」という，口笛を吹く，頬をふくらませる，下口唇の可動（左右への），口を「ヘ」の字に曲げる，などの麻痺側の動作が不可能になる．また，末梢性顔面神経麻痺の場合は，病変部位により，舌の味覚障害，聴覚過敏が出現する．発症は急性から亜急性で，1日から数日で麻痺が完成する．完全回復する例もあるが，軽度の不全麻痺として

表IV-3-6 顔面筋麻痺・筋力低下の原因

① 中枢性顔面筋麻痺
　脳血管障害（脳梗塞，脳出血）
　脳腫瘍（原発性・転移性）
　多発性硬化症
② 末梢性顔面筋麻痺
　Bell 麻痺
　Ramsay Hunt 症候群
　ウィルス感染（EB ウィルス，サイトメガロウィルス，HIV など）
　結核性髄膜炎
　ボレリア感染（Lyme 病）
　糖尿病性末梢神経障害
　Guillain-Barré 症候群
　サルコイドーシス
　アミロイドーシス
　Sjögren 症候群
　筋萎縮性側索硬化症
　小脳橋角部腫瘍・聴神経腫瘍
　耳下腺腫瘍
　真珠腫性中耳炎
　側頭骨骨折（外傷）
③ 神経筋接合部疾患
　重症筋無力症
④ 筋疾患
　顔面肩甲上腕型筋ジストロフィー
　筋強直性筋ジストロフィー
　先天性ミオパチー

残存することが多い.

b. 病因・病態・病理

片側性顔面筋麻痺の原因は**表Ⅳ-3-6**に示すように，中枢性麻痺では，脳血管障害，脳腫瘍，多発性硬化症などがあり，末梢性では，原因としてはBell麻痺が約70％を占め，Ramsay Hunt症候群が約10％，そして外傷性（側頭骨骨折など）がそれに続く（約8〜9％）．

脳幹から髄外に出た後の顔面神経の走行は長く複雑である．また，顔面神経には顔面筋の運動機能以外に，舌前2/3の味覚を延髄孤束核に伝導する求心性線維や上唾液核から発する中間神経から膝神経節を経て大浅錐体神経を介して副交感神経成分を涙腺に送り，涙分泌を促す線維，および内耳アブミ骨筋に対して緊張の調節を行い，強大な音刺激から鼓膜を保護する線維を包含している．

c. 補助検査法

中枢性顔面筋麻痺の原因診断には，頭部CT，頭部MRIによる頭蓋内病変の精査が必要になる．末梢性顔面神経障害による顔面筋麻痺の部位特定および原因診断には，前述の①聴力検査，②耳小骨筋反射検査，③涙分泌検査，④電気味覚検査，⑤神経興奮性検査による客観的検査結果が有用である．

d. 診断・鑑別診断

顔面神経麻痺の有無のチェックポイントは，以下のポイントで所見があるか，そして左右差があるかを確認する．安静時の顔の緊張度合いと非対称，額のしわ寄せ，軽い閉眼，完全閉眼，片目閉眼，鼻翼を動かす，瞬目（瞬き）の状態，鼻根部皮膚のしわ寄せ，両口角を外側へ広げ「イー」という，口笛を吹く，頬をふくらませる，下口唇の可動（左右への），口を「ヘ」の字に曲げる，などである．

顔面筋の中で上部顔面筋，特に前頭筋は両側大脳から核上性神経支配を受けている．したがって，核上性（中枢性）顔面筋麻痺の場合は，下部顔面筋は麻痺するが，上部顔面筋は麻痺せず筋収縮は保たれる．しかし，核下性（末梢性）顔面筋麻痺の場合は，下部のみならず上部顔面筋も麻痺するため，額のしわ寄せができなくなる．

1. 末梢性顔面神経麻痺の末梢部位診断

顔面筋麻痺，麻痺側の舌前2/3の味覚消失，唾液分泌の障害，聴覚過敏の存在を臨床的にチェックして，末梢性顔面神経麻痺の原因病巣部位診断を行う（**図Ⅳ-3-1**）．

2. Bell麻痺とRamsay Hunt症候群の鑑別

Bell麻痺は長らく原因不明の末梢性顔面神経麻痺とされてきたが，多くの例で単純ヘルペスウイルス1型の再活性化が認められている．また，Ramsay Hunt症候群は，水痘帯状疱疹ウイルスの活性化による神経障害であり，顔面筋麻痺側の外耳道や耳介皮膚に水疱（帯状疱疹）の出現を認めることが多い．もちろん，**表Ⅳ-3-6**に示すように，その他のウイルスによる顔面神経障害もあり，血清ウイルス抗体価の測定により再活性化を確認することが重要である．

e. 治療

原因が脳幹部血管障害，およびGuillain-Barré症候群の急性期の場合，および重症筋無力症のクリーゼの場合には，生命が危ぶまれる可能性が高いので，速やかに医療施設に収容し生命維持のためにintensive careを施す必要がある．

Bell麻痺の場合は，ステロイド（プレドニン®）を投与する．Ramsay Hunt症候群の場合は，抗ウイルス薬アシクロビル（ゾビラックス®）を投与する．

B 両側性顔面神経麻痺
bilateral facial palsy

両側性顔面神経麻痺は，核上性（中枢性）である可能性は少なく，通常両側の核下性（末梢性）顔面神経障害あるいは神経筋接合部の障害，顔面筋自体の障害であることが多く，Guillain-Barré症候群，糖尿病性神経障害や神経サルコイドーシスにおいて観察される．特に，サルコイドーシスでは他の部位に神経症状はなく，単独の両側性顔面神経麻痺がみられることがある．

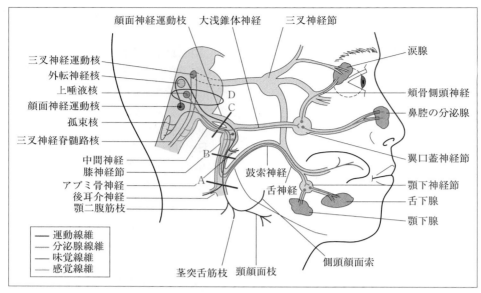

図Ⅳ-3-1　症状からの顔面神経の障害部位の同定

A：障害側の顔面筋麻痺のみを生じている　→　鼓索神経分岐部よりも末梢での障害
B：障害側の顔面筋麻痺と，麻痺側の舌前2/3の味覚消失，唾液分泌の障害が生じている
　　→　鼓索神経分岐部よりも中枢で膝神経節よりも末梢での障害
C：障害側の顔面筋麻痺と，麻痺側の舌前2/3の味覚消失，唾液分泌の障害および聴覚過敏が生じている　→　膝神経節と橋との間での障害
D：障害側の顔面神経麻痺（末梢性）と障害側外転神経麻痺，反対側片麻痺　→　脳幹髄内橋下部外側の障害（Millard-Gubler症候群）

（鈴木則宏 編：神経診察クローズアップ，メジカルビュー社 p42, 2011 より改変）

2　顔面筋攣縮
facial spasm

A　片側性顔面筋攣縮
unilateral facial spasm

a．症状・経過・予後

顔面半側にみられる不随意な攣縮で，通常眼瞼周囲から生じ，初期は眼瞼痙攣との区別が困難であるが，進行して口角から下顎下の筋群も痙攣するようになる．当初は緊張した時などのみに出現するが，徐々に攣縮時間が長くなり終日，ときには睡眠中にも持続するようになる．

疾患自体は生命予後には影響しないが，不随意に顔面が動くため，美容上の問題や対人関係や仕事に影響してしまう場合もある．また，不随意な閉眼を余儀なくされるために機械の操作や自動車運転上で問題になる例もある．

b．病因・病態・病理

顔面筋攣縮の原因は，後頭蓋窩で顔面神経が脳底動脈の分枝と脳接触して圧迫することによる．

c．補助診断

病変筋の範囲などを精査するためには顔面筋の筋電図検査が有用である．また，顔面神経を圧迫している責任血管の同定のためには，両者の位置関係の精査を含めたMRA検査が必要である．また，顔面神経への圧迫が血管ではなく，動脈瘤や脳腫瘍ということがあるためにMRI検査も必要である．

d．診断・鑑別診断

顔面痙攣の診断は，顔面の視診で容易に判断できる．しかし，初期で症状が眼瞼周囲のみに限局している場合には，眼瞼痙攣との鑑別が困難なことがある．また持続している場合でないと，一回の診察では症状がとらえられないこと

があるので注意を要する.

診察では, 患者に対して, 強く閉眼させて急に開眼させると比較的症状が誘発されやすい. また, 「イー」と言わせて, 口角を左右下方へ引き延ばすように指示すると, 下眼瞼に攣縮が出ることが多い.

鑑別診断としては, 眼瞼攣縮 (別項参照), Meige 症候群 (別項参照), 三叉神経痛による三叉神経痛性顔面攣縮 (有痛性チック) (三叉神経痛〈327頁〉参照) および一側末梢性顔面神経麻痺 (Bell 麻痺) 後の顔面攣縮との鑑別が必要である.

Bell 麻痺後の顔面攣縮は一種の異常共同運動と考えられており, Bell 麻痺の神経回復過程において, 上部眼筋を支配する神経と下部眼筋を支配する神経がミスリンクしてしまい閉眼時に口角が動いたり, 口角を動かすと閉眼したりしてしまう現象が起こり, 顔面攣縮と酷似することがある. このような Bell 麻痺後の回復過程における神経間のミスリンクは, 顔面神経とその中枢側の成分である中間神経 (副交感神経線維が含まれる) 間でも生じ, 咀嚼運動で流涙が生じ,「ワニの涙症候群」空涙症候群 (crocodile tears syndrome) として知られている.

e. 治 療

治療は, 根本治療として顔面神経への脳底動脈の分枝の接触・圧迫に対する神経減圧術 (微小血管減圧術) である. また, 対症療法としてボツリヌス毒素治療がある.

B 眼瞼痙攣
blepharospasm

⇨ 439 頁「Ⅳ-7-Ⅱ-9. ジストニア症候群」参照.

C Meige 症候群 (正中顔面攣縮)
Meige syndrome (spasme facial médian)

⇨ 439 頁「Ⅳ-7-Ⅱ-9. ジストニア症候群」参照.

Ⅲ. 内耳性疾患

1 Ménière 病
Ménière disease

a. 症状・経過・予後

Ménière 病は, 激しい回転性めまい発作が, 難聴・耳鳴り・耳閉感と合併して反復性に生じる発作性疾患である. ストレスが誘因となり, 発作時間は数時間に及ぶことがある. また, 反復発作性の疾患と定義されているためてんかんと同様に単発発作のみでは診断できない. 30〜50 歳代に多く, 男女差はない疾患である. 難聴がなくめまいのみを呈する症例は前庭型 Ménière 病, 難聴の増悪寛解はあるが回転性めまいを欠く症例は蝸牛型 Ménière 病と呼ばれることもある. 適切に治療されれば予後は良好であるが, 後述のように有毛細胞の障害をきたした症例では高度感音性難聴に至ることもある.

b. 病因・病態・病理

内耳に存在する内リンパ液の量は血管条での産生量と内リンパ嚢での吸収量のバランスで決定される. したがって, 産生過多および吸収不良 (あるいはその両方) によって内リンパ液の過剰状態が生じうる. Ménière 病の根本的な原因は, このようにして生じた内リンパ水腫であろうと考えられている. そして, 膜迷路の破綻によって前庭神経および蝸牛神経の有毛細胞が障害されて, 前述の症状が出現すると考えられている. 発作時に認められる患側への刺激性眼振が生じる原因としては, 内耳圧上昇による物理的な感覚細胞刺激説や膜迷路破綻によって漏出した内リンパ液中のカリウムが前庭神経終末を脱分極させるという説が提唱されている. 蝸牛神経への物理的あるいは化学的刺激が長期間繰り返されると神経変性が生じることで, 不可逆的な重度の感音性難聴が発生する.

表IV-3-7 メニエール病診断基準

メニエール病確実例
難聴，耳鳴，耳閉感などの聴覚症状を伴うめまい発作を反復する．
メニエール病の病態は内リンパ水腫と考えられており，下記のような症状，所見の特徴を示す．
○めまいの特徴
1) めまいは一般に特別の誘因なく発生し，嘔気・嘔吐を伴うことが多く，持続時間は10分程度から数時間程度である．なお，めまいの持続時間は症例によりさまざまであり，必ずしも一元的に規定はできないが，数秒〜数十秒程度のきわめて短いめまいが主徴である場合，メニエール病は否定的である．
2) めまいの性状は回転性が多数であるが，浮動性の場合もある．
3) めまい発作時には水平回旋混合性眼振が観察されることが多い．
4) めまい・難聴以外の意識障害，複視，構音障害，嚥下障害，感覚障害，小脳症状，その他の中枢神経症状を伴うことはない．
5) めまい発作の回数は，週数回の高頻度から年数回程度まで多様である．また，家庭・職場環境の変化，ストレスなどが発作回数に影響することが多い．
○聴覚症状の特徴
1) 聴覚症状は，主にめまい発作前または発作と同時に発現・増強し，めまいの軽減とともに軽快することが多い．
2) 聴覚症状は難聴，耳鳴，耳閉感が主徴で，これらが単独，あるいは合併してめまいに随伴，消長する．また，強い音に対する過敏性を訴える例が少なくない．
3) 難聴は感音難聴で，病期により閾値が変動する．また，補充現象陽性を示すことが多い．発症初期には低音域を中心とし可逆性であるが，経過年数の長期化とともに次第に中・高音域に及び，不可逆性となることが多い．
4) 難聴は初期には一側性であるが，経過中に両側性（メニエール病の両側化）となる症例がある．この場合，両側化は発症後1〜2年程度から始まり，経過年数の長期化とともに症例数が増加する．

（メニエール病診断基準．厚生労働省難治性疾患克服研究事業　前庭機能異常に関する調査研究班．2008年度改訂．2009年度修正より）

c．補助診断法
1．純音聴力検査
初期には低音障害型感音性難聴を呈する．長期重症化例では全周波数域において高度感音性難聴となる．

2．温度刺激検査（caloric test）
鼓膜に異常のないことを確認後，冷水あるいは温水20 mLを外耳道に注入して，誘発される眼振を観察する．電気眼振図の記録から眼振振幅を計測して，患側と健常側を比較する．また，被験者は検査によって回転性めまいを経験する．Ménière病の初期では，半規管機能は保たれているため本検査では正常パターンを示す．しかし，長期重症化例では半規管機能低下（canal paresis）が生じて反応が低下する．それとともに，回転性めまいが誘発されなくなる．

3．間接的内リンパ水腫検出検査
グリセロールあるいはフロセミドの投与前後で聴力を比較する．改善すれば内リンパ水腫の存在が推定できる．

4．その他
Gd-DTPA中耳腔投与によるMRI撮影で，外リンパ腔造影を行うことで間接的に内リンパ水腫を推定する検査や，蝸電図検査が施行されることがある．

d．診断・鑑別診断
診断は2008年の厚生労働省難治性疾患克服研究事業前庭機能異常に関する調査研究班によって作成された診断基準に従う（表IV-3-7）．鑑別診断の対象としては，最も問題になるのは脳幹あるいは小脳梗塞などの脳血管障害である．良性発作性頭位めまい症・前庭神経炎・めまいを伴う突発性難聴も鑑別上重要である．

e．治療
1．内科的治療
浸透圧利尿薬であるイソソルビドやステロイド薬プレドニゾロンによって内リンパ水腫を改善させる．

2．外科的治療
内リンパ嚢開放術やゲンタマイシン中耳腔注入などが行われる．

2 良性発作性頭位めまい症
benign paroxysmal positional vertigo

a. 症状・経過・予後
最も頻繁に遭遇する内耳性疾患である．50〜70歳代の女性に多く，回転性めまいを訴える．寝起き動作によって少し遅れて誘発される回転性めまいがよく認められる．また，安静にしていると改善し，めまいが誘発される頭位を繰り返しとると症状の改善を示す疲労現象が認められる．自然治癒する疾患である．

b. 病因・病態・病理
クプラ結石症と半規管結石症が原因と考えられている．耳石は本来卵形嚢に存在する．前者では，半規管膨大部に卵形嚢耳石が付着して，半規管膨大部が重力感受性を獲得すると，患側下頭位変換により一過性の回転性めまいと眼振（後半規管では回旋性，外側半規管では水平性）が生じると考えられている．一方，半規管結石説では半規管内に浮遊する耳石小片が原因であると考えられている．いずれにせよ，耳石の膨大部付着や迷入は後半規管で起こる頻度が最も高い．後半規管は寝起き動作によって刺激されやすいため，そのような状況で症状が発生する頻度が高い．

c. 補助診断法
1. 眼振検査
診断上重要な検査で，Frenzel眼鏡を用いて行う．後半規管型では，患側後屈頭位で患側向き回旋性の頭位変換眼振が認められる．眼振の潜時・持続時間・疲労現象の有無をチェックする．

2. 温度刺激検査（caloric test）
原則的に正常パターンを示す．しかし，一部の症例では半規管機能低下が生じて反応が低下している．ただし，本症に必須の検査ではない．

d. 診断・鑑別診断
診断は臨床症状と前述の検査により行う．鑑別診断の対象としては，最も問題になるのは脳幹あるいは小脳梗塞などの脳血管障害である．本症では注視方向性めまいなどの中枢性疾患を示唆するような所見は認められない．Ménière病・前庭神経炎・めまいを伴う突発性難聴も鑑別上重要である．

e. 治療
炭酸水素ナトリウムの点滴などが行われる．また，後半規管型に対するEpley法や外側半規管型に対するLempert法と呼ばれる浮遊耳石置換法があるが，耳鼻咽喉科専門医に委ねるべきと思われる．

3 前庭神経炎
vestibular neuronitis

a. 症状・経過・予後
回転性めまいのみで蝸牛症状やその他の脳神経症状を伴わず，非反復性の疾患である．上気道感染が先行することがある．

b. 病因・病態・病理
少なくとも一部の症例は，単純ヘルペスウイルスⅠ型（HSV1）の前庭神経節ニューロンにおける再活性化によって引き起こされると考えられている．

c. 補助診断法
血清HSV1抗体の測定を行う．また，温度眼振試験（caloric test）では患側の反応性低下が認められる．

d. 診断・鑑別診断
臨床症状と温度眼振試験の結果に加えて，頭部MRIで中枢性病変を除外する．HSV1再活性化を示唆する検査所見があれば診断の大きな参考になる．

e. 治療
炭酸水素ナトリウムの点滴などで対処する．炎症を抑制して半規管機能を維持するためにステロイド投与が行われることもある．一方，アシクロビルなどの抗ウイルス薬は通常は用いられない．

4 内耳炎
otitis interna

a. 症状・経過・予後
めまいや難聴などの前庭症状と蝸牛症状を急性に呈する.

b. 病因・病態・病理
内耳周囲の炎症性変化が内耳に及び，前庭神経と蝸牛神経が障害されることによって生じる疾患群である．中耳疾患（中耳真珠腫・急性中耳炎）・髄膜炎などから波及することが多い．

c. 補助診断法
CTによる中耳病態評価が参考になる．温度眼振試験や純音聴力検査で前庭神経および蝸牛神経機能の異常を評価する．

d. 診断・鑑別診断
上記の検査に加えて，起因菌の同定を行う．

e. 治療
迅速な抗菌薬治療が必要である．急性中耳炎合併例ではアンピシリンやセフェム系抗菌薬の静注療法を行う．

5 突発性難聴
sudden deafness

a. 症状・経過・予後
一側性の難聴が突然生じる疾患である．耳鳴りや耳閉感も同時に認められ，約半数ではめまいを訴える．中枢神経障害を疑わせる所見は認められない．2001年の調査では，年間受療者数は約35,000人と報告されている．

b. 病因・病態・病理
病因に関しては，ウイルス感染説・内耳循環障害説などが提唱されているが，確定的ではない．

c. 補助診断法
純音聴力検査で難聴の程度を評価する．また，MRIで内耳出血を認めた症例の報告もある．中枢性疾患との鑑別も重要であるため，頭部MRIは必ず施行すべきである．

d. 診断・鑑別診断
突然の難聴を訴える代表的な中枢疾患は，前下小脳動脈領域の脳梗塞である．失調や運動麻痺などの症状がないかをチェックする．

e. 治療
ステロイド治療が標準的治療である．内耳血流改善効果のあるアデノシン3リン酸（ATP）の投与を補助的に行うこともある．それ以外に，高濃度酸素投与や星状神経節ブロックが行われることもある．

表IV-3-8 内耳障害の原因となる薬物

抗マラリア薬 キニン，chloroquine
アミノグリコシド系抗菌薬 ストレプトマイシン，アミカシン，ゲンタマイシン，カナマイシン，ネオマイシン，トブラマイシン
非アミノグリコシド系抗菌薬 クロラムフェニコール，エリスロマイシン，ミノサイクリン，バンコマイシン，ポリミキシンB
非ステロイド系抗炎症薬 アスピリン，イブプロフェン，インドメタシン，ナプロキセン，スリンダク
ループ利尿薬 フロセミド，エタクリン酸，ブメタニド
抗癌薬 ブレオマイシン，カルボプラチン，シスプラチン，ビンブラスチン，ビンクリスチン，nitrogen mustard
キレート剤 デフェロキサミン

6 薬物性内耳障害
ototoxicity

アミノグリコシド系抗菌薬やシスプラチンなどが内耳障害をきたすことが知られている．酸化ストレス産生を介した神経細胞変性が関係していると考えられている．内耳障害をきたす薬物を表IV-3-8にまとめた．

7 聴神経（内耳神経）腫瘍
acoustic nerve tumor

a. 症状・経過・予後
片側の聴力障害を進行性に呈する．一部の症

例では，急性の聴力障害を呈することがある．耳鳴りと平衡障害を認める．顔面神経が内耳道を通るため，腫瘍による圧迫で顔面神経麻痺が生じ，小脳橋角部に腫瘍が及ぶと Bruns 眼振を認める．

b. 病因・病態・病理

内耳道内の前庭神経あるいは聴神経の神経鞘から生じる良性腫瘍である．下前庭神経由来が多い．前庭神経機能は代償機転が働きやすいため，蝸牛症状が初発症状になりやすいと考えられている．また，圧迫された蝸牛神経内に浮腫性変化や出血が起きて突発性難聴様の急性の聴力障害が生じると推察されている．一方，神経線維腫症Ⅱ型では，責任遺伝子の NF2 は腫瘍抑制遺伝子である．Merlin という細胞増殖を抑制する作用のある蛋白質をコードしているが，その機能低下によって細胞増殖のコントロールが破綻することで腫瘍化をきたすと考えられている．この場合は，両側性の聴神経腫瘍に加えて，多発性髄膜腫やグリオーマなどが合併する．

c. 診断・鑑別診断

MRI によって病変を評価する．内耳孔から小脳橋角部付近に腫瘍性病変を認める．Gd-DTPA によって不均一な造影効果を受ける．

d. 治　療

高齢者で mass effect を認めない症例では経過観察のみ行うが，それ以外の場合は治療対象となる．腫瘍の直径 3 cm 未満であれば放射線治療の適応があるが，3 cm 以上であれば摘出手術が行われる．その際に，顔面神経機能の温存が重要である．

参考文献

1) 慢性頭痛の診療ガイドライン 2013．日本神経学会・日本頭痛学会監修・慢性頭痛の診療ガイドライン作成委員会編集，医学書院．1-349，2013．
2) The International Classification of Headache Disorders, 3rd edition (beta version)．(ed.) Headache Classification Committee of the International Headache Society, Cephalalgia 33：627-808, 2013.
3) メニエール病診断基準．厚生労働省難治性疾患克服研究事業　前庭機能異常に関する調査研究班．2008 年度改訂．2009 年度修正．
4) 内藤泰編，渡辺行雄：末梢性めまいの鑑別　メニエール病の診断と鑑別診断．ENT 臨床フロンティア　めまいを見分ける・治療する．中山書店．p148-153，2012 年．
5) Furuta Y, Takasu T, Fukuda S, et al.：Latent herpes simplex virus type I in human vestibular ganglia. Acta Otolaryngol 503. 85-89, 1993.
6) Schacht J, Hawkins JE.：Sketches of otohistory. Part 11：Ototoxocity：drug-induced hearing loss. Audiol Neurootol 11. 1-6, 2006.
7) Schroeder RD. Angelo LS, Kurzrock R.：NF2/merlin hereditary neurofibromatosis 2 versus cancer: biologic mechanisms and clinical associations. Oncotarget 5. 67-77,2014.

［鈴木則宏］

4 脳腫瘍と脊髄腫瘍

概説

A 分類と頻度

脳腫瘍とは，頭蓋内に発生した新生物（neoplasm）の総称である．脳や神経から発生した腫瘍はもちろんのこと，髄膜や下垂体，骨など脳実質外から発生した腫瘍や，転移性の病変でも頭蓋内にあれば脳腫瘍と呼ぶ．

1 WHO分類

脳腫瘍の分類には，WHOの中枢神経系腫瘍組織分類が広く使用されている．組織発生（細胞由来）と異型度（分化度，悪性度）に基づいて分類される．最新の2007年版の分類では，脳腫瘍は神経上皮性腫瘍，脳神経および脊髄神経腫瘍，髄膜の腫瘍，悪性リンパ腫と造血器腫瘍，胚細胞腫瘍，トルコ鞍部腫瘍，転移性腫瘍に大別されている．さらに細分化されたWHO中枢神経系腫瘍組織分類（2007年版）の概要を表Ⅳ-4-1に抜粋して示す．

脳腫瘍は組織型にかかわらず，悪性度によってgradeⅠ～Ⅳに分類される．このgradeは共通の尺度でgradeⅣが最も悪性である．

2 脳腫瘍全国集計

脳腫瘍の発生頻度は，人口10万人に対し10～15人程度と考えられている．

脳腫瘍全国集計2014年版によると，発生頻度が高い原発性脳腫瘍は，神経上皮性腫瘍（25.2％），髄膜腫（24.4％），下垂体腺腫（18.7％），

表Ⅳ-4-1　WHO中枢神経系腫瘍組織分類 2007年版（抜粋）

Ⅰ．神経上皮性腫瘍 　A．星細胞系腫瘍 　　　びまん性星細胞腫，退形成性星細胞腫，膠芽腫など 　B．乏突起膠細胞系腫瘍 　　　乏突起膠腫，退形成性乏突起膠腫，乏突起星細胞腫など 　C．上衣系腫瘍 　　　上衣下腫，上衣腫など 　D．脈絡叢腫瘍 　　　脈絡叢乳頭腫，脈絡叢癌など 　E．その他の神経上皮性腫瘍 　　　星芽腫など 　F．神経細胞系および混合神経細胞・膠細胞腫瘍 　　　神経節細胞腫，神経節膠腫，中枢性神経細胞腫など 　G．松果体部腫瘍 　　　松果体細胞腫，松果体芽腫など 　H．胎児性腫瘍 　　　髄芽腫，中枢神経系原始神経外胚葉性腫瘍など Ⅱ．脳神経および脊髄神経腫瘍 　　　シュワン細胞腫，神経線維腫など	Ⅲ．髄膜の腫瘍 　A．髄膜皮細胞由来の腫瘍 　　　髄膜腫，髄膜血管腫症 　B．間葉系腫瘍 　　　脂肪腫，孤立（在）性線維性腫瘍，軟骨肉腫，脊索腫，骨腫，血管周皮腫，ユーイング肉腫など 　C．原発性黒色腫系腫瘍 　　　悪性黒色腫，髄膜黒色腫症など 　D．その他の髄膜に関係する腫瘍 　　　血管芽腫 Ⅳ．悪性リンパ腫と造血器腫瘍 　　　悪性リンパ腫，形質細胞腫，ランゲルハンス細胞組織球症など Ⅴ．胚細胞腫瘍 　　　ジャーミノーマ（胚腫），胎児性癌，奇形腫など Ⅵ．トルコ鞍部腫瘍 　　　頭蓋咽頭腫，下垂体腺腫など Ⅶ．囊胞性病変 　　　ラトケ囊胞，類表皮囊胞，類皮囊胞，くも膜囊胞，第3脳室コロイド囊胞，松果体囊胞など Ⅷ．転移性脳腫瘍

神経鞘腫（10.1％）である．次いで悪性リンパ腫（3.5％），頭蓋咽頭腫（2.5％）の頻度である．その他，血管芽腫，脊索腫，類皮腫・類上皮腫，中枢性神経細胞腫等がある．主な脳腫瘍の頻度を表Ⅳ-4-2に示す．

全脳腫瘍に占める転移性脳腫瘍の割合は17.8％であり，その約半数が肺がんからの転移である．

B 予後

脳腫瘍の経過や予後は組織型によって異なる．主な脳腫瘍の術後生存率を表Ⅳ-4-3に示す（脳腫瘍全国集計2014）．全生存期間（overall survival）は，登録日から死亡までの期間，無増悪生存期間（progression-free survival）登録日または治療開始日から死亡または増悪までの期間の事を示し，表は1, 3, 5年時における各生存者の割合を示している．生存期間は組織型とWHO gradeによく相関することがわかる．

C 治療

治療方針は組織型や悪性度によるので，まず診断をつける必要がある．悪性脳腫瘍が疑われる場合には，まず手術摘出による組織診断を行う．その後必要に応じて放射線治療，化学療法を追加する．その他，頭蓋内圧降下療法，抗浮腫療法，痙攣予防，内分泌療法などの保存的治療が行われることもある．

髄膜腫や神経鞘腫，類皮腫・類上皮腫などの良性腫瘍では，必ずしも治療を急がなくてもよい．無症候性の小型腫瘍であれば，半年から1年に1回程度の画像診断で経過観察してもよい．逆に症状を呈した大きな腫瘍や，脳浮腫や水頭症などで頭蓋内圧亢進症状を呈しているもの，経過観察で増大が見られた場合には，手術摘出を考慮する．ガンマナイフ等の定位放射線治療が有効な腫瘍もある．良性腫瘍の中にはgradeⅡやⅢのものもあるので注意が必要である．

表Ⅳ-4-2 主な脳腫瘍の頻度（2001-2004）

主な脳腫瘍	全脳腫瘍中の頻度（％）
神経上皮性腫瘍	25.2
毛様細胞性星細胞腫	1.4
びまん性星細胞腫	2.8
退形成性星細胞腫	3.8
膠芽腫	11.1
乏突起細胞系腫瘍	3.3
上衣系腫瘍	1.0
神経節細胞腫	0.4
中枢性神経細胞腫	0.5
髄芽腫	0.8
髄膜腫	24.4
神経鞘腫	10.1
血管芽腫	1.4
悪性リンパ腫	3.5
ジャーミノーマ	1.7
下垂体腺腫	18.7
頭蓋咽頭腫	2.5
脊索腫	0.4
類上皮腫	0.9

（脳腫瘍全国集計調査報告2014年版より）

1 手術

一般的には摘出率が高い方が予後は良いので，可能な限りの摘出を行うようにする．特に良性の腫瘍では全摘出ができれば治癒が見込まれる．一方で，患者のquality of life（QOL）を重視し，機能障害を起こさないよう腫瘍の摘出を一部断念する場合もある．術前に脳機能の局在と腫瘍の位置関係を正確に把握し，摘出範囲を決定するために，functional MRIやtractography，脳磁図など機能画像を用いて検討する．

また，術中モニタリングとして，体性感覚誘発電位（somato-sensory evoked potential；SEP），運動誘発電位（motor-evoked potential；MEP）聴性誘発電位（auditory brainstem response；ABR），視覚誘発電位（visual

表Ⅳ-4-3 主な脳腫瘍の生存率

組織系とWHO grade	全生存率（OS）（％）			無増悪生存率（PFS）（％）		
	1年	3年	5年	1年	3年	5年
毛様細胞性星細胞腫（GⅠ）	98.2	93.6	92.1	91.5	77.8	73.8
びまん性星細胞腫（GⅡ）	95.4	78.7	75.0	84.0	66.5	57.0
乏突起膠細胞系腫瘍（GⅡ）	98.0	93.0	90.0	94.9	78.8	74.6
退形成性星細胞腫（GⅢ）	80.8	51.8	41.1	60.7	36.9	28.7
乏突起膠細胞系腫（GⅢ）	92.3	78.7	68.2	79.0	60.4	54.0
膠芽腫（GⅣ）	60.3	15.9	10.1	34.7	13.1	9.2
上衣腫（GⅡ）	92.7	90.9	86.3	89.2	76.8	72.5
退形成性上衣腫（GⅢ）	86.0	68.3	58.1	70.4	37.6	35.1
神経節細胞腫（GⅠ）	100	98.1	98.1	94.5	86.4	78.9
中枢性神経細胞腫（GⅡ）	98.4	98.4	98.4	87.1	79.0	79.0
髄芽腫（GⅣ）	93.6	77.3	68.7	84.8	69.2	62.9
ジャーミノーマ	98.7	98.2	97.1	97.6	92.6	89.9
髄膜腫（GⅠ）	99.2	98.6	97.9	98.1	93.8	90.5
髄膜腫（GⅡ）	96.7	93.0	91.2	87.1	71.8	60.6
髄膜腫（GⅢ）	90.2	86.6	86.6	85.2	57.5	53.4
神経鞘腫	99.5	99.2	98.8	97.7	93.3	89.5
血管芽腫	100	96.3	96.3	96.3	91.4	86.8
悪性リンパ腫	73.4	54.4	42.3	70.6	48.4	34.7
類上皮腫	98.8	98.8	98.8	98.8	96.1	93.0
GH産生下垂体腺腫	99.8	99.5	99.2	97.6	96.5	95.7
PRL産生下垂体腺腫	100	99.7	99.4	98.0	96.1	94.2
ACTH産生下垂体腺腫	99.2	98.2	97.2	97.4	90.5	85.0
非機能性下垂体腺腫	99.5	98.9	98.3	96.7	92.5	85.1
頭蓋咽頭腫	98.1	97.3	96.5	88.6	78.0	69.7
脊索腫	100	95.1	89.1	69.1	53.0	48.1

OS；Overall Survival，PFS；Progression-Free Survival

evoked potential；VEP），顔面神経刺激などの電気生理学的手法がある．また，5-アミノレブリン酸（5-aminolevulinic acid；5-ALA）を用いた脳腫瘍の術中蛍光診断，覚醒下手術にて神経機能をモニターする方法など，機能温存を図りつつ最大限の腫瘍を摘出する工夫が進歩している．

特殊な手術方針として，悪性リンパ腫は化学療法や放射線治療によく反応するため，摘出術による播種を避けるために生検にとどめることが多い．通常開頭により摘出する場合と，定位脳生検手術装置を用いてニードル針などを用いて生検する場合がある．

また，ジャーミノーマが疑われる場合にも最近では内視鏡下生検が選択され，病理診断がついたら必要に応じて放射線治療と化学療法を行う．

2 化学療法

脳腫瘍に対する化学療法薬としては，テモゾ

ロミド（temozolomide），nimustine hydrochloride（ACNU），硫酸ビンクリスチン（vincristine sulfate；VCR），procarbazine hydrochloride（PCZ），シスプラチン（cisplatin；CDDP），カルボプラチン（carboplatin；CBDCA），エトポシド（etoposide；VP-16），イホスファミド（ifosfamide；IFM），メトトレキサート（methotrexate；MTX）などの薬剤があり，単独あるいは組み合わせで使用される．

悪性神経膠腫に対し，かつてはニトロソウレア剤である ACNU が主に使用されていたが，現在の主流はテモゾロミドである．その他，悪性リンパ腫への大量メトトレキサート療法，胚細胞腫瘍や髄芽腫への ICE 療法（イホスファミド，シスプラチン，エトポシド）など，腫瘍別に効果が得られる化学療法がある．また，プロラクチン産生腫瘍へのカベルゴリン（cabergoline）やブロモクリプチン（bromocriptine），成長ホルモン産生腫瘍に対するオクトレオチド（octreotide）等も有効である．

3 放射線治療

悪性の脳腫瘍（WHO の grade Ⅲ，Ⅳの腫瘍）などでは術後に全脳照射と局所照射をあわせて放射線照射を行うが，詳細は神経上皮性腫瘍の項で解説する．

最近では，さまざまな定位放射線治療の方法が進歩している．ガンマナイフに代表される stereotactic radiosurgery（SRS）には，リニアック，ノバリス，シナジー，トモセラピー，サイバーナイフなどの装置がある．射線を集束させ 1 回の治療で大量の照射を行うことから強力な生物学的効果が得られるが，周囲の脳への照射量が増えるために大型の腫瘍には適さず，体積で約 10 cc までの小型腫瘍が対象となる．辺縁線量で 15～25 Gy を照射する．聴神経腫瘍や髄膜腫などの小型の良性腫瘍の初回治療や術後残存腫瘍の追加治療に選択される．その他，分割定位放射線治療（fractionated stereotactic radiotherapy；FSRT），強度変調放射線治療（intensity modulated radiotherapy；IMRT）など，

さまざまな高精度治療のモダリティーがある．

1 神経上皮性腫瘍
neuroepithelial tumor

【概説】

WHO 分類で神経上皮性腫瘍に分類されているものは，神経細胞とグリア細胞およびそれらと同じ組織起源を持つ細胞から由来する腫瘍である．大半はグリア系腫瘍であり，グリオーマ（glioma，膠腫）と総称される．表Ⅳ-4-1 で星細胞系腫瘍，乏突起膠細胞系腫瘍，上衣系腫瘍，その他の神経上皮性腫瘍がこれにあたる．脈絡叢腫瘍，神経細胞系および混合神経細胞・膠細胞腫瘍，松果体部腫瘍，胎児性腫瘍などはグリオーマではないが，神経上皮性腫瘍に分類される．それぞれの中でのサブタイプもまたよく知られている．

1．星細胞系腫瘍

WHO の分類では星細胞系腫瘍は，毛様細胞性星細胞腫（pilocytic astrocytoma），上衣下巨細胞性星細胞腫（subependymal giant cell astrocytoma），多形黄色星細胞腫（pleomorphic xanthoastrocytoma），びまん性星細胞腫（diffuse astrocytoma），退形成性星細胞腫（anaplastic astrocytoma），膠芽腫（glioblastoma）に細分類される．後者ほど悪性である．

毛様細胞性星細胞腫は WHO grade Ⅰで，小児の小脳，脳幹，視神経，視床下部に好発し，しばしば囊胞が形成される（図Ⅳ-4-1）．充実部に石灰化が見られることもある．視神経膠腫は neurofibromatosis type 1（NF-1）に合併することがある．亜型の毛様類粘液性星細胞腫（pilomyxoid astrocytoma）は WHO grade Ⅱである．

びまん性星細胞腫は，WHO grade Ⅱの周辺にびまん性に浸潤性に発育する腫瘍である（図Ⅳ-4-2, 3）．

退形成性星細胞腫は，退形成所見と増殖能の亢進を示す WHO grade Ⅲの星細胞腫である．成人の大脳に多く，びまん性に浸潤し再発を繰

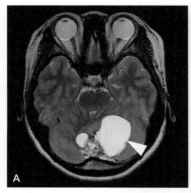 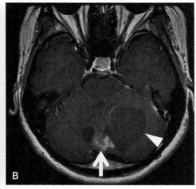

図Ⅳ-4-1　毛様細胞性星細胞腫

A：T_2強調MRI画像，B：造影T_1強調MRI画像
小脳虫部の腫瘍本体はGd-DTPAで造影される（矢印）．周辺の囊胞は，T_2強調画像で高信号，T_1強調画像で低信号（矢頭）．

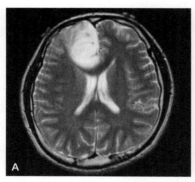 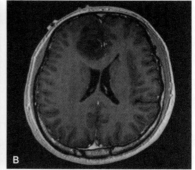

図Ⅳ-4-2　びまん性星細胞腫

A：T_2強調MRI画像，B：造影T_1強調MRI画像
右前頭葉の腫瘍はT_2強調画像で高信号，T_1強調画像で低信号で，Gd-DTPAであまり造影されない．

り返す．膠芽腫へと進展するものある．

　膠芽腫は，顕著な退形成と高い増殖活性を示すWHO grade Ⅳのグリオーマである．脳実質内に浸潤性破壊性に増殖する．中高年に好発し，男性にやや多い．病理所見では，腫瘍細胞の異型性が強く出血や壊死などが見られる．これを反映して画像所見も不整・不均一な事が特徴である．MRIやCTでは造影剤で壁が不均一に造影されるリング状造影ring enhancementが特徴である（図Ⅳ-4-4）．血管撮影でも腫瘍血管が濃染され，early venous fillingが見られることもある．

　星細胞系腫瘍の中ではまれなものとして，上衣下巨細胞性星細胞腫は，脳室壁から脳室内に突出する境界鮮明な腫瘍を作るWHO grade Ⅰの増殖能の低い腫瘍である．結節性硬化症に合併する．多形黄色星細胞腫は，WHO grade Ⅱで若年者の大脳表層に限局性の腫瘍を作る．

2．乏突起膠細胞系腫瘍

　乏突起膠腫（oligodendioglioma）は，乏突起膠細胞に類似した均一な腫瘍細胞からなるWHO grade Ⅱの腫瘍である．病理所見で丸い核の周囲にperinuclear haloと呼ばれる間隙を認めるのが特徴である．中年の男性の前頭葉に好発する．画像上，石灰化を高頻度に認めるのが特徴である（図Ⅳ-4-5）．

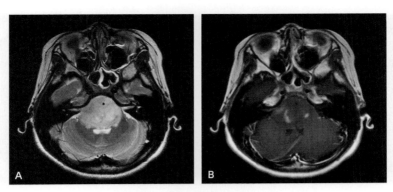

図Ⅳ-4-3 脳幹グリオーマ
A：T_2 強調 MRI 画像，B：造影 T_1 強調 MRI 画像
小児に多い脳幹グリオーマ．T_2 強調画像で橋全体が腫脹し高信号に描出されている．腫瘍は Gd-DTPA で一部造影されている．

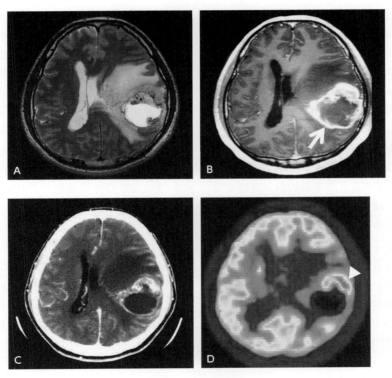

図Ⅳ-4-4 膠芽腫
A：T_2 強調 MRI 画像，B：造影 T_1 強調 MRI 画像，C：造影 CT，D：FDG-PET
脳浮腫が強く，腫瘍周辺が広範囲に T_2 強調画像で高信号に描出され，正中構造が右へ偏倚している．腫瘍は Gd-DTPA でリング状に造影されている（矢印）．CT でもリング状に造影され，PET では同部位が hot である（矢頭）．

退形成性乏突起膠腫 anaplastic oligodendroglioma は WHO grade Ⅲ，乏突起膠腫と比較して，細胞密度の増加や核異型，核分裂像の増加，微小血管増殖，壊死像などの退形成所見がみられる．乏突起星細胞腫（oligoastrocytoma）は，乏突起膠細胞腫成分と星細胞腫成分からな

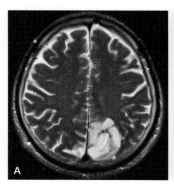 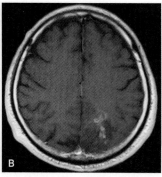 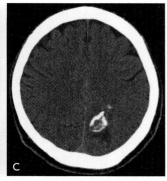

図Ⅳ-4-5 乏突起膠腫

A：T₂強調MRI画像，B：造影T₁強調MRI画像，C：単純CT
左後頭葉の腫瘍はT₂強調画像で高信号，T₁強調画像で低信号で，Gd-DTPAで一部が造影される．CTでは同部位に石灰化を認める．

る腫瘍で，WHO grade Ⅱ であり，同じく退形成性乏突起星細胞腫（anaplastic oligodendroglioma）は grade Ⅲ である．

3. 上衣系腫瘍（図Ⅳ-4-6）

上衣下腫（subependymoma）は脳室壁に発生する増殖の遅い腫瘍で，WHO grade Ⅰ である．成人に多く，部位は第4脳室に多い．

上衣腫（ependymoma）は，上衣細胞への分化を示す細胞からなる増殖の緩徐な腫瘍で，WHO grade Ⅱ である．若年者の脳室近傍や脊髄に好発する．成人ではテント上に多く，小児では後頭蓋窩に多く発生する．非交通性水頭症や周囲脳実質内に進展し局所症状が出現する．画像上しばしば石灰化が見られ，微小囊胞を有することが多い．増殖が高い上衣腫は退形成性上衣腫（anaplastic ependymoma）で，WHO grade Ⅲ である．粘液乳頭状上衣腫（myxopapillay ependymoma）は WHO grade Ⅰ である．

4. 脈絡叢腫瘍（図Ⅳ-4-6）

脈絡叢乳頭腫（choroid plexus papilloma）は，脈絡叢上皮に類似した細胞が乳頭状構造を作る脳室内腫瘍で WHO grade Ⅰ である．小児に多く，脳室内にカリフラワー状の腫瘤を形成する．水頭症を合併して見つかることも多い．

異型脈絡叢乳頭腫（atypical choroid plexus papilloma）は，核分裂活性の亢進した脈絡叢腫瘍で WHO grade Ⅱ，脈絡叢癌（choroid plexus carcinoma）は，明らかな退形成所見を示す脈絡叢腫瘍で WHO grade Ⅲ である．

5. 神経細胞系および混合神経細胞・膠細胞腫瘍

神経節細胞腫（gangliocytoma）は，よく成熟分化した大型の腫瘍性神経細胞からなる WHO grade Ⅰ の腫瘍である．

神経節膠腫（ganglioglioma）は，腫瘍性格を持つ大型の神経細胞とグリア細胞からなる WHO grade Ⅰ の腫瘍である．

中枢性神経細胞腫（central neurocytoma）は，神経細胞への分化を示す均一な小円形細胞からなる WHO grade Ⅱ の腫瘍である．若年成人の側脳室内 Monro 孔付近や第3脳室内に発生する．水頭症による症状で発見されることが多い．画像上，しばしば小さな囊胞や石灰化を伴う（図Ⅳ-4-6）．

6. 松果体部腫瘍

松果体細胞腫（pineocytoma）は，松果体細胞によく似た細胞からなる WHO grade Ⅰ の腫瘍である．松果体芽腫（pineoblastoma）は，松果体から発生する未熟な小型細胞の増殖からなる腫瘍で WHO grade Ⅳ の悪性腫瘍である．中間型松果体実質腫（pineal parenchymal tumor of intermediate differentiation）は，松果体細胞腫と松果体芽腫との中間的な分化度を示

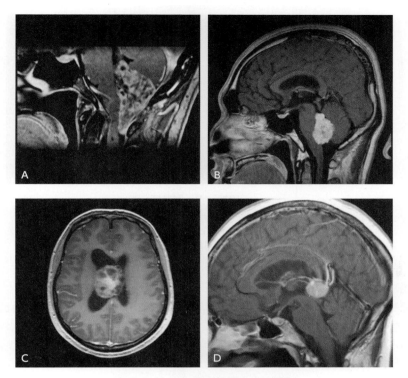

図Ⅳ-4-6　その他の神経上皮性腫瘍
A：脳室上衣腫，B：脈絡叢乳頭腫，C：中枢性神経細胞腫，D：松果体細胞腫
どれも造影 T_1 強調 MRI 画像で造影されている．

すWHO grade Ⅱ～Ⅲの腫瘍である．画像上これらの腫瘍を鑑別することは困難である（**図Ⅳ-4-6**）．

松果体部に発生する腫瘍は胚細胞腫瘍の方が頻度が高い．これらについては後述する．

7．胎児性腫瘍

髄芽腫，中枢神経系原始神経外胚葉性腫瘍などを指す．

髄芽腫（medulloblastoma）は，小児の小脳に発生する未分化な小型細胞からなる腫瘍で，神経細胞への分化傾向を示す WHO grade Ⅳの腫瘍である（**図Ⅳ-4-7**）．男児に多く，小脳虫部に発生し第4脳室内に進展する．

a．症状・経過・予後

脳腫瘍による症状は，頭蓋内圧亢進症状と巣症状に大別される．脳腫瘍による脳の圧迫や血液脳関門の破壊による脳浮腫などによる慢性的な頭蓋内圧亢進により，頭痛，嘔気・嘔吐，うっ血乳頭の三主徴を特徴とする頭蓋内圧亢進症状をきたす．頭蓋内圧亢進が急速に進行すると，脳ヘルニアによる意識障害，患側の瞳孔散大，対側の半身運動麻痺，除脳硬直や除皮質硬直を引き起こす．巣症状は脳の機能局在によって傷害された部位の症状が出現する．代表的なのは半身麻痺や失語症，同名半盲，失認などである．その他，痙攣発作等が特徴的である．脳腫瘍は他臓器に転移することはあまりないが，脳脊髄液を介して髄腔内に広がることがあり，播種と呼ばれる．

経過や予後は，組織型によって異なる（**表Ⅳ-4-3**〈338頁〉）．毛様細胞性星細胞腫（Grade Ⅰ）の5年生存率が92.1％であるのに対し，神経膠腫の中でも最も悪性な膠芽腫の5年生存率は10.1％である．

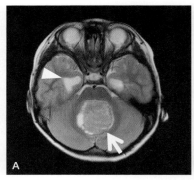
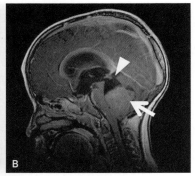

図Ⅳ-4-7　髄芽腫

A：T_2 強調 MRI 画像，B：造影 T_1 強調 MRI 画像
第4脳室内に T_2 強調画像で高信号，Gd-DTPA でわずかに造影される腫瘍を認める（矢印）．髄液循環の障害により水頭症をきたしている（矢頭）．

b. 病因・病態・病理

脳腫瘍の発生原因は未だ解明されていないが，グリオーマの遺伝子異常が解明されつつあるところである．最も悪性の膠芽腫では，EGFR の増殖と PTEN の変異，10 q の LOH などがみられる原発性の膠芽腫と，p53 遺伝子の変異後に 19 q，10 q 染色体の LOH が起こる 2 次性の膠芽腫に分けられると考えられている．

isocitrate dehydrogenase（IDH）遺伝子の点突然変異が，星細胞腫と乏突起細胞腫の約 70％前後の高率に認められることが，2008 年に報告された．星細胞腫では IDH1 の変異に加え TP53 の変異がほとんどの腫瘍で認められ，乏突起膠腫では IDH1 の変異と 1 p19 q の欠失が認められる．一方，膠芽腫では IDH1 変異は極めてまれ（5％以下）である．

c. 補助検査法

脳腫瘍の診断には，CT や MRI などの神経放射線学的検査がきわめて有用である．どちらも造影剤により造影される場合が多い．MRI では多くの場合，T_1 強調画像で低信号，T_2 強調画像で高信号に描出され，ガドリニウム（gadlinium-DTPA）で造影される．周囲の脳浮腫は T_2 強調画像や FLAIR 画像で高信号に認められる．T_1 強調画像で高信号となる病変は特徴的で，腫瘍内出血や頭蓋咽頭腫の嚢胞内容液，悪性黒色腫などに限られる．悪性脳腫瘍では MR spectroscopy でコリン／クレアチニン比が上昇する．特に悪性の神経膠腫では，脳血管撮影で腫瘍が濃染されることがある．

PET では，^{8}F-fluorodeoxyglucose PET（FDG-PET）で腫瘍は hot となり，悪性度の診断に役立てることもあるが，脳は元々ブドウ糖代謝が高いので，コントラストのつかないことも多い．^{11}C-methionine PET は研究レベルでの使用であるが，腫瘍と他疾患の鑑別に優れている．脳腫瘍に対する SPECT 検査としては，^{201}Tl-SPECT や ^{67}Ga-citrate-SPECT が使用され保険適応となっている．

d. 診断・鑑別診断

画像診断により，かなり詳細な診断が可能となっているが，最終的には摘出手術や生検術による病理検査で確定する．各腫瘍型における特徴については，各疾患部分に記載した．

e. 治　療

1．手　術

グリオーマの予後は手術摘出度と関係する．MD Anderson Cancer Center における 416 例の膠芽腫を対象とした解析では，腫瘍体積 98％以上の摘出が生命予後の改善に寄与した．UCSF の 500 例の膠芽腫の解析で，腫瘍体積 78％以上の摘出率で生存率の向上が認められている．

グリオーマは浸潤性に発育する腫瘍であるた

めに脳との境界が不明瞭である．脳の重要な機能を有する部位（eloquent area）に浸潤していることも多く，全摘出は困難なことが多い．手術は機能障害を起こさない範囲での可及的摘出となる．また，個々の患者の年齢，performance status，腫瘍の悪性度，補助療法に対する感受性などを総合的に判断して，手術の適応および摘出目標を決定する．術中に腫瘍の位置や広がりを正確に知るためには，術中ナビゲーションや術中 MRI，術中 CT を用いる．5-アミノレブリン酸（5-ALA）による光線力学的診断も有用である．術直前に患者に投与した 5-ALA は，腫瘍特異的にプロトポルフィリン IX へ代謝蓄積され，レーザー照射により腫瘍特異的に練炭色の蛍光を示す．摘出率向上に有用である．

2．化学療法

膠芽腫などの悪性神経膠腫に対しては，テモゾロミドが主流である．テモゾロミドはアルキル化剤に属する経口の抗腫瘍薬で，脳血液関門の透過性に優れ，放射線単独療法に比較してテモゾロミドを併用した方が生存期間延長の上乗せ効果があることが示されている．通常初回には放射線照射と併用する．テモゾロミドは，O^6-methylguanine-DNA methyltransferase（MGMT）のメチル化がない例では効果が期待できないことが知られている．副作用として，骨髄機能抑制やニューモシスチス肺炎などがある．

最近，悪性神経膠腫に対する新たな化学療法薬が使用できるようになっている．抗 VEGF ヒト化モノクローナル抗体であるベバシズマブ（bevacizumab）は，再発膠芽腫に対する効能・効果が追加された．ニトロソウレア系アルキル化剤であるカルムスチン（Carmustine；BCNU）も手術時に使用する脳内留置用の徐放性製剤として市販化されている．また，光線力学的治療法薬としてタラポルフィンナトリウム（talaporfin sodium）が悪性脳腫瘍にも適応が拡大された．髄芽腫では ICE 療法（ifosfamide, cisplatin, etoposide）等が行われる．

その他，脳浮腫に対してはステロイドが有効である．また，抗痙攣薬の投与が必要となることが多い．

3．放射線治療

悪性の神経膠腫（WHO の grade III，IV の腫瘍）では術後に放射線照射を行う．全脳照射と局所照射をあわせて，放射線照射量は 60 Gy が標準的である．Grade I の腫瘍は経過観察とするが，Grade II の神経膠腫で放射線照射を行うかどうかは議論の分かれるところである．標準的には 1 回 2 Gy の照射を週 5 回行い，全脳照射と局所照射をあわせて約 60 Gy の放射線照射量となる．

2 髄膜腫
meningioma

【概説】

髄膜腫の発生母地は，正常のくも膜顆粒を構成する細胞（meningothelial cell）である．多くの場合硬膜に付着し，硬膜から発生して脳を圧排しているようにみえる．2014 年版の脳腫瘍全国集計によると，原発性脳腫瘍の 24.4％を占め，発生頻度の高い腫瘍である．好発年齢は 40～70 歳代で，女性に 2.8 倍多い特徴がある．熊本県の疫学データでは，髄膜腫の罹患率は 2.76 人／10 万人／年で，原発性脳腫瘍の 1 位を占め，70 歳以上の女性では，罹患率は 11.6 人／10 万人／年であった．MRI で偶然発見される無症候性の髄膜腫は女性で 1.1％，男性で 0.9％である．

発生部位としては円蓋部が最も多く（25％），次いで傍矢状洞（11％），蝶形骨縁（11％），大脳鎌（9％），鞍結節部（8％），小脳橋角部（8％），テント部（6％），錐体斜台部（6％），嗅窩部（4％），蝶形骨平面（2％），脳室内（2％），篩明静脈洞（2％），小脳円蓋部（2％），大孔部（1％），視神経鞘（1％）の順である（図IV-4-8）．

a．症状・経過・予後

頭痛単独での発症や無症候性のものが多いが，てんかん発作や部位に応じた神経局在症状で発症することもある．

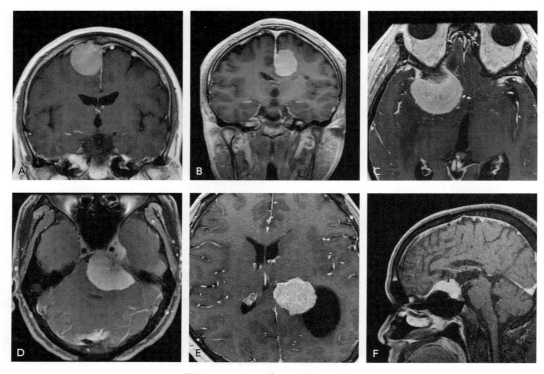

図Ⅳ-4-8　さまざまな部位の髄膜腫
A：傍矢状洞髄膜腫，B：大脳鎌髄膜腫，C：蝶形骨縁髄膜腫，D：小脳橋角部髄膜腫，E：側脳室髄膜腫，F：鞍結節部髄膜腫
いずれも造影 T_1 強調 MRI 画像で Gd-DTPA でよく造影されている．

　治療せずに経過観察した場合，43例の平均67カ月の追跡で経過観察期間中に37％が増大し，平均腫瘍増大速度は4 mm／年であったとの報告がある．2000～2004年での脳腫瘍全国集計では，WHO grade Ⅰに相当する良性髄膜腫の5年生存率は97.9％であるが，grade Ⅱで91.2％，grade Ⅲの悪性髄膜腫は86.6％である（表Ⅳ-4-3）．

b．病因・病態・病理

　WHOの組織分類では15の亜型，3つのgradeがある．典型的な組織型としては，髄膜皮性髄膜腫（meningothelial meningioma）や線維性髄膜腫［fibrous (fibroblastic) meningioma］がgrade Ⅰに，異型性髄膜腫（atypical meningioma）はgrade Ⅱに，退形成性髄膜腫（anaplastic meningioma）がgrade Ⅲに分類される．その他の詳細を表Ⅳ-4-4に記す．ほとんどはgrade Ⅰの良性腫瘍で，異型性髄膜腫は4.7～7.2％，退形成性髄膜腫は1.0～2.8％である．

　MIB-1 labeling indexは，良性の髄膜腫では0.7～2.2％，異型性髄膜腫は2.1～9.3％，退形成性髄膜腫は11.0～16.3％である．MIB-1 labeling indexが3％以上の髄膜腫は再発しやすいとされる．

　Brain Tumor Epidemiology Consortiumによれば，髄膜腫罹患のリスクファクターとしては遺伝性腫瘍症候群，髄膜腫の家族歴，女性，高線量放射線被曝があげられている．最も大きな環境因子は放射線被曝で，広島の被爆者における髄膜腫罹患の相対危険度は6.48である．携帯電話の使用と髄膜腫の発生率については，因果関係は見つかっていない．

　髄膜腫の遺伝子異常としては22番染色体長腕（22 q）のLOH（loss of heterozygosity）が約半数にみられる．同染色体上にはNF2遺伝

表IV-4-4 髄膜腫の組織型

WHO grade	脳腫瘍取扱規約の和名	WHO2007 英名
grade I	髄膜皮性髄膜腫	meningothelial meningioma
	線維性髄膜腫	fibrous (fibroblastic) meningioma
	移行性髄膜腫	transitional (mixed) meningioma
	砂粒腫性髄膜腫	psammomatous meningioma
	血管腫性髄膜腫	angiomatous meningioma
	微小囊胞性髄膜腫	microcystic meningioma
	分泌性髄膜腫	secretory meningioma
	リンパ球形質細胞に富む髄膜腫	lymphoplasmacyte-rich meningioma
	化生性髄膜腫	metaplastic meningioma
grade II	脊索腫様髄膜腫	chordoid meningioma
	明細胞髄膜腫	clear cell meningioma
	異型性髄膜腫	atypical meningioma
grade III	乳頭状髄膜腫	papillary meningioma
	ラブドイド髄膜腫	rhabdoid meningioma
	退形成性髄膜腫	anaplastic meningioma

子があり,NF2の変異は神経線維腫症2型の髄膜腫の全例および孤発性の髄膜腫の約半数に認められる.NF2のエピジェネティックな不活化他のprotein4.1ファミリーの蛋白質であるDAL-1や4.1Rの異常も同定されている.

c. 補助検査法と診断・鑑別診断

診断にはCT,MRI,血管撮影が有効である(図IV-4-9).血流の豊富な腫瘍で強く造影されるのが特徴である.

単純CTでは等吸収〜高吸収の境界明瞭で広く硬膜面に接着面をもつ腫瘍として描出され,造影剤で強く均一に造影される.囊胞形成や石灰化は約20%にみられる.骨肥厚(hyperostosis)や骨破壊を伴うことが多い.石灰化や骨肥厚,骨破壊の検出はMRIに比較したCTの強みである.一般的に骨肥厚は血管増生に伴う骨膜の肥厚であるが,骨破壊像は骨浸潤と考えられる.ただし鑑別が困難な場合も多い.

MRIでは,T_1強調画像で等〜軽度高信号,T_2強調画像では腫瘍の石灰化,壊死,血管密度,細胞の種類などを反映し,等〜高信号を示す.ガドリニウムで強く均一に造影され,腫瘍に接した硬膜の線状の増強効果(dural tail sign)は,特異的ではないものの診断に有用である.髄膜腫は脳実質外腫瘍であり,MRIでは腫瘍と脳の間に軟膜血管を示す点状無信号域や,髄液を示すT_2高信号,厚い結合組織を示すT_1およびT_2低信号域等がみられる.

MRSではアラニンのピークが特徴的である.

脳血管撮影により栄養血管や静脈との関係を把握できる.髄膜腫は主に外頸動脈系から栄養され,典型的には小さな血管が腫瘍内に放散するsun-burst appearance像がみられる.術前栄養血管塞栓術は術中出血を減らすのに有用で,広く行われるようになっている.

d. 治療

髄膜腫の治療の選択肢には,経過観察,手術摘出,ガンマナイフなどの定位放射線治療がある.良性のものは経過観察でもよいが,症状を呈する腫瘍や増大するものは手術で摘出する.小さな腫瘍には定位放射線治療も行われる.悪性のものは術後放射線治療を適宜組み合わせる.

1.手術

手術摘出の目的は,組織学的診断をつけるこ

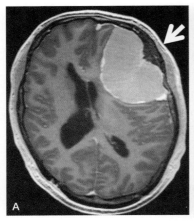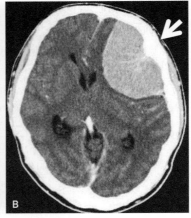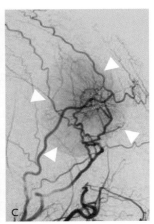

図Ⅳ-4-9　円蓋部髄膜腫
A：造影 T_1 強調 MRI 画像，B：造影 CT，C：脳血管撮影
左前頭部円蓋部の腫瘍は，MRI，CT ともによく造影されている．硬膜付着部の中心には骨肥厚が見られる（矢印）．脳血管撮影では外頸動脈系から腫瘍が濃染され，sun-burst appearance と呼ばれる（矢頭）．

ことと腫瘍の制御をすることにある．境界明瞭な髄膜腫は全摘出も可能で，高い腫瘍制御率が得られる．また，腫瘍による圧迫の解除により，局所神経症状や痙攣発作の改善が期待できる．手術技術やモニタリング，頭蓋底到達法の進歩等により手術治療の効果と安全度は上がっている．髄膜腫の再発率は腫瘍の摘出度と相関し，全摘出が得られなかった症例の再発率は5年で33％と報告されている．摘出度を5段階に分類する Simpson grading（表Ⅳ-4-5）が，1957年に提唱されて以来，現在も広く用いられている．Simpson grade Ⅰの再発率は9％，grade Ⅱでは19％とされている．

手術に伴う合併症は，無症候例よりも症候性の腫瘍に多く，高齢者に多い．手術リスクの高い腫瘍や高齢者などでは，ADL を維持した腫瘍制御を主眼として放射線治療との組み合わせによる治療が計画される．

2．放射線

髄膜腫は良性の腫瘍なので，術後放射線治療を要するか否かは議論がある．摘出後放射線治療を行った方が再発がなく，無増悪生存期間や全生存期間が延長するとの報告もあるが，放射線治療の効果を比較するランダム化試験は行われていない．

一方で，異型性髄膜腫や退形成性髄膜腫などの悪性のものについては，術後放射線治療を行った場合の5年生存率は非照射群より改善する．50〜60 Gy 以上の術後分割照射は有効であるとされている

髄膜腫は基本的には境界明瞭な腫瘍であり，ガンマナイフなどの stereotactic radiosurgery（SRS）をはじめとする定位放射線治療も行われる．髄膜腫の SRS における至適線量は定まっていないが，一般に 13〜20 Gy の辺縁線量が用いられている．約 1000 例の髄膜腫に対する SRS の治療成績に関する後ろ向き研究において，10年の腫瘍制御率は WHO grade Ⅰ，Ⅱ，Ⅲで，それぞれ 87％，30％，10％であった．同報告においては，7.7％の有害事象がみられたとされている．

一般に SRS では制御率と有害事象の観点から 10 cm^3 までの腫瘍が対象となるが，分割照射のできる FSRT では線量を上げることもできる．

表Ⅳ-4-5　髄膜腫摘出度のSimpson Grading

Grade	手術の内容	再発率
Ⅰ	肉眼的全摘で硬膜付着部および異常骨も切除したもの	9%
Ⅱ	肉眼的全摘で硬膜付着部は電気焼灼したもの	19%
Ⅲ	全摘で硬膜付着部は電気焼灼せず，硬膜外伸展部や静脈洞内や異常骨の処置をしないもの	29%
Ⅳ	腫瘍部分摘出術	44%
Ⅴ	外減圧のみで，生検術は行っても行わなくてもよい	—

3　神経鞘腫
schwannoma（neurinoma）

【概説】

神経鞘腫は末梢神経のSchwann細胞から発生する良性の腫瘍である．聴神経（第Ⅷ脳神経）に発生するものが最も多く，聴神経腫瘍（acoustic neuroma）と呼ばれる．聴神経の中でも下前庭神経由来のものは91%と多く，上前庭神経や蝸牛神経由来のものは少ないので，前庭神経鞘腫（vestibular schwannoma）とも呼ばれる．聴神経以外では，三叉神経鞘腫が0.8〜8%，頸静脈孔部神経鞘腫（舌咽，迷走，副神経）が2.9〜4%，顔面神経鞘腫が1.9%である．

a．症状・経過・予後

脳腫瘍全国集計によると神経鞘腫は原発性脳腫瘍の10.0%を占め，40代から60代に多く，女性に1.3倍多い．デンマークからの報告では，年間発生率は人口百万人当たり17.4人である．

最も頻度の高い聴神経腫瘍は小脳橋角部に発生し，耳鳴りや難聴，めまい，ふらつき感で発症する．腫瘍が小さな初期の段階では，難聴，耳鳴りが主な症状で，難聴が徐々に進行する．難聴は高い音から聞こえにくくなることが特徴で，腫瘍が大きくなるとともに聞こえが悪くなる．また，突発性難聴と診断されることもある．腫瘍が大きくなると聴力を失い，顔面神経麻痺，三叉神経症状，小脳症状などが出現し，また水頭症を合併するようになってくる．最近では画像診断の進歩により，頭痛やめまいの精査で偶然に発見されたり，脳ドックなどで無症状のうちに発見される例も多くなっている．

前庭神経鞘腫の増大は一般的に緩徐であり，小さな腫瘍では経過観察も選択される．経過観察例のメタアナリシスによれば平均の腫瘍増大速度は1.15〜1.87 mm／年である．神経鞘腫は5年生存率が98.8%，5年の無増悪生存率が89.5%の良性腫瘍である．

b．病因・病態・病理

神経鞘腫の約90%は孤発例であるが，遺伝性の脳腫瘍としては，神経線維腫症1型（neurofibromatosis type-1，NF-1），神経線維腫症2型NF-2）などが知られている．

NF-1はvon Reckling Hausen病である．NF-2は両側性前庭神経鞘腫で診断は確定する．あるいは，親，子供，あるいは兄弟のいずれかにNF2が存在する上に，本人に片側性の前庭神経鞘腫がみられる場合，神経鞘腫，髄膜腫，神経膠腫，神経線維腫，若年性白内障のうち，いずれか2種類が存在する場合もNF-2と診断する．NF-2は常染色体優性遺伝で，染色体22 q11に位置する癌抑制遺伝子であるNF2遺伝子の異常により生じる．NF2の遺伝子産物はmerlinという細胞骨格蛋白である．両側前庭神経鞘腫のほかに，髄膜腫，神経膠腫（星細胞腫，上衣腫），三叉神経鞘腫，若年性白内障などを合併する．

c．補助検査法と診断・鑑別診断

単純X線撮影で，内耳道の拡大や，破壊像，漏斗状変形を認める．単純CTで　腫瘍はさまざまな吸収域を呈するが，石灰化はまれであり，内耳道の拡大も検出できる．造影CTでは腫瘍実質が造影される．水頭症を伴うこともある．MRIではT_1強調像で低信号，T_2強調像では

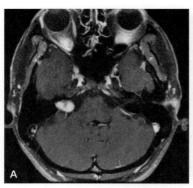
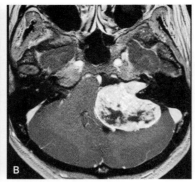

図Ⅳ-4-10　神経鞘腫
A：右内耳道内の小型の聴神経腫瘍，B：脳幹や小脳を圧迫する大型の聴神経腫瘍
どちらも造影 T_1 強調 MRI 画像．

高信号で，ガドリニウムで実質部が均一に造影される（図Ⅳ-4-10）．3D-FSE（fast spin echo）法やCISS（constractive interference in steady state）法などは，腫瘍と前庭神経や他の神経との関係の把握に有効である．

前庭神経鞘腫では，聴力の評価には純音聴力検査（pure tone average；PTA），語音明瞭度検査（speech discrimination score；SDS）をもとにGardner-Robertson分類が広く使われている．聴力低下例では，聴性脳幹反応（auditory brainstem response；ABR）でⅠ〜Ⅴ波の潜時の延長やⅡ波以降の消失などを認める．また，前庭神経の機能の評価は，カロリックテスト，VEMP（vestibular evoked myogenic potentials）が行われる．顔面神経麻痺の程度の評価は，House-Brackmann gradingが広く使われている．

小脳橋角部に発生するものは，髄膜腫，類表皮腫，脈絡叢乳頭腫などが鑑別に上がる．

d. 治療

良性の腫瘍なので，治療を急ぐ必要はない．経過観察，手術摘出，定位放射線治療の選択肢がある．前庭神経鞘腫の増大は一般的に緩徐であり，小さな腫瘍では経過観察も選択される．メタアナリシスによれば平均の腫瘍増大速度は1.15〜1.87 mm／年であり，経過観察期間中の腫瘍の増大のため，20％程度の症例では治療が必要となっている．

手術のメリットは，全摘出により治癒が望める点で，94〜99％の腫瘍制御が得られる．聴力の保たれている小型の腫瘍の場合には腫瘍摘出による聴力温存が治療の目標となる．大型の場合には，すでに聴力が失われていたり，手術による聴力の温存も難しくなるので，顔面神経麻痺，三叉神経症状，小脳症状などの発生防止や軽減が目的となる．手術で聴力温存を企図する場合にはABRをモニタリングする．また，顔面神経の温存のために顔面神経刺激を行う．術後の聴力温存率は21〜78％と報告されている．顔面神経や聴力の温存率は，腫瘍のサイズにもよるが，最近の報告では顔面神経の機能的温存は95％程度，聴力温存率は21〜78％と報告されている．

放射線治療としては，小さな腫瘍（径2.5 cm以下）に対しては，ガンマナイフ，サイバーナイフなどの定位放射線治療（SRS）が主流である．93〜98％の腫瘍制御率（腫瘍の増大がないか縮小）が得られている．顔面神経の温存率は93〜100％，有効聴力の温存率は68〜84％である．

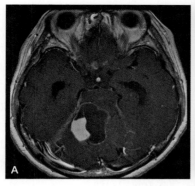
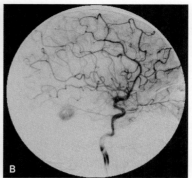

図Ⅳ-4-11　血管芽腫

A：造影 T_1 強調 MRI 画像，B：脳血管撮影
腫瘍は壁在結節としてよく造影されている．周辺の囊胞は T_1 強調 MRI 画像で低信号．
血流の多い腫瘍で，脳血管撮影で腫瘍本体が濃染されるのが特徴である．

4 血管芽腫
hemangioblastoma

【概説】

小脳に好発し（約 80％），囊胞を伴うことが多い（約 75％），緩徐に増大する良性腫瘍である．脳幹や脊髄にも発生するが，テント上や末梢神経にはまれである．脳幹では延髄に多い．原発性脳腫瘍の約 1.4％，小脳腫瘍の約 30％を占め，やや男性に多い．

a. 症状・経過・予後

頭蓋内圧亢進症状や，歩行障害や体幹の失調などの小脳症状で発見されることが多い．囊胞や充実性腫瘍が増大すると髄液の灌流が障害され閉塞性水頭症（小脳血管芽腫の約 80％）をきたし頭蓋内圧が亢進する．頭痛が最も多く，朝に増悪する．脳幹病変の症状は，感覚鈍麻，歩行障害，嚥下困難，反射亢進，小脳症状などである．脊髄病変では，脊髄痛をはじめとする種々の神経症状を呈する．エリスロポエチン過剰分泌による二次性多血症が 5〜30％の患者で認められる．

腫瘍は良性だが，治療後の再発率は高い（〜25％）．若年発症，VHL 病，多発性，延髄や脊髄腹側に発生した場合は治療困難で再発も多く，比較的予後が悪い．VHL 病では中枢神経系以外に発生した病変の経過も重要で，特に腎細胞がんでの死亡例が多い．平均寿命は孤発例で 63 歳に対し VHL 病では 46 歳と報告されている．5 年生存率は 96.3％，無増悪生存率は 86.8％である．

b. 病因・病態・病理

腫瘍の発生起源は未だ不明であるが，間質細胞 stromal cell と毛細血管網で構成される WHO grade Ⅰ の良性腫瘍である．小脳に単独で発生する孤発例が多く，発症年齢は 40〜50 歳頃である．

約 1／4 の症例は von Hippel-Lindau 病（VHL 病）に関連する．VHL 病は，常染色体優性遺伝で VHL 遺伝子変異（異常）が原因であることがわかっている．VHL 病の好発年齢は 30 歳前後と若年で，小脳に加えて，脳幹，脊髄に多発性の血管芽腫を生じる．また，網膜血管腫，腎細胞がん，褐色細胞種，腹腔内臓器の囊胞や腫瘍，内リンパ囊腫瘍などを合併する．

c. 補助検査法と診断・鑑別診断

多発病変を有する患者や若年者では，造影 MRI による脊髄までの撮影と，眼科検査，腹部造影 CT，尿中メタネフリン検査などの VHL 病スクリーニングが必要である．

画像検査では血流豊富で境界明瞭なのが本腫瘍の特徴である．造影 MRI が診断に有用で，

しばしば囊胞を伴い，腫瘍本体は均一に強く造影される壁在結節として認める（図Ⅳ-4-11）．囊胞部分は通常造影されない．単純MRIでは，腫瘍実質部分はT_1強調画像で等～低信号，T_2強調画像で等～高信号であり，囊胞部分はT_1強調画像で低信号，T_2強調画像で高信号である．拡張した栄養血管や流出静脈が腫瘍実質部分にflow voidとして認められることも多い．脳幹の腫瘍は，充実性であることが多い（約80％）．脊髄の病変も著明な造強効果を示し，しばしば囊胞・syrinxを伴う（約50％）．

CTでも実質性の部分が均一で強い増強効果を示す．単純CTでは腫瘍の実質部分は等吸収域，囊胞部分は低吸収域である．石灰化は通常認めない．

脳血管撮影は診断の確定に有用である．高密度の腫瘍血管に一致して，腫瘍結節の強い濃染像を認めるのが特徴的で，時に脳動静脈奇形のようにも見える．囊胞部分は無血管野となる．

d．治療

外科的摘出が第一選択である．多くの場合，腫瘍は境界明瞭で全摘出が可能である．小脳のものではおおむね容易に達成できる．囊胞を伴う場合は，壁在結節の摘出のみで十分で，囊胞壁には腫瘍が存在しないため囊胞の切除はしないでよい．手術成績も通常良好で，多くの場合術後は症状の軽快を認め，病前の生活に復帰できる．一般に，早期に診断治療されるほど，永続的な神経症状を残す可能性が低くなる．

脳幹部でも第4脳室内など外方増殖性（exophytic）に発生して脳幹部への浸潤が少ないものなどは切除可能であるが，脳深部や延髄の大型充実性腫瘍は，手術リスクが高く切除困難である．脊髄血管芽腫は胸髄が最多で，頚髄がこれに次いで多い．脊髄背側に位置することが多いため，後方から椎弓切除を行って摘出する．

手術が困難な際には，放射線治療を行うこともあるが，化学療法の有効性は示されていない．根治療法ではないものの，X線による高線量の放射線照射は，手術で摘出しきれなかった充実性の腫瘍や，多発病変の制御などに使用されており，病変縮小や増大抑制と生存率の改善が報告されている．

ガンマナイフなどの定位放射線照射も有効で，特に脳幹や脊髄での再発腫瘍やVHL病の多発性の血管芽腫で有益と考えられる．定位照射による5年の腫瘍制御率は70～95％程度とされているが，囊胞を伴う病変はそれよりも成績が悪い．囊胞は放射線治療によって増大することもあるため，症候性となった場合は，オンマヤ貯留槽の挿入による内容液の吸引が必要になることがある．

5 悪性リンパ腫
malignant lymphoma

【概説】

中枢神経系原発悪性リンパ腫（primary central nervous system lymphoma；PCNSL）は，中枢神経系に原発するリンパ球由来の悪性腫瘍である．原発性脳腫瘍の3.5％を占める．

a．症状・経過・予後

初発症状として最も多いのは巣症状，精神症状，頭蓋内圧亢進症状，痙攣発作などである．化学療法や放射線療法に一度は反応するものの生命予後は不良で，5年間の全生存率は42.3％，無増悪生存率は34.7％である．

b．病因・病態・病理

病理組織像は異型リンパ球のびまん性増殖が脳実質内に認められ，大部分はnon-Hodgkin typeのdiffuse large B-cell lymphomaである．高齢者に多く，免疫不全状態の患者にも発生する．テント上の大脳深部白質，基底核，視床，脳梁に好発し，多発性病巣を形成することが多く，鑑別の一助になる．まれではあるが，T細胞性リンパ腫（T-cell lymphoma）など他のタイプのリンパ腫もある．また，血管内B細胞リンパ腫（intravascular B-cell lymphoma）は，血管内で増殖して脳梗塞で見つかることが多い．

c．補助検査法と診断・鑑別診断

CTやMRIでは多くの場合均一に強く造影効果があり，特に辺縁が刷毛で描いたような質

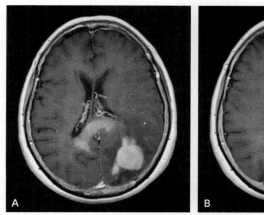
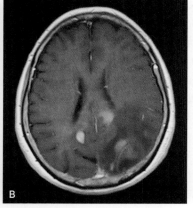

図Ⅳ-4-12　悪性リンパ腫

A：造影 T_1 強調 MRI 画像，B：造影 T_1 強調 MRI 画像
造影 T_1 強調 MRI 画像で，Gd-DTPA でよく造影されている．腫瘍の境界は刷毛で書いたように不鮮明で，病変は左右の頭頂葉や脳梁に多発している．周辺の脳浮腫は T_1 強調画像で低信号である．

感があることが比較的特徴である（図Ⅳ-4-12）．リング状造影（ring enhancement）を呈することもあり，膠芽腫や転移性腫瘍，脳膿瘍や放射線壊死との鑑別が問題となる．

N-isopropyl-p-[^{123}I] iodoamphetamine SPECT（IMP-SPECT）の delayed phase の取り込みも特徴的で，診断的意義がある．

腫瘍マーカーとしては，髄液中 β-2 ミクログロブリンの上昇や，血清の可溶性インターロイキン-2（sIL-2）受容体値の上昇が診断補助に有用である．

d. 治　療

中枢神経原発性悪性リンパ腫と診断されれば，大量メトトレキサート（high dose MTX）療法や放射線治療に一度はよく反応するので，組織診断（髄液細胞診も含む）が治療方針決定に必要である．一方で，腫瘍摘出率は予後に影響せず，むしろ過度の摘出が予後悪化につながるという報告もあり，摘出手術の際の腫瘍の播種の方が問題となる．したがって最近では開頭による全摘手術を避け，局所麻酔下の定位的脳生検術が標準的な手術である．ただし，頭蓋内圧亢進を伴い緊急に減圧が必要な場合には，可及的な腫瘍摘出を行う．

なお，PCNSL はステロイドの反応性が高く，時にステロイドのみで腫瘍が縮小・消失し，生検が困難になることがある．PCNSL が疑われた症例では，術前にはステロイド投与を控えるように留意する．

組織診断がついたら，放射線照射と大量メトトレキサート療法の併用療法が行われる．

放射線治療による遅発性神経毒性 delayed neurotoxicity による認知障害などが問題となり，化学療法とのタイミングや照射線量について検討が加えられている．

6　胚細胞腫瘍
germ cell tumors

【概説】

生殖器に発生する胚細胞腫瘍が中枢神経系に発生することがある．組織型により，ジャーミノーマ（胚腫，germinoma），胎児性癌（embryonal carcinoma），卵黄嚢腫瘍（yolk sac tumor），絨毛癌（choriocarcinoma），奇形腫（teratoma），混合性胚細胞腫瘍（mixed germ cell tumor）に分類される．

ジャーミノーマはさらに，pure germinoma

とHCG producing germinomaに分類される．奇形腫はさらに，成熟奇形腫（mature teratoma），未熟奇形腫（immature teratoma），悪性転化を伴う奇形腫（teratoma with malignant transformation）に分類される

脳腫瘍全国集計2014によると，原発性脳腫瘍に占める頻度はジャーミノーマで1.5%，HCG産生ジャーミノーマで0.3%，奇形腫で0.2%である．その他はさらにまれな腫瘍である．

好発年齢は10～25歳で，男性に多い．発生部位は松果体部が最も多く，鞍上部，基底核などに発生する．ジャーミノーマは鞍上部に多く，女性の松果体部腫瘍はまれで，鞍上部の成熟奇形腫もまれである．

a. 症状・経過・予後

松果体部に発生したものは，中脳水道の閉塞による水頭症や頭蓋内圧亢進で見つかる．また，上方注視麻痺（Parinaud sign）やArgyll Robertson瞳孔が有名である．一方で，鞍上部に発生したものは，尿崩症や視力・視野障害，月経異常で発症する．

化学療法や放射線照射が著効するものからそうでないものもあり，予後もさまざまである．ジャーミノーマは放射線治療の感受性が高く，5年生存率は97.1%，無増悪生存率は89.9%である．まれな腫瘍であるため統計はないが，胎児性癌や絨毛癌の生命予後は悪い．

治療法を考慮して，組織型により，Good Prognosis群，Intermediate Prognosis群，Poor Prognosis群の3群に分類される（表Ⅳ-4-6）．

b. 病因・病態・病理

ジャーミノーマの病理所見は，大型円形で未熟な胚細胞様腫瘍細胞と小型リンパ球の浸潤からなりtwo-cell patternと呼ばれる．

胎児性癌は，精巣の胎児性癌に類似した腫瘍である．卵黄嚢腫瘍は，卵黄嚢への分化を示していると考えられる腫瘍でα-フェトプロテイン（AFP）を産生する．絨毛癌は胎児外成分であるtrophoblastへの分化を示す腫瘍で，ヒト絨毛性ゴナドトロピン-β（HCG-β）を産生

表Ⅳ-4-6 胚細胞腫瘍の組織型による分類

Good Prognosis群
・ジャーミノーマ
Intermediate Prognosis群
・悪性転化を伴う奇形腫
・混合性胚細胞腫瘍のうちジャーミノーマあるいは奇形腫が主体のもの
Poor Prognosis群
・絨毛癌
・卵黄嚢腫瘍
・胎児性癌
・混合性胚細胞腫瘍うち上記3腫瘍要素が主体のもの

する．奇形腫では，皮膚，中枢神経，骨軟骨，脂肪組織，筋組織など，よく分化した組織を認める．

c. 補助検査法と診断・鑑別診断

MRIでは，T_1・T_2強調像とも灰白質と同程度の信号強度で均一に造影される（図Ⅳ-4-13）．また，拡散強調画像で高信号を呈する．奇形腫では，MRIで脂肪，高蛋白の囊胞，亜急性期出血などがT_1強調像で高信号となることがあり，比較的特徴的である（図Ⅳ-4-13）．

血清中の腫瘍マーカーは，絨毛癌ではHCG-βが陽性，卵黄嚢腫瘍ではAFPが陽性となるのが特徴である．胎児性癌ではAFPやHCG-βが陽性となることがある．

逆に，AFPは卵黄嚢腫瘍，胎児性癌，未熟奇形腫で，HCG-βは絨毛癌，未熟奇形腫，HCG産生ジャーミノーマ，胎児性癌で陽性となる．また，癌胎児性抗原（CEA）は胎児性癌で陽性となり，胎盤性アルカリホスファターゼ（placental alkaline phosphatase；PLAP）は，ジャーミノーマの免疫組織化学的マーカーである．

鑑別診断は，松果体部のものは松果体細胞腫や他の神経膠腫，髄膜腫，松果体囊胞などである．鞍上部のものは，頭蓋咽頭腫，視神経膠腫，髄膜腫，下垂体腺腫などが鑑別にあがる．

d. 治療

組織型により予後や治療法が大きく異なるため，まず生検や腫瘍マーカーで組織診断をすることが重要となる．

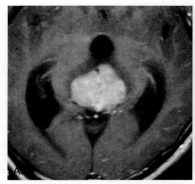
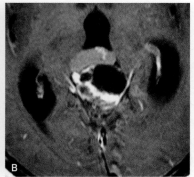

図Ⅳ-4-13　胚細胞腫瘍

A：ジャーミノーマ，B：奇形腫
どちらも造影T_1強調MRI画像．ジャーミノーマが均一に造影されているのに対し，奇形腫ではさまざまな信号強度の病変が混在している．

　胚細胞腫瘍は，組織型によりgood prognosis群，intermideate prognosis群，poor prognosis群に分類し，CARE療法（carboplatin, etoposide）やICE療法（ifosfamide, cisplatin, etoposide）が行われる．

　ジャーミノーマは，化学療法や放射線によく反応する．手術で確定診断に十分な量を採取するだけでいいとする報告もあるが，腫瘍サイズと放射線制御線量の間に有意な相関があるとの報告もある．成熟奇形腫では，完全に全摘出すれば治癒する．後頭部経テント到達法や小脳上テント下到達法で摘出する．腫瘍が残存した場合は再増大するため放射線により再発を防止するか，手術の繰り返しが必要になる．

　悪性の胚細胞腫では，手術切除後，化学療法および放射線治療を行う．血中AFP値が2000 ng/mL あるいはHCG値が2000 mIU/mL以上の症例は，卵黄嚢腫瘍あるいは絨毛癌が主体のpoor prognosis群と判定し，手術せず，術前化学療法（neoadjuvant chemotherapy）や術前照射を行って腫瘍サイズを縮小させてから，腫瘍の全摘出を行うという手段も有効である．

7　下垂体腺腫
pituitary adenoma

【概説】
　下垂体腺腫は，下垂体前葉の実質細胞から構成される良性腫瘍で，原発性脳腫瘍の18.7%を占める．好発年齢は20〜50歳代で，女性に多い．ホルモン産生性の腫瘍と非産生性の腫瘍に大別され，それぞれ機能性下垂体腺腫および非機能性下垂体腺腫と呼ばれる．直径10 mm以下のものはmicroadenomaと呼び，10 mmを超えるものはmacroadenomaと呼ぶ．

a. 病因・病態・病理
　下垂体腺腫は下垂体前葉に発生し，トルコ鞍内から鞍上部，視床下部に進展する．腫瘍の増大に伴い，下垂体機能の低下が出現する．一方で，ホルモン産生性腫瘍の場合には，ホルモンの分泌過剰による問題が生じる．
　ホルモン産生腫瘍には，成長ホルモン産生腺腫（GH-producing adenoma），プロラクチン産生腺腫（PRL producing adenoma），甲状腺刺激ホルモン産生腺腫（TSH producing adenoma），副腎皮質刺激ホルモン産生腺腫（ACTH-producing adenoma），ゴナドトロピン産生腺腫（Gonadotropin-producing adenoma）がある．その他に，ホルモンを産生しないnull cell adenomaがある．

成長ホルモン産生腺腫では，Insulin-like growth factor-1（IGF-1；ソマトメジンC）が増加し，骨端に作用して先端巨大症をきたす．血液検査では成長ホルモンやソマトメジンCの高値を認める．

プロラクチン産生腺腫は，女性に多く，プロラクチンの高値により乳汁分泌無月経症候群を生じる．クロルプロマジンなどの向精神薬や，シメチジンやスルピリドなどの抗潰瘍薬，メトクロプラミドやドンペリドンなどの制吐剤などで高プロラクチン血症をきたすことがあり，服薬歴を聴取することが重要である．

副腎皮質刺激ホルモン産生腺腫では，副腎からコルチゾールの放出が増加し，Cushing病をきたす．異所性ACTH産生腫瘍との鑑別が問題となる．血中コルチゾール値の増加の他に，尿中17-OHCSや17-KGSが増加する．

甲状腺刺激ホルモン産生腺腫やゴナドトロピン酸性腺腫はまれである．

b. 症状・経過・予後

microadenomaは，内分泌症状で発見されるか，偶然発見されることも多い．macroadenomaでは，視神経交叉を下方から圧排し，典型的には両耳側半盲となる．プロラクチン産生腫瘍では，乳汁分泌・無月経症候群，成長ホルモン過剰による先端巨大症や巨人症，副腎皮質ホルモン過剰によるCushing病では中心性肥満，満月様顔貌，皮膚線条，性機能減退，高血圧，糖尿病などが生じる．非機能性の下垂体腺腫では，視床下部・下垂体系の機能低下による尿崩症，甲状腺機能低下症，副腎皮質機能低下症などが出現する．非機能性腺腫は当初無症状のことも多く，大きくなってから両耳側半盲などで発見されることが多い．

下垂体内の急な出血は下垂体卒中と呼ばれ，突然の激しい頭痛や視力・視野障害が急激に起こり，緊急手術が考慮される．

下垂体腫瘍の5年生存率は，GH産生下垂体腺腫で99.2％，PRL産生下垂体腺腫で99.4％，ACTH産生下垂体腺腫で97.2％，非機能性下垂体腺腫で98.3％である．

c. 補助検査法と診断・鑑別診断

下垂体腺腫ではホルモンの過剰分泌や機能不全を確認するため，ホルモン検査が必須である．

画像検査ではトルコ鞍部に病変を認める（図Ⅳ-4-14）．単純X線ではトルコ鞍の風船様拡大（ballooning）や鞍底部の変形・破壊による二重底（double floor）が見られる．CTでは単純CTで等吸収域を示すことが多く，造影剤でよく造影される．MRIでは，T_1強調画像で低信号〜等信号，T_2強調画像では高信号強度で，ガドリニウムで造影されるが，正常下垂体の増強効果よりは弱い．

鞍上部に発生する腫瘍として，頭蓋咽頭腫，視神経膠腫，髄膜腫，胚細胞腫瘍，ラトケ嚢胞，過誤腫，転移性脳腫瘍，リンパ球性線下垂体炎が鑑別に上がる．

d. 治療

非機能性腺腫の手術適応は，視神経への圧迫による視力・視野障害の改善やその予防である．先端巨大症，Cushing病，TSH産生腫瘍などの機能性腺腫には，手術摘出が第一選択である．手術の目標は診断確定と血中ホルモン値の正常化にある．下垂体腺腫はほとんどの場合，経蝶形骨洞的に摘出される．最近では特に内視鏡を用いた経鼻的経蝶形骨洞的手術が行われる．腫瘍は非常に軟らかく，リングキュレットで掻き出しながら吸引管で吸引摘出が可能である．性状は通常，泥状軟と表現される．標本は先端がカップ状の下垂体腫瘍摂子で採取される．

機能性腺腫の中でもプロラクチノーマにはブロモクリプチンやカベルゴリンの内服が有効であり，薬物療法が第一選択である．通常，腫瘍は著明に縮小し血中プロラクチン値も低下する．これらの薬剤が無効であるか，副作用のため内服に耐えられない例では，摘出手術が行われる．

GH産生性腫瘍には，手術摘出が第一選択であるが，ブロモクリプチンやオクトレオチドが用いられる．よほど治療に抵抗性でないかぎり，放射線照射を行うことはない．

4 脳腫瘍と脊髄腫瘍

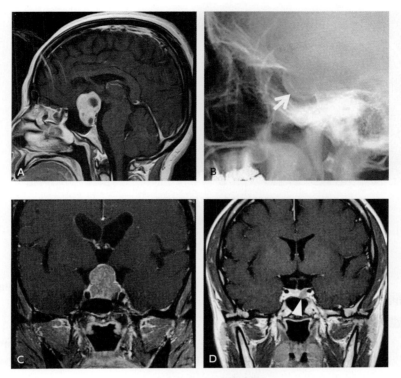

図Ⅳ-4-14 下垂体腺腫
A：造影 T₁ 強調 MRI 画像矢状断
B：単純 X 線側面像．ballooning，double floor の所見（矢印）
C：macroadenoma の冠状断 MRI 造影 T₁ 強調画像
D：microadenoma の冠状断 MRI 造影 T₁ 強調画像．正常下垂体はよく造影されているが，左側寄りに造影が薄い部分が腫瘍（矢頭）．

8 頭蓋咽頭腫
craniopharyngioma

【概説】

頭蓋咽頭腫は，ラトケ嚢由来と考えられている嚢胞形成を伴う WHO grade Ⅰ の上皮性腫瘍である．エナメル上皮腫型（adamantinomatous type）と乳頭型（papillary type）に大別される．エナメル上皮腫型の好発年齢は小児と成人の二峰性を示し，乳頭型は成人に発生する．

腫瘍はトルコ鞍上部に発生し，嚢胞や石灰化を伴う．下垂体系や視床下部を圧排しながら増大するため，尿崩症などの内分泌障害や，視神経の圧迫による視力・視野障害で発症する．小児の場合には，下垂体機能不全による身体発育遅延がおこる．

頭部単純 X 線では，下垂体腫瘍におけるトルコ鞍の ballooning に比較して，平皿状変形（saucer-like appearance）が特徴的である（図Ⅳ-4-15）．MRI では，実質部分は T₁ 強調像で低信号，T₂ 強調像で高信号で造影剤で造影される（図Ⅳ-4-15）．嚢胞内用液は T₁ 強調画像で高信号となることがあり，特徴的である．CT では石灰化を診断する．

ラトケ嚢胞や下垂体腺腫との鑑別が問題となる．その他に鞍上部に発生する胚細胞性腫瘍や髄膜腫，視神経膠腫なども鑑別にあげられる．

治療は手術摘出が第一選択である．開頭術が基本であるが，トルコ鞍内を中心とした小型の腫瘍であれば，経鼻的アプローチで手術も可能である．視床下部に癒着しているなど全摘出が困難な場合には，術後に放射線治療を行う．

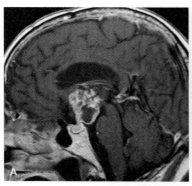 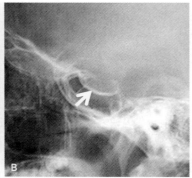

図Ⅳ-4-15 頭蓋咽頭腫
A：造影 T_1 強調 MRI 画像矢状断．鞍上部に囊胞を含む造影病変を認める
B：単純 X 線側面像．saucer-like appearance の所見（矢印）

9 囊胞性病変
Cysts

【概説】

WHO2007 の分類では，ラトケ囊胞，類表皮囊胞，類皮囊胞，くも膜囊胞，第 3 脳室コロイド囊胞，松果体囊胞などが囊胞性病変に分類されている．

ラトケ囊胞は，トルコ鞍内や鞍上部に発生するラトケ囊の遺残物からなる上皮細胞性囊胞である．画像上，典型的には下垂体部の正中に造影されない囊胞として描出される．囊胞壁は通常造影されない（図Ⅳ-4-16）．

類表皮囊胞（epidermoid cyst）は，類上皮腫とも呼ばれ，小脳橋角部に好発する重層扁平上皮で囲まれた囊胞である．内腔には角化物質が貯留している．通常のMRIでは髄液と等信号でわかりにくいが，拡散強調画像で高信号となるのが特徴である（図Ⅳ-4-17）．

10 転移性脳腫瘍
metastatic brain tumors

【概説】

頭蓋外の他臓器に原発した腫瘍が頭蓋内へ転移し発生した腫瘍を転移性脳腫瘍と呼ぶ．ほとんどの場合，血行性転移である．くも膜にびまん性に転移すると髄膜癌腫症（meningeal carcinomatosis）と呼ばれる

a．症状・経過・予後

初発症状は，局所症状（47％），頭痛（25％），痙攣発作（7％），などである．その他，原発巣のフォローアップで見つかることもある（13％）

転移性脳腫瘍の予後は原発巣の予後にもよるが一般的には不良で，5 年生存率は 28.5％である．主な原発巣別の 5 年生存率は，肺 24.8％，乳腺 24.0％，大腸 9.8％，腎 39.7％，直腸 4.9％，胃 17.8％である．

b．病因・病態・病理

全脳腫瘍に占める転移性脳腫瘍の割合は 17.6％である．単発が 51％，多発が 49％である．原発巣は肺が 51.9％と最も多く，次いで乳腺，大腸，腎，直腸，胃，頭頸部の順である．頭蓋内のどこに発生してもよいが，発生部位は前頭葉，小脳，頭頂葉，後頭葉，側頭葉の順に多い．

組織型は adenocarcinoma が最も多く，次いで squamous cell carcinoma，small cell carcinoma の順である．肺，乳腺，胃，大腸では adenocarcinoma が最も多く，頭頸部癌の転移では squamous cell carcinoma が最も多い．

c．補助検査法と診断・鑑別診断

CT や MRI が有用で，大脳半球の場合には皮髄境界に発生することが特徴的であるといわれている．造影剤でリング状造影を呈すること

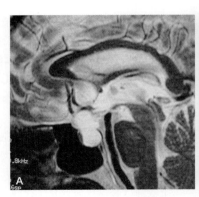
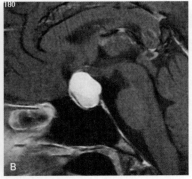

図Ⅳ-4-16 嚢胞性病変
A：くも膜嚢胞の T_2 強調 MRI 画像．トルコ鞍内が髄液と同じ高信号に描出されている．
B：ラトケ嚢胞の T_1 強調 MRI 画像．高濃度の蛋白を反映し高信号に描出されている．

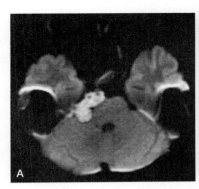
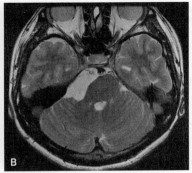

図Ⅳ-4-17 類表皮嚢胞
A：拡散強調 MRI 画像．右小脳橋角部に高信号の病変
B：T_2 強調 MRI 画像．同部位は髄液と同程度の高信号

があり，膠芽腫や脳膿瘍が鑑別にあがる．

d. 治療

分子標的薬の開発など各臓器の癌治療の進歩とともに，脳転移巣のコントロールの重要性が増している．脳転移巣の存在が原発巣の進行に伴うことも多く，単なる生存期間の延長のみでなく，できるだけ長く useful life を送れるように配慮する必要がある．

治療には手術による摘出のほか，放射線治療や化学療法が行われる．初回治療で半数では何らかの手術が行われている．可能ならば全摘出を目指すが，術後神経脱落症状による QOL 低下を考慮して生検や部分摘出に止めることもある．頭蓋内圧管理のための減圧開頭や脳室ドレナージ，シャント術は，離脱が困難で本質的な治療ではないので，あまり行われることはない．また，初回治療で 71％の症例には摘出の有無にかかわらず放射線治療が行われている．全脳照射（19％），局所照射（7％），SRS/SRT（41％），およびその組み合わせが選択されている．全脳照射が標準で，40～60 Gy を 4～6 週かけて照射する．原発巣や年齢を考慮して 1 回線量や分割の回数が決められる．特に小型病変に対しては，定位放射線治療は入院期間が短く済み，その有効性も示されつつある．通常境界線量で 15～25 Gy を照射する．

11 脊髄腫瘍
spinal cord tumor

【概説】
　脊髄の周囲あるいは内部に発生した腫瘍の総称である．脊髄，神経根，髄膜などから発生する．脊髄腫瘍の病理分類は脳腫瘍の分類と同じである．発生頻度は10万人あたり1〜2人程度で，脳腫瘍のおよそ1/5〜1/10程度である．部位的には胸髄に多く，約半数を占める．子供には稀で，成人に多い．脊髄の部位によって頸髄腫瘍，胸髄腫瘍，腰髄腫瘍，馬尾腫瘍に分類される．また，脊柱管横断面における腫瘍の占拠部位から，硬膜外腫瘍，硬膜内髄外腫瘍，硬膜内髄内腫瘍の3タイプに大別される．タイプ別に好発する腫瘍は以下の通りである．

a. 症状・経過・予後
　脊髄腫瘍に特徴的な症状はない．痛みで発症することが多く，しびれ，歩行障害，知覚障害，膀胱直腸障害などをきたす．神経学的には知覚障害や運動障害などは，病変の横断面での部位や高位に応じた神経症状となる．
　疼痛に関しては，局所性疼痛，根性疼痛（root pain），索路性疼痛（funicular pain）に分類されるが，根性疼痛は髄外腫瘍に多い．感覚解離は髄内腫瘍に多く，髄内腫瘍ではsacral sparingと呼ばれる仙髄領域の感覚が保たれるのが特徴である．

b. 病因・病態・病理
1．硬膜外腫瘍
　硬膜外腫瘍では転移性腫瘍が最も多く，肺癌，乳癌，前立腺癌，消化器癌などが原発巣である．疼痛や脊髄症状が急速に進行するのが特徴である．悪性リンパ腫も鑑別にあがる．

2．硬膜内髄外腫瘍
　神経鞘腫，髄膜腫が代表的である．どちらも発育は緩徐な良性の腫瘍である．神経鞘腫は神経根から発生する．単発の事が多いが，神経線維腫症では多発することがある．時に硬膜外に進展して椎間孔を拡大しながら脊柱管内外に増大することがあり，その形状から鉄亜鈴型（dumbbell shape）の腫瘍と呼ばれる．
　髄膜腫は硬膜に付着して発生し，頭蓋内のものと同様で女性に多く，胸髄に多い．

3．硬膜内髄内腫瘍
　髄内腫瘍には，上衣腫や星細胞腫などの神経膠腫，血管芽腫，厳密には腫瘍ではないが海綿状血管腫などがある．
　上衣腫は緩徐に発育し，脊髄との境界も明瞭な腫瘍で，周囲に囊胞を伴うことが多く，肉眼的全摘出も可能である．一方で星細胞腫は周囲の脊髄との境界は不明瞭で，全摘出は不可能なことが多い．
　血管芽腫は囊胞を伴うことがある．海綿状血管腫は出血を繰り返すようならば摘出手術の適応となる．

c. 補助検査法，診断・鑑別診断
　脊髄腫瘍の診断には，MRIが有力である．多くの腫瘍はガドリニウムで濃染される．高位診断や，硬膜外腫瘍，硬膜内髄外腫瘍，硬膜内髄内腫瘍の鑑別も可能である．ミエログラフィーやCTミエログラフィーが行われることは少なくなったが，硬膜内髄外腫瘍の診断には有用である．単純X線やCTでは，骨破壊，変形，椎間孔の拡大などが認められる．脊髄血管撮影（頸髄病変には椎骨動脈撮影）は血管芽腫の診断に有用で，頭蓋内の血管芽腫と同様に腫瘍が濃染されるのが特徴である．

d. 治療
　緩徐に進行する良性の腫瘍については，症状がなければ慎重に経過観察でもよい．増大したり症状を呈したりしている場合には，摘出手術を行う．神経鞘腫，髄膜腫，上衣腫，血管芽腫，海綿状血管腫など境界明瞭な腫瘍では全摘出も可能である．神経膠腫，転移性腫瘍，悪性リンパ腫などでは，その病理型に従って，放射線照射や化学療法を追加する．

参考文献

1) 日本脳神経外科学会・日本病理学会編：脳腫瘍取り扱い規約　第3版．金原出版，2010．
2) The committee of brain tumor registry of Japan：Brain tumor registry of Japan（2001-2004）13th Edition. Neurol Med Chir 54. supplement, 2014.
3) Louis DN, Ohgaki H, Wiestler OD, et al.：World Health Organization Histological Classification of Tumours of the Central Nervous System. Lyon, International Agency for Research on Cancer, 2007.
4) 甲賀智之，斉藤延人 著．田村晃，松谷雅生，清水輝夫 編：神経鞘腫．EBMに基づく脳神経疾患の基本治療指針改訂第3版．メジカルビュー社，150-156，2010．
5) 甲賀智之，斉藤延人 著．田村晃，松谷雅生，清水輝夫 編：髄膜腫．EBMに基づく脳神経疾患の基本治療指針改訂第3版．メジカルビュー社，134-140，2010．

［斉藤延人］

5 てんかん

概　説

　てんかん（epilepsy）は，てんかん発作（epileptic seizure）を反復して生じる慢性の神経疾患である．

　てんかんは古くから知られていた病気である．紀元前400年代には小児てんかんが「神聖病」と記録されていたが，この時代の有名なヒポクラテスは「てんかんは脳の病気」であることを示唆し，てんかんは他の病気と比較しても特別に神聖な病気でないとすでに指摘している．

　11世紀にアラブの医師Avicennaが「てんかん」と命名したといわれている．

　L. Bravais（1827）が焦点てんかんを記載し，Jacksonian marchを報告したJ. H. Jackson（1863）は，てんかん発作は大脳の過剰なエネルギー発射により起こるとした．

　国際抗てんかん連盟（International League Against Epilepsy；ILAE）が1909年に設立されている．

a. 症状・経過・予後
■ 定　義

　世界保健機関（World Health Organization；WHO）（1973）によるてんかんの定義は，「種々の病因によってもたらされる慢性の脳疾患であり，大脳神経細胞の過剰な放電に由来する反復性のてんかん発作を唯一あるいは主徴とし，これに関連した多種多様な臨床症状および検査所見を伴う状態」とされている．したがって，1回だけのてんかん発作や脳波上にてんかん性放電（てんかん型波形）のみが出現して，てんかん発作を欠く場合は，原則的には「てんかん」とはいえない．しかし，このWHOの定義は分かり難いといわれていた．

　「てんかん治療ガイドライン2010」（日本神経学会監修）は，分かりやすい定義を目指し，「てんかんとは慢性の脳の病気で，大脳の神経細胞が過剰に興奮するために，脳の症状（発作）が反復性（2回以上）に起こるものである．発作は突然に起こり，普通とは異なる身体症状や意識，運動および感覚の変化が生じる．明らかな痙攣があればてんかんの可能性は高い」としている．

　てんかん発作の定義は，「大脳の神経細胞が過剰あるいは過同期した状態（てんかん性活動）による症状と徴候が一過性に出現したもの」と提言されている（ILAE 2005）．てんかん発作には多彩な症状があり，前兆（aura）から両側大脳半球の広範なてんかん性放電による全身痙攣までであり，この発作症状は運動，感覚，精神，ないし自律神経の障害として出現し，一つの症状のこともあれば重複した症状のこともある．このてんかん発作は，常同的で，いつも同じような症状を呈し，突然生じて，数分内に終わるが，発作がいつ起こるかの予測はできないことが多い．

　代謝障害（尿毒症，低血糖，高血糖，肝不全等），薬物中毒，脳炎などが原因となり，てんかん発作が急性に誘発されることがある．この発作は，急性症候性発作（acute symptomatic seizure）といわれ，慢性疾患であるてんかんとは区別される．急性症候性発作は，「急性疾患でみられ，急性疾患と時間的に密接に関連して起こる痙攣発作」と定義され，痙攣発作は1回のことが多い．

■ 疫 学

てんかんの診断は必ずしも容易ではないため，疫学調査に困難がある．わが国の正確な疫学データはない現状であり，海外の疫学調査結果を述べる．

てんかんは子供の病気だと考えがちだが，小児から高齢者までのすべての年齢層でみられる．特に，小児・思春期と65歳以上の高齢者で発症率が高い．

年間発症率（罹病率）は，人口10万人当たり，先進国で24〜53人，発展途上国で49〜190人と報告されている（WHO 2005）．しかし，年齢により異なり，70歳代では100人以上，80歳以上では150人以上といわれている．

有病率は，人口1,000人当たり8.9人となっている（WHO 2005）．したがって，世界では約5,000万人の患者数とされている（WHO 2007）．わが国の有病率は0.6〜1％といわれ，約100万人の患者数が推定される．また，生涯有病率は人口の2〜5％といわれている．

てんかんおよびてんかん症候群の頻度は，症候性局在関連性てんかん49.5％，特発性全般てんかん25.2％，症候性全般てんかん10.3％，潜因性全般てんかん6.2％，特発性局在関連性てんかん0.4％等であり，症候性てんかんが多い（厚生省精神・神経疾患委託研究，難治てんかんの病態と治療に関する研究，平成3年度研究報告書）．

■ てんかんの分類と症状

発作症状の分類がてんかん発作型分類であり，成因としての分類がてんかん症候群分類である．

ILAEによる国際分類は「てんかん発作型の分類1981年版」（**表Ⅳ-5-1**）と「てんかん，てんかん症候群および関連発作性疾患の国際分類1989年版」（**表Ⅳ-5-2**）があり，臨床的にも理解しやすく，現在も広く用いられている．

なお，ILAEは新てんかん分類として，2001年に大要案，2006年に提言，2009年に報告，2010年に最終版を公表しているが，煩雑・難解であり，てんかん専門医のコンセンサスも得

表Ⅳ-5-1　てんかん発作型の国際分類（ILAE 1981）

部分発作
A．単純部分発作（意識減損はない） 　①運動徴候を呈するもの（運動発作） 　②体性感覚または特殊感覚症状を呈するもの（感覚発作，視覚発作など） 　③自律神経症状あるいは徴候を呈するもの（自律神経発作） 　④精神症状を呈するもの（精神発作，多くは"複雑部分発作"として経験される） B．複雑部分発作 　①単純部分発作で始まり意識減損に移行するもの 　　a．単純部分発作で始まるもの 　　b．自動症で始まるもの 　②意識減損で始まるもの C．二次的に全般化する部分発作（二次性全般発作） 　①単純部分発作が全般発作に進展するもの 　②複雑部分発作から全般発作に進展するもの 　③単純部分発作から複雑部分発作を経て全般発作に進展するもの
全般発作
A．1．欠神発作 　　2．非定型欠神発作 B．ミオクロニー発作 C．間代発作 D．強直発作 E．強直間代発作 F．脱力発作

られていないため，今後の方向性を示してはいるが，世界的にも普及していない現況にある．

1．てんかん発作型の国際分類

てんかん性放電（電気の嵐）をきたす脳領域およびその伝播により種々のてんかん発作型があり，1981年公表のILAE国際分類に基づいて診断する．

てんかん発作型は，臨床症状と発作時ないし発作間欠期の脳波所見をもとに，部分発作と全般発作に大別される（**表Ⅳ-5-1**）．

部分発作は，脳の限局した領域（焦点 focus）にてんかん性放電が発生して起きる．

全般発作は，発作開始時の両側半球に同期したてんかん性放電による脳の過剰興奮状態に基づいた発作であり，発作開始時から意識は消失し，運動症状などは両側性にみられる．

新規発症てんかんでは，てんかん発作型に基づいた抗てんかん薬を第一選択薬として処方するので，てんかん発作型の診断は治療において

表IV-5-2　てんかん，てんかん症候群および関連発作性疾患の国際分類（ILAE 1989）

1. 局在関連性（焦点性，局所性，部分性）てんかんおよび症候群
    1.1 特発性（年齢に関連して発病する）
        ・中心・側頭部に棘波をもつ良性小児てんかん
        ・後頭部に突発波をもつ小児てんかん
        ・原発性読書てんかん
    1.2 症候性
        ・小児の慢性進行性持続性部分てんかん
        ・側頭葉てんかん
        ・前頭葉てんかん
        ・頭頂葉てんかん
        ・後頭葉てんかん
    1.3 潜因性
2. 全般てんかんおよび症候群
    2.1 特発性（年齢に関連して発病するもので年齢順に記載）
        ・良性家族性新生児痙攣
        ・良性新生児痙攣
        ・乳児良性ミオクロニーてんかん
        ・小児欠神てんかん（ピクノレプシー）
        ・若年欠神てんかん
        ・若年ミオクロニーてんかん（衝撃小発作）
        ・覚醒時大発作てんかん
        ・上記以外の特発性全般てんかん
        ・特異な発作誘発様態をもつてんかん
    2.2 潜因性あるいは症候性（年齢順）
        ・West症候群（infantile spasms，電撃・点頭・礼拝痙攣）
        ・Lennox-Gastaut症候群
        ・ミオクロニー失立発作てんかん
        ・ミオクロニー欠神てんかん
    2.3 症候性
        2.3.1 非特異病因
            ・早期ミオクロニー脳症
            ・サプレッション・バーストを伴う早期乳児てんかん性脳症
            ・上記以外の症候性全般てんかん
        2.3.2 特異症候群
3. 焦点性か全般性か決定できないてんかんおよび症候群
    3.1 全般発作と焦点発作を併有するてんかん
        ・新生児発作
        ・乳児重症ミオクロニーてんかん
        ・徐波睡眠時に持続性棘徐波を示すてんかん
        ・獲得性てんかん性失語（Landau-Kleffner症候群）
        ・上記以外の未決定てんかん
    3.2 明確な全般性あるいは焦点性のいずれかの特徴をも欠くてんかん
4. 特殊症候群
    4.1 状況関連性発作（機会発作）
        ・熱性痙攣
        ・孤発作，あるいは孤発のてんかん重積状態
        ・アルコール，薬物，子癇，非ケトン性高グリシン血症等による急性の代謝障害や急性アルコール中毒にみられる発作

重要となる．

また，神経調節性失神などの他の非てんかん性発作性疾患の鑑別にも役立つ．

1. 部分発作（partial seizure）

部分発作は，単純部分発作（simple partial seizure），複雑部分発作（complex partial seizure）および二次性全般発作（二次的に全般化する部分発作）に分ける．

意識減損（意識の曇り，意識障害）の有無により分類され，発作中に意識が保たれるのが単純部分発作であり，意識減損をきたすのが複雑部分発作である．

単純部分発作で意識が保持される理由は，てんかん性放電が及ぶ脳領域が限局されるため，伝播しない脳領域で意識を維持できるためである．

複雑部分発作では，発作の開始時ないしは途中から意識減損がみられる．意識減損を呈するのは，記憶や情動に関与する側頭葉領域にてんかん性放電が伝播するためである．

部分発作後，二次的に脳全体にてんかん性放電が広がり，部分発作から全般痙攣発作に移行するものを二次性全般発作（二次的に全般化する部分発作）とよび，全般強直間代，強直あるいは間代発作を呈する．

てんかん症状は大脳機能局在を反映するため，てんかん発作型分類はてんかん焦点の局在診断やてんかん外科治療の指標となる．

部分発作の臨床症状を示す．

A）単純部分発作

大脳皮質にてんかん焦点があり，発作中の意識状態は正常であり，焦点部位の大脳機能に対応した臨床症状を呈する．

前兆は，単純部分発作の一症状であり，単純部分発作が複雑部分発作や二次性全般発作に先行する場合に前兆と呼ばれる．

① 運動発作（運動徴候を呈するもの）（motor seizure）

前中心回の運動野にてんかん焦点があり，身

体の一部に持続時間は十数秒間と短い痙攣発作がみられる．運動野にてんかん性放電が生じることにより，その運動野に支配される筋群に痙攣を起こす．例えば，右上肢に間代発作が出現しているときに患者の意識は保たれ，間代発作の状況を説明できるのが運動発作である．

Jackson 発作は，てんかん性放電が近接する運動野に連続して伝播することにより，痙攣が手から腕，肩へと広がっていく運動発作であり，発作が身体を移動することを Jacksonian march と呼ぶ．発作後，運動野の焦点部位に相当する身体部位に Todd 麻痺をきたすことがある．脳波検査でてんかん性放電によるてんかん型波形（てんかん発作波）をとらえるのは困難なことが多い．

偏向発作（versive seizure）は，意識が保たれ，持続性に眼球が側方を向く（一側性眼球偏倚）発作であり，前頭葉起源である．この症状は局在性徴候といわれている．内服薬治療の予後は悪いことが多い．焦点と反対側へ頭部と眼球が偏倚すると向反性発作（adversive seizure）といわれる．

補足運動野発作（supplementary motor seizure）は，フェンシング姿勢と四肢の強直発作（両側性で上肢近位筋優位）が特徴的であり，発作中に意識は保持される．意識が保たれるので，転換反応と誤診されることがある．発作は，突然出現し，持続は 10〜20 秒と短く，夜間睡眠中に起こることが多い．発作後の回復は速やかである．補足運動野起源であるが，脳波では異常がないことが多い．

② 体性感覚発作（体性感覚症状を呈するもの）（somatosensory seizure）

後中心回の一次感覚野（頭頂葉皮質）およびその近傍にてんかん焦点をもつ部分発作であり，焦点と反対側に体性感覚症状として身体の一部に刺すような疼き，しびれ感，引っ張られるような感覚，熱感，冷感などの異常感覚（paresthesia）を自覚する．手や腕から始まることが多い．

③ 特殊感覚発作（特殊感覚症状を呈するもの）

視覚発作，聴覚発作，嗅覚発作，味覚発作がある．患者自身は発作を自覚するが，目撃者には分からない．

視覚発作（visual seizure）は，後頭葉一次視覚野にてんかん焦点があり，視野の一部から始まる光が見えるといった異常視覚，視覚欠損，視野狭窄などの視覚症状を，一過性（数秒〜10数秒）に呈する．

聴覚発作（auditory seizure）は，聴覚野に焦点があり，要素的性状の音，音が大きく・小さく聞こえたり，幻聴などをきたす．

その他の特殊感覚発作は，金属のような味がするという味覚発作，変な臭いがするといった嗅覚発作などが知られている．

④ 自律神経発作（自律神経症状あるいは徴候を呈するもの）（autonomic seizure）

自律神経症状（上腹部不快感，嘔気・嘔吐，顔面蒼白，瞳孔散大，発汗，紅潮，立毛，徐脈等）を呈する単純部分発作であり，多くは大脳辺縁系のてんかん焦点に起因する．

内側側頭葉てんかんは，上腹部不快感，悪心，腹鳴，蒼白，顔面紅潮，瞳孔散大などの自律神経発作を前兆とすることが多い．

前頭葉てんかんでの弁蓋発作は，咀嚼，嚥下，流涎，上腹部不快感が前兆となる．

⑤ 精神発作（精神症状を呈するもの）（psychic seizure）

恐怖感，強制思考，離人感，既視感（déjà vu）や未視感（jamais vu），幻聴，幻覚などの多彩な精神症状を呈する．精神発作は，側頭葉てんかんの発作症状であり，単独で出現することはむしろまれで，大部分は複雑部分発作の最初の症状として出現する．

⑥ 笑い発作（gelastic seizure）

笑い症状もてんかん発作のことがある．単純部分発作の感情発作や複雑部分発作の症状としてみられる．この発作の起源は視床下部過誤腫による視床下部由来，側頭葉ないし前頭葉起源がよく知られている．

B) 複雑部分発作

発作の始まり，ないしは単純部分発作の途中から意識減損がみられるのが特徴である．

側頭葉てんかんによる複雑部分発作の典型的な症状は，口をもぐもぐ動かし，ぺちゃくちゃと鳴らす，物を噛んだり，手をもじもじしたり，衣服をまさぐる，ボタンをいじったりするなどの自動症（automatism）を呈し，発作中に患者に話しかけても反応はなく，発作中のことを覚えていない．上腹部違和感といった前兆が複雑部分発作でしばしばみられる．意識減損のみで自動症がない場合もある．発作持続時間は通常3〜5分以内であるが，発作後もうろう状態が数分から30分続くことがある．てんかん性放電が基底核に伝播すると焦点側と対側上肢にジストニア肢位をきたす．

複雑部分発作の70%は側頭葉てんかんであるが，他の30%は頭頂葉，前頭葉などの側頭葉外起源であり，側頭葉へてんかん性放電が伝播して意識減損を起こす．

前頭葉てんかんによる複雑部分発作は，側頭葉てんかんと比べて発作持続時間が短く，発作頻度は多く，激しい自動症を呈する特徴がある．

1981年までは精神運動発作（psychomotor seizure）と呼ばれていた．2010年のILAEの新国際分類では，焦点性認知障害発作の呼称が提唱されているが，普及していない．

2. 全般発作（generalized seizure）

発作開始時から意識は失われ，痙攣などの症状は両側性にみられる．持続時間や症状はさまざまである．全般発作では前兆がなく，最初から意識消失をきたす理由（ミオクロニー発作を除く）は，発作開始時から両側半球全体にてんかん性放電が生じるためである．

全般発作といえば「全身痙攣発作」を考えるが，表Ⅳ-5-1のように痙攣性と非痙攣性がある．

A) 欠神発作（absence）

欠神発作（定型欠神）と非定型欠神発作がある．欠神発作は，突然始まり，それまで行っていた動作が止まり，ボーッとして凝視し，意識や反応がなくなるなどの症状を呈する．歩いていると立ち止まってしまう．軽度の間代要素，ミオクローヌス，脱力，強直要素，自動症や自律神経要素を伴うこともある．

持続時間は数秒から30秒程度であり，発作は速やかに治まる．すぐに元の状態に戻り，前の動作を続けるが，発作中のことは覚えていない．号泣や過呼吸で誘発されやすい．

4〜14歳で発症し，20歳までに75%の症例で欠神発作は消失する．10〜13歳頃に半数は全般強直間代発作に移行する．

発作時，発作間欠期脳波は特徴的な全般性3Hz棘徐波複合を呈する．

非定型欠神発作は，欠神発作と同様な症状であるが，筋緊張の変化が強く，発作の始まりと終わりが速やかでない．Lennox-Gastaut症候群でよくみられる．発作時脳波は両側性の不規則，非対称性のてんかん性放電（不規則棘徐波複合，速波）がみられる．

B) ミオクロニー発作（myoclonic seizure）

顔面，四肢，躯幹筋の急激で，瞬間的筋収縮であり，突然ピクッとした筋収縮が，身体の一部に限局するか全身に起こる．屈筋群優位の収縮が多い．ミオクロニー発作は単発ないし，反復性に生じる．

思春期〜青春期に多く，若年ミオクロニーてんかんがよく知られている．

発作時脳波では全般性多棘徐波複合もしくは全般性多棘波がみられる点が，不随意運動のミオクローヌスと異なる．光過敏性を示す．

C) 間代発作（clonic seizure）

意識消失とともに突然短い筋痙攣と弛緩が交替して，反復性に出現するもので，四肢の屈伸（間代）をきたす．

D) 強直発作（tonic seizure）

全身の筋の強直をきたす発作であり，間代相に移行しない．意識消失とともに全身性の筋強直状態を呈する．眼球偏倚，瞳孔散大，不規則呼吸，頻脈，流涎，弓なり筋緊張を伴うことが多い．発作終了時に意識は戻る．

E) 強直間代発作（tonic clonic seizure）

以前は大発作（grand mal）と呼ばれていた，

最もよく知られているてんかん発作型である．

前兆なしに，意識消失とともに全身痙攣発作をきたす．突然，全身の強直痙攣（強直発作）で始まり，呼吸筋や咽頭筋の強直によるうめき声や叫び声を発作の最初にきたすこともある．発作中に転倒し，外傷，舌咬傷，尿失禁がしばしばみられる．痙攣発作は強直相から間代相に移行する．発作は5分以内で終わり，発作後は弛緩し，睡眠またはもうろう状態となる．全経過は30分以内である．発作中に呼吸筋も痙攣するので，チアノーゼもみられる．

F）脱力発作（atonic seizure）

筋緊張が一瞬失われてしまう（突然の脱力）もので，頸部筋の脱力のため頭部ががくんと垂れ，四肢筋群の脱力のために立位・坐位であれば転倒する（失立発作）．

3．全般発作と二次性全般発作の鑑別

全身痙攣発作という病歴の場合は，全般性の強直間代発作，強直発作，ないし間代発作とともに，部分発作の二次性全般発作の可能性がある．従って，全身痙攣＝全般発作と考えるのは必ずしも正しくない．

全身痙攣の病歴では，発作の最初に部分発作の症状がないかどうかに注意する．しかし，目撃者がいないときや，発作がいつも夜間の睡眠中に起きる場合は，脳波所見がなければてんかん発作型の診断は困難となる．

4．てんかん重積状態（status epilepticus）

大部分のてんかん発作は短時間で終息するが，ILAE（1981）は「発作がある程度の長さ以上に続くか，または，短い発作でも反復し，その間の意識の回復がないもの」をてんかん重積状態と定義している．

全てんかん症例の1.3～10％に出現するといわれている．どのてんかん発作型でも重積状態は生じ，痙攣性と非痙攣性がある．

よくみられる全般性強直間代発作重積状態の定義は，「2回以上の痙攣発作が，意識が回復しないうちに反復して生じる，あるいは痙攣が30分以上持続している状態」である．一方，「5分以上持続する，ないし1時間に3回以上の痙攣発作」とする考えもある．

痙攣性てんかん重積状態は前頭葉てんかん患者に多くみられ，持続性部分てんかん（epilepsia partialis continua）（Kojevnikoff症候群）とは運動発作が重積したものである．

非痙攣性てんかん重積状態は，複雑部分発作重積状態や欠神発作重積状態が多くみられ，誤診されやすい．脳波検査をしないと確定診断ができないことがある．

5．てんかん，てんかん症候群および関連発作性疾患の国際分類

てんかんは，何らかの神経疾患の症状であり，単一の疾患ではない．また，てんかんの原因は多岐にわたり，病因が特定できないこともある．

てんかん発作型，病歴，発症年齢，診察所見および画像などの検査所見から，てんかんおよびてんかん症候群の分類を行う．予後の推定，薬剤の選択およびてんかん外科治療の適応において必要な分類である．

部分発作を呈するてんかんを局在関連性（焦点性，局所性，部分性）てんかん，全般発作を呈するてんかんを全般てんかんに大別し，次いで，特発性，症候性，潜因性てんかんに分類する（表Ⅳ-5-2）．

表Ⅳ-5-3に示す「局在関連性か全般性か」と「特発性か症候性か」の2つの軸から4つの群に分けて考えるとてんかん症候群は理解しやすい．

詳細は1．局在関連性てんかん，2．全般てんかんの項で述べる．

■ 経過と予後

てんかんおよびてんかん症候群の診断および病因の特定が臨床経過や予後の推定に重要である．てんかん症候群により予後は異なり，潜因性全般てんかんであるWest症候群やLennox-Gastaut症候群は，予後不良なてんかんである．

小児良性部分てんかんは，通常16歳までには治癒する予後良好なてんかんである．若年性ミオクロニーてんかんの大部分は，バルプロ酸などの抗てんかん薬治療で寛解（発作の消失）するが，内服中止により80～90％は再発するため，生涯の内服治療が必要なこともある．

表Ⅳ-5-3　てんかんの2×2分法分類

		発作型およびてんかん症候群	
		部分発作 局在関連性（部分）てんかん	全般発作 全般てんかん
病因	特発性	特発性局在関連性てんかん 　中心・側頭部棘波良性小児てんかん等 　**小児期に発症，予後良好**	特発性全般てんかん 　小児欠神発作，若年ミオクロニーてんかん等 　**若年期発症，予後良好** 　**小児（思春期前まで）発症**
	症候性 （潜因性も含む）	症候性局在関連性てんかん 　側頭葉てんかん，前頭葉てんかん等 　**全年齢で発症，やや難治**	症候性全般てんかん 　West症候群，Lennox-Gastaut症候群 　**乳幼児期に発症，非常に難治** 　**（潜因性も含む）**

表Ⅳ-5-4　てんかん患者の運転免許取得の運用基準（平成14年6月1日施行の改正道路交通法）

ア　発作が過去5年以内に起こったことがなく，医師が「今後，発作が起こるおそれがない」旨の診断を行った場合

イ　発作が過去2年以内に起こったことがなく，医師が「今後，X年程度であれば，発作が起こるおそれがない」旨の診断を行った場合（Xは主治医が記載する）

ウ　医師が，1年間の経過観察の後「発作が意識障害及び運動障害を伴わない単純部分発作に限られ，今後，症状の悪化のおそれがない」旨の診断を行った場合

エ　医師が，2年間の経過観察の後「発作が睡眠中に限って起こり，今後，症状の悪化のおそれがない」旨の診断を行った場合

てんかんは，70〜80％の患者で抗てんかん薬により発作は寛解する，予後の良い神経疾患である．逆に言えば，30％は薬物治療で発作が寛解しない難治（薬剤抵抗性）てんかんとなる．

てんかんおよびてんかん症候群の国際分類での予後は，①特発性局在関連性てんかんは薬物治療により100％寛解するといわれ，②特発性全般てんかんは80％，③症候性局在関連性てんかんは50〜60％，④症候（潜因）性全般てんかんは20％の寛解率である．

抗てんかん薬治療により，50％の患者は抗てんかん薬内服を中止することができる．

てんかん治療のゴールは，発作の消失とQOLの改善である．良好な患者医師関係には，発作をコントロールする目的で治療するという相互の理解が重要である．

■ 社会的問題

てんかん患者の自動車運転免許に関しては，服薬の有無にかかわらず2年間発作がない等の条件付きで運転免許の取得が可能である．

運用基準では，表Ⅳ-5-4に示すいずれかの場合には，てんかん患者は運転免許の取得が許可される．なお，免許の可否は，主治医の診断書もしくは臨時適性検査に基づいて行なわれる．

さらに，抗てんかん薬の減量中および減量後の3ヵ月間は自動車の運転を禁止する．

道路交通法上は免許の取消しとなるてんかん患者の自動車運転による悲惨な交通死傷事故が発生しているため，運転免許の取得や更新に関して道路交通法の遵守が強く求められている．また，医師は道路交通法に基づいた自動車運転の可否をてんかん患者に十分説明・指導する義務がある．

平成25年6月に道路交通法の一部が改正され，①運転免許取得時ないし更新時の質問表に虚偽の記載をした場合の罰則の整備，および②医師による病状の任意の届出制度が設けられた．また，悪質な危険運転致死傷罪には重い罰則（最高懲役15年）が科せられる．

b. 病因・病態・病理

■ 病因

てんかんの病因は，特発性，先天性，脳血管障害，外傷性など多彩であり，また年齢により異なる頻度を示す．脳血管障害による症候性てんかんは高齢者に多くみられる．

てんかんの成因は，特発性てんかん（idiopathic epilepsy），症候性てんかん（symptomatic epilepsy），潜因性てんかん（cryptogenic epilepsy）に大別される（**表Ⅳ-5-2, 3**）．

特発性てんかんは，てんかん発作以外には明らかな臨床症状がなく，器質性脳病変や神経学的異常もない，病因不明なてんかんである．しかし，分子生物学の進歩により，特発性と考えられていたてんかんで多くの遺伝子異常が判明している．これらの遺伝子異常の多くが脳神経細胞のイオンチャネル遺伝子などの単一遺伝子異常によるため，てんかんはチャネル病ととらえることができ，特発性てんかんという用語に代えて，素因性てんかん（genetic epilepsy）という呼び方も提唱されている．

症候性てんかんは，病因が特定されるてんかんであり，血管障害，皮質形成異常など多岐にわたる．

潜因性てんかんとは，脳にてんかんの病因があることは明確だが，いまだその病態が不明であるてんかんをいう．最近は，症候性てんかんに含められることが多い．

1. 遺伝性てんかん

特発性全般てんかんでみられることが多い．遺伝様式は明らかでないが，多因子遺伝によると考えられている．てんかん発作を特徴とするまれな遺伝性神経疾患は多数あり，例えば，常染色体優性遺伝を呈する結節硬化症や神経線維腫症がある．

2. 脳の先天性障害によるてんかん

大脳皮質形成異常は，胎生期に生じる脳異常であり，片側巨脳症，多小脳回，限局性皮質異形成，過誤腫，結節性異所性灰白質などがある．

滑脳症は広範囲に脳回が欠如し，高度の高次脳機能障害を呈し，難治てんかんであり，予後は不良である．

3. 内側側頭葉の海馬硬化症によるてんかん

成人の難治てんかんに最も多い内側側頭葉てんかんでみられる．内側側頭葉をてんかん外科治療により切除した患者で最もよくみられる病理所見であるが，海馬硬化症がてんかんの原因なのかその結果であるのかはいまだ議論がある．海馬ニューロンの脱落とグリアの増殖（グリオーシス）を特徴とする．

筆者らのてんかん外科治療目的で切除した難治性側頭葉てんかん患者の側頭葉の病理所見は，① 海馬硬化症55％，② 腫瘍10％，③ 大脳皮質形成異常7.5％，④ 外傷5％，⑤ 脳炎後遺症2.5％，⑥ その他（グリオーシス等）20％であった．

4. 感染症後のてんかん

てんかんの発症率は高く，単純ヘルペス脳炎で25％，ヒト免疫不全ウィルス感染によるトキソプラズマ症で25％，細菌性髄膜炎で10％といわれている．

5. その他の症候性てんかんの病因

① 頭部外傷後，② 脳外科手術後：手術部位（前頭葉と側頭葉で高い），切除体積（大きい程高い）や手術を必要とした病因（動静脈奇形では動脈瘤より高い）によりてんかんの発症頻度は異なる，③ 脳血管障害：梗塞巣の広さや部位が発症と関係があり，発症率は一過性脳虚血発作で低く，出血性梗塞で高い，④ 脳腫瘍：腫瘍の病理型により発症率は異なり，乏突起膠腫90％，髄膜腫と神経膠腫70％，悪性腫瘍35％，⑤ 認知症（Alzheimer病等）や神経変性疾患（歯状核赤核淡蒼球ルイ体萎縮症，MERRF等），⑥ 自己免疫疾患，⑦ 代謝障害：ナトリウム，カリウム，カルシウム，マグネシウム，および糖の血中濃度の変化が原因となる，⑧ 低・無酸素脳症，⑨ 薬物の服用：抗生物質，抗マラリア薬，抗うつ薬，抗精神病薬等，覚せい剤，アルコール大量摂取，薬物離脱時，などが症候性てんかんを生じる．

■ 病態生理

大脳皮質にてんかん原性（てんかん発作の起こりやすさ）がまず形成され，進展していくこ

とにより，繰返しのてんかん発作をきたす．大脳のどの領域でもてんかん原性になりうるが，側頭葉が最も形成されやすい．

てんかん原性の形成過程には，シナプス再構成，GABA作動性介在ニューロンの機能低下，グルタミン酸受容体（GluR）の発現量変化などの神経ネットワークの変化による興奮性の獲得，同期化が関与する．すなわち，神経細胞の過剰放電と神経細胞群の同期化によりてんかん性放電が生じる．したがって，てんかん発作の出現は，大脳での興奮性調整ネットワークの一時的な破綻と考えられる．

病態は，① 大脳神経シナプスレベルでの興奮系NMDA（N-methyl-D-aspartate）型GluRの過剰興奮，および抑制系GABA受容体の機能不全，② 単一遺伝子異常は，イオン（Na^+，Ca^{2+}，K^+，Cl^-）チャネル遺伝子異常，GABA受容体（チャネル内在型受容体），nAch受容体，シナプスタンパク，脳形成およびトランスポーターなどの遺伝子異常が報告されている．これらの組み合わせがてんかん発症機序に関与していると推測されるが，突然発作が出現し，数分以内に発作が治まる機序は不明である．

発作型の出現機序は以下の通りである．

1. 部分発作

大脳の焦点にてんかん性放電が生じ，焦点部位の神経機能に対応する臨床症状が発作として出現する．

2. 全般発作

両側大脳半球全般の同期したてんかん性放電によりてんかん症状がみられ，発作開始から意識は消失する．

全般発作の発症機序には，歴史的変遷がある．最初に提唱された発症機序は，視床・脳幹網様体等の大脳深部にてんかん原性があるとする中心脳性機序説（centrencephalic theory）（Penfield & Jasper 1954）である．ついで視床皮質性機序説（thalamo-cortical theory）（Gloor 1968）が提唱され，視床と皮質の両方に過剰発射を呈するてんかん原性があるとする説である．1980年代になるとてんかん性放電の解析などにより，大脳皮質にてんかん原性があるとする皮質性機序（cortical theory）が提唱されている．

■ 病 理

てんかん発作が反復すると，神経細胞は脱落し，グリオーシスを呈する．

以下に代表的な病理所見を示す．

1. 脳形成障害

新生児・乳児期からの難治てんかんの多くは，脳形成障害があり，胎生早期の神経細胞の増殖や移動の異常が局所性，あるいは広範にみられる．病理所見としては，異所性灰白質，異所性神経細胞，血管周囲単核球浸潤，石灰化，局所性皮質形成異常，片側巨脳症，滑脳症がみられる．

2. 神経細胞の脱落

脳血管障害，感染症，外傷，低酸素症などが病因の場合は，神経細胞の脱落，グリオーシスなどが局所性あるいは広範に生じ，てんかん原生となる．

側頭葉てんかんでは海馬硬化症が代表的な所見である．海馬CA1〜CA4にかけて錐体細胞の脱落とグリオーシスがみられる．また，海馬傍回や扁桃体にも病変がみられる．

3. 腫瘍性病変

腫瘍（神経膠腫，胚芽異形成性神経上皮細胞，乏突起膠腫，髄膜腫等），過誤腫，石灰化（結節性硬化症）が代表的である．

c. 補助検査

■ 脳波検査

てんかん発作の病態は大脳の電気的異常現象（てんかん性放電，電気の嵐）であり，確定診断のために脳波検査は必須である．

脳のてんかん性放電に起因する脳波の棘波，鋭波，棘徐波複合などはてんかん型波形（epileptiform pattern）とよばれ，診断と分類の根拠になる．

1回の脳波検査だけではてんかんの診断ができない場合が多くある．初回脳波検査での棘波検出率は30〜50%といわれている．また，てんかん患者の約50%は正常脳波だといわれて

表Ⅳ-5-5 てんかん発作型・てんかん症候群と脳波所見の関連

てんかん発作型・てんかん症候群	脳波所見などの特徴
単純部分発作	限局（焦点）性棘波，鋭波
側頭葉てんかんによる複雑部分発作	側頭葉の棘波，鋭波，律動性側頭部徐波（temporal intermittent rhythmic delta activity；TIRDA）
全般強直発作	発作時：脱同期（活動の平坦化），20 Hz 速波 発作間欠期：全般性多棘波，棘徐波複合
全般間代発作	発作時：全般性不規則棘徐波複合
全般強直間代発作	発作時：強直相は 10〜12 Hz 速波，高振幅律動性放電，間代相は多棘徐波複合類似 発作間欠期：全般性 3〜4 Hz 棘徐波複合，多棘波・多棘徐波複合
欠神発作	全般性 3 Hz 棘徐波複合 （過呼吸で誘発されやすい）
ミオクロニー発作，脱力発作	全般性多棘徐波複合，多棘波，光過敏性
West 症候群	ヒプサリズミア（hypsarrhythmia）
Lennox-Gastaut 症候群	全般性遅棘徐波複合，多焦点性棘波 睡眠中の 10〜12 Hz 全般性律動波（rapid rhythm）

いるので，睡眠賦活や繰り返し検査を行う必要がある．したがって，脳波が正常でもてんかん診断の否定の根拠にはならない．

ルーチン脳波検査ではてんかん発作を記録できる機会は低いが，記録時間は長いほど，てんかん型波形を記録できる可能性が高くなる．また，内服薬を減量したり断薬したりすると，てんかん発作を捕捉できる可能性が高くなる．

複雑部分発作は睡眠中に出現しやすいため，覚醒時の脳波に異常がなければ，睡眠脳波検査も行う．原因不明の意識障害では，脳波検査で初めて複雑部分発作重積状態が判明することがある．

てんかん症状とともに脳波検査でてんかん型波形が確認されれば，てんかんと確定診断ができる．てんかん発作型・症候群とてんかん型波形では表Ⅳ-5-5のような関連がある．

長時間持続ビデオ脳波同時記録検査は，①てんかんの診断および非てんかん性発作との鑑別，②てんかん外科治療のためのてんかん焦点の同定，③心因性非てんかん性発作の診断確定（非てんかん発作では発作時の脳波検査でてんかん型波形をみとめない）のために行う．

頭蓋内脳波検査はてんかん外科治療の前評価として，頭皮上脳波検査でてんかん焦点の同定が困難な症例で行う．深部電極は MRI ガイド下に多接点電極を定位的に脳に刺入する．硬膜下グリッド電極は多数の電極を配したシートであり，てんかん原性領域が広い場合に用いられる．しかしながら，頭蓋内電極による脳波記録は侵襲的検査で，危険性があり，適応患者は難治てんかんの一部に限られる．

■ 画像検査

CT，MRI，PET 等の画像検査は，症候性てんかんでの器質性脳病変の検索に重要である．しかしながら，てんかんか否かの診断を画像検査では行うことはできない．

てんかん外科治療の対象を選択するためにはMRI 検査は重要であり，難治てんかんの軽微な脳構造病変を描出できる．

ベンゾジアゼピン受容体分布を反映するイオマゼニル SPECT，糖代謝を反映する FDG-PET 検査はてんかん外科治療の術前検査において焦点検索に用いられる．

遺伝子診断が可能なてんかん症候群は非常に限られている．

d．診断・鑑別診断

診察時にてんかん発作を目撃できることはまずないため，診断には病歴（発作の情報）が最も重要となる．発作の状況について詳細に問診する．

■ てんかん患者の問診

てんかん発作の状態を本人や目撃者から詳しく尋ねる．

問診の内容は，① てんかん発作の初発年齢，頻度，状況と誘因（光過敏性など），② 前兆の有無，③ てんかん発作前および発作中の詳細な症状，持続時間，④ 発作に引き続く症状，発作後の行動や状態，⑤ 外傷，咬舌，尿失禁の有無，⑥ 最終発作，⑦ 発作および発作型の変化・推移，⑧ 発作と覚醒・睡眠の関連，⑨ 既往歴（頭部外傷，熱性痙攣等），生活歴（アルコール歴，常用薬等），家族歴，社会歴などである．

■ てんかんの診断

てんかんと失神等の非てんかん発作の鑑別をまず行う．

病歴などの臨床情報と脳波所見を基に，てんかん発作型の診断を行う（表Ⅳ-5-1〈363頁〉）．例えば，病歴が全身痙攣発作で来院した患者でも，脳波検査で左内側側頭葉に焦点性棘波がみられた場合は，全般性強直間代発作ではなく，複雑部分発作の二次性全般発作が正しいてんかん発作型の診断となる．

脳画像やその他の検査は，てんかん病因の診断に用いる．発作型，病歴，検査所見をもとに，てんかんおよびてんかん症候群の診断を行う（表Ⅳ-5-2, 3）．成人での症候性てんかんの大部分は局在関連性てんかんである．

■ 鑑別診断

てんかん発作と鑑別が必要な疾患は多くあるが，てんかん以外の痙攣との鑑別をまず行う．

てんかんと鑑別が必要な疾患は，① 急性症候性痙攣，② 神経調節性失神，③ 一過性全健忘，④ 発作性疾患：ナルコレプシー，片頭痛，睡眠時無呼吸症候群，⑤ 過呼吸発作，パニック障害，心因性非てんかん性発作，⑥ 睡眠時行動異常症：夜驚症，夢遊病，徘徊，⑦ 入眠時ミオクローヌス，チック，⑧ 異常運動症：発作性運動誘発舞踏アテトーゼ，夜間発作性ジストニア，⑨ 子癇，⑩ 脳血管障害，一過性脳虚血発作，⑪ アルコール等の離脱発作などである．

これらの鑑別のために，ビデオ脳波同時記録検査やプロラクチン定量をすることもある．

偽性てんかん発作（心因性非てんかん性発作）の鑑別には，発作時脳波検査が有用である．

e. 治療

■ 抗てんかん薬での内服治療の原則

てんかんの病態を十分説明し，服薬の必要性を理解してもらうことが最初にすべきことである．抗てんかん薬による発作抑制が，てんかん治療の主体である．抗てんかん薬により約70%の患者で発作が完全に抑制され，通常の生活を送ることができる．

薬物療法の原則は，① てんかん発作抑制には十分量の抗てんかん薬を，種類をできるだけ少なくして維持，② てんかん発作型に合った第一選択薬の単剤投与，③ 発作が抑制されない場合は，まず服薬履行を確認し，次に最高耐容量まで内服されているかを確認，④ 第一選択薬を最高耐容量まで投与しても無効な場合には他剤を追加する．

第一選択薬とは，新規発症てんかんに最初に選択する薬剤であり，発作の抑制効果や副作用を考慮して推奨される薬剤である．第二選択薬とは，第一選択薬の効果が不十分なとき，もしくは副作用のため内服の継続が困難なときに処方する薬剤である．

■ 抗てんかん薬使用の基本

抗てんかん薬治療を開始するにあたっては，① てんかんの診断が確かである，② 発作が再発する危険性がある，③ 発作が生活に支障をきたす，④ 内服のコヒーレンスがよい，⑤ 患者に十分説明がされ，患者の希望が十分考慮されていることが大切となる．

抗てんかん薬の血中濃度測定は，① 副作用出現時，② 服薬状況の確認，③ 投与量決定時，④ 肝障害等の臨床上必要性があるときに行う．

抗てんかん薬の薬品名，投与開始量，成人の維持量，治療域の血中濃度，成人の半減期，適応発作，主な副作用を表Ⅳ-5-6に示すが，治療域の血中濃度に関しては報告により少しずつ異なる．

表Ⅳ-5-6 主要な抗てんかん薬の特徴

薬品名	投与開始量 (mg/kg/日)	成人の維持量 (mg/日)	治療域の血中濃度 μg/mL	成人の半減期 (時)	適応発作	主な副作用
カルバマゼピン	100〜200	400〜1200	4〜12	10〜26	部分発作 全般発作	皮疹, めまい, 過敏症, 血球減少, 低Na血症
フェニトイン	100〜200	200〜300	7〜20	7〜42	部分発作 全般発作	皮疹, 肝機能障害, めまい, 失調, 歯肉増殖, 多毛, 骨粗鬆症, 過敏症
バルプロ酸	400	400〜1,200	40〜125	10〜19	全般発作 部分発作	肥満, 脱毛, 振戦, 血小板減少, Parkinson症候群, 高NH_3血症
フェノバルビタール	30	30〜200	15〜40	79〜117	部分発作 全般発作	鎮静, 運動失調, めまい, 認知機能低下, 肝障害
ゾニサミド	50〜100	200〜600	10〜30	50〜63	部分発作 全般発作	眠気, 食欲不振, 精神症状, 尿路結石
クロバザム	10〜20	10〜30	0.05〜0.4	10〜50	付加的投与	眠気, 流涎, 運動失調, 行動異常
クロナゼパム	0.5	2〜6	0.02〜0.07	26〜49	全般発作	眠気, 運動失調, 行動異常, 流涎
ガバペンチン	800	600〜2,400	2〜20	6〜9	付加的投与:成人の部分発作	めまい, 運動失調, 眠気, ミオクローヌス, 体重増加
トピラマート	50	200〜600	5〜20	20〜30	付加的投与:成人の部分発作	食欲不振, 精神症状, 眠気, 発汗減少, 体重減少, 尿路結石
ラモトリギン	VAP併用:25(隔日) 酵素誘導薬併用:50	150〜400	3〜15	30〜40	部分発作 全般発作	皮疹, Stevens-Johnson症候群, 中毒性表皮融解壊死症候群, 肝障害, 汎血球減少, 血小板減少, 眠気, めまい
レベチラセタム	250〜500	1,000〜3,000	12〜46	7〜9	成人の部分発作	攻撃性などの精神症状, 自殺企図, 皮疹, 眠気, 行動異常

■ 初回発作の抗てんかん薬治療

初回発作では,原則として抗てんかん薬の治療は開始しない.一方,高齢者(65歳以上)では,初回発作後の再発率(66〜90%)が高いので,治療の開始を考慮する.

初回の全般性強直間代発作の場合に,抗てんかん薬治療を開始するかどうかは議論があるが,①ミオクロニー発作や欠神発作の既往があり,若年ミオクロニーてんかんが疑われる場合は再発の危険性が高い,②脳波で全般性多棘徐波複合等の異常所見がある,③部分発作の既往があり片麻痺などの神経症状がある,④患者が再発のリスクを深刻に考えて抗てんかん薬を希望する場合は,開始する.

初回の全般強直間代発作後,1年間に発作が再発するリスクは30〜40%といわれ,2年以上経過すると10%以下に低下する.

■ 標準治療

標準的な投与開始量や維持量(表Ⅳ-5-6)というのはあくまでも原則であり,患者個人に応じた治療を行う.

新規発症の部分発作の第一選択薬はカルバマゼピンである.副作用がある時はバルプロ酸,フェニトインを用いる.

新規発症の全般発作はバルプロ酸が第一選択薬となる.バルプロ酸で強直間代発作が抑制されないときは,フェニトイン,フェノバルビタール,ゾニサミド,クロバザムが第二選択薬として推奨される.ラモトリギン,トピラマート,レベチラセタムは欧米では処方されている有効

性の高い新規抗てんかん薬である．ミオクロニー発作に対してはバルプロ酸とクロナゼパムが，欠神発作にはバルプロ酸とエトサクシミドが第一選択薬として推奨される．

■ 全身痙攣発作時の処置

全身痙攣発作は短時間で収束するので，発作時の治療は不要であり，また治療で直ちに発作を止めることもできない．

処置としては，①楽な姿勢をとらせ，臥位にし，②障害物を除き，外傷を負わないようにし，③無理な開口や上下歯間に物を入れるようなことはせず，④痙攣が治まったら気道閉塞がないかを確かめる．

救急治療が必要となるのは，①外傷を負ったとき，②10分以上痙攣が続くとき，③意識が長時間回復しないとき，④意識が回復しないうちに2回目のてんかん発作が起こったときである．

■ 抗てんかん薬治療が無効な場合

抗てんかん薬で発作が抑制されない場合を難治てんかんという．

発作が抑制されない場合は，まずてんかん発作型の診断を再考する．特に全般痙攣発作をきたしたという病歴の場合は，全般発作のほかに，部分発作の二次性全般発作がある．全身痙攣の際には発作開始時に部分発作の症状がないか注意するが，目撃者がいないときや発作がいつも夜間に生じる場合は，脳波所見がなければ部分発作の診断は困難となる．全般発作と診断してバルプロ酸を投与しても発作が抑制されず，脳波検査で焦点性棘波が検出され，カルバマゼピンに変更後に発作が寛解することもある．

難治てんかんでは，てんかん患者の予期せぬ突然死（sudden unexpected death in epilepsy；SUDEP）が問題となり，一般人より多いといわれている．SUDEPとは，てんかんに罹患していること以外に死因が見出せない場合であり，てんかん患者の死因の2～18%を占める．

■ 痙攣性てんかん重積状態の治療

治療はジアゼパムの静注が第一治療法となる．ジアゼパム10 mgを，5 mg/分の速度で静注する．10分後も痙攣が抑制されない場合は，

ジアゼパムを10 mgを追加する．ジアゼパム静注は呼吸抑制を生じることがあるので，十分注意する．また，ジアゼパムは有効時間が短く，再発が生じやすいので，長時間有効なフェニトイン15～20 mg/kgをゆっくり静注することも考慮する．

20分後も持続する場合は，ホスフェニトイン（22.5 mg/kgを3 mg/kg/分または150 mg/分のいずれか低い量），またはフェニトイン（5～20 mg/kg）を静注する．これでも痙攣が抑制できない場合は麻酔薬（チオペンタール，プロポフォール，ミダゾラム，チアミラール）を静脈投与し，人工呼吸器を装着し，全身麻酔下に置く．

複雑部分発作重積状態はジアゼパム，フォスフェニトイン，フェニトイン投与で回復する．

■ 日常生活の指導

正しいてんかんの理解，確実な抗てんかん薬内服の指導および睡眠不足・過労・ストレス・不規則な生活・過量の飲酒・薬の飲み忘れなど，発作の誘発因子を避けるために生活指導を行うことは，予防に効果がある．月経周期により発作の頻度が変わることもある．また，自分の判断で内服を止めないように指導する．思春期，青年期の患者では特にこの点のアドバイスが大切である．危険な作業や入浴についても，発作抑制の状況に合わせた適切なアドバイスが必要となる．入浴は家族に声をかけてから行う．

抑うつ症状などの精神症状の合併が，てんかん患者では増加する．また，抗てんかん薬による副作用としての精神症状もあるので，精神症状の合併にも注意する．

てんかんは，歴史的に誤解，偏見，スティグマ（烙印）があった疾病であり，正しいてんかんの理解を得ることも大切である．

■ 抗てんかん薬治療の終結

薬物治療を継続した場合，1年間発作のない患者で，次の年の再発率は20%である．4～5年間発作がない場合には再発率は10%となり，その後はほとんど変化しないといわれている．

従って，2年以上発作が寛解している場合は，

抗てんかん薬の減量または中止が可能かを検討する．しかし，抗てんかん薬の減量速度に関するエビデンスはないので，漸減中止が原則である．

治療終結に係わる予後不良因子は，①減量開始時に2種類以上の薬物を服用，②強直間代発作やミオクロニー発作の既往，③神経学的異常などであり，再発のリスクを高める．

■ 妊娠とてんかん

妊娠可能年齢の女性については，適切なカウンセリングが必要となる．妊娠での抗てんかん薬は禁忌でない．てんかんをもつ女性の妊娠・出産は大部分が正常に行えることを，妊娠可能年齢になれば前もって患者に説明する．

しかし，抗てんかん薬の新生児に対する催奇形性と知的発達に対する影響を考え，妊娠中は発作抑制に必要な最小限の薬剤で治療を目指す．妊娠前に発作が寛解している患者は，再発のリスクを理解した上で抗てんかん薬の中止を検討する．

一般女性の妊娠における胎児奇形の頻度は約2%である．一方，抗てんかん薬の単剤治療を受けている女性では，この頻度が2～3倍に増加する．バルプロ酸はカルバマゼピン，ラモトリギンよりも催奇形性のリスクが高くなる．多剤併用は単剤よりさらに高いリスクをもたらす．

抗てんかん薬による奇形としては，神経管閉塞障害，口顔面の奇形，心臓奇形，尿道下裂などがある．

非妊娠時からの葉酸補充（0.4 mg／日）が奇形のリスクを低減するといわれているため推奨されている．しかし，葉酸補充は奇形の予防に有効であるとの報告はあるが，エビデンスはない．

多くの抗てんかん薬は母乳に移行するが，乳児に影響をきたすことはまれであり，母乳の授乳は基本的には行ってよい．しかし，フェノバルビタールは鎮静作用があるので注意する．

抗てんかん薬の子宮内曝露後に生まれた3歳児の知能指数IQに及ぼす影響の研究があり，バルプロ酸を毎日1,000 mg以上内服している妊婦から生まれた3歳児のIQが，他の抗てんかん薬内服と比較して有意に低いとの報告や，FDAからのバルプロ酸子宮内曝露後の出生児の認知機能障害リスクに関する安全性通知もあり，注意を要する．さらに，女性てんかん患者の出生児における初期認知発達の前向き研究では，バルプロ酸に曝露された児の初期発達遅延リスクが有意に高いとの報告もあり，バルプロ酸の妊婦への投与には注意が必要である．

一方，抗てんかん薬服用中の母乳哺育は子供のIQに影響しない．

■ 難治てんかんの外科治療

適切な薬物療法にもかかわらず発作が消失しない難治てんかんの場合は，外科治療の適応があるかを積極的に考える．

外科治療を考慮する難治てんかんは，適切とされる抗てんかん薬2～3種類以上を単剤あるいは多剤併用で，十分な血中濃度を維持して，2年以上治療しても，発作が1年以上抑制されない場合である．また，患者の日常生活が障害されるような発作が月に1回以上ある場合にも，外科治療の適応を考慮する．

外科治療が可能なてんかんは，①海馬硬化症による内側側頭葉てんかん，②切除可能な限局構造病変による症候性局在関連性てんかん：小児の片側巨脳症，視床下部過誤腫，③一側大脳半球が切除可能な乳幼児てんかん，④脱力発作のある難治てんかんである．これらのてんかんでは手術予後が良好である．

外科治療法は，てんかん焦点切除術，脳梁離断術や軟膜下皮質多切除術が行われる．局在関連性てんかんは，てんかん焦点を外科的に切除することにより，てんかん発作を消失させることができるが，てんかん焦点切除により障害（後遺症）が生じる場合は，外科治療はできない．

難治てんかん緩和療法として，迷走神経刺激，ケトン食療法も行われる．

迷走神経刺激法は，刺激装置を胸部皮下に埋め込み，左迷走神経を刺激電極で電気刺激するものである．わが国でも難治てんかんの治療装置として承認され，約1,000例に適応されている．外科治療不能例や外科治療後も発作が続いている難治てんかんに適応されているが，発作の減

少効果があり，補助的治療法として有効である．

1．側頭葉てんかんに対する外科手術

内側側頭葉てんかんでは，海馬を含む側頭葉切除手術（海馬扁桃体切除術）により70～90％の患者で発作が消失する．一方，新皮質てんかんの有効率は低くなる．

2．脱力発作に対する外科治療

Lennox-Gastaut症候群の脱力発作に対しては，脳梁離断術（脳梁の前3分の2もしくは全体を離断）が有効である．Lennox-Gastaut症候群の患児では，脱力発作以外のてんかん発作を合併することも多く，すべての発作を消失させることはできないが，転倒がなくなり，精神運動発達も改善するので，日常生活上は非常に有効である．

1 局在関連性（焦点性，局在性，部分性）てんかんおよびてんかん症候群
localization-related (focal, local, partial) epilepsies, epileptic syndromes

A Rasmussen症候群（小児慢性進行性持続性部分てんかん）
Rasmussen syndrome

亜急性に進行する精神運動発達障害（片麻痺，同名性半盲，精神運動遅滞等）を伴うてんかんであり，難治性持続性部分てんかんをみとめる．小児期（1～14歳）に発症する．ウイルス感染等の先行感染後に慢性脳炎の状態となる症候群である．

画像検査で進行性の片側性大脳半球萎縮がみられる．また，GluR2に対する自己抗体が報告されている．

B 良性ローランドてんかん（中心・側頭部棘波良性小児てんかん）
benign childhood epilepsy with centro-temporal spikes

ローランド領域（中心・側頭部）に棘波が出現する，予後良好な年齢依存性局在関連性てんかんである．単純部分発作の症状は，舌，口唇，顔面の片側にミオクロニー発作が生じ，ついで上肢から下肢へ進展し，片側痙攣を起こす．二次性全般発作がみられることもある．

男児に多く，5歳～10歳ごろに発症し，15歳までには寛解するので良性と呼ばれる，予後良好な症候群である．神経学的所見や画像検査で異常はない．熱性痙攣の既往歴があることが多い．

C 内側側頭葉てんかん
mesial temporal lobe epilepsy

海馬，扁桃体もしくは海馬傍回起源の部分発作をきたし，辺縁系てんかん（limbic epilepsy）とも呼ばれる．大部分は海馬起始の発作である．

成人の難治てんかんとして最もよく知られており，単純部分発作および複雑部分発作をきたす．熱性痙攣の既往歴が約70％の症例である．

初発年齢は小児期に多いが，思春期を過ぎても発症する．寛解して抗てんかん薬を中止できることもあるが，10歳代後半から難治化することが多い．

前兆として，自律神経発作，精神発作や特殊感覚発作がある．最もよくみられる自律神経発作は，胸にこみ上げてくる感じ，嘔気，腹痛といった症状が数秒から1分以内持続する．この症状出現には右島回の関与が示唆されている．このような前兆に続いて複雑部分発作に移行するが，前兆のみで終わることもある．半数は前兆で始まる．

発作間欠期脳波で前側頭部に棘波がみられる．約30％の症例では棘波は両側性にみられる．間欠性徐波が側頭部にみられることもある．発作時脳波では律動性シータ活動が側頭部にみられる．前部側頭葉からのてんかん型波形を効率的に記録するためには，T_1，T_2電極や蝶形骨電極を用いる．

MRIのT_2強調画像やFLAIR画像で海馬萎縮と高信号病変（海馬硬化症の所見）がみられ，PETでは糖代謝低下をきたす．

難治性では焦点部位の海馬切除が有効である．

D 前頭葉てんかん
frontal lobe epilepsy

前頭葉起始であり，短い持続時間の運動発作を主症状とする．睡眠中に起きやすい．運動発

作から,側頭葉へ伝播して複雑部分発作を示し,急速な二次性全般化を呈することもある.

単純部分発作としては,運動野発作,補足運動野発作,向反発作などがある.

E 頭頂葉てんかん
parietal lobe epilepsy

頭頂葉を起源とするものであり,単純部分発作と二次性全般発作を呈する.多彩な発作症状を示すが,一次体性感覚野に起始する体性感覚発作(異常感覚,熱感,痛み)が最も多い.

F 後頭葉てんかん
occipital lobe epilepsy

後頭葉起源であり,視覚関連の症状(視覚発作)をみとめる.てんかん性放電が各部位へ広がることにより,強直間代発作,複雑部分発作,自律神経発作,感覚発作なども呈する.

2 全般てんかんおよびてんかん症候群
generalized epilepsies, epileptic syndromes

A West 症候群
Infantile spasms with hypsarrhythmia

点頭発作(infantile spasms)を伴うてんかん症候群であり,男児に多く,乳幼児(発症は1歳未満)にのみ発症する.難治性てんかん性脳症である.

次の特徴的な三徴を呈する.①点頭発作:上半身または全身の前屈・屈曲性攣縮(強直性スパズム)を呈し,特に頭・首の前屈,上肢の振り上げ動作(salaam attack)を示し,短時間持続(瞬間的ないし数秒)であるが,しばしば数秒間隔で発作を繰り返し(シリーズ形成),発作は1日に数回〜数十回あり,入眠間際や覚醒間際に頻発しやすい.②精神運動遅滞,神経学的異常や画像検査異常を認める.③ヒプサリズミア(hypsarrhythmia)と呼ばれる特徴的脳波所見を認める.

病因は多岐にわたるが,症候性が70%,潜因性が30%である.基礎疾患としては,結節性硬化症が最も多いが,その他にフェニルケトン尿症,高ヒスチジン症,ビタミン B_6 欠乏症などでもみられる.

治療は,第一選択としてビタミン B_6 大量投与が行われている.ACTH(adrenocorticotropic hormone;副腎皮質刺激ホルモン)や副腎皮質ホルモン薬への反応も良好である.しかしながら,予後は不良であり,発作消失は30〜60%といわれている.

B Lennox-Gastaut 症候群
Lennox-Gastaut syndromes

年齢依存性発症(1〜8歳)の難治性てんかん性脳症である.症状は強直発作と非定型欠神発作が主体であるが,ミオクロニー発作,脱力発作,強直間代発作などの全般発作もみられる.脱力発作は本症候群に特徴的な発作であり,頻回で難治なことが多いが,脳梁離断術で治療効果がある.精神運動遅滞を高率に認める.乳幼児期に West 症候群に罹患していることがある.病因は不明である.

脳波は,2.5 Hz 以下の全般性遅棘徐波複合が特徴的であり,睡眠脳波では 10〜12 Hz の全般性律動波(generalized rapid rhythm)を認める.

C 小児欠神てんかん
childhood absence epilepsy

4〜12歳に発症し,4〜20秒の短い発作(欠神発作)を頻回(日に数十回)に認めるが,発達および神経学的所見は正常である.脳波は全般性 3 Hz 棘徐波複合を示す.バルプロ酸が第一選択薬であり,エトスクシミドも有効である.成年までに多くは寛解する.

D 進行性ミオクローヌスてんかん
progressive myoclonus epilepsy

ミオクローヌス,てんかん発作,進行性神経症状(小脳性運動失調,精神運動発達障害等)を主症状とする遺伝性疾患群の総称である.てんかんの中では比較的まれな疾患であり,てんかんの約1%といわれている.

地理的には特異的な分布を示し，北欧からはUnverricht-Lundborg病，フランスではUnverricht-Lundborg病，Lafora病の報告が多い．日本では歯状核赤核淡蒼球ルイ体萎縮症，MERRF，シアリドーシスが多く報告されている．

E 若年ミオクロニーてんかん
juvenile myoclonic epilepsy

Janz症候群とも呼ばれる．発症年齢は5〜20歳であるが，多くは12歳から20歳で発症する．

てんかん発作は全般性ミオクロニー発作，全般性強直間代発作，欠神発作を認める．ミオクロニー発作が最も早く出現するので，全般性強直間代発作がみられるまではてんかんと思われないことが多い．また，ミオクロニー発作は，起床後すぐに起こることが多く，ピクピクと震えて朝食時に物をこぼすといった訴えになることがある．強直間代発作の初発を契機に病院受診することが多い．

遺伝性が疑われるてんかんであるが，精神運動発達は正常であり，神経学的にも異常を認めない．

発作間歇期の脳波は全般性多棘波ないし全般性多棘徐波複合である．

発作はバルプロ酸，ラモトリジンでほとんどコントロールされるが，薬物内服中止により80〜90％は再発するといわれ，投薬中止は困難なことが多い．

F 若年欠神てんかん
juvenile absence epilepsy

定型欠神発作を主体とするてんかんであり，10〜17歳に発症する．家族歴を有する頻度が高く，小児欠神てんかんに比べて発作回数は少なく（1〜数回／日），意識減損の程度は軽く，部分的に反応は保たれ，全般性強直間代発作の合併が多い．

G 熱性痙攣
febrile convulsion

5歳までにみられる予後の良い痙攣発作である．発熱に関連し，5歳以降は痙攣発作が消失する．38℃以上の発熱時に全般性強直間代発作を認め，発作持続時間は10分以内と短く，神経学的異常や発達障害はない．また，脳波ではてんかん性放電をみとめない．

発作回数は1回のみが約60％であるが，ごく少数例（約4％）では後にてんかんを発症する．

H 偽性てんかん発作
pseudoseizure

痙攣発作や反応性の低下などてんかんと類似した発作性症状を呈するが，脳波ではてんかん性放電を認めず，正常所見であり，また発作中の脳波にもてんかん性放電がみられない．

I その他のてんかん症候群

Aicardi症候群，サプレッション・バーストを伴う早期乳児てんかん性脳症（大田原症候群），ミオクロニー失立発作（Doose症候群），ミオクロニー欠神てんかん（Tassinari症候群），片側痙攣片麻痺てんかん症候群［HHE（hemiconvulsion-hemiplegia-epilepsy）症候群］などがよく知られている．

参考文献

1) 日本神経学会監，「てんかん治療ガイドライン」作成委員会編：てんかん治療ガイドライン2010．医学書院．2010．
2) 飯沼一宇，木村宏他：国際抗てんかん連盟　てんかん発作とてんかんの診断大要案　分類・用語作業部会報告．てんかん研究．21．242-251．2003．
3) 日本てんかん学会用語事典編集委員会　委員長八木和一：てんかん学用語事典　Dictionary in epileptology．日本てんかん学会．2006．
4) 辻　貞俊編：新しい診断と治療のABC　74　てんかん　神経5．最新医学社．2013．

［辻　貞俊］

6 睡眠関連疾患

概　説

　睡眠は人生の3分の1を占め，脳機能，生体機能に対して大きな役割を担っているが，長年生理学，心理学，精神医学の研究対象として扱われてきた．アメリカにおいては1990年代以降，睡眠医学（sleep medicine）が臨床分野としてのidentityを形作りつつあるが，日本では睡眠関連疾患（sleep disorders）はいまだ各科のボーダーランドに存在する疾患群である．睡眠関連疾患国際分類（International Classification of Sleep Disorders；ICSD）に収載された睡眠関連疾患は100近くにも上り，これらすべてを神経内科の診察対象とするのは現実的ではない．当セクションでは，神経内科医として把握しておくべき脳からのアプローチが重要な4つの疾患概念について述べる．

1 ナルコレプシー
narcolepsy

a．症状・経過・予後

　日中の耐え難い眠気と繰り返し起こる居眠りとが症状の中心である．重要な商談，試験，食事といった普通では眠くならないような場面でも眠りこんでしまうことが多くあり（excessive daytime sleepiness；EDS），数分から十数分の居眠りから目覚めると爽快感を感じることも特徴的である．加えて，感情の動き（例：喜んだとき，驚いたとき，怒ったとき，得意になったとき，場が盛り上がって興奮したとき）によって誘発される全身もしくは身体の一部に脱力が起こる情動脱力発作ないしはカタプレキシー（cataplexy；Cx）を併せ持つ場合を中核群としてnarcolepsy with cataplexyまたはnarcolepsy-cataplexy（NC）と呼ぶことがある．さらに，就寝直後の入眠期に自覚的には起きていると感じながらいきいきとした現実感のある幻覚（例：人が部屋にいる，何者かにのしかかられる）を体験する入眠時幻覚（hypnagogic hallucination；HH），睡眠途中に自覚的には目覚めているが身体を動かそうとしても動けなくなる睡眠時麻痺（sleep paralysis；SP）（いわゆる金縛り）を伴うことが多い．EDS，Cx，HH，SPをナルコレプシーの4主徴と呼び，さらに夜間の頻回の中途覚醒や熟眠感低下といった不眠症状を加えて5主徴とすることもあるが，主要な症状はEDSとCxである．

　生命予後は左右しないが，QOLを大きく障害する疾患である．思春期から若年成人で発症する例が多いことから，未治療で経過すると学力低下，職業上の業務遂行能力の低下を引き起こし，社会生活上の大きなハンディキャップとなる．

b．病因・病態・病理

　NCの約90％においては，髄液中のオレキシン（OX）濃度が定量限界以下を示すこと，家族性のイヌナルコレプシーにおいてOX2受容体遺伝子の変異が認められること，OX遺伝子欠損マウスやOX2受容体ノックアウトマウスなどがナルコレプシー類似の症状を示すことから，OX神経系の機能障害が推定されている．

　OX神経系は視床下部から青斑核（ノルアドレナリン神経系の起始核），縫線核（セロトニン神経系の起始核），結節乳頭核（ヒスタミン

神経系の起始核），背外側被蓋核／脚橋被蓋核（アセチルコリン系の起始核を含む）といった睡眠・覚醒機構に関与する部分に強い投射をしており，覚醒時と睡眠時とでOX神経系活性を調節することにより，これらの下位のニューロン群の活性も統合・制御していると考えられている．したがって，ナルコレプシーでは，OX神経系の障害により睡眠と覚醒を安定させることができず，両者の断片化が起こるとともに覚醒期から直接レム睡眠に陥る現象が頻発し，それらがCx，HH，SPとして体験されると解釈できる．

神経病理学的研究の多くはNCが対象であるが，OXニューロンの減少が認められている．しかし，どのような機序でOXの減少が後天的に起こるかについては，十分に解明されていない．NCのほぼ全例がHLA-DQB1*06:02遺伝子型をもつことからこの過程に自己免疫機序が関与すると考えられている．

c. 検　査

本項385頁「5. 睡眠検査」を参照．

d. 診断・鑑別診断

ICSD-3による診断基準では，EDSとCxが認められるものはNCとして診断確定されるが，Cxが明らかでない場合は，EDSに加えて睡眠潜時反復測定検査（multiple sleep latency test；MSLT）にて平均睡眠潜時8分未満かつ5セッションのうち，入眠時レム睡眠（sleep onset REM periods；SOREMP）が2セッション以上で認められることが必要である．HHやSPは睡眠覚醒スケジュールを大幅に乱す（例：徹夜，交替勤務，時差のある場所への旅行）と健常人にも認められることがあり，EDS＋HHやEDS＋SPでナルコレプシーと診断することはできない．

鑑別診断としては，EDSを示しうる睡眠時無呼吸症候群（sleep apnea syndrome；SAS）やライフスタイルのために睡眠時間不足となっていることに本人が気づいていない状態に注意する．なお，これらがナルコレプシーと合併する場合もありうる．Cxが明らかでなく，かつMSLT結果でも平均睡眠潜時8分未満だがSOREMPが出現しない場合，暫定的に特発性過眠症として扱う．

なお，視床下部病変をもつ疾患（例：脳梗塞，腫瘍，頭部外傷，Guillain-Barré症候群，多発性硬化症，視神経脊髄炎など）の経過中にEDSが出現した場合は，症候性ナルコレプシーを疑い，髄液中のOX濃度測定が診断に利用できる．

e. 治　療

睡眠時間を十分に確保する，上手に仮眠を取るといった良いスリープヘルスを指導することはどの患者にも勧められるべきである．

薬物療法は対症療法のみであり，EDSに対するものとして，メチルフェニデート，モダフィニルが，Cxに対してはクロミプラミン，ミルナシプランが用いられる．メチルフェニデートについては，わが国では処方医，処方薬局とも登録制になっていることに注意が必要である．

2　レム睡眠行動異常症
REM sleep behavior disorder（RBD）

a. 症状・経過・予後

夢内容と一致した寝言，動き，行動を主たる症状とする．90～120分の周期をもって出現するレム睡眠時に起こるため，いったん就寝してからおおよそ1.5，3，4.5時間後の時間帯に目撃されることが多く，イベントそのものは長くとも20分以内であり，数十秒程度の寝言が断続的に気づかれる場合もある．イベント時に覚醒させると行動は速やかに中断され，失見当識はなく，夢と現実をきちんと識別でき，多くの場合は夢内容を想起できる．

数年～十数年の経過で症状の頻度，強度が増し，ベッドパートナーや患者自身のけがを引き起こすことが受療のきっかけになることが多いが，未治療でも軽快する場合，臨床上問題にならないレベルで経過する場合もあり，睡眠関連疾患としての経過はさまざまである．しかし，基礎疾患がないと思われるRBD（いわゆるid-

表Ⅳ-6-1　RBDの診断基準（ICSD-3）

① 睡眠に関連して発声及び／あるいは複雑な行動が認められるイベントが繰り返し起こる
② これらの行動が睡眠ポリグラフにてレム睡眠中に起こっていることが記録されるか、あるいは夢が行動化するという病歴からレム睡眠中に起こっていると推測できる
③ RWAがPSGにて記録される
④ 他の睡眠関連疾患や精神疾患、薬や物質の使用では病状をよく説明できない

iopathic RBD；iRBD）の場合、その多くが5〜10年の経過でParkinson病（Parkinson disease；PD）やLewy小体型認知症（dementia with Lewy body；DLB）に進展する．

b．病因・病態・病理

　RBDの半数以上は種々の神経疾患を合併しており、中でもシヌクレイノパチーに分類される多系統萎縮症（multiple system atrophy；MSA），PD, DLBを基礎疾患としてもつ場合が多い．iRBDと思われた例も年を追うとこれらの疾患に移行すること，PDやDLBの運動症状以外の症状や所見（例：嗅覚障害，視覚記憶や視空間構成能力の低下，^{123}I-MIBG心筋シンチグラフィの取り込み低下）がiRBDにおいても高率に認められること、生前に睡眠ポリグラフ検査（polysomnography；PSG）を実施してiRBDと診断されていた症例の剖検結果が神経病理学的にはLewy小体病であったことから、RBDはシヌクレイノパチーの超早期に認められる睡眠異常であるという見方が強い．

　しかし、これらの疾患以外にもナルコレプシー，脳幹部に病巣をもつ脳血管障害，抗うつ薬投与，慢性のアルコール多飲でもRBDと同様の症状とPSG所見を示すことが知られている．レム睡眠期の骨格筋活動抑制に関わる神経系に何らかの機序で脱抑制ないしは過興奮が起こることがRBD発症の必要条件であり、RBDの動物モデル（橋被蓋部を両側性に破壊したネコ，背外側下神経核を片側性に破壊したラット）から，ヒトにおいても青斑核－青斑下核複合や背外側被蓋核／脚橋被蓋核，あるいは同部位から前角細胞の運動ニューロンを抑制する下行路のいずれかの場所に傷害が及べば、病因が何であっても発症しうると考えられる．

c．検　査

　確定診断のためには、PSGにて筋活動低下を伴わないレム睡眠（REM sleep without atonia, RWA）を証明することが必要である．安全確保と正確な診断のためには、動きや行動の観察と介入がきちんとできる睡眠技士による常時監視PSGを実施することが望ましい（詳細は「5．睡眠検査」を参照）．

d．診断・鑑別診断

　ICSD-3による診断基準を表Ⅳ-6-1に示す．睡眠中に複雑な行動や運動を示す疾患が鑑別対象となる．睡眠時遊行症では夢と関係なく歩き回り、深いノンレム睡眠から覚醒が起こる際に出現する．睡眠中に限局して発作が起こる前頭葉てんかんの場合、運動そのものが常同的であり、内容のある寝言ではなく単調な叫び声を上げる，激しいが一定した内容の四肢の動きやジストニア姿位を取る点で区別される．夜間せん妄の軽症例では、だらだらと行動が長く続き、その際に声をかけても十分な夢内省が取れず，見当識も十分でないことから鑑別できる．

e．治　療

　抗うつ薬の服用や習慣性の飲酒があれば、中止できないかどうかを検討する．寝室の安全確保（家具を置かない部屋のふとんで眠る，ベッド柵にパッドを巻きつける）も重要である．異常行動によって本人やベッドパートナーに外傷歴があることは、薬物療法開始の目安になる．

　薬物療法は対症療法であるが、クロナゼパムが第一選択とされている．高齢者においては、夜間の転倒，朝のハングオーバー，昼間の眠気といった副作用が出やすい．閉塞性睡眠時無呼吸（obstructive sleep apnea；OSA）合併例では無呼吸を悪化させるため、抑肝散も使用される．

　iRBDとされる症例では、睡眠中の異常行動以外には自覚症状がなく、本人も家族も昼間には困っていないので、将来のシヌクレイノパチー発症の可能性をどの時点で伝えるか、症例

ごとに考慮する．じっくり経過をみていくという姿勢が必要である．iRBD の時点で神経保護作用のある薬剤投与で将来の神経変性疾患の full-blown な発症を遅らせることができるかどうかは今後の課題である．

3 下肢静止不能症候群
restless legs syndrome（RLS）

a. 症状・経過・予後
夜間安静時に何とも形容し難い不快感が主として下肢に生じ，下肢を動かさずにはいられない（urge to move）状態となり，その結果，激烈な不眠を引き起こすという疾患である．原則は慢性に経過するが，症状の頻度，強度とも変動する場合もあり，自然経過はさまざまである．生命予後に影響はないものの，場合によっては QOL を障害するとともに医療現場での認知度が低いことから長年診断されず，二次的に大きなストレスとなることもある．

b. 病因・病態・病理
基礎疾患が明らかにできない特発性（一次性）RLS と，鉄欠乏性貧血，慢性腎不全，妊娠，多発ニューロパチー，PD といった基礎疾患や状態があって発症する二次性 RLS とに分類される．前者では家族歴が濃厚で発症年齢が若い（小児期～40 歳）ことに対し，後者では家族歴に乏しく発症年齢も高い（40 歳以上）という傾向がある．

RLS の病態については，ドパミン作動薬に治療効果があることが偶然見いだされて以来，ドパミン神経系に焦点を絞った研究がなされてきており，少なくとも病理学的に神経変性が生じている疾患ではなく，ドパミン代謝亢進を伴った機能異常であり，脳内の鉄欠乏がその機能異常に関わっていることが示唆されている．また特発性 RLS のゲノムワイド関連解析により，MEIS1，BTBD9，PTPRD など複数個の感受性遺伝子が同定され，家族例における連鎖解析による研究結果などとともに現時点では RLS1 から RLS7 までの 7 つの遺伝子座がわかっているが，どの遺伝子変異も危険因子としての役割は小さく，診断には適用できないレベルである．しかし，末期腎不全状態にある二次性 RLS のゲノムワイド関連解析でも BTBD9 や MEIS1 との関連があることがわかり，二次性であっても同様の遺伝的素因が発症に関わっている可能性がある．

c. 検査
臨床診断が主であるため，PSG は必須ではないが，補助診断として睡眠時周期性下肢運動（periodic leg movements during sleep；$PLMS^{leg}$）の有無を確認するために用いられることがある．$PLMS^{leg}$ は平均 20～40 秒間隔の周期をもって出現する睡眠中の不随意運動であり，0.5～5 秒持続する足関節の背屈を特徴とする．注意すべきことは，RLS が疾患概念であるのに対して，$PLMS^{leg}$ は運動現象を表す用語，もしくは，PSG 上の所見を描写する用語であり，一般人口において高齢者ほど出現率が高いことが知られている．したがって，偶然見つかった $PLMS^{leg}$ のみで RLS と診断してはならない．

d. 診断・鑑別診断
ICSD-3 による診断基準を表Ⅳ-6-2 に示す．これらの項目のすべてが患者の主観によるものであり，操作的に当てはめるのではなく，不快感が出現する場面とそのときの行動が目に浮かぶまで具体的に聞き取ることが必要である．表現は必ずしも「むずむず」ではなく，種々の形容となり（例：重だるい，ざわざわする，虫が這う，何かが中で引っ張っているような），言葉で伝えるのが困難で当惑している様相を示す．異常感覚の表現がいかなるものであっても，「動かさずにはいられない」「動かすと（あるいは押さえる，こする，叩く，指圧をするといった物理的な刺激で）楽になる」という症状を伴っており，軽減させるための具体的な方法を自ら会得している場合が多い．症状の出現と消失は概日リズムに従うのが原則であり，昼夜逆転の生活を送っていない限り，少なくとも発症当初は，夜間就床前―就床時に限局して生じ，入眠困難が強い場合でも明け方には少し眠って朝起

表IV-6-2　RLSの診断基準（ICSD-3）

A) 脚を動かしたい衝動があり，脚の不快で気持ちの悪い感覚を伴うことが多く，かつ以下の3つを伴う
   1. 横になったり，座ったりといった休息や活動していないときに症状が出てくる，もしくは悪化する
   2. 歩いたり，ストレッチしたりといった動きによって，少なくとも動かしている間は部分的，もしくは完全に症状がなくなってしまう
   3. 夕方から夜にかけてのみ起こるか，もしくはその時期に一番悪化する
B) 上記の症状は，他の内科的または行動状態のみで説明できるものではない（例：こむらがえり，体位による不快感，筋肉痛，静脈うっ滞，下肢の浮腫，関節炎，下肢をたたく癖）
C) RLSの症状により心配，気分の落ち込み，睡眠の問題（sleep disturbance）や精神的，身体的，社会的，仕事や学習，行動上の機能に問題が生じている

付記：
   1. 脚を動かしたい衝動に不快な感覚が伴わないことがあり，脚に加えて腕や身体の他の部分に症状が出ることもある
   2. 小児においては，症状の描写はその子自身の言葉で表現されなければならない
   3. 症状が非常にひどい場合は，動かしても改善しないことがあるが，その場合でも以前には動きによる改善があったはずである
   4. 重症化，治療介入，治療によってもたらされた増強効果（augmentation）[i]のために夕方から夜間に悪化する特徴が認められないこともあるが，その場合にも以前には夕方から夜にかけての悪化傾向が認められたはずである
   5. 遺伝もしくは疫学研究といったある種の研究について診断基準を適用する場合には，項目Cを省くことも可能である．その場合は，研究報告にそのことを明記する必要がある

[i] 増強効果（augmentation）：RLSの薬物治療中に発生するRLS症状の増悪のことを指し，症状発現時間帯が早くなる（例：就床前⇒夕食後）を特徴としている

床時には症状がなくなっていることを特徴とする．家族歴も参考になり，診断に迷うときはドパミン作動薬への反応性でもって判断する場合もある．

鑑別診断については表IV-6-3を参照されたい．

e．治　療

軽症例では，食習慣の見直し（アルコールやカフェインを避ける，意識して鉄を摂取する），睡眠前の入浴やストレッチ，場合によっては足枕を使用する，冷却シートを脚に貼るといったことも効果がある．

中等症～重症例では薬物療法となるが，長期にわたり対症療法を行うという前提を念頭に置き，最低必要量で対応していく．効果があるとされているものを大別すると，①ドパミン作動薬，②抗痙攣薬（alpha-2-delta anticonvulsant），③ベンゾジアゼピン系薬剤，④オピオイド製剤の4種に大別されるが，日本でRLSに対して保険適用されている薬剤は①ではプラミペキソールおよびロチゴチン，②では，ガバペンチンエナカビルのみである．不眠症状に対しては③のクロナゼパムも用いられる．④はわが国で一般的に用いられることはない．

なお，貧血を併存していないが，貯蔵鉄（フェリチン値にて測定）が正常範囲内低値（10～75 ng/mL）の例でも鉄補充により改善する場合があり，前述薬剤が使用しづらい小児，思春期，妊婦の場合は考慮されるべきである．

4　神経内科領域における睡眠時無呼吸症候群
sleep apnea syndrome（SAS）

【概説】

SASの定義は時代とともに大きく変化しており，当初は，頻回の睡眠中の無呼吸や低呼吸（＝呼吸イベント）のために睡眠が分断され，結果として過度の眠気を示す疾患という臨床上の共通項を軸に取り組まれてきたが，その後，PSGを用いた研究が広まるにつれ，睡眠1時間当たりに呼吸イベントが何回生じるかを示す無呼吸・低呼吸指数（apnea-hypopnea index；AHI）を用いた定義が中心を占めるようになっていった．そして長期にわたってGuilleminaultが提唱したAHI 5以上をもって異常とする定義が慣例的に用いられてきたが，近年，多数の一般人口を対象に実施された疫学調査でAHI 5以上の者が多数いることがわかり，かつ，AHI値と眠気とは相関しないことも明ら

表Ⅳ-6-3 RLSの鑑別診断

疾患や症状	鑑別点
整形外科疾患 ・腰椎症 ・坐骨神経痛 ・膝関節症	異常感覚を訴えうるが活動時・休息時に関係なく出現 高齢発症のRLSの患者では，これらの疾患を合併する場合あり
脊髄・末梢神経疾患 ・多発性硬化症 ・外傷 ・ニューロパチー	異常感覚を訴えうるが活動時・休息時に関係なく出現 ニューロパチーとRLSとが併存する場合あり
痛む脚と動く足趾症候群 (painful legs and moving toes syndrome)	足趾に限局した不随意運動と同じ部位の痛みとが中心症状であり，症状の日内変動が認められない 随意に足趾を動かしても症状は改善しない
睡眠関連こむら返り	夜間就床時ではなく，睡眠中に起こる 突然に腓腹筋に有痛性痙攣が生じ，自然に消失する
アカシジア	抗精神病薬の服用中に出現する じっとしていることができないという内的感覚があり，目的なく立ったり座ったりを繰り返すが，症状の日内変動が認められない
原発性不眠症	下肢の異常感覚の有無に関係なく，不眠を訴える
精神科疾患に伴う不眠	下肢に限局した訴えではなく，就床時に身のおきどころがない感じとして自覚される

かになった．一方，AHI高値（15から35をカットオフとしている）であれば，高血圧や虚血性心疾患，脳卒中といった心血管障害の発症もしくは悪化の危険因子になるとわかってきたことから，疾患概念自体が流動している．すなわち，SAS全般については，それぞれの症例が「頻回の呼吸イベントにより睡眠が分断されて睡眠の質が悪くなった結果，EDSや不眠症状を訴える睡眠関連疾患」の側面と，「頻回の呼吸イベント時に酸素量の低下と交感神経活動の上昇が起こり，長期間の経過を経て心血管障害につながりうる内科疾患（あるいはすでに心血管障害を起こしてしまっている患者）」の側面とをどういった濃淡でもちあわせているかを考えていくことが必要である．

また，わが国では，SASの典型例については，呼吸器科や耳鼻咽喉科，場合によっては循環器内科で診療されている場合が多く，神経内科としての特異性を念頭に置いた理解が必要であり，AHIを頼りとして病的かそうでないかを決めるやり方は勧められない．

したがって，神経内科領域では，まず，SASの典型例がどういうものかを理解した上で，①脳卒中発症の危険因子になりうる，②中枢神経系の特異的な病変にてSASを起こしうる場合がある，③神経筋疾患の経過中にSASとして対応すべき時期がありうるという3者に分けて整理する．

a. 症状・経過・予後
1. SASの典型例

診療現場で遭遇する大多数の患者は，中年の男性の閉塞性睡眠時無呼吸症候群（obstructive sleep apnea syndrome；OSAS）であり，いびきや無呼吸を家族や友人から目撃された結果，受診することが多い．眠気については，睡眠時間が短いと認識している者では自覚していても病的とは思っておらず，訴えないこともある．逆に夜間の頻回の中途覚醒や熟眠感の消失などから，不眠を訴える場合もある．必ずしも肥満ではないが，日本人の場合，小下顎や下顎後退といった特有の顔面骨格があると，標準体重であっても発症しうる．顕在化していない高血圧や糖尿病，脂質異常といった生活習慣病を合併していることも多い．

2. 脳卒中の危険因子として

海外の疫学データに基づくとAHI30以上の

場合に発症率が高まると考えられるが，日本では調べられていない．AHI30以上であっても，必ずしもEDSや不眠症状を自覚しているとは限らず，いびきや無呼吸を第三者から目撃されることのみが症状であることも多い．予後については，年齢，性別，他の合併症の有無や重症度によって差があると考えるのが妥当であろう．なお，脳卒中既発症者においては未治療の場合，再発のリスクが高まるとされている．

3. 中枢神経系の特異的な病変を想定すべき場合

呼吸中枢や上気道筋群を制御する神経核の病変によりSASを引き起こすことがありうる．脳幹部の血管障害や外傷といった急性に発症する呼吸障害の一部として認められるSAを除くと，本来の神経内科疾患の経過や予後に影響するかどうかは不明である．この中でも特徴的な呼吸障害を伴うものが多系統萎縮症であるが，詳細はⅣ-9-1「多系統萎縮症」(460頁)を参照されたい．

4. 神経筋疾患の経過中

呼吸不全の兆候が日中にみられない時期にすでに眠気，倦怠感という形で訴える場合が多い．筋萎縮性側索硬化症については早期の介入により生命予後を改善するというデータがあるが，全般的には原疾患への経過や予後への影響はあまり調べられていない．

b. 病因・病態・病理(図Ⅳ-6-2)
c. 検査

治療目標がQOLの改善を志向する場合は，PSGを用いて睡眠の質まで評価することが望ましいが，患者の身体障害が強い場合や予防的措置もしくは身体症状の改善に重きを置く場合は，循環呼吸モニターによる評価で代用する．詳細は「5. 睡眠検査」を参照のこと．

d. 診断・鑑別診断

睡眠検査により，診断そのものは容易であるが，重症度診断の意味合いが強い．睡眠からのアプローチは初期には有効であるが，進行性の疾患で二酸化炭素が蓄積する低換気状態が夜間生じてきた場合には，呼吸管理の側面が強くなり，睡眠関連疾患ではなく，夜間呼吸障害への一般的な治療に移行するべきであるため，必要性に応じて呼吸機能検査，早朝起床時の血液ガス測定を行う．

e. 治療

中枢神経系の特異的な病変に起因する場合や神経筋疾患の経過中のSASであっても，肥満の要素があって上気道の閉塞性機転を併せ持つ場合は，減量や体重管理が重要である．

薬物療法で有効なものはいまだ存在しないため，夜間のみ経鼻持続陽圧呼吸療法(nasal continuous positive airway pressure treatment；CPAP)が主たる治療法となる．一定の陽圧で空気を鼻マスクを通じて送り込み，かつその際のデータがメモリに記録され，使用状況や効果をチェックできるOSAS治療に特化した機器を在宅にて使用する．呼吸管理として一般に用いられる非侵襲的陽圧人工呼吸療法(non-invasive positive pressure ventilation；NPPV)用の機材ではないことに注意が必要である．OSASにおけるCPAPは睡眠中の上気道の安定化により，睡眠内容を良好に保つ治療法であるため，中枢性睡眠時無呼吸(central sleep apnea；CSA)が優勢の場合や低換気状態に移行した場合は，CPAPは不適当である．

5 睡眠検査
sleep study

睡眠関連疾患においては，確定診断をつける場合，あるいは，治療方針決定のための重症度診断をする場合に睡眠検査は必須である．夜間に実施するものとしては，ゴールドスタンダードとして用いられるPSGと，睡眠中の呼吸イベントやいびき，脈拍など循環器や呼吸器に関するパラメータのみを記録する循環呼吸モニタがある(表Ⅳ-6-4)．昼間に実施するものとしては，眠気を数値化し，ナルコレプシーの確定診断のために必須であるMSLTが標準化されている．

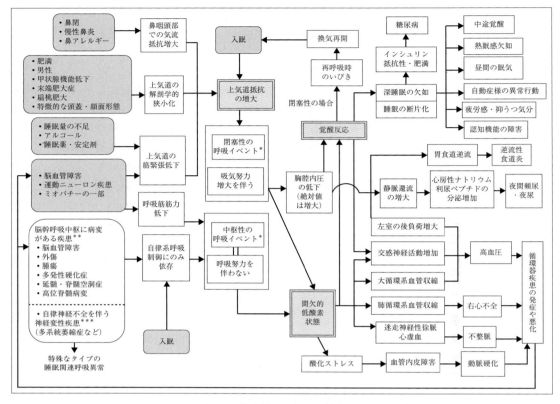

図Ⅳ-6-2　SASの諸症状とそれらが起こるメカニズム

＊PSG所見上の操作的概念として，呼吸イベントの一つ一つを；OSA，；CSA，混合性睡眠時無呼吸；mixed sleep apnea（MSA）の3者に分類してきたが，中枢性は「呼吸努力が認められない」という意味で，必ずしも中枢神経系にその原因があることを意味しない．したがって，筋疾患など中枢神経系に問題がない疾患であっても，呼吸筋力低下により，CSAが生じることがありうる．この図では，閉塞性イベント，中枢性イベントとして示した．また，MSAは本質的にはOSAと同じ現象（呼吸停止後の再呼吸時に過呼吸になるために続く呼吸停止期の前半で呼吸努力をやめてしまう）であるため，当図からは省いている．
＊＊急性に脳幹呼吸中枢に傷害が生じると部位によっては，睡眠中のみならず，覚醒時でも種々の呼吸リズムの異常が生じうる．
＊＊＊脳幹呼吸中枢に病巣を有する神経変性疾患においては，何らかの呼吸異常が出うるが，疾患が進行性であり，他の部位にも病巣が及んでいくことから，単純な睡眠時無呼吸，低呼吸という病像を取らない．したがってこの項については，Ⅳ-9-1「多系統萎縮症」（460頁）を参照のこと．

A 睡眠ポリグラフ検査
polysomnography（PSG）

1. 睡眠内容のみを評価する場合

所定の位置に脳波4誘導（C3, C4, O1, O2），眼球運動図，頤（オトガイ）筋筋電図の電極を装着し，患者の睡眠時間帯に合わせて終夜にわたって観察しながら記録を行う．これらの3種のパラメータの組み合わせについて一定のやり方に基づいて30秒を1単位としてステージング（覚醒，ノンレム睡眠段階1, 2, 3, 4およびレム睡眠段階を判定）を行い，一夜の睡眠の内容を数値化あるいは図示する．脳波を基本として発展したPSGの原法であり，脳波検査の延長として応用できるため，1980年代まではこの方法が中心であった．

2. 睡眠中のイベントや一過性覚醒といったミクロの事象も同時に評価する場合

数々の疫学調査からSASの有病率が高い（定義にも左右されるが成人男性の5〜15％）ことが明らかになるにつれ，臨床現場では呼吸に関

表IV-6-4 夜間の睡眠検査

	Type 1	Type 2	Type 3	Type 4
米国睡眠医学会による分類	常時監視 PSG	携帯装置を用いた PSG	循環呼吸モニタ（睡眠呼吸モニタ，無呼吸モニタ）	1項目または2項目生体パラメータ連続記録
わが国の健康保険の該当項目*	「終夜睡眠ポリグラフィー」		「終夜睡眠ポリグラフィー：携帯用装置を用いた場合」	「終夜経皮的動脈血酸素飽和度測定」
	脳波・眼球運動図・頤筋筋電図・心電図・呼吸流量・呼吸努力・酸素飽和度を含む最小7パラメータ		2チャンネルの呼吸努力もしくは呼吸努力と呼吸流量，心拍あるいは心電図，SpO$_2$ を含む最低4パラメータ	呼吸流量，SpO$_2$，呼吸努力などから最低1パラメータ
体位	記録可能（必須）	機種による	機種による	記録できない
前頸骨筋表面筋電図	記録可能（必須）	記録可能（必須）	機種による	記録できない
睡眠技士による監視と介入	あり	なし	なし	なし
検査場所	米国型睡眠ラボ・睡眠検査室（＝入院個室）	一般病室・自宅	一般病室・自宅	一般病室・自宅

*わが国の保険では Type 1，Type 2 とも「終夜睡眠ポリグラフィー」とみなされ，Type 1 の情報量の多さが反映されない．また，Type 3 の「終夜睡眠ポリグラフィー：携帯用装置を用いた場合」の測定項目の規定があいまいであり，種々の機器が認可されているが，その機能にはかなりのばらつきがあり，得られる情報は機種により異なっている．また Type 3 は脳波記録ができない機種であるため，これらを睡眠ポリグラフィーと呼ぶのは誤解を招くことがあり，保険での名称が現実と乖離していることに注意が必要である．Type 4 にパルスオキシメトリが該当するが，メモリ機能を有した機種で連続測定を行い，raw data から呼吸状態を推測する目的で使用される．

(米国睡眠医学会の Practice Parameter 2003 を基に作成)

係する生体信号も同時に記録することが求められ，現在の PSG では，脳波，眼球運動図，頤筋筋電図に加えていびき音，鼻および口からの気流，胸部の呼吸運動，腹部の呼吸運動，動脈血酸素飽和度が追加された．さらに体位に依存して呼吸イベントが生じる場合があることから体位を，睡眠中の不整脈をとらえるために心電図を，そして PLMS^{leg} の記録のために前脛骨筋表面筋電図も同時に記録される．したがって睡眠の質を定量的に評価すると同時に睡眠中のイベント（例：寝言や行動，てんかん発作，PLMS^{leg}，一過性覚醒に伴った体動，歯ぎしり，いびき，呼吸イベント，不整脈など）を常時監視のもとでビデオと同時に記録するため，神経内科領域の睡眠関連疾患には汎用性が高い．

B 循環呼吸モニタ（睡眠呼吸モニタ，無呼吸モニタ）

わが国の保険下では「終夜 PSG- 携帯用装置を用いた場合」のカテゴリーに入っているが，循環器や呼吸器に関するパラメータのみしか記録できない機器を包括している．脳波を記録できないので起きているか眠っているかは自己申告ないしは推測になり，睡眠内容の評価もできない．しかし，呼吸状態を簡便に繰り返し調べるためには有用であり，呼吸異常や呼吸不全が必発するような神経変性疾患や筋疾患では利点が多い．

C 睡眠潜時反復測定検査
multiple sleep latency test（MSLT）

眠気を客観的に数量化するための検査であり，必ず夜間の PSG を実施した翌日の昼間に

実施する.日中に2時間おきに5セッションの午睡を取る機会を与え,睡眠段階の判定に必要な脳波,眼球運動図,頤筋筋電図を最低限記録する.入眠までの時間(睡眠潜時)を測定し,平均睡眠潜時(5セッションの平均)を計算する.入眠してから15分以内にレム睡眠が出現した場合をSOREMPありとする.

参考文献

1) American Academy of Sleep Medicine：International classification of sleep disorders, 3rd ed. Darien, IL：American Academy of Sleep Medicine, 2014.
2) Silber MH, Krahn LE, et al：Sleep medicine in clinical practice, 2nd ed. CRC Press. 2010.
3) 立花直子編.睡眠医学を学ぶために―専門医の伝える実践睡眠医学.永井書店,2006.
4) 西野精治：睡眠障害の診断と治療 過眠症・ナルコレプシーとその関連疾患の病因.Clin Neurosci 31. 188-192, 2013.
5) 立花直子：レム睡眠行動異常症の歴史的展開とその病態生理.Brain and Nerve 5. 558-568, 2009.
6) 小栗卓也：パラソムニアとその周辺疾患〜眠っているときに変なことをします.レジデントノート 12. 2139-2145, 2010.
7) Dauvilliers Y, Winkelmann J：Restless legs syndrome: update on pathogenesis. Curr Opin Pulm Med 19. 594-600, 2013.
8) 立花直子：周期性四肢(下肢)運動異常症と(睡眠時)周期性四肢(下肢)運動-混同しないための基礎知識.臨床と研究 89. 767-773, 2012.
9) Dyken ME, Afifi AK, et al.：Sleep-related problems in neurologic diseases. Chest 141. 528-544, 2012.
10) 清野茂博訳,Rechtschaffen A, Kales A.：復刻版 睡眠脳波アトラス―標準用語・手技・判定法.医歯薬出版,2010.
11) Kryger MH, Avidan AY. et al.：Atlas of clinical sleep medicine, 2nd ed. Saunders, 2013.

[立花直子]

7 大脳変性疾患

I. 認知症

概説

A 定義と用語
definition and terminology

世界保健機構（WHO）の定義（表Ⅳ-7-1）によれば，認知症（dementia）とは，いったんは正常に発達し獲得された知的機能が，後天的な脳疾患が原因で持続性に低下し，日常生活や社会生活に支障を生じるようになったもので，意識清明状態であるにもかかわらず，認知機能（表Ⅳ-7-2）と呼ばれる学習と記憶，実行機能，言語，注意などの複数の領域が慢性的に障害されている状態である．

dementia の訳語としてわが国では「痴呆」が使用されていたが，差別や偏見を助長する意味合いがあるとして，2004年に厚生労働省の用語検討会は「認知症」への言い換えを提言した．それを受けて，2005年には行政と高齢者介護の領域において「痴呆」から「認知症」に用語が変更され，多くの医学会もこれに倣った結果，今日では「認知症」が一般的用語として使用されている．

B 米国精神医学会のDSMの改訂
revised version of DSM by American Psychiatric association

1 認知症の概念と診断基準の変化

診断基準として世界的に使用されてきた米国精神医学会の DSM-IV が20年ぶりに改訂され，2013年5月に DSM-5 として公表された[1]．大きな変更の第一は，病態を表す用語であった dementia と mild cognitive impairment（MCI）が使用されなくなり，major neurocognitive disorder, mild neurocognitive disorder という概念に置き換えられたことである（表Ⅳ-7-3）．下位の病因分類病名の dementia of Alzheimer type と dementia with Lewy body は Alzheimer disease, Lewy body disease に変更された．major neurocognitive disorder と mild neurocognitive disorder は，直訳すればそれぞれ「重度神経認知障害」，「軽度神経認知障害」であるが，2014年発行の本書の日本語訳[2]で，日本精神神経学会用語委員会はこれらの訳語として現時点では「DSM-5の認知症」，「DSM-5の軽度認知障害」という用語を充てるとしている．本稿の記述もこれに準じるが，特に断らない限り「DSM-5の」は省略して「認知症」「軽度認知障害」と記述している．DSM-5における大きな変更の第二は記憶・学習障害の扱いである．DSM-IV の認知症の診断基準において記憶障害は必須項目であったが，

表Ⅳ-7-1 世界保健機構（WHO）のICD-10による認知症の定義

認知症は，脳疾患による症候群であり，通常は慢性あるいは進行性で，記憶，思考，見当識，理解，計算，学習能力，言語，判断を含む多数の高次皮質機能障害を示す．意識の混濁はない．認知障害は，通常，情動の統制，社会行動あるいは動機づけの低下を伴うが，場合によってはそれらが先行することもある．この症候群は Alzheimer 病，脳血管性疾患，そして，一次性あるいは二次性に脳を障害する他の病態で出現する．

（融 道男他監訳：ICD-10 精神および行動の障害 −臨床記述と診断ガイドライン−．医学書院，p58, 1994, より）

表Ⅳ-7-2　DSM-5の6つの神経認知領域

認知領域	症候と症状の例		評価法の例
	Major [重度障害] DSM-59　認知症	Mild [軽度障害] DSM-59　MCI	
複合的注意 [Complex attention]	TV，ラジオに集中が困難．聞いたばかりの電話番号などを思い出せない．暗算できない．思考や理解が悪い	普通の仕事に以前よりも時間がかかり，TVやラジオがない方が思考が円滑である	注意の維持，選択，振り分け
遂行機能 [Executive function]	複雑な計画は不能．同時に2つの事はできない．日常生活上の機器使用に援助必要	複雑な業務遂行に困難感．中断後の仕事再開に努力必要．精神的負担で疲労感	計画，作業記憶，フィードバック／エラー活用能力，習慣を変えて新手法を選ぶ能力，精神・認知機能の柔軟性
学習と記憶 [Learning and memory]	会話で同じことを繰り返す．買い物リストやその日の予定を思い出せない （注）：高度の認知症を除いて，意味記憶，自伝的記憶，手続き記憶は保持される	最近の出来事の思い出し困難．メモやカレンダーに頼る．支払ったかどうかを忘れる	即時記憶：数個の単語や数字の復唱 近時記憶：新しい情報の記憶処理
言語 [Language]	話し言葉と聞き言葉に深刻な障害出現．代名詞が増えて，名称よりも一般語を使用．重症例では家族や友人の名前が思い出せない．言葉に文法上の誤り出現．無言症に先行して反響言語と独語が出現	適切な言葉を見つける困難があり，一般語に置き換える．文法上の誤りは，助詞や助動詞などの軽微な脱落	表出言語：呼名，流暢性，音声 文法と構文 聞き取り言語：理解，音声による指示の遂行能力
知覚-運動 [Perceptional-motor]	道具や乗り物の使用の困難，熟知した場所に辿り着けない，特に夕方以降	地図やナビゲータ依存度増える．仕事に集中せず堂々巡り．大工仕事や針仕事に余分の努力必要	視覚認知，視覚構成，知覚-運動，行為，顔貌や色彩の識別
社会認知機能 [Social]	社会的受容範囲を超えた過度の言動が服装，政治的・宗教的・性的話題において見られる，家族や友人への配慮欠如，病識欠如	行動や社会に向き合う姿勢の変化：人格変化（表情や雰囲気が読めない，共感減退，外向性／内向性の増強，抑制困難），一時的無感情／不穏	表情から他者の感情を識別する能力 物語カードなどを用いた，他者の心情を類推する能力

(American Psychiatric Association：Diagnostic and Statistical Manual of Mental Disorders, Fifth Edition, DSM-5. American Psychiatric Association, Washington, D.C., 2013 より著者作成)

表Ⅳ-7-3　"DSM-5の認知症"（重度神経認知障害：major neurocognitive disorder）と"DSM-5の軽度認知障害"（軽度神経認知障害：mild neurocognitive disorder）の考え方

このカテゴリーは，主な臨床的欠損が認知機能にあるもので，出生時や非常に早い時期から見られる発達上の認知障害ではなく，以前に獲得した機能の水準からの低下によって起こる後天的な障害群を包括している．認知欠損は多くの精神疾患（統合失調症や双極性障害など）にも認められるが，中核的特徴が認知面であるような疾患のみを神経認知障害のカテゴリーに含む．"DSM-5の認知症"よりも軽症で治療の対象にもなり得るものを"DSM-5の軽度認知障害"（軽度神経認知障害：mild neurocognitive disorder）として採用している．
神経認知障害は，根底にある病理や病因も異なる症候群である．従来の認知症（dementia）は"DSM-5の認知症"major neurocognitive disorder に包括されたが，"dementia"という用語は病因に依拠した下位分類の中では排除されていない．通常，"dementia"は高齢者が罹患する変性疾患などに慣習的に使用されてきたが，neurocognitive disorder（神経認知障害）はもっと広い範囲で使う事ができ，若年者の外傷性脳損傷やHIV感染に続発する認知機能障害にも使用できる．また，単一の認知領域に著明な機能低下がみられる健忘症候群などにも適用可能である．

(American Psychiatric Association：Diagnostic and Statistical Manual of Mental Disorders, Fifth Edition, DSM-5. American Psychiatric Association, Washington, D.C., 2013 より著者作成)

表Ⅳ-7-4　DSM-5 の認知症と軽度認知障害の診断基準

◆　認知症の診断基準
A. 1つ以上の認知領域（複雑性注意，実行機能，学習および記憶，言語，知覚－運動，社会認知機能）において，以前の行為水準から認知機能が有意に低下していることを示す以下のような証拠がある
　(1) 本人，本人をよく知る情報提供者，または臨床医による，認知機能の有意な低下があるという懸念，および
　(2) 可能であれば標準化された神経心理学的検査の評価記録，それがない場合には定量化された他の臨床的評価法によって実証される認知機能の障害
B. 毎日の活動において，認知欠損が自立を阻害する（すなわち，請求書を支払う，内服薬を管理するなどの，最低限，必要とされる複雑な手段的日常生活動作に援助を必要とする）．
C. その認知欠損は，せん妄の状況下でのみ起こるものではない．
D. その認知欠損は，他の精神疾患によって合理的に説明されない（例：うつ病，統合失調症）．
▶以下によるものか特定せよ

Alzheimer 病，前頭側頭葉変性症，Lewy 小体病，血管性疾患，外傷性脳損傷，物質・医薬品の使用，HIV 感染，プリオン病，Parkinson 病
Huntington 病
他の医学的疾患
複数の病因
特定不能

◆　軽度認知障害の診断基準
A. 1つ以上の認知領域（複雑性注意，実行機能，学習および記憶，言語，知覚―運動，社会認知機能）において，以前の行為水準から軽度の認知機能の低下を示す以下のような症候がある．
　(1) 本人，本人をよく知る情報提供者，または臨床医による，認知機能の軽度の低下があるという懸念，および
　(2) 可能であれば，標準化された神経心理学的検査の評価の記録，それがない場合には定量化された他の臨床評価法によって実証される認知機能の障害
B. 毎日の活動において，認知欠損が自立を阻害しない（すなわち，請求書を支払う，内服薬を管理するなどの複雑な手段的日常生活動作は保たれるが，以前よりも大きな努力，代償的方略，または工夫が必要となる）．
C. D. は「◆認知症の診断基準」のC.D. と同じ

（American Psychiatric Association：Diagnostic and Statistical Manual of Mental Disorders, Fifth Edition, DSM-5. American Psychiatric Association, Washington, D.C., 2013 より著者作成）

DSM-5 では必須の項目は設けられておらず，記憶・学習障害は基本的 6 領域（表Ⅳ-7-2）の 1 領域になった．

2 DSM-5 における認知症と軽度認知障害の区別

DSM-5 では，認知症は①脳疾患が原因で認知機能 6 領域の複数が障害され，②それによって自立した日常生活が困難に陥った状態であり，③意識障害（せん妄）によって起こった認知機能障害ではないと定義されるのに対して，軽度認知障害は，認知機能障害が存在し，日常生活遂行には従来よりも努力や工夫が必要になっているものの，その程度は自立した生活を妨げない範囲にあるものと定義される（表Ⅳ-7-4）．

3 病因の下位分類

DSM-5 では，認知症と軽度認知障害の診断基準に続いて，認知症を起こす原因疾患が「以下のものを特定せよ」として上げられている（表Ⅳ-7-4）．そこでは Lewy 小体病と Parkinson 病が併記されていることからも分かるように，臨床表現型の病名羅列であり，原因や病理所見に基づいた系統的記述ではない．

C 若年性認知症の概念
juvenile dementia

わが国独自の発症年齢による分類であり，原因を問わず 65 歳未満に発症した初老期発症認

表Ⅳ-7-5　皮質性認知症と皮質下性認知症

領域と特徴	皮質性認知症	皮質下性認知症
精神運動遂行速度	正常	遅い
複合注意	正常	異常
情報処理	正常〜異常	複雑連続ステップで異常
遂行機能	正常〜異常	異常
言語表出	正常〜低下	低下
言　語	失語	正常
会　話	正常	異常（小声，構音不良，無言）
精神機能		
記　憶	記憶障害（学習不能）	健忘（想起障害）
認　知	異常（計算・判断・抽象能力が低下）	異常（遅滞，荒廃）遂行機能障害
視空間認知	異常	異常
感　情	異常（無関心／脱抑制）	異常（アパシー／抑うつ）
運動機能		
姿　勢	正常	異常（前傾，反り返り）
筋緊張	正常	ほとんどが緊張亢進
不随意運動	正常	異常（振戦，舞踏運動，ジストニア，アステリキシス）
歩　行	正常	異常
末　期	無動無言症，筋強剛	無動無言症，筋強剛
主要疾患	Alzheimer病，前頭側頭葉変性症	Parkinson病，Huntington病，進行性核上性麻痺，血管性認知症，正常圧水頭症，白質脳症，全身疾患による認知症

(M.F. Mendez, J.L. Cummings：Diagnosis of Dementia：A Clinical Approach, third edition, Butterworth-Heinemann, 41-65, 2003 を参考に著者作成)

知症の全てを指す概念である．その原因疾患のおよその頻度は，血管性認知症 40％，Alzheimer 病 25％，頭部外傷 8％，前頭側頭型認知症 4％と続き，高齢発症例との比較では相対的に血管性認知症，頭部外傷，前頭側頭型認知症の頻度が高い．

D 皮質性認知症と皮質下性認知症
cortical dementia／subcortical dementia

病変の解剖学的分布が大脳皮質か皮質下核（大脳基底核，視床，脳幹諸核）かによる分類であり，皮質性認知症，皮質下性認知症と呼ばれる特徴が認められる（**表Ⅳ-7-5**）．変性疾患の病初期にはそれぞれの疾患の病変部位に対応した臨床症状を呈するが，病気の進行につれて病変は脳全体へと広がるため，両型とも終末期には精神機能が荒廃し言語機能と運動機能の喪失に陥り無動性無言症となる．また，Lewy小体型認知症のように，大脳皮質と皮質下核に病変を有し，皮質性と皮質下性の両方の特徴を持つ認知症が出現する疾患もある．

1 皮質性認知症

代表的疾患は Alzheimer 病と前頭側頭葉変性症である．初期には，疾患ごとに特徴的な精神症状と皮質障害部位に対応した認知機能障害が出現する．Alzheimer 病では海馬障害による記憶と学習の障害が目立つのに対して，前頭側

頭葉変性症ではそれぞれの脳葉病変に対応して，前頭葉性精神症状と進行性失語症が出現する．進行するにつれて動作緩慢や筋強剛などの錐体外路症状が加わり，終末期には無動無言状態に陥る．

2 皮質下性認知症

解剖生理学的には前頭葉−皮質下核の線維連絡（fronto-subcortical fiber connection）障害に起因する認知症で，思考緩慢（bradyphrenia），実行機能障害，意欲低下，アパシー（無感情）とアブリア（無為）などの前頭葉障害が特徴で，記憶障害は初期には軽度である．皮質下核に主病変がある Parkinson 病，進行性核上性麻痺，Huntington 病，脊髄小脳変性症などにみられる．血管性認知症の中で，皮質下白質が広汎に変性する Binswanger 病，基底核の多発ラクナ梗塞や白質病変を起こす小血管病は皮質下性認知症の症状の出現に対し，大脳皮質障害を起こす塞栓性梗塞やアミロイド血管症による皮質出血では，皮質高次機能障害を呈する．

E 認知症の原因疾患と頻度
dementia disorders and frequency

認知症の原因は神経変性疾患と二次性脳障害に大別される（表Ⅳ-7-6）．認知症は通常非可逆的な疾患によるものであるが，中毒，薬物，代謝障害，欠乏症，膠原病や血管炎，感染症の脳炎や HIV などが原因の二次性脳障害による認知症の中には，治療可能な認知症（treatable dementia）が含まれている．

認知症は，人口の急速な高齢化により激増している．最近の疫学調査に基づく推計によれば，2012 年時点で 65 歳以上の高齢者の認知症有病率は 15％（約 462 万人），軽度認知障害の高齢者は約 400 万人である．原因疾患は，かつては血管性認知症が優位であったが，1990 年頃から Alzheimer 病優位に変わり，近年の報告では Alzheimer 病が 50％以上を占め，血管性認知症が約 20％，Lewy 小体型認知症が約 10％となっている．

1 Alzheimer 病
Alzheimer's disease, Dementia of Alzheimer type（DAT）

【概説】

臨床的には高度の記憶障害を主軸として，進行性にさまざまな認知領域が障害される認知症で，病理学的には大脳皮質を中心に広汎にアミロイドβ蛋白（Aβ）で構成される老人斑とリン酸化 tau 蛋白で構成される Alzheimer 神経原線維変化（neurofibrillary tangle；NFT）が出現する．加齢と共に出現頻度が増加し，認知症有病者のほぼ 60％を占めると推定されている．

Alzheimer 病によって起こる認知症と軽度認知障害の DSM-5 の診断基準（表Ⅳ-7-7）を示す．DSM-Ⅳの診断基準と異なるのは，原因疾患としての Alzheimer 病の診断と，Alzheimer 病による認知症と軽度認知障害の診断が区別されていることである．臨床的，「Alzheimer 病確実（probable）」は，本人か血縁者に原因遺伝子異常が確認されているか，臨床的に認知症の条件をすべて満たしていて他の疾患が否定されるものであり，それ以外は「疑い（possible）」に分類される．軽度認知障害において「Alzheimer 病確実」は遺伝子診断されている場合で，臨床的には記憶学習障害だけだが他疾患が否定される場合は「Alzheimer 病疑い」に分類される．発症年齢からは初老期発症（65 歳未満）と老年期発症（65 歳以上）に，遺伝学的には孤発性と家族性（常染色体優性遺伝）に分けられる．

a. 神経病理学的所見

肉眼的に，大脳は病初期には著変を認めないが，海馬萎縮と側脳室下角の拡大，頭頂葉の萎縮は早期から出現し，進行につれて大脳全体がび慢性に萎縮し，大脳皮質が菲薄化する．病理組織学的には，①神経細胞脱落，②多数のAβ老人斑の出現，③神経細胞内 NFT の形成という 3 つの特徴的な所見が認められ，特に②と③の存在が Alzheimer 病に特徴的である（図Ⅳ-7-1）．これらの病変は，側頭葉内側部（海馬傍回，海馬）から始まり，下側頭回，

表Ⅳ-7-6　認知症の原因となる疾患

Ⅰ．中枢神経変性疾患 　Alzheimer 病 　前頭側頭葉変性症（**表Ⅳ-7-9 参照**） 　　tauopathy 　　（ユビキチン陽性封入体出現疾患（TDP-43, FUS, その他の異常凝集物）） 　　その他 　Guam と紀伊半島の Parkinson 認知症複合 　Lewy 小体型認知症 　皮質下性認知症 　　Parkinson 病 　　進行性核上性麻痺 　　大脳皮質基底核変性症 　　Huntington 病 　　脊髄小脳変性症 　　その他 Ⅱ．脳血管障害 　虚血性 　出血性 　小血管病 　遺伝性家族性脳血管障害 Ⅲ．代謝性疾患，内分泌疾患 　肝性脳症 　低血糖 　尿毒症 　電解質異常 　低酸素症 　下垂体機能低下症 　甲状腺機能低下症 　副甲状腺疾患 　Cushing 症候群 　Addison 病 　Wilson 病 Ⅳ．栄養欠乏症 　Wernicke-Korsakoff 症候群（ビタミン B_1 欠乏症）	ペラグラ（ニコチン酸欠乏症） 　亜急性脊髄連合変性症（ビタミン B_{12} 欠乏症） 　アルコール関連疾患， 　Marchiafava-Bignami 症候群 Ⅴ．薬物，中毒 　重金属 　一酸化炭素 　精神神経作用薬 　その他の薬物 　有機化合物（トルエンなど） Ⅵ．脳神経外科疾患 　脳腫瘍 　頭部外傷 　慢性硬膜下血腫 　水頭症 Ⅶ．感染症 　脳膿瘍 　脳髄膜炎（ウイルス，一般細菌，結核菌，真菌，原虫） 　梅毒 　HIV 感染 　遅発ウイルス感染：進行性多巣性白質脳症，亜急性硬化性全脳炎 　プリオン病：Creutzfeld-Jakob 病，Gerstmann-Sträussler Scheinker 病，クールー Ⅷ．自己免疫性・炎症性疾患・脱髄疾患 　膠原病，血管炎，サルコイドーシス，Behçet 症候群 　辺縁系脳炎，傍腫瘍症候群 　多発性硬化症，視神経脊髄炎，急性散在性脳脊髄炎 Ⅸ．精神疾患（偽認知症） 　うつ病，双極性障害，統合失調症 　神経症，解離性障害

側頭葉の皮質へと進展し，大脳皮質全体に広がっていく．脳内コリン系起始核である Meynert 基底核にも早期に NFT と細胞脱落が出現する．

b. 原因と発症機序仮説

　孤発性 Alzheimer 病の原因は不明である．確立された発病リスクには，加齢と女性があげられる．常染色体優性遺伝 Alzheimer 病の原因遺伝子として，*presenilin 1*, *presenilin 2*, $A\beta$ 前駆蛋白（amyloid β precursor protein）の3つの遺伝子に変異が確認されている．アポリポ蛋白遺伝子の Apo $\varepsilon 4$ は発症率と発症年齢に促進的に働く．これらの遺伝子変異は，実験的には神経細胞内での β アミロイドの産生・凝集・蓄積に促進的に働くことが確認されている．

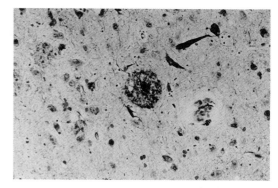

図Ⅳ-7-1　Alzheimer 型認知症脳の老人斑と神経原線維変化

Alzheimer 病の大脳皮質の老人斑と Alzheimer 神経原線維変化（Bielschowski 染色，×40）

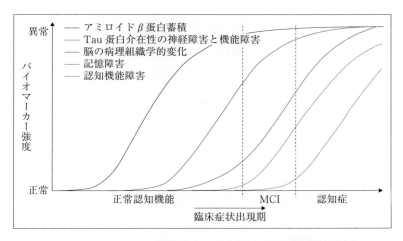

図Ⅳ-7-2　アミロイド仮説によるAlzheimer病発症機序仮説
(Jack Jr et al., Hypothetical model of dynamic biomarkers of the Alzheimer's pathological cascade. Lancet Neurol 2010の原図から作成)

発症機序仮説として，広く受け入れられているのは，病理，生化学，分子生物学的な研究を通じて確立されたアミロイド仮説である（図Ⅳ-7-2）．それによれば，まずAβが産生促進あるいは代謝分解の遅滞により過剰に蓄積し，Aβは神経細胞に傷害性に作用して神経細胞のtau蛋白代謝異常を惹起し，リン酸化tau蛋白が神経細胞内に凝集してNFTが形成される．その結果，神経細胞が変性・脱落し，凝集したAβは大脳皮質に沈着し老人斑を形成して，脳はAlzheimer病の病理像を示すようになり，臨床的には軽度認知障害期を経て認知症が出現する，というものである．つまり，何らかの遺伝学的あるいは後天的原因，加齢によって，脳内にAβの異常蓄積が起こることが第一義的とする仮説である．この仮説に基づいた治療法として，脳内Aβを除去するためのワクチンやγグロブリン投与，あるいは異常Aβ産生抑制作用を有する薬物投与などが研究されている．

c．症状の特徴と経過・病期・予後

核心となる症状は，潜行性発症，緩徐進行性の認知機能と行動の障害で，典型的病型は記憶と学習の障害が顕著な健忘型である．記憶障害の内容にも特徴があり，陳述的記憶では初期からエピソード記憶（日々の個人的体験の記憶）が高度に障害されるのに対して，意味記憶（言葉の意味や一般的知識）と手続き記憶（自転車に乗るなどの体で覚えた記憶）は比較的よく保たれる．時間的には，数分前，数時間前に体験した近時記憶の障害が高度であるのが特徴で，対照的に若い頃の古い記憶（遠隔記憶）や学習した一般的知識（意味記憶）は初期にはよく保持されている．即時記憶は保持されるので当意即妙な反応はよく，上手に取り繕うことができる場合が多い．診察ではこの特徴をよく理解して，必ず近時記憶障害の有無を確認する必要がある．時間と空間の見当識障害，計算力や判断力の低下も早期から出現する．病識は乏しく，しばしば異常を強く否定する．

進行につれて，視空間認知障害，着衣失行，実行機能低下，知覚運動機能低下，感覚性と運動性の言語障害（失語），性格変化が加わる．もの盗られ妄想はAlzheimer病に特徴的で，高度の記憶障害と思考障害を基盤に出現する．発語遅延型進行性失語（logopenic progressive aphasia）は換語困難に伴う自発語の停滞と復唱障害を中核症状とし，音韻性錯語，言語性短期記憶障害，比較的良好な言語理解が見られるものであるが，Alzheimer病に特徴的な失語とされ，左Sylvius裂周囲後部から頭頂葉にかけ

表Ⅳ-7-7　Alzheimer病による認知症と軽度認知障害の診断基準（DSM-5）

A. 認知症または軽度認知障害の基準を満たす．
B. 1つまたはそれ以上の認知領域で，障害は潜行性に発症し緩徐に進行する（認知症では，2つ以上の認知機能領域が障害されている）．
C. 以下の「確実」または「疑い」のアルツハイマー病の診断基準を満たす．

認知症について：
「アルツハイマー病確実」は，以下の(1)(2)のどちらかを満たしたときに診断される．そうでなければ「Alzheimer病疑い」と診断される．
(1) 家族歴または遺伝子検査から，アルツハイマー病の原因となる遺伝子変異の証拠がある．
(2) 以下の3つすべてが存在している：
　(a) 記憶，学習，および少なくとも1つの他の認知領域の機能低下の証拠が明白にある（詳細な病歴または連続的な神経心理学的検査に基づいたもの）．
　(b) 着実に緩徐進行性の認知機能低下であり，安定状態が続くことはない．
　(c) 混合性認知症とする病因の証拠がない（すなわち，他の神経変性または脳血管疾患がない，または認知の低下をもたらす可能性のある他の神経疾患，精神疾患，または全身性疾患がない）．

軽度認知障害について：
「アルツハイマー病確実」は，遺伝子検査または家族歴のいずれかで，アルツハイマー病の原因となる遺伝子変異の証拠がある．
「アルツハイマー病疑い」は，遺伝子検査または家族歴のいずれにもアルツハイマー病の原因となる遺伝子変異の証拠がないもので，以下の3つすべてが存在している場合に診断される．
(1) 記憶および学習が低下している明らかな証拠がある．
(2) 着実に緩徐進行性の認知機能低下があって，安定状態が続くことはない．
(3) 混合性認知症とする病因の証拠がない（すなわち，他の神経変性または脳血管疾患がない，または認知の低下をもたらす可能性のある別の神経疾患，全身性疾患または病態がない）．

D. 障害は脳血管疾患，他の神経変性疾患，物質の影響，その他の精神疾患，神経疾患，または全身性疾患では合理的に説明されない．

（原著より）

ての病変によって出現する．「認知症の行動心理学的症状（behavioral and psychological symptoms of dementia；BPSD）」は中核症状から派生する非特異的症状で，認知症の周辺症状・問題行動とも呼ばれる．抑うつ，アパシー，焦燥，易怒性，抵抗，徘徊の出現頻度が高い（**表Ⅳ-7-8**）．

終末期には言語と運動が減少し，寡黙・寡動，parkinsonism（筋強剛，無動，立位維持・歩行の障害，嚥下障害），尿失禁，ミオクローヌス，てんかん発作などの神経症状が出現し，最終的には無動無言症に陥る．直接死因は窒息，誤嚥，感染症や低栄養である．近年は介護方法と栄養の改善により生存期間は延長している．

d. 診断・鑑別診断

DSM-5の診断基準を示す（**表Ⅳ-7-7**）．Alzheimer病に特異な生物学的マーカーはないので，臨床的経過と症状，他疾患の除外によって診断する．Lewy小体型認知症は症状と画像所見が似ているので，鑑別が困難なことがある．前頭側頭葉変性症による認知症は，限局性脳萎縮を反映した特徴的な認知機能障害と画像上の萎縮病変によって鑑別する．

e. 補助検査法，バイオマーカー

血液，生化学，免疫学，髄液などの一般検査には異常は認められない．脳波は病初期には正常であるが，進行につれて徐波が増加し，晩期には発作性鋭波が出現する例もある．

脳のCTやMRIのような形態画像には，初期には著変がないか，海馬萎縮による側脳室下

表Ⅳ-7-8　認知症の行動心理学的症状（BPSD）

A. 行動症状
徘徊，攻撃的言動，不穏，叫声，介護への抵抗，繰り返し尋ねる，付きまとい，性的逸脱行為，反社会的行為，異食，夕方症候群（夕方に「家に帰る」という）

B. 精神・心理学的症状
精神病様症状，幻覚，妄想，誤認，攻撃性，衝動的，無気力，無関心，抑うつ，不安，焦燥，不眠

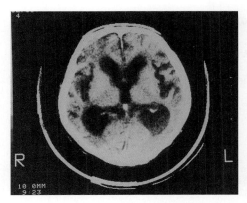

図IV-7-3　進行期Alzheimer型認知症のCT
対称性の脳萎縮と脳質拡大が目立つ.

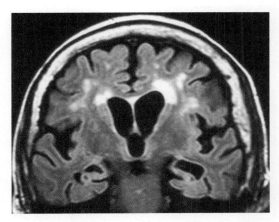

図IV-7-4　進行期Alzheimer病患者のMRI前額断FLAIR像
64歳女性. 高度の萎縮が両側海馬と大脳皮質に認められ, 白質の萎縮と変性, 脳室拡大が顕著である.

角の拡大と側頭葉萎縮による脳溝開大がみられる程度であるが, 進行につれて海馬を含む側頭葉内側部から大脳皮質までが広範に萎縮する(図IV-7-3). しかし, 脳血流SPECTやPETのような機能画像では, 形態学的萎縮に著変が認められない早期から頭頂葉と側頭葉内側部, および帯状回後部に血流低下が認められるので, 早期診断に有用である(図IV-7-4). 進行につれて萎縮は全脳に及んで側脳室拡大と脳溝開大が進み, 脳血流低下部位は拡大し, 一次運動野と感覚野, 後頭葉以外の大脳皮質で広範に低下する.

f. 新しいバイオマーカーと早期診断

近年, 髄液中のtau蛋白濃度上昇, Aβ42濃度の減少が診断マーカーとして注目されている. さらに, アミロイドPETによって脳内アミロイド沈着が描出されるようになり, Alzheimer病の早期診断に有用であることが確立された. 近年, タウPETも開発され脳内tau蛋白を描出することが可能となり, 臨床研究が進行中である.

g. 治療

進行を止め症状を回復させる根本的治療法はない. 脳内アセチルコリンを増加させることを通じて症状の進行を一定程度遅らせる効果がある対症的薬物治療として, 3種類のコリンエステラーゼ阻害薬(donepezil, galantamine, rivastigmine)と, グルタミン酸NMDA受容体拮抗薬のmemantineが使用可能である. さまざまな認知行動療法[音楽療法, 遊戯療法, 作業療法, ナラティブテラピー(患者の回想を語らせる療法)など]は, 精神活動賦活に一定の有効性が示されている. 興奮・不穏や行動心理学的症状(BPSD)に対しては, 個々の患者の生活史と症状に配慮した適切なケアが最も有効である. 対応困難なBPSDに対しては, 非定型・定型の抗精神病薬が抑制効果を示すが, 精神活動抑制, parkinsonism誘発, 寝たきりの原因となるので, 短期少量投与を原則とする. 晩期の無動無言期には, 寝たきり状態に準じた栄養管理と合併症の予防が重要である.

2　前頭側頭型認知症とPick病
frontotemporal dementia (FTD) and Pick disease

【概説】

人口10万人当たり2〜10人の有病率であるが, 65歳未満の初老期発症認知症(わが国の若年性認知症)において頻度が高い. 遺伝子変異が判明しているのは一部であり, 大部分は原因不明である.

歴史的には, Pick病を起源とする疾患概念である. 従来のPick病の診断と病型分類は臨

表Ⅳ-7-9　前頭側頭葉変性症（FTLD）の病理学的・分子遺伝学的分類

Ⅰ．タウ異常症（tauopathy）（FTLD-tau）
　①3 repeat tauopathy：Pick 病，FTDP-17（tau 遺伝子 *MAPT* 変異）
　②4 repeat tauopathy：大脳皮質基底核変性症，進行性核上性麻痺，嗜銀性顆粒病
　③3 & 4 repeat tauopathy：パーキンソン・認知症複合（parkinsonism-dementia complex：Guam，紀伊半島）
Ⅱ．ユビキチン陽性，p62 陽性
　　　TDP-43 proteinopathy
　A．孤発性
　　①大部分の FTLD
　　②ALS を伴う認知症
　B．遺伝性
　　　progranulin 遺伝子変異，TDP-43 遺伝子変異，valosin 含有蛋白質（VCP）遺伝子変異，C9orf72 遺伝子変異
Ⅲ．ユビキチン陽性，TDP-43 陰性，FUS 陽性封入体を有するもの（FTLD-FUS）
　①FUS 遺伝子変異
　②FUS 陽性 ALS-FTLD
　③好塩基性封入体病
　④神経中間細線維封入体病
Ⅳ．ユビキチン陽性，TDP-43 および FUS 陰性封入体を有するもの（FTLD-UPS）
　　　荷電多発空砲体蛋白質 2B（CHMP2B）遺伝子変異を伴う家族性 FTLD
Ⅴ．封入体を伴わないもの

（Bigio EH：Making the diagnosis of frontotemporal lobar degeneration. Arch Pathol Lab Med 137. 314-25 2013. より参照して作成）

床症状と肉眼的脳萎縮所見に基づくものであったので，病理組織学的にはさまざまな疾患を含む症候群であった．1994 年にスウェーデンの Lund と英国の Manchester の研究グループは，従来の Pick 症候群に大脳皮質基底核変性症や進行性核上性麻痺までを含めて，肉眼的に限局性脳萎縮を示す疾患全体を包括する前頭側頭葉変性症（frontotemporal lobar degeneration；FTLD）という概念を提唱し，FTLD にみられる認知症を前頭側頭型認知症（FTD）と命名した．FTD の臨床表現型と障害脳葉部位とはよく対応しており，行動異常型前頭側頭型認知症（behavioral variant FTD）と両側前頭葉病変，進行性非流暢性失語（progressive nonfluent aphasia）と左前頭葉の運動性言語野病変，意味性失語（semantic aphasia）と左側頭葉極病変の 3 病型が区別される．

a．遺伝学的・分子生物学的・病理学的・免疫組織化学的分類

　近年の分子生物学・分子遺伝学と病理組織学的手法による研究によって，脳に蓄積する異常蛋白の所見に基づいて，タウ異常症，ユビキチン異常症（TDP43，*FUS* など），その他に分類され，さらに遺伝子異常を加味して多数の異

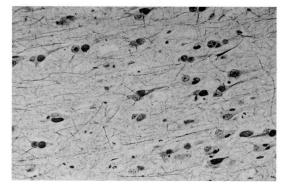

図Ⅳ-7-5　Ammon 角錐体神経細胞の Pick 嗜銀球
（鍍銀染色，×80．村山繁雄博士提供）

なった疾患単位が分離確立された（表Ⅳ-7-9）．今日の病理組織学的疾患分類では，Pick 病は FTLD-tauopathy の中で Pick 嗜銀球（図Ⅳ-7-5）が認められるものを指す．頻度が高いのはユビキチン陽性封入体（図Ⅳ-7-6）が認められるもので，その多くは TDP-43 proteinopathy である．遺伝子診断が可能なのは，FTDP-17 の微小管関連 tau 蛋白（*MAPT*）遺伝子変異，家族性 ALS の原因遺伝子である *progranulin*，TDP-43，VCP，*FUS*，C9orf72，CHMP2B，optineurin である．

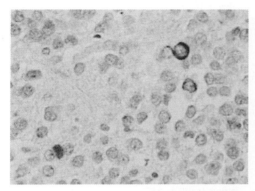

図Ⅳ-7-6 運動ニューロン疾患を伴う前頭側頭型認知症の患者の海馬歯状回神経細胞にみられたユビキチン陽性封入体

（ユビキチン免疫組織化学染色，×80）

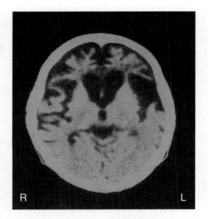

図Ⅳ-7-7 Pick 病患者の脳 CT

前頭葉と側頭葉に高度の脳葉萎縮を認める．（R：右，L：左）

b．臨床症状

FTD の臨床症状は病理学的変性が存在する肉眼的脳萎縮部位によく対応しており，組織病理学的に異なる疾患であっても変性部位が同じであれば同じ症状を呈する．初期の病理変化が前頭葉から始まれば行動・人格障害型 FTD，左脳の言語野から始まれば言語障害（失語症）型 FTD の臨床病型を示す（表Ⅳ-7-11）．どの病型であっても進行につれて前頭葉・側頭葉全体に変性が広がり，人格・行動・言語のすべてが障害されるようになる．FTLD には，しばしば運動ニューロン疾患（motor neuron disease：MND）や ALS（FTLD-ALS/MND）あるいは parkinsonism を合併する（FTLD-parkinsonism）．

行動障害型 FTD には，社会的逸脱行動を起こす脱抑制型と，逆に過抑制で自発性が低下し社会や自分自身への関心を失うアパシー型とが区別される．病識は欠如し，行動障害が顕著で社会適応は不良である．記憶や日常生活動作は比較的よく保たれているので，精神疾患と診断されていることが少なくない．言語障害型は，初期には精神症状を欠き進行が緩徐な原発性進行性失語（primary progressive aphasia；PPA）を示す．前頭葉言語野障害から始まる進行性非流暢性 progressive non-fluent aphasia

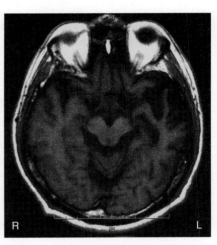

図Ⅳ-7-8 50 歳発症の意味性失語患者の MRI T₁ 強調画像

左（L）側頭葉に限局した高度の萎縮（ナイフ刃様）を認める．

(PNFA)，と，左側頭葉極から始まり側頭葉言語野に主病変がある意味型失語（semantic dementia）に大きく分けられる．言語障害型では記憶障害や異常行動は遅れて出現するので，社会適応は比較的良好である．

c．脳画像所見

前頭側頭葉変性症では早期から脳の局在病変徴候が出現するので，画像所見は診断の有力な根拠になる．行動障害型 FTD では，CT や MRI で前頭葉（特に内側前頭葉）と前部側頭

表Ⅳ-7-10　前頭側頭型認知症による認知症と軽度認知障害の診断基準（DSM-5）

A. 認知症または軽度認知障害の基準を満たす．
B. その障害は潜行性に発症し緩徐に進行する．
C. （1）または（2）：
　（1）行動障害型：
　　（a）以下の行動症状のうち3つ，またはそれ以上：
　　　　ⅰ．行動の脱抑制
　　　　ⅱ．アパシーまたは無気力
　　　　ⅲ．思いやりの欠如または共感の欠如
　　　　ⅳ．保続的，常同的または強迫的／儀式的行動
　　　　ⅴ．口唇傾向および食行動の変化
　　（b）社会認知機能および／または実行機能の顕著な低下
　（2）言語障害型：
　　（a）発話量，喚語，呼称，文法，または言語理解における，言語能力の顕著な低下
D. 学習および記憶および知覚運動機能が比較的保たれている．
E. その障害は脳血管疾患，他の神経変性疾患，物質の影響，その他の精神疾患，神経疾患，または全身性疾患では合理的に説明されない．
「前頭側頭型認知症確実」は，以下のどちらかを満たしたときに診断される．それ以外は「前頭側頭型認知症疑い」と診断される：
（1）家族歴または遺伝子検査から，前頭側頭型認知症の原因となる遺伝子変異の証拠がある．
（2）神経画像に前頭葉および／または側頭葉病変が関与しているという証拠がある．
「前頭側頭型認知症疑い」は，遺伝子変異の証拠がなく，神経画像が実施されなかった場合に診断される．

（日本精神神経学会：日本語版用語監修，DSM-5 より著者要約）

表Ⅳ-7-11　前頭側頭型認知症の病型と初期病変部位

Ⅰ．行動障害型 FTD（bvFTD；behavioral variant FTD）：前頭葉病変
　1．アパシー型：社会と自分自身への無関心，自発性低下
　2．脱抑制型：社会的に不適切な逸脱行動，活動亢進
Ⅱ．言語障害型 FTD（aphasic FTD）：言語野を含む左脳病変
　　原発性進行性失語症（primary progressive aphasia；PPA）
　1．非流暢性・失文法型 PPA（progressive nonfluent/agrammatic PNFA）：Broca 野病変
　　（最初は全般的認知障害を欠く進行性失語症（progressive aphasia without global dementia）という病名で報告された）
　2．意味性認知症（semantic dementia），（意味性 PPA とも呼ぶ）：左側頭葉先端部を中心とする病変
　3．発語遅延型 PPA（logopenic PPA）：左側の側頭葉後部と側頭葉下部病変

葉に萎縮が認められ（図Ⅳ-7-7），SPECT や PET で限局性に血流低下やブドウ糖代謝低下が認められる．意味性失語型 FTD（図Ⅳ-7-8）では側頭葉の前・下・中部が左優位に萎縮し，原発性失語症では左側の前頭葉後部〜島回に萎縮や血流低下が認められる．発語遅延型進行性失語（logopenic progressive aphasia）は左 sylvius 裂周囲後部から頭頂葉にかけての萎縮によって出現し，Alzheimer 病に特徴的であるが FTD にも出現することがある．

d．診断と鑑別診断

DSM-5 の前頭側頭型認知症の診断基準を**表Ⅳ-7-10**に示す．行動障害型 FTD の診断には，行動異常症状が3つ以上あり，社会認知機能／実行機能の顕著な低下が存在することが必要である．一方，言語障害型 FTD の診断要件には社会認知機能障害は含まれていない．最終的診断名は，臨床病型に遺伝学的あるいは病理学的な診断名を併記したものとなる．家族歴または遺伝子検査から遺伝子変異の証拠がある場合か，画像で特徴的前頭側頭葉病変を認める場合に「確実」，遺伝子変異の証拠がない場合と画像検査が実施されていない場合に「疑い」と診断し，臨床病型を併記する．

鑑別対象となる認知症は，Alzheimer 病，Lewy 小体型認知症，血管性認知症である．

ALS，進行性核上性麻痺，大脳皮質基底核変性症に出現する認知機能障害は，通常FTDの症状を呈する．行動障害型FTDは，うつ病，双極性障害，統合失調症と誤診されやすい．

f. 治療

さまざまな薬物や行動療法が試みられているが，行動障害型，言語障害型とも確立された治療法はない．発症が初老期で社会的活動期に発症するために，家庭や職場で問題を起こしやすい．社会的な理解と受容が不可欠であり，就労継続や家庭生活維持を目標とする．

3 Lewy小体型認知症とParkinson病認知症
dementia with Lewy bodies（DLB），Parkinson's disease dementia（PDD）

a. 疾患概念

Lewy小体が黒質や脳幹諸核だけでなく大脳皮質にも多発し，それが認知症の原因になっている疾患である．進行性認知機能障害が中核症状で，特徴的主要症状は，変動性の精神症状，早期から出現する鮮明な幻視，薬物誘発性ではない原発性parkinsonismである．認知症とParkinson病症状の出現順序によって，認知症先行病型をLewy小体型認知症（DLB），Parkinson病先行病型をParkinson病認知症（PDD）と定義している．DLBとPDDの区別は便宜的なもので，病理学的にはどちらもLewy小体病（Lewy body disease）である．DLBは高齢者認知症の約10%を占め，Alzheimer病に次いで頻度の高い変性性認知症である．

b. 疾患概念確立までの歴史，DLBとPDDの異同

DLBの概念と名称は，歴史的には1980年代に小阪らが提唱した「び慢性Lewy小体病（diffuse Lewy body disease）」に由来する．小阪らは，老年期認知症の中で多数のLewy小体が中枢神経系全体に出現し，病理学的にはAlzheimer病からは区別される症例の存在に注目し「び慢性Lewy小体病」と命名した．Lewy小体は，元来はParkinson病で脳幹中心に出現する神経細胞内封入体とみなされてきたものであるが，認知症を伴うParkinson病では辺縁系にまで出現することから，小阪らはこれらを包括する「Lewy小体病」という臨床病理学的疾患概念を提唱した．Lewy小体と認知症の関連は欧米でも注目されるようになり，1995年に英国で開催された国際ワークショップでLewy小体型認知症（dementia with Lewy body）という病名に統一されて，臨床的および病理学的診断基準が提唱された．

最初に提唱された診断基準では，精神症状とparkinsonismの出現順序によってDLBとPDDが区別された．すなわち，精神症状先行あるいはparkinsonism先行だが1年以内に精神症状が出現したものがDLB，臨床的Parkinson病確定後に1年を超えてから認知機能障害が出現したものがPDDと定義された（one year ruleと呼ばれる）．しかし，DLBとPDDの臨床像は非常によく似ており，神経病理学的にも広範なLewy小体病変と老年性変化が認められることは共通しており，最新の診断基準（表IV-7-12）では，DLBとPDDはほとんど同じ疾患として扱われている．

c. 症状・経過・予後

進行性の認知機能障害が中核症状である．症状はAlzheimer病に似るが，記銘・学習障害は高度でなく，前頭葉機能障害（アパシー，意欲低下，関心・注意の低下）と視空間認知機能障害が目立つ．精神症状や意識清明度の易変動性と，早期から反復して出現する鮮明な幻視が最も特徴的な症状である．現行の診断基準では，精神症状とParkinson症状の出現の順番とどちらが優勢であるかを考慮してDLBかPDDを選択すればよいとされている（DSM-5の原因疾患名にはLewy小体病とParkinson病がある表IV-7-4）．中枢神経系だけでなく末梢の自律神経系にも広範にLewy小体が出現することを反映して，自律神経症状（起立性低血圧，失神，尿失禁，排尿障害，便秘）を伴うことが多い．そのためにAlzheimer病や前頭側頭型認知症よりも運動障害と身体的合併症を起こし

表Ⅳ-7-12　レビー小体型認知症（DLB）の臨床診断基準改訂版（2005）

(1) 中心的特徴（DLB ほぼ確実 probable あるいは疑い possible の診断に必要）
　正常な社会および職業活動を妨げる進行性の認知機能低下として定義される認知症．顕著で持続的な記憶障害は病初期には必ずしも起こらない場合があるが，通常，進行すると明らかになる．
(2) 中核的特徴（2つを満たせば DLB ほぼ確実，1つでは DLB 疑い）
　a. 注意や覚醒レベルの顕著な変動を伴う動揺性の認知機能
　b. 典型的には具体的で詳細な内容の，繰り返し出現する幻視
　c. 自然発生の（誘因のない）parkinsonism
(3) 示唆的特徴（中核的特徴1つ以上に加え示唆的特徴1つ以上が存在する場合，DLB ほぼ確実．中核的特徴がないが示唆的特徴が1つ以上あれば DLB 疑いとする．示唆的特徴のみでは DLB ほぼ確実とは診断できない）a. レム期睡眠行動異常症（RBD）b. 顕著な抗精神病薬に対する感受性 c. SPECT あるいは PET イメージングによって示される大脳基底核におけるドパミントランスポーター取り込み低下
(4) 支持的特徴（通常存在するが診断的特異性は証明されていない）a. 繰り返す転倒・失神 b. 一過性で原因不明の意識障害 c. 高度の自律神経障害（起立性低血圧，尿失禁等）d. 幻視以外の幻覚 e. 系統化された妄想 f. うつ症状 g. CT/MRI で内側側頭葉が比較的保たれる h. 脳血流 SPECT/PET で後頭葉に目立つ取り込み低下 i. MIBG 心筋シンチグラフィで取り込み低下 j. 脳波で徐波化および側頭葉の一過性鋭波
(5) DLB の診断を支持しない特徴 a. 局在性神経徴候や脳画像上明らかな脳血管障害の存在 b. 臨床像の一部あるいは全体を説明できる他の身体的あるいは脳疾患の存在 c. 高度の認知症の段階になって初めて parkinsonism が出現する場合
(6) 症状の時間的経過
[parkinsonism を併発している場合の病名]
　parkinsonism 発症の前あるいは parkinsonism と同時に認知症が生じている場合は DLB と診断する．
　認知症を伴う Parkinson 病（PDD）という用語は，確固とした Parkinson 病（PD）があってその経過中に認知症を併発した場合に用いられる．実用的には，臨床的に最も適切な用語が用いられるべきであり，Lewy 小体病のような包括的用語がしばしば有用である．
　DLB と PDD 間の鑑別が必要な研究では，認知症の発症が parkinsonism の発症後の1年以内の場合を DLB とする "one year rule" を用いることが推奨される．それ以外の期間を採用した場合，データの蓄積や比較に混乱を生じることが予想される．臨床病理学的研究や臨床試験を含む，それ以外の研究の場合は，DLB と PDD の両者は，Lewy 小体病あるいは α-シヌクレイン異常症のようなカテゴリーによって統合的に捉えることが可能である．

(McKeith IG, Dickson DW, Lowe J, et al；Consortium on DLB. Diagnosis and management of dementia with Lewy bodies：third report of the DLB Consortium. Neurology 65. 1863-1872, 2005 より)

やすい．終末期には筋強剛や無動が出現し，感染症や自律神経障害が死因となる．

d. 原因・病態・病理

　ほとんどが孤発性で男性の方が多く，α-シヌクレインの遺伝子異常による家族性 Parkinson 病以外は原因不明である．病態生化学的には，脳内のドパミン系活性の指標である tyrosine hydroxylase とアセチルコリン系活性の指標である choline acetyl transferase は著明に低下している．
　病理組織学的に，皮質型 Lewy 小体は脳幹型 Lewy 小体と比較すると境界不明瞭な好酸性封入体として示されるが，α-シヌクレインやユビキチンの免疫染色によって極めて鋭敏に明瞭な封入体として検出される（図Ⅳ-7-9）．老年期発症の DLB/PDD 症例では，Lewy 小体に加えて老年性変化の老人斑と Alzheimer 神経原線維変化も多数認められる普通型（common fcrm）が大部分を占める．一方，初老期以前の発症例では，Parkinson 病が先行し病理学的には老年性変化を欠く純粋型（pure form）が多い．自律神経系の脊髄中間外側核，末梢交感神経節，腸管の自律神経節にも Lewy 小体が形成され，末梢交感神経軸索内には α-シヌクレイン陽性封入体が認められる．

e. 検査

　一般検査に異常はない．CT や MRI では軽度の脳萎縮が認められるが，通常は加齢性変化の域を超えない．Alzheimer 病との鑑別に有用な所見として，SPECT において頭頂・側頭葉だけでなく後頭葉にも血流低下が認められる（図Ⅳ-7-10）．心臓交感神経機能検査の 3 (meta)-iodobenzylguanidine（MIBG）を [123]I で標識した MIBG 心筋シンチグラムでは，早期から集積が低下することが参考になる（図Ⅳ-7-11）．基底核ドパミントランスポーター活

7 大脳変性疾患

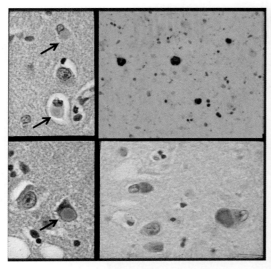

図Ⅳ-7-9　皮質型 Lewy 小体

左の上下図は HE 染色で，腫大した神経細胞質内に辺縁不鮮明な好酸性封入体を認める（矢印）．これらはユビキチン染色（右下図）とα-シヌクレイン染色（右上図）に陽性で，α-シヌクレイン陽性神経突起も認められる．（×200）

性を反映する DAT スキャンでは，Parkinson 病と同様に尾状核と被殻に左右非対称の活性低下が認められる．

f. 診断と鑑別診断

臨床診断基準（表Ⅳ-7-12）に準じて行う．認知症先行例では，Alzheimer 病と前頭側頭型認知症を鑑別する．認知症と parkinsonism が同時に出現する前頭側頭葉変性症には，tauopthy の進行性核上性麻痺，大脳皮質基底核変性症，FTDP-17 があるが，家族性 ALS 原因遺伝子による FTLD でも報告されている．

g. 治療

病態生化学的には DLB の脳内ではアセチルコリン系とドパミン系の両者で活性が著明に低下し，受容体は過敏状態にあるので，薬物に過剰に反応し副作用を起こしやすい．そのために，精神症状に対してドパミン遮断作用を有する抗精神病薬を使用すると，過敏に反応して parkinsonism を悪化させる（診断基準の示唆的特徴）．逆に，parkinsonism 改善のためにレボドパやドパミン作用薬を投与すると，精神症状を悪化させやすい．精神症状の治療には，ドパミン遮断作用が弱い非定型抗精神病薬を少量使用する．近年，脳内アセチルコリン賦活作用を持つドネペジルが，parkinsonism を悪化させずに精神症状を改善することが示され，保険適用になった．

4 パーキンソン・認知症複合
parkinsonism-dementia complex（PDC）

概　説

紀伊半島南部の牟婁地域，Guam 島（チャモロ人），西ニューギニア低地（パプア人）には ALS の高集積地が点在し，そこには重複して Parkinson 認知症複合（parkinsonism-dementia complex；PDC）という特異な疾患が多発する．臨床的にはアパシーを特徴とする皮質下性認知症とレボドパに反応不良な parkinsonism を主徴とし，前頭側頭葉の肉眼的萎縮が見られる．病理組織学的には Alzheimer 神経原線維変化（NFT）が脳幹と大脳皮質に多発する（図Ⅳ-7-12）が，Alzheimer 病とは異なって老人斑は乏しく，進行性核上性麻痺や大脳皮質基底核変性症とは病理所見と tau 蛋白アイソフォームが異なる tauopathy である．ALS と PDC はオーバーラップすることもあり，病因的には同一の疾患単位と考えられており西太平洋地域 ALS/PDC と呼ばれる．（481 頁Ⅳ-10-3 参照）

a. 発生率の推移と原因

高集積地 ALS/PDC は第二次大戦後まで高発生率であったが，ALS は短期間で激減に転じ，Guam では 1980 年までにほぼ消滅し，紀伊半島でも 2000 年頃から激減した．PDC は一定数発生が持続している．ALS/PDC は多発から短期間で激減した原因が注目され，遺伝素因と環境因の両面から研究が行われたが，今なお原因不明である．

5 血管性認知症
vascular dementia

「Ⅳ-1-11．脳血管性認知症」を参照（283 頁）．

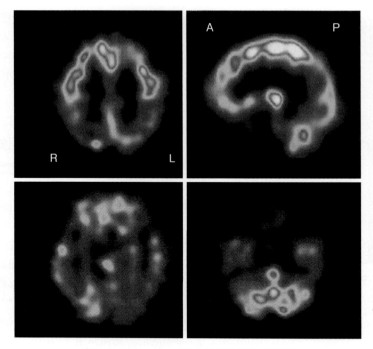

図Ⅳ-7-10　Lewy 小体型認知症の SPECT
側頭葉と頭頂葉，および後頭葉に血流低下を認める．（R：右，L：左，A：前，P：後）

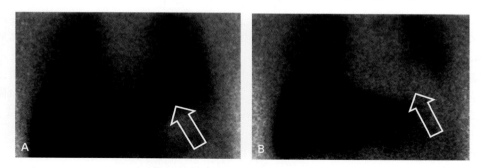

図Ⅳ-7-11　MIBG 心筋シンチグラム
心筋（矢印）に，健常者や Alzheimer 病では正常の集積を示す（A）が，Lewy 小体病では集積が低下する（B）．

6　正常圧水頭症
normal pressure hydrocephalus（NPH）

　水頭症（hydrocephalus）とは，髄液容量の増加と脳室拡大が存在する病態であり，発生機序からは非交通性（閉塞性）と交通性に分類される．非交通性水頭症は，腫瘍，炎症，外傷，出血などによって脳脊髄液循環が障害されたことによって，脳圧亢進と脳室拡大を生じたものである．一方，交通性水頭症は，髄液循環路の閉塞はないが，通過障害，髄液の産生増加や吸収低下，静脈排出低下のいずれかが原因で髄液容量が増した結果，脳室拡大を生じたものである．NPH は交通性水頭症の1型で，髄液圧が正常で脳圧亢進症状を欠くものであるが，その病態は，髄液量増加による脳圧亢進が脳室容積増大によって相殺された結果，正常髄液圧になった平衡状態であると考えられている．したがって，脳室拡大によって大脳白質内の神経線維は圧迫されて，特徴的三徴候である前頭葉性

7 大脳変性疾患

表Ⅳ-7-13 特発性正常圧水頭症診療ガイドラインの診断基準（2004年診断基準の改定版，2011）

1. Possible iNPH　必須項目 (1) 60歳代以降に発症する． (2) 歩行障害，認知障害および尿失禁の1つ以上を認める． (3) 脳室が拡大（Evans index* > 0.3）している． * Evans index：両側側脳室前角間最大幅／その部位の頭蓋内腔幅． (4) 他の神経学的あるいは非神経学的疾患によって上記臨床症状のすべてを説明しえない． (5) 脳室拡大をきたす可能性のある先行疾患（クモ膜下出血，髄膜炎，頭部外傷，先天性水頭症，中脳水道狭窄症など）がない．	参考項目 (1) 歩行は歩幅が狭く，すり足，不安定で，特に方向転換時に不安定性が増す． (2) 症状は緩徐進行性が多いが，一時的な進行停止や増悪など波状経過を認めることがある． (3) 症状の内，歩行障害が最も頻度が高く，次いで認知障害，尿失禁の順である． (4) 認知障害は認知機能テストで客観的な低下が示される． (5) 他の神経変性疾患（パーキンソン病，アルツハイマー病など）や脳疾患（ラクナ梗塞など）の併存はありうるが，いずれも軽度にとどまる． (6) シルビウス裂・脳底槽は拡大していることが多い． (7) PVL（periventricular lecency：脳室周囲低吸収域），PVH（periventricular hyperintensity：脳室周囲高信号域）の有無は問わない． (8) 脳血流検査は他の認知症性疾患との識別に役立つ．
*possible iNPH with MRI support	possible iNPHの基準を満たし，MRIで高位円蓋部および正中部の脳溝・クモ膜下腔の狭小化が見られる場合．
2. Probable iNPH　必須項目 (1) Possible iNPHの必須項目を満たす． (2) 脳脊髄液圧が200mmH₂O以下で，脳脊髄液の性状が正常． (3) 右記のいずれかを認める．	①タップテスト（脳脊髄液排除試験）で症状改善． ②ドレナージテスト（脳脊髄液持続排除試験）で症状改善．
3. Definite iNPH 　シャント術施行後，客観的に症状の改善が示される．	

（難病情報センターHPより：www.nanbyou.or.jp/entry/281）

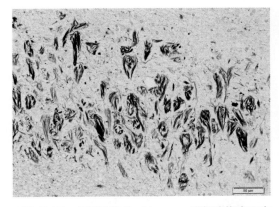

図Ⅳ-7-12 紀伊半島Parkinson・認知症複合の病理

海馬CA1領域に多発するAlzheimer神経原線維変化
（Gallyas染色，×400）

歩行障害，認知症，尿失禁が出現する．発症機序から，特発性NPHと二次性NPHが区別される．

A 特発性正常圧水頭症
idiopathic NPH（iNPH）

a．原因・病態

明確な原因が特定できないNPHで，シャント造設によって髄液量を減らすことにより，水頭症と臨床症状が改善する病態と定義される．

b．症状・経過・予後

前頭葉性歩行障害は，歩行失行あるいは前頭葉性失調とも呼ばれ，不安定で足が床から離れず，最初の一歩が踏み出せないすくみ現象が特徴である．腱反射は亢進しBabinski徴候は陽性になることが多い．精神症状は，自発性減退，意欲低下，無感動，思考緩慢などの皮質下性認知症の特徴を示す．焦燥や幻覚が出ることもある．尿失禁も特徴的であるが，歩行障害や認知症から遅れて出現する．

c．診断と検査

iNPHの診断ガイドライン改訂版を表Ⅳ

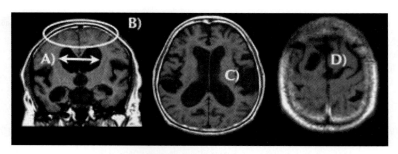

図Ⅳ-7-13　特発性正常圧水頭症（iNPH）の MRI

脳室拡大（A：callosal angle の狭小化）以外に，高位円蓋部の脳溝の狭小化と消失傾向（B），sylvius 裂の拡大（C），脳溝の局所的拡大（D）等があげられる．高位円蓋部は，通常加齢では脳溝が拡大してくるが，iNPH ではクモ膜下腔の特徴的な狭小化と拡大のアンバランス disproportionately enlarged subarachnoid-space hydrocephalus (DESH) が認められる．

（難病情報センターHP，正常圧水頭症　http://www.nanbyou.or.jp/entry/281 より）

-7-13 に示す．これは，臨床症状，画像検査，髄液排除試験（タップテスト）を組み合わせて，シャント手術の適用を決める手順になっている．画像所見で最も重要なのは，必須項目の (3) の脳室拡大の所見と possible iNPH with MRI support の内容である特徴的な disproportionately enlarged subarachnoid-space hydrocephalus（DESH），すなわち高円蓋部では脳溝およびくも膜下腔が狭小化し，それとは対照的に sylvius 裂と脳底漕が拡大している所見である（図Ⅳ-7-13）．臨床徴候と経過，画像所見から iNPH が疑われたら tap test［腰椎穿刺で大量（30〜50 mL）の髄液を排出して症状の改善の有無を調べる検査］を実施する．tap test で効果が確認された例だけがシャント造設術の対象になり，術後に症状の改善が認められれば「狭義の iNPH」と確定診断される．重要な手術合併症は，髄液圧低下による硬膜下出血・血腫，カテーテルからの感染である．

上記の診断基準を満たしても，実際にシャント造設によって症状が改善する例は一部に限られる．進行性核上性麻痺などの大脳基底核疾患にも，iNPH の診断基準を満たす例が含まれていることにも留意する必要がある．

B 二次性正常圧水頭症
secondary NPH

くも膜下出血，髄膜炎，頭部外傷，中脳水道狭窄症など，原因が明らかな水頭症である．脳疾患だけでなく，多発ニューロパチーによる髄液蛋白上昇（500 mg/dL 以上）や脊髄腫瘍によっても水頭症が起こる．小児では，Chiari 奇形，Dandy-Walker 症候群，脊髄髄膜瘤のような先天性疾患によるものが多い．原疾患の治療が必要であるが，シャント手術の適応になるものがある．

Ⅱ. 錐体外路系疾患

概　説

錐体外路とは直接錐体路には入力しないが，間接的に錐体路に影響して運動系を制御しているシステムのうち，主に大脳基底核を中心とするものをいう．神経核としては，黒質，被殻，尾状核（被殻と尾状核を合わせて線条体と呼ぶ），淡蒼球，視床下核が主なものである．われわれが随意運動を行っている時，黒質のドパ

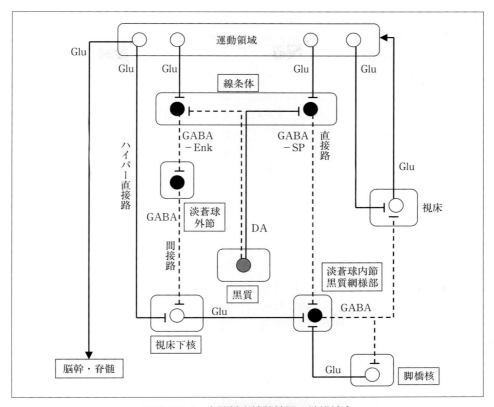

図Ⅳ-7-14　大脳基底核諸核間の線維結合

実線は興奮性入力，破線は抑制性入力を表す．白丸は，興奮性神経細胞，黒丸は抑制性神経細胞を示す．灰色の黒質神経細胞は，GABA／エンケファリン神経細胞に対しては抑制性に，GABA／サブスタンスP神経細胞に対しては興奮性に結合している．線条体から淡蒼球内節に直接至る経路は直接路，淡蒼球外節，視床下核を経由する経路は間接路と呼ばれる．Alexander and Crutcher（TNS, 1990）をもとに作成．英字は伝達物質を示す．
（DA：ドパミン，GABA：ガンマアミノ酪酸，Enk：エンケファリン，SP：サブスタンスP, Glu：グルタミン酸．）

（水野美邦：臨床神経内科学　5版，p325, 2006より改変）

ミン神経細胞は常に活動しており，線条体ニューロンの活動を調整し，淡蒼球，視床を介して運動野の活動を調整している．近年の研究により，これらの諸核の線維連絡は，図Ⅳ-7-14に示したように考えられている．この回路の提唱者であるDeLongは，2014年のラスカー賞を受賞している．

黒質ドパミン性ニューロンは，線条体ニューロンとシナプスを形成するが，線条体にはGABA・エンケファリンを伝達物質とする小型ニューロンと，GABA・サブスタンスPを伝達物質とする小型ニューロンが存在する．

1. 直接路（direct pathway）

線条体の投射ニューロンのうち，GABA，サブスタンスP，ドパミンD1受容体を持っているニューロンが，直接，淡蒼球内節・黒質網様部に投射している経路である．

2. 間接路（indirect pathway）

線条体の投射ニューロンのうち，GABA，エンケファリン，ドパミンD2受容体を持っているニューロンが，淡蒼球外節に投射し，淡蒼球外節から視床下核を順に経由して，多シナプス性に淡蒼球内節・黒質網様部に至る経路である．

3. ハイパー直接路（hyperdirect pathway）

大脳皮質から入力を受けた視床下核ニューロンが，直接，淡蒼球内節・黒質網様部に投射している経路．大脳皮質からの興奮性入力を，直接路，間接路よりも速く，淡蒼球内節・黒質網様部に伝えている（Nambu et al. 2002）．大脳皮質から出発した情報は，これらの経路を介して淡蒼球内節・黒質網様部に至り，視床・大脳皮質の活動を制御することにより，適切な運動を可能にしている．

大脳基底核を構成している投射ニューロンは，視床下核ニューロンがグルタミン酸作動性の興奮性ニューロンである以外は，すべてGABA作動性の抑制性ニューロンであることを考えると，ハイパー直接路は，淡蒼球内節ニューロンの活動性を亢進させ，結果的に視床および大脳皮質を抑制する．直接路は淡蒼球内節を抑制し，その結果，視床を脱抑制することになり，最終的に視床および大脳皮質を興奮させる．間接路は，淡蒼球内節ニューロンの活動性を亢進させ，結果的に視床および大脳皮質を抑制する．また，3経路を経由するのに必要な時間を考えると，大脳皮質に由来する神経情報は，大脳皮質-視床下核投射を経由する経路であるハイパー直接路，直接路，間接路の順に，淡蒼球内節に到達することになる．また，視床下核-淡蒼球投射と被殻-淡蒼球投射を比較すると，前者は淡蒼球の比較的広い領域に投射するのに対し，後者は限局した領域に投射することも報告されている．まず，大脳皮質-視床下核投射を経由する信号が到達し，これは大脳皮質の比較的広い領域を抑制する．次に直接路を介する信号が到達し，大脳皮質の限局した領域を脱抑制によって興奮させ，必要な運動を引き起こす．この時点でも周辺領域は抑制されている．次に，間接路を経由する信号が到達し，大脳皮質の広い領域を抑制する．これら早い抑制と遅い抑制は，不必要な運動のプログラムなどを抑制するとともに，必要な運動プログラムを正確なタイミングで実行するのに役立っていると考えられる．眼球運動系，前頭前野系，辺縁系などのループ回路においても，同様な機構で，それぞれの大脳皮質領野の活動性を制御していると考えられる．

以上の基本的な神経回路に対して，黒質緻密部のドパミン作動性ニューロンは調節系の働きを持つ．黒質緻密部から被殻へのドパミン作動性投射は，異なるドパミン受容体を介して直接路と間接路に逆の作用をもたらす．すなわち，被殻の投射ニューロンのうち，GABAとサブスタンスPを含むニューロン（直接路のニューロン）には，D_1受容体を介してドパミンが興奮性に作用するのに対し，GABAとエンケファリンを含むニューロン（間接路のニューロン）には，D_2受容体を介してドパミンが抑制性に作用すると考えられている．Parkinson病の病態は，上記のモデルにおいて直接路と間接路の活動のバランスが崩れることを仮定することにより，かなりうまく説明できる．黒質緻密部のドパミン作動性ニューロンが変性・脱落すると，直接路では被殻のGABA/サブスタンスP作動性ニューロンへの興奮性入力が消失することにより，これら被殻ニューロンの活動が減弱し，その結果，淡蒼球内節ニューロンの活動が亢進する．また，間接路では被殻のGABA/エンケファリン作動性ニューロンへの抑制性入力が消失することにより，これら被殻ニューロンの活動が亢進する．その結果，淡蒼球外節のニューロン活動の減弱，さらに視床下核のニューロン活動の亢進が起こり，淡蒼球内節ニューロンの活動が亢進する．このように，ドパミンの枯渇は直接路と間接路のいずれの経路においても，ともに淡蒼球内節ニューロンの活動性を上昇させる方向に作用し，最終的に視床ニューロンを抑制することになる．その結果，大脳皮質の活動性が低下し，また，運動の際に大脳基底核からの出力が，大脳皮質を十分興奮させることができなくなり，無動（akinesia）や寡動（bradykinesia）などの症状が出現すると考えられる（図Ⅳ-7-15）．また，運動系ループ回路だけでなく，前頭前野系ループ回路や辺縁系ループ回路においても同様なことが起こ

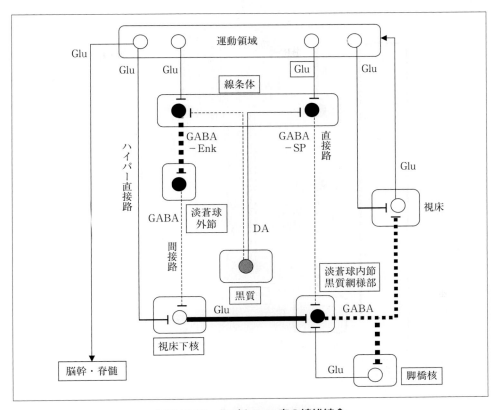

図Ⅳ-7-15　Parkinson病の線維結合
黒質が障害されるParkinson病では，淡蒼球内節から視床へ向かう抑制性ニューロンの活動が高まり，無動（動作緩慢）を生じる．Alexander and Crutcher（TNS, 1990）をもとに作成．
（水野美邦：臨床神経内科学　5版．p326, 2006より改変）

り，結果的に前頭前野や辺縁系皮質の活動性の低下により，抑うつ傾向などParkinson病の際にみられる精神症状が誘発されると考えられる．

一方，線条体小型ニューロンが高度に障害されるHuntington病では，間接路の影響が強く出て，淡蒼球内節から視床に向かう抑制性インパルスが減少し，運動領域への入力が増加して，不随意運動（逗動過多）を生じる（図Ⅳ-7-16）．このように錐体外路疾患の異常運動の発現機序は，かなり論理的に説明出来るようになったが，大脳基底核疾患の筋緊張の亢進・低下のメカニズムに関しては説明出来ない．さらに，深部脳刺激（deep brain stimulation；DBS）をふくむ定位脳手術の治療メカニズムをすべてこの回路図で説明できるわけではない．いずれにしろ，動物モデルやヒト患者からの記録など，さらなる研究が必要である．

1　Parkinson病とLewy小体関連疾患
Parkinson disease/Lewy body related disease

A　Parkinson病
Parkinson disease

a. 症状・経過・予後

Parkinson病の主な症候は，静止時振戦，筋固縮，動作緩慢，姿勢反射障害を4徴としている．この症状のうち2徴候を伴う場合parkinsonismを疑う．初発症状は，約半数が静止時振戦，約30％が歩行障害，残りが手の巧緻運動障害である．すなわち右手で始まると書字障害で気づくことが多い．発症年齢は7〜80歳と広汎であるが，好発年齢は55〜65歳で加齢が

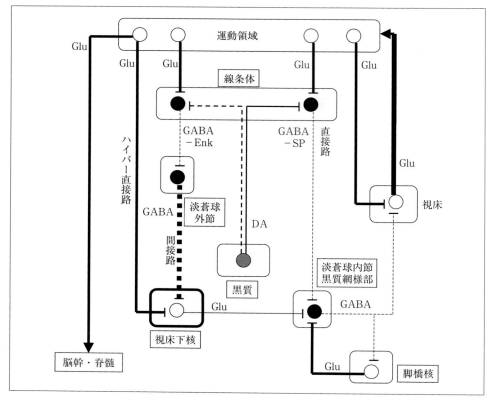

図Ⅳ-7-16　Huntington病の線維結合
線条体細胞が障害されるHuntington病では，間接路の影響が現れて淡蒼球から視床へ向かう抑制性ニューロンの活動が低下し，舞踏運動を生じる．Alexander and Crutcher（TNS, 1990）をもとに作成．
（水野美邦：臨床神経内科学　5版．p327，2006より改変）

重要な危険因子である．20歳以前で発症する場合は，若年性Parkinson病の原因遺伝子 *parkin* など（後述）の変異で発症していることが多い．40歳までの発症は，若年性Parkinson病と呼ばれ，やはり家族性発症の割合が高い．左右差があるのが通例で，震えの場合は，大部分片方の手または足の震えで始まる．歩行障害で始まる場合も大部分左右差がある．進行しても症状の左右差はみられ，初発の側に一貫して強い．しかし，高度進行例では左右差はしだいに目立たなくなる傾向にある．

振戦は，4〜5 Hzのゆっくりとした振戦で，上肢の場合丸薬を丸めているように見えるので，pill-rolling tremorと表現される．姿勢を保ったり，随意運動を行うと振戦は消えることが多いが，姿勢をとると平均10秒程度の振戦が止まる潜時があり，その後また激しく震えだす症例がある．このような震えはre-emergent tremorと呼ばれ，本態性振戦との鑑別に有用である．本態性振戦の場合，姿勢をとるとすぐ手は震え始め，潜時はない．震えは上肢に多いが下肢にも出現し，下顎や舌にも出現することがあるが，頭部が左右に震えることは極めてまれである．頭部自体の震えは本態性振戦を示唆する．

筋固縮は，筋肉を受動的に伸展したときに検者が感じる抵抗で，伸展している間ほぼ同じように抵抗がある．Parkinson病ではさらにその抵抗がガクガクガクと断続的になるのが特徴で（歯車現象），歯車様固縮（cogwheel rigidity）

と呼ばれる．しかし，頸部や下肢では，歯車現象のない鉛管様固縮のこともある．筋固縮をみるときは上肢では手関節の屈伸や前腕の回内回外，下肢では足関節の屈伸や仰臥位で股関節の回内回外でみるとよい．初期には固縮のない症例もあるが，このとき反対側の手で何か随意運動をしてもらうと，固縮が現れることがあり，手首固化現象と呼ばれる．筋固縮は long loop reflex（長ループ反射）の亢進によるとされている．

運動緩慢（bradykinesia），あるいは無動（akinesia）は，ほぼ同じような意味で使用されることが多いが，運動緩慢は文字通り動作がゆっくりになることを意味し，無動は自発的な動作が減少して，じっとして動かなくなることが多いことを意味する．もう一つ寡動という言葉が使われることがあるが，これは動きが小さくなることを意味する．運動緩慢・無動・寡動は，姿勢反射障害とともに，Parkinson病患者の日常生活を障害する最も大きな要因の一つである．すべて随意運動はゆっくりとしか遂行できず，動作の開始にも時間がかかる．さらに声が小さくなること，書字が小さくなること，手での巧緻運動が下手になること，歩きかたがゆっくりになることは，運動緩慢の表れである．診察室で運動緩慢の有無をみるには，入ってきてからの動作を観察すること，指タッピングや回内回外運動，かかとやつま先で床を叩く運動などを行ってみるとよい．運動緩慢があると，運動の大きさが小さくなり，スピードが遅くなる．

Parkinson病では筋力低下は通常起こらないが，最大収縮に至るまで時間がかかるようになる．また同じ動作を繰り返していると動きが徐々に小さくなる．姿勢反射障害は，後ろや前に押されたとき姿勢を立て直せず，倒れてしまう現象である．姿勢が前かがみになるのは，後方への転倒を防ぐために代償的に前かがみの姿勢をとるのではないかと推定される．突進現象は，最初後方に現れ，進行すると前方への突進も現れる．患者の後ろに立ち，一歩後ろに踏み出す程度の力で後方に引くと，正常では1～2歩後方に踏み出すだけで倒れることはないが，後方突進があると，後ろに向かって小走りで歩き始め，支えないと倒れてしまうこともある（retropulsion）．進行すると前方突進，速放突進も陽性となる．特有な前方姿勢（**図Ⅳ-7-17**）も重心が後方にずれるのを代償するためと考えられ，姿勢反射障害の現れである．

自動運動障害としては，歩行中の腕の振りの消失，まばたきの減少，自動的な眼球運動が減じて一点を凝視（reptile stare）すること，自動的な嚥下運動が減少するため唾液が流涎すること，仮面様顔貌がある．また二つの異なる動作を同時に左右別々の手で行うことも困難になる．その他，Parkinson病にみられる徴候としてMyerson徴候がある．これは眉間をハンマーでたたき続けると，眼輪筋の収縮がいつまでも続く現象をいう．Westphal徴候は，足関節を受動的に背屈すると，短縮した前脛骨筋の収縮が誘発される現象で，進展された下腿三頭筋からのインパルスが前脛骨筋の収縮を惹起するためと考えられている．

認知症に関しては，詳細に検討した報告があり，累積有病率が15年経過で48%という報告と8年経過で78%という報告がある．ポイント有病率がおよそ30%といわれている．認知症が1年以内で発症するものはLewy小体型認知症（Dementia with Lewy body）と定義され，parkinsonismが先行し，1年以上経過してから認知症を併発するParkinson's disease with dementia（PDD）と診断する（後述）．

Parkinson病の重症度を表すスケールにHoehn and Yahr 重症度がある（**表Ⅳ-7-14**）．さらに症状を客観的スコアとして表すUnified Parkinson's Disease Rating Scale（UPDRS）が使われるようになった．最近では，Parkinson病は，運動症状のみならず非運動症状も評価することが大事とされ，さらに非運動症状にも重点をおいたMDS-UPDRSも開発された．

Parkinson病の予後は，L-ドパの出現で改善しており，寿命でいうと一般余命と大差ないレ

ベルまで改善している.

b. 病因・病態・病理

黒質緻密部メラニン含有細胞の変性,萎縮,減少と残存神経細胞の中へのLewy小体の出現が特徴である(図Ⅳ-7-18).このLewy小体の主要構成成分はα-シヌクレインであることが分かっており,その凝集メカニズムの解明が病態解明の鍵を握っているといえる.

しかし,黒質以外に多くの部位が障害されることがわかっており,特に障害の強いのは,迷走神経背側運動核,交感神経心臓枝の節後線維,嗅球,青斑核であるが,さらに縫線核,Meynert基底核,扁桃核の神経細胞も減少する.これらの諸核にはLewy小体も出現する.さらに大脳皮質の神経細胞にもLewy小体が出現することがある.脳幹型Lewy小体は,エオシン好性に染まる中心部とそれを取り巻くハローからなる.組織学的検討では,Vesicular monoamine transporter(VMAT2)の免疫原性の有無が脳幹型と皮質型Lewy小体との違いであり,ハロー部分にVMAT2の免疫原性が存在する.黒質以外に病変の広がりがあることに関しては,病変の進展は末梢から,すなわち,迷走神経背側運動核と嗅球に始まり,次第に脳幹を上行するというBraakの仮説がある.この仮説は,Lewy小体の出現分布から導かれた病理像進展に関するものであり,この疾患の進展にプリオン病のようなα-シヌクレイン蛋白が伝播するメカニズムの可能性も指摘されている.

Parkinson病では,先に触れたようにドパミン欠乏により直接路・間接路ともに障害を受け,結果的に淡蒼球内節・黒質網様部の神経活動が亢進し,視床・大脳皮質の脱抑制が不十分で運動が円滑に行えないと考えられている.静止時振戦に関しては,視床中間腹側核の神経細胞に振戦の周期に一致した群化放電が出現することがあげられている.筋固縮に関しては,long-loop reflexの亢進が考えられている.

細胞死の成因に関しては,何らかの遺伝的素因と環境因子の相互作用で,黒質神経細胞内の

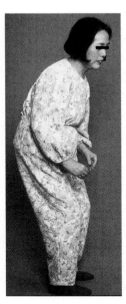

図Ⅳ-7-17 Parkinson病にみられる特有の前屈姿勢

(和歌山県立医科大学,近藤智善元教授提供)

表Ⅳ-7-14 Hoehn and Yahr重症度

stage 1 　一側性parkinsonism.
(stage 1.5 　一側性parkinsonism+体幹の症状.)
stage 2 　両側性parkinsonism.姿勢反射障害なし,歩行障害はあっても軽度.
(stage 2.5 　軽度の両側性parkinsonism.後方突進があるが自分で立ち直れる.)
stage 3 　軽〜中等度parkinsonism.姿勢反射障害あり.日常生活に介助不要.
stage 4 　高度障害を示すが,歩行は介助なしにかろうじて可能.転倒の危険あり.
stage 5 　自力歩行不可能.ベッドまたは車椅子の生活.
(括弧内のstage 1.5と2.5を加えたものが修正Hoehn and Yahr重症度である)

(水野美邦:臨床神経内科学　5版.p329, 2006より)

ミトコンドリア呼吸鎖障害と酸化的ストレスを惹起し,この相互作用により細胞死が起こると考えられている.ミトコンドリア電子伝達系複合体Ⅰの酵素活性低下が指摘されている.炎症の関与も指摘されており,多因子により細胞死が誘導されると考えられる.1997年に報告されたα-シヌクレインによる遺伝性Parkinson病の報告により,α-シヌクレインがLewy小体の主要成分であることが明らかにされ,オリゴマー状態のα-シヌクレインが毒性を示すことが明らかになった.この不溶化による凝集には,リン酸化が関与していることも報告された.

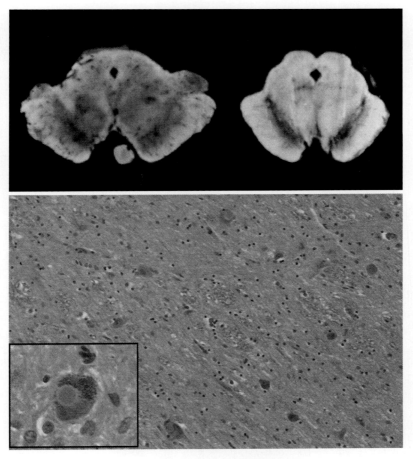

図Ⅳ-7-18　Parkinson病の病理所見
上は肉眼所見．左：Parkinson病，右：対照症例．Parkinson病では黒質が退色．下は黒質の組織所見（H-E染色）．著明な神経細胞消失，グリオーシスを示す．左下の挿入は，Lewy小体の拡大図．H-E染色で円形封入体中心部とまわりに淡く染まるハローをもつのが特徴．
（水野美邦：臨床神経内科学5版．p329, 2006 より）

このように蛋白分解系の関与が重要とされているが，若年性Parkinson病の原因遺伝子*parkin*が，プロテアソーム系におけるユビキチンリガーゼであることが証明され，一気に注目されるようになった．少なくとも凝集蛋白の結果であるLewy小体形成のメカニズムを明らかにすることが疾患の病態解明上重要な情報になることは間違いない．

このような病態解明に大きく貢献したのが遺伝性Parkinson病の原因遺伝子の同定・機能解明である．全Parkinson病の10％内外が単一遺伝子異常で起こる遺伝性Parkinson病と考えられている．現在までに22の遺伝子座が同定され，そのうち17個の原因遺伝子が同定されている（**表Ⅳ-7-15**）．PARK1/4は，優性遺伝性Parkinson病で，α-シヌクレインの点変異か遺伝子のコピー数が3コピー以上でRNAの発現量が多いタイプを示し，蛋白が分解されないか，蛋白量が増えることでα-シヌクレインの凝集が促進されると考えられている．わが国で遺伝子座が同定されたPARK8は，相模原地区に見出された大家系として報告され，その後原因遺伝子*LRRK2*が同定された．この優性遺伝性Parkinson病の原因遺伝子は共に孤発型

表IV-7-15 家族性Parkinson病

病型	遺伝形式	遺伝子座	遺伝子産物	LB	発症年齢	parkinsonism以外の臨床徴候
PARK1 (SNCA), PARK4	AD	4q21	α-synuclein	+	20-80	認知症
PARK2	AR	6q252.2-27	parkin	-（時に+）	<40(殆ど), 8-70	ジストニア
PARK3	AD	2p13	?	+	36-89	認知症
PARK5	AD	4p14	UCH-L1	?	49-51	
PARK6	AR	1p35-36	PINK1	+/-（Hetero +/Homo -）	32-60	ジストニア
PARK7	AR	1p36	DJ-1	?	27-40	
PARK8	AD	12q12	LRRK2	+/-	38-68	
PARK9	AR	1p36	ATP13A2	?	10-20	ミニミオクローヌス，核上性注視麻痺，認知症
PARK10	SP	1p32	?	?	50-80	
PARK11	AD	2q36-37	GIGYF2	?	50-70	
PARK12	SP	Xp21-q25	?	?	50-75	
PARK13	SP	2p12	HtrA2/Omi	?	47-77	
PARK14	AR	22q13.1	PLA2G6	+	10-26	ジストニア，錐体外路徴候，核上性注視麻痺，認知症
PARK15	AR	22q12-q13	FBXO7	?	7-20	ジストニア，錐体路徴候
PARK16	SP	1q32	?	?	成人	感受性遺伝子
PARK17	AD	16q12	VPS35	-	34-68	
PARK18	AD	3q27	EIF4G1	+	56-69	
PARK19	AR	1p13.3	DNAJC6	?	7-11	L-ドパ反応性不良，てんかん
PARK20	AR	21q22.11	SYNJ1	?	20歳代	てんかん
PARK21?	AD	3q22.1	DNAJC13	+	59-85	メノナイト-カナダ人家系で同定
PARK22	AD	7p11.2	CHCHD2	?	40-67	
GBA	SP	1q21	GBA	+	成人	認知症，感受性遺伝子

Parkinson病の感受性遺伝子でもある．他にも最近になり日本人大家系の優性遺伝性Parkinson病において新規原因遺伝子CHCHD2が単離・同定された．この遺伝子の詳細な機能は不明であるがミトコンドリア電子伝達系に関与することが指摘されており，ミトコンドリア機能に関わる分子の変異によりParkinson病を発症することが報告された．

劣性遺伝Parkinson病の多くは40歳以下で発症することが多い若年性Parkinson病であることが多く，わが国でも頻度が高いのがPARK2である．PARK2の原因遺伝子は，わが国のグループで単離され，parkinと命名された．parkinは，ユビキチン・プロテアソーム系のユビキチンリガーゼであることが判明し，ドパミン神経細胞死に蛋白分解系の関与が示された．さらに臨床型においてPARK6との類似性が明らかにされたが，PARK6の原因遺

伝子 *PINK1* と *parkin* が共同して品質低下したミトコンドリアを消去する mitophagy に関与することが明らかにされた．*PINK1* の登場でオートファジー・リソソーム系もドパミン神経細胞死のメカニズムに関与していることが示された．単一遺伝子異常に伴う遺伝性 Parkinson 病の他に Gaucher 病の原因遺伝子 *GBA* のヘテロ接合体キャリアが Parkinson 病発症のリスクであることが証明され，孤発型 Parkinson 病においても遺伝的素因の関与は大きいことが推定されている．

c．補助検査

診断のためには頭部 MRI で異常がないことが parkinsonisim をきたす他の疾患を鑑別するのに役立つ．ドパミン神経変性をトレーサーであるイオフルパンとドパミントランスポーターとの結合を利用してイメージする DAT scan が疾患鑑別の診断のため有効である．DAT scan は，Parkinson 病，多系統萎縮症，進行性核上性麻痺などの神経変性疾患では異常をきたす（図Ⅳ-7-19）．一方，薬剤性 Parkinsonism や血管障害性 Parkinsonism，正常圧水頭症では，DAT scan の取り込み低下はない．最近ではメラニンイメージングも行われているが，一般的検査にはなっていない．一方，交感神経節後線維のノルアドレナリントランスポーターに結合する MIBG（metaiodobenzylguanidine）のアイソトープを使用した心筋シンチグラフィでは，Parkinson 病において著明な取り込み低下がみられ，他の二次性 parkinsonism との鑑別に大変有用である．PARK2 など家族性 Parkinson 病の一部，初期の多系統萎縮症，進行性核上性麻痺，薬物性・脳血管障害性 parkinsonism，正常圧水頭症などは MIBG の取り込み低下は認めない．MIBG の取り込み低下は，脳における α-シヌクレインの蓄積とよい相関があり，孤発型 Parkinson 病では大部分 α-シヌクレインの蓄積がみられるため，MIBG の取り込み低下とよく相関すると考えられる．MIBG の取り込み低下は病初期では軽度で，進行とともに低下傾向にある．Lewy 小体型認知症の場合も取り込み低下が観察される．ヨーロッパでは，超音波により黒質を描出し，鉄沈着の有無を分析する方法がかなり行われているが，アジア人は側頭骨が厚いため，観察しにくいとされ，わが国ではまだ十分な研究成果がない．

d．診断・鑑別診断

Parkinsonism を呈する疾患の種類は多い（表Ⅳ-7-16）．この中で最も頻度が高いのが Parkinson 病である．診断基準は，いくつか提唱されているが，4大徴候のうち少なくとも二つが存在する場合に parkinsonism を考える．MRI で異常がない，DAT scan で取り込み低下があれば変性疾患を考え，MIBG の取り込み低下があれば Parkinson 病としてまず問題ない．もちろん，これら検査をしなくても MRI で他の parkinsonism を示す所見がなく，L-ドパまたはドパミンアゴニストにて症状の改善があれば，まず Parkinson 病として診断して間違いない．症状の左右差や静止時振戦があれば，さらに診断の精度が増加する．

e．治療

表Ⅳ-7-17 に Parkinson 病の治療薬を示す．ドパミンの前駆体の L-ドパとドパミン受容体に作用するドパミンアゴニストが薬物治療の中心である．それ以外の薬物は補助的に必要に応じて使用される．L-ドパが最も有効であるが，5年以上の使用で約半数に不随意運動や wearing off 現象が出現するので，特に 60 歳未満で若くして発症したケースに関しては，ドパミンアゴニストで治療を行い，それで十分な効果がなければ L-ドパを加える．2011 年に発表された日本神経学会のガイドラインでは，職を失う可能性が生じるなどの事情があれば，若年の発症であっても L-ドパで治療を開始してもよいとされている（図Ⅳ-7-20）．

L-ドパの長期治療で問題になるのが，先に触れた運動合併症状の wearing off，ジスキネジアである．運動合併症状の対処方法についてはやはり日本神経学会のガイドラインによって指針が示されている（図Ⅳ-7-21）．また非薬物療

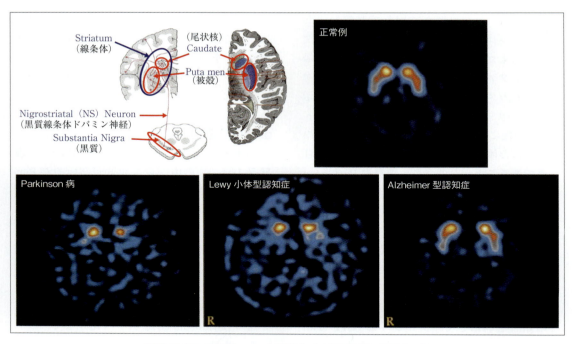

図Ⅳ-7-19　DAT scan：正常および各疾患のSPECT像

（J Neurol Neurosurg Psychiatry 73：134-140, 2002 より）

表Ⅳ-7-16　Parkinsonismを示す疾患，parkinsonismの鑑別診断

変性疾患	症候性parkinsonism
Parkinson病（孤発性，家族性） び漫性Lewy小体病 進行性核上性麻痺（純粋無動症を含む） 多系統萎縮症 　線条体黒質変性症 　Shy-Drager症候群 　オリーブ橋小脳萎縮症の一部 大脳皮質基底核変性症 前頭側頭型認知症parkinsonism 淡蒼球黒質ルイ体萎縮症 Guamと紀伊半島のparkinsonism痴呆症候群 Alzheimer病の一部 筋強剛型Huntington病 Spinocerebellar ataxia 2 と 3 の一部 **代謝異常** Wilson病 Hallervorden‐Spatz病	脳血管障害性parkinsonism 　Binswanger型白質脳症 　Lacunar state 薬物性parkinsonism 中毒性parkinsonism 　マンガン中毒 　二硫化炭素中毒 　一酸化炭素中毒 　MPTP **感染後・感染性parkinsonism** 脳炎後parkinsonism その他の脳炎（日本脳炎など） Creutzfeldt-Jakob病 神経梅毒 **その他** 正常圧水頭症の一部 大きな前頭葉腫瘍 外傷後parkinsonism

（水野美邦：臨床神経内科学　5版．p331, 2006 より）

法として脳深部刺激療法が運動合併症状に行われる．刺激ターゲットは，視床下核か淡蒼球内節が選択される．前者は，薬物量を減量できることに，後者はジスキネジアに有効であることにベネフィットがある．薬物療法で問題となるのはL-ドパによるaddiction的要素のあるDopamine dysregulation syndrome（DDS）やドパミンアゴニストによる衝動抑制障害（Impulse control disorders；ICD）がある．厄介な副作用であるが，薬物を減量することにより

表Ⅳ-7-17 主な抗Parkinson病薬（わが国で発売されているもの）

一般名	維持量 (mg)	禁忌・主な副作用
ドパミン前駆物質 　L-ドパ 　L-ドパ・カルビドパ合剤 　L-ドパ・ベンセラジド合剤	1200～3000 300～1200 300～1200	禁忌：妊婦（ただし若年性Parkinson病の場合は妊娠中において慎重投与） 副作用：悪心，嘔吐，食欲不振，便秘，浮腫，ジスキネジア，幻覚，妄想，興奮，起立性低血圧，溶血性貧血，血小板・白血球減少，AST・ALT上昇，Dopamine dysregulation syndrome（DDS）
ドパミンアゴニスト 　ブロモクリプチン（麦角系） 　ペルゴリド（麦角系） 　カベルゴリン（麦角系）	15～22.5 0.75～2.25 2～4	（麦角系・非麦角系共通） 禁忌：妊婦，産褥期高血圧 副作用：薬剤過敏症食欲不振，嘔気，幻覚，妄想，興奮，胃・十二指腸潰瘍悪化，皮疹，白血球・血小板減少，胸水，衝動抑制障害 麦角系に特徴：心臓弁膜症，後腹膜線維症
タリペキソール（非麦角系）	1.2～3.6	非麦角系に特徴：睡眠発作，日中過睡眠，下肢の浮腫
プラミペキソール速放錠・徐放剤（非麦角系） 　ロピニロール速放錠・徐放剤（非麦角系）	1.5～4.5 mg 6～16 mg	
ロチゴチン（非麦角系）	9～36 mg	他のドパミンアゴニストに加えて貼付剤の特徴として接触性皮膚炎
アポモルフィン	1～6 mg	禁忌：重度の肝機能不全 副作用：突発性睡眠・傾眠，QT延長，失神，血圧低下，起立性低下，幻覚，精神症状，ジスキネジア
抗コリン薬 　トリヘキシフェニジル 　ピロヘプチン 　ビペリデン 　プロフェナミン 　メチキセン 　マザチコール	2～6 2～8 1～4 40～600 15 12	禁忌：閉塞性隅角緑内障，前立腺肥大 副作用：めまい，ふらつき，口渇，尿路閉塞障害（尿閉），眼調節障害，錯乱，妄想，興奮，排尿障害，肝機能障害
モノアミン酸化酵素阻害薬		
セレジリン	5～10	禁忌：三環系抗うつ薬，SSRI，SNRIとの併用　副作用：幻覚，妄想，錯乱，狭心症，GOT・GPT上昇，白血球減少，めまい，血圧の激しい変動
ノルアドレナリン前駆物質		
ドロキシドパ	300～900	禁忌：狭隅角緑内障，妊婦　副作用：食欲低下，吐き気，頭痛，幻覚，妄想，白血球減少，血圧の変動
ドパミン放遊離促進役		
アマンタジン	100～300	禁忌：妊婦　副作用：食欲低下，吐き気，頭痛，幻覚，妄想，白血球減少，血圧上昇
COMT阻害剤		
エンタカポン	300～1600	禁忌：妊婦　副作用：着色尿（オレンジ色），ジスキネジア，他の薬剤参照．L-ドパ・カルビドパとの合剤が市場に出た．
抗てんかん薬（ドパミン賦活剤）		
ゾニサミド	25～50 mg	副作用：ジスキネジア，幻覚，妄想，眠気
アデノシンA2a受容体拮抗薬		
イストラデフェリン	20～40 mg	副作用：ジスキネジア，幻覚，妄想，眠気

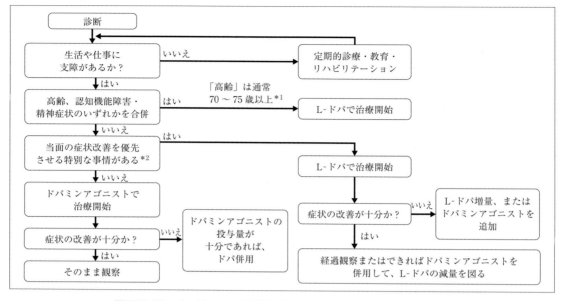

図Ⅳ-7-20　Parkinson病初期（未治療患者）の治療アルゴリズム

＊1：年齢についてはエビデンスはないものの，通常70〜75歳以上を高齢者と考えることが多い．
＊2：たとえば，症状が重い，転倒のリスクが高い，あるいは患者にとって症状改善の必要度が高い場合などが相当する．

（日本神経学会 監：パーキンソン病治療ガイドライン2011．p.77，医学書院，2011より）

軽減することができ，問題点をきめ細かく対処することがADLやQOLの改善に必要である．

Parkinson病は運動症状だけでなく非運動症状をきたすことがわかっており，特にうつや認知症がQOL上大きな問題となっている．非運動症状は**表Ⅳ-7-18**に示した．認知症に関しては，parkinsonismを来して1年以内に認知症を来すか，認知症から症状が始まり後にparkinsonismを来す場合をDementia with Lewy body（DLB）としてParkinson病と診断され，1年以上経過してから認知症を来す場合をParkinson's disease with dementia（PDD）と区別しているが，同じスペクトラムの中に入ると考えられている．運動症状，非運動症状の対処方法については，2011年に発行された日本神経学会の「パーキンソン病治療ガイドライン」を参照されたい．

B Lewy小体型認知症とParkinson病認知症

⇨401頁，Ⅳ-7-Ⅰ．「認知症」の項参照．

C 純粋自律神経不全症
pure autonomic failure（PAF）

純粋自律神経不全症の代表的な症候は起立性低血圧である．純粋自律神経不全症の診断基準は現在のところなく，1996年に発表された米国神経学会のコンセンサスでは，「純粋自律神経不全症は起立性低血圧を特徴とする孤発性の疾患で，通常は汎自律神経不全を伴うが他の神経系の異常を伴わない．その一部は後に多系統萎縮症などの他の疾患であると判明することがある．臥位時の血漿ノルアドレナリン低値は純粋自律神経不全症の特徴である．」と記載されている．臨床症状は，起立性低血圧が主体であるが，陰萎，発汗障害，便秘などの自律神経症状を認める．原発性自律神経不全症は，①純粋自律神経不全症，②多系統萎縮症，③Parkinson病，④Lewy小体型認知症に分類され

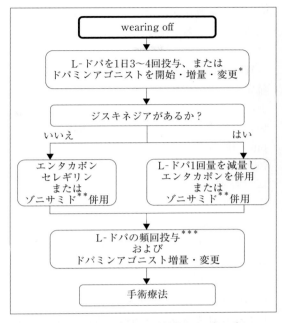

図Ⅳ-7-21　wearing off 治療アルゴリズム

*：wearing off 出現時は，投与量不足の可能性もあるので，L-ドパを1日3〜4回投与にしていない，あるいはドパミンアゴニストを十分加えていない場合は，まず，これを行う．
**：ゾニサミドは 25 mg では off 症状の改善を，50〜100 mg で off 時間の改善を認めた．現在保険適応は 50 mg まで．
***：1日5〜8回程度
イストラデフェリンもジスキネジアの有無に関係なく投与可能と考えられている．
(日本神経学会 監：パーキンソン病治療ガイドライン 2011. p.107, 医学書院, 2011 より)

る．純粋自律神経不全症以外は他の症状を経過観察することで鑑別は可能である．純粋自律神経不全症は，起立性低血圧が主であり，臨床検査からは節後交感神経の活動を反映する血中ノルアドレナリン値の低下，心節後交感神経終末を評価できる心筋 MIBG シンチグラフィでの集積低下，低容量のノルアドレナリンに対する代償性過敏などがみられ，病変が交感神経節後神経にあることを示唆している．神経病理学的検討では，主に交感神経節後と髄中間外側核であるといえる．それを反映して臨床検査では節後交感神経病変を反映した検査結果が得られる．また，病理学的特徴は Lewy 小体を認めることであり，Lewy 小体病の臨床型の一つとい

える．実際，臨床的に純粋自律神経不全症として長期経過をみていた症例が Lewy 小体型認知症に移行した例が報告されている．確定診断は病理診断によってなされるが，皮膚生検にて交感神経終末に α-シヌクレインの蓄積が観察される．

鑑別で問題になるのが，Autoimmune autonomic ganglionopathy（AAG）である．多くは，亜急性の発症と慢性進行性経過をとる．原因は，交感神経節のアセチルコリンに対する自己抗体が原因とされている．2003 年に Mayo clinic のグループにより，AAG の自己抗体はアセチルコリン受容体の自律神経節ニコチン受容体の α3 サブユニットに対する抗体であることが明らかにされ，自己抗体がこのサブユニットに結合して神経伝達を抑制し，自律神経系の症状を惹起することが報告された．AAG は基本的には自律神経系症状のみであるが，一部軽度感覚障害を伴う．純粋自律神経不全症は男性に多く，AAG は女性に多い．消化管症状にも特徴があり，純粋自律神経不全症は便秘，AAG は下痢症状が多く，尿閉症状も伴うことが多い．純粋自律神経不全症を考えるときは，先行感染の有無を病歴上確認して AAG をまず鑑別する必要がある．

2　変性性 parkinsonism
degenerative parkinsonism

動作緩慢，筋強剛，静止時振戦，姿勢反射障害の4徴のうち2徴を伴えば Parkinson 症候群を疑い，その中で L-ドパに反応が良ければ Parkinson 病を考え，それ以外は Parkinson 症候群とする．ここでは Parkinson 症候群を呈する．

A　進行性核上性麻痺
progressive supranuclear palsy（PSP）

有病率は，Parkinson 病の約 1/25 程度である．遺伝性疾患ではないが，まれに家族内発症がある．発症年齢は，60 歳以降が多い．Par-

表Ⅳ-7-18 Parkinson病の非運動症状

症状の分類	自覚症状
自律神経系の症状	・便秘 ・夜間の頻尿 ・立ち上がった時に，目の前が暗くなったり，ふらつき感を感じる ・汗をかきやすくなったり，性機能が低下したりする
睡眠障害	・寝つきが悪くなる ・眠りが浅くなる ・睡眠中に大声を出して暴れたりする ・足に不快感がみられ眠れない
精神症状	・気分が落ち込むなどのうつ症状がみられる ・無関心になったり，不安感が高まる ・見えない物が見えるといった幻覚・妄想が現れる
認知機能障害	・物事を考えることが遅くなったり，まとまらなくなる ・記憶力や注意力が低下する
その他	・疲れやすい ・手足の痛みがみられる

kinsonismを来す疾患としては，Parkinson病に次いで多い．遺伝歴のあるケースは，タウ遺伝子変異を持っている可能性が高い．症候学的には典型例はRichardson typeとも呼ばれ，歩行障害で発症し，バランスが悪く発症2年以内に転倒がみられるようになる．Parkinson病との違いは，比較的軽症のうちからbroad baseになることである．また垂直性核上性眼球運動障害が現れ，特に最初，下方注視麻痺が現れることが多く，階段や坂道を降りるときに困難を感じる．眼球運動は，制限がない場合でもサッケードが障害される．検者の手を眼に近付けるとつぶってしまうblepharospasmは初期からみられることもある．またsquare wave jerkは進行性核上性麻痺（PSP）に高頻度に観察される．さらに，仮面様顔貌，小声，嚥下障害，動作緩慢などのParkinson症状を呈する．また固縮は，手足には軽く，頸部・体幹に目立つ．前屈姿勢は軽く，逆に頸部は伸展していることがある．言語は小声となり，抑揚の乏しい言語となる．運動症状に比べ高度の構音障害がみられることもある．種々の程度の認知障害が出現する．

Williamsら（2007）は，病理学的にPSPと確定した症例の病歴を調査し，初期の症状から次の3つの臨床病型が存在することを報告している．すなわち，前述のRichardson type, pure akinesia type, parkinsonian typeである．Pure akinesia typeは固縮がなく（頸部・体幹には軽度に存在することあり），start hesitation，すくみ足歩行と動作緩慢を主症状とする．一歩を踏み出すのが困難であるが，踏み出せると比較的上手に歩行可能である．通常認知症状はなく，進行は遅い．

Parkinsonian typeは，振戦などParkinson病様の症状で発症し，左右差があり，初期にはL-ドパに対する反応もある．Parkinson病との鑑別診断が極めて難しいタイプである．心筋MIBGシンチグラフィが正常の場合に疑ってもよいが，Parkinson病でもこの試験は正常例があり，経過をみないと鑑別診断が難しい．さらに失行や他人の手徴候を主体とする皮質症状が目立つ症例（Corticobasal syndrome（CBS）-PSP）やprogressive non-fluent aphasia（PNFA-PSP）のタイプや小脳症状が全面に目立つPSP-cもあり，臨床症状には多様性がある．PNFAは，大脳皮質基底核変性症（CBD）やFTDでも観察されるのでこれのみで診断をつけるのは難しい．PSP-cはMSA-cとの鑑別が問題になるが，画像や自律神経症状の有無で鑑別をする．CBS-PSPとCBDの鑑別も難しい．

病理は，黒質，淡蒼球，Luys体，小脳歯状核の神経細胞脱落，グリオーシスを特徴とする．組織学的には，楕円形の神経原線維変化（globose type tangle）が出現するのが特徴である．また小脳歯状核には，グルモース変性と呼ばれる特異な変化が現れる．これはPurkinje細胞終末が変性したものと考えられている．またtufted astrocyteの出現が特徴であり，この所見が大脳皮質基底核変性症との鑑別に有効である．

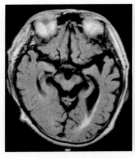 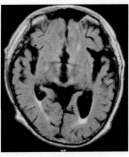

図Ⅳ-7-22　進行性核上性麻痺患者のMRI
中脳被蓋の萎縮が著明であり（左），第3脳室が拡大している（右）．（FLAR画像）
（水野美邦：臨床神経内科学　5版．p334, 2006 より）

頭部MRIで，中脳被蓋の萎縮，第3脳室の拡大（図Ⅳ-7-22）があれば，本症を疑う．中脳被蓋の萎縮は，MRIで中脳がクローバーの葉のようになって，ambient cisternが紡錘形に開いてみえることや，MRI矢状断で第3脳室底が陥凹してその部分がハチ鳥のくちばし（Hummingbird sign）のように見えることで判定できる．心筋シンチグラフィは正常である．垂直性眼球運動障害，中脳被蓋の萎縮，第3脳室の拡大が認められれば診断がつきやすいが，これらのはっきりしないPSPも存在する．歩行のbroad base化，体幹に強い固縮，正常MIBG，L-ドパに無反応などを頼りに鑑別診断を行う．特に脳血管障害性parkinsonismとの鑑別が難しいケースがある．治療は，Parkinson病に準じた薬物療法を行うが，反応は悪い．L-ドパ，塩酸アマンタジン，L-dopsなど一度は試したほうがよいが，反応は悪い．三環系抗うつ薬に多少反応するケースもある．最近ではSNRIのデュロキセチンが，すくみ足に有効との報告もある．すくみ足の最も有効な対策は，visual cueや歩行器などの物理的手段を講じるのがよい．

B 大脳皮質基底核変性症
corticobasal degeneration（CBD）

大脳皮質基底核変性症（CBD）と進行性核上性麻痺（PSP）の患者の比は1：2.6と報告されている．日本で行われたPSPの有病率調査は多くないが，1999年に行われた鳥取県米子市の調査では人口10万人当たり5.82とされている．これらの値から推定すると，CBDは人口10万人当たり2.24となる．しかしながら，さきの調査はPSPが特定疾患に認定される以前のものであり，大きな差ではないとしても実際の有病率はもう少し高いと考えられる．孤発型であることが診断基準上重要である．

発症年齢は，45〜75歳．多くは65歳以降で発症することが多い．臨床的には，どちらかの手の使用が困難となるuseless handが特徴である．手の使用が困難になるのは，麻痺ではなく，肢節運動失行，alien hand sign，ジストニア，固縮による．肢節運動失行は，麻痺や運動失調がないのに手での巧緻運動が障害される症状であり，ボタンの掛け外しや，ボールペンの使いかたが拙劣となり，手できつねの真似をするなどが，上手にできない．しかし，運動のおよその手順はできている．代表的な症状のalien hand signは，自分のコントロールを離れたかのように，ゆっくりと勝手に動く症状で，止めるように命じるとしばらくは止められるが，他のことに注意をそらすとまた勝手に動き出す．Parkinson病の固縮との違いは，安静時においても上肢の屈筋・伸筋に非相反性に持続的な筋収縮が現れている．このような固縮は下肢にも現れることがあり，左右差が著明である．ミオクローヌスは，CBDとAlzheimer病に認められることが多いが，Alzheimer病の方により頻度が高い．失行は，障害部位によって，観念運動性失行，観念性失行，構成失行，着衣失行がみられることもあり，上肢が反対側の上肢で始めた随意運動を邪魔しようとするalien hand sign様の動きをする拮抗失行がみられることもある．また優位半球の言語領域に始まる症例では，進行性に非流暢性失語，流暢性失語が前景にある場合もある．皮質性感覚障害を呈することもある．やがて認知症症状が出現し，進行する．最初は遂行能力が低下するが，やがて記銘力低下など全般的知的機能障害へと進む．脳神経では，垂直性核上性眼球運動障害が

表Ⅳ-7-19　大脳皮質基底核変性症（CBD）の診断基準

CBDの病理の臨床型

a）四肢の筋強剛あるいは無動
b）肢節ジストニア
c）肢節ミオクローヌス
d）口顔ないし肢節の失行
e）皮質性感覚障害
f）他人の手徴候
　Probable CBS：非対称性，a〜cの2つ＋d〜fの2つ
　Possible CBS：対称性でもよい，a〜cの1つ＋d〜fの1つ

CBDの診断基準

	Probable CBD	Possible CBD
経過	潜行性の発症と緩徐な進行	
最少罹患期間	1年	
発症年齢	50歳以上	最少年齢制限なし
家族歴あり（2人以上の血縁者）	除外	可
臨床型	Probable CBS	Possible CBS
タウ遺伝子の変異あり	除外	可

（Armstrong MJ, et al.：Neurology 80：496-503, 2013（表Ⅲ-8-X2）より）

表Ⅳ-7-20　CBSの診断基準

必須項目	
1	非対称性
2	L-ドパ治療の持続的効果がない
大項目および小項目	
1　運動障害	akinetic-rigid syndrome 局所性あるいは分節性のミオクローヌス 非対称性ジストニア
2　皮質運動感覚障害	四肢の失行 alien limb phenomenon 皮質性感覚障害あるいは失算
3　認知機能障害	発語および言語障害（失語，失書，構音障害を含む） 前頭葉性の遂行機能障害 視空間障害
必須項目すべてと大項目2つおよび小項目2つ	

（Mathew et al.：JNNP 2011 より）

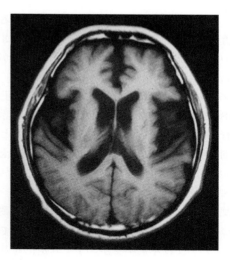

図Ⅳ-7-23
大脳皮質基底核変性症にみられる運動野中心の皮質の萎縮
（水野美邦：臨床神経内科学　5版，p336, 2006より）

出現する．PSPに比べ，上方注視障害が多いといわれる．仮面様顔貌，小声，嚥下障害も出現する．四肢のParkinson症状は，最初は軽いが，やがて動作緩慢，固縮，姿勢反射障害，すり足歩行などが進行し，自力で起立することが困難となる．静止時振戦はまれである．CBDの診断基準を表Ⅳ-7-19に示す．近年，臨床的にCBDと診断されても病理学的診断では，Alzheimer病，PSP，前頭側頭葉型認知症であることが判明する例がある．典型的であれば

CBDの診断で問題ないが，臨床型として皮質病変と基底核病変を伴う疾患群がCortico-basal syndrome（CBS）として提唱された（表Ⅳ-7-20）．

病理学的には，黒質と前頭頭頂葉神経細胞の脱落，グリオーシスを主病変とする．残存ニューロンの中にタウの蓄積，大脳皮質には胞体が大きく膨らみ染色性の悪いballooned neuron（pale neuron）の出現が特徴である．皮質病変は一次運動・感覚野周辺から始まる場合が多い．またアストロサイトの中にもタウが蓄積し，astrocytic plaqueという特異な構造物の出現が認められる．神経細胞脱落とグリオーシスは線条体，淡蒼球，視床，視床下核，青斑核，中脳被蓋，小脳歯状核にも及び，これらの部位の神経細胞にも微小管関連蛋白の一種タウの蓄積がみられる．一般検査所見は，正常である．画像検査では，脳MRIで非対称性に大脳皮質の萎縮が進む（図Ⅳ-7-23）．最初は一次運動野，感覚野から始まることが多い．しかし，前頭葉の言語領域，あるいは側頭葉から始まる場合もある．SPECTで脳血流を見ると，萎縮が明らかになる前から低下していることがあり，脳機能がすでに低下していると推定できる．DAT scanでは線条体での取り込み低下がみられる．鑑別診断には，進行性核上性麻痺などのparkinsonismを来す疾患，Alzheimer病，前頭側頭型認知症など大脳皮質を障害する疾患，脳血管障害，Creutzfeldt-Jakob病，進行性多巣性白質脳症などを除外する必要があるが，臨床的に鑑別するのは難しいことが多い．ミオクローヌスはAlzheimer病で伴うことが多いとされている．

治療に有効なものはない．parkinsonismに対してはParkinson病に準じた薬物療法が可能であるが，L-ドパへの反応は極めて悪い．

C 多系統萎縮症
multiple system atrophy（MSA-p，MSA-c）
1. 線条体黒質変性症　（SND）
2. オリーブ橋小脳萎縮症　（OPCA）
3. Shy-Drager症候群　（SDS）

⇒460頁，Ⅳ-9-1.「多系統萎縮症」を参照．

3 症候性parkinsonism
symptomatic parkinsonism

A 血管障害性parkinsonism
vascular parkinsonism

多発性脳梗塞によるparkinsonismである．姿勢反射障害，歩行障害を主体とする．Parkinson病では，上肢，下肢の運動症状が大体同程度に出現するが，血管障害性parkinsonismでは，lower body parkinsonismといわれるくらい，下肢症状が中心で，上肢の症状は軽い．歩行は，Parkinson病と異なり，PSPと似た広基性歩行で，小刻み・すり足歩行を呈する．Parkinson病では手先の巧緻運動が強く障害されるが，血管障害性では比較的軽い．筋強剛も軽く，ないことも少なくなく，歯車現象もないことが多い．静止時振戦はまれである．変性疾患でないので基本的には非進行性であるが，加齢に伴って運動機能は低下することが多い．

責任病巣は，大脳基底核を中心とした小窩状態（lacunar state），大脳白質を中心とする多発性脳梗塞（Binswanger病，leukoaraiosis）あるいはこの両者の併存で起こることが多い．Binswanger病の場合は一部遺伝性の場合もあり，若年のBinswanger病の場合は十分に注意する必要がある．

診断は下肢中心のparkinsonismに，MRIにてlacunar stateまたはleukoaraiosisを証明することである（図Ⅳ-7-24）．鑑別で難しいのはPSPであるが，頭部MRIで第3脳室の拡大，脳幹の萎縮の有無に注目することとDAT scanを行うことで鑑別ができる．脳血管障害性parkinsonismではDAT scanは正常である．治療は，Parkinson病に準じた治療を行うが，反応

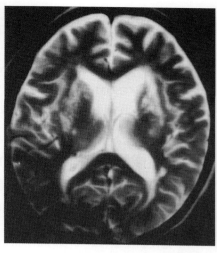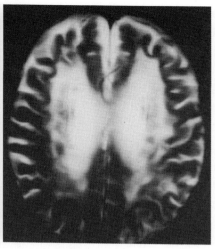

図Ⅳ-7-24　血管障害性 parkinsonism の MRI 所見
左の症例は大脳基底核を中心に多数のラクナ梗塞を示しており，右の症例は大脳白質に広範に梗塞巣を生じている（leukoaraiosis の状態）．ただし，これらの画像を示す症例が，すべて parkinsonism を呈するわけではない（T2 強調画像）．

（水野美邦：臨床神経内科学　5 版．p337, 2006 より）

は悪いことが多い．さらに脳梗塞の再発予防を目指して抗血小板療法を行うことが大事であるが，頭部 MRI の撮影条件では T2*モードで，基底核における微小出血（microbleeds）の有無をスクリーニングすることを忘れてはならない．抗血小板薬の選択では，可能な限り日本人において出血の頻度が少ないものを選択する．

B 薬物性 parkinsonism
drug-induced parkinsonism

薬剤性 parkinsonism は，抗精神病薬などの使用により発生する．左右差は目立たないことが多い．特に統合失調症には，major tranquilizer を用いると出現することが多く，その頻度は高い．薬剤を中止すれば改善する．一方，薬剤性 parkinsonism は Parkinson 病のリスクが高いとの報告もあり，Parkinson 病に移行するケースもある．検査では DAT scan で取り込み低下が観察されない．Major tranquilizer 以外では，抗うつ薬，制吐薬で報告がある．いずれも D_2 受容体をブロックすることで parkinsonism を誘導する．代表的な薬剤として，フェノチアジン系，ブチロフェノン系，非定型抗精神病薬，三環系・四環系抗うつ薬やスルピリドなどの胃潰瘍・十二指腸潰瘍薬でも発症することがあるので注意が必要である．スルピリドはベンザミド系で非定型抗精神病薬であるが，内科的には潰瘍の薬剤として使用されることも多い．その他には，抗てんかん薬であるバルプロ酸ナトリウムでも報告がある．抗 Parkinson 病薬には反応せず，原因となる薬剤の中止が必要となる．Parkinson 病でも精神症状などが出現することが少なくない．このため非定型抗精神病薬を投与することがあるが，parkinsonism はほぼ間違いなく悪化する．そのため可能な限り非定型抗精神病薬の投与は控え，コリンエステラーゼ阻害薬やグルタミン酸受容体阻害薬の投与が望ましい．

C 中毒性 parkinsonism
toxic parkinsonism

マンガン中毒，一酸化炭素中毒，MPTP（1-methyl-4-phenyl-1, 2, 3, 6-tetrahydropyridine）がある．

マンガン中毒は，マンガン鉱山勤務者など高度のマンガン粉塵に曝露された人の一部に観察

される．動作緩慢，筋強剛の他，体幹の前屈を中心とするジストニア姿勢がみられることがある．病変は黒質に加えて淡蒼球に変性が強い．L-ドパはある程度有効である．

MPTPは，非合法的に合成されたヘロイン類似の麻薬の代謝産物として出来た物質で，アメリカではこれを含んだ麻薬中毒者の中からparkinsonismを呈する患者が続出した時期があり，社会的問題になった．臨床徴候は，Parkinson病に類似するが，臨床徴候は比較的対照的である．L-ドパやドパミンアゴニストにも反応する．責任病巣は，黒質の高度神経脱落であるが，典型的Lewy小体は出現しない．

D 脳炎後のparkinsonism
post encephalitic parkinsonism

1918年に世界的に流行した嗜眠性脳炎（エコノモ脳炎）感染後のparkinsonismが代表的である．その他に日本脳炎がある．感染症以外では，Creutzfeldt-Jakob病，神経梅毒でもparkinsonismを併発する．

4 Wilson病
Wilson disease

Wilson病は，常染色体劣性の遺伝性銅代謝異常で，その原因は13番染色体長腕にある銅輸送ATPase（*ATP7B*）の変異による．発症頻度は約1/30,000人，保因者頻度は約1/90人で，世界的にほぼ同じ頻度であるとされていたが，遺伝子変異部位は非常に多彩で，300以上の変異が報告されている．欧米人では*ATP7B*遺伝子異常は*His1069Gln*が最も多く（約35〜45％），日本人を含むアジア人患者では*Arg778Leu*変異が最も多い（約30〜50％）．変異と臨床症状に明らかな相関はない．このことより銅のクリアランスなどの個人差を規定しているmodifier geneの存在が指摘されており，*APOE ε4*やmethylenetetrahydrofolate reductase gene（*MTHFR*）の遺伝子多型がWilson病の発症年齢を規定していることが推定さ

れている．*ATP7*遺伝子は，まず初めにもう一つの先天性銅代謝異常症であるMenkes病で発見され，Menkes病では，肝硬変を合併しないことより，同じような遺伝子構造をもつ遺伝子のスクリーニングが，肝臓のcDNAライブラリーより行われ，Wilson病責任遺伝子が同定された．Menkes病およびWilson病責任遺伝子・責任蛋白は構造，機能が非常に類似しており，発見された順序によりMenkes病責任遺伝子・蛋白にA，Wilson病責任遺伝子・蛋白にBがつけられた．

*ATP7B*は，8個の膜貫通部位，N末端に6個の銅結合部位，ATP結合部位のある膜蛋白で，銅をサイトソルからゴルジ体内に輸送する作用を持ち，正常肝細胞では，銅は*ATP7B*によりサイトソルからゴルジ体内へ輸送される．正常では血清銅の90％以上はセルロプラスミン結合銅であり，ゴルジ体に輸送された銅はセルロプラスミンとなって血中および胆汁中に分泌されるため，本症では，肝細胞での*ATP7B*欠損により銅は肝細胞内でサイトソルからゴルジ体内へ輸送されず，肝細胞のサイトソルに銅は蓄積する．一方，ゴルジ体内は銅欠乏になる．その結果，血清銅，セルロプラスミンは低下する．本症での神経障害や腎障害などは，血液中に増加したセルロプラスミン非結合銅がこれらの組織に蓄積するためと考えられている．

本症は非常に多彩な症状を呈する．肝障害は劇症肝炎，慢性肝炎，肝硬変などさまざまな形で発症する．神経症状は錐体外路症状で，parkinsonism，ジストニアで発症することが多い．好発年齢は多彩で，乳児型では肝症状で発症するケースが多い．20歳代，30歳代で発症することが頻度的には高いが，頻度は高くないものの40歳以降に発症するケースもあり，その約2/3は神経症状で発症する．晩発性のWilson病は70歳以上で発症することもあり，発症年齢のみで除外してはならない．

血清セルロプラスミン・銅低値，尿中銅の排泄増加が特徴で，これら検査で診断できることが多い．しかし，本症患者の数％は血清銅・セ

ルロプラスミンが正常であると報告されている．血清銅・セルロプラスミンが低値を示さない病態は不明であるが，*ATP7B*活性がある程度残存していることも考えられている．ペニシラミン負荷により尿中銅排泄は著明に増加する．ペニシラミン負荷試験も診断に有用である．肝銅含有量は全例で増加しており，肝銅濃度高値を証明すれば確定診断できる．遺伝子診断も可能である．頭部画像では基底核の変化が特徴である．

治療の基本は蓄積した銅を排泄させること（初期治療）と，銅が蓄積しないように予防すること（維持治療）である．一般に初期治療はキレート薬であるトリエンチンまたはペニシラミンを用い，通常は治療開始から数ヵ月間行い，その後維持治療に移行する．維持治療の場合の投与量は初期治療の1/2～1/3量で行い，治療は生涯必要である．キレート薬は体内の銅を結合し尿中に排泄させる作用がある．ペニシラミンが最もキレート効果がよいが，副作用発現頻度が高い．初期治療開始後に約20％に臨床神経症状の増悪を認める．副作用として発熱，発疹など，さらに約10％に白血球減少，全身性エリテマトーデス（systemic lupus erythematosus；SLE），ネフローゼ症候群，Goodpasture症候群など重篤な副作用が発現し，ペニシラミン投与を断念する症例も多い．最近ではペニシラミンの副作用が強いことより，初期治療の選択としてトリエチレンや酢酸亜鉛が使われることが増えている．遺伝子治療も検討されており，将来的には細胞移植など新規治療の開発が期待される．

5 本態性振戦
essential tremor

本態性振戦は姿勢時振戦を主症状とする原因不明の疾患であり，しばしば30～60％に家族内発症を示す．また50～75％の症例でアルコールを摂取すると振戦が改善することがある．剖検例が少ないこともあって特異的病理所見は見つかっていない．

本態性振戦には遺伝性の本態性振戦があり，遺伝子座としてはETM1（13q13），EMT2（2q24），EMT3（6p23）の3領域が報告されているが，いくつか候補はあるものの原因遺伝子がはっきりと同定されていない．ETM1ではDopamine receptor 3（*DRD3*），EMT2ではhematopoietic lineage cell specific protein binding protein 3（*HS1BP3*）が候補にあがっているが，再現性に乏しい．少なくとも1大家系でEMT2と連鎖を確認出来ているが，原因遺伝子は不明である．Genome wide association studyでは，leucine-rich repeat and Ig domain containing 1（*LINGO1*）とsolute carrier family 1 member 2（*SLC1A2*）の遺伝子多型との相関が認められた．また1家系でfused in sarcoma（*FUS*）遺伝子変異が認められている．

本態性振戦はParkinson病の危険因子として2～4倍高いことが指摘されている．臨床症候は，家族性の場合，発症年齢は20～50歳くらいであるが，孤発例の場合は40～60歳が多い．振戦は上肢と頭部にみられることが多く，頭が左右に回旋するように細かく揺れる．また上肢挙上などの姿勢により6～10 Hzの比較的速い振戦が現れる．随意運動中も存在して，水を注ごうとしたり，箸で物を食べようとしたりすると手が震えて上手にできないこともある．静止時は消える．下肢には少ないがまれにある．本態性振戦の一型に，発声をすると声が震えるprimary voice tremor，起立すると体幹・下肢に震えを生じるprimary orthostatic tremor，書字を行おうとすると手が激しく揺れて書けなくなるprimary writing tremorがある．振戦以外の障害はなく，進行もあまりない．これらの振戦は同一症例に同時にみられることもある．姿勢をとって暫く潜時を経てから振戦が上肢に認められるものはre-emergent tremorといって，これはParkinson病に特異的である．

Parkinson病との鑑別には頭部に震えのあること，固縮，小刻み歩行，無動などがないこと

が参考になる．またDAT scanでは，本態性振戦は取り込み低下がない．甲状腺機能亢進症による振戦は通常上肢優位であるが，下肢にも出現することがある．他のジストニアなどの不随意運動を伴わない頭部のみの振戦もある．

Primary writing tremorと近縁の疾患に本態性ミオクローヌスがある．書字や上肢の随意運動で激しいミオクローヌスが誘発される．やはり常染色体優性遺伝を呈し，非進行性で認知症を伴わない．Primary writing tremorでは書字以外の動作は比較的よくできることが鑑別となる．DYT24は，ジストニア振戦を伴うことから鑑別となる．ジストニア振戦は，本態性振戦同様，DAT scanで取り込み低下がない一群のscans without evidence of dopaminergic deficit（SWEDD）に含まれる．

治療は，β遮断薬が有効である．わが国で二重盲検試験での効果が証明されたものはアロチノロール塩酸塩のみであるが，プロプラノロール塩酸塩（インデラル®）が世界的に広く使用されている．前者では，1日10～30 mg，後者では1日30～90 mgを使用する．後者は抑うつ的になる副作用がある．β遮断薬一般の副作用として徐脈，洞房ブロック，低血圧，心不全，気管支喘息などの発生に注意する．プロプラノロール塩酸塩は，血液脳関門を通過するとされており，うつ的症状が起こることがある．十分なエビデンスはないが，ジアゼパム，クロナゼパムも有効である．プリミドンは多くの臨床研究で効果が示されているが，眠気を起こすことがあるので，少量（1日100 mg以下）から始める．ゾニサミド，ガバペンチンも有効なことがあるが，やはり少量から漸増する．

6 舞踏病症候群
choreic syndrome

症候的に舞踏病を示す疾患をいう．**表IV-7-21**に舞踏病を示す主な疾患をあげた．

表IV-7-21　舞踏運動の原因となる疾患

変性疾患
　Huntington病
　有棘赤血球舞踏病（chorea-acanthocytosis）
　歯状核赤核淡蒼球ルイ体萎縮症
　良性遺伝性舞踏病
　老人性舞踏病
　発作性ジストニア性舞踏アテトーゼ
　　（paroxysmal dystonic choreoathetosis）
　発作性運動誘発性舞踏アテトーゼ
　　（paroxysmal kinesigenic choreoathetosis）
代謝性疾患
　Wilson病
　肝性脳症
　糖尿病
　低血糖
　低ナトリウム血症，高ナトリウム血症
　フェニルケトン尿症
　甲状腺機能亢進症
　急性ポルフィリア
　妊娠舞踏病
　脳性小児麻痺
薬　物
　抗精神病薬（tardive dyskinesia）
・レボドパ，ドパミンアゴニスト，抗コリン薬
・フェニトイン，カルバマゼピン，フェノバルビタール，バルプロ酸，エトサクシミド
・INH，リチウム，バクロフェン，アルコール，コカイン，メチルフェニデート，カフェイン
・経口避妊薬，蛋白同化ホルモン
中毒性疾患
　水銀，マンガン，リチウム，タリウム，
　　一酸化炭素，有機リン，トルエン
炎症性疾患
　小舞踏病
　SLE
　抗リン脂質抗体症候群
　結節性多動脈炎
　Henoch-Schönlein紫斑病
　神経Behçet病
　神経サルコイドーシス
　Creutzfeldt-Jakob病
　脳炎，亜急性硬化性全脳炎
　神経梅毒
脳血管障害
　小梗塞（ルイ体，淡蒼球，被殻，尾状核，中脳被蓋，頭頂葉）
　小出血（ルイ体，淡蒼球，被殻，尾状核，中脳被蓋）
　モヤモヤ病
　真性多血症
脳腫瘍
　大脳基底核周辺，中脳周辺の腫瘍
多発性硬化症

（水野美邦：臨床神経内科学　5版．p342, 2006より）

A 変性性舞踏病症候群
degenerative choreic syndrome

1 Huntington病

a. 症状・経過・予後

　徐々に進行する舞踏病と認知症を伴う遺伝性疾患である．基底核の疾患には，hyperkineticとhypokineticの疾患があるが，Huntington病は，hyperkinetic疾患の代表格である．本症は，ニューヨーク州，イーストハンプトンの開業医であったGeorge Huntingtonにより1872年に発見された．Long Island在住の複数の家系にわたる観察で，浸透率の高い優性遺伝性の疾患であることが示されている．その後の研究で，発端家系は1649年にイギリスのBuresからNew Englandに到着したアメリカへの移住者の家系に遡ることが明らかにされている．欧米では人口10万当たり4～8人．わが国ではこれより少なく1人程度と推定される．

　発症年齢は40歳前後が多いが，10歳代から60歳代と幅がある．父親から疾患が伝達される場合，世代を経るにしたがって発症年齢が若くなっていく表現促進がみられる．初発症状は舞踏運動が多いが，20歳以前の若年発症者は，parkinsonismのことがある（固縮型Huntington病）．舞踏運動は最初四肢末端部に現れるが，次第に近位部にも出現し，さらに頸部・体幹・顔面領域にも出現する．舞踏運動のため，発声に際してもピッチや話すスピードが不規則に変化する．固縮型の場合も，先端部に舞踏運動がみられることがある．性格が徐々にだらしなくなり，うつに陥る場合もある．自殺の頻度も一般より高い．徐々に記銘力低下，判断力低下，失見当識など認知症症状が加わり進行する．ただし，高齢発症者では認知症はないか，あっても軽い．初期から眼球運動の随意性が悪く，注視に時間がかかり，正確にできないことがある．

b. 病因・病態・病理

　1983年の大家系についての連鎖解析で，遺伝子座が4番染色体の先端であることが突き止められ，1993年に原因遺伝子が単離された．浸透率の高い（ほぼ100％）優性遺伝の疾患であり，遺伝子産物はhuntingtinと命名されている．発病者では，IT15のエクソン1に存在するCAGリピートの異常伸長がある（正常は7～34，発病者では40以上）．CAGはグルタミンに翻訳されるので，異常huntingtinではポリグルタミン鎖が正常より長い．ポリグルタミン病polyQ diseaseの一種であり，父親の精子が産生されるときの減数分裂でCAGリピートの数が増えるので，父親から子どもに本症が伝達される際，子どものCAGリピートの数は父親より多い．CAGリピートの長さに反比例して発症年齢は若年化するので，父親から異常遺伝子を受け継ぐと発症年齢が若年化する．これを表現促進（anticipation）と呼ぶ．母親からの場合は，伸長の程度が軽い．

　大脳皮質と線条体の萎縮が主要所見である．大脳皮質の萎縮は前頭葉・側頭葉に強く，線条体の萎縮は尾状核に強い（図Ⅳ-7-25）．尾状核ではmedium spiny neuronの脱落が著明である．これはGABA-サブスタンスPあるいはGABA-エンケファリンを伝達物質とするニューロンで，前者は淡蒼球内節，後者は淡蒼球外節に投射する．残存神経細胞の核内にユビキチン陽性の封入体が出現する．これは，ポリグルタミンを含む蛋白が凝集したものである．ポリグルタミンを伸張したhuntingtin蛋白がこのような変性を生じるメカニズムは，変異蛋白が核に移行して何らかの情報を伝え，アポトーシスシグナルが誘導され，細胞死が惹起されると推定されている．遺伝子にこれら病理所見を反映し，線条体，淡蒼球，黒質でのGABA，サブスタンスP，エンケファリンおよびGABAの合成酵素であるグルタミン酸脱炭酸酵素（glutamic acid decarboxylase；GAD）が低下する．

c. 検査所見

　一般所見には異常がない．脳MRIで尾状核頭が萎縮して，側脳室前部が外側に丸く拡大するのが特徴である（図Ⅳ-7-25）．ただし，この所見はある程度進行してから明らかとなる．さらに前頭・側頭部を中心に大脳皮質の萎縮が

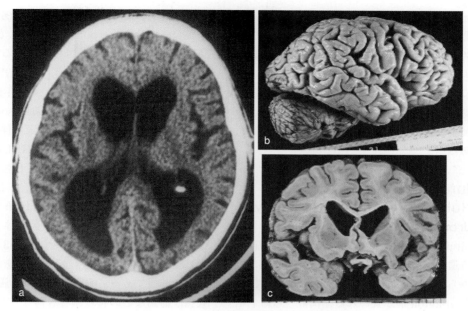

図Ⅳ-7-25　Huntington病のCTと病理所見

(a) Huntington病のCT画像．側脳室が著明に拡大し，大脳皮質の萎縮を反映している．特に前角に正常にみられる尾状核の膨らみが失われ，著明な萎縮のあることを示している．(b) 剖検脳の所見で，前頭葉が他の頭葉に比べて萎縮が強い．(c) 割面では尾状核頭部の萎縮が強く，側脳室前角が拡大している．

（水野美邦：臨床神経内科学　5版．p340, 2006 より）

進行する．遺伝子診断が，有効な診断検査となる．浸透率がほぼ100％のため未発症者への遺伝子検査については慎重を要する．

d. 診断・鑑別診断

診断は家族歴，臨床症候，MRI所見から疑い，遺伝子検索で確定する．ただし根本的治療方法のない現在，遺伝子検索は慎重に行うべきである．陽性であった場合に家族へ与える影響は極めて大きいため，遺伝カウンセリングは不可欠である．

症候性に舞踏運動を起こす疾患は多数ある．特に舞踏運動を起こす薬物の服用がないかどうかのチェックは大切である．糖尿病での大脳基底核への点状出血，淡蒼球Luys体系の脳血管障害，甲状腺機能亢進症などが比較的頻度の高い症候性舞踏運動の原因である．また変性疾患では，以下に述べるHuntington disease-like syndromesとchorea-acanthocytosisの鑑別の必要がある．chorea-acanthocytosisでは，唇などを噛んでしまう自傷行為があり，臨床的に鑑別できる．さらに脊髄小脳変性症の中で，歯状核赤核淡蒼球Luys体萎縮症の中に，Huntington病とは臨床的に区別の難しい舞踏運動を主症状とする症例がある．認知症も出現する．ただし，尾状核の萎縮はなく，大脳白質にT2高シグナル変化が出現することがある．さらに最近は遺伝子診断での鑑別も可能である．また脊髄小脳変性症の中には，小脳失調に加えて舞踏運動が出現するものがある．例えば，SCA1，SCA2，SCA3，SCA17などである（460頁，Ⅳ-9．脊髄・小脳変性疾患の項参照）．SCA2はアジア人では，典型的なParkinson病を呈することがある．SCA17はHD-like 4とも呼ばれている．代謝性疾患ではWilson病，PKAN，neuroferritinopathy，Niemann-Pick病 type Cの鑑別を忘れないようにする．

e. 治　療

海外ではレセルピン様の作用をもつテトラベナジン®が舞踏運動に対して使用されているが，わが国でも使用可能となった（コレアジン®，

12.5 mg から開始，最高投与量は 100 mg）．舞踏運動が激しい場合は，グラマリール®（1日 75〜300 mg），ハロペリドール（1日 1.5〜6 mg）など，抗精神病薬を試してもよい．固縮型に対する抗 Parkinson 病薬の効果は期待できない．特に淡蒼球内節をターゲットにした脳深部刺激療法が，舞踏運動そのものに有効なことがある．

2 Huntington 病以外の変性疾患

1. Huntington disease-like syndromes（HDL）

Huntington 病に類似した舞踏運動を主症状とする遺伝性の疾患であるが，huntingtin に変異のみられない病態が HDL とまとめられている．Huntington 病が疑われる症例のうち約 1% がこのグループに入る．このうち HDL3 は若年発症，劣性遺伝の舞踏病であるので，HDL に入れるのは適切でないかもしれない．

A）Huntington disease-like 1（HDL1）

プリオン病の一種で，プリオン遺伝子（PRNP, 遺伝子座は 20p12）に 162 あるいは 192 の塩基対の挿入がある．優性遺伝で発症年齢は 20〜40 歳，臨床症状は舞踏運動のほか，小脳失調，認知症がみられる．痙攣がみられることもある．

B）Huntington disease-like 2（HDL2）

臨床的に Huntington 病と考えられる症例の 2% を占める．南アフリカの黒人に多く，白人およびわが国ではまだ報告がない．優性遺伝で，遺伝子座は 16q24.3, 原因遺伝子は，junctophilin-3（JPH3）で，そのエクソン 2A の CTG-CAG の異常伸長（44〜57, 正常は 6〜28）で発症する．発症年齢は 25〜45 歳である．臨床症候は，Huntington 病に酷似し，認知症も伴うが，眼球運動は通常正常である．Junctophilin 蛋白は，隣り合った細胞膜同士が接着するところに発現し，カルシウムイオンなど物質輸送に関与することが推定されているが，詳細は不明である．

C）Huntington disease-like 3（HDL3）

舞踏運動を主とする遺伝性疾患，若年発症，劣性遺伝である．遺伝形式からは，劣性遺伝性が疑われており，まったく他の HDL と異なる．遺伝子座は 4p15.3 と報告されているが，原因遺伝子は同定されていない．サウジアラビアの 2 家系のみに報告されている．発症年齢は 3〜4 歳と若く，舞踏運動のほか，parkinsonism，ジストニア，錐体路徴候，知能低下を伴う．

D）Huntington disease-like 4（HDL4）

SCA17 として報告されている．優性遺伝で，遺伝子座は 6q27, 原因遺伝子は TATA box-binding protein（TBP）遺伝子である．本遺伝子アミノ末端付近に存在する CAA-CAG リピートが異常に伸長する（43 以上，正常は 25〜42）．TBP は，転写開始を調整する蛋白の一種である．病理所見は，小脳，大脳基底核，海馬などの神経細胞脱落と TBP およびポリグルタミン陽性の核内封入体が特徴である．発症年齢は 19〜48 歳で，臨床症候は多様性が高く小脳失調と舞踏運動であるが，さらに parkinsonism，錐体路徴候，知能低下，痙攣などを呈することもある．白人に多い．

2. Chorea-acanthocytosis

発症年齢は 10〜50 歳であるが，20 歳代までの発症が多い．舞踏運動，自咬症，末梢神経障害を特徴とする．舞踏運動は Huntington 病と区別できないが，舌，口に強い特徴がある．自咬症は自分の唇などを強迫的に咬んでしまう症状で，口唇に瘢痕や変形を生じる．この症状があれば四肢では遠位側優位に筋力低下，筋萎縮，感覚低下をみることがあるが，感覚低下はあまり高度とはならない．深部腱反射は低下する．ときに parkinsonism を呈することがある．このような場合も尾状核萎縮はみられる．痙攣，認知症を伴うこともある．遺伝形式は，常染色体性劣性遺伝で，遺伝子座は 9q21-22, 原因遺伝子は vacuolar protein sorting 13A（VPS13A）で遺伝子産物は chorein である．Chorein 蛋白の機能は膜蛋白の選別への関与が予想されているが詳細は不明である．世界で 1000 人程の患者がいる．病理学的には，尾状核の細胞脱落，グリオーシスを呈する．特異な

封入体はみられない．検査所見としては，頭部MRIで尾状核萎縮をみる．大脳皮質の萎縮はない．運動伝導速度は低下する．末梢血に有棘赤血球が多数出現するのが特徴である．これを観察するには，末梢血の塗抹 wet 標本の端のほうで観察するとよい．電顕標本で確認できる．血液生化学ではCKの軽度上昇をみるがその他は正常である．治療に関しては，舞踏運動に対してはHuntington病に準じた治療を行う．自咬症や末梢神経障害に対してはよい治療はない．

3. X-linked McLeod 症候群

舞踏運動と有棘赤血球を特徴とする．遺伝子座は，Xp21，原因遺伝子は，XK遺伝子が同定されており，発症年齢は，40〜60歳とされている．舞踏運動で発症し，認知症，痙攣，末梢神経障害，cardiomyopathy を伴い，血清CKは上昇する．MRIでHuntington病同様尾状核萎縮と前頭葉中心に萎縮が認められる．

4. 良性遺伝性舞踏病 (benign hereditary chorea；BHC)

若年発症と成人発症の2型が知られている．Type 1 と Type 2 がある．Type1 は，幼小児期の発症で，常染色体優性遺伝，遺伝子座は 14q13 にある．原因遺伝子は *TITF1* で，thyroid transcription factor-1 をコードしている．臨床症候は舞踏運動で知能は正常である．家系に学習障害やジストニアなどが加わる場合があり，呼吸器と甲状腺に機能障害が高頻度に観察される．良性遺伝性舞踏病は遺伝学的に均一ではないとされている．Type 2 は，成人発症，常染色体優性遺伝で，日本人2家系に認められている．遺伝子座は 8q21.3-23.3 とされているが原因遺伝子は不明である．臨床症候は舞踏病で認知症を伴わないが，神経病理学的には PSP 様であり，タウオパチーを呈する．

B 症候性舞踏病症候群
symptomatic chorea syndrome

1 薬物性舞踏病 (drug-induced chorea)

多数の薬物が舞踏運動を起こし得る（表IV-7-21）．遅発性ジスキネジー（tardive dyskinesia）は，D_2 ドパミン受容体遮断作用に薬物使用中に出現する不随意運動である．原因薬物を中止しても軽快しない．また，それらの原因薬物を中止して数年経過した後に出現することもある．運動は，舞踏運動の他，ジストニア運動やジストニア姿勢がみられることもある．出現部位は，顔面，頸部，体幹，四肢など全身どこにでも起き得る．原因はよく分かっていないが，ドパミン受容体の遮断によるドパミン受容体の感受性亢進が推定されている．治療は，チアプリド，リスペリドンなどの D_2 受容体遮断薬を使用するが，完治は難しいことが多い．近年，淡蒼球内節の脳深部刺激療法が有効なことがあると報告されている．

2 Sydenham chorea
(inflammatory disorders)

シデナム舞踏病（Sydenham chorea）は，リウマチ熱の一症状と考えられ，A群β溶血性連鎖球菌感染が引き金となって，細胞膜への抗体が症状を惹起させると考えられている．溶血性連鎖球菌感染症の先行感染から6ヵ月以上たって発症する．必ずしも先行感染がはっきりしないこともあり，6ヵ月以上経過していると血清 ASLO 価が上昇していないこともある．筋緊張低下，脱力，強迫症状などを伴うことが多い．5〜15歳の女児に多い．妊娠を契機に舞踏病の再燃をみることがある．治療は，溶血性連鎖球菌に伴う心内膜炎を予防する意味で抗生剤の長期投与が必要となる．舞踏運動に関しては，Huntington病に準じた治療が有効である．免疫学的機序の関与が考えられるのでステロイドホルモン等も治療の選択肢になる．

3 脳血管障害

ルイ体，淡蒼球，尾状核，被殻周辺の小梗塞や小出血で，対側の舞踏運動を生じることがある．ルイ体・淡蒼球系の障害ではバリズムがみられる（hemichorea-hemiballism）．さらに視床，頭頂葉病変でも起こすことがある．中脳被蓋の小病変では，患側に動眼神経麻痺に加え，対側

の舞踏アテトーゼ，小脳失調を呈することがある（Benedikt症候群）．

7 チック症候群
tic syndrome

A Gilles de la Tourette病
Gilles de la Tourette disease

チックを主症状とする疾患である．チックとはある動作を素早く，常同的に繰り返す運動である．顔をしかめる，口をとがらせる，肩をすぼめる，両手で胸をうつ，顔と身体を前に突き出すなど，さまざまな運動が起こり得る．舞踏運動やジストニアと異なり，短時間なら意思でその運動を抑制することができる．また一見目的のある動作のようにみえ，普通の人が真似しようと思えばできるような運動のことである．音やうなり声，叫び声，言葉を繰り返し発するようなvocal ticを伴う場合は，Gilles de la Tourette症候群と呼ぶ．下品な言葉や卑猥な言葉を繰り返すのも（coprolalia）特徴の一つである．また反響言語という人に言った言葉をオウム返す症状もみられる．発症年齢は2〜13歳，発症頻度は0.1〜0.8％と報告されている．男女比は約3：1で男子に多い．

本疾患は，物事に対する集中力が低下し，自分本位で落ち着きのない行動過多を示す注意欠陥多動障害（attension-deficit hyperactivity disorder；ADHD）の合併が約半数にみられる．このような患者は，家庭生活への不適合や反社会的行動に走ることもある．また強迫神経症（obsessive compulsive neurosis）の合併も多い．

a. 病因，病理

病因はよくわかっていないが，環境因子からくる精神的ストレスが症状発現の原因と考えられている．チック運動をしないといられないという内的ドライブが高まり，それをすることにより一時的にストレスから解放されると解釈される．遺伝的素因は，発症の危険因子となり，患者の一親等以内の同疾患の発症率は85％との報告もあり，一卵性双生児での発症一致率も高い．しかし，孤発型も多数存在する．

大脳基底核の形態的あるいは機能的異常が発症の危険因子として存在するのではないかとの仮説のもとに種々の研究がなされている．またPET研究では，被殻におけるドパミン放出が亢進している可能性も推定されている．神経病理学的には本質的な異常は報告されていない．

b. 補助診断法

有用な補助診断法はない．高解像度MRIを利用した脳組織のボリューム解析では，正常とのオーバーラップがあり，診断に有用とはいえない．

c. 診断・鑑別診断

不随意運動を起こす種々の疾患が鑑別診断になる．特に若年で起こるLesch-Nyhan病や脳性小児麻痺にみられるアテトーゼ，捻転ジストニア，若年性Huntington病やchorea-acanthocytosisにみられる舞踏運動，Rett症候群にみられる手の常同運動などとの鑑別が必要であるが，チックは同じような動作を繰り返すのが特徴で，規則性のないアテトーゼやジストニアとの鑑別は難しくない．

d. 治療

生活環境を改善し，できるだけ本人のストレスが軽くなるように工夫する．環境改善のみで，チックに改善がみられない場合，薬物療法の適応となる．薬物療法はD_2ドパミン受容体遮断作用のあるハロペリドール（2〜10 mg/日），ピモジド（0.5〜0.6 mg），チアプリド塩酸塩（75〜300 mg/日），リスペリドン（1〜3 mg/日）などを使用する．ADHDや強迫症状に対する治療も大切である．チックは年齢とともに，軽くなる傾向をみせる．

B 続発性チック

感染症（脳炎），薬物，薬剤により起こる原因がある程度特定できる場合をいう．原因が不明の場合を原発性チック，前記原因との因果関係がはっきりしているときは続発性と位置づける．

8 アテトーゼ症候群
athetosis syndrome

アテトーゼとは，ゆっくりとした不随意運動で，主に上下肢遠位部に出現するものをいう．異常肢位が暫く継続し，また次の異常姿勢に続いていくような運動である．その原型は，アテトーゼ型の脳性小児麻痺にみることができる．責任病巣は被殻にあることが多い．不随意運動の特徴からは，ジストニアとの区別が難しい．一般に遠位部優位であればアテトーゼ，近位部優位であればジストニアと考えられるが，ジストニアでも遠位部に出現することがあり，ゆっくりとした不規則な不随意運動は，ジストニアと呼ばれることが多い．原因疾患においても，ジストニアとオーバーラップしている（表Ⅳ-7-22）．

9 ジストニア症候群
dystonia syndrome

ジストニアとは，スピードの遅いゆっくりとした不随意運動で，主に体幹，頸部，顔面，四肢近位部に生じるものをいうが，遠位部にも出現する．遠位部に出現する場合は，アテトーゼとの区別が難しい．行おうとしている運動に必要のない筋肉まで不随意運動が起きてしまうために生じると考えられている．ジストニアは，遺伝性あるいは本態性ジストニアと症候性ジストニアとに分けられる（表Ⅳ-7-22, 23）．また出現する部位によって全身性ジストニアと局所性ジストニアに分類される（focal dystonia）．遺伝性ジストニアには，現在多数の病型が知られ，一部は原因遺伝子が同定されている．

A 遺伝性ジストニア
hereditary dystonia

遺伝性ジストニアには，DYT 1～25 まで登録されている．そのうち DYT14 は，DYT5 の一型であることが後に判明し，また DYT9 は DYT18 と同一であることが分かり，DYT22 は欠番であることから，実際は 22 の病型が知られている（表Ⅳ-7-23）．ジストニアの診断アルゴリズムを図Ⅳ-7-26 に示す．

表Ⅳ-7-22　ジストニアの分類

A. 本態性ジストニア
　遺伝性ジストニア（表Ⅳ-7-23 参照）
　孤発性ジストニア
　　眼瞼攣縮
　　孤発型の捻転ジストニア
　　Meige 症候群
　　攣縮性斜頸
　　咽頭ジストニア
　　喉頭ジストニア
　　書痙
　　その他の肢節ジストニア
B. 症候性ジストニア
　変性疾患
　　Hallervorden-Spatz disease
　　Machado-Joseph disease
　　歯状核赤核淡蒼球ルイ体萎縮症
　　Huntington 病
　　Chorea-acanthocytosis
　　進行性核上性麻痺
　　大脳皮質基底核変性症
　　線条体黒質変性症
　　Parkinson 病
　　若年性 parkinsonism
　　Pick 病
　薬物性ジストニア
　　抗精神病薬
　　ベンザミド誘導体
　　レセルピン，アンフェタミン，コカイン
　　L-ドパ，ドパミンアゴニスト
　　カルバマゼピン
　代謝性疾患
　　Wilson 病
　　Lesh-Nyhan 症候群
　　GM1 ガングリオシドーシス
　　GM2 ガングリオシドーシス
　　Nieman-Pick 病，type C
　　異染性白質ジストロフィー
　　セロイドリポフクシノーシス
　　Ataxia teleangiectasia
　　甲状腺機能亢進症
　　脳性小児麻痺
　中毒性疾患
　　一酸化炭素中毒
　　マンガン中毒
　感染・炎症性疾患
　　Creutzfeldt-Jakob 病
　　各種の脳炎
　脳血管障害
　脳腫瘍
　頭部外傷

（水野美邦：臨床神経内科学　5 版．p344, 2006 より）

表Ⅳ-7-23　主な遺伝性ジストニア

病型	遺伝形式	染色体上の位置	発症時期	主な臨床症状
DYT1	AD	9q34（torsin）	小児期	全身性ジストニア
DYT2	AR	不明	小児期	全身性ジストニア
DYT3	XR	Xq13.1	若年	全身性ジストニア，parkinsonism
DYT4	AD	不明	若年	全身性ジストニア
DYT5	AD	14q22.1（GTP cyclohydrase-1 遺伝子変異）	小児期	全身性ジストニア，瀬川病
DYT6	AD	8p21-22	成人	局所性または全身性ジストニア
DYT7	AD	18p	若年	攣縮性斜頸
DYT8	AD	2q33-35	若年	発作性全身性非運動誘発性，Mount and Reback
DYT9	AD	1p21-13.3	若年	発作性全身性非運動誘発性
DYT10	AD	16p11.2-q11.2	小児期	発作性全身性運動誘発性
DYT11	AD	不明	小児期	ミオクロニックジストニア，アルコール反応性
DYT12	AD	19q13	若年	急速発症ジストニア，parkinsonism

（水野美邦：臨床神経内科学　5版．p345, 2006 より）

1．DYT1：捻転ジストニア

dystonia musculorum deformans（DMD）

常染色体優性遺伝の全身性ジストニアで，Ashkenazi Jewish に多いが，わが国にも存在する．浸透率が低く（30％以下），一見孤発型の発症もある．発症年齢は，20歳以下の若年が多く，4歳頃からの発症が知られ，遅くても28歳までに発症する．平均は，12～13歳である．本症の責任病巣は，被殻の可能性が高いが，光学顕微鏡レベルでの異常は発見されていない．遺伝子座は，9q34で原因遺伝子は torsinA である．その機能はよく分かっていないが，heat shock protein と相同性があり，ATP 結合能を有する．発症者には，本遺伝子の中に GAG の欠失があり，蛋白レベルではカルボキシル末端領域のグルタミン酸の欠失が起きる．ユダヤ人家系には，創始者効果が認められる．

臨床症状に関しては，初発は上肢末梢か下肢末梢のジストニアが多いが，やがて近位部・体幹・頭頸部・四肢と全身性のジストニアを示し，歩行も著明に障害され，歩行不能に陥る症例もある．何か随意運動を行おうとすると，その運動に働かなくてもよい筋肉にまで異常収縮が誘発され，ジストニア運動，ジストニア姿勢が誘発され，やがて随意運動を行わなくても，常に異常姿勢をとるようになる．一方全身に及ばず，体の一部に限局する軽症例も存在する．例えば書痙のみの症例も知られている．筋トーヌスは，異常収縮が出ているときには亢進しているが，安静時には正常か低下である．Westphal 現象をみることがある．知能は障害されず，腱反射は正常である．検査所見では，一般所見，頭部 CT・MRI に異常はない．他の不随意運動との鑑別には，表面筋電図が有用で，持続時間の長い tonic discharge が非相反性に出現するのが特徴である．遺伝子診断で，DYT1 遺伝子の GAG 欠失があれば，診断ができる．

鑑別診断としては，ほかの優性遺伝のジストニア，DYT1 の孤発例については劣性遺伝のジストニア，症候性にジストニアを呈することのある Wilson 病，ガングリオシドーシス，pantothenate kinase-associated neurodegeneration（PKAN），neuroferritinopathy，セルロプラスミン欠損症，PARK2，PARK7，PARK9，PARK14，PARK15，Lesch-Nyhan 病などがあるが，現在ではいずれも遺伝子レベルでの鑑別が可能となっている．治療は，trihexyphenidil hydrochloride（アーテン®）の大量療法がある．1日6mg から始め，30mg くらいまで増量する．他にチアプリド塩酸塩，ハロペリドール，ジアゼパム，クロナゼパム，カルバマゼピン，バルプロ酸ナトリウム徐放剤，L-ドパ，ダントロレンナトリウム水和物などを試してもよいが，あまり効果は期待できない．ジストニア収

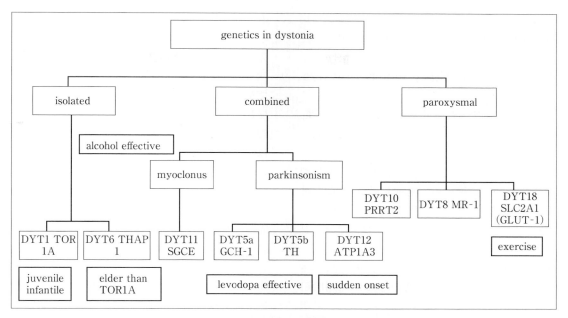

図Ⅳ-7-26　遺伝性ジストニア診断のアルゴリズム

(Klein C：Genetics in dystonia. PRD 2014 より)

縮の強い筋肉にボツリヌストキシンを注射することで，部分的な改善は期待できる．最も効果のあるのは，淡蒼球内節に対する深部脳刺激療法で，手術施行後，数ヵ月をかけて徐々に回復に向かう．歩行困難例が歩行可能になることもある．回復に時間のかかることは，ジストニア症状の発生や回復に脳の可塑性が関与していることを示唆している．すなわち，ある随意運動により異常収縮が誘発されると，その神経回路がだんだん通りやすくなり，周辺の神経回路をまきこんで次第に症状が進行する．一方，淡蒼球内節に対する脳深部刺激療法を継続することにより，異常神経回路網の活動が次第に抑制され，ジストニア運動やジストニア姿勢に改善がみられると推定されている．

2．DYT2

劣性遺伝を示唆する全身性ジストニアである．最初の報告例は，1934 年に Santangelo により報告された小児期発症の全身性のジストニアで，劣性遺伝が示唆されているが，この家系については優性遺伝も否定できない．2 番目は 1988 年 Gimenez-Roldan らにより報告されたスペインのロマでみられた家系で，頸部のジストニアから始まり，全身に及ぶ．ささやくような声でしか話せないのも特徴の一つである．発症年齢は，8～31 歳と若年である．その後，2003 年に Khan らがユダヤ人の劣性遺伝の家系を報告しているが，小児期の発症で，四肢のジストニアに始まり，全身に及び，特に頭頸部のジストニアが強い．ジストニアを起こす既知の遺伝子に異常は見つかっておらず，遺伝子座も分かっていない．

3．DYT3：Lubag dystonia

フィリピンの Panay 島の Capiz 地方に集積してみられる成人若年～成人発症（発症年齢 12～48 歳）の全身性ジストニア．Parkinsonism を 36％に伴う．若年時はジストニア，加齢とともに parkinsonism が主体となる．遺伝子座は，Xq13.1 で原因遺伝子として *TAF1*（transcription factor の一種）が同定されている．機能はわかっていない．病理像は，線条体の主に striosome の GABA 性ニューロンの変性脱落である．Striosome には，主に淡蒼球内節に投射する直接路のニューロンが多い場所で

ある．ジストニアにはボツリヌストキシンの局所注射が有効である．薬物で有効なものはなく，parkinsonism に対し，L-ドパは無効である．

4. DYT4：Hereditary whispering dysphonia

オーストラリア在住で，ささやくような声しか出ない喉頭ジストニアを主症状とする家系にみられる．ジストニアは喉頭部にとどまらず，頭頸部局所性ジストニアを呈したり，全身性のジストニアに進展する．発症年齢は 20 歳前後で，原因遺伝子として TUBB4A（19p13.3 に存在）が発見された．この遺伝子は，チューブリンのアセンブリーに関係する遺伝子らしい．

5. DYT5：hereditary progressive dystonia, Segawa's disease（瀬川病）

わが国で Segawa らにより発見された，若年発症のジストニアである．遺伝形式は優性遺伝である．遺伝子座は 14q22.1-q22.2 で原因遺伝子は，GTP-cyclohydrolase 1 遺伝子（GCH1）が同定されている．本酵素は，チロシン水酸化酵素の補酵素であるテトラヒドロバイオプテリン合成の第一段階を担う律速酵素である．本症には多数の変異が報告されており，優性遺伝であるにも関わらず，GCH1 蛋白は，5 量体をとるため，その一つにでも変異蛋白があると，酵素活性は著しく低下する可能性があり，平均 20％程度の活性しかないとされている．そのため，チロシン水酸化酵素活性の低下をきたし，ドパミン不足を生じる．黒質メラニン含有神経細胞の低下はみられるが，神経細胞死は起こさないとされているが，最近の報告では同一家系において parkinsonism とジストニアを発症している患者が混在する家系もあり，DAT scan での取り込み低下も示されており，細胞脱落が起こっている．

ジストニアを主体とする場合は，多くは小児期 6 歳頃までに発症する．女児に多い．初発症状は易疲労性と歩行時の下肢のジストニア肢位で，尖足，内反尖足位をとる．小児で発症した場合には，10 歳代半ばまではジストニア姿勢が全肢に及び進行を認めるが，進行は年齢とともに緩やかになり，30 歳以後はほとんど進行しないとされている．成人あるいは高齢発症も認められ，ジストニア姿勢，歩行障害を初発症状とするが，30 歳以後の発症では姿勢時振戦で発症することがある．また parkinsonism で発症することもある．ジストニア姿勢は日内変動を認め，昼寝や睡眠で著明に回復する．知能は正常である．複合ヘテロの GCH1 変異例では，乳児期の発達遅延，言語発達遅延を認める．

発症年齢，随意運動により次第に強くなるジストニア肢位に注目すれば診断は難しくない．若年発症の Parkinson 病との鑑別では，線条体における fluorodopa の取り込みは生涯正常にとどまるとされていたが，低下する症例も存在することが報告された．PARK2 との鑑別では，本症では少量の L-ドパにより完全に症状が消失する点に注目する．DYT1 との鑑別では，体幹や四肢の捻れがないことで鑑別できる．チロシン水酸化酵素欠損によるドパミン反応性ジストニアでは，知能低下やてんかん発作を伴う．治療に関しては，典型例は少量の L-ドパによく反応し，生涯有効性は保たれる．Wearing off やジスキネジアを起こすことはない．Parkinsonism をきたす症例については今後の解析が待たれる．

6. DYT6

優性遺伝，若年発症（発症年齢 5〜38 歳）の全身性ジストニアで，初発症状は頭頸部のジストニアである．徐々に周辺の四肢・体幹に及ぶ．Amish-Mennonite に記載されたのが最初である．遺伝子座は 8p21-22 で，THAP1（thanatos-associated protein domain-containing apoptosis-associated protein 1 遺伝子）変異が報告された．浸透率 40％で DYT1 の臨床症状と一部重なりがある．変異は主にヨーロッパに認められるがわが国にも存在する．Amish-Mennonite とは，宗教改革のときに分かれたキリスト教の一派．Amish-Mennonite 教会に属する人たちで，スイスから主に米国ペンシルバニア州に移住した．今も近代技術を取り入れた生活を拒み，一派に属する人たちの間で婚姻が行われ

ている．

7. DYT7

優性遺伝で若年〜高齢発症（発症年齢28〜70歳）の局所性ジストニア．初発症状は痙性斜頸が多いが，一部ささやくような声でしか話せない喉頭ジストニアで発症する．全身には及ばない．書痙を呈する家系も報告されている．遺伝子座は 18p，原因遺伝子は，まだ同定されていない．

8. DYT8：Paroxysmal dystonic choreoathetosis（Mount and Reback syndrome）

優性遺伝，若年発症（2〜20歳）で，paroxysmal dystonic choreoathetosis（Mount and Reback 症候群）と呼ばれる．発作は，運動誘発性ではなく，全身性にジストニアを伴う，舞踏運動・アテトーゼを示し，4〜5時間続く．すなわち，肩関節での内転，肘・手首の屈曲，足関節の回外などの異常肢位からなる．指にはアテトーシスがみられ，発作が長くなると，頸の伸展，眼球上転，顔面ジストニアなどが加わる．発作は一側性のこともあり，両側性でも左右差がある．意識は保たれる．睡眠中に起きることもある．発作は，カフェイン（300 mg）で誘発されることがある．発作のないときは正常である．発作の誘因としては，アルコール摂取，カフェイン摂取，空腹，喫煙，緊張感，疲労などがあげられている．遺伝子座は，2q33-q35 で原因遺伝子は，myofibrinogenesis regulator 遺伝子（MR-1）が同定されている．鑑別診断としては，DYT9，DYT10 のほか，発作性に異常運動を示す疾患として，ミオキミアを伴う発作性小脳失調症がある．これは，K^+ チャネル遺伝子（KCNA1）の異常で起きる．

9. DYT9：paroxysmal dystonic choreoathetosis

DYT18 と同一であることが分かり，DYT9 は削除された．

10. DYT10：paroxysmal kinesigenic choreoathetosis

優性遺伝形式で若年発症（8〜15歳）である．Paroxysmal kinesigenic choreoathetosis と呼ばれる．急激な随意運動に誘発され，持続時間 2 分以内の短い舞踏運動・アテトーシスの発作が起きる．すなわち，体幹や頭を屈曲あるいは捻転させる異常肢位，四肢アテトーシス様運動，顔面の grimacing などからなる．両側性であるが，左右差がある．上肢は肩関節で外転，肘・手首を屈曲，指を伸展した姿勢が多い．下肢は伸展，足関節で回外，足趾は伸展または屈曲する．発作は 1 日に何回となく起き，100 回に及ぶこともある．遺伝子座は 16p11.2，原因遺伝子として PRRT2 があげられているが，遺伝的多様性がある．脳波でてんかん性発作がみられ，カルマバゼピン，フェニトインによく反応する．てんかんの部分発作の治療に準じて治療を進める．

11. DYT11：alcohol-responsive myoclonus dystonia

優性遺伝，若年発症（4〜15歳）で，alcohol-responsive myoclonus dystonia とも呼ばれる．初発症状は，ミオクローヌス様の急激な痙攣であるが，やがてジストニア運動・ジストニア姿勢を伴うミオクローヌスが主症状となる．書痙と転倒を主症状とする症例の報告もある．精神症状を伴うことが多い．アルコールにより症状の軽減がみられる．遺伝子座は 7q21-q31，原因遺伝子は，ε-sarcoglycan 遺伝子（SGCE）が同定されている．男性に多く，父親・息子での遺伝子伝達が多く，ゲノム刷り込み現象の関与が指摘されている．母系の遺伝子が不活性化されている maternal imprinting が示唆されており，ヘテロ接合体で発症する．変異型 SGCE はユビキチン・プロテアソーム系で分解される．Torsin A との相互作用もある．

12. DYT12：rapid onset dystonia-parkinsonism

優性遺伝，若年〜成人発症（12〜45歳）の全身性ジストニア．ジストニアと parkinsonism が主症状である．顔面口部のジストニアが目立つ．Parkinsonism は L-ドパに反応しない．発症が急なのが特徴で，rapid onset dystonia-parkinsonism と呼ばれるが，あまり進行しない．精神症状を伴うことが多い．遺伝子座は 19q13，原因遺伝子は *ATP1A3*（Na$^+$/K$^+$ AT-Pase alpha 3 サブユニットをコード）が同定されている．

13. DYT13

優性遺伝，若年〜成人発症（5〜40歳）の分節性ジストニア．顔面ジストニア，痙性斜頸，書痙など局所性のジストニアを示す．遺伝子座は 1p36.13-36.32，原因遺伝子は不明である．

14. DYT14

14q13 に連鎖する新しい dopa-responsive dystonia として発表されたが，後に別のグループによる研究で，GTP cyclohydrolase 1 の exon 3〜6 の heterozygous deletion で起きていることが判明し，実際は DYT5 の家系であったと結論されている．

15. DYT15：myoclonus dystonia

優性遺伝形式であり，小児・若年（発症年齢 9〜38歳）の発症で，ミオクローヌスジストニアを呈するが，ε-sarcoglycan 遺伝子に変異がなく，18p への連鎖が示された家系．臨床症候は，DYT11 に類似する．発症年齢がやや高い．原因遺伝子は不明である．

16. DYT16

常染色体劣性遺伝の全身性ジストニア．オリジナル家系はブラジルで発見された．10〜20歳の若年発症．ジストニアは下肢に始まることが多く，歩行障害を呈する．痛みを伴うこともある．ジストニアは，次第に上肢，体幹，頭頸部を侵し，著明な斜頸を呈する．症例により動作緩慢を中心とする parkinsonism を呈することもある．治療として抗コリン薬，L-ドパなどが試みられるが，効果は限られる．遺伝子座は 2q31.2，原因遺伝子はストレス反応遺伝子の一種，*PRKRA*（protein kinase, interferon-inducible, double stranded RNA-dependent activator をコード）が同定されている．

17. DYT17

常染色体劣性遺伝の分節性あるいは全身性ジストニア．オリジナル家系はレバノンで発見された．10歳代の発症，斜頸で始まり，上肢の分節性ジストニアにとどまる症例と，全身に及ぶ場合がある．遺伝子座は 20p12.1-q13.12，原因遺伝子は同定されていない．

18. DYT18：paroxysmal exercise-induced dystonia

常染色体優性遺伝，発症年齢は，8〜15歳．運動により誘発される全身性ジストニアが特徴である．ジストニアの持続時間は，10〜40分．遺伝子座は 1p35-p31.3，原因は *SLC2A1* の変異．本遺伝子の遺伝子産物は，グルコーストランスポーター1（GLUT1）で，脳へのグルコースの輸送が障害されて症状を起こすと考えられる．変異の位置により溶血性貧血を起こすことがあり，また乳児期発症で，知能発達低下，痙攣を起こすこともある．ケトン食が有効で，これにより脳エネルギー代謝が改善すると推定されている．

19. DYT19：episodic kinesigenic dyskinesia 2（PKD2）

DYT10 遺伝子座に連鎖が証明されない運動誘発性のジストニア．優性遺伝で，遺伝子座は 16q13-q22.1，原因遺伝子は不明．発症年齢は，7〜13歳で，随意運動に誘発されて数分程度の短いジストニア・舞踏運動を主とする不随意運動を生じる．日に何回も起こすことも DYT10 と臨床型が重なる．

20. DYT20：paroxysmal nonkinesigenic dyskinesia 2（PNKD2）

DYT8 と遺伝子座が近い非運動誘発性ジストニア．優性遺伝で，遺伝子座は 2q31，原因遺伝子は不明．発症年齢は，小児期〜50歳くらいと幅が広い．発作的に数分〜10分程度続くジストニアを生じる．PNKD1 である DYT8 と臨床型が重なる．

21. DYT21

北部スウェーデン家系の優性遺伝型晩発性のジストニア家系が 2q14.3-q21.3 に連鎖することが報告されたが，遺伝子は不明である．優性遺伝で，浸透率は 90% と高い．

22. DYT23

2012年にアメリカ在住の白人の痙性斜頸家系において，*CIZ1*（Cip1-interacting zinc finger protein 1）遺伝子に変異が発見された．優性遺伝のジストニア．遺伝子座は9q34．顔面・頸部ジストニアの症例に認められる．変異型と野生型で遺伝子産物の局在の違いが指摘されている．

23. DYT24

Ca^{2+}-gated chloride channel（*ANO3*）遺伝子変異による優性遺伝の顔面・頸部のジストニア．振戦を伴う痙性斜頸を認める．遺伝子座は11p14．三つのミスセンス変異があり，W490C，R494W，S685Gが報告されている．上肢にジストニア振戦や眼瞼攣縮を伴う症例もある．発症年齢は，19〜39歳で30歳代に多い．*ANO3*は線条体に発現が多いとされており，発症メカニズムとの関連が指摘されている．

24. DYT25

Gguanine nucleotide binding protein（G protein），alpha activating activity polypeptide，olfactory type，G・olf（*GNAL*）遺伝子変異による優性遺伝のジストニア．顔面・頸部ジストニアを呈する．遺伝子座は18p11.21．*GNAL*はdopamine type 1 受容体に結合しβ，γサブユニットとともにヘテロトリマーを形成しており，変異によりこのヘテロトリマー形成異常やdopamine type 1のシグナル伝達異常を来すことが示されている．

B 非遺伝性ジストニア
non hereditary dystonia

1. Meige症候群（Meige syndrome）

顔面の緩徐な口・下顎ジストニアと眼瞼攣縮を主症状とする原因不明の疾患である．眼瞼攣縮のみの症例もある．中年以後の発症で，孤発型が多い．責任病巣はわかっていない．発声などの動作で収縮しなくともよい筋まで不随意収縮が起き，歪んだ顔になる．このような病態がジストニアの病態と共通しているので，顔面ジストニアと呼ばれることがある．影響因子としては睡眠では消失し，疲労，興奮，会話，明るい光などは増悪因子として働く．口舌ジスキネジアとの違いは，後者は滑らかさのある，比較的速い運動で，本質的には舞踏運動とみなされる点である．治療は捻転ジストニアと同じように進めるが，抗コリン薬と抗精神病薬の併用が比較的よいようである．眼瞼攣縮に対してはボツリヌストキシンの局注が有効である．薬物治療としては，塩酸トリヘキシフェニジル塩酸塩の大量投与を試す．まず6mgより開始し，最大30mgまで増量するが，臨床の現場では，ここまで増量できることはない．

2. 痙性斜頸（spasmodic torticollis）

頸中心のジストニア運動，ジストニア姿勢を主症状とする疾患で，分節性ジストニアの中では最も頻度が高い．大部分孤発性であるが，一部遺伝性で家族性ジストニアのDYT23，24，25が鑑別になる．発症年齢は中年が多いが，家族例ではもっと若い．臨床症候は，頭を斜め後方に振り上げるような運動が多いが，ゆっくりとした前屈後屈や比較的固定した異常肢位をとる場合もある．臥床した安静時でもジストニア肢位は改善しない．検査所見は，脳MRIを含め正常である．薬物はあまり効果なく，ボツリヌストキシンの局所注射が有効である．

3. 咽頭ジストニア（pharyngeal dystonia）

食物を飲み込もうとしたときに，咽頭筋群に不随意収縮を生じ，嚥下が著明に障害されるものをいう．輪状咽頭筋の切除が必要な場合もある．

4. 痙攣性発声障害（spasmodic dysphonia）

発声の際，生体の内転筋あるいは外転筋に不随意な収縮が起きて発声が障害される喉頭筋群のジストニアである．発症は30〜50代で女性に多い．内転筋群に起きるものは，発声の際，声門が狭くなるため，息が詰まるような努力性の発声となり，爆発的に発声する．長い文章をスムーズに話すことは困難で，切れ切れの発声になる．外転筋群に起こるものは頻度は高くないが，声門が適切に閉じないために，ささやくような小さい声で，何を言っているのか聞き取

表Ⅳ-7-24 遺伝性ジストニアの分類

病型	遺伝形式	遺伝子座	遺伝子	発症年齢	徴候
DYT1	AD	9q32-q34	Torsin A	4-28歳	全身性ジストニア
DYT2	AR	不明	不明	8-31歳	全身性ジストニア
DYT3	XR	Xq13.1	TAF1?	12-52歳	全身性ジストニア，parkinsonism
DYT4	AD	19q	TUBB4	20歳前後	喉頭ジストニア，頭頸部・全身性ジストニア，眼瞼下垂，特徴的顔貌・体格
DYT5a	AD	14q22.1-22.2	GCH1	10歳以下（成人発症もあり）	ドパミン反応性ジストニア，変異キャリアで純粋なparkinsonismもあり，一般にDAT scanは正常，ただし一部で低下
DYT5b	AR	11p15.5	TH	10歳以下	ドパミン反応性ジストニア
	AR	2p14-p12	SPR	10歳以下	Not listed
DYT6	AD	8p21-q22	THAP1	5-38歳（平均16歳）	全身性ジストニア，下肢のジストニアで発症は少ない
DYT7	AD	18p	?	28-70歳	痙性斜頸
DYT8	AD	2q33-q35	MR1	2-20歳	非運動誘発性発作性全身性ジストニア
DYT9	AD	1p31	SLC2A1	2-15歳	非運動誘発性発作性全身性ジストニア，DYT18と同じであり，OMIMから外れている
DYT10	AD	16p12.1-q13	PRRT2	8-15歳	運動誘発性発作性全身性ジストニア
DYT11	AD/ゲノム刷り込み現象	7q21-q31	SGCE	4-15歳	アルコール反応性ジストニアを伴うミオクローヌス，女性の方が発症年齢若年化
DYT12	AD/ de novo 変異あり	19q13.31	ATP1A3	12-45歳	急性発症ジストニア，parkinsonism，球症状，上肢の症状が下肢より優位
DYT13	AD	1p36.13-36.32	?	平均15歳	顔面ジストニア，痙性斜頸，書痙，18歳以降に他の部位へ広がりあり
DYT14	後にDYT5の1型と判明				
DYT15	AD	18p11	?	9-38歳	ジストニアを伴うミオクローヌス，上肢・体幹にjerky movementあり
DYT16	AR	2q31.2	PRKRA	10-20歳	全身性ジストニア
DYT17	AR	20p11.2-q13.12	?	10歳代	斜頸，分節性・全身性ジストニア
DYT18	AD	1p34.2	SLC2A1	8-15歳	運動誘発性全身性ジストニア，てんかん，偏頭痛，知能発達低下，溶血性貧血を伴うことあり
DYT19	AD	16q13-q22.1	?	7-13歳	運動誘発性全身性ジストニア（paroxysmal kinesigenic dyskinesia；PKD2）
DYT20	AD	2q31	?	6-50歳	非運動誘発性全身性ジストニア（paroxysmal nonkinesigenic dyskinesia；PNKD2）
DYT21	AD	2q14.3-q21.3	?	13-50歳	初発顔面・頸部ジストニア，その後全身性・多巣性ジストニアに広がる
DYT22	Not listed in OMIM				
DYT23	AD	9q34	CIZ1	成人発症	頸部ジストニア
DYT24	AD	11p14.2	ANO3	4-40歳	頸部ジストニア，全身に広がることあり
DYT25	AD/ de novo 変異あり	18p11	GNAL	7-54歳	頸部ジストニア，発声障害，嗅覚障害

りが難しくなる.

5. 職業性ジストニア (occupational dystonia)

キーパンチャー,音楽家,スポーツ選手など同じ動作を何度も繰り返さなければならない人にみられることがある.その仕事をしようとすると,手・指が異常肢位をとり始め,その作業の遂行に支障を来す.書字に際し,手が異常肢位をとり正常な書字ができない現象は書痙と呼ばれる.通常ほかの動作をするときにはジストニアは現れない.職業性ジストニアの症状が徐々に進行する過程では,やはり脳の可塑性の問題があると考えられ,何かの原因で,動作に際し,本来は働かなくてもよい神経回路網が働き始めると,徐々にその動作に関連して異常神経回路網の働きが誘発されやすくなり,症状が進行するのではないかと考えられている.薬物治療はDYT1に準じるが,著効は期待できず,ボツリヌストキシンの局所注射が有効である.脳深部刺激療法が有効なこともある.

6. 薬物性ジストニア (drug-induced dystonia)

薬物では抗精神病薬による急性ジストニアがある.また抗精神病薬を数年使用後に出てくるジストニアがある.遅発性に起こる不随意運動では,舞踏病を主体とする遅発性ジスキネジアの頻度が高い.L-ドパも長期使用により舞踏運動を主とする不随意運動を起こすが,ジストニア姿勢を生じることもある.L-ドパの peak dose で起こる場合と diphasic で出現する場合があるが,diphasic とオフ時に出現する場合は,ジストニアのことが多い.早朝時に観察されるジストニアもある.線条体におけるドパミン不足に起因すると考えられている.

7. 脳血管障害などによる症候性ジストニア

被殻の血管障害の後,急性期を過ぎてしばらく経過した後に,反対側の上下肢にジストニア運動や姿勢が出現することがある.まれに頭頂葉病変や視床病変の後に出現することもある.治療はMeige症候群に準じて行う.その他,腫瘍,代謝性疾患など多くの器質性疾患で出現するジストニアが知られている(表Ⅳ-7-22).

10 金属代謝異常による神経変性疾患
Metal Metabolism Neurodegeneration

【概説】

遷移金属の鉄・銅は,生命維持に必要な種々のタンパク質,酵素に必須であるとともに,活性酸素やフリーラジカルの産生を触媒してアポトーシスや細胞膜の破壊,蛋白質の凝集などを促進する.その分子機構は長い間未知であったが,過剰症・欠乏症の研究から徐々に明らかになってきた.

A 鉄代謝異常症
Iron Metabolism Disorders

鉄過剰症・欠乏症の代表には遺伝性ヘモクロマトーシスと鉄欠乏性貧血があるが,直接的に神経症状をきたすことはない.古来,脳内鉄沈着症ではHallervorden-Spatz症候群が有名である.最近では脳の過剰鉄沈着と神経症状を呈する疾患をneurodegeneration with brain iron accumulation (NBIA) と総称し,Hallervorden-Spatz症候群をNBIA1型,Infantile neuroaxonal dystrophyをNBIA2型とした.さらに,わが国で疾患概念が確立された無セルロプラスミン血症の報告以来,Neuroferritinopathyなど多くのいわゆるNBIAが追加された.

1 古典的なNBIA

1型は,15歳までに発症して進行性のジストニアと基底核への鉄沈着を特徴とし,構音障害,固縮,網膜色素変性症をきたし常染色体劣性遺伝をとる.15〜40歳で発症し発語障害と精神症状を主徴とする非典型例が25%存在する.約50%では *Pantothenate kinase 2* 遺伝子の変異がある.MRIでは中心が高信号でその周囲に低信号を示す特徴的な"eye of the tiger"所見を淡蒼球で認める.2型では脳内の鉄沈着と小脳萎縮が早期よりみられ,約8割に脂質代謝における phospholipase A2 の遺伝子 (*PLA2G6*) に変異が認められる.

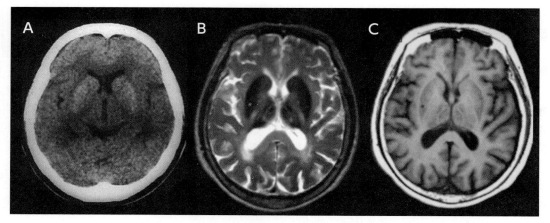

図Ⅳ-7-27　無セルロプラスミン血症の頭部の画像所見
A：CT 画像，B：MRI T_2 強調画像，C：T_1 強調画像を示す．

2 無セルロプラスミン血症
（aceruloplasminemia）

　セルロプラスミンの鉄酸化活性の欠損により，各組織から血液への鉄排出障害により脳，肝など全身臓器への鉄過剰蓄積をきたす常染色体劣性遺伝性疾患である．脳内の鉄は主にアストロサイトに沈着し，基底核，小脳歯状核，視床の鉄濃度が高い．成人発症の神経症状（小脳性運動失調，眼瞼痙攣・しかめ顔などの不随意運動，認知障害），網膜変性症，糖尿病が3徴である．血液検査では，セルロプラスミンの欠損，銅・鉄の著減，フェリチンの著増，鉄不応性の貧血が特徴で，頭部CTでは，大脳基底核，視床，小脳歯状核に一致した左右対称性の高吸収を示し，MRI T1・T2 強調画像で低信号を示す（図Ⅳ-7-27）．世界で80家系（わが国が約半数）以上，遺伝子変異は50以上の報告がある．

3 Neuroferritinopathy

　40～60歳代にジストニアなどの不随意運動，Parkinsonism，認知障害をきたし，dystonic dysarthria が特徴的な常染色体優性遺伝性疾患である．脳内の鉄蓄積はあるが，血清フェリチンは正常～減少していることが特徴である．血清鉄は正常である．MRIでは基底核の低信号が認められ，発症後1～3年で囊胞化が認められる．原因はフェリチン軽鎖の遺伝子変異で8家系が報告されている（わが国では3家系）．

4 その他の鉄代謝関連の神経疾患

　現在NBIAは上記以外に6疾患あり，原因遺伝子は C19orf12，WDR45，FA2H，COASY，ATP13A2，DCAF17 である．小児期～20歳代の発症で，基底核への鉄沈着，ジストニア，パーキンソニズムなどの神経症候を特徴とする．また，ミトコンドリアの鉄代謝に関与する frataxin の遺伝子のGAAリピート異常伸張により Friedreich 失調症を発症する．アルツハイマー病，パーキンソン病などでは，病理学的変化に伴い2次的に脳の鉄沈着をきたす．

B 銅代謝異常症
Copper Metabolism Disorders

　銅欠乏症の Menkes 病，銅過剰症の Wilson 病が代表的疾患である．両疾患の原因は銅輸送膜蛋白質（ATP-7A，ATP-7B）の遺伝子変異である．共通した検査上の特徴は低セルロプラスミン血症であるが，そのメカニズムは異なる（図Ⅳ-7-28）．Menkes 病では消化管上皮のATP-7A異常により吸収障害を生じ，体内の銅が欠乏することによる．Wilson 病ではセルロ

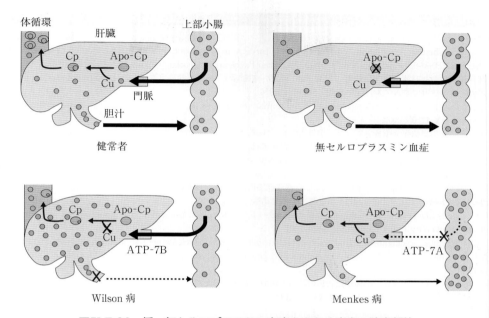

図IV-7-28 低～無セルロプラスミン血症をきたす疾患の障害部位
各疾患での障害部位を×で示した．Cu：銅，Cp：セルロプラスミン，Apo-Cp：セルロプラスミン前駆体タンパク質，ATP-7AとATP-7B：銅輸送膜タンパク質

プラスミンに銅が結合するゴルジ装置の膜ATP-7Bに異常がありセルロプラスミン前駆体蛋白質に銅が抱合されないことによる．また，エンドゾーム膜ATP-7Bの異常で胆汁への銅排泄が行われないため，体内の銅蓄積が起こる．無セルロプラスミン血症ではセルロプラスミン遺伝子変異による発現異常による．

1 Wilson病

⇨ 425頁，IV-7-II-4.「Wilson病」を参照．

2 Menkes病

銅欠乏によりチトクロームCオキシダーゼ，リシルオキシダーゼ，ドーパミンβヒドロキシダーゼなどの銅酵素の活性が低下するため，生後3ヵ月頃から難治性痙攣，精神・運動発達遅滞などの中枢神経症状，脆く折れやすい毛髪異常（kinky hair），血管の蛇行などの症状をきたすX染色体劣性遺伝性疾患である．銅の非経口投与でセルロプラスミンは生合成されるが，神経症状の改善は難しい．

運動失調・筋力低下・皮膚過伸展・膀胱憩室を呈し，後頭骨が下方に角状に突出する特徴的なX線像を認めるオクチピタルホルン症候群Occipital horn syndromeは，Menkes病の軽症型である．

3 銅欠乏性ミエロニューロパチー

胃切除後，低栄養などで銅欠乏を生じ，痙性対麻痺，感覚性運動失調をきたすことがある．症候は亜急性連合性脊髄変性症に似ており，銅の補給で改善する．

参考文献

I．認知症

1) American Psychiatric Association：Neurocognitive disorders, in Diagnostic and Statistical Manual of Mental Disorders, Fifth Edition (DSM-5). Arlington, VA, 591-643, American Psychiatric Association, 2013.
2) 日本精神神経学会：日本語版用語監修（高橋三郎，大野　裕監訳）：神経認知障害群 (Neurocognitive disorders), DSM-5 精神疾患の診断・統計マニュアル．医学書院，583-634, 2014.
3) M.F. Mendez, J.L. Cummings：Diagnosis of Dementia：A Clinical Approach, third edtion, Butterworth-Heinemann, Philadelphia, PA, 41-65, 2003.
4) 日本認知症学会：認知症テキストブック．中外医学社，2008.
5) 日本神経学会監修：認知症疾患治療ガイドライン．医学書院，2010.
6) Ropper A, Samuels M, Klein J：Dementia：The Amnestic syndrome, and the neurology of intelligence and memory. Adams and Victor's Principles of Neurology, 10th Edition, McGraw-Hill. New York, 434-454, 2014.
7) 日本老年精神医学会／監訳：認知症の行動と心理症状 BPSD．(International Psychogeriatric Association：Behavioral and Psychological Symptoms of Dementia). 第 2 版．アルタ出版，2013.
8) John R. Hodges：Overview of frontotemporal dementia：Frontotemporal Dementia Syndromes, edited by John R. Hodges, Cambridge University Press. Cambridge, 1-24, 2007.
9) Bigio EH：Making the diagnosis of frontotemporal lobar degeneration. Arch Pathol Lab Med 137. 314-325, 2013.
10) O'Brien J, Ames D, McKeith I, et al：Dementia with Lewy Bodies：and Parkinson's Disease Dementia. Taylor & Francis, London, 2006.
11) 小阪憲司（著，編集）：レビー小体型認知症の診断と治療～臨床医のためのオールカラー実践ガイド．harunosora，2014.
12) 辻　省次総編集，高橋良輔専門編集，葛原茂樹：紀伊 ALS／パーキンソン認知症複合．パーキンソン病と運動異常，中山書店，459-468, 2013.
13) 森　悦朗：特発性正常圧水頭症の診断と治療．医薬ジャーナル 44. 715-720, 2008.

II．錐体外路系疾患．1～9

1) Alexander C.E, Crutcher M.D.：Functional architecture of basal ganglia circuits：neural substrates of parallel processing. Trends Neurosci, 13：266-271 (review and original concept), 1990.
2) DeLong MR：Primate models of movement disorders of basal ganglia origin. Trends Neurosci, 13：281-285, 1990.
3) Benabid AL, Chabardes S, et al.：Deep brain stimulation of the subthalamic nucleus for the treatment of Parkinson's disease. Lancet Neurol 8：67-81, 2009.
4) Braak H, Del Tredici K, et al.：Staging of brain pathology related to sporadic Parkinson's disease. Neurobiol Aging 24：197-211, 2003.
5) Ehringer H, Hornykiewicz O：Verteilung von Noradrenalin und Dopamin (3-Hydroxytyramin) im Gehirn des Menschen und ihr Verhalten bei Erkrankungen des Extrapyramidalen systems. Klin Wochenschr 38：1236-1239, 1960.
6) Fox C, Ebersbach G, et al.：LSVT LOUD and LSVT BIG：Behavioral Treatment Programs for Speech and Body Movement in Parkinson Disease. Parkinson's Dis. 2012；2012：ID391946.
7) Orimo S, Uchihara T, et al.：Axonal α-synuclein aggregates herald centripetal degeneration of cardiac sympathetic nerve in Parkinson's disease. Brain 131：642-650, 2008.
8) Sidransky E, Nalls M.A, et al.：Multicenter analysis of glucocerebrosidase mutations in Parkinson's disease. N Engl J Med 361：1651-1661, 2009.
9) 日本神経学会監．パーキンソン病治療ガイドライン作成委員会編：パーキンソン病治療ガイドライン 2011　医学書院，2011.
10) Schapira AH, Cooper JM, et al.：Mitochondrial complex I deficiency in Parkinson's disease. Lancet 1：1269, 1989.
11) Spillantini MG, Schmidt ML, et al.：α-Synuclein in Lewy bodies. Nature 388：839-840, 1997.
12) Aharon-Peretz J, Rosenbaum H, et al.：Mutations in the glucocerebrosidase gene and Parkinson's disease in Ashkenazi Jews. N Engl J Med 351：1972-1977, 2004.
13) Akazawa YO, Saito Y, et al.：Elevation of oxidized DJ-1 in the brain and erythrocytes of Parkinson disease model animals. Neurosci Lett 483：201-205, 2010.
14) Bonifati V, Rizzu P, et al.：Mutations in the *DJ-1* gene associated with autosomal recessive early-onset parkinsonism. Science 299：256-259, 2003.
15) Bonifati V：Genetics of Parkinson's disease—state of the art, 2013. Parkinsonism Relat Disord 20 (Suppl) 1：S23-S28, 2014.
16) Farrer MJ, Hulihan MM, et al.：DCTN1 mutations in Perry syndrome. Nat Genet 41：163-165, 2009.
17) Funayama M, Ohe K, et al.：Lancet Neurol 2015 Published Online February 4, 2015 http://dx.doi.org/10.1016/ S1474-4422 (14) 70266-2
18) Kitada T, Asakawa S, et al. Mutations in the parkin gene cause autosomal recessive juvenile parkinsonism. Nature 392：605-608, 1998.
19) Kruer MC, Boddaert N：Neurodegeneration with brain iron accumulation：a diagnostic algorithm. Semin Pediatr Neurol 19：67-74, 2012.

20) Narendra D, Tanaka A, et al. : Parkin is recruited selectively to impaired mitochondria and promotes their autophagy. J Cell Biol. 183 : 795-803, 2008.
21) Nalls MA, Pankratz N, et al. : Large-scale meta-analysis of genome-wide association data identifies six new risk loci for Parkinson's disease.Nat Genet. 46 : 989-993, 2014.
22) Payami H, Nutt J, et al. : SCA2 may present as levodopa-responsive parkinsonism. Mov Disord. 18 : 425-429, 2003.
23) Polymeropoulos MH, Lavedan C, et al. : Mutation in the α-synuclein gene identified in families with Parkinson's disease. Science 276 : 2045-2047, 1997.
24) Ondo W, Jankovic J, et al. : Unilateral thalamic deep brain stimulation for refractory essential tremor and Parkinson's disease tremor. Neurology 51 : 1063-1069, 1998.
25) Kuhlenbäumer G, Hopfner F, Deuschl G. : Genetics of essential tremor : meta-analysis and review.Neurology. 82 : 1000-1007, 2014.
26) Saitsu H, Nishimura T, Muramatsu K, et al. : De novo mutations in the autophagy gene WDR45 cause static encephalopathy of childhood with neurodegeneration in adulthood.Nat Genet. 45 : 445-449, 2013.
27) Satake W, Nakabayashi Y, et al. : Genome-wide association study identifies common variants at four loci as genetic risk factors for Parkinson's disease.Nat Genet. 41 : 1303-1307, 2009.
28) Singleton AB, Farrer M, et al. : α-Synuclein locus triplication causes Parkinson's disease. Science 302 : 841, 2003.
29) Valente EM, Abou-Sleiman PM, et al. : Hereditary early-onset Parkinson's disease caused by mutations in PINK1. Science 304 : 1158-1160, 2004.
30) Bannister R, Oppenheimer DR. : Degenerative diseases of the nervous system associated with autonomic failure. Brain 95 : 457-474, 1972.
31) Gilman S, Low PA, et al. : Consensus statement on the diagnosis of multiple system atrophy. J Neurol Sci 163 : 94-98, 1999.
32) Köllensperger M, Geser F, et al ; European MSA Study Group : Red flags for multiple system atrophy. Mov Disord 23 : 1093-1099, 2008.
33) Multiple-System Atrophy Research Collaboration : Mutations in COQ2 in familial and sporadic multiple-system atrophy. N Engl J Med. 369 : 233-244, 2013.
34) Stankovic I, Krismer F, et al. : Cognitive impairment in multiple system atrophy : a position statement by the Neuropsychology Task Force of the MDS Multiple System Atrophy (MODIMSA) study group. Mov Disord. 29 : 857-867, 2014.
35) Wenning GK, Colosimo C, et al. : Multiple system atrophy. Lancet Neurol 3 : 93-103, 2004.
36) Dickson DW : Neuropathologic differentiation of progressive supranuclear palsy and corticobasal degeneration. J Neurol 246 (suppl 2) : II16-15, 1999.
37) Imai H, Nakamura T, et al. : Dopa-unresponsive pure akinesia or freezing. A condition within a wide spectrum of PSP? Adv Neurol 60 : 622-625, 1993.
38) Steele JC, Richardson JC, et al. : Progressive supranuclear palsy. A Heterogeneous Degeneration Involving the Brain Stem, Basal Ganglia and Cerebellum With Vertical Gaze and Pseudobulbar Palsy, Nuchal Dystonia and Dementia Arch Neurol 10 : 333-359, 1964.
39) Williams DR, Holton JL, et al. : Pure akinesia with gait freezing : a third clinical phenotype of progressive supranuclear palsy. Mov Disord 22 : 2235-2241, 2007.
40) Williams DR, Lees AJ : Progressive supranuclear palsy : clinicopathological concepts and diagnostic challenges. Lancet Neurol 8 : 270-279, 2009.
41) Kanazawa M, Tada M, et al. : Early clinical features of patients with progressive supranuclear palsy with predominant cerebellar ataxia. Parkinsonism Relat Disord. 19 : 1149-1151, 2013.
42) Boeve BF, Lang AE, et al. : Corticobasal degeneration and its relationship to progressive supranuclear palsy and frontotemporal dementia. Ann Neurol. 54 (Suppl 5) : S15-19, 2003.
43) Gibb WRG, Luthert PJ, et al. : Corticobasal degeneration. Brain 112 : 1171-1192, 1989.
44) Lee SE, Rabinovici GD, et al. : Clinicopathological correlations in corticobasal degeneration. Ann Neurol. 70 : 327-340, 2011.
45) Mathew R, Bak TH, et al. : Diagnostic criteria for corticobasal syndrome : a comparative study. J Neurol Neurosurg Psychiatry. 83 : 405-410, 2012.
46) Rebeiz JJ, Kolodny EH, et al. : Corticodentatonigral degeneration with neuronal achromasia. Arch Neurol 18 : 20-33, 1968.
47) De Vivo DC, Trifiletti RR, et al. : Defective glucose transport across the blood-brain barrier as a cause of persistent hypoglycorrhachia, seizures, and developmental delay. N Eng J Med 325 : 703-709, 1991.
48) Spacey SD, Adams PJ, et al. : Genetic heterogeneity in paroxysmal nonkinesigenic dyskinesia. Neurology 66 : 1588-1590, 2006.
49) Valente EM, Spacey SD, et al. : A second paroxysmal kinesigenic choreoathetosis locus (EKD2) mapping on 16q13-q22.1 indicates a family of genes which give rise to paroxysmal disorders on human chromosome 16. Brain 123 : 2040-2045, 2000.
50) Wang D, Pascual JM, Yang H, et al. : Glut-1 deficiency syndrome : clinical, genetic, and therapeutic aspects. Ann Neurol 57 : 111-118, 2005.
51) Weber YG, Storch A, Wuttke TV, et al. : GLUT1 mutations are a cause of paroxysmal exertion-induced dyskinesias and

induce hemolytic anemia by a cation leak. J Clin Invest 118：2157-2168, 2008.
52) Brandmann O, Weiss KH, et al.：Wilson's disease and other neurological copper disorders. Lancet Neurol 14：103-113, 2015.
53) Gövert F, Schneider SA：Huntington's disease and Huntington's disease-like syndromes：an overview. Curr Opin Neurol. 26：420-427, 2013.
54) Duyao M, Ambrose C, et al.：Trinucleotide repeat length instability and age of onset in Huntington's disease. Nat Genet 4：387-392, 1993.
55) The Hungtington Disease Collaborative Research Group：A novel gene containing a trinucleotide repeat that is expanded and unstable on Huntington's disease chromosomes. Cell 72：971-983, 1993.
56) Danek A, Walker RH：Neuroacanthocytosis. Curr Opin Neurol. 18：386-392, 2005.
57) Jung HH, Danek A, et al.：Neuroacanthocytosis syndromes. Orphanet J Rare Dis. 6：68, 2011.
58) Klein C：Genetics in dystonia.Parkinsonism Relat Disord. 20（Suppl1）：S137-S142, 2014.
59) Santangelo, G. Contributo clinico alla conoscenza delle forme familiari della dysbasia lordotica progressiva (spasmo di torsione). G. Psychiat. Neuropat 62：52-77, 1934.
60) Giménez-Roldán S, Delgado G, Marin, M, Villanueva JA, Mateo, D：Hereditary torsion dystonia in gypsies. Adv. Neurol 50：73-81, 1988.
61) Khan NL, Wood NW, Bhatia KP：Autosomal recessive, DYT2-like primary torsion dystonia：A new family. neurology 61：180-183, 2003.
62) Mezaki T, Kaji R, et al.：Comparison of therapeutic efficacies of type A and F botulinum toxins for blepharospasm：a double-blind, controlled study. Neurology 45：506-508, 1995.

Ⅱ-10. 金属代謝異常による神経変性疾患

1) 河野　智，宮嶋裕明：中枢神経における鉄代謝．神経内科，79:425-434, 2013.
2) Hogarth P：Neurodegeneration with brain iron accumulation：Diagnosis and management. J Mov Disord 8：1-13, 2015.

［Ⅰ．葛原茂樹／Ⅱ-1～9．服部信孝／Ⅱ-10．宮嶋裕明］

8 脳・脊髄脱髄疾患

概説

歴史，疾患概念，日本人との関わり

多発性硬化症（multiple sclerosis；MS）は，原因不明の炎症脱髄疾患であり中枢神経に時間的空間的に多発する病変により神経症候を呈することが特徴である．MSは欧米では若年成人では比較的よくみられる神経疾患であり，男性より女性に多い．アジア諸国ではMSの有病率は低いが，わが国では増加傾向にある．臨床的には急性増悪（再発）と寛解を繰り返す症例が多いが，病状が徐々に増悪する慢性進行型もある．

"多発性硬化症"という名称は，19世紀半ばにMSの剖検例で中枢神経に"硬い"病変が多発していることが観察されたことに由来している．MSは病理学的には急性期は炎症性脱髄，慢性期はグリオーシスで特徴づけられるが，"硬化症"はこの慢性期のグリオーシス（斑痕組織）に対して名付けられたものである．脱髄疾患以外にも種々の疾患でミエリン（髄鞘）が傷害されるが，脱髄疾患では髄鞘の傷害が神経軸索の傷害よりも高度であることが疾患の定義として重要である．MSの根本的な病因は不明だが，複数の遺伝要因および環境要因が関わっている．そしてミエリンを破壊する免疫病態と共に再髄鞘化やその障害，さらには神経軸索障害や神経変性の機序なども加わり，その特徴的な病理像が形成されてゆく．また近年MSの臨床経過を改善しうる薬剤あるいはその候補薬が多数登場しており，その免疫学的作用点からもMSの病態が明らかになってきた．

わが国においてMS症例が報告されはじめたのは1950～60年代以降である．そして重症の視神経炎と横断性脊髄炎を呈する症例が多くみられたため，このような症例を視神経脊髄型MS（optic-spinal MS；OSMS）と呼び，わが国やアジアのMSの特徴として報告された．一方，脳病変のある症例は通常型MS（conventional MS；CMS）と分類された．しかし視神経脊髄炎（neuromyelitis optica；NMO）に特異な抗アクアポリン4（AQP4）抗体の発見以後，従来OSMSと分類された症例の多くはNMOであることが明らかになった．また，NMOの半数以上の症例は脳病変を呈し，CMSと診断されていた症例の中にもNMOが混じっていた．最近ではOSMS，CMSという分類は使用されなくなってきている．

NMOは，重症の視神経炎と横断性脊髄炎が特徴であり，多くは再発性である．19世紀末ごろから国内外で症例報告がなされた．前述のごとく以前はOSMSと呼ばれ，また典型的な病変では壊死性で空洞形成がしばしばみられたため，重症型のMSとも考えられていた．しかし最近NMOに特異的な抗AQP4抗体が発見され（AQP4はアストロサイトのend feetに密に発現している水チャンネルである），この抗体が陽性の症例の解析からMSとのさまざまな相違点が明らかになってきた．典型的なNMO以外に，視神経炎あるいは3椎体以上に及ぶ長い横断性脊髄炎のみを呈する症例や，脳症候群を呈することもあり，最近はこれらを総称してNMO spectrum disorders（NMOSD）という．また抗AQP4抗体陽性NMOSDは，抗AQP4抗体が病原性を持っており補体や免

疫細胞などと共にアストロサイトを一次的に傷害し、またアストロサイトの傷害がミエリンやニューロンの傷害よりもはるかに重度であることから、MSとは異なり"自己免疫性アストロサイト病"という新たな疾患概念と考えられるようになった．一方，NMOSDの一部の症例は抗AQP4抗体陰性であるが，最近その中に抗ミエリンオリゴデンドロサイト糖蛋白（MOG）抗体が検出される症例が報告されている．この抗MOG抗体陽性NMOSDは，ミエリン障害が主体であり炎症性脱髄疾患と考えられる．

急性散在性脳脊髄炎（acute disseminated encephalomyelitis；ADEM）は，中枢神経内に病変が散在する炎症性脱髄病変であり，脳症（意識障害，行動異常）を含む複数の病変による複数の症候（多症候性）を呈する．主に小児に発症する．感染後，ワクチン接種後，および特発性のものがある．単相性のことが多いが，後にMSと診断される症例もある．

1 多発性硬化症
multiple sclerosis（MS）

a. 症状，経過，予後

世界にはMS患者が約250万人いる．わが国ではMSは特定疾患の一つに指定され，診断が確定し申請が認められると，患者には受給者カードが交付されMSに関する医療費の公的助成が行われてきた．この制度によりわが国では正確に患者数が捉えられており，2013年には登録者は17,000人を超えている（ただしこれは視神経脊髄炎の症例を含む）（なお2015年からは指定難病と呼び方が変わり，認定基準も見直されている）．また高緯度ほど患者数が多く，わが国でも北海道の有病率が最も高い．発症年齢は20〜30歳代がピークで，女性の罹患率は男性の2〜4倍である．人口10万人あたりの患者数（有病率）としては，欧米では50〜200人だがアジア諸国では低く，日本人では10人弱である．しかし近年，わが国でもMSが増加している．

MSの臨床症候は急性あるいは慢性進行性に起こり，中枢神経の病変部位によりさまざまである．認知機能障害やてんかんなど主に大脳が関与する障害，また視力低下，視野障害，複視，顔面麻痺や三叉神経痛を含めた顔面の運動感覚障害，難聴，構音障害，嚥下障害などの脳神経領域の症候，脱力やふらつき，感覚障害（感覚の鈍麻，消失，過敏や異常感覚など）や排尿排便障害など大脳，脳幹から脊髄までの種々の部位で起こる症候，などがある．急性増悪（発作）は，通常数日から2週間程度のうちに症状がピークに至る．一方慢性進行では，病状が半年から1年以上にわたって徐々に増悪していく．

初発症状は，視神経炎，脊髄炎，脳幹症候などが多い．MSの視神経炎は通常片側に生じ，視界がぼやけ（霧視），通常は視線を動かすと眼痛を伴う．初発時の視力の回復は比較的良好であるが，再発を繰り返すごとに視力障害が重くなる．また脊髄炎ではレベルのある運動感覚障害，歩行障害，排尿障害などを訴えることが多い．頸髄炎をきたした患者では，頸部を前屈させた際に背中から下肢へかけてビリビリとした異常感覚や電撃痛が走る（Lhermitte徴候）ことがある．また神経因性膀胱や便秘を伴うことも多い．MSの脳幹症候として特徴的なものの1つに核間性眼筋麻痺（internuclear ophthalmoplegia；INO）がある．INOでは，健側への側方視時に患側眼の内転障害と外転した健側眼に水平性眼振がみられる．輻輳は保たれるが，強い複視を生じる．INOは内側縦束（medial longitudinal fasciculus syndrome；MLF）の障害により起こり，患側の内直筋が健側の外直筋と共同して働かず健側を向けないために生じる．INOはMLF症候群とも呼ばれ，片側性のINOは橋の患側の脳血管障害で生じうるが，両側性の場合にはMSを示唆する．

MSに特徴的な症候としてUhthoff（ウートフ）徴候がある．これは入浴や暖房，発熱などによる体温上昇時に一時的にMS症状が増悪する現象である（ウートフはこの症候を記載したドイツの医師）．軽度のものを含めると半数

以上のMS患者にみられる．通常は体温が下がればもとに戻るが，不可逆な症状を呈する例が存在する．

MSの臨床経過については，その病態はしばしば臨床的な発症前から徐々に進行していると考えられている．臨床的な初回発作時（例えば初回の視神経炎等）を clinically isolated syndrome（CIS）と称する．このCISの時点で，脳MRI検査を施行するとすでに脳室周囲などの白質に複数の病変が見られることもある．なおCISのさらに前の段階，すなわち臨床的発作が一度もなくMSに矛盾しないMRI病変がみられるものを radiologically isolated syndrome（RIS）と呼ぶ．CISの後，多くの症例では急性増悪（再発）と寛解を繰り返す（再発寛解型MS）．しかしある時点からは病状が徐々に増悪していく二次性慢性進行型MSに移行していくことが多い．また一部の症例では発症当初から急性増悪がはっきりせず，徐々に増悪していく（一次性慢性進行型MS）．

MSの重症度分類として Expanded Disability Status Scale（EDSS）がある．0（無症状）〜10（死亡）まで0.5ずつ区切られており，3.0を超えると歩行障害があり，6.0は歩行に両側の杖などの補助具が必要な状態である．また Functional System（FS）は錐体路，小脳，脳幹，感覚，膀胱直腸，視覚，大脳（精神）機能を，それぞれ0（正常）〜6（重度の障害）に分け，歩行障害とFSスコアの組み合わせでEDSSスコアを決定する．

b．病因，病態，病理

MSの病因には，複数の遺伝的要因と環境要因が関与しており，その相互作用がMSの疾患感受性を規定していると考えられる．

1．MSの遺伝的および環境要因

白人はアフリカ系アメリカ人やアジア人に比べてMSの有病率が高い．双生児の一人がMSの場合にもう一人もMSである一致率は，一卵性双生児では約30％，二卵性双生児では5〜6％，それ以外の兄弟姉妹では2〜3％程度であり，遺伝因子の関与を示唆している．欧米の大規模なMS疾患感受性遺伝子の解析では，MSの発症には主要組織適合性遺伝子複合体（MHC）の関与（特にHLA-DRB1*1501を含むMHCハプロタイプ），インターロイキン7受容体α鎖遺伝子，インターロイキン2受容体α鎖や種々のヘルパーT細胞関連因子など複数の免疫関連遺伝子が関与しているらしいことがわかった．日本人のMSにおける遺伝要因の解析もこれからの大きな課題である．

MSの発症は増加傾向にあり，近年わが国を含めて世界的により女性優位（男：女=1:3〜4）になってきている．移民の研究では，思春期前あるいは成人に近い時期までにMSの有病率の高い地域へ移動すると発症リスクが高まるとの報告がある．高緯度で有病率が高いことに関する報告も多数ある．一般に高緯度地域は低緯度地域よりMSの有病率が高い．その原因として日光が少ないことやビタミンDの低濃度とMS発症の関連が注目されている．その他，Epstein-Barr（EB）ウイルス感染や喫煙もMSの発症リスク上昇に関与しているようである．

2．MSの病態と神経病理学的所見

急性期のMS病変の形成には，獲得免疫系が主役である．まず感染症などにより免疫系が活性化され，血液中へ種々の炎症性サイトカインが放出され，中枢神経の小静脈の血管内皮細胞上における接着因子の発現が増加し，ここへTh1，Th17，CD8陽性リンパ球などが接着したのち中枢神経組織内へ浸潤し，急性の炎症性脱髄病変が惹起される．一方，制御性TおよびB細胞がこの反応を抑制するように働くが，MSではその抑制が不十分である．さらにエピトープスプレディングによる新たな再発やミクログリアや樹状細胞などの自然免疫系の活性化による炎症の慢性化などが病態を慢性進行へと向かわせると考えられている．

MS病変は病理学的機序により4つの異なるパターンが報告されている．第Ⅰパターン（T細胞とマクロファージの浸潤），第Ⅱパターン（免疫グロブリンと補体の沈着），第Ⅲパターン（オリゴデンドロサイトのアポトーシスがあ

Section IV 神経疾患 各論

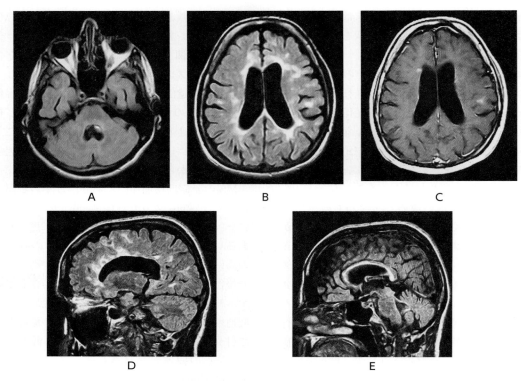

図IV-8-1 MS の脳 MRI 所見
A, B：FLAIR 画像，第四脳室の拡大（A），側脳室の拡大と脳室周囲の多数の高信号病変（B），C：T1 ガドリニウム造影，大脳白質に造影病変が散見される．D,E:FLAIR 画像，脳室から垂直に伸びる病変（D）と脳梁病変（E）がみられる．

り，一方免疫グロブリン，補体および再髄鞘化が欠如），そして第IVパターン（オリゴデンドロサイトのジストロフィーであり，再髄鞘化がみられない）である．これらは MS の病理像の heterogeneity を示唆するものである．

慢性進行型 MS では，大脳皮質の脱髄病変が多く，中枢神経組織内では炎症が起こっているが血液脳関門の破綻が修復され（CNS compartmentalization），血中に治療薬を投与しても炎症部位に到達しなくなることや神経変性の要素が加わり免疫学的治療のみでは治療が困難になることなどが慢性進行型 MS の神経病理所見として重要である．さらに MS は脱髄疾患ではあるが早期から軸索傷害も進行しており，これは非可逆的な神経障害に関連していると考えられている．

c. 補助検査法

MS の診断における重要な検査としては，MRI，脳脊髄液検査と視覚誘発脳波（VEP）がある．脳脊髄 MRI は，MS の臨床的再発の確認，無症候性病変を含めた病勢の評価や治療効果の判定に必須の検査である．主にガドリニウム（Gd）造影病変数，T2 高信号病変数や体積，T_1 低信号病変，新規病変数，脳萎縮などが評価項目として用いられることが多い．MS の典型例の脳 MRI を図IV-8-1 に示す．なお，MS の脊髄病変の多くは1椎体以下で短い．

MS の脳脊髄液検査では，一般的な細胞数や総蛋白濃度などよりも，オリゴクローナル IgG バンド（OCB）陽性（図IV-8-2）と IgG index の上昇が重要である．これらはいずれも中枢神経内における免疫グロブリンの産生（異常な免疫反応）を示唆する所見であり，DIS および DIT を呈する MS 以外の疾患との鑑別診断において特に非免疫疾患である多発性脳梗塞との鑑別に有用である．また VEP は視神経炎およ

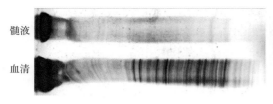

図Ⅳ-8-2　オリゴクローナル IgG バンド
等電点電気泳動法により髄液と血清を分析した。髄液のレーンに多数のバンドがみられるが，血清のレーンには同様の泳動距離にはバンドがみられない。これがオリゴクローナル IgG バンドである。　　　　（東北大学　中島一郎博士提供）

び脳内視覚路に MS 病変が生じた場合に P100 の潜時が延長するため，病変の存在を示唆する。一方，体性感覚誘発脳波および聴性脳幹反応は MS 病変の検出にはあまり有用ではない。

d. 診断，鑑別診断

　MS に特異なバイオマーカーは現在まで同定されていない。そのため MS の診断は，炎症性脱髄に起因すると考えられる臨床的な発作（急性増悪）が 2 回以上あり，神経症候から推察される中枢神経病巣が 2 ヵ所以上あること，すなわち"時間的空間的な多発"が認められること，そして他疾患を除外することにより行われてきた。

　しかし 1980 年代以降 MRI が急速に普及し，2001 年の McDonald の診断基準からは，無症候性の病変を MRI により検出することによって，より早期に時間的空間的に多発する中枢神経病変を証明し，早期診断により早期に治療を開始することの重要性が指摘されてきた。2010 年に 2 回目の McDonald の診断基準の改訂が行われた（表Ⅳ-8-1）。この改訂では，MRI による空間的多発の証明は，4 つの MS に典型的な中枢神経領域（脳室周囲，皮質直下，テント下，脊髄）のうち少なくとも 2 つの領域に T2 病変が 1 個以上ある（造影病変である必要はない。脳幹あるいは脊髄症候を呈する患者では，それらの症候の責任病巣は除外する）。また MRI の時間的多発は，ガドリニウム造影病変と非造影病変が同時に存在する（いつの時点でもよい），あるいは基準となる時点の MRI に比べてその後（いつの時点でもよい）に新たに出現した T2 病変及び／あるいはガドリニウム造影病変を検出することとなっている。これは従来の MRI 基準より大幅に単純化されているが，MS に特徴的な病変部位が特定され，その特異度は 2005 年の基準とあまり差がなく，一方検出感度は有意に高くなった。すなわち 2010 年の MRI 基準は，従来の基準に比べて早期診断により有用である。

　徐々に病状が増悪していく一次進行型 MS については，1 年間の病状進行に加えて，以下の 3 つの基準のうち 2 つ以上を満たすとされている。1）脳に空間的多発の証拠がある（MS に特徴的な脳室周囲，皮質直下，あるいはテント下）に 1 個以上の T2 病変がある，2）脊髄に空間的多発の証拠がある（脊髄に 2 個以上の T2 病変がある），3）髄液の等電点電気泳動法による OCB および／あるいは IgG index の上昇がある。また小児 MS の診断基準を表Ⅳ-8-2 に示した。

　MS の診断には他疾患の除外が必須である。炎症性脱髄に起因すると考えられる増悪や MRI 病変を臨床的に判断するということ，すなわち MS が最も考えられることが大前提となっている。さまざまな疾患を鑑別する必要があるが，中枢神経内に時間的，空間的に多発する病変を呈する疾患としては表Ⅳ-8-3 に挙げた疾患等がある。

e. 治　療

1. 急性増悪期

A）ステロイドパルス療法：急性期の治療の第一選択である。メチルプレドニゾロン 1g を 3～5 日間点滴静注する。その後，経口プレドニゾロン（初期投与量：40～60 mg／日）を漸減投与して 1～2 週間で中止することもある。この 1 クール目が無効な場合は 2 クール目を行う。

B）血液浄化療法：ステロイドパルス療法が無効な症例には，できるだけ早く血漿交換療法を行う。米国の診療ガイドラインでは，劇症型中枢神経疾患におけるエビデンスは possibly effective, Class Ⅱ である。自己抗体や炎症性サイトカイン，活性化した補体などの液性免疫因

表Ⅳ-8-1　MS診断のための2010年McDonald基準

臨床像	MS診断のために必要とされる追加データ
2回以上の発作[※1]，2個以上の病変に関する臨床的客観的エビデンス，または過去に合理的なエビデンスを有する発作が認められた1個の病変に関する臨床的客観的エビデンス[※2]が存在する	なし[※3]
2回以上の発作[※1]，1個の病変に関する臨床的客観的エビデンス	以下の事象により空間的多発性（DIS）が証明される： MSに特徴的な4つの中枢神経領域（脳室周囲，皮質直下，テント下，脊髄）の2領域以上に，1個以上のT2病変が存在する[※4]， または 別の中枢神経部位が関与する次の臨床発作を待つ[※1]
1回の発作[※1]，2個以上の病変に関する臨床的客観的エビデンス	以下の事象により時間的多発性（DIT）が証明される： ある時点での無症候性ガドリニウム造影病変および非造影病変がともに存在する， または ベースラインMRIの撮影時期を問わず，その後に撮ったMRI上で1個の新しいT2あるいはガドリニウム造影病変が存在する， または 2回目の臨床発作を待つ[※1]
1回の発作[※1]，1個の病変に関する臨床的客観的エビデンス（clinically isolated syndrome）	以下の事象によりDIT・DISが証明される： DIS： MSに特徴的な4つの中枢神経領域（脳室周囲，皮質直下，テント下，脊髄）の2領域以上に，1個以上のT2病変が存在する[※4]， または 別の中枢神経部位が関与する2回目の臨床発作を待つ[※1] DIT： ある時点での無症候性ガドリニウム造影病変および非造影病変がともに存在する， または ベースラインMRIの撮影時期を問わず，その後に撮ったMRI上で1個の新しいT2およびガドリニウム造影病変が存在する， または 2回目の臨床発作を待つ[※1]
MSが疑われる潜行性神経学的進行（一次性進行型MS；PPMS）	1年間の疾患進行が認められる（後ろ向きまたは前向きに判定）とともに，以下の3つの基準の2つに該当する[※4]： 1. MSに特徴的な領域（脳室周囲，皮質直下，テント下）における1個以上のT2病変に基づく脳におけるDISのエビデンス 2. 2個以上の脊髄T2病変に基づく脊髄におけるDISのエビデンス 3. 髄液所見陽性（等電点電気泳動法によるオリゴクローナルバンドのエビデンスおよびIgG index高値）

診断基準を満たし，他の疾患の臨床症状に該当しない場合，「MS」と診断する．MSが疑われるが基準を完全に満たさない場合，「MSの疑い」と診断する．評価途中に他の疾患の臨床症状と考えた方がよいとされた場合，「非MS」と診断する．

※1：発作（再発，増悪）とは，中枢神経の急性炎症性脱髄病変に特徴的な自覚症状または他覚症状が現在または過去に24時間以上持続して認められ，発熱または感染症を伴わないものと定義する．同時に神経学的検査を実施して発作を証明すべきであるが，MSに特徴的な症状や経過が認められるものの，客観的な神経学的所見による証明が得られていない過去の事象も，過去の脱髄性病変の合理的なエビデンスとすることができる．ただし，突発性症状（過去または現在）とは，24時間以上持続する複数のエピソードでなければならない．MSの確定診断を下す前に，少なくとも1回の発作について，過去の神経学的検査所見以前に視覚障害が報告された患者では視覚誘発電位（VEP）反応所見，あるいは過去の神経学的症状に関与する中枢神経領域の脱髄に一致するMRI所見による裏付けが得られなければならない．
※2：2回の発作に関する臨床的客観的所見に基づいた臨床診断が最も確実である．客観的な神経学的所見による証明が得られていない場合，過去の1回の発作に関する合理的なエビデンスとして，炎症性脱髄病変に特徴的な症状や経過を伴う過去の事象を採用できる．しかし，少なくとも1回の発作について客観的な所見による裏付けが必要である．
※3：追加検査の必要はない．しかし，本基準に基づくMRIが得られている状況でMSと診断することが望ましい．MRIまたは他の検査（髄液検査など）が実施されており，陰性である場合MSと診断するには細心の注意が必要であり，他の疾患を検討する必要がある．MSと診断するには，臨床像より適切に説明する他の疾患がなく，客観的エビデンスが存在する必要がある．
※4：ガドリニウム造影病変は必要としない．脳幹または脊髄症候群が認められる場合，これらの症候性病変を検討対象から除外する．

（Polman CH et al. Ann Neurol 2011 より）

表Ⅳ-8-2 国際小児多発性硬化症研究グループの多発性硬化症および免疫介在性中枢神経脱髄疾患の2013年版診断基準

小児 CIS（以下のすべての項目が必須）
- 単巣性あるいは多巣性の臨床的中枢神経イベントであり炎症性脱髄病変に基づくと推察される
- 過去に中枢神経の脱髄疾患の臨床的な既往がない（例えば，視神経炎，横断性脊髄炎および大脳半球あるいは脳幹症候群の既往がない）
- 発熱では説明されない脳症がない（すなわち，意識や行動の変容がない）
- ベースラインのMRI所見（2010改訂McDonald基準で定義された所見）が多発性硬化症の診断を満たさない

小児 ADEM（以下のすべての項目が必須）
- 初発に多巣性，臨床的中枢神経イベントであり炎症性脱髄病変に基づくと推察される
- 発熱では説明できない脳症
- 発症から3ヵ月以上経過してから新たな臨床およびMRI所見がみられない
- 脳MRIは急性期（3ヵ月）には異常所見がある
- 典型例の脳MRI：
  びまん性，辺縁不明瞭で大きな（1～2cm以上）病変，主に大脳白質にみられる
  白質のT1低信号病変はまれである
  深部灰白質病変（視床や基底核等）が見られることがある

小児 MS（以下のいずれかを満たせばよい）
- 2回以上の脳症ではない臨床イベントであり炎症性脱髄病変に基づくと推察される．その間隔は30日より長く，中枢神経の2領域以上を障害する
- 1回の脳症ではない多発性硬化症に典型的なエピソードであり，2010年改訂McDonald基準の空間的多発のMRI基準を満たす，およびその後のMRIで少なくとも1つの新たな造影されるあるいは造影されない病変が見られ，それが2010年改訂McDonald基準の時間的多発のMRI基準を満たす
- 1回のADEM発作があり，その後脳症ではない臨床イベントが発症から3ヵ月以上経過してから起こり，2010年改訂McDonald基準の空間的多発のMRI基準を満たす新規病変を伴う
- 初回の単一の急性イベントが，ADEMの基準を満たさず，そのMRI所見が2010年改訂McDonald基準の時間的多発および空間的多発の基準を満たす（12歳以上の小児にのみ適用）

小児 NMO（以下のすべての項目が必須）
- 視神経炎
- 急性脊髄炎
- 以下の3つの支持基準のうち少なくとも2つを満たす
  3椎体以上に及ぶ連続性の脊髄MRI病変
  PatyのMSの脳MRI基準を満たさない
  血中抗AQP4抗体陽性

（Krupp L, et al. Mult Scler 2013 より）

表Ⅳ-8-3 MSの鑑別診断（時間的空間的に多発する中枢神経病変を呈する疾患）

炎症性疾患	視神経脊髄炎（NMO），急性散在性脳脊髄炎（ADEM），特発性横断性脊髄炎，全身性エリテマトーデス，Sjögren症候群，神経Behçet病，神経サルコイドーシス，Wegener肉芽腫症，中枢神経の血管炎，Susac症候群
感染症	HIV，HTLV-I関連脊髄症，進行性多巣性白質脳症（PML），神経ボレリア症，Whipple病
代謝性疾患	ビタミンB_{12}欠乏症（亜急性連合性変性症），ポルフィリン症
変性疾患	ミトコンドリア脳筋症，遺伝性痙性対麻痺，Fabry病，白質ジストロフィー症
血管病	CADASIL，抗リン脂質抗体症候群，多発性脳塞栓症，小血管病，片頭痛
腫瘍	転移性腫瘍，悪性リンパ腫

（Eckstein et al, J Neurol 2011 より）

子が除去され，中枢神経内の有害な免疫応答が抑制される．MSでも血液浄化療法には単純血漿交換のほか，免疫吸着や二重膜濾過，リンパ球除去などがある．単純血漿交換では，血漿約2Lを5％アルブミン液で週2～3回置換する（計4～7回施行）．

2. 再発予防と進行抑制

MSの長期経過を改善する疾患修飾薬（dis-

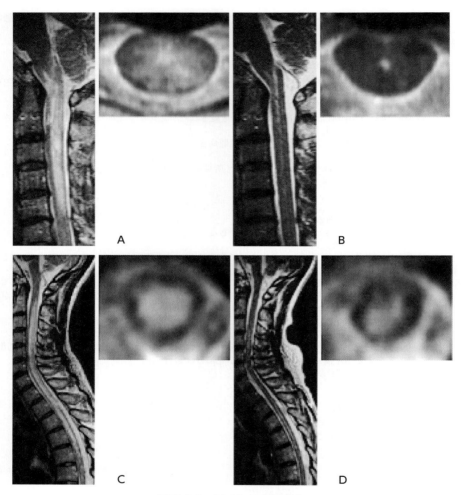

図Ⅳ-8-3　NMOの脊髄病変

4例のNMOのT2高信号脊髄病変を提示した．矢状断ではいずれも3椎体以上に及ぶ長い脊髄病変で，横断面では中心灰白質を中心に大きな病変がみられる．右上の病変は慢性期のものである．また右下の病変のように左右非対称の病変もある．

(Nakamura M et al.: J Neurol, 2008 より)

ease-modifying drugs; DMD) の中で現在わが国で承認されているのは，注射薬である2種類のインターフェロン・ベーター (IFNβ) と内服薬のフィンゴリモド，そして点滴投与するナタリズマブである．

　IFNβは隔日皮下注製剤のIFNβ-1bと週1回筋注製剤のIFNβ-1aがある（いずれも基本的には自己注射する製剤）．IFNβは，再発寛解型MSにおける再発率の低下，新規病変や造影病変の抑制，また脳萎縮や認知機能の低下をある程度抑制する．CISにおいてMRIでMSに矛盾しない脳病変がみられた時点でIFNβを開始すると，再発によるMSへの移行や脳病変の増加などが有意に抑制され，また治療開始が数年遅れた場合，その後も治療効果は早期から開始した群に追いつけないことが示されている．早期のIFNβ導入で二次進行型MSへの移行を遅延させる．副作用としては感冒様症状，注射部位反応，検査値の異常（白血球減少，肝機能障害など）などがあり，自殺企図，間質性肺炎や注射部壊死にも注意が必要である．

　フィンゴリモドは，冬虫夏草から精製され免

疫抑制効果を有するマイリオシンの化学構造を修飾した1日1回（0.5 mg）の内服薬である．リンパ球上のスフィンゴシン-1-リン酸受容体を機能的に阻害して，リンパ球が二次リンパ組織から血中に移出するのを抑制し，自己反応性リンパ球の中枢神経系への浸潤を阻止することでMSの再発を抑制する．フィンゴリモドはIFNβ-1aと比べて，再発寛解型MSにおいてより強力な再発率の低下やT2新病変やガドリニウム造影病変の減少作用がある．さらに機能障害進行と脳萎縮を抑制する．主な副作用としては，徐脈性不整脈，肝機能検査値異常，鼻咽頭炎，白血球減少などで，黄斑浮腫や感染症などにも注意する必要がある．これまでに慢性進行型MSに対する明らかな治療効果が証明された薬剤はないが，海外で一次進行型MSに対するフィンゴリモドの治験が行われた．

ナタリズマブは接着因子であるα4インテグリンに対するモノクローナル抗体であり，血中のリンパ球が脳血管内皮細胞との接着を阻止し中枢神経組織内への細胞侵入を阻害して中枢神経の炎症を抑制する．ナタリズマブを毎月1回300 mgを点滴静注することにより再発寛解型MSの再発を約70％減少させ，3ヵ月間の障害度進行を改善させた．またMRIのT2強調画像での新病変の出現を80％程度抑制し，ガドリニウムで造影される病変も著明に減少させた．本薬剤の注意すべき合併症として進行性多巣性白質脳症（progressive multifocal leukoencephalopathy; PML）の発症が報告されている．① PMLの原因であるJCウイルスの抗体陽性，に加えて② ナタリズマブの投与期間が2年以上，また③ 以前に免疫抑制剤による治療歴があると発症リスクが高まる．一方JCウイルス感染歴がない患者についてはPMLの発症リスクは極めて低い．ナタリズマブの投与にあたってはこれらの諸点を勘案する必要がある．

欧米ではより多くのDMDが承認されており，米国ではIFNβのほか，Th2反応の誘導や神経栄養因子の放出促進作用がある酢酸グラチラマー，抗癌薬でもあるミトキサントロンに加え，内服薬であるテリフルノミドとフマル酸ジメチル（BG-12）なども承認されている．ミトキサントロンは注射製剤でありDNA合成やトポイソメラーゼⅡを抑制し，白血病や悪性リンパ腫などに用いられているが，標準的治療の効果が不十分な再発寛解型MSや二次進行型MSにも有効とされている．毒性が強く，定期的に心機能（駆出率低下の有無），肝機能，腎機能などをチェックする必要がある．心毒性予防のため，体表面積当たりの総投与量が制限されている．ナタリズマブ以外のモノクローナル抗体薬ではリツキシマブ（抗CD20抗体）やアレムツズマブ（抗CD52抗体）などがある．

3．対症療法

前述の薬剤はいずれも免疫学的治療薬であるが，欧米では脱髄神経のカリウムチャンネルを阻害して神経伝動を促進しMSの慢性期の歩行障害の改善作用のある4-アミノピリジンが承認されている．わが国でも本剤の治験が行われている．その他，MSの慢性期にみられる抑うつ症状，痙性，疼痛やしびれ，排尿排便障害などに対症療法が必要な場合も多い．

2 視神経脊髄炎/NMO関連疾患
neuromyelitis optica ; NMO/NMO spectrum disorders ; NMOSD

a．症状，経過，予後

NMO関連疾患（NMOSD）は，重症の視神経炎と横断性脊髄炎を特徴とする疾患である．わが国におけるNMOSD症例の有病率は，3/100,000人（約4,000例）と推察される．NMOSDには，単相性と再発性のものとがあるが，現在は多くの症例は再発性である．単相性NMOSDでは男女差がなく，感染後の発症が比較的多い．一方再発性NMOSDは成人女性に多く，発症年齢は30歳代半ばでMSよりやや高い．またNMOSDはさまざまな自己抗体やSjögren症候群，全身性エリテマトーデス，橋本甲状腺炎，重症筋無力症など種々の自己免疫疾患を合併しやすい．

NMOSDの視神経炎と脊髄炎はいずれも重

症であることが多い．光覚弁以下の重篤な視力障害や視交叉部病変による両眼性の視覚障害もまれではない．脊髄炎はしばしば横断性であり重度の運動感覚障害や膀胱直腸障害をきたすことが多い．NMOSD の脊髄炎の回復期にしばしば有痛性緊張性痙攣（painful tonic spasm；PTS）がみられる．PTS は，運動を開始したときに起こりやすく，上肢や下肢に一定の様式で異常感覚，疼痛，筋肉の硬直が広がり，1分以内に消失する発作である．また脳症候群として，延髄の最後野の病変による難治性吃逆，吐き気，嘔吐や両側視床下部病変によるナルコレプシー様の過眠症，広範な大脳白質病変による意識障害などがある．臨床経過は大部分の症例で再発寛解型であり，MS でしばしばみられる慢性進行型への移行はまれである．

b．病因，病態，病理

1．NMOSD の遺伝環境要因

MS とは異なり，家族性 NMOSD は極めてまれである．また NMOSD の発症前あるいは先行する感染症（種々のウイルス感染症や結核）がみられる症例もあるが，NMOSD の発症に特定の感染症が関与している証拠はない．NMOSD の遺伝および環境要因は，MS とは異なると考えられるがその詳細は不明である．

2．NMO における"アストロサイトパチー"と抗 AQP4 抗体の病原性

神経病理学的には，NMOSD では高度の脱髄と共に組織壊死や空洞化など組織破壊性病変もみられる．また NMOSD では病変における小血管に血管壁の肥厚や硝子化，血管周辺における免疫グロブリンや活性化補体の沈着がみられるなど，血管病変と液性免疫の関与が特徴的である．

さらに，NMOSD の病変部位において前述の血管病変周囲を中心に AQP4 の免疫染色性が広範に欠失しており，またアストロサイトに特異な glial fibrillary acidic protein（GFAP）も AQP4 と同様に広範に染色性が消失している．一方，ミエリン蛋白であるミエリン塩基性蛋白（MBP）の染色性は比較的保持されている．これに対して MS 病変では，MBP の消失した脱髄病変でも，慢性期にはアストロサイトの浸潤によるグリオーシスのため AQP4 や GFAP の染色性はむしろやや高い．また in vitro, in vivo の実験的研究により抗 AQP4 抗体が補体を活性化してアストロサイト傷害を惹起する病原性が示されている．さらに NMOSD の急性増悪期の髄液では GFAP の濃度が著明に上昇しており，この GFAP 濃度と臨床的重症度や脊髄病変の長さが相関するなど臨床的意義があることがわかっている．したがって NMOSD では，抗 AQP4 抗体が AQP4 を標的として多数のアストロサイトを破壊することが大きな特徴であり，MS とは異なる疾患概念（自己免疫性アストロサイト病）であることが明らかになってきた．

3．治療から見た NMOSD の病態

MS と異なり NMOSD の急性増悪期にはステロイドパルス療法が無効な症例も多く，その約半数では血漿交換療法により臨床的改善が得られることが知られている．したがって液性免疫が NMOSD の病態に深く関与していると考えられる．一方 MS の一部の DMD（IFN β，フィンゴリモド，ナタリズマブ）は NMOSD には無効であり，むしろ再発を増加させ病状を悪化させる．その免疫薬理学的機序は必ずしも明らかではないが，NMOSD が MS と異なる病態であることを支持する知見である．

c．補助検査法

抗 AQP4 抗体は NMOSD の診断に重要なバイオマーカーである．抗 AQP4 抗体が陽性の場合，NMOSD に特徴的な視神経炎，脊髄炎，脳症候群のいずれか一つがあり，他疾患が除外されれば，NMOSD と診断できる．ただし，検出方法により感度が異なるため注意が必要である．

NMOSD の急性期の視神経炎の眼窩部 MRI では，片側の視神経に造影を伴う T2 高信号病変が見られることも多いが，両眼視覚障害を呈する視交叉病変もまれではない．また脊髄 MRI 病変は，急性期には MS と異なり矢状断

において腫脹し，病変の長さがしばしば3椎体以上に及ぶことが多く（図Ⅳ-8-3），その一部が造影される（前述のごとく，MSの脊髄病変は1椎体以下のことが多い）．軸位断で中心部（中心灰白質）に主座があることが多く，慢性期には脊髄は萎縮し，T1低信号になり空洞化する場合もある．

髄液では，一般に NMOSD では細胞数増多や蛋白濃度上昇が MS に比べて顕著で，細胞の大部分を好中球が占めることもある．また MS で高率に陽性となる OCB は大部分の症例で陰性である．最近，眼科領域で Optical Coherence Tomography（OCT）が視神経炎の評価に用いられている．OCT で測定される網膜神経線維層の厚さ（RNFLT）は軸索障害の程度を反映する．NMOSD と MS ともに視神経炎のある眼の RNFLT は視神経炎のない眼の RNFLT より有意に減少しているが，NMOSD では MS に比べて視神経炎後に有意に RNFLT が減少する．すなわち NMOSD の視神経炎による軸索障害は MS より重篤である．

d．診断，鑑別診断

抗 AQP4 抗体の発見後，2006 年に Wingerchuk らは NMO の診断基準を発表した（**表Ⅳ-8-4**）．この基準では 1) 視神経炎と急性脊髄炎に加えて，(ⅰ) 3 椎体以上の連続性の脊髄病変，(ⅱ) Paty の脳 MRI 基準を満たさない，(ⅲ) NMO-IgG（抗 AQP4 抗体）陽性の 3 項目のうち 2 項目以上を満たす症例を definite NMO と定義している．**表Ⅳ-8-2**（453 頁）のごとく小児 NMO の診断基準はこの基準を採用している．

抗 AQP4 抗体陽性症例のうちには，視神経炎あるいは脊髄炎のいずれか一方のみの症例もあるため，Wingerchuk らは 2007 年に新たに"NMO スペクトラム"を提唱した．これは典型的な NMO の他に，視神経炎または 3 椎体以上の長い脊髄炎のいずれか一方のみを呈する症例や，これらに他の自己免疫疾患や NMO に比較的特徴的と思われる脳病変を伴う症例を含める．しかしその後，症候性脳病変で初発する抗 AQP4 抗体陽性症例等もあることがわかって

表Ⅳ-8-4　NMO の改訂診断基準

(1) 視神経炎
(2) 急性脊髄炎
以下の 3 つのうち 2 つ以上を満たす (ⅰ) 3 椎体以上の連続性脊髄病変 (ⅱ) Paty の脳 MRI 基準を満たさない (ⅲ) NMO-IgG 陽性

（Wingerchuk DM, et al, 2006 より）

きた．

これらの知見を背景に，2015 年に NMOSD の診断に関する国際委員会は新たな診断基準を発表した（**表Ⅳ-8-5**）．この診断基準では，この疾患の総称として NMOSD を用いることになり，また抗 AQP4 抗体陽性 NMOSD と抗 AQP4 抗体陰性（あるいは抗体の検査結果不明の）NMOSD の 2 群に分けて診断の条件を定めている．抗 AQP4 抗体陰性（あるいは抗体の検査結果不明の）NMOSD は，複数の異なる疾患が混在する群である可能性がある．なお，NMO に典型的あるいは非典型的なさまざまな臨床および検査所見の詳細は附則に述べられている．

なお 3 椎体以上の長い脊髄病変を生ずる疾患は NMOSD 以外にもさまざまなものがある（炎症性：ADEM，神経 Behçet 病，神経サルコイドーシス，感染症：EB ウイルス，サイトメガロウイルス，水痘帯状疱疹ウイルス，マイコプラズマ，梅毒，結核，HIV，HTLV-I 関連脊髄症，腫瘍：傍腫瘍性，上衣腫，リンパ腫，代謝性：ビタミン B_{12} 欠乏症，血管性：脊髄梗塞，脊髄動静脈瘻，その他：放射線脊髄症，など）．

■ 抗 AQP4 抗体陰性 NMOSD

臨床症候や MRI 所見は NMOSD に矛盾しないが抗 AQP4 抗体が検出できない症例が 10〜30％程度ある．低感度の抗体検査法や免疫抑制療法の影響，再発時に初めて抗 AQP4 抗体が陽性になる症例や髄液のみ抗 AQP4 抗体が陽性になることに注意しなければならない．真の抗 AQP4 抗体陰性 NMOSD は存在し，その一部の症例は抗 MOG 抗体陽性で，男女差がなく，

表IV-8-5　国際委員会によるNMOSDの新たな診断基準（2015年）

---

1. 抗AQP4抗体陽性NMOSD
・少なくとも1つのCore Clinical Characteristicsがみられる
・抗AQP4抗体陽性
・他疾患が除外される
Core Clinical Characteristics：視神経炎，急性脊髄炎，最後野症候群（悪心，嘔吐，吃逆），他の脳幹症候群，症候性ナルコレプシーあるいはMRI病変を伴う急性間脳症候群，MRI病変を伴う急性大脳症候群
2. 抗AQP4抗体陰性（あるいは抗体の検査結不明の）NMOSD
・少なくとも2つのCore Clinical Characteristicsがみられ，以下のすべてを満たす
　　　視神経炎，脊髄炎，最後野症候群のうち1つがみられる
　　　空間的多発を満たす（再発性視神経炎や再発性横断性脊髄炎のみでは不可）
　　　追加のMRI条件
　　　　最後野症候群：延髄背側病変
　　　　脊髄炎：Longitudinally Extensive Transverse Myelitis
　　　　視神経炎：脳MRI正常あるいは視神経の1/2以上に病変が及ぶあるいは視交叉病変
・抗AQP4抗体陰性（用いうる最良の検査にて）
・他疾患が除外される

視神経炎は両側視神経の病変，脊髄炎は腰仙髄炎が比較的多い，比較的軽症例が多いなど，抗AQP4抗体陽性例と異なる特徴が指摘されている．

e. 治　療

1. 急性増悪期

MSと同様にNMOSDの急性期にもステロイドパルス療法を行うが，臨床的改善がみられないこともまれではない．その場合にはできるだけ早く血漿交換療法を開始する．少なくとも半数の症例は血漿交換療法により臨床的改善がみられる．

2. 再発予防

AQP4抗体陽性症例は無治療では高率に再発するため，発症早期から免疫抑制療法を開始する必要がある．免疫抑制薬の有効性に関する報告が多数あるが，わが国ではNMOSDで承認されている薬剤はない．

プレドニゾロン（5～15 mg/日）の長期間の経口投与で再発が減少する．10 mg/日以上の内服が10 mg/日未満よりも有意に再発が少ない．

アザチオプリン（2～3 mg/kg/日）はプリンヌクレオチド生合成阻害による代謝拮抗型免疫抑制剤で，NMOSDで再発抑制効果が示されており，世界中で広く用いられている．肝機能障害，骨髄抑制，発癌などに留意する．

ミコフェノール酸モフェチルの再発予防効果や障害改善効果も示されており，海外ではアザチオプリンと共によく使用されている．シクロホスファミドは，治療抵抗性SLEを合併したNMOSDで有効とする報告もあるが，一方再発予防には無効だったという報告もある．ミトキサントロンの再発抑制効果を示す報告もある．

リツキシマブはB細胞性リンパ腫や関節リウマチなどに用いられており，NMOSDでも高い有効性が報告されているが，わが国では未承認である．B細胞の表面に発現するCD20に対するモノクローナル抗体で，選択的にB細胞を破壊する．NMOSDでは再発抑制のため長期的に反復投与の必要性が示唆されている．ただし一部の症例では無効のこともある．敗血症による死亡も報告されており，ほかの免疫抑制薬と同様，感染症に注意する必要がある．

これ以外に現在国際的にNMOSDでの有効性が検討されている薬剤としては，トシリズマブやエクリズマブがある．トシリズマブは抗ヒトインターロイキン6受容体に対するモノクローナル抗体で，わが国では関節リウマチで承認されているが，ステロイドやリツキシマブなどが無効だったNMOSD症例で有効だったとの報告がある．エクリズマブは補体成分であるC5に対するヒト化モノクローナル抗体で，補体の活性化を抑制する．わが国では発作性夜間血色素尿症で承認されている．本剤で髄膜炎菌性髄膜炎のリスクが高まるため，投与前のワク

チン接種が行われる.

また前述のごとく IFNβ, フィンゴリモドやナタリズマブは AQP4 抗体陽性症例では再発の増加や重症の再発の報告があり, NMOSD には投与すべきではない.

3. 対症療法

NMOSD の脊髄炎は重度の疼痛やしびれがみられる場合が多い. また PTS には少量のカルバマゼピン（200 mg, 分2）が有効である. 排尿障害や便秘もしばしば高度であり, 対症療法を要する.

3 急性散在性脳脊髄炎
acute disseminated encephalomyelitis（ADEM）

a. 症状, 経過, 予後

感染後, ワクチン接種後あるいは特発性に自己免疫機序により脳脊髄炎が起こる疾患であり, 5～9歳の小児に好発し, 男児にやや多い傾向がある. 有病率は 0.5/100,000 人前後である. 多くは単相性であるが, 時に再発性の症例がある. また後に MS へ移行することもある.

多くは数日程度で完成する脳症（意識障害, 行動異常）に加えて発熱, 頭痛, 嘔吐, 視神経炎やその他の脳神経麻痺, 小脳失調症, 片麻痺, 脊髄症など多巣性の症候を呈する. 半数以上の症例では後遺症なく回復するが, 一部の重症例では高次脳機能障害をのこすことがある.

b. 病因, 病態, 病理

感染後やワクチン接種後の ADEM では病原微生物とミエリンのエピトープに分子相同性があり, これにより T および B リンパ球が活性化し炎症性サイトカインなど液性免疫も作用し自己免疫の機序で脳脊髄炎が発症すると考えられている. 抗 MOG 抗体陽性となる症例もある.

急性期の ADEM 病変では, 小静脈周囲にマクロファージが浸潤し脱髄巣が形成される.

c. 補助検査法

脳脊髄 MRI は必須の検査であり, T2 強調像や FLAIR 画像にて多巣性の種々の大きさと形状をとる T2, FLAIR 高信号病変が大脳白質をはじめ, 小脳, 脳幹, 脊髄, 視神経などに見られるが, 視床や基底核にも病変ができることはまれではない. 病変はびまん性で, 辺縁不明瞭で 1～2 cm 以上の大きな病変が多く, 一部はガドリニウムで造影される.

髄液所見としては, 髄液圧上昇, 細胞増多（リンパ球優位）, 総蛋白や IgG 濃度の上昇等がみられる.

d. 診断, 鑑別診断

発熱では説明できない脳症を含めて炎症性脱髄によると考えられる多巣性の中枢神経症候がみられ, 脳脊髄 MRI で大脳白質を中心に多巣性病変が証明される（表IV-8-2〈453頁〉に小児 ADEM の診断基準を示した）. 鑑別診断は MS に準ずる.

e. 治療

ステロイドパルス療法が第一選択であるが, その後に経口ステロイドを 1ヵ月程度漸減投与し, 早期の再発を予防する. ステロイドパルス療法が無効の場合には血漿交換療法や免疫グロブリン静注療法も施行される.

［藤原一男］

9 脊髄・小脳変性疾患

概　説

　脊髄小脳変性症（spinocerebellar degeneration；SCD）とは，小脳あるいはその連絡線維の変性により，主な症状として小脳性運動失調を呈する疾患の総称である．

　SCDは従来，神経病理学的な所見に基づいて，主に脊髄を障害するもの，脊髄と小脳を障害するもの，主に小脳を障害するものの3群に分類されてきた．しかし，最近では遺伝形式と臨床症候に基づいた簡便な分類が用いられる．この分類では，SCDはまず孤発性と遺伝性に大別される．臨床調査個人票の集計で約3分の2を占める孤発性群はさらに，変性が小脳に限局する皮質性小脳萎縮症（cortical cerebellar atrophy；CCA）と，変性が小脳だけでなく，大脳基底核系や自律神経系，錐体路にも広がる多系統萎縮症（multiple system atrophy；MSA）に分けられる．孤発性群の中では，MSAが約3分の2，CCAが約3分の1を占めている．全体の残り3分の1は遺伝性群であり，SCDでは他の系統変性疾患に比べて遺伝性群の頻度が高い．遺伝性群は，遺伝形式によって優性遺伝性と劣性遺伝性に分けられ，優性遺伝性が9割以上を占めている．

　次世代シークエンサーの登場とともに，遺伝性SCDの原因遺伝子の同定が加速され，分子病態の解明が進んでいる．そこで，SCDを病理学的な概念である「変性症」にこだわらず，運動失調（ataxia）を呈する疾患群として捉えようとする立場や，分子病態に基づいて分類し直そうとする立場もあり，SCDの分類については議論がまだ続いている．ただし，脊髄小脳失調症（spinocerebellar ataxia；SCA）という用語は，後述するようにThe Human Genome Organization（HUGO）により，遺伝子座が同定された優性遺伝性のSCDに対して，1番から順に割り振られた疾患名を指す．

1　多系統萎縮症
multiple system atrophy（MSA）

A　MSAの概念と病態

　MSAの多系統変性は，小脳系，大脳基底核系，自律神経系の3系統を中心とし，錐体路にも及ぶ．小脳系の系統変性による症候を主徴とする病型は，従来，オリーブ橋小脳萎縮症（olivopontocerebellar atrophy；OPCA），大脳基底核系では線条体黒質変性症（striatonigral degeneration；SND），自律神経系ではShy-Drager症候群（Shy-Drager syndrome；SDS）と呼ばれてきた．

　OPCAはDejerineとAndré-Thomasによる1900年の報告に始まるが，オリーブ小脳系を越えた病変も認められることは知られていた．SNDは1964年にAdamsが提唱したものであるが，黒質線条体だけではなく，オリーブ小脳系の変性を伴うことも記載されていた．SDSはShyとDragerにより1960年に記載されたが，Schwarzによる1967年の4剖検例の報告では，自律神経系を越えた変性が認められていた．こうした経緯から，GrahamとOppenheimerは1969年に，病変分布の共通性からOPCA，SND，SDSを包括する多系統萎縮症

という名称を提案するに至った．高橋によるSDSのわが国初の詳細な剖検報告（1969年）でも，SDSとOPCA病変の共通性が指摘されている．

その後，MSAに共通する疾患特異的バイオマーカーとして，脳幹のオリゴデンドログリアや神経細胞の細胞質内に特徴的な封入体（glial cytoplasmic inclusion；GCI, neuronal cytoplasmic inclusion；NCI）が見いだされたことから，MSAは疾患単位として確立されることになった．GCI, NCIの主な構成成分は，Lewy小体と同様にリン酸化されたα-シヌクレインであることが明らかにされている．

MSAの診断には，1999年に発表されたGilmanらによるconsensus statementが広く用いられてきた．これによると，MSAは診断の確かさによりdefinite, probable, possibleの3群に分類され，さらにOPCAもSNDもいずれは自律神経症状を合併することからSDSを除外して，小脳症状と自律神経障害を呈して従来のOPCAに相当するMSAをMSA-C, parkinsonismと自律神経障害を呈して従来のSNDに相当するMSAをMSA-Pとして，MSAを臨床的に2分した．2008年には，改訂版が発表され（表IV-9-1），probableとpossibleの主な分岐点は，自律神経症状の程度で規定され，排尿障害では尿失禁，男性では勃起障害が重視された．起立性低血圧では，起立後3分以内に収縮期血圧が30 mmHg以上，あるいは拡張期血圧が15 mmHg以上低下する場合をprobableとする基準値が定められた．

これに対してわが国では，SDSを残そうとする立場もある．新潟大学脳研究所の連続剖検例で，病理学的に診断が確定されたMSAの臨床像を溯って検討すると，MCA-C, MSA-Pのいずれも22％は，初発症状が自律神経障害であった．SDSとされてきた症例は，早期から著明な自律神経障害で発症し，次第に小脳性運動失調やparkinsonismを伴うが，SDSに特異的な自律神経障害は指摘できない．また「premotor MSA」（発症早期に自律神経障害が前景に立ち，他の系統変性による症候がまだ目立たない段階で，たまたま病理学的検索が行われた症例を指す）では，オリーブ橋小脳系と線条体黒質系の変性は軽微であるのに対して，脳幹の自律神経諸核にはすでにGCIを認めているという．また，進行性自律神経機能不全症（progressive autonomic failure；PAF）との鑑別も，初期には困難である．こうした知見を総合すると，SDSを独立した疾患とすることは，現時点では難しいと考えられる．

MSA-CとMSA-Pの頻度には，著明な人種差がある．わが国ではMSA-Cが全体の7〜8割，MSA-Pが2〜3割を占めるが，欧米ではこの頻度が逆転している．MSA-C, MSA-Pは臨床診断であるので，病理学的に診断が確定されたdefinite MSAについて，Wenningらが検討した欧州のデータではやはりMSA-Pが8割を占め，一方，われわれのMSA連続剖検例では，MSA-Cが3分の2を占めていた．

病理所見としては，MSA-Cでは小脳皮質，橋小脳系，および下オリーブ核に強い変性と神経細胞脱落，グリオーシスが認められる．一方，MSA-Pでは被殻，黒質の変性が高度であり，特に被殻の後外側部は神経細胞脱落が強く，褐色調の色素沈着がみられる．SDSとされた剖検例では，脊髄中間外側核，迷走神経背側核，交感神経節などの自律神経諸核の変性が強い．MSAになぜ，オリーブ小脳系，線条体黒質系，自律神経系からそれぞれ発症する病型が存在するのかは依然不明である．

GCIの主要な構成蛋白質であるα-シヌクレインは，もともとオリゴデンドログリアには発現していない．MSAでは病的グリアがα-シヌクレインを産生するようになるという説よりも，神経細胞が産生したα-シヌクレインが細胞間を伝搬してグリアに取り込まれるという「プリオン様の蛋白伝搬」仮説が有力である．Lewy小体の主な構成成分もリン酸化α-シヌクレインであるが，同じsynucreinopathyであるMSAとPDがどこで分岐するかは未解明である．α-シヌクレインの点変異は家族性PD

表Ⅳ-9-1　MSA 診断基準改訂版

従来通り，definite, probable, possible に分類し，さらに MSA-P と MSA-C に分類する．
1. Definite MSA
　病理学的に，中枢神経に広範に，多数のα-シヌクレイン陽性 glial cytoplasmic inclusion（GCI）を認め，線条体黒質系またはオリーブ橋小脳系の変性所見を伴う．
2. Probable MSA
　孤発性で進行性の成人発症（30 歳以降）の変性疾患で，自律神経障害［尿失禁（膀胱からの尿排出をコントロールできない，男性では勃起障害），または起立後 3 分以内に少なくとも収縮期血圧が 30mmHg，拡張期血圧が 15mmHg 低下する起立性低血圧］に加え，L-ドパ反応性の乏しい parkinsonism（動作緩慢に，筋強剛，振戦，または姿勢反射障害を伴う），または小脳症候群（歩行失調に，小脳性構音障害，四肢失調，または小脳性眼球運動障害を伴う）を呈する．
3. Possible MSA
　孤発性で進行性の成人発症（30 歳以降）の変性疾患で，parkinsonism，または小脳症候群を呈し，加えて自律神経障害を示唆する所見（他の原因では説明できない尿意切迫，頻尿，残尿，男性では勃起不全，または probable MSA の規準を満たさないレベルの起立性低血圧）を少なくとも一つ認め，さらに以下の表で少なくとも一つの所見を満たすもの．
（1）Possible MSA-P または MSA-C
　　腱反射亢進を伴う Babinski 徴候陽性，喘鳴
（2）Possible MSA-P
　　急速進行性の parkinsonism，L-ドパ反応性が乏しいこと，運動症状出現 3 年以内の姿勢反射障害，歩行失調・小脳性構音障害・四肢失調・または小脳性眼球運動障害，運動症状出現 5 年以内の嚥下障害，MRI における被殻・中小脳脚・橋・または小脳の萎縮，FDG-PET における被殻・脳幹・または小脳の低代謝
（3）Possible MSA-C
　　parkinsonism（動作緩慢と筋強剛），MRI における被殻・中小脳脚・または橋の萎縮，FDG-PET における被殻の低代謝，SPECT または PET における黒質線条体ドパミン作動性ニューロンの節前性脱神経

MSA の診断を支持する red flag 所見
　口部顔面ジストニア，頸部前屈，カンプトコルミア（脊柱の高度の前屈）and/or Pisa 症候群（脊柱の高度の側屈），手または足の拘縮，吸気時のため息，高度の発声困難，高度の構音障害，いびきの出現または増悪，手足の冷感，病的笑いまたは病的泣き，jerky なミオクローヌス様の姿勢振戦または動作性振戦．

MSA の診断を支持しない所見
　典型的丸薬丸め様の静止時振戦，臨床的に有意な末梢神経障害，薬剤誘発性でない幻覚，75 歳以上の発症，失調症や parkinsonism の家族歴，認知症（DSM-IV による），多発性硬化症を示唆する大脳白質病変．

（Gilman S, et al.: Neurology 71（9）: 670-676, 2008 より）

の原因となるが，MSA の表現型は示さない．α-シヌクレイン遺伝子の duplication，あるいは triplication によるまれな家族性 PD では，Lewy 小体と GCI の両者が認められることから，遺伝子量の増大は GCI 形成の原因の一つと考えられる．

　ごくまれではあるが，MSA には家族性発症例があり，辻らによる精力的な遺伝子解析の結果，CoQ2（コエンザイム Q10 合成酵素）遺伝子に変異が同定された．日本人 MSA の約 9％に変異が見いだされ，ホモ変異例では脳の CoQ10 が減少している．

a. 症　候

　MSA-C は 40〜60 歳に，多くは小脳性運動失調から発症し，次第に自律神経症状や錐体外路症状，錐体路症状を伴う．筆者らの剖検例の検討では，MSA-C に parkinsonism を伴うのは 74％であった．また，尿失禁や排尿困難，起立性低血圧や失神，男性では陰萎などの自律神経症状が発現する中央値は発症から 2.5 年であり，2.5 年より早期から自律神経障害が出現すると，その後の進行が速かった．

　MSA-P の多くは parkinsonism から発症し，次第に自律神経症状を伴う．小脳性運動失調症状は parkinsonism にマスクされやすく，MSA-P が小脳性運動失調を伴う頻度は，筆者らの検討では 44％にとどまった．MSA-P の初期には，Parkinson 病（PD）との鑑別が困難な症例もある．PD に比べれば，L-ドパ補充療法の効果が乏しく，進行が速く，症状の左右差や静止時振戦がまれであることが特徴としてあげられる．しかし，MSA-P でも parkinsonism

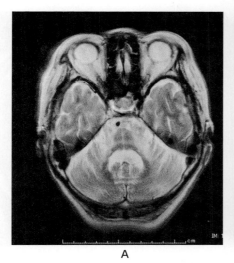
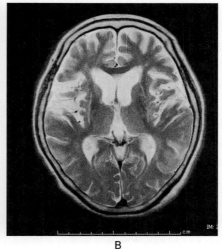

図Ⅳ-9-1　MSA の MRI 所見
A：MSA-C における橋十字サインと橋，小脳の萎縮を示す．
B：MSA-P における線条体後外側部の線状高信号（スリットサイン）を示す．

の左右差が明らかな例や，典型的な静止時振戦を示す例がある．L-ドパも無効ではなく，改善を示す例がある．進行期になると，MSA でも大脳皮質の著明な萎縮や，進行性の認知障害が認められる．

　MSA の全経過は約 9 年で，誤嚥性肺炎や敗血症などの感染症が死因となることが多いが，夜間の突然死も注目される．通常の低音のいびきとは異なる高調の喉頭喘鳴は，声帯外転麻痺を示唆する症候として重視され，声帯外転麻痺による気道閉塞が突然死の原因と考えられてきた．しかし，麻酔薬により睡眠状態を再現した状態で喉頭内視鏡検査を行うことにより，気道狭窄が生じている部位は声帯に限らず，披裂部，喉頭蓋，舌根部，軟口蓋など広範囲に及ぶこと，また吸気時に喉頭蓋が気管に引き込まれ，気道を閉塞する floppy epiglottis と呼ばれる病態も合併することを筆者らは明らかにした．MSA の睡眠呼吸障害に対する治療法として，マスクを用いた持続的陽圧呼吸（continuous positive airway pressure；CPAP）を不用意に行うと，floppy epiglottis では気道狭窄が悪化する恐れがある．

　MSA の睡眠呼吸障害に対して，CPAP 装着や気管切開などを行っても，突然死を防げない症例が存在する．中枢性無呼吸などが原因と考えられ，こうした症例では気管切開による人工呼吸管理が必要になる．

b. 診　断

　MSA の補助診断には MRI が最も有用である．MSA-C では，小脳，中小脳脚，脳幹の進行性萎縮とともに，橋底部に十字状の高信号（hot cross bun sign；橋十字サイン）が，MSA-P では，被殻の進行性萎縮とグリオーシス，鉄の沈着により，被殻後外側部に線状の高信号（putaminal slit sign）が認められる（図Ⅳ-9-1）．MIBG 心筋シンチグラフィーでは，MSA-P の初期には取り込みの低下は認められないので，PD との鑑別に役立つ．脳脊髄液中のα-シヌクレインは MSA では低下する．東北大学で老人斑を検出する目的でリガンドとして開発されてきた BF-227 が GCI にも結合することから，これを利用した PET 検査も開発されている．

c. 治　療

　根治的治療法は確立されておらず，対症療法が主体となる．わが国では，TRH（thyrotropin releasing hormone）の点滴とその誘導体（タ

ルチレリン）の経口投与が，小脳性運動失調に対して唯一保険適用となっている．その効果は限定的ではあるが，小脳性体幹失調のバランス改善に有効な場合がある．しかし，薬理作用にはいまだ不明な点が多い．起立性低血圧や排尿障害などの自律神経症状に対しては，対症療法を行う．多くの薬剤について，小脳性運動失調症に対する有効性が検証されているが，実証されたものは残念ながらない．

MSAでは経過中に，気道や尿路の感染症を繰り返して，予後不良になることが多い．また転倒を契機に寝たきりになることもある．口腔ケアを徹底して，誤嚥による気道感染を予防することが重要である．

SCDとMSAは厚生労働省が指定する難治性疾患克服研究事業の対象疾患であり，さらに介護保健法における「特定疾病」に指定されている．当事者の生活を地域で支えるためには，医療者も現行の支援制度の内容をよく理解し，適切な支援が行えるようにしなければならない．制度上SDSを拡大してMSAとして独立させたために，SCDにはCCAと遺伝性SCDが残された形となっており，MSA-PはPDと診断されている場合が少なからずある．難病対策制度上の分類には，再整理が必要である．

1' 皮質性小脳萎縮症
cortical cerebellar atrophy（CCA）

■ 概念と病態

SCDの中では最も高齢で発症し，小脳性運動失調のみが緩徐に進行する孤発性の一群をCCAと呼んでいる．しかし，CCAは単一疾患ではなく，一見家族歴を欠いていても，遺伝子診断により後述するSCA6やSCA31と確定される例があり，またアルコール性などの二次性小脳変性症と判断される例も含まれている．したがって，純粋小脳型を呈する変性疾患としてのCCAは，実際には少ないと考えられる．

a. 症候

中年期以降に，小脳性の体幹運動失調と構音

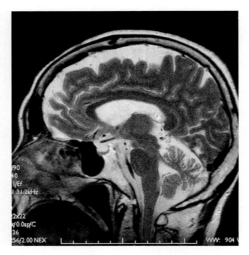

図Ⅳ-9-2　CCAのMRIにおける小脳萎縮
小脳の萎縮を認めるが，脳幹は保たれている

障害が緩徐に進行する．経過はMSAに比べて緩やかであり，進行しても独立歩行が可能な例もある．四肢の協調運動障害も次第に加わってくるが，小脳系以外の症候は認めない．

b. 診断

画像検査では，小脳に限局して進行性の萎縮を認める（図Ⅳ-9-2）．病初期には虫部前葉から萎縮が始まり，次第に小脳半球に波及する．しかし，甲状腺機能低下症，ビタミンE欠乏症，ビタミンB_1欠乏症，Wilson病などの代謝性疾患，慢性アルコール中毒，フェニトインや臭化バレリル尿素などの薬物中毒，有機水銀中毒，トルエンやベンゼンなどの有機溶媒中毒，傍腫瘍性小脳変性症（腫瘍随伴性神経症候群），グルテン失調症，GAD抗体陽性失調症，急性小脳炎，Fisher症候群，神経Behçet病，多発性硬化症，小脳血管障害，小脳腫瘍など，多くの疾患を除外する必要があり，診断をCCAと確定することは実際には容易ではない．

c. 治療

根治的な治療法は確立されていないが，小脳の機能維持を目的として，四肢末梢への錘負荷やバランス訓練などのリハビリテーションが従来から広く行われてきた．小脳が正常に保たれている脳血管障害に対する機能回復訓練とは異

なり，運動学習の首座と考えられる小脳に進行性の変性が起きている小脳変性症の場合にも，繰り返し学習による可塑性（use-dependent plasticity）が獲得されるか否かは明らかでなかった．そこで，厚生労働省の運動失調症調査研究班で筆者らは，短期集中リハビリが小脳性運動失調の進行抑制に有効であるかを検証する臨床治験を，CCAと遺伝性純粋小脳型失調症（SCA6とSCA31）を対象として実施した．その結果，1日各1時間の理学療法と作業療法を1ヵ月間継続すると，小脳性運動失調は改善し，その効果は最大6ヵ月続くことが実証された．この効果は既存の薬物治療効果を上回っており，今後は，小脳機能維持を目的としたリハビリテーションの体系化が望まれる．

2 遺伝性脊髄小脳変性疾患
hereditary spinocerebellar degeneration

A 常染色体優性遺伝性脊髄小脳変性疾患
autosomal dominant SCD（ADSCD）

1 概念と病態

遺伝性SCDの9割以上を占めるADSCDは，その約9割まで原因遺伝子が同定された．前述の通り，原因遺伝子座が同定されたADSCDは，脊髄小脳失調症（spinocerebellar ataxia；SCA）の何番というように，病名を機械的に決める方式が広く採用されている．The Human Genome Organization（HUGO）には現在SCA37まで登録されており，このうちSCA9, SCA16は欠番である．一方，わが国で頻度が高いDRPLA（dentato-rubro-pallido-luysian atrophy；歯状核赤核淡蒼球ルイ体萎縮症）は，SCAとしては登録されていない．

わが国ではMachado-Joseph病（MJD：別名SCA3型）の頻度が最も高く，全体の約4分の1を占める．SCA6, DRPLA, SCA31がこれに次ぎ，その他の病型はいずれもまれである．これらの頻度には地域差があり，東日本ではMJD，西日本ではSCA6が多い．

ADSCDにおける遺伝子異常の多くは，翻訳領域に存在するCAGリピートが正常の2, 3倍に異常に伸長していることであり，遺伝子レベルではCAGリピート病，蛋白質レベルではポリグルタミン病と呼ばれる．伸長したポリグルタミン鎖を含む蛋白質が凝集する過程で形成されるオリゴマーに細胞障害性があると考えられる．

ポリグルタミン病では，世代を経る毎に発症年齢が若年化し，重症化する表現促進現象（anticipation）が認められる．Mendel遺伝では説明できない現象であったが，リピート数の変動が原因であることが明らかになっている．翻訳領域のCAGリピートは，父方から伝搬する場合に著明に伸長する傾向があり，CAGリピート数が短いSCA6を除き，発症年齢とリピート数には負の相関が認められる．

遺伝性SCDに関する遺伝子診断を行う際には，文部科学省，厚生労働省，経済産業省の3省庁合同のヒトゲノム・遺伝子解析研究に関する倫理指針2013（http://www.lifesciencemext.go.jp/files/pdf/n1432_01.pdf）を遵守する必要がある．神経内科専門医にも，専門的な対応が求められるが，根治的な治療法が確立されていない遺伝性疾患の発症前診断，保因者診断は原則として行わない．

2 各論

わが国で頻度の高い病型を中心とし，その他の病型は表IV-9-2に一括した．

a. Machado-Joseph病　MJD（SCA3）

当初，ポルトガル領アゾレス諸島から北米に移民した子孫の間に見いだされた疾患である．その後，欧州で記載されたSCA3でも同一のCAGリピート伸長が確認されている．臨床的にはRosenbergにより，若年発症で錐体路症状と，ジストニアなどの錐体外路症状が目立つ1型，成年発症で痙性失調症と眼振を呈する2型，高齢発症で筋萎縮や末梢神経障害などの末梢性病変を伴う3型，parkinsonismを伴うまれな4型に分けられている．Ataxin3遺伝子に存在するCAGリピートの伸長は1型で最も長

表Ⅳ-9-2 優性遺伝性 SCD

病型	原因遺伝子と変異	小脳性運動失調以外の臨床像の特徴
SCA1	ataxin1 CAG リピート伸長	球麻痺，視神経萎縮を伴う
SCA2	ataxin2 CAG リピート伸長	末梢神経障害，認知障害，parkinsonism，下位運動神経症状 サッケードの速度低下による緩徐眼球運動（slow eye movement）を伴う
SCA4	不明	軸索性感覚性ニューロパチーを伴う ドイツから剖検例の報告あり
SCA5	βⅢスペクトリン遺伝子 SPTBN2 に欠失と点変異	純粋小脳型で，別名 Lincoln 病
SCA7	ataxin7 CAG リピート伸長	網膜の cone-rod dystrophy，macular degeneration による進行性の視力障害を伴う
SCA8	ataxin8 3' 側非翻訳領域の CTG リピート伸長	純粋小脳型，遺伝子変異は統合失調症などの精神疾患や健常人でも検出され，責任変異か議論が続く
SCA10	ataxin10 イントロンの ATTCT リピートの伸長	メキシコとブラジルからのみ報告あり，痙攣を伴う
SCA11	tau tubulin kinase-2 TTBK2 に挿入，欠失	英国から報告の純粋小脳型，錐体路症状を伴う例あり
SCA12	PPP2R2B 5' 非翻訳領域 CAG リピート伸長	ドイツ人家系は振戦，腱反射亢進，認知障害を伴うが，インド人家系は認知障害を欠く
SCA13	電位依存性 K チャネル KCNC3 に点変異	フランス人大家系は小児期発症，精神運動発達遅延と錐体路症状を伴うが，フィリピン人家系は精神運動発達遅延を欠く
SCA14	Protein kinase Cγ に点変異	北海道家系，軽度の振戦様不随意運動を伴う オランダ人家系も報告
SCA15	inositol triphosphate receptor1 型（ITPR1）の大欠失，点変異	オーストラリア人家系の純粋小脳型で，英国，日本人家系もあり九州から報告の SCA16 も ITPR1 の欠失変異と確認
SCA17	TATA 結合蛋白 TBP CAG リピート伸長	日本人家系で，認知障害，精神症状，不随意運動，錐体路症状，痙攣など多彩な症状を呈する
SCA27	Fibroblast growth facter FGF14 に点変異	オランダ人家系で，10 歳代発症，認知障害，精神症状，振戦，軸索性ニューロパチーを伴う
SCA36	nucleolar protein 56 NOP56 イントロン 1 の GGCCTG 著明伸長	岡山・広島県境の芦田川流域に見いだされ，小脳性運動失調で発症し，その後に下位運動ニューロン変性を伴うのが特徴 スペインの Galicia 地方 Costa de Morte でも同一変異を確認
GSS*	プリオン遺伝子変異 p.P102L 変異例が多い	小脳性歩行失調で発症し，錐体路症状，認知症を伴う病理学的には多数の Kuru 斑を認める

＊：Gerstmann-Sträussler-Scheinker 病

く，3 型では短い．顔面筋の線維束性収縮やミオキミア，びっくり眼などは MJD によくみられる所見である．

b. SCA6

50 歳前後で発症し，小脳性運動失調症状のみを呈する純粋小脳型 ADSCD であり，P/Q 型電位依存性 Ca チャネル α1 サブユニット遺伝子の C 末端に位置する CAG リピートの軽度の伸長による．同遺伝子の点変異は，反復発作性運動失調症 2 型（episodic ataxia type 2: EA2）と家族性片麻痺性片頭痛の原因でもある．

c. SCA31

ADSCD では最も高齢の 60 歳前後で発症する純粋小脳型 ADSCD であるが，遺伝子診断によらずに SCA6 と鑑別することは困難である．わが国では長野県，静岡県，鹿児島県で特に多い．第 16 染色体長腕の BEAN と TK2 遺伝子に共通するイントロンに挿入された

TGGAAという5塩基リピートが著明に伸長しており，転写産物によるRNA fociが形成されていることから，これと相互作用する核蛋白質の機能変化が想定される．

d. DRPLA

わが国に多いADSCDで，発症年齢により臨床症状が異なる．*atrophin1*遺伝子に存在するCAGリピートが長い場合は若年発症となり，進行性ミオクローヌスてんかんの臨床像を示す．伸長の程度が軽い場合には成人発症となり，認知障害や不随意運動などを呈する．ポリグルタミン病では最も著明な表現促進現象がみられ，リピート伸長の程度により，発症年齢や臨床像，重症度が規定されている．病名の通り小脳歯状核とその遠心路，淡蒼球視床下核系に変性と萎縮を認めるだけでなく，大脳白質にも広範な変性像が認められる．

e. 毛細血管拡張運動失調症（ataxia telangiectasia；AT；Louis-Bar症候群）

幼児期に小脳性運動失調と皮膚や眼球結膜の毛細血管拡張症で発症する．IgAが低下し，免疫不全のために感染症を起こしやすく，また高率に悪性リンパ腫などの悪性腫瘍を合併する．ATの責任遺伝子*ATM*は2本鎖DNAの損傷修復に関与する蛋白質をコードする．神経症状として眼球運動失行を認め，後述のaprataxinやsenataxinの欠損症と病態，臨床症候は類似している．

B 常染色体劣性遺伝性SCD
autosomal recessive SCD（ARSCD）

1 概念と病態

緩徐進行性の小脳性運動失調を呈し，健常な両親がいとこ婚である場合，あるいは同胞にも発症者を認める場合には，ARSCDが疑われる．ARSCDでは純粋小脳型は少なく，末梢神経障害，眼球運動失行（ocular motor apraxia；OMA）などの多彩な症候を合併することが多い．

2 各 論

a. Friedreich運動失調症（Friedreich ataxia；FRDA）

欧米では最も頻度が高い遺伝性SCDである．FRDAの90％以上は，原因遺伝子*frataxin*のイントロンに存在するGAAリピートの著明な異常伸長のホモ接合体であり，数％は異常伸長と点変異の複合ヘテロ接合体である．しかし，欧米のFRDAには強い創始者効果が認められるため，わが国ではGAAリピートの異常伸長によるFRDAは確認されていない．原因遺伝子産物は，ミトコンドリアTCAサイクルを構成するアコニターゼなどの鉄-硫黄蛋白質の機能維持に関与するので，FRDAの病態は*frataxin*の機能喪失によるミトコンドリアの機能障害と想定される．

FRDAの主な症候は，後索の変性による深部感覚障害，錐体路症状，凹足，脊柱側湾症などである．小脳の萎縮は軽度であり，また心筋障害，糖尿病を合併する．

b. アプラタキシン（aprataxin）欠損症

わが国では，OMAと低アルブミン血症という特異な症候を伴い，FRDAに類似した臨床像を呈する早発性失調症（early onset ataxia with ocular motor apraxia and hypoalbuminemia/ataxia-ocular motor apraxia type 1；EAOH/AOA1）が見出され，原因遺伝子としてaprataxinが同定された．GAAリピートの異常伸長を伴う欧米型のFRDAはわが国には存在しないと考えられるので，これまでわが国でFRDAとして報告されてきた症例は本症と考えられ，本症はわが国のARSCDの約3分の2を占めている．原因遺伝子産物のaprataxinは核小体に局在する蛋白質であり，1本鎖DNAの損傷修復機構への関与が想定される．

OMAでは衝動性眼球運動（saccade）の開始が著明に障害される．主に小児期に認められるため，本症は小児科領域でAOA1として記載されてきた．OMAは10代後半には次第に目立たなくなり，代わって眼球運動障害が進行してくる．また低アルブミン血症は30歳前後から明らかになる．

c. セナタキシン（senataxin）欠損症

Ataxia-ocular motor apraxia には，AOA1 に類似した臨床症状を呈しながら，アルブミンは低下せず，α-フェトプロテインの高値を伴う AOA2 があり，senataxin 遺伝子の変異による．わが国からも報告があり，血中 CK，γ-グロブリンも高値となる．

d. サクシン（sacsin）欠損症

わが国の ARSCD ではアプラタキシン欠損症に次いで，Charlevoix-Saguenay 型劣性遺伝性痙性失調症（autosomal recessive spastic ataxia of Charlevoix-Saguenay；ARSACS；サクシン欠損症）が多い．ARSACS は当初カナダの Quebec 州から報告されたが，その後世界各地で見いだされている．ケベックの症例は網膜有髄線維の増加を伴う痙性失調症を特徴とするが，わが国では網膜有髄線維を欠く例，痙性を欠く例も報告されている．

e. ビタミン E 欠乏症

α-tocopherol transfer protein の欠損によるビタミン E 欠乏症では，進行性の小脳性運動失調が認められ，しばしば網膜色素変性を伴う．ビタミン E の大量投与により症状の改善が期待できるので，運動失調症の鑑別上重要である．

C 遺伝性痙性対麻痺
Hereditary spastic paraplegia（HSP）

わが国の難治性疾患克服研究事業では，SCD に HSP が含まれ，SCD 全体の約 4% を占めている．AD，AR，X 染色体連鎖劣性の各遺伝形式をとるが，AD が多い．HSP もその主徴である spastic gait（SPG）の何番というように，病名を機械的に決める方式が採用されており，その数は 50 を超えている．わが国では，AD で spastin 遺伝子の変異による SPG4 が最も多い．

HSP には緩徐進行性の痙性対麻痺のみを呈する純粋型と，他の症候を合併する複合型があり，複合型には小脳性運動失調を合併する場合がある．これまでにわが国で確認されている主な病型と原因遺伝子，臨床症状を表Ⅳ-9-3 にまとめる．

3 続発性小脳変性疾患

CCA の項で述べたように，二次性に小脳性運動失調を呈する疾患は多岐にわたる．

A アルコール性小脳変性症
alcoholic cerebellar degeneration

⇒ 619 頁「Ⅳ-18-1．アルコール関連神経疾患」を参照．

B フェニトイン性小脳萎縮症
phenytoin-induced cerebellar ataxia

抗てんかん薬のフェニトインは，血中濃度が 20 μg/mL を超えると眼振が出現するようになり，25 μg/mL を超えるとふらつきを自覚し，失調性歩行を呈するようになる．血中濃度をモニターして早期に減量すれば，小脳性運動失調は回復するが，長期にわたると回復しなくなる．

C 亜急性（傍腫瘍性）小脳皮質変性症
subacute cerebellar degenation

⇒ 712 頁「Ⅳ-21-15-A．中枢神経系にみられる傍腫瘍性症候群」を参照．

D Opsoclonus-myoclonus 症候群
Opsoclonus-myoclonus syndrome

オプソクローヌス（眼球の全方向に向かう衝動性の不随意運動），全身性の激しいミオクローヌス，小脳性運動失調をトリアスとする症候群である．乳幼児では，半数は neuroblastoma に伴い，成人では，肺癌，卵巣癌，乳癌などに伴う傍腫瘍性症候群が多いが，脳炎・脳症に伴うもの，薬剤性，特発性などもある．免疫介在性と想定される場合は，副腎皮質ステロイド薬が有効である．

E 甲状腺機能低下症
hypothyroidism

⇒ 693 頁「Ⅳ-21-4-C．甲状腺機能低下性小脳失調症」を参照．

表Ⅳ-9-3 わが国で確認されている家族性痙性対麻痺 SPG

病 型	原因遺伝子 遺伝形式*	痙性対麻痺以外の臨床像の特徴
SPG1	*L1 cell adhesion molecule* XR	若年発症の複合型で，精神運動発達遅延，脳梁低形成，水頭症などを伴う
SPG2	*myelin proteolipid protein* XR	若年発症の純粋型と，精神運動発達遅延，視神経萎縮などを伴う複合型あり
SPG3A	*atlastin* AD	成人発症の純粋型
SPG4	*spastin* AD	成人発症の純粋型
SPG8	*KIAA0196* AD	成人発症の純粋型
SPG10	*neural kinesin heavy chain* *KIF5A*，AD	成人発症の純粋型
SPG11	*spastascin* AR	若年発症の複合型で，精神運動発達遅延，脳梁の菲薄化を伴う
SPG17	*BSCL2* AR	若年成人発症の遠位型で，遠位型脊髄性筋萎縮症Ⅴ型と allelic
SPG31	*REEP1* AD	成人発症の純粋型
SLS**	*aldehyde dehydrogenase 3* AR	複合型で精神運動発達遅延，網膜色素変性，魚鱗癬を伴う

＊遺伝形式：AD＝常染色体優性，AR＝常染色体劣性，XR＝X染色体連鎖劣性
＊＊SLS：Sjögren-Larsson 症候群

F 代謝性脳症
metabolic encephalopathy

ビタミン B_1 欠乏による Wernicke 脳症，グリアジン抗体陽性のグルテン失調症（celiac sprue），銅代謝の異常による Wilson 病なども小脳性運動失調を呈することがある．

進行性ミオクローヌスてんかん症候群を呈するシアリドーシス，セロイド・リポフスチノーシス，Gaucher 病，Unverricht-Lundborg 病などでも，小脳性運動失調が認められる．

G ミトコンドリア異常症
mitochondrial disease

小脳性運動失調を呈する代表的なミトコンドリア異常症は，myoclonus epilepsy associated with ragged-red fibers（MERRF）である．進行性ミオクローヌスてんかんを中核症状として，四肢の筋萎縮と Friedreich 様の下肢の変形を伴う．症状は，変性疾患のように緩徐に進行する．母系遺伝形式が多いが，同一家系内でも症状は異なる．90％の症例では，ミトコンドリア DNA の lysine tRNA 領域に A8344G 変異を認める．

参考文献
1) 西澤正豊 編；小脳と運動失調 小脳はなにをしているのか．中山書店，2013.
2) 多系統萎縮症（MSA）のすべて．Clin Neurosci 31（3）．269-363, 2013.
3) 脊髄小脳変性症研究の進歩．神経内科 78（3）．253-289, 2013.

［西澤正豊］

運動ニューロン（変性性）疾患

概　説

　運動ニューロンには，脳幹運動神経核あるいは脊髄前角から横紋筋に投射する大型の下位運動ニューロン（lower motor neuron；LMN）と，大脳皮質の一次運動野からLMNに投射する上位運動ニューロン（upper motor neuron；UMN）とがある．筋萎縮性側索硬化症（amyotrophic lateral sclerosis；ALS）のように一般に運動ニューロンが緩徐に侵される場合，UMN症候としては痙縮，腱反射亢進，手指の巧緻運動の障害がみられるが筋力低下は軽度である．一方，LMN症候としては高度の筋力低下と筋萎縮が目立ち，筋弛緩と腱反射消失および線維束性収縮が認められる（表Ⅳ-10-1）．

　病変がUMNとLMNの両者，あるいはいずれかにほぼ限局している病態を運動ニューロン疾患と呼ぶ．運動ニューロン疾患の中には，①UMNとLMNの両者が侵されるSALS（古典型孤発性筋萎縮性側索硬化症），②UMNのみが変性する原発性側索硬化症（primary lateral sclerosis；PLS），③LMNのみに変性が生じる進行性筋萎縮症（progressive muscular atrophy；PMA）が含まれる（図Ⅳ-10-1）．PLSとPMAがALSとは異なる独立した疾患であるのか，あるいはALS spectrumの中の偏った表現形であるのかについては意見の分かれるところである．

　SALSでは従来認知機能は保たれると考えられてきたが，独特の認知症を呈することがまれでないことが分かってきた．大脳での主病巣は前頭側頭葉であり，このような症例は前頭側頭

表Ⅳ-10-1　上位運動ニューロン（UMN）症候と下位運動ニューロン（LMN）症候

	LMN症候	UMN症候
筋力	強く低下	軽く低下
筋容量	高度萎縮	萎縮なし
巧緻運動	高度障害	障害
線維束性収縮	あり	なし
筋緊張	低下（弛緩）	亢進（痙縮）
腱反射	低下〜消失	亢進
下肢の病的反射	なし	ときに出現

葉変性症（frontotemporal lobar degeneration；FTLD）の一つと考えられている．認知症を伴うSALSでは，リン酸化したTDP-43がLMNと大脳皮質ニューロンに蓄積することが明らかにされ，SALSとFTLDは共通の原因で発症すると考えられるようになった．SALS，PMA，PLS，認知症を伴うSALSの可能的な関係を図Ⅳ-10-2に示した．

　ALSの大多数は孤発性（孤発性筋萎縮性側索硬化症；sporadic ALS，SALS）であり，5〜10％が家族性（家族性筋萎縮性側索硬化症；familial ALS，FALS，あるいは遺伝性筋萎縮性側索硬化症；hereditary ALS）である．FALSの原因遺伝子として1993年にSOD1遺伝子変異が初めて同定されて以来，FALSの原因遺伝子が次々と報告されている．

　一地域に多発して脳に多数のAlzheimer神経原線維変化が出現するALSとしてGuam島のALSと紀伊のALSがある．

　下位運動ニューロンが侵される小児と成人の遺伝性運動ニューロン疾患が脊髄性筋萎縮症（spinal muscular atrophy；SMA）である．本

10 運動ニューロン（変性性）疾患

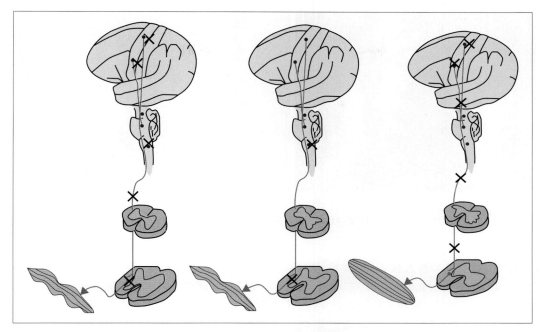

図Ⅵ-10-1　運動ニューロン疾患の分類
×：運動ニューロンの障害．

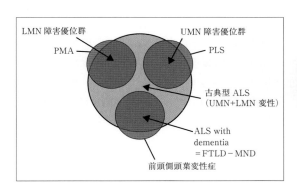

図Ⅵ-10-2　運動ニューロン疾患と認知症との関連

症の小児例の大多数はSMN遺伝子の変異を有するが，成人の場合はこの変異を示す例は少ない．変異の同定されないSMA例と成人の弧発性進行性筋萎縮症（progressive muscular atrophy；PMA）の異同が問題になる．

球脊髄性筋萎縮症（bulbospinal muscular atrophy；BSMA）はアンドロゲン受容体遺伝子のCAGリピート伸張を原因とする下位運動ニューロン病である．女性化乳房症，中心性肥満など非神経症候を呈することからPMAとは区別して，独立した疾患として扱われている．

1 孤発性筋萎縮性側索硬化症
sporadic amyotrophic lateral sclerosis（SALS）

a．症状，経過，予後

ALSには大きくSALSと家族性（遺伝性）ALS（FALS）に分けられる．ALSは，孤発性であろうと家族性であろうと，UMNとLMNが散発性に，かつ進行性に変性脱落する疾患として定義される．つまり，ALSはUMNとLMNを侵すという病変の解剖学的部位と進行性という時間的特性のみに基づいて定義される疾患である．この定義からは，ALSは雑多な疾患を含む宿命を担っており，SALSで見られる発症年齢，罹病期間，初発部位の多様さ，および，多数の異なる遺伝子の変異によってALSが発症するという近年の知見を総合して考えるとき，「ALSは症候群である」と考えることができる．

SALSの臨床像は，LMNとUMNの変性を

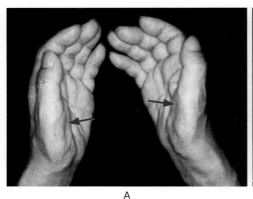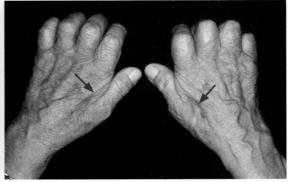

図Ⅵ-10-3　サル手（A），わし手（B）

反映して，進行性の筋力低下と筋萎縮（LMN症候），および腱反射亢進と痙縮（UMN）であり，患者は最終的には臥褥状態となり，呼吸不全に陥って，3〜5年で死に至る．また，SALSの臨床像は，UMNとLMNの侵される程度の差異，侵される身体の部位（球部，上肢帯・上肢，体幹，下肢帯・下肢），発症年齢，病変の進行速度，さらには運動ニューロン系以外の部位の傷害の有無できまる．これらは症例毎に大きく異なることからその臨床像は実に多様である．

　SALSは，UMNとLMNの傷害の程度に基づいて亜型に分類される．UMNとLMNがほぼ同程度に侵されるのが古典型筋萎縮性側索硬化症，ほぼLMNのみが侵されるのが進行性筋萎縮症（PMA）型，そして，ほぼUMNのみが変性するのが原発性側索硬化症（PLS）型である．

A 古典型筋萎縮性側索硬化症
classic amyotrophic lateral sclerosis

a．症状，経過，予後

　古典型ALSは，UMNとLMNがともに侵されたSALSである．初発部位は一側の手・上肢が最も頻度が高く，次に多いのが球部である．下肢，体幹での発症もあり，まれには呼吸筋が最初に侵されて2型呼吸不全で発症することもある．

　手から発症する場合，手内筋の筋力低下と萎縮とが出現する．手指の巧緻運動が障害される．箸やペンを使う際には母指を力強く対立させる必要があるが，母指丘筋の脱力のためこれができなくなり，箸が使いにくくなったり，書字が拙劣になったりする．また，母指を含めた指の先端に力が入らなくなるためにペットボトルの蓋が開けにくくなる．筋力がさらに低下して母指の対立ができなくなると「サル手」（ape hand）（図Ⅵ-10-3A）になる（サルは母指の対立ができない）．また，虫様筋，掌側・背側骨間筋の筋力低下により指節間関節の伸展と中手指節間関節の屈曲のいずれもできなくなり「わし手」（図Ⅵ-10-3B）になる．筋萎縮が最も目立つのは第一背側骨間筋であるが，母指丘筋や小指丘筋でも見られる．

　筋力低下と筋萎縮が上肢帯・上腕に及ぶと上肢が肩から垂れ下がった状態になり（hanging arms），日常生活が強く障害される．頸筋の筋力が低下すると座位で頭部が前方に屈曲して「首下がり」の状態になる．

　球部発症の場合には構音障害と嚥下障害で気づかれる．その場合，発話は遅くて不明瞭となり（slurred speech），開鼻声がしばしば認められる．嚥下障害はまず水の嚥下で見られるようになり，むせが生じる．咽頭には分泌物が貯留する．舌は萎縮して表面に凹凸が生じ，挺舌や舌運動はほとんどできない（図Ⅵ-10-4）．

10 運動ニューロン（変性）疾患

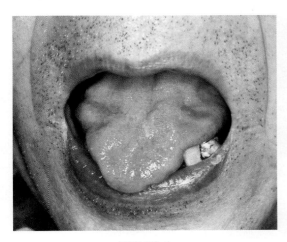

図Ⅵ-10-4

舌の表面には線維束性収縮が認められる．発話による軟口蓋の動きは減弱し，軟口蓋反射も低下〜消失する．口輪筋や眼輪筋をはじめ顔面筋の筋力も低下する．

下肢発症の場合は，歩行が困難となり，階段の昇降に手すりを要するようになる．また，腓腹部を主体に有痛性筋痙攣が出現する．

ALSにほぼ特異的な線維束性収縮が，大腿四頭筋内側頭，上肢帯筋，手内筋などで観察される．線維束性収縮の観察には当該筋の完全な安静が必要であるが，舌は安静が保ちにくいために，球麻痺の初期に舌の線維束性収縮の有無を判定するのは困難である．

UMN徴候として腱反射亢進，四肢特に下肢の痙縮，クローヌスが認められる．Babinski徴候などの病的反射は，錐体路障害の存在を考慮すると陽性率が低い．UMN障害は，球部では偽性球麻痺（皮質延髄路の両側性障害）として現れるが，球麻痺（延髄の脳神経運動核の障害）が存在する場合には，構音・嚥下障害がいずれで生じているのか，あるいは両者がどの程度に関わっているのかの判定は困難である．

筋力低下と筋萎縮は程度を増し，他の部位にも拡大して，ついには四肢・体幹・球部全体が侵されて車いす状態となり，最終的には全例が寝たきりとなる．また，呼吸筋障害のため呼吸機能が徐々に低下して，数年で呼吸不全に陥り，多くは肺炎で死亡する．ただし，この経過には個人差が大きく，呼吸器を装着せずに20年前後生存する症例もある．

b．病因，病態，病理

SALSの病因は不明である．外傷（とくに腕の引き抜き損傷），自己免疫異常，重金属中毒（鉛，水銀，アルミニウム），ウイルスあるいは他の病原体などが病因として推測されてきたが，いずれも仮説の域を出ていない．

SALSの病態機序として，今注目されているのはRNA代謝の障害である．大多数のSALSの運動ニューロンの細胞質にTDP-43からなる蛋白が蓄積する．TDP-43はDNA/RNA結合蛋白であり，核内でRNAの機能調整に関係している．SALSでは，TDP-43が細胞質に移行して核内からは消失していることからRNA機能の障害が推測されている．RNA機能障害説のほかに，グルタミン酸の興奮毒性説，神経栄養因子欠乏説，フリーラジカル説などが提唱されている．

SALSの病理の本質はUMNとLMNの変性脱落である．その結果，肉眼的には錐体路の萎縮と変色，脊髄特に頸髄の背腹方向への萎縮，頸髄前根の萎縮と変色が生じる（図Ⅳ-10-5）．多くの症例では中心前回の萎縮は見られない．脊髄の髄鞘染色（KB染色）のセミマクロ像では前角の扁平化，錐体路と前根の淡明化が認められる（図Ⅳ-10-6）．

組織学的には，脊髄前角と脳神経運動核では大型ニューロンの脱落がみられる（図Ⅳ-10-7）．その脱落跡にはリポフスチンを貪食した数個のマクロファージの集簇が認められる（図Ⅳ-10-8）．脊髄前角や脳神経運動核には，アストロサイト増生が見られるが症例毎に程度の差がある．前根では大径有髄線維が脱落し，KB染色では淡明化して見える．残存ニューロンは，ほぼ正常に見えるもの，ニッスル小体が細顆粒化して核が偏在するニッスル小体中心崩壊をしめすもの，細胞質全体が萎縮してリポフスチンで充満したものなど，さまざまの段階の変性像を呈する（図Ⅳ-10-8）．しかし，分断化した核

473

SectionⅣ 神経疾患 各論

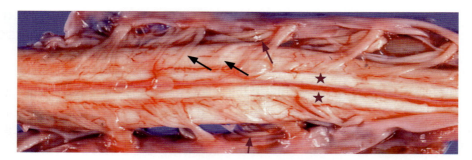

図Ⅵ-10-5

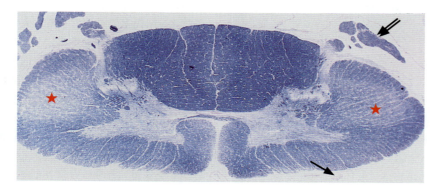

図Ⅵ-10-6

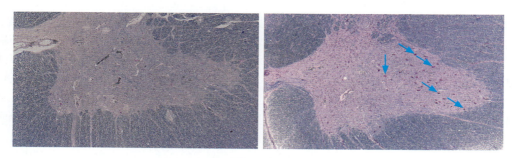

図Ⅵ-10-7

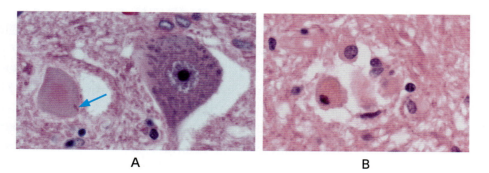

図Ⅵ-10-8

474

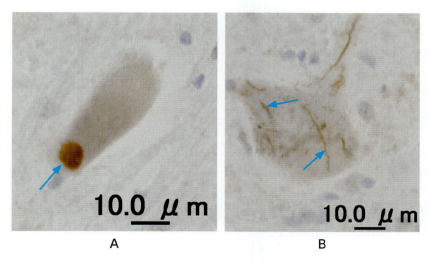

図Ⅵ-10-9

を含む「アポトーシス小体」は認められない．

ほぼすべての症例で，残存ニューロンにリン酸化した TDP-43 からなる封入体（円形封入体，糸束様封入体）が観察され（図Ⅳ-10-9），正常に見られる核内の TDP-43 は消失している．リン酸化した TDP-43 の蓄積はグリアにも観察される．また，大多数の症例において，ニューロンの細胞質内には好酸性を示す1～数μサイズの Bunina 小体が認められる（図Ⅳ-10-10）．Bunina 小体の意義や由来は不明である．LMN の軸索近位部が腫大した spheroid が観察される．これは，細胞骨格である神経細糸が貯留して形成されたものである．

中心前回では Betz 巨細胞が脱落してその跡にリポフスチンを貪食したマクロファージの小集簇が認められる．中心前回のグリオーシスは一般に軽微である．皮質脊髄路の変性（大径有髄線維主体の脱落）が観察されるのは通常延髄錐体より尾側である．変性部位は KB 染色では淡明になり，鍍銀軸索染色では大径軸索の減少が同定される．皮質脊髄路変性が強い症例では，脳の水平断で淡蒼球外側縁が内包後脚に接する辺りで，内包の淡明化，大径軸索密度の減少とマクロファージの出現が認められる．

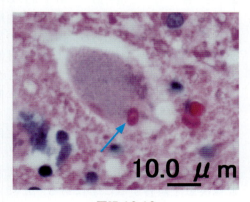

図Ⅵ-10-10

c. 補助検査法

1．針筋電図：LMN 障害を検出するのに有用である．LMN の障害を示すためには，急性脱神経所見（線維性収縮電位，線維自発電位，陽性棘波，線維束性収縮電位）と慢性脱神経所見〔運動単位の振幅増大・多相化・持続時間延長，運動単位発射頻度の増加・リクルートメントの低下（運動単位の減少を意味する）〕の両者を認めることが必要である．

神経伝導検査は脱髄性ニューロパチーを除外

表Ⅳ-10-2　ALSの診断における必須事項

A. 右のすべてが存在する	① LMN障害を示す臨床的あるいは電気生理学的所見 ② UMN障害を示す臨床的所見 ③ 症状の進行と初発部位から他部位への進展
B. 右のいずれも存在しない（除外診断）	① 臨床症状（UMNおよびLMN障害）を説明可能な他疾患の存在を示す電気生理学的あるいは病理学的所見 ② 臨床所見，電気生理学的異常を説明できる神経画像所見

するために必須の検査である．ALSでみられる所見は複合筋活動電位の低下とF派出現率の低下である．脱髄基準を満たす伝導遅延・伝導ブロック所見は認められない．感覚神経伝導（伝導速度と活動電位振幅）は正常である．

　中枢神経磁気刺激による運動誘発電位はUMN徴候が認められない場合に有用なことがある．中枢伝導時間の延長がその主な異常所見である．

2．画　像：ALSを積極的に診断するための画像検査はないが，頭部・脊髄のMRIは他疾患を除外するために必要である．内包後脚の後方部位にT₂強調画像，プロトン強調画像，FLAIR画像で高信号域が認められることがある．この場合前額断では高信号域が上下に伸びて牛の角様に見える．

3．血液検査，脳脊髄液検査：SALSの生化学的診断マーカーが見いだされていないため，血液・脳脊髄液検査の意義はSALSと鑑別すべき他疾患を除外することにある．ただし，SALSにおいて血清CKと脳脊髄液総蛋白は軽度の上昇（CKは正常値の10倍まで，脳脊髄液総蛋白は100 mg/dLまで）を示すことがある．これらの著明な上昇や，脳脊髄液の細胞数増多が見られる場合は，SALS以外の疾患を念頭に置く必要がある．

d．診断・鑑別診断

　ALSの診断は，①UMNおよびLMNの障害所見が存在し，②症候の程度が増悪して障害範囲が拡大すること（進行性）を示し，かつ③他疾患を除外することで下される．SALSの生化学的診断マーカーがない現時点では臨床所見と補助検査（電気生理学的検査，神経画像）所見を総合して診断する（**表Ⅳ-10-2**）．SALSではUMN障害とLMN障害のいずれか一方しか認められないことが時々ある．このような症例でALSが否定できない場合には，新たな徴候の出現に注目して注意深く経過を追う必要がある．特に，LMN障害のみを呈する症例では，臨床像，進行速度，除外診断から，特に進行が速い場合には，SALSと診断することがある．

　鑑別すべき疾患には他の運動ニューロン病，頸椎症性筋萎縮症，運動ニューロパチー，封入体筋炎などが挙げられる．

　球脊髄性筋萎縮症は，LMN症候に加えて手指の著明な振戦，発話時の顔面筋の粗大な収縮，女性化乳房，中心性肥満など種々の症状が出現することから鑑別する．確定診断はアンドロゲン受容体のCAGリピート延長の証明である．

　脊髄性筋萎縮症はLMN疾患の一つであり，小児例の大多数はSMN遺伝子変異を有する．成人発症の脊髄性筋萎縮症は進行が遅く，進行性筋萎縮症との臨床的鑑別は困難なことが多い．診断確定はSMN遺伝子の変異をとらえることであるが，成人発症の場合は変異を示す症例は少なく，鑑別に苦慮することがある．

　ポリオ後症候群は，麻痺性ポリオ罹患歴の存在，ポリオ罹患から通常15年以上経ってからポリオ罹患筋あるいは非罹患筋の新たな進行性筋力低下の出現，全身の易疲労性で発症する．診断は，これらの諸条件を満たすことと他疾患を除外することで下す．

　頸椎症では感覚障害を呈さずに筋萎縮，筋力低下のみが出現することがある（頸椎症性筋萎縮症）．症状は通常上肢帯から上肢の近位部に出現し，その部の筋力低下が著明な場合にはhanging armsを呈する．傷害される髄節が下位の場合には上肢遠位部に症状が出現する．頸

椎症性筋萎縮症では線維束性収縮はほとんど見られず，症状は局所にとどまる．また，針筋電図で慢性脱神経所見が優位で急性脱神経所見はほとんど認められない．

運動ニューロパチーのうち，多巣性運動性ニューロパチーは神経伝導検査で脱髄所見をとらえることでSALSと鑑別できる．しかし，一部のCharcot-Marie-Tooth病II型のように運動神経軸索ニューロパチーを呈する場合には，SALSとの鑑別は不可能なことがある．

封入体筋炎はどの年齢層でも出現する筋疾患である．大腿四頭筋と前腕屈筋群を優位に侵すのが特徴である．筋力が保たれる浅指屈筋に対して深指屈筋が強く侵されるのが本症の特徴であり，この所見のみでほぼ診断がつく．封入体筋炎では血清CKは正常から著明高値を示し，針筋電図では筋原性変化に加えて，神経原性変化が認められることがある．封入体筋炎の診断は，筋生検で筋線維変性，炎症細胞浸潤と縁どり空胞をとらえることで確定する．

e. 治　療

SALSの治療薬として承認されているのはリルゾールのみである．ただその効果は限定的であり，生存期間を2,3ヵ月延長する程度である．

したがって，SALSの治療は対症療法，ケア・介護が主体となる．種々の原因で生じる痛みに対しては，痛みをもたらす要因ごとに対応する．有痛性筋痙攣や痙縮による痛みに対しては筋弛緩剤，拘縮と不動・圧迫の痛みには体位交換や関節他動運動など，精神的要因が関与している場合には抗うつ薬を使用する．

痙縮に対しては理学療法と筋弛緩薬を併用する．痙縮が高度の場合にはバクロフェン髄注療法も考慮する．流涎に対しては，三環系抗うつ薬を試みる．唾液専用低圧持続吸引器も有用なことがある．SALSでは褥瘡は生じないと信じられているが，長期療養では他の神経疾患と有意差なく褥瘡が出現する．一般的な褥瘡対策が重要である．強迫笑・強迫泣に対しては，三環系抗うつ薬，選択的セロトニン再取り込み阻害薬，ドパミン作動薬などを用いる．

SALSでは嚥下機能が保たれている病初期から体重減少などの代謝亢進が認められる．栄養不良は生命予後を短縮するため，球麻痺などのために十分な摂食ができない場合には，栄養状態を改善・維持を目指して早期から胃瘻などを介した経腸栄養を行うことが推奨される．

SALSでは，いずれ呼吸筋も侵されて呼吸不全が生じるので，呼吸管理は非常に重要である．呼吸不全症状出現前から呼吸筋ストレッチ等の呼吸理学療法を開始することが望ましい．人工呼吸療法を行うか否かについては，その種類［非侵襲的陽圧換気（non-invasive positive pressure ventilation；NPPV），気管切開下陽圧換気（tracheostomy positive pressure ventilation；TPPV）］とメリット，デメリットについて十分に説明してから決定する．

B 進行性筋萎縮症，原発性側索硬化症
progressive muscular atrophy；PMA, primary lateral sclerosis（PLS）

概説で触れたように，PMAあるいはPLSは，SALSとは独立の疾患であるとの考えがあるとの一方，SALSのスペクトラムに含まれる疾患であるとの考えもあることから，ここでは便宜上後者の立場に立ってSALSの項で記載することにする．

1 進行性筋萎縮症 PMA

SMAとPMAの間には用語上の混乱が見られる．SMAは主として小児に発症する遺伝性・神経原性の筋萎縮症（LMN疾患）である．小児患者の大多数では第5染色体に位置するSMN遺伝子の変異が原因であり，常染色体性劣性遺伝形式を示す．成人発症のSMA IV型はSMN遺伝子変異を呈さないことが多く，この型は遺伝子的には複数の成因が混在していると考えられる．一方，PMAは遺伝子変異の有無とは無関係な概念であり，LMN症候のみを呈するLMN疾患として定義される．したがって，成人発症のLMN疾患の場合，SMN遺伝子や他の遺伝子の変異がとらえられて常染色体

性劣性遺伝形式を呈する症例はSMA IV型と診断され，そうでない場合はPMAと呼ばれる．このPMAの中には未知の遺伝子変異を有するSMAが混在している可能性がある．本稿ではPMAは，遺伝子変異がとらえられない成人発症のLMN疾患と定義して稿を進める．

PMAは球部，上肢，体幹，下肢のいずれの部位からでも発症する．障害部位の筋力低下と筋萎縮があり，線維束性収縮が認められ，筋は弛緩して，腱反射は低下・消失する．PMAは，SALSに比べて発症年齢は高齢であり，また男性が多く，罹病期間が長いが，常に進行性である．PMAの20%強は発症後約5年でUMN徴候を示ようになり，その場合には病名がSALSに変わる．すなわち，これらの症例は，発症後数年間LMN徴候のみで推移したSALSということになる．

病因や病態は不明である．病理学的には，死亡までUMN徴候のない純粋なPMA例であっても剖検ではその約半数で錐体路変性が認められ，それらの例の診断はSALSとなる．このような例では，UMN徴候がLMN障害により生前にはマスクされたものと考えられる．

診断は，臨床的なLMN症候の証明と電気生理学的にLMN障害所見を証明し，脳・脊髄画像で他疾患を否定することで下す．鑑別すべき疾患としては球脊髄性筋萎縮症，ポリオ後後遺症，頸椎症性筋萎縮症，多巣性運動ニューロパチー，封入体筋炎などがある．

PMAはSALSと異なる臨床像を呈する面もある．しかし，常に進行性であること，経過中にUMN徴候を示すようになる症例が少なくないこと，純粋PMAで終始しても剖検では錐体路変性がみられる率が高いことから，SALSの特殊型として考えられることが多い．

2 原発性側索硬化症 PLS

PLSは，LMN症候がなくUMN症候のみを呈する病態を指す．通常は，下肢発症で症状が下から順々に上行して比較的対称的に上肢および球部の筋へと拡大するが，偽性球麻痺で発症する例もある．四肢では著明な痙縮が見られ，腱反射が亢進する．下肢では膝クローヌスや踵クローヌス，折りたたみナイフ現象が見られる．肘関節でも受動的屈曲で軽度の折りたたみナイフ現象が見られることがある．粗大な筋力低下や病的な筋萎縮は認められないが，指の巧緻運動は障害される．偽性球麻痺が出現すると発話は遅く不明瞭になり，舌の随意運動は速さ・振幅ともに強く障害され，嚥下障害も生じる．PLSはALSに比較して，進行が緩徐であること，罹病期間が長い（10年以上）こと，運動機能障害が軽度であるという特徴を有している．

病因や病態は未解明である．過去の剖検報告では，中心前回の錐体細胞（特にBetz巨細胞）の脱落，皮質脊髄路の変性，LMNの保存が報告されている．臨床的に死亡時まで純粋PLSを呈した例の近年の剖検検索では，LMNの数は保たれているものの，その細胞質にはリン酸化TDP-43陽性封入体とSALSに特異的なBunina小体が出現していることから，PLSは神経変性がUMNにほぼ限局したSALSであると考えられている．PLSとして剖検報告されている往年の症例も神経病理の現在の知見に基づいて再検索する必要がある．

補助検査法としては筋電図と脳画像がある．筋電図でLMN障害の所見の有無を判定する．その所見が陽性であれば，SALSの像を呈する可能性が高いのでLMN症候の出現に注意して経過を追う必要がある．MRI上，SALSでは皮質脊髄路の変化が見られやすいのに対して，PLSでは運動前野も含めて大脳皮質の萎縮が認められる傾向がある．

PLSの診断は，3～4年間はUMN症候のみを呈すること，他疾患が除外されることに基づいて行う．まず鑑別すべき疾患は家系内で単独発症した遺伝性痙性対麻痺である．したがって，PLSの鑑別診断には頻度の高い遺伝性痙性対麻痺の遺伝学的検索が必要であろう．腫瘍性病変は脳画像により鑑別する．

治療は対症療法である．痙縮がその対象であり，抗痙縮薬の投与，バクロフェン髄注療法を

考慮する．

PLS が SALS とは独立した疾患であるのか，あるいは UMN 障害のみが前景にでた ALS の極端なタイプであるのかの結論は得られていない．PLS は非常にまれな疾患である上に，特異的なバイオマーカーがなく，確定診断は病理学的検索に依存しているからである．

C 認知症を伴う筋萎縮性側索硬化症

SALS では，従来より認知機能は保たれていると考えられてきた．しかし近年，神経心理テストにより SALS の約半数が何らかの認知機能障害を呈し，病期の進行とともに認知機能障害の割合と程度が増すこと，さらに臨床的な認知症は SALS の 15～20％ で認められることが明らかにされている．なお，ここでは認知機能障害は，認知機能の低下が心理テストでとらえられるものの日常生活・社会生活には支障がない状態，認知症は認知機能障害が強いために日常生活・社会生活が障害される状態を指すものとする．

SALS でみられる認知症は，性格変化や意欲の低下，行動異常，言語機能の低下など前頭葉障害の症状が前景に立ち，記憶障害や見当識障害は目立たない．心理検査でも前頭葉機能を検出するテストの成績が悪く，前頭側頭型認知症の特徴を示す．病識の欠如は特異的で，認知症を伴う SALS 患者は呼吸不全のために肩呼吸をしていても，それを苦痛に感じることなく徘徊し，苦悶様の表情も浮かべず，笑顔さえ示して多幸的である．また，言語機能障害の特徴は書字に現れ，仮名の脱字や錯書，文章のシンタックスの誤りが特徴的とされる．

ちなみに，認知症を伴う SALS が恐らく世界で最初に記載されたのは，渡邉栄吉による岡山医学会雑誌の症例であり，1893 年（明治 26 年）のことである．しかも彼はその論文中で，すでに本症で特徴的に見られる書字障害を指摘している．

SALS 症状と認知症症状との時間的関係では，①SALS 症状と認知症とがほぼ同時に出現する場合，②SALS 症状の出現後に認知症が加わる場合，③逆に認知症が先行して後から SALS 症状が現れる場合とがある．いずれの場合でも生命予後を決めるのは SALS 症状である．

病理学的所見の基本は，SALS の病理（UMN，LMN の変性脱落），前頭側頭葉の皮質浅層の変性と海綿状変化および黒質の変性である．これに加えて LMN と大脳皮質ニューロンにリン酸化した TDP-43 陽性封入体が出現する．大脳では，この封入体は海馬歯状回顆粒細胞に多く認められる．グリアにも観察される．LMN には Bunina 小体も認められる．側頭葉では，側頭葉局内側皮質表層，海馬迂回回，扁桃，海馬 CA1-支脚移行部に変性が強調される．特に CA1-支脚移行部の変性は，認知症を伴う SALS のみに認められる特異な変化である．

リン酸化した TDP-43 封入体が，SALS では LMN に出現し，一群の前頭側頭変性症では大脳皮質ニューロンに現れ，認知症を伴う SALS では両者で観察される．このようにこれらの3疾患（SALS，認知症を伴う SALS，前頭側頭葉変性症）は TDP-43 の代謝異常を共通に有していることから，同じ病因で引き起こされる可能性が考えられている（TDP-43 proteinopathy）．

脳 MRI では前頭側頭葉の萎縮が見られ，特に側頭葉吻側の萎縮が特徴的であり，これは冠状断にて明瞭に示される．また，脳血流 SPECT では，運動前野から前頭前野の血流低下が明らか（図Ⅳ-10-11）で，この所見のみで認知症を伴う SALS が推測される．

診断は，SALS の症候に加えて前頭葉機能障害を主体とする特徴的な認知症の存在をとらえることで下す．特に，嚥下障害や呼吸困難など深刻な状態を意に介さず，多幸的な様子が見られた場合には本症をまず疑う．この状態で前に述べた脳血流 SPECT の所見があれば，診断はほぼ確定する．

鑑別すべき状態は，認知症をもたらす他の疾

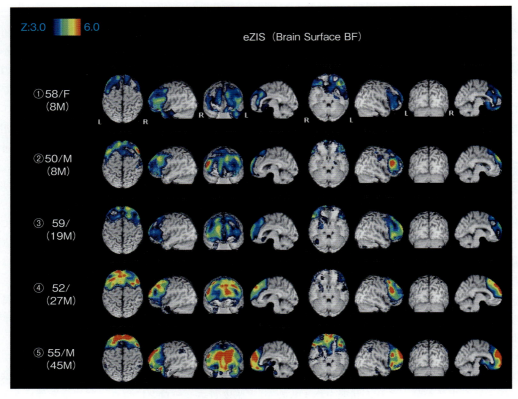

図Ⅵ-10-11　認知症を伴うSALSのSPECT

患がSALSに合併した場合である．Alzheimer病，多発脳梗塞，正常圧水頭症などが挙げられる．

2 遺伝性の筋萎縮性側索硬化症

　ALS全体の5～10%は主として常染色体優性の形式で遺伝的に伝えられる．SALSとみなされている症例で，FALSの既知の遺伝子を調べるとこの頻度は2，3倍に増える．すなわち，SALSが遺伝子変異を有する場合（FALSの単独発症）がまれでないことを意味している．

　hereditary ALS，あるいはFALSの原因遺伝子の中で最初に同定されたのは，SOD1遺伝子変異であり，1993年のことである．その後FALSの原因遺伝子が次々と見いだされている

（表Ⅳ-10-3）．

　FALSの主要な遺伝子変異は，SOD1，TARDBP，FUS，C9orf72，OPTN，VCP，UBQLN2，PFN1である．わが国で最も頻度の高いのはSOD1遺伝子の変異であり，FALSの2割を占め，次いでFUS遺伝子変異の頻度が高い．北欧で頻度の高いC9orf72遺伝子変異は，わが国では極めて少ない．

　FALSの表現型は実に多様であり，それのみからは互いに区別することはできない．かつ，同じ家系で同じ遺伝子の同じ変異を呈する場合でも，表現型の多様性は認められる．ただ，ある程度一定の表現型を示す変異もある．例えば，SOD1変異とFUS変異はLMN症候を示し，SOD1，TARDBP，FUSの変異はほぼ運動ニューロン症状を呈して前頭側頭葉型知症を示すことはまれである．対照的にC9orf72変異

表Ⅳ-10-3 FALS の病因遺伝子

タイプ	遺伝子	遺伝子座	遺伝形式	コメント
ALS1	SOD1*	21q22.1	AD	家族性 ALS 全体の約 20%
ALS2	Alsin*	2q33.2	AR	若年発症，緩徐進行，上位運動ニューロン優位
ALS3		18q21		
ALS4	SETX*	9q34	AD	小脳失調，末梢神経障害
ALS5	SPG11	15q21.1	AR	若年発症，緩徐進行
ALS6	FUS/TLS*	16p11.2	AD	家族性 ALS の 5～10%，まれに FTD の表現型
ALS7	?	20p13	AD	
ALS8	VAPB	20q13.3	AD	
ALS9	ANG*	14q11.2	AD	
ALS10	TARDBP*	1p36.2	AD	まれに FTD の表現型
ALS11	FIG4	6q21	AD	
ALS12	OPTN*	10p13	AR	
ALS13	ATXN2	12q24	AD	SCA2
ALS14	VCP	9p13	AD	IBMPFD
ALS15	UBQLN2	Xp11	XR	ALS-D を含む
ALS-FTD2	C9ORF72*	9p21	AD	FTD
	SQSTM1	5q35	AD	
ALS16	SIGMAR1	9p13	AR	若年発症
ALS17	SHMP28	3q13		
ALS18	PFN1	17p13	AD	
ALS19	ERBB4*	2q34	AD	わが国から報告
ALS20	HNRNPA1	12q13.13	AD	

＊：わが国で報告のある遺伝子変異
(「筋萎縮性側索硬化症診療ガイドライン」作成委員会：筋萎縮性側索硬化症診療ガイドライン 2013，p10，南江堂，2013 より許諾を得て改変し転載)

は ALS と前頭側頭型認知症を同程度に示す．

3 Guam 島・紀伊半島の筋萎縮性側索硬化症
amyotrophic lateral sclerosis in Guam Island and kii peninsula

【概説】
　筋萎縮性側索硬化症（ALS）の発生率は全世界でほぼ同じ（2 人/10 万人/年）であるが，西太平洋上の東経 135 度〜145 度の間に位置する紀伊半島南部，Guam 島（チャモロ人），ニューギニア島西南部密林地帯（パプア人）には，発生率が他地域の 100 倍近い高集積地が点在する．これらの西太平洋 ALS 高集積地に重なって，地域固有疾患の Parkinson・認知症複合（parkinsonism-dementia complex；PDC）も高集積している．両疾患は重複発症や家系内発症がみられ，ALS/PDC と一括して扱われることが多い．

　特定地域に ALS が高集積する背景には地域固有の原因が存在するという仮説のもとに，大規模な研究が展開された．しかし，多発の原因は解明されないままに，患者発生は 1960 年頃をピークに急速に減少に転じ，Guam では 1980 年頃までに，紀伊半島では 1990 年頃までに多発は終焉した．PDC は減少しながらも発生が持続している．

a. 症状・経過・予後

Guam島と紀伊半島のALSは，臨床症状と自然経過において通常のALSと基本的に差はない．すなわち，上位と下位の運動ニューロン徴候が認められ，数年の経過で全身の筋萎縮，球麻痺，呼吸筋麻痺を呈して死亡する．しかし，進行が極めて遅く，呼吸補助や経管栄養なしに10年以上生存する症例の存在も知られている．ALS症状とPDC症状が併発する場合には，PDC症状が先行することが多く，経過は純粋ALS例よりも緩徐である．

b. 病因・病態・病理

原因は不明である．特定の地域に集団的に発生し家族内発症が多いことから，遺伝素因あるいは地域固有の環境因が高集積している可能性が疑われ，遺伝子異常，ウイルスやプリオンの感染，食物と飲用水の分析，神経毒摂取などの仮説が検討された．特に注目されたのは，ソテツの実に含まれる興奮性アミノ酸のBMAA（Guam島）摂取と，飲用水中のミネラル異常（カルシウムとマグネシウムの低値，アルミニウムとマンガンの高値）であったが，実証には至らず多発は終息した．

病理学的所見は通常のALSと基本的に同じであり，上位と下位の運動ニューロンが変性し，Bunina小体やTDP-43陽性封入体が出現する．これに加えて，後述するPDCと共通のタウ病変が出現するがその程度は多様であって，一般に純粋ALS例では軽度で，PDCや認知症随伴例では高度である．PDCの神経病理学的特徴は，肉眼的脳萎縮（前頭側頭葉の前方部優位），組織学的に大脳皮質と脳幹の広汎な部位に神経細胞脱落とグリオーシスを認め，さらに神経細胞とグリアに極めて高度のタウ病変（Alzheimer神経原線維変化，グリア細胞内封入体）を認めることである．加齢性変化を超えるLewy小体病理や老人斑（Aβ病理）を認める例もある．

近年の遺伝子解析により，紀伊半島の西部高集積地（古座川地区と周辺地域）の孤発例の中に，C9orf72遺伝子変異を持つ症例が発見された．一方，家族内発症率の高い東部集積地（穂原地区と周辺地域）では，遺伝子異常は見つかっていない．これらの知見から，紀伊半島のALS高集積には，複数の原因が関与している可能性がある．

c. 補助検査法

通常のALSに準じる．認知症やPDCを随伴する例では，脳画像検査で左右対称性の前頭葉と側頭葉の萎縮，脳室拡大，SPECTとPETでは萎縮部位での脳血流低下を認める．

d. 診断・鑑別診断

診断は通常のALSに準ずる．問題は地域名を冠する範囲の定義である．Guam島のチャモロ人や西ニューギニアのパプア人は，地理的・人種的・民族的に周囲から区別可能である．紀伊半島ALSという診断名は，1980年代までは東西の集積地（穂原地区と古座川地区）のALSに対して使用されていた．しかし，近年は集積地での発生が激減しただけでなく，住民の生活圏も広域となっているので，疫学調査などでは，便宜的に三重県松阪市と和歌山県田辺市を結ぶ帯以南の紀伊半島南部地域（近世の牟婁郡と志摩半島地域）のALSを指すことが多い．

e. 治療

通常のALSに準ずる．Guamや紀伊半島のALSに限った治療法として確立したものはない．

4 小児と成人の脊髄性筋萎縮症
spinal muscular atrophy（SMA）

【概説】

脊髄性筋萎縮症（spinal muscular atrophy；SMA）は脊髄前核細胞の変性を主徴とし，筋緊張低下と進行性の筋力低下，筋萎縮をきたす遺伝性の下位運動ニューロン疾患である．小児期発症のSMAは第5染色体長腕5q13.1に存在するSMN1（survival motor neuron 1）遺伝子の変異を認めることが多く，常染色体劣性の遺伝形式をとる（5番染色体性劣性遺伝性脊髄

表Ⅳ-10-4　脊髄性筋萎縮症（SMA）の診断基準

1　主要項目
　（1）臨床所見
　　【1】下記のような下位運動ニューロン症候を認める
　　　　筋力低下
　　　　筋萎縮
　　　　舌，手指の線維束性収縮 fasciculation
　　　　腱反射は減弱から消失
　　【2】下記のような上位運動ニューロン症候は認めない
　　　　痙縮
　　　　腱反射亢進
　　　　病的反射陽性
　　【3】経過は進行性である．
　（2）臨床検査所見
　　　　筋電図で高振幅電位や多相性電位などの神経原性所見を認める
　（3）遺伝子診断
　　　　survival motor neuron（SMN）遺伝子変異を認める
2　鑑別診断
　（1）筋萎縮性側索硬化症
　（2）球脊髄性筋萎縮症
　（3）脳腫瘍・脊髄疾患
　（4）頸椎症，椎間板ヘルニア，脳および脊髄腫瘍，脊髄空洞症など
　（5）末梢神経疾患
　（6）多発性神経炎（遺伝性，非遺伝性），多巣性運動ニューロパチー multifocal motor neuropathy など
　（7）筋疾患：筋ジストロフィー，多発筋炎など
　（8）感染症に関連した下位運動ニューロン障害：ポリオ後症候群など
　（9）傍腫瘍症候群
　（10）先天性多発性関節拘縮症
　（11）神経筋接合部疾患
3　診断の判定
　上記1の（1）【1】【2】【3】すべてと（2），（3）の1項目以上を満たし，かつ2のいずれでもない

筋萎縮症：5q-SMA）．

　SMAの臨床症状は多彩であり，発症年齢と臨床経過により，Ⅰ型からⅣ型に分類される．Ⅰ型（急性乳児型）はWerdnig-Hoffman病とも呼ばれ，生後6ヵ月以内に発症する重症型であり，定頸の獲得は難しく，座位保持は生涯不可能である．また，呼吸障害や摂食・嚥下障害をきたし，人工呼吸管理や経管栄養を必要とする．Ⅰ型の多くは出生時に症状はない．胎児期に発症して，出生時に仮死と重度の筋力低下をきたす最重症型は0型と分類することが提唱されている．Ⅱ型（慢性乳児型，Dubowitz病）は生後6～18ヵ月で発症する．支持なしに坐位保持は可能であるが，坐位への動作にはサポートを要することが多く，起立や歩行は生涯困難である．
　Ⅲ型（若年型，Kugelberg-Welander病）は18ヵ月以降の幼児期から思春期に発症する．臨床症状はⅠ型やⅡ型に比較して軽症で自立歩行が可能であるが，経過中に歩行困難になる症例も多い．Ⅳ型（成人型）は弧発例が多く，筋力低下は緩徐に進行する．20歳以降に四肢近位筋の筋力低下，筋萎縮，線維束性収縮をきたすが，遠位筋から発症する症例もある．Ⅲ型における*SMN1*遺伝子欠失の頻度は小児期発症のⅠ型，Ⅱ型よりも低いが，Ⅳ型での頻度はさらに低く，10～20％程度である．
　本項ではSMAのうち，Werdnig-Hoffman病（Ⅰ型）とKugelberg-Welander病を（Ⅲ型）中心に記載する．

a．臨床症状

　Werdnig-Hoffman病（SMA Ⅰ型）患者は筋トーヌス低下により，フロッピーインファントと呼ばれる姿位をとり，体幹・四肢近位部優位で左右対称性の筋力低下・筋萎縮をきたす．合併症として，呼吸障害（肋間筋を中心とする広汎な呼吸筋力の低下による呼吸不全，排痰障害）や栄養障害（球症状による嚥下障害）が問題となり，人工呼吸管理を行わない場合の生命予後は2歳未満と不良である．坐位保持可能なDubowitz病（SMAⅡ型）では呼吸障害，栄養障害，消化管機能障害（胃食道逆流や便秘），脊柱変形（傍脊柱筋の筋力低下による脊柱側弯など）など多くの合併症が問題となる．
　Kugelberg-Welander病（Ⅲ型）は1歳6ヵ月から20歳までに近位筋優位で左右対称性の筋力低下で発症する．体幹・四肢の筋力はいずれも低下するが，下肢の筋力低下が顕著である．自立歩行を獲得するが，その後に筋力低下が緩徐に進行し，その臨床経過は小児期から車椅子を要する症例から成人期にわたって歩行可能な症例もあり，多様である．

b. 病因

 SMN1 は小児期発症 SMA の原因遺伝子であり，Werdnig-Hoffman 病の 95％以上，Kugelberg-Welander 病の 40〜50％で *SMN1* 遺伝子の欠失を認める．*SMN1* 遺伝子欠失（保因者）の頻度は 47〜72 人に 1 人であり，全病型を含めた SMA の発症頻度は出生 11,000 人あたり 1 人とされ，わが国における患者数は 1,000〜2,000 人と推定されている．

 SMN 蛋白質は mRNA のスプライシングを担う snRNP（small nuclear ribonucleoprotein）の生合成や運動ニューロン回路の形成などに重要な役割を果たすことが明らかにされている．

 第 5 染色体長腕 5q13.1 には遺伝子重複により，*SMN1* 遺伝子と *SMN2* 遺伝子が存在する．*SMN1* 遺伝子と *SMN2* 遺伝子の相同性は高く，コーディング領域はエクソン 7 の 1 塩基が異なるだけである．この塩基配列の相違はアミノ酸置換を伴わないが，mRNA のスプライシングに影響し，*SMN2* 遺伝子から転写される mRNA にエクソン 7 は含まれず（スプライシングアウト），生理活性を有さない SMN 蛋白質が産生される．したがって，SMA では原因遺伝子である *SMN1* 遺伝子の欠失により，SMN 蛋白質が減少するために脊髄前角細胞の変性・脱落を生じる．

 一方，*SMN2* 遺伝子からもエクソン 7 領域を含む機能的な SMN 蛋白質が少量産生されるため，*SMN1* 遺伝子を欠失している SMA 患者でも *SMN2* 遺伝子のコピー数が多いほど軽症化する傾向が示されている．

c. 診断

 体幹および四肢の筋力低下（遠位筋よりも近位筋，上肢よりも下肢優位で左右対称性）と筋萎縮，および下位運動ニューロン所見（舌の線維束性収縮，手の振戦，筋電図や筋生検での神経原性変化）が認められる場合に本症が疑われる．1992 年の国際 SMA 協会の分類基準では，除外項目として，外眼筋・横隔膜・心筋の障害，著しい顔面筋罹患，中枢神経障害，関節拘縮症，血清 CK 値上昇（正常上限の 10 倍以上），運動神経伝導速度の低下（正常下限の 70％未満）や感覚神経活動電位の異常などが挙げられている．わが国では神経変性疾患に関する調査研究班の認定基準（**表Ⅳ-10-4-1**）も用いられる．

 確定診断のための *SMN1* 遺伝子検査としては，ポリメラーゼ連鎖反応（PCR）によりエクソン 7 とエクソン 8 の増幅を行い，*SMN1* 遺伝子欠失の有無を判定する．この方法で *SMN1* 遺伝子欠失が認められない場合は multiplex ligation-dependent probe amplification またはリアルタイム PCR により，*SMN1* 遺伝子のコピー数を解析する．患児の *SMN1* 遺伝子コピー数が 1 コピーの場合は，欠失していない *SMN1* 遺伝子のシークエンスを行い，微小変異（点変異やインサーション，デレーション等）の有無を検索する．まれであるが，患児が *SMN1* 遺伝子を 2 つ有している場合には，次世代シークエンサーによる広汎な *SMN1* 遺伝子領域の解析や，非 5q-SMA として *SMN1* 遺伝子以外の遺伝子異常の検索が研究レベルで行われる．

d. 治療

 SMA に対する根本的治療はいまだ確立しておらず，病型や運動能力（臥床状態の non-sitters，坐位保持が可能な sitters，歩行可能な walkers）に応じて，リハビリテーションや合併症（呼吸障害，栄養障害，脊柱変形など）に対する対症療法が行われる．

 Werdnig-Hoffman 病（Ⅰ型）では，呼吸障害と栄養障害が問題となる．自然経過で人工呼吸療法を行わなければ，患児は 2 歳までに死亡すると報告されているが，人工呼吸管理や経管栄養などの導入により，生命予後は改善している．Ⅰ型の一部やⅡ型（Dubowitz 病）では，気管切開下での侵襲的人工呼吸療法の他に非侵襲的人工呼吸療法（non-invasive ventilation；NSV）の適応が考慮されることもある．側弯変形は，坐位可能なⅡ型では 2〜4 歳頃に，Kugelberg-Welander 病（Ⅲ型）では歩行不能になると進行する．予防や矯正のための装具療法のほかに，側弯矯正手術が行われることもある．

一方，SMA蛋白質の補充や運動ニューロン保護によるSMA治療薬の開発も進められている．前者としては，*SMN2*遺伝子由来のSMN蛋白質を増加させるために，遺伝子転写活性刺激薬やスプライシング修正治療薬の開発が進められている．特に，ヒストン脱アセチル化酵素阻害作用を有するバルプロ酸はSMN2遺伝子の転写を増大してSMAの臨床症状を緩和する可能性があり，わが国でも医師主導治験が行われている．後者としては神経栄養因子であるTRH（thyrotropin-releasing hormone；甲状腺刺激ホルモン放出ホルモン）の有効性が少数例ながら報告されている．

5 球脊髄性筋萎縮症
spinal and bulbar muscular atrophy (SBMA), Kennedy disease

成人期の男性に発症する，緩徐進行性の遺伝性下位運動ニューロン疾患である．原因はアンドロゲン受容体遺伝子のCAG繰り返し配列の異常延長である．1968年，Kennedyらが11例の臨床病理像を発表したためKennedy病とも呼ばれているが，1897年にわが国の川原 汎が進行性球麻痺の兄弟例を発表したのが，世界初の報告とされる．

a. 症候・経過・予後

主症状は四肢の筋力低下・筋萎縮と球麻痺であり，四肢の筋力低下は30～50歳代から自覚され，下肢から始まることが多い．初発症状として手指振戦を自覚することも多く，しばしば筋力低下に先行する．有痛性筋痙攣が多いことも本症の特徴である．

脳神経では，咬筋の萎縮，顔面筋力低下，構音障害，嚥下障害，舌の萎縮（図Ⅳ-10-12）を認めるが，眼球運動障害はみられない．線維束性収縮は安静時では軽度だが，筋収縮時に著明となる．これはcontraction fasciculationと呼ばれ，本疾患に特徴的な症状の一つである．口周囲や舌，四肢近位部で多くみられる．

感覚系では，下肢遠位部で振動覚の軽度低下を認めることが多く，筋萎縮性側索硬化症（amyotrophic lateral sclerosis；ALS）との鑑別に重要である．深部腱反射は低下もしくは消失し，Babinski徴候は陰性である．随伴症状としては女性化乳房を半数以上に認める．また女性様皮膚変化，睾丸萎縮，陰萎などを認めることもある．

進行は緩徐であり，筋力低下の発症から約15～20年で，歩行に杖を必要としたり，車いすでの移動になることが多い．さらに症状が進行すると呼吸筋麻痺をきたす．呼吸不全や誤嚥性の肺炎が死因の多数を占めるが，ALSとは異なり気管切開を伴う人工呼吸管理を必要とすることは少ない．ただ進行期に限らず，喉頭痙攣と呼ばれる声門部の閉鎖によって一時的な呼吸困難をきたすことがあり，注意が必要である．

b. 病因・病態・病理

X染色体上にあるアンドロゲン受容体（AR）遺伝子においてCAG繰り返し配列が異常延長することが本疾患の原因である．正常では繰り返し数が36以下だが，患者では38以上に延長し，繰り返し数が多いほど発症年齢が早くなる．

CAG繰り返し配列が延長することによって，構造異常を有する変異蛋白質（変異AR）が生じて下位運動ニューロンなどの核内に集積し，最終的には神経細胞死に至る．変異ARの核内集積は男性ホルモンであるテストステロンに依存しており，女性は遺伝子変異を有していても保因者となるだけで，本疾患を発症することはほとんどない．

病理では，下位運動ニューロンである脊髄前角細胞や顔面神経核，舌下神経核の変性，脱落が認められる．残存する神経細胞には変異ARの核内集積を認める．変異ARの核内集積は神経細胞以外でも，陰嚢皮膚，心筋などで認められる．ただし，上位運動ニューロンでは変異ARの集積は認められず，神経脱落も生じない．筋では小角化線維や群性萎縮などの神経原性所見に加え，中心角の存在など筋原性変化もみられる．

c. 補助検査法

血液検査では，ほぼ全例で血清CKが上昇し，

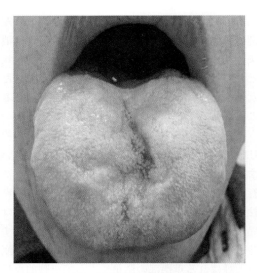

図Ⅳ-10-12　球脊髄性筋萎縮症患者の舌
萎縮によって舌の表面に溝ができているものの，挺舌は可能である．

血清クレアチニンが低下している．随伴する肝機能障害や耐糖能異常，脂質異常症などに伴う検査値異常も認められる．筋電図では高振幅・多相性運動活動電位などの神経原性変化を認める．感覚神経伝導検査において，活動電位の低下や誘発不能がみられることが多く，ALSとの鑑別に有用である．また本疾患の約10％でBrugada型心電図異常が認められる．

d. 診断・鑑別診断

厚生労働省の神経変性疾患に関する調査研究班が作成した診断基準がある．家族歴が明らかでない場合，舌の萎縮や contraction fasciculation などの特徴的な症状から臨床的な診断は可能であるものの，確定診断や特定疾患の申請には遺伝子検査が必要となる．現在，遺伝子検査は保険適応となっている．

鑑別診断として，ALSや脊髄性筋萎縮症の軽症型である Kugelberg-Welander 病，頸椎症性筋萎縮症，多発性筋炎，甲状腺機能亢進症などがある．近位筋優位遺伝性運動感覚ニューロパチー（沖縄型家族性神経原性筋萎縮症）は球麻痺が軽度だが，血清CK上昇や感覚障害を伴う緩徐進行性の筋力低下を示し，本疾患に類似した臨床症状を呈する．

e. 治療

現在のところ根本的治療はなく，合併症に対する対症療法，四肢や嚥下のリハビリテーションが治療の中心である．手指振戦にはβ遮断薬が，喉頭痙攣には気管支拡張薬の吸入が奏功することがある．

男性ホルモンの補充療法や蛋白同化ステロイド投与が試みられたこともあるが，有効性は確認されていない．テストステロンが関与する病態に着目した抗アンドロゲン療法の治験が行われている．

参考文献

1. 孤発性筋萎縮性側索硬化症，2. 遺伝性の筋萎縮性側索硬化症

1) 中野今治：筋萎縮性側索硬化症・進行性球麻痺，脊髄性進行性筋萎縮症．最新内科学大系第68巻，神経変性疾患，荒木淑郎，金澤一郎，芝崎浩，杉田秀夫編，269-294，中山書店，東京，1997．
2) Ravits J, Appel S, Baloh RH, et al.: Deciphering amyotrophic lateral sclerosis: what phenotypes, neuropathology and genetics are telling us about pathogenesis. Amyotroph Lateral Scler Frontotemporal Degener 14(Suppl.1): 5-18, 2013.
3) Yagishita A, Nakano I, Oda M, Hirano A: Location of the corticospinal tract in the internal capsule at MR imaging. Radiology ; 191, 455-60, 1994.
4) Kim WK, Liu X, Sandner J, et al.: Study of 962 patients indicates progressive muscular atrophy is a form of ALS. Neurology 73: 1686-1692, 2009.
5) Ince PG, Evans J, Knopp M, et al.: Corticospinal tract degeneration in the progressive muscular atrophy variant of ALS. Neurology 60: 1252-1258, 2003.
6) Gordon PH, Cheng B, Katz JB, et al.: The natural history of primary lateral sclerosis. Neurology 66(5): 647-653, 2006.
7) Kosaka T, Fu YJ, Shiga A, et al.: Primary lateral sclerosis: upper-motor-predominant amyotrophic lateral sclerosis with frontotemporal lobar degeneration—immunohistochemical and biochemical analyses of TDP-43. Neuropathology 32. 378-384, 2012.

8) Yokota O, Tsuchiya K, Arai T, et al.: Clinicopathological characterization of Pick's disease versus frontotemporal lobar degeneration with ubiquitin/TDP-43-positive inclusions. Acta Neuropathol 117: 429-444, 2009.
9) 渡邉栄吉：皮質運動性失語症ト延髄球麻痺及ビ進行性筋萎縮ヲ合併セルー患者ニ就イテ．岡山医学界雑誌 40：38-44, 1893.
10) The Lund-Manchester groups: Clinical and neuropathological criteria for frontotemporal dementia. J Neurol Neurosurg Psychiatry 57: 416-418,1994.
11) 中野今治：FTLD—概念の変遷および蓄積蛋白に基づく分類について—．臨床神経 52：1218-1220, 2012.
12) 中野今治：前頭側頭葉変性症（FTLD）の概念と分類 update．臨床神経 51：844-847, 2011.
13) 織田雅也, 和泉唯信, 梶 龍兒：家族性 ALS の原因遺伝子．Brain and Nerve 63：165-170, 2011.
14) Andersen PM, Al-Chalabi A: Clinical genetics of amyotrophic lateral sclerosis: what do we really know? Nat Rev Neurol. 7: 603-615, 2011.
15)「筋萎縮性側索硬化症診療ガイドライン」作成委員会：筋萎縮性側索硬化症診療ガイドライン 2013．日本神経学会, 南江堂：12-13, 2013.

3. Guam 島・紀伊半島の筋萎縮性側索硬化症
1) 葛原茂樹：紀伊・グアムの ALS．辻省次，祖父江元 編，全てが分かる ALS（筋萎縮性側索硬化症）・運動ニューロン疾患．中山書店，125-134, 2013.
2) Kuzuhara S, Kokubo Y: Amyotrophic lateral sclerosis-pakinsonism-dementia complex in the Kii peninsula of Japan（Muro disease）: a review on recent research and new concept. Amyotrophic Lateral Sclerosis and the Frontotemporal Dementias, Edited by Michael J. Strong, Oxford University Press, Oxford 39-54, 2012.

4. 小児と成人の脊髄性筋萎縮症
1) Lefebvre S, Burglen L, Reboullet S, Clermont O, Burlet P, Viollet L, et al.: Identification and characterization of a spinal muscular atrophy-determining gene. Cell. 80（1）. 155-165, 1995.
2) Munsat TL, Davies KE.: International SMA consortium meeting.（26-28 June 1992, Bonn, Germany）. Neuromuscul Disord. 2（5-6）. 423-428, 1992.
3) 斎藤加代子編：脊髄性筋萎縮症診療マニュアル．SMA 診療マニュアル編集委員会．金芳堂．2012.

5. 球脊髄性筋萎縮症
1) 祖父江 元：運動ニューロン病研究の進歩と治療への展望，日本内科学会雑誌；101：2479-2487, 2012.
2) Katsuno M, et al.：Pathogenesis and therapy of spinal and bulbar muscular atrophy（SBMA）. Prog Neurobiol；99：246-256, 2012.
3) 鈴木啓介ほか：球脊髄性筋萎縮症（Kennedy 病）（SBMA），神経症候群（第 2 版）II—その他の神経疾患を含めて—，日本臨牀社，547-551, 2104.

[1, 2. 中野今治／3. 葛原茂樹／4. 橋本しをり／5. 祖父江 元]

11 脊髄・脊椎疾患

概　説

　脊髄・脊椎疾患とは一つの疾患を表すものではなく，脊髄，脊椎，あるいはその両者が関与する病態を呈する疾患群を指しているといえる．

　脊髄は，中枢神経系を構成する重要な器官であり，延髄頸髄移行部から脊髄円錐の先端まで，頸髄，胸髄，腰髄，仙髄および尾節の31髄節よりなる．横断面では，内部に神経細胞が存在する灰白質があり，その周囲に上下行する神経線維によって構成される白質がある．灰白質には，前角，後角および部位によって側角が，白質には前索，後索，側索という構造があり，それぞれ重要な機能を担っている．さらに，これらの構造は髄節レベルの機能に応じた特徴的な形状をとっているため，脊髄に何らかの病変が生じるとその部位に応じた症候を呈することとなる．すなわち，脊髄の機能解剖を理解し，問診と神経学的診察により正確な神経症候を把握することによって，病変の髄節レベルと部位の診断，つまり「高位診断」および「横断診断」が可能となる．

　脊椎は，頸椎，胸椎，腰椎までは独立した椎体によって構成されているが，仙椎は通常癒合して仙骨となり骨盤の一部となっており，その尾側に尾骨がある．脊椎の腹側にある椎体は前縦靱帯，後縦靱帯により支持され，背側の椎弓は黄色靱帯により上下椎弓が結ばれており，その間に脊髄を入れている脊柱管が存在する．また神経根は椎間孔を通って脊柱管から出ていく構造である．

　脊髄・脊椎疾患診療の基本は，神経症候の正確な把握により臨床診断を行い，補助検査法により病変を確定し，その疾患，病態に最も適切な治療を行うことである．

　なかでも，急性発症の脊髄障害で対麻痺・四肢麻痺を呈する場合には，早急に局在および原因診断をつけた上で，脊髄の圧迫を解除するなど適切な処置を行うことが，麻痺などの後遺症を残さないために必要不可欠である．実際の救急の場面では，①レベルのある運動障害，②レベルのある感覚障害，③膀胱直腸障害（尿閉など）の3つの徴候を認める場合には，脊髄障害を疑って緊急に対処するとよい．

　本項では，脊髄疾患として脊髄実質を侵すさまざまな病態が主である疾患のうち，代表的なものを取り上げる．また脊椎疾患では，脊椎，椎弓，椎間板，そして靱帯に生ずる代表的病変が脊髄や神経根にどのように関与して神経症候を出すのかを念頭において概説する．

　具体的には，脊髄疾患として急性脊髄前角炎（ポリオ），破傷風，脊髄血管障害，亜急性壊死性脊髄炎，平山病（若年性一側上肢筋萎縮症），梅毒性脊髄炎・脊髄癆，亜急性／慢性脊髄連合変性症，脊髄空洞症，放射線脊髄症を，また，脊椎疾患としては変形性脊椎症，椎間板ヘルニア，脊椎靱帯肥厚・骨化症，環椎・軸椎亜脱臼，脊椎炎について解説する．ヒトTリンパ球向性ウイルス脊髄症（HAM），脊髄腫瘍については他項を参照されたい．

I. 脊髄疾患

1 急性脊髄前角炎（ポリオ）
acute anterior poliomyelitis

急性脊髄前角炎は，一般には脊髄性小児麻痺（小児麻痺）あるいは poliomyelitis の省略形でポリオと呼ばれることが多く，5歳以下の幼少期が好発年齢である．わが国では1940年台から1960年初期に流行がみられた．1961年以後は生ワクチンの普及により急激に減少し，わが国でのポリオの流行は終焉したが，アジアやアフリカの一部の地域では，今も患者が発生している．

a. 症状・経過・予後

1～2週間の潜伏期間の後，発熱，頭痛，下痢，悪心・嘔吐などの初期症状が数日続く．熱が下がる頃に非対称性の弛緩性麻痺を呈し，下肢，次いで上肢も侵され，腱反射は減弱ないし消失する．感覚障害，膀胱直腸障害はみられない．時に顔面神経麻痺などの脳神経障害，呼吸筋麻痺，延髄障害を生じて，死亡する危険性がある．

麻痺は発症直後が最も重症で，経過とともに回復がみられるが，5～10人に1人の頻度で麻痺が残る．

なお，1980年代になり，ポリオ罹患患者が40～50歳代になり，易疲労性，筋力低下，関節・筋肉の痛みを呈することがみられ，ポリオ後症候群（postpolio syndrome）と名付けられた．

b. 病因・病態・病理

急性脊髄前角炎はピコルナウイルス科，エンテロウイルス属のポリオウイルス1型による急性感染症である．ポリオウイルスは脊髄前角細胞を好んで侵し，神経細胞の崩壊・貪食および血管周囲の細胞浸潤がみられる．

また，ポリオ後症候群の発症には，過度の活動（オーバーワーク），廃用や老化も関与すると推定され，研究が進められている．

c. 補助検査法

発熱をきたす疾患であり，血液検査および脳脊髄液検査にて炎症所見の有無を評価する．弛緩性麻痺の原因検索のため，画像検査としては脊髄MRI，電気生理学的検査としては，針筋電図検査や末梢神経伝導検査が施行される．

病因診断としては，ウイルス分離，PCRおよび血清診断が行われる．臨床的には野生株によるポリオとワクチン由来株によるものとの鑑別は困難であり，また，エコーウイルス，コクサッキーウイルス，エンテロウイルス71などの非ポリオエンテロウイルスでも同様の麻痺症状を呈することがあり，ポリオウイルス分離が最も重要である．麻痺発症2週間以内の糞便が最も効率よくウイルス分離ができる検体材料として推奨される．分離されたポリオウイルスがワクチン株，ワクチン由来株，野生株かの鑑別にはRT-PCR法が用いられる．

血中抗体測定は補助的な意味をもつ．

d. 診断・鑑別診断

発症時には，血液検査で白血球増加，髄液検査で細胞増多，蛋白増加を示す．

脊髄前角細胞の炎症を反映して，筋電図検査では神経原性変化を認め，MRIで脊髄前角に異常が認められる．

鑑別診断としては，弛緩性麻痺を呈する疾患として，Guillain-Barré症候群などがあげられる．

e. 治療

特異的な治療法はなく，呼吸障害がある場合は人工呼吸器を使用するなど，対症療法が必要となる．急性期を過ぎると残存麻痺に対してリハビリテーションを行う．

2 破傷風
tetanus

a. 症状・経過・予後

典型的には，畑仕事などの屋外や住宅での作業中に釘や木片などで刺創や裂創を生じるというエピソードがあり，その後1～3週間の潜伏期の後に発症する．頸部の不快感，数日の発熱に続き，咬筋の緊張のため開口障害（咬痙

(trismus), 咽喉頭筋や呼吸筋の攣縮により嚥下障害, 呼吸障害が出現し, 続いて全身痙攣, 後弓反張 (opisthotonus), 縮瞳などが数週間続く. また, 血圧や心拍数が大きく変動する.

b. 病因・病態・病理

土壌中に棲息する破傷風菌 (*Clostridium tetani*) が創部から体内に侵入, 局所で増殖し, 毒素 (*tetanospasmin*) を産生する. 毒素は神経毒で, 脳幹および脊髄の Renshaw 細胞などの運動抑制ニューロンに作用し, 横紋筋の強直, 攣縮をきたし, 全身の筋肉麻痺や強直性痙攣を生じる. 毒素はまた, 大脳皮質や視床下部の交感神経系にも影響を与える.

c. 補助検査法

創部からの検体を培養検査に提出する. 特異的な検査所見に乏しく, 筋攣縮により血清 CK 値が中等度上昇する程度である.

d. 診断・鑑別診断

問診にて, 受傷歴を聴取することが重要である. 創はごく小さい可能性もあり, 注意深く尋ねる必要がある. 発症初期には診断が困難である可能性はあるが, 開口障害などの特徴的な症状を呈した状態では, 本疾患を知っていれば, 診断は可能である.

e. 治療

まず, 感染源となった創部を同定し, 釘や木片の先端などの残留物を取り除いた上で, 創部のデブリードマン, 洗浄を行うことが重要である.

開口障害, 呼吸障害がある患者では, 抗痙縮薬や筋弛緩薬を使用する場合に鎮静下での人工呼吸器管理が必要となり, また, 自律神経系の障害により血圧が不安定となるため, 集中治療室 (ICU) での全身管理が必要となる.

毒素の中和を目的として, 抗破傷風ヒト免疫グロブリン点滴静注 (3,000〜6,000 単位単回投与), 創部に残存している可能性のある破傷風菌に対する抗菌薬としてペニシリン G 1,200 万単位／日やメトロニダゾール 500 mg／6 時間毎, テトラサイクリン 2 g／日の点滴静注を行う.

わが国では小児定期接種の三種混合ワクチン, 二種ワクチンに破傷風菌の不活化ワクチンが含まれ, 予防接種がなされているが, 1975 年〜1981 年に副作用で三種混合ワクチンが中断された期間があり, この間に生まれた人は予防接種を受けていない可能性がある. また, 破傷風ワクチン (トキソイド) は booster dose として 10 年毎に投与する必要がある.

破傷風に罹患しうるような外傷を負った際の予防投与としては, booster dose を受けていなかった場合には, 破傷風トキソイドを投与し, さらに 6 週間後の追加投与が推奨される. また, 予防接種を受けたことのない人や一度も booster dose を受けたことのない人の場合には, トキソイドと抗破傷風ヒト免疫グロブリンの両方を投与する.

3 脊髄血管障害
spinal vascular disease

同じ中枢神経系にあっても脳と脊髄の血管障害の病因はまったく異なる. 脳血管障害にて頻度の高い動脈硬化性閉塞による梗塞や高血圧性の出血は脊髄においては極めてまれである. 逆に, 脊髄血管障害の大部分は脊髄血管奇形に起因するもので, 次いで脊髄動脈閉塞性疾患がある. また, 脊髄出血は血管奇形よりの出血を除けば, 海綿状血管腫と外傷性脊髄出血のみであるといえる.

本項では, 脊髄動脈閉塞性疾患, 脊髄血管奇形と進行性血管性脊髄症について概説する.

A 脊髄動脈閉塞性疾患
spinal arterial occlusive disease

a. 症状・経過・予後

前脊髄動脈症候群 (anterior spinal artery syndrome) は, 脊髄の前面を走行する前脊髄動脈閉塞の血栓, 塞栓による血流障害によって生ずるまれな病態で, 突然の対麻痺あるいは四肢麻痺で発症することが多い. 血管閉塞部位と同レベルの背部痛が先行することもある. その

他，膀胱直腸障害，血流障害部位以下の温痛覚障害は高度であるが，振動覚，位置覚は保たれるという解離性感覚障害となる．頸髄レベルの虚血では，局所性の手・上肢の筋萎縮，体幹と下肢の麻痺をきたす．

発症初期には麻痺は弛緩性であるが痙性麻痺へと変化し，腱反射は消失することもあるがこれもやがて亢進する．下肢でのBabinski反射，Chaddock反射などの病的反射が陽性となる．一過性の虚血症状にて回復する虚血発作と，梗塞となり恒久的な障害を残す場合がある．

後脊髄動脈症候群（posterior spinal artery syndrome）は，脊髄の後面を走行する後脊髄動脈の閉塞による病態であり，血管支配からは深部感覚が障害され温痛覚が保たれるという解離性感覚障害となるはずであるが，実際には錐体路障害や尿閉を伴ったりすることより臨床診断は必ずしも容易ではない．

b．病因・病態・病理

これらの症候群を理解するには，脊髄の血管支配を知っておく必要がある．まず，脊髄の血管分布を図示する（図Ⅳ-11-1）．

前脊髄動脈は脊髄の前面を走行し，脊髄前面から横断面にして3分の2の領域の脊髄組織を環流している．そのため，前脊髄動脈症候群ではその環流域の障害による神経症候として，動脈閉塞部位と同一高位で側索，前角の虚血症状をみるが，後索は障害されないため解離性感覚障害を呈する．また，血管支配の特徴は部位によって異なり，中位胸髄においては特に根動脈の数が少なく，前脊髄動脈は細く側副循環路に乏しいために，胸髄梗塞あるいは虚血の頻度が高い．頸髄レベルの虚血では，脊髄前角細胞の障害により局所性の手・上肢の筋萎縮と筋力低下を，錐体路の障害により体幹と下肢の麻痺を生じる．

後脊髄動脈は，脊髄後面を走行し主に脊髄後索を環流し，脊髄表面を覆う軟膜下の小動脈に血流を供給する．そのため理論的には，後脊髄動脈の閉塞による後脊髄動脈症候群では後索症候として深部感覚障害をきたすはずだが，前述

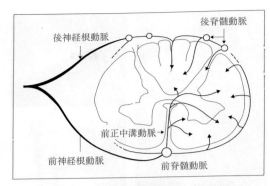

図Ⅳ-11-1　脊髄の動脈とその支配域

のように必ずしもそうとは限らない．

これらの症候群の原因としては，大動脈の硬化性閉塞，大動脈瘤に随伴して肋間動脈，前神経根動脈の閉塞から前脊髄動脈あるいは前正中溝動脈の虚血をきたすことが最も多い．解離性大動脈瘤や外科手術による胸腹部大動脈の遮断，あるいは塞栓の遊離による前脊髄動脈の閉塞もある．特に，胸腰椎移行部左側の大動脈から分枝するAdamkiewicz arteryは下位胸髄から腰髄部の広範な領域を支配するので，この動脈の閉塞は重篤な脊髄虚血を招く．

脊髄髄膜炎に二次的に発生する脊髄血管炎，腫瘍による圧迫性閉塞などもある．古くは，結核や梅毒による脊髄髄膜炎に併発することが多かった．最近では，大動脈血管造影あるいは脊髄血管奇形の治療のため血管内外科操作による合併症として血栓性脊髄動脈閉塞をみることがある．

c．補助検査法

脊髄MRIにて髄内病変をみる（図Ⅳ-11-2）．脊髄虚血巣はT_2強調像において高信号領域としてとらえられ，前脊髄動脈症候群では水平断像で前脊髄動脈支配域である脊髄腹側に病変を認める．急性期には，Gd-DTPAによる局所増強像が得られる．

脊髄血管奇形との鑑別のために選択的脊髄血管造影を行うこともあるが，閉塞部位の同定は困難なことが多い．

d．診断・鑑別診断

まれな疾患ゆえに見過ごされる危険があり，

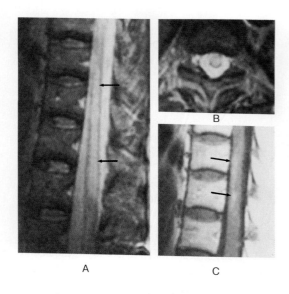

図Ⅳ-11-2　前脊髄動脈症候群のMRI
T2強調画像で胸髄から腰膨大部にかけて髄内高信号病変（A．矢印）がみられ，軸面像で脊髄腹側の前脊髄動脈領域に対応している（B）．T_1強調，Gd-DTPA造影画像でT9〜10に増強効果がみられている（C．矢印）．

突然発症した横断性脊髄障害をみたときには常に脊髄梗塞を念頭におく必要がある．逆に，鑑別診断は急性の脊髄横断症状を呈するすべての疾患が対象となる．中でも，脊髄血管奇形による脊髄虚血は類似の症候を呈することが多く，急性横断性脊髄炎や多発性硬化症などの脱髄性疾患も症候学的には鑑別が困難なことがある．アテローム硬化性大動脈疾患や解離性大動脈瘤の合併は脊髄梗塞を示唆する所見である．転移性脊髄腫瘍は通常は緩徐進行性の経過をとるが，まれに脊髄くも膜下腔の閉塞により急速な症状の進行をみるため考慮に入れる必要がある．

e. 治　療

保存的対症療法が主体で，温痛覚障害のための褥瘡の予防，排尿排便管理など看護管理が重要となる．麻痺に対する理学療法は他の脊髄疾患と同様に進める．神経脱落症状のみならず，基礎疾患を有することが多いのでその治療も必要である．

急性期の脊髄浮腫に対してはグリセロールやマンニトール，あるいはステロイドの投与など脳梗塞に準じた治療がなされる．血圧の低下を防ぎ，高気圧酸素療法を行うこともある．

前脊髄動脈閉塞による脊髄梗塞の機能予後は一般に不良である．大動脈疾患に二次的に発生し，ある程度の側副循環が保たれている例では脊髄機能の回復をみることもある．

B　脊髄血管奇形
spinal vascular malformation

脊髄血管奇形は，近年の超選択的脊髄血管造影法とMRI画像検査法の進歩とともに疾患概念の大きな変化がみられる．また，これらの検査法とカテーテルの進歩は脊髄血管奇形の病態解剖学的理解と人工塞栓術による治療の可能性を広げた．

脊髄血管奇形の多くは先天性と考えられ，脊髄動静脈奇形（spinal arteriovenous malformation；AVM）と脊髄動静脈瘻（spinal arteriovenous fistula；AVF）に大別できる．AVMは動静脈奇形の血管腫瘤部に流入動脈が入り，そこから還流静脈が出る．一方，AVFは動脈から直接静脈へ移行するものを指す．

脊髄血管奇形は，流入動脈が硬膜内動脈か硬膜動脈か，病変の存在部位が脊髄髄内か髄外かにより，①硬膜内髄内AVM（intramedullary AVM），②硬膜内脊髄周辺部AVM/AVF（perimedullary AVM/AVF），③硬膜AVM/AVF（dual AVM/AVF）に大別され，これらの混合型も存在する（図Ⅳ-11-3）．

a. 症状・経過・予後

硬膜内髄内AVMは出血や動脈性盗血による急性脊髄症状にて発症し，脊髄周辺部AVM/AVFは脊髄静脈のうっ滞による血流障害により慢性進行性に脊髄症状をきたすことが多い．硬膜AVM/AVFは，硬膜内の神経根髄質静脈から脊髄表面の静脈のうっ血を生じ，慢性進行性の脊髄血流障害の経過をとることが多い．動静脈瘤の破裂はくも膜下出血となり突然の背部痛にて発症する．これは，頭蓋内脳動脈瘤破裂と誤診されることがある．

適切な治療を行わなければ，予後は一般に進行性で不良である．脊髄出血にて高度の脊髄横

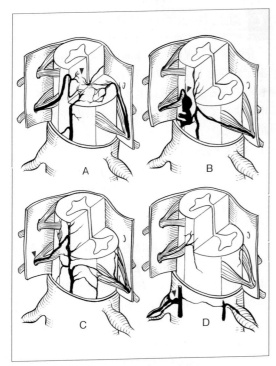

図Ⅳ-11-3 脊髄動静脈奇形（AVM，一部 AVF も含む）の病型
A：硬膜内髄内 AVM，B：硬膜内脊髄周辺部 AVM/AVF，硬膜 AVM/AVF（C：硬膜内静脈還流，D：硬膜外静脈還流）．矢頭は nidus（巣状部）あるいは fistula（瘻）を示す．
（宮坂和男：脊椎脊髄，6：479，1993 より）

断症状を残すものや，脊髄虚血症状を反復して徐々に神経脱落症状の悪化をみるものがある．熱い風呂に入った後で下肢の一過性脱力を訴えることもあり病歴をとる際に留意すべきである．

b．病因・病態・病理

硬膜内髄内 AVM（A）は脊髄栄養動脈を流入血管とする巣状部（nidus）が髄内にあり，硬膜内脊髄周辺部 AVM/AVF（B）は脊髄周辺部に nidus もしくは瘻（fistula）が存在する．流入動脈は神経根軟膜動脈もしくは神経根髄質動脈であり，前脊髄動脈，後脊髄動脈，あるいは脊髄側面の動脈に由来する．いずれの場合も前・後脊髄静脈へと還流し，静脈瘤やまれには動脈瘤を合併する．nidus，動脈瘤の破綻や，静脈還流のうっ滞により脊髄症状を呈する．また，大きな静脈瘤は脊髄を圧迫し腫瘍性病変と

なり得る．

硬膜 AVM/AVF（C, D）は，nidus あるいは fistula が椎間孔付近の硬膜上にあり，神経根動脈あるいは硬膜動脈が流入血管となる．流入動脈が前神経根髄質動脈であれば動脈性盗血症状を生じ，導出静脈が脊髄静脈であればうっ滞性還流障害のため脊髄症状をきたす．

c．補助検査法

脊髄 MRI により異常血管の flow void を確認するのが，最も簡便で侵襲の少ない診断法である．特に，拡張した導出静脈や静脈瘤は無信号の線状陰影あるいは腫瘤として描出される（図Ⅳ-11-4 A）．また，T_2 強調像では，脊髄内の浮腫および梗塞巣は高信号域，急性期の出血はその時期により信号強度が変化し，慢性期の古い出血はヘモジデリン沈着のため低信号域としてそれぞれ描出される．

脊髄造影（myelography）では，脊髄表面あるいは脊髄根表面を走行する異常血管の陰影（worm-like defect）が認められる．脊髄の腫大があれば髄内出血や脊髄浮腫を示唆し，動静脈瘤のための陰影欠損も重要な所見である．

脊椎 CT では，血管奇形に伴う椎体の骨変形がまれに認められることがある．

腰椎穿刺では，くも膜下出血や脊髄髄内出血の場合には血性あるいは黄色調を伴う髄液が得られる．

d．診断・鑑別診断

神経症候，そして MRI，脊髄造影によりその存在が推定されれば，脊髄血管造影にて確定診断する（図Ⅳ-11-4 B）．

e．治療

選択的脊髄動脈造影とその技術の延長にある人工塞栓術，および外科的治療がある．また，最近では定位放射線照射も病型によっては選択肢の一つとなってきている．

液状塞栓物質の臨床応用が可能となって以来，硬膜 AVM/AVF は塞栓術のよい適応となった．これは外科治療よりもはるかに侵襲が少ない．しかしながら一方，塞栓術のみでは再発する例もあり，外科的摘出術のほうが確実性

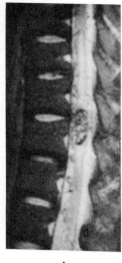
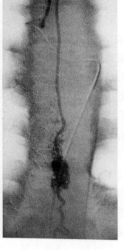

図Ⅳ-11-4 脊髄動静脈奇形の MRI（A）と血管撮影（B）

MRI T$_2$ 強調画像で脊髄表面に蛇行した異常血管の flow void と，髄内の nidus がみられる．血管造影で T11 レベルの nidus が造影されている．

が高い．

脊髄周辺部 AVM/AVF では，塞栓術と外科治療が症例によって選択される．前脊髄動脈が流入血管であったり，AVF の瘻が太い症例や脊髄円錐近傍にある症例，動脈瘤や大きな静脈瘤の合併例が外科的摘出術の適応となり，その他のものは塞栓術の対象となる．外科治療に先行して，部分的に塞栓術を行うことも多い．

前脊髄動脈を流入血管とする髄内 AVM の治療は困難である．流入動脈である前脊髄動脈と前正中溝動脈が太くかつ短く，nidus より末梢の脊髄に側副血行路が認められるときには，塞栓術の適応がある．塞栓術後に再開通をきたすことがあるが，主流入血管を温存しておき，必要があれば繰り返し塞栓術を行う．

治療合併症としては，塞栓術と外科的摘出術ともに，脊髄栄養血管閉塞による脊髄梗塞，あるいは導出静脈遮断によるうっ滞性循環障害がある．

C 進行性血管性脊髄症
progressive vascular myelopathy

脊髄前角の虚血により進行性の筋萎縮を呈する症候群として 1950～1960 年代に報告されたものである．その後はあまり報告がないが，平山によって詳述されており，その内容をここで紹介する．

a. 症状・経過・予後

亜急性または慢性進行性に筋萎縮と運動不全麻痺をきたす．筋萎縮の始まる部位により上肢型と下肢型に分類されるが，上肢から始まるものが多い．

上肢型では，筋萎縮は遠位の小手筋から始まり近位に広がって肩に達する．萎縮筋には線維束性収縮がみられる．筋緊張や腱反射は部位や病期によって異なり，それぞれ痙縮性または弛緩性，亢進または減弱する．下肢は全体が一様に冒されるが，Babinski 徴候がみられることもある．感覚障害としては，病変が後索に及べば深部覚障害，また横断性病変となれば表在覚の障害もきたしうるが，頻度は多くない．排尿障害が出現することもある．

下肢型としては，筋萎縮・脱力が右下肢から始まり，左下肢，やがて右上肢，左上肢へと進み，末期には球麻痺症状を呈した全経過 5 年の症例報告がある．萎縮筋には線維束性収縮を伴い，萎縮に応じて腱反射は減弱する．上肢型と異なり，Babinski 徴候，感覚障害，排尿障害は認められなかった．

b. 病因・病態・病理

病理組織学的には，上肢型，下肢型ともに，脊髄前角の中心部に強い虚血性壊死性病変が指摘されている．病因としては，大動脈と脊髄内動脈のアテローム硬化性病変を強調する説，またそれらによる塞栓や繰り返す微小塞栓を指摘する説などがある．

c. 補助検査法

画像検査としては，MRI にて脊髄の虚血性変化をみる．

針筋電図検査にて，萎縮筋に神経原性変化をみとめる．

d. 診断・鑑別診断

経過によっては，筋萎縮性側索硬化症との鑑別が問題となる．また，後索障害や横断性脊髄障害を呈する場合は，それらをきたしうる脊髄炎や多発性硬化症などとの鑑別を要する．

4 亜急性壊死性脊髄炎
subatute necrotizing myelitis

1926年，FoixとAlajouanineは，初めは痙性，次いで弛緩性となる進行性の筋萎縮性麻痺で，感覚障害，膀胱・直腸障害も伴い，髄液では蛋白細胞解離をきたす29歳と27歳の男性の症例を報告した．第1例は2年9ヵ月，第2例は11ヵ月で死亡している．この特異な脊髄疾患は亜急性壊死性脊髄炎と名付けられたが，その後，報告者の名を冠してFoix-Alajouanine病と呼称されることとなった．

a. 症状・経過・予後

好発年齢は30～70歳代で，平均55歳，70歳以上や小児例はまれで，男女比は4：1で男性に多い．初発症状としては，下肢に放散する疼痛，あるいは腰痛，背部痛，解離性感覚障害が出現し，続いて歩行障害，下肢脱力を呈するようになる．当初は痙性対麻痺を認めるが，進行すると弛緩性対麻痺となり膀胱・直腸障害も加わる．歩行に伴い脱力をきたし歩行不能となるが，休止により速やかに回復し歩行可能となる脊髄性間欠性跛行（spinal intermittent claudication）は，本症の特徴的な症状の一つだが，よく注意して病歴を聴取しないと見逃すことがある．感覚障害としては，脊髄空洞症様の解離性感覚障害が仙髄髄節部に始まり下肢，そして腰部さらに下部胸髄まで上行する．進行すれば全感覚消失となる．

b. 病因・病態・病理

病因としては，その名称が示すごとく初めは脊髄炎と考えられていたが，病理学的には炎症ではなく，脊髄に異常に拡張，肥厚そして蛇行した血管があり，脊髄の主として灰白質，さらに白質にも及ぶ壊死像の存在をFoix，Alajouanineはすでに記載していたのである．

その後の剖検例や脊髄血管造影による検討から，動静脈短絡が硬膜外でみられ，病理学的には下部胸髄から腰仙髄にかけて静脈の拡張と蛇行，静脈のうっ滞による二次性の脊髄実質の虚血，そして壊死 venous congestive myelopathy（VCM），venous hypertensive myelopathy をきたす病態であることがわかっている．そのため，現在では本症はAVMの特殊なタイプと考えられ，特にspinal dural arteriovenous fistula（SDAVF）が病因としての関連が強く疑われている．

c. 補助検査法

脊髄MRI，水溶性造影剤による脊髄造影，そして脊髄血管造影により，上記病態を反映する所見，すなわち脊髄表面の異常血管および脊髄実質内のMRI異常信号などが得られる．AVMを確認できなかった症例や剖検で初めて診断される症例もある（図Ⅳ-11-5）．

d. 診断・鑑別診断

従来は本症の確定診断は難しく，また剖検例も少なく非常に特殊な疾患とされていたが，検査法の発達によりAVMの診断が容易となった今日では，その特徴的な臨床経過と症候および病理学的特徴を知ることで臨床診断も可能となった疾患といえる．

e. 治療

本症による不可逆性の脊髄壊死を回避するには，早期に診断を確定して治療を行う必要がある．SDAVFに伴う症例では，脊髄血管奇形に対する顕微鏡下手術（microsurgery），塞栓物質を用いた血管内治療が根本的治療と考えられる．

5 平山病（若年性一側上肢筋萎縮症）
Hirayama disease（juvenile muscular atrophy of distal upper extremity）

a. 症状・経過・予後

1. 発症年齢・性

10歳代から20歳代前半にわたり（ピークは15～17歳），男性に圧倒的に多い．極めてまれに家族性の発現がみられるが，非遺伝性の疾患

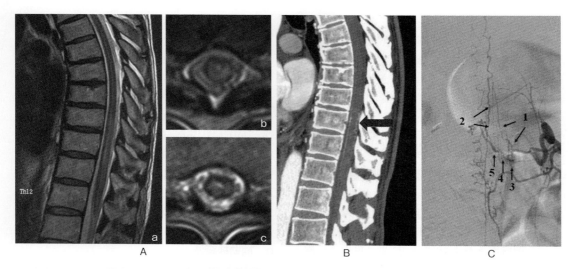

図Ⅳ-11-5 亜急性壊死性脊髄炎の MRI（A），CTA（B）と DSA（C）
A：MRI T₂強調画像，a：矢状断像，b：T9/10 レベル横断像，c：T10/11 レベル横断像
　横断像では，髄内中央部にやや斑状に高信号病変を認めている．
B：脊髄背側に異常血管を示唆する所見を認める（矢印）．
C：DSA　左 T10 肋間動脈造影　1：radiculo-pial artery 根軟膜動脈，2：posterior spinal artery 後脊髄動脈，3：feeding artery（硬膜枝），4：fistula，5：draining vein（radicular vein 根静脈）

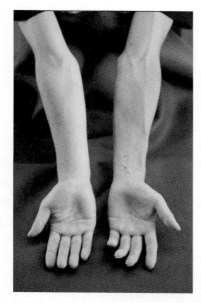

図Ⅳ-11-6 左上肢にみられる小手筋群と前腕（oblique amyotrophy）の筋萎縮分布

図Ⅳ-18-9 を縮小して掲載．

である．

2．運動麻痺，筋萎縮

　潜行性に一側の手筋より始まる．前腕尺側遠位優位の筋萎縮がみられ，腕橈骨筋は保たれるため筋萎縮の境界は前腕を斜めに走り，本症に特徴的な斜め型筋萎縮（oblique amyotrophy）を呈する（図Ⅳ-11-6）．上腕二頭筋，三角筋は侵されないが，時に上腕三頭筋が侵されることがある．すなわち C7〜T1 の髄節性病変を示す．

3．手指の寒冷麻痺・振戦

　寒冷時に運動麻痺が病的に増強する寒冷麻痺（cold paresis）が高率にみられる．手指を伸展する時に細かい不規則な指の震えが認められ，それに同期して前腕伸筋群に不規則な線維束性収縮がみられる．これらは，それぞれ指姿勢時振戦，筋収縮時線維束性単収縮（fascicular twitching on contraction）といい，表裏一体の現象である．

4．偏在性

　多くは一側上肢が侵される（約 75％）．両側

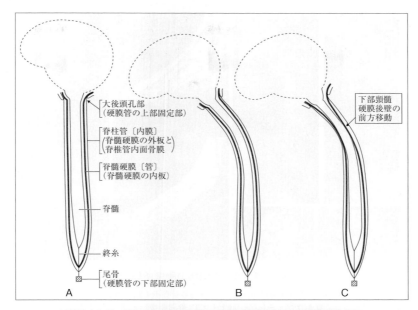

図Ⅳ-11-7　平山病の脊柱管と脊髄硬膜管の矢状断面模式図
A：頸部正中位，B：健常者の頸部前屈，C：本症患者の頸部前屈位

性のこともあるが，一側に優位である（約25％）．両側性対称性は極めてまれである（2〜3％）．

5．陰性徴候

感覚は原則として障害されない．Horner症候群は認められず，下肢に異常はない．四肢腱反射は正常でBabinski徴候は認められない．排尿障害もない．

6．経過

潜行性に発症し，症状は当初，進行性であるが，発症後数年で進行は停止する．

b．病因・病態・病理

若年性一側上肢筋萎縮症は1959年，平山らにより臨床的に運動ニューロン疾患から分離，報告された．その後四半世紀を経て平山ら（1985）により初めて剖検例が報告された．病理学的には，脊髄病変はC5〜T1，特にC7，8の高さでその前角に限局し，前角の中心部は軽い壊死に陥り，前角細胞はいろいろな程度に変性，萎縮し，前根の萎縮もみられた．病変は循環障害性虚血壊死であるが，脊髄血管系に異常はなかった．このような病変は，頸部を前屈す

る際，C6椎体の高さを中心に脊髄硬膜管後壁と脊髄が前方に移動し，下部頸髄が前方の椎体に押しつけられるとともに後方から硬膜管後壁により圧迫されて生じると考えられた（図Ⅳ-11-7）．

本症は若年性の名のごとく思春期を中心に発症し，かつては変性疾患として治療法がないものとして扱われていた．しかし，その病態が明らかになり，早期発見，早期治療の必要性が重要と考えられるようになった．そこで，わが国では平山病全国調査研究グループが結成され，1996年6月より一次調査，1997年6月より二次調査を行い1998年10月で集計され，2000年12月に333例という多数例の解析結果が報告された．

本症は筋萎縮性側索硬化症の研究の中から特異な筋萎縮症として分離され，一疾患単位として確立されたもので，世界に誇るべき業績といえる．本症の発見の契機，症候の特徴，原因となる病変・機序，治療法，経過と予後等をまとめた「平山病　—発見から半世紀の歩み—　診断・治療・病態機序」が2013年5月に刊行さ

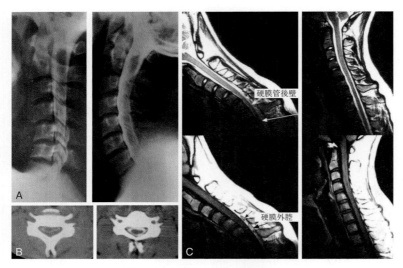

図Ⅳ-11-8　平山病の画像所見

頸部前屈位にて頸髄の前方移動と扁平化および硬膜管後壁の前方移動，硬膜外腔の拡大を認める［A：ミエログラフィー，C：MRI（上 T_2 強調画像，下 T_1 強調画像）］．下位頸髄は患側優位に萎縮しており，左右差を認める B：CT ミエログラフィー．それぞれ右：正中位，左：前屈位．
（田代　淳，菊地誠志：flexion myelopathy．脊椎・脊髄疾患の外科．三輪書店，2006 より）

れた．

c．補助検査法
1．神経放射線学的検査
A）脊髄 MRI

本症を疑った場合，MRI は頸椎レベルで正中位と前屈位で撮像する必要がある．

頸部正中位では，頸髄には下部頸椎 C6 椎体の高さを中心に正常またはいろいろな程度の萎縮がみられ，横断像では左右非対称の扁平化をみる．頸部前屈位では，C6 椎体の高さを中心とする脊髄の前方移動に加えて硬膜管後壁の前方移動がみられ，脊髄は前後から挟まれて圧迫されることとなる．このとき，硬膜管後壁と脊椎管後面との間の硬膜外腔に間隔が生じるが，その空間には拡張した静脈叢が存在し静脈血が貯留していると考えられる（図Ⅳ-11-8）．この後壁の移動は経年的に軽減し，10～20 年で移動がみられなくなるとされている．

B）脊髄造影，造影後 CT（図Ⅳ-11-8）

それぞれ MRI でみられたものと同様の所見が得られる．

2．電気生理学的検査
A）針筋電図

患側の萎縮筋に神経原性変化を認める．また，萎縮筋周囲の非萎縮筋や非萎縮側の同名筋でも同様の所見を認めることがあり，潜在性病変の存在を示唆するが，その頻度は低い．本症では，このような変化が C6～T1 支配筋に限局していることが大きな特徴であり，筋萎縮性側索硬化症などの運動ニューロン疾患との鑑別点として重要といえる．

B）末梢神経伝導検査

脊髄前角細胞の減少とそれに伴う二次的な軸索変性を反映する所見がみられ，運動神経伝導速度の遅延はないが，M 波の振幅が減少する．F 波の出現率が減少するが，進行期では頸部の前屈により増加する．

3．筋生検

筋線維束単位の萎縮があり神経原性異常所見を示す．

d．診断・鑑別診断

発症年齢や寒冷麻痺などの特徴的な症状，一側性または一側優位の oblique amyotrophy な

どの特徴的な徴候から本症を疑い，頸椎レベルの正中位と前屈位での特徴的な画像所見などから，本症と診断される．鑑別診断としては，筋萎縮性側索硬化症，脊髄性進行性筋萎縮症，下部頸髄腫瘍，脊髄空洞症，変形性頸椎症，腕神経叢障害，多巣性運動ニューロパチー，慢性炎症性脱髄性多発ニューロパチーなどが挙げられ，経過，罹患筋分布，感覚障害の有無や神経放射線学的検査，電気生理的検査などから鑑別される．

e．治療

頸部前屈姿勢を長時間持続することを回避する．このために5分以上頸部前屈位をとる時には頸部カラーを着用する．これにより症状の進行が停止し，約4割で部分的な改善がみられている．ただし，このように改善がみられた症例は発症から治療開始までの期間が2年半以内であったとされており，早期発見，早期診断，早期治療が重要な疾患といえる．

6 ヒトTリンパ球向性ウイルス関連脊髄症
HTLV-I associated myelopathy (HAM)

⇨ 285頁，Ⅳ-2「髄膜炎・脳炎・脳症」を参照．

7 梅毒性脊髄炎・脊髄癆
syphilitic myelitis・tabes dorsalis

梅毒（syphillis）は梅毒トレポネーマ（*Treponema pallidum*）による感染性全身性疾患で，性器潰瘍，扁平コンジローム等の皮膚病変，髄膜炎，脊髄炎，大動脈疾患，神経性症候群がみられ，病期は3期に分けられる．

梅毒はペニシリン療法により激減したが，1980年代半ばよりHIV感染とともに増加し，神経梅毒も増加している．

a．症状・経過・予後

神経梅毒（neurosyphilis）は，通常感染後2年以内に髄膜炎で発症する．主な症候は，頭痛，項部硬直，脳神経障害，痙攣および意識障害で，頭蓋内圧亢進症候を伴うこともある．髄膜およ

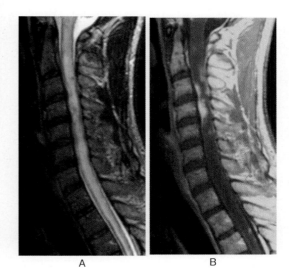

図Ⅳ-11-9 梅毒性脊髄炎
頸椎MRI T₂強調画像矢状断（A），頸椎MRI T₁強調Gd-DTPA造影画像矢状断（B）．髄内異常増強効果を認める

び血管が障害される髄膜血管型神経梅毒（meningovascular neurosyphilis）は，感染後6〜7年に発現することが多い．レンズ核線条体動脈の遠位部などの小動脈の狭窄，閉塞による脳梗塞を起こし，失語，脳神経麻痺，片麻痺などを呈する．そして，感染後15〜20年の経過で進行麻痺（general paresis）や脊髄癆が発生する．これらの病型は単独で存在することはほとんどなく，通常はいくつかが混在している．なお，髄膜炎は無症候性のままで経過することもある．

神経梅毒による脊髄病変としては，梅毒性髄膜脊髄炎（syphilitic meningomyelitis），脊髄性髄膜血管梅毒（spinal meningovascular syphilis）と脊髄癆が知られている．

梅毒性髄膜脊髄炎では両側の錐体路障害が強く，かつてはErbの痙性対麻痺（Erb spastic paraparesis/ Erb-Charcot syndrome）と呼ばれた．髄膜血管型神経梅毒は，脊髄においては前脊髄動脈症候群の病型をとることがある．症候としては，筋力低下，筋萎縮，膀胱直腸障害を呈する緩徐進行性の痙性麻痺や急性発症の弛緩性麻痺を呈する横断性脊髄炎を示す（図Ⅳ

-11-9).

脊髄癆は感染15〜20年後に発症し，背部および足に刺すような疼痛（電撃痛）が特徴とされ，歩行失調や尿失禁を呈する．徴候としては，下肢の筋緊張低下，腱反射低下，振動覚および位置覚障害がみられ，Romberg徴候が陽性となる．

b. 病因・病態・病理

病理学的には，髄膜血管型神経梅毒では，髄膜への炎症細胞浸潤と小動脈の線維化および狭小化から閉塞を認める．脊髄癆では，主に腰仙髄レベルでの脊髄後根の著明な菲薄化，また脊髄後索主体の変性による脊髄萎縮が認められ，筋緊張低下や深部覚障害および感覚性失調の責任病巣として矛盾しない変化と考えられる．

c. 補助検査法

1. 血清学的検査

非特異的な梅毒血清反応では，脳脊髄液で陽性であれば神経梅毒の診断はほぼ確実であるが，血清で陽性の場合には過去に感染歴があることを示すのみであり，逆に神経梅毒で少なからず陰性となる．このような場合でも，特異抗原検査では神経梅毒例の血清で陽性となる．

2. 脳脊髄液検査

無症候性の髄膜炎の場合は脳脊髄液所見が唯一の診断根拠となるため，梅毒の患者は全例，脳脊髄液検査を施行すべきと考えられる．また，治療適応や治療効果判定，経過観察においても重要な検査である．

異常所見としては，単核球優位の細胞増多，蛋白上昇，IgGの上昇とオリゴクローナルバンド陽性，梅毒血清反応陽性が挙げられる．

d. 診断・鑑別診断

梅毒患者の診療においては，特に髄膜炎は無症候性であることが多いため，診断には脳脊髄液検査が必要であることに留意する必要がある．また，治療により脳脊髄液所見が改善しているにもかかわらず症状が進行する場合や，臨床的に再発が疑われるのに脳脊髄液所見に異常がない場合は，他の脳および脊髄疾患の可能性を考慮しなくてはならない．

e. 治療

神経梅毒に対しては，その型を問わず，ペニシリンG1,800〜2,400万単位/日の静注を10〜14日間施行する．治療効果の判定には，3〜6ヵ月毎に診察を行い，6ヵ月後には脳脊髄液検査を再検する．6ヵ月後に症候がなく，脳脊髄液が正常化していれば，それ以上治療は不要と考えられる．なお，脊髄癆の場合で，脳脊髄液に異常所見がなく，他の梅毒の症候もみられない場合は治療は不要である．

対症療法としては，脊髄癆の電撃痛には，ガバペンチンやカルバマゼピンが用いられ，鎮痛薬も有効である可能性はあるが，麻薬は通常使用をさける．

8 亜急性／慢性脊髄連合変性症
subacute combined degeneration of spinal cord

亜急性脊髄連合変性症は，ビタミンB_{12}欠乏により脊髄後索，側索の変性を起こし，痙性対麻痺を呈する疾患である．歴史的には，1884年にLeichitensternが脊髄癆患者にみられた悪性貧血（pernicious anemia）として報告されたのが最初とされ，その後，Russelらにより臨床症状と病理所見が詳細に検討され，本症が命名された．悪性貧血との合併，胃腸疾患との関連，ビタミンB_{12}や葉酸との関連が解明されている．

a. 症状・経過・予後

臨床像は病期により異なり，Russelらは3つの病期に分け，軽度痙性対麻痺，続いて高度痙性対麻痺，さらに弛緩性対麻痺を呈するとした．

病初期には両下肢の自覚的な異常感覚を強く訴え，しびれ，両下肢のこわばり感が数週間から数ヵ月で重篤な障害を呈するようになる．下肢の強い錯感覚に加え，振動覚・位置覚障害，また，下肢腱反射亢進，Babinski反射陽性，痙縮を認めるようになる．この病期では脳神経系障害，排尿障害はみられない．

さらに進行すると，起立・歩行が障害され，

Romberg徴候が陽性となり，上肢にも障害がみられるようになる．進行期には，弛緩性対麻痺，腱反射低下ないし消失，筋緊張低下を認める．

また，脊髄以外では，視神経にも脱髄が生じ，視力障害がみられることもある．大脳白質の変化が進むと，無気力・傾眠傾向，認知症を呈する．

b. 病因・病態・病理

本症の病態はビタミンB_{12}欠乏とされており，その原因としては吸収障害と低栄養による摂取不足が多い．悪性貧血の場合は胃の内因子欠乏によりビタミンB_{12}の吸収が障害されているが，手術による胃切除後の内因子欠乏や回腸切除後の吸収部位の喪失による欠乏もある．

病理学的には，脊髄白質主体の変性がみられ，通常，下部胸髄の側索と後索に髄鞘の腫脹，空胞化，軸索の腫脹を認め，脱髄，軸索消失を呈する．病変は胸髄から上下方向に広がるとともにWaller変性をきたし，病変部位が必ずしも対称性でなく，末梢神経にも障害が及び，進行期には大脳白質にも斑状脱髄を認める．

c. 補助検査法

血液検査にてビタミンB_{12}濃度の低下を証明することが重要であるが，組織内のビタミンB_{12}の貯蔵量が減っていても血中濃度が正常範囲内にとどまりうることに注意が必要である．また，ビタミンB_{12}欠乏による大球性貧血があれば診断の手がかりになるが，貧血の方が数ヵ月遅れて出現することがあるため，早期診断が難しいことがある．

脊髄MRIでは，T_2強調像にて頸髄から胸髄レベルに広がる後索および側索の異常信号を認める（図Ⅳ-11-10）．

d. 診断・鑑別診断

ビタミンB_{12}欠乏をきたしうる基礎疾患や大球性貧血がある場合には，それらが診断の手がかりとなる．鑑別疾患としては，頸椎症性脊髄症や多発性硬化症などが挙げられるが，銅の欠乏により脊髄後索および側索障害を呈する非ビタミンB_{12}欠乏性連合変性症もあり，念頭に置く必要がある．

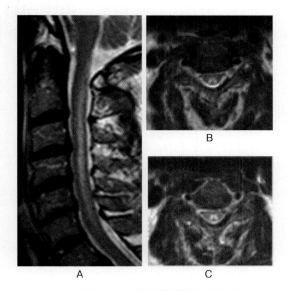

図Ⅳ-11-10 亜急性脊髄連合変性症
A：頸椎MRI T_2強調画像矢状断，B：頸椎MRI T_2強調画像軸面（C3-4），C：頸椎MRI T_2強調画像軸面（C4-5）頸髄後索に高信号域を認める．

e. 治療

経口ではビタミンB_{12}の吸収が悪い場合が多く，ビタミンB_{12}製剤の筋注を行う．投与法の一例としては，1,000 μg/日筋注を数日間継続した後，1ヵ月間は週1回1,000 μg筋注を行い，その後月1回1,000 μg筋注にて維持する．また，近年ではビタミンB_{12}の維持投与を500〜1,000 μg/日経口で行う方法も用いられている．

9 脊髄空洞症
syringomyelia

脊髄空洞症とは脊髄実質内に空洞（syrinx）が生ずる病態で，多彩な神経症候を呈する．本症は従来，非常にまれでかつ診断の困難な疾患とされていたが，MRIの登場により診断確定が容易となり，決してまれなものではないことが明らかとなってきている．

わが国では，厚生省（厚生労働省）研究班によって脊髄空洞症の全国レベルの疫学調査が1991〜1992年と2009年に実施されている．前者では全国で1,243例の集計がなされ，その内

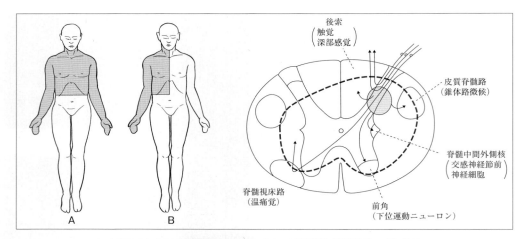

図Ⅳ-11-11 脊髄空洞症でみられる解離性感覚障害の模式図
従来は両側性の宙吊り型（A）が特徴とされてきたが片側性（B）のものが圧倒的に多い．

訳ではChiari奇形を伴うものが648例と最も多く，次いで外傷後脊髄空洞症139例，脊髄腫瘍に伴うもの132例，脊髄くも膜炎に続発するもの76例，その他であった．2009年の調査では1,215例が集計され，人口10万人当たり1.94人の有病率で，Chiari奇形を伴うものが51％，特発性が15.7％と多かったが，無症候性のものが22.6％であった．

a. 症状・経過・予後

最も代表的なChiari奇形に伴うものは，上肢の痛み，しびれなどの感覚障害，筋の脱力，萎縮で初発することが多い．神経徴候も多彩であるが，最も特徴的なものとして温痛覚が障害され触覚が保たれる解離性感覚障害がある．従来，両側性の宙吊り型が特徴的とされ教科書にも記載されているが，これは診断が遅れた慢性経過でみられる分布であり，初期には片側性のことが多く，この段階で診断される例が圧倒的に多いといえる（図Ⅳ-11-11）．

解離性感覚障害は，脊髄後根から脊髄内にはいる交差性の温痛覚線維が空洞により障害されることによって出現し，さらなる空洞の拡大および進展により，前角を障害すれば同側の筋力低下，脊髄視床路を障害すれば反対側の温痛覚障害，さらに進行すれば錐体路徴候，深部感覚障害も出現する（図Ⅳ-11-11）．

自律神経症候としては，Horner徴候，発汗低下，逆に初期には発汗過多を呈することがある．障害側に肢肥大，皮膚栄養血管運動障害としての「多汗の手」や神経原性関節症Charcot関節をみることがある．

眼振，瞳孔不同，顔面の感覚障害，胸鎖乳突筋萎縮，小脳症候，失神発作，項部・後頭部痛があった場合，Chiari奇形のみでも説明できるが，舌萎縮がみられれば延髄空洞症の合併が疑われる．

全身所見としては側弯症や上肢関節症にも注目する必要がある．

発症年齢としては，20～30歳代での発症が最多で若年成人に多いとされているが，乳幼児から高齢者まで広範な年齢層での発症が報告されている．

b. 病因・病態・病理

脊髄空洞症の分類としては，Barnettら（1973）のものが広く用いられている（**表Ⅳ-11-1**）．この分類は病因によって分けられ，くも膜下腔，特に第四脳室との交通があるか否かにより，交通性及び非交通性としている．交通性にはChiari奇形あるいは脳底部くも膜炎に伴うもの，非交通性としては外傷，脊髄に限局するくも膜炎，脊髄腫瘍に伴うものが挙げられ，さらに特発性脊髄空洞症という項目もある．

表Ⅳ-11-1　脊髄空洞症の分類

交通性脊髄空洞症 ・大孔部および後頭蓋窩に先天性の奇形を伴うもの（Chiari 奇形など） ・大孔部および後頭蓋窩に先天性の異常を伴うもの（頭蓋底部くも膜炎など） 非交通性脊髄空洞症 ・外傷後の脊髄空洞症 ・脊髄に限局するくも膜炎に続発する脊髄空洞症 ・脊髄腫瘍に伴う脊髄空洞症 特発性脊髄空洞症

（Barnett ら，1973 より）

しかし，近年，MRI を用いた検討でも交通性脊髄空洞症とされてきたものが本当に髄液の交通があるのか問題となっており，MRI を基にした新たな分類も提唱されてきている．

　Chiari 奇形を伴う脊髄空洞症の成因については，Gardner（1965）により「胎生期の何らかの異常により脳室系と脊髄中心管が閉鎖せず，また Luschka 孔と Magendie 孔の先天的な閉塞のため，脳室の脈絡動脈の拍動による脳脊髄液拍動が脊髄中心管に波及し［脳脊髄圧波効果（water hammer effect）］，次第に中心管が拡大して空洞を形成する」という水力学的機序 hydrodynamic mechanism が提唱された．その後この説には矛盾点が多いことが明らかとなったが，脳脊髄液流の異常が関与している可能性は高いと考えられ，種々の説が出されている．代表的なものとして，Williams（1972）による静脈圧説（venous pressure theory）では，咳嗽や力みなどで脊柱管内静脈圧が上昇すると脳脊髄液は大孔を通って脊柱管内から頭蓋内に流れ込むが，Chiari 奇形があると脳脊髄液は脊柱管内に戻れなくなる．そのため脊柱管内は陰圧となり，第四脳室の脳脊髄液は中心管の方へ引かれるとし，これを suck 効果と呼んだ．Ball and Dayan（1972）による経血管周囲説（transperivascular theory）は，Chiari 奇形により脊柱管内の脳脊髄液が頭蓋内への逆流が阻害されている場合，脊柱管内圧が高まると脳脊髄液が血管周囲腔（perivascular space）を介して脊髄灰白質内へ入って空洞を形成するとする説である．また，同様に脊柱管内圧が高まった際に，

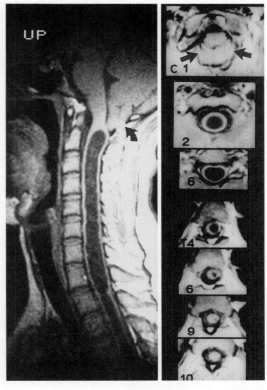

図Ⅳ-11-12　脊髄空洞症の MRI
頸椎 MRI T_1 強調画像．Chiari Ⅰ型奇形（矢印）と，C2-T9 に至る空洞が証明されている．

脳脊髄液が脊髄実質内に入り込む経路として，Aboulker（1979）は直接しみ込むとする説［経脊髄実質説（transmedullary theory）］，Aubin（1983），岩崎（1984）は脊髄後根侵入部を介するとする説を提唱している．

　また，脊髄くも膜炎に続発するものは，くも膜癒着と血管の炎症や癒着による血管狭窄や肥厚，脊髄外傷に続発するものは，脊髄実質の特に灰白質の損傷や髄内および軟膜血管の損傷および外傷性くも膜下出血によるくも膜の癒着ないし肥厚が原因と考えられている．脊髄腫瘍に伴うものは，くも膜炎や外傷によるものと同様の機序に加え，さらに別の要因も想定されている．

c．補助検査法

　脊髄 MRI 矢状断像にて，空洞の上端および下端の位置を同定できるが，必ずしも臨床症候

より推定される高位レベルと一致するとは限らない．軸面像では，横断面での分布が同定可能である．（図Ⅳ-11-12）．通常，MRI横断像でみられる空洞の偏在する側と臨床症候の優位側は一致する．

d. 診断・鑑別診断

診断には，まず本症を疑って注意深く神経学的診察を行うことが重要であり，MRIなどの補助検査の結果とあわせて確定診断とする．

e. 治療

発症後の経過から，持続進行群，間欠進行群，進行後停止群，進行後改善群に分けることができるが，全体としては進行性と考えるべきであり，早期発見と適切な治療時期を逃さないことが重要である．

治療としては，後頭蓋窩減圧術，空洞―くも膜下腔短絡術が行われることが多い．脊髄腫瘍などに伴うものについては原疾患の治療が先行する．

10 脊髄腫瘍
spinal cord tumor

⇨ 336頁，「Ⅳ-4. 脳腫瘍と脊髄腫瘍」を参照．

11 脊髄硬膜外膿瘍
spinal epidural abscess

脊柱管内膿瘍には硬膜外，硬膜下および髄内に発生するものがあるが，硬膜外膿瘍が大多数を占める．近年，比較的まれな疾患となっているが，適切な治療時期を逸すると重篤な神経症状を呈し後遺障害が残ることがあるため，早期診断，治療が重要である．急性脊髄圧迫症状に発熱，白血球増多などの炎症所見がみられたときには本症を疑う．

a. 症状・経過・予後

局所的な背部痛および叩打痛から発症し，神経根性の痛みが出現，その後，運動麻痺，感覚障害，排尿排便障害がみられ，完全運動麻痺へと移行する．急性型では数時間～数日で脊髄症状が悪化し発熱を伴うが，数週～数ヵ月で徐々に症状が進行する場合には発熱は目立たない．なお，発症および進行が急速な場合には，脊髄ショック（spinal shock）の所見を呈することもある．

b. 病因・病態・病理

脊髄硬膜外膿瘍は胸椎，腰椎の背側または外側部に発生しやすく，数椎体レベルに及ぶ．基礎疾患としてしばしば感染症があり，尿路感染，肺炎，感染性心内膜炎などの感染巣からの血行性感染のほか，縦隔や後腹膜などの周辺組織の感染巣やごく軽度の背部の外傷からの直接感染も起こりうる．まれに脊髄脊椎の手術，腰椎穿刺，硬膜外ブロックやその他硬膜外への治療薬の注入により感染が生じることもあり，特に腰椎穿刺の場合には馬尾レベルに硬膜外膿瘍を形成する．脊椎炎から硬膜外腔への直接的な波及もみられる．ただし，重症例においても感染の原因を突き止めることができないことがある．

起炎菌としては，黄色ブドウ球菌が最も多いが，グラム陰性桿菌や嫌気性菌，真菌によるものもみられる．

c. 補助検査法

血液検査にて，白血球増多，赤血球沈降速度の亢進，CRP上昇などの炎症所見を認める．脳脊髄液検査では，白血球数の上昇はみられるものの$100/mm^3$未満のことが多く，蛋白の上昇もみられるが，糖は正常範囲内である．なお，腰椎穿刺により炎症がくも膜下腔に波及する可能性があるため，施行前に腰椎レベルに膿瘍が存在しているかどうか確認するなど，慎重に行う必要がある．

血液培養は，起炎菌同定に有用と考えられているが，脳脊髄液の培養によって起炎菌が検出されることはほとんどない．

診断にはMRIが有用であり，膿瘍はT_1強調像で低信号，T_2強調像で高信号を呈し，造影MRIにて膿瘍辺縁にリング状の増強効果を示すことがある．また，膿瘍の局在，硬膜嚢の圧排，偏倚像がみられる（図Ⅳ-11-13）．

MRIが使用できない場合には，脊髄造影と

11 脊髄・脊椎疾患

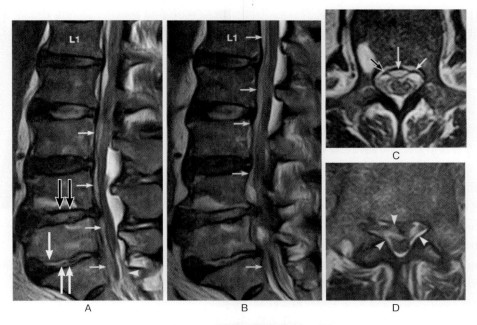

図Ⅳ-11-13　脊髄硬膜外膿瘍の MRI
A, B：T_2 強調矢状断像, C：T_2 強調像（L1 レベル）, D：T_2 強調像（L5 レベル）　T_2 強調矢状断像（A, B）では, L1-S1 椎体背面の硬膜外に厚い帯状の高信号があり（小矢印）, 膿瘍を示す. 硬膜囊腹側を圧迫している. S1 レベルでは背側に腫瘤があり（▶）, 硬膜囊を前後から圧迫している. L5 椎体下縁の皮質が不鮮明で（大矢印）, 椎間腔が狭小化. L4-5, L5-S1 椎間腔が高信号（2つの大矢印）で, 椎間板炎を示す. L1 レベルの T_2 強調像（C）では, 後縦靱帯（小矢印）と硬膜の間に脳脊髄液よりやや信号の低い液貯留が認められる（大矢印）. 側方は PLL 浅層線維と硬膜が癒合しているため（小矢印）, 膿瘍の側方進展が制限されている. L5 レベル（D）では, 腹側硬膜外に膿瘍を示す高信号の腫瘤があり（▶）, 硬膜囊を圧迫している. 膿瘍の後側方進展は外側膜により制限されている（後方の矢頭）.
（宮坂和男：脳脊髄の MRI 第2版, 脊椎の炎症性疾患. メディカル・サイエンス・インターナショナル, 2009 より）

それに続く CT（CT-myelography, CT-MLG）検査を用いることとなるが, 施行には前述のように腰椎穿刺のリスクが伴う.

d. 診断・鑑別診断

脊髄への圧迫の原因となる他の疾患との鑑別が必要となる. 明らかでない場合もあるが, 膿瘍の原因となりうる基礎疾患や外傷, 処置などがあれば診断への手がかりとなる. MRI や CT-MLG が早期診断に重要であり, 膿瘍のレベルも同定できる.

e. 治療

診断がつき次第, 広域抗生剤の経静脈大量投与を行い, 以後培養結果を参考に薬剤を変更して治療を継続する. また, できるだけ早急に椎弓切除術, 膿瘍の洗浄, 除去と硬膜外腔のドレナージなどの外科的治療も行う.

後遺障害を残すか否かは発症から治療までの期間に依存しており, 麻痺が出現してからでは, 椎弓切除とドレナージを行っても脊髄障害を残す可能性が高いとされている.

12 放射線脊髄症
radiation myelopathy

脊髄腫瘍・脊椎腫瘍, 傍脊柱管腫瘍に対する高線量放射線治療によって生じる放射線脊髄症は, まれではあるが最も重篤な治療合併症の一つである. 脊髄は放射線耐性が低い器官として知られ, 大脳半球よりもその耐性は低い. 脊髄症の発生には放射線照射総線量・1回線量・照射期間・照射範囲の要素が関係するが, 1日 2 Gy, 総線量 50 Gy 以上で放射線障害の危険率

が高度になるとされる.

a. 症状・経過・予後

進行性かつ重篤な脊髄症状をみるが，その程度は放射線障害の程度によりさまざまである.脱髄を主とする亜急性脊髄症では一過性となることもある.しかし，高度の脊髄壊死では膀胱直腸障害を含む完全な脊髄横断症状を呈し，不可逆的な脊髄損傷となり回復しない.頸髄放射線障害では呼吸筋麻痺により死亡率が高くなる.

b. 病因・病態・病理

放射線脊髄症には亜急性放射線脊髄症（subacute radiation myelopathy），放射線壊死（radiation necrosis），慢性進行性放射線脊髄症（chronic progressive radiation myelopathy；CPRM）などがある.一般に発症時には浮腫による脊髄腫脹が生じ，およそ半年の経過を経て脊髄は萎縮する.病理学的には脱髄による変性が認められ，壊死に陥る場合には脳の放射線壊死と同様に照射による脊髄血管の変性を介する凝固壊死の像をとる.

発症の時期はさまざまであり，CPRMは照射後数ヵ月〜数年の後に生じて，時間経過とともにその頻度は増加する.照射後2年の時点での重篤な脊髄障害（CPRM）の頻度は，1日2Gyの分割照射で総線量50〜55Gyであればおよそ1％，総線量55〜60Gyであれば5％であるとする報告もある.

1回線量が2Gyより増加すれば総線量が同じであっても脊髄障害の頻度は急峻に増加の傾向を認める.またメトトレキサート（MTX）などの化学療法剤との併用で脊髄の放射線への耐性は低下する.腫瘍の再発に対する再照射による脊髄障害の報告も多いが，再照射線量との正確な関連は明らかではない.

c. 補助検査法

CTや脊髄造影では脊髄腫脹や萎縮をみることができるが，髄内病変の描出にはMRIが最も有力な検査法である（図Ⅳ-11-14）.脊髄の局所性腫脹や脊髄萎縮はT_1強調画像で脊髄形態をみることによりとらえられ，脊髄浮腫はT_1強調画像で低信号域として，T_2強調画像に

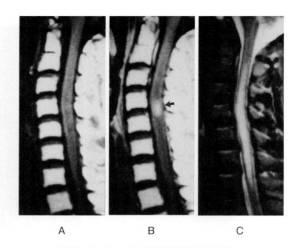

図Ⅳ-11-14 放射線脊髄症のMRI

脊髄の腫脹（A）とGd-DTPA増強効果を認める（B）（T_1強調画像，矢印），T_2強調画像では脊髄内高信号領域が上下に広範囲に認められる（C）.

より高信号域として描出される.より高度の脊髄変性あるいは壊死により血液脊髄関門の破綻をきたした部位は，T_1強調画像Gd-DTPA造影にて増強像として認められる.進行期に認められるこのGd-DTPA増強像も萎縮・緩解期には消失する.

d. 診断・鑑別診断

脊髄に対する放射線照射の既往と，MRIによる照射部位に一致した髄内病変の描出によって診断が可能である.脊髄髄内腫瘍の放射線治療後には，腫瘍増殖のための脊髄病変の拡大か放射線障害によるものか診断に苦慮することもあり，経過をみなければ鑑別できないこともある.

e. 治療

急性浮腫による脊髄腫脹にはグリセロールやステロイドを用いて局所脊髄圧を低下させ，脊髄腫脹による二次性の脊髄障害を防ぐ.脊髄壊死に対してはステロイドが進行の抑制に有効とされる.CPRMでは数週間から数ヵ月の経過をとることが多いので治療は長期にわたる.放射線障害により萎縮に陥った脊髄の再生を促す治療法はなく，排尿管理・理学療法などの対症療法を行う.

II. 脊椎疾患

1 変形性脊椎症
spondylosis deformans

変形性脊椎症とは，椎間板の退行変性とそれに続発する椎体後縁，あるいは前縁の骨棘形成を指す．このような変化は，椎間腔狭小化と脊椎変形として放射線学的に容易に証明可能である．

本項では頸部脊椎症（cervical spondylosis），腰部脊椎症（lumbar spondylosis）について述べる．

a. 症状・経過・予後

1. 頸部脊椎症（cervical spondylosis）

神経症状としては，上肢の痛みとしびれが大部分であるが，手の脱力，巧緻障害などもある．

神経徴候としては，上肢の筋力低下，筋萎縮，腱反射の減弱あるいは消失，そして神経根性の感覚障害などの神経根徴候（root sign）があり，侵されている神経根や脊髄の高位レベル診断の決め手の一つとなる．一方，頸髄の障害は，それ以下の痙縮，腱反射亢進，Babinski 徴候などの錐体路徴候，感覚障害レベルの存在などの脊髄徴候（cord sign）をきたし，それは両側性のことも片側性のこともある．一側上肢の root sign と，同側下肢および体幹筋の運動麻痺，振動覚低下，そして対側の温痛覚低下とい う cord sign があれば，頸髄レベルでの脊髄半側病変による Brown-Séquard 症候群となる．

2. 腰部脊椎症（lumbar spondylosis）

神経症状としては，腰痛，下肢痛などがあり，神経徴候としては下肢の神経根性の感覚障害，Achilles 腱反射（反射弓 S1-2）消失，短母趾伸筋（L4-5，S1）萎縮，Lasègue 徴候陽性などをみる．

b. 病因・病態・病理

椎間板は中央部の髄核と周辺部の線維輪よりなる．椎間板の変性，突出は椎間腔の狭小化をきたし，椎体辺縁の骨棘形成に至る．これに加えて黄色靭帯の肥厚やたわみ，脊椎亜脱臼，脊柱管狭窄などの要素が種々の程度加わり神経症候の発現に関与する（図IV-11-15）．

頸部脊椎症の部位としては，第6，第7頸椎間（C6/7）が最も頻度が高く，次いで C5/6，C7/T1，C4/5 の順となっている．しかし，特に高齢者では多レベルにわたる変化がみられることが多い．症状発現の機序としては，椎間板の突出，骨棘，脊柱管の狭小などの静的要因のほかに，頸椎の過度の可動性による脊髄や神経根への接触という動的要因，さらには血管性の虚血性障害の関与もあげられる．

腰部脊椎症は，第4・第5腰椎間（L4/5），L3/4 に好発し，中年以降に多い．椎体縁の骨

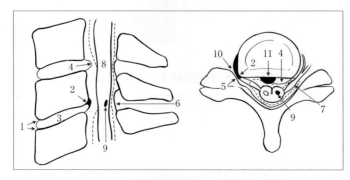

図IV-11-15　頸部脊椎症における病変の模式図
1. 椎体不安定　2. 骨棘　3. 椎間腔狭小　4. 椎間板突出　5. 椎間関節肥厚　6. 黄色靭帯のたわみ　7. 圧迫された神経根　8. 脊髄の変形　9. 脊髄髄内変化　10. 椎間孔狭小　11. 頸椎後縦靭帯骨化

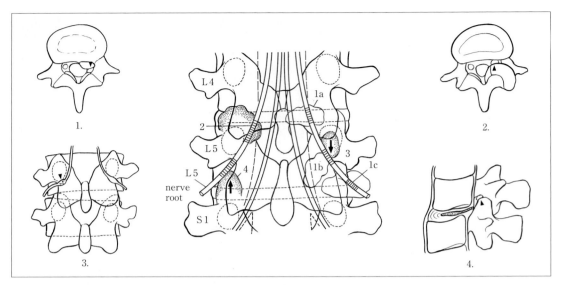

図Ⅳ-11-16 腰部脊椎症における病変の模式図

1. (a, b, c) 椎間板ヘルニア 2. 椎間関節肥厚 3. 椎間板・椎間関節変性に伴う椎間腔高の減少により椎弓根が下垂 4. 椎間関節の変性，後方すべり症に伴う下位脊椎上節突起の上方移動により椎間孔の狭小化．

(宮坂和男：ペインクリニック 6：199，1985 より改変)

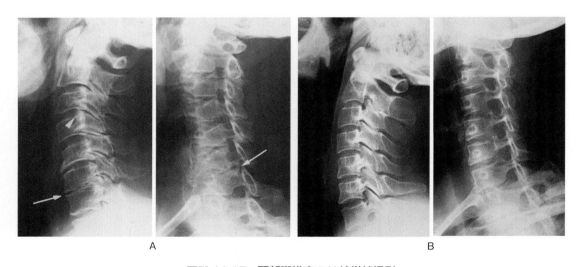

図Ⅳ-11-17 頸部脊椎症のX線単純撮影

A. 頸部脊椎症．B. 正常コントロール．側面像でC6-C7椎間腔狭小（矢印）と，斜位像で椎間孔狭小（矢印）を認める．またC3-C4に椎体亜脱臼あり（矢頭）．Bの正常コントロールと比較するとその変化は明らかとなる．

棘形成，椎間関節肥厚に加えて，脊柱管狭窄の存在も重要である．神経根は上関節突起と椎体後縁との間で椎弓根を巻くようにして椎間孔に至る．したがって上関節突起の肥厚は神経根を圧迫する．左右椎間関節の変性が非対称で限局した側弯を生じた場合，下垂した椎弓根で神経根が圧迫される．すべり症，黄色靱帯肥厚も存在すれば症状に関与する（図Ⅳ-11-16）．

c. 補助検査法

　X線単純撮影は基本となる検査で，椎間腔狭

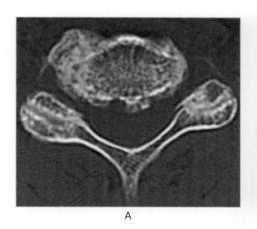 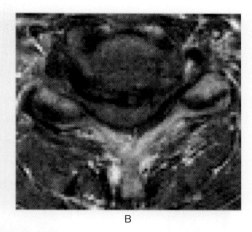

図Ⅳ-11-18　頸部脊椎症のX線CT（A）とMRI（B）
X線CT（A）にてC5-C6に両側性の椎間孔狭小と，脊柱管前後径狭小を認める．頸椎MRI T_1強調画像にて脊髄の圧迫変形は明らかとなる（B）．

小，骨棘形成，椎間孔狭小を描出できる（図Ⅳ-11-17）．撮影方向は，正面，側面と斜位で行うのが一般的であり，特に頸椎では，側面での前屈，後屈および中間位という動的撮影を行うことで椎体不安定をとらえることができる．

頸椎，腰椎とも脊柱管狭窄や椎間孔の狭小化は，単純撮影のほかに脊椎CTにてよく描出され，また，脊髄や神経根への圧迫有無の評価にはMRIが有用である（図Ⅳ-11-18）．

筋電図で神経原性変化をとらえることも大切であり，その異常所見の広がりをみることが全身性の運動ニューロン疾患との鑑別に重要である．

d. 診断・鑑別診断

頸部脊椎症での筋萎縮は，神経根の障害のほかに，脊髄の慢性反復性の圧迫による髄内前角部における循環障害に伴う運動ニューロン変性も機序として考えられている（図Ⅳ-11-15の数字9参照）．現実に，本症と筋萎縮性側索硬化症との鑑別が求められることがある．前者は障害部位に限局した髄節性の筋萎縮，筋力低下であるが，後者では筋力低下は全身に及び，進行するとその程度もより高度となる．感覚障害を欠く頸椎症性筋萎縮症（cervical spondylotic amyotrophy）という概念も存在する．

e. 治療

保存的治療法と外科的治療法があるが，神経内科の立場としては保存的治療の限界の判定，外科的治療の時期を失することがないよう患者の神経症状の推移を観察することである．また，前述の筋萎縮性側索硬化症などとの鑑別診断も重要であり，不要な手術を施行されることのないようにしなくてはならない．

保存的治療には，頸部カラー，腰部コルセットが用いられるが，長期装着による筋萎縮や筋力低下に気をつける必要がある．

2　椎間板ヘルニア
intervertebral disk herniation

a. 症状・経過・予後

1. 頸椎椎間板ヘルニア（cervical disk herniation）

30～40歳代に多く，発生部位としては，第5・第6頸椎間（C5/6），次いでC4/5，C6/7の順となる．

ヘルニアの起こる方向により神経症状が異なり，外側へ突出すれば神経根を圧迫し肩から上肢にかけての痛み，しびれ，そして神経徴候としては，上肢の神経根性の感覚障害，筋力低下，

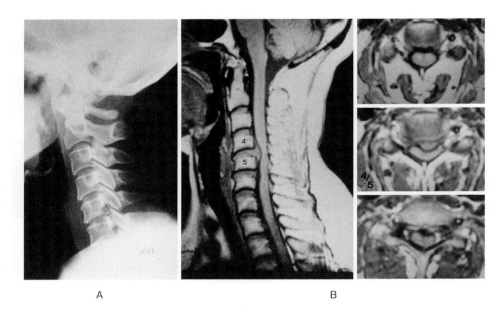

図IV-11-19　頸部椎間板ヘルニア
頸椎X線単純撮影（A）で生理的前弯の消失はあるが椎間腔の狭小は明らかではない．しかし，頸椎MRI T_1 強調画像（B）では高度の椎間板ヘルニアと，それによる脊髄圧迫変形がみられる．

腱反射の変化がみられる．後外側に突出すれば Brown-Sequard 症候群，後正中に突出し脊髄圧迫が主となれば進行性の痙性四肢麻痺，あるいは痙性対麻痺が起こり得る．このように両下肢に特に痙縮が強く，胸髄レベルの障害を疑わせる場合でも，頸髄レベルの病変を示唆する上肢の軽微な痙縮（spastic catch）や上肢腱反射の所見を見逃さず正しく診断することが重要である．

2．腰椎椎間板ヘルニア（lumbar disk herniation）

40〜50歳代の男性に多く，第4・第5腰椎間（L4/5）に好発し，次いで第5腰椎・第1仙椎間（L5/S1），第3・第4腰椎間（L3/4）に多いとされている．重い物を持ちあげる，腰をひねるなどを契機として激しい腰痛，下肢への放散痛で発症する．

神経症状としては，咳，くしゃみ，大便でいきむと放散痛が誘発される．神経徴候として，Lasègue 徴候，神経根性の感覚障害，Achilles 腱反射の減弱，消失，さらに傍脊柱筋の緊張亢進がある．

b．病因・病態・病理

椎間板髄核が線維輪の亀裂を貫通して脱出することを椎間板ヘルニア（髄核ヘルニア）という（図IV-11-15〈507頁〉）．脱出した髄核は，後外側，後正中，外側などさまざまな方向に突出し，頸部では頸髄および神経根を圧迫し神経症候を出す．一方，腰部では第2腰椎以下では脊髄はなく，馬尾となっているため神経根の圧迫症状がみられる．胸部での椎間板ヘルニアは非常にまれである．

c．補助検査法

X線単純撮影の椎間腔の狭小化は大切な所見であるが，それが明らかでないこともある．しかし，CTやMRIでヘルニアや脊髄圧迫所見の描出も容易となった（図IV-11-19）．変形性脊椎症や脊柱管狭窄の合併も症状発現に関与する．腰部椎間板ヘルニアでは，その突出方向に注目する．特に外側型ヘルニアを見逃さないようにすることが大切である（図IV-11-20）．

d．診断・鑑別診断

頸椎椎間板ヘルニアでは，上肢の腱反射の反射弓と反射中枢の高さを知っておくことで，そ

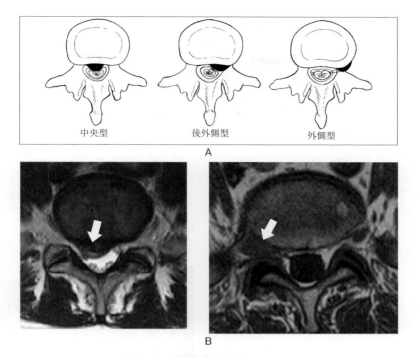

図Ⅳ-11-20　腰部椎間板ヘルニア
ヘルニアの突出方向により中央型，後外側型，外側型とする（A），腰椎 MRI で後外側型（左，T_2 強調画像白矢印），外側型（右，T_1 強調画像白矢印）の実例を示す（B）．

の減弱や亢進が神経根や脊髄の障害レベルの同定に役立つといえる（腕橈骨反射 C5-6，二頭筋反射 C5-6，三頭筋反射 C6-7-8）．腕橈骨反射が誘発されず手指の屈曲が認められることを「Babinski の橈骨反射の逆転（Babinski's inversion of the radial reflex）」といい，第5・第6頸髄レベル（C5-6）の障害を示す徴候として大切である．

腰椎椎間板ヘルニアにおいても，下肢腱反射の反射弓の経路や，代表的な筋肉の髄節支配，各神経根の支配領域を知っておくと良い．例えば，Achilles 腱反射（反射弓 S1-2）消失，短母趾伸筋（L4-5，S1）萎縮などが参考になる．

また，腰椎椎間板ヘルニアには，間欠性跛行を呈する腰部脊柱管狭窄症を伴うことがある．なお，馬尾の腫瘍やくも膜嚢腫で椎間板ヘルニアと類似の症状を呈することがあり，注意が必要である．

e. 治　療

頸椎椎間板ヘルニアでは頸部カラーの装着で症状の改善がみられる．腰椎椎間板ヘルニアでは，硬いベッド上で仰臥位安静，腰部コルセット装着が行われる．保存的治療で改善しない場合には外科的治療が必要である．

3　脊椎靱帯肥厚・骨化症
hypertrophy, ossification of vertebral ligament

a. 症状・経過・予後

1. 後縦靱帯骨化症（ossification of posterior longitudinal ligament；OPLL）

本症は中年以降の男性に多く，ほとんどが頸椎レベルに生じるが，胸椎レベルにもみられることがある．

神経症候としては，上肢の「しびれ」の訴えが多いが，神経根性の感覚障害ではなく，そのなかには手指の巧緻障害と考えられるものもあ

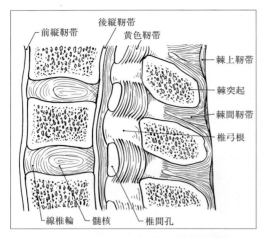

図Ⅳ-11-21　脊柱靱帯の解剖模式図

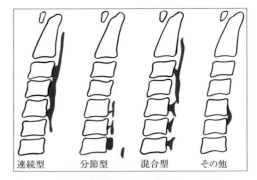

図Ⅳ-11-22　頸椎後縦靱帯骨化症の分類
（厚生省特定疾患脊柱靱帯骨化症調査研究班）

る．緩徐進行性の痙性歩行，痙性対麻痺・四肢麻痺，腱反射亢進，病的反射を呈する．

2. 黄色靱帯骨化症 (ossification of ligamentum flavum；OLF)

黄色靱帯骨化症（OLF）は下位胸椎レベルに多く，腰背部痛，下肢のしびれ，こわばりの訴え，緩徐進行性の歩行障害，あるいは外傷を契機として急速に悪化する例もある．神経学的にも，痙性対麻痺，下肢腱反射亢進，Babinski徴候をみる．胸腰椎移行部に OLF があれば，円錐上部や脊椎円錐の脊髄実質と，神経根を含めた複雑な神経症候を呈してくる．すなわち，脊髄前角細胞あるいは末梢神経障害の症候としての下肢弛緩性麻痺，垂れ足，線維束性収縮に，Babinski 徴候，下肢振動覚低下などの脊髄症候が加わってくる．垂れ足をきたす疾患の鑑別診断に本症も忘れてはならない．

b. 病因・病態・病理

脊椎では，椎体後面に沿って走る後縦靱帯（posterior longitudinal ligament）と左右の椎弓後外側部にあって上下の椎弓を連結するように存在する黄色靱帯（ligamentum flavum）（図Ⅳ-11-21）が存在し，そこに肥厚，石灰化，骨化がみられることがある．このうち，OPLL は，わが国をはじめとするアジア人に多く欧米では非常にまれであることが知られており，家

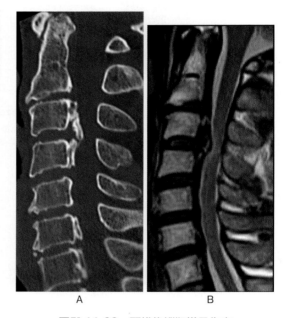

図Ⅳ-11-23　頸椎後縦靱帯骨化症

頸椎CT矢状断像（A），頸椎MRI T$_2$強調矢状断像（B）で，骨化像（A）と脊髄圧迫所見（B）を認める

系調査による遺伝的背景や骨軟部組織の代謝に関する酵素遺伝子の変異などの検討も行われているが，その病因は未定とされている．

罹患部位としては，OPLL は頸椎レベルに多いが，OLF は胸椎レベル，特に下位胸椎に多く，この両者が合併することがあることも指摘されている．

これらは，慢性に脊柱管狭窄をきたし神経症

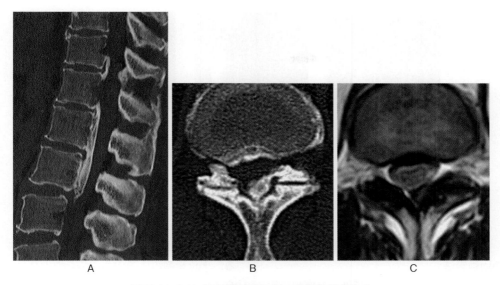

図Ⅳ-11-24　黄色靱帯骨化症＋後縦靱帯骨化症

胸椎 CT 矢状断（A），で後縦靱帯骨化症と黄色靱帯骨化症を認め，胸椎 CT（B）で T11/12 に黄色靱帯骨化像と同部の胸椎 MRI T_2 強調画像（C）で脊髄圧迫所見がみられている．

候を発現する．

c．補助検査法

頸椎 X 線単純撮影でその存在を疑えば，断層撮影や X 線 CT が有用である．

OPLL は X 線所見から連続型，分節型，混合型の 3 型に分類される（図Ⅳ-11-22）．脊髄の圧迫，扁平化は MRI で同定が容易である（図Ⅳ-11-23，図Ⅳ-11-24）．

d．診断・鑑別診断

OPLL は頸椎単純撮影でも診断できることより，無症状で偶発的に発見されることもある．神経症候を呈する例では，合併する頸椎症や椎間板ヘルニアによる症候も混在している可能性がある．

e．治療

頸椎 OPLL で進行性の症候を示す場合は頸部カラーなどの保存的治療の効果は期待できず，外科的治療（椎弓切除術，前方除圧術）が行われる．ただし，神経症状がないかあっても軽症のものは経過観察でよい．OLF も進行性の神経症候を示す場合は椎弓切除術で骨化巣を除去する手術が行われる．

4　環椎・軸椎亜脱臼
atlantoaxial dislocation

a．症状・経過・予後

中高年女性に多く，後頸部痛，頸部の運動痛および運動制限がみられ，脊髄を圧迫すると対麻痺あるいは四肢麻痺もみられる．進行すると，後頭骨ならびに環椎が軸椎に対して，下方へ移動し，歯状突起が頭蓋内へ突出した状態となり，突然死の原因になりうる（図Ⅳ-11-25）．

b．病因・病態・病理

環椎・軸椎亜脱臼の成因は，歯突起骨病変と環椎横靱帯病変に大きく分けられる．歯突起骨病変には，先天性，外傷性，感染症性，腫瘍性のものが含まれ，環椎横靱帯病変には，先天性，外傷性，感染症性およびリウマチ性のものが含まれる．

関節リウマチ成人患者では，リウマチ性変化が頸椎，特に頭蓋頸椎移行部に起こりやすく，後頭環椎関節および環軸椎関節の炎症により，関節破壊や靱帯強度の低下をきたし，環椎・軸椎亜脱臼が生じる．また，一般に脱臼の程度は，後屈位で減少し前屈位で増悪する．

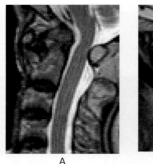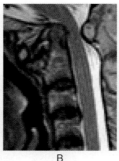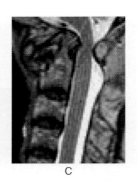

図Ⅳ-11-25　環椎・軸椎亜脱臼（リウマチ様関節炎）
頸椎 MRI T_2 強調画像矢状断後屈位（A），T_2 強調画像矢状断前屈位（B）と T_2 強調画像矢状断中間位（C）で脊髄圧迫を認める

c. 補助検査法

X 線単純写真側面像にて，環椎・歯突起間距離（atlantodental interval）を測定する．成人では 2 mm 以下，小児では 4〜6 mm 以下が正常値とされている．また，C1 レベルでの最大脊柱管前後径が 14 mm 以下の場合，頸髄の圧迫による症状が出現すると考えられる．なお，不安定性の指標としては，

instability index ＝［（最大脊柱管前後径−最小脊柱管前後径）／最大脊椎管前後径］×100（％）

が用いられる．

MRI では，前屈位，後屈位での動的要素の関与も含めて，脊髄への圧迫有無の評価が容易であり，さらに Chiari 奇形や脊髄空洞症などの合併症の診断も可能である．

CT 検査法も進歩しており，3D-CT bone 撮影にて骨要素を立体的に表示したり，3D-CT 血管撮影の併用にて椎骨動脈との位置関係の把握も可能となっている．

d. 診断・鑑別診断

この病態の評価には，従来は X 線単純写真をもとにした計測法により前述のような指標を算出していたが，MRI や CT 検査法の進歩によりこの部位の複雑な構造の画像化が可能となり，より病態が把握しやすくなった．

e. 治療

保存的治療には，牽引療法があり，halo 牽引装置による牽引や，頭蓋直達牽引が施行される．上位頸髄の圧迫がある場合などには，時期を逸することなく外科的治療による的確な除圧と固定の施行を検討しなくてはならない．

5 脊椎炎
spondylitis

a. 症状・経過・予後

脊椎炎は化膿性と非化膿性に大別され，非化膿性脊椎炎には結核性と真菌性がある．かつては結核性脊椎炎（tuberculous spondylitis）が若年者の脊椎炎の大半であったが，近年，肺結核の減少に伴い，その発症頻度は少なくなり，化膿性脊椎炎（pyogenic spondylitis）が増加している．また，発症年齢も 1990 年代以降は 50 歳代後半〜60 歳代と比較的高齢化してきている．

局所の自発痛，叩打痛で発症し，炎症の波及により脊椎不安定性，脊椎変形が生じ，硬膜外膿瘍を併発すると，運動麻痺，感覚障害等の脊髄症状を呈する．

初発症状の経過により，急性型（39℃ 以上の発熱と激しい腰背部痛などで発症するもの），亜急性型（37℃ 台の微熱で発症するもの），慢性（潜行）型（発熱がほとんどなく，発症時期が不確定で軽微な腰背部痛などで発症するもの）に分類される．

b. 病因・病態・病理

化膿性脊椎炎は血行播種が多く，黄色ぶどう球菌，大腸菌などが起炎菌になることが多い．真菌性脊椎炎の起炎菌は，放線菌や酵母菌が多いとされている．

化膿性および結核性脊椎炎では腰椎が最もおかされ，化膿性脊椎炎では脊椎椎体，椎弓まで炎症が広がり，炎症が進展すると椎間板まで波及する．

c. 補助検査法

血液検査では，化膿性脊椎炎の急性型の場合，急性期には白血球数 10,000/μL 以上の増多がみられるが，亜急性期以降は正常範囲内のことが多い．炎症反応は，ほとんどの化膿性脊椎炎の症例で赤血球沈降速度が 1 時間値 100 mm 以上に亢進するとされている．それに対して，結核性脊椎炎では，白血球数の増加はみられないことが多く，赤血球沈降速度は亢進しても 1 時間値 100 mm 以下のことが多い．

神経放射線学的検査では，化膿性脊椎炎の場合，X 線単純写真にて初期には椎間板腔の狭小化と周囲軟部組織の腫脹，ついで骨破壊をきたし，病状の進行とともに骨新生，骨硬化像がみられる．結核性脊椎炎の場合は，初期に椎間板腔の狭小化と骨萎縮像を認め，進行に伴い椎体が結核性の肉芽組織に置換されて血行障害により腐骨を形成する．また，椎体内に空洞を形成することもあるが，骨硬化像を認めることは少ないとされている．このような骨病変が CT では明確に描写され，軽微な初期段階でも診断に寄与する．

MRI では，X 線単純写真の変化が出る前の段階から椎体に異常信号が出現するため，より早期から病変を検出することができる（図Ⅳ-11-26）．

d. 診断・鑑別診断

経過や臨床検査値異常が様々であるため診断が難しい場合もあるが，画像検査法の進歩により早期診断が可能となってきた．また，MRI により，転移性脊椎腫瘍との鑑別診断もより確実となってきている．

e. 治療

安静，コルセットによる固定，抗菌薬，抗結核薬などの薬物療法による保存的治療がまず試みられる．

化膿性脊椎炎に対する抗菌薬は，経静脈的に 1〜3 週間使用した後に炎症反応が鎮静化していれば，経口薬に変更して継続する．炎症が再燃する可能性があるため，定期的な炎症反応の確認が必要であり，再燃の場合には再び経静脈的に抗菌薬を使用するなどの対処が必要となる．

結核性脊椎炎に対しては，抗結核薬リファンピシン，イソニアジド，エタンブトールの 3 剤またはピラジナミドを追加した 4 剤を使用し，経過を見ながら 6〜12 ヵ月継続する．

神経症状が出現，進行，増悪する場合，硬膜外膿瘍形成が認められた場合，骨破壊による脊椎の変形，不安定性がみられる場合，また保存的治療に抵抗性で経過が長期にわたる場合や炎症の再燃を繰り返す場合にも手術適応が検討される．

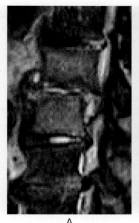 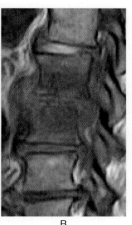

図Ⅳ-11-26 化膿性脊椎炎
A：腰椎 MRI T₁強調画像矢状断，B：STIR 画像矢状断で椎体破壊，脊髄圧迫を認める

Section Ⅳ　神経疾患　各論

参考文献

1) 宮坂和男，田代邦雄：頸椎症性根・脊髄症における神経放射線学．神経進歩，37. 267, 1993.
2) 宮坂和男（編著）：脳・脊髄血管造影マニュアル．南江堂，1997.
3) 平山惠造：若年性一側上肢筋萎縮症―その発見から治療まで―．臨床神経，33. 1235, 1993.
4) Tashiro K, Kikuchi S, Itoyama Y, et al：Nationwide survey of juvenile muscular atrophy of distal upper extremity (Hirayama disease) in Japan. Amyotroph Lateral Scler 7. 38-45, 2006.
5) 平山惠造，田代邦雄：平山病 ―発見から半世紀の歩み― 診断・治療・病態機序．文光堂，2013.
6) 庄司紘史：感染性疾患．臨床神経内科学改訂5版，南山堂，261-282, 2006.
7) Kikuchi S, Shinpo K, Niino M, Tashiro K：Subacute syphilitic meningomyelitis with characteristic spinal MRI findings. J Neurol 250：106-107, 2003.
8) 森若文雄，新保和賢，津坂和文，田代邦雄：亜急性連合性変性症の臨床症状と症例．脊椎脊髄 8：933-937, 1995.
9) 井村裕夫，他編，田代邦雄，須藤和昌：脊髄空洞症，延髄空洞症．最新内科大系 72，神経筋疾患 8，脳脊髄の腫瘍，外傷，奇形，脊椎異常．中山書店，243-253, 1996.
10) Sakushima K, Tsuboi S, Yabe I, Hida K, Terae S, Uehara R, Nakano I, Sasaki H：Nationwide survey on the epidemiology of syringomyelia in Japan. J Neurological Sci 313：147-152, 2012.
11) 阿部　弘（編）：脊髄の外科．医学書院，1990.
12) 濱田晋輔，森若文雄，田代邦雄：Foix-Alajouanine 症候群，亜急性壊死性脊髄炎，別冊日本臨床　新領域別症候群シリーズ 26：417-422, 2013
13) Ropper AH, Samuels MA, Klein JP：McGraw-Hill Education, 2014. Adams and Victor's Principles of Neurology, 10th edition.
14) 水野美邦監修，栗原照幸，中野今治編集，田代邦雄：脊髄疾患，脊椎疾患．標準神経病学第2版．医学書院，112-144, 2012.
15) 岩崎喜信，飛騨一利編集：脊椎・脊髄疾患の外科．三輪書店，2006.

［田代邦雄］

12 末梢性神経疾患

 概　　説

　末梢神経障害（ニューロパチー）とは，脳神経根および脊髄神経根，ならびにそこから末梢に位置する神経線維，および神経細胞体に病変が存在する疾患である．さまざまな原因によって引き起こされることが知られており，病因に基づいた分類の他に，臨床的には発症様式，末梢神経の障害の分布，および主徴となる運動系感覚系自律神経系の症候学的等からなる分類，あるいは病理学的，電気生理学的分類（軸索障害・脱髄）がなされている．臨床的には発症様式はニューロパチーの原因を検索する上で重要であり，数時間あるいは日の単位で症状が完成する急性発症型，数週の単位で発症・進行する亜急性型，数ヵ月から年の単位で潜在性に発症する慢性型に分けられる．症候学的には筋力低下を主体とするもの，感覚障害を主体とするもの，顕著な自律神経障害を伴うものなどに分けられる．また，末梢神経の障害の分布により，臨床的に単ニューロパチー，多発性単ニューロパチー，多発ニューロパチーに分類される．単ニューロパチーは単一神経の支配領域の障害で圧迫性ニューロパチーに多くみられる．多発性単ニューロパチーは2つ以上の神経の支配領域の障害で，血管炎や糖尿病に伴うニューロパチーによくみられる．多発ニューロパチーは，ほぼ左右対称性に四肢の遠位部優位に障害をきたし，通常は下肢優位で，いわゆる靴下手袋型のニューロパチーである．症状の進行とともに軀幹でも正中部に前掛け型の感覚障害が生ずる．障害分布からはこのパターンをとるものが，末梢神経障害の中では頻度的には多く，原因疾患も多彩である．病態は原因によって異なるが，基本的には脱髄・軸索障害・神経細胞体障害に大別され，単独あるいは合併して障害が生ずる．障害される神経の種類（部位および運動・感覚・自律神経の別）によって特徴的な臨床徴候を呈する．

　主な検査法には末梢神経伝導検査，髄液検査，血液・髄液検査，画像検査，神経生検，遺伝子検査などがあり，原因疾患の診断はこれらの検査所見をあわせて総合的に判断する．末梢神経伝導検査は非侵襲的検査であり，ニューロパチーの診断に有用である．運動神経・感覚神経の脱髄性変化・軸索障害病変に応じて，速度の低下・振幅の減少が認められる．脱髄性変化では伝導遅延，伝導ブロック，終末潜時の延長がみられる．軸索障害病変では伝導遅延はなく，活動電位の低下が認められる．針筋電図検査では，脱神経所見あるいは高振幅電位がみられる．血液検査としては，ビタミン，各種自己抗体，各種ウイルス抗体などの測定が行われる．また，髄液検査では，細胞数の増加を伴わない蛋白の上昇（蛋白細胞解離）が重要であり，Guillain-Barré症候群や慢性炎症性脱髄性多発神経炎で認められる．神経生検は侵襲的検査であり，生検後に知覚障害を残す可能性があることを念頭においた慎重な適応の判断が必要であるが，他の非侵襲的検査で診断がつかない場合に有用な検査である．遺伝子検査に関しては，分子遺伝学の進歩に伴い新たな報告が相次いでおり，原因となる遺伝子は増加，多様化している．これらの検査所見を総合して診断，治療を行うが，軸索や神経細胞体に障害が及ぶ例は難治性であ

ることが多いため，迅速な診断と治療が望まれる．

1 遺伝性末梢神経疾患
hereditary peripheral neuropathy

遺伝性の末梢神経障害（遺伝性ニューロパチー）は，臨床的および遺伝的に多様である．運動神経および感覚神経が障害されるものは，遺伝性運動感覚性ニューロパチーとよばれ，その多くが下肢の萎縮や変形を主症状とするCharcot-Marie-Tooth病（CMT病）の病型をとる．感覚神経を中心に障害されるものは，遺伝性感覚性ニューロパチー，さらに自律神経障害を合併するものは，遺伝性感覚・自律神経性ニューロパチーと名付けられる．その他に運動神経のみが障害されるものは遺伝性運動性ニューロパチー（hereditary motor neuropathy；HMN），アミロイドの蓄積が見られる家族性アミロイドニューロパチー（familial amyloid polyneuropathy；FAP），圧刺激により誘発される圧脆弱性ニューロパチー（hereditary neuropathy with liability to pressure palsies；HNPP），家族性に上肢の疼痛および筋萎縮を呈する遺伝性神経疼痛性萎縮症（hereditary neuralgic amyotrophy；HNA）などがある．HMNや脊髄性筋萎縮症（spinal muscular atrophy；SMA），球脊髄性筋萎縮症（spinal and bulbar muscular atrophy；SBMA）は運動ニューロン病と遺伝性ニューロパチーの両方の側面をもつ．さらに遺伝性疾神経疾患の中に，ニューロパチーを呈するものも多く，小脳障害や白質病変など中枢神経症状が強い場合には，そちらを主症状として疾患分類されることが多い．本項では，末梢神経障害が主体なものを概説する．

A 遺伝性運動感覚ニューロパチー
hereditary motor sensory neuropathy（HMSN）

1 命名と分類

HMSNは，遺伝性の運動および感覚性のニューロパチーの総称であるが，その多くがCMTであり，遺伝子学的に原因が発見され，分類が進んでいくにつれてCMTが基本的な疾患名として用いられる．CMTの分類で最も用いられているものでは，CMTは，髄鞘の障害か軸索の障害，遺伝形式（常染色体性優性，常染色体性劣性，X染色体性），遺伝子座および原因遺伝子により分類される．すなわち，CMTの名称は，CMT1Aというように，CMTのあとに数字とアルファベットを並べて記載される．大きな分類では，髄鞘の障害が主体で常染色体性優性遺伝形式のものはCMT1に，髄鞘障害性で劣性遺伝形式のものはCMT4，軸索の障害によるもので優性遺伝性のものはCMT2，劣性遺伝性のものはAR-CMT2と呼ばれる．CMT3は，重症系のCMTであるデジェリン・ソッタス型（Dejerine-Sottas syndrome；DSS，またはDejerine-Sottas neuropathy；DSN）をさすが，ほとんど使われていない．また，X染色体性遺伝形式のものはCMTXと呼ばれる．さらに遺伝子座や原因遺伝子の違いを，アルファベットで表記し，たとえば劣性遺伝性髄鞘障害型で最初に遺伝子座が同定されたものは，"CMT4A"となる．現在，判明している遺伝子と臨床病型を表Ⅳ-12-1に示した．

a．脱髄型CMTの臨床分類

脱髄型CMTにおいては，臨床的に発症年齢や重症度でも分類され，先天性で生後から重症呼吸障害を呈する最重症型が先天性髄鞘形成不全CHN（congenital hypomyelinating neuropathy），通常2歳以下に発症する重症型はデジェリン・ソッタス病（DSS）とよばれる．末梢神経障害において脱髄か軸索障害かは容易には決められず，神経生検所見と電気生理検査に差異がある場合が多々あるが，CMTにおいては上肢の正中神経の運動神経伝導速度（MCV）38 m/秒を境として臨床分類が決定される．それゆえ，CMTの臨床分類には，電気生理学的検査（神経伝導検査）が必須となる．この時点で，遺伝形式の情報を加えると，CMT1,2,4の型は決定する．さらに遺伝子診断を行うことにより詳細な病型が決定される．

b. 症状・経過・予後

■ Charcot-Marie-Tooth 病

　遺伝性ニューロパチーの中で最も代表的な疾患であり，運動，感覚性のポリニューロパチーによる，四肢遠位部の筋力低下と筋萎縮，感覚障害が認められる．筋萎縮による足の変形（凹足）や逆シャンペンボトルと呼ばれる下肢遠位筋萎縮で特徴付けられる．病初期は，足指の骨間筋や虫様筋などの最遠位部の筋が障害されるのみで，前脛骨筋などの筋力が正常な場合もある．感覚低下は自覚的にはわかりにくいが，振動覚や触覚，温痛覚の低下がみられる．異常感覚による疼痛，足の冷えもよくみられる．最も多いCMTであるCMT1Aにおいては，わが国の厚生労働省研究班の遺伝性ニューロパチー研究グループからの報告では，平均発症年齢20.3歳で35％は10歳以下の発症であるが，60歳以上での発症も数％みられる．CMTは，小児期から発症し，上下肢の遠位部の運動感覚障害を呈するもの，成人発症して下肢のみの症状にとどまる例，発症は遅いが筋萎縮が進行する例，CK上昇，筋痙攣を伴う例など多様である．軽症または未発症の未受診者の存在もあり，同じ遺伝子異常でありながら，重症度の差は大きい．下肢の運動感覚障害，感覚障害，反射の低下はほぼ全例にみられる．凹足や，その他の足の変形により，歩行時のバランスが悪くなる．足関節を固定する力が弱く，下垂足になる場合もある．CMT1Aでは，下肢の筋力低下のため階段昇降など不自由であるが，数十年の経過を経ても，通常日常生活は自立する．

■ 先天性髄鞘形成不全（congenital hypomyelinating neuropathy；CHN）
■ デジェリン・ソッタス病（Dejerine-Sottas disease）
■ 圧脆弱性ニューロパチー（hereditary neuropathy with liability to pressure palsies；HNPP）
■ 遺伝性神経痛性筋萎縮症（hereditary neuralgic amyotrophy；HNA）

　脱髄型の遺伝性ニューロパチーにおいては臨床的に発症年齢や重症度でも分類される．先天性でfloppy infantを呈する最重症型が先天性髄鞘形成不全，生後から幼少時期に発症するものをDSSに分類する．CHNは，floppy infantとして生まれ，全身の筋力低下を呈し，脊髄性筋萎縮症Ｉ型（spinal muscular atrophy type Ｉ；Werdnig-Hoffmann病）と鑑別になる．先天性髄鞘形成不全は，一般的に呼吸不全や感染症の合併により予後不良と考えられるが，まれに成長に伴って運動機能の改善が続く例もみられる．DSSは，DejerineとSottasにより，幼児期発症で内反足，側彎，全身性筋力低下，線維束攣縮，感覚障害，協調運動障害，反射の消失，神経肥厚，を伴う兄弟例が報告され，疾患概念がつくられた．さまざまな遺伝子異常により同病が起こることが報告さた．一般的には成長に伴い筋力が改善することが多いが，青年期頃から悪化し，年齢とともに歩行できなくなる例や，呼吸障害が起こり気管切開および人工呼吸管理となる例もある．

　圧迫などにより繰り返し起こる脱髄型ニューロパチーは圧脆弱性ニューロパチーと呼ばれる．圧迫性麻痺は軽症ではすぐに回復するが，重度の場合は回復に数ヵ月を要する場合もある．腓骨神経麻痺，手根管症候群，肘部管症候群など，通常の圧迫性ニューロパチーを呈しやすい部位にも病変が起こりやすい．罹患部位にはしびれおよび運動麻痺が生じる．また，別の再発性のニューロパチーとしてストレスや感染などを誘因として上肢の再発性の腕神経叢障害（plexus neuropathy）を引き起こす遺伝性神経痛性筋萎縮症がある．本症はわが国においても報告例がある．

　神経伝導検査は，CMT1Aにおいては，正中神経伝導速度がほぼ全例で38m/秒よりも遅く，平均約20m/秒であった．MPZ変異例（CMT1B, CMT2F）では，脱髄型の場合3～35m/秒で平均15m/秒で軸索型の場合には40m/秒以上の検査所見を呈する．Cx32変異例では30m/秒の中間的な伝導検査の値を呈する[6]．

表Ⅳ-12-1 遺伝性ニューロパチーの原因遺伝子と病型

遺伝子	疾患分類	遺伝形式	臨床病型
AARS	CMT	AD	CMT2N
DHTKD1	CMT	AD	CMT2Q
DYNC1H1	CMT	AD	CMT20
	SMA	AD	SMA-LED
DNM2	CMT	AD	CMT2M, CMT-DIB
EGR2	CMT	AD	CMT1D
FGD4	CMT	AR	CMT4H
FIG4	CMT	AR	CMT4J
	CMT	AR	ALS11
GARS	CMT	AD	CMT2D
	HMN	AD	HMN5
GDAP1	CMT	AD	CMT2K
	CMT	AR	CMT-RIA
	CMT	AR	CMT4A
GJB1	CMT	XR	CMTX1
GNB4	CMT	AD	CMT-DIF
HARS	CMT	AD	CMT2 (sensory predominant)
HK1	CMT	AR	CMT4G (Russe type)
HSPB1	CMT	AD, AR	CMT2F
	HMN	AD, AR	HMN2B
HSPB8	CMT	AD	CMT2L
	HMN	AD	HMN2A
INF2	CMT	AD	CMT-DIE
KARS	CMT	AD, AR	CMT-RIB
KIF1B	CMT	AD	CMT2A1
LITAF	CMT	AD	CMT1C
LMNA	CMT	AR	CMT2B1
LRSAM1	CMT	AD, AR	CMT2P
MARS	CMT	AD	CMT2 (Sensory predominant)
MED25	CMT	AR	CMT2B2
	CMT	AD	CMT2A2
	CMT	AD	HMSN6 (Optic atrophy)
MFN2	HMSN-V	AD	HMSN5 (pyramidal features)
	CMT	AR	AR-CMT2
	CMT	AD	CMT-DID
	CMT	AD	CMT1B
MPZ	CMT	AD	CMT2I
	CMT	AD	CMT2J
	HMN	AD	HMN
	CHN	AD	CHN
MTMR2	CMT	AR	CMT4B1
NDRG1	CMT	AR	CMT4D
NEFL	CMT	AD, AR	CMT1F
	CMT	AD, AR	CMT2E
PDK3	CMT	XD	CMTX6
	CMT	AD	CMT1A
PMP22	CMT	AD	CMT1E
	HMN	AD	HMN
	CMT	AD	HNPP
PRPS1	CMT	XR	CMTX5
PRX	CMT	AR	CMT4F
	HMN	AR	HMN, AR
RAB7A	CMT	AD	CMT2B
SBF1	CMT	AR	CMT4B3
SBF2	CMT	AR	CMT4B2
SH3TC2	CMT	AR	CMT4C
TRIM2	CMT	AR	AR-CMT2
YARS	CMT	AR	CMT-DIC
HOXD10	CMT	AD	CMT, with congenital vertical talus
	HSN	AR	HSN2C
KIF1A	CMT	AR	CMT, with acrodystrophy
	HSP	AR	Spastic paraplegia 30
TRPV4	CMT	AD	CMT2C
	SMA	AD	Scapuloperoneal SMA
	SMA	AD	SMA, distal, congenital
HSPB3	HMN	AD	HMN 2C
FBXO38	HMN	AD	HMN 2D
SLC5A7	HMN	AD	HMN 7A
DCTN1	HMN, ALS	AD	HMN 7B
FBLN5	HMN	AD	D-HMN with Macular Degeneration & Hyperelastic Skin
	CMT	AD	CMT1 (Demyelinating)
	HMN	AD	HMN 5C
BSCL2	HSP	AD	Silver spastic paraplegia syndrome
REEP1	HMN	AD	HMN 5B
	HSP	AD	Spastic paraplegia 31
IGHMBP2	HMN, SMA	AR	HMN 4
CCT5	HSN	AR	HSN, with spastic paraplegia
DNMT1	HSN	AD	HSN 1E
DST	HSN	AR	HSAN 4
FAM134B	HSN	AR	HSAN 2B
FLVCR1	HSN	AR	Ataxia, posterior column, with retinitis pigmentosa
IKBKAP	HSN	AR	HSAN 3
NGF	HSN	AR	HSAN 5
NTRK1	HSN	AR	HSAN 4
SCN9A	HSN	AD, AR	HSAN 2D
SPTLC1	HSN	AD	HSAN 1A
	HSN	AD	HSAN 1C
WNK1	HSN	AR	HSAN 2
ATL1	HSN	AD	HSN 1D
	HSP	AD	Spastic paraplegia 3A
	ALS	AD	ALS 4, juvenile
SETX	HMN	AD	HMN with upper motor neuron signs
	OHN	AR	Ataxia-ocular apraxia-2
AAAS	OHN	AR	Achalasia-addisonianism-alacrimia syndrome
APTX	OHN	AR	Ataxia-ocular apraxia-1
	OHN	AD	CHN, asymptomatic
ARHGEF10	OHN	AD	Slowed nerve conduction velocity
DHH	OHN	AR	46XY partial gonadal dysgenesis, with minifascicular neuropathy
GAN	OHN	AR	Giant axonal neuropathy-1
GJB3	OHN	AD	Deafness, with peripheral neuropathy
HINT1	OHN	AR	Neuromyotonia and axonal neuropathy
SEPT9	OHN	AD	hereditary neuralgic amyotrophy
SLC12A6	OHN	AR	Agenesis of the corpus callosum with peripheral neuropathy
SOX10	OHN	AD	PCWH syndrome
TFG	OHN	AD	HMSN, proximal type
TTR	OHN	AD	FAP

AD: autosomal dominant；ALS: amyotrophic lateral sclerosis；AR: Autosomal recessive；CHN: congenital hypomyelinating neuropathy；CMT: Charcot–Marie–Tooth disease；FAP: familial amyloid polyneuropathy；HMN: hereditary motor neuropathy；HMSN: hereditary motor and sensory neuropathy；HSAN: hereditary sensory and autonomic neuropathy；HSN: hereditary sensory neuropathy；HSP: hereditary spastic paraparesis；OHN: other hereditary neuropathies；SMA: spinal muscular atrophy；XD: X-linked dominant；XR: X-linked recessive

c. 病因，病態，病理

　CMT は，少なくとも40の原因遺伝子が報告され，増加し続けている．表Ⅳ-12-1 に現在までに，明らかにされた遺伝席原因，遺伝子座，臨床病型，その特徴などを原因別に示した．脱髄型の原因の多くは髄鞘の主な構成蛋白やシュワン細胞で重要なものが多い．ミエリン主構成蛋白の20%を占める *PMP22* の質的な異常も末梢神経障害を引き起こす．また，病気の原因となる MPZ は，髄鞘の50%を占め，髄鞘の接着に関与する．GJB1（Gap junction protein, beta-1, Cx32）は髄鞘と軸索間の結合をとりもち，栄養物質の交換にも関与している．鞘形成時に必要な転写因子である EGR2, SOX10 は，髄鞘形成に必要な蛋白の転写を誘導する働きがある．この他にもシュワン細胞で働くさまざまな遺伝子の異常が脱髄型 CMT を引き起こす．

　軸索型CMT（CMT2）についても，多くの病型と遺伝子異常がある．CMT2 の原因としては，体のエネルギーを生み出すミトコンドリアに関連したもの，軸索の構造を支える神経線維（ニューロフィラメント），軸索内の物質輸送に関わるもの，DNA,RNA 関連，アミノアシル tRNA 合成酵素および核膜蛋白など神経細胞を支える蛋白合成と関わるもの，末梢神経の発生分化に関連するもの，イオンチャネルなどがある．

　遺伝性ニューロパチーの原因別の頻度については，最も頻度の高いCMT は，CMT1A と呼ばれる型で常染色体優性遺伝形式（AD）であり，欧米から CMT 全体の約50%，脱髄型の約30～70%を占めると報告されている．CMT1A の原因はミエリン構成蛋白である *PMP22*（peripheral myelin protein 22）を含む染色体 17p11.2 領域の 1.4 Mb のゲノム（染色体の一部）の重複によりおこる．脱髄型で2番目に頻度の高いものは *GJB1/Cx32* の異常で，X染色体性遺伝形式のため CMTX と呼ばれる．その次にミエリン構成蛋白である *MPZ* の遺伝子異常の順に続く．中間型では，*GJB1* の異常が多く，その他の遺伝子は少数しか明らかになっていない．

　軸索型（CMT2）では，*MFN2, GJB1* であり，その他は少数で，原因の同定できない場合も多い．わが国で報告されている CMT4 原因は，*GDAP1, SBF2, PRX* などがある．他の遺伝子異常症は，頻度としてはおおよそ 1～5%以下と推定される．軸索障害型の CMT2 と HMN の原因として共通する遺伝子が少なくとも5遺伝子報告され，多くの共通の原因が存在する．HSAN の原因遺伝子は少なくとも10以上同定されているが，CMT と同じ遺伝子異常であったという報告はないが，*RAB7* 遺伝子変異による CMT2B は HSAN 同様の強い感覚障害を示すことがある．

　病理学的には，CMT1, 4, Dejerine-Sottas neuropathy などの脱髄型では異常な形態の髄鞘がみられ，有髄線維をシュワン細胞が玉ねぎ上にとりかこむ onion bulb 形成がみられる．進行例では onion bulb 内の軸索が変性しみられなくなる．大径，小径両方の線維密度も低下する．さらに一部の症例に，局所性髄鞘の過剰な折り畳み（focally folded myelin）がみられる．CMT2 型は，大径有髄神経の減少を特徴とする．

d. 診断と検査 ── 鑑別診断

　臨床症状，神経学的所見によりニューロパチーを疑い，家族歴や発症年齢から CMT を疑う．神経伝導検査の所見により，軸索型か脱髄型または中間型を決定する．もっとも鑑別となるのは慢性炎症性脱髄性多発ニューロパチー（chronic inflammatory demyelinating polyneuropathy；CIDP）であり CMT と症状的に類似している部分も多く，鑑別が難しい場合がある．一般的に CIDP は電気生理学的に診断する疾患であり，通常は鑑別が可能である．しかし，CIDP も CMT も多様であり，鑑別困難な場合には，神経生検が診断に役立つ場合がある．

　CMT は免疫性ニューロパチーの合併が起こりやすく，急な悪化の場合には，免疫グロブリン大量療法を中心とした免疫治療を考慮する．

e. 補助検査 —— 遺伝子診断

CMTの原因遺伝子は40以上が報告されており，その原因遺伝子の同定は容易ではないが，遺伝子診断以外に診断確定する方法がない．原因遺伝子異常の頻度をふまえると，次のような順序で遺伝子検査を行うのが効率的と考えられる．まず，神経伝導検査の結果から脱髄型と考えられる場合，これまでの報告では30〜70%がCMT1Aであり，PMP22（Peripheral myelin protein 22）の重複をスクリーニングするために，FISH（fluorescence in situ hybridization）法を用いた検査が提供されている．これは，直接蛍光顕微鏡で細胞核にPMP22遺伝子がいくつあるかを見る方法で，通常2コピーの遺伝子が，CMT1A場合には3コピーみられる．また，HNPPは同じ領域のPMP22遺伝子の欠損により引き起こされ，1コピーとなる．それ以外の遺伝子に対する検査は，現在は，次世代シークエンサーを用いた配列解析が研究機関において集中的に行われている．

一方，神経生検では，よりはっきりとそれぞれの特徴や病態が判別できることもある．最も頻度の高いCMT1Aの遺伝子検査は保険適応であり，神経伝導検査で脱髄が明らかな場合は，その結果がでるまで神経生検は躊躇される．

f. 治療

根治的療法はないため，一般的には対症的に行われる．下垂足になりやすく，転倒の原因になるため，足関節のサポーターや足首まで覆う靴を用いる．より重症の場合には，短下肢装具を装着する．足の変形には，足底板の利用，調節，および手術療法で足の形を整える場合がある．リハビリテーションは，アキレス腱短縮の予防やその他変形の予防，筋力の維持，歩容の改善を行う．

将来の治療として，PMP22の重複により引き起こされるCMT1Aのモデルマウスに対して，PMP22のプロモーター部位でcAMPを拮抗的に阻害する作用のあるアスコルビン酸（ビタミンC）を投与したところ，過剰なPMP22の産生がおさえられ，ニューロパチーの改善と寿命の延長を確認した報告がなされた．これを受けてCMT1患者227人に対して2年間の期間でアスコルビン酸の有効性の評価が行われた．その結果，2年後においてもコントロール群，プラセボ群でほとんど差は見られず，その効果は確認されていない．ただ，成長期など神経がつくられる時期の投与は有効性がある可能性が残されている．一方，遺伝子変異（ミスセンス変異）によるCMTモデルマウスにおいて，クルクミンの有効性が確かめられており，注目を集めている．

B 遺伝性感覚性ニューロパチー／遺伝性感覚・自律神経性ニューロパチー

hereditary sensory and autonomic neuropathy（HSAN）
hereditary sensory neuropathy（HSN）

小径有髄神経や無髄神経線維の障害により感覚神経を主体に障害され，温痛覚障害による外傷や熱傷を繰り返し，無痛性潰瘍や手指，足趾の変形を伴う遺伝性のニューロパチーは，HSN（hereditary sensory neuropathy），またはHSAN（hereditary sensory and autonomic neuropathy）とよばれる．Dyckにより遺伝性や臨床像からI-V型に分類されたが，近年I, II型に複数の原因遺伝子があることが明らかにされ，さらにVI型も加わった．自律神経症状が明らかでない場合にはHSNが用いられる．遺伝形式，原因遺伝子（または遺伝子座），発症年齢，臨床症状の特徴により細かく分類されるが，もともとの分類は，原因遺伝子が多く存在することを念頭に置いていないため，いびつな分類となっている．実際には，小径有髄神経や無髄神経線維の障害に加え，中大径有髄神経の脱落を呈する場合も多く，選択的に障害されていないことも多いが，痛覚の障害による下肢の外傷に起因する感染により，骨髄炎をおこし，指，趾の切断に至る病状が特徴的である．基本的には運動障害を伴わないことがCMTとの違いである．

原因は，遺伝子／蛋白が10以上報告され，ニューロンにおいてそれらは，神経成長因子，

感覚神経の分化や維持，スフィンゴリピッド生成酵素，DNA/RNA 転写，細胞骨格，軸索輸送などと関連した役割をもつ．

a. 症状・経過・予後

1. HSN I；HSAN I

常染色体優性遺伝形式の HSAN は I 型に分類される．（表IV-12-1）少なくとも 5 つの原因が明らかにされた．原因遺伝子にもバリエーションは多く一概に症状を論じることはできないが，HSANIA は，10～35 歳に灼熱痛様の下肢疼痛で発症．その後，温痛覚障害が上行し，足底の無痛性潰瘍が特徴的で骨の融解や Charcot 関節を生じるものが多い．神経伝導検査では，感覚神経活動電位の低下，消失がみられる．多様な症状がみられる HSANIE では，HSAN の症状に加え，知能低下，難聴，小脳失調，ナルコレプシーの症状を呈する．他の HSAN と同様に下肢の骨髄炎や足指の切除に至ることが多い．

2. HSN II；HSAN II

常染色体性劣性遺伝形式のもので，現在は HSANIIA-IID までの 4 型があり，今後も増加すると思われる．病型はさまざまで，これまでに 4 つの遺伝子が同定されている．幼少期発症のものが多く，感覚障害による四肢末端の壊疽，潰瘍がみられる．表在覚，深部覚も低下する．自律神経障害はあるものとないものがある．この中で，HSAN2D 型はわが国で初めて報告され，HSAN に伴う無汗無痛症に加えて，嗅覚，味覚の異常，関節変形，手指骨の長さの異常などを認める．SCN9A（電位依存性ナトリウムチャンネル Nv1.7）の loss of function により，神経伝導の障害が起こることにより引き起こされる．

3. HSN III, HSAN III, Riley-Day 症候群

ユダヤ人に多い病気である．生下時より，低体温，嘔吐発作を呈し，肺炎を合併しやすい．温痛覚欠失または低下，発汗過多をみる．舌の茸状乳頭の欠如が特徴的である．精神発達遅滞をみる．

4. HSN IV, HSAN IV（先天性無痛無汗症）
(congenital insensitivity to pain with anhidrosis；CIPA)

先天性無痛無汗症は CIPA と呼ばれ，乳幼児発症で，温痛覚の欠如のためやけどや外傷が多発する．無汗が特徴的で体温上昇をきたしやすい．精神発達遅滞を伴う．原因は，わが国の犬童らにより，チロシンキナーゼ型神経成長因子受容体遺伝子 TRKA (NTRK1) が報告された．皮膚生検 表皮におけるエクリン汗腺神経支配と小神経線維の欠損がみられる．腓腹神経生検 大径神経線維の数は正常であるが，有髄小径線維と無髄小径線維の数は減少している．

5. HSN，HSANV

幼少時の発症で，痛覚のみが選択的に障害される．他の感覚障害はなく，小径有髄線維のみ選択的に脱落している．自律神経障害は軽度．NGF-beta が原因として報告されている．

6. HSANVI 型

先天性の致死性自律神経感覚ニューロパチーが，新しい病型として VI 型とされ，原因 DST (dystonin) が同定された．高度の精神発達遅滞があり，予後不良の疾患である．

b. 病因，病態，病理

HSAN は，無髄神経や小径有髄神経が中心に障害されるため，CMT とは機序的に異なる疾患と考えられる．しかし，病型によっては病理学的に大径有髄線維の脱落が多くみられる場合もある．HSAN の 2 つの原因である ALT1 (Atlastin) および KIF1A の異常は spastic paraplegia (SPG) の原因となっていることから，錐体路の障害と HSAN の原因とに類似性がある．感覚神経は，Aαの太い有髄神経線維から C の温痛覚の細い無髄神経線維まで広範にわたる．障害される神経線維の太い順に，原因遺伝子・蛋白機能を記載すると，DNA 複製，DNA メチル化，転写，クロマチンなど DNA 関連，シナプス顆粒のリサイクル，ミトコンドリア関連，軸索輸送，細胞骨格関連蛋白，ゴルジ蛋白，RNA 転写，クロマチンヒストン関連，スフィンゴリピッド生成関連酵素，感覚神経発

達のシグナル因子，ナトリウムチャンネル，神経成長因子などとなる．これまでの報告では，障害される線維の種類は，それぞれの遺伝子ごとで，臨床病期ごとに広がりがあり，過去の病型分類のように特定の線維が障害されるわけではない可能性が高い．

c. 検査

診断基準はなく，遺伝形式，発症年齢，臨床症状，特殊感覚検査，自律神経検査，電気生理検査，神経病理検査，遺伝子診断により診断される．最終的には，原因遺伝子を同定することで病型が決定する．

d. 治療・予後

根本的な治療法は確立していない．重症例や精神発達遅滞を呈する例は，生命の危険がある．痛覚完全欠如の場合には，四肢のみならず，内臓での膿瘍などの感染症の発見が遅れて重篤な状態に陥ることもあり，注意を要する．軽症例では平素よりの手指の清潔を保ち，視覚的に外傷の確認が重要である．

C 家族性アミロイドポリニューロパチー
familial amyloid polyneuropathy（FAP）

【概説】

家族性アミロイドポリニューロパチーとは，遺伝的に変異を起こしたトランスサイレチン（transthyretin；TTR），ゲルソリン，アポ AI，β_2 ミクログロブリンなどが前駆蛋白となりアミロイドが神経節を含む末梢神経，自律神経系や他の組織に沈着することにより臓器障害を引き起こす常染色体優性の全身性アミロイドーシス（systemic amyloidosis）をいう．この中では，異型 TTR が原因となって神経障害や臓器障害を起こす TTR 型 FAP の患者数が圧倒的に多い．本疾患は FAP ATTR Val-30Met の大家系が 1952 年ポルトガルで最初に発見され，後にスウェーデンでも発見された．わが国では 1968 年，Araki らにより熊本県に大家系が存在することが明らかにされ，次いで長野にも同様の家系があることが報告された．現在は世界各地に患者の存在が確認されてきている．

TTR 型 FAP は，127 個のアミノ酸からなる TTR のうち 130 を超える遺伝子変異や欠失が報告されており，それらのほとんどが FAP を引き起こすことが明らかになっている．わが国では熊本県と長野県，石川県に FAP ATTR Val30Met の患者フォーカスが確認されているが，30 種類以上の TTR 遺伝子に点変異を持つ FAP が発見されている．近年，多発神経症状が比較的軽く，心アミロイドーシス（cardiac amyloidosis），眼アミロイドーシス（ocular amyloidosis），髄膜アミロイドーシス（meningeal amyloidosis）／脳アミロイドアンギオパチー（cerebral amyloid angiopathy）などを主徴候とする Met30 型以外の FAP も報告されており，TTR の変異アミノ酸，変異部位の違いによりさまざまな臨床病型を呈することが明らかになっている．また遺伝的歴がはっきりしない高齢発症の FAP ATTR Val30Met が最近日本各地で明らかにされてきている．本タイプの FAP は，5：1 の比率で男性に多く，自律神経障害が軽微で，家族歴がはっきりしないことが特徴とされる．

a. 症状・経過・予後

FAP Val30Met の臨床症状は，末梢神経障害，自律神経系の障害，臓器障害の 3 つの柱からなる．小径線維タイプの多発神経炎による下肢の感覚障害が初発症状として最も多く，温痛覚の低下による火傷が本症を疑うきっかけになることがある．下肢のしびれ，電撃痛なども初発症状となることが多い．神経障害は通常下肢から上行し，運動神経障害は 2 ～ 3 年遅れて出現する．臍周囲の感覚障害も早期から認められることがある．手根管症候群を早期からきたす場合もある．自律神経障害としては下痢，便秘，吐気，嘔吐などの消化器症状，起立性低血圧による失神，膀胱直腸障害，唾液，涙液の減少，発汗障害，男性では勃起不全など多彩な症状を呈する．心伝導障害や心肥大などの心症状，蛋白尿などの腎障害も必発である．アミロイド沈着は眼組織にも認められ，硝子体混濁はかなり

の頻度で認められる．前眼部へのアミロイド沈着も認められ，これにより緑内障をきたし，失明の原因となる．積極的に治療を行わないと約10年の経過で死に至る可能性が高い（図Ⅳ-12-1：患者全身像）．心障害が主体となるFAP ATTR Ser50Ile や，眼・髄膜にアミロイド沈着をきたしアミロイドアンギオパチーを呈するFAP ATTR Tyr114Cys などのタイプでは末梢神経障害や自律神経障害が比較的軽微である．

b．病因・病態・病理

遺伝的に変異したTTRが組織沈着アミロイドの直接の原因となる．常染色体優性遺伝の形式をとるが，通常ヘテロ接合体の患者がほとんどである．TTRは四量体で機能するが，異形TTRが存在するとこの構造が不安定になり，単量体となり，それをきっかけにしてTTRのミスフォールディングが誘起され，アミロイドが形成されると考えられている．また，組織沈着アミロイドには全長のTTRに加えて，プロテアーゼで分解されたfragmented TTRが存在することが明らかにされている．

TTRは網膜，髄膜からも産生されており，眼アミロイドーシス，髄膜アミロイドーシスの原因となる．末梢神経，消化管，心，腎，硝子体，髄膜，皮膚などの組織の血管周囲や間質にTTRによるコンゴ・レッド染色陽性のアミロイド沈着が認められる．

c．補助診断法

アミロイドの原因物質であるTTRの血中濃度は発症すると進行とともに低下する．髄液検査では蛋白・細胞乖離を認める．ある程度進行すると血中のBNPやクレアチニン，BUNなどの値が上昇する．Schellong試験では脈の代償性増加を伴わない血圧の低下，心電図R-R解析におけるCV-RRの低下やパワースペクトラムの異常が早期よりみられる．四肢末端ではサーモグラフィー上皮膚温度の低下がみられ，レーザードップラー検査でも，症状の進行とともに末梢血流の減少及び反応性の低下が認められている．

神経伝導検査では，早期に腓腹神経の感覚神経活動電位の低下，消失がみられ，進行とともに下肢のF波の異常，複合筋活動電位の低下，消失も生じ，軸索変性型感覚運動多発根神経炎の所見を呈する．心エコーにて心室中隔の肥厚，granular sparkling サイン，輝度の上昇などアミロイド心筋症の所見が検出される．^{123}I-metaiodobenzylguanideine（MIBG）シンチやテクネシウム99mピロリン酸シンチも補助診断として有用である．

d．診断・鑑別疾患

確定診断には腹壁消防吸引，胃・十二指腸，直腸，皮膚，口腔粘膜などの生検組織のコンゴ・レッド染色，抗TTR抗体を用いた免疫染色などによる組織診断を行い，まずTTR型のアミロイドの沈着を証明することが不可欠である．確定診断には血清診断，遺伝子診断が行われる．蛍光標識したプローブとPCR産物の結合を融解曲線にて評価するリアルタイムPCR法を用い以前より迅速な診断が可能となっている．

Val30Met以外の変異が疑われる患者の場合は，まず質量分析装置によりアミノ酸置換による質量の変化したTR分子を血液に検出する方法が有用である．鑑別疾患としては慢性炎症性脱髄性多発ニューロパチー（chronic inflammatory demyelinating polyneuropathy：CIDP），糖尿病性ニューロパチー（diabetic neuropathy），ALアミロイドーシス（amyloid light-chang amyloidosis），Fabry病などがあげられる．比較的高齢者で治療抵抗性のCIDPは本疾患を疑い生検を行い，組織でのアミロイド沈着の有無を調べる必要がある．また高齢発症のFAPが疑われた場合，正常のTTRによるアミロイドが心臓，肺，手根管などに沈着し症状を引き起こす老人性全身性アミロイドーシス（senile systemic amyloidosis）との鑑別が重要となるため，必ず遺伝子変異の有無を調べる必要がある．

e．治　療

FAPの根治療法としては，TTRの90%以上が肝臓で産生されるため，1990年スウェーデンで肝臓移植治療が始まり，現在は世界で本

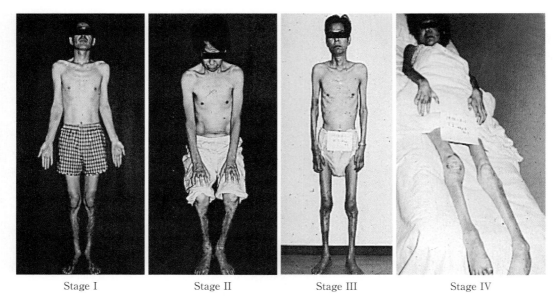

図Ⅳ-12-1　FAP ATTR Val30Met 患者の典型的全身像
Stage Ⅰ：下肢のみにニューロパチーが限局，Stage Ⅱ：上肢まで進行，Stage Ⅲ：歩行困難，Stage Ⅳ：ターミナルステージ

治療が行われている．ドナー肝の不足からわが国での移植の多くは部分生体肝移植の形で行われている．60歳以下，発症後5年以内，歩行可能，有意な心肥大がないなどの条件を満たした患者が本治療を受けると，術後，症状がほぼ進行停止することが明らかになっている．しかし，移植後も網膜の色素上皮細胞や脈絡叢から異型TTRが産生されるため，アミロイド沈着による眼症状や，髄膜へのアミロイド沈着は本治療では阻止できない．また，移植後も心症状や肥大が進行することも報告されている．進行した患者に移植をするとニューロパチーの進行も抑制できない．

FAPでは，異型TTRの存在により四量体が不安定なため，これを安定化する治療薬として，消炎鎮痛薬であるジフルニサルに加えて，新たに腎障害をきたさないタファミジスが開発された．国際治験を経てニューロパチーの抑制に対する有効性が確認されたため，後者は保険収載されている．このほか異型TTRの産生を抑える方法として，一本鎖オリゴヌクレオチド（single-stranded oligonucleotides；SSOs）やアンチセンス，干渉RNA（siRNA）などによる遺伝子サイレンシング（gene silencing）を行う治療研究で有用性が立証され，国際治験が行われている．

2　免疫介在性の末梢神経障害
immune-mediated peripheral neuropathy

A　Guillain-Barré 症候群
Guillain-Barré syndrome（GBS）

【概説】

GBSは，運動麻痺を主症状とする末梢神経障害であり，急性単相性の経過をとる．多くの例で感染が発症に先行することが特徴である．従来は脱髄性の末梢神経障害と考えられてきたが，近年軸索をプライマリーに障害するタイプも存在することが明らかになってきた．脱髄型が多いが，わが国では軸索障害型の頻度が欧米と比較すると多いと報告されている．

a．症状・経過・予後

発症は急性であり，約7割の症例では神経症状発症の1～2週間前に呼吸器感染や消化器感染が先行する．神経症状は発症から1ヵ月以内にピークとなり，それ以後の増悪はみられない．

四肢の筋力低下が主たる症状であり，その程度は軽度のものから完全麻痺に至るものまで症例ごとにさまざまである．顔面神経麻痺，眼球運動麻痺，嚥下・構音障害などの脳神経麻痺を呈することもある．感覚も障害されることが多く，しばしば異常感覚がみられる．症状がピークのときには，呼吸筋麻痺をきたして人工呼吸器を必要とする例もある．また頻脈・起立性低血圧・高血圧などの自律神経症状も，急性期に伴うことがある．呼吸筋麻痺や重篤な自律神経症状は，生命予後に直結するため注意が必要である．腱反射は低下ないし消失するが，まれに亢進する例も報告されている．

症状はピークとなった後は徐々に回復に向かい，数ヵ月から1年数ヵ月で社会復帰が可能となることが多い．ただ，10～15％程度は後遺症のために自力歩行ができず，また死亡例も1～5％程度に存在する．高齢での発症例，下痢が先行した場合，急性期の重症度が高い例などは，難治例となる可能性が高いとされている．

b．病因・病態・病理

GBSでは急性期の病理所見を得ることは少ないが，脱髄型ではリンパ球やマクロファージの末梢神経への浸潤や節性脱髄がみられ，重症例では軸索変性もみられる．軸索障害型では脱髄は認められず，軸索周囲腔へのマクロファージの侵入が報告されている．

病態は自己免疫であり，発症に先行する感染が重要な役割を果たすと考えられている．

液性免疫については，分子レベルでの解析が進んでいる．急性期のGBSの約6割では，神経系細胞の膜表面に存在する糖脂質の糖鎖に対する血中抗体の上昇がみられる．中でも，糖鎖にシアル酸をもつ「ガングリオシド」が標的となることが多い．抗糖脂質抗体の抗体価は，発症直後が最も高く経過とともに低下・消失する．抗糖脂質抗体の急性期血清における上昇と，臨床症状が落ち着くとともに低下消失していくという経過は，GBSに特有のものであり，抗体の病態との関連が示唆される．ガングリオシドを含む糖脂質は，糖鎖構造に基づいて多くの分子種が知られており，それぞれが神経系において独特の局在性を示す．抗糖脂質抗体は，その種類によって特定の臨床病型と対応する場合が多いが，それぞれの抗体が標的抗原の局在部位に特異的に結合するためと考えられる．近年，単独ではなく2種類のガングリオシドの糖鎖が相互作用して形成するガングリオシド複合体に対する抗体も報告されている．

抗糖脂質抗体の上昇については，先行感染の病原体がヒトの神経系細胞の表面に存在する糖脂質と似た糖鎖構造をもち，それに対する免疫反応の結果として抗糖脂質抗体が産生されるという「分子相同性仮説」が提唱されている．例えば*Campylobacter jejuni*による消化器感染後に発症したGBSでは抗GM1抗体が上昇することが多いが，原因となった*C. jejuni*はGM1ガングリオシドに似た糖鎖をもつことがわかっている．またマイコプラズマ肺炎後のGBSでは，ガラクトセレブロシドに対する抗体が上昇するが，起炎菌である*Mycoplasma pneumoniae*はガラクトセレブロシド様の糖鎖をもつことが示されている．

糖脂質以外にも蛋白抗原に対する抗体の報告もあり，また各種のサイトカインなど抗体以外の液性因子もGBSの病態に関与していると考えられる．

一方，細胞性免疫の関与も示唆されている．自己免疫による末梢神経障害の動物モデルである実験的自己免疫性神経炎（experimental autoimmune neuritis；EAN）は，末梢神経ミエリンの蛋白であるP0やP2の感作により発症し，Tリンパ球が病態に重要な役割を果たす．しかしGBSにおいて疾患特異性と高い陽性率をもった特定の標的抗原に対する細胞性免疫の存在はまだ確認されていない．

c．補助検査法

神経伝導検査で，伝導ブロック，複合筋活動電位の振幅低下，神経伝導速度の低下，時間的分散，遠位潜時の延長，F波の異常などがみられる．

脳脊髄液検査では，蛋白は上昇するが細胞数は正常という「蛋白細胞解離」がみられる．た

だし，発症直後にはみられないことがしばしばあり，発症後1〜2週で明らかになることが多い．

急性期血中の抗糖脂質抗体は，陽性であればGBSを強く示唆するので診断に有用である．しかし陽性率は6割程度であり，陰性であってもGBSを否定するものではない．

d. 診断・鑑別診断

GBSの診断は，特徴的な臨床経過と症状，および神経学的診察所見に基づいて行われる．また前述の補助検査も診断確定に有用である．

鑑別診断としては，急性に四肢の筋力低下をきたすものを考慮する．脊髄血管障害，脳脊髄炎，重症筋無力症，周期性四肢麻痺，ポルフィリア，ビタミン欠乏性ニューロパチー，中毒性ニューロパチーなどの鑑別が必要である．また慢性炎症性脱髄性多発ニューロパチー（chronic inframmatory demyelinating polyneuropathy；CIDP）の急性発症も重要な鑑別疾患である．

e. 治療

GBSは急性期を過ぎれば病態は沈静化して回復に向かう疾患であり，急性期の全身管理と免疫療法が重要である．

病勢のピーク時には人工呼吸器が必要となる場合があり，また自律神経障害が強い場合には血圧や脈のコントロールなどが大切となる．

急性期の免疫療法としては，血漿浄化療法と経静脈的免疫グロブリン療法（intravenous immunoglobulin IVIg）が有効であることが確立しており，両者は同程度に有効であると報告されている．一方，副腎皮質ステロイドは，単独では経口投与も静注も有効性は認められていない．

動けないことにより褥瘡や関節拘縮をきたす可能性もあり，予防が必要である．また回復期のリハビリテーションも重要である．

B Fisher症候群
Fisher syndrome

Fisher症候群は，眼球運動麻痺・運動失調・腱反射の低下ないし消失を三徴とする疾患である．先行感染後に発症することが多く，急性単相性の経過をとり，脳脊髄液では蛋白細胞解離がみられ，急性期血中に抗糖脂質抗体（抗GQ1b抗体）が大部分の症例で陽性となるなど，GBSと同様の特徴をもつことから，GBSの亜型と考えられている．欧米ではGBSの約5％と報告されているが，わが国ではGBSとFisher症候群を加えたものを母数とするFisher症候群の割合は20〜30％程度と報告されており，欧米よりわが国で多くみられる疾患である．

Fisher症候群では大部分（約9割）の症例で，IgG抗GQ1b抗体が急性期にみられるのが特徴である．さらに，前述の三徴に加えて四肢の運動麻痺もきたす症例（GBSの部分症状として眼球運動麻痺や運動失調をきたす症例），眼球運動麻痺のみあるいは運動失調のみを呈する症例，眼球運動麻痺や運動失調をきたし中枢神経障害も伴う症例（Bickerstaff脳幹脳炎）でも高率に抗GQ1b抗体の上昇がみられ，それらはいずれも急性単相性の経過をとる．したがって抗GQ1b抗体は，Fisher症候群および関連する病態に特異的に上昇するということができる．

GQ1bに対するマウスモノクローナル抗体を用いて，ヒトの神経組織を免疫染色すると，眼球運動を支配する脳神経（動眼神経・滑車神経・外転神経）の末梢部分のRanvier絞輪部周囲や，後根神経節の一部の大型細胞の染色がみられることから，これらの部位に抗体が結合することが眼球運動麻痺や運動失調を引き起こすことが考えられる．またマウス横隔膜の実験で，抗GQ1b抗体が神経筋接合部の伝達を阻害することが示され，抗GQ1b抗体による筋紡錘内神経終末の免疫染色も報告されていることから，それらの部位も抗GQ1b抗体の標的となっている可能性がある．

診断は，前述の三徴の存在，急性単相性の経過，脳脊髄液の蛋白細胞解離，急性期血中における抗GQ1b抗体の検出などにより行う．鑑別診断には，脳幹部の血管障害，多発性硬化症，重症筋無力症，Wernicke脳症，Tolosa-Hunt症候群，糖尿病性外眼筋麻痺など，急性に眼球運動麻痺や運動失調を呈する疾患があげられる．

Fisher症候群についてはエビデンスのある

治療法はまだない．GBSと同様の病態であり，急性期の免疫療法を行う場合もある．しかし，典型例では予後は良好であることから，経過観察して改善を待つ場合も多い．治療については，症例ごとに検討して総合的に判断する必要がある．当初Fisher症候群と考えられても，その後四肢の運動麻痺が出現してGBSとなる場合もあり，そのような場合にはGBSと同様の治療が必要となる．

C 急性汎自律神経異常症
acute pandysautonomia（APD）

APDは，急性に発症する，自律神経障害を主徴とする末梢神経障害であり，先行感染がみられることが多く，脳脊髄液で蛋白細胞解離がみられるなど，GBSと類似する点が多い．近年，自律神経節のアセチルコリン受容体（ganglionic acetylcholine receptor；gAChR）に対する自己抗体が血中に検出されることが報告され，autoimmune autonomic ganglionopathy（AAG）と呼ばれることが多くなっている．

症状は，起立性低血圧をはじめとする心血管系障害，排尿障害，消化器障害，発汗障害，涙液や唾液の分泌障害など，さまざまである．

診断は臨床経過と症状に基づいて行うが，他の自律神経障害をきたす疾患との鑑別が必要である．抗gAChR抗体の測定は有用であるが，抗体陽性の疾患特異性については，さらに検討が必要である．また抗体陰性例の存在にも注意が必要である．

治療としては，IVIgや血漿浄化療法などの有効性は報告されているが，GBSに対するようにエビデンスとして確立したものではない．

D 慢性炎症性脱髄性多発ニューロパチー
chronic inflammatory demyelinating polyneuropathy（CIDP）

【概説】
自己免疫機序による脱髄性の末梢神経障害であり，GBSと異なり慢性の経過を示し，2ヵ月以上にわたって病態が継続する．

a. 症状・経過・予後
典型的には四肢の近位および遠位の左右対称性の運動感覚障害をきたす．診察では腱反射の低下ないし消失がみられる．非典型的な病型として，遠位優位型，非対称性や多巣性の障害分布をとる型，限局型，純粋運動型や純粋感覚型などの存在が知られる．慢性進行性の経過をとるか再発・寛解をくり返す．

b. 病因・病態・病理
末梢神経のミエリンを標的とする自己免疫と考えられている．細胞性免疫の関与や，各種の自己抗体の検出が報告されているが，詳細はまだ明らかになっていない．腓腹神経での神経生検では，神経周膜下の浮腫，脱髄，再髄鞘化，オニオンバルブの形成，脱髄の程度の神経線維束ごとの著しいばらつきなどが認められる．

c. 補助検査法
末梢神経伝導検査において，遠位潜時の延長，伝導速度の低下，F波潜時の延長，F波の欠如，運動神経の伝導ブロック，異常な時間的分散などの脱髄を示唆する所見を認める．脳脊髄液検査では蛋白レベルの上昇がみられるが細胞数は正常という「蛋白細胞解離」の所見がみられる．またMRI検査では，神経根や神経叢などのガドリニウムによる造影や肥厚がみられることがある．腓腹神経生検については上記のとおりである．

d. 診断・鑑別診断
臨床症状，神経学的所見，電気生理検査所見，脳脊髄液検査などの結果に基づいて診断するが，本症に特異的な診断マーカーはなく，他疾患の鑑別がとくに重要である．

鑑別診断には，GBS，多巣性運動性ニューロパチー，抗MAG抗体陽性ニューロパチー，Crow-Fukase症候群，Charcot-Marie-Tooth病，絞扼性／圧迫性ニューロパチーなどがあげられる．糖尿病，アミロイドーシス，膠原病，血管炎，悪性腫瘍，多発性骨髄腫，HIV感染症，サルコイドーシス，Sjögren症候群などの全身疾患や栄養障害に伴うものや，薬物・毒物による末梢神経障害の可能性も考慮する必要がある．

e. 治療

IVIg，ステロイド，血漿浄化療法の3つが，第一選択の治療法である．いずれかを行って効果が不十分であれば，他の2つのいずれかを行う．第一選択の治療法が無効の場合，各種免疫抑制剤等も用いられる．

■ 多巣性運動性ニューロパチー

CIDPの亜型であり，非対称性に上肢遠位部優位に，筋萎縮を伴った筋力低下をきたす．障害部位にfasciculationがみられることもあり，運動ニューロン疾患との鑑別が問題となることがある．電気生理学的に多巣性の伝導ブロックがみられることが特徴である．抗GM1抗体が約半数程度で陽性となる．IVIgが有効のことが多いが，典型的なCIDPと異なり副腎皮質ステロイド薬が無効で血漿浄化療法の効果も乏しい．

E 神経痛性筋萎縮症
neuralgic amyotrophy

一側の肩や上肢の痛みで発症し，痛みがおさまった後に同側の上肢の筋力低下と筋萎縮をきたす疾患である．棘上筋，棘下筋，三角筋，上腕二頭筋などの障害が多いが，長胸神経の障害による翼状肩甲や，前・後骨間神経の障害をきたす場合もある．感覚障害は存在しても比較的軽度である．男性の罹患が女性よりも多い．数ヵ月から数年の経過で回復することが多いが，後遺症を残すこともある．

感染，自己免疫などの病態が考えられているが，遺伝性のものも存在する．病変部位は，腕神経叢あるいはその付近の末梢神経と考えられている．

MRIで神経根や神経叢の高信号が，また針筋電図で脱神経所見がみられることがある．

診断は，特徴的な経過と臨床所見に基づいて行う．鑑別診断としては，頸椎症，肩関節疾患，多巣性運動性ニューロパチー，運動ニューロン疾患，平山病などがあげられる．

治療法は確立されたものはないが，ステロイドやIVIgが有効な症例の報告がある．

F Crow-Fukase症候群
Crow-Fukase syndrome

脱髄性の多発ニューロパチーとともに，皮膚異常（色素沈着，剛毛，血管腫など），M蛋白（IgGまたはIgAのλ型が多い），臓器腫大，内分泌異常，浮腫，など多彩な障害を呈する疾患であり，polyneuropathy, organomegaly, endocrinopathy, M-protein, skin changes の頭文字をとってPOEMS症候群ともいわれる．形質細胞腫に伴うニューロパチーであり，骨硬化性病変がみられる．血管内皮増殖因子（vascular endothelial growth factor；VEGF）の異常高値が特徴である．

診断は特徴的な臨床所見に基づいて行われる．CIDPとの鑑別は重要である．

治療は，骨病変が孤発性である場合は，腫瘍に対する外科的切除や局所の放射線療法が行われるが，それ以外ではMP (melphalan, prednisolone) 療法，自己末梢血幹細胞移植を伴う大量化学療法，サリドマイド療法などが行われる．従来予後不良の疾患であったが，治療法の進歩に伴い予後は改善しつつある．

G 傍腫瘍性ニューロパチー
paraneoplastic neuropathy

悪性腫瘍に伴う神経障害で，腫瘍の直接浸潤や抗腫瘍薬の副作用などではなく，remote effectとして生ずるものは，傍腫瘍性神経症候群と呼ばれるが，傍腫瘍性ニューロパチーはその中で末梢神経障害をきたすものをいう．神経障害は自己免疫機序によると考えられている．神経症状が悪性腫瘍の発見に先行することも多く注意が必要である．

亜急性感覚性ニューロパチー（あるいはニューロノパチー），あるいは感覚運動性ニューロパチーなどの病型が存在する．抗Hu抗体や抗CV2/CRMP5抗体などの抗神経抗体がみられる場合があり，抗Hu抗体は亜急性感覚性ニューロノパチーとの関連が知られる．

治療は，腫瘍に対する治療と，自己免疫の病態に対する治療が行われる．後者については，

副腎皮質ステロイド，IVIg，血漿浄化療法などの報告があるが，確立したものはまだない．

3 炎症性の末梢神経疾患
inflammatory peripheral neuropathy

A 血管炎
vasculitis

【概説】

血管炎は，自己免疫的機序により血管に炎症をきたす疾患群の総称であり，さまざまな疾患と関連している（表Ⅳ-12-1）．血管炎に伴う神経障害は高頻度に認められ，中でも末梢神経障害（ニューロパチー）は日常診療の中で遭遇する機会が多い．例えば，顕微鏡的多発血管炎では全体の60％程度にニューロパチーを認める．好酸球性多発血管炎性肉芽腫症（eosirnophilic granulomatosis with polyangiitis；EGPA）（Churg-Strauss症候群）では，気管支喘息以外では，ニューロパチーの頻度が最も高く，全体の80％程度に認める．一方，多発血管炎性肉芽腫症（granulomatosis with polyangiitis；GPA）（Wegener肉芽腫症）においては，文献にもよるが，ニューロパチーの出現頻度は比較的低く，多数例での検討では15％と報告されている．これらの，いわゆる全身性の血管炎以外に，末梢神経系のみが障害されるnonsystemic vasculitic neuropathyも多くみられる．

a．症状・経過・予後

ニューロパチーは血管炎の局所性を反映して多発性単ニューロパチーを呈するが，特に症状が進行した場合は，一見，多発ニューロパチー様の病型を呈する場合もあり，注意を要する．障害は下肢優位，遠位優位で，痛みを伴うことが多い点が一般的な血管炎に伴うニューロパチーの特徴である．血管炎によるニューロパチーは，顕微鏡的多発血管炎やEGPAの頻度が高いが，末梢神経のみが障害されるnonsystemic vasculitic neuropathyも多くみられる．nonsystemic vasculitic neuropathyは血管炎による障害が末梢神経系のみに限られ，腎臓，皮膚，肺などの他臓器は障害されない疾患であり，ANCA（anti-neutrophil cytoplasmic antibody；抗好中球細胞質抗体）は陰性である．病理学的には末梢神経系に分布する小血管に血管炎を認め，全身性血管炎に比べて生命予後は良好であるといわれている．

b．病因・病態・病理

顕微鏡的多発血管炎，EGPA，およびGPAにおいては，血清中にANCAが検出され，その発症機序に関わると考えられており，ANCA関連血管炎として総称されている．ANCA関連血管炎は小血管中心の血管炎であり，神経系にも高頻度に障害をきたす．

血管炎の病理像は病期により異なり，活動期

表Ⅳ-12-1　末梢神経障害をきたす主な血管炎関連疾患

A．全身性血管炎
原発性
　Ⅰ．小血管炎
　　1．顕微鏡的多発血管炎
　　2．好酸球性多発血管炎性肉芽腫症（Churg-Strauss症候群）
　　3．多発血管炎性肉芽腫症（Wegener肉芽腫症）
　　4．Henoch-Schönlein紫斑病
　　5．本態性混合型クリオグロブリン血症
　Ⅱ．中血管炎
　　1．結節性多発動脈炎
　Ⅲ．大血管炎
　　1．巨細胞性動脈炎
続発性
　1．慢性関節リウマチ
　2．全身性エリテマトーデス
　3．Sjögren症候群
　4．強皮症
　5．皮膚筋炎
　6．混合型結合組織病
　7．Behçet病
　8．サルコイドーシス
　9．炎症性腸疾患
　10．悪性腫瘍
　11．感染症（HBV, HCV, HTLV-1, HIV, CMV, ハンセン病，ライム病など）
　12．薬剤性
　13．低補体蕁麻疹様血管炎
B．非全身性血管炎
　1．nonsystemic vasculitic neuropathy
　2．糖尿病性腰仙部根神経叢神経障害

HBV：B型肝炎ウイルス　HCV：C型肝炎ウイルス
HTLV-1：ヒトTリンパ球向性ウイルス1型　HIV：ヒト免疫不全ウイルス　CMV：サイトメガロウイルス

には血管壁への炎症性細胞浸潤に加えて，① フィブリノイド壊死，② 内皮，内弾性板，中膜の平滑筋の破壊像，③ 血栓，④ 出血などを認める．一方，慢性期には，① 内膜の増生，② 中膜，上膜の線維化，③ 再開通（recanalization）などを認める．

神経線維の障害は軸索変性が主体であり，有髄神経，無髄神経ともに脱落する．長期間経過した例では軸索再生像を認める．ときほぐし線維でも髄鞘球や連珠状線維などの軸索変性像を高率に認める．

c．補助検査法

末梢神経伝導検査所見では，伝導速度は保たれるが，複合筋活動電位と感覚神経活動電位の低下を認め，いわゆる軸索障害型ニューロパチーの所見を呈する．ニューロパチーが前景に立つ血管炎では，末梢神経生検が血管炎の証明に有用である場合がある．特に，腓腹神経生検は手技が比較的簡便であることや後遺症害が少ないことから，神経生検の中では最も一般的に行われている．しかし，血管炎が生検腓腹神経標本で必ずしも確認できない場合もあり，血管炎に関連したニューロパチーの診断には病理のみではなく，臨床症状や検査所見も含めた総合的な判断が必要な場合も多い．神経生検の他に筋生検を加えることによって血管炎の補促率を上げる試みもなされている．

d．診断・鑑別診断

病理学的に血管炎の存在を証明するのが肝要であるが，血管炎に関連したニューロパチーは臨床的に多発性単ニューロパチーを呈するので，生検神経の支配領域に感覚障害を認めない場合は，血管炎とそれに伴う軸索変性の所見を認めないこともある．また，同様の軸索変性主体のニューロパチーの所見は，栄養障害なども含めたさまざまな疾患に伴って生じうる．そのため，検索した範囲で血管炎の所見を認めず，一見，多発神経炎型の臨床症状を呈する症例は検査所見も併せて慎重に判断する必要がある．このような場合，神経束毎の神経線維の障害度の差異や楔状の神経線維の脱落は，血管炎に関連したニューロパチーを示唆する有力な所見となる．

e．治　療

血管炎は免疫性の機序により生じた疾患であり，さまざまな免疫治療の有効性が報告されている．なかでも，ステロイドは最も古くから使われており，使用頻度も高い薬剤である．特に，nonsystemic vasculitic neuropathy のような非全身性の血管炎ではステロイドのみで疾患をコントロールすることが可能である場合が多い．一方，全身性の血管炎，特に肺や腎臓などの重要臓器に障害をきたした重症例ではステロイド単独療法での寛解導入率は低く，シクロホスファミドやアザチオプリンなどの免疫抑制剤の早期からの併用が推奨されている．また，末梢神経障害による麻痺に対しては，病状をみながら，早期にリハビリテーションを開始することも重要である．近年，血管炎性ニューロパチーの残存した神経障害に対しての静脈内免疫グロブリン療法（intravenous immunoglobulin；IVIg）の有効性が示唆されており，Churg-Strauss 症候群においては保険適応になっている．

B Sjögren 症候群
Sjögren syndrome

【概説】

Sjögren 症候群は，中高年の女性に好発する慢性炎症性の自己免疫疾患であり，涙腺や唾液腺などの外分泌へのリンパ球浸潤によって引き起こされる眼球乾燥や口腔乾燥を特徴とする．涙腺や唾液腺などの外分泌腺以外にも，肺，腎臓，膵臓，皮膚，造血器，骨格筋，神経などさまざまな臓器の障害を合併する場合がある．Sjögren 症候群に関連したニューロパチーの病型は多彩であり，感覚性運動失調型ニューロパチー，感覚性運動失調を伴わない有痛性ニューロパチー，多発性単ニューロパチー，多発性脳神経ニューロパチー，三叉神経ニューロパチー，自律神経ニューロパチー，神経根ニューロパチーなどの病型がある（表Ⅳ-12-2）．ニューロパチーの発症は Sjögren 症候群の診断よりも

表IV-12-2 Sjögren症候群に伴うニューロパチーの病型

1. 感覚性ニューロパチー
   ① 感覚性運動失調型ニューロパチー
   ② 感覚性運動失調を伴わない有痛性ニューロパチー
2. 多発性単ニューロパチー
3. 脳神経障害
   ① 多発性脳神経ニューロパチー
   ② 三叉神経ニューロパチー
4. 自律神経ニューロパチー
5. 神経根ニューロパチー

先行する場合が多い．

a．症状・経過・予後

1．感覚性運動失調型ニューロパチー

　感覚性運動失調型ニューロパチーは深部感覚が障害されることによって引き起こされる四肢・体幹の感覚性運動失調を特徴とし，Sjögren症候群に伴うニューロパチーの中では最も多い．臨床的には，はじめに四肢末梢に限局した異常感覚で発症し，徐々に四肢近位や髄節性に体幹，顔面へ広がる．慢性進行性の経過を示し，感覚障害は，振動覚および関節位置覚などの深部感覚の障害が主体であり，典型例では表在感覚の障害はほとんど認めないか，あっても軽度である．筋力低下や筋萎縮はほとんどみられない．瞳孔異常や発汗障害などの自律神経障害を合併することも多い．

2．感覚性運動失調を伴わない有痛性ニューロパチー

　四肢遠位の痛みを伴う異常感覚が主体である．四肢遠位のじんじんとした軽度の異常感覚が初発症状となることが多い．症状は通常両側性で，急激に進行するものから慢性・緩徐進行性のものまでさまざまである．痛みは四肢から体幹，顔面に感覚障害が及ぶ場合もある．筋力低下は認めない．振動覚，関節位置覚などの深部感覚は典型例では保たれているが，軽度の感覚性運動失調がみられる場合もある．感覚性運動失調型ニューロパチーと同様，自律神経障害を合併することも多い．

3．多発性単ニューロパチー

　単神経の障害が複数組合わさることによって，その支配領域の感覚・運動障害が生じるもので，通常非対称性の障害パターンを呈する．感覚は表在感覚，深部感覚ともに障害され，自律神経障害はまれである．発症様式は急性から亜急性の例が多く，痛みを伴うことが多い．障害は四肢に限局する場合が多く，顔面や体幹が侵されることは少ない．

4．多発性脳神経ニューロパチー

　多発性の脳神経障害をきたすタイプであり，動眼神経，三叉神経，外転神経，顔面神経，舌咽神経，迷走神経，舌下神経など，さまざまな脳神経の障害をみとめる．

5．三叉神経ニューロパチー

　Sjögren症候群に伴う三叉神経障害は，いわゆる三叉神経痛とは異なり，自覚的なしびれ感が軽度であったり，他覚的な感覚系の神経所見をとってはじめて診断される場合もある．三叉神経障害が，感覚性運動失調型ニューロパチーの初期症状である場合がある．

6．自律神経ニューロパチー

　緩徐進行性のAdie瞳孔，下痢，発汗障害，失神を伴う起立性低血圧などの自律神経障害が症候の主体となる．四肢や体幹の感覚障害を認める場合があるが，筋力低下は認めない．自律神経障害が主体であるが，軽度の感覚性運動失調を呈する例もある．

7．神経根ニューロパチー

　臨床症候より，神経根もしくはより近位での障害が示唆されるタイプであり，慢性経過の感覚運動性ニューロパチーを呈する．

b．病因・病態・病理

　感覚性運動失調型ニューロパチーでは，後根神経節が病変の主座と考えられ，この部位の感覚神経細胞の脱落により症状が生じる．生検腓腹神経では臨床症状を反映して大径線維優位の軸索障害を認める．剖検例の検討では後根神経節へのCD8陽性Tリンパ球の浸潤と大型の神経細胞優位の脱落を認める．感覚性運動失調を伴わない有痛性ニューロパチーも感覚性運動失調型ニューロパチーと同様，後根神経節が病変の主座と考えられている．生検腓腹神経では臨

床症状を反映して，小径有髄線維優位の軸索障害を認める．剖検例の検討では後根神経節へのCD8陽性Tリンパ球の浸潤と小型の神経細胞優位の神経細胞脱落を認める．また，三叉神経ニューロパチーと自律神経ニューロパチーも，これらの感覚性ニューロパチーに合併してみられることが多いことから，神経節が病変の主座と考えられている．

これらのタイプに対して，多発性単ニューロパチーは神経上膜の血管炎により引き起こされると推測されている．腓腹神経生検では，神経上膜の血管に炎症性細胞浸潤やフィブリノイド壊死などの血管炎の所見を認める場合がある．ステロイドに対する反応性などから，多発性脳神経ニューロパチーにおいても血管炎の関与が推測されている．

c．補助検査法

感覚性運動失調型ニューロパチーでは，末梢神経伝導検査所見は感覚神経に限局した軸索障害型ニューロパチーの所見を呈する．後根神経節からの求心性線維の脱落を反映して体性感覚誘発電位は誘発不能となる例が多い．脊髄MRIのT_2^*法で脊髄後索の異常高信号がみられる例が多い．これに対して，感覚性運動失調を伴わない有痛性ニューロパチーでは，末梢神経伝導検査における感覚神経活動電位は比較的保たれる傾向があり，体性感覚誘発電位も誘発不能となる例は少ない．また，MRIのT_2^*法での脊髄後索の異常高信号もみられないか，あっても軽度である．

多発性単ニューロパチーでは，血沈の亢進やCRP値の上昇を認めることがあるが，あっても軽度である．末梢神経伝導検査は軸索障害型ニューロパチーの所見を呈する．また，多発性脳神経ニューロパチーと三叉神経ニューロパチーでは，それぞれ，MRIでの障害神経の造影所見やblink reflexの異常を認める場合がある．自律神経ニューロパチーでは，head tilt試験にて起立性低血圧を認め，ノルアドレナリンの上昇はなく，過敏反応がみられたり，MIBG (metaiodobenzylguanidine) 心筋シンチグラ

表Ⅳ-12-3　Sjögren症候群の診断基準
(厚生労働省研究班，1999年改訂)

1. **生検病理組織検査で次のいずれかの陽性所見を認めること**
   A) 口唇腺組織で4 mm²あたり1 focus（導腺周囲に50個以上のリンパ球浸潤）以上
   B) 涙腺組織で4 mm²あたり1 focus（導腺周囲に50個以上のリンパ球浸潤）以上
2. **口腔検査で次のいずれかの陽性所見を認めること**
   A) 唾液腺造影でStage I（直径1 mm未満の小点状陰影）以上の異常所見
   B) 唾液分泌量低下（ガム試験にて10分間で10 mL以下またはSaxonテストにて2分間で2 g以下）があり，かつ唾液腺シンチグラフィにて機能低下の所見
3. **眼科検査で次のいずれかの陽性所見を認めること**
   A) Schirmer試験で5分間に5 mm以下で，かつローズベンガル試験（van Bijsterveldスコア）で3以上
   B) Schirmer試験で5分間に5 mm以下で，かつ蛍光色素試験で陽性
4. **血清検査で次のいずれかの陽性所見を認めること**
   A) 抗Ro/SS-A抗体陽性
   B) 抗Ro/SS-B抗体陽性

<診断基準>
上の4項目のうち，いずれか2項目以上を満たせばSjögren症候群と診断する．

フィーでH/M比の低下を認める場合もある．神経根ニューロパチーでは，髄液蛋白の上昇，末梢神経伝導検査でのF波出現率低下や潜時の延長などの異常，MRIで馬尾の造影所見などがみられる．

d．診断・鑑別診断

表にわが国のSjögren症候群の診断基準を表Ⅳ-12-3に示す．神経合併症を伴うSjögren症候群では，神経合併症が乾燥症状に先行して出現し，一般に広く知られている口腔乾燥や眼球乾燥症状などが明らかでない場合が多い．また，Sjögren症候群はSS-A，SS-B抗体をはじめとしてさまざまな自己抗体の出現がみられるが，神経障害を合併したSjögren症候群においてはその陽性率は低い．そのため，診断の際には問診，自覚症状での乾燥症状がなく，自己抗体が陰性の場合でも安易にSjögren症候群を否定せずに，眼科，耳鼻科，口腔外科的な検査を積極的に行って慎重に診断を行う必要がある．

e. 治療

　Sjögren症候群に伴うニューロパチーでは免疫学的な機序が推測されており，治療は副腎皮質ステロイド薬やIVIgなどの免疫療法が主体となる．その他，血液浄化療法，免疫抑制薬，インターフェロンα，D-ペニシラミン，インフリキシマブなどが有効であったとする報告がある．ニューロパチーの病型ごとに治療反応性に差異がみられることが大きな特徴であり，副腎皮質ステロイド薬は多発性単ニューロパチーと多発性脳神経ニューロパチーに，IVIgは有痛性ニューロパチーと神経根ニューロパチーに，それぞれ有効性が期待できる．感覚性運動失調型ニューロパチーのような慢性の経過を呈する病型においては，有効性に関する報告はさまざまであり，特に長期予後に関しては今後の検討課題である．

C 全身性エリテマトーデス
systemic lupus erythematosus（SLE）

　全身性エリテマトーデスは，若い女性に好発する慢性炎症性の自己免疫疾患であり，関節炎であり，関節炎，皮疹，心膜炎，胸膜炎，腎炎，汎血球減少，多様な神経障害などを呈する．神経障害の中では中枢神経系のものが多くみられるが，ニューロパチーがみられる場合もある．全身性エリテマトーデスに伴うニューロパチーの多くは血管炎によって引き起こされると推測され，下肢優位，遠位優位で，痛みを伴う多発性単ニューロパチーの病型を呈する場合が多いが，自律神経ニューロパチーの報告もまれではあるがみられる．

4 代謝性末梢神経疾患
metabolic peripheral neuropathy

A 糖尿病性末梢神経障害
diabetic peripheral neuropathy

【概説】
　糖尿病性神経障害は糖尿病性網膜症および糖尿病性腎症とともに，糖尿病の三大合併症として知られており，さまざまな末梢神経障害（ニューロパチー）の病型が存在し，機序も多様である．神経障害の頻度は糖尿病の経過とともに増加するが，糖尿病のコントロールの良いときにも起こりうる．両下肢の異常感覚を伴う多発ニューロパチーが最も多く，次第に感覚鈍麻や自律神経障害が出現し，QOL低下をもたらす．血糖コントロール不良，糖尿病罹病期間，高血圧，喫煙，脂質異常，飲酒などが多発ニューロパチーの発症および増悪に関与する危険因子といわれている．

a. 症状・経過・予後

　多彩なニューロパチーを呈し，多くの分類が提唱されているが，以下に主なものを述べる．

1. 遠位対称性多発ニューロパチー

　下肢遠位の異常障害は糖尿病性ニューロパチーのなかで最も頻度が高い症状である．感覚障害の分布は遠位部優位型であり徐々に障害範囲は下腿，下肢全体へと及んでいく．ジンジン感などの異常感覚や感覚低下が最も頻度が多い．疼痛は下肢遠位部から始まり，時として深部痛，灼熱痛が夜間増強し耐え難い苦痛となる．アキレス腱反射，振動覚の低下は臨床症状がないときからすでに出現しており初発徴候となる．痛覚低下により無痛性心筋梗塞が見逃されることもある．

2. 自律神経ニューロパチー

　自律神経障害が特に前景に出るものをこう呼んでいるが，遠位対称性多発ニューロパチーと共存している場合が多い．自律神経障害の内容としては，起立性低血圧，神経因性膀胱，便秘・下痢・腹部膨満感・嘔気・呑酸などの消化器症状，インポテンツなどがある．

3. 脳神経ニューロパチー

　動眼，滑車，外転神経が障害されるが，特に動眼神経麻痺の頻度が高く，発症は急性で外眼筋のみの障害で内眼筋はよく保存されるのが特徴である．内眼筋障害合併の有無は動脈瘤による動眼神経圧迫による動眼神経麻痺との鑑別に重要な点である．経過は良好で発症約2～3ヵ月で軽快する症例が多い．

4. 四肢，体幹の単または多発性単ニューロパチー

尺骨，橈骨，腓骨神経などが障害される．急性で痛みや異常感覚を伴うことが多い．

5. 糖尿病性根神経叢ニューロパチー（diabetic radiculoplexus neuropathy）

糖尿病性筋萎縮（diabetic amyotrophy）といわれていたもので，特に下肢近位部筋群が疼痛とともに筋力低下，筋萎縮を呈する．糖尿病のコントロールと関係なく発症し，通常は単相性の経過を呈する．特に50歳以上の高齢者にみられる．

b. 病因・病態・病理

糖尿病による多発ニューロパチーは遠位優位の軸索障害により生じる．神経内鞘の小血管周囲の基底膜の肥厚が目立つなど，血管障害を示唆する所見がみられることも特徴である．このことから，代謝異常に伴う末梢神経自体への障害や，血管障害に伴う虚血などの複数の機序が同時に作用して多彩な神経障害をきたしていることが推測される．また，糖尿病性根神経叢ニューロパチーでは神経近位部における血管炎のような免疫性の機序の関与が推測されている．

c. 補助検査法

末梢神経伝導検査はニューロパチーの診断に重要な検査であるが，障害が軽微な場合や，糖尿病性根神経叢ニューロパチーのように障害が近位部に限局している場合などは異常所見が得られにくい．糖尿病性ニューロパチーにおいては早期診断・早期加療が必要であることから，自覚症状の有無の聴取と，深部腱反射，振動覚，皮膚の痛覚検査などの他覚所見が重要視されている．

d. 診断・鑑別診断

ニューロパチーはさまざまな原因によって起こることが知られており，糖尿病以外の原因疾患の有無の検索が重要である．表Ⅳ-12-4にわが国の糖尿病性神経障害を考える会が作成した遠位対称性多発ニューロパチーを対象とした診断基準を示す．この診断基準では自覚症状の聴取とアキレス腱反射および両側内踝の振動覚の

表Ⅳ-12-4 糖尿病性多発神経障害の簡易診断基準

必須項目
以下の2項目を満たす．
1. 糖尿病が存在する．
2. 糖尿病性多発神経障害以外の末梢神経障害を否定しうる．

条件項目
以下の3項目のうち2項目以上を満たす場合を"神経障害あり"とする．
1. 糖尿病性多発神経障害に基づくと思われる自覚症状
2. 両側アキレス腱反射の低下あるいは消失
3. 両側内踝の振動覚低下

注意事項
1. 糖尿病性多発神経障害に基づくと思われる自覚症状とは，
   1) 両側性
   2) 足趾先および足底の「しびれ」「疼痛」「異常感覚」のうちいずれかの症状を訴える．
   上記の2項目を満たす．
   上肢の症状のみの場合および「冷感」のみの場合は含まれない．
2. アキレス腱反射の検査は膝立位で確認する．
3. 振動覚低下とはC128音叉にて10秒以下を目安とする．
4. 高齢者については老化による影響を十分考慮する．

参考項目
以下の参考項目のいずれかを満たす場合は，条件項目を満たさなくとも"神経障害あり"とする．
1. 神経伝導検査で2つ以上の神経でそれぞれ1項目以上の検査項目（伝導速度，振幅，潜時）の明らかな異常を認める．
2. 臨床症候上，明らかな糖尿病性自律神経障害がある．しかし自律神経機能検査で異常を確認することが望ましい．

（糖尿病性神経障害を考える会：2002年1月18日 改訂；Peripheral Nerve 24：133, 2013）

検査が重要な位置を占めており，神経内科以外の医師も使用できるように簡素化されている．

鑑別診断としては，痛みのような異常感覚は，糖尿病性ニューロパチー以外にもSjögren症候群に伴うニューロパチー，アルコール性ニューロパチー，家族性アミロイドポリニューロパチー，傍腫瘍性ニューロパチー，Fabry病など，さまざまな疾患で前景症状となる場合がある．また，自律神経障害も糖尿病以外にSjögren症候群，アミロイドーシス，悪性腫瘍などのさまざまな疾患に伴って生じうることを念頭におく必要がある．

e. 治療

糖尿病による多発ニューロパチーでは，血糖コントロール不良，糖尿病罹病期間，高血圧，喫煙，脂質異常，飲酒などが発症および増悪に関与する危険因子といわれている．このことから，血糖管理と生活習慣の改善が最も重要な治療となるが，急激な血糖のコントロールはかえってニューロパチーの発症・増悪を誘発することがあり，注意を要する．アルドース還元酵素阻害薬は多発ニューロパチーの病態に基づいた治療薬として保険適応になっているが，いったんニューロパチーを発症すると痛みが患者のQOLを低下させる要因となることが多く，三環系抗うつ薬，プレガバリン，デュロキセチン（セロトニン・ノルアドレナリン再取り込み阻害薬 serotonin noradrenaline reuptake inhibitor；SNRI）などによる対症療法も重要となる．また，糖尿病性根神経叢ニューロパチーでは免疫性の機序の関与が推測されており，経静脈的免疫グロブリン療法（IVIg）や副腎皮質ステロイド薬などの有効性が示唆されている．

B 尿毒症性ニューロパチー
uremic neuropathy

尿毒症性ニューロパチーとは，腎不全患者にみられる多発ニューロパチーとして1960年代初頭から報告されるようになったものである．典型例は慢性進行性で感覚障害優位の軸索障害型ニューロパチーを呈するが，急激に進行したり，運動障害や自律神経障害がみられる例もある．原因としては尿毒症に伴う老廃物の蓄積や代謝障害の他に，ビタミン欠乏や副甲状腺機能亢進症の関与等が示唆されている．近年は人工透析の方法の改善や早期の導入，腎移植などにより患者数は減少している．

参考文献

1. 遺伝性末梢神経疾患 − A・B
1) P. K. Thomas（編著），Peter James Dyck（編）：Peripheral Neuropathy 4th ed. W B Saunders Co. 2005.
2) 橋口昭大，髙嶋 博：神経：ニューロパチーの遺伝子学．臨床遺伝子学'06（最新医学61巻9月増刊号），最新医学社，185-194, 2006.
3) 橋口昭大　髙嶋　博　シャルコー・マリー・トゥース病200例のマイクロアレイDNAチップによる遺伝子診断　末梢神経　巻：22号：1頁：64-71 2011
4) 中川正法，滋賀健介：Charcot-Marie-Tooth病の治療の現状と展望．シャルコー・マリー・トゥース病診療マニュアル　遺伝疾患としての側面．神経内科 70；366-372, 2009.
5) 髙嶋　博：シャルコー・マリー・トゥース病の現状と展望．Charcot-Marie-Tooth病の病態と治療　基礎医学的に見た．難病と在宅ケア　14巻；40-44, 2008.
6) Hattori N, et al.：Study Group for Hereditary Neuropathy in Japan.：Demyelinating and axonal features of Charcot-Marie-Tooth disease with mutations of myelin-related proteins（PMP22, MPZ and Cx32）：a clinicopathological study of 205 Japanese patients．Brain. 126；134-151, 2003.
7) Koike H et al.：Age associated axonal features in HNPP with 17p11.2 deletion in Japan, J Neurol Neurosurg Psychiatry 76；1109-1114, 2005.
8) 清水　潤：Hereditary sensory and autonomic neuropathy. Peripheral Nerve, 24；23-30, 2013.
9) 秋口一郎監修，岡　伸幸著：カラーアトラス　末梢神経の病理　中外医学社．2010.
10)（参考）Neuromuscular Disease Center ホームページ（Web：http://neuromuscular.wustl.edu/）

1. 遺伝性末梢神経疾患 −C
1) 安東由喜雄：家族性アミロイドポリニューロパチー．アミロイドーシス治療ガイドライン．20-26，アミロイドーシスに関する調査研究班，2010.
2) Ando Y et al. Guideline of transthyretin-related hereditary amyloidosis for clinicians. Orphanet J Rare Dis. 1186：1750-1172, 2013.
3) Ando Y, et al：Transthyretin-related familial amyloidotic polyneuropathy. Arch Neurol 62：1057-1062, 2005.
4) Yamashita T, et al：Long-term survival after liver transplantation in patients with familial amyloid polyneuropathy. Neurology 78：637-643, 2012.
5) Berk JL et al.：Repurposing diflunisal for familial amyloid polyneuropathy：a randomized clinical trial. JAMA. 310：2658-2667, 2013.

［概説，3, 4. 祖父江 元／1-A, B. 髙嶋　博／1-C. 安東由喜雄／2. 楠　進］

13 神経筋接合部疾患

概　説

　脊髄前角にある運動ニューロンの最先端になる神経終末と筋肉組織の接着部を神経筋接合部といい，その筋肉側の細胞膜にはアセチルコリン受容体（acetylcholine receptor；AChR）が高密度に凝集しており，運動終板（motor endplate）と定義される（図Ⅳ-13-1）．哺乳類の神経筋接合部では，神経終末の活性帯（active zone）からアセチルコリン（acetylcholine；ACh）が放出され，運動終板に高密度に存在するAChRに結合し，AChRチャネルの開口，Na^+の流入とK^+の流出，そして，終板電位が生じる．このシナプス伝達により，筋肉細胞に脱分極が引き起こされ，活動電位が発生し，最終的に筋収縮が引き起こされる．2008年，神経筋接合部の基礎研究で，AChRがいかにして運動終板に集まってくるかについてのアグリン（agrin）仮説が，「神経終末から分泌される運動神経因子であるアグリンの受容体が，筋特異的受容体型チロシンキナーゼ（muscle-specific receptor tyrosine kinase；MuSK）と複合体を成しているLDL受容体関連蛋白質4（low

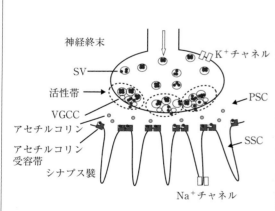
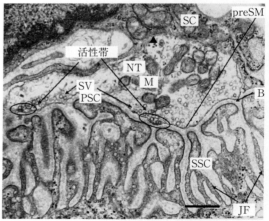

NT：nerve terminal, M：mitochondoria, SV：synaptic vesicle, preSM：presynaptic membrane, PSC：primary presynaptic cleft, SSC：secondary presynaptic cleft　Bar=500 nm

図Ⅳ-13-1　神経筋接合部の模式図と電子顕微鏡による微細構造

正常の神経筋接合部（左図）では，活動電位が神経終末部に到達すると細胞外から神経終末内にCa^{2+}が流入する．この流入は，活性帯（active zone）に高密度に存在するP/Q型電位依存性カルシウムチャネルを通じて行われる．神経終末内のCa^{2+}濃度が上昇すると，シナプス小胞と膜が融合し，シナプス小胞内のアセチルコリン（ACh）が放出され，筋側のアセチルコリン受容体（AChR）に結合する．この電子顕微鏡像（右図）では，今にも神経終末からAchを含むシナプス小胞（SV）が放出されつつある像，acitve zoneが観察される．Agrin-MuSK-Lrp4複合体は，AChRと一緒に筋側のシナプス襞の先端，色調の濃い高電子密度部位に存在している．

（辻畑光宏，Clinical Neuroscience 26（9），959-961，2008より引用）

表Ⅳ-13-1　神経筋接合部疾患の分類 2014（私案）

自己免疫性：以下の5種類の病原性自己抗体がある
重症筋無力症（Myasthenia Gravis, MG）：
AChR抗体，MuSK抗体，Lrp4抗体陽性
Lambert-Eaton筋無力症症候群
（Lambert-Eaton myasthenic syndrome, LEMS）：
P/Q型VGCC抗体
Isaacs症候群（Isaacs syndrome；IS）：VGKC抗体
先天性：以下の11種類の機能蛋白が同定されている
AChR欠損症および変異（Slow &
Fast channel syndrome）
Agrin/MuSK/Dok7/Rapsyn変異
AChE欠損症（ColQ）
CHAT欠損症
骨格筋 $Na_V1.4$ 変異
$\beta 2$ laminin
Plectin
GFPT1
中毒性
ボツリヌス中毒
薬剤性：アミノグリコシド，シベンゾリン
有機リン中毒，サリン

density lipoprotein-receptor related protein 4；Lrp4）である．」という研究により証明された．この知見によって，重症筋無力症（myasthenia gravis；MG）の第3番目の病原性自己抗体が発見されたと言っても過言ではない．2014年現在，神経筋接合部疾患は，表Ⅳ-13-1に示すように自己免疫性，先天性，および中毒性に大別される．

1 重症筋無力症
Myasthenia gravis（MG）

【概説】
　重症筋無力症（MG）は，神経筋接合部の後シナプス膜上にあるいくつかの標的抗原に対する病原性自己抗体の作用により神経筋接合部の刺激伝達が障害されて生じる自己免疫疾患である．神経筋接合部疾患の中では最も頻度が高く，眼筋をはじめ全身の骨格筋の脱力，易疲労性および休息による回復，および日内変動を特徴とする．現行の治療ではMGを完全に治癒させることは困難である．2014年現在，病原性自己抗体の種類によって，①AChR抗体陽性MG，②MuSK抗体陽性MG，③Lrp4抗体陽性MG，および④前述の抗体が検出されないseronegative MGに分類される（図Ⅳ-13-2）．

　MGの自己抗体研究の歴史は，古くは1976年にLindstromらがMG患者の血清中にAChR抗体を見出したことから始まる．その病原性は，免疫動物モデルやモノクローナル抗体の受動免疫により証明された．その病態機序は，IgG抗体サブクラス1が主体のAChR抗体が補体介在性に運動終板を破壊し，AChRの数が減少することでMG症状が出現すると推測されている．さらに，AChRαサブユニットの外側端にある67-76領域を含むN末端領域が補体介在性破壊を引き起こす主要免疫病原性領域（main immunogenic region；MIR）と推測されている（図Ⅳ-13-3〈543頁〉）．一方，2001年にHochらがAChR抗体陰性の全身性MG患者血清中にMuSK抗体が検出されることを報告した．MuSK抗体のサブクラスはIgG4が主体で，補体介在性の運動終板破壊がほとんどない神経筋接合部病理像が報告されている．その後，一過性新生児MGを含む多くの臨床研究と動物モデル研究が成功し，その病原性は証明された．しかしながら，そのMIRとその作用機序は未だ不明のままである．さらに，2011年に，わが国からLDL受容体関連蛋白質4に対する自己抗体が報告され，その後の臨床研究と動物モデルの成功により，AChR/MuSK抗体に次ぐ第3番目の病原性自己抗体と認知されつつある．表Ⅳ-13-2と表Ⅳ-13-3にこれらの自己抗体のエビデンスと作用機序を要約した．

A 疫学・ガイドライン

　わが国の2006年MG臨床疫学調査では，患者概数15,100人（男性5,600人，女性9,500人），有病率は人口10万人あたり11.8人と推測されている．男女比は1：2で，発症年齢の平均±標準偏差は，42.7±21.2歳であった．特に，50歳以上で発症する後期発症MG患者（late-onset MG）が増加していることが明らかになった．そのことを受け，2010年日本神経治療学

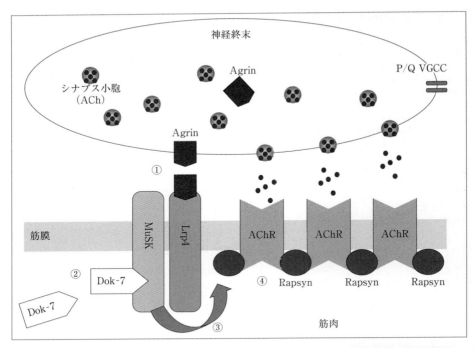

図Ⅳ-13-2 アセチルコリン受容体の集中的な発現（clustering）に関わる蛋白質群

神経終末には，LEMS の標的抗原である P/Q 型電位依存性カルシウムチャネルが活性帯に存在する．一方，筋側には，アセチルコリン受容体の集中的な発現（clustering）に関わる幾つかの蛋白質が存在する．その主役である MuSK は分子量 110kD の膜貫通型の蛋白質で，筋膜上に位置し Lrp4 蛋白質と複合体を形成している．神経終末からは Agrin が Lrp4 に結合し，筋の細胞内からは Dok-7 が MuSK に結合し，MuSK をリン酸化して，Rapsyn 上の AChR の clustering（分散している AChR が集合してくる現象）を制御し，運動終板の形成と維持に深く関わっている．

表Ⅳ-13-2　重症筋無力症の病原性自己抗体のエビデンスと作用機序

エビデンス	AChR 抗体陽性 MG	MuSK 抗体陽性 MG	Lrp4 抗体陽性 MG
特異的自己抗体	○ (Lindstrom et al, 1976)	○ (Hoch et al, 2001)	○ (Higuchi et al, 2011)
一過性新生児筋無力症	○ (Gans & Forsdick, 1953)	○ (Niks et al, 2008)	－
患者免疫グロブリンの疾患移送	○ (Toyka et al, 1975)	○ (Cole et al, 2008)	－
免疫動物モデル作成	○ (Patrick & Lindstrom, 1973)	○ (Shigemoto et al, 2006)	
MIR モノクロナル抗体の疾患移送	○ (Tzartos et al, 1982)	－	－
抗体サブクラス	サブクラス1 (McConvelle et al, 2004)	サブクラス4 (Rodgaard et al, 1987)	サブクラス1 (Higuchi et al, 2011)
結合阻害	(Besinger et al. 1983)	－	○ (Higuchi et al, 2011)
崩壊促進	(Drachmann et al., 1987)	－	－
補体介在性膜破壊	○ (Engel AG, 1979)	× (Shiraishi et al, 2005)	× (our data)

acetylcholine receptor (AChR), myasthenia gravis (MG), muscle-specific receptor tyrosine kinase (MuSK), voltage-gated calcium channel (VGCC), Lambert-Eaton myasthenic syndrome (LEMS), main immunogenic region (MIR), －: not reported

13 神経筋接合部疾患

表Ⅳ-13-3 AChR抗体陽性MGとMuSK抗体陽性MGの臨床的・免疫学的比較

臨床像・免疫学的特徴	抗AChR抗体陽性MG*	抗MuSK抗体陽性MG**
頻度（%）	80	5～10
男女比	1：2	1：3
臨床像	眼症状で発症し全身型へ	発症時より眼筋・球麻痺型
眼筋型の頻度（%）	20～40	3
筋萎縮の頻度（%）	10	26
クリーゼ合併率（%）	10～20	33
抗コリンエステラーゼ薬	著効	不定
胸腺腫の合併率（%）	20～30	0
自己抗体IgGサブクラス	IgG1	IgG4
神経筋接合部病理	補体介在性破壊あり	補体介在性破壊なし

＊：臨床像は，わが国の全国疫学調査の結果を参考にした．＊＊：わが国の抗MuSK抗体陽性患者（70例）とこれまでの報告を参考にした．

表Ⅳ-13-4 Myasthenia Gravis Foundation of America（MGFA）分類

class Ⅰ	眼筋型．眼輪筋の筋力低下も含む．他の全ての筋力は正常．
class Ⅱ Ⅱa Ⅱb	眼以外の筋の軽度の筋力低下． 眼の症状の程度は問わない． 四肢・体軸＞口腔・咽頭・呼吸筋の筋力低下 四肢・体軸≦口腔・咽頭・呼吸筋の筋力低下
class Ⅲ Ⅲa Ⅲb	眼以外の筋の中等度の筋力低下． 眼の症状の程度は問わない． 四肢・体軸＞口腔・咽頭・呼吸筋の筋力低下 四肢・体軸≦口腔・咽頭・呼吸筋の筋力低下
class Ⅳ Ⅳa Ⅳb	眼以外の筋の高度の筋力低下． 眼の症状の程度は問わない． 四肢・体軸＞口腔・咽頭・呼吸筋の筋力低下 四肢・体軸≦口腔・咽頭・呼吸筋の筋力低下
class Ⅴ	挿管．人工呼吸器の有無は問わない．眼の症状の程度は問わない．（通常の術後管理は除く．経管栄養のみで挿管されていない場合はⅣbに含む．）

(Jaretzki A 3rd, Barohn RJ, Ernstoff RM, et al. Myasthenia gravis : recommendations for clinical research standards. Task Force of the Medical Scientific Advisory Board of the Myasthenia Gravis Foundation of America（MGFA）. Neurology. 2000；55：16-23.)

会から後期発症MGの診断と治療の考え方を示す標準的治療指針が公表された．その後，2014年にMG診療ガイドラインが大幅に改訂された．その中で，MuSK抗体が第2番目の病原性自己抗体と認められ，MGの治療戦略も大きく変化した．

a. 症状・分類・経過・予後

AChR抗体陽性MG患者は，外眼筋が障害されやすい．物が二重に見えたり（複視），まぶたが無意識に下がったままの状態（眼瞼下垂）などの眼症状で発症し，全経過中ほとんどの症例にみられる．眼症状以外には，構音障害，嚥下障害，四肢の筋力低下が初期症状として多い．その特徴は，運動を反復することにより筋力低下をきたし休息によって改善する（易疲労性），朝より夕方に症状が出やすい（日内変動）である．増悪因子として，ストレス，感染，月経，妊娠，分娩などが挙げられ，これらを契機に嚥下困難や呼吸困難が急速に悪化する急性増悪（クリーゼ）に移行する．一方，MuSK抗体陽性MGは，胸腺腫の合併はなく，筋萎縮を伴いやすく，嚥下障害が主体でクリーゼになりやすいという特徴を持つ．表Ⅳ-13-3にAChR抗体陽性MGとMuSK抗体陽性MGの対比を示すが，臨床レベルでAChR抗体陽性MGかMuSK抗体陽性MGかを鑑別することは困難である．

MGは，前記の自己抗体や臨床病型などによる分類されてきた．1971年に発表されたOsserman分類が以前はよく用いられていたが，2000年，米国重症筋無力症財団（Myasthenia Gravis Foundation of America；MGFA）より臨床研究を世界的に標準化するための臨床症状

541

表Ⅳ-13-5 MGFA post-intervention status

完全寛解 Complete Stable Remission (CSR)	1年以上 MG の症状がなく，この間 MG に対するいずれの治療も受けていない．神経筋疾患に熟練した医師が注意深く診察してもすべての筋で筋力低下が認められない．ただし眼輪筋のみの筋力低下は問わない．
薬理学的寛解 Pharmacologic Remission (PR)	コリンエステラーゼ阻害薬以外の治療によって，上記 CSR と同じ状態になっているもの．コリンエステラーゼ阻害薬を内服している場合はこのカテゴリーには含めず MM に分類する．
軽微症状 Minimal Manifestations (MM)	軽微な筋力低下は存在するが，日常生活には支障がない状態．
改　善 Improved (I)	臨床症状の改善，または MG に対する治療薬の減量がみられる．QMG スコアが3点以上改善したもの．
不　変 Unchanged (U)	臨床症状の改善，または MG に対する治療薬の減量がみられない．QMG スコアの変化が3点以下のもの．
増　悪 Worse (W)	臨床症状の増悪，または MG に対する治療薬の増量がみられる．QMG スコアが3点以上増悪したもの．
再燃 Exacerbation (E)	CSR，PR，MM の基準を満たした者がこれらの基準を超えて増悪したもの．
MG 関連死 Died of MG (D of MG)	MG や MG の合併症による死亡，胸腺摘除後30日以内の死亡．

(Jaretzki A 3rd, Barohn RJ, Ernstoff RM, et al. Myasthenia gravis : recommendations for clinical research standards. Task Force of the Medical Scientific Advisory Board of the Myasthenia Gravis Foundation of America (MGFA). Neurology. 2000 ; 55 : 16-23.)

もしくは重症度に関するスケールとしてMGFA 分類（表Ⅳ-13-4），そして，予後評価のために MGFA post-intervention status が提唱された（表Ⅳ-13-5）．現在は本分類が一般的となっており，わが国の特定疾患臨床調査個人票でも用いられているが，分類ではなく重症度の指標として使用されている．具体的には，Class Ⅰが眼筋型，Class Ⅱ以降が全身型で，四肢筋，体幹筋の筋力低下が強ければaとなり，球症状が強ければbとなる．ⅡからⅤへ進むにつれて重症となり，Ⅴは気管内挿管された状態である．また，本症の母親から生まれる新生児の一部に胎盤を通過した抗体による一過性の本症がみられ，新生児一過性重症筋無力症といわれる．最近，MuSK 抗体陽性 MG 患者からも新生児一過性重症筋無力症の報告が散見されている．

MG の自然経過は明らかではないが，1965年以前の症例の検討によるとコリンエステラーゼ阻害薬のみの治療では，約1/4の症例が MGのため発症3年以内に死亡している．その後，ステロイドと免疫抑制薬の導入により，MG 患者の生命予後は劇的に改善した．わが国の重症筋無力症・多施設共同研究（Japan MG registry）による640症例のコホートでは，仕事や日常生活に支障がないレベルである軽微症状（minimal manifestation；MM），を達成している割合は50%であった．言い換えれば，残りの50%の患者は日常生活に支障があるということとなり，現行の MG 治療は不十分であるといえる．また，わが国の MG クリーゼの頻度は，16.0%（1973年），14.8%（1987年），10.9%（2002年），13.3%（2006年）と報告され，全く減少していない．今後は，このような難治性かつ重症 MG における画期的な治療法の開発が望まれる．

b. 病因・病態・病理
1. AChR 抗体陽性 MG

AChR 抗体の作用機序としては，① ACh とAChR の結合阻害（阻害型抗体），② AChR 崩壊促進，③ 補体介在性後シナプス膜破壊の3機序によって発症すると考察されてきた．今日では，①と②の関与は少なく，③ 補体介在性後シナプス膜破壊に伴って AChR の数が減少することが MG 病態の主体であると考えられている．抗体の標的である AChR は，2α・β・

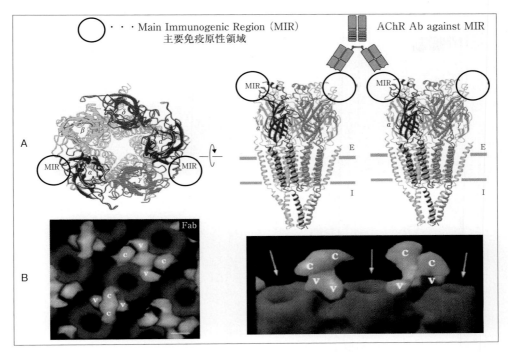

図Ⅳ-13-3 アセチルコリン受容体の主要免疫原性領域はどこか？

MG患者の血液中に生じるAChR抗体の一部は，主要免疫原性領域（MIR）であるAChR-αサブユニットのN末端の67-76を含む立体構造，図Aの○を認識し（Luo & Lindstrom, J Neurosci, 2009），その部位に対するAChR-MIR抗体が2つのAChRに交差結合することにより補体介在性の運動終板破壊が生じる．今日，MIRとして証明されている部位はこの場所のだけである．ケンブリッジ大学のUnwin博士は，MIR-モノクロナル抗体がシビレエイ由来のAChRのN末端に交差結合することを電子顕微鏡で証明した．
　　A:（LuoJ, et al. J Neurosci. 2009, Unwin et al. J. Mol. Biol. 2005 より），B:（Beroukhim & Unwin, Neuron, 1995）

ε（胎生期はγ）・δサブユニットからなる糖蛋白質である．特にαサブユニットが免疫学的に重要で，その立体構造上の外側端に位置する67-76領域を含むN末端領域が補体介在性破壊を引き起こす主要免疫病原性領域（main immunogenic region；MIR）と推測されている．一方，伝達物質であるアセチルコリンが結合する部位は，チャネルの内側のαとγ，そしてαとδの境界にある（図Ⅳ-13-3）．AChR抗体陽性MGと因果関係が深い胸腺は，抗体産生B細胞やヘルパーT細胞，そして，抗原提示細胞を有し，AChR発現の重要な臓器と位置づけられているが，その詳細な発症機序は不明のままである．

2. MuSK抗体陽性MG

　MuSK抗体は補体を活性化する能力を持たないIgG4サブクラスに分類され，電子顕微鏡による微細構造観察で運動終板に膜破壊像はみられない（図Ⅳ-13-4）．このMuSK抗体陽性MG患者の運動終板の病理やMuSK免疫動物モデルの研究より，自己抗体によるAgrin/Lrp4-MuSK signaling pathwayのclustering障害が主たる病態機序と推定されてきた．一方，2011年，MuSK抗体がMuSKとAChE/ColQ複合体の結合を阻害することが報告された．さらには，MuSK抗体患者血清で受動免疫したマウスのモデルでは神経筋接合部のAChE/ColQ複合体の発現が強く阻害されることに加えてAChRの発現も中等度に阻害されることを報告した．実際のMuSK抗体陽性MG患者の上腕二頭筋や肋間筋では，AChEとAChRの両者が減少しているという証拠は得られていないが，AChE阻害薬の効果が不定でしばしば改善しないというMuSK抗体陽性MG患者の

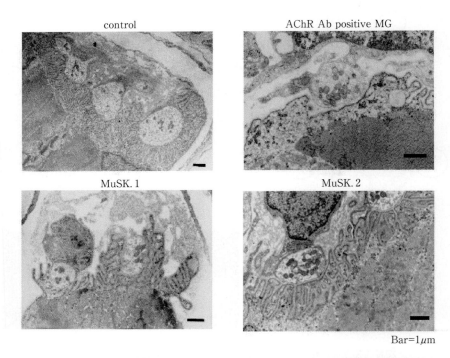

図Ⅳ-13-4　MuSK抗体陽性MG患者の神経筋接合部（上腕二頭筋）の微細構造
正常者（左上）の筋側のシナプス襞構造を下段のMuSK.1とMuSK.2と比較すると，その襞構造が保たれていることが分かる．一方，AChR抗体陽性（右上）は，シナプス襞がなくなり平坦化している．
（Shiraishi et al., Ann Neurol, 2005より）

臨床的特徴を裏付けるものと推測される．また，MuSK抗体受動免疫マウスでは，神経終末とシナプス後膜の装置の組み合わせの不均衡という形でシナプス前への影響が観察され，シナプス前からのACh放出を促す3,4-diaminopyridineがMuSK抗体受動免疫マウスの神経伝達を改善したとの報告がある．このように，MuSK抗体は，Agrin/Lrp4-MuSK pathwayのclustering障害以外に，AChE/ColQ複合体の結合を阻害したり，さらにはシナプス前にも抑制的に作用し，その主な作用機序は混沌としている．

3. Lrp4抗体陽性MG

2011年わが国から，運動終板に位置する膜貫通蛋白質であるLrp4の細胞外領域に対する自己抗体が一部のMG患者血清中に存在することを世界に先駆けて報告された．AChR抗体陰性MG患者300例（28例のMuSK抗体陽性MGを含むため，double seronegative MG症例は272例）を対象にLrp4抗体の有無を調べた結果，9人のLrp4抗体陽性MG患者を免疫沈降法で同定した（**表Ⅳ-13-6**）．これらLrp4抗体陽性であった9人の患者のうち3人はMuSK抗体も同時に陽性であった．わが国におけるLrp4抗体単独陽性MGの頻度はdouble seronegative MGの2.2%（6/272症例）となり，これまで報告されているAChR抗体やMuSK抗体陽性MGの頻度と比較すると，極めて低い．一方，現在までに，ドイツの施設からseronegative MG38例のうち19例（50%），さらには，米国においては120人のdouble seronegative MG患者のうち11人（9.2%）がLrp4抗体陽性MGであったことが相次いで報告されており，人種間差や地理的要因が影響を及ぼすことを考慮すれば，Lrp4抗体陽性MGの頻度はdouble seronegative全身型MGの

表IV-13-6　わが国のLrp4抗体陽性MGの臨床的特徴

症例	性/年齢（歳）	初診までの期間	MGFA	テンシロン試験	Waning現象	Lrp4抗体価（nM）	MuSK抗体価（nM）	胸腺腫の合併	治療	その他
①	女/44	3年	Ⅲb	−	＋（僧帽筋）	2.07	0.02	−	血液浄化ネオーラル増量	再生不良性貧血慢性移植片対宿主病
②	男/26	2週	Ⅲa	＋	＋（眼輪筋・僧帽筋）	1.79	0.001	−	ステロイド	精巣癌（30歳時死亡）
③	女/72	6ヵ月	Ⅲa	−	＋（三角筋）	1.42	0.003	−	不詳	乳癌，糖尿病
④	女/70	1ヵ月	Ⅴ	＋	−（治療後）	0.27	0.006	−	ステロイド	Parkinson病脳梗塞
⑤	女/68	3年	Ⅱa	＋	＋（被検筋-不詳）	0.097	0.004	−	ステロイド	LEMS・糖尿病
⑥	男/74	4年	Ⅴ	n.d.	＋（眼輪筋）	0.091	11.38	−	ステロイド	喘息既往
⑦	女/28	28年	Ⅲb	＋	＋（僧帽筋・小指屈筋）	0.031	0.005	−	ステロイド	生後8ヵ月からMG両親；従妹婚
⑧	男/58	1ヵ月	Ⅱb	＋	＋（尾翼筋・短拇指外転筋）	0.027	6.25	−	コリンエステラーゼ阻害薬	HIV(＋)でエファビレンツ内服，両親近親婚
⑨	男/72	1年3ヵ月	Ⅴ	＋	＋（小指外転筋・鼻筋）	0.019	10.59	−	ステロイド	肥大型心筋症僧房弁置換術後植え込み型除細動器

2.2～50％を占めると推定される．わが国のLrp4抗体単独陽性MG6症例に着目すると，男女比は1：5と女性が多く，胸腺腫を認めない全身型MGで四肢の筋力低下を共通して訴えていること等が特徴として挙げられ，ドイツの研究グループの報告でも同様の臨床所見が記述されている．現時点では，わが国の症例についてはステロイドなどの免疫抑制療法の治療効果も含めた臨床像に不明な点が多いが，ドイツの研究グループは，Lrp4抗体陽性MGの臨床像はAChR抗体陽性MGのそれに近いと言及している．Lrp4抗体陽性MGの発症機構に関しては現時点では不明であるが，一部のLrp4抗体陽性MG患者血清中のLrp4抗体がagrinとLrp4の相互作用を阻害することが示された（図IV-13-5A）．また，ドイツと米国の両グループは，Lrp4抗体陽性血清がagrinの生物活性（agrinは筋管細胞膜上において，MuSKの活性化を介してAChRの高密度凝集を誘導する）を阻害することを in vitro の実験で確認している．これらの研究結果と上述したagrin-Lrp4の相互作用の知見から総合的に判断すれば，Lrp4抗体を介したagrinシグナルの阻害がLrp4抗体陽性MGの発症機構に関与している可能性が浮かび上がる．一方，わが国で発見されたLrp4抗体の大部分はIgG1サブクラスが占めていたことから（図IV-13-5B），AChR抗体陽性MGと同様に，補体を介した神経筋接合部膜破壊がLrp4抗体陽性MG発症の原因である可能性も排除できない．しかしながら，現時点では，神経筋生検の結果より，補体介在性膜破壊の機序は否定的である（unpublished

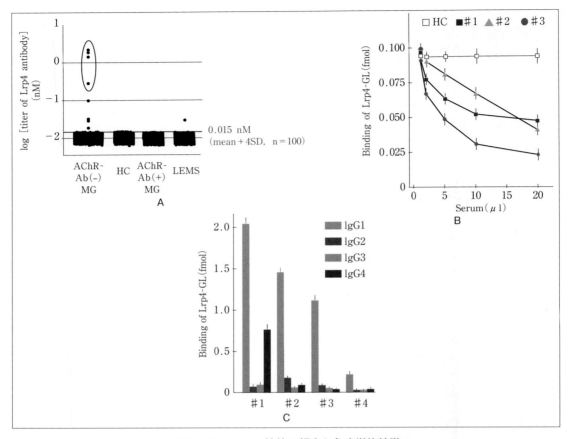

図Ⅳ-13-5　Lrp4抗体の頻度と免疫学的特徴
A) Lrp4抗体陽性MG：AChR抗体陰性MG患者300例中9例（3%）で陽性．
B) Lrp4抗体陽性血清は，用量依存性にAgrinとLrp4の結合を阻害した．
C) Lrp4抗体のほとんどはIgG1サブクラスに属している．
（Higuchi et al., Ann Neurol, 2011より）

data）．2013年，欧州10ヵ国のMG専門施設の共同研究で，800 MG患者のLrp4抗体をcell based assayで検索した．その結果，AChR/MuSK negative患者の18.7%（119/635）でLrp4抗体が陽性となったと報告された．Lrp4抗体陽性MGに関しては，その発症機構の問題も含め，免疫沈降法とcell-based assayの測定法の検討や，詳細な臨床像および治療法を検討するためにも，今後のさらなる症例の蓄積が望まれる．

c．補助検査法

1．塩化エドロフォニウム（アンチレクス®，テンシロン®）試験

その作用機序は，コリンエステラーゼ阻害薬を静注し，神経筋接合部のシナプスのアセチルコリンの濃度を一過性に上げ，MG症状を改善させる．使用される薬品名から，アンチレクステスト，テンシロンテストとも呼ばれる．世界的に最も普及しているテンシロンはわが国にはない．最初に，指標とする所見（眼瞼下垂，四肢の筋力，呼吸機能など）を決め評価する．次に，生理食塩水でプラセボ効果を評価する．その後，アンチレクス0.2 mL（=2 mg）を静注し，動悸，顔面蒼白，悪心などの副作用がなければ，30秒後にさらに0.3 mLを追加する．MG患者では，症状が静注後20数秒後から数分間，劇的に改善する（図Ⅳ-13-6-A）．劇的に改善する場合のみを陽性と判定する．検者が判断に迷

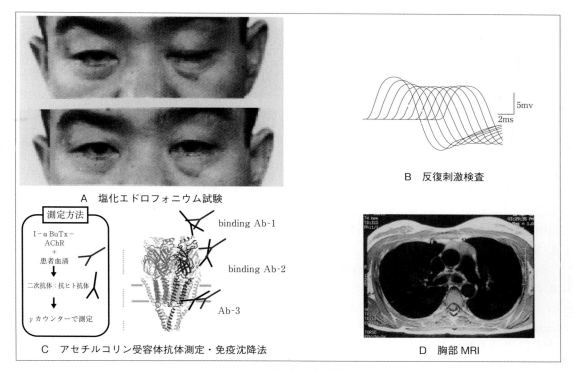

図IV-13-6　補助検査法

A：エドロフォニウム（アンチレクス®，テンシロンテスト®）試験
　エドロフォニウム試験前後の顔写真を示す．アンチレクスを静注数分後，左眼瞼下垂が劇的に改善している．
B：反復刺激検査
　正中神経を3Hzで刺激し，短母指外転筋で記録した．通常，2発目から振幅は低下し，4-5発目まで徐々に振幅が減衰し，それ以後は横ばいあるいはやや回復傾向を示す（waning現象）．本例では，5発目以後に軽度の振幅の上昇がみられる．
C：自己抗体測定法
　ここでは，アセチルコリン受容体抗体測定で用いられている免疫沈降法の原理を分かりやすく示した．この方法は，抗原の3次元構造が保たれているのが特徴である．LEMSのカルシウムチャネル抗体も同じ原理で測定されている．
D：胸部MRI画像
　胸骨と大動脈弓の間に胸腺組織を認め，その左側に被膜を有する卵円形の腫瘤が認められる．拡大胸腺摘除にて，胸腺腫が確認された．

うときは陰性と判定し，再検すべきである．MuSK抗体陽性MG患者ではAChR抗体陽性患者より著効することは少なく，逆に筋線維束攣縮などの過敏反応が見られやすい．

2. 電気生理学的検査

Harvey-Masland試験といい，顔面や四肢の筋を支配する末梢神経を反復刺激して，誘発筋活動電位を記録する．低頻度刺激（3Hz）でwaning現象（初発刺激による振幅はほぼ正常で以後数発の刺激で振幅が10％以上減衰する）がみられる（図IV-13-6-B）．また単一筋線維筋電図では，jitter（発射間隔の変動）の異常やブロッキング現象がみられる．

3. 自己抗体測定

通常のAChR抗体は，^{125}I-α-bungarotoxin（コブラ蛇毒）-AChRを用いた免疫沈降法で測定される（図IV-13-6-C）．この方法で，AChR抗体はMG全体の80％以上で陽性となる．ただし眼筋型では陽性率は約50％と低い．また，AChR抗体陰性患者のうち30～60％程度でMuSK抗体が陽性となる．AChR抗体価とMG症状の相関は，個々の症例で経時的にみると抗体価と疾患の重症度が相関する例があるが，患者を集団でみると抗体価と重症度は相関しな

い．一方，MuSK 抗体の陽性率は MG 全体の数％と推測され，抗体価と重症度は相関すると報告されている．Lrp4 抗体は，MuSK 抗体よりさらに頻度が低く MG 全体の 1％以下と推測される．現在，研究室レベルでは cell-based assay が開発され，上記の自己抗体が陰性の一部が陽性になることが分かってきた．今後は，この方法のさらなる改良が期待される．

4．その他

AChR 抗体陽性 MG では，胸腺腫や胸腺過形成が存在することが多いため，胸部 CT/MRI 画像検査などで評価する（図Ⅳ-13-6-D）．

d．診断・鑑別診断・合併症

病歴，前述の臨床症状，および，検査所見に基づいて診断する．神経症状に加えて，病原性のある AChR 抗体，MuSK 抗体，そして，Lrp4 抗体が陽性となれば確定と考えてよい（MG 診療ガイドライン 2014 の MG 診断基準案 2013 を参照）．鑑別診断は，症候性重症筋無力症の項を参照すべし．合併症としては，胸腺腫が 50 歳をピークに 20〜30％にみられる（図Ⅳ-13-6-D）．次に，Basedow 病などの甲状腺疾患が数％から十数％に合併する．その以外に，赤芽球癆，全身性エリテマトーデス，関節リウマチなどの自己免疫疾患を合併する．

e．治　療

治療は自己免疫疾患の性質上，ステロイドを基盤とした免疫療法が主体となる．わが国では，コリンエステラーゼ阻害薬，胸腺摘除，ステロイド薬，免疫抑制薬（タクロリムスとシクロスポリンの 2 剤が認可），血漿交換，そして，大量免疫グロブリン静注療法（2010 年認可）など治療が保険適応として用いられている．しかしながら，これらの治療を駆使しても，MG 患者が完全寛解に至る割合は MG 患者全体の 10％以下である．よって，長期にわたる疾患であることを踏まえて，今日の MG 治療の目標は，「経口プレドニゾロン 5 mg/ 日またはそれ以下で，軽微な MG 症状はあるが日常生活には支障ない状態に改善させ維持する」とする．近年，後期発症 MG が増加しており，精神症状や骨粗鬆症などのステロイド治療による副作用が問題となっている．2014 年に MG の診療ガイドラインが改訂され，標準的治療が提示された．MG 治療の各論は，ガイドライン 2014 の治療 CQ マップを参照されたい．以下にその要点を列挙する．

1．コリンエステラーゼ阻害剤

過去には，MG 治療の第一選択として用いられてきたが，今日では，対症療法としてステロイドなどの免疫治療と組み合わせて使用される．ステロイド治療で MG 症状が改善された時点で，コリンエステラーゼ阻害剤は減量・中止する．筆者らは，嚥下障害のある MG 患者には食前に投与し，誤嚥性肺炎を予防することがこのコリンエステラーゼ阻害剤の最も大切な使用法と考えている．

2．胸腺摘除

AChR 抗体陽性 MG の胸腺腫合併例では胸腺摘除を行う．一方，胸腺腫非合併では，以前には，全身型では胸腺摘除を第一選択すべきとされてきたが，これに関しては有用なエビデンスがないことが判明し，現在，そのエビデンスを得るために世界的治験，MGTX 研究が進行中である．現状では，50 歳以上で発症した後期発症 MG では胸腺異常の頻度は低く，胸腺摘除が first-line の治療ではないことを理解したうえで，慎重にその適応を判断する．

3．ステロイド・免疫抑制薬

発症早期の AChR 抗体陽性 MG 患者の大部分は，ステロイドと免疫抑制薬で内科的に治療される．嚥下障害が主体の重症例には，血漿交換や大量免疫グロブリン静注療法が用いられる．最近では，軽症でも発症時より血漿交換とステロイドパルス療法で早く寛解状態に到達させる治療戦略（early aggressive treatment）が提唱されている．

4．MuSK 抗体陽性 MG では胸腺摘除の有効性は低く，第一選択にはならない．その以外の治療法は，AChR 抗体陽性 MG に準ずる．

5. クリーゼ治療

MGの臨床で一番問題になるのは，急激な球麻痺をきたし呼吸困難に陥ることがありクリーゼとよばれる．クリーゼには筋無力性とコリン作動性の2種類があり，テンシロン試験で改善すれば筋無力性と診断できるが，実際には区別が困難な場合が多い．よって，コリンエステラーゼ阻害薬は直ちに中止し，気道を確保し呼吸管理を行うことが重要である．このような難治性のMG患者に抗CD20モノクロナル抗体製剤リツキシマブが検討され，症例報告レベルでその有用性が報告されている．

6. その他の注意

MG患者の大部分で，長期にステロイドを使用する場合が多く骨粗鬆症予防や感染予防薬の投与を併用する．また，MGには，使用禁忌薬剤（ベンゾジアゼピン系薬，アミノ配糖体系抗菌薬，ダントロレンナトリウム，D-ペニシラミン，インターフェロンαなど）が多数あるため注意を要する．

2 症候性重症筋無力症
symptomatic myasthenia gravis

ここでは，重症筋無力症以外でMG様症状を起こすものを症候性重症筋無力症と定義し，MGの鑑別診断を取り上げる．現行の厚労省の重症筋無力症・診断基準には30個の鑑別疾患が掲載されている．その作成当時には，MRI検査やMuSK/Lrp4抗体測定はなく，MGの診断は現在よりはるかに困難であったと想像される．よって，①眼症状，②球麻痺，および③四肢・体幹の筋力低下を呈する多くの疾患を鑑別する必要があった．表Ⅳ-13-7に，現行の鑑別疾患を前記の3つに大別し，文献上MGとの鑑別に苦慮する疾患を示す．今日，画像検査の進歩や各種の自己抗体測定の開発により，上記の多くは容易に鑑別可能となっている．しかしながら，その鑑別が困難な疾患が依然として存在する．著者らは，MGと最も鑑別困難な疾患は，球麻痺で発症する筋萎縮性側索硬化症と考えている．

次に，電気生理学的に神経筋接合部の異常が証明された場合の鑑別を述べる．反復刺激検査で10％以上のwaning現象が生じる疾患で頻度が最も高い疾患はMGである．その次には，前述の筋萎縮性側索硬化症，Lambert-Eaton筋無力症候群，薬剤性などがある．さらに，頻度はまれであるが，鑑別しなければならない疾患に先天性筋無力症候群がある．先天性筋無力症候群は，神経筋接合部のシナプス伝達に関係する蛋白質の先天的分子異常で起こる疾患の総称で，筋無力症・骨格筋萎縮・奇形を特徴とする症候群である．その半数以上は2歳以前に発症するが，その症状が軽快し小児期あるいは成人になって症状が増悪する場合がある．また，優性遺伝型式をとるスローチャネル症候群は成人発症する症例も多い．このような症例は，MGの鑑別疾患として重要になってくる．欧米では，先天性筋無力症候群の原因遺伝子として最も頻度が高いのは，AChR欠損症次いでDok7 mutationと報告されている．わが国では，これまで先天性筋無力症候群の症例を診断することができなかったが，大野らが2011年に厚生労働省難治性疾患克服事業を立ち上げた．2012年の段階で15例の先天性筋無力症候群の診断がなされ，12例において遺伝子変異が同定された．その内訳は，スローチャネル症候群1例，ファーストチャネル症候群1例，終板AChR欠損症7例（Dok-7；2例，AChRサブユニット；4例，GFPT1；1例），終板AChE欠損症3例である．これらの変異は1例を除き，わが国特有の変異であった．これらの疾患では重症筋無力症と類似した誘発筋電図所見を示し鑑別が困難なこともあるが，家族歴や，AChR抗体やMuSK抗体などの病原性自己抗体が検出されないこと，コリンエステラーゼ阻害薬が無効であることが多い．今後も，わが国では積極的に先天性筋無力症候群を鑑別するために遺伝子検索を行うことが期待される．

表IV-13-7 MGの障害部位による鑑別診断

眼瞼下垂	眼瞼痙攣[1,2]，開眼失行，Horner症候群[3]，ボツリヌストキシン治療[4,5]，Dandy-Walker syndrome[6]，先天性眼瞼下垂，腱原性眼瞼下垂
眼筋麻痺	Fisher症候群[7]，甲状腺機能亢進症，特発性動眼神経麻痺，Tolosa-Hunt症候群，脳動脈瘤[8]，脳幹部腫瘍・血管障害[9,10,11,12]，脳幹脳炎，単純ヘルペス・その他のウイルス性脳炎，脳底部髄膜炎，側頭動脈炎，Wernicke脳症，Leigh脳症，糖尿病性外眼筋麻痺，血管炎，神経Behçet病，サルコイドーシス[13]，多発性硬化症，急性散在性脳脊髄炎，進行性外眼筋麻痺[14]，眼咽頭型筋ジストロフィー[15]，眼筋麻痺性片頭痛[16]，Monocular elevation deficiency[17]
四肢筋力低下	筋萎縮性側索硬化症[18,19]，Guillain-Barré症候群，多発神経炎[20,21]，周期性四肢麻痺，甲状腺機能亢進症，ミオパチー[22,23]，Lambert-Eaton筋無力症症候群，先天性筋無力症候群，多発性筋炎，筋ジストロフィー，食欲不振症[24]，Neuroleptic-induced syndrome[25]
嚥下・呼吸障害	筋萎縮性側索硬化症[18,19]，Guillain-Barré症候群，ボツリヌス中毒，脳幹脳炎，多発性筋炎，眼咽頭型筋ジストロイフィー，Lambert-Eaton筋無力症候群，進行性外眼筋麻痺[26]，Chiari I型奇形[27]，声帯麻痺[28]，Respiratory chain complex-I defect[29]，抗コリンエステラーゼ薬過剰投与によるコリン作動性クリーゼ，有機リン中毒，薬剤性（抗生物質，ペニシラミン，シベンゾリン），先天性筋無力症候群

下線はMRIが鑑別に有用であるもの．**自己抗体測定**と遺伝子診断が鑑別に有用であるもの色で区別した．

（島ら，Clinical Neuroscience, 2014 より）

3 Lambert-Eaton筋無力症症候群
Lambert-Eaton myasthenic syndrome（LEMS）

【概説】

運動神経終末の活性帯（active zone，図IV-13-1〈538頁〉を参照）に高密度に凝集しているP/Q型膜電位依存性カルシウムチャネル（P/Q-type voltage-gated calcium channel：P/Q-type VGCC）に対する自己抗体により神経終末からアセチルコリンが放出されにくくなり，筋力低下を生ずる疾患である．かつ，傍腫瘍性神経症候群の代表で，約60%に肺小細胞癌（small cell lung cancer；SCLC）が合併する．臨床的には，四肢近位筋の筋力低下と口渇などの自律神経症状を主症状とし，その10%弱では小脳失調症を引き起こす．

【疫学】

その希少性より正確な頻度は不詳であったが，成書ではMGの1%の頻度であると記載されてきた．オランダでの疫学研究（1990〜1999）では，LEMSの年間発症率 0.48×10^{-6} と有病率 2.32×10^{-6} は，それぞれMGの7%と2%の頻度と報告された．これまでのLEMS患者50例以上の3つの臨床研究（O'Neil et al, 1988；Nakao et al, 2002；Titulaer et al, 2008）で共通しているのは，男性優位で平均発症年齢は50〜60歳代にピークを認め，SCLCを42〜61%と高頻度に合併していることである．わが国のLEMS110例では，男女比は3：1，発症年齢は17から80歳で平均62歳である．SCLCの合併率は61%，その他の癌が8%，そして，残りの31%が癌非合併例であった．わが国の疫学の特徴は，他の報告と比べて自律神経症状の頻度が低く，SCLCの合併率が高いことである．

a. 症状・経過・分類・予後

2002年のNakaoらの報告では，初発神経症状の90%以上が下肢近位筋の筋力低下に起因する歩行障害であり，次いで易疲労感，上肢筋力低下を自覚する．症状のピーク時には球症状，眼瞼下垂を含む全身の筋力低下が現れ，人工呼吸を要する呼吸不全に至る例が約5%ある．その他，約30%に口内乾燥や散瞳，霧視，膀胱直腸障害などの自律神経障害を合併する．神経学的初見としては，深部腱反射低下・消失と強直負荷後に腱反射が数秒間回復するpost-tetanic potentiationが特徴的である．また，10%弱に小脳失調を合併する．通常は，MGのように眼筋のみに症状が限局することはほとんどない．また，LEMSには，MGのような分類の報告はない．

LEMSの予後は，SCLCをはじめとする悪性腫瘍を合併するか否かで大きく異なる．LEMS発症早期にSCLCが発見されSCLCに対する

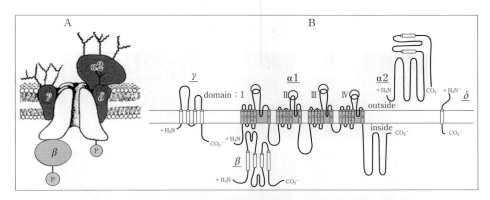

図Ⅳ-13-7　P／Q型電位依存性カルシウムチャネルの模式図

（Catteral WA：Neurosci lett, 2010 より）

表Ⅳ-13-8　電位依存性カルシウムの分類と特性

電気生理	分子生物学	遺伝子座	薬理学	分布
L型	Cav1.1 Cav1.2 Cav1.3 Cav1.4	1q31-32 12p13.3 3q14.3 Xp11.23	Dihydropyridine	骨格筋 脳, 心筋, 平滑筋 脳, 膵臓 網膜
P/Q型	Cav2.1	19p13	ω-agatoxinVIA（P） ω-conotoxinMVIIC（Q）	脳（小脳）, 神経, 神経筋接合部
N型	Cav2.2	9p34	ω-conotoxin GVIA	脳, 神経
R型	Cav2.3	1q25-31	Ni^{2+}, SNX-482	脳, 神経
T型	Cav3.1 Cav3.2 Cav3.3	17q22 16p13.3 22q12.3-13.2	Ni^{2+}, mibefradil, kurtoxin,	脳, 心筋 脳 脳

（Catteral WA：Neurosci lett, 2010 より引用）

治療が奏効した場合には，生命予後だけでなくLEMS症状自体も著明に改善する．一方，SCLCの治療が上手く行かなかった場合には，生命予後が数年間に限られてしまう．

b．病因・病態・病理

傍腫瘍性神経症候群のLEMSの発症機序は，肺小細胞癌（SCLC）がP/Q-type VGCCを発現していて，免疫学的交差反応によりP/Q-type VGCC抗体が産生されると考えられている．そのP/Q-type VGCC抗体により神経終末のP/Q-type VGCCが減少し，カルシウムイオンの流入が阻害され，アセチルコリンの遊離が減少して筋力が低下すると推測されている．抗体の標的であるVGCCは，**表Ⅳ-13-8**に示すように分類されている．従来の電気生理学的分類からは，P/Q型に分類される．しかしながら，P/Q型VGCCを免疫して，LEMSの動物モデルは成功していないことより，その結論は持ち越されている．P/Q型VGCCは，α1, β, α2-δ, そして，γサブユニットからなるチャネル蛋白で，α1が電位センサー機能を有し，IからIVつのドメインを有し，各ドメインは，S1からS6の膜貫通部分がある．そのMIRに関しては，**図Ⅳ-13-7**のα1サブユニットのドメインIからIVのS5とS6を結ぶループ構造（赤い○）は細胞外にあり，この領域がMIRの候補となると推測されている．

その神経筋接合部病理は，電子顕微鏡による微細構造観察では，神経筋接合部の神経終末にAChR抗体陽性MGでみられるような補体介

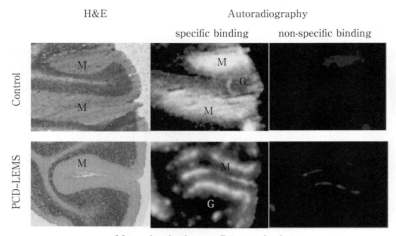

図Ⅳ-13-8 PCD-LEMS 患者の小脳では分子層の P/Q 型 VGCC が減少している

(Fukuda T et al.：Ann Neurol, 2003 より)

在性膜破壊は認められない．また，10％弱の LEMS では P/Q-type VGCC 抗体が血液脳関門を通過し，小脳分子層の神経終末の P/Q-type VGCC を減少させ，小脳失調症（paraneoplastic cerebellar degeneration；PCD）を引き起こすと推定されている（図Ⅳ-13-8）．PCD-LEMS の小脳では，コントロール小脳と比較して，小脳分子層の P/Q-type VGCC の量が著明に減少しており，近傍にある N-type VGCC や電位依存性カリウムチャネルの量は保たれていた．このような病態を呈する機序は自己抗体によるものしか考えられない．よって，筆者らは，神経筋接合部の神経終末の活性帯（active zone）でも小脳と同じ機序が作用していると推測している．

c．補助検査法
1．反復刺激検査

LEMS では複合筋活動電位（compound muscle action potential；CMAP）の振幅が著明に低下する．これは通常の MG にはみられない変化である．反復刺激の刺激頻度は 2～50 Hz で行う．2～5 Hz の低頻度刺激では MG と同様に振幅の漸減が見られる．50 Hz 高頻度刺激で LEMS に特異的な反応，waxing 現象が見られる．

2．P/Q-type VGCC 抗体測定

SCLC 合併 LEMS のほぼ全例，non-SCLC LEMS の 85～90％で P/Q 型 VGCC 抗体が陽性となる．

3．サクソン試験

LEMS の自律神経系の評価として最も有用である．滅菌ガーゼを 2 分間咀嚼させ，その後ガーゼの重さを測定する．通常は，2 分間で 4 g 以上の唾液が分泌されるが，LEMS 患者では有意に低下する．後述する 3,4-ジアミノピリジンを内服投与すると，低下していた唾液量が増加する．

d．診断・鑑別診断・合併症

臨床症状と電気生理検査で診断する．P/Q-type VGCC 抗体陰性の LEMS が約 10～15％存在する．

四肢近位筋優位の筋力低下をきたす疾患，重症筋無力症，多発筋炎，末梢神経障害などが鑑別の対象となる．わが国では，その 60％以上に SCLC を合併する．また，10％弱であるが，小脳失調を合併する．

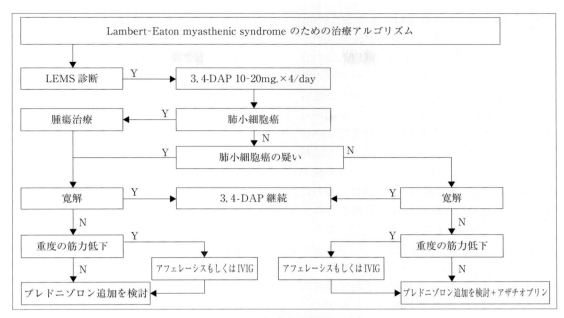

図Ⅳ-13-9 LEMSの治療方針 (Newsom-Davis, 1998)

表Ⅳ-13-9 LEMSの臨床像：日欧の比較

	O'Neill et al, 1998 n = 50	Nakao et al, 2002 n = 110	Titulaer et al, 2008 n = 97
男女比	32：18	84：26	55：42
平均発症年齢（歳）	54	62	57
神経所見（%）			
上肢筋力低下	82	80	82
下肢筋力低下	90	97	100
腱反射低下	92	85	92
眼球運動障害	n.a.	5	38
眼瞼下垂	54	28	46
感覚障害	4	10	n.a.
小脳失調	n.a.	9	9
呼吸不全	6	5	n.a.
自律神経症状（%）			
口渇	74	31	78
便秘	18	11	29
発汗障害	4	7	n. a.
インポテンツ	26	4	65
SCLC合併率（%）	42	61	54
P/Q-type VGCC Ab（%）	n.a.	85	93

SCLC：small cell lung carcinoma, VGCC Ab：Voltage-gated calcium channel antibodies, n.a.：not available

e. 治療

　LEMS治療の基本原則は，SCLCの発見とその根治的治療である．なぜなら，LEMS患者のSCLCを化学療法，放射線治療，外科手術などで治療し根治させると，LEMS症状も著明に改善するからである．この原則に従って，Oxford大学のNewsom-Davis名誉教授がLEMSの治療方針を提唱した（図Ⅳ-13-9）．

その後，彼らは，「LEMSを合併するSCLCは，LEMSを合併しないSCLCより予後が良い」と報告した．この観察的事実は，LEMSの自己免疫機序がSCLCの進行を遅らせていることを示す．わが国のLEMSでは約60％に悪性腫瘍の合併（そのほとんどはSCLC）が認められ，その80％以上が悪性腫瘍発見前にLEMSを発症している．したがって，LEMSと診断した後は，SCLCを主体とした悪性腫瘍の検索を積極的に行うべきである．癌合併例に強力にステロイドや免疫抑制剤による治療を行なうと，癌の進行を促進させる可能性が高くなる．したがって，癌合併LEMS患者には，3,4-ジアミノピリジンとコリンエステラーゼ阻害薬による対症療法でLEMS症状を薬理学的に改善させる程度に留め，免疫抑制療法は行わずに，SCLCの治療に専念すべきである．原則，LEMS発症後2年間は，LEMS自体の治療より悪性疾患検索を積極的に行うことが望ましい．

癌を合併していないLEMSとは，その診断後少なくとも2年間，SCLCの検索をしても見つからない症例が対象となる．わが国のLEMSでは，約30％が癌非合併例である．このような症例では，既に3,4-ジアミノピリジンとコリンエステラーゼ阻害薬などで治療されている．その効果が不十分であれば，副腎皮質ステロイドや免疫抑制剤で治療することになる．これらの治療法でも，筋無力症状が改善せず高度な運動機能障害や呼吸不全がある場合，あるいはこれらの治療が副作用や合併症のために十分に使用できない場合は，血漿交換や大量免疫グロブリン静注療法を行う．その治療は，同じ神経筋接合部疾患であるMGに準じて行われているのが現状である．残念ながらわが国では，LEMS治療で保険適応のものは一つもない．

参考文献

1) 日本神経治療学会・日本神経免疫学会合同神経免疫疾患治療ガイドライン委員会：重症筋無力症の治療ガイドライン，神経治療 20：481-501，2003.
2) 日本神経治療学会治療指針作成委員会：標準的神経治療：高齢発症重症筋無力症，神経治療 27：241-254，2010.
3) 重症筋無力症診療ガイドライン2014　日本神経学会，2014

1. 重症筋無力症　2. 症候性重症筋無力症

1) 本村政勝：【傍腫瘍性神経筋疾患update】重症筋無力症―病原性のある自己抗体は何か（解説/特集）BRAIN and NERVE：神経研究の進歩．62. 411-8, 2010.
2) Luo J, Taylor P, Losen M, de Baets MH, et al.：Main immunogenic region structure promotes binding of conformation-dependent myasthenia gravis autoantibodies, nicotinic acetylcholine receptor conformation maturation, and agonist sensitivity. J Neurosci 29. 13898-13908, 2009.
3) Masuda T, Motomura M, Utsugisawa K, Nagane Y, et al.：Antibodies against the main immunogenicregion of the acetylcholine receptor correlate with disease severity in myasthenia gravis. J Neurol Neurosurg Psychiatry. 83. 935-940, 2012.
4) Hoch W, McConville J, Helms S, Newsom-Davis J, et al.：Auto-antibodies to the receptor tyrosine kinase MuSK in patients with myasthenia gravis without acetylcholine receptor antibodies. Nature Med 7. 365-368, 2001.
5) Higuchi O, Hamuro J, Motomura M, Yamanashi Y.：Autoantibodies to low-density lipoprotein receptor-related protein 4 in myasthenia gravis. Ann Neurol 69. 418-422, 2011.
6) Pevzner A, Schoser B, Peters K, Cosma NC, et al.：Anti-LRP4 autoantibodies in AChR- and MuSK-antivody-negative myasthenia gravis. J Neurol 259. 427-435, 2012.
7) Zhang B, Tzartos JS, Belimezi M, Ragheb S, et al.：Autoantibodies to lipoprotein-related protein 4 in patients with double-seronegative myasthenia gravis. Arch Neurol 69. 445-451, 2012.
8) Yumoto N, Kim N, Burden SJ.：Lrp4 is a retrograde signal for presynaptic differentiation at neuromuscularsynapses. Nature 489. 438-442, 2012.
9) Shiraishi H, Motomura M, Yoshimura T, Fukudome T, et al.：Acetylcholine receptors loss and postsynaptic damage in MuSK antibody-positive myasthenia gravis. Ann Neurol 57. 289-293, 2005.

10) Kawakami Y, Ito M, Hirayama M, Sahashi K, et al.：Anti-MuSK autoantibodies block binding of collagen Q to MuSK. Neurology 77. 1819-1826, 2011.
11) Mori S, et al. 3,4-Diaminopyridine improves neuromuscular tranmission in a MuSK antibody-induced mouse model of myasthenia gravis. J Neuroimmunol 245. 75-78, 2012.
12) Zisimopoulou P, Evangelakou P, Tzartos J, Lazaridis K, et al.：A comprehensive analysis of the epidemiology and clinical characteristics of anti-LRP4 in myasthenia gravis. J Autoimmun 52. 139-45, 2014.

3. Lambert-Eaton 筋無力症候群

1) 本村政勝, 福田 卓：【神経筋接合部　基礎から臨床まで】Lambert-Eaton 筋無力症候群 Brain Nerve 63. 745-754, 2011.
2) Takamori M：Lambert-Eaton myasthenic syndrome：search for alternative autoimmune targets and possible compensatory mechanisms based on presynaptic calcium homeostasis. J Neuroimmunol 201-202. 145-152, 2008.
3) O'Neill JH, Murray NM, Newsom-Davis J：The Lambert-Eaton myasthenic syndrome. A review of 50 cases. Brain 111. 577-596, 1988.
4) Nakao YK, Motomura M, Fukudome T, Fukuda T, et al.：Seronegative Lambert-Eaton myasthenic syndrome：study of 110 Japanese patients. Neurology 59. 1773-1775, 2002.
5) Titulaer MJ, Wirtz PW, Kuks JB, Schelhaas HJ, et al.：The Lambert-Eaton myasthenic syndrome 1988-2008：a clinical picture in 97 patients. J Neuroimmunol 201-202. 153-158, 2008.
6) Fukuda T, Motomura M, Nakao Y, Shiraishi H, et al.：Reduction of P/Q-type calcium channels in the postmortem cerebellum of paraneoplastic cerebellar degeneration with Lambert-Eaton myasthenic syndrome. Ann Neurol 53. 21-28, 2003.

［本村政勝］

筋肉疾患

概説

　骨格筋は体重の約50％を占める最大の臓器であり，姿勢の保持や身体運動のみならず，関節や内臓の保護，エネルギー代謝，血液循環の補助などさまざまな生理機能を担っている．したがって，その障害は運動機能の低下だけではなく生命予後にも深く関与する．

　筋疾患（ミオパチー）の主な症候は筋萎縮・筋力低下であり，診断にはその分布が重要である．原則として近位筋優位のパターンを呈するが，疾患によっては遠位筋優位のこともあり，特定の筋群が強く侵されることもある．その他，ミオトニア，運動時の筋痛，筋痙攣，関節拘縮あるいは過伸展など疾患に特徴的な症候が診断の手掛かりになる．ミオパチーには遺伝性疾患が多く筋ジストロフィーはその代表であるが，その他にも糖原病，脂肪酸代謝異常，ミトコンドリア異常によるミオパチーなど，その種類は驚くほど多様である．炎症性ミオパチーの代表が多発筋炎・皮膚筋炎，封入体筋炎である．チャネロパチーとしては筋強直症や周期性四肢麻痺がある．こうしたミオパチーの病態解明は分子生物学的手法を用いてこの20年の間に飛躍的に進歩し，ようやく新たな治療法開発のステージに入ってきた．この分野においては歴史的にみても筋収縮機構の解明（江橋節郎），筋疾患診断マーカー（creatine kinase；CK）の確立（杉田秀夫），種々の筋疾患の発見，筋ジストロフィーの分子病態の解明など日本人研究者の貢献が極めて大きい．

1 筋ジストロフィー
muscular dystrophy

　筋ジストロフィーは骨格筋細胞が壊死・再生を繰り返しながら次第に筋萎縮と筋力低下が進行していく遺伝性筋疾患の総称で，遺伝学的にも臨床的にも多様な病型がある．従来から，主に遺伝様式や臨床症状に基づいた病型分類（表Ⅳ-14-1）が用いられてきた．近年，この分野の研究の進歩はめざましく，多くの原因遺伝子が同定され，分子病態の解明に伴い画期的な治療法も開発されつつある．

A Duchenne型筋ジストロフィー
Duchenne muscular dystrophy；DMD

【概説】

　人種を問わず，筋ジストロフィーの中で最も頻度が高く（発生率は新生男児3,500人に1人で，有病率は人口10万人に5人）かつ重症で，筋ジストロフィーの代名詞ともいえる疾患．X連鎖劣性遺伝形式をとり，基本的に男児に発症するが，まれながら染色体異常（X染色体と常染色体の相互転座やTurner症候群）があると女性も発症する．患者の2/3は保因者である母親からの遺伝だが，1/3は家族歴を欠き新規突然変異により発症する．

a．症状・経過・予後

　通常，出生後の運動発達には大きな遅れはなく，一旦は歩行能力を獲得する．3～5歳頃になって転びやすい，走れない，階段が昇りにくいなどの症状で発症する．病初期から腰帯部の筋肉が強く侵されるため，歩行は動揺性となり（waddling gait），膝に手をついて自分の体を

表Ⅳ-14-1 主な筋ジストロフィー

	遺伝子座位	遺伝子産物	臨床的特徴
X連鎖劣性遺伝			
Duchenne型（DMD）	Xp21	dystrophin	腓腹筋肥大
Becker型（BMD）	Xp21	dystrophin	腓腹筋肥大
Emery-Dreifuss1型（EDMD1）	Xq28	emerin	早期関節拘縮，心伝導障害
常染色体劣性遺伝			
肢帯型（LGMD2）	（表Ⅳ-14-2参照）		
三好型遠位型	2p13	dysferlin	下腿三頭筋萎縮
先天性：福山型（FCMD）	9q31	fukutin	精神運動発達遅滞，てんかん発作
：Ullrich型（UCMD）	2p37.3, 21q22.3	collagen Ⅵ	遠位関節過伸展
：メロシン欠損型（MDC1A）	6q22.33	merosin	フロッピー，関節拘縮
常染色体優性遺伝			
筋強直性ジストロフィー（DM1/2）	19q13.3	DMPK	ミオトニア，遠位筋優位
顔面肩甲上腕型（FSHD）	4q35		顔面・肩甲帯・上腕筋萎縮
肢帯型（LGMD1）	（表Ⅳ-14-2参照）		
Emery-Dreifuss2型（EDMD2）	1q21.2	Lamin A/C	早期関節拘縮，心伝導障害
眼咽頭型（OPMD）	14q11.2	poly A binding protein 2	眼瞼下垂・眼筋麻痺，嚥下障害

よじ登るような立ち上がり方（登はん性起立＝Gowers徴候）が特徴である（図Ⅲ-18-12（180頁）参照）．腰帯や大腿の筋肉が萎縮するのとは対照的に，腓腹筋肥大（calf hypertrophy）を呈する（図Ⅳ-14-1）．これは本症のhallmarkとされる特徴で，当初は真性肥大であるが，進行すると結合識が増生し偽性肥大となる．また，アキレス腱が短縮して尖足となる．10歳前後で歩行不能となり車イス生活を余儀なくされる．一旦歩行不能となると股関節や膝関節など全身の関節に拘縮が広がり，著しい脊柱の変形が進行するために，やがてベッドに寝たきりの状態となる．予後は極めて不良で呼吸筋や心筋にも障害がおよぶため，以前は20歳前後で呼吸不全や心不全で死亡していたが，近年は呼吸管理技術の進歩により平均寿命が30歳代へと延長している．

b. 病因・病態・病理

X染色体短腕Xp21にあるジストロフィン遺伝子の異常により，蛋白産物であるジストロフィンが完全欠損するために発症する．ジストロフィン遺伝子は79個のエクソンからなる巨大遺伝子で，mRNAも14 kbに及ぶ．遺伝子異常の60％はエクソンの欠失で，10％は重複，30％が点変異などの微小変異である．欠失の好発部位（hot spot）はエクソン45〜55である．Duchenne型では欠失エクソンの塩基数が3の倍数ではないために，翻訳時にはout-of-flameとなりフレームシフトが生じる結果，蛋白合成が途中で終止し完全欠損となる．ジストロフィンは分子量427 kDaの巨大な桿状蛋白で筋鞘膜直下に局在し，いくつかの細胞膜蛋白（ジストログリカンやサルコグリカン複合体など）と結合して大きな複合体を形成している（図Ⅳ-14-2）．このジストロフィン糖蛋白複合体は細胞外では基底膜成分ラミニンと細胞内ではアクチン線維と結合して，細胞膜の安定化に寄与している．ジストロフィンが欠損すると正常な複合体が形成されないため，筋肉の収縮や弛緩に際して物理的ストレスがかかる筋鞘膜が脆弱化

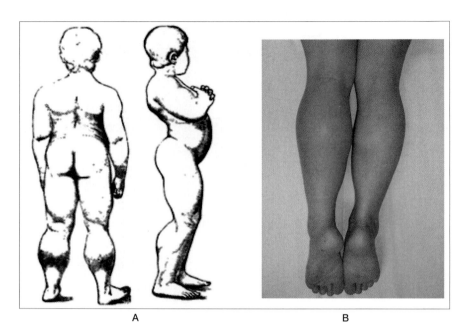

図Ⅳ-14-1　Duchenne型筋ジストロフィーの腓腹筋肥大
腓腹筋肥大はDuchenne型のhallmarkといえる特徴である．A：Duchenne自身による患者スケッチ，B：実際のDuchenne型患者の腓腹筋肥大．

する．さらに細胞内へCa^{2+}イオンが流入し，筋細胞が変性・壊死に陥る．

患者の骨格筋には筋線維の大小不同と活発な壊死・再生の所見がある（図Ⅳ-14-3）．壊死線維は染色性が低下し，その周辺にはマクロファージが浸潤する．再生線維は大型の核と好塩基性の胞体をもつ．間質には結合組織や脂肪組織が増加する．末期には筋線維の数が著明に減少し，筋肉は結合組織や脂肪組織で置換される．

c．補助検査法

筋障害マーカーである血清クレアチンキナーゼ（CK）が通常の10〜100倍以上と著しい高値を呈する．筋の壊死・再生が活発な3〜6歳をピークとし，年長になるにつれ骨格筋量の減少とともに低下する傾向がある．筋電図検査では，運動電位は低振幅で持続時間が短く，干渉波形が形成されやすい典型的な筋原性パターンがみられる．興味深いことにDuchenne型では特徴的な障害筋分布パターン（selectivity patternと呼ばれる）がみられ，さらに病気の進行によって侵されていく筋肉の順番もほぼ一定していることから，骨格筋CTが診断と進行度評価に有用である．

d．診断・鑑別診断

男児で腓腹筋肥大があれば家系内に男性発症者の有無を問わず，ジストロフィノパチーを疑う．確定診断には遺伝子検査を行う．79個のエクソンをPCR（polymerase chain reaction）で増幅し，欠失や重複の有無を調べる［MLPA（Multiplex Ligation-dependent Probe Amplification）法］．異常が検出されない場合は微小変異が疑われる．この場合はまず筋生検を行う．筋線維の壊死・再生像，円形化，間質の増大と線維化，脂肪浸潤などのいわゆるジストロフィー変化がみられ（図Ⅳ-14-3），ジストロフィン免疫染色で筋鞘膜におけるジストロフィン欠損が確認できれば診断が可能である（図Ⅳ-14-4）．その上で，ジストロフィン遺伝子の全シークエンス解析で微小変異を同定する．鑑別診断としては，Becker型や肢帯型などの筋ジストロフィー，緩徐進行性の多発筋炎などが

14 筋肉疾患

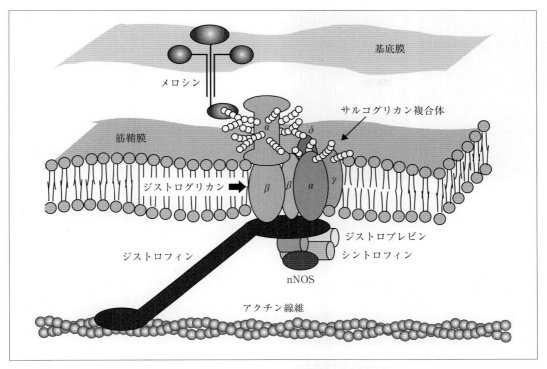

図Ⅳ-14-2　ジストロフィン糖蛋白複合体の模式図
ジストロフィンはジストログリカンやサルコグリカン複合体などの細胞膜糖蛋白と複合体を形成し細胞内のアクチン線維と細胞外の基底膜成分メロシンをつないでいる．

あげられる．

e．治　療

　現在なお根本的な治療法はない．薬物療法としては少量の副腎皮質ステロイド薬内服が歩行可能期間を延長するエビデンスを有する．関節拘縮や脊柱変形を予防し，起立歩行期間を延長するために早期からリハビリテーションを行う．可能な範囲内で適度に筋肉を使うことが推奨されるが，過度の運動は筋の損傷と機能低下のリスクとなる．呼吸不全に対しては鼻マスクによる間欠的陽圧人工呼吸器 nasal IPPV (intermittent positive pressure ventilation) あるいは気管切開による人工呼吸器の使用により延命が図られる．心不全に対するマネージメントが生命予後を左右する．エクソン欠失例に対してはアンチセンスオリゴ核酸医薬によるエクソンスキップ治療，ミスセンス変異例に対してはリードスルー治療の開発が進行しており臨床応用が期待されている．

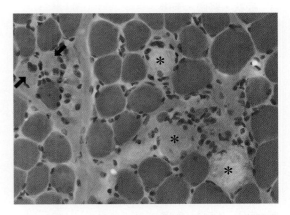

図Ⅳ-14-3　Duchenne型筋ジストロフィーの筋病理組織像（HE染色）
筋線維の壊死・再生所見と間質の結合組織の増加を認める．壊死線維（＊）は染色性が低下し，周囲にマクロファージが浸潤する．再生線維（矢印）は大型の核と好塩基性の胞体をもつ．

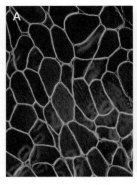
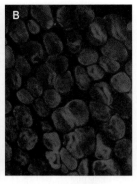

図Ⅳ-14-4　ジストロフィン免疫染色
A：正常筋ではジストロフィンは筋鞘膜に沿って均一に染色されるが，B：Duchenne型筋ジストロフィーでは完全に欠損している．（蛍光抗体法）

B Becker型筋ジストロフィー
Becker muscular dystrophy（BMD）

【概念】
Duchenne型様の腓腹筋肥大を呈しながら，発症が遅く歩行可能期間も長い良性の経過をとる病型である．Duchenne型と同じくジストロフィン遺伝子変異に起因するジストロフィノパチーだが異なる臨床病型である．

a. 症状・経過・予後
発症年齢は小児期から中高年までさまざまであり，60歳代後半で発症する患者もいる．Duchenne型同様に顕著な腓腹筋肥大（図Ⅳ-14-5）がみられ，病初期からしばしばふくらはぎの筋痛を訴える．歩行障害（長距離を歩けない）や歩容の異常（動揺性歩行など）で気づかれる．重症度にも幅があるが，Duchenne型との区別は15歳で歩行可能であることを目安と考える．重篤な心筋症を合併し予後不良のことがある．

b. 病因・病態・病理
Xp21のジストロフィン遺伝子変異に起因し，75％はエクソン欠失である．Becker型の場合，欠失塩基数が3の倍数であり翻訳段階ではin-flameとなってフレームシフトを生じない．すなわち短縮された不完全なジストロフィン蛋白が合成されるため，部分欠損となり軽症化する．生検筋の免疫組織化学では筋鞘膜に不

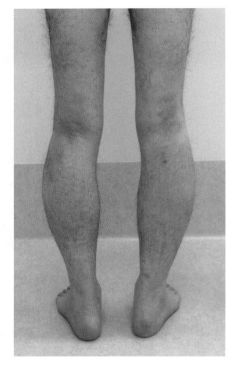

図Ⅳ-14-5　Becker型筋ジストロフィー患者の腓腹筋肥大

連続なジストロフィン発現がみられ（図Ⅳ-14-6），ウエスタンブロットでは分子量が正常とは異なるジストロフィンが検出される．

c. 補助検査
患者によっては早期から心筋症が進行することがあるので，定期的な心機能検査が必要である．

d. 診断・鑑別診断
DMD同様，まず遺伝子検査（MLPA法）でジストロフィン遺伝子のエクソン欠失／重複の有無をチェックする．異常が検出されない場合には，生検筋の免疫染色あるいはウエスタンブロット解析を行い，ジストロフィンの部分欠損を確認する．鑑別診断としては，肢帯型筋ジストロフィー（サルコグルカノパチー）やKugelberg-Welander病（しばしば腓腹筋肥大を呈する）などがあげられる．

e. 治療
現在，有効な治療法はない．

C Emery-Dreifuss 型筋ジストロフィー
Emery-Dreifuss muscular dystrophy（EDMD）

【概念】

早期の関節拘縮と心伝導障害の合併を特徴とする筋ジストロフィーで，多くは核膜関連蛋白であるエメリンやラミン A/C の異常に起因する．

a. 症状・経過・予後

本症の三主徴は①肘・足関節・後頸部の早期拘縮（図Ⅳ-14-7），②上腕-腓骨型の筋萎縮と筋力低下，③心伝導障害である．関節拘縮は筋力低下が明らかとなる前からみられ，ときに傍脊柱筋が侵され脊椎強直症候群を呈することもある．筋萎縮と筋力低下は上腕と下腿（前脛骨筋・腓骨筋）から始まり肩甲帯や腰帯に及ぶ．進行は緩徐であるが，致死的不整脈による突然死のリスクが高い．

b. 病因・病態・病理

X 連鎖劣性の EDMD1 は Xq28 にあるエメリン遺伝子（*EMD*）変異により，核膜蛋白エメリンが欠損するため発症する．常染色体優性の EDMD2 は第 1 染色体 1q21.2 上の核膜マトリックス蛋白ラミン A/C の遺伝子（*LMNA*）変異により発症する．ともに核膜異常を共通基盤とするが，詳細な分子病態の解明には至っていない．ラミン A/C 遺伝子変異は，脂肪萎縮症や Charcot-Marie-Tooth 病，早老症などの原因となるが，こうした障害臓器特異性についてもその機序は不明である．また，ネスプリン-1/-2，*FHLX*，*TMEM43* などの遺伝子変異をもつ症例が相次いで報告され，本症は遺伝的に多様な疾患群であることが判明してきた．

c. 補助検査法

血清 CK 値は軽度～中等度の上昇にとどまる．筋電図所見は筋原性変化が主体であるが，神経原性変化が混在することが多い．筋生検では，筋の壊死・再生，筋線維の大小不同，肥大筋線維の splitting，中心核の増加，結合識の増生といった筋ジストロフィー変化がみられる．心電図では右房内伝導障害から完全房室ブロックまで種々の程度の心筋伝導障害がみられる．

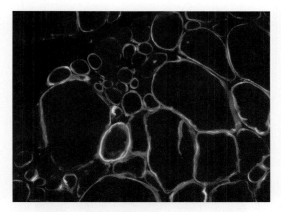

図Ⅳ-14-6　Becker 型筋ジストロフィーのジストロフィン染色（蛍光抗体法）

Duchenne 型とは異なり，ジストロフィンはやや弱く不均一（faint and patchy）に染色される．

d. 診断・鑑別診断

典型的な三徴がそろえば，臨床診断は可能である．エメリンあるいはラミン A/C の特異抗体を用いた免疫組織染色で核膜に一致した蛋白局在の欠損により確定診断する．さらに遺伝子解析により原因変異の同定を試みるが，遺伝学的に多様性があるため原因遺伝子が判明しない例もある．

e. 治療

現在のところ他の筋ジストロフィー同様，特異的な治療法はない．心伝導障害に対しては早期に心臓ペースメーカーを挿入することで，突然死を回避できる．

D 肢帯型筋ジストロフィー
limb-girdle muscular dystrophy（LGMD）

【概念】

特有な罹患筋分布や腓腹筋肥大などの特徴的な臨床像を欠き，腰帯や肩甲帯の筋萎縮で発症する筋ジストロフィーは肢帯型筋ジストロフィーと総称される．近年になって原因遺伝子や遺伝子座位が次々に同定され，多様な病因（原因遺伝子）と病態をもつことが明らかとなり，遺伝様式と原因遺伝子に基づいた新たな疾患命名と分類が提唱されている（表Ⅳ-14-2）．

Section IV　神経疾患　各論

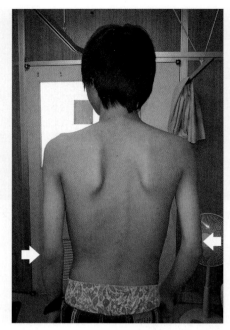

図IV-14-7　Emery-Dreifuss型筋ジストロフィー患者

上腕の筋萎縮と肘関節の拘縮（矢印）がみられる．

a. 症状・経過・予後

通常は16〜20歳を中心とした青年期に腰帯筋（腸腰筋，大殿筋，大腿四頭筋，大腿内転筋など）の筋萎縮・筋力低下で発症する．症状の進行とともに次第に上肢の筋萎縮もきたすが，顔面筋は一般に障害されない．サルコグリカノパチーではジストロフィノパチー様の腓腹筋肥大を呈することもある．一般にDuchenne型よりも経過は良好だが，小児期に発症するDuchenne型様の重症例から中年以降に発症してくる軽症例まで，病気の重症度には大きな幅がある．機能予後については発症年齢，歩行可能期間が大きく影響する．さらに呼吸障害と心筋障害の有無が生命予後には重要な因子となる．表IV-14-2に主要病型の臨床的な特徴をまとめる．

b. 病因・病態・病理

優性遺伝の病型は5％とまれである．大半は劣性遺伝であり，わが国ではジスフェルリノパチー（LGMD2B）とカルパイノパチー（LGMD2A）が多い．欧米と異なりサルコグリカノパチー（LGMD2C，2D，2E，2F）は少ない．孤発例が圧倒的に多いこともあり，いまだに約60％の患者では原因遺伝子が同定されていない（図IV-14-8）．原因蛋白の違いにより分子病態は多様で，ジスフェルリノパチーは筋鞘膜の修復機構の異常，カルパイノパチーはプロテアーゼ活性低下，サルコグリカノパチーはジストロフィノパチー類似の膜異常が推定される．筋病理においては，肢帯型の疾患特異的変化はないが，臨床像の重症度に応じて壊死・再生像や結合織増生などのジストロフィー変化の程度には軽度から高度なものまで幅がある．肥大線維やfiber splitting，中心核の増加，筋原線維間網の乱れ，分葉線維 lobulated fiber などがみられる．分葉線維（図IV-14-9）はカルパイノパチーで高頻度にみられる．

c. 補助検査法

血清CK値上昇の程度は病型や重症度によりさまざまである．骨格筋CT/MRIでの罹患筋分布パターンが病型の鑑別に有用なことがある．

d. 診断・鑑別診断

臨床症状から肢帯型筋ジストロフィーを疑った場合，診断には筋生検が必要となる．前述した3つの主要病型では特異抗体を用いた免疫組織染色やウエスタンブロット解析により診断することができるが，最終的には遺伝子検査により確定診断がなされる．

e. 治療

残念ながら現時点で有効な治療法はない．関節拘縮や脊柱変形を予防し，起立歩行可能期間を維持するために早期からリハビリテーションを継続して行う．肢帯型筋ジストロフィーの病型によっては，心筋障害や心伝導障害を合併することがあり，心不全の治療や重篤な不整脈に対するペースメーカーの挿入が必要になる．

E 先天性筋ジストロフィー

congenital muscular dystrophy（CMD）

【概念】

生下時あるいは乳児期早期から筋緊張低下・

表IV-14-2 肢帯型筋ジストロフィーの分類と臨床的特徴

遺伝	病型	遺伝子座位	遺伝子	原因蛋白	臨床的特徴
AD	LGMD1A	5q31.2	*MYOT*	myotilin	構音障害，アキレス腱短縮
	LGMD1B	1q22	*LMNA*	lamin A/C	肘関節拘縮，不整脈
	LGMD1C	3p25.3	*CAV3*	caveolin-3	腓腹筋肥大，筋痙攣，rippling
	LGMD1D	2q35	*DES*	desmin	心伝導障害
	LGMD1E	7q36.3	*DNAJB6*	DNAJB6	軽度腓腹筋肥大
	LGMD1F	7q32.1-q32.2	*TNPO3*	transportin 3	遠位筋も侵されやすい
AR	LGMD2A	15q15.1	*CAPN3*	calpain 3	腓腹筋萎縮，早期関節拘縮
	LGMD2B	2p13.2	*DYSF*	dysferlin	つま先立ち困難
	LGMD2C	13q12.12	*SGCG*	γ-sarcoglycan	腓腹筋肥大
	LGMD2D	17q21.33	*SGCA*	α-sarcoglycan	
	LGMD2E	4q12	*SGCB*	β-sarcoglycan	
	LGMD2F	5q33.3	*SGCD*	δ-sarcoglycan	
	LGMD2G	17q12	*TCAP*	TCAP	下垂足
	LGMD2H	9q33.1	*TRIM32*	TRIM32	顔面筋罹患
	LGMD2I	19q13.32	*FKRP*	fukutin-related protein	腓腹筋肥大
	LGMD2J	2q31.2	*TTN*	titin	中年期以降の発症
	LGMD2K	9q34.13	*POMT1*	POMT1	易疲労，知的発達遅延，腓腹筋肥大
	LGMD2L	11p14.3	*ANO5*	anoctamine 5	成人発症，遠位関節拘縮
	LGMD2M	9q31.2	*FKTN*	fukutin	腓腹筋肥大
	LGMD2N	14q24.3	*POMT2*	POMT2	腓腹筋肥大，翼状肩甲，知的障害
	LGMD2O	1p34.1	*POMGNT1*	POMGNT1	腓腹筋肥大，足関節拘縮，高度近視

筋力低下（いわゆる floppy infant）を呈する病型は先天性筋ジストロフィーCMDの範疇に分類され，脳奇形を合併するタイプと筋ジストロフィー病変のみを呈するタイプに大別される．前者の代表がわが国特有の病気である福山型先天性筋ジストロフィー（Fukuyama type congenital muscular dystrophy）で，後者にはUllrich型先天性筋ジストロフィー（Ullrich congenital muscular dystrophy）やメロシン欠損型先天性筋ジストロフィー（merosin-deficient congenital muscular dystrophy）がある．

1 福山型先天性筋ジストロフィー
Fukuyama type congenital muscular dystrophy（FCMD）

【概念】
日本人特有の常染色体劣性の遺伝性筋疾患であり，筋ジストロフィーに加えて脳奇形と眼病変の合併を特徴とする．1960年に福山幸夫らにより報告され，1997年に戸田達史らにより原因遺伝子がクローニングされた．わが国の小児筋ジストロフィーの中ではDuchenne型に次いで2番目に多く，有病率は10万人あたり3人とされる．

a. 症状・経過・予後
典型例は頸定の遅れや運動発達遅滞で気づかれる．重症例では生下時から呼吸不全，哺乳力低下がみられ，フロッピーインファントを呈す

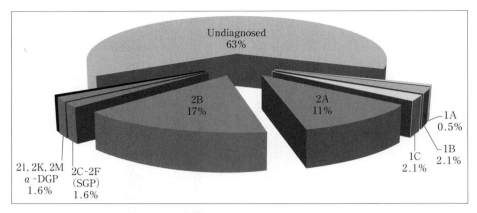

図Ⅳ-14-8　わが国の肢帯型筋ジストロフィーの内訳
2000～2004年の国立精神・神経医療研究センターの集計データに基づく

（西野一三先生からご提供）

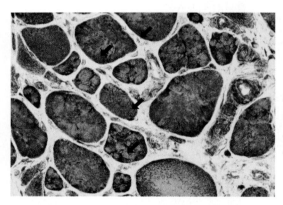

図Ⅳ-14-9　分葉線維 loburated fiber
肢帯型筋ジストロフィーではしばしばタイプ1線維が細く，クローバー様の分葉を呈する．これはカルパイノパチー（LGMD2A）で最も顕著にみられる．（NADH-TR染色）

る．顔面筋罹患のため，表情に乏しく口を開けていて，高口蓋がある．早期から手指・股・足関節に拘縮が始まり，進行すると全身の関節が拘縮する．頸定は平均8ヵ月，坐位までは獲得できるが，多くの例で最高到達運動機能はいざりまでである．全例に中～高度の知的発達遅滞があり，IQ50を超えることはまれである．会話は通常単語レベルにとどまり，文章まで話せる者は少ない．有熱性あるいは無熱性痙攣やてんかん発作の合併は約50％であり，近視，白内障，視神経萎縮，網膜剥離などの眼病変は約70％にみられる．10歳以降になると，心筋症による心不全，肺炎，呼吸不全などを合併するようになり，平均寿命は15歳程度とされる．近年，遺伝子検査が普及し歩行可能な軽症例や日本人以外の症例も報告されている．

b．病因・病態・病理

第9染色体長腕9q31にあるフクチン（*fukutin*）遺伝子の変異により発症する．患者では3'非翻訳領域に約3kbのレトロトランスポゾン配列が挿入されており，このためエクソントラップというスプライシング異常が惹起される．この極めて特異な変異は縄文時代の日本人祖先の1人（創始者）に生じたとされ，約100世代を経た現在日本人の90人に1人がヘテロ接合の保因者となっており，約3万出生に1人の割合で発症すると考えられる．フクチンは筋鞘膜と基底膜を繋ぐ糖蛋白α-ジストログリカンのO-マンノース型糖鎖修飾を司っている．患者ではこの糖鎖修飾が欠損するため細胞膜-基底膜の結合が破綻し，重度の筋ジストロフィーを発症する．FCMD以外にも脳奇形を合併するCMDでは共通病態としてα-ジストログリカンの糖鎖異常がみられ，これらの疾患はα-ジストログリカノパチーと総称されている．

FCMD筋では筋線維の壊死・再生像に加え，間質の結合織が著しく増生しており，早期から激しいジストロフィー変化が生じている．また

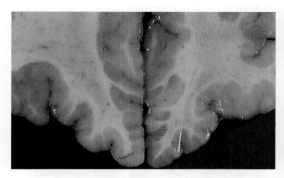

図IV-14-10　福山型先天性筋ジストロフィーの剖検脳肉眼像

脳回形成異常（多小脳回）を認める．

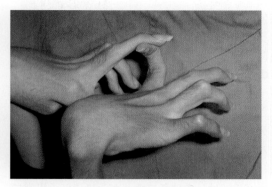

図IV-14-11　Ullrich 型先天性筋ジストロフィー患者における遠位関節の過伸展

（鹿児島大学医学部保健学科　樋口逸郎先生よりご提供）

すべての筋線維は円形・小径であり筋分化が遅延している．中枢神経系においては多小脳回 polymicrogyria を基本とする高度の脳奇形（敷石滑脳症）（図IV-14-10）を呈する．これは脳の形成段階で神経細胞の移動が障害され，正常な大脳皮質6層構造が構築されないためである．

c. 補助検査法

血清 CK 値は数千程度まで上昇するが，病気が進行し筋肉量が減ると CK 値も減少してくる．筋電図では筋原性変化がみられる．脳 MRI では多小脳回，大脳皮質形成異常，白質髄鞘化の遅延（T_2強調像で白質のびまん性高信号化）を認める．

d. 診断・鑑別診断

特徴的な臨床像に加えて，フクチン遺伝子検査により確定診断できる．日本人の FCMD 患者のほとんどは3kbのレトロトランスポゾン挿入変異のホモ接合であるが，ときにミスセンス変異の複合ヘテロ接合がある．ミスセンス変異の場合は一般的に重症化するが，心筋症のみの軽症例の報告もある．

e. 治療

現時点では有効な治療法はなく，関節拘縮予防や呼吸筋のリハビリテーションが主体となる．スプライシング異常を是正するアンチセンスオリゴ核酸医薬が開発されており，臨床応用が期待される．

2 Ullrich 型先天性筋ジストロフィー
Ullrich congenital muscular dystrophy（UCMD）

【概念】

筋線維間の細胞外マトリックス成分であるコラーゲンVIの欠損による疾患で，わが国では福山型に次いで多く，CMD の10%弱を占める．知的障害はなく近位関節の拘縮と遠位関節の過伸展（図IV-14-11）を特徴とする．

a. 症状・経過・予後

常染色体劣性遺伝形式をとり，出生早期から筋力と筋緊張の低下（フロッピーインファント）で発症し，運動発達が遅れる（約半数は歩行不能）が，知的発達は正常である．本症の特徴は①近位関節の拘縮（頸部前屈制限，側弯），②遠位関節（足，手，手指）の過伸展，③踵骨の突出，④高口蓋である．病気は緩徐進行性であるが，呼吸筋が侵されやすい．

b. 病因・病態・病理

コラーゲンVIの欠損が原因であり，コラーゲンVIを構成する3つのサブユニット（α1，α2，α3鎖），それぞれの遺伝子（*COL6A1, COL6A2, COL6A3*）に変異が報告されている．コラーゲンVIと基底膜との結合が障害されることが本質的な病態と考えられている．

c. 補助検査法

血清 CK 値は軽度の上昇にとどまる．筋病理

では壊死・再生のジストロフィー変化にはむしろ乏しく，間質結合織の増生が目立つことが特徴である．

d. 診断・鑑別診断

生検筋のコラーゲンⅥ免疫染色で欠損が確認されれば確定診断できる．コラーゲンⅥの完全欠損と筋鞘膜特異的欠損の2つのパターンがある．

常染色体優性遺伝のBethlem（ベスレム）ミオパチーは，やはりコラーゲンⅥ遺伝子異常に起因する疾患である．幼少期に発症し関節拘縮を伴いながら近位筋優位の筋萎縮・筋力低下が緩徐に進行する．両者はコラーゲンⅥ関連筋疾患の連続したスペクトラムに位置する疾患ととらえられる．

e. 治療

有効な治療法はないが，関節拘縮に対する早期からのリハビリテーションと呼吸機能のモニタリングが重要である．

3 メロシン欠損型先天性筋ジストロフィー
merosin-deficient congenital muscular dystrophy（MDC1A）

【概念】

精神発達遅滞を欠く先天性筋ジストロフィーは古典型を呼ばれるが，本症はその代表疾患である．欧米では最も頻度の高い（約50％を占める）先天性筋ジストロフィーであるが，わが国での報告は少ない．メロシン（ラミニン-211）は骨格筋基底膜の主要成分で，糖鎖構造を介してα-ジストログリカンと結合している．メロシン欠損によってもジストロフィン糖蛋白複合体を介する細胞骨格と細胞外マトリックスの連結が断たれる．

a. 症状・経過・予後

生後早期からフロッピーインファントを呈し，顔面筋も含め全身性（近位筋・遠位筋とも）に筋萎縮と筋力低下があり，関節拘縮を認める．運動発達は坐位までは獲得できても，歩行能力獲得には至らない．福山型のような知的発達遅滞はみられない．例外的にてんかん発作や知的

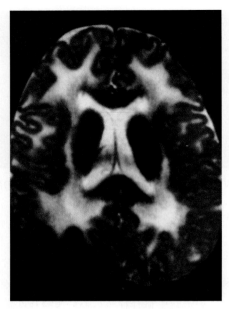

図Ⅳ-14-12　メロシン欠損型先天性筋ジストロフィー患者の脳MRI（T_2強調像）

大脳白質にびまん性の高信号変化を認め，髄鞘形成不全が示唆される．

発達遅滞を呈する例もある．メロシンの部分欠損例は軽症で，歩行可能となり肢帯型筋ジストロフィーに類似する．

b. 病因・病態

骨格筋基底膜の主要構成タンパクメロシンはラミニンα2，β1，γ1鎖から構成されるヘテロ三量体である．本症は常染色体劣性遺伝形式をとり，第6染色体上6q22.33にあるラミニンα2鎖の遺伝子（*LAMA2*）変異のためメロシンが欠損する．

c. 補助検査法・診断

血清CK値は福山型と同じ程度に上昇する．脳MRIでは皮質形成異常はないが，大脳白質全体の髄鞘形成不全のため白質ジストロフィー様の所見を呈する（図Ⅳ-14-12）．末梢神経においても髄鞘形成が障害され，神経伝導速度が遅延する．筋病理では，円形で小径の筋線維と壊死・再生像，間質結合織の増生など強いジストロフィー変化を認め，ときに間質に炎症細胞浸潤がみられ筋炎と間違われることもある．メ

ロシン抗体で筋線維の基底膜が染色されないことで診断される.

d. 治　療

現時点では特異的な治療法はなく，リハビリテーションが中心となる.

F 遠位型筋ジストロフィー（三好型）
distal muscular dystrophy（Miyoshi）

【概念】

通常筋ジストロフィーは近位筋優位の障害分布パターンを呈するが，少数ながら遠位筋優位のパターンをとる遠位型筋ジストロフィーの一群がある．それらの中でも本症は1986年に三好和夫らにより報告され，海外ではMiyoshi myopathyと呼ばれている．膜修復機構に関与するジスフェルリン蛋白の異常により発症する.

a. 症状・経過・予後

20歳代〜30歳代の若年成人に歩行障害で発症する．病初期から最も強く侵されるのは下腿屈筋（腓腹筋・ヒラメ筋）であり，患者はつま先立ちができない．病気の進行とともに大腿，腰帯筋も徐々に侵され，発症後約10年で車椅子生活となる．上肢では前腕伸筋群が侵されやすい．心筋，呼吸筋が侵されることは少ない.

b. 病因・病態・病理

常染色体劣性遺伝形式をとり，第2染色体短腕2p13にあるジスフェルリン遺伝子の変異により発症する．ジスフェルリンは筋鞘膜に局在する膜蛋白で，損傷した膜の修復機構に関与する．ジスフェルリン欠損では筋鞘膜の修復が障害され，筋ジストロフィーが発症する．肢帯型筋ジストロフィーLGMD 2Bもジスフェルリン遺伝子異常で発症するallelic diseaseであり，同じ変異でありながら，表現型（臨床像）が異なる機序は解明されていない.

c. 補助検査法

発症早期の血清CK値の上昇は際だっており（正常の10〜100倍），膜修復異常という病態を反映しているが，病気の進行とともに低下してくる．骨格筋CTやMRIは特徴的な障害筋分布を検出するのに有用である（図Ⅳ-14-13）.

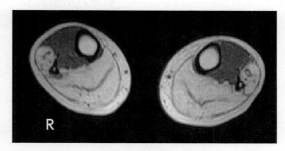

図Ⅳ-14-13　三好型遠位型筋ジストロフィー患者の下腿MRI（T_2強調像）

下腿三頭筋が強く障害されているのに対して，下腿伸筋群は保たれている.

d. 診断・鑑別診断

特徴的な臨床像（下腿屈筋の罹患）から診断を疑うことができる．生検筋の免疫組織染色やウエスタンブロット解析でもジスフェルリン完全欠損は診断可能であるが，部分欠損例では確定診断にジスフェルリン遺伝子検査が必要である.

e. 治　療

膜修復機転への介入による治療法が模索されているが，現時点では特異的な治療法は確立されていない.

G 顔面肩甲上腕型筋ジストロフィー
facioscapulohumeral muscular dystrophy（FSHD）

【概念】

筋ジストロフィーでは疾患特有の侵されやすい筋肉群があり，本症は文字通り，顔面（facio）・肩甲（scapulo）・上腕（humeral）の筋が主として侵される．常染色体優性遺伝の疾患で浸透率は高く，遺伝子異常があれば20歳までに90〜95％が発症する．一方で約30％は新規突然変異である.

a. 症状・経過・予後

多くは10〜20歳代で発症するが，小児期や中年で発症することもある．初発症状は肩甲帯の筋力低下で次第に上肢の挙上が困難となり，代償性に肩甲挙筋が肥大する（図Ⅳ-14-14A）．肩甲骨周囲の筋肉が萎縮し，翼状肩甲scapula alataを呈する（図Ⅳ-14-14B）．しば

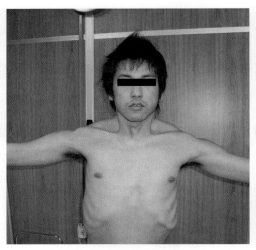
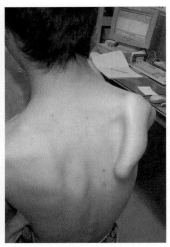

図Ⅳ-14-14　顔面肩甲上腕型筋ジストロフィー患者
A：上肢挙上が困難で肩甲挙筋は代償性に肥大し，B：翼状肩甲を呈する．

しば筋萎縮や筋力に著しい左右差がみられる．顔面筋が侵されるために，ミオパチー顔貌を呈する．眼輪筋の障害で，眼裂を完全に閉じることができず（兎眼），笑う時も口角が持ち上がらないため，無表情な無力様顔貌となる．しかし，咬筋や咽頭筋，舌筋は侵されないので，構音や嚥下機能は障害されない．呼吸障害や心筋障害の合併もなく，生命予後は良好である．本症の進行は極めて緩徐であり，Duchenne型と異なり下肢帯筋はかなり症状が進行しないと侵されない．まれではあるが，生後間もなく発症し，20歳以前に歩行できなくなる重症例がある．

b．病因・病態・病理

患者の約95％では遺伝子座が第4染色体長腕テロメア近傍4q35にある（FSHD 1A）．健常人ではこの領域にD4Z4と呼ばれる3.3kbの繰り返し配列が11から100個タンデムに並んでいるが，患者では欠失によりこの配列の繰り返し数が10以下になっている．D4Z4繰り返し配列はDNAメチル化などの機序により上流にある遺伝子群の発現を制御している．繰り返し配列数が減少するとこの領域の低メチル化とヘテロクロマチンの減少（いわゆるchromatin relaxation）により，ホメオティック遺伝子である*DUX4*が過剰発現し，筋細胞を障害すると考えられる．

4q35に連鎖しないFSHD 1Bは5％以下とまれであるが，最近D4Z4のメチル化に関与する*SMCHD1*遺伝子に変異を持つ家系が発見された．

c．補助検査法

血清CK値は半数以上が正常域で，上昇しても5倍程度にとどまる．針筋電図で筋原性変化に神経原性変化の混入がみられる．筋生検ではしばしば細胞浸潤がみられ，筋炎と間違われることもある．

d．診断・鑑別診断

特徴的な罹患筋分布が診断の手掛かりとなる．症状の左右差も重要である．しかし，このような病変分布をきたす症例の中には，運動ニューロン疾患やミトコンドリアミオパチー，炎症性ミオパチーなどの報告もあり慎重な鑑別診断が必要である．確定診断に重要なのは遺伝子診断である．特異的プローブを用いてサザンブロット解析を行い，欠失を示す短い断片が検出されれば遺伝子診断できる．ただし，FSHD1Bでは欠失が認められないことに注意が必要である．

e. 治療

今のところ本症に対する有効な治療法はない．筋生検でリンパ球浸潤がみられ比較的急速な進行がある場合にステロイドが使用されることがある．

2 筋強直症
myotonia

筋強直（ミオトニア）とは収縮した筋肉が弛緩しにくい現象である．針筋電図では刺入時に高頻度放電が持続し徐々に減衰するミオトニー放電（myotonic discharge）が特徴的である．筋強直現象を特徴的な臨床症候とする疾患は筋強直症と総称される．当初筋強直は Cl^- チャネルのコンダクタンスの低下により生じる特徴的な症候と考えられていたが，現在では Na^+ チャネルや Ca^{2+} チャネルの異常による筋強直症も知られている．

A Steinert 病（筋強直性ジストロフィー）
myotonic dystrophy（DM1）

【概念】

1909年 Steinert によって初めて記載された．常染色体優性の遺伝性筋疾患で，筋力低下・筋萎縮に加えて筋強直症を特徴とするが，呼吸障害，心障害，白内障，性腺機能低下，糖尿病，消化管障害，知能障害，前頭部禿頭など多臓器の障害を合併する．トリプレットリピート病の1つであるが，ポリグルタミン病とは異なり，分子病態は RNA レベルでのスプライス異常症である．成人発症の筋ジストロフィーでは最も頻度が高いが，先天型もある．次世代でリピートがさらに伸長し発症が早期化，症状も重症化する表現促進現象が認められる．表現促進現象は母親由来の場合に顕著となり，先天型のほとんどは母親由来である．

a. 症状・経過・予後

特有な顔貌：20〜30歳発症が一般的である．患者はほっそりと面長（斧様顔貌）で，顔面筋罹患のため目を固く閉じることができず口も半

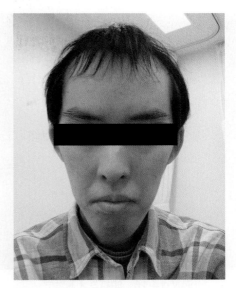

図Ⅳ-14-15　筋強直性ジストロフィー（DM1）患者に特有な斧様顔貌

顔面筋罹患とともに側頭筋，咬筋が萎縮している．

開きになり眼瞼も下垂した，いわゆるミオパチー顔貌を呈する．加えて前頭部禿頭のため本症に特有な顔貌となる（図Ⅳ-14-15）．通常，筋疾患では遠位筋よりも近位筋が侵されやすいが，本症は例外的に遠位筋優位とされる．しかし，正確には前腕・下腿筋優位に侵され，手内筋や足内筋は保たれる傾向がある．患者はペットボトルのふたを開けにくい，缶のプルトップをひっぱって開けにくいことを自覚している．顔面筋，咀嚼筋に加えて，胸鎖乳突筋が高度に萎縮する．病気が進行すると歩行困難や首下がりなどの症状も出てくる．

ミオトニアは収縮した筋が素早く弛緩できない現象で，強く手を握った後，直ちに拳を開けず（把握ミオトニア grip myotonia），母指球筋をハンマーで叩打したときに母指の内転が持続する（叩打ミオトニア percussion myotonia）（図Ⅳ-14-16）．筋強直は寒冷で悪化し，保温やウォームアップ運動で軽減する．筋症状以外では，白内障，知能低下，過眠，心伝導障害，肺換気障害，性腺萎縮，耐糖能障害，消化管の平滑筋障害など多臓器障害を呈する．

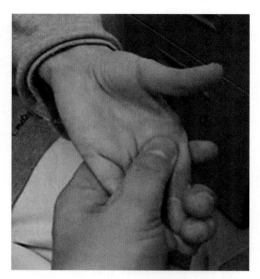

図Ⅳ-14-16　叩打ミオトニア
母指球をハンマーで叩打すると，しばらく収縮が持続する．

先天型（先天性筋強直性ジストロフィー）は生後早期からフロッピーインファントを呈し，呼吸障害や哺乳力低下がみられる重症型である．筋分化の遅延を顕著に認める．

b. 病因・病態・病理

第19染色体長腕19q13.3にあるDMキナーゼ（*DMPK*）遺伝子の3'非翻訳領域にあるCTGリピートが異常伸長している．通常CTGリピート数は38回程度だが，患者ではこれが50から数千にまで伸長し，そのリピートの長さが重症度とある程度相関している．しかし，同程度のリピート長であっても重症度には個人差は大きく，将来の予後予測は難しい．

CTGリピート伸長は3'非翻訳領域にあり，患者のDMPK蛋白自体には異常はない．しかし，pre-mRNAへ転写された伸長CUGリピートがスプライシングを制御するRNA結合蛋白をトラップするため，さまざまな遺伝子の転写過程において正常なスプライシングが障害される（図Ⅳ-14-17）．患者の筋肉ではCl⁻チャネル（*CLCN1*）遺伝子発現で異常スプライシングが起こり，幼若型CLCN1ができるためミオトニアが生じる．また，インスリン受容体もスプライシング異常により幼若型受容体が優位になっていて，インスリン耐性の原因と考えられる．

c. 補助検査法

血清CK値は軽度～中等度の上昇を示す．高血糖，血清IgG低値を呈する．心電図では房室ブロックや洞不全症候群などの心伝導障害がみられる．肺機能検査では肺換気障害がみられるが，肺活量低下の程度に比べ動脈血炭酸ガス分圧が高く，中枢性低換気の機序も合併する．針筋電図では刺入時にミオトニア放電（図Ⅳ-14-18）が記録される．ミオトニア放電は筋線維の反復発射で，筋放電の振幅と発射頻度が漸増および漸減する（図Ⅳ-14-18）．この放電は筋電計のスピーカーを通して「モーターバイク音」あるいは「急降下爆撃音」と例えられる独特の音として聞こえる．随意収縮時には低振幅，短持続時間の運動ユニットが増加する筋原性変化を示す．筋病理所見は壊死・再生像に乏しく，筋線維の大小不同，中心核線維の増加，タイプ1型筋線維の萎縮が特徴的である（図Ⅳ-14-19A）．中心核は筋線維の長軸方向に鎖状に連なり（chained nuclei），筋鞘膜下にはしばしばsarcoplasmic massと呼ばれる無構造物が観察される（図Ⅳ-14-19B）．

d. 診断・鑑別診断

特有な顔貌，罹患筋分布パターン，ミオトニア現象の存在で臨床診断する．ミオトニアが臨床的に明らかでなければ，筋電図検査で確認する必要がある．ミオトニアがあってもその他の多臓器症状がみられなければ，他のミオトニア疾患との鑑別が問題になる．遺伝子検査で確定診断できることから，診断目的の筋生検は行われなくなった．遺伝子検査として，通常はサザンブロット解析を行う．

e. 治　療

根本的治療はなく適切なリハビリテーションと合併症の対策が重要である．患者は筋強直による不自由を訴えることは意外に少ないが，ミオトニアが著しく生活に支障が強い場合には，フェニトイン，カルバマゼピン，メキシレチンなどの薬物治療を試みる．房室ブロックなど心

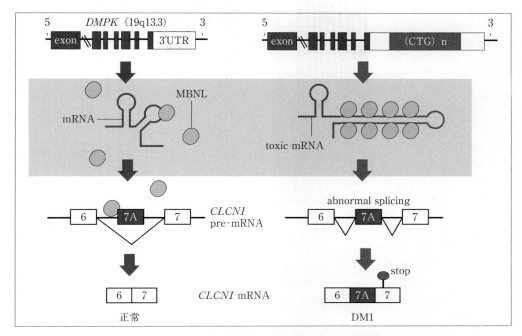

図Ⅳ-14-17　筋強直性ジストロフィーの分子病態

異常伸長したCTGリピートが転写されたRNAはスプライシング制御蛋白MBNLをトラップし，塩素チャネルCLCN1遺伝子などのスプライシング異常を引き起こす．

伝導障害のある患者は定期的なホルター心電図検査を行い，心ペースメーカーの装着の時機を失しないようにする．呼吸不全は睡眠中に悪化することが多いので，経鼻間欠的陽圧呼吸が適応となる．重症例では人工呼吸器の装着，気管切開術が必要な場合がある．

B Thomsen病（先天性ミオトニー）
myotonia congenita

【概念】

生後早期から全身性の筋強直症を呈する常染色体優性筋疾患で，Cl⁻チャネル遺伝子の異常に起因する．常染色体劣性のものはBecker型と呼ばれるが，同一遺伝子の異常である．

a. 症状・経過・予後

筋強直現象のため筋収縮後に筋が硬直するが，筋痙攣のような激しい筋肉痛はない．ミオトニアは運動開始時に顕著であり，運動を繰り返すうちに改善してくる（ウォームアップ効果）．通常筋萎縮や筋力低下もみられず，むしろ過度の筋強直のため筋肉は肥大傾向を示し，

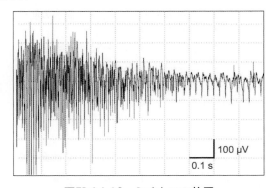

図Ⅳ-14-18　ミオトニア放電

針筋電図検査で刺入時に高頻度放電が持続し徐々に減衰する．

"ヘラクレス様"と表現されるように筋骨隆々としている．

b. 病因・病態・病理

第7染色体長腕7q35の電位依存性Cl⁻チャネル遺伝子（CLCN1）の変異（ミスセンスやナンセンス変異）のためチャネル機能が変化（Cl⁻コンダクタンスが低下）して発症する．劣性遺伝のBecker型はチャネル機能低下がより顕著で症状も強い．

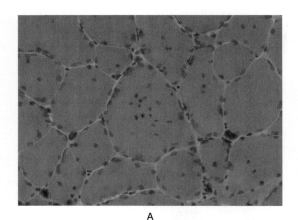

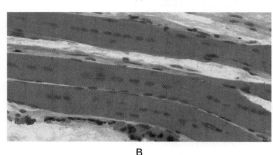

図Ⅳ-14-19　筋強直性ジストロフィー患者の筋病理組織像（HE染色）

A：中心核が著明に増加し，B：縦断面では核が鎖状に連なっている．（HE染色）

c. 補助検査法

針筋電図でミオトニア放電を認める．

d. 診断・鑑別診断

特異な臨床像とミオトニア放電から診断するが，確定診断には遺伝子検査が必要になる．

e. 治　療

ミオトニアに対してDM1に準じた治療を行う．

C 異型筋強直症（先天性パラミオトニー）
paramyotonia congenita

【概念】

寒冷によって出現する筋強直と，四肢脱力発作を主症状とするまれな遺伝性（常染色体優性）筋疾患である．

a. 症状・経過・予後

通常は目立たないが，寒冷暴露によりミオトニアが誘発され，脱力を伴うのが特徴である．パラミオトニアとは通常のミオトニアが反復運動で軽快するのに対して，逆に増悪する（paradoxical myotonia）ことから名付けられた．また高カリウム性周期性四肢麻痺に合併することもある．

b. 病因・病態・病理

高カリウム性家族性周期性四肢麻痺と同様に電位依存性Na^+チャネル（SCN4A）遺伝子に変異がある．

c. 診断・鑑別診断

先天性ミオトニアとの鑑別は寒冷でミオトニアが増悪することと，筋肥大がないことが重要である．脱力発作と高カリウム血症が見いだされれば診断は容易である．確定診断は遺伝子診断による．

d. 治　療

寒冷を避けるよう指導する．また，寒冷期にはメキシレチンを服用するとミオトニアが軽減される．四肢麻痺発作に対してはグルコン酸カルシウムの投与で高カリウム血症を補正する．

D 近位型筋強直性ミオパチー
proximal myotonic myopathy（DM2）

【概念】

1994年にRickerらにより報告された．ミオトニアと近位筋の筋力低下，白内障の合併などSteinert病類似の症候を呈する．この疾患が報告されてから，Steinert病をmyotonic dystrophy type 1（DM1），proximal myotonic myopathyをmyotonic myopathy type 2（DM2）と呼ぶようになった．

a. 症状・経過・予後

発症年齢は20～60歳で，症状はミオトニア，白内障，筋力低下などを主症状とするが，Steinert病のような遠位筋優位ではなく近位筋の筋力低下を呈する．

b. 病因・病態・病理

第3染色体3q21上のZNF9遺伝子のイントロン1にあるCCTGリピートの異常伸長により発症する．Steinert病と同様スプライシング

表Ⅳ-14-3 周期性四肢麻痺の分類と原因

	低カリウム性（HOPP）	高カリウム性（HYPP）
1次性 （遺伝性）	*CACNLA3* *SCN4A* *KCNE3*	*SCN4A* *KCNE3*

2次性
（症候性）
	甲状腺機能亢進症
	尿からの排泄過剰
	  a. 原発性アルドステロン症
	  b. 腎尿細管性アシドーシス
	  c. Bartter 症候群
	  d. Fanconi 症候群
	  e. 薬剤性
	    ● サイアザイド系利尿薬
	    ● グリチロリチン
	    ● 漢方薬
	    ● アンホテリシン B
	消化管からの排泄過剰
	  下痢
		腎不全
		副腎不全（Addison 病）
		薬剤性
		 ● スピロノラクトン
		 ● トリアムテレン
		
		カリウム過剰摂取

異常を引き起こすRNA病と考えられている．

c. 補助検査法

筋電図でのミオトニア放電はDM1に比べて出現頻度が低い．筋病理はDM1とほぼ同様な所見を示す．

d. 診断・鑑別診断

筋萎縮・筋力低下の分布パターンの違いがDM1とDM2を鑑別する最も重要なポイントである．確定診断は遺伝子検査による．

e. 治療

ミオトニアに対する治療もSteinert病に準じる．

3 周期性四肢麻痺
periodic paralysis

【概念】

骨格筋形質膜の脱分極性ブロックによる四肢筋の弛緩性麻痺（脱力発作）が発作性・間欠性に生じる症候群である．発作時の血清カリウム値により低カリウム血性，高カリウム血性に大別され，さらに1次性（遺伝性）と2次性（症候性）に分類される（表Ⅳ-14-3）．家族性は常染色体優性遺伝のチャネロパチーであり，L型 Ca^{2+} チャネル1（*CACNL1A*）遺伝子異常は低カリウム血性周期性四肢麻痺を，Na^+ チャネル（*SCN4A*）遺伝子異常は高カリウム血性を起こす．症候性低カリウム血性の原因としてわが国では若年男性の甲状腺中毒症が圧倒的に多く，次いで尿細管性アシドーシスや高アルドステロン症，利尿薬・漢方薬の服用などがある．続発性高カリウム血性の原因は尿毒症やAddison病だが，頻度は少ない．主な周期性四肢麻痺の臨床症状の比較を表Ⅳ-14-4にまとめる．

A 低カリウム性周期性四肢麻痺
hypokalemic periodic paralysis（HOKPP）

a. 症状・経過・予後

本症の脱力発作は病名のように周期的なものではなく不規則に生じる．弛緩性麻痺は左右対称性で下肢から始まり上肢へと進展する．比較的軽微な麻痺から完全麻痺まであるが，呼吸筋麻痺や脳神経麻痺はなく生命予後は良好である．発作中は四肢腱反射が減弱ないし消失する．

表IV-14-4 主な周期性四肢麻痺の臨床症状の比較

	遺伝性低カリウム性	甲状腺中毒性低カリウム性	遺伝性高カリウム性
遺伝	常染色体優性・孤発	孤発（稀に常染色体優性）	常染色体優性
原因遺伝子	Ca^{2+} チャネル（CACNLA3）	K^+ チャネル（Kir2.6）（遺伝素因）	Na^+ チャネル（SCN4A）
発症年齢	10～30歳代	20～30歳代	10～20歳代
性差	男性優位	男性優位	性差なし
発作頻度	さまざま	さまざま	高頻度（数時間～数日）
持続時間	数時間～2, 3日	6～12時間	1時間以内～2, 3日
ミオパチー	中等度	しばしば	まれ
ミオトニア	（−）	（−）	（−）または（＋）
誘発因子	炭水化物の過剰摂取，飲酒，過労，運動後休息	炭水化物の過剰摂取，運動後休息	運動後休息，カリウム摂取

感覚障害はみられない．発作間欠期には症状を認めない．脱力発作の誘因としては炭水化物の大量摂取や激しい運動などが知られている．早朝起床時から脱力が生じることが多く，数時間あるいは長くても2～3日で回復する．

b. 病因・病態・病理

遺伝性 HOKPP は大半が電位依存性 Ca^{2+} チャネル CACNL1A3 遺伝子の変異が原因であり，多くは10歳代で発症する．男性に多く，女性は浸透率が低い．症候性として東アジアの若年男性では甲状腺機能亢進症に合併するものが多い．甲状腺中毒性 HOKPP では従来から骨格筋 Na^+-K^+ ATPase 活性が亢進することが知られていたが，最近，遺伝素因として骨格筋特異的な K^+ チャネル Kir2.6 の遺伝子に機能喪失変異が同定され，外向き K^+ 排出の減少も低カリウム血症の病態に関与することが示された．その他の原因としては，原発性アルドステロン症，腎尿細管性アシドーシス，カリウム喪失性利尿薬や漢方薬などがある．

c. 補助検査法

脱力発作時には血清カリウム値が低下している．必ず甲状腺ホルモンと TSH（thyroid stimulating hormone）はチェックする．また低カリウム血症により壊死性ミオパチーが生じることがあるので血清 CK，ミオグロビンも測定する．発作中の神経伝導検査では CMAP

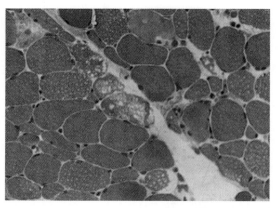

図IV-14-20 低カリウム性周期性四肢麻痺発作時の筋病理（HE染色）

筋線維内に多数の空胞（vacuoles）がみられるのが特徴である．

（compound muscle action potential，複合筋活動電位）だけでなく SNAP（sensory nerve action potential，感覚神経活動電位）の振幅も低下する．発作中に施行した筋生検では筋線維内に多数の空胞形成が観察される（図IV-14-20）．

d. 診断・鑑別診断

特徴的な臨床像から周期性四肢麻痺を疑った場合，直ちに発作中の血清カリウム値を測定する．すでに脱力発作が軽快している場合には，後日血清カリウム値の再検や誘発試験を行うこともある．家族性と症候性の鑑別には基礎疾患の有無を検索する必要がある．10歳以下での

発症はまず家族性を考える．鑑別診断としてGuillain-Barré症候群を念頭に置いておくことは大切である．

e．治　療

発作時には四肢麻痺を寛解させる治療を積極的に行う．低カルシウム血症の補正はカリウム製剤の経口投与を原則とし，静脈内投与は行わない．補正中は随時，心電図をモニターする．続発性の場合には基礎疾患の治療や原因の除去が必要である．また，激しい運動や炭水化物の大量摂取を避けるよう指導する．

B 高カリウム性周期性四肢麻痺
hyperkalemic periodic paralysis（HYPP）

低カリウム性周期性四肢麻痺に比べ頻度は低く，多くは遺伝性のNa$^+$チャネロパチーである．

a．症状・経過・予後

女性も浸透率が高く，男女差はない．低カリウム性に比べ通常四肢麻痺の程度は軽く，持続しない．寒冷，ストレス，妊娠などが発作を誘発する．ミオトニアやパラミオトニアを伴うこともある．

b．病因・病態・病理

染色体17q23-25にある骨格筋Na$^+$チャネルαサブユニット（SCN4A）遺伝子の変異により，Na$^+$チャネルの不活化が障害されNaイオン電流が持続して脱分極ブロックが生じる．先天性パラミオトニーは同一遺伝子異常による対立遺伝子疾患（allelic disease）である．

c．補助検査法

血清カリウム値の測定とともに心電図検査を行う．

d．診断・鑑別診断

特徴的な脱力発作と発作時の血清カリウム高値により診断できるが，採血のタイミングによってはカリウム値が正常のこともある（正カリウム性周期性四肢麻痺）．遺伝性HYPPの診断には遺伝子検査が必要となる．

e．治　療

脱力発作の患者に対してはグルコン酸カルシウムの静注により高カリウム血症を補正する．予防としては疲労や寒冷曝露を避け，炭水化物の多い食事摂取を奨める．

4 糖原病
glycogen storage disease

【概念】

グリコーゲン代謝経路の先天性酵素欠損により肝臓や筋肉などの組織にグリコーゲンが異常に蓄積する疾患で，現在は15種類の病型に分類されている（表Ⅳ-14-5）．筋肉におけるエネルギー需要の増加時にグリコーゲンの異化（glycolysis）によるエネルギー供給ができず筋障害が惹起される．臨床的には運動不耐（運動負荷時の筋痛や横紋筋融解），筋力低下・筋萎縮などの筋症状，心筋障害，グリコーゲン蓄積による肝腫大，溶血性貧血（赤血球は解糖系を利用するため）などの症状がみられる．筋障害が前景に立つ筋型糖原病は進行性の筋力低下を示すタイプと運動不耐を示すタイプに大別される．前者の代表がⅡ型（Pompe病）であり，後者の代表がⅤ型（McArdle病），Ⅶ型（垂井病）などである．

A 糖原病Ⅱ型（Pompe病）
glycogen storage disease type Ⅱ

a．症状・経過・予後

発症年齢と臨床像から乳児型，小児型，成人型の3型に分類されるが，小児型と成人型を合わせて遅発型と呼ばれる．最重症の乳児型は生後数ヵ月で発症し，筋緊張低下，呼吸障害，心肥大，肝腫大，巨舌を呈し2歳前後に死亡することが多い．小児型は1歳前後で発症し，徐々に進行する近位筋の筋力低下，筋萎縮，腓腹筋肥大を呈し，筋ジストロフィーとの鑑別を要する．成人型は20〜50歳で発症，肢帯型筋ジストロフィーに類似した緩徐進行性の経過をとるが，呼吸筋の障害が強いという特徴がある．心肥大や肝腫大はみられない．

b．病因・病態・病理

嫌気性代謝経路の障害による他の糖原病とは

表Ⅳ-14-5　糖原病の病型

病型	欠損酵素	病型	臨床症状
0a 型	glycogen synthase-2	肝型	ケトン性低血糖，肝腫大（-）
0b 型	muscle glycogen synthase	筋型	心筋症，運動不耐
Ⅰa 型 von Gierke 病	glucose-6-phosphatase	肝型	ケトン性低血糖，肝腫大
Ⅰb 型	G-6-P translocase	肝型	
Ⅱ型 Pompe 病	acid α-glucosidase	肝筋型	肥大型心筋症，筋力低下，呼吸障害
Ⅲ型 Forbes-Cori 病	debranching enzyme	肝型，肝筋型	ケトン性低血糖，肝腫大
Ⅳ型 Andersen 病	branching enzyme	肝型，肝筋型	肝腫大
Ⅴ型 McArdle 病	muscle phosphorylase	筋型	易疲労性，ミオグロビン尿症
Ⅵ型 Hers 病	liver phosphorylase	肝型	肝腫大，低血糖
Ⅶ型 垂井病	phosphofruktokinase（PFK）	筋型	易疲労性，ミオグロビン尿症，溶血
Ⅸ型	phosphorylase kinase	筋型，溶血	肝腫大，易疲労性，運動不耐
Ⅹ型	phosphoglycerate mutase（PGLM）	筋型	易疲労性，ミオグロビン尿症，運動不耐
ⅩⅠ型	lactate dehydrogenase a/b	筋型	易疲労性，ミオグロビン尿症
ⅩⅡ型	aldolase-A	筋型，溶血	溶血，黄疸，ミオグロビン尿症，筋力低下
ⅩⅢ型	β-enolase	筋型	運動不耐，高 CK 血症
ⅩⅣ型	phosphoglucomutase-1	筋型	運動不耐，ミオグロビン尿症
ⅩⅤ型	glycogenin-1	筋型	筋力低下，不整脈

生化学的病態が異なり，ライソゾーム酵素である酸性 α-glucocidase（glucosidase acid alpha；GAA，以前 acid maltase と呼ばれていた）の活性欠損が原因である．GAA はグリコーゲンのグルコシド結合を切断しグルコースに加水分解する酵素であり，その活性が低下するとライソゾーム内外にグリコーゲンが蓄積して細胞機能が障害される．エネルギー産生に必要な解糖は細胞質の酵素によって行われるため，筋痛や横紋筋融解をきたすことはない．典型的な筋病理は多数の空胞を伴うミオパチー所見を呈し（図Ⅳ-14-21A），PAS（periodic acid Schiff stain）染色で空胞内あるいは細胞質にグリコーゲンの蓄積を認める．また酸性ホスファターゼ染色で活性の亢進がみられる（図Ⅳ-14-21B）．遅発型の軽症例では空胞形成を欠くこともあり，診断が見逃されやすい．

c. 補助検査法

血清 CK 値は中等度～高度の上昇を示すが，成人型では正常範囲内のこともある．臨床的にはミオトニアは認めないが，針筋電図ではミオトニア放電を認めることが多い．

d. 診断・鑑別診断

呼吸筋障害の強いミオパチー患者では本症を疑うことが重要である．診断には GAA 活性の低下を確認する．スクリーニングとして乾燥濾紙血検査が簡便である．結果が陽性なら，リンパ球や培養線維芽細胞を用いて酵素活性を測定し診断を確定する．酵素活性の欠損が証明されれば，遺伝子診断は必須ではない．

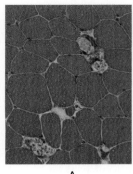
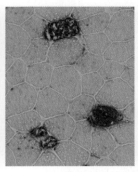

図Ⅳ-14-21　Pompe病の筋病理組織像
A：多数の空胞を持つ筋線維が散見され（HE染色），B：酸ホスファターゼ染色では空胞と細胞質で活性亢進がみられる．（鹿児島大学医学部保健学科　樋口逸郎先生よりご提供）

e. 治　療

現在は酵素補充療法（遺伝子組換えヒト型GAAの点滴静注）が可能であり，早期診断が重要である．

B 糖原病Ⅴ型（McArdle病）
glycogen storage disease type Ⅴ

筋型ホスホリラーゼ（myophospholylase）の欠損による筋型糖原病で，運動不耐を主症状とする．

a. 症状・経過・予後

小児期～20歳代に運動不耐症状で発症，ランニングなどの運動開始早期に生じる筋のこわばりと疼痛が主症状である．激しい運動では横紋筋融解を生じ，ミオグロビン尿や急性腎不全をきたすこともある．本症では運動を続けているうちに筋痛が軽減ないし消失するsecond wind現象がみられることがある．これは筋肉でのエネルギー供給が解糖系から脂肪酸β酸化回路に切り替わるためとされる．筋症状は加齢とともに軽快する傾向がある．

b. 病因・病態・病理

ホスホリラーゼは加リン酸分解によりグリコーゲンからグルコース1リン酸を産生する（図Ⅳ-14-22）．これがグルコース6リン酸に転換され解糖系に入っていく．本症では筋肉でグリコーゲンが分解できずエネルギー供給源として利用できないため，運動不耐症を発症する．

c. 補助検査法

運動後に血清CK値が著明に上昇するが，平時では異常を認めないこともある．前腕阻血運動負荷試験では乳酸値の上昇がみられない．

d. 診断・鑑別診断

運動不耐症状を呈する代謝性ミオパチー（糖原病Ⅶ型や脂質蓄積性ミオパチーなど）を鑑別する必要がある．脂質蓄積性ミオパチーは脂肪酸β酸化回路の異常であり，マラソンのような持久運動中や運動後に筋痛や横紋筋融解を起こす．本症は生検筋凍結切片を用いたホスホリラーゼ組織化学染色で診断可能である．

e. 治　療

特異的な治療法はないが，ビタミンB6補充療法などが試されている．激しい運動を避けるよう生活指導を行う．

C 糖原病Ⅶ型（垂井病）
glycogen storage disease type Ⅶ

筋型ホスホフルクトキナーゼ（phosphofrukutokinase；PFK）の欠損による常染色体劣性遺伝疾患で，1965年垂井らによりわが国で発見された．

a. 症状・経過・予後

McArdle病に類似した運動不耐症状を呈するが，second wind現象を生じにくい．また，赤血球ホスホフルクトキナーゼの1/2は筋型サブユニットで構成されているため，本症では溶血が亢進する．

b. 病因・病態・病理

解糖系の律速酵素であるPFKの筋型アイソザイムの活性低下によりグルコースの利用が障害される（図Ⅳ-14-22）．

c. 補助検査法

前腕阻血運動負荷試験では乳酸値の上昇がみられない．しばしば筋原性高尿酸血症がみられる．これは骨格筋でのATP産生維持のため過剰に生じたAMPがデアミナーゼ反応によりプリン体へと代謝されるためである．

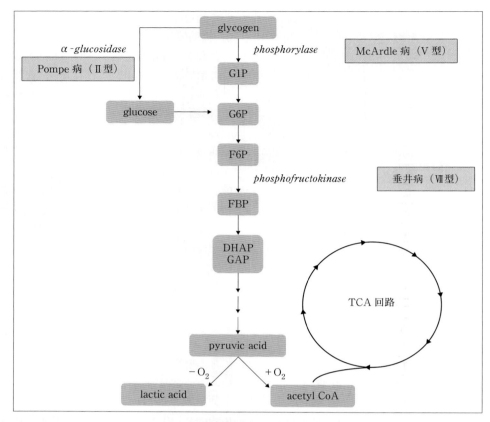

図Ⅳ-14-22　解糖系と糖原病における障害部位
G1P：グルコース 1-リン酸，G6P：グルコース 6 リン酸，F6P：フルクトース 6 リン酸，FBP：フルクトース 1, 6 ビスリン酸，DHAP：ジヒドロキシアセトリン酸，GAP：グリセルアルデヒド 3 リン酸

d. 診断・鑑別診断

本症の診断は①阻血運動負荷試験，②溶血亢進，③筋原性高尿酸血症という three gateways が手掛かりになる．末梢血での酵素欠損の証明によって確定診断する．McArdle 病などの運動不耐症状を呈する筋型糖原病を鑑別する．

e. 治療

特異的な治療法はなく，激しい運動を避けるよう指導する．

5 筋攣縮
spasm, cramp

【概念】

持続時間の短い断続的な不随意筋収縮を筋攣縮スパスム（spasm），持続的な有痛性の強直性収縮を筋痙攣クランプ（cramp）と区別されることがある．他方，有痛性スパスムとクランプを同義とする場合もある．腓腹筋に起こる筋痙攣は「こむら返り」と呼ばれる．筋痙攣の持続は数秒から数分であることが多く，特に激しい運動の後や睡眠中に見られることが多い．健常人でも起こることがあるが，頻回に繰り返す場合は病的と考える．脱水，電解質異常，腎不全，甲状腺機能低下症，神経原性筋萎縮，McArdle 病などを鑑別するが，有痛性筋痙攣を主徴とする疾患には以下のものがある．

A 全身こむら返り病（里吉病）
syndrome of progressive muscle spasm

1968 年に里吉営二郎らにより提唱された症

候群である.

a. 症状・経過・予後
平均発症年齢は10歳で,男女比は1:2で女性に多い.家族性の発症はない.進行性の① 全身性有痛性筋痙攣,② 脱毛,③ 下痢を3主徴とする.筋痙攣は下肢筋に始まり,上行し腹筋,上肢筋,咬筋にも及ぶが顔面筋と呼吸筋には生じない.脱毛は必発で頭髪のみならず眉毛,睫毛,腋恥毛にも及ぶ全身性脱毛である.約70%に水様性下痢がみられる.10歳以下の発症では関節異常や骨変形を呈し,女性例では大部分が無月経である.慢性,進行性の経過をとる.

b. 病因・病態・病理
剖検例では脊髄後索・側索の変性・空胞化,後根神経節神経細胞の変性脱落所見がみられる.消化管には慢性炎症性細胞浸潤がみられる.脊髄の介在ニューロンの異常によって筋痙攣発作が起こると考えられている.本症ではSLEや重症筋無力症など自己免疫疾患の合併が多く,何らかの自己免疫機序が関与していると推測されている.

c. 補助検査法
通常の筋電図では異常がみられない.

d. 診断・鑑別診断
特徴的な臨床症状に基づいて診断される.

e. 治療
非脱分極性筋弛緩薬のダントロレンが有効である.ステロイドパルス療法,免疫グロブリン大量静注療法,血漿交換療法などが試みられる.

B アイザークス症候群
neuromyotonia

末梢運動神経の持続的興奮により有痛性筋痙攣やミオキミアをきたす自己免疫疾患である.

a. 症状・経過・予後
筋肉の一部が波立つようにぴくぴくするミオキミアの出現を特徴とし,筋硬直,有痛性の筋痙攣などの症状が加わる.腓腹部や体幹に現れやすいが,顔面や頸部にも起こる.発汗の亢進を伴うことがある.予後は基礎疾患に左右されるが,多くは良性の経過をとる.

b. 病因・病態・病理
電位依存性カリウムチャネル (voltage-gated K^+ channel;VGKC) に対する自己抗体が検出される.VGKCは末梢神経遠位部の軸索膜の興奮性を抑制している.抗VGKC抗体により抑制が障害されると,活動電位が発生した後の再分極が阻害される.このため反復した発火が生じ,ミオキミアや筋攣縮を引き起こす.

c. 補助検査法
筋電図では安静時に neuromyotonic discharge や myokimic discharge が記録される.

d. 診断・鑑別診断
ALSの線維束性収縮と誤診されることがあるが,特徴的な臨床像,筋電図所見に加えて抗VGKC抗体が検出されれば確定診断できる.

e. 治療
血漿交換による自己抗体の除去や免疫抑制薬が有効である.対症療法としてはメキシレチンやフェニトインなど末梢神経軸索膜の興奮性を抑制する薬物を用いる.

C Stiff man 症候群
stiff man symdrome

成人に発症する進行性の全身性筋硬直と発作性有痛性筋痙攣を主症状とする疾患で,自己免疫機序が推定されている.

a. 症状・経過・予後
筋硬直や筋痙攣は体幹筋に初発することが多いが,進行性の経過をとり数ヵ月から数年で全身性・持続性となる.感覚刺激,動作,情動などにより筋痙攣が誘発される.

b. 病因・病態・病理
本症の筋痙攣は脊髄麻酔で消失し,ジアゼパムやバクロフェンなどGABA (gamma-aminobutyric acid) 誘導体の投与で改善することから,脊髄のα運動ニューロンを抑制するGABA作動性介在ニューロンの障害によると考えられる.抗GAD (glutamic acid decarboxylase) 抗体の陽性率が高いことから,自己免疫機序が推定される.GADはGABAの生成

酵素であり，抗GAD抗体によりGABA作動性ニューロンが障害される．腫瘍に随伴して発症することもあり，この場合はアンフィフィシン抗体が検出されることが多い．

c. 補助検査法

筋電図では安静時でも運動単位電位が記録される（continuous motor unit potential）ことが特徴である．1型糖尿病，甲状腺疾患，悪性貧血などの合併が多い．

d. 診断・鑑別診断

臨床像に加えて筋電図所見，自己抗体の検出が診断の助けになる．

e. 治療

血漿交換や免疫抑制薬の効果は一定しない．ジアゼパムやバクロフェンの内服が有効である．

6 ミトコンドリア脳筋症
mitochondrial encephalomyopathy

【概念】

ミトコンドリアはエネルギー産生を担う細胞内小器官であり，その機能は独自の環状ミトコンドリアDNAと核DNAにコードされた遺伝子群により複雑に制御されている．ミトコンドリア機能異常に起因する疾患はミトコンドリア病と総称され，エネルギー産生障害による細胞機能不全が多臓器に生じる．なかでもエネルギー需要度の高い脳・骨格筋が障害されやすいことから，ミトコンドリア脳筋症とも呼ばれる．

共通してみられやすい症状としては中枢神経障害（てんかん，神経性難聴，知能障害）や骨格筋・心筋障害，内分泌障害（低身長，やせ，糖尿病），腎障害などの頻度が高い．

細胞内に正常ミトコンドリアと異常ミトコンドリアが混在した状態をヘテロプラスミー heteroplasmyと呼ぶが，異常なミトコンドリアの割合が高いほど細胞機能の障害が高度になる．また，ミトコンドリア機能異常が組織・臓器障害を引き起こす閾値は，エネルギー需要度などの違いにより組織・臓器ごとに異なる．ミトコンドリア病においては，細胞，組織あるいは臓器ごとにヘテロプラスミーの割合が異なり，それが表現型すなわち臨床症状の多様性を決定すると考えられる．ミトコンドリア病の遺伝学も複雑であり，一つの疾患が多様な原因遺伝子変異を有する．さらにミトコンドリアDNAの変異だけではなく，核DNAの変異でも生じることがわかってきた．したがって，必ずしもミトコンドリア病が母系遺伝を呈するとは限らない．

脳卒中様発作を呈するMELAS，ミオクローヌスてんかんを呈するMERRF，進行性外眼筋麻痺を呈するCPEO／KSSの3大病型が60％を占め，次いでLeigh脳症が多い．

A MELAS
mitochondrial encephalomyopathy, lactic acidosis and stroke-like episode

a. 症状・経過・予後

ミトコンドリア脳筋症の中では最も頻度の高い病型で，小児期発症だけでなく成人期でも発症する．本症の最も特徴的な症候は脳卒中様発作である．脳卒中様発作は脳梗塞とは異なり単純な血管閉塞ではなく，血管支配域とは一致しない．側頭・頭頂・後頭葉に好発し，頭痛，嘔吐，視覚異常，てんかん発作，意識障害などで発症することが多い．（脳梗塞のように片麻痺や構音障害で発症することはまれである）

b. 病因・病態・病理

ミトコンドリアDNAのロイシンtRNAをコードする領域tRNA$^{Leu\ (UUR)}$の点変異で発症し，A3243G変異が80％を占める．遺伝子変異の多様性がみられる一方で，A3243G点変異を有していても脳卒中様発作を発症せず，糖尿病や難聴，心筋症のみを呈する症例もあり表現型も多様である．ちなみに糖尿病の遺伝子異常で最も頻度が高いのがA3243G変異である．tRNA$^{Leu\ (UUR)}$の点変異によりMELASが発症する分子機構は完全に解明されていないが，A3243G変異があるとアンチコドンのタウリン修飾が欠損し，コドン3文字目のwobble nucleotideが読まれなくなり蛋白合成障害をきたすと考えられている．筋病理では，ミトコン

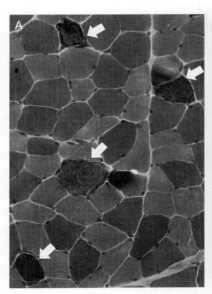 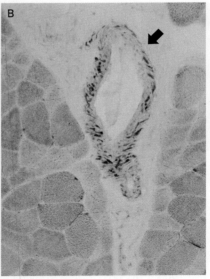

図Ⅳ-14-23　MELAS の筋病理組織像
A：赤色ぼろ線維（矢印）（Gomori トリクローム染色），B：SSV（矢印）（SDH 染色）を示す．

リア機能低下を代償するように筋線維内や血管平滑筋細胞内に異常なミトコンドリアが集積する．前者は Gomori トリクローム染色で赤紫色に染色されるため赤色ぼろ線維 ragged-red fiber（図Ⅳ-14-23A）と呼ばれ，ミトコンドリア病全般のシンボル的所見である．後者はミトコンドリア酵素であるコハク酸脱水素酵素（succinate dehydrogenase；SDH）染色で濃染することから strongly SDH-reactive blood vessels（SSV）（図Ⅳ-14-23B）と呼ばれ，MELAS の血管異常を反映している．一見正常に見える筋線維でも cytochrome c oxidase 染色では活性が欠損しているものがある（CCO 部分欠損）．電子顕微鏡では異常ミトコンドリアは巨大化し，複雑に増殖したクリステをもつ．また，しばしば内部に類格子状封入体がみられる（図Ⅳ-14-24）．

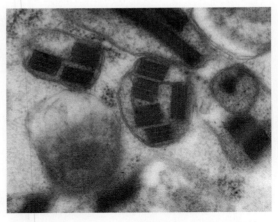

図Ⅳ-14-24　MELAS 患者生検筋における異常ミトコンドリア内の類格子状封入体（電顕）
ミトコンドリア内に類格子状封入体を認める．（東京大学医学部神経内科　清水　潤先生よりご提供）

c．補助検査法

非発作時でも血液・髄液中の乳酸・ピルビン酸が高値であり，発作時には乳酸アシドーシスがみられる．急性期 MRI では血管支配域に一致しない大脳皮質の浮腫性病変がみられる（図Ⅳ-14-25）．拡散強調像では高信号を呈するが ADC 値は低下せずむしろ上昇しており，MRA では主幹動脈の拡張がみられる．

d．診断・鑑別診断

特徴的な臨床像，血液・髄液中の乳酸・ピルビン酸高値，生検筋での赤色ぼろ線維などから臨床診断できる．ミトコンドリア DNA の遺伝子検査はヘテロプラスミーの問題があり，末梢

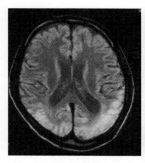
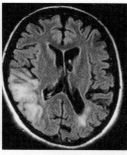

図Ⅳ-14-25　MELAS患者における脳卒中様発作の脳MRI（FLAIR画像）

後頭葉〜側頭葉を中心に血管支配域に一致しない高信号病変がみられる．

血では変異を検出できないことがある．できるだけ変異率の高い組織を用いることが望ましい．

e. 治　療

根本的な治療法はないが，脳卒中様発作急性期におけるL-アルギニン有効性が注目されている．また，L-アルギニンやタウリンの内服は脳卒中様発作の再発抑制効果があるとされる．ピルビン酸ナトリウムは乳酸アシドーシスの改善効果が示唆されている．

B MERRF
myoclonus epilepsy associated with ragged-red fibers

a. 症状・経過・予後

発症年齢は小児期から成人期まで幅広い．①ミオクローヌス，②小脳性運動失調，③全身性のてんかん発作を3主徴とする．発作症状を反復しながら，筋力低下や知的退行が進行する．

b. 病因・病態・病理

患者の90％にミトコンドリアDNAのリジンtRNAコード領域tRNA^{Lys}にA8344Gの点変異がみられる．

c. 診断・鑑別診断

臨床像に加えて，血液乳酸・ピルビン酸値の上昇，生検筋で赤色ぼろ線維の存在により診断される．

d. 治　療

抗てんかん薬によるてんかん発作やミオクローヌスの抑制を主体とした対症療法を行う．

抗てんかん薬の中で，バルプロ酸ナトリウムはミトコンドリアにおけるカルニチン代謝に影響するため，使用しない方がよいとされている．

C CPEO／KSS
chronic progressive external ophthalmoplegia/Kearns-Sayre syndrome

a. 症状・経過・予後

進行性の外眼筋麻痺を主徴とする．眼瞼下垂で発症し，全方向性の眼球運動制限が緩徐に進行する．左右対称性のため複視を訴えることは少ない．内眼筋は障害されない．程度の差はあるが，顔面・四肢の筋力低下も認める．①外眼筋麻痺に加えて，②網膜色素変性症，③心伝導障害の3徴を備えるものをKearns-Sayre症候群（KSS）と呼ぶ．CPEOはMELASに次いで多い病型である．

b. 病因・病態・病理

孤発例が多いが，母系遺伝，常染色体優性あるいは劣性というさまざまな遺伝形式が報告されている．大部分の孤発症例はミトコンドリアDNAの欠失（common deletionと呼ばれる）を有する．常染色体遺伝の症例では，mtDNA合成に関わる核遺伝子の変異が原因である．

c. 診断・鑑別診断

特徴的な臨床症状に加えて，血液乳酸・ピルビン酸値の上昇と筋生検での赤色ぼろ線維の存在で診断できる．ミトコンドリアDNA欠失が確認できれば診断はより確実だが，欠失がなくても診断は否定できない．鑑別診断には重症筋無力症や眼咽頭筋ジストロフィーなどがあげられる．

d. 治　療

特異的な治療法はないが，他のミトコンドリア病と同様にコエンザイムQ10の投与を試みる．

D Leigh脳症
Leigh encephalopathy

乳児期のミトコンドリア病の中で最も一般的な病型である．大部分が2歳以内に知的あるい

は運動発達の障害で発症し，筋緊張低下，筋力低下，呼吸障害，嚥下障害などを呈する．脳CT／MRIでは脳幹・基底核・小脳に左右対称性の壊死性病変を特徴的に認める．

病因は多様でさまざまなミトコンドリアDNAの点変異や核遺伝子の変異が報告されている．

7 多発筋炎・皮膚筋炎
polymyositis・dermatomyositis

⇨ 709頁「Ⅳ-21-15-A. 多発筋炎・皮膚筋炎」を参照．

8 悪性高体温症／悪性症候群
malignant hyperthermia；MH/malignant syndrome

「Ⅳ-17．医原生神経疾患」内，⇨ 611頁「1-C」，⇨ 616頁「5-C」を参照．

参考文献

1．筋ジストロフィー
1) Emery AE：The muscular dystrophies. Lancet 359（9307）．687-695, 2002.
2) 内野　誠監修：筋疾患診療ハンドブック．筋ジストロフィー．中外医学社．2013.
3) 砂田芳秀：筋ジストロフィーの病態．神経内科 74（4）．327-332, 2011.
4) Bertini E et al.：Congenital muscular dystrophies. A brief review. Semin Pediatr Neurol 18（4）．277-288, 2011.
5) Ehrlich M, Lacey M：Deciphering transcription dysregulation in FSH muscular dystrophy. J Hum Genet 57（8）．477-484, 2012.

2．筋強直症
1) 川井　充編集：筋強直性ジストロフィーの治療とケア．医学書院．2000.
2) Udd B, Krahe R：The myotonic dystrophies：molecular, clinical, and therapeutic challenges. Lancet Neurol 11（10）．891-905, 2012.
3) 高橋正紀：筋強直性ジストロフィー　-RNA病としての病態から将来の治療へ向けて．臨床神経学 52（11）．1393-1396, 2012.
4) Lossin C, George AL Jr：Myotonia congenital Adv Genet 63. 25-55, 2008.
5) 木村　隆，齋藤　司：筋疾患 update 2型筋強直性ジストロフィー．Brain Nerve 63（11）．1151-1160, 2011.

3．周期性四肢麻痺
1) Falhammar H, Thoren M et al.：Thyrotoxic periodic paralysis：clinical and molecular aspects. Endocrine 43（2）：274-284, 2013.
2) Raja Rayan DL, Hanna MG：Skeletal muscle channelopathies, nondystrophic myotonias and periodic paralysis. Curr Opin Neurol 23（5）．466-476, 2010.
3) 久保田智哉，佐々木良元他：ミオパチー-最近の知見-骨格筋チャネル病-ミオトニー症候群と周期性四肢麻痺-．神経内科 75(1)．65-74, 2011.

4．糖原病
1) Dimauro S, Spiegel R：Progress and problems in muscle glycogenoses. Acta Myol 30（2）．96-102, 2011.
2) Cupler EJ et al.：Consensus treatment recommendations for late-onset Pompe disease. Muscle Nerve 45（3）．319-333, 2012.
3) 鈴木幹也，川井　充：遅発型（小児型・成人型）Pompe病の診断と治療．神経治療学 28（3）．265-270, 2011.
4) 山崎知行：糖質代謝異常 糖原病V型（McArdle病）．日本臨床別冊 先天代謝異常症候群（第2版）（上）．54-59, 2012.
5) 山崎知行，丸川聡子：糖質代謝異常 糖原病Ⅶ型（垂井病）．日本臨床別冊 先天代謝異常症候群（第2版）（上）．63-66, 2012.

5．筋痙攣
1) 里吉榮二郎：続・日本人の発見した神経疾患．里吉病．Brain Nerve 63（2）：141-146, 2011.
2) 有村公良，渡邊　修：腫瘍性神経筋疾患 update．免疫介在性ニューロミオトニア（Issacs症候群）．Brain Nerve 62（4）．401-410, 2010.
3) 富岳　亮，田中恵子：Antibody Update．Stiff-person症候群と自己抗体．Brain Nerve 65（4）．395-400, 2013.

6．ミトコンドリア脳筋症
1) ミトコンドリア病-up to date. Clinical Neuroscience 30（9）：981-1067, 2012.
2) Schapira AH：Mitochondrial disease. Lancet 368：70-82, 2006.
3) Dimauro S：Mitochondrial diseases. Biochem Biophysic Acta 1658：80-88, 2004.

［砂田芳秀］

15 自律神経疾患

概説

　自律神経系は交感神経と副交感神経からなる（図Ⅳ-15-1）が，交感神経は胸髄，腰髄から出てすぐに神経節を形成し，その神経節から各種臓器とともに，全身の血管および汗腺に分布する．血管に分布する交感神経は血圧を調節している．また，全身の汗腺に分布している交感神経は体温調節を行っている．そのため，交感神経の障害により，血圧の調節異常として多くは起立性低血圧を呈する．一方，体温調節障害としては夏季の高体温症などを呈する．副交感神経は第3，7，9，10脳神経および仙髄（S2,3,4）からでる神経とともに瞳孔，涙腺・唾液腺，心臓，消化管，肝臓，腎臓，膀胱など胸腹部臓器に広く分布しており，その障害によりさまざまな症状をきたす．

　自律神経の障害を認める疾患は，中枢神経疾患と末梢神経疾患に分けられる．中枢神経疾患としては，オリーブ橋小脳萎縮症・線条体黒質変性症・Shy-Drager症候群を含む多系統萎縮症，Parkinson病，脳血管障害後遺症などがあげられる．末梢神経疾患としては糖尿病性ニューロパチー，家族性アミロイドニューロパチー，Guillain-Barré症候群，急性自律神経ニューロパチーなどがある．

1 Adie症候群
Adie syndrome

　Adie徴候とは，瞳孔が散大していて対光反射は消失しているが，輻輳（近見反射）は可能であるもので，その際数秒かかって縮瞳し，数秒かかって散瞳する現象である．すなわち，対光反射と近見反射の解離（対光・近見解離）を認める状態である．また，いったん縮瞳すると長時間縮瞳していることから，Adie緊張性瞳孔と呼ばれることがある．

a. 症状・経過・予後

　20歳以降の女性に好発し，強直性瞳孔（tonic pupil）と下肢有意の腱反射低下・消失を認める．初発時はほとんど片側性である．自覚症状として輻輳困難，患側眼の羞明を訴える．通常片側性で，安静時には虹彩括約筋の部分的損傷によりしばしば卵円形の瞳孔を呈している．肉眼的には対光反射が消失してみえるが，細隙灯では瞳孔括約筋の部分的な動き（iris streaming），虫が這ったような動き（vermiform movement）が観察される．

b. 病因・病態・病理

　瞳孔線維は中脳のEdinger-Westphal核から始まり，動眼神経の表層を走行し一旦動眼神経下枝へ入った後に毛様体神経節へ走行しシナプスを形成する．節後線維は短毛様体神経として眼球に至り，瞳孔と毛様体を支配し，縮瞳と焦点調節を行う（図Ⅳ-15-2）．毛様体神経節あるいは短毛様体神経が障害されると，一時的には縮瞳と焦点調節とがともに障害され内眼筋麻痺の状態となる．しかし短毛様体神経は瞳孔よりも毛様体へ約30倍の神経線維を送っている．障害からの再生の過程で毛様体を支配する神経線維が瞳孔に異常再生し，異常な反射を形成すると考えられている．緩慢な近見反射を起こす機序として，毛様体の活動中に房水にアセチルコリンが放出され，過敏性を帯びた瞳孔括約筋

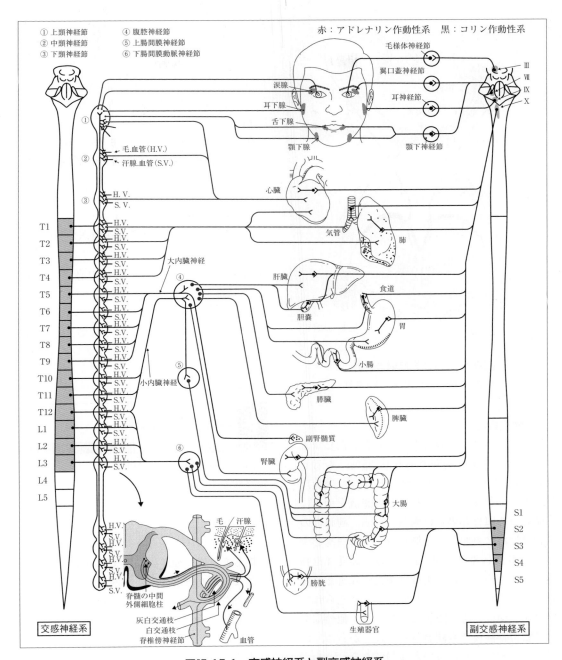

図Ⅵ-15-1 交感神経系と副交感神経系
(後藤文男, 天野隆弘：臨床のための神経機能解剖学. 153, 中外医学社, 1992 より改変)

が反応して縮瞳することが説明されている[1]．

Adie 徴候に深部腱反射消失を伴うものを Adie 症候群と呼び，眼輪筋反射の低下もみられ，脳幹の反射弓異常が推定されている．また深部腱反射消失に加え節性発汗障害を伴うものを Ross 症候群と呼び，皮膚生検でコリン作動性の神経の変性が報告されている．

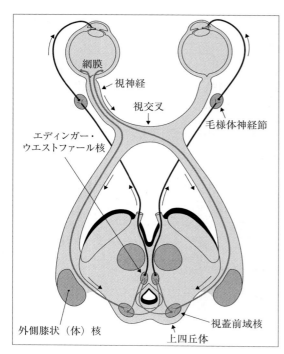

図Ⅵ-15-2 対光反射の経路
(後藤文男,天野隆弘:臨床のための神経機能解剖学.154,中外医学社,1992 より)

c. 補助検査法

正常では瞳孔に影響しない,希釈したピロカルピン(コリン作動薬であり0.125%,もしくは0.1%に希釈)でも縮瞳するといった過敏反応を示す.具体的には希釈した点眼液を両眼に点眼し(片眼性の場合は両側に点眼,両眼性の場合は片眼に点眼して対側をコントロールとする),5分後に再び点眼,1時間後に瞳孔径を判定する.この現象は短毛様体神経が障害され脱神経性過敏状態となり生じていると考えられているが,節後線維の障害だけでなく,他の部位の動眼神経障害でも観察されることがある.健常者では縮瞳は起こっても微弱である.

d. 診断・鑑別診断

Argyll Robertson瞳孔との鑑別が問題となる.Argyll Robertson瞳孔とは,対光反射は消失しているが輻輳は保たれているもので(対光・近見解離),神経梅毒の症状として有名である.前述のAdie徴候と異なり病変部位は中脳背側部あたりと説明されるがはっきりしていない.中脳背側部での多発性硬化症,脳底動脈脳梗塞,松果体腫瘍でみられることがある.

対光・近見解離自体は毛様体神経節,短毛様体神経の障害であるAdie徴候や,網膜・視神経疾患,糖尿病,神経サルコイドーシス,Lyme病でも生じうる.

・Adie徴候とArgyll Robertson瞳孔の違い

どちらも対光・近見解離がみられるため,とてもよく似ているが,相違点としては,
① Adie徴候では近見反射がゆっくりである(緊張性瞳孔といわれるゆえん)
② Adie徴候では安静時は散瞳しており,多くは片側性である
③ Argyll Robertson瞳孔では安静時は縮瞳しており,多くは両側性である

e. 治 療

散瞳眼に対する対症療法として,0.5～1.0%のピロカルピンないし0.5%ウブレチド®を点眼する.

2 起立性調節障害
orthostatic dysregulation

起立性調節障害は思春期に起こりやすい自律神経機能失調と考えられており,急激な身体発育のために自律神経の働きがアンバランスになった状態と説明されている.

起立時に血圧がかなり低下して失神を起こす症例もあれば,血圧に異常を認めない症例もある.また,心理的側面からみると起立性調節障害の患者は,他人に気を遣い心理的にストレスをためやすい傾向がある.起立性調節障害の約3割は不登校を合併する.

小児心身医学会ガイドライン集によると,わが国では,起立性調節障害は次の4つに分類される.
① 起立直後性低血圧(instantaneous orthostatic hypotension;INOH)
② 体位性頻脈症候群(postural tachycardia syndrome;POTS)
③ 神経調節性失神(neurally-mediated syncope;NMS)

④遷延性起立性低血圧（delayed orthostatic hypotension；DOH）

この中で，起立直後性低血圧が最も頻度が高く，ついで体位性頻脈症候群が多い．

わが国では起立性調節障害が特に小児科領域では心身症として捉えられ，体位性頻脈症候群は起立性調節障害のサブタイプの一つで，その診断には能動的起立試験（いわゆる Schellong 試験）を用いる．

一方，米国では体位性頻脈症候群（POTS：Low らによる）はわが国の起立性調節障害全般を包括する概念として捉えられ，受動的起立試験である head-up tilt 試験で診断を行う点が大きく異なっている．

a. 症状・経過・予後

若年の女性にみられることが多い．ふらつき，めまい，立ちくらみ，動悸，頭痛，腹痛，顔色不良，肩こり，乗り物酔い，疲れやすさ，全身倦怠感などを呈する．次第に軽快してくる症例もみられる．一般に予後良好である

b. 病因・病態・病理

起立時に下半身の静脈に血液が貯留することと交感神経機能が亢進するため，起立性低血圧や体位性頻脈症候群をおこすと考えられている．

原因は明らかではないが，しばしば先行感染を伴い，突然発症する症例もあることから，免疫介在性の機序による急性自律神経ニューロパチーと近縁の病態を考える立場もある．

c. 補助検査法

head-up tilt 試験で起立負荷10分以内に30/分以上の脈拍の増加を認めるが，明らかな起立性低血圧は認めない．起立時の血漿ノルエピネフリン値の変動は，健常者に比し有意に大きな増加を示す．

d. 診断・鑑別診断

米国の Low らの提唱した POTS および Robertson らが提唱した特発性起立性不耐症（idiopathic orthostatic intolerance；IOI）の概念が十分に伝わらず，臨床現場ではいわゆる心身症として扱われていることが多い．まず，受動的起立試験である head-up tilt 試験を15分以上にわたって行うことが重要である．我々は head-up tilt 試験で起立負荷10分以内に30/分以上の脈拍の増加で体位性頻脈症候群と診断している．

e. 治療

循環血漿量を増やすため，水分・塩分の摂取を行う．これでも循環血漿量が足りないと考えられる際には，フルドロコルチゾンなどを投与する．一方，末梢に血液のプーリングが起こっていると考えられる際には，末梢血管収縮作用のあるミドドリンなどを投与する．また，POTS の頻脈に対して β ブロッカーも有効である．

3 食後（事）性低血圧症
postprandial hypotension

食後（事）性低血圧症は食事の経口摂取によって惹起される血圧低下と定義することができる．食事の後，血圧が低下する現象は，加齢とともに増加することが明らかになってきた．一方，Parkinson 病など神経変性疾患などでも食後性低血圧がみられることが報告されてきた．一般に，食後30〜60分をピークとした血圧低下がみられる．とくに高血圧，糖尿病患者が増加した現代の高齢化社会において食後性低血圧はよくみられる病態であり，その病態や治療法に関しては，十分な理解が求められる．

a. 症状・経過・予後

食後のふらつき，脱力感などを訴える際には，食後性の血圧低下を検討する必要がある．この現象は加齢とともに増加することが示されている．また，Parkinson 病などの神経変性疾患などでもよくみられることに留意すべきである．高齢者で食後の転倒や転落の危険性や脳血流減少に伴う種々の悪影響，例えば認知症の誘発因子になる可能性も否定できない．

b. 病因・病態・病理

食後は門脈血流と消化管ホルモンが増加する．この消化管ホルモンには門脈血管および末梢血管拡張作用があり，全身血管抵抗が低下する．この際，健常者では心拍出量増加や筋交感神経活動の増加，血中カテコールアミンの増加

などにより血管を収縮させ血圧低下を防いでいるが，何らかの原因によりこれらが障害されると食後低血圧が生じる．

特に高齢者で，脱水になったり，高温環境下であったり，高血圧で降圧薬を服用しているときには食後に血圧が低下する危険がある．また，起立性低血圧を認めている際には，食後にも血圧が低下することが多いので気をつける必要がある．

c. 補助検査法

本症の診断には，血圧，脈拍を経時的に測定する必要がある．一般の自動血圧計を用いて，食前から食後2時間後まで5分ごとに測定していくことでも診断可能であるが，携帯型自動血圧・脈拍測定装置を用いるとより容易に変化をとらえることができる．

d. 診断・鑑別診断

食後低血圧の診断基準に一定のものはないが，① 食後1時間以内に平均血圧が20 mmHg以上低下する，② 食後2時間以内に収縮期血圧が20 mmHg以上低下する，③ 食前の収縮期血圧が100 mmHg以上あった場合に食後90 mmHg以下となる，などが提案されている．

食後低血圧を発症しうる代表的なものとして，
① 自律神経不全をきたす疾患群：多系統萎縮症，Parkinson 病・類似疾患，認知症を呈する変性疾患，脊椎・脊髄疾患，末梢神経疾患
② 高血圧
③ 糖尿病
④ 血液透析患者
⑤ 高齢者

などがあり，起立性低血圧をしばしば合併する．

e. 治療

食後性低血圧の病態把握として血圧の日内変動をとらえることがまず重要である．食事内容の検討として，アルコールなどの血圧低下をきたすものが含まれていれば，避けるよう指導する．食事の摂取法を工夫することも一つの治療法といえる．まず，過食および糖分中心の食事を控え，1日の食事回数も通常の3食から4〜5食へ分割する．そして，温かい食事をゆっくりよく咀嚼して食べるよう指導する．

薬物療法として，種々の自律神経系に作用する薬剤，血漿増量薬などを中心に治療が試みられてきたが，効果的なものは少ない．消化管ホルモン分泌抑制薬であるカフェインを使用して食後最低血圧の改善と血圧回復時間の短縮を認めたとの報告もあるが，治療の中心となるのは，前述のような生活指導，食事指導である．

4 急性特発性ニューロパチー
acute ideopathic neuropathy

⇨ 460 頁，「Ⅳ-9．脊髄・小脳変性疾患」を参照．

5 Raynaud 病
Raynaud disease

a. 症状・経過・予後

寒冷刺激や情緒的ストレスによって手指や足趾の末梢動脈が急激に収縮をきたすことにより，指趾の色調が蒼白（血流減少）→チアノーゼ（毛細血管，小静脈のうっ血）→紅潮（反応性充血）と変化をひき起こすことを Raynaud 現象という．1862 年に Raynaud によって初めて報告されたもので，特発性の Raynaud 現象を Raynaud 病と呼び，基礎疾患をもつ二次性のものを Raynaud 症候群と呼んでいる．Raynaud 現象の基礎疾患として膠原病が多いが，その中でも進行性全身性硬化症（progressive systemic sclerosis；PSS）の頻度が最も高い．

Raynaud 病は若い女性に多く，一般に症状は軽く予後は良好である．

b. 病因・病態・病理

Raynaud 現象をおこすメカニズムについては，血管運動神経の過敏性，血小板の脆弱性，動脈の過緊張などの説があるが，未だ不明な点が多い．Raynaud 現象をおこすヒトの指の血管が寒冷刺激に対し，交感神経の α2 受容体が強く反応し血管の収縮が健常者より強くおこるとの検討もされている．血管収縮に作用するノ

ルアドレナリン，エンドテリン-1など血管収縮作用のある物質が減少するとともに，血管内皮での血管拡張性のNOの産生低下，寒冷刺激に対して末梢の感覚神経から放出される血管拡張性のCGRP（calcitonin gene related peptide）の放出減少などが基礎にあると考えられている．

Raynaud病では，寒冷刺激などによって，まず指趾の動脈が収縮し，その動脈の支配領域が虚血となり蒼白となる．次に虚血となった組織での酸素不足により還元型ヘモグロビンが増加するためチアノーゼを呈する．次に血管収縮が改善し，大量の血液が流れ込んで充血状態となり，紅潮する．その後，色調も元の状態に戻る．

Raynaud症候群の基礎疾患としては，強皮症（PSS），混合性結合組織病（mixed connective tissue disease；MCTD）などの膠原病，クリオグロブリン血症，慢性閉塞性動脈性疾患，振動病，外傷などがあげられる．

c. 補助検査法

低温負荷（氷負荷）時の指尖脈波の解析をおこなうと，室温に戻した際の脈波の波高の回復が健常者に比して非常に遅れる．ドップラー血流計でも同様の変化をとらえることができる．負荷5分後の回復率が健常者は80％以上であるのに対し，Raynaud症状を有する場合多くは40％以下で，皮膚温回復曲線の立ち上がりも遅い．

また，低温負荷（氷負荷）時のサーモグラフィーによる四肢末梢の皮膚温の低下も明らかに認められる．

d. 診断・鑑別診断

寒冷曝露時に，四肢末端で3相の色調変化を認める現象が明らかである際は，診断は容易である．問診で聞き出し，寒冷負荷のサーモグラフィーなどを行えば診断可能である．

e. 治療

Raynaud病では，寒冷刺激やストレスを避けることが中心となる．Raynaud症候群では基礎疾患の治療が第1となる．

Raynaud症状により患者のQOLが著しく低下している場合には薬物療法を考える．Ca拮抗薬が広く使用されている．その他PGE1誘導体や抗血小板薬（チクロピジン，シロスタゾール）などの有効性が報告されている．近年，血小板の活性化に伴い放出されるセロトニンの血管平滑筋収縮作用や血小板凝集作用とRaynaud症状との関与が注目され，血小板および血管平滑筋の5-HT2受容体に対し，選択的な拮抗作用を示す5-HT2拮抗薬が用いられている．

難治例や内服治療の効果が不十分な症例に対しては外科的治療も試みられている．第1胸部交感神経節（星状神経節）および第2・3胸部交感神経節の切離・切除を施すことにより皮膚血流の増加，末梢細動脈の側副血行の発達が得られ，症状が改善する．

6 反射性交感神経ジストロフィー
reflex sympathetic dystrophy（RSD）

反射性交感神経ジストロフィー（RSD）は神経痛の一種で，最近は複合性局所疼痛症候群（CRPS：complex regional pain syndrome）のtype1と呼ぶことが多くなってきた．

骨折，捻挫，打撲などの外傷をきっかけとして，慢性的な痛みと浮腫，皮膚温の異常，発汗異常などの症状を呈する難治性の慢性疼痛症候群を，最近は複合性局所疼痛症候群と呼んでいる．このCRPSの中で神経損傷を伴わないもの（type 1）が反射性交感神経ジストロフィーである．CRPSの中で神経損傷を伴うもの（type 2）はカウザルギーと呼ぶ．

a. 症状・経過・予後

RSDは軽微な外傷などにより四肢末梢で神経が不完全損傷された1～2週後に灼けつくような痛みが発生し，疼痛部位あるいはアロディニア・痛覚過敏領域において，浮腫，皮膚血流の変化，発汗異常を伴っている．刺激に比して不釣り合いな強い症状を示すことが多い．軽傷例では，2～6ヵ月で自然軽快することもあるが，重症例は，徐々に病期が進行すると皮膚，

表Ⅳ-15-1. わが国における CRPS 判定指標（臨床用）

A. 病気のいずれかの時期に，以下の**自覚症状**のうち2項目以上該当すること．
 ただし，それぞれの項目内のいずれかの症状を満たせばよい．
 1. 皮膚・爪・毛のうちいずれかに萎縮性変化
 2. 関節可動域制限
 3. 持続性ないしは不釣合いな痛み，しびれたような針で刺すような痛み（患者が自発的に述べる），知覚過敏
 4. 発汗の亢進ないしは低下
 5. 浮腫

B. 診察時において，以下の**他覚所見**の項目を2項目以上該当すること．
 1. 皮膚・爪・毛のうちいずれかに萎縮性変化
 2. 関節可動域制限
 3. アロディニア（触刺激ないしは熱刺激による）ないしは痛覚過敏（ピンプリック）
 4. 発汗の亢進ないしは低下
 5. 浮腫

（厚生労働省 CRPS 研究班によって提唱された日本版 CRPS 判定指標（2007）より）

爪その他の軟部組織の萎縮が起こる．また，関節の可動域制限もみられることがあり，進行すると関節拘縮が出現することがある．また，爪は屈曲変形し，指尖は先細りとなる．組織の顕著な萎縮が起こり，骨萎縮（Sudeck bone atrophy）も生じ，最終的に不可逆的になる．

CRPS type 2 のカウザルギーはこれに対し，大きな神経やその部分損傷後にみられる手や足の領域の灼熱痛，アロディニア，痛覚過敏であり，末梢神経の急性外傷に続発する特殊な型の神経痛である．病期が進行すると，同様に痛みを感じる領域に，浮腫，皮膚血流の変化，発汗の異常が経過中に認められる．

b. 病因・病態・病理

詳細な病態は不明な点が多いが，交感神経の関与が大きいと考えられている．不完全損傷の感覚神経線維と自律神経線維との間にシナプスが形成されるという説がある．また，損傷した神経からの刺激が後根神経節や脊髄後角の介在ニューロンに異常興奮を起こすという説もある．局所の浮腫に関しては，substance P や CGRP などが関係している可能性が指摘されている．

c. 補助検査法

手足の皮膚温を検討するサーモグラフィによって皮膚温を患側と健側で比較することは，診断の助けになる．また，発汗を定量的に検討する Q-SART（定量的発汗機能検査）にて患側での発汗低下が証明できると診断の補助になる．また，進行期には骨のレントゲン写真にて骨萎縮を証明することも重要である．

d. 診断・鑑別診断

CRPS はさまざまな外傷や疾病をもとして発症する．**表Ⅳ-15-1**のように，自覚症状として，① 皮膚などの萎縮性変化，② 関節可動域制限，③ 不釣り合いな痛み，④ 発汗の亢進ないし低下，⑤ 浮腫，のうち，2項目以上満たせばよい．他覚所見でも同じような項目のうち2つ以上を満たせば，診断がつく．

e. 治療

薬物療法，侵襲的治療法，理学療法がある．

1. 薬物療法

ステロイド，麻薬性鎮痛薬，抗うつ薬，抗てんかん薬，カルシトニン，DMSO（Dimethyl sulfoxide）などがある．いずれもあまり効果的でないことが多い．

2. 侵襲的治療法

交感神経ブロックが有効であることがある．場合によっては，交感神経切除を行う．一方，脊髄刺激法が有効であったとの報告もある．

3. 理学療法

痛みのため，運動ができないことも多く，施行困難な例も多い．

7 肢端紅痛症
erythromelalgia

肢端紅痛症は四肢末端の非対称性の灼けるような痛みと熱感を伴う赤く充血した腫脹であり，下肢に多い．

a. 症状・経過・予後

足，足趾に発作性，拍動性の疼痛として生じることが多い．起立や運動，入浴による加温などで痛みは増悪し，罹患肢の挙上や冷却によって軽減する．

基礎疾患の認められない一次性の肢端紅痛症と基礎疾患のある二次性の肢端紅痛症に分けられる．基礎疾患としては，骨髄増殖性疾患，多血症，糖尿病，全身性エリテマトーデスなどが知られている．

b. 病因・病態・病理

肢端紅痛症の発生機序は，血管運動調節障害，血管炎などの可能性が示唆されているが，十分には解明されていない．小径線維のニューロパチーが関係しているという報告もみられる．

c. 補助検査法

手足の皮膚温を反映するサーモグラフィによって皮膚温を検討することは，診断の助けになる．また，発汗を定量的に検討するQ-SARTにて，かなり高率に異常を認める．

d. 診断・鑑別診断

四肢末端の急に生じる灼熱性の痛みを認め，熱感，腫脹を伴っていて，冷却によって軽快する場合，診断は可能である．反射性交感神経ジストロフィーは冷却により疼痛が増強するのに対して，肢端紅痛症では冷却により疼痛が改善する点が異なる．

e. 治療

温熱を避けること，長時間の起立，歩行，運動を避けることなどで発作の頻度，程度を下げ，自然寛解も期待できるとされている．軽度の発作は冷やすことや，挙上などで軽快する．

灼熱性疼痛に対して，少量のアスピリンの内服により数日間持続する効果が認められる場合がある．重症例には交感神経節ブロック，末梢神経ブロックが有効なこともある．

8 手掌足底発汗過多症
palmoplantar hyperhidrosis

手掌足底発汗過多症は掌蹠多汗症ともいう．発汗には温熱性発汗と精神性発汗があるが，手掌と足底の発汗は精神性発汗である．手掌足底発汗過多症は精神的緊張により手掌，足底に多量の発汗を認める病的状態である．

a. 症状・経過・予後

症状が重いときは，手，足は絶えず湿って指先が冷たく，紫色調を帯びている．これは発汗神経活動とともに血管運動神経活動も亢進しているため，蒸散と血管収縮により皮膚温が低下するためと考えられている．軽症例では手掌，足底が正常人と同様に乾いているときもあるが，精神的緊張や物をもつときに多量の発汗を認める．一般的には，幼少期にはじまり，思春期に増悪し，受験や就職などを契機に医療機関を受診することが多い．

覚醒時は，情動的刺激により著しい発汗の増加がみられるが，大脳皮質の活動が低下する睡眠中の発汗は停止している．寒い時期には発汗量が減り，暑い時期には発汗量が増える傾向にある．握手をする際，相手に不快感を与えたりすることを気にすることが多く，患者はかなりの社会的苦痛を感じている．

b. 病因・病態・病理

本症の原因は不明であるが，精神的活動により発汗が亢進することから，発汗中枢より高位の大脳皮質レベルからの刺激が関与していると考えられる．末梢神経および汗腺には異常はないことが確認されている．

c. 補助検査法

発汗量の測定には定性的測定法と定量的測定法がある．ミノール法などの定性的な発汗機能検査を行うと，手掌と足底の発汗機能の亢進が認められる．また，Q-SARTなどの定量的発汗機能検査でも，計算などをしてもらいながら検査を行うと，手掌と足底の発汗機能の亢進が

認められる．Microneurogram による検査では，末梢交感神経活動の著明な亢進を認める．

d．診断・鑑別診断

局所的に過剰な発汗が6ヵ月以上認められ，以下の6症状うち2項目以上あてはまる場合を多汗症と診断している（「原発性局所多汗症診療ガイドライン」による）．

① 最初に症状がでるのが25歳以下であること
② 対称性に発汗がみられること
③ 睡眠中は発汗が止まっていること
④ 1週間に1回以上多汗のエピソードがあること
⑤ 家族歴がみられること
⑥ それらによって日常生活に支障をきたすこと

これらの2項目以上を満たす症例や幼小児例では家族からの指摘などを参考にして，それぞれ発汗検査を行って診断を確定する．

本症では手掌と足底の精神性発汗は亢進しているが，それ以外の全身の温熱性発汗は正常である．また，甲状腺機能亢進症に伴う発汗過多は，発汗亢進の部位が手掌と足底に限局しないことと，手指振戦，頻脈など他の症状を伴うことから鑑別できる．

e．治療

塩化アルミニウムの単純 ODT（occlusive dressing technique）外用はまず全ての部位に対して第1選択にすることが推奨される（手掌，腋窩：推奨度B，足底：推奨度C1）．イオントフォレーシスは，手掌，足底には非常に有効な治療法であり，塩化アルミニウム外用療法と並んで推奨度B〜C1である．

前述のような局所の治療以外に，精神的緊張を軽減することも重要である．

参考文献

1) 金城紀与史，前野哲博，岸本暢将監訳，金城光代：眼．In：身体診察シークレット．メディカル・サイエンス・インターナショナル．149-93，2009．
2) 髙木峰夫．Adie 瞳孔緊張症．In 神経眼科のページ www4.ocn.ne.jp/~nurophth/index.html
3) 花北順哉訳：神経局在診断 その解剖，生理，臨床 改訂第5版．文光堂．123-125，2010．
4) Allan H. Ropper, Martin A. Samuels：Adams & Victor's Principles of Neurology 9th edition. The McGraw-Hill Companies, Inc. 270-275.
5) 三宅晃史，荒木信夫．Clinical Neuroscience 30；508-509，2012．
6) 田中英高：起立性調節障害 日本小児心身医学会 http://www.jisinsin.jp/detail/01-tanaka.htm
7) 日本小児心身医学会（編）：小児心身医学会ガイドライン集 南江堂．4-54，2009．
8) Low PA, Sandroni P, Joyner MA, Shen WK. Postural Tachycardia Syndrome. Clinical Autonomic Disorders 3rd edition. edited by Low PA and Banarroch EE, Wolters Kluwer/Lippincott Williams & Wilkins, Philadelphia, pp515-533, 2008.
9) 光藤尚，山元敏正，橋本洋一郎，荒木信夫：脳脊髄液減少症と起立性調節障害による頭痛．治療 93（7）1595-1600，2011．
10) 島津邦男：食後性低血圧および食後性起立性低血圧の臨床．自律神経 40：1-11，2003．
11) 島津邦男：食後（性）低血圧，Annual Review 神経 2005：292-300，2005．
12) 榊美奈子，土橋卓也：食事による思いがけない血圧変動．血圧 20：318-322，2013．
13) 八杉巧，福原稔之：上肢血行障害に対する塩酸サルポグレラートおよび交感神経切除術の効果—レイノー症候群を中心に— Angiology Frontier 5. 65-69，2006．
14) 複合性局所疼痛症候群 complex regional pain syndrome：CRPS http://www.shiga-med.ac.jp/~koyama/analgesia/pain-crps.html
15) 柴田政彦，住谷昌彦，眞下節：CRPS. Clinical Neuroscience 27：528-529，2009．
16) 久米進一郎：レイノー病・レイノー症候群・肢端紫藍症・肢端紅痛症．治療 78巻増刊 697-699，1996．
17) Sandroni P, Martin DP, Davis MDP：Complex Regional Pain Syndrome and Erythromelalgia. Clinical Autonomic Disorders 3rd edition. edited by Low PA and Benarroch EE, Wolters Kluwer/Lippincott Williams & Wilkins. 625-636, 2008.
18) 田中智子，横関博雄，片山一朗，金田眞理，田村直俊，菅野範英，吉岡洋，玉田康彦，四宮滋子：原発性局所多汗症診療ガイドライン．日皮会誌：120（8）:1607-1625，2010．
19) 住谷昌彦ら，本邦のCRPS判定指標，複合性局所疼痛症候群，眞下 節，柴田政彦編，真興交易医書出版部．70-78，2009．

［荒木信夫］

16 ビタミン欠乏性神経疾患

■ 概　　説

　ビタミンはわずかな量が生体に存在するが，それらは補酵素として生体の基本的生化学反応に必須である．しかしビタミンは体内での合成がまったくできないか，不十分であるため食物から摂取しなければならない．食物の豊かな現代先進国では，ビタミン欠乏はまれにしかみられない．しかし胃切，腸管バイパスによる消化吸収障害，慢性アルコール中毒などの合併，血液透析，静脈内栄養，あるいは先天性代謝異常の合併症として起こることがあり，ときに複数のビタミン欠乏症として，あるいは全般的栄養障害の病態の一部としても遭遇する．一部のビタミンでは，ビタミン過剰も疾患を惹起する．ここでは特に神経系合併症をきたしやすいビタミン欠乏性疾患について述べる．

1 ビタミンA欠乏と過剰症
excess and deficiency of vitamin A

　ビタミンA（retinol）は植物カロチン類から体内で生成され，肝，ミルクなどに脂肪酸エステルの形で含まれる．βカロチン（β-carotene）やカロチン類（carotenoids）の一部は小腸粘膜細胞内で2分子のretinolとなりエステル化される．体内のビタミンAは肝臓にレチニルパルミチン酸塩として約90％貯蔵される．11-cis異性体（ビタミンAアルデヒド）はオプシンと結合して，網膜の光受容色素の発色団ロドプシンを形成する．体細胞においてビタミンAはレチノイン酸に転換され，これは転写因子の一つの核受容体リガンドである．レチノイド受容体は多様な細胞の分化，増殖のため，遺伝子の発現を制御する．その例として，レチノイン酸誘導体は前骨髄性白血病治療に利用され，その予後を劇的に改善した．

A ビタミンA欠乏
hypovitaminosis A

　欠乏状態では夜盲症，Bitot斑（強膜上の角化上皮白斑），皮膚角化亢進，眼球，粘膜乾燥がみられ，感染に対する免疫防御機構を阻害する．小児で高度欠乏の場合，傾眠，大泉門膨隆などをみる．治療によって速やかに改善する．

B ビタミンA過剰症
hypervitaminosis A

　過剰症は食中毒，あるいは小児が誤ってビタミンA製剤を過剰服用したとき，認められる．成人では150 mg，小児では100 mg程度で発症する．イシナギは深海魚で，肝臓にビタミンAが多量に含まれる（15〜45 mg/g）．肝臓を摂取すると急性中毒となり，頭痛，痙攣などを呈するため，肝臓は食用禁止である．サワラ，サメ，マグロなどの肝臓でもビタミンAが多く，中毒を起こす可能性がある．また，ビタミンAを慢性的に大量服用する場合（ビタミンAとして15 mg/日ほど），数ヵ月で中毒症状が現れることがある．ビタミンA過剰による急性中毒症状として，特に小児では脳浮腫，頭蓋内圧亢進を主徴とした偽性脳腫瘍（pseudotumor cerebri）をきたすことがある．頭痛，嘔吐，痙攣，うっ血乳頭と剥離性皮膚炎を主症状とする．乳幼児では脳浮腫により大泉門膨隆を示す．

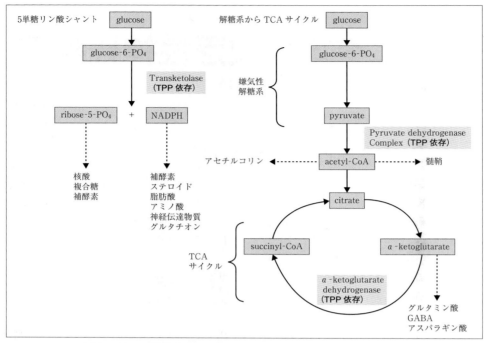

図Ⅳ-16-1　解糖系における thiamine（ビタミン B_1）作用部位

TPP ; thiamine pyrophosphate

全身倦怠感，白血球減少，肝機能障害，高カルシウム血症をみる．カロチン類の過剰摂取では中毒症状は起こさないが，高カロチン血症により手掌，足底などが黄色を帯びるが，眼瞼結膜は着色しない．甲状腺機能低下症ではカロチンからビタミンAへの代謝が低下するため，高カロチン血症をきたしやすい．

2 ビタミン B_1 欠乏症
hypovitaminosis B_1

　明治時代，日本海軍に多発した脚気の原因が白米（炭水化物）過剰摂取によると高木兼寛（海軍軍医総監，東京慈恵会医科大学創設者）は提唱し，それが鈴木梅太郎のビタミン B_1（thiamine）の発見（1912年）につながった．

　Thiamine は水溶性であり，リン酸化により二つの主要酵素系の補酵素として作用する（図Ⅳ-16-1）．解糖系ではαケト酸（ピルビン酸，α-ケトグルタール酸）の酸化的脱炭酸に関与する（pyruvate dehydrogenase；PDH，α-ketoglutarate dehydrogenase；α-KGDH）．これは TCA サイクルによる好気的解糖からエネルギー源（adenosine5′-triphosphate；ATP）を産生する首座に位置する．PDH は3種の酵素複合体であり，その脱水素酵素過程（E1）に必須である．また，PDH はアセチルコリン産生，またα-KGDH はアミノ酸神経伝達物質である gamma-aminobutyric acid（GABA）やグルタミン酸，アスパラギン酸の産生・維持に重要である．さらに，thiamine はリン酸5単糖側路（pentose monophosphate shunt）の二つのケトン転移（transketolation）に関係する．ここで産生される ribose-5-phosphate は核酸合成に関与し，nicotinamide adenine dinucleotide phosphate（NADPH）は補酵素，ステロイド，脂肪酸，アミノ酸，神経伝達物質合成の H^+ ドナーとして機能する．さらに酸化ストレスに対する生体防御に重要な glutathione 合成に重要である（図Ⅳ-16-1）．

　Thiamine はカロリー消費に依存して利用されるが，現代社会では通常の食事で栄養は十分

16 ビタミン欠乏性神経疾患

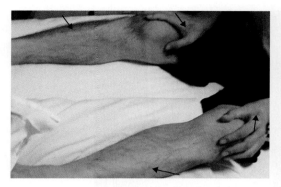

図Ⅳ-16-2　脚気ニューロパチー
極端な偏食によって惹起された 36 歳男性の脚気
著明な筋萎縮を前脛骨筋，両手背側骨間筋にみる（矢印）．

摂取されているため，欠乏状態は起こらない．しかし，慢性アルコール中毒者，特殊な偏食傾向のある者に本症が起こりうる．また，経口摂取困難など相対的欠乏状態にある状態でグルコース点滴など経静脈栄養を B_1 添加なしで続けると，急速に B_1 欠乏状態を招来し，医原性疾患となりうる．B_1 欠乏疾患には，脚気症候群として多発ニューロパチー，脚気心・浮腫があり，急性中枢神経障害として Wernicke 脳症がある．また，thiamine 添加なしの糖質補液により，急速に乳酸アシドーシスをきたすこともある．

Thiamine 欠乏症の生化学的診断は，その補酵素として作用する赤血球 transketolase 活性の測定と，thiamine pyrophosphate（TPP）の追加による transketolase 活性の上昇率（TPP 効果，正常では 18% 以下）が高い場合，欠乏状態にあると判断されていた．しかし，ルーチンで測定することが困難なため，現在では微生物学的方法，あるいは高速液体クロマトグラフィなどで全血ビタミン B_1 を直接測定して欠乏状態を判断する．しかし，測定直前に食事，ビタミン補給などで thiamine が補充された場合，測定値が正常化するため，直前に欠乏症があったかどうかの判断には注意を要する．

A　脚気症候群，栄養障害性ニューロパチー
beriberi, nutritional polyneuropathy

脚気は感覚運動性多発ニューロパチーであり，末梢神経の病変は末梢神経遠位部から軸索変性が近位に次第に進行する遠位軸索変性（distal axonopathy）と神経周鞘下浮腫を特徴とする．脚気はグローブ・ストッキング型感覚障害と痛み，しびれ，四肢末端に強い筋力低下，筋萎縮，しびれ，ときに激しい異常感覚（burning feet），深部腱反射減弱など感覚運動性多発ニューロパチーを呈し，腓腹筋把握痛，CK 高値をみることが多い（図Ⅳ-16-2）．高度の場合は反回神経麻痺で嗄声を認めることもある．また，循環器症状として労作時の息切れ，頻脈，心肥大・高拍出性心不全，下腿浮腫を伴うもの（wet beriberi，図Ⅳ-16-3）と，浮腫を伴わないものもある（dry beriberi）．まれに急性心不全に陥り，致命的になることもあり，衝心脚気と呼ばれた（表Ⅳ-16-1）．これは高拍出性心不全によるものであり，浮腫の機序は，末梢血管緊張性の低下によると推測される．

髄液検査では細胞数正常，蛋白は正常～軽度上昇する．神経伝導検査では遠位軸索型ニューロパチーのため，最も遠位にある腓腹神経感覚神経活動電位（sensory nerve action potential；SNAP）は低下，誘発不能になりやすい．運動神経伝導検査は早期にはほぼ正常，進行すると複合筋活動電位（cMAP）振幅の低下，伝導速度の遅延をみる．運動麻痺が比較的急速進行性の場合，Guillain-Barré 症候群との鑑別が必要になるため，栄養障害あるいはアルコール症の病歴の有無を聴取することが重要である．

栄養不足の時代には本症は非常に多かったが，現代ではアルコール依存者，極端な偏食者，特にカロリーを炭水化物のみで補給するときに

＊注：1630 年，オランダ領ジャワ島で，Jacobus Bontius が beriberi「この地域には現地人によって羊（ジャワ語で羊のことを biribiri というらしい）と呼ばれている厄介な病気がある」と記載している．これは一種の麻痺症状で，特に脚部，手部の知覚麻痺および運動麻痺が著しく，全身を侵されることもある．しかし，異なる解釈もあり，beriberi はセイロン語で「できない」の意味であり，この病にかかると，単純な作業もできなくなるとの意味ともとれる．

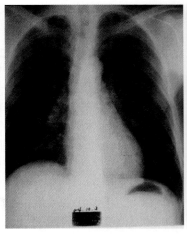 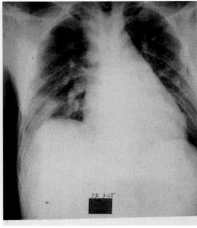

図IV-16-3　脚気心

脚気心（高拍出性心不全による心拡大）の治療前（右）とthiamineによる1週間治療後（左）．劇的な心陰影の縮小を認める．

表IV-16-1　脚気症候群 (beriberi syndrome)

① 多発ニューロパチー；dry beriberi（心不全・浮腫なし）
  ・灼熱足症候群（burning feet syndrome）
  ・感覚運動性多発ニューロパチー（sensory-motor polyneuropathy）
  ・腓腹筋把握痛（Wadenschmerzen）
  ・脳神経麻痺（cranial neuropathy）---特に喉頭神経麻痺による嗄声
② うっ血性心不全と多発ニューロパチー；wet beriberi
  ・心肥大，浮腫，心悸亢進など
  ・急性心不全（衝心脚気）
③ 中枢神経病変を伴うもの（Wernicke脳症）
④ 乳児脚気（infantile beriberi, breast milk intoxication）
  ・食思不全，急性心不全，眼球運動障害，眼振，けいれん，発声障害など
    （現代日本では極めてまれ）

認められる．炭酸飲料と麺類などインスタント食品のみをカロリー源にした場合などである．アルコールには直接的末梢神経毒性はないと考えられるので，アルコール依存者にしばしば合併するニューロパチーは，大部分ビタミンB_1欠乏性ニューロパチーである．欠乏の理由は，B_1吸収障害，肝障害によるB_1貯蔵の低下，アルコール分解からTCA回路へ取り込みでの消費による．

B Wernicke脳症
Wernicke encephalopathy

a．病因・病理

1881年，Carl Wernickeは意識障害，眼筋麻痺，運動失調などの臨床症状と，第3, 4脳室近傍および中脳水道周囲に限局した出血病変を示した3症例をpolioencephalitis hemorrhagica superioris（上部出血性灰白髄炎）として記載した．その病変は，視床下部乳頭体を含めた脳幹・間脳のコアの部分を指している．その後，本症がビタミンB_1（thiamine）の欠乏による栄養障害性脳症であることが明らかにされ，慢性アルコール中毒者に多発することが知られた．実験動物にthiamine欠乏状態を作成すると，ヒトWernicke脳症と相同の病変を容易に再現できる．現代では本症の病態は糖代謝障害による中枢神経組織の乳酸アシドーシスによるものとほぼ理解されている．しかし，thiamine

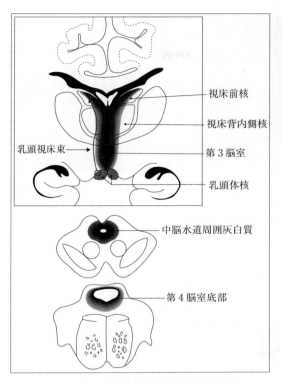

図Ⅳ-16-4　Wernicke脳症の病変部
Wernicke脳症の病変は視床下部乳頭体と第3脳室，中脳水道，第4脳室に近接した脳組織に認められる．Wernicke・Korsakoff健忘症候群は記憶の経路として重要なPapez回路を占める乳頭体と視床前核および，それに投射する乳頭視床路（Vicq d'Azyr bundle）の障害によると考えられる．

欠乏状態はアルコール依存者のみに見いだされるわけではなく，最近はむしろ医原性に惹起されることが注目されている．

Wernicke脳症急性期に死亡した患者では，視床，視床下部乳頭体，中脳水道周囲，第4脳室床部に左右対称性に浮腫性，出血性病変をマクロで同定する．視床では背内側核，視床枕内側，背外側核，次いで視床髄板内核に顕著である．視床下部では乳頭体核に100％病変を同定し，さらに第3脳室壁に沿って高頻度に見いだされる．白質構造としてはまれに脳弓にも広がる．脳幹部では，中脳水道近傍の中心灰白質，動眼神経核群と上橋部青斑核，前庭神経核群，外転神経核を含む橋被蓋，延髄では迷走神経背側運動核，孤束核などを中心に病変がみいだされる（図Ⅳ-16-4）．小脳に関しては，脊髄からの入力と密接に関係する小脳前葉に限局した病変をみる．組織学的に急性期病変は，急性壊死である．病巣は浮腫状，海綿状となり，ニューロンの消失，髄鞘の淡明化，ニューロピルの粗鬆化，点状出血と毛細血管増生が明らかである．慢性期には，グリオーシス，ミクログリアの増殖，毛細血管増生，ニューロンの部分的消失がある（図Ⅳ-16-5）．

b．臨床症状

主な神経症状は，意識障害，眼球運動障害，歩行失調である．意識障害はVictorらが全般的意識混濁（global confusional state）と表現したように，見当識は低下し，ぼんやりし，反応が鈍い状態であり，次第に傾眠傾向が明らかになり，重度のWernicke脳症では昏睡に至る．意識障害は上部脳幹被蓋の網様体賦活系と，その投射部位である視床髄板内核，視床下部など，網様体のコアとその投射の選択的機能不全による．

眼球運動障害は，初期では側方注視眼振，外転神経麻痺などを認めるが，次第に，側方注視麻痺あるいは全方向へ可動域は狭まり，同時に衝動性眼球運動のスピードは低下する．それにつれてむしろ眼振は観察されにくくなる．そして，眼瞼下垂，対光反射遅延，瞳孔散大に至り，全眼筋麻痺の状態になる（図Ⅳ-16-6）．しばしば眼振の存在が強調されるが，むしろ衝動性眼運動を解発する脳幹部の眼球をパルス駆動する能力も低下してくるのが本症の眼球運動の特徴といえる．

歩行は広基性であり歩行失調が明らかであるが，指鼻試験，膝脛試験などでは小脳症状は目立たないことが多い．しかし，進行するにつれて，歩行，起立も困難となる．小脳前葉の比較的選択的な病変が，本症候に関与していることは疑いがないが，急性期には第4脳室底部に広範に分布する前庭神経核群の障害による急性前庭機能障害も歩行時の平衡障害に関与する．実際，温度眼振試験では早期から温度眼振は解発されず，しばしば眼球偏位も低下，消失する．これは両側前庭機能麻痺であり，失調症候，眼

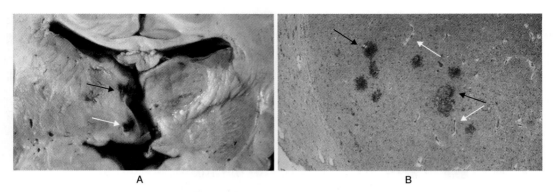

図Ⅳ-16-5　アルコール依存者のWernicke脳症病理所見
A：視床下部乳頭体近傍（白矢印），視床背内側核（黒矢印）に出血性病変を認める（右側にも対称的病変を認めたが，超微細病理研究のため採取された（札幌太田病院太田耕平先生ご提供）．
B：視床下部乳頭体の病理（A標本から）．点状出血（黒矢印），浮腫，毛細血管増生（白矢印），グリオーシスを認める．

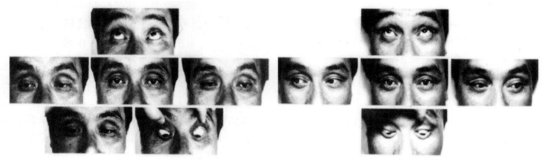

ビタミンB₁静注治療3時間後

図Ⅳ-16-6　Wernicke脳症の眼球運動障害（左）とthiamine静注3時間後の劇的改善（右）．
側方注視麻痺，眼瞼下垂を認めるが，治療後はほぼ正常の眼球可動域となった．

球運動障害の両者に関係する所見である．

しばしばアルコール依存症では感覚運動性多発ニューロパチーを伴う．いわゆる「アルコール性ニューロパチー」であるが，これはthiamine欠乏による「脚気神経炎」が主要原因であり，他のビタミンの複合的欠乏も関係する．浮腫が前景となる典型的なwet beriberiよりも，浮腫のないdry beriberiをアルコール性Wernicke脳症ではよく合併する．アルコールそのものの直接効果で多発ニューロパチーを惹起するかどうかは議論があるが，これまでの実験的研究からは否定的である．

c．検査所見

検査所見として，急性期に血中乳酸，ピルビン酸の上昇をみるが，特異的ではない．本症を疑うときは，まず採血し，血中B_1レベルを測定する．

Wernicke脳症ではMRI拡散強調，FLAIR，T_2強調画像で視床内側から視床枕，橋被蓋にかけての細胞障害性浮腫を示す高信号域が左右対称的に見いだされる（図Ⅳ-16-7）．また，CTではMRIよりも感度は低いが，同部位に低吸収域を観察する．しかし，本症を臨床的に疑うときは，画像，検査所見を待って治療するべきではなく，即座に十分量のB_1製剤を投与することが重要である．

d．治療

Wernicke脳症では速やかに経静脈的に大量のthiamineを投与することが後遺症を最低限にとどめるため必須である．検査に時間を費や

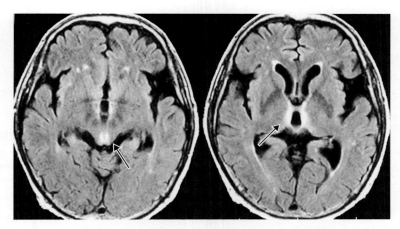

図Ⅳ-16-7　Wernicke 脳症の MRI FLAIR 画像
中脳上丘レベルの中脳水道周囲（左矢印）と間脳視蓋前野—視床下部（右赤矢印）にかけて，著明な高信号を認める．

して，治療開始が遅れることは慎むべきである．最初の数日は 150～300 mg/日を点滴静注し，その後経口的に 2 週間ほど投与する．また，複合的ビタミンの欠乏を考慮してビタミン B_6，B_{12}，ニコチン酸など水溶性ビタミンをあわせて投与する．眼球運動は数時間で改善がみられる．そのとき，極めて顕著な全方向性眼振，衝動性異常眼球運動，例えば眼球クローヌス（opsoclonus），水平性衝動性眼球動揺（horizontal saccadic oscillation），輻輳眼振（convergence nystagmus）などが観察されることが多い．これは急速眼球運動を開始する脳幹 burst neuron の発射エネルギーが回復するためと推定され，眼球可動域は徐々に拡大する．しかし，ときに外転神経不全麻痺，注視麻痺性眼振（gaze paretic nystagmus）などの後遺症を残す．意識も速やかに回復し，応答も速やかとなるが，それによって健忘症が明らかとなることが多い．健忘症は数ヵ月から数年間である程度回復するが，完全回復は 20% 程度といわれる．失調症も回復するが，やはり広基性失調性歩行を後遺症として残す．

1. Wernicke 脳症の後遺症としての健忘症候群，Wernicke-Korsakoff 症候群

Wernicke 脳症の後遺症として重篤なものは健忘症である．順行性・逆行性健忘症であり，意識障害から覚醒した後，新しい情報を記憶，学習できない状態が顕著となる．数字の復唱などの即時記憶は保持されるが，数分以上の記憶保持が困難となる．同時に過去の記憶も高度に障害され（逆行性健忘），ときには 10 年以上前の記憶だけが断片的に想起可能となる．作話症は Korsakoff 症候群の主要な症候とされているが，健忘症候群に必須ではなく，時間経過とともに次第に消失する．乳頭体から乳頭視床束（視床背内側核内を通過する）によって視床前核へ投射する Papez 回路は Wernicke 脳症病変の好発部位であり，Korsakoff 症候群はこの部位の障害によると考えられるが，同部位の脳腫瘍などでも同様の健忘症が認められる．

2. 医原性疾患としての非アルコール性 Wernicke 脳症

Thiamine 欠乏症は非アルコール者にも出現する．Wernicke の記載した 3 例のうち 1 例目は 20 歳女性，自殺目的で硫酸を服毒し，経口摂取不可能となった．その回復過程で定型的な Wernicke 脳症の臨床症候を示し，12 日目で死亡した．剖検では典型的 Wernicke 脳症の病理が確認された．わが国でも非アルコール者の Wernicke 脳症が報告されている．それらは特に消化管切除後，悪性腫瘍の合併，妊娠悪阻により経口摂取困難のため，経静脈的栄養を受け

ている場合に出現することが多く，医原性疾患として注意すべき病態である．ビタミンB_1は解糖系の主要補酵素であり，糖分をエネルギー源として利用するためにthiamineが消費される．thiamineなしでグルコース輸液などの負荷を行うと，thiamineは急速に枯渇し，乳酸アシドーシス，Wernicke脳症，B_1欠乏性多発ニューロパチーをきたす．特に中心静脈栄養の必要な状態ではビタミンを含めた栄養障害が根底にあるため，常にthiamine添加を考慮する必要がある．また，腎透析でもthiamineが透析されるため，補給が重要である．

3 ニコチン酸（ナイアシン，ビタミンB_3）欠乏
niacin deficiency

ニコチン酸（niacin, nicotinamide）は酸化還元反応で重要な補酵素NADとNADPの前駆体となる．ニコチン酸は単糖，ステロイド，脂肪酸の生合成，解糖，蛋白代謝，乳酸，ピルビン酸，アルコールなどの酸化に重要である．

ペラグラ（pellagra）は"荒い皮膚"を意味し，ニコチン酸の欠乏による．トウモロコシを主食にする地域や極端な偏食による摂食性欠乏以外に，トリプトファンの腎での先天性再吸収障害（Hartnup病）とcarcinoid症候群でセロトニンへの代謝が増大している場合にも認めることがある．しかし，臨床的に主要なものは，アルコール性の栄養障害に合併する場合である．ニコチン酸のほか，pyridoxineも病態形成に関与すると考えられる．ニコチン酸の欠乏はDermatitis（皮膚炎），Diarrhea（下痢），Dementia（認知症），Death（死）の4症候に代表され，4Dとも称される．日光曝露部皮膚の鱗屑，肥厚，色素沈着，紅斑などを特徴とし，首周りの皮疹は特徴的である（図Ⅳ-16-8）．しかし，皮膚炎はわずかで，神経症状が前景となることもある．大脳皮質神経細胞の中心性ニッスル崩壊（central chromatolysis）を特徴とする（図Ⅳ-16-9）．

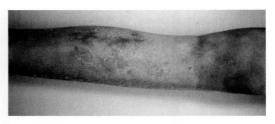

図Ⅳ-16-8　ペラグラ皮膚炎

ペラグラ脊髄症による痙性対麻痺を呈した極端な偏食若年女性に認められた下肢の色素沈着，紅斑，落屑性皮膚炎．ストッキングより上の日光曝露部位の色素沈着が著明である．

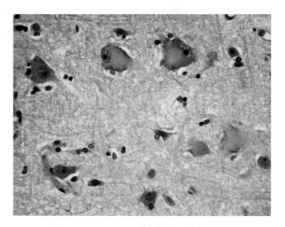

図Ⅳ-16-9　ペラグラ脳症の神経病理

大脳皮質神経細胞の中心性ニッスル崩壊（HE染色）

うつ状態，不眠，認知症，昏迷，幻覚，妄想などの精神症状と痙性対麻痺を特徴とするが，ときに全身の固縮などパーキンソン症候や，その他の錐体外路症状を伴う．しかし末梢神経炎が顕著なときには（脚気を合併する場合など），反射は亢進しない．

血中ニコチン酸濃度の低下，尿中ナイアシン代謝産物の低下を証明する．大量のニコチン酸，ピリドキシン投与により軽快するが，複合的ビタミン欠乏が存在することが多いため，他のビタミンB製剤の併用が望ましい．ニコチン酸製剤の過剰摂取で（栄養食品，脂質異常症の治療など），顔面紅潮，悪心を認めることがある．

4 ビタミン B6（ピリドキシン）欠乏・過剰症
pyridoxine deficiency and excess

　食物中に多量に含まれ，体内で pyridoxal 5'-phosphate（PLP）として生理作用を示す．補酵素としての作用部位はトリプトファン代謝をはじめアミノ酸代謝の 100 種類以上の経路にある．動植物性食品に含まれるため，欠乏症は通常起こらない．しかし，抗結核薬イソニアジド（INH）などの薬剤は PLP との相互作用があり，肝アセチル化による不活化の遅い体質（日本人は rapid acetylator が 90% と多い）では長期服用で欠乏症を生じるため，ピリドキシン 50〜100 mg/日程度を INH とともに服用するのが普通である．

　欠乏症は脂漏性皮膚炎，舌・口内炎であるが，重度の場合は多発ニューロパチー，うつ・易興奮性などを認める．ピリドキシン欠乏は乳児・新生児ではてんかんの主要原因の一つであり，新生児痙攣をみる場合，予防的投与が行われる．

　服用安全量は 100 mg/日であり，300 mg を超える大量を数週間以上服用すると，高度の感覚性多発ニューロパチーを生じる．軸索変性が主体であり，中止しても回復は遅れるので注意すべきである．米国ではかつて美容上の理由などから過剰量を処方され，多数のニューロパチー症例を生じた歴史がある．

5 ビタミン B12（コバラミン）欠乏症，亜急性・慢性脊髄連合変性症
vitamin B12 deficiency, subacute/ chronic combined degeneration of the spinal cord

　食物中のビタミン B12（コバラミン）は胃の R 蛋白と結合して安定した複合体を形成する．十二指腸において複合体は遊離して内因子に結合する．この結合体は遠位回腸で特異的受容体と結合し吸収される．ここでコバラミンは担送蛋白 transcobalamin II に結合し，速やかに肝，骨髄などに取り込まれる．ビタミン B12 は二つの反応，methylmalonic CoA synthase と methionine synthase に必須な補酵素であるが，そのためには生物学的に活性な methylcobalamin, adenosylcobalamin に変換される必要がある．methylcobalamin は homocysteine から methionine への反応を触媒する．この反応障害で葉酸代謝に多大な影響を生じ，DNA 合成障害と巨赤芽球性貧血を惹起する．つまりビタミン B12 の関与する代謝系は葉酸代謝系に密接な関わりを有する．ビタミン B12 欠乏症では，血中から新たに取り込まれた非抱合型 N5'-methyltetrahydrofolate がメチル基転移によって他の型の tetrahydroxyfolate に変換できない．これが葉酸トラップ（folate trap）仮説である（図IV-16-10）．

a. B12 欠乏症の病態と症候

　内因子抗体による B12 吸収障害は悪性貧血を惹起する．これは欧米白人に多く，わが国では比較的まれである．しかし，別の理由からも B12 欠乏症が起こる．特に胃全摘後長期生存者の中に B12 吸収障害による巨赤芽球性貧血と亜急性連合性脊髄変性症をみることが多い．その他，慢性消化器疾患，広節裂頭条虫の寄生，重症慢性膵炎などによる欠乏状態が知られる．海外では笑気ガス（亜酸化窒素）吸入による反復する麻酔でメチルコバラミンが不可逆的に酸化され，メチオニン合成酵素を不活化させるために，B12 欠乏と同様の病態が報告されている．

　大球性高色素性貧血を特徴とし，末梢血で過分葉白血球を認め，舌炎，まれに白髪化などとともに神経症状をきたす．骨髄穿刺では巨赤芽球をみる．病理学的に脊髄白質，主に頸髄レベルの脊髄後索，側索に限局した索変性を特徴とする．これはメチオニン合成路障害により，髄鞘形成が不十分になるためと推測される．末梢神経にも比較的軽度の軸索変性を認め，大脳深部白質，視神経にも散在性の髄鞘崩壊巣をみる（図IV-16-11）．

　初発症状は上下肢遠位部のしびれであるが，多発性ニューロパチーとは異なり，特に上肢のしびれを初発とすることが多い．感覚障害は次第に遠位から近位に上昇し，しばしばそのレベルでの絞扼感（girdle sensation）も出現し，

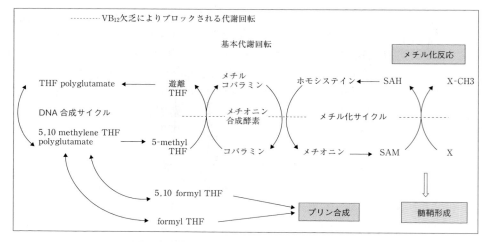

図Ⅳ-16-10　ビタミンB_{12}と葉酸代謝の関係

ビタミンB_{12}（コバラミン；cobalamin）とメチオニン（methionine）合成酵素反応とメチル葉酸トラップ（罠）．メチル化反応は髄鞘蛋白の合成に必須であり，DNA合成サイクルは細胞複製に重要である．
SAM；S-adenosyl methionine, SAH；S-adenosyl homocysteine,　THF；テトラヒドロ葉酸 tetrahydrofolate

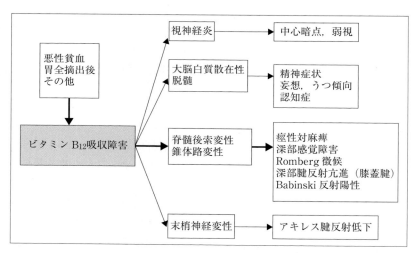

図Ⅳ-16-11　ビタミンB_{12}（cobalamin）欠乏による神経症状

深部知覚障害による感覚性失調症も明らかとなる．神経学的には，高度の振動覚，位置覚障害が上下肢末端で明らかであり，進行すると下肢に痙性と筋力低下も証明する．しかし，深部腱反射は，末梢神経障害のためしばしばアキレス腱では消失し，膝蓋腱反射は亢進あるいは低下する場合もある．膀胱直腸障害も末期に出現する．

妄想，うつなどの精神症状，健忘，認知症が前景になることもあり，栄養障害性視神経症による視力障害と視神経萎縮を証明することもある．ときに亜急性の認知・精神症状と運動失調が前景となるため，プリオン病との鑑別が問題となる症例もある．

本症の診断は血液学的所見と神経所見を総合して判断する．悪性貧血が明らかな場合，診断は容易である．胃切後は術前の肝でのストックがあるため，欠乏には10年以上が必要といわれるが，ときには数年以内に発症することもある．また，B_{12}欠乏にとどまらず，複数の栄養

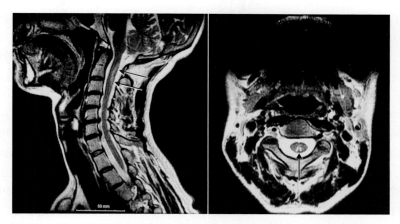

図Ⅳ-16-12　胃全摘後12年目で両手のしびれを主訴とした脊髄連合変性症の頸椎MRI T₂強調画像

C1-3レベル背側にT2高信号をみ（赤矢印），C2横断面ではハの字形の脊髄後索に限局した高信号をみ（黒矢印）．側索（錐体路）の変化は認められない．

欠乏症（鉄，B₆，葉酸など）を合併しやすいため，しばしば貧血は軽度であり，大球性に乏しく，骨髄穿刺で巨赤芽球を証明できない場合もある．しかも血漿B₁₂レベルは正常範囲のこともある．これは吸収障害があるにもかかわらず，わずかのB₁₂が高単位経口ビタミン剤によって受動的に吸収される場合，あるいは骨髄などでの利用障害がある場合などである．

鑑別上，銅欠乏症性脊髄症，圧迫性脊髄疾患，HAM，多発性硬化症，視神経脊髄炎，神経Behçet病，サルコイド脊髄症などを除外しなければならない．MRI T₂強調画像で頸髄C1-5レベルの脊髄後索の高信号を認めることが多く，診断上有用である．横断像ではVあるいはW形の後索の高信号域として認め，進行するにつれて後索全体と側索の高信号域をみる（図Ⅳ-16-12）．早期治療によって信号変化は軽快するが，治療が遅れるとしびれが残存する．

治療は非経口的に1,000μgのcyanocobalaminあるいはmethylcobalaminを数日間投与することで肝でのストックが十分となる．さらに100μg程度に減量して数ヵ月与えるか，経口での吸収は不十分であるが，1,000〜3,000μgの大量を経口服用することにより，濃度勾配依存性の腸管からの吸収に期待することもある．葉酸はB₁₂消費を増大させるので，葉酸投与を先行してはいけない．

6　ビタミンD欠乏症
vitamin D deficiency

脂溶性ビタミンDは日光浴などの紫外線B照射（UVB 290〜315 nm）により体内で合成されるため，ビタミンというよりむしろホルモンである．ビタミンDのうち植物性のプロビタミンD₂と動物性のプロビタミンD₃は紫外線下で活性型D₂，D₃となり，肝で25(OH)D（25-hydroxyvitamin D）に変換され，さらに腎で重要な代謝産物1,25(OH)₂Dとなる．ここから諸組織の特異的ビタミンD核受容体を活性化する．腸管ではCa結合蛋白の生合成促進，骨ではosteocalcin, osteopontine, alkaline phosphatase産生を促進する．つまり，ビタミンDは，腸管からのCaの吸収，骨組織へのP取り込みに主要なものである．

食餌性ビタミンD摂取不足，胆汁排泄障害による脂肪吸収不良，紫外線不足による活性化障害や，慢性腎不全，長期に抗痙攣薬多剤を与することによって，ビタミンD欠乏症が起こる．ビタミンDはCaとリン酸の腸管吸収，腎での排泄，骨代謝の維持を行っているので，欠乏症は低Ca，低リン酸血症による骨軟化症

の病態をきたし，小児骨端線癒合以前ではくる病になる．低リン酸血症は重篤な場合，Ca代謝に影響することで低カルシウム血症（テタニー，痙攣，ミオパチーなど，小児では脳圧亢進）を起こす．最近多発性硬化症の成因にビタミンD欠乏が関連しているとの仮説が注目されている．欧州，米国ともに北方に発症頻度が高いことから，日照との関連が示唆されている．

急性ビタミンD中毒（過剰症）はまれである．しかし，近年骨粗鬆症治療のため活性型ビタミンDが汎用されていて，$0.75\mu g$以上の比較的大量を長期間服用している場合，高Ca，高リン酸血症をきたすことがあるので注意する．

7 ビタミンE欠乏症と関連疾患
vitamin E deficiency and related problems

ビタミンEは自然界に存在する8種のtocopherol群の総称であり，脂溶性である．抗酸化剤として細胞膜LDLや不飽和脂肪酸の酸化を防ぐ強力なラジカル消去剤である．腸管から吸収され，カイロミクロンとして肝に至り，そこでα-tocopherol輸送蛋白により細胞内輸送される．血液中ではリポ蛋白に結合して分布する．

A ビタミンE欠乏症
hypovitaminosis E

ビタミンE欠乏により，過酸化脂質は多糖類と重合し，セロイド・リポフスチンを形成し，これらは褐色色素として細胞質に沈着し，ときに褐色腸管症候群（brown bowel syndrome）として重症欠乏小児に認められる．ビタミンEはさまざまな食品に含まれているため通常食事性欠乏症は存在しない．しかし，未熟児，膵嚢胞性線維症，先天性胆道閉塞症，celiac病や短腸（short bowel）症候群など，脂肪吸収障害を主体とした吸収不良症候群では欠乏症が生ずる．赤血球の脆弱性による溶血性貧血や，緩徐進行性の運動失調症，反射消失，眼球運動障害，深部感覚障害が出現し，病理学的に末梢神経大口径有髄線維の選択的な消失，後索核の腫大軸索（spheroid），脊髄小脳変性などを認める．これらはときに成人の脂肪吸収障害患者にも認められ，非経口的ビタミンE補充によって改善する．

無βリポ蛋白血症（Bassen-Kornzweig症候群）の小児では，ビタミンEの吸収・輸送が行えないため，早期に欠乏状態となり，棘状赤血球症，網膜色素変性症，脊髄後索性運動失調，精神発達遅滞などを呈する．わが国では極めてまれであるが，小児慢性特定疾患に指定されている．また，α-tocopherol転移蛋白の点変異による脊髄性失調を呈するものが知られ，晩発性脊髄小脳変性症例においても本遺伝子の突然変異が含まれる症例がまれに証明されている．

8 葉酸欠乏症，ビタミンM欠乏症，慢性連合性脊髄変性症
folate deficiency, vitamin M deficiency, chronic combined degeneration of spinal cord

葉酸は多くの代謝の補酵素であり，特にDNA合成に関与する．また，コバラミン（ビタミンB_{12}）とともに，homocysteineのメチル化によるmethionineへの変換に必須である（図Ⅳ-16-10）．ほとんどの食物に含有され，青野菜，果実，乳製品，肝に多く含まれるが，加熱処理で破壊される．吸収は十二指腸空腸上部で補助因子なしで行われ，肝に貯蔵されるが3〜4ヵ月の蓄えしかないため，葉酸欠乏は急速に進行することがある．腸管吻合手術などでも吸収障害が起こる．また，アルコールによる吸収阻害，フェニトインなどの抗痙攣薬，経口避妊薬の長期使用による吸収障害，透析患者においても葉酸喪失が起こる．

妊娠初期の欠乏では胎児の神経管閉鎖不全をきたす．欠乏症ではコバラミン欠乏症類似の巨赤芽球性貧血，消化器症状，舌炎などをみ，B_{12}欠乏性脊髄症同様に亜急性脊髄亜急性連合性脊髄変性症変性症をきたすが，緩徐進行性の慢性進行性脊髄連合変性も報告されている．フェニトインによって葉酸欠乏性ニューロパ

チーが惹起されるとも報告されているが，はたして葉酸欠乏でニューロパチーをきたすかどうか，議論が分かれている．最近は単独では神経症状をきたさないとの意見が強い．

tetrahydrofolate還元酵素阻害薬物にはmethotrexate, pyrimethamine, trimethoprimがあり，葉酸欠乏症候をきたすが，これは葉酸誘導体であるフォリン酸（folinic acid）の服用によって回避できる．また，妊娠12週までに0.4 mg/日の葉酸補充によって神経管欠損，閉鎖不全による無脳症，二分脊椎，髄膜脊髄瘤の発症を70％抑制できる．葉酸欠乏性貧血ではビタミンB_{12}欠乏と類似して大球性高色素性貧血と巨赤芽球を認めるが，尿中メチルマロン酸排泄は正常である．葉酸欠乏では，B_{12}投与をあわせて行うことが望ましい．

参考文献

1) 高橋　昭：戦前日本の神経学．臨床神経学 53；926-929, 2013.
2) Schaumburg HH, Berger AR, et al.: Disorders of Peripheral Nerves. 2nd ed. FA Davis；116-125, 1992.
3) 遠藤昌夫：TPN管理下でのビタミンB_1欠乏症―そのエビデンス，頻度，診断と治療．医学のあゆみ 209；257-263, 2004.
4) Victor M, Adams RD, et al.: The Wernicke-Korsakoff Syndrome. 2nd ed. FA Davis, 1989.
5) Fei GQ, Zhong C, et al.: Clinical characteristics and MR imaging features of nonalcoholic Wernicke encephalopathy. AJNR Am J Neuroradiol 29；164-169, 2008.
6) Yamamoto T.: Alcoholic and non-alcoholic Wernicke's encephalopathy. Be alert to the preventable and treatable disease. Intern Med 35；754-755, 1996.
7) Hauw JJ, De Baecque C, et al.: Chromatolysis in alcoholic encephalopathies. Pellagra-like changes in 22 cases. Brain 111；843-857, 1988.
8) Schaumburg H, Kaplan J, et al.: Sensory neuropathy from pyridoxine abuse. A new megavitamin syndrome. N Engl J Med 309；445-448, 1983.
9) 三嶋智之，伊佐保香，他：葉酸多量摂取がもたらすビタミンB_{12}欠乏への影響．ビタミン 84；325-327, 2010.
10) 高島洋，福田安雄，他：血清vitamin B12値正常の亜急性連合変性症の1例．臨床神経 43；552-555, 2003.
11) Gotoda T, Arita M, et al.: Adult-onset spinocerebellar dysfunction caused by a mutation in the gene for the alpha-tocopherol-transfer protein. New Engl J Med 333；1313-1318, 1995.
12) Okada A, Koike H, et al.: Slowly progressive folate-deficiency myelopathy: Report of a case. J Neurol Sci 336；273-275, 2014.

［山本悌司］

17 医原性神経疾患

概　説

1. 定義：医原性疾患（iatrogenic disease）とは，医療行為によって引き起こされた疾患を意味する．大部分は治療に関連したもので，薬物誘発性（drug-induced）が最も多く，手術や放射線照射がこれに次ぐ．採血，腰椎穿刺，針筋電図，電気生理学的検査，経頭蓋磁気刺激，生検（筋，末梢神経，脳），造影剤検査のような検査関連のものもある．米国では，医師の不適切な対応や行為によって引き起こされた疾患や患者の反応まで含めることがある．

2. 副作用(side effect)と中毒(intoxication)：両者の区別は明確なものではないが，慣行的に，適切な使用目的や使用量で発生した有害作用（adverse effect）は副作用，不適切使用（禁忌，適用外，過量）によって発生した場合は中毒（intoxication）と呼ばれている．依存性・有害性のあるアルコール，麻薬，覚醒剤，有機溶媒（シンナー）などの中毒という用語には，乱用（addiction）や依存症（dependency）という意味も含まれる．

発生頻度．薬物の副作用は，高齢者で発生頻度が高い．その理由は，老化による臓器障害（特に腎機能低下），細胞の薬物感受性の変化，服用薬の種類と量が多いこと，体脂肪率の増加などが影響している．発生頻度に関しては正確なデータはない．

3. 副作用の発生と副作用報告制度：わが国では，毎年，多数の新薬や新治療法が保険適用となっている．新薬・新治療が広く使用されるに伴い，臨床治験で判明していたものだけでなく，新規の副作用も数多く発生する．したがって，診察にあたっては，既知と新規の副作用に常に注意を払う必要がある．わが国では，副作用情報の収集と広報は独立行政法人・医薬品医療機器総合機構（Pharmaceuticals and Medical Devices Agency；PMDA）によって行われている．医薬品と医療機器によって発生した有害事象や副作用は，医師・薬剤師や企業からPMDAに報告され，専門的な評価を経て，因果関係があると判断された副作用は公表され，必要に応じて添付文書の改訂に反映されている．

副作用の種類は，**表Ⅳ-17-1** に示すように極めて多種多様で，中枢神経から末梢神経，筋，感覚器まであらゆる部位に出現し，死因や重篤な後遺症の原因となるものもある．早期発見と被疑薬の早期中止が重要で，副作用の原因が特定されれば発生予防が可能になる．したがって，常に副作用の可能性を念頭において診察することが大切であるが，他方，新規の副作用が次々と発生するので，新しい副作用情報に注意を払っておく必要がある．

1　薬物誘発性運動障害・錐体外路症状
drug-induced movement disorders/extrapyramidal symptoms

薬物によって誘発される運動障害には，parkinsonism とジスキネジア（dyskinesia）の2つのタイプがある．ジスキネジアは多動を主徴とするさまざまな病態の総称であり，振戦（tremor），ミオクローヌス（myoclonus），チック（tic），舞踏運動（chorea），アテトーゼ（athetosis），バリズム（ballism），ジストニア（dystonia），静坐不能（akathisia）などが含ま

表Ⅳ-17-1 主要な医原性神経疾患

有害事象	原因となる薬物，検査，処置など
脳症	抗痙攣薬，ステロイド，非麻薬性鎮痛薬，インスリン（低血糖），リチウム，インターフェロン（α，β），抗がん薬（メトトレキサート，フルオロウラシル，テガフール，ビンクリスチンなど），抗菌薬（ペニシリンなど），抗ウイルス薬（アシクロビル），免疫抑制薬（タクロリムスなど），血液透析，放射線照射
白質脳症	抗癌薬（メトトレキサート，フルオロウラシル，テガフール，パクリタキセル，その他），放射線照射
進行性多巣性白質脳症（PML）	各種免疫抑制薬，ステロイド，分子標的治療薬（キナーゼ阻害薬，モノクローナル抗体）
急性散在性脳脊髄炎（ADEM）	ワクチン接種
無菌性髄膜炎	消炎鎮痛薬（非ステロイド性，サルファ剤，ピリン系，非ピリン系），ヒト免疫グロブリン，アザチオプリン
髄膜脳炎（ウイルス，細菌，真菌，原虫）	免疫抑制薬，ステロイド
Creutzfeldt-Jakob 病	プリオン汚染硬膜移植・臓器移植，プリオン汚染手術器具使用
脳腫瘍	免疫抑制薬
偽脳腫瘍	ステロイド，ナリジディク酸，テトラサイクリン，ビタミン A
脳梗塞	経口避妊薬，過度の降圧，脳血管撮影，血管内治療，開胸術，カイロプラクティックによる頸部治療，脳血管撮影
脳出血	抗凝固薬，抗血小板薬，血栓融解薬（tPA 製剤など）
Parkinson 症候群	抗精神病薬（定型，非定型），ベンザミド誘導体（鎮吐薬・抗潰瘍薬・抗うつ薬），ドパミン枯渇薬，抗うつ薬，リチウム，カルシウム拮抗薬，マンガン含有高カロリー輸液添加剤
舞踏病，ジスキネジア，ジストニア	レボドパ，ドパミン作用薬，抗精神病薬（定型，非定型）ベンザミド誘導体（鎮吐薬・抗潰瘍薬・抗うつ薬），
悪性症候群	parkinsonism 誘発薬使用時，抗 Parkinson 病薬中断時
セロトニン症候群	抗うつ薬（SSRI，特に三環系・四環系との併用時）
中心橋融解	低ナトリウム血症急速是正
小脳失調症	抗てんかん薬
Wernicke-Korsakoff 症候群	ビタミン B_1 無添加糖質輸液
脊髄障害	造影剤脊髄造影，脊髄血管撮影，放射線照射，ワクチン接種
末梢神経障害，一部は脊髄障害を随伴（myelo-neuopathy）	抗菌薬，抗結核薬，HIV 感染治療薬，フェニトイン，抗ガン薬（白金製剤，ビンクリスチン，サリドマイド，分子標的治療薬，その他），免疫抑制薬（タクロリムス，その他）
視神経障害	抗結核薬，アミオダロン，ペニシラミン，ビンクリスチン
スモン（SMON：亜急性脊髄視神経末梢神経障害）	キノホルム
Guillain-Barré 症候群	ワクチン接種
重症筋無力症，神経筋接合部障害	ペニシラミン，アミノグリコシド系抗生物質，サクシニルコリン
悪性高体温症	全身麻酔薬（サクシニルコリン，ハロセンなど）
横紋筋融解症，筋障害，重篤疾患筋症	ステロイド，ペニシラミン，カリウム排泄作用薬（利尿薬，甘草，グリチルリチン），高脂血症治療薬（スタチン，フィブラート系），抗痙攣薬，非脱分極性筋弛緩薬，催吐薬，抗癌薬，分子標的治療薬

れる（振戦とミオクローヌスは除外されることもある）．特定の症状を誘発しやすい薬物がある一方で，単一薬物によってさまざまな運動障害が引き起こされることもある．

A 薬剤性 parkinsonism
drug-induced parkinsonism

【概説】
　薬物が原因で起こる parkinsonism（Parkinson症候群）のことである．parkinsonism とは，Parkinson 病の4大徴候である振戦，筋強剛，運動緩慢，姿勢反射障害の2つ以上が認められる病態と定義される．狭義の薬剤性 parkinsonism は，ドパミン D_2 受容体遮断薬，脳内モノアミン枯渇薬のような選択的脳内ドパミン伝達系阻害薬によって生じるもので，Parkinson 病に非常によく似た症候を呈する．これに対して，抗癌薬や免疫抑制薬，抗菌薬，抗ウイルス薬などによる広範な白質脳症によって生じる広義の parkinsonism は，筋強剛‐無動症候群を呈し，認知機能障害を伴うことが多い．

a. 症状・経過・予後
　選択的脳内ドパミン伝達系阻害薬によって生じる parkinsonism は，真の Parkinson 病に非常によく似た症状を呈し，振戦，筋強剛，動作緩慢，姿勢反射障害が出現する．セロトニン系など他のモノアミン伝達系にも作用するので，抑うつ，焦燥感，静坐不能などの精神症状を伴うことがある．原因薬の服用開始から副作用が出るまでの期間は，数週間から数年間までさまざまである．Parkinson 病に比べて発症後の進行が非常に速いのが特徴で，数週間から数ヵ月で動作緩慢・歩行困難に達するが，原因薬中止により回復する．回復不良例の中には，Parkinson 病や進行性核上性麻痺などの初期例が含まれていることがある．

　抗癌薬や免疫抑制薬，抗菌薬，抗ウイルス薬，マンガン含有高カロリー輸液製剤などの副作用として出現する parkinsonism は，白質脳症や基底核障害など解剖学的に広範な脳障害による筋強剛と無動であり，認知機能障害を伴うことが多い．急性期には意識障害やせん妄が出現することもあり，器質障害を起こしている場合には回復不良である．

b. 病因・病態・病理
　主な原因薬物を表Ⅳ-17-2 に示す．ドパミン伝達阻害薬とドパミン枯渇薬は，健常者に parkinsonism を誘発だけでなく，Parkinson 病を含むさまざまな原因の parkinsonism を悪化させる．これらの症状は通常は可逆性で，薬物中止によって回復する．parkinsonism 誘発作用が最も強力なのはブチロフェノン誘導体で，フェノチアジン誘導体が続く．これらに比較してベンザミド誘導体の副作用は緩やかであるが，消化性潰瘍治療薬や抗うつ薬として使用されるスルピリド，老年期の精神症状・問題行動（behavioral and psychological symptoms of dementia；BPSD）抑制薬として使用されるチアプリド，鎮吐薬として使用されるメトクロプラミドのように，内科・消化器科・老年科領域で頻用される薬物が含まれているために，副作用発生件数は多い．定型的抗精神病薬に比較すれば，非定型抗精神病薬の錐体外路系副作用誘発性は緩い．Huntington 病の舞踏運動治療薬のテトラベナジンは，レセルピンと同様の神経終末のドパミン枯渇作用によって parkinsonism を起こす．1980 年代に多用された脳循環代謝改善薬によっても多発した（歴史的メモ参照）．

　抗癌薬のメトトレキサートやフルオロウラシル誘導体によって生じる広範な白質脳症では，固縮無動型の parkinsonism と意欲低下や認知機能低下が出現する．器質性病変を起こしている場合には，回復は不良で後遺症が残ることが多い．初期症状に注意し，画像に異常が出現する前に原因薬を中止するのが望ましい．

c. 補助検査法
　現在，診断に有用な確立した検査はない．わが国において広く使用され，特発性 Parkinson 病で高率に異常所見を呈する MIBG 心筋シンチは，正常と報告されている．[^{123}I] FP-CIT SPECT（DAT スキャン）は，脳の線条体シナプス前部のドパミントランスポーターを可視化

> **歴史的メモ** 多用された脳循環代謝改善薬の神経系副作用（parkinsonism と Reye 様症候群）
>
> 　脳循環改善薬と脳代謝賦活薬は，脳血管障害に起因する脳機能低下改善に適用が認められた薬物であり，1980 年代にわが国の高齢者に多用された．「顕著な効果は期待できないが，重篤な副作用もない安全な薬」が特徴とされていたが，カルシウム拮抗薬で脳血管拡張作用を有するフルナリジンとシンナリジンには，抗精神病薬に似たドパミン受容体阻害作用もあり，高頻度（服用者の 10〜30%）に重症の parkinsonism，抑うつ，静坐不能が出現した．一方，代表的な脳代謝賦活薬として期待されたホパンテン酸カルシウム投与によって，小児には典型的 Reye 症候群を，高齢者には脳浮腫を欠く Reye 様症候群を引き起こし，発生頻度は低かったが高い致死率であった．その後に実施された市販後調査では，ほとんどの脳循環代謝改善薬に治療上の有効性が証明されなかったために，1998 年に一斉に販売中止措置が取られた．神経内科医が多用し，安全と信じられた薬物によって誘発された重篤な神経系副作用であった．

表Ⅳ-17-2　parkinsonism を誘発する薬物

A. ドパミン伝達阻害薬（狭義の parkinsonism を誘発）
1. ドパミン D2 受容体阻害薬
 (1) 定形抗精神病薬
  ● ブチロフェノン誘導体：ハロペリドール，スピペロン，チミペロン，ピモジド
  ● フェノチアジン誘導体：クロールプロマジン，レボメプロマジン，フルフェナジン，トリフロペアジン，ペルフェナジン
  ● ベンザミド誘導体：ネモナプリド，スルピリド，チアプリド
 (2) 非定型抗精神病薬
  ● セロトニン・ドパミン拮抗薬：リスペリドン，パリペリドン，ペロスピロン，ブロナンセリン
  ● クロザピンと類似薬：クロザピン，オランザピン，クエチアピン
  ● ドパミン受容体部分アゴニスト：アリピプラゾール
 (3) 制吐薬/胃腸運動調整薬
  ● フェノチアジン誘導体：トリフロペアジン，ペルフェナジン
  ● ベンザミド誘導体：メトクロプラミド，ドンペリドン，イトプリド，モサプリド
2. シナプス前モノアミン枯渇薬
  ● 降圧薬：レセルピン，アポプロン®
  ● Huntington 病の舞踏運動治療薬：テトラベナジン
B. その他の神経系作用薬
  ● 抗痙攣薬：バルプロ酸
  ● 感情鎮静薬・抗躁薬：炭酸リチウム
  ● 抗鬱薬：選択的セロトニン再取り込み阻害薬（SSRI），セロトニン・アドレナリン再取り込み阻害薬（SNRI），三環系（トリプタノール®，トフラニール®），四環系（ミアンセリン，セチプチリン），ベンザミド誘導体（スルピリド）
C. その他の薬物
  ● カルシウムチャネル阻害薬
   ・脳循環改善薬：（歴史的メモ―脳循環代謝改善薬を参照）
   ・降圧薬・狭心症治療薬：ベラパミミル，ジルチアゼム
  ● 免疫抑制薬：シクロスポリン，タクロリムス
  ● 抗真菌薬：アムホテリシン B
  ● 抗菌薬：バクタ，バクトラミン®
  ● 抗ウイルス薬：アシクロビル（ゾビラックス），ビダラビン（アラセナ-A），HIV 治療薬
  ● 抗がん薬：アルキル化剤，代謝拮抗剤，アルカロイド系，ホルモン製剤

する．Parkinson 病においては左右差を持つ取り込み低下が認められるのに対して，薬剤性 parkinsonism では正常である．Parkinson 病に似た低下を示す場合には，潜在的 Parkinson 病

表IV-17-3 ドパミン伝達阻害薬による parkinsonism の特徴（Parkinson 病との対比で）

	薬物性 parkinsonism	Parkinson 病
発病後の経過	数週間〜数ヵ月の速い経過で進行	数年〜数十年の経過で緩徐に進行
症状の左右差	最初から両側性に症状出現し，左右差は軽微	左右差が顕著で，初期の数年間は片側性
振戦	姿勢時や動作時に優位	安静時振戦優位
原因薬服用	あり	なし（原発性）
併発症状	ジスキネジア，静坐不能，不安焦燥など	なし

や変性性 Parkinson 症候群の可能性がある．

d．診断・鑑別診断

ドパミン伝達阻害薬とドパミン枯渇薬による parkinsonism は，臨床症状が Parkinson 病に酷似していて症状だけでは鑑別が困難のことが多いので，病歴と原因薬の特定が重要である．一般検査や脳画像に特徴的な異常はない．Parkinson 病との鑑別に有用な特徴を表IV-17-3 に示す．鑑別対象には，Parkinson 症状を主徴とするがレボドパへの反応が不良な他の変性疾患（進行性核上性麻痺，大脳皮質基底核変性症，多系統萎縮症）も含まれる．

e．治療

第一は原因薬を中止することである．症状の回復／改善は，数週目から始まり，数ヵ月で回復するものが多いが，6ヵ月以上かかるものもある．原疾患の治療のために完全に中止することが困難な場合は，極力減量するか，他の薬物に切り替える．抗 Parkinson 病薬の有効性に関しては，エビデンスは示されていない．重症例では，合併症（転倒，骨折，関節拘縮，褥瘡，誤嚥）の予防にも留意する．被疑薬を中止しても改善が見られない場合には，Parkinson 病あるいは他の parkinsonism の可能性があるので，抗 Parkinson 病薬で治療を試みる．

B 薬物誘発性不随意運動
drug-induced dyskinesia and dysfonia

【概説】

ドパミン系賦活作用あるいはドパミン伝達阻害作用を有する薬物によって誘発される不随意運動である．その内容は多彩で，振戦，チック，舞踏運動，アテトーゼ，バリズム，ジストニア（体幹と四肢の筋緊張異常による捻転姿勢），および静坐不能（精神的に静坐を保つことができず動いてしまう）がある．また，chorea-athetosis, chorea-dystonia のように，複数の異常運動が同一薬物によって出現する．

経過からは，薬物投与後に急性・一過性に出現する急性ジスキネジア（acute dyskinesia）と，ドパミン伝達阻害薬の長期使用中あるいは中止後に出現して3ヵ月以上持続する遅発性ジスキネジア（tardive dyskinesia）が区別される．

a．症状・病態・経過・予後
1．脳内ドパミン系活動亢進による急性ジスキネジア

L-ドパと Parkinson 病治療薬によって誘発され，原因薬物の中止・減量により減少・消失する．レボドパ長期投与中に出現するジスキネジアは levodopa-induced dyskinea と呼ばれ，血中濃度最高時ジスキネジア（peak-dose dyskinesia），血中濃度最低時ジスキネジア（end-of-dose dyskinesia），L-ドパ効果の出始め時と切れかけ時に出現する二相性ジスキネジア（biphasic dyskinesia），レボドパ効果消失期ジストニア（off-period dystonia）（有痛性）などが区別される．（その詳細と対処法については，薬剤性 parkinsonism の項を参照）．

2．ドパミン受容体遮断薬によるジスキネジア

その病態は，ドパミン受容体遮断薬の長期使用によって生じた線条体ドパミン受容体の機能的過敏によると考えられている．治療抵抗性のジスキネジアが3ヵ月以上持続するものは遅発性ジスキネジアと呼ばれ，患者の運動機能と QOL を高度に障害する．遅発ジスキネジアには，さまざまな不随意運動が含まれる（表IV-17-4）．ドパミン受容体遮断薬投与が数年以上にわたった場合が多いが，数ヵ月あるいは数

表Ⅳ-17-4　遅発性ジスキネジアの病型

古典的遅発性ジスキネジア
・常同的不随意運動
・舞踏運動
離脱時出現ジスキネジア
遅発性アカシジア
遅発性ジストニア
遅発性ミオクローヌス
遅発性振戦
遅発性チック

日の投与で出現するもの，ドパミン受容体遮断薬の中止後や減量後に出現するものもある．

b. 補助検査法

通常の脳画像検査やRI検査では，ジスキネジアに特異的な異常は認めない．

c. 診断・鑑別診断

臨床症状と原因薬物の服用歴から診断する．鑑別すべき疾患は，錐体外路変性疾患，脳性麻痺，先天性代謝異常による脳障害，脳血管障害，脳腫瘍などである．

d. 治療

レボドパやParkinson病治療薬によって誘発された脳内ドパミン過剰によるジスキネジアは，原因薬物の中止により，通常は速やかに消失する．血中濃度最低時ジスキネジアや二相性ジスキネジアは，L-ドパ投与法の工夫が必要である．

遅発ジスキネジアは治療抵抗性のことが多い．ドパミン受容体遮断薬の離脱時あるいは減量時に出現した場合は，元の投与量に戻すか増量してみる．投与中に出現した場合は，被疑薬の減量や中止を試み，症状の改善が認められなければ逆に増量したり，非定型抗精神病薬に変更して反応をみる．ベンゾジアゼピン系抗不安薬が有効なものもある．抗コリン薬は口頬舌部のジスキネジアを悪化させることがあるので，併用している場合には中止する．

C　悪性症候群
neuroleptic malignant syndrome（NMS）

【概説】

ドパミン伝達遮断作用薬の副作用で，命名は，

表Ⅳ-17-5　悪性症候群の臨床徴候

- ●高体温
- ●筋症状，高CK血症，横紋筋融解，ミオグロビン尿症／血症
- ●自律神経障害
  - ・呼吸：頻呼吸，呼吸困難
  - ・心血管系：不整脈，頻脈，不安定血圧，低血圧，高血圧
  - ・その他：発汗，蒼白，皮膚紅潮，尿失禁，排尿困難
- ●精神症状・意識障害
  - ・興奮，傾眠，錯乱，せん妄，昏迷，無言症，昏睡
- ●錐体外路症状
  - ・筋強剛，無動，動作緩慢，振戦，ジストニア，舞踏運動，ミオクローヌス
- ●その他の神経徴候
  - ・痙攣発作，小脳失調，眼振，注視麻痺，眼球粗動，反射の変化，Babinski徴候

死亡率の高い予後不良な疾患を意味するフランス語の"syndrome malin"に由来する．発生機序は，中枢性のドパミン系遮断作用により末梢筋肉に強い持続性収縮が起こり，高熱，錐体外路症状，自律神経症状，精神症状の出現を特徴とする（**表Ⅳ-17-5**）．筋組織は傷害され，横紋筋融解，高CK血症，ミオグロビン血症・尿症も出現する．

a. 症状・経過・予後

表Ⅳ-17-5にあげた高体温，筋症状，自律神経症状と錐体外路症状が出現し，重症例では意識障害を伴う．重症例や横紋筋融解によるミオグロビン尿症から急性腎不全に至った場合は，生命予後不良で死亡率が高い．

b. 病因・病態・病理

ドパミン受容体遮断薬によるものがほとんどを占める．ドパミン枯渇薬，抗うつ薬やリチウムなどの抗躁薬，ベンザミド誘導体の鎮吐薬によるものも報告されている．抗Parkinson病薬のドパミン作動薬の中断や減量によってParkinson病症状が悪化したときにも発生する．

c. 診断・鑑別診断

前述の被疑薬使用者に，該当する臨床症状を認めた場合に診断する．多くの患者は基礎疾患（精神病，うつ病，双極性障害，あるいはParkinson病，消化器疾患など）を有する．

鑑別診断として重要なものは，高熱，脳症状，錐体外路症状が出現する全身感染症，脳炎，髄膜炎，抗うつ薬の副作用であるセロトニン症候群，全身麻酔薬の副作用で起こる悪性高体温症（持続性筋収縮），熱中症などである．

d．補助検査法

強い持続的筋収縮によって筋線維崩壊が起こるので，血清中のCK，アルドラーゼ，LDH，GOT，GPTが高値を示す．多核白血球増多，低Ca血症，低Mg血症，低鉄血症，タンパク尿，ミオグロビン尿も出現する．

e．治療

本症を疑ったらただちに被疑薬を中止し，全身管理を行う．軽症例では十分な輸液と，氷や全身冷却による解熱を行い，心肺機能などに注意して回復を図る．高熱と筋強剛などの錐体外路症状を認めたら，筋弛緩薬のダントロレンと抗Parkinson病薬のブロモクリプチンを併用することにより，筋弛緩と解熱を図る．Parkinson病患者に発生した場合には，十分量の抗Parkinson病薬を投与する．ミオグロビン血症による尿細管障害を起こし，腎不全に陥った場合には，透析が必要になる．かつて本症の死亡率は20％前後とされていたが，近年は早期診断と全身管理により生命予後は大幅に改善した．しかし，重症例の予後はよくないので，早期発見による原因薬中止と，適切な全身管理が不可欠である．

D セロトニン症候群
serotonin syndrome

【概説】

セロトニン（5-HT）作動薬の中枢神経系副作用であり，脳内の5-HT活性が亢進した結果出現する発汗，高体温，高血圧である．抗うつ薬，特に選択的5-HT再取り込み阻害薬（SSRI）に関連して発症するものが多いが，三環系・四環系の抗うつ薬や抗躁薬のリチウムとの併用時にはリスクが高くなる．

a．症状・経過・予後

主要な症状を表IV-17-6に示す．一般に悪性

表IV-17-6 セロトニン症候群の症状

- 精神症状：錯乱，興奮と不穏，頭痛，意識障害
- 神経症状：協調運動障害，筋攣縮，震え
- 自律神経症状：不安定血圧，高体温，鳥肌，多汗
- 消化器症状：嘔気，嘔吐，下痢，頻脈

症候群よりは軽症であるが，高熱，全身痙攣，不整脈，高度の意識障害が出現した重症例では致命的になることがあるので，ただちに被疑薬を中止し，適切な全身管理を実施する．

b．病因・病態・病理・補助検査法

概説の項で述べた．検査で特異的異常所見を示すものはない．

c．診断・鑑別診断

セロトニン作働薬を使用中あるいは増量後に発生したという病歴確認と，臨床症状が決め手になる．ドパミン伝達阻害薬で出現する悪性症候群は基礎疾患が似ているので，被疑薬などから鑑別する必要がある．

d．治療

原因となっているセロトニン作動薬を中止し，十分な補液を行う．ミオクローヌスや不安疲状には，対症療法としてクロナゼパムやベンゾジアゼピン系薬物が有効である．セロトニン遮断作用のあるプロプラノロールやシプロヘスタンが使用されることもある．原因薬中止と補液のみで大部分の症例は速やかに改善する．まれではあるが，悪性症候群類似の高熱，呼吸不全，腎不全，DICなどを起こして死亡することがある．

2 脳症・意識障害・痙攣
encephalopathy, disturbance of consciousness, and convulsion

脳症（encephalopathy）とは，中毒，代謝障害，外傷，物理学的原因，化学的原因，感染，免疫異常，変性など，さまざまな原因で起こる重篤な脳障害の総称である．臨床的には，意識障害や痙攣など全般的脳機能障害と障害部位に対応した局所症状を呈する．この中で，薬物や医療行為が原因で発生する脳症を取り上げる．

A 医原性白質脳症
iatrogenic leukoencephalopathy

【概説】
　医原性白質脳症とは，薬物あるいは放射線照射によって大脳・小脳の白質が広範に傷害を受けるもので，意識障害，認知機能低下，痙攣，小脳性運動失調症などが出現する．早期軽症例の多くは可逆性であるのに対して，重症例では昏睡，痙攣，死亡の原因となり，急性期脱却後にも重い後遺症が続く．

a．症状・経過・予後
　広範な白質障害による急性症状は，意識混濁や傾眠から昏睡までの意識障害，せん妄，痙攣，歩行障害，構音障害，運動失調，四肢麻痺などである．左右差や局所神経徴候はないか，あっても軽微である．原因薬や放射線照射を中止することによって症状が改善・回復するものがある一方で，完全には回復せずに慢性脳症や進行性脳症を起こし，認知機能低下，性格変化，痙攣，痙性四肢麻痺，偽性球麻痺，parkinsonism，植物状態などが持続するものもある．

b．原因・病態・病理
　表Ⅳ-17-7に示すように，細胞代謝に影響を与える抗癌薬と抗菌薬，放射線照射によるものが大部分を占める．髄腔内投与されるメトトレキサート，抗真菌薬では頻度が高い．白質を構成する神経線維の髄鞘と血管が傷害を受けやすいのとは対照的に，灰白質と神経細胞は比較的よく保たれるが，重症例では軸索や神経細胞も変性する．

c．補助検査法
　進行例では，CTとMRIにおいて，び漫性・対称性の広範な大脳白質病変を認める．CTでは低吸収域，MRIではT_1WIで低信号・T_2WIで，高信号域となる（図Ⅳ-17-1）．メトトレキサートによる白質脳症では大脳基底核と白質に石灰化を認めることもある．脳波は早期から徐波化し，代謝性脳症のような三相波（図Ⅳ-17-2）が出現することもある．

d．診断・鑑別診断
　抗癌薬や放射線照射で治療中の患者に精神症状や神経症状が出現した場合は，①腫瘍の進展や転移，②傍腫瘍性神経症候群（paraneoplastic neurological syndrome），③治療薬や放射線照射の副作用によるものかの3つを鑑別する必要がある．薬物性あるいは放射線照射による白質脳症は，治療経過と臨床症状から確定診断する．進行例ではCTやMRIで特徴的所見を認めるが，初期例や軽症例では画像上は異常を認めないので，早期診断には経過と症状が重要で，脳波所見が参考になる．
　鑑別すべき疾患は，悪性腫瘍関連の神経症状で，脳や脊髄への転移，髄膜癌腫症，傍腫瘍神経症候群（亜急性小脳変性症，辺縁系脳炎，脳幹脳炎など）である．

e．治療
　副作用症状の早期発見と薬物中止が最も重要である．軽症期に中止された場合は回復がよいが，画像に異常を認めるような進行例では死亡率が高く，回復しても重い後遺症を残すことが少なくない．

表Ⅳ-17-7　脳症と白質脳症の原因となる薬物

白質脳症
- 抗癌薬：メトトレキサート，フルオロウラシル誘導体（カルモフール，テガフール，フルオロウラシル），白金製剤（シスプラチン，カルボプラチン）アルカロイド系（パクリタキセルなど）
- 抗菌薬など：メトロニダゾール（原虫治療薬）
- HIV治療薬：サキナビルなど
- 放射線照射：脳への直接照射時
- ワクチン接種：急性播種性脳脊髄炎（ADEM）

脳症（意識障害，せん妄，痙攣，不随意運動，認知機能障害）
- 抗痙攣薬，ヒスタミンH_2受容体遮断薬，副腎皮質ホルモン，リチウム製剤，モノアミン酸化酵素（MAO）阻害薬
- インスリン（低血糖誘発による）
- 抗菌薬（ペニシリンなど），抗真菌薬，抗ウイルス薬（アシクロビルなど）
- 抗がん薬（代謝拮抗薬，アルカロイド系，白金製剤など）
- 造影剤（メトリザマイドの髄腔内・脳室内注入時）
- 血液透析（透析脳症）

B てんかん発作（痙攣）
seigure

　薬物の種類に関係なく，さまざまな薬物で起

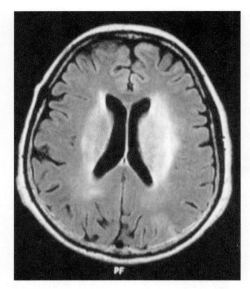

図Ⅳ-17-1　フルオロウラシルによる白質脳症のMRI（FLAIR画像）

大脳白質に左右対称の広範な高信号域を認める．
（伊勢赤十字病院・内藤　寛先生よりご提供）

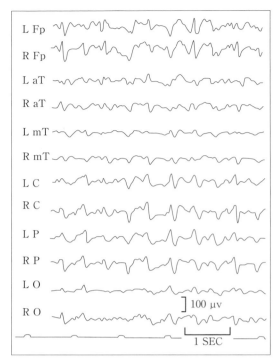

図Ⅳ-17-2　フトラフール白質脳症昏睡期の脳波の三相波

こる．頻度が高いのはペニシリン系を含めた抗菌薬とテオフィリンなどのキサンチン誘導体である．キノリン系の抗菌薬では，非ステロイド系消炎鎮痛薬との併用で発生頻度は激増する．投与法では，髄腔内投与で起こりやすい（抗菌薬や抗悪性腫瘍薬，造影剤）．治療は，原因薬の中止，全身管理，抗痙攣薬投与である．痙攣が止まらない場合には，ジアゼパム静注で対症的に治療する．

C 意識障害，せん妄
disturbance of consciousness, and delirium

意識障害には，意識レベルの低下（集中力低下，眠気，傾眠，昏睡）と意識の変容（せん妄）がある．意識レベルの低下は，中枢神経作用薬（睡眠薬，抗不安薬，抗精神病薬，抗うつ薬，抗てんかん薬，抗ヒスタミン薬など）の本来の作用の一部であり，服薬量が増えるにつれて出現頻度は増し，程度は高度になる．睡眠作用と抗不安作用が強いバルビツレート誘導体とベンゾジアゼピン誘導体では特に起こりやすい．自殺の目的や誤用により大量摂取した場合には，昏睡，呼吸抑制，血圧低下，自律神経障害を生じて死因となる．胃洗浄や強制嘔吐によって排出させ，下剤，輸液，強制利尿で迅速な排泄を試みる．腎不全を有する場合には，薬物を除去のために血液浄化療法が必要となる．呼吸循環障害などによる器質的脳障害を起こしていなければ，完全に回復する．

せん妄（delirium）は急性に出現する意識の変容で，意識清明度の低下に不穏，多動，幻覚などを伴う．夕方から夜にかけてが好発時間帯である．さまざまな薬物が原因になるが，抗不安薬，睡眠薬，抗コリン薬，抗Parkinson病薬，ヒスタミンH_2受容体遮断薬，抗うつ薬で出現頻度が高い．未成年インフルエンザ罹患者にタミフルを投与したときに，激しい精神錯乱，異常行動，幻視が出現することが報告されている．

特異な意識障害として，超短期型の睡眠薬（トリアゾラムなど）で起こる一過性全健忘，抗Parkinson病薬のドパミン作用薬で起こる突発性睡眠，抗コリン薬で起こる記銘力低下がある．

D Reye 症候群
Reye syndreme

　Reye 症候群は，乳幼児に発症する急性中毒性脳症で，肝の脂肪変性とミトコンドリア異常，脳浮腫をきたし，意識障害，代謝性アシドーシス，高乳酸血症，低血糖が出現し，重症化すれば昏睡に至り，死亡率が高い．小児ではウイルス感染症に投与されたアスピリンなどの薬物が誘因になると考えられている．（脳代謝賦活薬のホパンテン酸カルシウムによる Reye 様症候群については，歴史的メモを参照）．

3 小脳性運動失調症
cerebellar ataxia

　抗てんかん薬の副作用として，失調性歩行，四肢運動失調，構音障害，眼振，傾眠などが，急性あるいは亜急性に出現する．薬物血中濃度測定により中毒量にならないようにコントロールすることによって防止する．

4 末梢神経障害，脊髄障害，脳神経障害
peripheral neuropathy, spinal disorder, cranial neuropathy

A 末梢神経障害と脊髄障害
neuropathy and myelopathy

a. 症状・経過・予後

　多発ニューロパチー（polyneuropathy）を起こす．薬物によっては脊髄白質変性や視神経障害を随伴して脊髄末梢神経障害（myelo-neu-lopathy）や視神経末梢神経障害（optico-neuropathy）を起こすものもある．多発ニューロパチーは左右対称性で末梢優位の手袋靴下型の感覚障害，運動障害，自律神経障害を呈し，腱反射は低下する．脊髄障害では不完全脊髄横断症状を呈し，胸腰髄レベル以下の境界不鮮明な感覚障害（深部感覚が高度なことが多い），痙性対麻痺，腱反射亢進，直腸・膀胱障害が出現する．経過は亜急性のことが多いが，急性あるいは緩徐進行性のこともある．

b. 病因・病態・病理

　抗菌薬と抗癌薬が原因として頻度が高い．神経線維の障害の機序には，遡行性軸索変性（dying back axonal degeneration）と脱髄（demyelination）の2型があり，薬物性神経障害の大部分は遡行性軸索変性で，脱髄性はワクチン接種後の Guillain-Barré 症候群など少数である．遡行性変性の機序は，神経細胞体の物質代謝や機能の障害によって軸索輸送が障害されるために，細胞体から離れた部位ほど変性が強く，病変は遠位から近位に向けて進行していくもので，回復には時間がかかる．薬物性末梢神経障害や脊髄障害で障害される感覚性末梢神経は脊髄後根神経節ニューロンの樹状突起遠位部，脊髄後索はその軸索遠位部，錐体路は上位運動ニューロンの軸索遠位部，運動性末梢神経は脊髄下位運動ニューロンの軸索遠位部に該当する．脱髄では軸索は保たれ，主に髄鞘が傷害されるので，回復は比較的速やかである．

　代表的薬物と症状を列挙すると，抗結核薬のエサンブトールでは脊髄・末梢神経・視神経障害，イソニアジドでは末梢神経障害，抗生物質のクロラムフェニコールでは脊髄・末梢神経・視神経障害，抗癌薬のビンクリスチンや白金製剤，抗てんかん薬のフェニトインや嫌酒薬のジスルフィラムでは末梢神経障害が知られている．

c. 補助検査法

　多発ニューロパチーの障害機序と障害部位の決定には，末梢神経伝導速度，体性感覚誘発電位，末梢神経生検などが有用である．

d. 診断・鑑別診断・治療

　原因となる薬物の服用と特徴的な臨床所見から診断するが，原因薬物の摂取の確認が最も重要である．治療は，早期診断と原因薬物の中止である．薬物療法としてはビタミンB群の大量投与，運動麻痺には早期からの理学療法が試みられる．

B 視神経障害と聴神経障害
Optic neuropathy and acoustic neuropathy

　脳神経障害で傷害を受けやすいのは視神経と

聴神経で，両側性の球後視神経障害（retrobulbar optic neuropathy）や聴神経障害による視力低下と視神経萎縮，耳鳴，聴力低下，平衡機能障害が出現する．視神経障害を起こしやすい薬物は，上述した抗結核薬と抗菌薬のほかに，クロロキン，キニーネなど．聴神経障害を生じやすい薬物は，ストレプトマイシン，カナマイシン，ゲンタマイシン，アスピリン，白金などである．通常の眼科的検査や耳鼻科的検査の他に，障害部位の決定には視覚誘発電位，聴覚誘発電位が有用である．

C スモン
SMON

整腸薬キノホルムによる末梢神経脊髄視神経障害である（歴史的メモ参照）．

5 筋障害
drug-induced myopathy

A 低カリウム血性ミオパチー
drug-induced hypokalemic myopathy

a. 症状・診断・鑑別診断
血清 K 値 3.5 mEq/L 未満を低 K 血症と定義し，筋痛を伴う筋力低下，運動麻痺が出現する．筋線維障害により高 CK 血症を呈し，重症例では横紋筋融解を起こしてミオグロビン血症・尿症が認められる．

b. 病因・病態・病理
頻度の高い原因は，利尿薬（チアジド系，ループ利尿薬）と漢方薬の甘草（グリチルリチン）であり，腎からのカリウム排泄を促進して低カリウム血症を起こす．漢方薬の約 70％には甘草が配合されているので，多種類の漢方薬を服用する場合には甘草摂取過剰になりやすい．ペニシリン，アミノグリコシド系抗菌薬，アムホテリシン B では，腎障害性低カリウム血症を起こす．

c. 治療
原因薬を中止し，ゆっくりとカリウムを補充する．経静脈投与の場合には，高カリウム血症にならないように時間をかけて点滴投与する．

B 有痛性筋攣縮
drug-induced muscle cramp

a. 症状・診断・治療
筋攣縮は「こむら返り」とも呼ばれ，強い痛みを伴う．血清カリウム値は正常で，血清 CK 値は高値から正常範囲までさまざまである．

b. 病因・病態・病理
高脂血症治療薬の HMG-CoA 還元酵素阻害薬（スタチン類），フィブラート系薬物によるものが多い．アドレナリンβ遮断薬Ⅱ群や，気管支拡張薬のテオフィリンでも起こる．

C 悪性高体温症
malignant hyperthermia

【概説】
筋肉の異常収縮によって起こる高体温という点では悪性症候群に似ているが，その発生機序は異なる．悪性症候群が錐体外路系を介した筋の異常収縮であるのに対して，悪性高体温症は，全身麻酔薬が筋線維に直接作用して異常収縮を起こすもので，先天的に脆弱性を有する筋疾患患者に発生する．

a. 症状・診断
全身麻酔患者に，原因不明の頻脈，不整脈，血圧変動，急激な体温上昇，筋強直，チアノーゼ，過呼吸，発汗が出現した場合に疑う．検査では，アシドーシス，高 K 血症，ミオグロビン尿が認められる．

b. 病因・病態・病理
全身麻酔薬のハロタン，デスフルランの 0.1％未満に発生する重篤な副作用であり，キシロカインでも報告されている．先天的に薬物脆弱性を有する筋に対する全身麻酔薬の直接作用により，筋線維が異常収縮を起こす結果，高体温や横紋筋融解を起こして高 K 血症，高 CK 血症，ミオグロブリン尿が発生する．

c. 治療
直ちに全麻を中止し，ダントロレンナトリウムの静注により筋弛緩を図るとともに，全身冷却による解熱，純酸素吸入による過換気是正，酸塩基平衡の是正を行う．腎不全合併時には透

歴史的メモ　スモン—「薬害の原点」と呼ばれる歴史的疾患

　スモン（SMON）は，1955年頃から患者発生が始まった「下痢，腹痛などの腹部症状に引き続いて出現する亜急性の脊髄・視神経・末梢神経障害」を主徴とする原因不明の神経疾患であり，1964年から1970年にかけて日本全土で大流行して1万名を超す患者が発生し，大きな社会問題になった．病名の由来は椿忠雄，豊倉康夫，塚越廣が命名したsubacute myelo-optico-neuropathyの頭文字を取ったものである．1964年に開始された臨床医学，疫学，薬学，感染症などの各分野の研究者から構成される厚生省研究班によって，1970年に整腸薬キノホルム（chinoform）の副作用であることが確立され，「薬害の原点」と呼ばれる．

　スモンでは意識障害や痙攣などの急性症状が治まった後にも，後遺症として失明や痙性対麻痺，下肢の耐え難い異常感覚などが持続し，病死と自殺者を含めて600人近い死亡者が出た．原因不明の新奇疾患であり，地域，施設，家族内で集団発生した流行様式から未知のウイルス感染が疑われ，病理学的には偽系統変性（左右対称性の脊髄側索・後索，視神経，末梢神経に変性）を示すことから代謝・中毒性疾患が疑われた．スモン研究班によって，整腸薬として広く使用されていたキノホルムとの因果関係が指摘され，実際に1970年9月のキノホルム販売停止により新規患者発生は終息した．その後にビーグル犬を用いた投与実験でスモン病変が確認され，副作用であることが実証された．

　学際的研究により，比較的短期間に原因が解明され，薬の副作用の重大さが認識された歴史的疾患であると同時に，医学研究と患者救済を結合させた班研究の成功例として，その後のわが国の難病研究班のモデルにもなった．

析が必要となることもある．

D ステロイドミオパチー，重篤疾患ミオパチーとニューロパチー
steroid myopathy, and critical illness myopathy-neuropathy

【概説】

　ステロイドミオパチーは，ステロイド長期服用患者に起こる近位筋優位の筋萎縮と筋力低下であり，筋生検ではtype 2 fiber atrophyを示す．血清CK値は通常は正常である．ステロイド減量あるいは中止により徐々に回復する．機序は不明であるが，ステロイドによる蛋白代謝異常（合成低下や異化亢進）が推定されている．

　重篤疾患患者に対して，ステロイドの短期大量投与時に，重症の筋障害が発生することが知られている．最初報告されたのは喘息発作治療であったが，全身感染症，肺血症，ショックなどさまざまな重篤疾患でも生じ，非脱分極型神経筋遮断薬併用時に発生率が上昇する．通常はCK値上昇を伴い，ステロイド離脱後，2〜3ヵ月で徐々に回復する．末梢神経障害（重篤疾患ニューロパチー）を伴うこともある．急性のステロイド誘発性筋障害と考えられている．

E 横紋筋融解症
rhabdomyolysis

a. 概念と原因薬

　重度の筋障害の結果として，筋線維が破壊された状態である．原因となる薬物は筋線維の異常収縮と傷害を生じる全ての薬物である．代表的なものは，これまで述べた筋疾患，悪性症候群，悪性高体温症の原因となる薬物や処置，コカインや抗癌薬，さらに分子標的抗リウマチ薬のインフリキシマブ（遺伝子組換え）など，さまざまな薬物が原因になる．

b. 症状・診断・治療

　罹患筋の脱力，筋痛，筋腫脹に加えて，褐色（コーラ様）尿が出現する．コーラ色は尿に排出された筋由来のミオグロビンによるものであ

り，全身の筋の1～5%以上が傷害されたときに出現する．血中ミオグロビン濃度は10～15 mg/dL以上，血清CK値は正常値の数百倍～数万倍に達する．ミオグロビン血症により尿細管障害を併発した場合には急性腎不全を起こす．筋からのK遊出により高K血症を起こし，致死的不整脈を生じることもある．治療は原因薬の速やかな中止，補液であるが，腎不全合併の場合には血液透析が，致死的不整脈に対しては集中治療室での治療が必要になる．

6 輸液による神経障害
drug-induced myopathy

A Wernicke脳症
Wernicke enchplopathy

⇨ 596頁，「IV-16-2-B．Wernicke脳症」参照．

B 橋中心髄鞘崩壊
central pontine myelinolysis

⇨ 316頁，「IV-2-19．橋中心性髄鞘崩壊症」参照．

C マンガン中毒性脳症
manganese encephalopathy

高カロリー輸液用のマンガン（Mn）添加微量元素製剤により，興奮，精神錯乱，せん妄，幻覚，parkinsonismを主徴とするマンガン中毒性脳症発生が報告された．血清Mn値は高値となり，MRI T_1 強調画像で淡蒼球が高信号となる（図IV-17-3）．Mnを含まない添加製剤切り替え後の回復は，速やかなものから長引くも

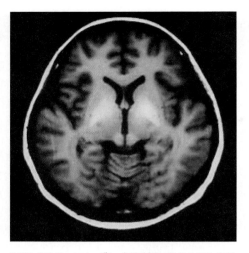

図IV-17-3 マンガン中毒性脳症のMRI（T1強調画像）

拒食のために施行した中心静脈からのマンガン添加微量元素剤混入高カロリー輸液により発生した．淡蒼球が高信号を示す．添加剤中止後に正常化した．

のまでさまざまである．中毒発生予防のために添加Mn量が半減された後は激減した．

7 筋無力症（多種薬物）
amyotonia

⇨ 549頁，「IV-13-2．症候性重症筋無力症」参照．

8 医原性Creutzfeldt-Jakob病
iatrogenic Creutzfeldt-Jakob disease（ICJD）

⇨ 312頁，「IV-2-15．Creutzfeldt-Jakob病」参照．

参考文献
1) Biller, J.: Iatrogenic neurology. Butterworth-einemann, 1998.
2) 葛原茂樹：脳循環代謝改善薬の副作用と注意．内科（特集 薬の副作用）64：662-666,1989.
3) Lang, A.E., Weiner, W.J.: Drug-induced Movement Disorders. Futura Publishing Company, 1992.
4) 高倉公朋，宮本忠夫，監修：最新 脳と神経科学シリーズ5．薬物が起こす神経障害．メジカルビュー社，1997.
5) Weimer, L.H., Rowland, L.P.: Iatrogenic disease. In：Rowland, L.P., Pedley, T.A. editors, Merritt's Neurology, 12th ed, Wolters Kluwer/Lippincott Williams & Wilkins, 1089-1091, 2010.
6) 独立行政法人医薬品医療機器総合機構．医薬品医療機器情報提供ホームページ．副作用が疑われる症例報告に関する情報．（http://www.info.pmda.go.jp/fsearchnew/jsp/menu_fukusayou_base.jsp）

［葛原茂樹］

外因性中毒性疾患

概　説

　神経系にたいして有害なさまざまな物質が氾濫している．その毒性を知らずに，神経症状が発症して初めて認識されるものが多い．しかし，時には意図的な毒物として使用されることもある．歴史的にはわが国において，有機水銀中毒による水俣病，薬害として quinoform による SMON があり，神経内科医がそれらの解明に貢献した．最近では有機リン性毒ガス sarin，和歌山県の亜砒酸による殺人など，しばしば神経系が標的となる事件に遭遇する．ここでは薬物，農薬，有機溶媒，毒物，重金属など神経系毒性を発揮するものなかで，主要なものについて述べる．

1　アルコール関連神経疾患

　アルコール依存症（DSM-IV Diagnostic and Statistical Manual of Mental Disorders，精神疾患の分類と診断の手引き第4版　米国精神医学会）（DSM-5，2013年公表でアルコール使用障害に用語変更）とは，健康，人間関係，生活に支障をきたすほどの飲酒を継続し，止めることが困難な状態である．DSM-IVでは物質関連障害の中のアルコール関連障害に分類されている．アルコール依存は自らそれを認めることはまれであり，医療上の問題が出てきたときも医師に告げることは少ない．そのため，医師はアルコール依存症で，異常値を示しやすい検査データに注意を払って診療する必要がある．

赤血球平均量（MCV）の増大，血清γ-GTPの上昇，尿酸値，トリグリセリドの上昇などである．アルコール依存症は，現代社会では，医学的ばかりでなく，社会的心理的問題でもある．なぜ酒を大量に飲まなければならないのかなどの心理的側面，アルコール依存による失業，家庭の崩壊などの社会的側面を理解しながら，医学的治療を進める必要がある．

　エタノールは，胃で25％，残りは，上部小腸で吸収される．約2時間で完全に吸収されるが，食物を同時摂取することで若干吸収は遅れる．一般に，血中濃度100 mg/dLで中等度の酩酊状態になる．これには40〜50 g量のエタノールを飲むことが必要で，ウイスキー100 mL位に相当する．代謝は主に肝アルコール脱水素酵素，アルデヒド脱水素酵素によるが，その速度は，10〜20 mg/dL/時間である[1]．それゆえ，50 g以上を解毒するのに約6時間を要する．逆に1時間8 g量ほどのエタノールの追加で酩酊状態を維持することができる．エタノールから nicotinamide adenine dinucleotide（NAD）を補酵素として生成された酢酸は，acetoacetyl coenzyme A（CoA）からアセト酢酸になり，一方，通常解糖系から tricarboxylic acid cycle（TCA）サイクルに入るグルコースは，ピルビン酸から乳酸へ，あるいはグリセロアルデヒド3リン酸から，グリセロールの方向へシャントされる．それゆえ，低血糖，脂肪肝，時にアシドーシスをきたす（図Ⅳ-18-1）．

　アルコールは，肝，心循環系，内分泌，消化器，腎，筋，神経系などに作用する．そのなかでも神経系は肝と並んで，アルコールの影響を受けやすい．神経系への薬理作用は単純でない

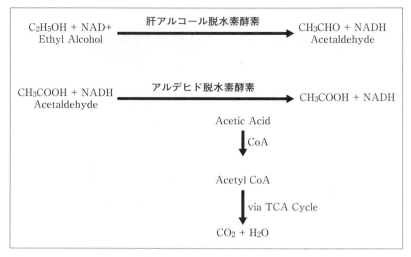

図Ⅳ-18-1　エタノールの体内代謝経路

が，基本的にGABA_A受容体を増強し，NMDA受容体を阻害する．アルコールに関連する神経障害は，アルコールそのものの急性効果（毒性）によるもの，慢性アルコール中毒者にみられる慢性毒性と，栄養障害によるもの，アルコール離脱（禁断）症状として発現するものに大別される（表Ⅳ-18-1）．ここではまず急性中毒を中心に述べ，離脱症候群，慢性アルコール中毒症についても触れる．急性アルコール中毒は，一気飲みなどで社会面を賑わすが，その緊急性が十分理解されていないきらいがある．アルコール関連障害は一般にアルコール使用障害とアルコール誘発性障害に分類されるが，ここでは主に神経内科関連の病態について述べる．

A 急性毒性
acute alcoholic intoxication

1 急性アルコール性昏睡 （acute alcoholic intoxication）

一気飲みなどで，急速に血中濃度が上昇し，300 mg/dLでは混迷状態，400 mg以上では昏睡になり，生命の危険がある（表Ⅳ-18-2）．病歴からアルコール摂取量を直ちに判断すると同時に，不整脈，血圧低下がないことなどを確認する．緊急にアルコール血中濃度を測定し，

表Ⅳ-18-1　アルコール急性毒性，離脱症候群とその他の関連疾患，メタノール中毒

A　エチルアルコール中毒（ethanol intoxication）
1. 急性中毒（acute intoxication）
   1) 病的酩酊（pathological intoxication）
   2) 一過性記憶喪失（alcoholic black out）
   3) アルコール性昏睡（alcoholic coma）
2. アルコール離脱症候群・禁断症候群（abstinence or withdrawal syndrome）
   1) 振戦（alcoholic tremor）
   2) 幻覚（alcoholic hallucinosis）
   3) 離脱性痙攣（withdrawal seizures）
   4) 振戦せん妄状態（delirium tremens）
3. 栄養障害性神経疾患（nutrtional diseases of the nervous system secondary to alcoholism）
   1) Wernicke-Korsakoff症候群
   2) 多発性神経炎（polyneuropathy）
   3) ペラグラ（pellagra）
   4) アルコール性小脳変性症（cerebellar degeneration）
   5) タバコ・アルコール性欠乏性弱視（tobacco-alcohol amblyopia）
4. 中毒，あるいは機序が明らかでないアルコール関連神経疾患（diseases of uncertain pathogenesis associated with alcoholism）
   1) アルコール性認知症（アルコール性大脳萎縮症）（alcoholic dementia/cerebral atrophy）
   2) Marchiafava-Bignami病（脳梁の脱髄によるもの）
   3) 橋中心髄鞘崩壊症（central pontine myelinolysis）
   4) アルコール性ミオパチー（alcoholic myopathy）
   5) 肝性脳症（hepatic encephalopathy）
   6) 胎児性アルコール症候群（fetal alcoholic syndrome）

B　メチルアルコール中毒（methanol intoxication）

表Ⅳ-18-2　血中アルコール濃度と臨床症状

血中濃度	区　分	臨床症状
0.02～0.04%	微酔爽快期	気分さわやか 活発な態度をとる
0.05～0.1%	ほろ酔い初期	ほろ酔い気分 脈拍・呼吸数早くなる，話し滑らか，抑制解除
0.11～0.15%	ほろ酔い極期	気が大きくなり，自己抑制がとれる． 立てば少しふらつく
0.16～0.30%	酩酊極期	運動障害が出現，まともに歩けない（千鳥足） 呼吸促迫，嘔気，嘔吐，低血圧，低体温
0.31～0.40%	泥酔期	歩行困難，転倒すると起き上がれない 意識混濁，言語支離滅裂，瞳孔散大
0.41～0.50%	昏睡期	昏睡，糞尿失禁 呼吸麻痺をきたし死亡する危険大

表Ⅳ-18-3　急性アルコール中毒の治療

```
A. 興奮，暴力的状態
 1. 静かな環境に隔離し，安心させる
 2. 呼吸抑制のリスクがあるので，鎮静剤投与は避ける
 3. 十分なバイタルなどの観察を行う
B. 昏睡・昏迷状態
 1. 呼吸抑制がある場合：気道の確保，ICUなどで人工呼吸器管理
 2. 輸液路の確保：低血糖が疑わしいとき：thiamine150～300 mgとともに，50%ブドウ糖 40 mL 静注
 3. バイタルの注意深い管理：脱水，アシドーシスの補正
 4. 無呼吸，深昏睡の場合：血液透析を考慮する（血中濃度 500 mg/dL 以上）
 5. 中枢性興奮薬の投与，胃洗浄は行わない（摂取1時間以上経過では効果なし，誤嚥の可能性高い）
 6. アルコール以外で意識障害をきたす原因を考慮，頭部外傷も鑑別する
```

それに応じた管理が必要である．500 mg/dL以上では呼吸筋麻痺となり，挿管による呼吸管理が極めて重要になり，電解質，体液バランスの維持も重要である．血中濃度が500 mg/dL，アシドーシス状態では人工透析の適応である[2]．救急勤務でしばしば騒乱状態の患者に遭遇するが，重症度を迅速に判定し，治療方針を決定することが重要である（表Ⅳ-18-3）．

2 病的酩酊状態　(pathological intoxication states)

アルコールにはさまざまな飲酒誘発性障害がある（DSM-IV 291.1-291.9）．病的酩酊は異常な興奮，反社会的，暴力的破壊的行為をし，覚醒後はその記憶がない状態をいう．素因，脳障害歴が関係するといわれ，比較的少量の飲酒でも惹起されることがある，法医学的問題を内在した状態である．一過性記憶喪失は深酒の翌日，その記憶が途絶えている状態であるが，その時は必ずしも高度の酩酊状態ではない．時にアルコール症の初期にも観察される．

B アルコール禁断・離脱症候群 (DSM-IV 291.8)
alcohol withdrawal syndrome, alcohol abstinence syndrome

これはアルコール依存者にのみ認められる症状である（図Ⅳ-18-2）．本症の機序の一部はグルタミン酸受容体の調節能亢進とGABA受容体の調節能低下によると想定される．

1 アルコール振戦　(alcoholic tremor)

アルコール離脱後数時間から出現し，数日間持続し比較的早い，不規則，微細な振戦である．時にミオクローヌス様の粗大な振戦のこともある．一定の姿勢あるいは活動時に出現する．静止時には明らかでない．基本的に興奮，緊張時

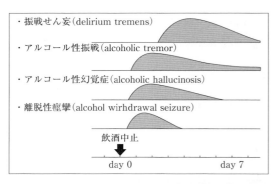

図Ⅳ-18-2　アルコール離脱症候群の断酒時期と経過

にみるアドレナリン性振戦に類似する．これはアルコール肝硬変時の肝不全によるasterixis（negative myoclonus）と区別する．

2 アルコール離脱性発作 （alcohol withdrawal seizure）

禁酒数時間から48時間以内に出現する大発作型痙攣である．通常数回以内で消失し，重積状態になることは少ない．時に飲酒継続時でも血中濃度が低下すると痙攣発作が出現する．依存者の2～5％で離脱性痙攣を経験する．部分発作からの全般化をみるときは，慢性硬膜下血腫など他の器質的原因を考える．脳波ではアルコール離脱後は正常なことが多く，もし明らかにてんかん波がみられる場合，離脱性痙攣ではなく，その他の原因を考える必要がある．てんかんを有する場合，飲酒は発作リスクを高める．通常離脱性痙攣は抗てんかん薬による治療の適応ではない．

3 アルコール性幻覚症 （alcoholic hallucinosis）

特に，幻聴，錯聴を主体とした幻覚が，離脱後数日間出現する．錯視，幻視，触覚性幻覚なども起こる．患者はしばしば幻覚であることを自覚する．まれに錯聴，幻聴は慢性的に持続する．意識清明であるにもかかわらず生々しい幻聴を体験するため，統合失調症と混同されることがある．

4 振戦せん妄，アルコール離脱せん妄 （delirium tremens）

アルコール禁断症状の中で最も重篤なものである．アルコール依存者が，何らかの理由で禁酒せざるをえない状態で発症する．肝障害，離脱後痙攣などで入院を余儀なくされ，その数日後に病院内で起こってくることが多い．禁酒2～5日後に出現し，軽いものでは一晩で消失するが，ときに1週間以上も持続する．これはアルコール振戦，離脱性痙攣などを起こした患者に起こりやすいため，その発症をしばしば予期できる．初期には落ち着きがなくなり，次第に交感神経過緊張状態を示唆する振戦，発汗，頻脈をみる．また，動物，虫など不快なものの幻視，触覚性幻覚が，明らかとなり，幻聴，錯乱，異常興奮，痙攣も出現する．体動，発汗のため急速に脱水，電解質異常に陥りやすい．この状態では，時にドアと窓を間違えて飛び出すなどの危険が伴うため，十分な監視と鎮静が必要となる．特に高齢者では，高度の体動，不穏状態で，急性心不全，肺炎などの合併を伴いやすい．

治療として，まずWernicke脳症の予防のため高単位ビタミンB_1，葉酸を添加した十分な補液が必要である．心・循環系に注意し，薬物による鎮静を図る．経口摂取が可能なときには，安全域が広く，作用時間の長いベンゾジアゼピン，chlordiazepoxide（50～100 mg/1日）の経口投与がよい．diazepam経口（10～40 mg/1日），あるいは筋注を10 mgずつ，鎮静状態をみながら，1～2時間ごとに追加するのもよいが，静注は呼吸抑制をきたしやすいので避ける．haloperidol（2.5～5 mg）を筋注し，30分から1時間ごとに鎮静の程度が不十分ならば，2.5 mgずつを追加する方法も好まれる．chlorpromazineはかって汎用されたが，自律神経遮断作用が強いため低血圧などをきたしやすく，循環動態の不安定な本症では使用しない方がよい．また，しばしば血清Mgの低下をみる．低MgはNMDA受容体など興奮性アミノ酸受容体を活性化するため，正常値まで補う．また，幻覚，興奮は，家人の存在によってしばしば軽

18 外因性中毒性疾患

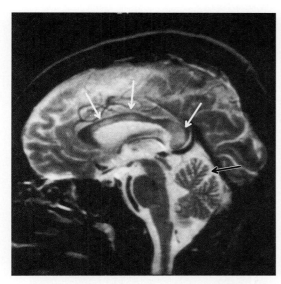

図Ⅳ-18-3　Marchiafava-Bignami 病の MRI T₂ 画像
Marchiafava-Bignami 病による脳梁体部から膨大部にかけての T₂ 高信号病変を認める（白矢印）．また，アルコール性小脳委縮症による小脳前葉の小脳回の委縮と一次小脳裂の開大を見る（赤矢印）．
（国立米沢病院院長飛田宗重先生よりご提供）

減するため，急性期には付き添いも望ましい．

C 栄養障害性およびその他のアルコール関連疾患
nutritional and allied problems related to chronic alcoholism

1 Wernicke 脳症
⇨ 593 頁，「Ⅳ-16．ビタミン欠乏性神経疾患」を参照．

2 アルコール性小脳変性症 (alcoholic cerebellar degeneration)

単独にアルコール依存者の進行性失調症としてみられるが，しばしば Wernicke 脳症にも同時に認める．小脳半球障害は軽度であるため，指鼻試験などで四肢失調は明らかでないことが多いが，歩行して初めて歩行失調が明らかになる場合がある．わが国のアルコール依存者の 10〜25％に本症を認めるとの報告がある[3]．脊髄からの入力の集中する小脳前葉の選択的萎縮をきたし，その領域の Purkinje 細胞の脱落と，Bergman グリアの増殖をみる．Wernicke 脳症と同様に，ビタミン B₁ あるいは，複合的ビタミン欠乏の結果とする考えが強い．MRI 画像正中断で一次裂溝（primary fissure）の開大と小脳前葉の萎縮を証明する（図Ⅳ-18-3）．

Wernicke 脳症と違いビタミン投与にあまり反応せず，歩行失調を後遺症として残すことが多い．

3 アルコール関連認知症（アルコール性大脳萎縮症）(alcohol-related dementia)

アルコール依存者に，Wernicke 脳症では説明しがたい進行性の認知症と，大脳の萎縮が起こることは，古くから知られていたが，画像診断が容易になり，病態がより明らかとなった．本症に特徴的な病理所見はなく，画像では脳室の拡大，Sylvius 裂，大脳間裂の開大が認められる．原因は不明であるが，肝性脳症，栄養障害などの複合的要素によると考えられる．しかし，Alzheimer 型認知症，前頭側頭葉型認知症，Lewy 小体関連認知症などとの区別，あるいは合併に関して厳密な鑑別基準はない．認知症早期では断酒によってある程度回復することがある．

4 Marchiafava-Bignami 病

最初イタリアの赤ワイン飲みに報告されたまれな急性から亜急性の合併症である．進行性の精神症状，意識障害，歩行障害，振戦，痙攣，脳梁離断症状（callosal disconnection syndrome）などが出現し，死に至るが，MRI 拡散強調画像，FLAIR，T₂ 強調画像により（図Ⅳ-18-3），早期，軽症例が診断されるようになり，迅速に VB₁ を補償することで予後もそれほど悪くないと考えられる．本症は比較的び慢性に脳梁に信号変化を示すが，脳梁膨大部に限局する病変は多様な炎症性，代謝性，中毒性の病態の経過中に認めることがあるので，本症はそれらと区別する必要がある．脳梁の中心部から半卵円中心にかけて，脱髄，時に軸索変性を対称的に認める．病変の分布はシアン中毒に類

似する．ビール，日本酒によるものもあり，必ずしもワイン飲みの疾患ではない．原因は不明であるが，VB_1欠乏との関連が示唆されている．

D その他のアルコール関連神経疾患
miscellaneous disorders related to alcoholism

1 慢性アルコール性筋症 (chronic alcoholic myopathy)

通常緩徐進行性近位筋優位の筋力低下，萎縮を主徴とするが筋痛を欠く．まれに，強い酒を大量飲用した後で，著明な筋痛，筋力低下，高度のCK血症，ミオグロビン尿症，急性腎不全など，急性アルコール性筋崩壊（acute rhabdomyolysis）を呈することがある．低カリウムを伴うものと，電解質異常が明らかでないものが区別される．

2 肝性脳症 (hepatic encephalopathy)

アルコール性肝障害あるいは肝硬変によって，肝不全の神経症状が，前面に出る場合がしばしばある．認知症あるいは軽度の意識障害，肝性深呼吸，asterixis，パラトニアなどを伴い，しばしば症状は変化する．さらに，筋固縮，構音障害，振戦，choreoathetosis を伴うことがある．血中アンモニアの上昇，肝機能障害，食道静脈瘤，腹水など肝硬変の存在が証明される．緩徐進行性の認知症，不随意運動などがあり，脳のびまん性委縮，大脳皮質，大脳基底核，小脳に，微小壊死，腫大変形した星状膠細胞を証明するものは，Wilson病に対して，後天性肝脳変性症とも呼ばれる．しばしばMRI T_1 強調像で，大脳基底核（淡蒼球）から視床下核にかけて，高信号をみることがあり（図Ⅳ-18-4），これはマンガンの沈着によるものと考えられる．

3 慢性硬膜下血腫 (chronic subdural hematoma)

酩酊者に頭部外傷の頻度が高いこと，肝障害による出血傾向などから本症の頻度は高い．頭痛，片麻痺，痙攣，意識障害があるときは常に

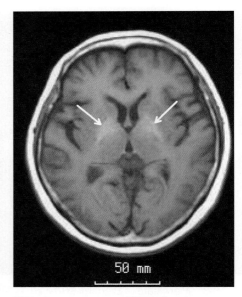

図Ⅳ-18-4　アルコール性肝不全によるMRI変化

アルコール性肝硬変ではMRI T_1 強調画像にて大脳基底核（特に淡蒼球）から間脳にかけて高信号を呈することがある（矢印）．これはマンガン沈着によるものと考えられる．

本症を念頭に置く必要がある．

4 橋中心性髄鞘崩壊 (central pontine myelinolysis)

⇒316頁，「Ⅳ-2-19．橋中心性髄鞘崩壊症」を参照．

E メタノール中毒
methanol intoxication

メタノール（methanol, methyl alcohol，メチルアルコール，木精）は最も簡単な構造のアルコールである．産業に広く利用され，日常生活でもさまざまな用途がある．塗料の溶媒，剥離剤，自動車のアンチフリーズ，簡易燃料などに使用され，トルエンと混合されたものはシンナーとして市販されている．病院で使われている粘着テープ剥離液成分にはメタノール，n-hexaneの含まれているものがある．また，色素とともに5%以下の濃度でメタノールをエタノールに混入して飲酒不適としたものは，変

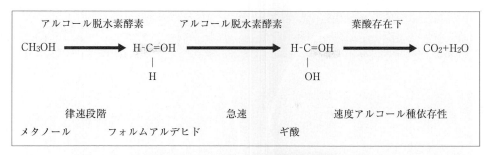

図Ⅳ-18-5　メタノールの体内代謝経路
メタノールは基本的にエタノール代謝と同一酵素系によって代謝される．ギ酸が毒性の主体である．

性アルコールと呼ばれ，工業用エタノールとして無税のため，安価である．米国の禁酒法時代，わが国でも第二次大戦直後，酒不足からメタノール，あるいはメタノール混入酒による中毒例が頻発した歴史がある．

メタノールは消化管から速やかに吸収され，血中濃度は服用後30〜90分でピークに達する．代謝は，エタノールと同様の酵素系で行われる（図Ⅳ-18-5）．アルコール脱水素酵素でホルムアルデヒドとなり，アルデヒド脱水素酵素でギ酸となる．ギ酸はさらに葉酸依存性酸化経路を経てCO_2となるが，アルデヒド脱水酵素反応はアルコール脱水素反応や葉酸依存性過程に比して急速であり，そのため組織にギ酸が蓄積する．メタノールのアルコール脱水素酵素への親和性は，エタノール較べて，約1/7とかなり低い．そのため，エタノール，メタノール共存下では，エタノール代謝の方が速やかに進む[1]．

a. 症状・経過

臨床症状は個人差が大きい．ギ酸への代謝は緩徐なので，初期症状は通常酩酊の程度から，重度の場合は意識障害，痙攣などである．特にエタノールとの混合物を飲酒した場合，通常の飲酒症状のみが前景となる．しかし，12〜24時間ほどの潜伏期を経て，急速に嘔気，嘔吐が出現し，著明な過換気，頭痛，腹痛，下痢，譫妄，四肢虚脱感が出現する．過換気の存在は代謝性アシドーシスを示唆する．同時期に霧視，視力障害，視神経乳頭充血，浮腫が出現し，対光反射も減弱する．重度の場合，意識障害，痙攣，徐脈，低血圧を認め，これらは生命予後を左右する．

b. 病因・病理

毒性としては，代謝性アシドーシスをきたすことと，視神経毒性による視力障害，失明である．視力障害は視神経先端から中枢側にかけての脱髄，変性が主体である．また，両側被殻の変性，壊死をきたし，時には出血性壊死が証明される．著明な代謝性アシドーシスはギ酸の蓄積によるものである．メタノール暴露後時間が経過するにつれ，組織中に乳酸が蓄積する．これはミトコンドリア呼吸をギ酸が抑制することで，NADH/NAD比が増加し，それによってピルビン酸が乳酸に還元されるためである．

c. 検査・診断

動脈血ガス分析で代謝性アシドーシスの存在とアニオンギャップの開大を示すときは，メタノール中毒を鑑別に入れる必要がある．大部分の施設でメタノール血中濃度測定はできないので，急性期診断・治療方針決定に利用できない．血中メタノールの検出とギ酸の検出が鍵であり[4]，殺傷目的，服毒など法医学的問題が疑われるときは，尿，血液を保存して，法医学教室，県科学捜査研究所，日本中毒情報センターなどに相談することが望ましい．

脳MRI（図Ⅳ-18-6）では被殻に限局したT_1低—弱高信号，FLAIR高信号を認め，出血，あるいは時期によっては，T_1高信号部分を認める．CTでは同部位によく限局した低吸収域を認める．

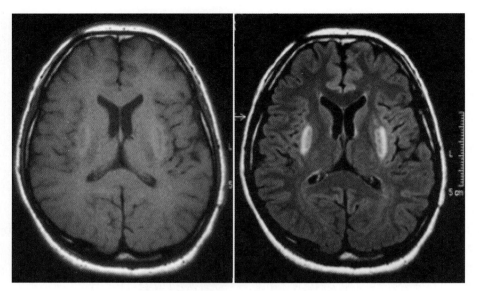

図Ⅳ-18-6　メタノール中毒のMRI画像

コーヒー入りウイスキー程度のメタノールが混入された例であり，高度のアシドーシス，視力障害をきたしたが，救命された．
A：T_1　被殻に限局した軽度の等—高信号域，B：FLAIR　被殻の著明な高信号を認める．

d．治療・予後

治療はアシドーシスの補正と早急にエタノールの経口投与により，エタノール血中濃度を100 mg/dLに維持し，人工透析も行われる．初診時pH7.00以下のアシドーシス，昏睡，治療開始が24時間以上遅れた場合には一般に生命予後が悪い．治療方針として

① 大量のメタノール飲用直後あるいは非常に早期の場合，胃洗浄，嘔吐誘発などで排泄を計る必要がある．しかし，腸管からの吸収は速やかなので，飲用して1時間以上経過しているとき，胃洗浄は無意味であり，特に意識障害があるときは誤嚥の危険が大のため胃洗浄は避ける．

② アシドーシスの補正．生命リスクはアシドーシスの程度によるため，治療の原則は積極的なアシドーシスの補正である．また，視力障害の回復程度もアシドーシスの程度とその補正がいかに速やかにされるかに依存する．ギ酸の分解はpH依存性なので，炭酸水素ナトリウム（メイロン®）静注・点滴などでpHを速やかに補正する．乳酸製剤は使用しない．

③ エタノール飲用．エタノールはアルコール脱水素酵素への親和性が非常に高く，メタノール毒性に拮抗する．濃度の明らかな酒類で必要量を計算し，アルコール血中濃度を0.1％程度に維持する量を飲用あるいは胃管から注入する（アルコール関連神経疾患の項参照）．そのためには，初期負荷量として，アルコール量0.6〜0.8 g/kg BW程度を投与し，その後は血中濃度0.1％程度で維持することを目安にする．これには1時間10 mL程度のエタノール（40％ウイスキーでシングル一杯程度）の飲用が必要であろう．エタノール，メタノール代謝は相互の血中濃度に関連なく進行するので，この程度のエタノール血中濃度でもメタノール代謝物による毒性を十分緩和する．

④ 人工透析．メタノール中毒では急性エタノール中毒治療に準じて，血液透析を考慮するべきである．エタノール治療を実施しているときの透析施行は，それによるエタノール喪失を考慮しながらエタノール必要量を算定する．強制利尿，腹膜灌流，活性炭服用などの有効性は証明されていない．

⑤ 葉酸アナログ．葉酸アナログのフォリナー

トカルシウム（folinic acid，メチレンテトラヒドロ葉酸，ロイコボリン®）はギ酸からCO_2への分解を促進し，エタノール治療を補完する意味で利用される．筋注用フォリナートカルシウム注（3 mg/アンプル）1 mg/kg 体重程度を1回筋注あるいは葉酸（フォリアミン注® 15 mg/アンプル）1 mg/kg を4時間毎筋注にしてもよい．欧米ではこれらは静注で使用することが多いが，ここでは添付文書から筋注あるいは皮下注とされている．エチレングリコール・メタノール中毒治療剤ホメピゾールはアルコール脱水素酵素の競合的阻害薬であり，その親和性はエタノールの8,000倍である．わが国でも承認申請された．

10～20 mL のメタノールで失明し，致死量は30 mL 以上と考えられるが，個人差が著しい．初診時昏睡の場合は死亡率90%であり，意識障害がなかった場合は20%程度である．エタノール同時飲用の場合，肝機能の状態，飲用後治療開始時期などに大きく依存する．

2 農薬中毒
pesticide-intoxication

A 有機リン中毒
organophosphate poisoning

有機リン酸製剤は5価のリン酸エステルであり，中枢，末梢神経の興奮性神経伝達物質アセチルコリン（Ach）の分解酵素 choline esterase（神経組織中の ChE, true Ach esterase AchE, 血清中の pseudochE, pseudocholine esterase）の加水分解を非可逆的に阻害することで Ach 作用を増強する．農薬，家庭用殺虫剤として最も広く使用され，歴史的にその種類は数百に及ぶ．汎用されたパラチオンのような強毒性有機リン製剤は使用が禁止され，現在では10種類程度の比較的弱毒製剤が許可されている．急性中毒は自殺，犯罪目的で使用による発症が多いが，高濃度で閉鎖空間での撒布を長時間続けた結果としての発症もみられる[5]．また，近年，松本市および地下鉄サリン事件などでは神経ガスとしてサリンが使用され[6]，その犯罪集団ではより強力な VX ガスなども合成されていた．最近では強毒性農薬メタミドホスが輸入餃子に混入され，人的被害が出た．

a．症状・経過
1．急性症状
A) 末梢スカリン様作用による症状：縮瞳，流涎，流涙，気管支分泌過多，喘鳴，発汗過多，尿，腹痛および便失禁，嘔吐といったいわゆる wet symptoms，と徐脈，心臓の伝導障害などがある．

B) 末梢ニコチン様作用による症状：神経筋の所見として筋線維束性収縮，痙攣，筋力低下，呼吸筋麻痺，交感神経性の所見として散瞳，頻脈，血圧上昇がある．

C) 中枢神経作用による症状：不安，興奮，錯乱，痙攣の他，情緒不安定や人格変化などがある．

2．遅発性障害
次の二つが重要である．
A) 末梢神経障害：1～3週間の潜伏期を経て発症する感覚運動性多発ニューロパチーである．下肢から上肢へと拡大する弛緩性麻痺である．一般に回復は不十分である．

B) 中間期障害：服毒後数日～1週間ほどして中毒症状の遅発・再燃がみられる病態で，突然の呼吸停止や，致死的な不整脈を伴う心筋障害が起こる．

b．検査・診断
血清コリンエステラーゼ値の低下が指標となる．しかし，pseudochE の低下は特異的ではなく肝疾患など種々の病態の反映をするので注意しなければならない．有機リン系農薬検出キットも利用される．Ach は末梢神経では体性運動神経終末（神経筋接合部），交感神経節，副交感神経節・節後線維終末であり，中枢神経にも広く分布するが，臨床的に重要なのは延髄呼吸・血管運動中枢への毒性である．両者にムスカリンおよびニコチン作動終末があり，中毒は Ach が過剰に受容体近傍に蓄積することによる．通常 pseudochE 活性が戻るには2～4週間，AchE には4週から数ヵ月要する．

c. 治 療

有機リン中毒が病歴，症状から疑われるときには，迅速に対応することが生存の可否を決め，予後を左右する．

1. **緊急処置として**気道を確保，酸素投与によって適切な呼吸管理を行う．呼吸筋麻痺，突然の呼吸停止，痙攣，気管支の分泌亢進，気管支痙攣に備える．
2. **特異的拮抗薬として**

- **硫酸アトロピン**：ムスカリン様受容体における Ach の作用を競合的に阻害する拮抗薬で，気道分泌抑制，気管支拡張をもたらす．初回投与量は 1〜2 mg（静注）．効果は 1〜4 分で発現し，8 分までに最大となる．効果が不十分な場合には 5 分ごとに投与を繰り返す．重症例では 100 mg 以上が必要になることもある．
- **ヨウ化プラリドキシム（PAM，パム）**：有機リン剤によって不活化したコリンエステラーゼ活性を回復させる特異的拮抗薬であり，1〜2 g（20〜40 mg/kg）をゆっくり静脈内投与し，その後有効濃度（4 μg/mL）を維持するために，0.5 g/時で持続投与する．プラリドキシムは，酵素が不可逆的な変化（老化 aging）を受ける前，すなわち通常 24〜36 時間以内に投与することが推奨される．

B カーバメート
carbamates

非有機リン性殺虫剤カーバメートは有機リン剤と同じくコリンエステラーゼ（ChE）阻害作用によって毒作用を現す．症状は迅速であるが，回復も速やかである．また，医療では重症筋無力症，緑内障，低緊張性膀胱による排尿障害，腸管麻痺，非脱分極性筋弛緩薬による呼吸抑制の遷延などの治療薬としてネオスチグミン，アンベノニュウム，ジスチグミン，ピリドスチグミン，フィゾスチグミンが利用される．重症筋無力症治療ではこれらの過剰投与によるコリン性クリーゼに注意を要する．

診断には血清 ChE 活性値の検査が最も簡易である．また，カーバメート剤カルバリルと酸アミド系除草剤プロパニルの配合剤の中毒はアニリンによるメトヘモグロビン血症，乳酸性アシドーシス，横紋筋融解症など多彩な症状が出現することに注意する．カーバメート剤と有機リン剤は，アトロピンによる拮抗を期待できるが，プラリドキシム（PAM）は無効である．

C 有機塩素剤
chlorinated hydrocarbons

殺ダニ剤としてケルセン，フェニソブロモレートなど，DDT 類縁物質と林業ではジエノクロル，殺虫剤として環状ジエンのベンゾエピン，クロロニコチル系，燻蒸剤としてクロルピクリンが使われる．除草剤としてジフェニルエーテル系，安息香酸系，ピクロラム，TCTP，クロロフェノキシ系も使用される．中毒症状として，嘔吐，下痢，重症では意識障害，発汗，発熱，頻脈，肝障害，痙攣，筋硬直，肺水腫，腎障害，血圧低下があり，時に暴露 2〜7 日後に遅発性の中毒症状として発汗，頻脈，発熱，痙攣，心機能低下が出現することがある．皮膚症状として，紅斑，搔痒をともなう発疹がある．対症的治療する．

D 有機フッ素製剤
organofluorides

特定毒物指定のモノフルオロ酢酸ナトリウムは野ねずみに対する殺鼠剤として田畑や山林で毒餌として，また倉庫では水溶液の状態で用いられる．吸入，誤飲，皮膚に付着すると強い毒性を示し，TCA サイクル阻害により，心，および神経系統に作用する．誤飲食防止のため深紅色の着色および日本薬局方トウガラシチンキまたはトウガラシ末の着味が義務づけられている．初期症状として，腹痛，嘔吐，神経不安を示し，過興奮・嘔吐・筋痙攣・呼吸抑制，痙攣，数時間後には不整脈，心室細動が現れて死亡することがある．また，低血糖を認める．対症的に治療する．

3 食中毒
food poisoning

A ボツリヌス中毒
botulism

a. 症状・経過
食事性中毒が最も多い．症状は摂食18〜36時間以内に発症し，消化器症状に続発し，眼筋麻痺による複視から下行性に四肢に広がる．散瞳（副交感神経性），球麻痺，四肢麻痺と進行し，口渇，麻痺性イレウスなど消化器の副交感神経性障害を伴う．重症では呼吸筋麻痺をきたす．

b. 病因
ボツリヌス菌（*Clostridium botulinum*）は土壌や海水に分布しているclostridium属グラム陽性桿菌産生の蛋白性神経毒素による筋弛緩性麻痺をきたす疾患である．菌は8種類の毒素を有し，末梢神経アセチルコリン性シナプス前蛋白synaptobrevin，SNAP-25などの蛋白を切断することで毒性を発揮する．その内，A，B毒素は，半側顔面痙攣，特発性眼瞼痙攣，痙性斜頸，四肢痙性などの当該筋に選択的に筋注し，約3〜6ヵ月非可逆的に麻痺させることで医療に広く利用される．

保存食品が芽胞に汚染され，毒素を不活化する加熱処理がされていない場合などに発症し，時に集団発生をみる．わが国での事例は，北海道，東北，北陸でつくられる"いずし"（E型）による食中毒が大部分であるが，辛子れんこん（A型，患者36人，死者11人），輸入キャビア瓶詰（B型，患者21人，死者3人）などによる中毒も発生している．

c. 診断
ボツリヌス毒素またはボツリヌス菌を血中，糞便，吐物，胃内容物，原因食品中から証明する．菌は世界中に広く分布し，発症経路として，① 摂食性に食品の毒素を腸管から吸収して発症する食事性中毒，② 創傷部位でボツリヌス菌が繁殖し毒素を産生する創傷ボツリヌス，③ 乳児の腸管で発芽，増殖してそこで毒素産生，吸収が起こる乳児ボツリヌスがあり，ハチミツが原因のひとつともされている．麻痺を惹起する毒性が強く，生物テロ兵器として悪用されることが危惧されている．

d. 治療
食餌性ボツリヌスでは，抗血清の投与と呼吸管理が主な治療となる．ボツリヌス抗血清の投与（乾燥A，B，E，F型ボツリヌスウマ抗毒素）などがある．しかし回復には数ヵ月を要する．

B フグ中毒
puffer (tetrodotoxin) poisoning

a. 症状・経過
フグ毒（テトロドトキシン）はフグ摂取後20分〜3時間で発症する（表Ⅳ-18-4）．口唇周囲，舌先のしびれ，嘔吐，歩行失調が先行し，さらに四肢脱力，構語障害，呼吸困難へと重症化する．四肢の完全弛緩性麻痺，呼吸筋麻痺，発語困難となり呼吸不全，意識障害をきたし，放置すると死亡する可能性が高い[7]．

b. 病因
主としてフグ科魚類がフグ毒をもつ．毒力の強さはフグの種類と部位によって大きく異なるので，わが国では食用可能なフグの種類と部位が定められている（フグの内臓，とくに肝臓や卵巣には高濃度の毒素が蓄積されているので，これらを食べた場合にフグ毒中毒になることが多い[8]．現在でも弾に当たれば死ぬことから，鉄砲に由来して「てっさ」や「てっちり」と呼ばれることがある．現在でも毎年フグ中毒が50人前後発生し，その5％程度が死亡している（表Ⅳ-18-5）．

フグ中毒の原因であるテトロドトキシンは骨格筋や神経の膜電位依存性ナトリウムイオンチャネルに結合し，チャネル内へのナトリウムイオンの流入を阻害して神経伝達を遮断する神経毒である．これはビブリオ属やシュードモナス属細菌によって生産されるアルカロイドである．もともと細菌が生産したものがヒトデ類，貝類を通して生物濃縮され，フグの体内に蓄積されたものであり，フグ自体が毒を生産しているわけではない．ヒトの致死量はテトロドトキ

表Ⅳ-18-4　フグ中毒の時間経過と臨床症状の出現時期の目安

食後2時間以内	口唇・手指末梢・舌先のしびれ感，嘔吐
食後2〜6時間	体幹部へと広がる感覚障害，四肢運動麻痺，構音障害
食後6時間	全身の運動障害，発声不能，血圧変動，瞳孔散大固定，呼吸停止
食後12時間以降	体幹部から神経麻痺が回復

表Ⅳ-18-5　フグによる食中毒発生状況（2001〜2009年）

年次	発生件数(件)	患者数（人）	死者数（人）
2001	31	52	3
2002	37	56	6
2003	38	50	3
2004	44	61	2
2005	40	49	2
2006	26	33	1
2007	29	44	3
2008	40	56	3
2009	24	50	0

シンに換算して1〜2 mgと推定される．

c. 検査

フグ毒の検査，定量は「食品衛生検査指針，理化学編」により，フグ組織試料から酢酸で加熱抽出した試験液をマウスに腹腔内投与し，マウスの致死時間からマウス単ユニットに換算して毒量を測定する．フグは魚種によって食用可能な部位が異なる．調理は都道府県知事が行うふぐ調理師試験において免許を取得したものだけが許される．

d. 治療

フグ毒による中毒症状は食後20分から3時間程度の短時間で現れる．フグ中毒に対する有効な解毒剤はないが，人工呼吸・循環管理などの救命処置により通常24時間以内に回復する．

4 金属中毒
Metallic poisoning

A 無機鉛中毒
inorganic lead poisoning

a. 症状・経過

急性中毒は幼児では，頭痛，嘔吐，脳圧亢進，痙攣，意識障害であり，のちに典型的な運動優位性多発ニューロパチーによる橈骨神経障害で垂れ手を認め，軽度の低色素性小球性貧血と末梢赤血球に塩基性斑点（basophile stippling）を多数みる．急性中毒は現在ではほとんどない．慢性中毒では貧血，胃腸障害（食欲不振，便秘，鉛疝痛発作 lead colic）がある．また，歯肉の黒ずんだ線（Burton線，"鉛縁"）をみる．小児では長管骨骨端線にレントゲン上硬化を認める．亜急性中毒では中枢神経系症状である運動失調，昏睡，けいれんと腎機能障害を認める．

b. 病因

無機鉛はかっては顔料に広く使用された．高濃度汚染は鉛白粉等による中毒例が多かった．また，欧米で1970年代までは鉛含有ペンキで塗られた古い家屋の塗料が冬に剥げ落ち，春になって軒下の塗料を幼児が舐めることによる急性鉛中毒があったが，現在では非常にまれであり，重度の障害発生はゼロに近い．近年はバッテリー，塩化ビニル加工，七宝焼，クリスタルガラス製造，ステンドグラスなどに利用される無機鉛化合物による中毒であり，主に鉛蒸気が空気中で酸素と反応し形成される酸化鉛中毒である．これは酵素のチオール基（SH基）と強固に結合し，SH基を有する種々の酵素の働きを阻害する．特に造血組織でアミノレブリン酸脱水酵素のSH基に結合して貧血を起こし，さらに消化器症状，中枢・末梢神経症状を引き起こす．金属鉛は胃内に停滞していると胃酸により溶解して$PbCl_2$となり小腸から吸収され，毒性を発揮する．正常の鉛摂取量は，100〜500 μg/日くらいといわれ，このほか空気，水からの吸収もある．鉛は主として尿に排泄，代謝される．一般人の血中鉛濃度は5〜25

μg/100 g 程度であり，鉛取扱作業に就くと，血中鉛濃度が上昇する．血中鉛濃度 40 μg/100 g 程度までは異常は生じない．

c. 検査

血液中鉛濃度とともに，coproporphyrin が尿中に 150 ug/L 以上あるいは δ-aminolevlinic acid（ALA）が 6 mg/L 以上検出される．また，血液鉛が 60 ug/dL 以上検出されるかまたは尿中に 150 ug/L 以上検出される．

d. 治療

鉛誤嚥の場合，部位を確認し，それを摘出することが必要である．職業的慢性暴露では，キレート剤 CaEDTA（edetate Ca）1 日量 20〜40 mg/kg を毎日 1〜2 時間で 4〜5 日間点滴し，一週間休薬し，経過をみて反復する．軽症例では D-penicillamine 600 mg/ 日を経口服用する．急性脳症ではステロイドも併用する．

B 有機鉛中毒
organic lead poisoning

皮膚への接触，霧状の吸引，誤飲などで体内に入り，中枢神経毒性を及ぼすが，体内では数時間で無機鉛に代謝される．興奮，不穏，不眠，悪夢，食欲不振，顔面蒼白，倦怠，盗汗，頭痛，振戦，悪心・嘔吐，腹痛，不安，記憶障害などの精神・神経症状を呈する．暴露の程度に依存するが，多くは一過性である．重症になると錯乱，血圧降下など，生命の危険がある．

ガソリンにアンチノック剤として配合した四エチル鉛 tetraethyl lead $(C_2H_5)_4Pb$，tetramethyl lead $(CH_3)_4Pb$ あるいは tetra-alkyl lead を含むガソリンは 1970 年代頃まで広く用いられたが，有毒で大気汚染の原因となるため，1975 年以降自動車用レギュラーガソリンは完全無鉛化された．しかし，レシプロ航空エンジン用の燃料にはまだ一部使用される．キレート剤 CaEDTA（edetate Ca）が使用されるが，有効性は明らかでなく，神経症状に対症的治療が主である．

C マンガン中毒
manganese poisoning

a. 症状・経過

マンガン中毒では中枢神経障害による症状として，とくに情緒不安定，集中力低下，不眠，不安，易興奮性などの精神症状と錐体外路症状が前景にでる．parkinsonism（マスク様顔貌，固縮，動作緩慢，振戦，構語障害など），ジストニアが主徴である[9]．

b. 病因・病理

重金属マンガン（Mn）のほとんどは製鋼業において，フェロマンガン，硅素マンガン，マンガニン，鏡鉄などの合金，および溶融鋼中の酸素と硫黄に対する還元剤として用いられる．その化合物は，乾電池（二酸化マンガン）や，強い酸化力を利用して消毒殺菌や漂白などに過マンガン酸カリウムは汎用され，水処理に広く使用されている．また，前述したアルキル鉛に代わって，無鉛ガソリンのオクタン価を高めるためにマンガン化合物（methycyclopentadienyl manganese tricarbonyl；MMT）が添加され，大気中に放出されている．マンガンは，呼吸器および消化器を通して容易に吸収される．とくに職業病として問題となるのは，粉塵またはガス化した Mn の呼吸器からの吸収である．

2007 年前後から東ヨーロッパでは ephedrine（覚醒剤取締法適用対象）が合法的な pseudo-ephedrine から過マンガン酸カリを利用して合成され，覚醒剤として使用された．それによる Mn 中毒によるパーキンソン病様患者が多発した[10]．

病理学的に Mn 沈着と神経変性を淡蒼球，黒質を中心に認め，MRI 検査では，大脳基底核，特に淡蒼球に左右対称性に T_1 強調画像で高信号域が認められる．Mn は大部分胆汁として排泄されるが，肝硬変時には排泄障害のため Mn 中毒と類似の MRI 変化を呈する（図Ⅳ-18-4）．

c. 治療

マンガン曝露の停止が肝要であり，早期であれば，それにより parkinsonism は 6〜12 ヵ月で改善することがある．また，L-DOPA 療法

も有効である．キレート療法として EDTA (calcium disodium edetate) が有効であり，早期から開始すべきであるとされたが，遷延例ではその効果は乏しい．

D タリウム中毒
thallium poisoning

a. 症状・経過
無味無臭であり，摂取に気づかず12〜24時間後に消化器症状と神経症状で発症する．少量摂取では嘔気，嘔吐，食欲不振，上腹部痛，口内糜爛，口内炎，末梢神経の軸索変性による多発性神経炎（下肢のしびれ，疼痛，筋力低下，運動失調，振戦など）をみる．重篤な場合，上記症状に加え，発熱，せん妄，痙攣を起こし，肺炎，呼吸抑制，循環障害で死亡する．また，遅れて出現する脱毛（1〜3週間後），腎障害（蛋白尿，円柱，血尿，乏尿）などで初めてタリウム中毒と気付く場合もある[10]．

b. 病因・病理
重金属タリウムは硫酸塩，炭素塩，酢酸塩（毒物および劇物取締法で劇物指定）として殺鼠剤，脱毛剤などとして使用されたが，現在では工業用を含めて利用は少ない．しかし，実験室の化学薬品が悪意で混入され，それによる中毒がまれに報告されている．タリウムは，カリウムと置き換わり，細胞毒として作用する．毛髪，爪からタリウムが検出される．

c. 治療
催吐，胃洗浄の後活性炭（薬用炭）0.5 g/kg を1日4〜6回，5日間）と塩類下剤を投与し，皮膚・粘膜接触部位は徹底した洗滌をする．呼吸・循環管理，痙攣対策を行い，腎障害時には血液透析を考慮する．腸管内でタリウムに結合し，タリウムの吸収を抑制するフェロシアン化鉄（prussian blue）250 mg/kg/1日量を2〜4回経鼻チューブを介して分割投与する（24時間尿中のタリウムが 0.5 μg 以下になるまで）などがあるが，タリウムの体内汚染除去剤としての適応は未承認である．キレート剤はタリウムの脳内への取込を増加するので使用しない．

E 無機水銀中毒
inorganic mercury poisoning

a. 症状・経過
工場などでの水銀蒸気の慢性的吸入によって，口内炎，食欲不振，体重減少，疲労・無力感，抑鬱と四肢，全身の微細振戦，運動失調などをきたす．重度ではせん妄，腎不全などをきたす．

b. 病因
水銀は医療（下剤，利尿剤），農業（種子の抗かび剤），工業分野で広く使われていた．金属水銀は医療用として Miller-Abbot 管として消化管に挿入されるが，腸管からはほとんど吸収されないため無毒であるといわれる．しかし，腸管内で管の破綻による極めてまれな水銀中毒例が報告されている．皮下などに注入された場合は有毒である．また，金属水銀蒸気で飽和した常温空気中には毒性を発揮するレベルの数倍の量が含まれる．そのため，水銀を利用する工場の閉鎖空間では水銀蒸気吸入による中毒がまれに起こる．塩化第一水銀（甘汞 Hg_2Cl_2）は劇物に指定され，塩化第二水銀（昇汞 $HgCl_2$）は昇華しやすく，蛋白質を変性させる作用が強い腐食性猛毒であり，両者とも現在ではほとんど使用されない．

c. 検査
腎機能障害，貧血，尿中コプロポルフィリンの増加を認める．毛髪などに水銀を証明する．

d. 治療
キレート剤 d-penicillamine の服用，BAL (dimercaprol) の筋注などがある．

F 有機水銀中毒
organic mercury poisoning

a. 症状・経過
メチル水銀は容易に血液脳関門，胎盤を通過し，神経障害，胎児の発育障害を起こす．その主な標的は，小脳顆粒層，大脳皮質鳥距皮質（一次視覚領野），中心前・後回（一次運動・感覚領野），側頭葉 Heschl 回（一次聴覚領野）と選択性があり，主にそれらの部位に沈着して神経

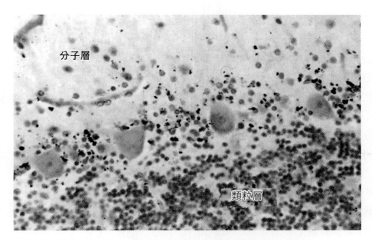

図Ⅳ-18-7　水俣病剖検脳小脳の水銀組織化学所見

プルキンエ細胞層（分子層と顆粒層の間）のベルグマングリアを中心に褐色顆粒状の水銀反応産物が多数認められる．これらはすでに無機水銀の状態になると推定される．

毒性を発揮する．四肢・歩行失調，振戦，求心性視野狭窄，四肢末梢，口周囲に強い皮質性感覚障害，皮質性聴力障害が主徴であり，これらの責任病巣である[12]．末梢神経障害を合併するかどうかは判断が分かれている[13]．急性，劇症型では，精神症状，痙攣，意識障害を伴い死亡する．また，胎児の経胎盤的暴露では全脳障害による流産・死産，精神運動発達障害，重症例では失外套症候群を呈する．

b．病因・病理

1940年英国でHunter, Bomford, Russellらがメチル水銀の毒性について重要な報告を行った．種子消毒剤製造工場でメチル水銀（ヨウ化物および硝酸塩）の粉塵曝露を受けた作業者16人中4人に，曝露開始から3〜4ヵ月で四肢の感覚異常，歩行失調，構音障害，周辺視野障害が出現し，神経学的に，視野狭窄，失調，構音障害，聴覚障害，感覚（振動，立体，2点識別）障害を認めたのである．しかも1例の剖検例では大脳，特に鳥距皮質，小脳の萎縮と顆粒細胞層の脱落が選択的にみいだされた．有機水銀によるこれらの症候はHunter-Russell症候群とも呼ばれる．

水銀の組織化学では，メチル水銀が無機化され，脳組織に長く留まるとみなされる（図Ⅳ-18-7）．わが国では昭和20年後半から水俣湾沿岸で前述症状を主徴とした患者の集団発生があり，当初はその地域の奇病と恐れられた．当時水俣市の肥料製造工場ではアセチレンからアセトアルデヒドを合成する過程で無機水銀を触媒として使用し，その無機水銀に汚染された工業用排水が水俣湾に捨てられた．それを魚介類が取り込み，食物連鎖の過程で有機水銀（メチル水銀）に変化し，それを摂取した地域住民が多数メチル水銀中毒に罹患した（水俣病，熊本水俣病ともいわれる）．それに遅れて昭和30年代にはやはりアセトアルデヒド製造工場の工業用排水が新潟県阿賀野川上流に放出され，川魚を常食していた流域住民にメチル水銀患者が集団発生した（新潟水俣病）．その後，1970〜71年イラクではメチル水銀で防かび処理した小麦種子を小麦粉にして摂食して発症し，6,500人以上が入院，459人が死亡した[14]．その後も有機水銀中毒は世界中で散発的に報告されている．

水俣病は工業化に邁進していた戦後日本における，「公害」のもっとも大規模で重篤なものであり，しかもその原因公表が遅れたことで，それに続いて発生した新潟水俣病を防止できなかったことは極めて残念である．現在も水俣病の公的認定を求めて，裁判が熊本・鹿児島，新

潟ともにあり，認定患者数は3,000人ほど，未認定数を含めると推定その10倍ほどになる．

有機水銀のなかでも臭素を含んだメルブロミン（C20-H8-Br2-Hg-Na2-O6）は赤色のマーキュロクロム消毒液として広く使用されていたが，皮膚浸透性が低く，濃度が薄い希釈液のために，外用薬として使う限りにおいては安全と考えられる．わが国では1973年頃に製造中止となった．

c. 検　査

毛髪水銀値が中毒の検査指標とされる．WHOによる基準50 ppmが症状発現の目安とされているが，それより高値でも無症状の場合，低値でも暴露条件・期間などによっては発症する可能性が残されている．

d. 治　療

d-penicillamine，EDTA-Caなどのキレート療法が実施された歴史があるが，その有効性は明らかでない．

G 砒素中毒
arsenic poisoning

a. 症状・経過

毒物服用による急性中毒は，経口摂取1時間以内に嘔気，嘔吐，腹痛，下痢（腸管粘膜剝離などによる米のとぎ汁様）などの強い消化器症状が先行する．そのため，脱水によるショック，電解質異常などを呈するが，神経症状は数日遅れて出現する．末梢神経を標的とし，軸索変性型の感覚運動性多発ニューロパチーを生ずる．四肢末梢に始まる強いしびれ，疼痛と感覚障害がグローブ・ストッキング状の分布を呈し，上下肢の筋力低下，深部腱反射の消失をみる．一過性の暴露では数ヵ月で徐々に軽快するが下肢のしびれを後遺症として残すことも多い．慢性中毒では体重減少，食欲不振，皮膚のまだら状の色素沈着と白斑，多発性ニューロパチーであり，皮膚前癌状態としてBowen病との関連も示唆されている．

b. 病因・病理

砒素化合物は医療や毒物としての利用の歴史は極めて長い．砒素化合物サルバルサンは，ペ

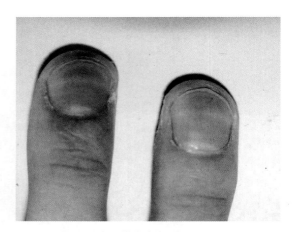

図IV-18-8　砒素中毒のMees' line
亜砒酸服毒後，2ヵ月後に認められたMees' line

ニシリンが発見される以前は梅毒の治療薬であった．亜砒酸は古くから殺虫剤として使用されたが，時に食品添加物に不純物として砒素の混入した森永ヒ素ミルク事件（1955年），殺人用毒物として和歌山毒物カレー事件（1998年）は砒素中毒例としてよく知られている．また，自然由来あるいは過去の亜砒酸製造工場の砒素による土壌汚染も（宮崎県高千穂町にあった土呂久鉱山など）井戸水の水質汚染による慢性中毒の原因として知られている．砒素は体内で大部分三価の砒素として作用する細胞毒である．主要な機序として，蛋白チオール基（-SH）と反応することでいくつかの酵素反応を阻害する．特にピルビン酸をCoenzyme Aとするための酸化的脱炭酸酵素であるピルビン酸脱水素酵素複合体を不活化する．

c. 診　断

頭髪，尿中砒素定量が重要である．時に急性中毒から数週間して，爪に横走する白い線条をみる（Mees' line，図IV-18-8）．

d. 治　療

服毒直後であれば胃腸からの吸収を抑制し，排泄を促進させるため，胃洗浄，催吐などと補液などで全身管理を行う．EDTA（ethylenediaminetetracetic acid）の点滴注，DMSA（meso-2,3-dimercaptosuccinic acid），DMPS（2,3-dimercaptopropane-1-sulfonate）などのキレート

剤が使われるが，医用認可はされていない．

5 芳香族有機溶剤

炭化水素化合物は多数の有機化合物を含み，脂肪族（直鎖状）化合物と芳香化合物（ベンゼン環を有する）に大別される．さらにそれらがハロゲン化された化合物も中毒学上重要であるが，ここでは日常重要と考えられる芳香族炭化水素を中心に述べる．芳香性炭化水素には benzene, toluene, normal hexane（n-ヘキサン）, xylene, styrene, vinyl chloride などがあり，これらは分子量も小さく，脂溶性，揮発性に富み，呼吸器からの吸収に加え，皮膚あるいは，誤飲した場合腸管からも吸収される．これらは工業用の抽出剤，塗料，インク，接着剤の溶剤，金属の洗浄などに単品あるいは合剤として使用される．ラッカーシンナーなど塗料，接着剤に広く使用されている溶剤は大部分混合溶剤である．ベンゼンは強毒性のため規制が厳しく，現在では工業用以外にはあまり使用されていない．それに代わって低毒性のn-ヘキサンが組成の主体であった時期には，多用する職種やシンナー吸入遊びの若者から多数の末梢神経障害者が出現した．その後，シンナーの組成はn-ヘキサンからトルエンが主体のものに成分が置き換えられ，多発ニューロパチーは減少した[15]．しかし，産業衛生上の有機溶剤事故ではトルエンが多く，嗜癖としてもトルエン吸入による中枢神経障害の問題が発生している（表Ⅳ-18-6）．また，染み抜きとして市販され，看護ステーションでも接着テープの汚れ取りに使用されているベンジンはいまだn-ヘキサンが主成分のものがある．

A n-ヘキサン，メチル，n-ブチルケトン
n-hexane/methyl/n-butyl ketone

a．症状・経過

初発症状は四肢遠位端のグローブ・ソックス型のしびれであり，進行するに従い，より近位

表Ⅳ-18-6 被災規模別溶剤別事例発生割合

主要有機溶剤	事例件数［件］（被災者）
トルエン	81（128）
キシレン	39（64）
トリクロロエチレン	19（24）
全体	125（188）

有機溶剤による産業中毒ではトルエンが最も多い．

に感覚障害は上行し，運動麻痺も伴う感覚運動性多発性ニューロパチーである．温痛覚，振動覚，触覚などの低下を証明し，アキレス腱反射，手指屈筋反射は早期に消失するが，膝蓋腱反射，上腕2頭筋反射などより近位レベルの反射はしばしば保持される．垂れ足，前脛骨筋群の萎縮，手指固有筋の萎縮など運動障害を伴う．進行すると，近位筋の筋力低下も加わり，独歩不能となる．また，四肢の冷感，発汗亢進・低下，皮膚色の不良，体重減少，食欲不振，視力低下をみることもある．

b．病因・病理

n-ヘキサンそのものに神経毒性はなく，その代謝産物である 2,5-hexanedione が神経毒性を発揮する．同様に有機溶剤として工業に使用され，n-ヘキサンの代謝産物である methyl n-butyl ketone の神経毒性も n-ヘキサンと同様にその代謝産物である 2,5-hexanedione によると考えられるため一緒に述べる．

n-ヘキサンによる末梢神経障害は，履物製造工場や製薬工場で 60〜70 年代に多数例が報告され注目された．しかし，現在ではむしろ常習的シンナー吸入者に散発的にみる．n-ヘキサンは吸入によりめまい，euphoria 効果があるが，麻酔作用は弱く，意識障害に至ることは少ない．しかし，反復使用により，亜急性から慢性に進行する感覚運動性多発ニューロパチーを惹起する[16]．

病理では末梢神経遠位部に著明な有髄軸索の軸索変性をみる（distal axonopathy）．軸索の一部は著明な腫大を認め，その中に多数のニューロフィラメントの集積をみる（図Ⅳ-18-

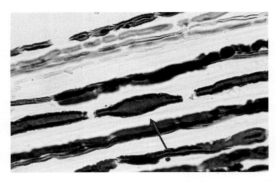

図Ⅳ-18-9 n-ヘキサンによる多発性ニューロパシーの腓腹神経生検解きほぐし標本（扇形細裂標本）

軸索変性によりビーズ状に断裂した大口径，小口径有髄線維を認め，その一部には軸索の腫大を認める（矢印）．これは軸索内ニューロフィラメントの集積による．

9)．これは遠位軸索のRanvier絞輪部の近位端にまず起こり，ニューロフィラメントなどの軸索内輸送の滞留による．

c. 診 断

髄液はまれに蛋白上昇を示す．神経伝導速度は遠位での遅延がみられ，時には運動麻痺に比較して著しい遅延となる．これはRanvier絞輪部近傍での脱髄と軸索腫大によるものと考えられる．特に腓骨神経運動伝導速度は早期に誘発不能になりやすい．

d. 治 療

n-ヘキサンニューロパチーは暴露から隔離されてもしばしば数ヵ月進行する．回復の程度はその重症度に比例する．軽症の場合は1年以内に完全回復する．しかし，重症例の場合は完全回復は困難であり，時に深部腱反射は亢進し，下肢に痙性を残すこともある．これはある程度皮質脊髄路の変性もきたすからと考えられる．

B トルエン
toluene

a. 症状・経過

記銘力障害，認知症，嗅覚，聴力障害，眼球運動障害，小脳性運動失調，構語障害，錐体路障害などが主徴である．眼球運動障害は，注視方向性眼振，自発眼振，振子様眼振，opusoclonusなど多様である．症候の多様性は，発病年齢，吸入有機溶剤の組成，期間，程度などに多く依存する．全身症状として体重減少，食欲不振があり，検査上，肝障害，造血器障害を伴うことも多い．

b. 病因・病理

塗料やラッカーシンナーの主成分であり，汎用されている．入手しやすく，高濃度の蒸気をシンナー遊びとして吸入する場合が多く，麻酔作用，幻覚などが現れる．しかし，時に産業事故として高濃度ガスの吸引による中毒も散見される．吸入後，脂肪に富んだ組織である中枢神経，副腎，骨髄などに高濃度で集積し，80％は馬尿酸として尿中に排泄され，残りは呼気から未変化のまま排出される．100 ppm程度の低濃度曝露ではめまい感，頭重感，眠気などが現れ，800 ppm程度では疲労感，脱力感，混迷，躁・饒舌，幻覚などをきたす．嗜癖者では数万ppmの高濃度蒸気を間歇的に吸入するため，吸入急性期には多幸感，混迷，錯乱，幻覚，構語障害，歩行障害などをきたし，その反復曝露によって慢性中毒状態に陥る．

トルエンはn-ヘキサンと対照的に中枢神経障害を主徴とする．病理学的には白質変性が主体であり，大脳，小脳の上行性，下行性線維，大脳皮質下白質，橋底部，視神経などの脱髄，軸索変性，グリオーシスを認め，神経細胞の脱落も観察される．軸索変性よりも脱髄が主体との意見も多い．末梢神経の変性も示すが，中毒がtoluene単独によるものか，他の有機溶剤との複合的作用によるものかで病理像の広がりはかなり異なってくる．純粋なトルエン中毒では末梢神経障害は起こらないといわれる．また，ミオパチーの合併がまれにみられる．

c. 検 査

CT上，進行したトルエン脳症では大脳，小脳の萎縮と脳室の拡大が見られる．MRIでは特にT_2強調画像，FLAIRで内包後脚，深部大脳白質，中小脳脚，大脳脚を中心とした高信号域，淡蒼球，視床の低信号をみ，大脳白質のびまん性高信号域が認められる[17]（図Ⅳ-18-10）．トルエンの代謝産物である尿中馬尿酸が増加す

18 外因性中毒性疾患

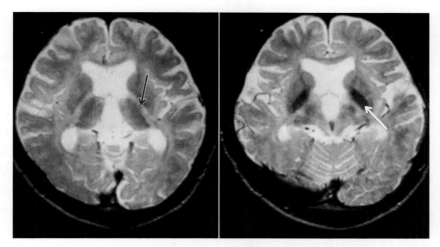

図Ⅳ-18-10 トルエン吸入者の脳MRI FLAIR強調画像
内包後脚から脳室周囲に連続する高信号域(赤矢印),視床,淡蒼球(白矢印)の低信号,皮質の不規則な信号変化を認める.

る(正常50ppm以下).

d. 治療

神経症状は曝露を回避するとある程度徐々に回復するが,後遺症として,小脳失調症,痙性歩行,構語障害をしばしば残す.嗜癖者は神経症状が改善すると再び常用し,そのため改善と増悪を示すことがあり,MRI画像変化からも多発性硬化症などと鑑別が必要になる.

C その他の有機溶剤

・トリクロロエチレン(trichlorethylene)

急性の曝露,吸入で多幸感,ミオクローヌス,さらに高濃度で意識障害をきたす.しばしば,肺水腫,気管支痙攣,不整脈などをきたす.慢性的曝露では,特に三叉神経領域である顔面全体のしびれを訴えることが特徴的である.また,多発ニューロパチーによる末梢優位の運動,感覚障害を伴い,振戦,小脳失調,視力障害などを伴う.両側性顔面神経麻痺もみられる.飲酒により本物質の血中濃度が増強し,中毒性を増す.芳香族独特の香りを有し,産業あるいはドライクリーニングなどでよごれ落としとして本剤が使用される.油脂の洗浄作業中に急性中毒として高濃度蒸気を吸入することによる.長期高濃度曝露にて広範な末梢神経の脱髄,軸索変

性をきたす.急性,高濃度の曝露を避ける.

6 ガス中毒
gas poisoning

A 一酸化炭素中毒
carbon monoxide intoxication

a. 症状・経過

事故,自殺目的などによる一酸化炭素中毒は日常診療上時々遭遇するが,2010年以降都市ガスには一酸化炭素は含まれていないので,それによる一酸化炭素中毒は発生しなくなった.

1. 急性中毒

表Ⅳ-18-7に準拠し,中枢神経抑制が主徴である.しばしば,皮膚は紅潮する.不整脈,心電図変化(洞性頻脈,PVC,ST低下,T平坦化),肝GOT,GPTの上昇,CPK上昇,myoglobin血症,急性腎不全などを合併する.曝露程度に応じて,意識障害,痙攣,錐体路徴候,呼吸筋麻痺を示す[20].

2. 間欠型一酸化炭素中毒

急性中毒による意識障害が回復してから1〜3週間後に数日間で急速に進行する神経症状を特徴とする.失見当識,記銘力障害,parkinsonism(寡動症,筋固縮,仮面様顔貌,構音

表Ⅳ-18-7　COHb濃度と臨床症状

% COHb	症　状
0〜10	無症状
10〜30	頭痛，労作時呼吸困難，易疲労感，めまい感
30〜50	強度頭痛，視力低下，混迷，失神，呼吸・脈拍の速迫
50〜70	昏睡，痙攣，Cheyne-Stokes呼吸，脈拍微弱
70〜80	数時間以内に死亡
80〜90	1時間以内に死亡
90〜	数分以内に死亡

障害）などで初発し，さらに傾眠状態，歩行障害から昏睡にいたる．しばしば急性期の中毒症状は軽度であるにもかかわらず，1〜3週間の明澄期をおいて高度の昏睡に陥る症例も少なくない．

b．病因・病理

一酸化炭素は正常大気中にはわずか0.001%以下含まれる．しかし，酸素よりもヘモグロビンに対する結合力が約240倍高く，可逆的にcarboxyhemoglobin（COHb）を生成する．そのため，比較的低濃度の一酸化炭素の吸入によっても赤血球の酸素運搬能を顕著に低下させる．つまり，50%のCOHbが形成されるには，酸素濃度の240分の1の一酸化炭素濃度，あるいは0.08%（800 ppm）の一酸化炭素があれば良いことになる．一酸化炭素の毒性は組織の低酸素によるものであり，一酸化炭素はヘモグロビンからの酸素解離能を低下させる．非喫煙者の血中COHbは0.7%以下であるが，喫煙者ではしばしば5〜10%程度のCOHbをみ，一酸化炭素中毒に症状発現上耐性がある．また，一酸化炭素は骨格筋，心筋のミオグロビンや細胞内cytochrome oxidaseとも結合し，これも組織低酸素状態を助長する．一酸化炭素の体内半減期は4〜5時間であり，大部分肺からそのまま排出され，排出は純酸素吸入，運動などによって加速される．また，高圧酸素下では30分ほどである．

急性中毒ではびまん性の脳浮腫，点状出血をみて，海馬錐体細胞の壊死，脱落，大脳白質の多巣性の脱髄，壊死，大脳皮質ニューロンの巣状の脱落をみる．特に淡蒼球内節の限局性壊死は特徴的である．また，しばしば広範な白質の脱髄，海綿状態をみることがあり，これは一旦回復したあと1〜3週間後に惹起される遅発性変化によるものと考えられるが，急性期による病理変化と，遅発性変化の間に厳密な区別は困難である．まれに一酸化炭素中毒ではなく，低酸素脳症においても当初の昏睡から回復した後で再び意識障害に陥る間歇型の発症をみる．

c．検　査

血中（動静脈血）COHb（%）のCO-oximeterで測定し，10%以上であれば一酸化炭素中毒を示す．通常の動脈ガス分析ではPaO_2は正常であるが，pH，$PaCO_2$，BEは低下する．また，パルスオキシオメーターも正常値を示すことに注意する．重症であるほど代謝性アシドーシス（乳酸性）を呈する．血中carboxyhemoglobin濃度の測定では%COHbに依存して症状が重症化する（表Ⅳ-18-6）．

神経画像の検索では，CTにより数日で淡蒼球内節の低吸収域をみることがある．MRIでは淡蒼球の変化はより明らかであり，さらにT_2強調画像で大脳白質の巣状あるいは広範な高信号域をしばしば観察する（図Ⅳ-18-11）．急性期を過ぎると，脳損傷の程度に応じ，しだいに大脳皮質，白質の萎縮が明らかとなる．

d．治　療

急性期では速やかな脳，心筋虚血の改善と一酸化炭素の除去を図る．意識障害，痙攣，心筋虚血などのあるもの，COHbが25%以上のものは高圧酸素療法が望ましい．これは間欠型への移行を阻止するためにも有効と考えられる．また，程度の軽い症例，設備がない場合，非再呼吸式で純酸素投与，あるいは気管内挿管による純酸素による呼吸管理を行う．COHbが20%以下になるまで純酸素を続ける必要がある．生存したものは完全回復するか，中枢神経系の後遺症として持続性植物状態，痴呆，性格変化，parkinsonismなどの錐体外路徴候，ミ

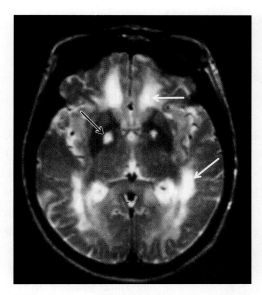

図Ⅳ-18-11　一酸化炭素中毒の MRI　T2 画像
急性期変化として淡蒼球内節の壊死による高信号（赤矢印）と遅発性変化による白質の広範な高信号かをみる（白矢印）.

オクローヌス，舞踏病などの不随意運動を残す．多臓器不全を呈するものは予後が不良である．間欠型では大脳白質の脱髄が主病変であり，しばしば数ヵ月をかけて驚くほど改善する症例がある．間欠型の出現は急性期の意識障害の程度にあまり相関しない．間歇型脳症にはステロイドパルス療法が有効との報告もある[21]．

B　硫化水素
hydrogen sulfide poisoning

a. 症状・経過
独特の腐卵臭があり，軽度の暴露で頭痛，めまい感，虚脱感などを生じ，嗅覚鈍麻や眼球，皮膚，粘膜の刺激，肺水腫を惹起する．高濃度曝露を受けた場合，急速に肺の酸素分圧が低下して呼吸抑制をきたし，意識消失するので俗に「ノックダウン」と呼ばれる．

b. 病因・病理
比重が空気よりも重いので汚水槽や下水道施設，化学工業・実験施設において事故が度々発生しており，火山性硫化水素も登山途中の窪みなどで中毒が発生する．最近では石灰硫黄合剤（農薬）などと酸を利用して硫化水素を発生させる自殺，他殺目的の中毒も報告されている．毒性はチトクロム c 酸化酵素の阻害による．

c. 治療
まず非再呼吸性に 100％酸素を吸入させる．青酸中毒と同様，亜硝酸アミルなどの亜硝酸化合物の吸入，静注が試みられるが，有効性は確認されていない．

C　臭化メチル
methyl bromide

a. 症状・経過
中枢神経系が毒性の主要な標的であり，吸入により数時間〜2日の潜伏期をおいて，低濃度では吐気，嘔吐，頭痛，歩行失調，高濃度曝露では痙攣，視力障害，瞳孔散大，昏睡，発熱，呼吸筋麻痺，肺水腫などを起こす．また，蓄積効果もあり，慢性的曝露によりミオクローヌス，運動失調，眼振，めまい，反射亢進などの小脳・前庭系および錐体路徴候，多発性ニューロパチーなどを認める．

b. 病因・病理
臭化メチルは，船舶や木材，貯蔵穀物，土壌などの燻蒸用殺虫，殺菌剤として使用されているが，使用範囲が限られているため，中毒症例は燻蒸作業による職業性の事故がほとんどである．においは極めて弱く蒸気は空気より重いため吸入による中毒を起こしやすい．毒性機序は十分解明されていないが，いくつかの酵素のシステインの -SH 基をメチル化することによると考えられる．脳浮腫，点状出血を Wernicke 脳症様の病変分布を認めることがある．神経系以外に，腎，肺，皮膚，眼球にも刺激・腐食作用を有する．

c. 治療
キレーターである BAL（dimercaptopropanol）や人工透析が利用される．

表Ⅳ-18-8 シアン（青酸）中毒の臨床症状とシアン濃度

CN 濃度（mg/L）	中毒の程度	臨床症状
0.5～1.0	軽度	意識は保持，めまい，窒素感，顔面紅潮速脈，嘔吐，頭痛
1.0～2.5	中程度	混迷―半昏睡，痙攣，呼吸速迫
2.5 以上	重度	昏睡，瞳孔散大，低血圧，あえぎ呼吸・即座に治療しなければ死亡

D シアン中毒，青酸中毒
cyanide poisoning

a. 症状・経過

暴露の程度に依存するが（表Ⅳ-18-8），低濃度では苦いアーモンド臭を感ずる．めまい感，虚脱感，頭痛，頻脈，瀕呼吸から，昏睡，呼吸困難，痙攣，死と進行する．シアン中毒では静脈血が十分酸素化されているため，重度にならなければチアノーゼはきたさない．青酸は容易にガス化するため，毒ガスとしても極めて危険なものであり，大量吸入では約1分で死亡する．また，シアン塩の LD50 は 2 mg/kg であり，50～100 mg の服用で数分で意識障害と呼吸困難を惹起する．

b. 病因・病理

産業上，鍍金，高分子線維の合成などに汎用される．しかし，猛毒であるため，事故としてシアンガスの吸入，皮膚からの吸収などで中毒をおこす．また，南米ギアナでの900人の集団自殺（1978）では青酸入り飲料によるものであった．青酸塩は3価鉄イオン（Fe^{3+++}, ferric ion）と反応する．ミトコンドリアの鉄含有酵素である cyrochrome 系酵素に結合することによって細胞呼吸をブロックし，低酸素状態を惹起し，酸素消費の最も多い中枢神経はその主なターゲットである．好気性解糖系が阻害されるため，酸素は消費されず，動静脈酸素較差が減少し，高度の乳酸性アシドーシスを招来する．診断には血液中シアンが検査できる北川式検知管（全血用）などが簡便である．

c. 治療

大量の純酸素で送気する．拮抗剤として亜硝酸アミルを吸入させる．これはシアンと結合力の強い ferric iron を有する methehemoglobin を生成し，cytochrome 系と拮抗させようとするものである．亜硝酸アミル1アンプルの吸入で3～5％の methemoglobinemia となるので1～2アンプルの吸入が適当である．また，3％亜硝酸ソーダ 10 mL（非医療用試薬）を数分かけて緩徐に静注することで，methemoglobin をさらに増加させることができる．チオ硫酸ソーダ（ハイポ）の存在下でシアン塩はチオシアン塩となり，速やかに腎から排泄される．そのため，25％チオ硫酸ソーダ 50 mL を 10 分かけて静注する．腎不全のあるときは投与量を減量する．同時に代謝性アシドーシスの治療を行う．臨床症状が軽くても，少なくとも 24～48 時間は経過を観察する必要がある．高圧酸素療法も試みられているが，有効性は確立されていない．

E エチレンオキサイド
ethylene oxide

a. 症状・経過

当初無毒であるとみなされていたが，反復する曝露によって多発ニューロパチーや脳症をきたすことが明らかとなった．低濃度，反復性曝露により感覚運動性多発ニューロパチーをきたし，その病理は軸索変性である．多発ニューロパチーに加え，脳症として，認知，記憶障害，情緒の異常などをきたすことがある．また，急性高濃度曝露では呼吸困難，皮膚粘膜刺激，頭痛，意識障害などをきたす．

b. 病因・病理

ethylene glycol, polyester, 表面活性剤などの前駆体であり，滅菌用ガスとしてオートクレーブ消毒が困難な医療器具の消毒にも広く使用されている．実際，本剤は反応性に富み，guanine, adenine や蛋白の sulfhydryl, carboxyl, hydroxyl 基などさまざまな細胞構成成

分をアルキル化する．これまでの症例の多くは医療従事者で，長期間ガス滅菌に従事していたり，密閉性がそこなわれたガス滅菌機器からの亜急性のリークに曝露されたものである．また，ガス滅菌によるプラスチック医療機具（人工透析チューブなど）による曝露も示唆されている．

c．治療

曝露を避けることによって神経症状は徐々に改善する．

7 その他の化学物質による中毒

A アクリラマイド
acrylamide

a．症状・経過

中毒性多発性ニューロパシーであり，四肢末端のしびれ，過剰発汗，歩行障害が初期症状であり，特に歩行障害は麻痺が軽度であるにもかかわらず前景となる．これは筋紡錘レベルでの軸索変性が顕著であるためと考えられる．末梢優位の振動覚の低下，早期のアキレス腱反射の消失を証明し，歩行は広基性となり，上肢では企図振戦，巧緻運動障害をみる．

b．病因・病理

アクリラマイドモノマーは産業上，凝固，充填剤として使用されるが，電気泳動用ゲルの原料として広く使用される．ポリマーになると毒性はないが，モノマーは粉末であり，水溶性であるため，吸入，皮膚からの接触で吸収される．本剤は実験的にも容易に末梢神経遠位部に軸索変性を生じ，ヒトの末梢神経生検でも大口径線維優位の軸索変性を証明する．軸索内に10 nmの中間径線維であるニューロフィラメントの集積を見る．神経毒性の機序は明らかでないが，順行性，逆行性軸索輸送障害があり，特に病変の強い遠位部に著明である．また，脊髄後索，脊髄小脳路，錐体路などにも変性を見る．

c．治療

初期に曝露を回避するとある程度回復するが，運動麻痺，失調症，しびれなどの後遺症を残すこともある．

B リン酸トリオルソクレシル
triorthocresyl phosphate（TOCP）

a．症状・経過

摂取後，胃腸症状がみられ，10〜20日の潜伏期を経て遅発性神経毒性による神経症状が現れ，初期症状は下肢の疼痛，異常感覚である．四肢麻痺が起こり，重症例では椎体路徴候が加わる．

b．病因・病理

米国禁酒法の1930年代「ジャマイカ・ジンジャー」なるリン酸トリオルソクレシルを混ぜものにした安物の医療用アルコールが合法的な酒の代用品として使用され，5万人に及ぶ末梢神経障害をきたした歴史がある．病理学的には，末梢神経の軸索変性，脊髄前角細胞，側索や後索の変性もみられる．19世紀末以来数多く発生しており，そのほとんどがo-体に汚染された飲食物や薬物を気付かずに摂取して集団発生をきたしたものである．現在でも難燃性油圧油，プラスチック，塗料，ゴムなどの難燃剤，可塑剤として産業に使用されている．3種の異性体のなかでo-体によって遅発性の神経症状をきたすが，これはo-体の代謝産物による神経毒性（有機リン中毒と同様，コリンエステラーゼ活性阻害）が原因である．重症例では運動麻痺の回復は乏しい．

参考文献

1) Gossel TA, Bricker JD.：Alcohol, glycols, and aldehydes. Principles of Clinical Toxicology 3rd ed. Raven press, New York p 82-84, 1994.
2) 石松伸一：急性アルコール中毒．実践救急医療，日本医師会雑誌　135：363-364, 2006.
3) Yokota O, Tsuchiya K, Terada S, et al.：Frequency and clinicopathological characteristics of alcoholic cerebellar

degeneration in Japan：a cross-sectional study of 1,509 postmortems. Acta Neuropathologica. 112：43-51, 2006.
4) 古田 歩，橋本禎子，八子恵子，ほか：診断に苦慮したメチルアルコール視神経症の一例．神経眼科，18．169-173，2001.
5) 白川洋一：［偶発性毒劇物中毒の臨床］有機リン剤．日本医師会雑誌，121．1462-1463，1999.
6) 柳澤信夫：神経剤サリンの臨床―症状と治療．脳と神経 66：561-569，2014.
7) 守田誠司：第9回フグ毒．エマージェンシー・ケア，26：904-905，2013.
8) 溝端康光：第VI部 主要疾患の救急対応 54．フグ中毒．綜合臨牀，53：1241-1244，2004.
9) 井上尚英：マンガンによる中毒の臨床．臨牀と研究，78：1132-1138，2001.
10) Sikk K, Taba P, Haldre S, et al.：Irreversible motor impairment in young addicts-ephedrone, manganism or both? Acta Neurol Scand, 115；385-389, 2007.
11) 日本中毒情報センター医師向け中毒情報：タリウムおよびタリウム化合物 Ver.2.02 http://www.j-poison-ic.or.jp/ippan/O26100.pdf
12) 徳臣晴比吉：有機水銀中毒（水俣病），椿忠雄，佐野圭司，五島雄一郎編，臨床神経学 p-451，医学書院 1876.
13) Eto K,1 Marumoto M, Takeya M.：The pathology of methylmercury poisoning (Minamata disease). Neuropathology.：30, 471-479, 2010.
14) Bakir F, Rustani H, ikriti S et al.：Clinical and epidemiological aspects of methylmercury poisoning. Postgraduate Medical Journal, 56；1-10, 1980.
15) 牧祥，縄田英樹，小川康恭，：1平成7年から18年までの我が国の有機溶剤中毒事例の解析．産業衛生学雑誌，53：87-100，2011.
16) YC Chang:Patients with n-hexane induced polyneuropathy：a clinical follow up. Brit J Industr Med. 47：485-489, 1990.
17) 藤田憲一，古賀良彦，武正建一，ほか：画像診断で大脳，小脳および脳幹の萎縮を呈した慢性トルエン中毒の1例．臨床神経学，32：421-425，1992.
18) Crystal HA, Schaumburg HH, Grober E, et al.：Cognitive impairment and sensory loss associated with chronic low-level ethylene oxide exposure. Neurology 38：567-569, 1988.
19) Kuzuhara S, Kanazawa I, Nakanishi T, Egashira T.：Ethylene oxide polyneuropathy. Neurology, 33：377-380, 1983.
20) 小寺厚志，斉藤宏和，米井美樹，ほか：6名の一酸化炭素集団中毒への対応経験．日本臨床救急医学会誌，15：760-764，2012.
21) 阿部仁紀，丹野善博，石原哲也，その他：ステロイドパルス療法が有効であった一酸化炭素中毒後の遅発性白質脳症の1例．神経治療学，26：625-631，2009.

［山本悌司］

先天性代謝異常疾患

概　説

　先天性代謝異常症（inborn error of metabolism）は，神経系を構成する重要な物質である脂質，糖質，アミノ酸などの代謝を司る酵素に先天的な欠損があり，その結果，欠損酵素の基質，あるいはさらにその前駆物質などが蓄積することにより，神経系の障害をきたす疾患である．頻度の点からは，非常にまれな疾患であることから，そもそも通常診療で，そのような疾患の患者に遭遇することはまれである．一方，そのような患者に遭遇した場合に，適切に診断を確定することが困難であることが多い．臨床の現場で大切なことは，診断が困難な症例に遭遇したときに，どのようなことをヒントに先天性代謝異常疾患の可能性を考えればよいか，ということを把握していることが役立つ．先天性代謝異常疾患というと，ともすれば乳児期あるいは小児期に発症する疾患と考えられがちであるが，最近は成人発症例も数多く見いだされており，その場合には，その臨床像は小児期発症の典型例とは大きく異なることがある．すなわち，個々の先天性代謝異常症の臨床像のスペクトルの幅が広く，発症年齢によってその臨床像が大きく変わることを認識しておくことが診療上有用である．
　先天性代謝異常症は，疾患の発症原因，物質の代謝異常がどのようにして生じ，どのような機序で症状の出現につながるのか，さらに，治療法はどのようにすれば確立できるか，という点で，疾患を理解する上で最適のモデルになる，という点でも重要である．
　治療面からは，酵素補充療法，低分子化合物を用いた治療薬など，新しい治療法が導入されている疾患が増加してきており，その点でも，速やかに診断を確定することが求められるようになってきている．
　先天性代謝異常症の可能性を考える上で参考になるポイントとしては，進行性の知的機能の低下（退行）やcherry-red spotがみられる場合には，神経細胞に何らかの蓄積が生じる疾患，特に，スフィンゴリピドーシスやムコ多糖類症，糖蛋白代謝異常症の可能性を考慮する．骨格系の異常（低身長，骨格の変形，椎体の扁平化など），粗な顔貌（ガーゴイル様顔貌とも呼ばれる）を認めるときは，ムコ多糖類症，糖蛋白代謝異常症などの可能性を考える．皮膚のangiokeratomaがみられる場合には，Fabry病の他に，ガラクトシアリドーシス，フコシドーシスなどの疾患の可能性を考慮する．症状に変動のあるときは，アミノ酸代謝異常症の可能性を考慮する．MRI，CTなどで大脳白質にびまん性の脱髄を反映する所見が認められるときは白質ジストロフィーを考慮するが，その際には末梢神経障害がどの程度合併するかという点が鑑別診断を進める上で重要になる．末梢血塗抹標本の観察でリンパ球の空胞化を認めれば，スフィンゴリピドーシス，ムコ多糖類症，糖蛋白代謝異常症などの蓄積症の可能性を示唆しており，診断の手がかりとなることがある．先天性代謝異常症の多くは常染色体劣性遺伝性であることから，血族結婚の有無なども参考となる．
　このような臨床的な特徴，発症年齢，さらに，家系内類症の有無，血族結婚の有無，遺伝形式などを考慮することにより，ある程度まで診断

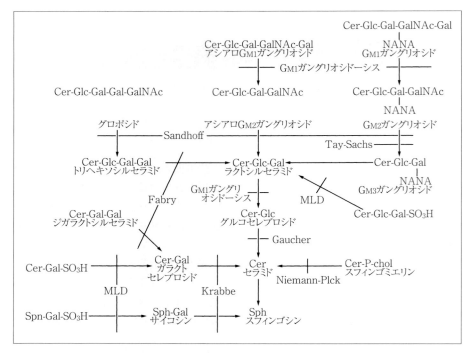

図Ⅳ-19-1　スフィンゴ脂質の代謝経路とスフィンゴリピドーシス
Glc：glucose, Gal：galactose, GalNac：N-acetylgalactosamin, NANA：N-acetylneuraminic acid, P-chol：phosphorycholine

名を絞り込むことが可能である．診断のための検査も，むやみやたらにすべての検査をオーダーするのではなく，臨床的な観察からどの疾患群の可能性が高いかを考慮に入れ，効率よく進めたいものである．

1 白質ジストロフィー
leukodystrophy

A 副腎白質ジストロフィー
adrenoleukodystrophy（ALD）

遺伝子座はX染色体（Xq28）で，X連鎖性劣性遺伝を示す．大脳白質を中心に進行性の広範な脱髄を示す脱髄疾患で，わが国では，男性3～5万人に1人程度の発生率と推定されており，白質ジストロフィーの中では最も頻度が高い．好発年齢は5～15歳の男児であるが，生化学および遺伝子診断法の進歩により，成人発症例が約半数を占めるようになっている．

a．病因・病態

本疾患に特異的な生化学的異常として，脳白質の脱髄病巣，副腎皮質において炭素数が22以上の極長鎖脂肪酸を有するコレステロールエステルの蓄積を認める．さらに，脳白質，副腎だけでなく，血清，白血球，赤血球などにおいても，スフィンゴ脂質を中心として，炭素数で24, 25, 26といった極長鎖飽和脂肪酸が増加しており，ALDの生化学的診断に応用されている．本疾患の原因遺伝子は1993年に発見され，その遺伝子産物（ALD protein：ALDP）はペルオキシソーム膜に存在する蛋白で，おそらくペルオキシソームへの物質輸送に関わるトランスポーターであろうと考えられているが，その機能はまだ十分には解明されていない．

極長鎖脂肪酸は，ペルオキシソームにおいてβ酸化系により炭素数18前後の長さまで鎖長の短鎖化を受けた後，ミトコンドリアに運ばれてミトコンドリアのβ酸化系によって完全に分

解される．極長鎖脂肪酸の分解の最初の過程は，極長鎖脂肪酸に特異的なアシル CoA 合成酵素による極長鎖脂肪酸アシル CoA の合成である．ALD における極長鎖脂肪酸の増加は，この極長鎖脂肪酸アシル CoA 合成酵素の活性が正常の 30％ 程度に低下していることが主な原因と考えられているが，ALDP の異常によりなぜこのアシル CoA 合成酵素の活性が低下するか，さらには，脱髄，副腎不全がどのような機序で生じるのか，など，原因遺伝子の解明にも関わらず不明の点が数多く残されている．

病理学的には，大脳白質の広範な脱髄と血管周囲の単核球の浸潤が特徴である．副腎の萎縮，束状帯 zona fasciculata の細胞の膨化，脂質の蓄積を認める．電子顕微鏡による観察では，副腎の腫大細胞や，脳のマクロファージなどの細胞質内に松の葉様の針状構造物（trilamellar inclusion とも呼ばれる）が認められ，これらは極長鎖脂肪酸を有するコレステロールエステルが主成分ではないかと考えられている．

b．臨床症状

典型的な小児期発症例は 5〜15 歳くらいの男児にみられる．副腎機能低下を示唆する皮膚，歯肉などの色素沈着に最初に気づかれることもあるが，臨床的に明らかな副腎機能低下症状で発症することはむしろまれであり，多くは，知能低下，性格変化，痙性麻痺，視力低下，聴力低下などで発症する．痙性四肢麻痺は徐々に進行し，数年以内に除皮質硬直ないし除脳硬直を示すようになることが多い．経過中，痙攣発作が高頻度に出現する．皮膚色素沈着，嘔吐，低血圧などの明らかな副腎不全症状が認められる例はあまり多く経験しないが，血中コルチゾールの測定や副腎皮質刺激ホルモン（adrenocorticotropic hormone）ACTH 刺激試験などの内分泌学的な検索をすれば，半数程度に何らかの副腎機能低下が見いだされる．経過は進行性で，通常 1〜3 年で植物状態に陥る．

生化学的診断法が確立したことから，思春期あるいは成人発症例が最近では数多く報告されてきている．その中で多くみられるのは，痙性対麻痺を主症状とする adrenomyeloneuropathy（AMN）である．歩行障害，四肢の腱反射の亢進，知覚障害（どちらかというと末梢神経障害よりも脊髄性のことが多い），尿失禁，インポテンツ，軽度の末梢神経障害（電気生理学的に証明できる程度の軽度のものが多い）などが特徴である．経過は慢性の経過をとるが，経過中広範な大脳白質の脱髄を示し急速に悪化を来す例もある．AMN の他にも，脱髄病巣が小脳白質，脳幹部の錐体路などにみられる例や，小児期にみられると同様の広範な大脳白質の脱髄を示し進行性の経過を示す例もある．

本疾患の遺伝形式は X 連鎖性劣性遺伝性であり，女性キャリアーは通常，発症しないが，中には，高齢になってから軽度の痙性対麻痺で発症する symptomatic heterozygote の存在も知られている．

同一家系内で複数の発症者が存在する場合，同一の遺伝子変異を有しているにも関わらず，小児型 ALD や AMN などの異なる臨床型を示す症例がみられる場合がある．詳細な遺伝子変異の解析結果からも，遺伝子変異の種類と臨床型との間には関連がないとされ，遺伝子診断から病型や臨床経過を予測することはできない．

c．検査

血中コルチゾールの低下や ACTH 刺激試験で副腎皮質機能低下を示す例があり，これを認めた場合は診断の参考になる．大脳型では，MRI では大脳白質が，T_2 強調画像で高信号域を呈し，CT スキャンでは，脱髄の生じた部分が低吸収域となる．例外もあるが，脱髄病巣は後頭葉白質から始まり前方に拡大することが多い．MRI で，脱髄の進行している領域に一致して造影効果が認められることがある．小脳白質や錐体路に限定された T_2 高信号域を呈する症例も比較的よく経験される．

AMN の臨床像を示す例では，末梢神経伝導速度が軽度低下する場合があり家族性痙性対麻痺との鑑別の上で参考になる．異染性白質ジストロフィー，Krabbe 病でみられるような顕著な末梢神経伝導速度の低下を示すことはなくこ

れらの疾患との鑑別上も参考になる．

髄液所見では，蛋白の軽度の増加を認める例が多い．脳波所見としては，頭頂，後頭部に優位なびまん性徐波が認められる．広範な大脳白質の脱髄のある例では，てんかん性波形が出現することが多い．

d. 診断

ALDの確定診断は，血清のスフィンゴミエリン中の極長鎖飽和脂肪酸の分析を行い，C24：0，C25：0，C26：0の増加（正常の2～3倍程度の増加）を証明することにより行う．極長鎖脂肪酸の増加そのものは，Zellweger症候群，neonatal ALDなど，他のペルオキシソーム病でもみられ，必ずしも，ALDに特異的ではないので，発症年齢，臨床症状，検査所見とあわせて診断を確定する．（血清のスフィンゴミエリンの分析では，Zellweger症候群では，ALDに比較して極長鎖脂肪酸の増加の程度が著しく，C26：0は10倍程度かそれ以上に増加する．ALDではC26：0などの極長鎖飽和脂肪酸のみが上昇するのに対しZellweger症候群ではC26：1などの極長鎖単価不飽和脂肪酸も上昇することが特徴である．またALDでは極長鎖脂肪酸のみの増加がみられるのに対し，Zellweger症候群などでは，非ケトン性ジカルボン酸尿（セバシン酸／アジピン酸比の高値，2-ヒドロキシセバシン酸の検出），パラヒドロキシフェニール乳酸の排泄増加等が認められ，生化学診断の上では参考になる）．ABCD1遺伝子の検査により病原性変異を確定することも診断に有用である．

白質ジストロフィーの鑑別としては，異染性白質ジストロフィー，Krabbe病，progressive multifocal leukoencephalopathy（PML），Alexander病，Canavan病，Pelizaeus-Merzbacher病，Nasu-Hakola病，CADASIL（cerebral autosomal dominant arteriopathy with subcortical infarcts and leukoencephalopathy），CARASIL（cerebral autosomal recessive arteriopathy with subcortical infarcts and leukoencephalopathy），hereditary diffuse leukoencephalopathy with spheroids（HDLS），cerebral amyloid angiopathy（CAA），retinal vasculopathy with cerebral leukodystrophyなどとの鑑別が必要である．また，この他にも，病理学的にsudanophilic leukodystrophyと呼ばれ病因の確定していない白質ジストロフィーもある．

e. 治療

ステロイドホルモンは，副腎不全症状には有効であるが，神経症状に対しては無効である．体内の極長鎖脂肪酸を減じることを目的に極長鎖脂肪酸の摂取を1日3mg以下程度に減量する食事療法，極長鎖脂肪酸の体内での合成を抑制することを目的に，オレイン酸（C18：1），エルカ酸（C22：1）を4：1の割合で混じたものを1日30mL程度服用することが試みられている．この方法により，血清中のC26：0などを正常化することができるが，臨床症状に対してどの程度の効果があるかについてはまだ評価が定まっていない．小児大脳型ALDに対しては，発症早期の時点で造血幹細胞移植を行うことにより，進行を抑制できるとする成績がまとまってきており，早期の診断確定が重要になってきている．報告例は限られるが，成人大脳型に対しても，早期に実施することによる効果が報告されている．痙性，てんかんなどの神経症状に対しては，抗痙縮薬，抗痙攣薬などの対症的な治療が必要である．

B 異染性白質ジストロフィー
metachromatic leukodystrophy

ライソソーム酵素の一つであるセレブロシドスルファターゼ（cerebroside sulfatase）（arylsulfatase Aとも呼ばれる）の欠損によりその基質であるスルファチドが，主として脳および腎に蓄積する（図Ⅳ-19-1〈644頁〉）．臨床的には白質ジストロフィーおよび末梢神経障害の臨床像を示す．

a. 病因・病態

スルファチドは，中枢神経系および末梢神経系の髄鞘を構成する主要な糖脂質であり，本酵

素の欠損によりスルファチドが蓄積し，その結果髄鞘膜が不安定となり脱髄が起きると考えられている．中枢神経系では高度の脱髄が認められ，スルファチドの蓄積を反映してトルイジンブルーで異染性を示す顆粒が神経細胞，グリア細胞，末梢神経ではSchwann細胞内に認められることから異染性白質ジストロフィーの名で呼ばれる．遺伝子座は第22染色体（22q13.31-qter）に存在し，遺伝形式は常染色体劣性遺伝である．

b. 症　状

1．乳幼児型

生後15～18ヵ月に発症する．初発症状は歩行障害で，知能発育の停止と退行が認められるようになり，運動失調，痙攣発作，視力低下などが出現してくる．症状は進行性で末期には除脳硬直となる．

2．若年型

発症年齢は6～12歳頃で，学力低下，精神運動発達の障害，行動異常，歩行障害，痙性麻痺などを示す．

3．成人型

発症は成人になってからで，初発症状として，集中力の低下と知能低下などが多く，進行性の経過を示す．精神症状が前景に出て，当初，統合失調症と診断されることもある．末梢神経障害に関しては，神経伝導速度は著明に低下する（20 m/秒前後）．腱反射は低下することもあるが，むしろ亢進していることの方が多い．また，凹足などの足の変形の存在が，MLDを診断するヒントになることがある．経過は進行性で，知的機能の低下が進行し，末期には除皮質硬直状態，植物状態となる．

c. 診　断

臨床症候とMRIによる画像診断（大脳白質のびまん性の脱髄を反映する画像所見）から白質ジストロフィーを疑う．これに加えて，末梢神経伝導速度の著明な低下が認められるときは，本症およびKrabbe病を強く疑う．確定診断は末梢血白血球のcerebroside sulfatase（arylsulfatase A）活性を測定し，酵素活性の著明な低下を証明する．病因遺伝子である，ARSAI遺伝子の検査により，病原性変異を確認することも診断確定に有用である．

鑑別診断としては，Krabbe病，ALD，progressive multifocal leukoencephalopathy，Alexander病，Canavan病，Pelizaeus-Merzbacher病，Nasu-Hakola病，CADASIL，CARASIL，Hereditary diffuse leukoencephalopathy with spheroids（HDLS），cerebral amyloid angiopathy，retinal vasculopathy with cerebral leukodystrophyなどとの鑑別が必要である．また，sudanophilic leukodystrophyと呼ばれ病因の確定していない白質ジストロフィーもある．

d. 治　療

現在のところ根本的な治療法は確立されておらず対症療法が中心となる．酵素学的な解析や，遺伝子変異の解析など分子遺伝学的な研究が進んでおり，遺伝相談に応用されている．

C Krabbe病（グロボイド細胞白質ジストロフィー）

globoid cell leukodystrophy（GCL）

ライソソーム酵素の一つであるgalactosylceramide β-galactosidase（galactocerebrosidaseとも呼ばれる）の欠損による常染色体劣性遺伝性疾患である（図IV-19-1）．臨床像は，異染性白質ジストロフィーと同様に，白質ジストロフィーおよび末梢神経障害を呈する．

a. 病因・病理

galactosylceramide β-galactosidase（galactocerebrosidase）は，β-galactosidaseの一種であるが，G_{M1} gangliosidosisにおいて欠損するβ-galactosidaseとは別の酵素であり，基質特異性が異なる．galactosylceramide β-galactosidaseの基質としては，中枢神経系，末梢神経系に存在する髄鞘の主要糖脂質であるガラクトセレブロシド（galactosylceramide）とそこから脂肪酸が離脱したサイコシン（psychosine）が存在する．ガラクトセレブロシドはG_{M1} ganglioside β-galactosidase，galactosylceramidase β-galactosidase のどちらの酵素によっても分解され得るのに対し，サイコシンは galactosylceramidase によってのみ分解されることから，サイコシンの代謝障害とサイコシンの蓄積が本疾患の病態機序の上で重要であると考えられている．サイコシンは細胞毒性が極めて強いため，わずかの蓄積によっても，乏突起膠細胞（oligodendroglia）を障害して，広範な脱髄が起きることが本疾患の病態の本質であろうと考えられている．事実，Krabbe 病の剖検脳の分析では，セレブロシドはグロボイド細胞には蓄積しているものの，白質全体で見るとセレブロシドはあまり蓄積せず，むしろ乏突起神経膠細胞の脱落とその結果としての脱髄が特徴的である．

病理学的には，広範な脱髄と globoid cell と呼ばれる大型の多核細胞の出現を特徴とし，このことから，グロボイド細胞白質ジストロフィー（globoid cell leukodystrophy）という名称でも呼ばれる．

b．臨床症状

多くは，生後3〜6ヵ月に発症する．幼児期，若年期発症例，成人発症例も，まれではあるが報告されている．乳児期発症の典型例では，生後3〜5ヵ月頃から外界の刺激に対し過敏になり，四肢筋緊張が亢進し，精神運動発達は停止し，その後精神運動機能低下がさらに進行し，除皮質硬直を呈するようになる．症状が進行すると，除脳硬直状態となり，周囲との反応が消失する．その後，筋緊張は低下し，発症後1年以内に死亡する．また，末梢神経も障害されるため，腱反射が低下し，神経伝導速度も低下する．

若年発症例では発症年齢が1〜10歳くらいで，精神運動機能の進行性の低下，刺激に対する過敏性，筋緊張亢進，視力低下などが特徴である．

成人発症例はまれであるが，知的機能の低下，痙性歩行，凹足，内反尖足などの足の変形などが特徴である．

検査所見としては，脳脊髄液では蛋白が増加する．MRI では，病初期には正常のこともあるが，ある程度進行すると，大脳白質のびまん性の脱髄像（MRI では T_2 強調画像で高信号域），びまん性の大脳萎縮像を示す．成人例では錐体路に限局した T_2 高信号域を示す例もある．多くの例で，末梢神経伝導速度が一様に低下し（20 m/秒前後），大脳白質の脱髄像と末梢神経障害の存在は，本疾患や，異染性白質ジストロフィーなどの可能性を考えるヒントになる．

c．診断

臨床経過と，画像診断から本症を含め白質ジストロフィーを疑い，末梢血白血球，皮膚線維芽細胞などの galactosylceramide β-galactosidase 活性を測定し，酵素活性の著明な低下を証明し診断を確定する．第14染色体（14q21-q31）上に存在する病因遺伝子 GALC の遺伝子検査による病原性変異の確認も診断確定に有用である．鑑別診断としては，異染性白質ジストロフィー，副腎白質ジストロフィー，progressive multifocal leukoencephalopathy，Alexander 病，Canavan 病，Pelizaeus-Merzbacher 病，Nasu-Hakola 病，CADASIL，CARASIL HDLS，cerebral amyloid angiopathy，retinal vasculopathy with cerebral leukodystrophy などとの鑑別が必要である．また，sudanophilic leukodystrophy と呼ばれ病因の確定していない白質ジストロフィーもある．

d．治療

現在のところ根本的な治療法は確立されておらず，対症療法が中心となる．酵素学的な解析や，遺伝子変異の解析など分子遺伝学的な研究が進んでおり，遺伝相談に応用されている．

D Pelizaeus-Merzbacher 病
Pelizaeus-Merzbacher disease

a．病因・病態

中枢神経系の髄鞘（ミエリン）の主要蛋白成分の一つである proteolipid protein（PLP）遺伝子（染色体座は Xq22）の変異による疾患で，PLP の合成障害が生じ髄鞘形成不全をきたす疾患であると考えられている．遺伝形式は X

連鎖性劣性遺伝．病理学的には，中枢神経系の髄鞘の著しい形成不全と，ところどころに保たれた髄鞘が島状に点在するのが特徴である．

b. 臨床症状

classical form では発症は幼児ないし小児期で，眼振，精神運動発達遅延，運動失調，choreoathetosis，四肢の痙性麻痺が出現してくる．徐々に錐体外路徴候，痙攣などが加わって末期には除脳硬直状態となる．新生児期に発症する例（connatal form of Seitelberger）では，症状はさらに重篤で，著明な低緊張，哺乳困難を呈し進行も早い．最近では X 連鎖性劣性遺伝性を示す家族性形成対麻痺家系でも PLP 遺伝子の異常が見いだされており，臨床像のスペクトルがさらに広いものと考えられるようになってきている．

c. 診 断

上記の臨床症状，進行性の臨床経過，中枢神経系の髄鞘形成の異常を示唆する電気生理学的所見，画像所見，家系内に類症者のいる場合，X 連鎖性劣性遺伝を示唆する家族歴などから，本症の可能性を考える．PLP 遺伝子の遺伝子解析により，遺伝子診断が可能になりつつある．

d. 治 療

現在のところ根本的な治療法は確立されておらず，対症療法が中心となる．

E Canavan 病
Canavan disease

a. 病因・病態

N-アセチルアスパラギン酸（N-acetylaspartic acid；NAA）をアスパラギン酸と酢酸に分解する aspartoacylase の先天的な欠損により，NAA が蓄積し，尿中への NAA の排泄量が増加し，正常者の 200 倍にも達する．遺伝形式は，常染色体性劣性遺伝性で，遺伝子座は 17pter-p13．

b. 臨床症状

発症年齢は乳児期から幼児期にかけてで，頭囲の拡大，重度の精神発達遅延，筋の低緊張，視力障害などが特徴で，予後不良の疾患である．病理学的所見としては海綿状脳症が特徴．MRIでは，大脳白質の左右対称性の T_2 高信号域が観察され，造影効果を伴わない．Alexander 病でみられるような脳室の著しい拡大はみられない．診断は，臨床症状と，画像所見を参考にして尿中 NAA などの測定を行い，NAA の高値を証明する．MR スペクトロスコピーが施行できる場合には，NAA の高値を非侵襲的に証明でき，診断価値が高い．

c. 治 療

現在のところ根本的な治療法は確立されておらず，対症療法が中心となる．

F Alexander 病
Alexander disease

本疾患の発症原因として，神経膠原線維酸性蛋白 glial fibrillary acidic protein（GFAP）遺伝子の変異が見出されており，通常ヘテロ接合性の変異により発症する．家族歴を有する場合には，常染色体優性遺伝を呈する疾患である．乳幼児型・若年型においては両親に変異が認められないことが多く，新生突然変異（de novo mutation）が多くを占めると考えられている．

発症年齢により，乳幼児型（infantile form），若年型（juvenile form），成人型（adult form）に分類される．乳幼児型は，白質脳症，頭囲拡大，痙攣，球麻痺・偽性球麻痺，精神発達遅滞を主徴とする．若年型は，球症状，痙性，失調，頭囲拡大などがみられる．成人型は，失調症状，球症状，痙性を主徴とすることが多い．

画像所見の特徴としては，乳幼児型および若年型においては，頭囲の拡大，前方優位の白質脳症を呈する．成人型では，特徴的な延髄から脊髄の特徴的な萎縮像が観察されることが多く．延髄から上部脊髄が萎縮する一方で橋の大きさは保たれ，脳幹全体がオタマジャクシ様にみえる様子は，tadpole appearance と呼ばれる．

現在のところ根本的な治療法は確立されておらず，対症療法が中心となる．

2 脂質蓄積症（リピドーシス）
lipid storage disease

　神経系にはスフィンゴ脂質をはじめとして，多量の脂質が存在する．これらのスフィンゴ脂質はライソソームにおいて分解酵素により分解されていくが，この分解酵素が先天的に欠損すると，その基質であるスフィンゴ脂質が蓄積する．その蓄積は，これらのスフィンゴ脂質の神経系における活発な代謝を反映して主として神経系に蓄積が生じる．このような一群の疾患を脂質蓄積症（リピドーシス）と呼ぶ．［正確には，スフィンゴリピドーシス（sphingolipidosis）と呼ぶ］．本項では，スフィンゴリピドーシスとしては分類されないが，脂質代謝異常症としてBassen-Kornzweig病，Refsum病も取り上げる．

　スフィンゴ脂質の代謝マップと，欠損酵素の位置を図IV-19-1（644頁）に示す．いずれの疾患も頻度としてはまれな疾患であるが，小児期発症の典型例についてはその臨床的な特徴から，臨床診断は比較的容易である．最近になり軽症例や成人発症例など非典型的な臨床像を呈する症例も多く報告されてきており，このような例では診断には注意を要する．診療上のポイントとしては，臨床的な観察から少しでも本疾患群の可能性が考慮される場合は，積極的に白血球の酵素活性の測定を行うことが重要である．ルーチンで行われる合成基質を用いた酵素活性の測定で手がかりが得られない場合には，天然基質を用いた酵素分析を行うことにより初めて欠損が証明される場合もある．酵素分析ではっきりした手がかりの得られない場合は，直腸粘膜生検などを行い，神経細胞内にmembranous cytoplasmic body（MCB）を証明するなど，病理形態学的に脂質蓄積を証明することが必要になる場合もある．

A G_{M1}-ガングリオシドーシス
G_{M1}-gangliosidosis

a. 病因・病態

　ライソソーム酵素の一つである G_{M1}-ganglioside β-galactosidase が遺伝的に欠損することにより，β-galactosidase の基質となる物質は種類が多く，臓器によって蓄積物質が異なる．神経系には G_{M1}-ガングリオシドが，また，腹腔内臓器にはムコ多糖および糖蛋白が蓄積する．遺伝子座は第3染色体（3p21-p14.2）に存在し，遺伝形式は常染色体性劣性遺伝性である．なお，ムコ多糖症の中でムコ多糖症IV-B（Morquio症候群B型）ではやはり同一の酵素である β-galactosidase が欠損するが，その場合は変異 β-galactosidase による G_{M1} ganglioside の加水分解は比較的可能であるために，中枢神経症状を呈さず，骨格系の変化のみを呈しムコ多糖症の臨床型をとると考えられている．

　病理学的には，Tay-Sachs病と同様に，神経細胞内に membranous cytoplasmic body（MCB）の蓄積を認める．その他，Hurler病などのムコ多糖症に認められるのと同様の細胞内封入体を肝などに認める．

b. 臨床症状

　発症年齢から次の三つの臨床型に分類されることが多い．

1. type 1［乳児型（infantile G_{M1} gangliosidosis）］

　生後6ヵ月までに発症する．生後哺乳障害，体重増加不良，進行性の精神運動発達遅滞，退行がみられる．末期には除脳硬直状態となる．cherry-red spot は50％の症例でみられる．その他，ムコ多糖症様の身体的特徴（ガーゴイル様顔貌，肝脾腫，骨格の変形など）を認める．

2. type 2［若年型（juvenile G_{M1} gangliosidosis）］

　発症年齢は1歳頃以降．運動失調，内斜視，巧緻運動の障害などがみられ精神運動発達遅滞，退行，てんかんなどを示すが，乳児型と比較すると症状はやや軽い．

3. type 3［成人型（adult G_{M1} gangliosidosis）あるいは chronic form とも呼ばれる］

発症年齢は10歳前後くらいのことが多く，成人期になって発症する例はむしろ少ない．初発症状は歩行障害のことが多く，構音障害もよくみられ，顔面や，四肢，体幹のジストニアなどの錐体外路症状が特徴的な臨床症状であることが多い．dystonia musculorum deformans の臨床像を呈した症例も知られている．知能障害はないか，あっても軽度なものである．

c. 診 断

小児例ではスフィンゴリピドーシスを疑わせる臨床症状（精神発達遅滞や知的機能の低下）があり，粗な顔貌（ガーゴイル様顔貌とも呼ばれる），肝脾腫，骨格の変形などがあれば本症を疑う．成人例では，ジストニアなどの錐体外路症状に軽度の骨格変形（椎体の扁平化など）をみれば本症を疑う．確定診断は，末梢血白血球のβ-galactosidase 活性の著明な低下を証明することにより行う．

鑑別診断としては，ムコ多糖症，糖蛋白代謝異常症として分類される疾患が対象となる．さらにジストニアが主症状の場合には，特発性捻転ジストニア，Wilson病，Hallervoden-Spatz病，parkinsonism を呈する疾患なども鑑別する必要がある．

d. 治 療

現在のところ根本的な治療法は確立されておらず，対症療法が中心となる．遺伝子変異の解析など分子遺伝学的な研究が進んでおり，遺伝相談に応用されている．

B G_{M2} ガングリオシドーシス
G_{M2} gangliosidosis

β-hexosaminidase の欠損により，G_{M2} ガングリオシドの蓄積する疾患である．代表的な病型に Tay-Sachs 病，Sandhoff 病がある．

a. 病因・病態

G_{M2} ガングリオシドは，ライソソームにおいて活性化蛋白（activator protein）の存在下に β-hexosaminidase A によって加水分解を受け代謝される．したがって，β-hexosaminidase A または，活性化蛋白（activator protein）の遺伝的欠損により，ライソソーム内に G_{M2} ガングリオシドの蓄積が生じる．hexosaminidase には，hexosaminidase A および B と呼ばれる2種類の酵素があり，hexosaminidase A は α サブユニットと β サブユニットで構成され，hexosaminidase B は β サブユニットのみから構成される．したがって G_{M2} ガングリオシドーシスは，その分解に関わる酵素，活性化蛋白のいずれかの先天的な欠損により G_{M2} ガングリオシドが神経細胞に蓄積してくる病態を指すが，酵素学的には次に示すように3つの場合がある．

① hexosaminidase α サブユニットの欠損により hexosaminidase A 欠損を生じる場合（B variant とも呼ばれる）．
② hexosaminidase β サブユニットの欠損により hexosaminidase A および B の欠損が生じる場合（O variant とも呼ばれる）．
③ 活性化蛋白（activator protein）の欠損により，β-hexosaminidase A 蛋白そのものには異常はないのに G_{M2} ガングリオシドの加水分解が出来ず G_{M2} ガングリオシドの蓄積をきたす（AB variant とも呼ばれる）．

これらの3つの場合の鑑別は，β-hexosaminidase A および B の活性の測定などの詳細な酵素学的な解析により行われる．

代表的な臨床病型としては，Tay-Sachs 病，Sandhoff 病があり，ともに乳児期に発症し重度の精神運動発達遅延を呈するものであるが，最近になり，発症年齢が遅く（時に成人発症），脊髄小脳変性症様の症状や運動ニューロン疾患様の症状を呈する非定型例の存在も知られるようになってきている．

病理学的変化は，神経系に認められ，大脳皮質，小脳では，神経細胞は減少し，残存した神経細胞は脂質の蓄積のために膨化し，核は偏在する．電顕的には，神経細胞質中に膜様細胞質小体（membranous cytoplasmic body ;

MCB）が多数認められる．

1 hexosaminidase αサブユニットの欠損症

a. 病因・病態
第15染色体（15q23-24）に存在するβ-hexosaminidase αサブユニット遺伝子に異常があることにより，β-hexosaminidase A 欠損を生じ，中枢神経系に G_{M2} ガングリオシドなどが蓄積する疾患である．遺伝形式は常染色体劣性遺伝を示す．

Tay-Sachs病は乳児期に発症して，重度の精神運動発達遅延を呈するものを指すが，この他にも発症年齢の違いにより，若年型（juvenile G_{M2} gangliosidosis），成人型（adult G_{M2} gangliosidosis）などの病型が知られている．発症年齢と，β-hexosaminidasse A の残存活性の間に相関があるといわれている（β-hexosaminidasse A の残存活性は，Tay-Sachs病では正常値の0.1％，若年型では0.5％，成人型では2～4％程度といわれている）．

b. 臨床症状

1. Tay-Sachs病（乳児型）
生後6ヵ月頃から，周囲に無関心となり，精神運動発達が停止し，さらに退行する．音に対し過敏となり，音に誘発されるミオクローヌスがよく観察される．眼底黄斑部に cherry-red spot が出現し，視力は漸次低下する．初期には筋緊張は低下するが，後に亢進してくる．痙攣発作がみられるようになり，次第に除脳硬直状態となり，2～3歳頃までに死亡する．

2. 若年型（juvenile G_{M2} gangliosidosis）
発症年齢は2～6歳頃で，運動失調，精神運動発達遅滞，痙性，てんかん，視力低下などが徐々に進行し，10～12歳には寝たきりの状態となることが多い．Tay-Sachs病（乳児型）と比較して cherry-red spot の出現頻度は低い．この他にも，発症は幼児期であるが知能は比較的保たれ，脊髄小脳変性症様の症状を呈し，進行は緩徐で成人まで生存する例も知られている．

3. 成人型（adult G_{M2} gangliosidosis）
発症は遅く，脊髄小脳変性症に類似の症状や，下位運動ニューロンが主として障害されて運動ニューロン疾患様の臨床像を呈する場合が知られている．

c. 診　断
乳児期発症の典型例については診断は比較的容易であるが，発症年齢が遅くなるにつれて臨床から診断をつけるのが困難となる．精神発達遅滞や中枢神経系の変性症を思わせるような臨床経過を示す例については，（近親婚がみられる場合は特に）スフィンゴリピドーシスの可能性を疑うことが重要で，本症に上げる末梢血白血球などを用いて各種ライソソーム酵素の測定を行い，β-hexosaminidase A 活性の低下を証明することにより診断する．なお，本疾患においては，β-hexosaminidase B 活性は正常である．

鑑別診断として，本章で説明するさまざまのスフィンゴリピドーシス，糖蛋白代謝異常症などが鑑別として重要である．臨床的な特徴からある程度の鑑別は可能であるが，酵素学的な解析により診断の確定を行う．

d. 治　療
現在のところ根本的な治療法は確立されておらず，対症療法が中心となる．遺伝子変異の解析など分子遺伝学的な研究が進んでおり，遺伝相談に応用されている．

2 β-hexosaminidase βサブユニット欠損症

a. 病因・病態
第5染色体（5q13）に存在するβ-hexosaminidase βサブユニットの遺伝的欠損により，β-hexosaminidase A，B の両酵素の欠損が生じ，G_{M2}-ガングリオシドに加えてアシアロ G_{M2}-ガングリオシド，グロボシドなどの糖脂質が蓄積する疾患である．遺伝形式は常染色体劣性遺伝である．

b. 臨床症状
1. 乳児型（Sandhoff 病）
　発症年齢，臨床症状ともに，Tay-Sachs 病と同様であるが，それに加えて，軽度の肝脾腫が認められる．
2. 若年型（juvenile form）
　発症年齢は 3〜10 歳頃で，構音障害，小脳失調，精神運動発達遅滞などを呈する．視力は正常で乳児型と異なり cherry-red spot などはみられない．
c. 診　断
　末梢血白血球のライソソーム酵素の測定を行い，β-hexosaminidase A および B の欠損を証明することにより診断する．Tay-Sach 病と異なり，尿中にグロボシド排泄量が 10〜50 倍に増加するため，尿から脂質を抽出して，薄層クロマトグラフィーにより，グロボシドの増加を認めることなども参考となる．
　鑑別診断としては，β-hexosaminidase A 欠損症（前述）を始めとして，スフィンゴリピドーシス，糖蛋白代謝異常症を鑑別する必要があり，末梢血白血球などを用いた酵素学的な解析により行う．
d. 治　療
　現在のところ根本的な治療法は確立されておらず，対症療法が中心となる．遺伝子変異の解析など分子遺伝学的な研究が進んでおり，遺伝相談に応用されている．

3　活性化蛋白欠損症（AB variant とも呼ばれる）
alcoholic associated diseases

a. 病因・病態
　G_{M2} ガングリオシドの加水分解には，β-hexosaminidase A に加えて活性化蛋白（activator protein）と呼ばれる蛋白の存在が必要であり，この活性化蛋白の欠損により，β-hexosaminidase A，B による基質である糖脂質の分解ができなくなる．遺伝形式は常染色体劣性遺伝形式．臨床症状は，Tay-Sachs 病や乳児型 Sandhoff 病と同様である．

　通常ライソソーム酵素活性の測定では合成基質を用いて行われるが，合成基質を用いた場合，活性化蛋白が欠損しても，β-hexosaminidase A，B 活性は低下を示さない．臨床的に Tay-Sachs 病，Sandhoff 病などが疑われ，合成基質を用いた酵素測定で異常のない場合は，G_{M2} ガングリオシドを基質として hexosaminidase 活性の測定を依頼することが必要となる．

C　Niemann-Pick 病
sphingomyelin lipidosis

　Niemann-Pick 病は，臨床的には肝脾腫，骨髄中の泡沫細胞の出現などが特徴で，生化学的には，網内系の組織に様々な程度のスフィンゴミエリン，コレステロール，糖脂質などが蓄積することが特徴である．臨床症状から，A，B，C 型などと慣用的に分類されてきたが，病態機序の解明が進み，spingomyelinase の欠損に基づく疾患（A 型および B）型と，spingomyelinase に欠損は認められず，コレステロールの細胞内輸送に異常を認める疾患（C 型）と，大きく 2 つにわけて理解することができるようになった．C 型については，治療法が開発されており，早期の診断が重要になっている．

a. 病因・病態
　第 11 染色体に遺伝子座があり酸性スフィンゴミエリナーゼの欠損によるもの（A 型および B 型）と，遊離型コレステロールの細胞内転送過程に障害があるもの（C 型）の二つに分かれる．後者については，NPC1（遺伝子座は第 18 染色体），NPC2（遺伝子座は第 14 染色体）という二つの遺伝子のいずれかに変異がみられることがわかっている．遺伝形式は，いずれも，常染色体劣性遺伝性である．

b. 臨床症状
1. A 型（スフィンゴミエリナーゼ欠損による）
　発症年齢は乳児期で，重度の肝脾腫，リンパ節腫大，哺乳障害，精神発達遅滞，痙攣，などを示し，通常 5 歳までに死亡する．約半数の例で cherry-red spot が観察される．酸性スフィンゴミエリナーゼ活性は 5% 以下．50% の例に

cherry-red spot がみられる．末梢血リンパ球の空胞化や骨髄中の泡沫細胞の出現が特徴である．

2．B型（スフィンゴミエリナーゼ欠損による）

幼児期に肝脾腫で気づかれることが多い．神経症状として，精神発達遅滞，失調，眼底のcherry-red spot を呈する症例など報告されているが，症例によりかなりのばらつきがある．骨髄中に泡沫細胞がみられる．

この他に，まれに，成人発症の例もある．肝脾腫，骨髄中の泡沫細胞などにより発見されることが多い．神経症状はないか，あっても軽度で，小脳失調やcherry-red spot の報告された例がある．

3．C型（NPC1またはNPC2の欠損による）

発症年齢は幅広いが，乳児期に発症する場合は，重度の肝脾腫，精神発達遅滞を示す．症例によっては黄疸を呈することがある．幼児期から18歳くらいの発症では，精神発達遅滞，垂直性核上性眼球運動障害，小脳失調，肝脾腫などが特徴である．まれに成人例の報告があり，進行性の知的機能の低下，垂直性核上性眼球運動障害，小脳失調，肝脾腫などを示す．多くの症例は，NPC1遺伝子に変異が見られ，NPC2遺伝子に変異がみられることはまれである．

c．診　断

肝脾腫，骨髄泡沫細胞，進行性の認知症，垂直性核上性眼球運動障害などをみれば本症を疑う．A型，B型に関しては，白血球，皮膚線維芽細胞などを用いて酸性スフィンゴミエリナーゼの測定を行い欠損を証明する．SMPD1遺伝子検査による病原性変異の確認も診断確定に有用である．C型に関しては，酸性スフィンゴミエリナーゼ活性の値はA，B型のような欠損は示さず，軽度の低下を示す例から，むしろ高値を示す例もある．培養皮膚線維芽細胞を用いてコレステロールのエステル化反応の低下が診断の参考になるといわれている．NPC1，NPC2遺伝子の解析により遺伝子診断が可能である．鑑別診断としては，A，B型とC型の鑑別が重要である．また，Gaucher病をはじめとする他のスフィンゴリピドーシスも鑑別する必要がある．

d．治　療

C型に対しては，グルコシルセラミド合成酵素阻害薬であるミグルスタットが開発され，神経症状の進行の抑制傾向が認められており，早期の診断と治療開始が重要になっている．

D Gaucher病
Gaucher disease

a．病因・病態

Gaucher病はライソソーム水解酵素の一つである，グルコセレブロシダーゼの遺伝的欠損によりその基質であるグルコセレブロシドが主として網内系に蓄積する疾患である．

b．臨床症状

発症年齢および神経症状を呈するかどうかにより，主に，1型，2型，3型に分類される．遺伝子座は第1染色体長腕（1q21）にあり，遺伝形式は常染色体性劣性遺伝性である．

1．Ⅰ型（慢性非神経型）

発症年齢が幼児期から成人までと幅が広く，肝脾腫で発見されることが多い．肝脾腫，脾機能亢進により貧血，血小板減少を来すことがある．マクロファージ，Kupffer細胞などの網内系の細胞にグルコセレブロシドが蓄積し，腫大したGaucher細胞が骨髄をはじめとして網内系の各所に見られる．Gaucher細胞の浸潤により，骨痛，病的骨折などの骨合併症や時に呼吸不全などもみられる．

2．Ⅱ型（急性神経型）

生後3ヵ月までに発症し，肝脾腫に加えて，精神発達遅滞，斜視，嚥下困難，筋緊張亢進により咬痙（trismus），後弓反張（opisthotonus）などが特徴である．

3．Ⅲ型（亜急性神経型）

発症は幼児期から思春期にかけてと幅が広い．全身症状は1型と同様，神経症状としては，徐々に進行性の認知症，ミオクローヌス，核上性眼球運動障害などが特徴である．症例によっては，核上性眼球運動障害や軽度の脳波異常の

みを呈する軽症例もある．

c. 診 断
白血球，培養皮膚線維芽細胞などを用いてグルコセレブロシダーゼの欠損を証明する．

d. 治 療
糖鎖末端をマンノースに修飾することで，標的細胞であるマクロファージへの取り込みが改善した酵素が治療に用いられていおり，1型に対して，貧血，血小板減少，肝脾腫等に対する効果が認められている．神経症状を呈する2型，3型症例の酵素補充療法については，上記の症状に対し1型とほぼ同様の効果が得られるが，神経症状の改善は確認されていない．最近になり，グルコセレブロシダーゼの欠損により過剰に蓄積するグルコシルセラミドの合成を阻害する薬剤（エリグルスタット酒石酸塩）による基質合成抑制療法も可能となった．

E Fabry病（びまん性被角血管腫）
angiokeratoma corporis diffusum

a. 病因・病態
ライソソーム加水分解酵素の一つであるα-galactosidase Aの遺伝的欠損のために，全身の血管壁，細胞内皮系細胞，一部の神経系にceramide-trihexoside（CTH）やceramide-digalactoside（CDH）などの糖脂質が蓄積する脂質蓄積症である．遺伝子座はX染色体（Xq22）で，遺伝形式はX連鎖性劣性遺伝性である．平成11年度より厚生省特定疾患に組み込まれた．

b. 臨床症状

1. 一般症状
7～16歳頃，皮疹（被角血管腫 angiokeratoma）が出現する．これは，暗赤色の紅斑ないしは丘疹で，最初臍周囲に出現し，膝と臍部との間に広がる．多くの例で心肥大を認める．20歳前後から，蛋白尿，尿濃縮能の低下が出現し，次第に腎機能が低下し，多くは40～50歳代には末期腎不全に進行する．肥大型心筋症を呈する例もあり，左室肥大，心電図異常や不整脈が観察され，進行すると心不全症状や，不整脈による症状が出現する．神経症状が前景に出ず，腎不全，心筋症などで発症する例も少なくない．視力障害を生じることはまれであるが，渦巻き状核膜混濁と呼ばれる眼病変が高頻度に観察される．

2. 神経症状
幼少児から無汗症と反復性下痢が出現する．この疾患で最も特徴的な神経症状は"Fabry pain"と呼ばれる激痛発作で，四肢特に手指と足指に強い．その他，神経性難聴，尿崩症が出現することがある．また，脳血管障害の合併のため，片麻痺などの脳局所症状を伴うことがある．

本疾患はX連鎖性疾患であるが，女性保因者は，軽症の場合から，男性例と同様の臨床症状を呈する例まで，多様である．高齢女性では心合併症の頻度が高いことが報告されている．

c. 診 断
特徴的な神経症状，皮膚の被角血管腫，原因不明の腎不全，心筋症などをみれば本症を疑う．確定診断は，末梢血白血球のα-galactosidase A活性の著明な低下を証明する．病因遺伝子であるGLA遺伝子の検査による病原性変異の確認も診断確定に有用である．

神経症状に関する鑑別診断としては，遺伝性，あるいは自己免疫，栄養障害などさまざまの原因による末梢神経障害との鑑別を要する．先天代謝異常症で被角血管腫を呈することのある疾患としては，ガラクトシアリドーシス，フコシドーシス，asparatylglycosaminuria，Kanzaki病（N-acetylgalactosaminidase欠損症）などがある．

d. 治 療
酵素補充療法（アガルシダーゼアルファ，アガルシダーゼベータ）が実用化され，酵素補充療法により血中および腎臓，皮膚などの組織中のグロボトリアオシルセラミド（GL-3）が有意に低下することが確認されている．疼痛発作に対して，ジフェニルヒダントインやカルバマゼピンが有効である．

F Bassen-Kornzweig 病
abetalipoproteinemia

β-リポ蛋白の欠損により，腸管からの脂質の吸収障害が生じ，その結果，網膜色素変性，小脳症状，末梢神経症状，血中コレステロールの低値，acanthocytosis などを呈する疾患である．

a. 病因・病態

遺伝形式は常染色体性劣性遺伝性で，本疾患の原因遺伝子は，ミクロソームトリグリセリド輸送蛋白（microsomal triglyceride transfer protein；MTP）遺伝子である．MTP 欠損のためにリポ蛋白の重合ができず，そのために腸からの脂質の吸収障害が生じると考えられている．神経症状の多くはは脂溶性ビタミンであるビタミン E の吸収障害によって生じるビタミン E 欠乏によると考えられている．acanthocytosis は脂質の吸収障害にともなって生じる低脂質血症の結果二次的に赤血球の脂質組成が変化するためとされている．アポリポ蛋白 B 遺伝子の欠損によって生じる hypobetalipoproteinemia においても，本症に類似の臨床像を示すことが知られている．

b. 臨床症状

初発症状は乳児期に始まる下痢，腹部膨満，脂肪便などの celiac syndrome である．初発神経症状は 2〜17 歳頃に始まる歩行失調であることが多い．歩行失調は，小脳性失調，深部知覚障害，筋力低下などによる．四肢の腱反射は消失．約 1/3 の症例で精神発達遅滞を認める．網膜色素変性が認められ，視力低下，夜盲がみられる．小脳性失調は 5〜10 歳頃に出現する．また思春期頃から，視野狭窄が出現する．

c. 検査

血液所見として acanthocytosis が認められ，血沈が非常に低値となる．血清コレステロールの低値（20〜50 mg/dL 程度），血清トリグリセリドの低値（2〜13 mg/dL），血清ビタミン E の低値（1.3 μg/mL）が認められ，カイロミクロン，VLDL，LDL が欠損する．

d. 治療

ビタミン E，ビタミン A，ビタミン K1 などの脂溶性ビタミンの補充が行われており，神経症状の治療に有効である．

G Refsum 病
Refsum disease

a. 病因・病態

本疾患はフィタン酸から α-ヒドロキシフィタン酸への反応を司る α 酸化酵素が欠損するために，フィタン酸が，末梢神経，肝，腎などに蓄積する常染色体性劣性遺伝性疾患である．フィタン酸は体内で合成されるものではなく，牛脂，バター，ナッツ，野菜などに含まれる食物由来のものであり，このことが本疾患の食事療法の原理として応用されている．

末梢神経は肥厚性間質性多発神経炎の所見を呈する．中枢神経系では脊髄前角細胞，後索，小脳脚，オリーブ小脳路などにも変性が認められる．網膜は各層にわたって変性する．

わが国では，フィタン酸の高値が生化学的に証明された Refsum 病の報告はない．しかしながら，フィタン酸の高値はないものの，臨床的には本症に類似する臨床像を呈する症例が時に報告されているが，その実体はよく解明されていない．

b. 症状

発症年齢は小児期から成人にかけて分布し，慢性進行性の多発ニューロパチーが主要症状で，下肢遠位部の筋萎縮と筋力低下，腱反射の低下ないし消失，知覚障害などを認める．眼振，失調性歩行，感音性難聴，網膜色素変性のための夜盲，視野狭窄などがみられることがある．また皮膚症状として魚鱗癬を伴う．

c. 検査

血清のフィタン酸が 10〜50 mg/dL（正常では 0.2 mg/dL 以下）と上昇する．髄液では 100〜600 mg/dL 程度の蛋白増加が認められるが，細胞増多はない．運動および知覚神経伝導速度が低下する．

d. 診 断

多発ニューロパチー，網膜色素変性，小脳失調，感音性難聴，髄液の蛋白細胞解離などから本症を疑い，血清のフィタン酸の分析を行い，その上昇により診断する．

e. 治 療

蓄積物質であるフィタン酸は，食物に由来する．したがって，フィタン酸およびその前駆物質の phytol の含量の多いバター，牛脂，ナッツ，野菜などの摂取を制限する．

4 糖蛋白代謝異常症
disorders of glycoprotein degradation

【定義・概念】

ムコ多糖症と同様の全身的な臨床症状に加えて，スフィンゴリピドーシスを思わせるような精神発達遅滞やその他の中枢神経症状を示し，尿中のムコ多糖の排泄には異常のない一群の疾患がある．従来，ムコ多糖症とスフィンゴリピドーシスの名前を併せて，ムコリピドーシスという名で呼ばれたが，その欠損酵素は，フコシダーゼ，マンオシダーゼなどのように，主として，糖蛋白，オリゴ糖の加水分解に関わる酵素であることが示され，最近では，糖蛋白代謝異常症という名で統一されるようになってきている．糖蛋白代謝異常症として分類されるものに，シアリドーシス，ガラクトシアリドーシス，I-cell 病，マンノシドーシス，フコシドーシス，asparatylglycosaminuria などがある．これら糖蛋白代謝異常症の臨床的な特徴を表IV-19-1にまとめてあるので参照のこと．

A ガラクトシアリドーシス
galactosialidosis

a. 病因・病理

白血球や培養皮膚線維芽細胞の β-ガラクトシダーゼ活性とシアリダーゼ活性が共に低下することから，ガラクトシアリドーシスという名で呼ばれてきたが，その本態は，保護蛋白と呼ばれる蛋白の欠損で，二次的に β-ガラクトシダーゼ活性とシアリダーゼ活性が共に低下し，中枢神経系を始めとしてその基質が蓄積する疾患である．わが国では比較的よく経験する疾患である．

b. 症 状

発症年齢は10代から20代にかけて発症することが多く，ガーゴイル様顔貌，椎体の偏平化などの骨格の変形，Fabry 病でみると同様の angiokeratoma（関節の伸側など，男性では陰嚢によく認められる）などの全身の身体徴候に加えて，cherry-red spot，ミオクローヌス，小脳失調，軽度の知能低下などの神経症候が特徴である．

c. 診 断

特徴的な身体徴候と神経症候から臨床診断できる．診断の確定は，白血球や培養皮膚線維芽細胞の β-ガラクトシダーゼ活性とシアリダーゼ活性の低下によって行う．最近は保護蛋白の遺伝子変異の解析もされており，わが国では特定の変異が多いことも見いだされており，遺伝相談も可能になってきている．

d. 治 療

現在のところ根本的な治療法は確立されておらず，対症療法が中心となる．ミオクローヌスに対しては clonazepam などが用いられる．遺伝子変異の解析など分子遺伝学的な研究が進んでおり，遺伝相談に応用されている．

B シアリドーシス
sialidosis

a. 病因・病理

ライソソーム水解酵素の一つであるシアリダーゼ（sialidase，neuraminidase とも呼ばれる）の一次的な欠損によって引き起こされる疾患をいう．ガラクトシアリドーシスにおけるシアリダーゼ活性の低下は保護蛋白の異常によるものであるので，シアリドーシスの中には含めない．

b. 分 類

発症年齢により，乳幼児期に発症する場合と，10歳以降に発症する場合がある．前者は，mu-

表Ⅳ-19-1　糖蛋白代謝異常症の臨床的特徴

疾患名	欠損酵素	遺伝形式* 遺伝子座	臨床的特徴
シアリドーシス mucolipidosis I	シアリダーゼ（sialidase, neur-aminidaseとも呼ばれる）	AR 6p21.3	乳幼児期の発症，骨格の変形，精神運動発達遅延，cherry-red spot，ミオクローヌス
cherry-red spot myoclo-nus症候群	同上		発症年齢は10歳以降，cherry-red spot，ミオクローヌス，知能はほぼ正常
ガラクトシアリドーシス	保護蛋白の欠損（結果的にβ-ガラクトシダーゼ，シアリダーゼの活性低下）	AR 20q13.1	骨格の変形，ガーゴイル様顔貌，皮膚のangiokeratoma，cherry-red spot，知能軽度低下，ミオクローヌス，小脳性失調
mucolipidosis II	UDP-GlcNAc:glycoprotein Glc-NAc-1-phosphotranseferase（結果に皮膚線維芽細胞で多数のライソソーム酵素が欠損する）	AR 4q21-q23	発症年齢は乳児期，Hurler症候群に類似の臨床像．ただし角膜混濁なし．骨格の変形，精神運動発達遅滞，退行，皮膚線維芽細胞中の細胞質封入体
mucolipidosis III	同上		mucolipidosis IIに比べると発症年齢も遅く軽症
マノシドーシス	α-マンノシダーゼ	AR 19p13.2-q12	骨格の変形，肝脾腫，精神運動発達遅滞
フコシドーシス	α-フコシダーゼ	AR 1p34	骨格の変形，肝脾腫，精神運動発達遅延，皮膚のangiokeratoma
asparatylglycosamini-uria	aspartyl glucosamine amide hydrolase	AR 4q23-q27	知能低下，不随意運動，角膜混濁，ガーゴイル様顔貌，肝脾腫

* AR：autosomal recessive

colipidosis Iとも呼ばれるもので，後者はcher-ry-red spot myoclonus症候群という名でも呼ばれる．

c. 症　状

　mucolipidosis Iは，生後6ヵ月頃までに発症し，Hurler症候群でみられるような骨格の変形，ガーゴイル様顔貌，cherry-red spot，肝脾腫，重度の精神運動発達遅滞を示す疾患である．

　一方発症年齢が10歳以降の場合には，cher-ry-red spot，ミオクローヌスの神経症状を示す（cherry-red spot-myoclonus syndromeと呼ばれる）．神経症状はガラクトシアリドーシスと類似するが，知能は正常で顔貌，骨格系の異常は認めない点が，ガラクトシアリドーシスとは異なる点である．

d. 治　療

　現在のところ根本的な治療法は確立されておらず，対症療法が中心となる．遺伝子変異の解析など分子遺伝学的な研究が進んでおり，遺伝相談に応用されている．

5　ムコ多糖類症
mucopolysaccharidosis（MPS）

　ムコ多糖類症は，ムコ多糖を加水分解するライソソーム水解酵素の欠損によりその基質であるデルマタン硫酸，ヘパラン硫酸，ケラタン硫酸などのムコ多糖類（mucopolysaccharide）が，結合織，神経系に蓄積する疾患である．I-cell病などのように，ムコ多糖症と，スフィンゴリピドーシスの臨床症状を合わせ持つ一群の疾患をムコリピドーシス（mucolipidosis）という名前で呼ぶ場合があるが，最近では，より本質的な代謝障害を表す言葉として糖蛋白代謝異常症という名前で統一されつつある（⇒657頁，糖蛋白代謝異常症の項参照）．

表Ⅳ-19-2 ムコ多糖症の臨床的特徴

疾患名（型）	欠損酵素	蓄積物質*	遺伝形式** 遺伝子座	臨床的特徴
Hurler（MPS 1H）	α-iduronidase	DS, HS	AR 4p16.3	ムコ多糖症のなかで最も重症型. 生後6ヵ月～1歳で発症. 低身長, 脊椎, 骨盤, 手根骨などの著しい骨変（多発性異骨症）, 関節の拘縮, ガーゴイル様顔貌, 角膜混濁, 難聴, 肝脾腫, ヘルニア, 精神発達遅滞.
Scheie（MPS 1S）	α-iduronidase	DS, HS	AR 4916.3	上記（Hurler症候群）と同様だが知能はほぼ正常.
Hunter（MPS 2）	sulfoiduronate sufatase	DS, HS	XR Xq28	Hurler症候群と同様だが, 軽症. 知能障害は軽度, 角膜混濁はない.
Sanfilippo A（MPSIIIA）	heparan-N-acetyl-transferase	HS	AR	A～Dの各グループは臨床的には同様で区別がつかない. 重度の知能低下, 退行. 角膜混濁なし, 骨変化や関節拘縮軽である.
Sanfilipoo B（MPSIIIB）	α-N-acetyl-glucos-aminidase	HS	AR	
Sanfilippo C（MPSIIIC）	heparan N-sulfatase	HS	AR 14	
Sanfilippo D（MPSIIID）	N-acetylglucosamine 6-sulfate sulfatase	HS	AR 12q14	
Morquio A（MPS IVA）	galactose 6-sulfatase	KS	AR 16q24	低身長, 骨格の変形, 短胴性小人症, X脚, 角膜混濁, 難聴, 心弁膜症, 知能正常.
Morquio B（MPS IVB）	β-galactosidase	KS	AR 3p21-p14.2	古典的なMorquio症候群に比し, 軽症例が多い.
Marteaux-Lamy（MPS VI）	arylsulfatase B	DS	AR 5q11-q13	低身長, 骨格変形, 角膜混濁, 難聴, 肝脾腫, 知能正常.
Sly（MPS VII）	β-glucuronidase	DS, HS	AR 7q21.11	骨格の変形, 肝脾腫, 性新運動発達遅滞.

*DS：dermatan sulfate, KS：keratan sulfate, HS：heparan sulfate
**AR：autosomal recessive, XR：X-linked recessive

基本的な臨床症状はすべてのムコ多糖症に共通するものである．すなわち，粗な顔貌（ガーゴイル様顔貌），低身長，kyphoscoliosis などの骨格の異常，椎体の扁平化や anterior beaking と呼ばれる変形，関節拘縮，角膜混濁，心雑音，肝脾腫，ヘルニアなどに加えて，精神発達遅滞を伴うことが多い．

さらに，ムコ多糖類の局所的な蓄積により，手根管症候群，脊髄の圧迫によるミエロパチーや神経根の圧迫症状，髄膜の肥厚により髄液の通過障害を引き起こし水頭症を起こすこと，などがある．

検査所見としては，末梢血リンパ球の空胞化（特殊染色は必要とせず，通常の末梢血の染色標本で観察できる），骨のX線検査で，多発性異骨症（dysostosis multiplex）と呼ばれる全身の骨の変形像や，トルコ鞍の皿状の拡大（J字型とも呼ばれる）などの特徴を認める．

個々のムコ多糖類症の種類とそれぞれの臨床的特徴は表Ⅳ-19-2にまとめてあるので参照のこと．

a. 診 断

確定診断は，白血球，培養皮膚線維芽細胞などを用いて，それぞれの酵素活性を測定して欠

損酵素を同定すること，あるいは，尿中のムコ多糖の総排泄量の増加があるかどうかを調べる．尿中ムコ多糖の排泄量が増加していれば，さらにその分画を調べ，どの種類のムコ多糖が増加しているかを調べることで確定診断ができる．それぞれの病因遺伝子の遺伝子検査による病原性変異の確認も診断確定に有用である．

b. 治 療

ムコ多糖症1型，2型に対して酵素補充療法が可能になっている．1型に対しては，ラロニダーゼ，2型に対しては，エラプレースと呼ばれる，遺伝子組換え技術を用いて生産された酵素製剤が承認され，関節拘縮，呼吸障害等の諸症状の改善がみられている．

6 アミノ酸代謝異常症
Disorder of amino acid metabolism

A 高フェニルアラニン血症（高 Phe 血症）
Hyperphenylalaninemia

【概説】

血清中フェニルアラニン値が 0.12 mM（2 mg/dL）以上となる状態で，フェニルアラニン水酸化酵素（phenylalanine hydroxylase；PAH）の異常によるフェニルケトン尿症（phenylketonuria；PKU）とその補酵素であるテトラヒドロビオプテリン（BH_4）欠損症に分類される（図IV-19-2）．前者は8万人に1人，後者は170万人に1人で常染色体劣性遺伝形式をとる先天代謝異常症である．両者ともに新生児マススクリーニングで高 Phe 血症として発見されるが治療法が異なるため早期の鑑別診断と治療が必要である．BH_4 欠損症は1975年に食事治療に反応しない異型（悪性）PKU として発見されたが，その後治療法も確立され適切に治療が行われていれば正常に発達し成人に達しても無症状であることが報告されている．しかし新生児マススクリーニングが行われる以前に生まれた40歳以上の成人では診断されず無治療で神経症状が発症していることがあるため注意が必要である．

a. 症 状

PKU は無治療では小頭症や精神発達遅滞をきたし，赤毛，色白などの症状を呈するが，一般に歩行などは可能であり寝たきりになることはなく無治療でも成人に達する．しかし BH_4 欠損症では中枢神経症状はさらに重症で乳児期より重度の発達遅延と痙攣を発症し，定頸はみられず寝たきりで，無治療の場合は乳幼児期に死亡することが多い．

b. 病因・病態

PKU は PAH をコードする遺伝子 *PAH*（12q22-q24.1）の先天的な変異により Phe の水酸化反応が障害され高 Phe 血症とチロシンの産生低下をきたし，精神発達遅滞，赤毛，色白を発症する．また PKU 患者が妊娠した時に母体の血中 Phe 値が高値の場合胎児の発育に異常をきたすことが知られており，これを母性 PKU という．BH_4 欠損症は PAH の補酵素 BH_4 を代謝する酵素をコードする遺伝子の先天的な変異により BH_4 産生が低下し，BH_4 を補酵素とする芳香族アミノ酸水酸化反応全般に異常をきたす．すなわち PAH の障害による高 Phe 血症だけでなく，チロシン水酸化酵素の障害によるカテコールアミンの低下，トリプトファン水酸化酵素の障害によるセロトニンの低下をきたすため，これらの神経伝達物質の低下による重篤な中枢神経症状を呈する．

c. 補助検査法

BH_4 経口負荷試験は，血中 Phe 値の低下により判定する診断的治療法で PKU と一部の BH_4 欠損症の鑑別に有効である．また PAH の異常による高 Phe 血症でも，BH_4 に反応して血中 Phe 値が低下する軽症の BH_4 反応性高 Phe 血症の診断にも有効である．

d. 診断・鑑別診断

PKU の診断は補酵素の代謝に異常はなく，普通食で血中 Phe 値が 20 mg/dL 以上の場合古典的 PKU と診断される．BH_4 欠損症には合成系と再生系の異常があり，鑑別には血液や尿のプテリジン分析と赤血球のジヒドロプテリジ

19 先天性代謝異常疾患

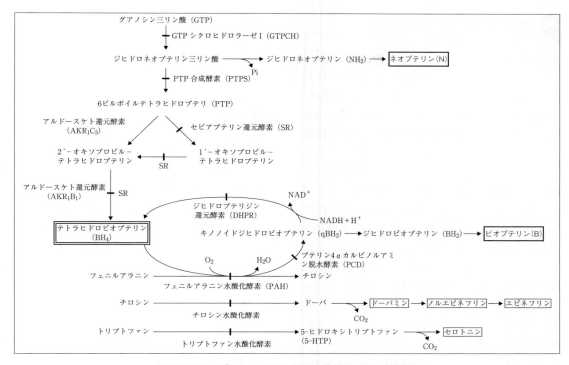

図Ⅳ-19-2 高フェニルアラニン血症とBH₄欠損症

ン還元酵素（dihydropteridine reductase；DHPR）活性の測定が必要である．プテリジン分析でネオプテリン（N）とビオプテリン（B）の両方が低下している場合は，GTPシクロヒドロラーゼ（GTP cyclohydrolase I；GTPCH）欠損症，N高値でB低値の場合は6ピルボイルテトラヒドロプテリン合成酵素（6-pyruvoyl tetrahydropterin synthase；PTPS）欠損症，DHPR活性が低下していればDHPR欠損症，7ビオプテリンが増加していればプテリン4αカルビノルアミン脱水酵素（pterin 4α carbinolamine dehydratase；PCD）欠損症と診断される．このほか補酵素BH₄の代謝異常には，瀬川病（常染色体優性遺伝のGTPCH欠損症）とセピアプテリン還元酵素（sepiapterin reductase；SR）欠損症があり，髄液プテリジン分析と遺伝子解析で診断可能である．しかし両者ともに高Phe血症を伴わないため新生児マススクリーニングで発見できず，学童から成人になって神経症状が発症してから発見されること

があるため原因不明のジストニアなどには注意が必要である．

e. 治療

PKUではPhe制限食により血中Phe値をコントロールすることで発症を抑えることができる．成人期でも血中Phe値は10 mg/dL以下にコントロールすることが推奨されている．特に成人女性の場合妊娠前から血中Phe値をコントロールすることで母性PKUを予防することができる．古典的PKUでは食事治療が一般的であるが，BH₄反応性高Phe血症では補酵素BH₄の大量投与で血中Phe値が低下するため普通食でもBH₄の内服だけで治療が可能である．BH₄欠損ではDHPR欠損症以外はBH₄とL-DOPA，5ヒドロキシトリプトファン（5HTP）の併用療法で治療可能である．DHPR欠損症ではPhe制限食とL-DOPA，5HTPに加えて葉酸の投与が必要になる．

B メープルシロップ尿症
maple syrup urine disease（MSUD）

【概説】
分枝鎖αケト酸脱水素酵素（BCKDH）複合体をコードする4つの遺伝子 *BCKDHA*（19q13.2），*BCKDHB*（6q14.1），*DBT*（1q21.2），*DLD*（7q31）のいずれかの変異により分枝鎖アミノ酸（BCAA：ロイシン，イソロイシン，バリン）およびこれらに由来するαケト酸が上昇する有機酸血症の一種で，常染色体劣性遺伝形式をとる約56万人に1人のまれな先天代謝異常症である．新生児期に発症する古典型とそれ以後に発症する中間型や間欠型などがあるが，いずれも哺乳不良，嘔吐，痙攣，意識障害，呼吸障害で発症し，治療が遅れれば発育や発達に障害をきたし，死に至ることもある．わが国では82％が生存しているが，その46％に神経学的後遺症がある．

a. 症 状
臨床症状は病型により異なり次の5つの病型に分類されるが，遺伝子型と臨床分類とは必ずしも相関しない．古典型は新生児期に発症し，中間型はBCAAが常に高値で明らかなケトアシドーシスはないが発達障害をきたす．間欠型ではBCAAは無症状時には正常で初期の発達も正常であるがケトアシドーシス発作後に増悪し，時に失調症をきたすこともある．チアミン反応型はチアミン投与が有効な病型であるが，E3欠損症は4つの病型と異なりαケトグルタル酸と乳酸の増加をともない治療は困難である．

b. 病因・病態
BCKDHの異常によりBCAAおよびこれらに由来するαケト酸が上昇し，ケトアシドーシスにより臨床症状を発症する．

c. 診 断
血清アミノ酸定量で3種のBCAA高値，尿の分枝鎖αケト酸および分枝鎖αヒドロキシ酸排泄増加で診断する．

d. 治 療
急性期は蓄積した毒性代謝産物の除去（血液透析など）適切な熱量投与による体蛋白の異化抑制が，また急性期以後および間歇型は適切なBCAA摂取制限と適切な熱量投与が治療の原則である．血中のロイシン値を2〜5 mg/dLにコントロールし，ビタミンB₁を投与する．

C Hartnup 病
Hartnup disease

【概説】
腎近位尿細管および小腸上皮での中性アミノ酸の吸収が阻害されるトリプトファン代謝障害で，常染色体劣性遺伝形式をとる約2万人に1人のまれな先天代謝異常症である．3〜9歳の頃に発症し成人に移行するペラグラ様の皮疹が特徴で日光過敏性があり春から夏に起こりやすい．

a. 症 状
アミノ酸（トリプトファン）尿とトリプトファン吸収不全のためニコチン酸欠乏をきたし，ペラグラ様皮疹，光線過敏皮膚炎，一過性小脳性運動失調，知能低下を示す．夏季に増悪する．

b. 病因・病態
SLC6A19 遺伝子（5p15.33）に変異があり，腸管と腎細尿管でのトリプトファンと中性アミノ酸吸収不全があり，腸内トリプトファンが腸内細菌で分解されてインドール酢酸，インドールとなり，これが吸収されインジカンとなって尿中に排泄される．トリプトファンからニコチン酸アミドへの代謝にも異常をきたし，ニコチン酸の欠乏を引き起こす．

c. 診 断
血清アミノ酸定量で3種のBCAA高値，尿の分枝鎖αケト酸および分枝鎖αヒドロキシ酸排泄増加で診断する．

d. 治 療
ニコチン酸アミドの投与，遮光，高蛋白食などがある．

D ホモシスチン尿症
homocystinuria（HCY）

【概説】
先天的な酵素の異常のために含硫アミノ酸で

あるメチオニンの代謝産物のホモシスチン（ホモシステイン）が血中に蓄積し，知能障害，水晶体脱臼，マルファン症候群様骨格，血栓症などを発症する．常染色体劣性遺伝形式をとる約90万人に1人のまれな先天代謝異常症である．新生児期に発症する古典型とそれ以後に発症する中間型や間欠型などがある．

a. 症　状

大部分はシスタチオニン合成酵素（CBS）の異常によりメチオニンとその代謝産物であるホモシステインが血中に蓄積するⅠ型で，ビタミンB_6の大量投与に反応するB_6反応型は予後がよい．このほかメチルコバラミン合成障害（Ⅱ型），メチレンテトラヒドロ葉酸還元酵素欠損（Ⅲ型）ではメチオニンは増加せずホモシスチンだけが増加するためスクリーニングでは発見されない．

b. 病因・病態

メチオニンの代謝経路にあるシスタチオニンβ合成酵素をコードする遺伝子 *CBS*（21q22.3）に変異があり，ホモシステインが体内にたまり，シスチンが低下するため種々の臨床症状を呈する．

c. 診　断

血液のアミノ酸分析で総ホモシステインの増加により診断する．尿中のホモシスチンは保存法により陰性のこともあるので注意が必要である．

d. 治　療

低メチオニン・高シスチン食事療法を行う．ピリドキシン（$V.B_6$）不応型ではベタインを併用し，血中メチオニン値よりも血中総ホモシステイン値を指標に治療すべきである．

E Lowe 症候群
Lowe syndrome

【概説】

先天性白内障，精神発達遅滞，尿細管性アシドーシスを主徴とし，眼脳腎症候群とも呼ばれている．X染色体性劣性遺伝形式をとるまれな先天代謝異常症である．腎機能障害は進行性で，20～40歳頃に末期腎不全に進行する．

a. 症　状

前額突出，落ち窪んだ眼，まばらな毛髪などが特徴の特異な顔貌，知能障害，痙攣などの中枢神経障害，先天性白内障，角膜病変，斜視，眼振などの眼症状とファンコニー症候群やくる病などの腎症状がある．

b. 病　因

本症はポジショナルクローニングで病態が明らかにされた代表的な疾患で，責任遺伝子 *OCRL1* がX染色体（q25-q26）に同定され，ホスファチジル・イノシトールリン酸系酵素の異常に起因する先天代謝異常症であることが判明した．

c. 診　断

酵素活性の測定あるいは *OCRL1* 遺伝子の遺伝子検査により確定診断する．出生前診断も可能である．

d. 治　療

根本的な治療法はなく，白内障に対する水晶体摘出術や緑内障の管理，痙攣には抗痙攣薬，くる病の予防にはビタミンDの投与など対症療法を行う．

F 遺伝性高チロシン血症
hereditary tyrosinemia

【概説】

遺伝性高チロシン血症Ⅰ型はフマリルアセト酢酸ヒドラーゼ（fumarylacetoacetate hydrolase；FAH）が欠損することで発症する10万～12万人に1人のまれな先天代謝異常症で常染色体劣性遺伝形式をとる．低血糖，アミノ酸やその他の代謝障害，凝固因子の低下，若年性肝臓癌，肝不全が進行する．近位尿細管においても細胞障害が出現し，アミノ酸尿，糖尿，代謝性アシドーシスなどのファンコニー症候群が発症する．

a. 症　状

臨床的には，進行する肝障害と腎尿細管障害が特徴である．急性型，亜急性型，慢性型の3つの病型があり，亜急性型では，生後数ヵ月か

ら1年程度で肝障害を発症する．

b．病因

FAHをコードする遺伝子 *FAH*（15q23-q25）の変異によって，細胞内に蓄積するフマリルアセト酢酸の毒性のために種々の病態が生じる．肝細胞では遺伝子発現の異常，酵素活性の阻害，アポトーシス，染色体の不安定および癌化が生じている．

c．診断

血中チロシン値の上昇と尿有機酸分析で尿中サクシニルアセトンの上昇を認める．

d．治療

ニチシノン（nitisinone；NTBC）を使用し，食事療法（低フェニルアラニン・低チロシン食）を併用する．早期に治療を開始すると約90％がニチシノンに反応するといわれている．治療の効果判定には肝機能検査と血清αフェト蛋白値の測定が有用である．血清αフェト蛋白を正常範囲に保つことができれば予後が期待できる．ニチシノンを使用しない例では肝不全に至ることが多く，肝移植が行われる．

7 尿素サイクル疾患
urea cycle disorders

生体内で産生されたアンモニアの大部分は肝臓の尿素サイクルで処理される．本サイクルには5つの酵素が律速的に作用し，さらに調節因子を合成する酵素と細胞質とミトコンドリアにまたがるサイクル作動に必須な膜転送蛋白質が関与する（図Ⅳ-19-3）．一方，先天的にこの系の酵素または蛋白に欠損がある場合には高アンモニア血症をきたす．臨床症状は各型に共通している．すなわち，新生児期の発症では，高アンモニア血症とこれに伴う嘔吐，意識障害，低緊張が主症状である．酵素欠損の程度が軽い場合には発症が遅く，小児期に至って反復性の嗜眠傾向，嘔吐，痙攣発作などの臨床症状がみ

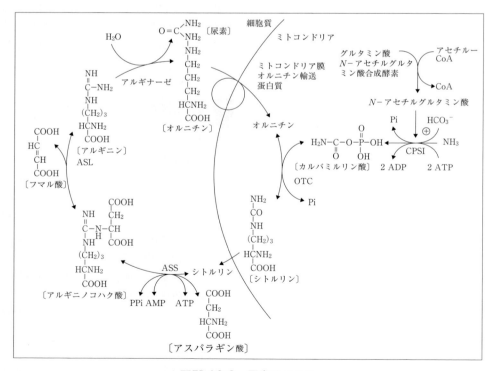

図Ⅳ-19-3　尿素サイクル

CPSI：カルバミルリン酸合成酵素Ⅰ，OTC：オルニチントランスカルバミラーゼ，ASS：アルギニノコハク酸合成酵素，ASL：アルギニノコハク酸分解酵素．

19 先天性代謝異常疾患

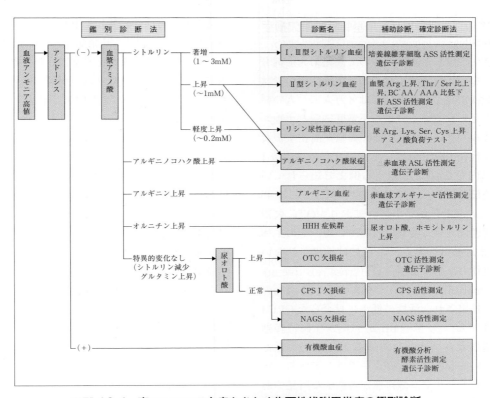

図Ⅳ-19-4　高アンモニア血症をきたす先天性代謝異常症の鑑別診断

HHH：hyperornithinemia, hyperammonemia, homocitrullinemia, OTC：オルニチントランスカルバミラーゼ，CPSI：カルバミルリン酸合成酵素I，NAGS：N-アセチルグルタミン酸合成酵素，ASS：アルギニノコハク酸合成酵素，Arg：アルギニン，Thr：トレオニン，Ser：セリン，BCAA／AAA：分岐鎖アミノ酸／芳香族アミノ酸，Lys：リシン，Orn：オルニチン，Cys：システイン，ASL：アルギニノコハク酸分解酵素．

られる．成人発症例では行動異常や発作性の意識障害を呈し，高蛋白食によって症状が出現しやすい．診断の進め方としては，アシドーシス，ケトーシスを伴わない高アンモニア血症を認めれば，尿素サイクルの異常を考える．血漿中，尿中のアミノ酸，有機酸の分析を行い，血漿中シトルリン値，アルギニノコハク酸値，尿中オロチン酸の排泄量などを参考にして診断を進める（図Ⅳ-19-4）．確定診断には肝生検などの組織を用いた酵素活性の測定または原因酵素・蛋白の発現を支配する遺伝子解析が必要である．治療の主体は肝移植であるが，薬物と食事療法の組み合わせで改善する場合もある．

A カルバミルリン酸合成酵素I欠損症
carbamyl phosphate synthetase I(CPSI)deficiency

カルバミルリン酸合成酵素I（CPSI）は尿素合成の最初の段階を触媒する酵素である．本酵素の欠損によりカルバミルリン酸の合成が障害され，高アンモニア血症をきたす．遺伝形式は常染色体劣性遺伝であり，発症時期は新生児，乳児期，小児期，成人期と多岐にわたる．臨床症状は高アンモニア血症とこれに伴う嘔吐，意識障害，痙攣発作などである．血漿中グルタミン，グルタミン酸の上昇があり，尿中オロト酸排泄が増加していないことが参考になる．CPSIの賦活化酵素であるN-アセチルグルタミン酸酵素（NAGS）欠損症とは酵素診断以外には鑑別できない．

B オルニチンカルバミル基転移酵素欠損症
ornithine carbamoyltransferase(OTC)deficiency

伴性劣性遺伝形式をとるので，兄弟発症例も珍しくない．尿素サイクル酵素欠損症の中では最も頻度が高く，わが国では8万人に一人の頻度と考えられている．また正常肝細胞とオルニチンカルバミル OTC 欠損肝細胞が混在する女性の発症例も知られている．発症年齢は生後1週間以内から60歳を越える例まで知られている．遺伝子解析の結果から OTC 遺伝子には48種類以上の変異が見出されており，OTC 欠損症の病態は非常に変異に富んでいる．その主体は① 酵素蛋白を欠く，② 活性は検出されないが，抗体と反応する蛋白質（cross reactive immune material: CRIM）が存在する，③ 数％の活性が検出され，活性の低下に見合った CRIM が存在する，④ 至適 pH がアルカリ側に移動し，基質オルニチンに対する Km 値が大きくなっているもの，などが見いだされている．尿中への顕著なオロト酸排泄が特徴的な所見である．

C シトルリン血症
citrullinemia

シトルリンからアルギニノコハク酸を合成する反応を触媒するアルギニノコハク酸合成酵素（ASS）の欠損による疾患があり，新生児期，幼児期に発症するⅠ型（古典型とも呼ばれる）と，遺伝子変異を伴わない ASS の活性低下を呈する成人発症のⅡ型に分類される．後者は，第7染色体上の SLC25A13 遺伝子（遺伝子産物名の名称は citrin）が病因遺伝子として見いだされた．Citrin はミトコンドリア内膜に存在し，その機能は，Ca^{2+}-stimulated asparatate/glutamate carrier であること，citrin 欠損によりアルギニノコハク酸合成酵素の基質となるアスパラギン酸が細胞内へ供給されないために，アルギニノコハク酸合成酵素が機能せずシトルリンが蓄積することが見いだされている．

Ⅰ型は，新生児期，乳幼児期に発症し，ASS 遺伝子の変異を有する．Ⅱ型の成人発症例はわが国の若年男性に好発し，不穏，失見当識などの変動する意識障害で発症することが多い．ピーナッツ，豆類などを異常に好む食癖をもつ例が多い．本疾患の概念はわが国で確立されたものであり，その発端は1960年代前半に肝脳疾患特殊型類癜痕型脳症と報告された一群である．Citrin 欠損症の自然歴としては新生児で neonatal intracholestasis with citrin deficiency（NICCD）を呈し，本病態が自然軽快したあと，思春期から成人期に肝性脳症類似の病態を発症すると考えられている．また治療に際しては蛋白制限を目的とした食事療法が脂肪肝を促進して病態を悪化させることが知られている．近年，60歳以上の高齢発症者の存在が注目されており，肝移植は劇的な治療効果を示す．

D アルギニノコハク酸尿症
argininosuccinate lyase(ASL)

アルギニノコハク酸分解酵素（ASL）の欠損による．生後数日以内に哺乳や呼吸困難，チアノーゼ，痙攣で発症する．肝腫大が出現し，血清中の AST，ALT の上昇がみられることもある．乳児期から小児期にかけて繰り返す嘔吐発作，精神運動発達遅滞で発見される例は亜急性または慢性型に分類される．結節をつくり，折れやすく，抜けやすい毛髪の異常（結節性裂毛症）は乳幼児期発症の患者において高頻度に認められる．空腹時の血漿中アンモニアは正常範囲のこともある．尿中へのアルギニノコハク酸の排泄が著しく高い．

E 高アルギニン血症
hyperargininemia

アルギナーゼ欠損による疾患で，主な症状は筋緊張亢進，痙性対麻痺，知能低下などである．赤血球のアルギナーゼ活性低下は診断的価値がある．

高アンモニア血症の鑑別診断としては尿素サイクル疾患以外にも猪瀬型肝脳疾患（portal-systemic shunt encephalopathy），HHH 症

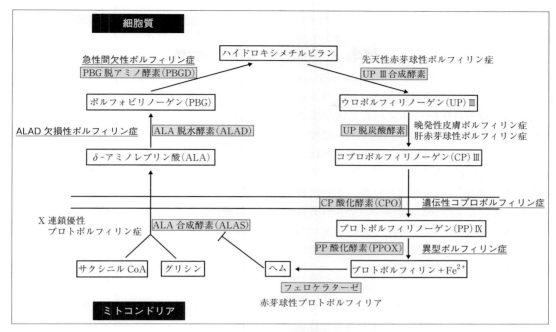

図Ⅳ-19-5　ヘム合成代謝経路とポルフィリン症
急性ポルフィリン症を下線で示す.

候群 (hyperammonemia, hyperornithinemia, homocitrullinemia), lysinuric protein intolerance, 有機酸代謝異常症, Reye 症候群, 重篤な肝機能障害などを考慮する必要がある.

8 家族性アミロイドポリニューロパチー
familial amyloid polyneuropathy

⇨ 524 頁, 「Ⅳ-12-1-D. 家族性アミロイドポリニューロパチー」を参照.

9 ポルフィリン症
porphyria

【概説】
ポルフィリン症はヘム合成系酵素の障害によって生じる代謝性疾患で, 8つの合成酵素の遺伝的あるいは後天的障害によって生じる (図Ⅳ-19-5). 生化学的には原因酵素の組織特異的酵素活性の違いにより, 肝性ポルフィリン症と骨髄性ポルフィリン症に分類されるが, 臨床

的には急性神経症状を主体とする急性ポルフィリン症と, 皮膚の光線過敏症を特徴とする皮膚型ポルフィリン症に分類される. 神経内科領域で診療を担うのは前者の急性ポルフィリン症となる.

急性ポルフィリン症は自律神経障害による腹痛, 嘔吐, イレウス等の腹部症状から, しびれ, 脱力といった感覚・運動神経障害, さらには不穏, 妄想などの意識障害を主体とした中枢神経症状までさまざまな神経症状を呈する. 多彩な臨床症状に加えて, 誘因により発作的に症状が生じること, さらに誘因がなければほとんどの症例が無症状であることなどから他の疾患と誤診されやすい. 適切に診断・治療がなされないと重篤な後遺症や死亡に至る症例もあり, いかに早期診断を行うかが重要である. また誘因がなければ, 発症せずに一生を終える潜在者が多いこともこの疾患の特徴である.

これまで9つの病型が同定されているが, そのうち ALA 脱水酵素欠損性ポルフィリン症 ($δ$-aminolevulinate dehydratase deficiency porphyria；ADP），急性間欠性ポルフィリン症（acute intermittent porphyria；AIP），異型ポルフィリン症（variegate porphyria；VP），遺伝性コプロポルフィリン症（hereditary coproporphyria；HCP）が急性ポルフィリン症に当たる（図Ⅳ-19-5）．いずれも原因酵素の遺伝子異常によって生じる遺伝性疾患で，ADPが常染色体劣性遺伝形式をとる以外は常染色体優性遺伝形式をとる．明確に発症頻度をみたわが国の疫学データはないが，AIPが最も多く，次いでVP，HCPが多い．いずれも月経が誘因になることから女性の発症頻度が高い．ADPはわが国ではまだ明確な報告例がなく，世界でも6例の報告しかない．

　急性ポルフィリン症は適切に治療すれば予後良好な疾患である．加えて誘因回避により発作を予防することも可能である．また海外で標準治療薬であるヘミンの使用が2012年にわが国でも承認され，通常の保険診療でも早期投与が可能となった．これにより発作の重篤化を防ぐことが可能となるため，より一層の早期診断が重要となる．神経内科医は常にこの疾患の存在を念頭におき，適切な鑑別診断ができるようにしなければならない．

A 急性間欠性ポルフィリン症
acute intermittent porphyria（AIP）

a. 症状・経過・予後

　薬物，飲酒，感染，月経，飢餓，ストレスなどの何らかの誘因により自律，末梢，中枢神経のそれぞれの障害に応じた症状を呈する．典型例では腹痛発作の後，数日から数週を経て感覚・運動神経症状や精神症状を生じる．思春期以前の発症はまれで青年期から中年期にかけての発症が多い．

　発症早期に診断し適切な治療をおこなえば予後良好であるが，四肢麻痺，球麻痺まで進行した場合は回復に数ヵ月を要する．重度の脱力，球麻痺，意識障害，低Na血症，人工換気が必要な呼吸不全を呈した症例は予後不良である．

　以下に各神経障害の特徴を述べる．

表Ⅳ-19-3　急性ポルフィリン症の発作で誤診されやすい疾患

自律神経障害（腹部症状） 　イレウス，虫垂炎，胃十二指腸潰瘍，急性膵炎，妊娠悪阻，胆石症，尿路結石症など 感覚・運動神経障害 　Guillain-Barrè症候群，末梢神経炎，ミエロパチー，スモン，重金属中毒など 中枢神経障害 　心因反応，ヒステリー，統合失調症，てんかん，脳炎，代謝性脳症など

1. 自律神経障害：90％以上の症例に認められ，本症に特徴的な腹痛，便秘，嘔吐といった急性腹症を疑わせる症状を呈する．これらの症状は消化管の自律神経障害による胃麻痺，偽性腸閉塞が主因と考えられている．特に腹痛は自覚症状が強いわりに腹膜刺激症状に乏しく通常は炎症所見を伴わない．その他の自律神経症状として頻脈，高血圧，発汗異常などが多い．

2. 感覚・運動神経障害：しびれ，脱力のみの軽症例から四肢麻痺，球麻痺を伴う重症例までさまざまである．運動神経障害は上肢の近位筋優位の脱力に始まり，進行すると四肢麻痺に移行する．さらに進行すると呼吸筋麻痺，球麻痺におちいり人工換気が必要となる．感覚障害は約50％の症例に認められ，その約半数が"glove & stocking"タイプを呈する．

3. 中枢神経障害：抑うつや気分変調，幻覚，妄想，ヒステリー，痙攣など広範な精神症状を呈する．同一の症例でも症状は動揺性で多訴性のわりに所見に乏しい．進行すると幻覚，妄想を生じ昏睡に至る．まれではあるが，高度の高血圧を伴った症例では，発症早期の脳MRIにてPosterior reversible encephalopathy syndromeの所見を呈することもある．

　その他に一般検査所見として，急性発作時に高血糖，高脂血症，低Na血症，低Cl血症，内分泌異常，心電図異常，X線のイレウス所見などを認める．特に低Na血症は抗利尿ホルモン不適合分泌症候群の合併で生じるとされているが，これによる中枢神経症状や補正時の浸透圧性脱髄症候群に注意が必要である．

b. 病因・病態・病理

ヘム合成系酵素の3番目の酵素であるポルフォビリノーゲン脱アミノ酵素（porphobilinogen deaminase；PBGD）の遺伝子異常によって潜在的に酵素活性が低下している状態に，薬剤や性ホルモンバランスの変化（月経，妊娠，分娩など），過労，感染，飲酒，喫煙，飢餓，ストレスなどの誘因が加わり発症する．これらの誘因は，PBGD の酵素活性の抑制やヘムの消費増大などを引き起こし，それまで辛うじて平衡が保たれていたヘムの需給バランスを欠乏状態に陥らせる．その結果，δ-アミノレブリン酸合成酵素（δ-aminolevulinic acid synthase；ALAS）に対するヘムの抑制作用が解除され，これにより本酵素が活性化しδ-アミノレブリン酸（δ-aminolevulinic acid；ALA），ポルフォビリノーゲン（porphobilinogen；PBG）の産生亢進が生じる．発作はこれらのポルフィリン前駆体物質が体内に蓄積し神経毒性に働くためと考えられている．

c. 補助検査法

1．ポルフィリン前駆体，ポルフィリン体の測定：発作時に ALA，PBG の尿中排泄が著増す る．Watson-Schwartz 試験で定性的に確認できるが，HPLC（high performance liquid chromatography）法での定量が可能である．発作時の患者新鮮尿は褐色調だが，放置すると酸化し赤褐色（ポートワイン色）になる．また紫外線照射で赤色の蛍光を発する．さらに赤血球中並びに糞便中ポルフィリン体の測定を行う．

2．神経生理学的検査：神経障害の進行度により神経伝導速度の低下や筋電図の神経原性変化，脳波の徐波化などを認める．

d. 診断・鑑別診断

発作時の特徴的な臨床症状に加えて，尿中ALA，PBG の著明な増加を確認したら急性ポルフィリン症の診断となる．ADP とは尿中PBG の増加の有無で，VP，HCP とは皮膚症状や糞便中のポルフィリン体排泄増加の程度で鑑別される．

PBGD の酵素活性の低下や遺伝子異常が同定されれば確定診断となる．遺伝子変異の同定は，家系内の未発症の保因者を発見する上でも重要である．遺伝カウンセリングをおこなった上で可能な限り未発症者も検査し，保因者に誘因回避を指導する．

症状が多彩な上，いずれも非特異的であることから誤診されることが多い．誤診されやすい疾患を表Ⅳ-19-3 に示す．特に Guillain-Barré 症候群は，先行感染による消化器症状とそれに続く急性末梢神経障害が，急性ポルフィリン症の臨床像と酷似しており鑑別が難しい．Guillain-Barré 症候群は両側対象性に下肢から上肢へ上向性に麻痺が進行し，髄液検査で蛋白細胞乖離を示すことから鑑別される．また鉛中毒はポルフィリン代謝に直接影響し，急性ポルフィリン症と類似の中毒症状を呈するため注意が必要である．

e. 治 療

基本は発作時の支持療法とヘミン製剤投与並びに発症予防からなる．

1．支持療法：誘因を除去するとともに，飢餓が急性発作の増悪因子になることから充分な栄養補充を行う．発作時は経口摂取が困難な場合が多く，中心静脈ルートを確保した上で輸液管理になることが多い．ブドウ糖大量輸液はALAS の活性を抑制することが示されており，200〜400 g/日でブドウ糖の投与を行う．加えてシメチジン静注は肝 ALAS 活性の抑制に有効とされ，試みるべき治療法である．

対症療法として，疼痛や腹痛にはクロルプロマジンや麻薬，不安や神経症にはクロナゼパムやクロルプロマジン，痙攣にはジアゼパムやガバペンチン，頻脈や高血圧にはプロプラノロールなどのβ遮断薬の投与を行う．さらに電解質異常があればその補正を行う．

薬剤の使用に際しては確実に禁忌なものから症例によって安全性が異なるもの，一般的に安全性が確立されているものまでさまざまである．対症療法に用いる薬剤に加えて，誘因除去のための治療薬も選定しなければならず，慎重に行う必要がある．薬剤の使用の可否について

は，文献や以下のサイトの情報をもとに検討する．http://merckmanual.jp/media/mmpe/pdf/Table_155-4.pdf, http://www.drugs-porphyria.org/, http://www.porphyria-europe.com/, http://www.porphyriafoundation.com/

2. ヘミン製剤投与：ヘムの補充は発作の病態の主因である ALAS の活性亢進を効果的に抑制する．海外では第一選択薬として早期投与により入院期間の短縮が示されている．急性発作を起こしている患者すべてが適応になるが，特に他の支持療法で寛解しない患者，末梢および中枢神経系に障害を生じている患者，発作を繰り返す患者は速やかに投与すべきである．通常，ヘミンとして 3 mg/kg を 1 日 1 回，4 日間点滴静注する．

3. 発症予防：日常生活で誘因を回避するよう指導する．特に薬剤については禁忌薬リストを患者に渡す．代表的な発作誘発薬剤はバルビツール系薬剤，サルファ剤，抗痙攣薬，経口避妊薬，エストロゲン製剤などが知られている．月経が誘因であれば，LH-RH アナログによる排卵抑制治療を行う．

B 異型ポルフィリン症
veriegate porphyria

a. 症状・経過・予後

急性発作の誘因や症状，経過は AIP と同様であるが，AIP と異なり光線過敏症を認める．同じ遺伝子異常をもつ家系内でも急性発作のみあるいは皮膚症状のみの場合や無症状，両者の併発など発症様式が異なることから，他の遺伝子多型の影響や環境要因の曝露状況の違いが病状に影響すると推察されている．それぞれの発症頻度は，急性発作のみが約 20％，皮膚症状のみが約 60％，両者を併せ持つものが約 20％ である．一般的に AIP より軽症で予後良好であるが，診断の遅れによる発作の重篤化は予後不良である．

皮膚症状は日光曝露を受けた手背，顔面，後頸部などの皮膚露出部に紅斑や水疱などの急性皮疹が生じ，慢性的に色素沈着が生じる．皮膚の脆弱性が認められ，ちょっとした引っかき傷や外傷で表在性びらんを形成し線状瘢痕に至る．

b. 病因・病態・病理

ヘム合成系酵素の 7 番目の酵素であるプロトポルフィリノーゲン酸化酵素（protoporphyrinogen oxidase；PPOX）の遺伝的活性低下による常染色体優性遺伝形式の疾患で，急性発作による神経症状の病因，病態は AIP と同様である．皮膚症状は多量のポルフィリン体が皮膚真皮層に蓄積し，これに 410 nm 付近の可視長の光線が照射され励起状態となることで生じる．これにより生じたエネルギーは，周囲に転換される過程で活性酸素や過酸化脂質などを形成し皮膚障害を生じる．

c. 診断・鑑別診断

急性発作の診断は AIP と同様であるが，非発作時は尿中の ALA，PBG の上昇を認めないことが多い．糞便中のプロトポルフィリンの上昇を確認することで診断ならびに他の急性ポルフィリン症と鑑別できる．

PPOX の酵素活性低下や遺伝子異常が証明されたら確定診断となる．

d. 治療

急性発作については AIP と同様である．皮膚症状については光線曝露や機械的刺激の回避を生活指導する．

C 遺伝性コプロポルフィリン症
hereditary coproporphyria

a. 症状・経過・予後

急性発作や皮膚光線過敏症の誘因や症状，経過は AIP，VP と同様であるが，皮膚症状は 20％ 程度の患者にしか認められず，AIP との鑑別が難しい．初発症状として精神症状が主となる傾向にある．

b. 病因・病態・病理

ヘム合成系酵素の 6 番目の酵素であるコプロポルフィリノーゲン酸化酵素（coproporphyrinogen oxidase；CPO）の遺伝的活性低下による常染色体優性遺伝形式の疾患で，病因，病態は AIP，VP と同様である．

c. 診断・鑑別診断

VPと同様に非発作時は尿中のALA, PBGの上昇を認めない．糞便中のコプロポルフィリンの増加を確認することで診断される．

CPOの酵素活性低下や遺伝子異常が証明されたら確定診断となる．

d. 治療

AIPおよびVPと同様に行う．

10 糖原病

⇨ 575頁,「Ⅳ-14-4. 糖原病」を参照.

参考文献

8. ポルフィリン症
1) ポルフィリン研究会編：ポルフィリン・ヘムの生命化学　現代科学　増刊 27. 1995.
2) 近藤雅雄他：ALA-Porphyrin Science 1：73-82, 2012.
3) 近藤雅雄他：ALA-Porphyrin Science 1：33-43, 2012.
4) Puy H et al.：Porphyrias. Lancet 375. 924-937, 2010.
5) Simon NG et al.：The neurologic manifestations of the acute porphyrias. J Clin Neurosci 18. 1147-1153, 2011.

[概説, 1〜4. 辻　省次／5. 新宅治夫／6. 池田修一／8. 諏佐真治]

Section IV 神経疾患 各論

20 奇形と周産期障害

1 奇 形 malformations

先天性の形態異常のことを奇形という．大奇形（major malformation）は，重篤な機能障害を呈し，小奇形（minor malformation）は顔貌や耳介などの変形といった，機能上大きな問題の生じないものを示す．

A 中枢神経奇形・形成異常 anomalies

【概説】
　中枢神経の先天奇形をきたす原因に先天性代謝異常症，遺伝子異常症，脳血管障害，中枢神経感染症，薬物への曝露などがある．形態異常は機能異常を伴うことが多く，てんかん，発達障害，運動機能障害を認める．中枢神経は①神経溝の閉鎖，②脳胞の形成，③神経細胞の産生・移動・分化という過程を経る．ここでは，①②③のそれぞれの具体例として，二分脊椎（spina bifida），全前脳胞症（holoprosencephaly），滑脳症（lissencephaly）について述べる．

1 二分脊椎（spina bifida）
I 開放性二分脊椎（open spina bifida）
a. 症状・経過・予後
　好発部位は，腰椎部と腰仙椎部が最も多く（約70％），胸椎および胸腰椎部（約20％），仙椎部（10％）の順である．背部正中部に囊胞性の腫瘤を認める．最重症例では，皮膚欠損，脊髄の露出，髄液漏を呈する．病変部のレベル以下で運動麻痺，反射消失を認める．不良肢位，筋力低下により関節拘縮や骨変形を生じる．病変が背側にあるため，知覚障害レベルは運動障害よりも高位まで認める．膀胱直腸障害は必発である．3歳未満の死亡率は15〜20％で，死因のほとんどがChiari II 奇形による呼吸不全である．適切な治療が行われた場合，70％以上で正常な知能発達がみられる．

b. 病因・病態・病理
　病因は複合的であるが，葉酸の適量摂取により，開放性神経管閉鎖障害の発生頻度が減少したため，妊娠の1ヵ月以上前から妊娠3ヵ月までの間に1日400μgの葉酸摂取が推奨されている．そのほか，母体の妊娠早期の放射線照射，糖尿病，肥満，ビタミンA過剰摂取，アルコール中毒，バルプロ酸ナトリウム内服などが影響するといわれている．

c. 補助検査法
　胎児組織で合成されたAFP（αフェトプロテイン）が神経管の開放部位から羊水に分泌され，母体血清に移行するため，母体AFPが高値となる．超音波検査による形態診断は，瘤の大きさによっては困難である．水頭症合併時は，胎児MRIで精査を行う．

d. 診断・鑑別診断
　視診にて背部正中部の正常皮膚が欠損した腫瘤，その中央部に脊髄が露出あるいは粘膜下に透見されれば診断となる．脊髄髄膜瘤の高位と神経学的所見，髄液漏や汚染の有無，水頭症合併の有無を確認する．

e. 治 療
　生後48時間以内に神経機能温存と感染症予防を目的に脊髄再建手術，皮膚欠損部閉鎖・整復術を実施する．術後1〜2週間で水頭症が進行することが多く，その場合は脳室腹腔シャン

ト手術を実施する．

Ⅱ 潜在性二分脊椎 (spina bifida occulta)

神経組織や髄膜の一部が脊椎骨欠損部から脱出しているが，皮膚で完全に覆われているものを示す．

a．症状・経過・予後

好発部位は腰仙部（約85％）で，髄液漏出，水頭症，Chiari奇形の合併はなく，障害は脊髄レベルに限局される．出生時は無症状であるが，成長と共に脊髄係留症候群を呈し，下肢末梢の筋力低下，腱反射消失，膀胱直腸障害を認める．多くは背部正中線上に皮膚症状を認める．

b．病因・病態・病理

潜在性二分脊椎の原因となる奇形として，脊髄脂肪腫，先天性皮膚洞（congenital dermal sinus）がある．脊髄脂肪腫は最も頻度が高く，脂肪組織が二次性神経管形成時に尾側脊髄に迷入した発生異常である．先天性皮膚洞は，神経管形成の過程で，表在外胚葉と神経外胚葉との分離が障害され，皮膚と神経管が上皮性の管腔でつながった異常である．仙尾部の皮膚洞の大半は，盲端になり皮下に終わる毛巣瘻である．

c．診断・鑑別診断

背部正中線上の皮膚異常，成長に伴い出現する下肢の運動障害や変形，膀胱機能異常を認める場合，単純X線写真ないしCTで椎弓欠損の有無を確認する．二分脊椎が確認されれば，脊髄MRIを実施する．

d．治療

歩行開始1～6ヵ月前を目処に行われることが多い．無症状の場合，脊髄係留予防目的に早期手術が選択されることが多いが，治療によって脊髄と脂肪腫の完全解離が新たな神経障害を招く場合もある．

2 全前脳胞症 (holoprosencephaly)

a．症状・経過・予後

奇形の重症度はさまざまだが，視床の不分離，脳梁の形成異常，臭球低形成，視索低形成，下垂体発生異常を合併する．さらにけいれん，脳幹機能異常，睡眠障害を伴うことが多い．顔面の異常と中枢神経奇形の程度は相関する．小頭症，大頭症，無眼球症あるいは小眼球症，眼間近接または眼間解離，鼻の形態異常，口蓋の異常，単一切歯，上唇小帯の欠損を呈する場合がある．発達遅滞は必発で，重症度は中枢神経奇形の重症度と相関する．

b．病因・病態・病理

前脊索中胚葉の形成不全により，前脳胞が終脳と間脳に分離されないために生じる．神経管底板と脊索から分泌され，濃度勾配によって神経細胞を分化誘導させるソニック・ヘッジホッグ（sonic hedgehog；SHH）タンパクの異常が全前脳胞症の原因である．伝達形式の明確な家族例の大部分は常染色体優性遺伝形式で，浸透率は70％程度である．

c．診断・鑑別診断

身体所見に加え，一部の遺伝子の変異については遺伝学的検査が実施可能である．重症の全前脳胞症については妊娠16～18週の胎児エコーで出生前診断が可能である．

d．治療

対症療法を行う．全前脳胞症患者が生まれた場合には，早期より包括的な評価を行い，対症療法・支持療法を中心とした治療を行う．

3 滑脳症 (lissencephaly)

a．症状・経過・予後

脳に構造異常を呈し，それによる重症の発達遅滞を呈する疾患群である．発達遅滞やてんかん発作で発症することが多い．Miller-Dieker症候群は，滑脳症に加え顔面奇形（耳介，耳，口唇の変形，こめかみの陥凹など）を合併する．発達予後および生命予後は不良である．

b．病因・病態・病理

代表的な疾患であるX連鎖滑脳症・二層皮質症候群は，Xq22.3-23の変異によるダブルコルチンの異常が原因である．X染色体劣性遺伝形式で，ヘミ接合体hemizygoteの男児では1型滑脳症，ヘテロ接合体heterozygoteの女児では二層皮質あるいは皮質下帯状異所性灰白質のみを認めるため，軽度の知的障害とてんかん

のみをきたす．Miller-Dieker症候群は，*LIS1*遺伝子と*14-3-3ε*両遺伝子の欠失によって起きる隣接遺伝子症候群である．2型滑脳症は，大脳の表面は小さな凸隆起が多数集合するため，敷石様外観と呼ばれる．大脳皮質は多少脳回を呈する．2型滑脳症を合併する代表的な疾患は福山型先天性筋ジストロフィー（Fukuyama congenital muscular dystrophy；FCMD）である．

c. 診断・鑑別診断

MRIで形態診断は可能だが，原因となる遺伝性疾患の検索が重要である．*LIS1*遺伝子欠失の解析は，染色体検査FISH法で可能であり，保険適応も認められている．

d. 治療

本疾患に対する根本的な治療法は存在しない．対症療法のみである．

B 頭蓋奇形
anomalies of cranial sutures

1 頭蓋縫合早期癒合症（craniosynostosis）

頭蓋骨縫合の一部または複数が早期に癒合することで，頭蓋変形，成長障害，頭蓋内圧亢進などをきたす．頻度は約1/2,000〜3,000出生であり，矢状縫合（50％），冠状縫合（22％），複数の縫合（22％）の順で多い．

a. 症状・経過・予後

矢状縫合早期癒合では舟状頭（scaphocephaly），前頭縫合では三角頭（trigonocephaly），両側冠状縫合では短頭（brachycephaly）を呈する．Crouzon症候群やApert症候群といった奇形症候群は，顔面骨の縫合や四肢の奇形も伴う．頭蓋内圧亢進症状の有無（大泉門膨隆，眼底うっ血乳頭，視神経萎縮）を評価する．非症候性の生命・知能予後は良好である．

b. 病因・病態・病理

原因は不明であるが，繊維芽細胞成長因子受容体（*fibroblast growth factor receptor*；*FGFR*）遺伝子は，FGFR関連頭蓋骨縫合早期癒合症（Pfeiffer症候群，Apert症候群，Crouzon症候群，Muenke症候群など）の責任遺伝子であることがわかっている．

c. 診断・鑑別診断

頭蓋X線写真で縫合線の消失，癒合部位の骨肥厚，骨硬化像，蝶形骨小翼挙上，上顎骨発育不全，浅い眼窩，頭蓋隆起部の指圧痕を確認する．3D-CTは，頭蓋の外観，縫合癒合の有無，顔面変形の評価に有用である（図Ⅳ-20-1）．さらに染色体異常症（3q重複，7p欠失，9p欠失など）や症候群の検索を行う．

d. 治療

頭蓋内圧亢進による発達障害の予防，整容的な目標で頭蓋形成術が行われる．症候性や複数縫合の症例では水頭症に注意する．咬合不全・眼球突出などの機能や整容の改善を要する場合，4〜5歳頃Le Fort Ⅲの手術を検討する．手術は難度が高く，侵襲が大きいため経験豊富な形成外科医，脳神経外科医による手術が望ましい．

C 神経皮膚症候群
neurocutaneous syndrome

1 神経線維腫症1型
（neurofibromatosis type 1；NF-1）

皮膚のカフェオレ斑（café-au-lait spot）と神経系腫瘍を呈する．浸透率が高い常染色体優性遺伝性疾患群である．頻度は3,000〜4,000人に1人で，約半数が突然変異である．

a. 症状・経過・予後

扁平で隆起のない多発するカフェオレ斑と神経線維腫を特徴とする．症状は10歳前後までに出ることが多く，思春期頃以降に皮膚の神経線維腫が全身に多発する（図Ⅳ-20-2）．問題は，成人期に多発する神経線維腫による整容的な問題と，蔓状神経線維腫の悪性転化である．

b. 病因・病態・病理

原因遺伝子は，17番染色体長腕の*NF1*遺伝子で，常染色体性優性の遺伝形式をとる．遺伝子転写産物であるneurofibrominは，細胞増殖を司るRAS-MAPK経路の増殖シグナルを抑制する働きがあるため，*NF1*遺伝子に機能喪失型変異が起きると，このRAS-MAPK経路が異常活性化され，神経線維腫症の多彩な症状が引

20 奇形と周産期障害

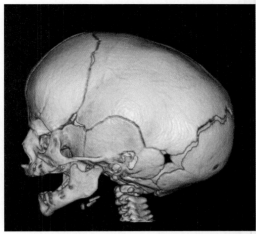
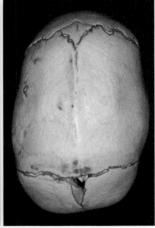

図Ⅳ-20-1　矢状縫合早期癒合症の3D-CT画像

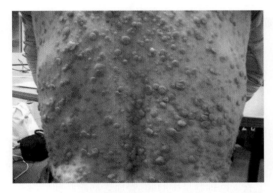

図Ⅳ-20-2　神経線維腫症1型に見られる神経線維腫像

き起こされる（図Ⅳ-20-3）.

c. 診断・鑑別診断

　神経線維腫症の臨床診断は，国際的な診断基準（表Ⅳ-20-1）に基づいて行われる．家族歴が明らかな場合は早期診断が可能である．確定診断によって合併症の早期発見と，対症療法，患者および家族への教育やカウンセリングが可能となる．海外では，NF1遺伝子の遺伝子検査が利用可能であるが，診断のために必要となることは少ない．遺伝子検査は，現在のところわが国ではまだ臨床現場では普及していない．鑑別診断は，本疾患と同様にRAS-MAPK経路の異常によって起こるLegius症候群，LEOPARD症候群などである．

d. 治　療

　特異的な治療法は存在しない．整容上の問題，蔓状神経線維腫の悪性化に対し，外科的介入を行う．

2 結節性硬化症（Bourneville-Pringle病）（Tuberous sclerosis）

a. 症状・経過・予後

　精神発達遅滞，てんかん発作，顔面の血管線維腫の三主徴に加え，全身に過誤腫を形成する常染色体優性遺伝疾患である．孤発例が全体の60〜70％を占める．年齢によって症状発現時期が異なる（図Ⅳ-20-4）．臨床上問題になるのは，難治性てんかんと，血管筋脂肪腫である．

b. 病因・病態・病理

　結節性硬化症の原因は，癌抑制遺伝子である9q34に遺伝子座のあるTSC1遺伝子と16p13.3に遺伝子座のあるTSC2遺伝子の変異である．mammalian target of rapamycin（mTOR）活性が上昇し，細胞増殖，血管新生などが出現する．TSC2の遺伝産物であるtuberinは，Rap1やRab5のGTPase活性化タンパク質（GTPase-activating protein；GAP）の触媒部位と相同性を有し，細胞分裂や神経の分化やエンドサイトーシスなど多岐にわたり重要な役割を担っている．TSC1の遺伝産物であるhamartinは細胞接着作用などに関与する．こ

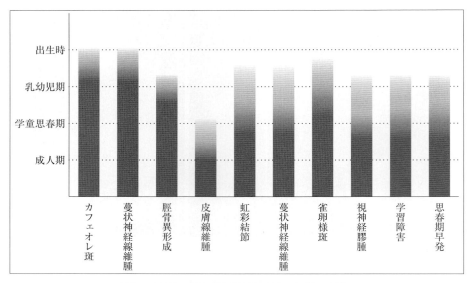

図Ⅳ-20-3　神経線維腫症 1 型の年齢と症状

表Ⅳ-20-1　神経線維腫症 1 型の診断基準

以下の所見の 2 つ以上を有する場合に NF1 と診断される．
・思春期以前では最大径 5 mm 以上，思春期以降では最大径 15 mm 以上のカフェ・オレ斑が 6 個以上 ・いずれかのタイプの神経線維腫が 2 個以上か，蔓状神経線維腫が 1 個 ・腋下や鼠径部の雀卵様斑 ・2 個以上の虹彩結節（虹彩過誤腫） ・視神経膠腫 ・蝶形骨異形成や脛骨異形成などの特徴的骨病変 ・一度近親者（両親，同胞，子）に上記の診断基準を満たす NF1 罹患者がいる．

れらの蛋白は複合体を形成し，細胞増殖や細胞の大きさの調節，mTOR complex1 の抑制に関与している．TSC1 遺伝子と TSC2 遺伝子は相互に作用するため，臨床的に原因遺伝子を区別するのは困難と考えられている．

c. 補助検査法

MRI で皮質結節，上衣下巨細胞星細胞腫などを同定可能である（図Ⅳ-20-5）．皮質結節の数が重症度を予測する指標となる．上衣下巨細胞星細胞腫は 6〜14％に認められ，Monro 孔付近に発生すると閉塞性水頭症の原因となり重症度や死亡率に関係する．

d. 診断・鑑別診断

結節性硬化症の診断基準に基づいて行う（表Ⅳ-20-2）．

e. 治　療

mTOR 阻害薬であるエベロリムスは，2013 年より日本でも保険収載された．現在の適応は，上衣下巨細胞星細胞腫，腎血管筋脂肪腫である．副作用として間質性肺炎に注意する．

D Sturge-Weber 症候群
sturge-weber syndrome

【概説】

三叉神経領域の血管腫と対側の片麻痺，痙攣発作，緑内障を主症状とする症候群である．

a. 症状・経過・予後

三叉神経領域のポートワイン色の血管性母斑と同側軟膜の静脈性血管腫症（venous hemangioma）を特徴とする．多くの患者が 1 歳までに症候性てんかんを発症し，難治に経過し，同名半盲，対側の片麻痺・感覚障害，精神発達遅延，緑内障などを呈する．

b. 病因・病態・病理

2013 年，G-protein を介した信号伝達に関与する GNAQ 遺伝子の体細胞変異によって生じ

20 奇形と周産期障害

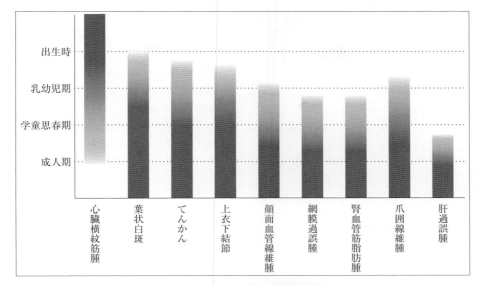

図Ⅳ-20-4 結節性硬化症の年齢と症状

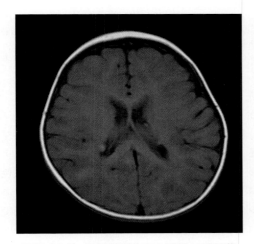

図Ⅳ-20-5 結節性硬化症の頭部MRI画像

る疾患であることが判明した．異常な毛細血管により患側大脳皮質の静脈還流が障害され，さらにてんかん発作も低酸素状態を惹起するため，皮質の萎縮が徐々に進行し，石灰化をきたす．

c. 診断・鑑別診断

頭部単純CTで病側大脳半球の萎縮や脳回の石灰化を認める．造影剤を用いた頭部MRIでは，軟膜血管腫は強い軟膜の増強効果を示す（図Ⅳ-20-6）．表在皮質静脈の形成不全により脈絡叢で造影剤の排出が遅れ，静脈相でも病側の

大脳半球に増強効果が見られる．

d. 治療

特異的な治療法は存在しない．症候性てんかんに対する抗てんかん薬投与，リハビリテーションなどを適宜行う．

E てんかんを合併する染色体異常症

【概説】

近年，ARX, STXBP1, CDKL5, SLC25A22などの原因遺伝子が同定されてきているが，多くは原因不明である．ここでは，Angelman症候群とRett症候群について述べる．

1 Angelman症候群

重度の運動発達遅滞もしくは精神遅滞，重篤な言語障害，歩行失調や四肢の振戦，手をはばたかせる特徴的な動作，容易に誘発される笑いを示し，特異顔貌を呈する．

a. 症状・経過・予後

小頭症，後頭部扁平，色白の肌，大きな口，歯間間隙大，舌の突出，下顎突出などの特異顔貌を呈する．神経学的には痙攣，重度精神遅滞を認め，言語発達は，表出言語が遅れる一方，

表Ⅳ-20-2　結節性硬化症の診断基準

大症状	小症状
1. 顔面の血管線維腫または前額部、頭部の結合織よりなる局面	1. 歯エナメル質の多発性小腔（multiple, randomly distributed dental enamel pits）
2. 非外傷性多発性爪囲線維腫	2. 過誤腫性直腸ポリープ（hamartomatous rectal polyp）*3
3. 3つ以上の低色素斑	3. 骨嚢胞（bone cyst）*4
4. シャグリンパッチ（shagreen patch/connective tissue nevus）	4. 放射状大脳白質神経細胞移動線（cerebral white matter radial migration lines）*1,4,5
5. 多発性の網膜過誤腫（multiple retinal nodular hamartomas）	5. 歯肉の線維腫（gingival fibromas）
6. 大脳皮質結節（cortical tuber）*1	6. 腎以外の過誤腫（nonrenal hamartoma）*3
7. 脳室上衣下結節（subependymal nodule）	7. 網膜無色素斑（retinal achromic patch）
8. 脳室上衣下巨大細胞性星状細胞腫（subependymal giant cell astrocytoma）	8. 散在性小白斑（confetti skin lesions）
9. 心臓横紋筋腫（cardiac rhabdomyoma）	9. 多発性腎嚢胞（multiple renal cyst）*3
10. 肺リンパ管筋腫症（lymphangioleiomyomatosis）*2	
11. 腎血管筋脂肪腫（renal angiomyolipoma）*2	

*1：cortical tuber と cerebral white matter radial migration lines の両症状を同時に認める場合は1つと考える．*2：lymphangioleiomyomatosis と renal angiomyolipoma の両症状がある場合は Definitive TSC と診断するには他の症状を認める必要がある．*3：組織診断があることが好ましい．*4：レントゲン所見で充分である．
Definitive TSC：大症状2つ、または大症状1つと小症状2つ，Probable TSC：大症状1つと小症状1つ，Possible TSC：大症状1つ、または小症状2つ以上

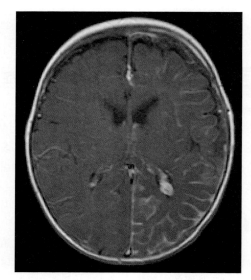

図Ⅳ-20-6　Sturge-Weber 症候群患者の頭部 MRI 造影画像

言語理解は保持される．睡眠障害を呈することもある．生命予後は良好である．

b. 病因・病態・病理

15q11.2-q13（AS/PWS）領域の欠失，片親性ダイソミー，刷り込み変異による．

c. 診断・鑑別診断

臨床的特徴と遺伝学的検査で総合的に診断する．15q11.2-q13 領域の片親特異的DNAメチル化試験により約8割で所見が得られる．染色体再構成で約1％，UBE3A 遺伝子のシークエンス解析で約1割が確認される．残りの1割では遺伝学的機序は不明である．

d. 治療

対症療法のみである．痙攣発作に対し抗てんかん薬を用いるが，ビガバトリン，ティガバインは避けるべきである．夜間覚醒には鎮静薬や睡眠導入薬などを用いる必要がある．

2 Rett 症候群

乳幼児早期の発達は正常で，その後，手もみ様の特異な常同運動，発達遅滞，歩行障害，てんかん発作，精神発達遅滞など特異な神経症状が出現する．女児に発症し，発生頻度は女児10,000〜15,000人に1人である．

a．症状・経過・予後

初発症状は乳児期早期の外界への反応の欠如，筋緊張低下である．乳児期後半以後，手の常同運動，睡眠，筋緊張の異常，ジストニア，側彎，情動異常，知的障害，てんかんなどが年齢依存性に出現する．乳児期後半より頭囲の成長が停滞し，幼児期には小頭を呈することが多い．精神運動機能の予後は不良だが，生命予後は比較的良好で40～50歳まで生存する．

b．病因・病態・病理

典型例の80～90%にXq28の*MECP2*の変異がみられる．数%を占める非典型例では*CDKL5*，*FOXG1*の変異がみつかっている．

c．診断・鑑別診断

診断の必須事項として，① 胎生期，周産期は正常，② 生後6ヵ月まで正常の精神運動発達，③ 生下時頭囲は正常，④ 頭囲発育遅滞，⑤ 生後6～30ヵ月に手の有用な動きが喪失，⑥ 手の情動的な運動，⑦ 社会性の低下，コミュニケーション障害，発語の喪失，認知障害などがあげられる．

d．治 療

対症療法のみである．てんかん発作に対しては抗てんかん薬が使用される．睡眠障害にはメラトニンが有効である．加えて，理学療法，作業療法，言語療法が行われる．

F 環境因子に起因する奇形症候群

胎内環境の異常によって中枢神経の形成が障害されることがある．代表的な疾患は，TORCH症候群である．

1 TORCH症候群

妊娠中の感染によって，胎児に奇形を引き起こす恐れのある代表的な先天性感染症である．トキソプラズマ症（Toxoplasma），その他（Others），風疹（Rubella），サイトメガロウイルス（Cytomegalovirus），単純ヘルペスウイルス（Herpes simplex virus）の頭文字をとってTORCH症候群と呼ばれている．

a 症状・経過・予後

1．トキソプラズマ：発生率は2～5/10,000出生と推定される．妊娠中後期の初感染は胎児感染率が高いが不顕性や軽症が多い．妊娠初期（～14週）の初感染は感染率が10%以下だが，流死産，精神運動障害などの重篤な症状を呈する．

2．梅毒：流早産，子宮内胎児発育遅延をきたす．早発性先天梅毒は生後数週間から2歳までに，鼻炎，皮疹，口囲放射状瘢痕を呈する．学童以降 Hutchinson 3徴候（永久歯奇形，実質角膜炎，内耳神経障害）が現れる．それ以外に痙攣，脳圧亢進兆候がみられ，水頭症や精神運動障害を残す．

3．風疹：妊娠2ヵ月以内の感染では，難聴，眼症状（白内障，緑内障，色素性網膜症），先天性心疾患のうち2つ以上を認める．妊娠3～5ヵ月の感染では難聴を認める．

4．サイトメガロウイルス：胎児感染例の10～15%が症候性で，85～90%が無症候性で出生する．子宮内胎児発育遅延，胎児水腫，肝脾腫・肝機能異常，小頭症・脳室拡大・脳内石灰化，紫斑・血小板減少，貧血・黄疸，網膜症・白内障などを認める．症候性の90%，無症候性の10%で精神遅滞，運動障害，感音性難聴，視力障害，てんかんを認める．

5．単純ヘルペスウイルス：臨床的に問題となるのは産道感染である．生後1～14日で発症し，発熱，中枢神経症状，結膜炎，角膜炎，網脈絡膜炎，肝腫大，高ビリルビン血症，肺炎を認める．中枢神経感染があると重篤な精神発達遅延，てんかんを認める．

b．病因・病態・病理

1．トキソプラズマ：Toxoplasma gondii（トキソプラズマ原虫）を母体が経口摂取することで胎児へ感染する．

2．梅毒：妊娠4か月以降に経胎盤的にTreponema pallidumが胎児に感染する．

3．風疹：妊娠初期の初感染が契機となる．感染時期が早いほど発症リスクは高い．

4．サイトメガロウイルス：ウイルスが胎児脳のgerminal matrixの未分化細胞に感染する．

大脳や小脳皮質形成が障害され，妊娠中期以降ではグリアが障害される．

5．単純ヘルペスウイルス：ヘルペスウイルス2型による産道感染が主な原因である．

c．診断・鑑別診断

1．トキソプラズマ：特異IgM，髄液，眼底検査を実施する．羊水PCR法による出生前診断が可能である．

2．梅毒：血清梅毒反応陽性の場合，髄液などを用いて診断をする．頭部画像で脳梗塞と軟膜の造影効果を認める．

3．風疹：臨床症状とウイルス分離ないし遺伝子検出，特異IgM，HI抗体価高値持続で診断する．MRIで白質の信号異常，脳室拡大を認め，CTで脳室周囲や基底膜の石灰化を認める．

4．サイトメガロウイルス：新生児尿のウイルス同定，臍帯血特異IgM陽性で胎内感染が診断される．出生前診断には羊水のPCRやウイルス分離を行う．

5．単純ヘルペス：産道の単純ヘルペスウイルス分離で診断が確定する．臍帯血ないし新生児血で特異IgMを測定し，皮膚，眼，口腔，性器からウイルス分離検査を行う．

d．治　療

1．トキソプラズマ：ピリメタミン，スルファジアジン，ロイコボリンによる治療が推奨される．

2．梅毒：ペニシリン系抗菌薬を用いる．STS抗体価が治療効果指標として用いられる．

3．風疹：心疾患，白内障に対しては必要に応じて手術を行う．難聴には人工内耳が開発され，乳幼児にも応用されつつある．

4．サイトメガロウイルス：ガンシクロビル，免疫グロブリンなどで治療する．

5．単純ヘルペスウイルス：アシクロビルは死亡率を50％低下させ，正常発達する小児の割合を10％から50％に上昇させる．

2　周産期障害
perinatal disorders

A　新生児仮死
neonatal asphyxia

【概説】

　新生児仮死は，胎盤を介して胎児に供給される酸素と血液が，何らかの原因によって遮断されることに起因する．胎盤血流遮断の原因は，妊娠中毒症，糖尿病，心疾患，腎疾患，感染などの母体の要因，常位胎盤早期剝離，前置胎盤，胎盤機能不全といった胎盤の要因，多胎，奇形，貧血などの胎児要因，臍帯脱出，臍帯過捻転などの臍帯の要因，さらに子宮収縮異常や遷延分娩など多岐にわたる．胎盤血流が遮断されると，まず代償機転として胎児心拍数が増加する．この状態が遷延すると，いずれ循環の破綻をきたし，心拍数と血圧が低下するが，重要臓器への血流を優先し維持しようとする生体防御機構が働き，中枢神経系への血流は最後まで維持される．そのため，胎児が曝露された低酸素・虚血の持続時間と程度が軽度であれば，出生後に新生児蘇生が迅速かつ適切に行われることで重大な後遺症を残さずに児は回復する．迅速かつ適切な新生児蘇生が，新生児仮死に起因する中枢神経障害の予後を左右する最重要因子であることは論を待たない．

　一方，低酸素虚血の程度が高度・遷延し，十分な脳血流を維持できなかった場合には，出生後に適切な蘇生が行われたとしても，低酸素性虚血性脳症（hypoxic-ischemic encephalopathy；HIE）をきたし，脳性麻痺，てんかん，精神運動発達遅滞など永続的な脳障害を引き起こす．

　わが国では，平成21年より，分娩に関連して発症した重度脳性麻痺患者とその家族の経済的負担を速やかに補償する目的で，産科医療補償制度（http://www.sanka-hp.jcqhc.or.jp/）が発足している．申請に際しては，詳細な分娩経過の提出が求められるので，新生児仮死の診療に際しては，詳細かつ正確な記録を心がける必要がある．

B 新生児低酸素性虚血性脳症
hypoxic-ischemic encephalopathy (HIE)

【概説】

新生児低酸素性虚血性脳症は，何らかの原因により，出生前に胎盤血流が遮断された結果，中枢神経が低酸素虚血状態に曝露され，出生後も児が中枢神経症状を呈する病態である．その頻度は，先進国では約2～3/1,000出生と必ずしも高くはないものの，神経学的後遺症を残す可能性が高いこと，医療訴訟に発展することも珍しくないことから，周産期分野の最重要疾患のひとつにあげられる．

a. 症状・経過・予後

HIEの症状で最も重要なのはevolving encephalopathy，すなわち「時間とともに変容する脳症」の存在である．脳症とは，脳が正常に機能していない状態を指し，具体的な症状として，意識障害，筋緊張低下，けいれんなどがあげられる．典型的な新生児低酸素性虚血性脳症では，神経症状は生後24～72時間でピークに達し，その後徐々に軽快する一過性の経過をたどる．臨床的に広く用いられている脳症の重症度分類は，Sarnat分類（表Ⅳ-20-3）とThompson's score（表Ⅳ-20-4）である．どちらにおいても，重症度が高いほど神経学的後遺症あるいは死亡の確率が高くなることが知られている．予後予測のためにも急性期の詳細な神経学的診察が重要である．

b. 病因・病態・病理

HIEの原因は，母体側，胎児側，胎盤側，臍帯側と大別できるが，それぞれに極めて多くの要因が含まれ，またそれらが単一でなく複合的に作用しうることもあって，実臨床の現場では原因を特定できないことも多い．

分子レベルでは，脳内できわめて複雑な化学反応が進行する．胎盤血流遮断による低酸素虚血性ストレスによって，高エネルギーリン酸化合物が減少し，細胞毒性をもった興奮性神経伝達物質・細胞傷害性物質が大量に放出される．出生による再酸素化によって，低酸素虚血傷害は解除されるが，脳内の化学反応は遷延し，細胞毒性のある活性酸素が産生され続け，神経細胞障害が生じる．

c. 補助検査法

HIEの診断は，個々の検査所見や診察所見に基づいて行われるものではなく，臨床経過を中心に，胎児心拍モニタリング，臍帯血液ガス，アプガースコア，胎盤所見などさまざまな周産期情報を加味して総合的になされる必要がある．すなわち，確立された診断基準は存在しない．

HIEでは，極端に重症または軽症な場合を除いて，限られた周産期情報のみから予後を推測することは難しい．予後予測においては，前述の急性期脳症の重症度がたしかに参考になるが，アプガースコアや臍帯血液ガス所見などの周産期情報，脳波所見の経時的変動，頭部画像検査（特にMRI，MRS）なども有用である．

d. 診断・鑑別診断

出生直後の児が筋緊張低下や痙攣を呈した場合，ただちにHIEによるものと判断するのは早計である．例えば，先天性筋疾患や，母体マグネシウム投与により出生した新生児が著明な筋緊張低下を呈することがある．詳細な周産期情報が正確な診断のために不可欠である．

e. 治療

迅速かつ適切な新生児蘇生に引き続き，呼吸・循環，体温の安定を図る．特に，重症例では出生直後から播種性血管内凝固（disseminated intravascular clotting；DIC）や多臓器不全が見られることが多いので注意を要する．痙攣は比較的頻繁に起こる合併症であり，必要に応じてフェノバルビタール静注などで対応する．以下に述べるとおり，中等症から重症例に関しては，低体温療法の適応について検討し，必要に応じて高次施設への搬送を行う．

・低体温療法：HIEに対して，現時点で科学的に治療効果の証明されている治療法は低体温療法のみである．2000年代に欧米と中国で行われた複数の大規模臨床試験の結果，中等症以上の正期産のHIEに対して低体温療法の有効性が示された．これを受けて，2010

表Ⅳ-20-3 Sarnat 分類

	軽症	中等症	重症
意識	過興奮	傾眠	昏迷
筋緊張	正常	軽度低下	弛緩
姿勢	軽度の遠位屈曲	高度の遠位屈曲	間欠的な除脳姿勢
ミオクローヌス	あり	あり	なし
吸啜	減弱	減弱か消失	消失
Moro 反射	亢進、容易に誘発	減弱、不完全、あるいは誘発しにくい	消失
人形の目現象	正常	亢進	減弱か喪失
緊張性頸反射	軽度	高度	消失
自律神経系	交感神経が優位	副交感神経が優位	両方とも減弱
瞳孔	散大	縮小	不定
心拍	頻脈	徐脈	不定
気道分泌物	低下	増加	不定
消化管蠕動	正常か低下	増加、下痢	不定
痙攣	なし	あり	まれ
予後	全例正常	高率で死亡または神経学的後遺症を残す	全例で死亡もしくは神経学的後遺症

表Ⅳ-20-4 Thompson's score

	0	1	2
筋緊張	正常	亢進	亢進
意識	清明	過覚醒	昏睡
痙攣	なし	1日3回以下	1日2回以上
姿勢	正常	強直	遠位屈曲
Moro 反射	正常	一部残存	消失
把握反射	正常	減弱	消失
吸啜反射	正常	減弱	消失±かみつく
呼吸	正常	過呼吸	無呼吸
大泉門	正常	軽度膨隆	膨隆

年10月に発表された国際蘇生法連絡協議会（International Liaison Committee of Resuscitation；ILCOR）の蘇生法勧告（Consensus on Science with Treatment Recommendation；CoSTR 2010）の中で，低体温療法が標準治療法として公式に推奨されるに至った．この勧告を受けて，わが国でも日本蘇生協議会の蘇生ガイドラインの中で，低体温療法の有用性について明記された．

ここ数年わが国でも総合周産期医療センターを中心に，臨床研究で用いられたプロトコールに基づいた低体温療法※が標準治療として急速に普及してきている．一方，低体温療法の治療効果はいまだ十分とはいえず，さらなる治療プロトコールの改善が求められている．低体温療法の併用療法として，キセノンガスやエリスロポエチンなどが有力な候補と考えられている．

C 脳室周囲白質軟化症
periventricular leukomalacia（PVL）

a. 症状・経過・予後

脳室周囲白質軟化症は，主に早産児において，脳室周囲の神経組織が選択的に壊死することに起因する疾患であり，33週未満の児の5%程度に認められる．典型的には，新生児期以降に両下肢の痙性麻痺を起こす．これは，早産児では，脳室周囲の白質に脳血流の未発達な領域が存在し，新生児仮死やショックなどによって血圧低下が起こることで，その領域が選択的に障害さ

れるためと理解されている．例えば，早産児で長期にわたる無呼吸発作や低血圧が続いた場合には，脳室周囲白質軟化症のリスクが高まる．しかし，出生後の臨床経過が比較的良好であっても脳室周囲白質軟化症を発症する児も多く，要因は複合的と考えられている．リスクの高い症例では，経時的な頭部超音波検査が重要である．

b. 病因・病態・病理

好発部位である脳室周囲は，脳表面から脳室に向かう血流と，脳室周囲から深部白質に向かう血流の灌流境界の領域であり，解剖学的に血管に乏しい領域である．特に，早産児では，脳室側からの血管の発達が未成熟で，さらにグリア細胞も未熟であることから，血流減少により容易に壊死に陥る．この領域は，大脳運動野からの錐体路にあたり，脳室の近くには下肢の運動を司る神経線維が通る．壊死巣が運動線維を障害すると，下肢の痙性麻痺をきたす．壊死巣がさらに進展すると体幹や上枝の運動障害をきたす．

リスクファクターは，出生前あるいは出生後に，未熟な脳への血流低下をきたすような事象である．出生前因子として，双胎間輸血症候群，胎内発育遅延児，前置胎盤などがある．出生時の因子では，新生児仮死，緊急帝王切開を要する母体出血などがある．出生後の因子では，徐脈を伴う無呼吸発作，敗血症，動脈管開存症，気胸などがある．多胎児は単胎児に比べてハイリスクである．絨毛膜羊膜炎の合併が有意に多いことから，子宮内感染とそれに伴う高サイトカイン状態も発症に関与していると考えられている．

c. 補助検査法

新生児期には大泉門が開大しており，非侵襲性と簡便さ，経時的変化を観察しやすいことなどから，頭部超音波検査が頻用される．ただし，超音波検査で診断できない脳室周囲白質軟化症が数割存在することを認識しておく必要がある．頭部超音波検査の所見として，最も重要なのは脳室周囲高エコー輝度である．これは両側脳室レベルの冠状断で最も観察しやすい．その後に囊胞を形成する場合があり，高エコー輝度出現の約2週間後に，多発性の囊胞となって観察される．このような場合，囊胞性脳室周囲白質軟化症と呼ばれ，重度の神経学的後遺症を残すことが多い．

d. 診断・鑑別診断

より確実な診断は，新生児期以降に頭部CTやMRIによって行われる（図Ⅳ-20-7）．特にMRIでは，超音波検査では観察できない部位について高感度の診断が可能である．一方，MRIではスキャナーへの移動や検査中の鎮静などが必要である．MRIは，臨床経過からハイリスクと考えられる早産児や，新生児期に頭部超音波検査で脳室周囲白質軟化症と診断された児に対して，新生児期以降に行われることが多い．

e. 治療

すでに起こっている壊死性病変に対する治療法は存在しない．なお，妊娠中の母体に硫酸マグネシウムを投与することで脳室周囲白質軟化症のリスクを下げることができることが知られている．

脳室周囲白質軟化症の重症度には大きな幅があるが，特に囊胞性の脳室周囲白質軟化症では，重度の脳性麻痺を呈することが多い．また，新

※：「在胎週数36週以上で出生し，低酸素虚血の存在を示唆する所見があり，中等度以上のHIE（可能な限りaEEG所見を得る）を示す児に対して，生後6時間以内に，専用の循環式温度制御冷却ブランケットか頭部冷却機器を用い，深部体温33～34℃の全身低体温もしくは，34～35℃の選択的頭部冷却を速やかに導入し，72時間維持した後に，1時間に0.5℃を超えない速度で復温する．関連科も含めた長期のフォローアップを行う」

厚生労働科学研究費補助金（成育疾患克服等次世代育成基盤研究事業）重症新生児のアウトカム改善に関する多施設共同研究Consensus 2010に基づく新しい日本版新生児蘇生法ガイドラインの確立・普及とその効果の評価に関する研究「本邦における新生児低酸素性虚血性脳症に対する低体温療法の指針」から要点を抜粋

生児期には診察上明らかな異常を認めず，退院後の健診で気づかれることも多い．脳室周囲白質軟化症と診断した場合には，症状に合わせてリハビリテーションや療育を導入し，病態の説明と支援体制も含めて早期から家族に時間をかけて情報提供することが重要である．発達健診の際の理学療法士による介入も有用である．

D 頭蓋内出血
intracranial hemorrhage

【概説】

分娩時に狭い産道を通り抜ける新生児では，軽度の頭蓋内出血はまれではない．高感度のMRIで撮像すると，全新生児の2～3割に何らかの頭蓋内出血が見られるが，大多数は無症状であり，臨床上問題にならない．一方で，致命的になることがある頭蓋内出血もまれに存在する．

脳室内出血（intraventricular hemorrhage；IVH）は，早産児の血管壁の脆弱性と血圧の不安定性により脳室周囲または脈絡叢の血管が破綻した結果生じる．出生体重が低いほど，また出生週数が少ないほど発症頻度が高く，重症度が高くなる．そのため，特に極低出生体重児や超低出生体重児では注意が必要である．

a．症状・経過・予後

早産児のIVHの大半は生後72時間以内に発症する．出血が軽度な場合には無症状のこともあるが，出血量が増えると，易刺激性，大泉門の膨隆，意識障害，痙攣，無呼吸発作，甲高い啼泣，眼球運動障害などの神経症状を呈する．さらに血腫が増大し脳ヘルニアが起こると呼吸停止に至ることもある．神経学的予後は，出血の量や部位によるが，一般的には，出血量が多いほど不良である．

b．病因・病態・病理

早産児のIVHは，頭蓋内出血の中で最も頻度が高い．早産児では呼吸・循環が不安定なため，脳の静脈系血流がうっ滞しやすい．脳室上衣下胚層は，早産児のみに存在する血管豊富な組織である．この脳室上衣下胚層の血管壁の脆

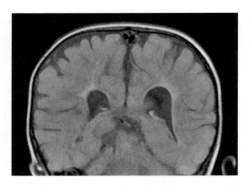

図Ⅳ-20-7 脳室周囲白質軟化症のMRI画像
在胎31週で出生し，乳児期に両下肢の痙性麻痺を認めた児の頭部MRI画像．冠状像で脳室周囲に，T2延長を認め脳室周囲白質軟化症と診断された．

弱性，血管支持組織の未熟性，そして上記の呼吸循環系の不安定さから血圧が変動しやすいことなどが複合的に作用して，IVHを起こす．

一方，成熟児の頭蓋内出血では，橋静脈の破綻による硬膜外血腫が多く見られ，原因も多様である．新生児仮死や分娩外傷，凝固障害や血小板減少などの結果として出血をきたす場合もあるが，原因を特定できない場合も多い．近年，遺伝性の頭蓋内出血性素因として，4型コラーゲンの異常が原因の一部として報告されている．家族例では，遺伝子変異解析を検討する．

c．補助検査法

出生直後の早産児，低出生体重児のIVHの診断には，感度と簡易さからベットサイドでの頭部超音波検査が最も適している．急性期の出血は，高エコー輝度として認められるが，小さな出血の場合，脈絡叢との鑑別が困難な場合もある（図Ⅳ-20-8）．出血の程度によりⅠ度～Ⅳ度，あるいはⅠ度～Ⅲ度・脳室周囲梗塞性出血に分類される（表Ⅳ-20-5）．

d．診断・鑑別診断

頭部超音波検査は，簡便で非侵襲的である一方，可視範囲が比較的狭いことを認識すべきである．特に側頭葉や後頭蓋窩の出血に対しては感度が低く，頭部CTが必要となる場合が多い．臨床経過から頭蓋内出血が疑わしいにもかかわらず頭部超音波検査で原因となる出血病変を確認できない場合には頭部CT検査を行う必要が

ある.

e. 治　療

　頭蓋内出血を認めても無症状であれば基本的に治療は不要である．早産児のIVHはいったん発症すると有効な治療法はないため予防が重要となる．特に早産児では，出生後数日間は極力，呼吸循環動態の安定に努め，不要な刺激を与えないことが重要である．出血を認めた場合には，さらなる出血の拡大を防ぐべく，必要に応じて鎮静をかける．閉塞性水頭症の進行を認める場合には脳室シャントなどの脳外科的介入を考慮する．

E 核黄疸
kernicterus

【概説】

　新生児期の高度黄疸によって基底核にビリルビンが沈着し，神経細胞破壊が起こり，脳性麻痺，あるいは死亡する疾患である．

a. 症状・経過・予後

　急性期には，傾眠傾向，筋緊張低下，吸啜反射の低下などが数日間続き，その後，発熱，筋緊張亢進，後弓反張，落陽現象などを生じる．筋緊張亢進はその後徐々に消失する．後遺症として，哺乳不良，発達遅滞，甲高い啼泣，筋緊張低下，アテトーゼ型脳性麻痺，難聴などがあげられる．

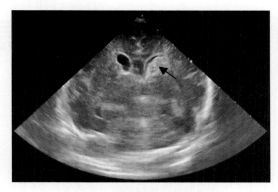

図IV-20-8　早産児の脳室内出血

在胎27週で出生した新生児の頭部超音波画像．脳室レベルの冠状断で脳室上衣下胚層からの出血を示唆する高エコー信号を認める（矢印）．

表IV-20-5　脳室内出血の重症度分類（Papileの分類）

Grade	CT所見
1	脳室上衣下出血のみ
2	脳室拡大のない脳室内出血
3	脳室拡大のある脳室内出血
4	脳実質内出血を伴う脳室内出血

b. 病因・病態・病理

　新生児では血液脳関門が未熟なために，過剰のビリルビンが血液脳関門を通過して大脳基底核などに沈着することで神経障害を引き起こす．

c. 治　療

　高ビリルビン血症に対して光線療法，交換輸血を考慮する．

参考文献

1) Nussbaum et al.：トンプソン&トンプソン遺伝医学　第7版．(福嶋義光監訳)，メディカルサイエンスインターナショナル，2009.
2) 大場洋編：小児神経の画像診断．学研メディカル秀潤社，2010.
3) Williams et al.：Neurofibromatosis type 1 revisited. Pediatrics, 2009.
4) 亀井淳：神経線維腫症．小児内科，2007.
5) Curatolo et al.：Tuberous sclerosis. Lancet, 2008.
6) Menkes et al.：Child neurology. 7th ed. Lippincott Williams & Wilkins, 2005.
7) Matthew D et al.：Sturge-Weber Syndrome and Port-Wine Stains Caused by Somatic Mutation in *GNAQ*. N Engl J Med, 2013.
8) Joseph J.：Neurology of the Newborn. 5th ed. Saunders, 2008.
9) Jeffrey M.：Neurology : Neonatology Questions and Controversies : Expert Consult-Online and Print, 2nd ed.（Neonatology : Questions & Controversies）. Saunders, 2012.
10) 岩田幸子，武内俊樹，鍋谷まこと，他：CONSENSUS 2010に基づく新生児低体温療法実践マニュアル．東京医学社，2011.

［高橋孝雄］

21 他臓器疾患における神経障害

内分泌系と神経系の相互作用については，古くから生体の恒常性維持機構（ホメオスターシス），生殖の両面から医学の関心の的であった．その過程で，下垂体前葉，後葉，そして視床下部の役割に関しては，20世紀初頭の脳神経外科医 Harvey Cushing の下垂体と下垂体腫瘍の記述がよく知られている．その後，各種ホルモン，活性ペプチド，そして神経伝達質の相互関連が急速に解明されてきた．ここでは，神経系と関連の深い内分泌腺機能の過剰，欠乏がもたらす神経系への病的影響と，下垂体の占拠性病変による周囲神経組織への影響について述べる．

1 下垂体機能低下症
hypopituitarism

A 汎下垂体機能低下症
panhypopituitarism

下垂体機能低下症は，下垂体ホルモンの単一あるいは複数の分泌障害であり，汎下垂体機能不全は下垂体前葉機能低下による甲状腺機能低下症，副腎皮質機能低下，性腺機能不全を合併した状態である．下垂体後葉機能低下を伴うときは，尿崩症を合併する．

a. 症状・経過・予後

ACTH 分泌低下による下垂体・副腎皮質系の機能不全として易疲労性，虚脱感，嘔気，低血糖症状，起立性低血圧などを認める．しかし副腎皮質機能不全である Addison 病とは対照的に皮膚はむしろ蒼白であり，正色素性貧血を呈する．二次性甲状腺機能低下と相まって，無気力から混迷，さらに下垂体性昏睡に陥ることもある．性腺機能低下として，女性では無月経，生理不順，排卵障害，骨粗鬆症など，男性では，性機能不全，性欲の低下，男性型筋肉の喪失などをみる．成長ホルモン growth hormone（GH）低下が小児期に起こると身体成長の障害を認めるが，成人では特異的症状は乏しい．Prolactin 低下による神経症状に関しては知られていない．

b. 成因・病態・病理

非機能性下垂体腫瘍，トルコ鞍部の頭蓋咽頭腫などの腫瘍性病変，出産時出血性ショックに合併する下垂体壊死（Sheehan syndrome），下垂体炎（リンパ球性，肉芽腫性），腺腫に対する放射線療法後の下垂体壊死，下垂体手術後，サルコイドーシス，histiocytosis X などである．

c. 補助検査

各下垂体機能検査（標的ホルモン濃度が低値である状況下で，刺激ホルモンも低値であることを証明する）と平行して，トルコ鞍の単純撮影によるトルコ鞍の拡大，変形，破壊の有無（図IV-21-1），CT あるいは MRI による画像検査を行い，腫瘍性，肉芽腫性あるいは下垂体炎の存在をチェックする．

d. 治療

代償療法であり，特に ACTH 系では hydrocortisone（20 mg/日程度），prednisolone（7.5 mg/日程度）で代償するが，熱性疾患，手術など全身的ストレス状態ではステロイドを増量する．TSH 系は L-thyroxine（0.1～0.2 mg/日）で補償する．冠動脈疾患，不整脈を有するときは，循環器系への負荷を考慮して 0.025 mg/日程度の少量から開始し，注意深く漸増する．

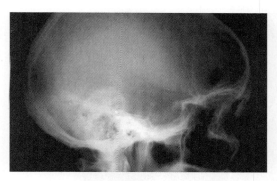

図Ⅳ-21-1　頭蓋側面X線単純撮影

下垂体腫瘍によるトルコ鞍の著明な拡大，鞍底部の骨稜の破壊，鞍背，前床上突起の破壊，希薄化をみる．これらの変化から腫瘍径はかなり大きいことが推測される．

表Ⅳ-21-1　下垂体卒中の症候
（トルコ鞍周囲への圧迫症状と下垂体機能低下症状）

- 激しい頭痛
- 嘔気・嘔吐
- 急速な視力・視野障害
- 複視
- 意識障害（傾眠—昏睡）
- 発熱
- 項部硬直
- 急性下垂体ホルモン欠乏症状
  → 低 Na 血症・低血糖随伴症状
  → 無気力
  → 易疲労性・体重減少

B 下垂体卒中
pituitary apoplexy

a. 症状・経過・予後

突然の激しい頭痛，嘔気・嘔吐，意識障害など劇的な症状を呈する（表Ⅳ-21-1）．急速な腫瘍容積増大によって視交叉部の下方からの圧迫による視野障害，海綿静脈洞への内側からの圧迫による眼球運動障害，腫瘍からの出血，腫瘍壊死組織のくも膜下腔へのリークによる髄膜刺激症状も出現し，血性髄液を証明することもある．同時に急性下垂体機能不全を招来するため，それへの迅速な対応も必須である[1]．

b. 成因・病態・病理

下垂体腫瘍は上方ではトルコ鞍隔膜，側方で硬膜外に海綿静脈洞，下方は蝶形骨とほぼ密閉されたスペースに存在する．腫瘍内出血あるいは梗塞により腫瘍体積の増大をきたし周囲を圧迫し，下垂体自壊による急速な下垂体機能不全，海綿静脈洞内脳神経圧迫，視交叉部の圧迫による視野・視力障害，髄膜刺激などをきたす．誘因なく発症することも多いが，外傷，TRH負荷試験，無月経・乳汁分泌症候群のドパミン受容体アゴニスト治療中に起こることもある．GH，ACTH産生腺腫に多く，時に本症が初発症状となる場合，ウイルス性髄膜炎と誤診されることもある[2]．

c. 検査

下垂体腫瘍の存在と腫瘍内出血，梗塞をCT，造影CT，MRI，造影MRIで証明し（図Ⅳ-21-2），視野障害，眼球運動障害を認める時には，視路の圧迫，海綿静脈洞への腫瘍の進展・圧迫を証明する．髄液検査で，細胞数増多，蛋白上昇，時に血性・キサントクロミーを証明する．

d. 治療

本症は神経学的，内分泌学的緊急である．圧迫による視神経・海綿静脈洞の症状と，急性下垂体機能不全を呈する．副腎機能不全に対するステロイド補充療法が緊急に必要であり，同時に下垂体の脳外科的減圧を考慮すべき病態である．

C 尿崩症
diabetes insipidus

a. 症状・経過・予後

多飲多尿，口渇，高 Na 血症が必発である．水分摂取が利尿に比して少ないと高度の脱水をきたし，ショック，痙攣，小児では脳静脈洞血栓症などを合併する．尿量は3〜6Lあるいはそれ以上に増加し，低張尿（尿浸透圧300 mOs/kg 以下）となる．汎下垂体機能不全では副腎機能不全にマスクされる仮面尿崩症状態となり，コルチゾール代償によって，急に尿量が増加し，ADH分泌不全の存在が明らかになることもある．

b. 成因・病態・病理

尿崩症は下垂体後葉あるいは視床下部視索上，傍室核神経分泌細胞障害で抗利尿ホルモン

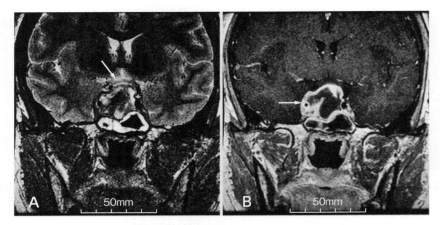

図Ⅳ-21-2　下垂体卒中のMRI所見（A：T_2，B：T_1Gd造影）
下垂体腺腫は左上方に伸展し，視交叉を圧迫し（左図矢印），右海綿静脈洞部で内頸動脈にも接触している（右図矢印）．腫瘍は不均一であり，腫瘍被膜部と実質内部も一部造影され高信号である．腫瘍内壊死・出血があることを示唆する．

（antidiuretic hormone〈ADH〉，arginine vasopressin〈AVP〉）放出が低下するために起こる．その原因として下垂体腺腫そのものに起因することはまれであり，その手術後，鞍上部腫瘍（頭蓋咽頭腫，胚芽種，視床下部グリオーマなど），サルコイドーシス（sarcoidosis），小児ではhistiocytosis X（ランゲルハンス細胞組織球増加症）など肉芽腫性病変，他に重症頭部外傷，くも膜下出血，鞍部手術術後，リンパ球性漏斗神経下垂体炎にも観察されるが，原因が明らかでない特発性もある[2]．

c. 検　査

本症を疑うときは，視床下部・トルコ鞍近傍の病変を検索することが必須である．また，半数以上に下垂体前葉機能不全も合併する．尿浸透圧が300 mOs/kg以下であり，血漿浸透圧がそれ以上であるときは腎による濃縮不全が明らかであり，診断はほぼ確定する．しかし軽症の場合は必ずしも尿比重が逆転しない．本症は中枢性尿崩症とも呼ばれ，腎性尿崩症との鑑別が必要であり，水制限試験，血漿バゾプレシン定量，負荷試験を行う[1]．また，心因性多飲症を鑑別する．

d. 治　療

治療はバゾプレシンの代償療法であり，desamino-D-arginine vasopressin（DDAVP，desmopressin）スプレーの点鼻，または皮下注が利用されるが，使用初期に水中毒（低Na血症）の発生に注意する．最近は経口薬も利用できる．反応性ADH分泌が少量でもある場合，ADH放出を促すchlorpropamide，clofibrate，carbamazepineを投与することで改善することがある．

2　下垂体機能亢進症
hyperpituitarism

下垂体機能亢進は大部分下垂体ホルモン産生下垂体腫瘍によるものであり，ホルモン過剰分泌による特異的症状に加えて，下垂体の占拠性病変による頭痛，周囲組織圧迫による脳神経症状を伴うこともある[3]．しかし，機能性下垂体腺腫はサイズが微小でもホルモン過剰症状を呈することに留意する．また，これらの特異的ホルモン過剰による症候は，下垂体外の異所性ホルモン産生腫瘍によって出現する場合もある．治療は腫瘍の手術的摘出，放射線療法，内分泌

学的薬物療法による.

A Cushing病，Cushing症候群
Cushing disease, Cushing syndrome

a. 症状・経過

Cushing様体型・満月様顔貌，腹部の色素線条（図IV-21-3），高血圧，糖尿病，低K血症，骨粗鬆症などをみる．また，精神症状としてうつ，不安，不眠，焦燥，ステロイドミオパチーとして，大腿四頭筋など近位筋の筋力低下を証明する．まれに脊髄硬膜外脂肪組織の肥大による圧迫性脊髄症（epidural lipomatosis）をきたし，痙性対麻痺を呈することがある．

b. 成因・病態・病理

ACTH産生下垂体腺腫による分泌亢進は二次性副腎皮質機能亢進状態（Cushing disease）をきたす．ACTH非依存性に副腎皮質ホルモンが過剰の状態はCushing症候群とされる．これは原発性糖質コルチコイド産生副腎腫瘍，異所性ACTH産生腫瘍，副腎皮質ホルモンの長期大量投与による薬剤性などを含む．Cushing病を呈する下垂体腺腫は微小腺腫（直径1cm以下）microadenomaで症状を発現するため，MRI画像で腫瘍を同定することはしばしば困難であり，下垂体由来のACTH高値を証明する必要がある．

c. 検査

トルコ鞍，下垂体の画像的評価に加えて，24時間尿中コーチゾン，血中ACTHレベルなどの内分泌学的検査が必要となる．内因性副腎皮質ホルモン過剰には，下垂体腺腫によるACTH過剰分泌約80％，肺など他臓器の異所性ACTH産生腫瘍は20％ほどである．下垂体非機能性腺腫はまれでないため，ACTHが下垂体由来か，異所性産生かの鑑別が必要である．そのためには下錐体静脈洞へのカニューレ採血によって下垂体由来ACTH測定が必要になる．

B 先端肥大症
acromegaly

GHは成長と代謝に関わるホルモンであり，

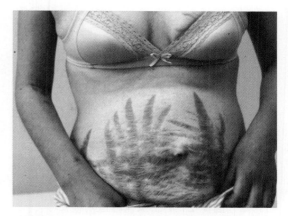

図IV-21-3　Cushing病にみた腹部の色素線条
紅紫色伸展性皮膚線状であり，急速な肥満のため皮下組織の断裂が起き，その下の毛細血管が透過してみえる．妊婦や健常者では伸展断裂部位が修復され白色になるが，本症では皮膚萎縮が続くため，紅紫色が変化しない．

その分泌亢進は大部分下垂体腺腫による．小児期では巨人症，成人では末端肥大症となる．多臓器肥大に加え，心肥大，高血圧，糖・脂質代謝異常を主徴とし，神経学的には筋骨格系異常を認める．特に末端肥大による正中神経圧迫（手根管症候群）を64％と高頻度に認め，無症状でも正中神経伝導検査で異常を証明することが多い．まれに近位筋のミオパチーをみることもある．舌肥大などによる睡眠時無呼吸（主に閉塞型）の存在も注目されている．

C 他の機能性下垂体腺腫
Other functional adenomas

プロラクチン産生下垂体腫瘍はプロラクチン過剰分泌により無月経・乳汁分泌症候群（amenorrhea-galactorrhea症候群）をきたし，しばしば微小腺腫で発見される．また，プロラクチンは視床下部からドパミン神経伝達物質によって制御されているので，ドパミン受容体作動薬剤，特に定型的，非定型的向精神薬（haloperidolなど）によっても分泌が亢進し，腺腫がなくても同様の症状をきたすので，服用薬剤を詳細にチェックすることが必要である．TSH産生下垂体腫瘍はまれである．

3 下垂体関連症候群
syndromes associated with pituitary disorders

A トルコ鞍空虚症候群
empty sella syndrome

　神経画像的概念であり，下垂体窩にポケット状にくも膜下腔が入り込み，脳脊髄液が貯留する状態である．くも膜に覆われ圧排された下垂体組織は扁平になり，トルコ鞍後底部に存在する．下垂体窩はX線，CTなどで拡大して認められる（図Ⅳ-21-4）．原発性は女性に多く，その機序は十分理解されていないが，鞍隔壁の形成不全がある場合，長期間の髄液圧の下垂体窩への波及によってトルコ鞍が拡大すると考えられる．また，水頭症など頭蓋内圧亢進，あるいは下垂体ラトケ嚢胞の増大・破裂の反復によっても惹起される．わが国ではまれであるが，欧米で女性に多い特発性頭蓋内圧亢進症（偽性脳腫瘍　pseudotumor cerebri）の80%で本症が証明される．下垂体腫瘍摘出後，放射線療法後には二次性の本症が認められる．画像上の診断であるが，まれにこの存在が頭痛，視野障害，下垂体機能不全の原因となると考えられる．

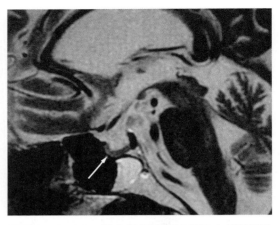

図Ⅳ-21-4　トルコ鞍空虚症候群のMRI T_2 矢状断所見
下垂体窩は脳槽の髄液と同等の高シグナルで拡大し，その底部に下垂体組織が扁平に認められる（矢印）．本例は正常圧水頭症例に合併して見いだされたが，下垂体機能に異常は認めなかった．

＊ラトケ嚢胞は下垂体前葉が形成される胎生期に鞍内に遺残し，下垂体前葉・後葉間に存在する粘液含有嚢胞である．大部分無症状であるが，嚢胞が増大し，下垂体腫瘍様の症状を呈することがある．また，嚢胞の増大と破裂により突然の激しい頭痛（雷鳴様頭痛　thunderclap headache）を生ずることもあるが，その診断，治療には慎重を要する．

B 抗利尿ホルモン分泌異常症候群
syndrome of inappropriate secretion of antidiuretic hormone（SIADH）

　通常血中抗利尿ホルモンは低Na血症（一般に135 mEq/L未満）において測定感度以下まで抑制されるが，本症では血漿浸透圧刺激がないにもかかわらず，バゾプレシンが上昇している病態であり，過剰な水は大部分が細胞内に分布するため浮腫を認めず，循環血液量はほぼ正常に保たれる．くも膜下出血，脳炎，髄膜炎など，頭蓋内病変のほか，薬剤（ビンカアルカロイド，カルプロパミド，カルバマゼピン，3環系抗うつ剤など），肺疾患，悪性腫瘍（AVP産生腫瘍）など多数の原因が知られる．皮膚粘膜の乾燥や浮腫を認めず，神経症状は低浸透圧，低Na血症によるものである．特に120 mOs/L以下の低Na血症では痙攣，意識障害をきたすことがある．血漿低浸透圧（< 280 mOs/L），低Na血症（< 135 mEq/L）を認めるが，循環血液量を保つためにナトリウム利尿が持続し，尿中Na濃度は20 mEq/L以上を示し，血漿浸透圧よりも高い濃縮尿が証明される．

　治療は基礎疾患への対応が基本である．低Na血症に対しては軽症例では水制限（800 mL/m^{2}体表/日程度）であり，これにより体重減少とNa値の上昇が速やかにみられる．生命に危険な程度の低Na血症の場合は高張性Na輸液（5%程度）で直接補整することも必要である．しかし，急速な低Na血症の是正は医原性に橋中心髄鞘崩壊（central pontine myelinolysis）を惹起することがあることを銘記すべきであり，通常12 mEq/日を超えない補正とする．

　SIADHと鑑別が困難な病態として大脳性塩

表IV-21-2 抗利尿ホルモン不適切分泌症候群（SAIDH）と大脳性塩類喪失症候群（CSWS）の鑑別点

	SIADH	CSWS
臨床的脱水所見	なし	認める
体液量	過剰あるいは正常	脱水
中心静脈圧	正常あるいは上昇	低下
Naバランス	正常あるいは－	－
ヘマトクリット	正常	上昇
BUN／Cr比	正常	上昇または正常
血清尿酸値	低下	低下または不変
血清Na利尿ペプチド	正常	上昇
治療	水分制限	Na，水分補給

類喪失症候群（cerebral salt-wasting syndrome）による低Na状態がある．本症症候群は急性中枢神経疾患（外傷，出血，脳外科手術など）に続発して低Na血症を呈する病態である．尿中Na排泄が持続し，血漿バゾプレシンも抑制されないなどSIADHと類似し，鑑別が難しい（表IV-21-2）．その原因は十分解明されていないが，交感神経系過緊張，ドパミン放出による利尿とNa喪失，利尿Naペプチド放出などが関連した低Na血症と脱水と推定される．SIADHが循環血液量減少を認めない低Na血症（hypervolemic hyponatremia）であるのに対し，大脳性塩類喪失症候群では循環血液量低下を伴う低Na血症（hypovolemic hyponatremia）である．そのため水制限は病態を悪化させることに留意すべきである．

C ACTH単独欠損症
isolated ACTH deficiency

ACTH欠乏による副腎不全症状は初期に非特異的であり，全身倦怠感，精神症状，消化器症状を呈し，感染，外傷，精神的ストレスなどで急性副腎不全をきたす．ACTH分泌の選択的機能不全（ACTH単独欠損症）であり，体重減少，低血圧，低体温，皮膚乾燥，陰毛脱落などを呈し，低血糖，低Na血症，貧血，低コレステロール血症などを認める．通常は内分泌検査でそれ以外の下垂体ホルモン系は正常に反応し，形態学的に下垂体に異常は認めないが，時にempty sellaをみる．原因不明が多いが，下垂体ACTH産生細胞が何らかの理由により変性脱落する，あるいは視床下部機能不全など上位からのACTH制御障害が想定されている[4]．副腎クリーゼに陥ると致命的になるので，診断を見逃さず，コルチゾルなどの経口的服用で補償する．

4 甲状腺機能低下症関連神経系合併症
hypothyroidism-related neurological problems

甲状腺疾患による甲状腺機能低下症（一次的甲状腺機能低下症）の主要な原因は自己免疫性甲状腺炎（特に橋本病による甲状腺分泌腺の破壊）であるが，まれに下垂体機能不全，あるいは視床下部性によるTSH分泌低下をきたす二次性甲状腺機能低下症もある．また，医原性のものとして，甲状腺亜全摘手術後，頸部放射線治療後，薬剤によるもの（リチウム，インターフェロン，ヨード含有薬剤であるヨード性含嗽薬の長期使用，抗甲状腺薬の長期過剰服用，抗不整脈薬アミオダロン）が知られる．また，橋本病による一過性中毒症に対して漫然と抗甲状腺薬を服用して，機能低下に気づかない場合があるので注意する．

甲状腺機能低下症では，圧迫によっても陥凹しない浮腫（non-pitting edema），巨舌，低体温，徐脈，心電図低電位などの一般症状と，以下に述べる神経症状以外にも，睡眠時無呼吸症候群や頭痛の頻度も高い（表IV-21-3）．

一般に甲状腺機能低下症を治療する場合，長年の脂質異常症などのため，潜在的冠動脈疾患を有する可能性が高い．心への負荷を緩徐にするため，甲状腺薬（サイロイド製剤）は少量から徐々に増量するべきである．

A 甲状腺機能低下症性筋症（粘液水腫性）ミオパチー
hypothyroid (myxedematous) myopathy

a. 症状・経過・予後

近位筋筋力低下を認め，筋痛を訴えることが

表Ⅳ-21-3　甲状腺機能障害に伴う神経障害

甲状腺機能低下症		甲状腺機能亢進症	
中枢性	末梢性	中枢性	末梢性
クレチン病（小児）	ミオパチー	神経精神症状	ミオパチー
精神神経症状	ニューロパチー	痙攣	ニューロパチー
粘液水腫性	手根管症候群	不随意運動	重症筋無力症
認知症	多発ニューロパチー	振戦	周期性四肢麻痺
精神障害	重症筋無力症	舞踏病	
昏睡		甲状腺中毒性クリーゼ	
小脳失調症			甲状腺眼症
睡眠時無呼吸症候群			
自己免疫性甲状腺疾患関連 橋本脳症 甲状腺眼症			

多く，筋逸脱酵素の上昇を伴うものを一般に甲状腺機能低下症性筋症という．その中でもHoffmann症候群では著明な筋の肥大，運動時の筋痛，こむらがえり（muscle cramp）を訴える．一見がっちりした筋肉質な体型であり，筋肉は触診上も固く，力強く触れるが，近位筋筋力はむしろ低下している．先天性甲状腺機能低下症（cretinism）の小児では，やはり筋の肥大がみられ，運動の緩徐化もあり，あたかもslow motion videoをみるようであり，Kocher-Debré-Sémélaigne症候群と呼ばれる．

b．補助検査

深部腱反射では，叩打時の筋の緩徐な収縮と緩徐弛緩が特徴的である．特にアキレス腱叩打で弛緩相の緩徐を観察しやすい．しかし，高齢者では甲状腺機能正常者でも同様の現象が観察されることがあるので注意する．また，腕頭筋などの筋腹を強く叩打すると，筋腹が隆起し，緩徐に元に戻る現象を認める（筋膨隆現象，mounding，myoedema　図Ⅳ-21-5）．これらの所見は時に甲状腺機能低下症をみいだす重要な鍵となる．筋伸張反射の遅延，特に弛緩相の遅延は臨床的偽性ミオトニー（clinical pseudomyotonia，電気的偽性ミオトニー放電＝複雑反復放電 complex repetitive dischargesとは異なる病態）とよばれ，本症に特徴である．針筋電図ではミオトニーに特徴的な高頻度の筋放電は観察されず，むしろ電気的には静止している．

c．成因・病態・病理

甲状腺機能低下症では臨床的に筋疾患が疑われなくても，しばしば筋逸脱酵素，GOT，GPT，LDH，CPKの上昇をみるため，これが診断の手がかりになる．肝疾患との鑑別点として，γ-GTPは筋酵素でないため上昇しない．自己免疫性（橋本病）による甲状腺機能低下では，同様に自己免疫性である悪性貧血を伴うことがあるので，貧血を伴う場合，血中ビタミンB_{12}レベルの測定も必要である．

B 甲状腺機能低下性（粘液水腫性）ニューロパチー
hypothyroid (myxedematous) neuropathy

多発ニューロパチー，単神経麻痺の両者が起こる．単神経麻痺は大部分手根管症候群として出現する．

1．甲状腺機能低下性多発ニューロパチー
（hypothyroid polyneuropathy）

四肢末梢のしびれ，感覚鈍麻，遠位筋萎縮，筋力低下，筋伸長反射の低下など，感覚運動性多発神経炎を呈する．末梢神経はWaller変性が主体で（図Ⅳ-21-6），一部脱髄の混在した病理像であり，神経伝導速度は中程度遅延する．髄液蛋白は上昇する．

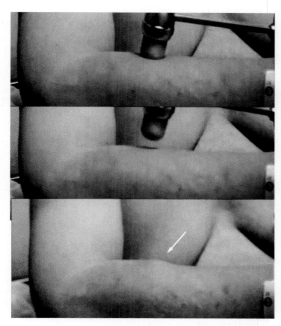

図IV-21-5　筋腹の叩打による筋の隆起
（mounding, myoedema）

2．手根管症候群（carpal tunnel syndrome）

妊娠，関節リウマチ，アミロイド症（全身性，尿毒症性），糖尿病と並び主要原因である．

C 甲状腺機能低下性小脳失調症
hypothyroid cerebellar ataxia

小脳失調症がまれに合併する．小脳皮質の広汎な萎縮，Purkinje細胞の脱落をみる．歩行，体幹失調など小脳虫部障害を主徴とする．ニューロパチー，ミオパチーを伴うことがあるため，純粋に小脳障害のみの症例は少ない．しかし，早期に甲状腺機能低下症を治療することで小脳症状は改善するため，本症の存在を認識することは重要である．

D 粘液水腫性精神障害
myxedema psychosis

精神神経症状は機能低下症の主要症状である．一般的に精神的に過剰に活発になる甲状腺機能亢進症とは逆に，うつ傾向を示すことが多い．精神活動は一般に遅鈍となり，無関心，認知障害を呈する．時に妄想型統合失調症に似た活発な幻覚・妄想を呈する．この病態は治療により劇的に改善するtreatable dementiaとして重要である．

E 粘液水腫昏睡
myxedema coma

精神活動が高度に低下すると昏迷状態となり，痙攣をみることもあり，さらに無治療では昏睡（myxedema stupor, myxedema coma）にも至る．一方，異常興奮状態（myxedema madness）になる場合もある．体温は一般に低下し，徐脈，呼吸は抑制され，生命に危険な状態となる．

F 橋本脳症
Hashimoto encephalopathy

橋本脳症は橋本病（抗TPO抗体を含む抗甲状腺自己抗体陽性）と脳症の合併であり，甲状腺機能は正常であって，機能亢進あるいは低下では説明できない痙攣，失調症，ミオクローヌス，せん妄，認知症，脳卒中様症状などの神経症状を呈し，ステロイドが著効する．抗甲状腺抗体と脳症の関係については十分解明されていないが，可逆性あるいは治療に反応する認知症として重要である．急性，亜急性進行性精神症状，認知・行動異常はプリオン病との鑑別が重要になる．また，抗NMDA（N-methyl D-aspartate）受容体抗体を証明する自己免疫性脳炎も本症とは区別されなければならない．SLE脳症との異同についても議論の残る病態である．

5 甲状腺機能亢進症
neurological problems associated with hyperthyroidism

甲状腺機能亢進症の原因としてはGraves病（Basedow病と同義）が最も多い．また，橋本病などの自己免疫性甲状腺炎，まれに機能性単結節性甲状腺結節，甲状腺疼痛を伴う亜急性甲状腺炎でも破壊に伴うホルモンの血中への逸脱により一過性に亢進症がみられる．また，TSH分泌下垂体腺腫による二次性甲状腺機能亢進も

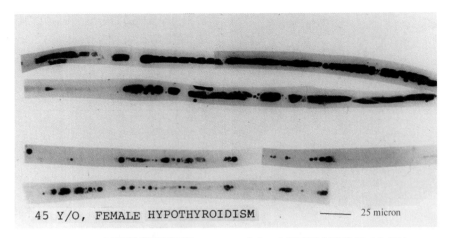

図IV-21-6　甲状腺機能低下性ニューロパチーの腓腹神経解きほぐし標本
オスミウムで黒染した有髄線維がほぼビーズ状に断裂し，軸索変性が相当進行した病像である．

機能亢進では，一般に発汗過多，体重減少，頻脈・心房細動，収縮・拡張期脈圧の拡大，下痢などの症状をみるが，精神神経症状として，情緒不安定になり，落ち着きなく，不眠，対人関係で摩擦が生じやすいなどの症状がしばしば前景に立つ（表IV-21-4）．本症の患者を入院させると，他の患者とトラブルを起こすことはしばしば経験する．高齢者ではまれにうつ状態，無感動など逆の症状を見ることがある（無感動様甲状腺中毒症　apathetic thyrotoxicosis）．

振戦は主要症状であり，姿勢時，活動時に明らかな振戦を上肢，時に下肢にも認める．ミオクローヌス，粗大で速い不随意運動や舞踏病も観察されることがある．振戦は激しい筋肉労働の後の振戦（生理的振戦）や情緒的興奮時の振戦（adrenergic tremor）と類似し，βblockerで軽減する．また，運動系では腱（筋伸長）反射も迅速，活発になる．

中毒症状が激烈であるときは，高度の発汗，頻脈，発熱，下痢などを伴い，意識障害（せん妄状態から昏睡）を生じ，脱水，循環不全などによる生命の危険にさらされる．この状態を甲状腺中毒性クリーゼ（thyrotoxic crisis）とよび，緊急対応が必要である．

A 甲状腺中毒性ミオパチー
thyrotoxic myopathy

機能亢進症の60〜80％に多少の筋力低下や筋萎縮が観察される．筋は甲状腺ホルモンのターゲットのひとつである．その中で日常活動に障害がある程の強い筋障害を示すものをthyrotoxic myopathyとして取り扱う．四肢近位筋，体幹筋の慢性的筋力低下を主徴とする．筋電図では筋原性パターンを示す．筋病理では特異的変化に乏しく，筋線維の変性，筋線維間の脂肪浸潤，円形細胞浸潤，筋鞘下のPAS陽性物質蓄積，空胞などがみいだされる．症状は遊離T4レベル，罹病期間などに相関するが，CPKは正常，時にむしろ低下するなど相関に乏しい．甲状腺機能が正常化した後でも回復は遅延する．

B 甲状腺中毒性周期性四肢麻痺（周期性四肢麻痺の項参照）
thyrotoxic periodic paralysis

a. 症状・経過・予後

日本，東アジアでは遺伝歴のない男性（20〜40歳代）の甲状腺機能亢進症に，しばしば低K性周期性四肢麻痺（1.1〜3.4 mM/L程度）を認めるが，欧米ではまれである．暴飲暴食，激しい運動などを契機に出現しやすい．早朝に出現することが多く，軽度の近位筋麻痺から，四

表Ⅳ-21-4 低カルシウム血症の原因と神経症状

原　因	
PTH 欠損症	遺伝性，後天性（摘出術後性），低 Mg 性
PTH 抵抗性	慢性腎不全，活性型ビタミン D 欠乏・抵抗性 薬剤性（抗てんかん薬）
PTH 代償不十分 （PTH overwhelmed）	偽性副甲状腺機能低下症（4 型に細分される） 急性腎不全，腫瘍融解
症　状	

- 神経筋被刺激性亢進＝テタニー症状
  ——手足痙攣（carpopedal spasm），筋クランプ，全身痙攣，四肢末端のしびれ
- 嗜眠傾向，抑うつ，認知機能低下，便秘・下痢
- 不随意運動（舞踏病，ジストニー，振戦，parkinsonism）
- 小児；偽性脳腫瘍，てんかん，精神発達障害
- 頭蓋内石灰化症，白内障，後縦靱帯骨化症
- 心電図　QT 間隔延長

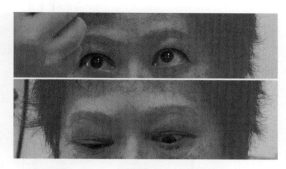

図Ⅳ-21-7 甲状腺眼症の眼運動障害
上段；上方視における右眼の上転障害を認める．
下段；下方視では左眼の経度眼球突出を認め，左上眼瞼の下降が不十分であるため，若干の球結膜を残し，明らかに左右差を認める．

肢の完全麻痺に至るものもあるが，眼球運動，咀嚼筋麻痺はまず認められない．

b. 成因・病態・病理

その機序として，筋 Na/K ATPase ポンプ活性の機能亢進により，総じてカリウムイオンの筋細胞内への流入が勝るためと考えられる．低 K 血症の是正により四肢麻痺も消失する．心電図ではしばしば U 波の出現，洞性頻脈，AV block，QRS 高振幅などをみる．

c. 治療

甲状腺機能亢進症の治療が優先する．しかし，高度の麻痺を呈する急性期には極めて注意深く経口的にカリウムを補償する．過剰服用によるリバウンドの高 K 血症に注意する．

C 甲状腺眼症
thyroid ophthalmopathy

a. 症状・経過・予後

眼瞼後退（eyelid retraction），瞬目減少（lid lag）は主に交感神経系の過緊張と Müller 筋の収縮による眼症状として観察されるが，それらは眼窩組織への炎症細胞浸潤も伴う．眼窩の炎症による浸潤性眼症（infiltrative ophthalmopathy）として最も頻度の高いものは眼球突出であり，両側性が多いが，時に左右非対称に認められる．その他，眼痛，眼球周囲，結膜の浮腫・充血，眼球運動制限による複視が起こることがあり，時に眼球突出を認めず，複視症状が先行する．本症では上方注視制限が多く，次に内転制限を認める（図Ⅳ-21-7）．その理由は下直筋などの炎症による筋の伸展障害あるいは癒着によると考えられる．まれに高度の眼球突出，眼運動制限，視神経障害による視力障害，失明を見ることもある[5]．

b. 成因・病態・病理

Basedow（Graves）病による甲状腺機能亢進症では，25〜50％に甲状腺眼症を認めるが，慢性甲状腺炎による機能亢進でも 2％にみられる．逆に甲状腺眼症の 20％は甲状腺機能正常者または低下症（euthyroid or hypothyroid Graves'disease）である．眼球突出，眼運動制限などは後部眼窩への炎症性細胞浸潤による眼症であり，Graves 病に特徴的である．後部眼窩組織に豊富な褐色脂肪には TSH 受容体が発現しているため，抗 TSH 抗体に対する自己免疫機序による炎症性リンパ球浸潤，線維芽細胞の活性化，ムコ多糖類（glycosaminoglycan）の産生亢進，間質性浮腫をきたす[6]．

甲状腺機能亢進の病歴あるいは症状が明らかなときは本症の診断は容易である．しかし，複視などの眼症状が先行することもあり，頭蓋内疾患と見誤られることもある．また，甲状腺機

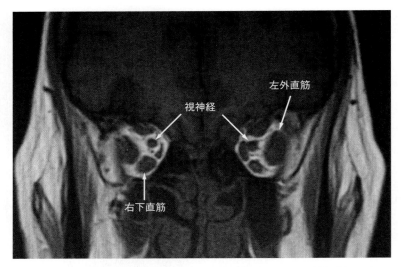

図Ⅳ-21-8　図Ⅳ-21-7 に見る症例の甲状腺眼症の MRI 脂肪抑制 T_2 強調画像

右下直筋，外直筋と左外直筋の著明な肥大を見る．右眼上方視の制限は右下直筋の伸展障害による．

能正常のGraves病（euthyroid Graves disease）の場合，特に診断に苦慮する．眼球運動制限も片側性に起こりうる．また，甲状腺機能亢進の治療によって，眼症はむしろ悪化することがある．鑑別として，眼窩内偽性腫瘍（orbital pseudotumor），悪性リンパ腫，白血病の眼窩への浸潤などを考慮する．

c. 補助検査

脂肪抑制条件での眼窩 MRI による外眼筋と眼窩組織の観察が必須である．甲状腺眼症では外眼筋の著明な肥大を認めることがあり，特に下直筋，外直筋の肥厚は特徴的である（図Ⅳ-21-8）．また，眼症の治療効果判定にも経時的 MRI の比較は有効である．

d. 治療

機能亢進をみる場合その治療が先行する．軽症眼症の場合は経過観察のみでよいが，眼窩内ステロイド局注，ステロイド内服，複視，視力障害，眼瞼の強い腫脹，突出を見る場合はステロイド大量パルス療法も試みられる．後眼窩への放射線照射は外眼筋肥大，視神経障害に対して効果が期待できるが，眼球突出に対しては効果が薄い．眼球突出が高度で失明の危険がある ときは，眼科的後眼窩除圧手術も考慮される．

D 重症筋無力症（神経筋接合部疾患の項参照）
myasthenia gravis

重症筋無力症の約5％に甲状腺機能亢進症を合併し，逆に機能亢進症の1％以下で重症筋無力症が合併する．Graves病では約7％，橋本病では3％程度の合併率である．神経筋接合部シナプス後膜のアセチルコリン受容体に対する抗体の存在，抗サイログロブリン抗体などの抗甲状腺組織抗体の存在から，共通の免疫調節能の障害があることを示唆している．両者が自己免疫学的病態から発症することと，神経筋接合部に対する甲状腺ホルモンの影響がいかなるものかの両面から注目される病態である．抗 acetylcholine 受容体抗体陰性で抗 MUSK（muscle-specific kinase）抗体陽性の重症筋無力症と橋本病の合併はあるが，Graves 病との有意な関連はなさそうである[7]．留意すべきことは，浸潤性眼症と重症筋無力症の外眼筋麻痺を鑑別することである．早朝には良く，午後から悪化する複視，眼瞼下垂の存在，edrophonium Cl（アンチレクス®）試験，アイスパック

試験（上眼瞼を数分冷却することで，眼瞼下垂が改善する）などで重症筋無力症を評価する．

E その他の神経系合併症

四肢末梢のしびれ，感覚障害，筋力低下など多発性ニューロパチーは比較的まれであるが，軽症例から重症例まであり，病理学的，神経生理学的に軸索変性，節性脱髄の両方を認める．

また，甲状腺機能亢進状態では心房細動，過凝固などの頻度が高いため，脳梗塞発症は正常人口に比較して，100倍以上のリスクがある．

6 副甲状腺疾患に伴う神経症状

A 副甲状腺機能低下症
hypoparathyroidism

a. 症状・経過・予後

遊離低Ca血症によるテタニー症候群であり（表Ⅳ-21-4），口唇，四肢末端のしびれなどの異常感覚，運動症状として有痛性こむらがえり，手足痙攣（carpopedal spasm）が発作性に起こり，特に精神的緊張で出現しやすい．これは，過呼吸によってアルカローシスが助長されるためである．また，喉頭痙攣，痙攣発作，易興奮性，幻覚妄想，高度の時は反弓緊張（opisthotonus）を見る．頭痛，鬱血乳頭など脳圧亢進症状，白内障，基底核石灰化が手掛かりのこともある．また，振戦，寡動症などparkinsonismを呈することもある．

末梢神経の易興奮性として，Chvostek徴候（耳介前部で顔面神経が走行する近傍を叩打すると，口輪筋，眼輪筋の収縮を見る）と，Trousseau徴候（上腕に血圧計マンシェットを巻き，最高血圧以上に収縮させ前腕の阻血を促すと，手首と中手指節関節の屈曲と指節間関節の伸展を呈する，いわゆる助産婦の手の肢位をとる）を証明する（図Ⅳ-21-9）．これらは過呼吸症候群による呼吸性アルカローシスにしばしば認める症状であり，身体表現性障害あるい

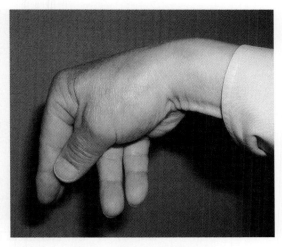

図Ⅳ-21-9 低Ca血症による助産婦の手（obstetric hand，手足攣縮 carpopedal spasm）

Trousseau徴候はマンシェットで前腕を阻血にして，この姿位を誘発するものであり，低Ca血症が著しいときは，負荷なしでも観察される．

は不安症による過換気状態を本症とは厳密に鑑別しなければならない．

小児期に本症が起こると，脳圧亢進，うっ血乳頭など仮性脳腫瘍（pseudotumor cerebri）を呈する．また，精神運動発育遅延を示し，痙攣発作を主徴とすることもある．本症は早期診断，治療により痙攣の抑制，知能低下を防ぐことができる．

b. 病因・病態・病理

血中Caカルシウム代謝は副甲状腺ホルモン（parathormone；PTH）により主要な制御を受ける．本症の神経症状は低Ca血症の結果であるため，副甲状腺機能低下症を含む低Ca血症，低Mg血症を示す疾患では同様の症候を呈する（表Ⅳ-21-4）．

c. 補助検査

血中遊離Ca低値，低Mg血症，高リン酸血症の有無，血中PTH測定，必要に応じてEllsworth-Howard試験を行い鑑別する．二次性（続発性）副甲状腺機能亢進症は低Ca血症，ビタミンD欠乏・依存症により，代償的にPTH分泌が亢進する状態である．慢性腎不全によるものでは，腎機能低下とともにPTHの

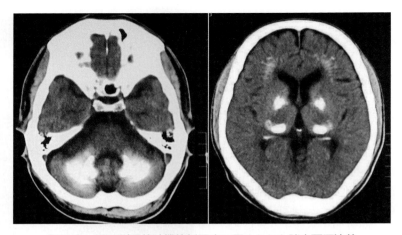

図Ⅳ-21-10 副甲状腺機能低下症に認められた脳内石灰沈着
大脳基底核，視床，皮質下白質，小脳深部核に左右対称性にカルシウムの沈着を認める．

上昇をみるが，人工透析などを施行するとPTHはむしろ正常化する例が多い．これは，活性型ビタミンD，リン吸着剤服用などの影響によると思われる．ビタミンD欠乏では低Ca血症と骨軟化症，慢性腎不全では線維性骨炎をみる．

本症で頭蓋CT, MRIで基底核，小脳深部核，視床などに左右対称性に石灰化を見ることがある（図Ⅳ-21-10）．しかし，同様の石灰沈着をみてもCa代謝に異常を認めない常染色体優性遺伝疾患であるFahr病もあるので鑑別に注意する．

d．治　療

Ca補償，活性ビタミンD, PTH補償療法などである．

B 副甲状腺機能亢進症
hyperparathyroidism

原発性副甲状腺機能亢進症では全身倦怠，食思不振，多飲多尿，口渇，便秘，尿路結石症に加えて，基本的に高Ca血症による精神神経症状が前景となり，それは血中Caレベルに相関する．軽度の場合はうつ傾向，頭痛，易疲労感，不眠症，混迷状態であり，まれに寡動症，痙攣，運動失調症，眼球運動障害，構音，嚥下障害をみる．高度になると昏睡に陥る（高Ca性クリーゼ）．

神経筋症状として，四肢のしびれ，異常感覚，四肢近位筋の脱力，筋緊張低下，筋痙攣など筋あるいは多発ニューロパチー様症状を伴う．また，骨量の減少，局所的骨病変による骨痛，関節痛，骨折をきたしやすい．脊椎骨病変による圧迫性脊髄症をきたし，時に運動ニューロン疾患との異同が問題になる場合もある．

原発性副甲状腺機能亢進症は主に副甲状腺腫によるものであり，閉経後の女性に多い．高Ca血症は癌の広範囲骨転移，parathormone様ペプチド分泌性肺腫瘍，サルコイドーシスなどでも認められる．近年骨粗鬆症治療に際し，活性ビタミンD製剤による治療が汎用されるにつれて，薬剤性高Ca血症に遭遇する．

原発性副甲状腺機能亢進症では副甲状腺腺腫を同定し，手術的に摘出することが根治治療となる．

7 心・大動脈疾患
cardiovascular disease

A 心臓外科と神経合併症
Heart surgery and neurological complication

心臓・大血管手術後の中枢神経合併症の頻度は報告により差がある．体外循環を施行した開

心術例では約24%に中枢神経合併症が発生したとの報告もあったが, 体外循環中に発生する微少塞栓, 術後の低酸素血症・低血糖症, 心拍出量低下を改善することで頻度は減少している. 合併症は脳血栓症, 脳塞栓症, 脳出血あるいは一過性の低酸素状態によって発生し, 術後の意識回復遅延, 痙攣, 麻痺, 言語障害などの症状が出現する. 大動脈の手術では脊髄への虚血により対麻痺を起こすことがある. 治療による回復の程度もさまざまである. 高齢者では, 高血圧, 脂質異常症, 糖尿病, 喫煙などの危険因子が加わると中枢神経合併症は重症化する. また, 認知症の増加に伴い, 術後のせん妄が増加傾向にある. 手術適応を考える上で, 手術前の神経学的所見, 頭部CT検査, 頸動脈超音波検査が勧められる. また, 脳血管障害の既往例では, MRA検査, SPECT検査などで脳循環系の評価をし, リスクのある場合は体外循環を用いないなどの対策をとる必要がある.

B 大動脈病変と脳・脊髄血管障害
Brain and spinal cord vascular diseases associated with aortic lesion

鎖骨下動脈の狭窄により脳幹の虚血を起こす鎖骨下動脈盗血症候群 (subclavian steal syndrome), 大動脈弓部の解離性動脈瘤による前脊髄動脈症候群 (anterior spinal artery syndrome), 左反回神経麻痺 (left recurrent laryngel nerve paralysis), また腹部大動脈瘤による神経根の圧迫 (L4-S2) が生じる場合がある.

C 大動脈炎症候群 (高安動脈炎, 脈なし病)
aortitis syndrome (Takayasu's arteritis, pulseless disease)

大動脈とその主要分岐動脈, 冠動脈, 肺動脈などの大型血管に炎症を生じ動脈内腔の狭窄・閉塞, 拡張を生じる全身性の血管炎で, 血流障害の多彩な症状を呈し, 脈なし病とも呼ばれている. 本疾患は1908年に金沢医学専門学校の眼科医, 高安右人氏が眼底の花冠状吻合を伴う22歳女性を報告したのが最初で, 世界中でTakayasu's arteritis と呼称されている. アジア, 中東, 南米の20歳代の女性に好発し, わが国の患者数は約5,000人と推定される. 2013年, わが国での全ゲノム関連解析により, $HLA-B$領域に加え, $IL12B$, MLXの2領域が疾患関連遺伝子として同定された.

a. 症状, 経過, 予後

症状は, 倦怠感や易疲労感, 頸部痛, 関節痛など多彩な全身症状から始まり, 持続性の微熱を認める. 脳虚血症状では, めまい33%, 頭痛20%, 失神発作3%, 片麻痺2%, 眼症状では, 一過性・持続性の視力障害がそれぞれ5%, 眼前暗黒感6%がみられる. 上肢の虚血症状では, 血圧の左右差が46%, しびれ感12%, 冷感11%で, 洗髪していると腕がだるくなるという訴えも多い. また, 息切れ, 動悸などの心症状, 高血圧, 血痰, 間欠跛行などもみられる. 高安氏が初めて報告した花冠状吻合は視神経乳頭をとりまく動静脈の吻合で, 頸動脈の狭窄による眼底血圧低下により生じる. 病変が上行大動脈, 大動脈弓とその分枝では予後が良いが, 胸部下行大動脈, 腹部大動脈, 腎動脈にあると治療効果が低下する. 冠動脈病変, 大動脈弁閉鎖不全症, 肺動脈病変を合併すると予後不良である.

b. 病因・病態・病理

病因は依然として不明だが, $HLA-B52$, $HLA-B39$の頻度が有意に高く, 細胞性免疫の関与が指摘されてきた. $IL12B$は, 発症で$HLA-B52$と相互作用し, 疾患の高活動性, 合併症の頻度や重篤度に関連するという. 病理では, 動脈の外膜側より内膜側に進展する血管炎をみる. 初期には栄養血管への細胞浸潤と外膜の単核細胞浸潤, 肉芽腫性全層性動脈炎を特徴とする. Langhans型巨細胞の浸潤をみることもある. その後, 中膜の広範な線維化と内膜の著明な無細胞性の線維性肥厚がみられる. 瘢痕期には内膜の線維化は板状の石灰化を伴い大動脈は鉛管状になる.

c. 補助検査法

・血管造影検査: 血管病変には, デジタル血管撮影 (Digital subtraction angiography),

3D-CT，MRA が有用である．超音波検査，FDG-PET は局所の評価に役立つ．

d．診断・鑑別診断

若年女性で，血管造影によって大動脈とその第一次分枝に閉塞性あるいは拡張性病変を多発性に認めた場合は，血液検査の炎症所見が陰性でも本疾患を疑うべきである．①40歳以下の発症，②運動による上肢の疲労感や不快感，③片側または両側上腕動脈の脈動低下，④両上肢間で収縮期血圧差が 10 mmHg 以上，⑤片側あるいは両側の鎖骨下動脈，あるいは腹部大動脈での血管雑音，⑥動脈硬化，線維筋性異形成によらない，大動脈，主要分枝，四肢の大血管での画像上の狭窄や閉塞，このうち3項目以上があれば確実である（感度90％，特異度98％）．鑑別診断には，動脈硬化症による大動脈狭窄，感染性大動脈瘤がある．IgG4関連症候群の一つである IgG4 関連大動脈炎も鑑別にあげられる．また，大動脈炎というカテゴリーからは側頭動脈炎もあげられるが，わが国では頻度が少なく，50歳以上の発症で，頭部の動脈に多く，浅側頭動脈部の圧痛など異なる点が多い．

e．治療

早期の炎症の鎮静化と血栓の予防が治療の中心である．発症早期のステロイドパルス治療後，ステロイド（1mg/kg/日）を1ヵ月間維持しその後に漸減する．ステロイドの減量困難，あるいはステロイド治療でも潜在的に活動性を残す場合は，アザチオプリンやメトトレキサートを併用する．難治症例には，抗TNF抗体や抗IL-6受容体抗体が有効なことがある．また，大血管の狭窄や血栓形成による梗塞を予防するために抗血小板薬を併用する．血流障害が進行した場合は血行再建術，大動脈閉鎖不全に対しては弁置換術などの外科的治療が必要となる．

8 呼吸器疾患
respiratory disease

A 肺性脳症
pulmonary encephalopathy

肺の機能不全により中枢神経症状を起こす状態である．主な肺性脳症には，血中の二酸化炭素増加による脳症（CO_2ナルコーシス）と，酸素低下による脳症（低酸素性脳症 hypoxic encephalopathy）がある．

1 CO_2ナルコーシス

一般的には肺の酸素不足に伴い急激な高CO_2血症を生じた場合が多いが，II型呼吸不全で低酸素血症の是正のため高濃度酸素を吸入した場合にも起こりやすい．

a．症状・経過・予後

急激な高CO_2血症では，動脈血のCO_2は速やかに細胞膜を通過するので脳細胞内のpHが急速に低下し，脳の細胞は酸性になる．このため脳血管は拡張，脳血液量は増加し，脳浮腫を起こす．心拍増加，発汗，皮膚の発赤に引き続き，$PaCO_2$ 50～60 Torr で頭痛，振戦，筋痙攣を生じ，80 Torr 以上になると，せん妄，幻覚，意識障害，痙攣をきたす．

b．病因・病態・病理

肺気腫などの慢性閉塞性肺疾患，気管支喘息などでは，酸素不足に伴う急激な高CO_2血症をきたす．また，呼吸中枢は通常 $PaCO_2$ により刺激されているが，高い$PaCO_2$状態が持続すると呼吸中枢がそれに慣れてしまい，$PaCO_2$ではなくPaO_2の低下だけが呼吸中枢の刺激になる．この状態で高濃度の酸素を投与すると低酸素血症は改善するが，酸素が充足したと認識した呼吸中枢は呼吸を抑制する．このため換気機能はより一層低下して$PaCO_2$が著しく上昇する．

c．診断・鑑別診断

換気不全をきたす呼吸器疾患，あるいはII型呼吸不全をきたす筋萎縮性側索硬化症などの神経疾患で，新たな神経症状が発現し，動脈血ガ

ス分析で高CO_2血症が認められたとき診断できる．

d．治療

ベンチュリーマスクを用いて低酸素刺激反応を消失させないように酸素濃度を低い値から上げていく．症状の改善がない場合は，気管内挿管を行い呼吸管理する．

2 低酸素性脳症（hypoxic encephalopathy）

循環不全による虚血，気道閉塞や溺水などによる低酸素，高度の貧血，シアンなどによる組織中毒に伴い脳の血流低下や低酸素血症が生じ，脳障害が起きる状態である．

a．症状・経過・予後

血圧の変動，心拍増加，発汗，皮膚発赤などの全身症状に続き，PaO_2が40 Torr以下になると集中力・注意力の低下がみられ，20 Torr以下ではせん妄，意識障害をきたす．後遺症には，意識障害，認知症，小脳性運動失調，不随意運動など多彩な症状がある．低酸素後ミオクローヌスには，心肺停止による昏睡患者の約30％に認められる急性型のミオクローヌスてんかん重積状態，あるいは意識が回復してから数日から数週間後に認められる慢性型の動作性ミオクローヌス（Lance-Adams症候群）がある．また，回復して1～2週間後に意識障害やパーキンソニズムを起こす遅発性低酸素後脳症がある．

b．病因・病態・病理

事故，自殺，ガス中毒や薬物中毒などによる窒息，心停止，呼吸停止，重篤な不整脈，著明な血圧低下などで起こることが多い．肺気腫や肺線維症などの慢性肺疾患でも起こる．また，呼吸器感染症，心不全，薬剤による呼吸抑制，喘息発作などでも起こる．筋萎縮性側索硬化症，重症筋無力症などの換気障害を起こす神経疾患でも起こりうる．成人の場合，低酸素状態でも3～5分以内であれば，注意力障害，判断力低下，協調運動障害などが一時的に出現しても後遺症を残さず回復することが多い．それより長く低酸素状態に曝露されると，海馬など内側側頭葉，大脳皮質，淡蒼球，小脳などに持続的な障害を残す．成人では酸素消費量の多い灰白質が障害されやすく，大脳皮質では第3層，次いで第5，6層が選択的に障害され，皮質内に帯状の壊死層（層状壊死）を生じる．

c．補助検査法

① 頭部MRI：急性期（発症6日以内）には拡散強調画像で大脳皮質にびまん性の細胞性浮腫を反映した高信号を認める．亜急性期（7～29日）にはT_1強調画像で脳回に沿った高信号域（層状壊死）を認める．慢性期にはびまん性萎縮をきたす．遅発性低酸素後脳症ではT_2強調画像で白質にびまん性の高信号域を認める．

② 脳波：大脳皮質の機能障害の推定，不随意運動と痙攣発作の鑑別に有用である．平坦脳波，群発抑制交代パターン，周期性複合波がみられると予後不良である．

③ 血液バイオマーカー：蘇生後1～3日後の血清Neuron specific enolase値が，33μg/L以上では予後不良といわれている．

d．診断・鑑別診断

呼吸器疾患や呼吸抑制を引き起こす神経疾患などの基礎疾患と臨床症状，動脈血ガス分析による低酸素血症により診断できる．

e．治療

誘因の除去，気道の確保をし，酸素吸入により低酸素状態を速やかに改善させる．また血液のpH補正を行う．

B 睡眠時無呼吸症候群
sleep apnea syndrome（SAS）

⇨ 383頁，「IV-6-4．神経内科領域における睡眠時無呼吸症候群」を参照．

C 肺癌
lung cancer

肺癌は，小細胞肺癌と非小細胞肺癌に分類され，転移性脳腫瘍の約半数は肺癌である．非小細胞肺癌である腺癌が血液を介して比較的早期に転移する．神経症状で発症する肺癌は約12％で，片麻痺，頭痛を呈することが多い．

肺尖部の肺癌は通常非小細胞肺癌で，腕神経叢，胸膜に浸潤することがあり，肩および上肢の疼痛，脱力，ときに同側の手の萎縮を起こす（Pancoast症候群）．また交感神経幹，頸部星状神経節が浸潤されるとHorner症候群を生じる．

腫瘍随伴症候群の原因疾患では肺癌が最も頻度が高く，非小細胞肺癌では約10％，小細胞肺癌では約50％に合併する．肺癌に伴う腫瘍随伴症候群には，Lambert-Eaton筋無力症候群（Lambert-Eaton myasthenic syndrome；LEMS），亜急性小脳変性症，腫瘍随伴性脳脊髄炎などがみられる．LEMSの原疾患の約50〜60％は小細胞肺癌で，小細胞肺癌の約3％にLEMSが合併する．

9 膵疾患
pancreatic disease

A 糖尿病昏睡
diabetic coma

糖尿病による意識障害には，糖尿病性ケトアシドーシスと高浸透圧性高血糖症候群がある．ともにインスリン作用不足による代謝失調状態で，高血糖と脱水が病態の根幹であり連続した病態といえる．臨床的な比較表を示す（表Ⅳ-21-1）．

1 糖尿病性ケトアシドーシス

a. 症状・経過・予後

意識障害は徐々に進行して昏睡に至る．高血糖に伴う口渇，多飲，多尿，体重減少，脱水を反映した皮膚の乾燥，緊張低下，低体温が出現する．アシドーシスによるクスマウル大呼吸，呼気のアセトン臭，腹部血管の攣縮による腹痛が特徴的である．脱水の進行とともにショック状態，心不全，腎不全に至る．

b. 病因・病態・病理

多くは1型糖尿病患者でみられる．インスリン投与を中断する絶対的な欠乏と，急性感染，外傷，妊娠などにより通常のインスリン用量が代謝必要量に満たない相対的な欠乏がある．一方，徐々に1型糖尿病へ移行する2型糖尿病，あるいは清涼飲料水を多飲した症例でしばしば報告される．インスリン欠乏が生じると，生体はブドウ糖の代わりのエネルギー源を使うようになるため，グリセロールや遊離脂肪酸の血清濃度が上昇し，筋肉異化によるアラニン濃度が上昇する．グリセロール，アラニンは肝での糖新生の基質となる．また脂肪酸の不完全酸化によってアセト酢酸，3-ヒドロキシ酪酸などのケトン体が増加する．そして高血糖による脱水でケトン体の排泄が低下し，代謝性アシドーシスを引き起こす．

c. 診断・鑑別診断

年齢が比較的若く高度の脱水のある意識障害で，クスマウル大呼吸あるいはアセトン臭と呼ばれる独特の臭気がある場合，尿中ケトン体が強陽性，血液ガス検査でアシドーシス，アニオンギャップが12を上回れば診断できる．尿中ケトン体が試験紙で弱陽性（＋）でアシドーシスがみられない場合でも，血中の総ケトン体が4 mM以上であればケトアシドーシスと考える．

d. 治療

十分な輸液による脱水の治療とインスリンの適切な投与が基本である．速効性インスリンの静脈内投与，および心不全・腎不全を合併していない成人では，初めの2〜3時間で2,000 mLの生理食塩水を輸液する．アシドーシス是正のための炭酸水素ナトリウムは原則使用しない．

2 高浸透圧性高血糖症候群（非ケトン性高浸透圧性昏睡）

a. 症状・経過・予後

従来は非ケトン性高浸透圧性昏睡といわれていたが，昏睡に至ることは少ないため，近年は高浸透圧性高血糖症候群と称される．著しい高血糖，著明な脱水による高浸透圧血症からくる循環不全が基本の病態である．特徴的な前駆症状に乏しく，倦怠感，頭痛，などから始まることが多い．2型糖尿病で軽度の意識障害を認めた場合，中でも高齢者が片麻痺，振戦，痙攣な

表Ⅳ-21-1 糖尿病ケトアシドーシスと高浸透圧高血糖症候群の比較

	糖尿病ケトアシドーシス	高浸透圧性高血糖症候群
発症年齢	30歳以下の若年者が多い	高齢者が多い
発症前の既往，誘因	インスリン注射の中止または減量，感染，清涼飲料水の多飲	薬剤（降圧利尿薬，ステロイド），高カロリー輸液，脱水，感染症，火傷，肝・腎障害
前駆症状	激しい口渇，多飲・多尿，体重減少，全身倦怠感，消化器症状（腹痛，悪心・嘔吐）	特異的な症状に乏しい
身体所見	脱水（+++），アセトン臭（+），クスマウル大呼吸，血圧低下・循環虚脱，神経症状に乏しい	脱水（+++），アセトン臭（-），血圧低下・循環虚脱，痙攣・麻痺・振戦などの神経症状を認めることが多い
検査所見		
血糖	300〜1,000 mg/dL	600〜1,500 mg/dL
ケトン体	尿中(+)〜(+++)，血清総ケトン体3 mM以上	尿中(-)〜(±)，血清総ケトン体0.5〜2 mM
血液pH	7.3未満	7.3〜7.4
血中HCO_3^-	10 mEq/L以下	16 mEq/L以上
血液浸透圧	正常〜330 mOsm/L	350 mOsm/L以上
血清ナトリウム	正常〜軽度低下	150 mEq/L以上
鑑別を要する疾患	脳血管障害，低血糖，代謝性アシドーシス，急性胃腸障害	脳血管障害，低血糖，痙攣をきたす疾患

どの神経症状をきたしたときには脳血管障害とともに念頭におく必要がある．腎不全や急性尿細管壊死による乏尿が出現した場合は予後不良である．

b. 病因・病態・病理

高齢の2型糖尿病患者で，急性感染症あるいは脳血管障害の発症時に脱水を合併することで発症することが多い．また，手術，経管栄養，高カロリー輸液，利尿薬やステロイドホルモンの内服を契機に高血糖をきたして発症することも多い．一方，糖尿病の既往がない高齢者でも起こり得るし，血糖コントロールが良好な高齢者2型糖尿病患者でも発症する．

c. 診断・鑑別診断

特徴的な症状が現れにくいが，高齢者で神経症状をきたした場合，高血糖，高浸透圧が認められると診断できる．また，pH7.3以上，尿中・血中ケトン体が陰性〜弱陽性，高ナトリウム血症を認めるところが糖尿病性ケトアシドーシスとの鑑別に役立つ．感染症や外傷，利尿薬服用による脱水を契機に発症するので病歴聴取が重要である．

d. 治療

インスリン治療，脱水の補正とともに基礎疾患の治療，誘因の除去を行う．輸液は，血圧，脈拍，血糖値，電解質などにより適宜調整するが，おおむね最初の24時間で体重減少の1/2程度を目安とする．

B 低血糖性昏睡
hypoglycemic coma

a. 症状・経過・予後

ブドウ糖は脳の唯一のエネルギー源で，低血糖は重大な中枢神経障害，生命の危険をもたらしうる．このため中枢神経障害が生じるレベルまで血糖値が低下する以前に，さまざまな警告症状としての自律神経症状が出現する．血糖値が65 mg/dL以下で空腹感・吐き気・頭痛など，血糖値が50 mg/dL以下で冷や汗・動悸・ふるえなどが生じ，40 mg/dL以下になると痙攣・意識障害が起こり，20〜30 mg/dL以下で昏睡に陥る．しかし，インスリン治療中の糖

尿病患者が低血糖に数回さらされると，血糖低下に対する自律神経の反応が鈍化して警告症状の出現がないまま，突然，意識消失などの重大な低血糖症状に至ることがある．

b. 病因・病態・病理

インスリンを注射している患者，あるいはインスリン分泌を刺激するスルフォニル尿素薬を服用している患者に多い．外部から注射されたインスリンは生理的な内因性インスリンと異なり，血糖が低下しても血中濃度が低下しないので，低血糖を起こしやすい．低血糖症が起こりにくい DPP-4（dipeptidyl peptidase-4）阻害薬でも他剤との併用で低血糖症を起こしうる．

c. 診断・鑑別診断

低血糖による昏睡は，痛覚刺激に対しても反応しないほどの深昏睡となる場合があるが，ブドウ糖投与により確実に治療できるので，意識障害患者では必ず血糖値を測定する．

d. 治療

20％ブドウ糖 40 mL あるいは 50％ブドウ糖 20〜40 mL を静注する．速やかに意識が回復しない場合は，5％ブドウ糖で静脈確保をしておく．30 分以内に意識が回復しない場合は脳浮腫の可能性がある．インスリン注射に伴う低血糖は治療により比較的短時間で回復するが，スルフォニル尿素薬内服による低血糖は，高齢者や腎機能低下など薬剤の代謝が低下している場合は遷延することがある．

10 肝疾患
hepatic disease

A 肝性脳症
hepatic encephalopathy

高度な肝機能障害に基づいて，二次的に多彩な精神神経症状をきたす症候群である．

a. 症状・経過・予後

劇症肝炎に代表される急性型，肝硬変に代表される慢性型，および成人型シトルリン血症などの尿素サイクル酵素異常症の特殊型がある．症状は 5 段階の昏睡度で評価する．Ⅰ度：睡眠リズムの逆転，周囲に対する無関心など．Ⅱ度：見当識の障害，計算や書字の障害，お金をまく・化粧品をゴミ箱に捨てるなどの異常行動など．Ⅲ度：ほとんど眠った状態だが，外的刺激に対しては反応して目を覚ます．しばしばせん妄あるいは興奮状態になり，かんしゃくを起こして声を荒らげ，暴れることもある．Ⅳ度：完全に意識を消失するが，痛みに対しては反応する．Ⅴ度：すべての刺激に反応しなくなる．Ⅱ度では，固定姿勢保持困難（asterixis）がよく観察される．予後は，急性型は不良であるが，慢性型は比較的良好である．

b. 病因・病態・病理

通常は肝硬変による慢性型が多く，腸管由来の有毒物質（脳症惹起因子）が門脈-大循環シャントを介して直接中枢神経系に達して脳症を起こすシャント型（慢性再発型）と，大量の肝細胞が壊死・脱落するために脳症惹起因子を処理・解毒する能力が低下して脳症を起こす壊死型が混在する．

発症には，脳症惹起因子，脳機能維持に必須な物質の欠如（アミノ酸のインバランス）などが関与している．脳症惹起因子では腸内細菌によって産生されるアンモニアが重要である．通常，血中のアンモニアは肝臓と筋肉で処理されるが，肝硬変では門脈−大循環シャントや栄養障害による筋量の減少から，血中および脳内のアンモニアが増加し，シナプス伝達が障害される．また，肝硬変では肝臓でのアミノ酸代謝が減少し相対的に骨格筋でのアミノ酸代謝が亢進し，分枝鎖アミノ酸（branched-chain amino acid；BCAA）が減少，芳香族アミノ酸（aromatic amino acid；AAA）が過剰になるため BCAA/AAA のモル比（Fischer 比）が低下する．脳内の AAA 濃度が増加するとオクトパミン，5-ヒドロキシルインドール酢酸などの偽性神経伝達物質の生成が亢進して正常な神経伝達を抑制し，精神神経症状をきたす．また脳内のマンガンの沈着も一因と考えられている．

c. 補助検査法

① 血液検査：高アンモニア血症，Fischer 比の

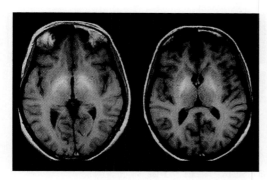

図Ⅳ-21-11　肝性脳症の頭部MRI（T_1強調画像）
昏睡度Ⅲ，淡蒼球の高信号が観察される．

減少（基準値は3以上，肝性脳症では1.8以下）がみられる．
② 脳波：Ⅱ-Ⅲ度で，左右対称性に同期性に出現する三相波は特徴的である．
③ 頭部MRI
　T_1強調画像では淡蒼球の高信号が観察され（図Ⅳ-21-11），脳症の改善とともに信号は減弱する．

d. 診断・鑑別診断

肝疾患の有無，精神神経症状，高アンモニア血症，脳波異常，画像所見から総合的に診断する．薬物中毒，アルコール依存症，Wernicke脳症，糖尿病性脳症などを鑑別する．

e. 治療

治療は，① 各種誘因の除去，② 薬物による脳症惹起因子の産生抑制，解毒の補助，③ 肝移植，シャント閉塞などの機能的肝細胞量の回復の順に行う．急性の肝硬変脳症の場合，消化管出血・便秘などの誘因の除去を行い，分枝鎖アミノ酸の輸液とともに非吸収性合成二糖類（ラクツロース）を内服させる．また，劇症肝炎，非代償性肝硬変，成人型シトルリン血症に代表される尿素サイクル異常症では，肝移植が劇的な治療効果をあげている．

B 肝性ミエロパチー
hepatic myelopathy

肝硬変で下肢の痙性対麻痺をきたすことがまれにある．感覚障害や膀胱直腸障害は伴わない．病理学的所見では脊髄側索に脱髄が認められる．門脈－大循環シャントを介したアンモニアなどの脊髄毒性が想定されているので，治療は肝性脳症に準じ，痙性には抗痙縮薬を用いる．

C 肝性ニューロパチー
hepatic neuropathy

肝疾患に起因する末梢神経障害で主に3タイプからなる．慢性肝不全では，自覚症状は軽微で手袋靴下型の感覚障害が主体の脱髄性多発ニューロパチーを認める．B型ウイルス肝炎では，Guillain-Barré症候群に類似した急性多発ニューロパチーを認め，予後は比較的良好である．原発性胆汁性肝硬変では，有痛性の知覚神経障害，自律神経障害が半数近くに認められる．神経障害は肝病変の重症度に相関することが多い．

D Reye症候群
Reye syndrome

小児の急性脳症で，著明な脳浮腫と肝の脂肪変性を特徴とする．

a. 症状・経過・予後

インフルエンザなどによる上気道感染（約9割）や水痘による発熱後，回復して5～7日後に長引く悪心・嘔吐，失見当識や興奮状態などの急激な精神症状が起こり，意識障害，痙攣が出現，急速に深昏睡へ進展する．約40％に肝腫大が認められるが，黄疸はみられない．致死率が高く，30～40％に神経系の後遺症を残す．

b. 病因・病態・病理

原因は不明．インフルエンザや水痘などのウイルス感染，アスピリン（サリチル酸系）などの解熱鎮痛薬が発症に関与していると推定される．肝臓にはびまん性に微細な中性脂肪が沈着し，ミトコンドリアの膨化がみられる．脳は細胞毒性型の脳浮腫をきたす．

c. 補助検査法

血液検査では，急激なトランスアミナーゼ上昇，高アンモニア血症，低プロトロンビン血症，低血糖症が認められる．

d. 診断・鑑別診断

突然発症した肝機能障害を伴う小児の脳症では必ず疑う．肝生検による確定診断は有用である．先天性の尿素代謝異常症，脂肪酸代謝異常症，薬物中毒を鑑別する．

e. 治療

呼吸循環管理をICUで行うとともに，脳浮腫に対してマンニトールを点滴する．10%グリセロールは中性脂肪合成の原料になるので使用しない．

11 消化器疾患
gastrointestinal disease

A ダンピング症候群
dumping syndrome

胃切除後，さまざまな血管運動性症状や腹部症状などの機能障害をきたす症候群で，食後30分以内に起こる早期ダンピング症候群と，食後2～3時間に起こる晩期ダンピング症候群がある．早期ダンピング症候群の血管運動性症状には，動悸，めまい，冷汗，全身倦怠感などがある．これは高張な食物が急速に小腸に流れ込むことで小腸へ水分が移動し，急激な循環血漿量の減少が起こるためである．晩期ダンピング症候群では，冷汗，脱力，めまい，手の震え，集中力の低下がみられる．これには，短時間の消化吸収による血糖の急上昇に対するインスリンの過剰分泌からくる低血糖が関与している．胃切除の既往，食事の摂取量・時間・内容などの詳細な病歴，臨床症状から診断する．下痢，嘔吐，腹痛などの腹部症状が強い場合は消化器疾患の鑑別をする．低炭水化物・高タンパク・高脂肪食で，1回の食事量を減らし，食事回数を増やす食事療法，および低血糖への糖分補給により症状は軽減する．

B ビタミンB₁₂欠乏による神経症
Vitamin B₁₂ deficiency and neurologic manifestation

⇨ 601頁，「IV-16-5. ビタミンB₁₂欠乏症，亜急性・慢性脊髄連合変性症」を参照．

12 腎疾患
renal disease

A 尿毒症性脳症
uremic encephalopathy

一般的に急性腎不全では昏睡に至ることもあるが，慢性腎不全では代謝障害が徐々に進行するために中枢神経症状を認めないことも多い．

a. 症状・経過・予後

腎機能が糸球体濾過値で10%前後に低下して尿毒症期に入ると，集中力の低下，疲労感，無気力，不眠などの精神活動の低下がみられる．言語は不明瞭になり，手指の巧緻運動障害が認められる．慢性腎不全では頭痛を訴えることが多い．その後は易刺激性，悪心，不穏状態などを生じ，食事摂取ができなくなる．通常はこの時期に透析療法が開始される．そのまま見過ごされると，興奮状態，せん妄，ミオクローヌスが出現し，痙攣を生じ，昏睡に移行する．痙攣は急性腎不全で起こることが多い．尿毒症性脳症の45%に片麻痺がみられたという報告もある．透析療法により脳症は改善しうる．

b. 病因・病態・病理

症状発現には，尿毒素の蓄積，水・電解質異常，酸塩基平衡異常，腎性貧血，栄養障害，大脳皮質のカルシウム濃度の増加などが複合的に関与している．

c. 補助検査法

尿毒症の重症度と脳症の発現は相関するが，血清の尿素窒素・クレアチニン濃度よりも，その増加速度が脳症の発症に関与する．

d. 診断・鑑別診断

中枢神経症状を呈した腎不全患者では，薬剤性脳症，脳血管障害，脳炎を鑑別する．

e. 治療

中枢神経症状が明らかな場合は，速やかに透析療法を開始する．

B 尿毒症性ニューロパチー
uremic neuropathy

⇨ 537頁，「IV-12-4-B. 尿毒症性ニューロパチー」を参照．

C 尿毒症性ミオパチー
uremic myopathy

慢性腎不全あるいは血液透析患者では，近位筋優位の筋力低下・筋萎縮がみられることがある．血清 CK 値は軽度上昇する．針筋電図での筋原性変化の出現頻度は，透析療法後に減少する．活性型ビタミン D が有効な症例もある．

D 透析脳症
dialysis encephalopathy

3 年以上の長期血液透析患者にみられる脳症で，自発性の低下，言語障害で発症し，進行性の認知障害，痙攣，人格の変化などの精神症状が出現し，致死的である．頭部 CT で高度の脳萎縮，脳室拡大が認められる．透析患者では，腸管からの吸収率が比較的高いアルミニウムが，腎障害による排泄不良のために脳内に蓄積する．1980 年代後半より，アルミニウム製剤の内服中止，アルミニウムを除去した透析液の使用により脳症は劇的に減少した．

E 高血圧性脳症
hypertensive encephalopathy

急激または著しい血圧上昇により脳血流の自動調節能が破綻し，必要以上の血流量と圧のために脳浮腫を起こす病態で，高血圧緊急症の一つである．

a. 症状・経過・予後
頭痛が中心症状で，悪心・嘔吐，意識障害，痙攣などを起こす．タンパク尿や高血圧性網膜症がしばしばみられる．

b. 病因・病態・病理
持続性の本態性高血圧，あるいは正常血圧でも急性糸球体腎炎や子癇などが加わり急激な血圧上昇が起きた場合に発症しうる．長期の高血圧では 230/130 mmHg 以上，正常血圧では 160/110 mmHg 以上で発症しうる．血管性浮腫により頭蓋内圧が亢進する．

c. 補助検査法
頭部 MRI では，頭頂〜後頭葉白質を中心に T_2 強調画像，FLAIR 画像で高信号域を認める

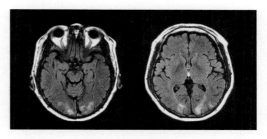

図IV-21-12　高血圧性脳症の頭部 MRI（FLAIR 画像）

急性腎不全患者の後頭葉に高信号域を認め，血圧の正常化で消失した（reversible posterior leukoencephalopathy syndrome：RPLS）．

ことがあり（reversible posterior leukoencephalopathy syndrome；RPLS）（図IV-21-12），血圧の正常化で消失する．

d. 診断・鑑別診断
急激な血圧上昇の基礎疾患，誘因の把握が重要で，静脈洞血栓症や脳炎，他の代謝性脳症を鑑別する必要がある．

e. 治療
脳血流の自動調節能が障害されているので，急激に大きな降圧を行うと脳虚血に陥りやすい．カルシウム拮抗薬のニカルジピン，ジルチアゼムなどを持続静注し，最初の 2〜3 時間で降圧目標値を平均血圧の 25% 以内までにする．

13 血液疾患
hematologic disease

A 白血病
leukemia

白血病は造血細胞の悪性腫瘍であり，非制御的に増殖する細胞種によって骨髄性・リンパ性白血病，異常増殖を開始する細胞の成熟度によって急性，慢性白血病などが分類される．急性骨髄性白血病（acute myeloid leukemia；AML）では，造血幹細胞の増殖・分化に関連する遺伝子の変異により，芽球段階で非制御性増殖を生じる．急性リンパ性白血病（acute lymphocytic leukemia；ALL）ではリンパ系幹細胞が腫瘍性に単クローン性増殖を生じ，いず

れも，骨髄内で他の血球系統の正常な増殖を抑制することにより，高度の貧血，顆粒球減少による感染症，血小板減少による出血などを呈する．AMLは成人急性白血病の75%を占め，ALLの3～4倍の頻度とされる．慢性骨髄性白血病（choronic myelogeneous leukemia；CML）は造血幹細胞の形質転換によって生じる腫瘍性疾患であるが，AMLと異なり，細胞分化には異常がないため成熟した顆粒球細胞が増加する．主に65歳前後の成人に発症する．異常に増殖するクローンにはPhiladelphia（Ph[1]）染色体を認める．

a. 症状・経過・予後

白血病細胞の浸潤による中枢神経の局所症状，出血性病態，感染症，電解質異常，血液粘度上昇による組織虚血，化学療法の副作用などでさまざまな神経症状が生じる．髄膜播種では，髄膜炎症状としての頭痛・嘔気・嘔吐，混迷，興奮，意識障害，痙攣などを呈し，髄液流路をふさぐ事態が生じると水頭症を生じることもある．脳神経や脊髄神経根部に腫瘍細胞が浸潤する場合は，圧迫や血流障害により多発脳神経麻痺・脊髄神経の多発根症状を呈する．血小板減少を伴うことより，脳内出血の頻度も高く，多発性に生じることが多い．白血病細胞による血液粘度上昇は脳に虚血性病変を生じ，頭痛，意識障害，視覚異常などを生じる．進行性多巣性白質脳症（progressive multifocal leukoencephalopathy；PML）を生じる場合もある．

b. 補助検査法

脳髄液中に白血病細胞が見いだされれば診断に至る．髄液細胞の発現パターン解析で単クローン性の増殖を確認することで診断感度が上がる．

c. 治 療

抗癌薬の全身投与に加え，メトトレキサートやシタラビンなどの髄腔内投与も行われる．放射線照射を併用する場合もある．

B 真性赤血球増加症
polycythemia vera

骨髄造血幹細胞の腫瘍性増殖により，顆粒球・単球・巨核球系とともに赤血球系も異常増殖をする疾患である．中年期以降，やや男性に多い疾患である．血液粘度増加，血小板増加により血栓症を生じる．

a. 症状・経過・予後

特有の皮膚粘膜紅潮，脾腫を呈し，初発症状として頭痛，倦怠感が多く，痙攣，慢性頭痛，耳鳴，めまい感などを呈する．血栓症により，大脳皮質下・基底核のラクナ梗塞，一過性脳虚血発作，海綿静脈洞血栓症，血流障害による多発単神経障害を発症することもある．

b. 診断・鑑別診断

赤血球・白血球・血小板とも増加する．血清エリスロポエチン濃度の増加がなく，2次性に赤血球増多を生じる病態との鑑別に有用である．

c. 治 療

瀉血が有効でヘマトクリット値50%以下を目標にコントロールする．血栓症のリスクが高い場合は，ヒドロキシウレアを投与してRBC $5.00 \times 10^6/\mu L$ 以下に保つ．また，赤血球増多を生じる喫煙・高血圧などに注意が必要である．

C 血栓性血小板減少性紫斑病
thrombotic thrombocytopenic purpura(TTP)

細血管内血小板血栓多発による虚血性臓器障害，消費性血小板減少，溶血性貧血を3主徴とする疾患で，血小板の粘着・凝集に重要な役割を有するフォン・ウィルブランド因子の異常が関与するとされる．

a. 症状・経過・予後

血小板減少性紫斑，溶血性貧血，発熱，腎機能障害などを生じる．本症に伴う神経症候としては，頭痛，痙攣，脳虚血に伴う意識障害や精神症状などがみられ，微小血栓・微少出血を反復するため症状も不安定で動揺性であることが多い．

b. 診断・鑑別診断

血液検査で，血小板減少，貧血，末梢血スメ

アで多数の崩壊赤血球，有核赤血球などを確認する．本症では，プロトロンビン時間，部分トロンボプラスチン時間，フィブリノーゲン値は正常であり，DIC（disseminated intravascular coagulation）との鑑別点となる．腎機能障害，出血性腸炎が前面に出る溶血性尿毒症症候群も鑑別が必要となる．

c. 治療

血漿交換療法，γグロブリン大量静注療法，脾臓摘出術，抗血小板剤が有効であり，ビンクリスチン投与と血漿交換を組み合わせることもある．

D 多発性骨髄腫
multiple myeloma

形質細胞の単クローン性増殖と単クローン性免疫グロブリン（M蛋白）産生を特徴とする疾患である．前癌状態としてMGUS（monoclonal gammopathy of undetermined significance, 意義不明の単クローン性γグロブリン血症）の段階を経るとされ，このうち年間1～2%が多発性骨髄腫や原発性アミロイドーシスへ移行する．罹患率は10万人あたり3.5人/年とされ，男女差はない．高齢での発症が多い．

a. 症状・経過・予後

神経系の症候として，hyperviscosity症候群による視力障害，意識障害，感染症，椎体圧迫骨折や腫瘤形成による脊髄や神経根の圧迫症状，高アンモニア血症による意識障害などもみられる．免疫グロブリンL鎖に由来するアミロイド沈着により，手根管症候群，起立性低血圧，末梢神経障害，皮下出血，巨舌，吸収不良症候群，ネフローゼ症候群，心アミロイドーシスによる心伝導障害なども生じる．この他，高カルシウム血症による悪心，嘔吐，倦怠感，意識レベル低下を生じる場合もあり，また，腎障害による貧血を伴う．

b. 診断・鑑別診断

正球性正色素性貧血を認めることが多い．末梢血塗抹標本で赤血球連銭形成がみられる．血清，尿中にM蛋白を認め，他の免疫グロブリンが減少している．X線上，80%の症例で骨融解による長管骨の骨打ち抜き像がみられる．少数例で骨硬化像がみられる．

c. 治療

65歳以上の場合はメルファランとプレドニゾロンを併用するMP療法が一般的である．若年の場合，自家末梢血幹細胞移植が有効な場合がある．また，血管新生阻害および免疫調整作用を有するサリドマイドの経口投与が有効との報告がある．

・POEMS（Crow-Fukase症候群）：M蛋白血症，形質細胞増殖を伴い，多発神経炎，臓器腫大，浮腫，内分泌障害，皮膚色素沈着，剛毛，皮膚血管腫，骨硬化巣などを呈する一群である．血清中にvascular endothelial growth factor（VEGF）の高値を認める．

14 免疫異常炎症疾患
rheumatic disease

A 多発筋炎・皮膚筋炎
polymyositis(PM)・dermatomyositis

有病率は6人/10万と推定され，女性に多く，好発年齢は小児および壮年（30～50歳）にあり，高齢者では悪生腫瘍合併が多い．病態は多様と考えられ，多発筋炎では，細胞傷害性T細胞が関与する群，間質性肝炎を伴うことが多いアミノアシルtRNA合成酵素抗体（aminoacyl-tRNA synthetase；ARS）を伴う群，壊死性ミオパチーの像を呈する抗SRP抗体陽性筋炎などが知られる．

a. 症状・経過・予後

亜急性に左右対称性の四肢近位筋の筋力低下を生じる．重症例では嚥下障害，呼吸筋障害を呈することがある．筋膜に炎症が波及し筋握痛がみられる．皮膚筋炎では，上眼瞼に浮腫性で紫紅色の紅斑（ヘリオトロープ疹），手指関節伸側の落屑性紅斑（Gottron徴候）などを伴う．全身性には，間質性肺炎合併の頻度が高い．心筋炎を合併することもある．筋症状が目立たず皮膚症状が前景となるclinically amyopathic

DMでは間質性肺炎の進行により呼吸不全で死に至る場合もある．

b．検査

病勢に並行して血清クレアチンキナーゼ (creatine kinase；CK) が上昇し，病勢や治療反応性の指標となる．筋炎に特異的に出現する自己抗体が20〜25％の例でみられ，抗ARS抗体がその代表である（840頁，V-8-2．「抗神経細胞抗体・抗筋抗体検査」の項を参照）．筋炎の診断には筋生検が必要であり，生検部位の選定などに，筋CT/MRIが有用である．生検組織は凍結切片での免疫染色を行う必要がある．筋線維の壊死再生像と筋束内の炎症細胞浸潤は非特異的所見であるが，筋線維表面に主要組織適合性 (major histocompatibility complex；MHC) class Iの発現を確認することが重要である．DMでは，筋周膜と筋周膜血管周囲での炎症所見が目立ち，筋束周辺部で筋線維の変性・壊死が集簇して見られる線維束周囲性萎縮 (perifascicular atrophy) が見られる．

c．治療

副腎皮質ホルモンの大量投与が選択され，プレドニゾロン換算で0.75〜1.0 mg/kgを1〜2ヵ月継続し，症状をみながらゆっくり漸減する．重症間質性肺炎合併例などではメチルプレドニゾロンパルス療法や免疫抑制薬，大量γグロブリンの静注などが行われる．

- 封入体筋炎：高齢男性に多い疾患で，緩徐進行性に大腿筋群，上肢遠位筋などに筋萎縮・筋力低下が出現する．嚥下障害を合併する場合もある．筋組織に特徴があり，PM類似の非壊死筋線維周囲に浸潤するCD8陽性T細胞，筋線維膜上に発現するMHC class I，および筋線維内に縁取り空胞を多数認め，ユビキチン陽性封入体が見られる．これらの所見より，本症は筋の変性と炎症が共存する病理像であり，通常の免疫療法には反応が乏しく進行性の経過をとる．

B 全身性エリテマトーデス
systemic lupus erythematosus；SLE

⇨535頁，IV-12-3-C「全身性エリテマトーデス」参照．

C 抗リン脂質抗体症候群
anti-phospholipid syndrome；APS

リン脂質抗体（抗カルジオリピン抗体といわれるが，対応抗原は血小板を活性化するとされるβ_2グリコプロテインI：βGPIである）を生じ，静脈性・動脈性血栓症や，習慣性流産を生じる．SLE，Sneddon症候群，その他の膠原病に合併する二次性の場合がよく知られているが，明らかな基礎疾患がなく，抗リン脂質抗体を生じる原発性の場合もある．

a．症状・経過・予後

血栓症を生じるため，血小板減少症，反復性多発性脳梗塞，虚血性視神経・網膜症，偏頭痛様の頭痛などを呈する．急性虚血性脳症による意識障害，四肢麻痺，両側錐体路障害，一過性健忘や認知機能障害，痙攣に加え，横断性脊髄症やGuillain-Barré症候群様末梢神経障害も生じうる．MRI上，多発性硬化症との鑑別が必要な例もある．

b．検査

抗カルジオリピン抗体，抗βGPI抗体の測定，ループスアンチコアグラントの有無を調べる．

c．治療

高血圧や喫煙などの血栓症のリスクファクターがある場合は，予防的に抗血小板薬を投与する場合がある．血栓症を生じた場合は，血栓溶解療法，抗凝固療法を行う．場合によっては副腎皮質ホルモン，免疫抑制薬の投与に加え，血漿交換療法が併用されることもある．

D リウマチ性多発筋痛症/側頭動脈炎
polymyalgia rheumatica；PMR/temporal arteritis；TA

原因不明の炎症性疼痛性疾患であり，50歳以上での発症が多く，女性にやや多い．PMRは肢体筋のこわばりと疼痛を主徴とし，TAは，頭蓋外動脈（特に浅側頭動脈）の炎症による頭

痛を特徴とする．両者は組織学的特徴が類似し，いずれも HLA-DRB1 の遺伝子多型との相関が示されたことから，一連の疾患と考えられている．TA に PMR を合併する頻度は 30～50% とされる．TA の血管壁には巨細胞性肉芽腫が認められる．

a. 症状・経過・予後

PMR では，亜急性に肩周囲・臀部から大腿部のこわばりと疼痛を生じ，発熱・倦怠感を伴うこともある．他覚的所見に乏しく，筋力低下や関節腫脹を伴うことはまれである．TA は，1/3 は頭痛が初発症状であり，頭痛を生じる頻度は 70% 以上とされる．頭痛は拍動性で，頭蓋骨の圧痛を伴う．過半数に側頭動脈に沿った血管の怒張があり，前額部に腫脹・硬化した血管を触れることが多い．眼動脈の栄養血管に炎症が波及し，視力障害や一過性黒内障をきたすこともある．

b. 診 断

いずれも著明な赤沈亢進や CRP 上昇を認める．筋原性酵素の上昇はなく，抗核抗体，リウマトイド因子，抗好中球細胞質抗体などは陰性である．TA の確定診断には側頭動脈生検が行われ，炎症細胞浸潤を伴う肉芽腫性炎症が認められる．

c. 治 療

いずれも副腎皮質ホルモン薬に反応が良好である．PMR ではプレドニゾロン 10～20 mg/日程度，TA では 40～60 mg/日を投与し，再発を防ぐためにゆっくり減量する．2 年程度の維持投与が必要な場合が多い．

E サルコイドーシス
sarcoidosis

類上皮細胞肉芽腫病変形成を特徴とする全身性慢性疾患である．原因不明であり偶然発見されることも多い．発症頻度は不明ながら，10～20 人/10 万とされる．有色人種に多く，男性より女性に多い．肉芽腫形成は，肺（縦隔，肺門リンパ節，肺），眼，皮膚，リンパ節の順に多い．神経系では髄膜，脳神経，筋が障害されやすい．病変分布，重症度，経過とも多様である．性差はなく，20 歳代，40 歳以降に発症のピークがある．症状は，肉芽腫性腫瘤の圧排や，瘢痕・線維化に伴って生じる場合が多い．

a. 症状・経過・予後

神経系に生じた場合は，脳底部の慢性髄膜炎による多発脳神経障害（顔面神経，視神経，舌咽神経，三叉神経，聴神経など）が最も多い．特に両側または片側の顔面神経麻痺が多い．視神経の腫脹や萎縮，結節性腫瘤による頭蓋内圧亢進，閉塞性水頭症による症状，局所神経症候，意識障害もある．視床下部病変による尿崩症，体温調節異常，無月経や陰萎，低血糖，肥満，睡眠障害，下垂体機能低下症，人格変化なども生じる．サルコイドーシスの 50～80% に筋病変がみられるが，無症候性であることも多い．筋内腫瘤を触知し筋肉痛を伴うこともあるが，筋萎縮・筋力低下は認めない．一方，急性・亜急性の筋炎タイプの病型もあり，この場合は筋力低下を認め，高齢女性に多い．ポリニューロパチーや多発単神経障害，神経根症，脊髄内腫瘤による神経症状も生じる．自然経過で寛解する例もあるが，30% 程度は進行性の経過をたどる．

b. 診断・鑑別診断

胸部 X 線/CT で両側肺門リンパ節腫脹や縦隔・肺内病変の検出が有用である．確定診断は罹患臓器の生検で非乾酪性類上皮細胞肉芽腫や肉芽腫性血管炎を確認することである．ツベルクリン反応陰性化，血清中の angiotensin-converting enzyme 上昇なども参考になる．

c. 治 療

原因療法はなく，しばしば自然寛解を認める．ステロイドの短期間の効果は確認されているが，長期の効果ははっきりしない．急性症状には PSL を 60 mg 程度から投与することが多い．シクロスポリンなどの免疫抑制薬も使用される．局所の結節に対し放射線照射や切除の選択もある．

F Behçet病
Behçet disease

ブドウ膜炎,再発性陰部・口腔内潰瘍,結節性紅斑様皮疹などを特徴とする.好発年齢は10歳以降,50歳未満の年代層である.中東,中国,韓国,日本を結ぶ帯状地域に多く,シルクロード病の異名がある.男性,喫煙者,HLA-B51陽性者が多い.Behçet病の10～20％に神経症状がみられ,神経Behçet病と呼ばれる.一部は血栓症に起因する神経症状を呈するが,大多数は脳実質の炎症性病変によるものであり,脳幹や視床を含む基底核に好発する.

a. 症状・経過・予後

神経症状としては,錐体路症候や失調,眼球運動障害,頭痛などを呈することが多い.精神症状を呈する頻度も高い.

b. 検査

頭部CT/MRIでは,活動期にガドリニウムで造影されるT_2/FLAIR高信号病変が見られる.慢性進行型では,第3脳室拡大,脳幹萎縮などの所見がみられる.髄液検査では,細胞数・蛋白の増加を認める.20％で髄膜炎・髄膜脳炎を呈する.小静脈周囲炎による多巣性神経症候や静脈洞血栓症に伴う症状,末梢神経障害も生じる.

c. 治療

ブドウ膜炎や皮膚粘膜病変に対しては外用薬での局所治療を行うが,神経症状がある場合は,コルヒチン投与に加え,ステロイドの全身投与を行う.血栓症にはヘパリンを投与する.神経Behçet病では,10～30％で慢性進行性の経過をとる.この場合は,メトトレキサートの少量パルス療法やインフリキシマブ投与が行われる.

15 傍腫瘍性症候群
paraneoplastic syndrome

傍腫瘍性神経症候群（paraneoplastic neurologic syndrome；PNS）とは,担癌者に生じる神経障害のうち,神経症状を呈する直接的な原因が見られないにもかかわらず,一定の神経系統が亜急性・進行性に障害される症候群であり,自己免疫的機序によると考えられている.神経障害は中枢神経系・末梢神経系・神経筋接合部・筋のいずれにも生じ,大脳辺縁系,脳幹,小脳,脊髄,後根神経節などを炎症の主座とすることが多い.ときに複数の神経系を巻き込む多様な病型を呈する.

PNSでは,神経症状が腫瘍の発見に先行する場合が多いため,潜在腫瘍の早期発見がPNSの診断のみならず生命予後の改善に重要である.PNSに関連する腫瘍で最も多いのは,成人では肺小細胞癌,小児では神経芽細胞腫であるが,病型を考慮して関連する腫瘍を検索することが必要になる.腫瘍の発見に数年を要した例もあるが,多くは2年以内に発見され,4年を経ると腫瘍が発見される頻度は低くなる.PET-CTなどの検査が可能になったことで,腫瘍発見が早期になされることが多くなった.一般的な検査で特異的なものは乏しい.脳脊髄液の細胞増多,蛋白含量増加などがみられる.CT/MRIでも形態的な変化が乏しい場合が多い.辺縁系脳炎では側頭葉内側にT_2/FLAIRで高信号を認めることもある.

PNSでは,神経症候・腫瘍の種類に関連して,患者の血清・髄液中に特徴的な抗神経抗体が見いだされる.多くは病型と関連する一定の特徴をもった抗体であり,診断のマーカーとして有用であるが,同一症例に複数の抗体が検出される場合もある.抗体は,細胞表面に発現する受容体やチャネルに反応するもの（voltage-gated potassium channel（VGKC）複合体/N-methyl D-aspartate 受容体（NMDAR）/α-amino-3-hydroxy-5-methy-4-isoxazolepropionate 受容体（AMPAR）/γ-aminobutyric acid B 受容体（$GABA_BR$）など）と,細胞内蛋白抗原に反応するもの（GAD65/amphiphysin/Hu/Yo/Ri/CRMP5/Ma など）に大別され,それぞれの検出法や病態への関わり,治療反応性や予後が異なる（840頁,V-8-2.「抗神経細胞抗体・抗筋抗体検査」の項を参照）.

細胞表面抗原を認識する抗体を生じる群で

は，抗体が直接的に病態に関与する場合が多いことから，各種免疫療法への反応が良好で予後が良い場合が多い．細胞内抗原を認識する抗体は，抗体自体が組織傷害に関与する可能性は低く，病態形成には細胞傷害性T細胞が関与すると考えられている．

傍腫瘍性神経症候群の治療は，早期の潜在腫瘍の発見および腫瘍に対する治療を行うことが最も重要であり，抗体診断を手掛かりに，PET-CTなどの手法を駆使して候補となる可能性が高い腫瘍から検索を進める．早期の腫瘍の治療により神経症状の改善がみられることが多い．しかしながら，PNSではなかなか腫瘍が発見できない場合も多く，本症を疑い一定の自己抗体が陽性であれば，積極的に免疫療法を行う．

A 中枢神経系にみられる傍腫瘍性症候群

1 傍腫瘍性辺縁系脳炎（paraneoplastic limbic encephalitis；PLE）

辺縁系を中心とした領域に，急性・亜急性の経過で炎症を生じる場合，記憶障害・注意集中困難・判断力低下などが進行性に出現し，その後意識障害・せん妄，痙攣，不随意運動に加え，呼吸障害，自律神経症候などさまざまな組み合わせの症候を呈する．傍腫瘍性に生じる場合は，潜在する腫瘍として，肺癌，精巣癌，乳癌，Hodgkin病，未分化奇形腫，胸腺腫が多い．脳脊髄液に軽度の単核球・蛋白が増加し，IgGが高値となる．頭部MRIでは，一側または両側の側頭葉内側面にT_2強調画像やFLAIR画像で高信号病変を認め，しばしば造影効果を伴うが，MRIで病変が見いだされない場合もある．PLEの約60％に自己抗体を生じ，それぞれ一定の特徴を有する抗体が検出される．細胞内抗原を標的とする群では，抗Hu/CRMP5/GAD65抗体などを生じる頻度が高く，細胞表面抗原に対する抗体として頻度が高いのは，抗NMDAR/VGKC複合体抗体などがある．NMDAR脳炎，VGKC複合体脳炎では，腫瘍が存在しない自己免疫疾患の場合も多く，自己免疫性脳炎として位置づけられる．

PNSとしてみた場合，NMDARに対する抗体を生じる若年女性の場合は，約半数が卵巣奇形腫を有し，腫瘍摘出や免疫療法に反応して症状の改善が得られる．抗VGKC複合体抗体が関連するPLEは，胸腺腫やSCLC（small cell lung cancer），前立腺癌，乳癌，造血器腫瘍に伴う．VGKC複合体脳炎は高齢の男性に多く，やや経過が緩徐な脳症を呈し，低ナトリウム血症を伴うことが多い．

また，低力価の抗VGKC複合体/GAD65/NMDAR抗体陽性例で，脳炎症状を呈さず，痙攣（側頭葉てんかん，薬剤抵抗性てんかん）のみを呈する例も多数報告されている．これらの例では抗痙攣薬に反応が不良である一方で，副腎皮質ホルモン投与が有効である．

2 脳脊髄炎（paraneoplastic encephalomyelitis；PEM）

より広範な中枢神経領域に軽重さまざまな炎症が散在性に生じる場合，記憶障害・判断力低下などに引き続き意識障害・せん妄，錐体路徴候，不随意運動，さらに下位運動ニューロン徴候，感覚障害，膀胱直腸障害などをさまざまな組み合わせで呈する．SCLCに伴うことが最も多く，精巣癌・胸腺腫・乳癌などの場合もある．自己抗体は，抗Hu抗体が最も多く，その他CRMP5, Ma2, amphiphysin, VGKC複合体に対する抗体を生じる場合もある．

3 小脳変性症（paraneoplastic cerebellar degeneration；PCD）

亜急性に小脳失調が進行する．SCLCを伴い抗Hu抗体が陽性である場合が多い．女性の場合は，その半数以上が卵巣癌・子宮癌・卵管癌・乳癌を有し，抗Yo抗体が陽性である．これらの病型では，症状の進行が急速であり，著明な小脳失調を呈する時期には，すでに小脳プルキンエ細胞の広汎な脱落を認めるため，各種治療で神経症状の改善を図ることが困難とな

る．電位依存性カルシウムチャネル（voltage-gated calcium channel；VGCC）抗体陽性でLEMSを合併する例，乳癌で抗Ri抗体がみられる例，多様な癌を背景にMa1/Ma2抗体が陽性である例などもある．細胞内抗原を標的とする病型の多くは，抗体除去を目的とした血漿交換やメチルプレドニゾロンパルス療法，大量γグロブリン療法，その他の免疫療法に反応が不良である．しかしながら，抗VGCC抗体など細胞表面抗原を標的とする抗体が実際の病態に関与している場合は，早期の腫瘍の治療および免疫療法により症状の改善が得られる．

4 傍腫瘍性オプソクローヌス・ミオクローヌス症候群（paraneoplastic opsoclonus-myoclonus syndrome；POMS）

亜急性の経過で，眼球のオプソクローヌスと四肢のミオクローヌスおよび小脳失調を呈する．小児では神経芽細胞腫に伴うことが多く，この場合一定の自己抗体が見いだされない．SCLCに伴うPOMSでも，特定の自己抗体が検出できない場合が多い．一部の成人例では，乳癌に伴い抗Ri抗体が陽性となる．POMSにおける自己抗体としては，Ri以外，Hu，CRMP5，amphiphysin，Yo，Ma2に対するものが報告されている．神経芽細胞腫を伴う小児例や，自己免疫疾患に生じるオプソクローヌス・ミオクローヌス症候群は，副腎皮質ホルモンや大量γグロブリン投与，CD20細胞を標的にしたrituximabが有効との報告があるが，成人発症例では，免疫療法への反応が不良である．

5 脳幹脳炎

脳幹を病変の主座とするPNSは多くはない．抗Ma2（Ta）抗体陽性脳炎は，数週から6ヵ月程度で進行する過眠・高体温などの視床下部症状や辺縁系・上部脳幹症状を呈する．MRIでは側頭葉内側面・視床下部・基底核・視床・四丘体領域に信号異常を認め，脳脊髄液は軽度の炎症反応を呈する．45歳以下の男性では精巣腫瘍が多く，癌の摘出・免疫療法により症状の軽快が得られる．この群ではときに再発を繰り返す．

B 脊髄，神経筋接合部でみられる症候群

1 Lambert-Eaton 筋無力症症候群
（Lambert-Eaton myasthenic syndrome；LEMS）

易疲労性，下肢近位筋力低下と口渇・陰萎などの自律神経症状を呈する．約60%が腫瘍を背景とし，その60%以上はSCLCである．SCLCからみると，その3%にLEMSが合併するといわれ，男性が女性の2倍で，ときに嚥下障害・外眼筋麻痺・呼吸筋麻痺を呈する．深部腱反射は低下しているが，強収縮後あるいは繰り返しの打腱で増強する．LEMSの80〜90%にP/Q型抗VGCC抗体が陽性となる．腫瘍の治療または血漿交換療法，大量ガンマグロブリン療法でLEMSの症状が軽快する場合が多い．

2 傍腫瘍性スティッフパーソン症候群
（paraneoplastic stiff-person syndrome）

体幹筋・四肢近位筋に運動や感覚刺激で増強するこわばりや硬直を呈し，ジアゼパムが著効するもので，SCLCや乳癌・胸腺腫などに伴う．乳癌に伴う例で抗amphiphysin抗体を認めることがある．I型糖尿病を伴う自己免疫性の場合はGAD65に対する抗体が検出される．筋のこわばりに加えて全身ミオクローヌス，驚愕反応などを伴うprogressive encephalomyelitis with rigidity and myoclonus（PERM）と呼ばれる群があるが，この場合はグリシン受容体αサブユニットに対する抗体が陽性となる例が知られている．

C 末梢神経系でみられる症候群

1 感覚性運動失調型ニューロパチー sensory ataxic neuropathy（SSN）/sensory neuronopathy

PNSでは末梢神経障害の頻度が最も高く，

その中でSSNはPNSに特徴的なものである．女性に多く，SSNの90％にSCLCを合併，異常感覚・深部感覚障害を中心とした多発単ニューロパチーが上肢から全肢に広がり，高度障害に至る例が多い．抗Hu抗体を伴うことが多い．

病理学的には後根神経節に高度のリンパ球浸潤を認める．末梢神経は軸索変性および脱髄所見が混在する．感覚運動型ポリニューロパチーを呈する場合の背景はさまざまであり，単クローン症を呈する血液細胞由来の腫瘍に伴う場合や，起立性低血圧やイレウスなどの自律神経症状を前景とすることもある（chronic gastro-intestinal pseudo-obstruction；CGP）．CGPは腸管粘膜の神経叢が主病巣となるPNSとされ，抗HuまたはCV2抗体を有するSCLC患者でみられる．

D 筋肉系に病変のある症候群

皮膚筋炎，多発筋炎では悪性腫瘍を合併する頻度が筋炎のない群より高い（皮膚筋炎：3.8〜7.7倍，多発筋炎：1.7〜2.1倍）．筋炎症状自体には両者での差は乏しいものの，腫瘍合併例では筋障害が高度で治療反応性が不良の傾向が指摘されている．悪性腫瘍を合併する筋炎で出現頻度が高く診断に有用とされる抗体（抗p155/p140抗体：p155の標的蛋白はtranscriptional intermediary factor 1-γ（TIF1-γ）が報告された．

治療は，悪性腫瘍と筋炎に対して同時進行で行う必要がある．

参考文献

1. 下垂体機能低下症，2. 下垂体機能亢進症，3. 下垂体関連症候群，
4. 甲状腺機能低下症関連神経系合併症，5. 甲状腺機能亢進症，6. 副甲状腺疾患に伴う神経症状
1) Frontera JA：Metabolic encephalopathies in critical care unit. Continuum, Lifelong Learning Neurol 18；611-639, 2012.
2) 岩崎泰正，吉田昌則；内分泌疾患：診断と治療の進歩 2：下垂体後葉，日本内科学会誌 92；555-561, 2003.
3) 片上英喜；内分泌疾患；診断と治療の進歩 1．下垂体前葉，日本内科学会誌 101；913-923, 2012.
4) 西川哲男；ACTH単独欠損症，内分泌疾患診療マニュアル，日本医師会誌 127；S212-213, 2002.
5) 廣松雄治：Basedow眼症．甲状腺疾患：診断と治療 日本内科誌 99；755-762, 2010.
6) 井上吐州：甲状腺眼症 神経眼科における免疫学的進歩，神経眼科 31；13-21, 2014.
7) Nakata R, Motomura M, Masuda T, et al.:Thymus histology and concomitant autoimmune diseases in Japanese patients with muscle-specific receptor tyrosine kinase-antibody-positive myasthenia gravis. Eur J Neurol. 20；1272-1276, 2013.

7. 心・大動脈疾患，8. 呼吸器疾患，9. 膵疾患，10. 肝疾患，11. 消化器疾患，12. 腎疾患
1) 磯部光章：高安動脈炎．日内会誌 102；986-993, 2013.
2) 小林祥泰，水澤英洋 編，石橋哲，水澤英洋：無酸素性脳症．神経疾患最新の治療．356-361，南江堂，2012.
3) 梅田文夫，名取省一：糖尿病性昏睡．糖尿病診療 2010．日医雑誌139・特別号（2）；S248-251, 2010.
4) 池田修一：肝性脳症と肝脳疾患−概念の変遷．神経内科 71. 474-480, 2009.
5) 木村昭彦：Reye症候群・Reye様症候群．日本臨床 69；455-459, 2011.
6) 鶴屋和彦，平方秀樹：中枢神経障害．臨牀透析 24；1293-1303, 2008.
7) 伊佐防憲，大屋祐輔：高血圧緊急症．高血圧診療のすべて．日医雑誌142・特別号（1）；S324-327, 2013.

13. 血液疾患，14. 免疫異常炎症疾患，15. 傍腫瘍性症候群
1) Leypoldt F, Wandinger KP：Paraneoplastic neurological syndromes. Clin Exp Immunol 175；336-348, 2014.
2) 田中恵子：傍腫瘍性神経症候群と抗神経抗体．臨床神経学雑誌 50（6）；371-378, 2010.

［1〜6．山本悌司，7〜12．宮嶋裕明，13〜15．田中恵子］

Section V

特殊検査法

1 神経心理検査

　神経心理検査を利用しようとするとき，どの程度その検査が正しいのか，信頼できるのか，効率的であるかを知っていることが必要である．妥当性，信頼性，効率性という概念がある．妥当性とは，その心理テストの得点を用いたある特定の推論が，適切であるか，有用であるかを示す概念である．妥当性の高いテストは，予測力がある，心理状態を正しく記述できる．次に信頼性とは，測定値がどの程度安定しているかを示す概念である．信頼性の高いテストは精度が高く，誤差が少ないことを意味する．ただ測定値が正しいということを必ずしも意味するわけではない．効率性は実用性とも呼ばれる．どの程度効率的にデータが取り出されるかということの概念である．以下に述べる各検査は，妥当性が高く，信頼性も高い．なかには長く時間のかかる検査もある．

　一言注意したい．検査に異常が認められたとき，検査の成績の不良はまったく種類の異なる複数の障害によっても生じることを知っておく必要がある．手の巧緻運動，視力，眼球運動，聴力，体の痛みなど，運動や感覚の障害によってさまざまな神経心理検査の低得点は起こりうる．これらをすべて勘案することが必要である．

1 一般認知機能スクリーニング検査

a. 目 的

　知能の障害の有無，高次脳機能障害の有無について簡易的に調べることがこのスクリーニング検査の目的である．

b. 原 理

　例えばMini-Mental State Examination(MMSE)は，呼称の検査，記憶の検査，構成行為，読み，書字などの検査などを含んでおり，これらの障害の有無についても調べることが一応可能である．認知症を構成するいくつかの領域の検査が可能といえる．また高次脳機能障害のいくつかについてもその存在を疑うことができる．

c. 検査方法

　MMSE，改訂版長谷川式化簡易知能検査スケール（HDS-R），レーブン色彩マトリックス検査（Raven's Coloured Progressive Matrices；RCPM）について述べる．

　MMSEは見当識，記銘，注意・計算，遅延再生，言語処理，空間認知処理の6項目からなる検査であって，世界で広く用いられている簡易検査である．各検査項目について以下に解説する．

　この検査は「今日は何日か」と問う問題より始まる．その後，「この病院の名前は」など見当識を問う問題が続く．次に相互に関係のない物品名3つを，1語を1秒くらいで言う．3個すべて言ったあとで，患者に繰り返させる．その後，100から順に7を引くように指示する．5回までいったところで中止する．前に記憶させた3個の物品を答えさせる．時計，鉛筆についてその名称を言わせる．文章を復唱させる．白紙を用いた命令を理解できるかを調べる．文章を書かせる．図形の模写をさせる．これらの検査からMMSEは成り立っており，設問毎の得点の単純合計がMMSEの総合点である．

　HDS-Rは，見当識，記銘，注意・計算，遅延再生，物品記銘，言語流暢性からなるわが国

独自の簡易検査である．

RCPMは，The standard progressive Matrices testを老人と子どもにも対象を広げたものである．一部が欠如している幾何学的図案の欠如部に，別に呈示された6種類の小図案の中から適当なものを選択して補うという，動作性知能検査である．問題は次第に難しくなり，比較を類推によって推理する知的能力を測定しようとしている．このテストは言葉による細かな教示が必ずしも必要ではない．そのため失語があっても実施できる利点がある．

d．異常所見

MMSEについていえば，30点満点で，23/24点がカットオフとなる．総得点が20点以下のものは，認知症，せん妄などの可能性が高く，健常者では20点以下のことはまれである．HDS-Rは30点満点で，20/21がカットオフとなる．

RCPMでは24点以下であると認知症が疑われる．ただこの検査は半側空間無視がある場合点数が低くなるので注意が必要である．

2 知能検査 examinations of intelligence

⇨ 48頁「Ⅲ-4．知能障害の診かた」参照．

3 記憶検査 examinations of memory

a．目 的

記憶検査の多くは，この前向性の健忘の有無を調べるものである．この項目での検査はそれに属する．逆向性の記憶の検査について一言だけ述べる．健忘症が発症する前に得た知識を患者が思い出すことができるかどうかを検査するには，自伝的な質問例えば親戚の死など患者自身の過去から得られる自叙伝的な情報と東京オリンピックなどの公的な質問を行う．およそ何年くらいの逆向性健忘があるか推定できる．

b．原 理

前向性健忘を調べる記憶検査には，言語性記憶の検査と視覚性の記憶の検査とがある．言語性の検査の一つに言語性対連合検査などがある．2つの関連する語（例：空－星）あるいは無関係な語（少年－畳）を口頭で呈示する．その後，対の片方を口頭で呈示し，一緒に言った言葉を思い出させる．健常者であれば2～3度の施行で全問正答できる．しかし健忘症患者は何度施行しても成績の向上がみられない．

例えば注意の障害があれば，この検査を正しく行えない．記憶障害だけを示す患者は，刺激が呈示された直後にそれを復習するという課題は正常に遂行する．しかし記憶障害だけでなく注意の障害などを伴う認知症の患者では，それらの課題を正常に遂行することはできない．このように記憶検査をただ行うのではなく，他の検査と組み合わせる必要がある．

視覚性の検査としては，例えば幾何学図形をみせて覚えさせ，その後思い出して描かせる方法がある．健常者の成績より低ければ記憶障害ありということになる．しかし記憶障害だけでなく半側空間無視や空間的な障害があっても成績は低下する．まず模写を行わせてそれらの障害がないかを確かめることも必要である．

c．検査方法

代表的なウェクスラー記憶評価尺度・改訂版（Wechsler memory scale-revised；WMS-R）とリバーミード行動評価テスト（Rivermead behavioural memory test；RBMT）について述べる．ベントン視覚性記銘力検査（Benton visual retention test；BVRT）については，Ⅲ-7「失認の診かた」（73頁）を参照のこと．その他に，標準言語性対連合検査，Buschke's selective reminding test, Rey-Osterriethの複雑図形などがある．

WMS-Rは，以下の9つの下位検査からなる．1.個人的，公的な知識と見当識 2.心的操作 3.形の再認 4.論理的記憶 5.視覚性対連合 6.言語性対連合 7.視覚性再生 8.数唱 9.視覚記憶スパンである．以下にこの下位項目を説

明する.
　1.「個人的, 公的知識」は生年月日, 出生地などを問う. 2.「心的操作」は20から1まで速く数える.「形の再認」は1つあるいは3つの図形を呈示し, 3つあるいは9つの中から先に見た図形を選択する課題である.「論理的記憶」は数行の物語を読んで聞かせ, できるだけ読んだ通りに再生させる課題で2課題行う.「視覚性対連合」とは6つの形と色を対呈示してその組み合わせを覚えさせる. 次に使用した6色が描かれたカードを被検者に示しながら, 形だけが描かれたカードを呈示しどの色と対になっていたかを答えさせる検査である.「言語性対連合」は原理のところで述べた.「視覚性再生」は4つの図形を覚えて再生させる.「数唱」は順唱（検査者の言った通りに数字を繰り返す）と逆唱（検査者と逆の順に繰り返す）がある.「Visual Memory Span」では8つの小さな四角形が描かれた紙が用いられる. 検査者は四角形を順に指さし, 参加者は同じ順でたどる. 成功すれば徐々にたどる数が多くなる. 次いで逆順にたどる検査も行う.

　各下位検査の粗点を年齢群別に評価点に換算し, 一般的記憶指数, 言語性記憶指数, 視覚性記憶指数, 遅延記憶指数, 注意・集中力の5つの指数が算出される.

　RBMTは11の下位検査からなる. 写真の姓と名を覚える（写真をみせて姓名を教える. 後で尋ねる）, 隠された持ち物を覚える（被験者の持ち物を預かり, しまっておく）, 約束を覚える（20分後にアラームをセットし, 鳴ったときにある言葉を言わせる）, 絵の再認（10枚の線画を覚えさせ, 後で再認を調べる）, 短い物語を聞いて直後に遅延再生をする, 顔写真の再認, 見当識と日付を問うなどからなる.

d. 異常所見
　WMS-RとRBMTは標準化されている. WMS-Rでは, 求められた指数はウェクスラー成人知能評価尺度・改訂版（Wechsler adult intelligence scale-revised；WAIS-R）（Wechslerの知能検査の一つであり, 知能検査の項目で述べたWAIS-IIIの1つ前の版である）のIQとほぼ同じ意味をもち, 100がその年齢群の平均である. 健忘症患者の成績は注意・集中力は健常者と変わらないが, 言語性, 視覚性, 一般的記憶指数は健常者を下回り, 遅延記憶指数は健忘の重症度によらず0になることが多い.

　RBMTの特徴は, 日常生活での記憶障害を反映する検査として作成されていることと, 検査は4つの版があり, 同じ被験者を繰り返し評価する際に反復学習効果を減らすことができる点などにある. この検査を用いて社会復帰の目安を決める一助にしている施設もある.

4　失語・失行・失認の検査
examinations of aphasia, apraxia and agnosia

1　失語の検査
a. 目　的
　失語の検査の目的は, 眼前にいる患者が失語を呈しているかを正確に判断することである. 失語は, 話すことの障害, 理解することの障害, 物品呼称の障害があって, それが構音障害, 知能ないし他の精神障害によらない場合である. 患者が失語を示しているかは, 診察場面でスクリーニングすれば通常わかる. だが健常者や認知症の患者を, 失語患者ときちんと区別すること, また失語を呈しているとすると失語のタイプは何か. その失語の重症度はどのくらいかなどを知るのにこの失語の検査は必要である.

b. 原　理
　失語の検査は以下のような考え方から作成されている. 障害を受けている可能性のあるすべての言語側面を検査できる. 臨床上意味のあるさまざまな失語のタイプを判別できる下位検査を用いている. 重症度を調べるため, 困難度の段階をもつ検査項目を含んでいる. 日による成績の変動や検査による変動を避けうるだけの十分な数の項目を含んでいるなどである. 実施に要する時間が十分実用的であり, できれば一度の検査ですべてを終わらせることができるとよい.

c．実 際

わが国でよく用いられているウェスタン失語症総合検査（Western aphasia battery；WAB）と標準失語症検査（standard language test of aphasia；SLTA）についてだけ述べる．他にもトークンテスト，失語症構文検査，実用コミュニケーション能力検査などがある．

WABの検査項目は，発話（発話の情報価値の測定，流暢性の判定），聴覚的理解，呼称，復唱，読みの障害，書字の障害，計算などを含んでいる．検査の施行方法は検査手引きに書かれてある．WABの特徴としては，英語圏の人々に広く使用されており，国際的な検査である．中止基準がある．描画，積み木問題，失行を調べる検査，RCPMなど非言語能力も検査されるなどがあげられる．各下位項目の得点の分布がほぼ同一になっているので，下位項目の得点間の比較が可能となっていることも大事である．例えば物品や線画のポインティングに6単語使用されているが，これは読みの検査でも共通に使用される．これによって各モダリティ間の比較ができるように企図されている．

SLTAの検査項目は，入力系と出力系に分けられ，入力系に「聴く」と「見る」の領域があり，出力系には「指差し」「話す」「書く」の3つの領域がある．下位項目が26ある．SLTAの特徴は，正答，誤答の2段階ではなく6段階に評価されるようになっている点であり，やや細かく障害の様子を知ることができる．

d．解 釈

心理検査とは，種々の症状の有無による得点の差変動幅を測定し，障害のある者とない者を区別する境界点が定まらないといけない．これを判別基準妥当性と呼ぶが，WABを用いると，失語群全例は，流暢性得点10以下呼称得点9以下であり，この点で非損傷対照群と異なっていたという．すなわち，流暢性の判定と呼称の得点が失語と失語以外を分けることになる．SLTAでも健常者の標準偏差が示されている．またWAB英語版では，全失語，ブローカ失語，言語野孤立症候群，超皮質性運動失語，ウェルニッケ失語，超皮質性感覚失語，伝導失語，失名辞失語を分ける基準が公表されている．わが国のWABでは，全失語，ブローカ失語，ウェルニッケ失語，失名辞失語の分類基準だけが公表されている．

他にこれらの検査の成績に影響を与える因子を知っておく必要がある．難聴の有無についてはあらかじめ検査するのが望ましい．また右半球損傷例で左側の半側空間無視があれば，提示された絵の半分を無視してしまうために呼称の障害などを示す．半側空間無視の場合の誤反応をよく知っておく必要がある．

② 失行の検査

a．目 的

失行の検査の目的は，眼前の患者が失行を呈しているかどうかの判断に寄与することである．

b．原 理

失行の検査は，慣習的コミュニケーション運動（例：軍隊式の敬礼，おいでおいで，バイバイ，アカンベなど），物品なしに，物品を使うまねをする運動（例：金づちを使うまね，ドアをノックするまねなど），物品の単純な操作（例：鍵，はさみ，くしなどを使う），一連の複合運動（例：手紙を封筒に入れ切手を貼る，ポットと急須を使い湯呑に茶を注ぐなど）などを次の条件でそれぞれ行わせることよりなる．口頭命令，模倣，物品を用いるものであれば実物を与えて扱わせる．このとき，失行に特有の誤り反応がみられれば，失行ありとする．

c．検査方法

わが国で作成された標準高次動作性検査（standard performance test for apraxia；SPTA）を用いて説明する．顔面動作（物品を用いない，物品を用いる），上肢の慣習的動作，上肢の手指構成模倣，上肢客体のない動作，上肢連続動作，上肢着衣動作，上肢物品を使う動作，上肢系列的動作，下肢物品を使う検査などからなる．以上の検査を，物品を用いない動作であれば，口頭命令で，あるいは模倣で行う．物品を用いるものでは，物品なし，口頭命令，

物品なし模倣，物品あり口頭命令，物品あり模倣を自然状況下で行わせる．

その他検査としては，WABの中に失行を調べる検査がある（WABについては失語検査の項目を参照のこと）．

d．異常所見

失行の有無の判断では，運動麻痺，失調症，不随意運動などがないかなどの除外診断が重要となる．このため以上の検査法の前に神経学的診察による評価をきちんと行うことが重要である．

これらの検査を正確に実行できたのであれば，失行はない．いろいろな誤反応を示すだけで結局できなかった場合や結果的にはできたが，途中で誤反応を示した場合，失行が疑われる．

失行を示す患者は以下のような誤反応を示す．これらを診断では重視される．1）形をなさない無意味な運動（例：指を広げる，腕を振り回す，手探りで捜しまわる），2）運動が大まかになる，あるいは下手になる，3）ある意味のある運動の代わりに，別の意味のある運動をする（錯行為と呼ぶ．例：敬礼の代わりにバイバイをする．鍵を歯ブラシのように使う），4）一続きの運動で，その部分行為の順番を間違えたり，省略したり，物品との関係を間違う（例：マッチを点火せずにろうそくにこすりつける，ろうそくをマッチ箱にこすりつける），5）前の運動の保続．保続の構成要素が新しく現れた運動と融合して雑種的な運動となる．ただし単なる保続のみの場合は失行の誤反応とはいえない．6）運動がまったく他の筋肉に現れる．運動が中断したり，途方に暮れる．ただしこの反応しかない場合は失行と断定できない．

なお標準高次動作性検査の中に指の姿位の模倣がある．この検査は，姿勢の模倣であって右半球損傷などでも誤りが生じる．例えば左半側空間無視がある例では，きつねを指でつくらせると模倣の障害がある場合がある．

3 失認の検査

ここでは視覚失認の検査を中心に述べる．

a．目　的

視覚失認の診断に役立てることである．

b．原　理

感覚（要素的感覚，一次感覚とも呼ぶ）の受容には障害がないのに，受容した感覚情報が何を意味するのかわからない状態を失認という．このため視覚失認の検査では，画像などを呈示してそれが何かわかるかを検査するだけでなく，要素的な感覚の障害の有無を調べることが必要である．その他，見せられた物品と同一の物品をいくつかの物品の中から選択できるのか，使用法を説明できるか，それがどのカテゴリーに属しているかを調べる．さらに，視覚的に呈示され同定できなかった物品を触覚的に呈示し，呼称させる検査が含まれる．

視覚失認は大きく2つに分けられる．統覚型視覚失認は模写ができず，他の対象物との対比もできず，形が視覚的に提示されても認識できない．一方連合型視覚失認は，模写ができ他の対象物との対比もできる．これらから，模写の可否，いくつかの対象物の中から標的となる対象を選びだせるか調べることは，視覚失認を分類する上で重要となる．

c．検査方法

標準高次視知覚検査（visual perception test for agnosia；VPTA）は日本失語症学会（現在は日本高次脳機能障害学会）により標準化された検査である．この検査は，単に視覚失認だけでなく，相貌失認，色彩の障害，また地誌的障害の診断に役立てる目的で作成されている．7つの下位項目の検査からなる．1．視知覚の基本機能　2．物体・画像認知　3．相貌認知　4．色彩認知　5．シンボル認知　6．視空間の認知と操作　7．地誌的見当識である．

視知覚の基本的機能として，視力・視野・色覚長さ・形・大きさ・数・線分の傾きなどを調べるようになっている．次の物体・画像認知の項目では，ある物品を呼称させる，いくつかの物品の中からポインティングさせる，使用法を

説明する，その物品を模写させる，触覚的に呈示してそれを呼称させる，などの検査が順次行われるようになっている．

d. 異常所見

視覚失認の例では，VPTAの視知覚の基本機能，物体・画像認知で，通常は低い成績を示す．模写の能力が保たれていれば，要素的感覚は保たれていることがわかる．しかしそうでない場合には，本当に視力の低下など要素的問題によってこれらの成績の低下が生じていないかが問題になるので，個々の例で慎重に検討する必要がある．要素的感覚の障害が多少あっても，それだけでは現在の症状全体を説明できないとなれば，視覚失認と診断される．視覚失認の分類においては，図の模写の成績，また複雑な図の異同判断の成績を参照する．

相貌，色の検査，地誌的能力を調べる検査はごく簡単に触れる．

1．色彩認知の検査

VPTAの中に，色彩認知の検査としては，色名呼称の検査，色相の分類検査，色名による指示（色名を言って，それがどの色にあたるかをポインティングさせる検査），言語－視覚課題（あるものの名前を言ってそれがどの色にあたるかを調べる），言語－言語課題（ある物品名を言って，それが何色かを口頭で答えさせる），塗り絵（指示した絵に塗る色を色鉛筆の中から選び出させる）の検査がある．この検査の結果から，色の認知のどのような障害なのかを推定できる．

2．相貌の検査

VPTAでは，有名人の顔写真の命名（熟知相貌）を行わせる検査，有名人の名前を言ってその顔写真を選び出させる，有名人顔写真の指示（熟知相貌）検査，家族の顔をみせてその人の名前を言わせる家族の顔（熟知相貌）の検査，未知相貌の異同を弁別させる検査，未知相貌の同時照合検査，表情の叙述，性別の判断，老若の判断などの検査が含まれている．

3．地誌的障害について

VPTAは，1）日常生活についての質問，2）個人的な地誌的記憶の障害について，3）白地図の検査から成る．1）では近所，自宅，病院内で道に迷うことはないかを問う．2）では，最寄りの駅から家に至る道順を記述させる，自宅の見取り図を描かせる，3）では日本の地名のいくつか質問して印をつけさせる．

5　前頭葉関連の検査
examinations of frontal lobe functions

a．目　的

近年，前頭葉の障害によって特徴的な障害が起きるとされる．それが実行機能障害と呼ばれる障害であり，それを調べることが以下の検査の目的である．

b．原　理

前頭葉の損傷により，実生活において目的にかなった行動をとる能力がしばしば低下するといわれている．その能力とは，実生活の中にある大量の情報を取捨選択し試行錯誤を続けながらも，長期的な目的を目指して日常的な課題をこなしていく能力である．

c．検査方法

［ウィスコンシンカード分類課題（Wisconsin card sorting test；WCST）］．この検査は1組の反応カードをさまざまな刺激の分類基準に基づいて並べかえるよう実験参加者に求める．赤色の三角1つ，緑色の星2つ，黄色の十字3つおよび青色の円4つがそれぞれ描かれた4枚の刺激カードが提示される．反応カードは三角，星，十字および円のうちいずれか一種類の図形が，赤，緑，黄および青のうちいずれか一色で，1から4個描かれている．実験参加者はそれを刺激カードのいずれかにマッチさせるように促される．

検者から実験参加者へは，反応が正しいか間違っているかのフィードバックはあるが，並べかえの基準（形，色，数のいずれか）に関する情報を与えられない．それぞれの反応を行うごとに検者から与えられる情報から，その並べかえの基準を推定せねばならない．

しかも10回の正しい反応が得られるたびに，カテゴリー達成があったとして，検者は実験参加者に知らせることなくマッチの基準を変える．基準が変わったことを認識できるかどうか，またそれに気づくまでに何回ぐらい誤りをして発見するのかといったことを調べる．

この検査の特徴は，変化する予期せぬ出来事への反応に関する，認知的抽象性および柔軟性を調べるように意図されている．

［ハノイの塔］．垂直に立てた細い円柱がある．厚さ5mm程度の直径の異なる円盤の中心に穴を開けて，その円柱に通す．この場合，直径の大きいものから順々に積み上げていくので，塔のようにみえる．他に細い円柱が2本ある．そのうち1本にこの塔とみたてたもの全体を移動させる．その際，円盤は一手順につき1個しか動かしてはならない．また直径の大きい円盤をそれより小さい円盤の上に載せてはならない．以上がこの課題のルールである．円盤がk段あるときこの課題を達成する最少手順数は（2のk乗−1）回である．

この課題は，実生活における目的遂行に伴う迂遠な作業を，ある程度再現している課題といえる．

［遂行機能障害症候群の行動評価（Behavioural assessment of the dysexecutive syndrome；BADS）］．これは6種の下位検査と一枚の質問表からなる．下位検査は，1）ルールの変更に対応できるか，2）簡単な創意工夫が可能か，3）目的にかなった正しい戦略が立てられるか，4）よく知られた作業の所要時間の見当がついているか，5）与えられた規則に基づく順路決定能力があるか，6）複数の作業の進行を与えられた規則に基づいて監視できるか，ということを調べる．

この他にも，語流暢性検査（実行機能の項目（52頁）を参照のこと），前頭葉機能検査（frontal assessment battery at bedside；FAB），Stroop検査，Trail making検査などがある．

d. 異常所見

実際，前頭葉障害患者はWCST検査で異常と判定される率が高い．分類基準を見つけられず，見つけられても分類基準が変わったことに気づきにくい．保続によると思われる誤りを多く示す．だがWCSTの成績には，前頭葉損傷の患者間でもかなりの変動がある．前頭葉障害以外の脳障害でも，また正常者でもこの検査で異常とされることがある．

ハノイの塔における前頭葉障害患者の成績は悪い．ただし課題がやや難しいことから，理解障害や知能低下のある場合も成績は悪くなる．そのため結果の解釈には注意を要する．

BADSの著者らは，この検査により実行機能障害を特異的かつ総合的に検査できるとしている．

6 情動と性格の検査
examinations of emotions and personality

ここでは情動の検査として，やる気スコアー，ギャンブリング検査だけを取り上げる．実際，情動をみようとする検査は少ない．性格の検査としては質問紙法によるいくつかの検査があるが，ここでは省略する．

1 アパシーとやる気スコアー

a. 目 的

アパシーは興味や意欲の欠如と定義され，無関心や感情の平板化と同様の意味で使われることが多い．このアパシーをとらえようとする検査である．

b. 原 理

アパシーの操作的診断の試み．A，C，Dは必須であり，Bの領域の2つがみられるものをアパシーと呼ぶ．

A．自発性の喪失ないし低下がある．

B1．自発的行動の喪失（会話の開始など）ないし環境誘発的行動の喪失（会話への応答など），

B2．新たな出来事への自発的思考や興味の喪失（仕事など），新たな出来事への環境誘発的考えや興味の喪失（自宅などで），

B3. 情動の喪失.
C. これらが個人面で著しい障害をもたらす.
D. これらを説明する他の身体的障害などがない.

やる気スコアー. Apathy Evaluation Scale という scale の簡略化されたものを日本語に訳したものである.

c. 検査方法
例えば「新しいことを学びたいと思いますか」という設問に対して，まったくない（3）少し，(2) かなり，(1) 大いに，(0)，という4つの選択肢があり，その中から自分で解答を選ぶようになっている．括弧の中は点数である．設問はすべてで14問ある．

d. 異常所見
やる気スコアーでは16点以上をアパシーありとしている．アパシーの有無に加えてその重症度が判定可能である．ただ自己評価であるので，他の認知機能が重度に障害されていれば，この検査の施行は難しいことになる．

2 アイオワ・ギャンブル課題 （Iowa gambling task）

a. 目 的
前頭葉の眼窩部が損傷された患者は，刹那的で自分のためにはならない行動をとってしまい，社会的な行動が維持できない．このような患者は脱抑制と呼ばれる障害を示す．この検査の目的の一つは，この前頭葉障害の有無をみることである．

b. 原 理
現実場面における意思の決定などを模倣した検査の一つにこのギャンブル課題がある．行動選択の様子から，特に脱抑制をみようとしている．

c. 検査方法
4組のトランプカードのデッキが置かれ，そのデッキからいずれかの1枚のカードを引く．実験参加者はカードを引くたびに一定の報酬を得る．一方でカードによっては，損失を被る．この課題では100枚のカードを引き終わったときに，できるだけ多くの所持金が残るようにと指示される．4つのデッキのうちで2つはハイリスクハイリターンである．それらは悪いデッキと考えられる．このデッキのカードを引き続けると結局損をする．残りの2つはロウリスクで良いデッキになっている．収支が最終的にプラスになる．多くの実験参加者は，50試行後くらいには良いデッキを選び続けるようになる．しかし脳損傷例，特に前頭葉の眼窩部の患者は悪いデッキを選び続ける．

d. 異常所見
前頭葉損傷患者の中には，他のさまざまな神経心理検査には異常を示さないのに，この検査だけ異常を示すものがある．

参考文献
1) Lezak MD, Howieson DB, et al.：Neuropsychological assessment. 5th edition. Oxford University Press, Oxford, 2012.
2) 武田克彦：ベッドサイドの神経心理学　改訂2版．中外医学社，2009．
3) 武田克彦，長岡正範編：高次脳機能障害　その評価とリハビリテーション．中外医学社，2012．
4) 日本高次脳機能障害学会：標準高次視知覚検査　改訂版．新興医学社，2003．
5) 日本高次脳機能障害学会：標準注意検査法・標準意欲検査法．新興医学社，2006．

[武田克彦]

2 脳脊髄液検査

概　説

　脳脊髄液（cerebrospinal fluid: 髄液）の存在は，Hippocrates（4世紀B.C.）やGalen（2世紀A.D.）の時代から知られていた．1875年にKey and Retziusが，髄液の大部分は脈絡叢で産生され，脳室から脳表・くも膜下腔と流れ，くも膜絨毛を介して静脈洞で吸収されるという総体流（bulk flow）説を最初に示した．髄液検査に関しては，今日行われている腰椎穿刺法を始めたのはQuinke（1891年）であり，スタイレット（内針）を付けた穿刺針で腰椎穿刺を行い，この方法は現在までほとんど変わっていない．その後，20世紀前半になってDandy，Cushingによって髄液の産生・循環・吸収という概念が確立されるに至った．

　髄液の役割は，①中枢神経系を囲む閉鎖腔を満たしていることから，中枢神経系の保護，②中枢神経系物理化学的環境の恒常性の保持（脳組織間の生理活性物質の輸送などを含む），③リンパ組織球様機能，などであり，脳・脊髄・神経根に障害が生じた場合には，髄液に何らかの異常が反映される可能性が高い．そのため，採取髄液の分析はさまざまな神経疾患の病態・診断・治療に重要な意味を有している．画像診断が汎用されるようになってから腰椎穿刺を行う頻度は減少してきているが，後述するように，髄液分析を行わないと，適切な診断・治療ができないまたはできにくい病態が少なからずあり，治療できる神経疾患を見逃さないためにも腰椎穿刺と髄液に対する基本的な知識を持ち合わせていることが必要である．

1 髄液検査の目的

A 適　応

　本検査の適応は，表V-2-1に示した病態・疾患である．特に，脳炎（髄膜脳炎）・髄膜炎の診断・治療に対し，髄液検査は絶対的適応である．くも膜下出血，特に脳動脈瘤による一次性くも膜下出血が考えられる場合も腰椎穿刺の絶対的適応であるが，頭部CT検査・頭部MRI検査でくも膜下出血を示唆する明らかな異常（頭部CTでは高吸収域，頭部MRIフレア画像では高信号域）がみられたときは，必ずしも腰椎穿刺を行わなくてもよい．しかし，一次性くも膜下出血の少数例では頭部CT・頭部MRIに異常がみられないことがあるため，くも膜下出血の可能性が考えられる場合は，腰椎穿刺を行うべきである．くも膜下出血の有無に

表V-2-1　脳脊髄液検査の適応

① 神経系の感染性疾患（脳炎，髄膜脳炎，髄膜炎，脊髄炎）および腫瘍性髄膜炎の診断と治療
② くも膜下出血（特に，頭部CT・MRIで明らかなくも膜下出血を示す異常はないが，臨床的にくも膜下出血の可能性が考えられるとき）
③ 神経系の脱髄性疾患［急性散在性脳脊髄炎（脳炎，髄膜脳炎，脊髄炎），多発性硬化症，neuromyelitis optica］
④ 神経系の炎症性疾患による脳炎・髄膜炎（Behçet病，neurosarcoidosisなど）
⑤ 原因不明の意識障害・てんかん重積状態
⑥ 脱髄性末梢神経障害（Guillain-Barré症候群，慢性脱髄性多発神経根炎など）
⑦ 良性頭蓋内圧亢進症
⑧ 原因不明の脳症・脊髄症・多発ニューロパチー

より，その後の検査・治療が異なり，患者の生命に関係するからである．

B 腰椎穿刺の禁忌

本検査の禁忌は，表V-2-2に示したとおりである．穿刺部位に感染巣があるときは，医原性髄膜炎などを起こす危険があるので，絶対的禁忌である．しかし，患者が中枢神経感染症など腰椎穿刺の絶対的適応がある状態では，①穿刺レベルを変えて非感染部位から腰椎穿刺を行う，②後頭下穿刺で行う，③髄液検査をしないで経験的（empirical）に検査・治療を開始する，の中からいずれかを選択することになる．

表V-2-2の②にある頭蓋内圧亢進状態・両側うっ血乳頭がある場合は，脳ヘルニアを起こす危険がある（表V-2-6〈736頁〉も参照）．局在徴候・てんかん・意識レベル低下がある場合は，腰椎穿刺前に頭部CT検査あるいはMRI検査を行って脳内に大きな占拠性病変の有無を確かめたほうがよい．後頭窩病変を示唆する徴候があるときは，頭部CT検査では検出感度が高くないので，頭部MRI検査で調べることが必要である．現在，頭部CT検査は容易に行えるので，念のため，腰椎穿刺の前には頭部CT検査をルーチンに行ってもよいと筆者は考えている．なお，頭部のCT検査・MRI検査を行わないで腰椎穿刺をするときは，眼底検査を必ず行っておく．

占拠性病変のある患者に神経感染症が併発した場合，①注意して腰椎穿刺を行う，②腰椎穿刺を行わずにempiricalに抗菌薬を開始する，のどちらかを選択するかは，その患者の状況および患者ないし患者の家族からの同意の有無で決めることになる．腰椎穿刺を行う場合は，23〜26ゲージの細い穿刺針で採取髄液量は必要最低限にし，腰椎穿刺30〜60分前からマンニトールを投与する，あるいは挿管して過換気とマンニトール静注をしながら，腰椎穿刺を行うとよい[3]．脳内占拠性病変ではなく，髄膜脳

表V-2-2　腰椎穿刺の禁忌

① 穿刺部位の感染巣（皮膚感染巣，硬膜外膿瘍，硬膜下膿瘍など）
② 頭蓋内圧亢進状態・両側うっ血乳頭のあるとき（大脳・小脳に大きな占拠性病変のあるとき，ならびにその可能性のあるとき）
③ 出血性病態があるとき：血小板が50,000/mm^{3}未満，ヘパリン・ワルファリンを含む抗凝固剤投与時
④ 脊髄の硬膜外・硬膜内病変などにより脊髄くも膜下腔ブロックがあるとき
⑤ 穿刺部のレベルに脊髄動静脈奇形があるとき
⑥ 患者・家族から腰椎穿刺の同意が得られないとき

炎などによるびまん性脳浮腫による頭蓋内病変の場合は，腰椎穿刺による脳ヘルニアの危険性は少ないが，前述の方法に準じて穿刺を行うとよい．

血小板数が50,000/mm^{3}以下のとき（20,000/mm^{3}以下のときという人もいる）あるいは血小板数が急速に減少している場合は，腰椎穿刺直前に血小板輸血をして行う．血小板数と出血傾向は必ずしもよく相関するとは限らないので，その時は出血時間を参考にする[2]．ヘパリン投与時はプロタミン，ワルファリンの場合はビタミンKあるいは新鮮凍結血漿を用いてinternational normalization ratio（INR）を1.5未満に下げて腰椎穿刺を行う．出血傾向を是正しないで穿刺を行うと，脊髄レベルの硬膜外血腫・硬膜下血腫が起きて対麻痺を生じる危険性があり，対麻痺が高度であると緊急手術が必要になるが，出血傾向が是正されないと，手術もできなくなるからである．なお，腰椎穿刺後にヘパリンを開始するときは，少なくとも1時間以上，できれば4時間以上経過してから開始する[2]．

脊髄くも膜下腔ブロックがあるときに腰椎穿刺をすると，圧が変化して虚血状態などが脊髄に起こり，神経症状が悪化する．この病態の可能性があるときは，事前に脊髄MRI検査を行い，腰椎穿刺の適応を再検討する．

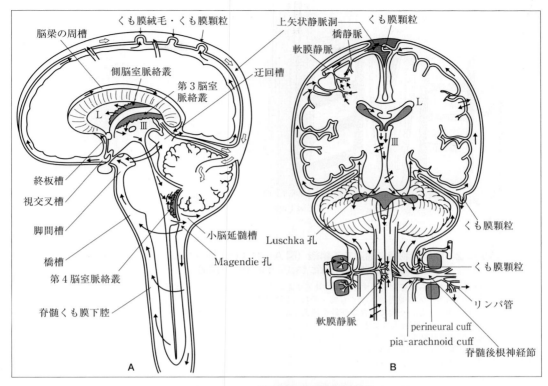

図V-2-1 くも膜下腔の脳脊髄液循環

髄液の70〜80％は，側脳室（L）・第3脳室（III）・第4脳室（IV）の脈絡叢にて産生され，残りの髄液は，髄液腔に接する脳組織（脳・脊髄）と脳室上衣細胞から分泌される．脈絡叢から産生された髄液は第4脳室のマジャンディ孔Magendie foramen（第4脳室正中口）（A）・ルシュカ孔Luschka foramen（第4脳室外側口）（B）からくも膜下腔に入り，大部分は総体流（bulk flow）として脳表のくも膜下腔を比較的ゆっくり流れて，上矢状静脈洞部に集まる．そこで静脈洞内へ突出しているクモ膜絨毛・くも膜顆粒の弁を介して髄液は上矢状静脈洞へ流入する．この弁は「くも膜下腔→静脈洞」へ一方向性に開くため，上矢状静脈洞からくも膜下腔への逆流は起こらない．

髄液の一部は，脊髄くも膜下腔に入って腰部まで下行し，途中にある脊髄神経根部のくも膜絨毛（B）から静脈内へ流入する．脊髄レベルにある髄液の一部は上行して脳表に行き，上述の総体流に合流する．

黒の矢印は髄液の産生・循環・吸収の方向を示し，白の矢印は上矢状静脈洞内の流れを示す．

（白根礼造：Clinical Neuroscience，30：385，2012より改変）

2 髄液検査の原理

A 髄液の産生・循環および吸収

髄液の産生・循環・吸収は，図V-2-1に示したとおりである．髄液は主に脳室内脈絡叢上皮で産生され，脈絡叢（choroid plexus）では，有窓毛細血管から上衣下結合組織腔へ血漿成分がultrafiltrationされ，能動輸送（active transport）により上皮細胞が脳室内へ髄液を分泌する．

髄液産生量は約500 mL/日（0.35〜0.4 mL/分）である．髄液の総量は年齢によって異なり，幼児で40〜60 mL，小児では60〜100 mL，思春期では80〜120 mL，成人では100〜150 mLである．したがって，成人では，髄液は1日に3〜4回入れ替わっていることになる．

成人での髄液分布は，脳室内に25〜40 mL（左右側脳室にそれぞれ10〜15 mL，第3・4脳室に5〜10 mL），くも膜下腔（subarachnoid space）に100〜110 mL（脳くも膜下腔・大槽に25〜30 mL，脊髄くも膜下腔に75〜80 mL）存在する．

髄液の大部分はくも膜絨毛（arachnoid villi）・

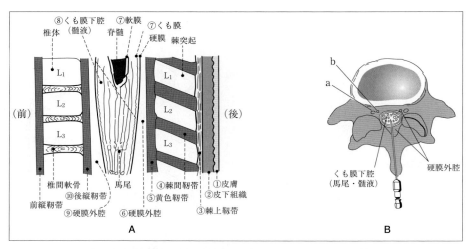

図Ⅴ-2-2 腰椎穿刺時に通過する組織（図A）および腰椎レベルの硬膜外腔静脈叢の解剖と穿刺時出血（traumatic tap）との関係（図B）

A：腰部の皮膚から腰椎穿刺をするときに通過する組織は，①皮膚，②皮下組織，③棘上靱帯，④棘間靱帯，⑤黄色靱帯，⑥硬膜外腔，⑦くも膜・軟膜（1枚の膜として合わさっている），⑧くも膜下腔（髄液・馬尾があり，この空間に腰椎穿刺針を挿入する）である．時に，⑨硬膜外腔（静脈叢がある），⑩後縦靱帯，まで穿刺針が行くこともある．
成人で腰椎穿刺をするときは，第3腰椎以下で行う（本文を参照）．
B：腰椎穿刺針がA-⑧のくも膜下腔に挿入されている図である．この横断面では，A-⑥の硬膜外腔に静脈は見られず，椎体後面の硬膜外腔（A-⑨）の外側（lateral side）に上下を縦断する静脈が2本（a・b）走っている．
図B：a, lateral longitudinal epidural vein；b, medial longitudinal epidural vein．図Bの静脈パターンは，誰にでもみられるものである[2]．
（図A：山本 亨，麻酔学，医学書院，p. 80, 1992，図B：Breuer A et al, Cancer 49:2169, 1982 より改変）

くも膜顆粒（granulationes arachnoideales）の弁を介して上矢状洞静脈洞（superior sagittal sinus）へ流入する．この部位における髄液吸収は，髄液と静脈血との圧較差によって起こり，20〜30 mmH$_2$O以上あると弁が開く．髄液→静脈洞の移動速度はこの圧較差に依存し，頭蓋内圧が上昇すれば髄液圧に比例して髄液の吸収量は直線的に増加する．ただし，頭蓋内圧が亢進しても髄液の産生量はあまり変わらない．

前述の「くも膜絨毛・くも膜顆粒→上矢状静脈洞」以外の髄液吸収部位としては，脳室壁のtight junctionが欠如している上衣細胞間から脳実質への髄液移動および脊髄後根神経節部のくも膜絨毛から硬膜外静脈への流入がある（図Ⅴ-2-1B）．

B 腰椎穿刺をする前の解剖

腰椎穿刺は，患者の体位，術者の位置，腰椎穿刺針の位置・穿刺角度などのオリエンテーション，の3者が重要であり，これが調整されていれば，腰椎穿刺の成功率は高い．なお，穿刺前に腰椎部の解剖をある程度把握していると，術者は安心して穿刺ができるので，下記に解剖と腰椎穿刺針について説明する．

① 脊髄の下端である仙髄は，大人では第1腰椎（L1）ないしはL1・第2腰椎（L2）の境界部，新生児では，第3腰椎レベル（L3）で終わる．したがって，成人の場合は，少なくともL2-L3間レベル以下（通常はL3レベル以下）で行う（図Ⅴ-2-2A）．

② Jacoby線を確かめる（図Ⅴ-2-3-A）．

③ 皮膚から穿刺すると，どのような組織を

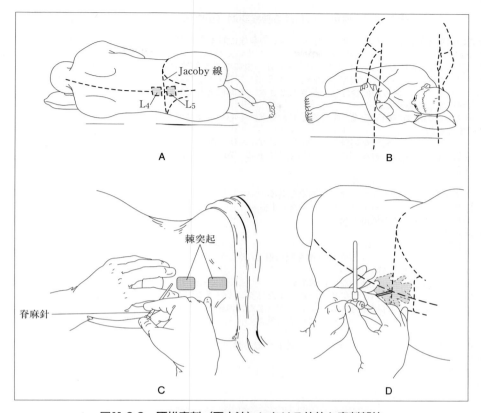

図V-2-3 腰椎穿刺（正中法）における体位と穿刺部位

A・B：患者を側臥位にし，頸部を前屈し，両下肢を屈曲させて行う．必要があれば，図Bの破線で示したように患者の前面から助手に前屈位を維持させる．両側腸骨稜の最上部を結ぶ線はJacoby線と呼ばれ，第4腰椎（L4）棘突起かL4と第5腰椎（L5）の棘突起間を通るので，それを目安にして穿刺する．通常，L3-L4，L4-L5，L5-S1のレベルで行う．若年から中年の患者では前屈時に棘突起間が最も広いL5-S1の棘突起間で穿刺することが多い．L5-S1間は変形性腰椎症が最も起こりやすい部位であるので，高齢者やその部位に病変があるときは，L4-L5間あるいはL3-L4間を穿刺する．
C：図のように皮膚を人差し指と中指で伸展させると，刺入しやすい．穿刺針に指がふれないように針を持ち，穿刺針のベベル（先端の切口）が縦走する硬膜線維に平行になるように穿刺する．硬膜線維は頭側-尾側方向に走っているので，側臥位ではベベルを上向きにして刺入する．そうすると，硬膜の刺入孔が大きくならなくて済み，穿刺後頭痛が起こりにくくなる．
D：CSFが流出したら，圧測定棒を立てた三方活栓を付けて，初圧を測定する．
（図A，D：水野美邦：神経内科 Quick Reference，文光堂：p.203, 1991, 改変．図B：山本 亨：麻酔学，医学書院：p.87, 1992, 改変．図C：謝　宗安：臨床麻酔マニュアル，へるす出版：p.101, 1992.）

貫通してくも膜下腔に達するかの解剖（図V-2-2A, B）を知っておくと，安心して腰椎穿刺ができる．くも膜下腔を貫通して後縦靱帯・錐体・椎間板のレベルまで穿刺針が入ったとしても穿刺針の通る経路に危険な組織はないので，あわてずに対処する．

3 髄液検査の方法

髄液採取法には，採取部位から腰椎穿刺（lumbar puncture）（spinal tap），後頭下穿刺（suboccipital puncture），脳室穿刺（ventricular puncture），の3法がある．一般的に行われているのは，腰椎穿刺であるので，この方法について詳述する．

表V-2-3　側臥位における腰椎穿刺（正中法）手技 - 検査前の準備

1. **検査の前日までに行っておく準備：患者・患者の家族に対する説明**
   腰椎穿刺の目的，やり方，合併症について，説明する．特に，①この検査は，日常診療でしばしば行われる検査である，②合併症としては頭痛が最も多いが，横になると軽快する，③穿刺針が入りやすいように，頭部と両下肢を前屈していただくので，動かないようにしてほしい，④下肢などに痛みを感じたときは，その旨を知らせてほしい，⑤何らかの合併症が起きたときは，それに応じて対応する，などを説明する．

2. **術者が準備しておくこと**
   腰椎穿刺部の解剖（図V-2-2）を見直しておくと，安心して穿刺できる．

3. **準備するもの**
   ① ディスポーザルの腰椎穿刺針（19〜23ゲージ（G）の使い慣れた穿刺針［21〜22Gが多い］の針を複数用意する．複数用意するのは，再穿刺の必要に備えてである．70 mmと90 mmの長さの針があるが，通常は70 mmの方を用いる）
   ② ディスポーザルの三方活栓
   ③ プラスチックのディスポーザル圧測定棒3本
   ④ 採取した髄液を入れるスピッツ（採取管）4本
   ⑤ 術者が使うサイズの滅菌手袋
   ⑥ 滅菌ガーゼ
   ⑦ 局所麻酔薬（1％キシロカイン®）
   ⑧ 局麻に使う5 ccのシリンジと局麻剤を吸い取る18Gの注射針
   ⑨ 局麻剤を注射する23G注射針
   ⑩ 滅菌の穴あき四角巾（使わない術者もいる）
   ⑪ 消毒剤：イソジンとハイポアルコール，またはクロルヘキシジングルコン酸塩エタノール消毒液1％
   ⑫ 腰椎穿刺後に穿刺部に貼付する固定テープ（または滅菌ガーゼ）
   * 穿刺前に，三方活栓とプラスチック圧棒を連結し，初圧を測定するのに便利であるように3方活栓の栓を調整しておく．
   * 正常圧水頭症では，髄液を30 mL以上排液する必要があるので，18ゲージの太い穿刺針を用いる．

4. **検査当日の前処置**
   ① 朝に腰椎穿刺をするときは，食待ち．午後に行うときは，朝食は可，昼食は食待ち．腰椎穿刺前のバイタルサインをチェックする．

A 腰椎穿刺

最も標準的に行われている腰椎穿刺は，正中法であり，その実際は表V-2-3，図V-2-3，表V-2-4に示したとおりである．正中法での穿刺が困難である場合は，座位（図V-2-4-C，表V-2-5）あるいは傍正中法（図V-2-4-A・B，表V-2-5）によって行う．座位に比べると，傍正中法は手技的に穿刺針のオリエンテーションの取り方がむずかしいので行いにくいが，慣れると極めて成功率の高い方法である．

B 腰椎穿刺の合併症

腰椎穿刺の合併症は表V-2-6にまとめたとおりである．最も多いのは，穿刺後頭痛であり，穿刺針が太いと起こる頻度が高くなる．そのため，通常，20〜21ゲージを用いることが多い．23ゲージまたはそれ以上細いと，穿刺針が柔らかくて曲がりやすいので穿刺しにくく，また，「初圧の測定，髄液の採取」に時間がかかる．ただし正常圧水頭症では，タップテストで髄液を少なくとも30 mL抜くことが推奨されているので，18ゲージという太い針を使わないと排液に時間がかかる．良性頭蓋内圧亢進症では，診断と治療に腰椎穿刺を行い，多めに髄液を採取・排液するので，このときも18ゲージ針を使用したほうがよい．

腰椎穿刺針を抜去するとき，スタイレットを入れた状態で抜去するが，入れないで抜去したときも頭痛の頻度が高くなる．スタイレットのない穿刺針腔の中にくも膜の一部が引き込まれて硬膜中に入り込み，髄液の流出時間が長くなるためではないかと推測されている[6]．

腰椎穿刺針自体による人工的出血（traumatic tap）もときに起こる合併症である．これに関しては，図V-2-2と後述の「4-B-3 血性混濁の鑑別」の項を参照．

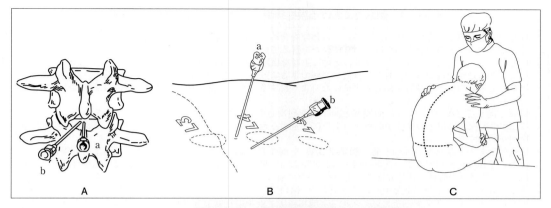

図Ⅴ-2-4　腰椎穿刺針の刺入角度と坐位による腰椎穿刺

穿刺前に，患者の背面がベッドに直角になっていることを確認する．
A・B：腰椎穿刺正中法では，腰椎穿刺針を患者の背面に直角（図A-a）かやや上方（10〜15°）（図B-a）に向けて刺入する．後者の方が入りやすい．
C：「坐位」での方法は，体位を坐位にするだけで，あとは側臥位の正中法と同じである．この体位では棘突起の間が広くなるので，側臥位よりも刺入しやすくなる．坐位が取りにくい患者では，枕を抱えてもらうと，坐位をとりやすい．
・腰椎穿刺傍正中法では，棘突起間を刺入する点は同じであるが，腰椎のくも膜下腔（図Ⅴ-2-2-A・B）に入るように正中に向かって斜め下から上へ穿刺針を刺入する（図A・図Bのb）．具体的には表Ⅴ-2-5を参照．
（図A・B：西山美鈴 編著：麻酔科レジデントマニュアル．ライフリサーチ：p.26, 2002 より改変．図C：山本　亨：麻酔学．医学書院：p. 87, 1992 より）

不潔操作による腰椎穿刺および腰椎穿刺部に感染巣があるときは，医原性の髄膜炎・硬膜外膿瘍などを起こす．髄膜炎は重篤になることが多いので，注意が必要である．

C 後頭下穿刺

この手技は危険を伴うので，初心者は必ず熟練者の指導下で行う．現在は，まれにしか行われない．「神経系感染症の可能性が高いため髄液検査が必須であるが，腰椎部に感染巣があって腰椎穿刺ができない場合」に適応となる．以前は，脊髄腫瘍の上限を知るためのミエログラフィーを行う場合にも行われていたが，現在では，脊髄MRI検査ができるので，後頭窩穿刺をする必要はなくなっている．後頭下穿刺の実際は，**図Ⅴ-2-5・表Ⅴ-2-7**のとおりである．

4 髄液の異常所見

髄液の正常値および種々の疾患による髄液異常は表Ⅴ-2-8に示したとおりである．

A 髄液圧

側臥位における腰椎穿刺の初圧正常値は，100〜150 mm 水柱 mmH_2O（「$mmCSF^2$」と表現することもある）である．Fishmanの成書[2]では，正常値60〜200 mmH_2O（高度の肥満者では250 mmH_2Oまでが正常上限）であり，200 mmH_2Oを超えると異常高値であると記載されている．50 mmH_2O未満は低髄液圧である．なお，初圧は，体位，体動・緊張などによって高くなるため，腰椎穿刺時にとらせた前屈位をゆるめ，リラックスした状態（「表Ⅴ-2-4〈736頁〉の⑨」を参照）で測ることが必要である．採取髄液量（mL）× 終圧（mmH_2O）/初圧（mmH_2O）は，アヤラ指数（Ayala index）と

表V-2-4　側臥位における腰椎穿刺（正中法）手技 - 検査時の手順

① 検査中，適宜声かけをしながら，患者がとる体位を含め，これから何をするかを説明し，痛みがないかなどを聞きながら，患者の不安感を和らげるように検査を進めていく．
② 硬めのベッドを用い，術者側のベッドの側縁に患者を横臥させ，患者の背中が床に対して90°になるようにする．次に，穿刺針が患者の背面に対し，垂直に穿刺できるように，術者のイスの高さを調整するか，ベッドの高さを調整して術者の目と穿刺針が同じ水平位になるようにする．必要であれば，検者は自分の膝を床につけて穿刺をしてもよい．
③ 患者を図V-2-3A・Bのように頭頸部と両下肢を屈曲させることを患者に確認し，必要があれば，助手（図V-2-3Bの破線）に患者の体位が動かないように固定する旨を説明し，その体位を取らせたら，以下の手順で腰椎穿刺を開始する．
④ 穿刺部位を決めるため，Jacoby線（図V-2-3A）を検査前に確認する．穴あき四角巾を使って行う場合は，布の上から腸骨稜を触知できる．穴あき四角巾を使用しない場合は，消毒すると，不潔部位である腸骨稜はさわれないので，筆者は腸骨稜の部分の皮膚にボールペンないしはテープで小さな印をつけてから，穿刺部位を消毒する．
⑤ 滅菌手袋をはめ，穿刺部位を中心にイソジン®，次いでハイポアルコール®で上は下部胸椎，下は仙骨下端まで広めに消毒する（クロルヘキシジングルコン酸塩エタノール消毒液でも可）．上述の穿刺部位にキシロカインで膨疹をつくり，筆者はガーゼでそこを軽く圧迫してから，皮膚に直角かやや上方に向けて刺入する．やや上方に向けた方が刺入しやすい（図V-2-4B-a）．麻酔は皮内麻酔で充分であり，深くまでする必要はない．
⑥ 穿刺針を刺入していくと，硬膜・くも膜で軽い抵抗があり，それを貫くときにスッと抵抗が抜ける．その感触を感じたら，更に約0.5 cm針を進め，スタイレット（内針）を抜く．くも膜下腔に入る距離まで穿刺針を入れても（次項⑦を参照）感触を感じなときは，少しずつ針を進め，スタイレットを時々抜きながら，髄液の流出を確かめる．もし，これ以上，穿刺針が進まないときは，後縦靭帯の所まで針が進んでいるので，そのときは約1 cm元に戻してくも膜下腔に入るようにしてスタイレットを抜き，髄液の流出を確認する．
⑦ 皮膚からくも膜下腔（図V-2-2A）までの距離は，個人差はあるが，約4〜5 cmである．そのはるか手前で穿刺針が骨に当たってしまった場合は，棘突起に当たっているので，そのときは針を皮下まで抜き，方向を変えて再度トライする．針を深く入れたまま針の方向を変えてはいけない．そのようにすると，皮膚より出ている針の部分が曲がるが，体内に入っている部分は曲がらないので，組織に損傷を与えるだけである．必要であれば，穿刺レベルを変えてみる．スタイレットを抜いて髄液が出てこないときは，穿刺針を回転させてみるのもよい．
⑧ 髄液が流出してきたら，スタイレットを抜いた状態で圧測定棒のついた三方活栓を穿刺針につける（図V-2-3D）．
⑨ 前屈姿勢では初圧が高くなるので，頸部と両下肢の屈曲姿勢をゆっくり伸展させ，深呼吸させて髄液の呼吸性変動を確認する．
⑩ 初圧を測定する．初圧は，正常では200 mmH$_2$O以下である．圧が正常の時は，Queckenstedt試験を行う．介助者に患者の片側の頸静脈部位を幅広く手で圧迫してもらい，圧が40 mmH$_2$O以上，スムーズに上下することを確認する．その次に，反対側の頸静脈部位を圧迫してもらい，髄液の動きを確認する［スムーズに上下した場合をQueckenstedt試験陰性という（種々の試験の中には，陰性が正常のときと，陽性が正常のときとがあるので，「Queckenstedt試験は正常」と覚えておくと，間違いが少ない）．ただし，脳占拠性病変があるときは，この試験は禁忌である］．
＊ Mayo Clinic Examinations in Neurology (seventh edition, 1998) では，「脊髄レベルでのくも膜下腔閉塞の有無を知るためにQueckenstedt試験が行われていたが，これは時代遅れの手技であり，行うべきでない．ミエログラフィーか脊髄MRI検査の方が適切である」としている．現在のレベルでいえば，脊髄MRI検査が妥当ということになろうと筆者は推測している．
⑪ 髄液を採取する．
⑫ 通常，7〜8 mL採取すれば充分である．脳に占拠性病変がなければ10〜20 mL採取しても差し支えない．3〜4本のスピッツに分画採取する．1本目は生化学，2本目は細菌学的検査，3番目は血球検査に回すが，実際には，術者が分けなくても検査科で行ってくれるところが多い．ただし，血性髄液の場合は，最も血性度の少ないスピッツを血球検査や遠沈に使い分けた方が細胞数・総蛋白濃度の補正に便利である（表V-2-9〈739頁〉参照）．保存用に−20℃でディープフリーザー内に保存し，必要があれば，後から特殊検査（抗体価・染色・PCR検査など）ができるようにする．
⑬ 髄液を採取後，終圧をはかり，スタイレットを穿刺針の内腔に戻して抜針する．
⑭ 腰椎穿刺後は，「腹臥位で約2時間安静」とする成書もあるが，再検証した研究では，「安静にしてもしなくても腰椎穿刺後の頭痛の頻度は変わりなし」という報告[6]もある．

呼ばれており，正常値は5.5〜6.5，くも膜下腔ブロック5.0以下，水頭症7.0〜9.0といわれているが，画像検査が発達した現在，この指数を計算することはほとんどないように思われる．

なお，頭蓋内圧の亢進・低下については，本書の別稿（92頁，「Ⅲ-10. 頭蓋内圧異常の診かた」）を参照．

なお，くも膜下腔の通過障害を検査するQueckenstedt試験は従来から行われているが，脊髄MRI検査が可能な現在，行う必要はない

表Ⅴ-2-5　側臥位での腰椎穿刺（正中法）では腰椎穿刺が困難な場合

① 靱帯の骨化，骨の変形が強い場合など，正中法で腰椎穿刺が困難である場合は，1）坐位，2）傍正中法（paramedian approach：側方法 lateral approach ともいわれる）を用いて行う．
②「坐位」での方法（図Ⅴ-2-4C）は，体位を坐位にするだけで，あとは，側臥位の正中法と同じである．棘突起の間が広くなるので，側臥位よりも刺入しやすくなる．坐位が取りにくい患者では，枕を抱えてもらうと，坐位がとりやすい．
③「傍正中法」（図Ⅴ-2-4A・B）では，刺入する椎間が広いので，成功率が高くなる．穿刺目標の椎間の中心点から1 cm 外側，1 cm 尾側から刺入し，椎間の中心部を目指して，矢状面から10～15°の角度で頭側かつ内側へ刺入する（患者の肥満度や体格などによって異なる）．正中法で困難な場合，筆者は傍正中法を用いて良い成績をあげている．
＊この方法は，麻酔科ではよく行われている方法でもあるので，分かりにくい場合は麻酔科医にコンサルトするのも一法である．なお，解剖学実習室などに立位の人体骨標本があるので，その腰椎部をみると，隣合わせの棘突起の間をどの程度の位置からどの程度の角度で刺入したらよいかの感覚を把握することができる．

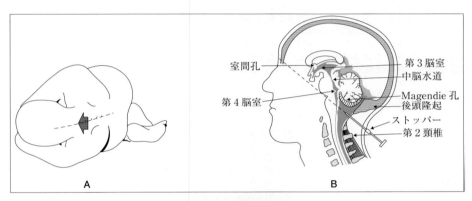

図Ⅴ-2-5　後頭下穿刺

A：体位は側臥位とし，頭の下に枕をおき，頸部を正中部で固定させ，強く前屈させる．
B：穿刺部は，外後頭隆起の下方，正中線上で軸椎の棘突起を触知し，それより 0.5～1.0 cm 上で穿刺する．後頭窩穿刺針のストッパーを 3 cm に合わせ，それ以上深く穿刺針が入らないようにする．針先を眉間の方向に進め，透視下で後頭部骨下縁に当て，それから針先をやや下方に向けて大槽に刺入する．ストッパーが 3 cm で届かないときは，0.5 cm ずつ伸ばす．穿刺部から大槽までは 4～5 cm までに届くはずである．5.5 cm 以上の刺入は延髄を損傷する危険があるので止める．
危険な手技なので，穿刺針の操作は最小限にし，通常，初圧の測定は省略し，腰椎穿刺の要領で脳脊髄液を採取する．穿刺針を抜去したら，皮膚を消毒し，腹臥位に 1 時間，それからベッド上に自由な姿勢で 2 時間，それぞれ安静にさせる．適宜，患者の意識状態，生命徴候をチェックする．

（図A，水野美邦，神経内科 Quick Reference，文光堂，p.208, 1991．図B，永田　章，髄液検査法，朝倉書店，p.9, 1985，より改変）

と記載する成書もある（「表Ⅴ-2-4の⑩」を参照）．

B　外　観

正常髄液は水様透明であり，着色・混濁は異常である．

1 非血性の混濁

白血球数 200/mm³ で日光微塵（日光に直接かざすと混濁が分かる），400/mm³ 以上で混濁する．

2 血性混濁（bloody tap）

①くも膜下出血（脳動脈瘤・脳血管奇形などによる一次性くも膜下出血，脳出血・出血性脳脊髄炎などによる二次性くも膜下出血），②腰椎穿刺時出血（traumatic tap），③その両者の混在，の3者の可能性が考えられる．①・③なのか，②のみであるのかの鑑別は臨床的に重要であるので，次項に述べる．

表V-2-6 腰椎穿刺の合併症

① **腰椎穿刺後頭痛**（post-lumbar puncture headache）：最も多い合併症で、発症頻度は10〜15%．頭痛は眼窩後部を含む前頭部に起こりやすいが、後頭部痛が主体のこともある．「立位で起こり、臥位になると消失する」という体位性の頭痛であることが特徴であり、この病歴で診断できる．吐き気、嘔吐、冷や汗、めまいを伴うこともある．頭痛の頻度は、穿刺針の太さに比例し、太いと起こりやすい．髄液の採取量については、7〜12 mLでは、頭痛の頻度に差はみられていないが、20〜30 mLを早く抜くと、一過性の頭痛が起こりやすいが、硬膜の穴から髄液が流出していなければ、90分位で産生される．また、スタイレットを入れないで穿刺針を抜去したときも、頭痛が起こりやすくなる（本文参照）．
② **腰椎穿刺による人工的出血**（traumatic tap）：馬尾神経根の走行に沿って走る動静脈が穿刺針によって障害を受けて起こることが多いと推測されている（図V-2-2C・図V-2-2D）．腰椎穿刺の針の方向が側方にかなりずれると、図2B・2Cのくも膜下腔を走る静脈を損傷して起こることもありうる．通常は、合併症を伴わないが、出血傾向がある場合では、後述⑥の脊髄硬膜下血腫出血・脊髄硬膜外出血を起こすことがある（「表V-2-2 腰椎穿刺の禁忌」の項を参照）．
③ **脊髄神経根性疼痛**：穿刺針の方向がずれると根性疼痛が起こる．そのときは、穿刺針を皮下まで抜いて、方向を変えて穿刺する．通常、持続することは少ない．
④ **複視**：通常、穿刺後2〜3日後に腰椎穿刺後頭痛と共に起こる．髄液が硬膜にできた穴から持続的に漏出し、髄液圧の低下とそれによる外転神経の伸展によって起こると推測されている．通常、一過性である．
⑤ **脳ヘルニア**（天幕切痕ヘルニア、小脳扁桃ヘルニア）：大脳半球あるいは小脳半球に大きな占拠性病変があるときに起こることがある（「腰椎穿刺の禁忌」の項を参照）．
⑥ **脊髄硬膜下血腫、脊髄硬膜外血腫**：対麻痺が起こることがある（「本表②のtraumatic tap」・本文中の「腰椎穿刺の禁忌」の項も参照）．
⑦ **感染症**：医原性の髄膜炎・硬膜外膿瘍など．

表V-2-7 後頭下穿刺

① この手技は危険を伴うので、初心者は必ず熟練者の指導下に、放射線科透視装置のあるテーブル上で行う．
② 用いる器具は腰椎穿刺の場合とほぼ同じであるが、穿刺針はストッパーの付いたものを使用する．
③ 禁忌は腰椎穿刺の場合と同じである．検査に協力できない患者に対しては行ってはならない．
④ 患者の後頭部を広範囲に剃毛し、透視下で穿刺針の位置を確認しながら行う．
⑤ 体位は側臥位とし、頭の下に枕をおき、頸部を正中部で固定させ、強く前屈させる．
⑥ 穿刺部は、外後頭隆起の下方、正中線上で軸椎の棘突起を触知し、それより0.5〜1.0 cm上で穿刺する．
⑦ 滅菌手袋を付け、穿刺部位を中心に広く皮膚を消毒後、腰椎穿刺と同じ要領で皮膚の皮内注射を行う．
⑧ 後頭窩穿刺針のストッパーを3 cmに合わせ、それ以上、深く穿刺針が入らないようにする．針先を眉間の方向に進め、透視下で後頭部骨下縁に当て、それから針先をやや下方に向けて大槽に刺入する．ストッパーが3 cmで届かないときは、0.5 cmずつ伸ばす．穿刺部から大槽までは4〜5 cmまでに届くはずである．5.5 cm以上の刺入は延髄を損傷する危険があるので止める．
⑨ 危険な手技なので、穿刺針の操作は最小限にし、通常、初圧の測定は省略し、腰椎穿刺の要領で脳脊髄液を採取する．
⑩ 穿刺針を抜去したら、皮膚を消毒し、腹臥位に1時間、それからベッド上に自由な姿勢で2時間、それぞれ安静にさせる．適宜、患者の意識状態、生命徴候をチェックする．

3 血性混濁の鑑別

臨床の現場での鑑別法としては、①3分割採取法（3 tube test）、②髄液の遠沈、の2つがある．3分割採取法では、髄液の滴下が良好であるとき、髄液を3本の採取管に順番にとり、血性の程度が段々薄くなり、最終的に水様透明になれば、穿刺時出血である．水様透明になった髄液を検査室に出す．3本とも同程度の血性であればくも膜下出血の可能性が高くなる．

血性の度合いが薄くなっても完全に水様透明にならないときは、穿刺時出血があることは確かであるが、くも膜下出血が混在している可能性は捨てきれない．その時は、血性度合の一番薄い採取管を直ちに遠沈する．遠沈後、上澄み液が水様透明であれば、穿刺時出血であるが、黄色調（キサントクロミー）であれば、くも膜下出血が混在していることを示唆する．ただし、穿刺時出血の程度が多く、髄液の滴下が悪い場合、末梢血（正常の総蛋白濃度は6.5〜8 g/dL）の混入により髄液の総蛋白濃度が上昇して150 mg/dL以上になると、遠沈しても黄色調になる可能性がある．この時は、後述の「④腰

椎穿刺時出血があるときの髄液細胞数・総蛋白濃度の補正法」を参照して補正してみるとよい．実際，穿刺時出血によって髄液の赤血球が15万/μL以上であると，キサントクロミーがみられることが知られている[5]．鑑別が困難であるときは，別のレベルで腰椎穿刺を再検するのも一法である．

なお，軽微の黄色調は見逃しやすいので，白衣を背景にして遠沈した試験管と水を入れた試験管とを比較するとよい．

4 腰椎穿刺時出血があるときの髄液細胞数・総蛋白濃度の補正法

この場合は，血液成分が髄液中に流入するため，髄液中の白血球数や総蛋白濃度などが影響を受ける．穿刺時出血による大ざっぱな補正法を**表V-2-9**に示す．ただし，この修正法は，出血量が多くなると誤差が大きくなるので，必要があれば穿刺レベルを変えて再検するのも一法である．なお，補正には，最も血性度の少ないスピッツを用いる（**表V-2-4 □**を参照）．

5 黄色調のとき

脳脊髄液全体が黄色調（xanthochromia：キサントクロミー）のときは，①亜急性期のくも膜下出血およびくも膜下出血・脳室内出血を伴った脳出血，②髄液総蛋白の増加（髄液総蛋白が150 mg/dL以上），③亜急性期の出血性髄膜脳炎，④黄疸（10 mg/dL以上），⑤リファンピシン服用中[5]，⑥高カロチン血症などの可能性がある．

6 くも膜下出血後における外観の経時的変化

くも膜下出血が起きたことが分かっていれば，髄液の外観についての経時的変化は臨床的にそれほど重要ではないが，患者の頭痛がくも膜下出血によって起きたかどうか頭部のCT（単純CTで高吸収域）・MRI（フレアで高信号域）で判然としないときは，腰椎検査を行って，くも膜下出血が起きたかどうかを確かめる必要がある．

新鮮なくも膜下出血では，髄液は血性であるが，時間が経ってくると，血性から黄色調に変わってくる．成書（半田肇，脳神経外科学，改訂第8版，1986，P.569-570）によると，出血2時間後にoxyhemoglobin（赤黄色）が出現し，36時間後に最高濃度になり，7〜10日で消失する．出血2〜3時間後にはbilirubin（黄色）が出現し，48時間で最高濃度となり，2〜3週間で消失する．キサントクロミーが消失する期間は早くて4日，遅くて20日，平均9日である．くも膜下出血の程度にもよると思われるが，3週間後には肉眼的に黄色調はほぼ消失すると推測できる．したがって，ある一定時期を過ぎると，腰椎穿刺を行ってもくも膜下出血の有無が分からなくなる．最近になって激しい頭痛発作がおきた患者でくも膜下出血の可能性があるときは，腰椎穿刺，脳の画像診断（頭部MRI/MRA検査，脳動脈3次元CT検査），あるいはその併用を行って脳動脈瘤破裂の可能性の有無を検討する必要がある．

C 髄液組成 （表V-2-8）

1 髄液細胞数

正常値は5個/mm³以内で，6〜10/mm³未満は異常の可能性あり，10/mm³以上は病的異常である[2]．正常髄液の細胞は，リンパ球が約70％，単球が30％である．髄液細胞は，採取後2時間で変性が始まるため，1時間以内に検査標本を作成する．疾患によって増加する細胞の種類と増加の程度が異なる点が診断上重要である（**表V-2-8**）．

2 髄液総蛋白濃度

髄液総蛋白濃度は脳の部位によって異なり，成人の場合，腰椎穿刺時の総蛋白濃度は15〜45 mg/dL，脳室穿刺では5〜20 mg/dL，後頭窩穿刺では10〜25 mg/dLである．髄液総蛋白濃度の上昇は，**表V-2-8**に示したようにさまざまな疾患で非特異的にみられる．髄液総蛋白

表V-2-8 各種神経疾患における脳脊髄液所見

疾患	髄液圧（側臥位）mm 髄液柱	外観	細胞数（/mm³）	総蛋白（mg/dL）	糖（mg/dL）	その他
正常	100〜150	水様透明	5以下（M）	15〜40	50〜75	
化膿性髄膜炎	↑↑ 200〜1,000以上	混濁, 膿性	↑↑〜↑↑↑ 500〜10,000（主にPMN）	↑〜↑↑↑ 100〜500, 時に1,000以上	↓↓↓ 0〜40	Listeria monocytogenesis ではM優位のことあり
結核性髄膜炎	↑〜↑↑ 200〜600	水様〜黄色調	↑〜↑↑ 25〜1,000（M優位）	↑〜↑↑ 50〜500	↓〜↓↓ 40以下	ADA高値
ウイルス性髄膜炎・髄膜脳炎 単純ヘルペス脳炎（HSE）	↑	水様 水様, 時に黄色調	↑〜↑↑（M優位） HSEでは時にRBC	→〜↑	→	初期では, PMN優位のことあり. ムンプスでは1/4例で糖濃度低下
クリプトコッカス髄膜炎	↑〜↑↑	水様〜黄色調	↑〜↑↑（M優位）	↑〜↑↑	↓〜↓↓	血清・髄液のクリプトコッカス抗原陽性
アスペルギルス髄膜炎 カンジダ髄膜炎	↑〜↑↑	水様〜黄色調	↑〜↑↑（M優位またはPMN優位）	↑〜↑↑	↓〜↓↓	
腫瘍性髄膜炎	→〜↑	水様〜混濁	↑〜↑↑（M優位）	↑〜↑↑	↓〜↓↓ 40以下	腫瘍マーカー陽性
サルコイド髄膜炎	→ときに↑	水様	↑（M優位）	↑	↓	血清ACE・リゾチーム高値
Behçet病	→ときに↑	水様	↑（M>PMN）	↑	→	末梢血白血球のHLA-B51陽性
meningism	↑〜↑↑	水様	→	↓	→	
Guillain-Barré症候群	→	水様	→	↑	→	
糖尿病性多発ニューロパチー	→	水様	→	→〜↑	血糖値による	
Creutzfeldt-Jakob病	→	水様	→	→〜↑	→	14-3-3蛋白陽性 総タウ蛋白高値 NSE高値
Alzheimer病	→	水様	→	→	→	Aβ42低下 Aβ40/42増加 5-HIAA増加 ソマトスタチン低下 タウ増加 リン酸化タウ増加

M：単核球（主にリンパ球），PMN：多形核白血球，RBC：赤血球

濃度は増加しているが，細胞数は増加していない状態は蛋白細胞解離といわれ，Guillain-Barré症候群でしばしばみられるが，糖尿病性多発ニューロパチーでも少なからず認められる．また，500〜1,000 mg/dL以上の著明な髄液蛋白増加があると，採取した髄液が自然にすぐ凝固することがあり，フロアン（Froin）徴候とよばれ，脊髄くも膜下腔に完全ブロックがあるときなどにみられる．髄液中IgGは2.0〜5.0 mg/dLが正常であり，髄液総蛋白濃度の14%以下であるが，髄液免疫グロブリン定量，髄液オリゴクローナルバンド，髄液ミエリン塩基性蛋白については，次項の「V-2-5. 髄液の免疫学的検査」で述べられているので，それを参照されたい．

表V-2-9　腰椎穿刺時出血があるときの髄液細胞数・総蛋白濃度の補正法

① 略号：WBC,白血球；RBC,赤血球；TP, 総蛋白濃度
② 髄液中のWBC数補正式：
　・赤血球・総蛋白濃度の補正は，必ず同一採取管の髄液で行う．
　・補正された髄液のWBC（/mm³）＝髄液のWBC数 － $\frac{髄液中 RBC 数 \times 末梢血 WBC 数}{末梢血中 RBC 数}$
　・補正された髄液のTP（mg/dL）＝髄液のTP － $\frac{髄液中 RBC 数 \times 血清蛋白濃度（mg/dL）}{末梢血中 RBC 数}$
③ 例題
　・ウイルス性髄膜炎疑いの患者：
　　髄液：RBC＝50,000/μL，WBC＝55/dL，TP＝100 mg/dL．
　　末梢血：RBC＝500×10⁴/μL，WBC＝5,000/μL，TP＝7 g/dL（7,000 mg/dL）．
　・補正された髄液のWBC（/mm³）＝55 － $\frac{50,000 \times 5,000}{5,000,000}$ ＝55 － 50 ＝ 5
　・補正された髄液のTP（mg/dL）＝100 － $\frac{50,000 \times 7,000}{5,000,000}$ ＝100 － 70 ＝ 30
　・結論：この場合の髄液異常は，穿刺時出血のみで説明可能．

3 髄液糖濃度

髄液糖濃度の低下の有無は，増加する髄液細胞の種類とともに診断上重要である．髄液中の糖は血清から由来し，髄液糖濃度は血糖値と脳における糖代謝の速度によって決まる．血液中の糖は，血糖輸送蛋白によるキャリアを介した拡散と単なる拡散の二通りの機構により髄液中に移行し，キャリアを介した機序が主体である．糖は，脈絡叢と毛細血管壁を介して血液中から髄液中に入る．

「血糖が髄液に移行して平衡状態になるには2時間かかる」と述べてある成書もあるが，Fishman[2]の成書では，「50％グルコースを50 mL急速静注後，髄液糖濃度は約2時間で最高値になり，平衡状態になるには約4時間かかる」と述べられている．したがって，髄液糖濃度が診断的に重要である場合は，少なくとも4時間の空腹後に血糖と髄液糖濃度を同時に測定する必要がある．

髄液糖濃度低下には，① 脳脊髄組織による好気性解糖の増加，② 多形核白血球数，③ membrane glucose transporterの変化による血液→髄液への移行低下，の3者が関与する．病態によりどれが主体であるか異なっているが，低血糖がない場合の髄液糖濃度低下は，限局性の髄膜炎・脳膿瘍では起こらないので，びまん性髄膜障害が起きていることを示唆している．

血糖値が正常（70～120 mg/dL）患者の正常髄液糖濃度は45～80 mg/dLであり，血糖値が安定しているときの髄液糖濃度/血糖比は約0.6である．髄液糖濃度が40～45 mg/dLは，通常，異常であり，40 mg/dL未満は，明らかに異常である．血糖が安定している状態でなければ，髄液糖濃度/血糖比の変動は大になる．血糖値が500では0.5，血糖値が700では0.4であり，高血糖患者では髄膜炎がなくても0.31まで下がることがある．仮に，血糖が250 mg/dLの患者の髄液糖濃度が60 mg/dLの場合は，異常低値である．したがって，高血糖患者での髄液糖濃度の解釈には，この点を考慮に入れる必要がある．

いずれにしても，朝の空腹時に血糖検査・腰椎穿刺を行うのが最も確実である．しかし，実際には，初診時にそのような理想的な状態で腰椎穿刺ができる場合はほとんどないので，「腰椎穿刺時と同時に血糖（同時血糖）を必ず検査しておく」ことが重要である．必要があれば，前述のように早朝空腹時での再検査を行うとよい．

D 髄液中のウイルス・細菌学的検査

中枢神経系感染症は，脳への直接外傷・プリオン病を除き，原則として脳以外の部位にある感染巣からの血行性波及または局所性波及から

表V-2-10 ウイルス性髄膜炎・脳炎の検査診断

A 血液・髄液の検査
1. ペア検体[※1]における血清・髄液ウイルス抗体価の4倍またはそれ以上の上昇 　1）補体結合反応 complement fixation test（CF） 　2）中和法 neutralization test（NT）
2. ペア検体における血清・髄液ウイルス抗体値の1段階またはそれ以上の上昇[※2] 　1）s-EIA（IgG）[※3] 　2）c-EIA（IgG）[※3]
3. 血清・髄液 c-EIA（IgM）陽性：IgM陽性であれば，急性感染症の存在を意味する．
4. 髄腔内抗体産生を示唆する抗体価の上昇 　1）血清／髄液の抗体価比：20倍以下 　2）抗体指数[※4]：1.91倍以上 　3）髄液／血清（c-EIAによる抗体値のみ）[※5]1.0倍を越えるほど異常であるが，2.0以上であればほぼ確実
5. Polymerase chain reaction（PCR）法によるウイルス検出 　① 髄液中ウイルスDNAの検出 　　1）single PCR 　　2）nested PCR 　　3）real time PCR 　② 髄液中ウイルスのRNAの検出 　　・reverse transcriptase PCR
6. 髄液の化学発光法 chemiluminescence assay によるウイルス抗原の検出（Kamei, 1999）
7. 髄液からのウイルス分離
B 生検による脳組織の検査（脳炎の診断に用いられることがある） 　1）ウイルス分離 　2）抗体を用いた免疫組織化学染色 　3）電顕によるウイルスの検出

診断には上記A-1〜3は，A-4の髄腔内抗体産生を示唆する所見を満たすことが必要である．
※1：ペア検体，急性期とその2〜3週後の回復期とに採取した検体．
※2：（−）→（＋），（−）→（＋＋）などの上昇．
※3：EIA: enzyme-linked immunosorbent assay. 固相化（solid）EIA（s-EIA）と抗体捕捉（capture）EIA（c-EIA）とがある．s-EIAでは検査する血清の希釈倍数と髄液の希釈倍数とが異なることがあり，血清・髄液の抗体比を単純に計算できないので注意する．c-EIAでは，免疫グロブリンに対する抗体の比率を出しているので，抗体比をそのまま比較することが可能である．なお，検査施設により，測定方法が異なるので，注意する．
※4：抗体指数，［髄液抗体価／血清抗体価］÷［髄液アルブミン濃度／血清アルブミン濃度］．抗体価測定法はウイルスの種類によっても異なるが，検査室によっても用いる方法が異なるので，注意が必要である．単純ヘルペス脳炎では，一般に，CF, EIA（IgG・IgM）, PCR検査（特にreal time PCR）が用いられている（本文も参照）．Epstein Barr（EB）ウイルスの可能性を考えるときは，Paul-Bunnel test, EB-VCA IgG, EB-VCA IgM, EBNAを測定し，EBNAは回復期のペア検体の1〜2ヵ月後にも測定した方がよい．
＊5：髄液・血清ともに（＋）であることが必要．

（水谷智彦：脳脊髄液．Clinical Neuroscience, 21：894-897, 中外医学社 2003 より改変）

生ずるので，髄液検査のみでなく，血液培養，尿の検査・培養，必要に応じ，喀痰の塗抹・培養など，「薬剤投与前に病原体の検出に有用と考えられるものはすべて検査に出しておく」原則を守ることが重要である．

1 ウイルス感染症の検査法

ウイルス感染症の検査法は表V-2-10に示したとおりである．ウイルスの分離は一般に困難であることが多く，至急に診断したい場合は，polymerase chain reaction（PCR）検査を用いる．臨床的に最も緊急性のあるのは，単純ヘルペス脳炎を考える場合である．この場合，商業ベースでできる real time PCR 検査は，感度もよく，定量的でもある．single PCR は，nested PCR, real time PCR に比べて感度が低いので，薦められない．単純ヘルペス脳炎の可能性があるときはアシクロビルを直ちに投与す

表V-2-11　髄液中の病原体検査

疾　患	塗抹・培養など	抗原・PCR検査など
化膿性髄膜炎	・塗抹標本のグラム染色 ・培養	細菌抗原 PCR検査
結核性髄膜炎	・塗抹標本（Ziel-Neelsen染色） ・培養×4週間	Nested PCR（single PCRよりはるかに感度が高く，商業ベースで検査可能）
クリプトコッカス髄膜炎	・墨汁染色	クリプトコッカス抗原
ウイルス性髄膜炎・髄膜脳炎 単純ヘルペス脳炎（HSE）	・ウイルス分離（困難であることが多い）	PCR検査：特に，HSEでは，real time PCRが検査可能（single PCRより高感度）
アスペルギルス髄膜炎	・培養（陰性が多い）	アスペルギルスガラクトマンナン抗原
カンジダ髄膜炎	・培養	カンジダ抗原
神経梅毒		STS（定性・定量） FTA-ABS
癌性髄膜炎	・細胞診	腫瘍マーカー
Creutzfeldt-Jakob病		白血球プリオン遺伝子のPCR検査（遺伝性の場合）

STS：serological tests for syphilis（Treponema pallidumの脂質抗原を検出）.
FTA-ABS：Flluorescent *treponemal pallidum* antibody absorption test（*treponema pallidum* そのものを使用）

るが，発症2日以内とアシクロビル投与1週間以降は陰性になりやすいので，初回のPCRが陰性のときは，2～3日後に再検したほうがよい．

PCR以外の方法としては，「ペア検体における血清・髄液の抗体価測定」，「髄腔内抗体産生を示唆する抗体価の上昇」がウイルス感染症の一般的な検査法である．早期に結果が出にくいが，PCR検査でも検査の時期により陰性のことがあるので，抗体価測定法を併用した方がよい．なお，後でウイルス分離するには，髄液を－70℃で保存しておく必要がある．

2 細菌・真菌・プリオンなどによる感染症および腫瘍浸潤による髄膜炎についての検査法

主な検査法は表V-2-11に示したとおりである．このうち，化膿性（細菌性）髄膜炎では，髄液沈渣塗抹標本のグラム染色とラテックス凝集法による細菌抗原の検査が早期診断に有用である．細菌抗原検査は肺炎球菌，髄膜炎菌，インフルエンザ桿菌，大腸菌について行われており，約20分で結果が出る．

結核菌では，通常の検査に提出する髄液以外に余分に10mLの髄液を採取し遠沈してその沈渣をZiehl-Neelsen染色で染めると，陽性率が高くなる．培養には4～8週間かかり，確定診断には役立つが，早期診断には役立たない．実際には，結核性髄膜炎の可能性があるときは，直ちに治療を始めることになるが，可能な限り早期に診断するには，塗抹以外に，髄液のPCR検査を行う．single PCRよりもnested PCR検査の方がはるかに感度が高く，また，商業ベースでもできるので，後者を使ったほうがよい．なお，髄液のadenosine deaminase（ADA）が増加すれば（自験例では10 IU/L以上），結核性髄膜炎を示唆する傍証になるが，細菌性髄膜炎などほかの中枢神経感染症でも高値を呈することがあること，また，ADAが低値でも結核性髄膜炎を否定できないことから，注意が必要である．

真菌性髄膜炎を起こす病原体のうち，クリプトコッカスは墨汁法で菌体を認めるか（陽性率60%），培養で菌体を認めれば確定診断ができる．髄液クリプトコッカス抗原検査は感度がよく優れた検査であるが，*cryptococcus neoformans*以外の*cryptococcus*でも陽性に出るの

で，培養の結果と照らし合わせる必要がある．アスペルギルス・カンジダは，鏡検では通常みられず，抗原検査の感度・特異度はクリプトコッカス抗原ほど信頼できるデータには乏しい．

腫瘍性髄膜炎では，細胞診を繰り返して検査をすることが重要であり，また，髄液中の腫瘍マーカー上昇は臨床診断の根拠になりうるが，細胞診で確診する必要がある．Creutzfeldt-Jakob 病（CJD）では，髄液中の 14-3-3 蛋白増加が比較的特異的である．この蛋白は神経細胞の細胞質に存在し，急激に神経細胞が崩壊すると出現する．そのため，CJD のみでなく，髄膜脳炎・虚血性脳血管障害でも出現することがあるが，臨床経過・画像所見とを照らし合わせて考え合わせると，14-3-3 蛋白増加は CJD の臨床診断に役立つ．

5 髄液の免疫学的検査

1 髄液オリゴクローナルバンド

a. 目 的

髄腔内での免疫グロブリン産生異常が関与すると考えられる脱髄性疾患において，診断と免疫系の病態への関わりを明らかにするために行われる．主な対象疾患は，多発性硬化症（multiple sclerosis；MS）である．

b. 原 理

多発性硬化症では，中枢神経内に形質細胞が浸潤し，限られた特異性をもつ IgG を産生するため，髄液を電気泳動すると血清と異なり数本の IgG バンド（オリゴクローナルバンド）が検出される．

c. 検査方法

髄液と血清を同時に電気泳動して，ガンマグロブリン領域のバンドを比較する．髄液と血清を電気泳動した場合に，髄液のみで数本のバンドがみられる場合に陽性とする（図V-2-6）．オリゴクローナルバンドの検出は，高感度な等電点電気泳動で行う必要がある．

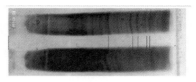

図V-2-6 髄液オリゴクローナルバンドの検出
MS 患者血清ではみられないが髄液では認められる数本のバンド（線で示す）がある場合に陽性と判断する．

d. 異常所見

MS で高率に認められる．欧米白人の MS では 90％以上の陽性率であるが，日本人を含むアジア人種では 60％弱の陽性率である．緯度により陽性率は異なり，高緯度地域ほど陽性率が高い．一般に MS の経過が長くなるほど，中枢神経内への形質細胞浸潤は著明になる．オリゴクローナルバンドは一度陽性になると，治療によっても消失することは少ない．陽性であれば，MS が支持される．ただし，急性散在性脳脊髄炎，亜急性硬化性全脳炎，HTLV-I-associated myelopathy でも一部で陽性になることがあるので注意が必要である．

2 髄液免疫グロブリンの定量

a. 目 的

神経疾患の液性免疫に関しては，髄液 IgG の検査が重要である．髄液 IgG の上昇は MS の診断を支持するため，MS の補助検査の目的で実施される．

b. 原 理

MS では，中枢神経内に形質細胞が浸潤し，免疫グロブリンを産生するため，髄液中の免疫グロブリン量が増加する．

c. 検査方法

髄液免疫グロブリンは，免疫比濁法で測定される．髄液 IgG 量の増加に関しては，①髄液総蛋白に対する比率（IgG ratio），②髄液と血清の IgG の比率をアルブミンとの関係にて表わす IgG index ｛(髄液 IgG 濃度／血清 IgG 濃度)／(髄液 Alb 濃度／血清 Alb 濃度)｝，および，③髄液 IgG の 1 日生産量（mg/日）に関

するTourtellotteの計算式 |(髄液IgG－血清IgG／369)－(髄液Alb－血清Alb／230)0.43|×5により検討する．計算式のなかでは髄液IgG indexが最もよく用いられる．

d. 異常所見

髄液IgG indexは，0.74以上が異常とされる．MSでは多くの例で上昇する（欧米白人では90％以上，日本人を含むアジア人種では約60％）．

3 髄液ミエリン塩基性蛋白 (myelin basic protein；MBP)

a. 目 的

髄液ミエリン塩基性蛋白（MBP）の測定は，MSや急性散在性脳脊髄炎などの急性の脱髄性疾患の補助的検査の目的で施行される．

b. 原 理

MSや急性散在性脳脊髄炎などの急性の脱髄性疾患では，中枢神経髄鞘の崩壊に伴い，主要構成蛋白であるMBPが髄腔内に放出されるため，高値となる．

c. 検査方法

enzyme-linked immunosorbent assay（ELISA）やradioimmunoassay（RIA）により定量される．

d. 異常所見

MSでは，急性再発時に多くの症例で増加し，再発後5〜6週増加が続く．ステロイドパルス療法などの治療により減少する．活動性の指標となる．急性散在性脳脊髄炎でも上昇することがある．なお脳卒中など急性に髄鞘を含む脳組織が急激に破壊される場合は，非特異的に上昇するので，注意が必要である．

参考文献

1〜4
1) 白根礼造：脳脊髄液循環の生理．Clinical Neuroscience, 30：384-386, 2012.
2) Fishman, RA：Cerebrospinal fluid in diseases of nervous system. 2nd ed. W.B. Saunders, 1992.
3) Roos KL：Lumbar puncture. Semin Neurol 23. 105-114, 2003.
4) 加地政郎，庄司紘史 編：髄液検査法．朝倉書店，1985.
5) 水谷智彦 脳脊髄液．Clinical Neuroscience, 21：864-947, 2003.
6) Straus SE, Thorpe KE.：How do I perform a lumbar puncture and analyze the results to diagnose bacterial meningitis? JAMA 296. 2012-2022, 2006.

[1〜4．水谷智彦，5．吉良潤一]

3 神経放射線学的検査

1 単純X線撮影
plain radiography

a. 目 的
頭部単純X線撮影および脊椎単純X線撮影はともに頭蓋骨および脊椎の骨構造を調べる検査である．頭部単純X線撮影は現在では神経内科疾患に対する有用性はほとんどない．しかし，頭蓋骨自体に異常をきたす疾患には今でも有用性はある．一方，脊椎単純X線撮影は頸椎症をはじめとして脊椎・脊髄疾患を疑う際，最初に撮像される画像でもある．

b. 原 理
単純X線撮影はX線を人体に照射し，反対側においたX線フィルムに届くX線の量により画像を得る方法である．基本的にはX線吸収の差によって画像が成り立ち，X線吸収の高い順に，骨（および石灰化），水，脂肪，空気の4つの成分によって画像が構成されている．

診断用X線は非常に短い波長を有する電磁波の一種で，人体を通過することができる．人体を通過したX線はそのままでは見ることができないので，通過してきたX線を可視のものに変える必要がある．X線の直進性，写真作用と蛍光作用を利用すると，人体を通過したX線の吸収度をフィルム上の黒白（黒化度）に変えることができる．人体を通過したX線の吸収度をフィルム上の黒白で表すのが単純X線撮影の原理である．

人体各組織の黒化度（上位ほど，X線の吸収が少なく，よく透過し，フィルムを黒くする）は以下のようになる．

空気（肺や腸管中のもの）：空気濃度
脂肪：脂肪濃度
結合織，筋肉，血液，軟骨：水（軟部）濃度
骨，カルシウム塩，重金属：骨濃度

単純X線写真ではこの4つの濃度区分しかない．したがって，心臓の筋肉と血液との区別はつかない．また，単純X線撮影は3次元の人体を2次元のX線像としてみている．平均の吸収値が出てくるので，頸椎の単純写真を見ても骨構造はとらえられるが，その内部の脊髄に関してはとらえられず，骨の変化より脊髄の変形を推測するのみである．

c. 検査方法
現在ではX線フィルムの代りに検出器を用い，デジタルデータにて画像を得ている．しかし，基本的な原理は同じである．被検者は立位ないしは坐位にて撮像する．頭部単純X線撮影では正面像と側面像，脊椎単純X線撮影では正面像，側面像に加えて，両側の斜位像を追加する．

d. 異常所見
脊椎の単純X線撮影を読影する際には① 脊椎の配列，② 脊椎の骨の吸収値，③ 椎間板，④ 軟部組織の順番に見ていくことが重要である（図V-3-1）．

e. 適 用
主な神経疾患における画像診断の適応を表V-3-1にまとめる．

2 CT
computed tomography

a. 目 的
X線を利用して，その吸収値の差異を単純X

3 神経放射線学的検査

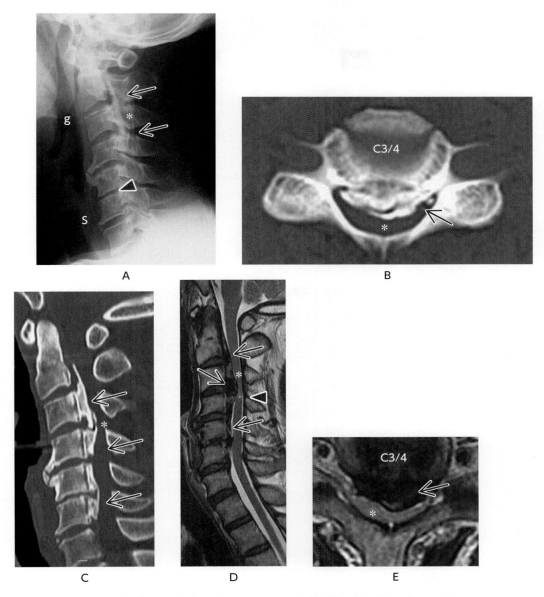

図Ⅴ-3-1 後縦靱帯骨化症（ossifcation of posterior longitudinal ligament；OPLL）

A：頸椎単純 X 線像にて，正常の前彎が消失している．C2-4，C5，C6 にかけて非連続的に椎体後部に石灰化あるいは骨化と考えられる高吸収域を認める（→）．その位置，形状より後縦靱帯骨化症と考えられる．C3-4 では OPLL により脊柱管の前後径の狭小化が著しい（＊）．C5/6 では椎間板のスペースが狭くなり（▶），同部位の椎間板の突出が疑われる．咽頭の空気が空気濃度としてとらえられる（g）．また，軟部組織濃度として椎体前の組織を認める（s）．
B：頸椎 CT（C3/4）にて OPLL（→）により，脊柱管の前後径が著しく狭くなっている（＊）．
C：頸椎 CT，再構成画像による矢状断像にて，C2-6 にかけて OPLL を認める（→）．単純 X 線像（図 A）に比べてより明瞭に高吸収を示す OPLL が認められる．脊柱管の前後径の狭小化がわかる（＊）．しかし，脊髄自体はみえないので，その脊髄の状態は狭くなっていると推測ができるのみである．ここに，MRI との差がある．
D：T_2 強調矢状断像にて，椎体の後方に OPLL が低信号として認められる（→）．その後方にある脊髄は圧迫されている．特に C3/4 にて脊髄は扁平化している（＊）．さらに，C4 上部レベルにて髄内に高信号を認める（▶）．圧迫による脊髄軟化（myelomalacia）を示す．CT と比べると，脊髄内部の変化を見ることができるのが MRI の長所である．
E：T_2 強調横断像（C3/4）にて椎体後方に低信号を示す OPLL がある（→）．それによる頸髄の圧排が著明である（＊）．

表V-3-1 主な神経疾患に対する画像診断の適応

頭蓋内	
出血	
急性脳実質内	CT, MRI
亜急性／慢性	MRI
くも膜下出血	CT, CTA, 腰椎穿刺→血管造影
動脈瘤	血管造影＞CTA, MRA
脳梗塞	
出血性梗塞	CT あるいは MRI
非出血性梗塞	MRI＞CT, CTA, 血管造影
頸動脈あるいは椎骨動脈の解離	MRI/MRA, CTA
椎骨脳底動脈不全	CTA, MRI/MRA
頸動脈狭窄	CTA＞超音波, MRA
腫瘍性病変	
新生物, 原発性あるいは転移性腫瘍	造影 MRI
感染／膿瘍	造影 MRI
免疫不全患者の巣病変	造影 MRI
血管奇形	MRI, ときに血管造影の追加
白質病変	MRI
脱髄性疾患	MRI, ときに造影 MRI
認知症	MRI＞CT
外傷	
急性外傷	CT（非造影）
剪断損傷／慢性出血	MRI+gradient echo 法
頭痛／片頭痛	CT（非造影）, MRI
てんかん発作	
一回目（局所性の神経症状がない）	MRI
部分発作／再発性の発作	冠状断像を含む MRI
脳神経障害	造影 MRI
髄膜病変	造影 MRI
脊椎・脊髄	
腰痛	
神経症状を伴わない	発作4週間後に MRI あるいは CT
神経症状を伴う	MRI＞CT
脊柱管狭窄症	MRI, CT
頸椎症	MRI, CT
感染	造影後の MRI, CT
脊髄症	造影後の MRI
動静脈奇形	MRI/CTA, 血管造影

CTA：CT アンギオグラフィ

(Dillon WP：Neuroimging in neurologic diseases, in Harrison's Principles of Internal Medicine, (Longo DL, Fauci AS, et al. eds) 18th ed. pp3240-3250, McGraw-hill, New York, 2012 より改変)

線撮影より精密にとらえることと，人体の横断断層像を容易に非侵襲的にとらえることを目的とした検査である．

b．原 理

患者を乗せた寝台がガントリー（X線管と検出器を備えて患者の周りを回るようにした装置）の内側を通るように動く．そのガントリー内をX線管が回り，多方向よりX線を照射する．そのX線をX線管と対向しておかれた検出器で検出し，X線の吸収値を測定する．多方向で得られたその値をコンピューターで計算し，照射部位の断層像をつくるのが基本的なCTの原理である．断層像であるため，1枚の断面（スライス）の中に体内を輪切りにした像として見ることができる．断面像はボクセルといわれる小さな均一な大きさの体積で構成されている．ボクセルには各々X線の吸収値からできた黒白による濃度が示される．これが集まって1枚のスライスとして画像表示される．

CTの濃度はハウンズフィールド単位（Hounsfield unit；HU）という吸収係数で表示される．従来の単純X線検査が4つの濃度（骨，水，脂肪，空気）しかわからなかったのに比し，−1,000〜＋1,000 HUの2,000段階の吸収係数の比較として表示することが可能になった．主な構造物の吸収係数を表V-3-2に示す．

ヘリカルCTでは，患者がX線ビームの間を動いている間に連続的なCT情報を得ることができる．螺旋型の情報を得ることによって，再構成によってスライスの厚さを選ぶことが可能である．X線発生器の対側に複数の（4〜320）の検出器を置いた多検出型CT装置では，X線ビームが患者を通る間に多数の画像を得ることができる．検査時間の短縮と，血管系の解剖，脳実質の血流灌流状態の把握が可能になった．

神経疾患におけるCTとMRIの比較を表V-3-3に示す．

c．検査方法
1．単純CT

CTが第一選択の疾患は急性期の頭部および

表V-3-2　CTでの吸収係数

透過物	吸収係数（HU）
空　気	−1,000
脂　肪	−100
水（髄液）	0
軟部組織	30〜60
凝固血液	60〜80
石灰化，骨	80〜1000

表V-3-3　CTとMRIの比較

CTの利点	MRIの利点
①出血，石灰化の診断が容易である． ②患者の監視が容易である（救急患者あるいは重症患者に向いている）． ③心臓ペースメーカ装着者でも可能である（心臓ペースメーカによっては付着部位でのCTは危険が伴う）．	①CTに比して解像力が高い ②X線を使用しないので被曝がない ③患者の体位を変えることなく，容易に冠状断像および矢状断像を撮ることができる．

脊椎の外傷であり，くも膜下出血であり（図V-3-2），伝導性難聴である．急性期の脳実質内出血もCTがより便利である（図V-3-3）．石灰化もCTがMRIより明瞭である（図V-3-4〈750頁〉）．MRIの補完的役割として，頭蓋底疾患，眼窩内疾患，脊椎骨疾患があげられる．

2．造影CT

非イオン性水溶性ヨード造影剤を静注し，X線吸収を増加させることを増強（造影）効果と呼び，その検査法が造影CTである．血管構造の把握，血液脳関門（BBB：blood-brain barrier）の破綻する疾患（腫瘍，梗塞，感染症）の描出に効果があり，病変の検出能が向上する．なお，BBBがなく正常でも造影される構造としては下垂体，脈絡叢，硬膜がある．さらに，ヘリカルCTと組み合わせてCT血管造影に使用されている．

3．副作用

CTによる被曝はルーチン脳CTでは2〜5ミリシーベルトとされている．小児では被曝量

Section V　特殊検査法

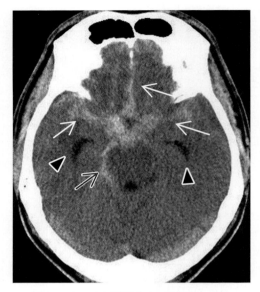

図 V-3-2　くも膜下出血　40代，男性

CT撮影の14時間ほど前の深夜就寝中に突然頭痛を自覚した．これまで経験したことがない痛みであった．項部硬直はないが，頸部は痛みのため，回旋できなかった．入院後，緊急にてCTを撮影する．
CTにて脳底槽に高吸収域を認め（→），くも膜下出血の所見である．中脳周囲の脳槽である迂回槽右にもくも膜下出血がある（→）．両側下角の拡大があり（▶），水頭症の存在が示唆される．

を軽減すべきである．

　最も多い副作用はヨード造影剤による造影剤腎症である．その定義は種々あるが，造影剤投与後48時間以内に血清クレアチンの上昇が1 mg/dL以上であれば，造影剤腎症となる．他の原因の急性腎不全の除外が必要である．通常，造影剤腎症は予後良好であり，1〜2週で血清クレアチニン値は基準値に戻る．

　最も重大な造影剤の副作用はアレルギー反応による．軽症のじんましんから気管支痙攣，急性アナフィラキシー反応，死亡に至ることもある．重大なアレルギー反応は造影剤投与患者のうち，0.04％程度とされている．リスクファクターとしては造影剤による副作用の既往，貝，甲殻類に対するアレルギー患者，アトピー，気管支喘息および花粉症患者である．

d. 異常所見

　CTの読影にあたっては，正常構造が保たれているか，異常な吸収値を示す構造はないか，造影後のCTでは異常な増強効果を認めないかなどに注目する．

1．正常構造の異常

　脳に関しては左右が対称の構造をしているので，左右が非対称の場合には異常を疑ってみる．図V-3-4Aにて示すように，左半球の低吸収域に最初に気がつくが，右半球の脳溝がよく見えているのに対して，左半球の脳溝が認められないことにも注意が必要である．左半球の低吸収域を示す病変が左半球を腫大させていることを示している．同様に左側脳室前角に軽いmass effect（腫瘤効果）があり，軽い狭小化を認める．しかし，この時点では正中構造の反対側への偏位がないので，左半球は腫大はあるが，強い腫大ではないことが判明する．

　図V-3-4Dでは左半球の梗塞は正中構造の反対側への偏位を認め，左半球の腫大（浮腫）がより進んでいることを示す．

　逆に，脳萎縮を呈し，脳溝及び脳室の拡大を伴う例がある．片側半球の脳萎縮が強い例では正中構造が同側に偏位する．

2．低吸収値を示す病変

　CTでは病変の多くは脳実質（脳灰白質は約36 HU，脳白質は約24 HU）と比べて低吸収値で，水（HUは0）よりも高い吸収値を示す（図V-3-4）．脳梗塞はCTにて低吸収値を示す代表である．しかし，脳炎，脳腫瘍，脱髄性疾患なども同様な吸収値を示すので，それのみでは診断はできない．

　脳脊髄液よりも吸収値が低いのが，脂肪（−100 HU程度）あるいは空気（−1,000 HU程度）である（表V-3-2）．

3．脳梗塞の診断

　脳梗塞の画像診断にて，重要なのはその画像が発症何日目の画像であるのかを把握することと，画像での低吸収値を示す病変が一つの血管の支配領域に合致しているのかを理解することにある．

　図V-3-4Aにて示す発症当日のCTでは低吸収値を示す病変が主として中大脳動脈（middle

3 神経放射線学的検査

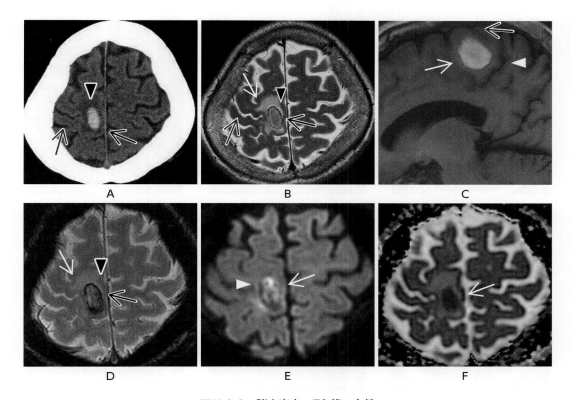

図V-3-3 脳内出血 70代，女性

前日の朝9時に，左下肢の脱力を起こす．当日午後4時に，CTにて脳内出血を認めた．当院に入院した．
A：翌日の朝9時に撮像したCTにて，右傍中心小葉に高吸収域を認め（→），周囲には浮腫を示す低吸収域がある（▶）．脳内出血の所見である．赤矢印：中心溝
B：10日後に撮像されたMRI．T_2強調像では血腫自体は中心部に皮質より低信号を示し（→），その辺縁部にはヘモジデリンによる低信号を認める（▶）．さらにその周囲には浮腫を示す高信号がある（白矢印）．赤矢印：中心溝
C：T_1強調矢状断像にて，血腫は不均一では高信号を示す（→）．発症して10日後であり，亜急性期に入り，メトヘモグロビンによる高信号を示す．血腫の後部に帯状溝辺縁部を認める（▶）．赤矢印：中心溝
D：T_2^*強調像にて，血腫の中心部は高信号を示す（→）．辺縁部にはヘモジデリンに沈着による低信号を認める（▶）．浮腫は高信号を示す（白矢印）．
E：拡散強調像では血腫は不均一な高信号を示す（→）．辺縁部には低信号を認める（▶）．
F：ADCmapでは血腫は低信号を示し，ADC値の低下がある（→）．
補足：小さな傍皮質性の脳出血の鑑別診断には静脈洞血栓症があるが，この症例ではそれを示唆する所見を認めない．

cerebral artery；MCA）領域にある．しかし，左後頭葉では内側にまで及び後大脳動脈（posterior cerebral artery；PCA）領域に及んでいる可能性がある．3時間後の拡散強調像（図V-3-4B）では高信号が左後頭葉内側にまで及び，明らかにPCA領域にまで梗塞がある．ADCmap（図V-3-4C）ではADC値の低下を認め，急性期梗塞に合致する．MRAでは左内頸動脈（IC）は描出されていない．右ICから右前大脳動脈（anterior cerebral artery；ACA）を介して，左ACAと左MCAの一部が描出される．

一方，右PCAは右ICから分岐し，左PCAは脳底動脈系からは分岐していない．閉塞した左ICから左PCAが分岐していた可能性が高く，左MCAおよびPCA領域に梗塞が起こったと考えられる．

2日後のCT（図V-3-4D）にて，左半球の低吸収域はより明瞭となり，中央構造の右への偏位が認められる．浮腫がより強くなっている．このように，梗塞と考えられる低吸収域が，時間の経過と合うこと，閉塞した血管と支配領域が一致していることを確認して，梗塞という画

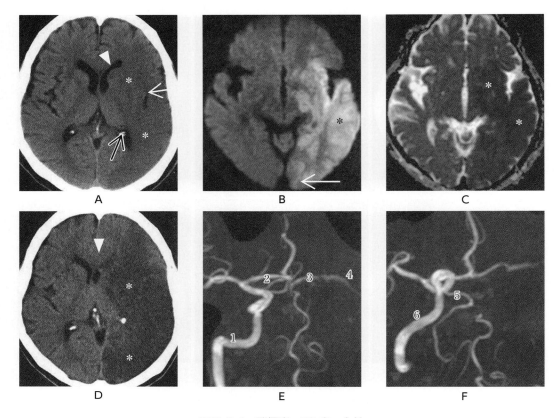

図Ⅴ-3-4　脳梗塞　79歳，女性

発症当日，起床時より会話がない．その後も傾眠傾向であり，夕方になっても起きてこないので，救急要請をし，当院に入院した．瞳孔の左右差と右片麻痺を認めた．
A：発症当日のCTにて，左側頭葉から後頭葉外側部，前頭葉，尾状核，被殻，淡蒼球にかけて広範な低吸収域があり（＊），主として中大脳動脈領域の梗塞と考えられる．左Sylvius裂は右に比べて狭小化している（→）．左前角はmass effectにより狭小化を認める（▼）．赤矢印：正常の脈絡叢の石灰化
B：Aより3時間後の拡散強調像にて，左側頭葉と基底核に高信号があり（＊），さらに，左後頭葉内側部にも高信号が及び，左後大脳動脈系にも梗塞が及んでいる（→）．
C：同ADCmapにて，図Bにて高信号を認める部位は低信号を示し（＊），拡散係数が低下している．急性期の梗塞である．
D：2日後のCTにて，左半球の低吸収域（＊）はより明瞭となり，中央構造の右への偏位が認められる（▷）．
E，F：MRAでは左内頸動脈（IC）は描出されていない．右IC（1）から右前大脳動脈（ACA）（2）を介して，左ACA（3）と左MCA（4）の一部が描出される．一方，右PCA（5）は右ICか（6）ら分岐し，左PCAは脳底動脈系からは分岐していない．閉塞した左ICから左PCAが分岐していた可能性が高く，左MCA及びPCA領域に梗塞が起こったと考えられる．

像診断ができる．

　脳梗塞では急激に神経組織が侵されるので，症状は強い．それに対して，ある程度の時間が必要となる脳腫瘍では，一般的に低吸収域が広い割に症状が軽いことが多い．また，血管の支配領域に一致せず，発症も急性ではないことが多い．経過が不明瞭で，血管の支配領域に一致しないときには安易に脳梗塞としてはならない．

4．脳内主要動脈の支配領域

A）天幕上の動脈支配

　天幕上では大脳皮質領域はACA，MCAおよびPCAに支配されている．ACAはICから出て，前大脳縦裂に沿って，前頭葉の内側面を栄養する．頭頂葉内側面の前部，脳梁前部もその支配である．

　図Ⅴ-3-5は左ACAとMCA領域に起こった急性期の梗塞である．左前頭葉内側面に低吸収域があり，その支配領域を表している．

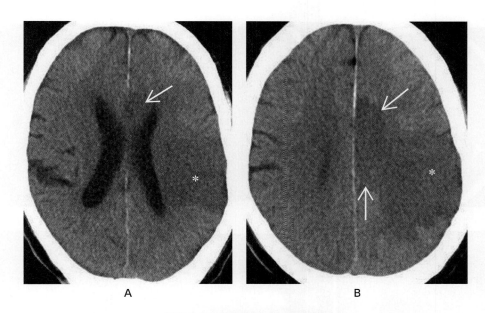

図V-3-5　脳梗塞　76歳，男性
CT　左前頭葉内側面に低吸収域を認め（→），左前大脳動脈領域の急性期梗塞である．一方，左前頭葉から頭頂にかけての低吸収域（＊）は左中大脳動脈領域の梗塞を示す．

　MCAはICから出て，Sylvius裂を通り，大脳の外側面を主に栄養する．前頭葉，頭頂葉，側頭葉及び後頭葉の一部にまで及ぶ．**図V-3-5**の左前頭葉及び頭頂葉の外側を中心とする梗塞はMCA領域である．

　PCAは主として，脳底動脈から分かれるが，**図V-3-4**で示すように，内頸動脈から分かれる例もあり，後者では内頸動脈の閉塞によりPCA領域にも梗塞を発生する．

　PCAの支配領域は側頭葉および後頭葉の内側面である．海馬はPCAの支配領域である．脳の内側面に頭頂後頭溝があり，その中をPCAの分枝である頭頂後頭動脈が走るので，頭頂葉内側面の後部（楔前部）はPCAの支配領域である．

B）天幕下の動脈支配

　小脳半球上面は脳底動脈から分かれる上小脳動脈（superior cerebellar artery；SCA）の支配である．左右あり，正中から左が左上小脳動脈の支配領域である．同側の小脳半球上面もSCAの支配領域である．歯状核を含めた深部白質の大きな部分もSCAの支配とされる．CTでは小脳上部と後頭葉との境界は小脳天幕を目安にする．それよりも内側にある脳構造は小脳であり，外側は後頭葉となる（**図V-3-6**）．

　後下小脳動脈（posterior inferior cerebellar artery；PICA）と前下小脳動脈（anterior inferior cerebellar artery；AICA）の起始と分布は正常変異が多く，その支配領域も相互補完的である．橋下部の外側部，中小脳脚，片葉はAICAの比較的恒常的な支配領域であり，多くの場合，小脳半球の前面が含まれる．

　PICAの支配領域は小脳半球後下面と虫部下面であり，後上方は水平裂またはその少し上方の上半月小葉でSCA領域と接する．小脳深部白質の下部のみがPICA領域である．

5．高吸収値を示す疾患

　高吸収域を示す状態および疾患は限られており，**表V-3-4**に記す．

　石灰化は80〜100 HU以上が多く（**図V-3-4**），凝固血液（**図V-3-3**）は80〜85 HU以下となる．実際にはまぎらわしいこともある．出血とすると，臨床症状にて出血を示す兆候があるのか，石灰化とすると，正常の石灰化の部位

Section V　特殊検査法

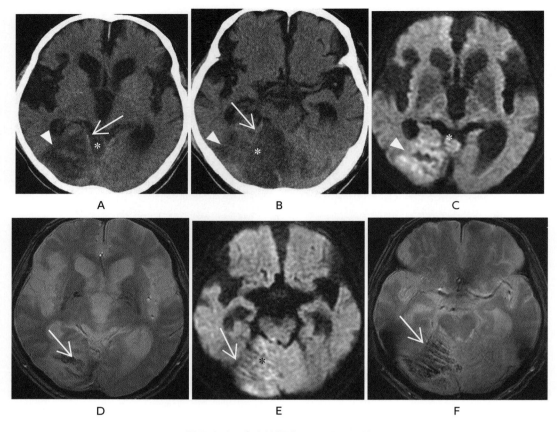

図V-3-6　出血性梗塞　85歳，男性

A，B：CTにて右後頭葉に不均一な低吸収域を認める（▶）．その内側にある線状の高吸収域が小脳天幕であり（→），その内側の低吸収域は小脳上部の梗塞を示す（＊）．右小脳半球上部には陳旧性梗塞がある．

C：拡散強調像にて右後頭葉の梗塞は高信号を示し（▶），ADC値も低下しているので（非掲載），新鮮な梗塞である．小脳上部にも新鮮な梗塞を認める（＊）．

D：T_2^*強調像では右後頭葉の皮質を中心に低信号を認め，出血性梗塞を示す（→）．拡散強調像での不均一な高信号の中の低信号（図C），CTでの不均一な低吸収域の中の高吸収域（図A）は出血性梗塞による．

E：拡散強調像にて右小脳半球上面に限局した不均一な高信号があり（＊），右SCAの急性期梗塞を示す．矢印が小脳天幕であり，その内側部が小脳，その外側に側頭葉後部がある．

F：T_2^*強調像にて右SCA領域の梗塞には低信号があり（→），出血性梗塞を示す．小脳上部の溝に沿った形態が梗塞に特徴的である．

（図V-3-4）（表V-3-5）であるのかを考慮して判断することが必要である．なお，頭蓋内の成人における正常石灰化部位は松果体，脈絡叢，淡蒼球，大脳鎌である．

　脳梗塞が疑われる状態において，低吸収域の中に不均一な高吸収域が混在している際には，出血性梗塞の可能性がある（図V-3-6A）．しかし，CTのみでは診断が困難なことも多く，実際にはMRIのT_2^*強調像を撮って判断することもある（図V-3-6）．

　CTにて高吸収域を脳溝内に見たときにはくも膜下出血（図V-3-2〈748頁〉）が代表的な疾患ではある．しかし，その他にも考慮すべき病態がある（表V-3-5）．

6．脳出血のCT診断（図V-3-3）

　血管外に出た（出血した）血液（血腫）は速やかに血漿中の水分を失い，濃縮した凝血塊（clot）となり，CTでは高吸収域を示す．時間の経過とともに血腫周辺部から赤血球などの崩壊が始まり，不鮮明化，等吸収化し，液化し，

吸収される．

　出血の吸収値もX線の吸収により規定される．血液も凝血塊もCT値はヘマトクリットに比例し，ヘモグロビン量（含まれる鉄ではなく，グロビン蛋白）によって決まる．出血早期（急性期）の血腫のCT値はおよそ80〜85HUで，通常は明らかな高吸収域を示す．発症後1〜2日後に最も高吸収となることが多い（血漿成分が吸収されることによる）．3〜5日程度で周囲に低吸収域を示す浮腫が広がり，mass effect が最大となる．

　その後，高吸収域は消退するが，血腫の吸収ではなく，変性，崩壊によるグロビン濃度低下のためとされる．

7．くも膜下出血のCT診断

　臨床的にくも膜下出血（subarachnoid hemorrhage；SAH）が疑われる場合（雷鳴頭痛など）には，まずCTが施行される．SAHはCTにて高吸収値を示す（図V-3-2〈748頁〉）．その経時的変化は出血量に依存する．通常発症2日以内であれば，くも膜下腔に高吸収域がほぼ100%同定できる．その後，次第に吸収値が低下するために，検出率は低下し，5日後では85%，1週間で50%となる．脳実質内出血と比べると，吸収値の低下が早い．

　図V-3-2のようなSAHを見逃すことは少ない．しかし，SAHがいつもこのように明瞭な高吸収域を示すわけではない．少し時間が経ったり，出血量が少ないこともあり，はっきりとした高吸収域が同定できず，脳槽や脳溝などのくも膜下腔が脳実質と等吸収域を示して（図V-3-7），不明瞭化ないしは消失したり，脳室内に逆流した血液によるわずかな脳室内の高吸収域の存在がSAHを示唆することもある．実際の臨床現場では非常に重要なことである．軽微なくも膜下出血のCT所見を表V-3-6にまとめる．

　一方，MRIでは亜急性期および慢性期のSAHがFLAIR（fluid attenuated inversion recovery）画像にて脳溝内（図V-3-7）の高信号として認められることも重要である．ただし，

表V-3-4　CTでの石灰化ではない高吸収域を示す疾患

① 血管内の血液（血栓，ヘマトクリットの上昇）
② 出血/凝固した血液
③ ヨード造影剤（他の造影剤，パントパーク）
④ 鉄を含んだ病変（古い出血，海綿状血管腫，弾丸）
⑤ メラニン
⑥ コロイド嚢胞
⑦ 悪性リンパ腫
⑧ 髄芽腫
⑨ 髄膜腫
⑩ 胚腫
⑪ ラトケ嚢胞
⑫ 下垂体腺腫

表V-3-5　CTにて高吸収域を脳溝内に見たときには何を考えるか？

① 急性のくも膜下出血（動脈瘤破裂あるいは外傷による）
② ヨード造影剤（脳脊髄液内）
③ 蛋白含量の多い浸出物（melaonocytosisではCSF中に多量の蛋白を含むために高吸収域として認められる．炎症性疾患なども同じである．）
④ 脳浮腫（脳が低吸収域を示すので，相対的に高吸収域を示す）
⑤ *CTにて，脳溝，くも膜下腔がよく見えないときには，頭蓋内圧亢進（大きな腫瘍の存在，脳静脈洞血栓症），低髄液圧症候群（脳の下垂）も考慮する

FLAIRにて髄液が高信号になるのはSAHのみではない．

3　MRI
magnetic resonance imaging

a．目　的

　水素原子の密度及び緩和時間を利用して，頭蓋内および脊柱管内の画像情報を得て，診断することを目的とする．

b．原　理

　静磁場中でラジオ波をあて，すべての原子核のエネルギー状態をそろえるとスピンの状態もそろえられる．その後放置すると，原子核はラジオ波を出しながら低いエネルギー準位（スピン状態）に戻ってくる．この現象を緩和と呼ぶ．その時の時間が緩和時間である．放出されたラジオ波をエコーと呼ぶ．そのエコーをフーリエ変換し，画像として表したのがMR画像であ

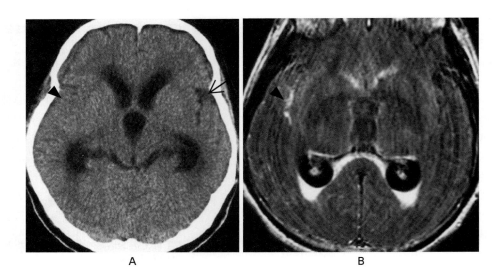

図V-3-7　くも膜下出血　40代，男性

約18日前に頭痛，嘔気，微熱があり，風邪といわれたがその後も微熱感が続く．2日前より見当識障害，記銘力障害があり，髄膜炎の疑いにて当院神経内科に緊急入院した．
7A：CTにて左Sylvius裂内の脳脊髄液（→）は正常の低吸収域を示すのに対して，右Sylvius裂は等吸収域となり（▶），髄液を同定できない．水頭症を認める．以上より，くも膜下出血の疑いがある．
7B：FLAIR画像にて右Sylvius裂内に高信号を認める（▶），くも膜下出血の所見である．水頭症を認める．
（柳下　章：神経内科疾患の画像診断．メディカル秀潤社．P498，2011より）

る．MR画像は水素原子核（プロトン）の分布を示す．MR画像の信号強度は水素原子核の密度と，異なった分子内にある水素原子核の緩和時間によって決まる．

信号強度は繰り返し時間（repetition time；TR），エコー時間（echo time；TE），反転時間（inversion time：TI）によって異なってくる．T_1強調画像はTRおよびTEを短く設定することによって得られ，T_2強調画像は両者を長くすることによって得られる．

病変の信号強度は通常，大脳皮質のそれと比べて高ければ高信号，低ければ低信号と呼ぶ．脂肪および亜急性期の血腫は，短いT_1緩和時間を持ち（T_1短縮），T_1強調像では高信号を示す（図V-3-3C）．水分をより有する脳脊髄液や浮腫は長いT_1およびT_2緩和時間を持ち，T_1強調像では低信号，T_2強調像では高信号を示す．灰白質は白質に比べて水分が10～15％多く，よりコントラストがつく．

患者の体位を変えることなく電気的に容易に冠状断像，矢状断像などの任意の断面を得られ，

表V-3-6　微小なくも膜下出血のCT所見

- 脳底槽の描出の不明瞭化
- Sylvius裂の不明瞭化・左右差
- 高位脳溝のみの血腫
- 脳室内に逆流した少量の血腫（側脳室後角に多い）
- 原因不明の水頭症

複雑な解剖を有する脳の画像診断に適している．

c．検査方法

1．脳ルーチン検査の撮像方法

わが国では横断像で撮像されるCTの影響を受け，脳のMRIも横断像のみ撮像している施設が多いが，脳のルーチン検査として横断像，矢状断像，冠状断像の3方向の撮像をすべきである．冠状断像を撮像すれば，下垂体，側頭葉下部，海馬，頭頂部の病変が容易に認められる．同様に，矢状断像にて，脳梁，延髄脊髄移行部などの病変を認めることができる．

2．脊髄のルーチン検査

脊髄ではT_2強調像およびT_1強調像の矢状

断像，T_2 強調像横断像，および FIESTA（fast imaging enploying steady state acquisition）矢状断像をルーチン検査としている．横断像に gradient echo 法を今でも採用している施設があるが，この方法では脊髄の病変が認められないので，すべきではない．

3．禁忌と注意事項

MRI は安全な装置ではあるが，心臓ペースメーカ装着者は禁忌である．

4．MRI の造影剤

常磁性体金属イオンであるガドリニウム（Gd）のキレート製剤（diethylenetriaminepentaacetic acid；DTPA）が造影剤として臨床に使用されている．常磁性体であり，T_1 および T_2 緩和時間を短縮させ，T_1 強調像では高信号，T_2 強調像では低信号を示す．ただし，後者では局所的な十分な量が必要であり，経静脈性の急速投与が必要となる．ヨード造影剤とは異なり，水素原子核の存在が不可欠である．GD-DTPA は約 0.2 mL/kg 体重を投与する．正常では GD-DTPA は BBB を通過しないが，BBB が破綻している病変では造影効果を認める．また，BBB のない正常構造（下垂体，脈絡叢）も造影される．腎機能低下があるときには，ゆっくりではあるが，BBB を通過する．

GD-DTPA は比較的安全な造影剤であり，副作用は少ない．アトピーおよび気管支喘息のある例では 3.7％ に副作用を認める．ヨード造影剤にて副作用が発生した例では 6.3％ に上昇する．小児も，成人と同様に使用できるが，6 ヵ月未満は使用すべきではない．

最近になり判明した GD-DTPA の重大な副作用に，腎不全患者に発生する腎性全身性線維化症（NSF；nephrogenic systemic fibrosis）がある．投与から 5〜75 日の間に発症する．皮膚の他に，全身臓器（骨格筋，骨，肺，胸膜，心膜，心筋，腎，睾丸，硬膜）の線維化をきたす．衰弱から死に至る例もある．

5．MRA（magnetic resonance angiography）

gradient echo 法を利用して，動いている水素原子核のみを高信号として描出し，その他の静止している組織を低信号としてみせることによって血管造影に似た画像を得ることができる（MRA）（図 V-3-4〈755 頁〉）．2 つの方法があり，TOF（time of flight）法と PC（phase contrast）法である．MRA の空間分解能は通常の血管造影に比べて落ちる．それゆえに，小動脈の異常を指摘することは困難であり，血管炎などの評価には向いていない．また，流速の遅い血流もとらえることができない．さらに，完全閉塞か不完全閉塞かの区別もしにくい．しかし，脳動脈瘤や脳動静脈奇形，さらに血管拡張をきたす疾患，例えば MELAS（mitochondrial encephalomyopathy, lactic acidosis and stroke-like episodes），ミトコンドリア脳筋症・乳酸アシドーシス・脳卒中様発作症候群）の急性期（図 V-3-10E〈758 頁〉）に対して，無侵襲的にとらえることができる利点はある．

6．拡散強調像

拡散強調像は水分子の微小運動を評価し，その運動を制限（拡散制限）する状況では高信号として描出される．7 日以内の虚血性病変に対して最も鋭敏な方法であり，梗塞が高信号として描出される（図 V-3-4, 6）．脳のみではなく，脊髄にも多くの施設で使用され，脊髄梗塞の描出に役立っている．脳炎および膿瘍（脳膿瘍および脳室炎）に対しても鋭敏で高信号として描出される．

拡散強調像は拡散を強調した画像ではあるが，T_2 の影響も受ける．拡散制限がないのに，T_2 強調像にて高信号を示し，拡散強調像でも高信号を示す状態があり，T_2 shine through と呼ばれる．拡散係数を画像にした ADC map を拡散強調像と一緒に参照し，拡散強調像にて高信号を示す部位が，ADC map でも低信号を示すことで，確実に拡散制限があることがわかる（図 V-3-4B, C）．

7．灌流画像

ASL（arterial spin labeling）が主流となりつつある．造影剤を使用しない方法である．頸部の動脈にラジオ波照射を行い，血液のスピンを反転させて，それを造影剤の代わりのトレー

サーとして利用する．脳実質は反転したスピンを受けるが，血流量が多い部位は反転したスピンのために，わずかながら低信号を示す．

血流増加をきたす代表的な疾患が急性期のMELAS（図V-3-10D）や痙攣後脳症の急性期である．

8. Susceptibility-weighted imaging (SWI)

SWIは新しいMRI撮像法である．直訳すると「磁化率強調」法であるが，わが国では「SWI」で浸透している．名前のとおり，磁化率変化を強調した画像である．gradient echo法によるT$_2$*強調像とは異なり，磁化率効果によるT$_2$*信号減衰を画像化したものではなく，強度画像に位相画像（磁化率変化による位相差）を乗じて画像コントラストを強調している．位相差は高磁場装置ほど大きいので，3TのMRIがより有効である．頭蓋内，脳組織においては静脈を高精細に描出し，微量の出血も鋭敏に検出する．

9. MRスペクトロスコピー (magnetic resonance spectroscopy ; MRS)

1Hや31Pを対象核種として種々の疾患に対して施行されている．エネルギー代謝を非侵襲的に描出することができる．乳酸が描出される疾患は比較的限られており，MELASなどには有効である．

d. 異常所見

1. 信号強度異常

A）T$_2$強調像での高信号（T$_2$延長）

大多数の病変はT$_2$強調像にて高信号（大脳皮質の信号強度より高い）（T$_2$延長）を示すので，信号強度異常のみで病変の性状を知るのは困難なことが多い．さらに，脳脊髄液（脳室内，あるいはくも膜下腔内）に近い高信号（著明な高信号）は嚢胞性病変を示すことが多い．嚢胞性病変はFLAIR画像では髄液に近い低信号を示すので，両方併せて診断する．

B）T$_2$強調像での低信号（T$_2$短縮）

T$_2$強調像にて低信号（T$_2$短縮）を示す病変は少ないので，臨床経過と併せると，ある程度の鑑別が可能となる．プロトン（水素原子核）がない，あるいは少ない部位は無信号あるいは低信号を示す（空気，骨皮質，密な石灰化など）．また，流れに関連し，プロトンからの信号がとらえられない部位（動脈，静脈）も低信号を示す．flow voidsと呼ぶ．

C）血腫のMR所見の経時的変化（図V-3-3）

1）T$_1$とT$_2$の変化

血腫の信号強度は主にヘモグロビンの生化学的変化に依存する．脳出血発症直後では血腫内の赤血球膜は保たれていて，赤血球内部のヘモグロビンの多くはオキシヘモグロビンである．オキシヘモグロビンは反磁性体であり，T$_1$およびT$_2$緩和に影響を与えない．血腫は水分に富むためT$_2$強調像では軽度信号が上昇する．オキシヘモグロビンは数時間以内に酸素を失って，デオキシヘモグロビンに変化する．デオキシヘモグロビンは常磁性体であり，局所磁場のゆがみを生じ，T$_2$強調像にて低信号を呈する．

急性期から亜急性期にかけて，赤血球内のデオキシヘモグロビンは酸化されてメトヘモグロビンに変化する．メトヘモグロビンはT$_1$強調像にて高信号を呈する．

発症1カ月以降では超常磁性物質であるフェリチンやヘモジデリンの沈着を反映して，T$_2$強調像では低信号を呈する．

2）T$_2$*強調像と拡散強調像の変化

急性期血腫はデオキシヘモグロビンによる磁化率効果により，T$_2$*強調像では低信号を示す．CTと同様な診断能を有するとされている．慢性期出血ではフェリチンとヘモジデリンを反映して，T$_2$*強調像でも低信号を示す．磁化率効果によるアーチファクトがあり，実際のサイズよりも大きく描出される．

血腫は粘稠度が高く，拡散障害があるので，拡散強調像では高信号を示す．オキシヘモグロビンやデオキシヘモグロビンのT$_2$短縮が強いと，その影響を受けて，拡散強調像でも低信号を示す．

陳旧化した血腫は拡散強調像は低信号を示すが，粘稠度の高い液状部位はT$_2$の影響を受けて上昇することがある．

D）T_1 強調像での低信号（T_1 延長）

病変は T_1 強調像では低信号を示すことが多い．日常診療では T_2 強調像にて高信号を示しても，T_1 強調像では低信号ではなく，等信号を示すことも多い．さらに，T_1 強調像での低信号は見逃しやすい．T_2 強調像あるいは FLAIR で高信号が目立つのに比べ，T_1 強調像での低信号は目立たないことも多い．

しかし，進行性多巣性白質脳症では，T_1 強調像にて白質病変が低信号を示すことが，拡散強調像における病変周辺部の高信号とともに，画像診断では重要な所見である．

E）T_1 強調画像での高信号（T_1 短縮）

T_1 短縮を示す病変は脂肪，亜急性期の出血（メトヘモグロビン）（図V-3-3C），高蛋白の液体を考える．その他に常磁性体であるマンガン，メラニンが T_1 強調像では高信号を示す．

肝性脳症ではマンガンが淡蒼球に沈着し，T_1 強調像にて高信号を示す（図V-3-8）．このマンガン沈着はその他の撮像法（シークエンス）では異常を示さないので，T_1 強調像は常に必要な画像である．

F）拡散強調像での高信号

拡散強調像にて高信号を示し，ADC 値の低下をきたす疾患の代表は急性期梗塞である．高信号の原因は cytotoxic edema である．その他には Creutzfeldt-Jakob 病（CJD）がある（図V-3-9）．CJD は亜急性小脳失調をきたす代表的な疾患である．しかし，小脳に異常をきたすことは大変まれである．

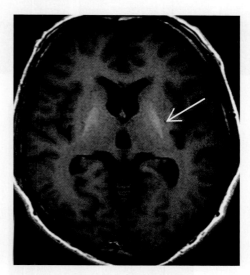

図V-3-8 肝硬変による淡蒼球のマンガン沈着 70歳，男性

T_1 強調像にて，両側淡蒼球に高信号を認め（→），肝障害による淡蒼球のマンガン沈着による．このマンガン沈着は他の画像では描出できず，T_1 強調像が必須である．

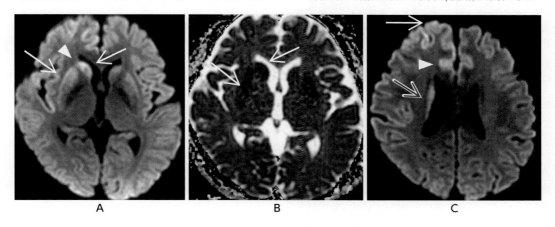

図V-3-9 Creutzfeldt-Jakob 病 59歳，女性

1～2ヵ月程度の経過で小脳失調が急激に悪化し，起立不能となった．
A：拡散強調像にて，右尾状核と被殻に高信号を認める（→）．両者ともに，腫大および萎縮を認めない．内包前脚は保たれている（▶）．なお，小脳及び海馬には著変を認めない（非掲載）．
B：ADC map では右尾状核と被殻に低信号があり（→），ADC 値の低下を認める．左被殻も軽度の低下がある．
C：拡散強調像にて，右帯状回（▷）から前頭葉内側部および前部皮質に高信号を認める（→）．高信号はほぼ皮質に限局し，大きな腫大はない．右尾状核体部にも高信号を認める（→）．

Section V 特殊検査法

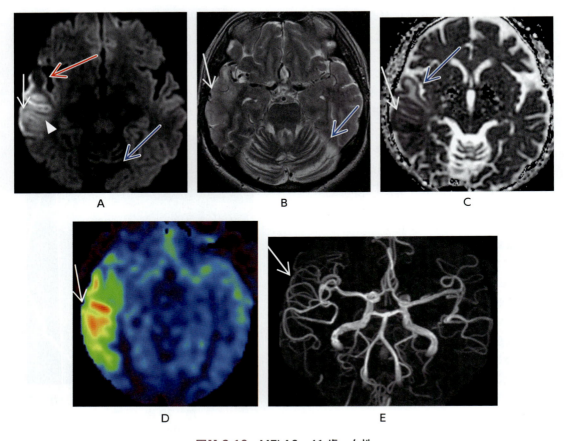

図V-3-10　MELAS　41歳，女性

既往歴に糖尿病（26歳時に高血糖を指摘され，34歳よりインスリン使用）と両側難聴（35歳から補聴器使用）がある．母親に糖尿病と低身長があった．1週間前より，頭痛があった．4日前より，左手指の力が入りにくい．入院し，左手指の不随意運動があり，失行と，左半側空間失認の疑いがある．末梢血のミトコンドリアスクリーニングではMT-DNA 3243A,G変異があった．
A：拡散強調像にて右側頭葉に高信号を認める（→）．皮質のみではなく，皮質下白質にまで高信号（▶）が及ぶ点が初期のCJDとは異なる点である．右側頭葉先端の低信号（赤→）は陳旧性病変の可能性がある．小脳上部の萎縮がある（青→）．
B：T₂強調像では，右側頭葉皮質は腫大し，皮質下にも高信号が及ぶ（→）．小脳萎縮が明瞭である（青→）．
C：ADC mapでは右側頭葉皮質と皮質白質は低信号を示し，軽いADC値の低下を示す（→）．右側頭葉先端部皮質下には高信号があり（→），ADC値の上昇を認め，陳旧性病変の可能性がある．
D：arterial spin labeling（ASL）では右側頭葉の病変には血流上昇を認める（→）．MELASの急性期発作に合致する．
E：MRAでは右中大脳動脈側頭枝の拡張があり（→），同領域の血流増加を示す．

その他にMELASも急性期発作にて高信号を示すことが多い（図V-3-10）．ただし，本症において，ADC値は一定していない．

痙攣後脳症も拡散強調像にて高信号を示すが，その多くはADC値は低下せず，上昇することが多い．ただし，例外もある．また，高信号のある部位で血管拡張を起こし，ASLにて血流増加をきたす．

2. 神経内科疾患の画像所見

A）脳変性疾患

1）多系統萎縮症（multiple system atrophy；MSA）

parkinsonismを主体とするMSA-Pと，小脳失調を主体とするMSA-Cとに分けられる．日本ではMSA-Cが多い．

（1）MSA-C

①萎縮の診断：MSA-Cでは小脳萎縮が必

3 神経放射線学的検査

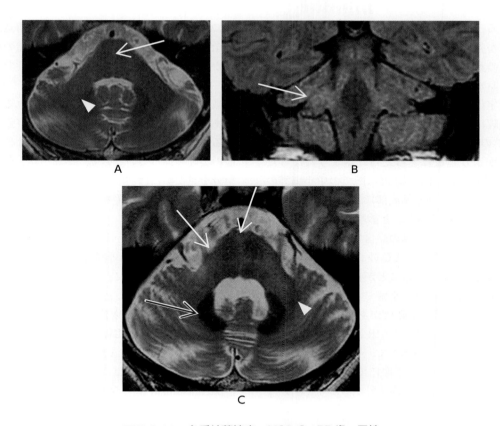

図V-3-11　多系統萎縮症　MSA-C　55歳，男性
8カ月前より歩行困難を自覚．5ヵ月前より歩行障害を認めた．右優位の緩徐進行性の小脳失調と診断された．
A：T_2強調像にて橋底部中央に線状の高信号を認め（→），橋横走線維の変性を示す．中小脳脚も右優位に萎縮を認め（▶），左に比べて信号強度が高い．軽い小脳萎縮がある．
B：FLAIR冠状断像にて，右中小脳脚に高信号を認める（→）．
C：2年後のT_2強調像にて，橋底部の萎縮が進行し，十字状の高信号を示す．両側中小脳脚に高信号を認める（▶）．小脳萎縮が進行している．歯状核の低信号がより目立つ（赤→）．小脳白質の信号強度の上昇による．

発であり，T_1強調矢状断像が有用である（図V-3-11）．正中面での小脳虫部の萎縮がわかりやすい．しかし，それのみではなく，傍正中部および外側の小脳半球の萎縮を見ることも重要である．T_2強調横断像あるいはFLAIR冠状断像でも小脳萎縮は判断できる．

小脳萎縮を認めたら，次は脳幹について萎縮の有無を判断する．

橋では橋底部と被蓋の大きさとその比，延髄および中脳の萎縮の有無をみる．わずかな萎縮は判断が非常に困難である．人によって判断が異なる所見を絶対的な所見としてとらえてはならない．できるだけ別の所見を診断の根拠とすることが重要である．橋底部の萎縮があればMSAを考慮する必要がある（図V-3-11）．MSA-Cでは初期に橋底部下部の萎縮を認める．

②信号強度異常
・橋横走線維：MSA-Cの画像診断においては橋横走線維の変性を把握することが最も重要である．橋核から出て，小脳に向かう橋横走線維は反対側の中小脳脚を通り，小脳に入る．この経路に変性を起こす疾患の代表がMSAである．

MSAによる橋横走線維の変性は，T_2強調像にて橋底部に線状の高信号として最初に認められる（図V-3-11A）．その後に十字状の高信号

となる（図V-3-11C）．発症して2年以内では線状が多いが，経過とともに十字状となる．橋底部の萎縮とこの線状および十字状の高信号はパラレルの関係にあり，萎縮が強ければ高信号も十字状が多く，萎縮が軽いと線状になる．中小脳脚に高信号も認められる．

3Tの機種を使うようになり，中小脳脚の高信号がより鋭敏にとらえられるようになった（図V-3-11B）．FLAIR冠状断での中小脳脚の高信号が，わずかな橋底部における線状高信号とともにあり，MSA-Cと診断できる症例が出てきている．中小脳脚の高信号は種々の症例で認められるので、MSA-Cの診断には橋底部の線状高信号を見つけることが必須である．

・小脳の信号強度：小脳での信号強度異常の有無を確認する必要がある．小脳白質にT$_2$強調像およびFLAIRにて高信号を示す疾患の代表はMSAで，特にMSA-Cである．FLAIR冠状断像にて，大脳白質と比べると小脳白質の高信号がわかりやすい．

(2) MSA-P
① 萎縮の診断

MSA-Pによる被殻の変性はT$_2$強調像，T$_2$*強調像およびSTIR法が有用である．被殻は正常ではその外側縁は外側に凸になる．MSAによる被殻の変性は被殻の外側，背側に強い．そのために，被殻の変性が生じると，横断像および冠状断像にて被殻の外側縁が直線状を示す（図V-3-12）．MSAのparkinsonismは初期にはしばしば左右差があり，その症状の強い側の反対側被殻が，他側に比べて強く萎縮する．この所見を捉えることが重要である．

② 信号強度異常

萎縮とほぼ同時に，萎縮した被殻の外側で背側に線状の高信号をT$_2$強調像にて認める．この所見はMSAの被殻の変性を示す．被殻の変性が強いほど，萎縮は強く，線状の高信号はより長く，被殻の前方まで進む．

線状の高信号が被殻を越えて，内包前脚に達することはなく，そのような際にはMSAではなく，正常の構造を見ている可能性がある．同様に，被殻の萎縮がないのに，線状の構造が被殻全体にわたっている際には，正常構造の可能性があり，少なくともMSAによる変性ではない．

被殻の変性は線状の低信号として表れることもある．特に，3Tの機種では低信号が強く表れる（図V-3-12）．しかし，MSAでは必ず被殻の萎縮を伴っているので，萎縮を伴わない低信号を見た際には加齢と考える．線状の低信号の内側に線状の高信号を見ることもMSAでは多い．

③ 橋横走線維

MSA-Pにおいても小脳萎縮を認めることはしばしばある．さらに，前述した橋横走線維の変性をMRIで見ることもある．parkinsonismがあるのに，被殻の変性がMRIではとらえられず，しかし，橋横走線維の変性があり，その点からMRIにてMSA-Pと診断できる例がある．このことは重要なことである．

parkinsonismにて発症し，その2年以内にMRIを施行し，その後，国際診断基準のprobableあるいはdefinite MSA-Pと診断された33例のMR所見を検討した．T$_2$強調像にて橋横走線維の変性を示す高信号を18例に認め，そのうちの5例は被殻には異常を認めない．つまり，発症2年以内のMSA-PのMRIにて5例が被殻ではなく，橋横走線維の変性を見ることでMSAの診断がつく．parkinsonismのある患者のMRIをみる際には，被殻のみではなく，橋横走線維の変性をよくみることが重要である．

2) 筋萎縮性側索硬化症（amyotrophic lateral sclerosis；ALS）

ALSの画像所見の理解には運動皮質の同定と内包後脚内での皮質脊髄路の位置の同定が必須であるので，その正常解剖から述べる．

① 中心溝および運動皮質の同定

・横断像での同定（図V-3-13A）：中心溝同定の最も基本的な方法は，MRI横断像の脳上部において，前頭葉内で前後に走る上前頭溝を同定し，それに交差する脳溝が中心前溝であり，その後ろが中心前回，さら

3 神経放射線学的検査

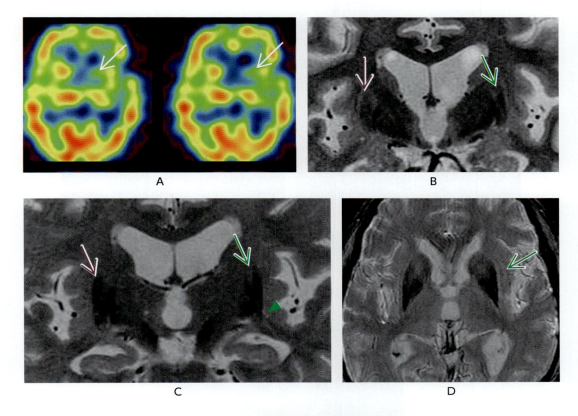

図V-3-12　多系統萎縮症　72歳，女性

1年前より右上肢の動かしにくさ，巧緻運動障害，小字症，易転倒性が出現した．神経学的には両側右優位の固縮，前傾姿勢，腕振り低下，姿勢反射障害，両側右優位の parkinsonism を認めた．
A：SPECT にて右と比べて左被殻に優位に血流低下を認める．MSA-P を示唆する所見である．当時の MRI では確実な異常を指摘できない．
B：A より1年後の STIR 冠状断像にて，右被殻（→）に比べて明らかな左被殻（→）の萎縮がある．右優位の臨床症状に対応して，左被殻の萎縮があることを示し，MSA-P と考える．
C：同時期の T_2 強調冠状断像にて，低信号を示す左被殻（→）は明らかに右被殻（→）より萎縮している．左被殻の外側に細い線状の高信号を認める（▶）．
D：さらに，1年後の T_2^* 強調像にて左被殻の外側は直線状となり（→），左被殻に萎縮を認める．

にその後ろに中心溝が位置することである．中心溝は他の脳溝とは交差しない．
　中心溝の前部にある皮質が運動皮質である．中心溝の後ろにある脳溝が中心後溝であり，中心前溝，中心溝，中心後溝と3個の脳溝が平行に並ぶ．中心後溝と交差し，後方に伸びる脳溝が頭頂間溝である．その頭頂間溝の上部，内側よりが上頭頂葉小葉であり，下方，外側寄りが下頭頂葉小葉となる．さらに，中心溝より後方で，正中から左右に伸びている脳溝が帯状溝縁部になる．
　・脳外側面での同定（**図V-3-13B**）：上方の

横断面では中心溝の同定は容易であるが，上前頭溝のない，脳の下方では上記の方法では同定が困難になる．そのような場合には矢状断像（脳外側端から約1.5 cm）から中心溝を同定する．
　Sylvius 裂の前部において上行する Sylvius 前上行枝，前方に走る水平前枝を同定する．前上行枝の後部にあるのが下前頭回弁蓋部であり，その後部に上方から下りてくるのが中心前溝である．その後方の脳回が中心前回である．さらに，後方に中心溝，その後方に中心後回がある．下前頭回の上部に水平に走るのが下前頭

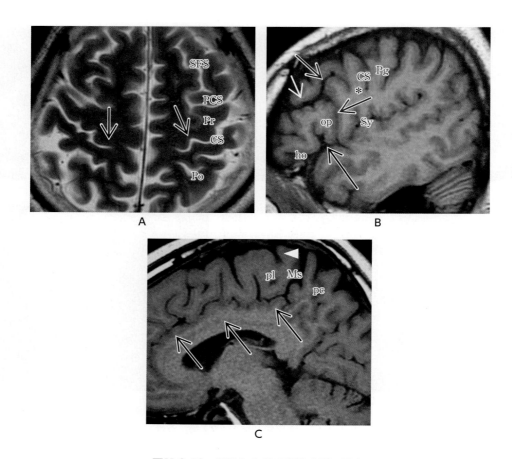

図V-3-13　MRIにおける運動皮質の同定

A：T₂強調横断像の脳上部において，前頭葉内で前後に走る上前頭溝（superior frontal sulcus；SFS）を同定し，それに交差する脳溝が中心前溝（PCS）であり，その後が中心前回（Pr），さらにその後に中心溝（CS）が位置することである．中心溝は他の脳溝とは交差しない．この方法が中心溝同定の最も基本的な方法である．中心溝の前部にある皮質が運動皮質（→）である．中心溝の後ろにある脳溝が中心後溝（Po）であり，中心前溝，中心溝，中心後溝と3個の脳溝が平行に並ぶ．

B：T₁強調矢状断像（正中より約15mm外側）にて，Sylvius裂の前部において上行するSylvius裂（Sy）前上行枝（→），および前方に走る水平前枝（ho）を同定する．前上行枝の後部にあるのが下前頭回弁蓋部（op）であり，その後部に上方から降りてくるのが中心前溝（→）である．その後方の脳回が中心前回（＊）である．さらに，後方に中心溝（CS），その後方に中心後回（Pg）がある．下前頭回の上部に水平に走るのが下前頭溝（白矢印）である．下前頭溝と交差するあるいはその後方に上方から降りてくる脳溝が中心前溝にあたる．

C：T₁強調矢状断像（正中より外側，約11mm外側）にて，脳梁上部の帯状溝を同定する（→）．次に，その最後部に当たる帯状溝縁部（Ms）を確認する．その脳溝の前に位置する脳回が中心傍小葉（pl）であり，その後ろの脳回が楔前部（pc）である．その帯状溝縁部が頭頂に届く直前にある脳溝が中心溝（▶）である．

溝である．下前頭溝と交差するあるいはその後方に上方から下りてくる脳溝が中心前溝にあたる．

・脳内側部での同定（**図V-3-13C**）：正中より外側（約11mm外側）のT₁強調矢状断像により，脳内側面にて中心溝を同定できる．この方法はホルマリン固定後の剖検脳にて神経病理医が行っている方法でもある．脳梁上部の帯状溝を同定する．次に，その最後部にあたる帯状溝縁部を確認する．その脳溝の前に位置する脳回が中心傍小葉であり，その後ろの脳回が楔前部である．その帯状溝縁部が頭頂に届くその直前にある脳溝が中心溝である．

② 内包後脚内の皮質脊髄路（**図V-3-14**）
内包後脚を4等分した前から3番目に皮質脊

3 神経放射線学的検査

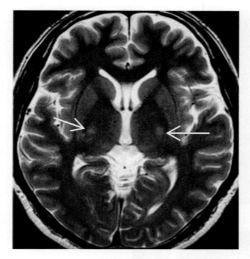

図V-3-14　内包後脚内の皮質脊髄路

T₂強調横断像にて　内包後脚を4等分した前から3番目に，正常皮質と同程度の信号強度を示し，内包後脚の他の白質に比べて，高信号を示す，円型あるいは楕円形の構造があり，皮質脊髄路を示している（→）．T₁強調像でも皮質と等信号であり，他の白質よりも低信号として認められる．FLAIRでも高信号を示すので，FLAIRでの高信号をもって異常としてはならない．

髄路が通っている．T₂強調像では正常皮質と同程度の信号強度を示し，内包後脚の他の白質に比べて，高信号を示す．円型あるいは楕円形である．T₁強調像でも皮質と等信号であり，他の白質よりも低信号として認められる．FLAIRでも高信号を示すので，FLAIRでの高信号をもって病的としてはならない．

③ ALSの画像所見

- 運動皮質：ALSでは運動皮質にT₂強調像にて低信号を示す（図V-3-15）．この低信号は通常のfast spin echo法のT₂強調像より，時間はかかるがspin echo法がより明瞭である．また，1.5Tに比べて3Tの機種がより鮮明に認められる．上位運動ニューロン徴候の左右差に従い，片側のみに低信号がある，あるいは低信号の強さに左右差を認めることもある．50～60歳以上になると，加齢により皮質に低信号を示すこともあるので，その区別が難しくなる．ALSでは運動皮質のみに低信号があるのに対して，加齢ではその他の皮質にも低信号を認めることが多い．
- 内包後脚および大脳脚内の皮質脊髄路：内包後脚および大脳脚内の正常の皮質脊髄路が，T₂強調像では他の皮質と同様な信号強度を示すのに対して，ALSにて変性した皮質脊髄路は，他の皮質よりも高信号を示す（図V-3-15C）．正常の皮質脊髄路とほぼ同じ大きさの高信号として，ALSの異常な皮質脊髄路は捉えられる．運動皮質と同様に，fast spin echo法のT₂強調像より，spin echo法がより明瞭である．

プロトン強調像では繰り返し時間とエコー時間の調整により，図V-3-15Bのように髄液が低信号を示すようにすると，正常では内包後脚内の皮質脊髄路は，他の白質と等信号を示し，内包後脚内にて同定できない．しかし，ALSにより，皮質脊髄路が変性を示すと，高信号として捉えられる．

- その他の部位：認知症を伴うALS-Dでは前頭側頭葉が比較的対称性に萎縮を認め，側頭葉尖端部内側にT₂強調像にて高信号を認める．

B）脱髄性疾患の画像所見

1) 多発性硬化症（multiple sclerosis；MS）
- 脳：側脳室周囲白質，皮質下白質，脳幹，小脳に高信号をT₂強調像およびFLAIRにて認める．通常は大きなmass effectを認めることはない（図V-3-16）．活動性の有無は造影効果によって判断するので，その判断には造影剤の投与は必須である．造影後の画像はT₂強調像あるいはFLAIR画像にて高信号のある部位に点状，リング状などの造影効果のあるときに有意な所見と考える（図V-3-16）．造影後のT₁強調像では正常血管（特に静脈）が造影されるので，その造影効果を有意ととってはならない．（図V-3-16B, C）静脈はT₂強調像ではMSのような高信号を示さない．
- 脊髄：MSの活動性の脊髄病変はT₂強調像にて高信号を示す（図V-3-17〈767頁〉）．軽い腫大を伴うこともある．脊髄内部では

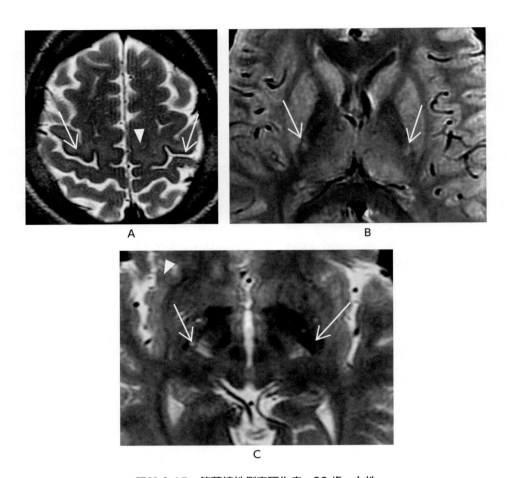

図V-3-15　筋萎縮性側索硬化症　33歳，女性

2年前より左上肢のうずくようなだるさと，力の入りづらさを自覚，1年半前には第1背側骨間筋の萎縮に気がついた．半年前より，呂律不良，水分でむせる，その後，右手の筋萎縮と筋力低下が出現．左足がつるようになった．
A：T₂強調像（spin echo法）にて，運動皮質に低信号を認める（→）．その前の中心前回白質にも高信号を認め（▶），両者の変性を示す．
B：プロトン強調像にて，正常の皮質脊髄路は内包後脚内の他の白質と同様の信号強度を示し，同定できないが，この画像では明らかな高信号を示し（→），異常である．皮質脊髄路の変性を示す．
C：T₂強調像（spin echo法）にて，大脳脚内の皮質脊髄路は他の皮質（▶）と比べて明らかな高信号を示し（→），異常である．皮質脊髄路の変性を示す．

後索あるいは側索に多い．ときに，前索あるいは中心灰白質に認められることもある．横断面での高信号は脊髄の半分以下のことが多い．3椎体以上の長さを示すことはまれである．造影効果は結節状で明瞭なことが多く，T₂強調像での高信号の部位に必ず存在する（図V-3-17）．高信号の範囲より，造影効果のある部位は小さい．矢状断像にて，脊髄内に複数の造影効果が認められることもある．しかし，1つの横断面で2個以上の造影効果があることはまれであり，不均一な造影効果が脊髄の半分以上を占めることはない．

C）視神経脊髄炎
・脳：以前には脳の病変は非特異的であるとされていたが，脳室近傍，特に第四脳室近く，延髄背側，あるいは視床下部などにある病変はNMOに特徴的な異常所見とされ

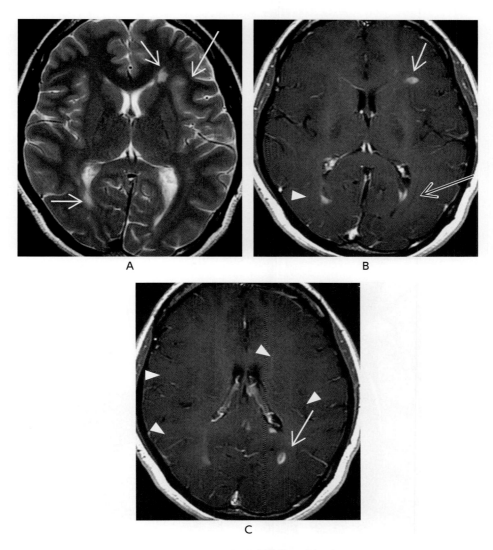

図V-3-16 多発性硬化症 28歳，女性

潰瘍性大腸炎とMSの既往がある例で，23日前より，両足のしびれ感があった．4日前より急激にめまいを自覚した．2日前より頭痛があり，MSの再燃が疑われた．
A：T₂強調像にて左前角周囲，左島回，右三角部周囲に高信号を認める（→）．MSの再燃が疑われる所見である．
B：造影後のT₁強調像にて，左島回に楕円形の造影効果を認める（→）．活動性を示す所見であり，MSの再燃である．また，右後角周囲にも造影効果を認める（▶）．左後角付近にも造影効果の疑いがある（→）．
C：造影後のT₁強調像（図Bより少し上部）にて，左後角周囲には造影効果があり（→），図Bと連続していることがわかる．右後角付近の造影効果も図Bと連続している．正常静脈と考えられる造影効果が多数あるが（▶），異常ととってはならない．T₂強調像と比較し，T₁強調像でのMSの病変があることを確認してから，造影後の画像を見る必要がある．

ている．延髄背側では孤束核と最後野を中心とする病変が頑固なしゃっくり，嘔吐に関係する．また，視床下部の病変は記憶・行動異常，深刻な体重減少，昼間の眠気，体温調整の異常などを起こす（**図V-3-18**）．

T₂強調像では高信号を示し，T₁強調像では低信号を示し，軽いmass effectを示すことも

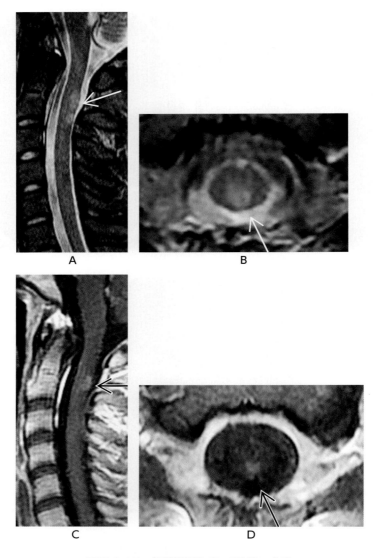

図Ⅴ-3-17　多発性硬化症　20歳，女性

MSと診断されていた女性．8日前より，両大腿部のしびれ感が出現．体幹，上肢に痺れが拡大し，MS再発を疑われて入院した．C4レベル以下の触覚・痛覚低下，痺れは腹部から大腿部にもっとも強い．Lhermitte徴候陽性，両上肢腱反射亢進を認めた．

A：T_2強調矢状断像にてC2背側に高信号を認め，軽い腫大がある（→）．高信号の境界は明瞭である．

B：T_2強調横断像（C2）にて，両側後索を中心に境界が比較的明瞭な高信号を認める（→）．高信号の範囲は脊髄の半分以下である．

C：T_2強調矢状断像にてC2背側に境界明瞭な造影効果を認める（→）．造影効果の大きさは，T_2強調像での高信号領域（図A）より小さい．活動性のあるMS病変と考えられる．

D：造影後のT_1強調横断像（C2）にて脊髄後索に造影効果を認める（→）．

ある．造影効果の見られることが多い．

　臨床上の特徴としては，多発性硬化症に比べて高齢の女性に多いことがある．

・視神経：視神経炎による視神経病変は，脂

3 神経放射線学的検査

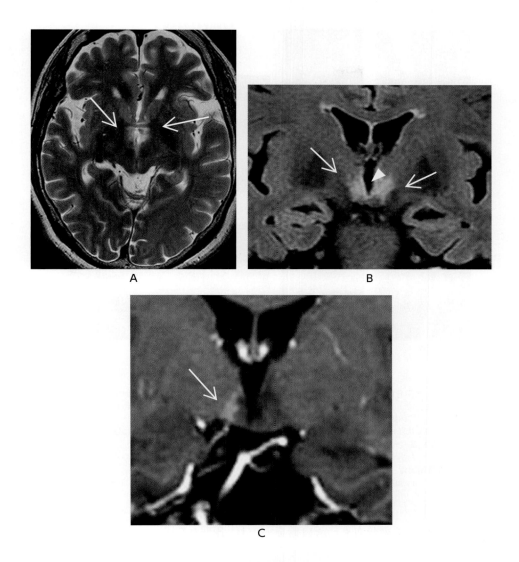

図V-3-18 視神経脊髄炎 60歳，女性

視神経脊髄炎と診断されていた患者．10日ほど前より，昼間の眠気が出現し，仕事中でも居眠りをするようになった．目の見えにくさも感じていた．3日前より歩行時に右に傾くようになり，以前からある胸部圧迫感も増悪した．両手の突っ張り感が増悪した．入院時，Na 123 mg/dLと低Na血症があった．
A：T_2強調像にて第三脳室の両外側に高信号を認め（→），視床下部の病変と考えられる．
B：FLAIR冠状断像にて第三脳室前部の両外側に高信号を認め（→），昼間の眠気に対応した視床下部病変と考えられた．第三脳室の右側に軽いmass effectがある（▶）．
C：造影後のT_1強調冠状断像にて，視床下部病変の右側に造影効果を認める（→）．造影効果のない左の病変は低信号を示す．なお，右視索にも病変があった（非掲載）．低Na血症は視床下部病変によると考えられ，ステロイド治療によって改善した．

肪抑制後のT_2冠状断像と脂肪抑制造影後のT_1強調冠状断像にて撮像することが重要である．病変はT_2強調像では高信号を視神経全体に示し，軽い腫大を認めることが多く，その一部に造影効果を認める．

NMOでは多発性硬化症とは異なり，両側の視神経が同時に侵されたり，視交叉の両側にわたる病変が認められる．

・脊髄：脊髄病変の多くは3椎体以上の長さを有し，T_2強調像にて高信号を示す（図

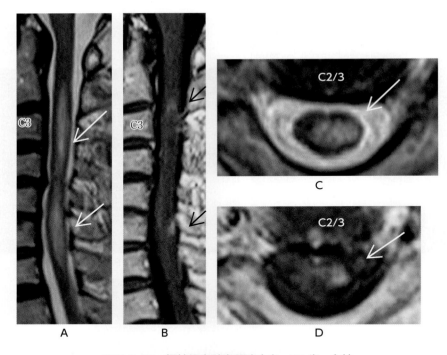

図V-3-19 視神経脊髄炎関連疾患 72歳，女性

18日前に，左半身に力が入らなくなる．その後状態が悪化し，1週間前頃より転倒するようになり，他院を経由して，当院に入院した．C3以下の左のみの筋力低下，右の温痛覚の低下を認めた．抗アクアポリン4抗体陽性であり，NMO関連疾患と診断された．
A：T_2強調矢状断像にて，頸髄は軽い腫大を示し，C2-7にかけてほぼ連続する高信号を脊髄の中心部に認める（→）．
B：造影後のT_1強調矢状断像にて，C2/3中央とC6後部に結節状の造影効果を認める（→）．
C：T_2強調横断像（C2/3）にて脊髄の中央部から左にかけて高信号を認める（→）．
D：造影後のT_1強調横断像（C2/3）にて，脊髄の左に結節状の造影効果を認める（→）．

V-3-19）．横断像での分布も，灰白質を含む中央部に多い．ときに，周辺部にも病変を認める．軽い腫大を示すこともある．活動性のある病変の多くは造影効果を認める．

4 血管造影とIVR

A 脳血管造影
cerebral angiography

a．目的
頭蓋内血管を描出することを目的とした，侵襲性の高い検査である．神経内科疾患では小動脈を侵す血管炎などが最も適応になる．

b．原理と方法
経大腿動脈性に造影目的の血管（内頸動脈あるいは椎骨動脈）までカテーテルを進め，血管造影用の水溶性造影剤を投与し，それをX線撮影の原理で撮像する．現在はフィルムの代わりに，イメージインテンシファイアーとテレビ系を用い，コントラスト分解能にすぐれ，造影剤投与前・投与後の画像の引き算により血管像を描出する手法をDSA（digital subtraction angiography）と呼ばれ，広く普及している．

c．異常所見
神経内科疾患では血管炎が最も適用度が高い．動脈の閉塞，狭窄を認めることがある．

B IVR
Interventional Radiology

a. 目的
神経内科疾患では脳梗塞に対しての血栓溶解療法が主である．脳血流量が低下し障害を受けているが，速やかな血流再開と治療により回復しうる脳の領域を，ペナンブラと呼ぶ．同部位を非可逆的な虚血に陥るのを防ぐのが最も重要な目的である．

b. 原理と方法
カテーテルを目的の動脈に進め，血栓の直前にて遺伝子組換え組織プラスミノーゲンアクチベータ（recombinant tissue plasminogen activator：rt-PA）を投与し，血栓を溶解させる．

5 核医学検査
radioisotope examination（RI）

A SPECT
single photon emission computed tomography

a. 目的
体内に注入したRadioisotope（RI）から発する放射線を体外の種々の方向から計測し，コンピューターによる画像再構成を行って，人体の断層面でのRIの分布を見るものである．対象とする核種は^{201}Tl，^{99m}Tcなどの単光子ガンマ線放出核種である．

b. 原理と方法
ガンマカメラ回転型が日常診療に用いられる．コリメーターとNaIシンチレーション検出器，位置とエネルギー選別の電子回路，画像収集および表示装置などがある．コリメーターには小さな孔が空いており，この孔を通過したガンマ線のみが検出器に到着し，そのエネルギーに応じてシンチレーションが発光し電子回路によってエネルギー選択，検出器の発光場所を検出し，画像化する．

脳血流測定には^{123}I-IMP，^{99m}Tc-HMPO，^{99m}Tc-ECDが用いられる．これらの物質は正常なBBBを通過し，初回循環で脳に取り込まれ，代謝されて比較的安定した物質となって脳内に留まる．

^{123}I-IMPはかなりの量が肺に蓄積し，徐々に洗い出されるため脳の放射能は次第に増加し，いわゆる再分布現象を呈する．一方，^{99m}Tc-HMPO，^{99m}Tc-ECDでは再循環はないと考えられている．脳虚血の診断，部分てんかん，脳変性疾患の診断に有用な情報が得られる．

c. 異常所見
1. 血流低下
SPECTにて異常を示す神経疾患は血流低下を示すことが多い．図V-3-12A（761頁）は多系統萎縮症にて右のparkinsonismが強かった症例である．症状に対応して，左被殻の血流低下を認める．当時のMRIでは左被殻の異常を指摘できない．

2. 血流上昇
部分てんかんの発作時に撮像されたSPECTでは焦点と考えられる部位が血流上昇を示すことが多い．また痙攣後脳症でも，拡散強調像にて高信号を示す部位に血流増加を認める．MELASの発作時も病変部位に血流増加を認める．

B PET
positron emission tomography

a. 目的・原理・方法
PETはサイクロトロンから取り出したポジトロン（陽電子）放出核種を化合物と標識して投与する．ポジトロンから放出されるガンマ線は180度反対方向に放出されるので，対向する検出器での時間差により位置情報を得て，測定値による濃度分布により断層像をつくる．イメージの定量性に優れている．

代表は18F-FDG（フルオロデオキシグルコース）であり，グルコースにポジトロンを組み込んだものである．グルコース代謝を知るために用いられる．

b. 異常所見
Alzheimer病の18F-FDG-PET検査では側頭葉や頭頂葉に糖代謝が低下し，同部位の集積が低下する．

部分てんかんの焦点では発作時には高血流，高代謝，非発作時には低代謝，低血流として描出され，それぞれ集積の上昇と低下を認める．

neurolymphomatosis（神経リンパ腫症）ではリンパ腫の浸潤のある末梢神経に集積を認める．

C MIBG シンチグラフィ
metaiodobenzylguanidine scintigraphy

a．目的・原理

MIGB（ヨード123標識 metaiodobenzyl-guanidine）はノルエピネフリンとよく似た物質であり，心臓によく集まる．自律神経障害を示す疾患，Parkinson病（PD）やレヴィー小体型認知症（dementia with Lewy body；DLB）ではこの薬剤の心臓への集積が低下する．これを利用して，心筋シンチグラムにて末梢交感神経終末の機能低下をみて，PDとDLBの診断の参考にする．

b．方法・異常所見

取り込み量は心臓と上縦隔の比（H/M比）で判定する．正常域は早期相（投与15分後：2.20 ± 0.16），後期相（投与3時間後：2.16 ± 0.22）とされている．PDとDLBではそれ以下になる．多系統萎縮症（MSA-P）でも取り込み低下を認めることがある．

D 脳循環
cerebral circulation

脳循環に関して多くの施設で用いられているのは SPECT である（同項目参照）．

また，解決すべき多くの問題はあるが，MRIと一緒にできる arterial spin labeling 法が最も簡便で，非侵襲で有用性も高い（同項目を参照）．

文献

1) 柳下　章：神経内科疾患の画像診断．学研メディカル秀潤社．2011．
2) 柳下　章：エキスパートのための脊椎脊髄疾患のMRI．第3版．三輪書店．2015．
3) 高橋昭喜編：脳血管障害の画像診断．中外医学社．2003．
4) Dillon WP：Neuroimging in neurologic diseases, in Harrison's Principles of Internal Medicine，eds. Longo DL, Kasper DL, et al. 16th ed. p3240-3250, McGraw-Hill, 2012.

［柳下　章］

4 電気生理学的検査

1 脳波と脳磁図
electroencephalography・magnetoencephalography

【概説】

 脳波とは，時々刻々と変化する脳の神経細胞の自発的電気的活動を，頭皮上の電極から記録したものである．一方，脳磁図は，神経細胞の活動に伴って発生する極微弱な磁場を特殊な装置で計測する．つまり脳波と脳磁図は，本質的には同一現象を異なった方法で測定している．どちらも脳に直接刺激あるいは負荷をかける必要がないため，極めて安全な検査法である．

A 脳 波
electroencephalography（EEG）

a. 目 的

 脳波は客観的，非侵襲的，簡便・安価に大脳機能を評価できる検査法である．検査の目的は，脳波による神経疾患の診断であり，脳波に異常があるか否か，あればいかなる性質の異常があるかを見極める．脳腫瘍，脳血管障害などの局在病変を有する疾患では，画像診断の方が明らかに有用である．しかし，脳波は画像としてとらえられることの少ない機能的神経疾患群（特にてんかん），代謝性脳症，意識障害の診断に必要不可欠な検査法であることを強調したい．

b. 原 理

 頭皮上の電極に反映される，大脳皮質の神経細胞群の自発的電気変動を脳波計で記録したものである．直径1cmの皿電極から記録される脳波は，数百万個（約$6\,cm^2$）の神経細胞の集合電位である．
 脳波の発生源は，視床非特殊核のインパルス

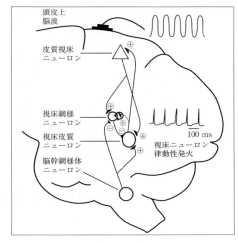

図V-4-1 脳波の発生機序
上行性網様体賦活系，視床および大脳皮質ニューロンの機能が統合されて正常脳波が発生する．

により，大脳皮質V層にある大錐体細胞に生じるシナプス後電位であり，電位的には深部の細胞体と表層の尖端樹状突起とで電流双極子（dipole）を形成している．多数の錐体細胞が同期して生じる電場変化（興奮性シナプス後電位と抑制性シナプス後電位）の総和が脳波の主成分である（図V-4-1）．錐体細胞群の深部の細胞体に過分極状態または樹状突起に脱分極状態が発生すると，皮質表面は陰性電位となる．その逆の場合は，皮質表面が陽性電位となる．
 脳波のリズムは視床で形成され，視床の抑制性介在ニューロンの反回抑制が興奮・抑制リズムを形成すると考えられている．さらに，視床は脳幹網様体賦活系の影響を受けるため，脳波は覚醒・睡眠状態や意識レベルにより変化する（図V-4-1）．

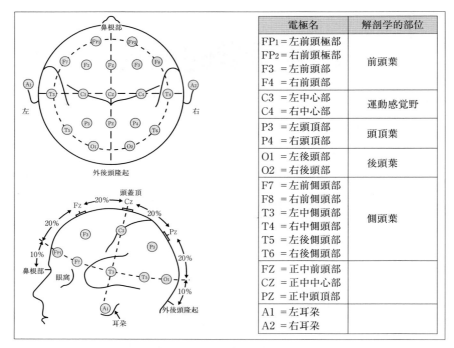

図V-4-2 国際10-20法による電極配置，電極番号および部位名称
前後方向は nasion（鼻根部）と inion（外後頭隆起），横方向は左右の耳介前点を結び，それぞれを10等分する．計19個の電極を頭皮上に配置する．奇数は左側，偶数は右側を示す．Aは耳朶を表す．

c. 検査方法

頭皮上に装着した電極から導出し，脳波計で電圧の増幅を行い，記録紙にペン書きする．最近は，波形のアナログ信号をデジタル化して電子媒体に記録し，保存・解析するデジタル脳波計が普及している．記録終了後，モニター画面に再生し，視察的判読を行う．また，必要な箇所のみを印刷したり，電子カルテに保存もできる．

1. 電極の配置法

電極配置には国際的取り決めがあり，国際10-20法と呼ばれている．図V-4-2 に示すように，頭皮上に19個と両側耳朶の前面に2個，計21個の電極を装着する．10-20法の利点は，1）頭囲の大小に関係なく，左右差なく一定の部位に電極配置ができる，2）何度検査しても同一部位に配置できる，3）電極の位置と大脳の解剖学的部位の対応が確認されている，ということである．

2. 差動増幅と極性

脳波計ではグリッド1（G1）の電極とグリッド2（G2）の電極の電位差を測定する（図V-4-3）．脳波計では上向きの振れが陰性で，下向きが陽性であるが，両電極間の電位差として脳波が記録されるため，G1の入力がG2に比べて陰性の場合は上向きに，陽性の場合は下向きに記録される．

3. 導出法と電位分布

一般に用いる導出法は，基準電極導出法と双極導出法であり，それぞれの特徴を理解した上で，脳波判読を行う．

A）基準電極導出法（referential derivation）

電気的活動源に近い頭皮上の活性電極（G1）と電気的に不活性と考えられる耳朶（G2）を基準にしてその電位差を記録する．活性電極の下にある限局した脳の電位変動の絶対値に近いものが記録できるため，全般性脳波異常や左右差の検出に向いている．注意すべき点は，ヒトの身体は電導体のため，耳朶に近い側頭部の電位（側頭葉てんかんの棘波）を拾うことがしばしば起こる．つまり，耳朶が決して電気的にゼ

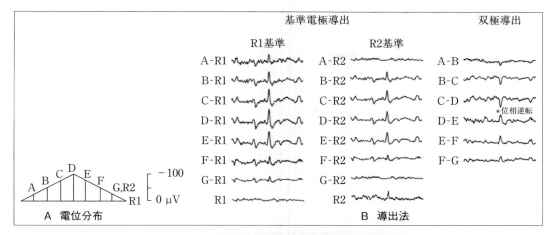

図V-4-3　基準電極導出法と双極導出法の特徴

てんかん焦点がDの電極を最大とする電位分布を取ったとする（A）．基準電極導出法（B左）では耳朶の電位がほぼゼロならば（A, R1），最大振幅を示す導出（D-R1）によりDが焦点だと判定できる．しかし，耳朶の活性化（A, R2）が起こると波形が影響を受け（D-R2），その判定が難しくなる．双極導出法（B右）では位相逆転（*）により，最大電位の場所（D）が決まる．

ロでなく（耳朶の活性化），正確な電位分布を示さないことがある（図V-4-3）．

B）双極導出法（bipolar derivation）

　頭皮上の2箇所の活性電極（G1, G2）をつなぎ，その電位差を記録する方法である．ともに活性電極であるため，G1, G2の電位の関係により，波形が歪み，正確な電位分布の判定が困難なことがある．しかし，位相逆転（phase reversal）により焦点性異常の判定が容易である．位相逆転とは，1つの波（例えば焦点性棘波）を隣接する2つの双極導出で記録すると，その2つの記録で，波の極性が反対方向になることをいう（図V-4-3）．局在性脳波異常の検出に適している．なお，G1とG2の電位が等しい場合は，変化は互いに打ち消され，平坦な脳波となる．

4. 賦活法（activation procedures）

　賦活法を行う意義は，1）安静時脳波ではみられない潜在的な異常波形の誘発，2）異常所見をより明瞭にする，3）異常波形が賦活により消失・増強するか，である．ルーチン検査で実施される賦活法は，光刺激（photic stimulation）［ストロボによるフラッシュ刺激を10秒間，刺激頻度は複数（3〜21 Hz）］と過呼吸（hyperventilation）（1分間に20回程度で3分間）である（図V-4-4）．光突発反応やてんかん発作波が記録される．開閉眼や音刺激もα波や徐波の反応性を調べるために必ず行われる．また，てんかん診断には，断眠による睡眠賦活も必要である．

5. 脳波・ビデオ長時間モニタリング

　脳波と患者ビデオを同時に24時間以上連続モニターし，脳波とてんかん発作をコンピュータシステムに保存して，てんかん発作の臨床症候と発作時脳波を詳細に解析するものである．てんかん発作型とてんかん焦点部位を正確に診断でき，難治性てんかんの外科治療の適応を決定するのに有用である．

d. 正常所見（読み方と意義）

　脳波診断は正常人の脳波の特徴を正確に理解することに尽きる．脳波は種々の生理的状態により変動し，安静閉眼時に背景活動として後頭部優位に出現するα波も，年齢，覚醒・意識状態，開閉眼，精神集中，血糖値，発熱，薬物などにより変化することを知り，脳波記録時の患者の状態を考慮して診断する必要がある．

1. 脳波特有の用語

　脳波判読のためには，脳波特有の用語を知っておく必要がある．

A）周波数と振幅

　周波数成分は波の速さによって以下のように

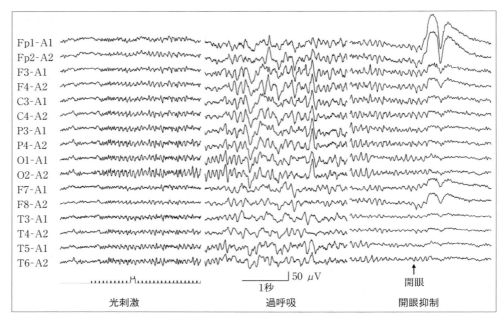

図V-4-4 脳波の賦活法
光刺激では光駆動，過呼吸ではビルドアップを認め，開眼ではα波が抑制される．

区分され，命名されている．α波は8～13 Hz, β波は14～30 Hz, θ波は4～7 Hz, δ波は0.5～3 Hzである．δ波，θ波は徐波，β波は速波とも呼ばれる．脳波の振幅は谷から山までの高さをいい，通常は5～150 μVである．

B) 電位分布

活動が全体に出現する場合をびまん性，一側に出現する場合を半球性，限局して存在する場合を局所性という．

C) 覚醒度

脳波は変化する覚醒度（vigilance）を考慮しながら，読む必要がある．覚醒度が低下すると後頭部のα波の連続性が乏しくなり，周波数も遅くなり，振幅が低下する．この時に徐波が出現しても覚醒度が高いときに出現する徐波に比べて病的意義はない．

D) 反応性

開眼，音，光，痛み刺激に対する脳波の反応性を指す．反応性がないとそれだけ異常の程度が強い．

E) 活動の出現様式

徐波や棘徐波複合が左右両半球にほぼ同時に出現する場合，徐波や棘徐波複合が両側同期的に前頭部優位に出現するなどと表現する．一方，このような徐波の非対称性が明らかな場合，非同期的に出現するという．

徐波が不規則な間隔で群発（burst）する場合を間欠的（intermittent）といい，ほぼ連続的に出現する場合を持続的（continuous）と表現する．一定の間隔で出る場合は周期的（periodic），もっと間隔が短くなると反復性（repetitive）と表現される．

2. 覚醒時脳波

脳波の経年齢的変化を理解しておかなければならない．

A) 健常成人

覚醒，安静時の成人（25～65歳）の脳波所見は，1) 閉眼状態で左右対称性のα波（10 Hz前後，30～50 μV）が後頭部優位（優位律動 dominant rhythm）に出現する，2) 優位律動は開眼，音，痛み刺激，精神活動により減衰し（α減衰，αブロック）（図V-4-4），睡眠期にも減少・消失する（図V-4-5），3) 左右後頭部でのα波の振幅差は50%以内，周波数差は

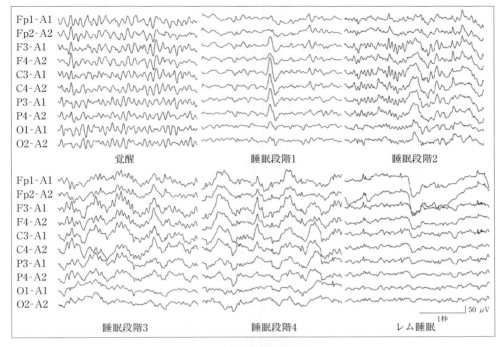

図Ⅴ-4-5　睡眠脳波所見

覚醒，ノンレム睡眠（1～4），レム睡眠の脳波変化を示す．

1 Hz 以内であり，4）低振幅 β 波（10～20 μV）を前頭部優位に認め，5）てんかん発作波や徐波などの異常波形を認めない．また，正常特殊型として数％に低振幅速波パターンがある．

B）高齢者

65 歳以上の脳波を指すが，45 歳以降には側頭部に少量の低振幅 θ（特に左）が出現するようになる．高齢者の脳波の特徴は，優位律動の周波数が加齢とともに遅くなり，8～9 Hz となる．

C）小　児

3ヵ月で後頭部に律動性 θ が出始める．1～1.5 歳で α 波が出現する．5～6 歳で α 波と θ 波の量がほぼ等しくなる．8 歳では 8～9 Hz の α 波が優位となる．前頭・側頭部にはかなりの θ 波があってもよい．12 歳では，側頭部に θ 波があってもよい．15～25 歳では，ほぼ成人と同じ 9～11 Hz の α 波となるが，若年者後頭部徐波（posterior slow waves of youth）や，徐アルファ異型律動（slow a variants）がみられる．ときに側頭部に θ 波が出現してもよい．

3．睡眠脳波

覚醒脳波と同じく，経年齢的変化を理解しておく必要がある．

A）健常成人

睡眠がだんだん深くなると，脳波の周波数は遅くなり α 波が消失し θ，δ 波が出現する．このように脳波の周波数が遅くなることから徐波睡眠（ノンレム睡眠）と呼ばれている．もう一つの睡眠がレム REM 睡眠である．REM は急速眼球運動（rapid eye movement）の頭文字を取ったものである．この睡眠のときには眼は閉じているが，眼をきょろきょろ動かす運動，身体や頭を支える筋の緊張の消失があり，夢をみている．国際分類では脳波からノンレム睡眠を 4 つの段階に分けている（**図Ⅴ-4-5**）．

ⅰ）第Ⅰ期（入眠期）：軽い刺激で覚醒状態に戻る．α 波の周波数が遅くなって消失し，θ 波が出現する．第 2 段階に移行する時期には頭蓋頂鋭波（vertex sharp transients）が出現する．

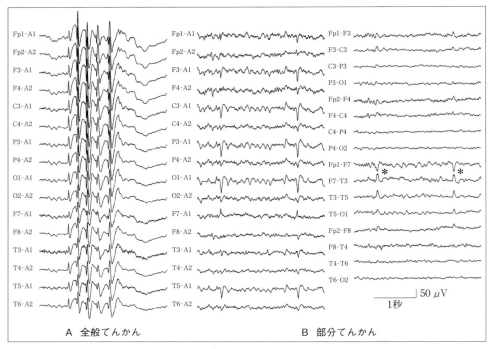

図 V-4-6　全般性強直間代発作症例（A）と複雑部分発作症例（B）の脳波所見
Aでは全般性棘徐波複合，Bでは基準電極導出で左前側頭部（F7）に陰性スパイクを認める．双極導出で位相反転（＊）があり，焦点性てんかんであることがわかる．

ⅱ）第Ⅱ期（軽睡眠期）：浅い眠りで寝息をたてる状態である．強い刺激を与えないと覚醒しない．θ波と同程度の周波数であるが，振幅は増加し，ときどき紡錘波（sleep spindle）が見られる．

ⅲ）第Ⅲ，Ⅳ期（深睡眠期）：深い眠りで完全な眠りである．ゆり動かさなければ覚醒しない．高振幅δ波が見られ，第3段階では2 Hz以下で振幅が75 μV以上の徐波が記録の20～50％を占める．第4段階では2 Hz以下で振幅が75 μV以上の徐波が記録の50％以上を占めるようになる．

ⅳ）レム睡眠：第1期に近い脳波を呈する．

ノンレム睡眠とレム睡眠は平均90分程度で交代を繰り返す．20歳代では，Ⅰ期5～10％，Ⅱ期30～50％，Ⅲ/Ⅳ期20～40％で，レム睡眠が25％程度である．

B）高齢者

レム睡眠は加齢に伴い減少し，50歳代では20％，60～70歳代では15％程度となる．

C）小児

3ヵ月で紡錘波が出現する．5～6ヵ月で頭蓋頂鋭波が出現する．小児では覚醒～睡眠に至る変化が急で，予測不可能なことがある．睡眠時に，異常と間違いやすい生理的リズムが出現するので，覚醒度の変化に気をつけて脳波を読む必要がある．過剰紡錘波（extreme spindle），入眠時過同期（hypnagogic hypersynchrony）や出眠時過同期（postarousal hypersynchrony）を異常と見誤らないようにする．

4．脳波判読の基本

安静覚醒閉眼状態における脳波が判定の基本となる．脳波判読は基本的に目で見た波形分析である．以下の活動に注目して判読を進める．

B）優位律動（dominant rhythm）

脳波の背景活動として注目するのは，優位律動である．これは脳波のすべての背景活動を構成する各種の周波数成分のうち，いちばん時間

的に多く出現している周波数成分を指す．正常成人では，通常後頭部優位に出現するα波が優位律動となる．その周波数（Hz），振幅（μV），分布，左右差の有無，出現量，刺激（開閉眼）や各種賦活法による変動性を注意深く観察する．正常成人（25～65歳）では，9～11 Hz のα波が後頭部優位に出現し，開眼，光，音刺激などで抑制される．周波数の変動は1 Hz 以内で，それを超すと不規則で非律動的に見え，脳の統合機能が低下していることを示唆する．

C）**背景活動**（background activity）

優位律動以外に混入する徐波と速波がないかどうかをチェックする．正常では傾眠状態にならない限りθ，δ波は出現しない．ただし，加齢の影響で側頭部にθが10％程度出現することは許容範囲である．前頭部には低振幅のβ波が出現することがある．

D）**賦活法**

過呼吸では，生理的徐波化（build-up）が起こるが小児ほど著明で，成人では起こりにくい．光刺激では光駆動（photic driving）や背景活動の抑制がみられる．

E）**突発波**（paroxysmal waves）

背景活動から浮き立つ波を突発波 paroxysmal waves という（図 V-4-6）．生理的意義はてんかん原性である．棘波（spike），鋭波（sharp wave），棘徐波複合（spike and wave complex）などを指す．棘波は持続が20～70 ms，鋭波は70～200 ms である．

F）**アーチファクト**

脳波計のチャンネルに余裕があれば，垂直・水平方向の眼球運動，心電図をモニターする．体動，眼球運動，筋電図，心電図，脈波などのアーチファクトとの鑑別に便利である．

e．**異常所見（読み方と意義）**

1．**優位律動の異常**

優位律動は脳機能，特に皮質の統合機能を表す．α波の周波数が遅いことは，脳機能低下を意味する．正常人でも右後頭部のα波が左よりも振幅が大きい傾向にある．しかし，振幅の左右差が50％以上あれば，病的である．周波数の左右差にも注意が必要である．一側で開眼によるα波の抑制が欠如する場合は，その半球の機能異常が示唆される．一側で光駆動が欠如する場合は，その半球の機能異常が示唆される．

2．**背景脳波活動の異常と解釈**

徐波あるいは棘波があるときはその分布が両側性か半球性か局所性か検討する．徐波の場合，周波数が遅くなればなるほど，また振幅が高くなればなるほど病的意義は高い．δ波や高振幅速波などがほぼ持続的に認められる場合は異常であり，その異常が限局性ならば，そこに器質的異常が存在する可能性が高い．また，徐波が出現している場合はその反応性を検討する．反応性が低いとそれだけ病的意義が高い．

A）**前頭部間欠性律動性デルタ活動**（frontal intermittent rhythmic delta activity；FIRDA）

FIRDA は前頭部優位に間欠的に両側同期性に出現する律動性δである（図 V-4-7 A）．以前は，間脳・脳幹部などの深部病変を示唆する所見とされていたが，代謝性，中毒性，炎症性などの原因による軽度～中等度の脳障害に見られることが多い．また，Alzheimer 病などの広範な皮質機能低下時にも出現する．後述の PPDA とは異なり，刺激に対して反応性がある．

B）**持続性多形性デルタ活動**（persistent polymorphous delta activity；PPDA）

PPDA は限局性に持続的に出現する不規則な高振幅徐波であり，限局性の病変，すなわち皮質を含む白質病巣を示唆する（図 V-4-7 B）．FIRDA とは異なり刺激に対して反応性に乏しい．

3．**てんかん発作波**

背景活動に含まれるα波などとは，形，周波数，振幅などの点で区別される一過性の波形で，棘波，鋭波やそれに徐波を伴う棘徐波複合，鋭徐波複合，多棘徐波結合（polyspike and wave complexes）などいろいろなパターンがある（図 V-4-6，8）．こうした突発波が脳波上に認められれば逆に臨床的に発作症状（てんかん）が観察される可能性が高い．突発波は被検者が実際に臨床発作を起こしていないときにも認めら

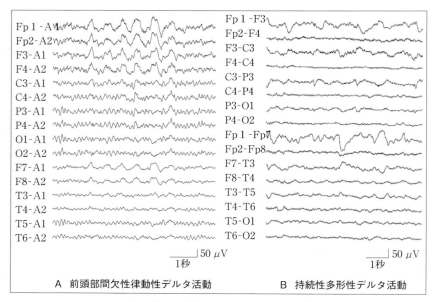

図V-4-7　前頭部間欠性律動性デルタ活動（A）と持続性多形性デルタ活動（B）

Aでは両側前頭部優位に間欠性で律動的なデルタ活動を認める．Bでは左前側頭部に持続的な不規則で多形性のデルタ活動を認め，これは局在的な脳機能障害を示唆する．

れる（発作間欠期）．棘波や鋭波は立ち上がりが立ち下がりより急峻で，背景活動から浮き立つと定義される．全般性てんかんでは全般性の棘徐波結合（図V-4-6 A），3 Hz 棘徐波複合（図V-4-8 A），多棘徐波複合，ヒプサリズミア（hypsarrhythmia）などが出現する（図V-4-8 B）．一方，棘波や鋭波が局在性に出現する場合は，部分発作（partial seizure）と関連づける（図V-4-6 B）．局在性に出現したてんかん発作波が大脳全体に拡大する状態を二次性全般化という．

4．偽性てんかん発作波（pseudo-epileptiform pattern）

てんかんと紛らわしいものとして以下の波形がある．どれも正常人で出現するので，病的意義はない．小鋭棘波（small sharp spikes），14＆6 Hz 陽性棘波，6 Hz 棘徐波結合（phantom spike），律動性中側頭部放電（rhythmic mid-temporal discharges）（別名精神運動発作異型 psychomotor variant），ブリーチリズム（breach rhythm），成人潜在性律動性脳波発射［sub-clinical rhythmic electrographic（theta）dis-charges of adults；SREDA］，ウィケット棘波（wicket spikes），後頭部陽性鋭一過波（positive occipital sharp transients of sleep）が知られている．

5．薬物速波

ベンゾジアゼピン系，バルビツール系薬剤の服用により，生理的にみられるβ波より振幅が高い（50μV以上）速波が前頭中心部優位に出現する．

6．周期性群発

A）周期性一側性てんかん波発射（periodic lateralized epileptiform discharges；PLEDs）

PLEDsは一側性に同期的に出現する高振幅複合波である（図V-4-9 A）．ヘルペス脳炎に特異的といわれるが，重篤な急性脳血管障害でもみられる．

B）周期性同期性放電（periodic synchronous discharge；PSD）

Creutzfeldt-Jakob病の約2/3では短周期性のPSDを認める（図V-4-9 B）．

C）亜急性硬化性全脳炎（subacute sclerosing panencephalitis；SSPE）

4 電気生理学的検査

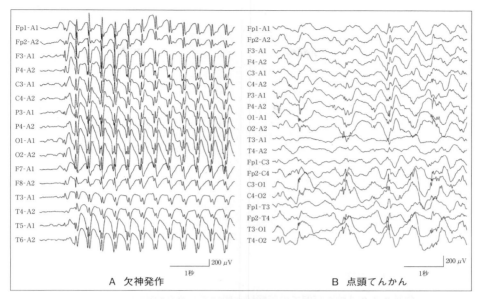

図V-4-8 欠神発作症例（A）と点頭てんかん症例（B）の脳波所見
Aでは全般性3Hz棘徐波複合を認め，過呼吸により誘発されやすい．Bでは棘波や高振幅徐波があちこちに無秩序に出現するヒプサリズミア（hypsarrhythmia）を呈する．

SSPEでは長周期性（3秒前後）の高振幅複合波（slow wave complexes）を認める．

7. 意識障害の脳波

意識障害が出現すると多様な異常脳波を呈する．まず，α，β波の出現が悪くなり，徐波の混入を認める．意識障害が重篤になるほど，θ，δ波が目立ち，昏睡状態になるとδが主体となる．

A）三相波（triphasic waves）

陰-陽-陰の三相性波形である．前頭〜中心部に著明で，肝性脳症に特徴的な脳波所見とされているが，他の代謝性脳症でも出現する（図V-4-10 A）．

B）バースト・サプレッションパターン（burst suppression pattern）

同期性に不規則高振幅徐波複合が出現し，その間欠期では背景脳波が抑制され平坦となった状態である．重篤な脳障害を示唆するが，バルビツール系薬物中毒でも出現する（図V-4-10 B）．

C）α昏睡

昏睡状態ではα波が主体のα-coma，β主体のβ-coma，睡眠紡錘波（spindle-coma）の出現がみられることがある．α-comaは脳幹部（橋）の血管障害のほか無酸素性脳症，薬物中毒などでもみられる．正常のα波と異なり，分布がびまん性で痛み刺激や音刺激に反応しない（図V-4-11 A）．

D）電気的脳無活動（electrocerebral inactivity）

2μV以上の電気的脳活動がみられない状態で，いわゆる脳死を意味する．平坦脳波ともいわれる．脳死判定時には感度を4倍以上あげて記録し，痛み刺激などの反応性をみなければならない．バルビツール中毒や低体温でも認められるので，気をつけなければならない（図V-4-11 B）．

B 脳磁図
magnetoencephalography（MEG）

a. 目 的

MEGは機能的MRIと同等の空間分解能をもちながら，血流量や酸素代謝率の変化ではなく，脳波と同様にミリ秒単位で神経活動を記録できる．このような優れた時空間分解能を利用し，臨床的にはてんかんの局在診断に威力を発

779

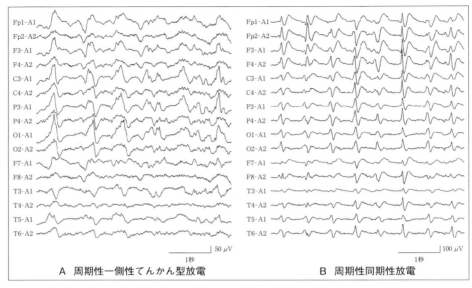

図Ⅴ-4-9 単純ヘルペス脳炎症例での周期性一側性てんかん型放電（A）とプリオン病における周期性同期性放電（B）

前者では左半球に限局した鋭波の周期性出現を認める（A）．これは，重篤な脳血管障害でも認められる．後者では1Hz程度の周期で両側性に鋭波の周期性放電が出現する（B）．

揮する．また，研究目的には視覚・体性感覚・聴覚・運動などに関するさまざまな脳機能マッピングに応用されている．

b. 原理

人体に発生する脳磁場は，地磁気の1億分の1以下と極微弱であり，測定は困難であった．しかし，超伝導を利用した超伝導量子干渉素子が開発されて可能となった．すなわち，液体ヘリウムによって約マイナス270℃の超低温に保った装置で磁場を記録し，電気信号に変換する．あとは脳波と同様に種々の処理を行える．

MEGは脳波とは異なり，脳脊髄液・骨・軟部組織などの電気抵抗によって信号が減衰しにくく，距離の2乗に反比例して減衰する．頭皮上脳波が記録されるためには約 $6\,cm^2$ の皮質領域が同期して活動する必要があるが，MEGでは半分の約 $3\,cm^2$ であり，信号／ノイズ比が高い．

c. 検査方法

電気活動と磁場の間には右ねじの法則があり，電流が生じればその周りに磁場が生じる．錐体細胞の樹状突起は皮質表面に対して垂直に伸びており，皮質下からの入力によって樹状突起に生じたシナプス後電位は，皮質表層に対して垂直方向の電流双極子を形成する．MEGで測定できるのは，頭皮に対して接線方向の電流に対応する磁場，すなわち脳溝内の皮質で生じた電位に対応した磁場である．

d. 異常所見（読み方と意義）

1. てんかんの術前検査

脳波とは異なり，判読作業はしない．MEGではMRI画像上において棘波の電流源を推定して視覚化できるため，局在関連てんかんの切除部位の決定に際して有用な情報を得られる．脳波に比べて信号／ノイズ比が高いので，頭皮上脳波では明確な棘波が乏しく局在性の判断が困難な症例においてもMEGを行ってみる価値がある（図Ⅴ-4-12）．

2. 機能局在診断

棘波の解析以外の簡単な活用例の一つとしては，誘発磁場の測定があげられる．体性感覚・視覚・聴覚誘発脳磁場の測定を行うと，感覚野のマッピングが可能である．刺激方法は，一般的な誘発電位の方法に準じる（次項誘発電位を

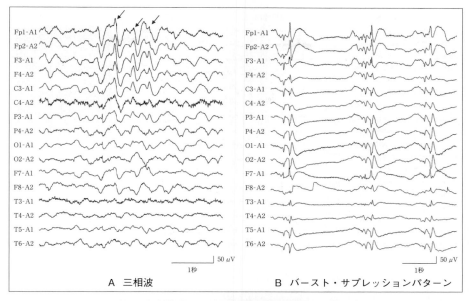

図V-4-10 肝性脳症例での三相波（A）と重篤な無酸素脳症例でのバースト・サプレッションパターン（B）

三相波（陰性-陽性-陰性）は前頭部優位（矢印）に出現する．

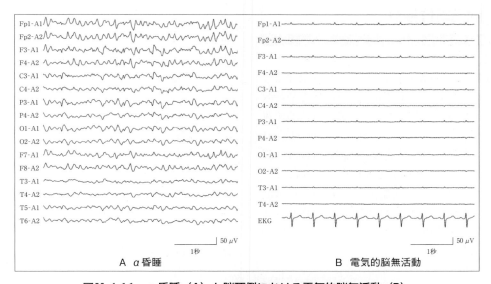

図V-4-11 α昏睡（A）と脳死例における電気的脳無活動（B）

特殊な脳波パターンとしてα波が昏睡時に出現する．脳死症例では脳波活動がみられない，いわゆる平坦脳波を呈する．

参照）．体性感覚刺激により，Penfieldの手の領域に相当する部位に電流源が推定される．また脳腫瘍などによって正常な解剖学的構造が損なわれている場合にも，術前に非襲侵的に機能マッピングが可能である．このような場合では体性感覚野が正常とは大きく異なる皮質領域に同定されることもある．

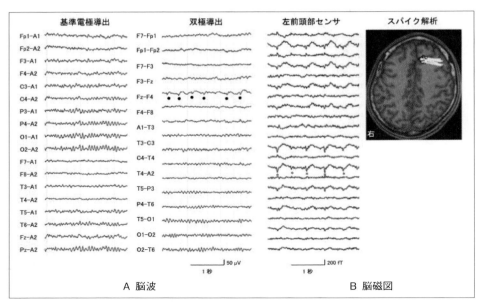

図V-4-12 てんかん診断における脳波(A)と脳磁図(B)の比較
脳波で不明瞭な陽性棘波(●)も脳磁図は計測可能で(*),左前頭葉内側面に棘波が推定された.

2 誘発電位検査
evoked potential testing

【概説】

誘発電位(evoked potential)は,「感覚受容器,神経系に対する生理的または非生理的刺激により誘発され,しかもその刺激と時間的関連(time-locked)ないし事象的関連(event-related)のある電気反応または波形」と定義される.脳波と異なり,刺激を与えた時点(trigger)を基準にするので,脳機能をミリ秒(ms)単位で評価できる.ここでは,臨床的有用性が確立された誘発電位検査に絞って,その生理学的意義を述べる.

a. 目的

生体に対して外界から何らかの刺激を与えると,その刺激に直接関連した小さな脳電位が生じる.この脳反応を誘発脳波計で記録したものが誘発電位である.特殊感覚路の伝導時間や認知機能検査として使われる.

b. 原理

誘発電位の振幅は非常に小さいので(一般に10μV以下),脳波のような背景活動(一般に50μV位)に埋もれてしまい,脳波計で描出できない.刺激を与えた時点を基準にして生体電気反応を加算平均(averaging)すると,その刺激と一定の時間的関連をもった信号は目立ってくるが,関係のない雑音は相殺されて見えなくなる.この操作を誘発脳波計で行い,その波形を描画する.

c. 検査方法

1. 被検者の状態

脳波に比べて極めて小さいので,被検者の安静と協力が最も大切である.また大脳皮質で発生する電位は覚醒度に影響されるので,被検者の観察をしながら検査する.

2. 誘発脳波計の設定

刺激の仕方,記録電極の配置とその導出法,電位の周波数帯域,加算回数は,各モダリティーにより異なるので,各項目を参照されたい.記録電極を頭皮上あるいは皮膚表面におくので,電極抵抗を十分に落とすことが大切である.5kΩ以下に下げておかないと,交流などのアーチファクトが混入しやすくなる.

3. 波形の同定

誘発電位の波形は頂点の極性と平均潜時に

よって表現され，頂点の極性が陽性（positive）ならP，陰性（negative）ならNとする．次に，正常人における波形の平均潜時をアラビア数字で極性に併記する．すなわち，N20は陰性頂点で平均潜時が20 msということを示す．

d. 異常所見

得られた波形の再現性を確認するため2回以上検査を行う．波形の評価パラメータは，主成分の頂点潜時（peak latency）と振幅（amplitude）および頂点間潜時（interpeak latency）と頂点間振幅 peak-to-peak amplitude である．振幅は個人差が大きく，反応が消失するか左右差が50％以上あるときに異常と判定する．潜時は正規分布するので平均潜時に2標準偏差（standard deviation；SD）もしくは3SDを加えた値を正常上限とする．伝導路のどこかに器質性病変があると反応が消失する．また，脱髄性疾患では潜時の著明な延長と反応の消失がみられる．なお，中枢神経の脱髄では，インパルスの伝導に時間的分散（temporal dispersion）が起こり，加算平均すると波形が消失する．そのため，波形の消失が必ずしも機能欠落を意味しないことに留意する．

A 視覚誘発電位
visual evoked potential（VEP）

a. 目 的

VEPは，視覚路の器質性障害の客観的評価，診断，経過追跡に威力を発揮する．特に潜在性の視神経障害の検索に有用である．

b. 原 理

VEPの特徴は，1）黄斑部を含む半径5度くらいの中心視野を選択的に刺激できる，2）素早く格子縞を反転させるので，網膜に照射される輝度が一定となる，3）格子の大きさやコントラストが，網膜神経節細胞（視神経の起始部）を刺激する，ということにある（図V-4-13A）．このため，VEPは中心視力に依存して変化する．

c. 検査方法

1. 刺激法

格子縞の大きさは，視角15分か30分程度が望ましい．刺激視野は直径8～16度くらいにする．格子縞模様をモニター画面上に提示して素早く1格子分だけ偏位させ，白黒を反転させる．被検者と刺激の距離は1m前後なので，その距離で視力を最良にする．一眼ずつ刺激し，目的に応じて全視野または半側視野刺激を行う．

2. 記録法

外後頭隆起（inion）の5 cm上の点（MO）とその点からそれぞれ左右に5 cm外側の点（LO，RO）および10 cm外側の点（LT，RT）の計5ヵ所に置く（図V-4-13A）．チャンネル数に制限がある場合，全視野刺激では，LTとRTを省いても構わない．また，半側視野刺激では，刺激と反対側の側頭部電極（LTまたはRT）を省略してもよい．基準電極は前頭部正中線上で鼻根部（nasion）の12 cm上方の点（MF）におき，接地電極はCzにおく．増幅器の周波数帯域は0.5～200 Hzくらいに設定する．分析時間は300 msとし，100回前後の反応を加算平均する．

d. 正常波形（読み方と意義）

全視野刺激を行うと後頭部正中線（MO）を中心にして陰性（N75）-陽性（P100）-陰性（N145）の三相性波形が現れ，左右対称性に分布する（図V-4-13B）．半側視野刺激では，後頭部正中線上（MO）から刺激と同側後頭部にかけて，N75，P100，N145が出現する（図V-4-13B）．これは，視覚野領の黄斑部は主に後頭葉内側面にあり，そこで生じた電流双極子の方向が刺激と同側後頭部に向くためと考えられている（paradoxical lateralization）．

e. 異常所見（読み方と意義）

全視野刺激の場合，P100を指標とする．P100の発生源は一次視覚野である．全視野刺激による単眼性VEP異常の多くは，視神経障害を示唆する（図V-4-13C）．半側視野刺激の場合，一側後頭部にP100が出現しない場合，それと同側の半盲がある．これは，paradoxical lateralizationのためである．多発性硬化症の部分症状としての視神経炎の診断に大切である．また視神経炎の既往がなく，検査時視力が正常

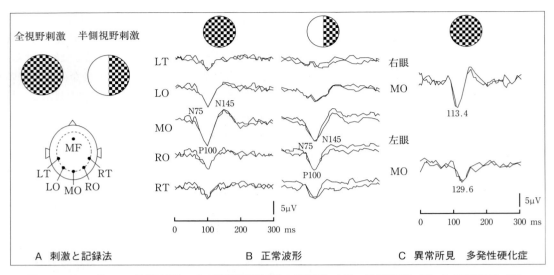

図V-4-13 パターン反転刺激による視覚誘発電位の記録法（A），正常波形（B）と異常所見（C）
全視野刺激で単眼性のVEP異常は視神経病変を示唆する．

な症例でも異常を認めることがある（潜在性病変）．ヒステリー性盲や詐病ではVEPは正常である．

B 体性感覚誘発電位
somatosensory evoked potential（SEP）

a. 目的
SEPは，体性感覚路特に後索—内側毛帯系（関節位置覚・振動覚）の器質性障害の客観的評価，診断，経過追跡に有用である．

b. 原理
末梢神経の電気刺激により伝導速度が速い太い直径の線維が同期して興奮する．上肢あるいは下肢の末梢神経を，皮膚表面から電気刺激して記録する．その伝導路は末梢神経大径有髄線維→脊髄後索→内側毛帯→視床→大脳皮質感覚野である．

c. 検査方法

1. 刺激法
正中神経は手根部で（図V-4-14A），後脛骨神経は足首部で電機刺激する．電気刺激には単相性矩形波（持続0.2 ms）を用い，陰極を陽極より身体の近位部におく．上肢は3～5 Hz程度，下肢は1～3 Hz程度で刺激する．筋肉が軽く収縮する程度の強さ（運動閾値の10％上あるいは感覚閾値の3倍）を与える．電圧（V）刺激より電流（mA）刺激の方が望ましい．電気刺激のアーチファクトをできるだけ小さくするため，接地電極を刺激電極より近位部におく．

2. 記録法
上肢の場合，感覚路に沿って鎖骨上窩（Erb点），第5ないし第7頸椎棘突起上，頭皮上の手の感覚野に記録電極を置いて導出する（図V-4-14A）．基準電極はFzもしくは頭部外におく．下肢の場合，第4腰椎棘突起上，第12胸椎棘突起上，頭皮上の足の感覚野に記録電極を置いて導出する．基準電極はFzもしくは頭部外におく．増幅器の周波数帯域は5～3,000 Hzくらいに設定する．分析時間は上肢の場合は50 ms，下肢の場合は100 msとし，500～1,000回前後の反応を加算平均する．

d. 正常波形（読み方と意義）
正中神経を手根部で刺激すると，Erb点からN9，頸椎棘突起上からN13，頭皮上の手の感覚野からN20が記録される（図V-4-14B）．N9，N13，N20の発生源はそれぞれ上腕神経叢，脊髄後角，大脳皮質感覚野（中心後回皮質3b野）とされている．後脛骨神経刺激を足首部で

刺激すると，第4腰椎棘突起上からN17，第12胸椎棘突起上からN20，頭皮上の足の感覚野からP37が記録される．N17，N20，P37の発生源はそれぞれ馬尾，脊髄後索，大脳皮質感覚野（中心後回皮質）である．SEPのパラメータは，各成分の潜時，振幅および中枢感覚伝導時間（central sensory conduction time；CSCT）などである．各成分の潜時は身長や上肢長に左右されるが，N13-N20やN20-P37のCSCTはほとんど影響を受けない．

e. 異常の判定（読み方と意義）

頂点潜時やCSCTが指標となり，これらは年齢，性，身長などに影響される．末梢神経から後索-内側毛帯のどこかに病変があれば，それよりも中枢側にある電極での反応が異常となる（図V-4-14C）．それ以外の経路に障害がある場合，例えば痛覚（外側脊髄視床路）の障害のみならば，SEPは正常である．脱髄性疾患のスクリーニング，脳血管障害の予後推定，脊椎・脊髄の術中モニターなどによく使われている．

なお，SEPの皮質成分（P27-N33）は，ミオクローヌスの診断と病態生理の検索に有用で，皮質に起源をもつミオクローヌスでは巨大となる（giant SEP）．

C 聴性脳幹誘発反応
auditory brainstem response（ABR）

a. 目 的

ABRは脳幹聴覚路に由来する遠隔電場電位（far-field potential）であり，他覚的聴力検査および脳幹の機能検査として広く使われている．

b. 原 理

持続0.1 msの矩形波パルスのクリック音をヘッドホンかイヤホンを介して片耳ずつ聴かせて記録する（図V-4-15A）．

c. 検査方法

1. 刺激法

一側の耳を刺激する．非刺激側の耳には，白色雑音を聞かせて，刺激耳からの骨導の影響を除去する．1秒に8～10回の頻度でクリック音を与える．クリック音には鼓膜に対して陽圧と陰圧をかける2種類がある．刺激のアーチファクトを減らすため，両方を交互に聞かせる．音圧レベルで60～90 dB程度が使われている．

2. 記録法

頭頂部（Cz）に記録電極を置き，刺激と同側と対側の耳朶もしくは乳様突起（mastoid）上を基準電極として2チャンネル記録する（図V-4-15B）．接地電極は前頭部（Fz）に置く．増幅器の周波数帯域は30～3,000 Hzくらいに設定する．分析時間は10 msとし，1,000～2,000回前後の反応を加算平均する．

d. 正常波形（読み方と意義）

音刺激後10 ms以内に7個の陽性頂点（I～Ⅶ波）が出現するが，非刺激側ではI波が記録されない（図V-4-15B）．この7個の成分のうち，I，Ⅲ，Ⅴ波が安定して記録され，それぞれの発生源は聴神経，上オリーブ核（橋），下丘（中脳）とされている．これらの潜時と頂点間潜時が脳幹の聴覚路の機能を表す指標として用いられる．ABRにおける頂点間潜時は刺激音の大小に関わりなく一定であり，中耳や蝸牛の末梢性神経障害の影響を除外できるので，神経疾患の機能検査に適している．

e. 異常の判定（読み方と意義）

I，Ⅲ，Ⅴの頂点潜時や頂点間潜時の異常により，1）聴力障害の有無の判定，2）脳幹部の病巣の部位診断，3）脳死の判定，4）手術中の脳幹機能モニタリングなどに有用である（図V-4-15C）．

D 事象関連電位
event-related potential（ERP）

a. 目 的

2つの異なる刺激を弁別させるERPでは，認知成分のP300が記録され，認知障害の客観的評価として使われている．

b. 原 理

ERPでは2つの刺激を呈示して刺激ごとに別々に加算平均法を行い，刺激の物理的な性状による外因反応（exogenous）ではなく，内因

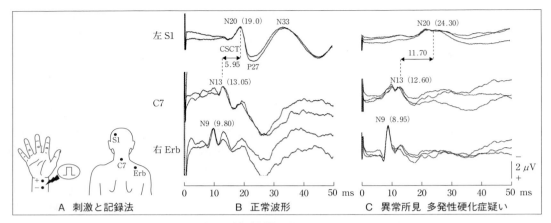

図Ⅴ-4-14 正中神経電気刺激による体性感覚誘発電位の記録法（A），正常波形（B）と異常所見（C）
CSCT (central somatosensory conduction time)：中枢感覚伝導時間

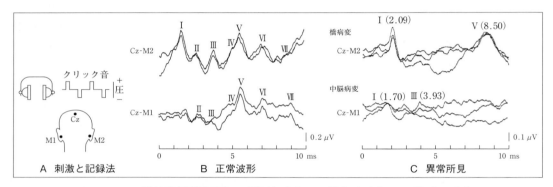

図Ⅴ-4-15 聴性脳幹誘発反応の記録法（A），正常波形（B）と異常所見（C）
Ⅲ，Ⅴ波異常により，橋や中脳病変が判定できる．

的な（endogenous）感覚情報の認知・判断処理過程を電気現象としてとらえるものである．

c．検査方法
1．刺激法
オッドボール課題（oddball paradigm）がよく用いられる．2種類の刺激を，頻度を変えてランダムに呈示する（図Ⅴ-4-16A）．多くの場合，4：1以上の呈示頻度差をつける．低頻度刺激を標的刺激としてその刺激の回数を数えさせたり，ボタン押しをさせたりする．

2．記録法
国際10-20法の正中線上の3部位（Fz, Cz, Pz）と眼球運動などの混入を除外するため，眼球運動を含めた記録を行う（図Ⅴ-4-16A）．基準電極は両側耳朶連結とする．増幅器の周波数帯域は0.5〜40 Hzくらいに設定する．分析時間は1,000 msとし，刺激前のベースライン（100 ms程度）を記録する．標的となる低頻度刺激が20回位呈示されるまで行い，高頻度刺激（標準刺激）と別々に加算平均する（図Ⅴ-4-16B）．振幅はベースラインから測定する．

d．正常所見
低頻度刺激の約300〜400 ms後にPz最大の陽性電位が記録され，P300とよばれる（図Ⅴ-4-16B）．加齢とともに潜時が延長する．

e．異常所見
P300の発生源は複数あり，両側大脳半球の上側頭回，海馬，下頭頂葉が考えられている．認知症患者では，同年齢の対照者に比較して潜時が延長する．自閉症，統合失調症，認知症な

4 電気生理学的検査

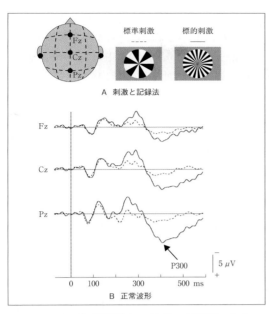

図V-14-16 視覚刺激オッドボール課題によるP300の記録法(A)と正常波形(B)

標的刺激でP300が誘発される.

ど精神・神経疾患の認知機能の指標として臨床応用されている.

3 針筋電図検査・神経伝導検査
needle electromyography

【概要】

■ 神経筋電気診断学：画像診断との比較

　針筋電図検査や神経伝導検査などの電気生理学的検査（広義の筋電図検査）を用いて，神経系を評価する分野を，神経筋電気診断学（neuromuscular electrodiagnosis）と呼び，米国でも欧州でも専門性として確立された分野である.

　MRIなどの画像診断が高度に発達した現在，わが国ではともすれば電気生理検査が省略される傾向があるが，機能をみることができる点は電気生理検査の絶対的利点である．すなわち，神経系は電気で動いているので，その経路の途中を電気刺激して反応をみたり，筋の電気的活動を観察したりして得られる結果は，筋力低下・感覚障害などの症候と直接対応しており，その原因病巣を直接同定できる可能性が高い．これは機能をみることができない画像では期待できないことである．MRIのみに頼って臨床的・電気生理学的評価をおろそかにすると，容易に誤診につながる．画像でみられたsubclinicalな変化（MRIでの頸髄圧迫など）のために異なる診断をつけられ，手術まで行われたという例を，少なからず経験する．わが国における世界で飛び抜けたMRIの人口比台数の多さ，対して，神経内科医・電気診断医の配置の少なさという問題点の反映であり，「MRIが普及して誤診が増えた」ともいえる.

　前述のように筋電図検査は筋力や感覚などの機能と密接に結びついているので，神経筋電気診断学は，神経学的診察と深く関連する．臨床的な神経学的評価を抜きに筋電図検査を論じることはできず，筋電図検査医は同時に優れたneurologistでもなければならない．「筋電図はハンマーの延長」といわれるゆえんである．実際われわれも，筋電図検査の施行前に必ずみずから神経学的診察を行って，検査項目もそれに基づいて決める．診察で7割方診断の見当をつけて，検査はそれを確認するために行うスタンスである．診察からの予想と異なった検査結果が得られることもあり，その場合はそれに応じて検査計画を練り直すとともに，再度症候を見直す．このようなfeedbackをリアルタイムに行いながら，臨床症候と電気生理所見の両者を総合して，正しい診断に到達するのが，真の電気診断である.

A 針筋電図検査
needle electromyography

【種類と目的】

　針筋電図検査で用いる電極には何種類かあるが，わが国で広く使われているのは同芯針電極であり，これを用いるのが同芯針筋電図検査（concentric needle EMG；CNEMG）で，単に針筋電図検査というとこれを指す．針筋電図検査の目的としては以下のものがあげられる.

1. 筋力低下の原因レベルの診断

運動系のメインルートは錐体路［上位運動ニューロン（upper motor neuron；UMN）］，下位運動ニューロン（lower motor neuron；LMN），筋の 3 レベルから構成されるが，そのいずれの障害も症状として筋力低下をきたす．筋力低下の原因が，LMN にあるか（神経原性），筋そのものか（筋原性）の鑑別に針筋電図が役立つことはよく知られている．これに加えて，中枢性筋力低下も針筋電図で診断できる．

2. 障害分布の検討による診断

神経原性変化の分布を検討することで，障害部位が脊髄・神経根か，神経叢か，末梢神経か，その分枝かなどの局在診断に寄与する場合がある．臨床的な筋力の評価でもこれはかなり可能だが，針筋電図には，subclinical な変化も検出できるなどいくつかの利点がある．筋萎縮性側索硬化症（amyotrophic lateral sclerosis；ALS）では障害が広汎に分布することが診断の手がかりとなる．

3. 疾患特異性の高い所見

安静時活動の中に，疾患特異性が高く診断につながる所見がある．

4. 予後診断

整形外科領域で，神経断裂（neurotmesis）か軸索断裂（axonotmesis）かの鑑別のために針筋電図が用いられる．

a. 原理

一つの LMN は多くの筋線維を支配している．その本数を神経支配比（innervation ratio）と呼び，四肢筋では数十〜数百本が普通である．一つの LMN とその支配下の筋線維とを総称して運動単位（motor unit）と呼ぶ．一つの運動単位に属する筋線維は，筋の横断面で直径約 5〜10 mm の運動単位領域（motor unit territory）内に散在して分布し，その間は別の運動単位に属する筋線維が埋め尽くしている．すなわち，多数の運動単位に属する筋線維は入り交じって存在している．

一つの LMN が発火すると，その運動単位に属するすべての筋線維がほぼ同時に発火する．これらの筋線維の活動電位の総和を筋内に刺した針電極によって記録したものが運動単位電位（motor unit potential；MUP）である．直径 10 mm に及ぶ運動単位領域内のすべての筋線維の活動電位が MUP に等しく寄与するわけではなく，針電極の記録面の近傍の筋線維の寄与が大きい．このため，MUP の形態，とりわけその振幅は，針電極の位置によって大きく影響される．

運動単位の動員（recruitment）も重要な概念である．正常では最弱収縮においては，最も低閾値の運動単位が 10 Hz 以下の頻度で発火し始める．この最低閾値運動単位の発火頻度が少し増えると，次に低い閾値の運動単位が動員され，低頻度で発火し始める（図 V-4-17）．このようにして次々に運動単位が加わって，最終的にはすべての運動単位が 40〜50 Hz の高頻度で発火する最大収縮に至る．このような運動単位の動員の状況を針筋電図で観察したものを，動員パターン（recruitment pattern）といい，個々の MUP の発火頻度とそのときに発火している MUP の数（種類）との関係に注目する．正常ではこのような動員パターンは決して崩れない．

b. 検査方法

針筋電図検査は安静時活動の評価と随意収縮時活動の評価の 2 つからなる．後者はさらに，個々の MUP 形態の評価と，動員パターンなど MUP の集合波形の評価の 2 つに分けられる．一般には MUP 形態の評価，すなわち，高振幅・長持続時間，あるいは，低振幅・短持続時間 MUP などによる診断がよく知られているかもしれないが，安静時活動のほうが客観性も高く診断的価値が大きい．また動員パターンも十分な経験があれば，信頼性の高い診断ツールとなる．

針筋電図検査を施行できる前提として，ある筋の筋腹がどこにあるかという筋の同定は必須で，その筋にどのように力を入れさせ，抜かせるかという技術もある．さらに，各筋の神経支配，筋節支配に熟知していないと筋電図診断はできない．これら神経筋解剖の知識は筋電図診

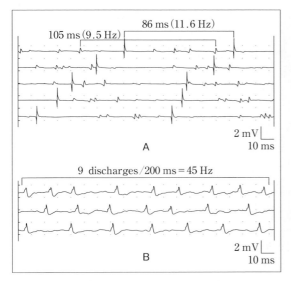

図V-4-17　動員パターン

A：健常者での弱収縮での動員パターン（前脛骨筋）．最も早く発火しているMUPの発火頻度は11.6 Hzである．それ以外に少なくとも4種類のMUPがみられており，それぞれ10 Hz以下で発火している．

B：上肢挙上困難を急性にきたした症例での動員パターン（三角筋）．単独MUPが約45 Hzで発火しており，神経原性の減少動員の所見である．これより，近位型の頸椎症性筋萎縮症と診断できた．

断の大事な前提である．これらも含めた針筋電図検査に関する十分な技能をもった電気診断の専門医が検査を施行しないと，正しい針筋電図診断は望めない．

1. 安静時活動

安静時活動の観察のためには，被検者に完全に力を抜いてもらった状態で，筋に針を刺入する．アンプゲインを100 μV/div程度に拡大し，筋内で少しずつ針先を動かしてはいったん止めて，最低10～20回，針の移動に引き続く活動を観察する．線維束自発電位を評価するためには，針を移動させずに完全な安静状態で，さらに30～60秒以上観察する．

正常では，針の刺入・移動直後に短い持続の刺入電位がみられる．線維自発電位などの異常な安静時活動は，通常この針の刺入・移動に誘発されて発火する．正常では刺入電位の後にはまったく活動がみられない（silent）．例外として，神経筋接合部近傍に針が達すると，終板雑音（endplate noise）と終板棘波（endplate spike）という2種類の活動がみられる（図V-4-18A）．終板棘波は，形態は線維自発電位に類似するが，極めて不規則に発火する活動であり，これを線維自発電位と見誤ってはならない．もう一つ，異常な安静時活動との鑑別において重要なのは，力が抜けきらないための随意MUPの残存である．力を完全に抜いてもらうためには，適切な肢位をとらせる，軽く揺するなどの工夫が必要である．

2. 随意収縮時活動

被検筋に力を入れてもらって随意収縮時活動を観察する．このとき必ず等尺性になるように気を配ることが重要で，これを守らないと筋が断裂するおそれがある．弱収縮では個々のMUPの形態が観察できる．動員パターンも弱収縮から少し強くした状態までの間で評価できる．正常では最大収縮でMUPが重なりあって基線の消失した完全干渉パターンとなる．それに至らず最大収縮でも基線が残存するのを干渉パターンの低下（reduced interference pattern）と呼ぶが，これは後述の動員減少，賦活不良両者でみられるもので，動員パターンのほうがより正確な所見の記載方法である．

随意収縮時活動の評価方法としては，定性評価と定量評価とが存在する．定量評価としては，MUP形態，すなわち，振幅，持続時間，相の数などのMUPパラメータの定量が有名だが，動員パターン・干渉パターンについても定量法がある．しかし，一般にこれら定量解析にはまだまだ不十分な点が多く，実際には経験に基づく定性評価が主に行われている．

C. 異常所見

1. 異常な安静時活動

これは筋線維単位の活動と，運動単位，すなわちLMN全体の活動（ただしその起源は多くの場合運動神経遠位側軸索にある）とに分けられる．前者は神経原性・筋原性（・中枢性）のいずれでも生じ得るが，後者は神経原性でしかみられない．

Section V 特殊検査法

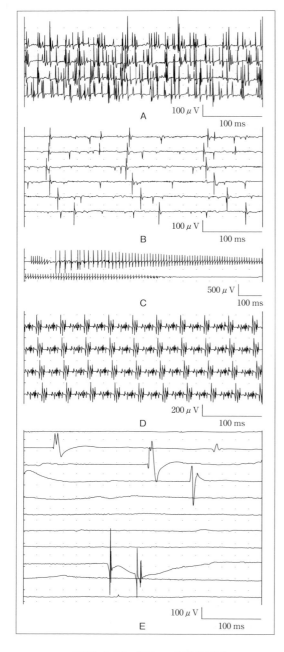

図 V-4-18 種々の安静時活動
A：極めて豊富な出現を示す終板棘波
B：線維自発電位と陽性鋭波（ALS 症例）
C：ミオトニー発射（筋強直性ジストロフィー症例）
D：複合反復発射（ALS 症例）
　複数のスパイクからなる一単位が，約 25 Hz で規則的に発火している．
E：線維束自発電位（ALS 症例）
　さまざまな形態の線維束自発電位が低頻度・不規則に発火している．

A）筋線維単位の異常安静時活動

ⅰ）線維自発電位（fibrillation potential）と陽性鋭波（positive sharp wave）（図 V-4-18B：1 本の筋線維の自発活動なので MUP より一般に小さい．線維自発電位は通常 2～3 相性の単純な波形，陽性鋭波は陽性相とそれに引き続く緩徐な陰性波からなる．出現パターンは規則的が基本だが，一部不規則なものもみられる．神経原性で脱神経線維にみられる他，筋原性疾患でもしばしば出現し，特に筋炎では必発である．

ⅱ）ミオトニー発射（myotonic discharge）：針の刺入・移動に引き続いて出現する高頻度発射．周波数・振幅の漸増～漸減を示す．急降下爆撃音（dive bomber sound），またはオートバイをふかす音と形容される特徴的な音を呈する．筋強直性ジストロフィー，先天性筋強直症など，臨床的にミオトニーを呈する疾患で出現するものが代表的だが，それ以外の疾患でもみられ得る（図 V-4-18C）．

ⅲ）複合反復発射（complex repetitive discharge）：複数の単線維発射からなる一単位が，高頻度で規則的に繰り返す特徴的な活動（図 V-4-18D）．疾患特異性はないとされるが，ALS でよくみられる．

B）MUP 単位の異常安静時活動

ⅰ）線維束自発電位（fasciculation potential）：MUP と同じ運動単位全体の活動が，安静時に不随意に出現するもので，発火パターンは不規則・低頻度（図 V-4-18E）．神経原性疾患一般で出現するとされるが，実際は ALS に非常に特徴的．その他伝導ブロックを呈する疾患でもみられる．

ⅱ）ミオキミー発射（myokymic discharge）：臨床的にミオキミーを呈する筋でみられる．単一 MUP の速い群発が間をおいて繰り返す．放射線性神経叢症，Isaacs 症候群などでみられる．

ⅲ）ニューロミオトニー発射（neuromyotonic discharge）：極めて高頻度（100～300 Hz）の MUP 発射で，特徴的な高音を呈する．Isaacs 症候群でみられる．

iv）二重発射・多重発射（doublet, multiplet）：同一 MUP が短い間隔で2発ないし複数反復発射する．テタニーでみられる．
ⅴ）有痛性痙攣発射（cramp discharge）：有痛性筋痙攣に伴ってみられる活動．40～60 Hz の高頻度・不規則な MUP 発火である．

2. MUP 形態の異常

A）神経原性

神経原性疾患で運動単位の脱落が起こると，残存ニューロンが脱神経線維に神経再支配 reinnervation を行うために，神経支配比が増大し，MUP が巨大化（高振幅・長持続時間）する．しかし神経原性の段階によって，その様相は異なる．急性期には MUP 形態は正常である．再支配が進行中の亜急性期（活動性神経原性変化 active neurogenic change）には，未熟な再支配側枝の髄鞘化が不十分で時間がかかるので多相 polyphasic MUP が目立ち，また伝導の安全率も低いために jitter & blocking が生じて不安定 unstable MUP がみられる（**図V-4-19A**）．これらは疾患特異性のない所見だが，ALSでよくみられる．脱神経後十分時間が経ったとき，あるいは慢性進行性の疾患（非活動性神経原性変化 inactive neurogenic change）では，再支配側枝が完成し，MUP の巨大化が著明となるが，多相性はかえって目立たなくなる（**図V-4-19B**）．

B）筋原性

筋原性変化では，筋線維は一次的障害によって脱落・萎縮し，神経支配比が減少，筋内結合組織も増加するために，MUP は小さく（低振幅・短持続時間）なるのが典型的とされる（**図V-4-19C**）．しかし実際には，特に慢性の筋原性疾患では，肥大線維，局所的な筋線維の grouping などのために，高振幅で神経原性と紛らわしい MUP もしばしばみられて誤診の原因となる．また筋線維の大小不同を主な原因として，多相 MUP も多くみられる．

3. 動員パターンの異常

A）中枢性筋力低下（central weakness）

錐体路障害やヒステリーなどで，錐体路から

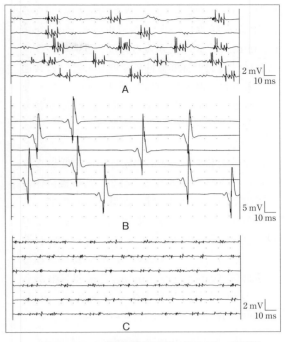

図V-4-19　運動単位電位（MUP）の形態

A：活動性神経原性変化での多相性不安定 MUP（ALS，上腕二頭筋）
多相性著明で，1回1回の波形の変動，単線維成分の脱落を示す．不安定 MUP である．
B：非活動性神経原性変化での高振幅 MUP（球脊髄性筋萎縮症，上腕二頭筋）
振幅 30 mV 近くに達する著明な高振幅 MUP である．
C：筋原性変化での低振幅・短持続時間 MUP（封入体筋炎，深指屈筋）
（園生雅弘：筋電図所見の鑑別．今日の診断指針　第6版，金澤一郎，永井良三編）．医学書院．p266，2010 より改変）

の賦活が不十分だと，弱収縮での動員パターンは正常だが，発火頻度がそれ以上上昇しない賦活不良（poor activation）の所見がみられる．ただし，これは，痛み，不適切な力の入れさせ方，もともと強い筋で検者が対抗困難（下腿三頭筋など）など，さまざまな理由で起こり得る．臨床的に筋力低下のある筋の最大収縮時の所見が賦活不良と確認できて初めて，中枢性筋力低下と診断できる．

B）神経原性

神経原性変化では運動単位数が減少するが，残存する運動単位に対しては，錐体路から正常と同じ最大収縮までの賦活がかかる．このため，

少ないMUP種類に比して不釣り合いに個々のMUPが高頻度に発火する減少動員（reduced recruitment）の所見がみられる（図V-4-17B）．これは，前記の神経原性のすべての段階に共通してみられる特異度の高い所見である．単一ないし少数のMUPが20 Hz以上の高頻度で発火するときには減少動員と診断できる．

C）筋原性

筋原性変化では，MUP数と発火頻度からみた動員パターン自体は正常だが，筋線維自体の障害のために，その収縮力が低下するので，ある収縮力を実現するのに正常よりも多くのMUPの動員が必要となる．このため，弱収縮なのに不釣り合いに多数のMUPが動員される急速動員（rapid recruitment），最弱収縮から複数のMUPが同時発火する早期動員（early recruitment）などの所見がみられる．

B 神経伝導検査
conduction of nerve impulse

【種類と目的】

かつて「神経伝導速度」あるいは「神経伝導速度検査」と呼ばれたが，速度以外にも重要なパラメータがある（特に振幅）ことから，今日では神経伝導検査（nerve conduction study；NCS）と呼ぶ．運動神経伝導検査（motor-nerve conduction study；MCS）と感覚神経伝導検査（sensory-nerve conduction study；SCS）とに分けられる．その他，F波やH波などの後期応答，瞬目反射，磁気刺激法などもNCSないしその近縁の検査法に分類される．NCSの目的としては以下のものがあげられる．

1．症候と振幅の対比

筋力低下や感覚低下・脱失の認められる部位で，最初に侵襲の低いNCSを行うことは良い習慣である．後述のように，MCSでの複合筋活動電位（compound muscle action potential；CMAP）振幅と筋力，SCSの感覚神経活動電位（sensory action potential（SNAP）振幅と感覚障害の対比から重要な情報がもたらされる場合がある．

2．ニューロパチーの存在診断

末梢神経障害（ニューロパチー）があるかどうかの判定にNCSを用いることが広く行われている．

3．ニューロパチーの分類

ニューロパチーが脱髄性か軸索性かの分類・鑑別は，NCSの用途として最もよく知られている．

4．末梢神経における局在診断

末梢神経幹上で局所性の遅延や伝導ブロックが証明できれば，直接診断に寄与する．絞扼・圧迫性ニューロパチーがその典型である．詳細な局在診断のために，1〜3 cm間隔などで多点刺激を行うインチング法も行われる．

5．予後判定と経過フォロー

遠位CMAP振幅で軸索障害の程度が評価でき，予後判定に役立つ．また，NCSは定量性があり侵襲も低いので，繰り返し施行して経過を追ったり，治療効果を判定したりする目的にも適している．

a．原　理

神経幹上に刺激電極を当てて電気刺激を与えると，その陰極の下で脱分極が生じ，神経線維に活動電位が発生して，近位遠位の双方向に伝導していく．運動神経においては，神経筋接合部のシナプスを介して筋線維の活動電位を生ずる．これを表面電極で記録してCMAPを得る手法がMCSである．運動神経幹上の2点で刺激を行うと，2点間の距離と潜時差から運動神経伝導速度（motor-nerve conduction velocity；MCV）を求めることができる（図V-4-20）．また，遠位刺激時の立ち上がり潜時を遠位潜時（distal latency）と呼び，最遠位の伝導の指標として用いられる．CMAP振幅も重要なパラメータであり，CMAPの陰性波面積と持続時間も評価対象となる．

遠位と近位のCMAP波形や，振幅・面積・持続時間のパラメータを比較することで，伝導ブロック（conduction block；CB）や時間的分散（temporal dispersion；TD）の増大が評価できる．CBでは遠位CMAPに比べて近位

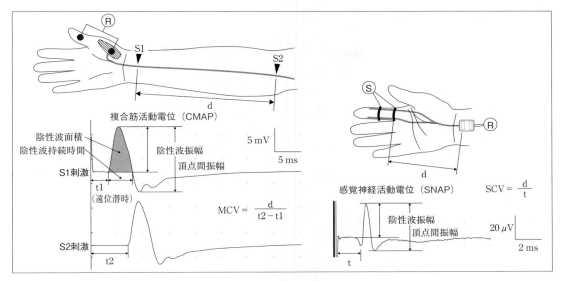

図V-4-20　MCS, SCS の概念図
SCS は順行法，手首部 1 点での記録のみを示す．

CMAP の振幅・面積が低下するが持続時間はさほど延長しない．TD の増大では近位 CMAP の持続時間が延長し，しばしば多相性となる．

神経幹は多くの場合運動神経と感覚神経の混合神経だが，指趾の神経，体表の皮神経など感覚のみの神経もある．刺激ないし記録の少なくとも一方を純粋な感覚神経とすることで，感覚神経のみの伝導が評価できる．これが SCS である．神経幹に刺激を与え，同じ神経幹上の別の部位で SNAP を記録する．ここで，感覚神経の生理的な伝導方向と同じに，遠位側で刺激し近位側で記録するのを順行法，その逆を逆行性と呼ぶ．それぞれに利点，欠点があり，どちらを用いるかは施設ごとに異なる．感覚神経においても運動神経同様 2 点で刺激ないし記録を行うことで，感覚神経伝導速度（sensory-nerve conduction velocity；SCV）を求められるが，感覚神経ではシナプス遅延がないので，一組のみの刺激－記録からでも伝導速度を求めることができる（図V-4-20）．SNAP の振幅も非常に重要なパラメータとなる．

b．検査方法
1．被検神経
ルーチン検査で用いられる神経としては，MCS では，正中神経（短母指外転筋記録），尺骨神経（小指外転筋記録），脛骨神経（母趾外転筋記録），深腓骨神経（短趾伸筋記録）の 4 つ，SCS では正中神経，尺骨神経，腓腹神経の 3 つがあげられる．これ以外にも，さまざまな神経で検査可能である．

2．刺激と記録の方法
電気刺激には持続時間 0.2 ms などの矩形波が用いられる．MCS ではすべての神経線維が確実に興奮する最大上刺激（supramaximal stimulation）（最大刺激〈maximal stimuation〉の約 20％増し）を与えることが必須である．SCS では最大刺激で十分である．MCS においては記録の活性電極（探査電極）は筋の運動点（motor point）付近に設置し，基準電極を遠位側の腱もしくはさらに遠位に設置する（belly-tendon 法）．用いる電極の種類，特に SCS では，順行か逆行か，電極間距離などのさまざまな要因で値が変わるので，施設で手法を統一し，正常値もできれば自ら構築することが望ましい．

3．技術的事項と pitfall
NCS は一見簡単な検査法にみえるかもしれないが，実に多くの技術的注意点や pitfall がある．一例をあげるだけでも，最適（最低閾値

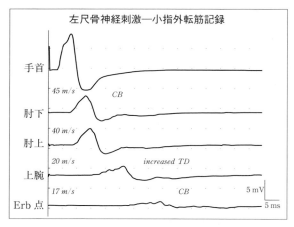

図V-4-21　CIDP症例での尺骨神経MCS

肘下〜手首, Erb点〜上腕間で伝導ブロック（CB）, 上腕〜肘上間で時間的分散の増大（increased TD）を認める. 各分節での伝導速度も低下している.
（園生雅弘：筋電図所見の鑑別. 今日の診断指針　第6版, 医学書院. p267, 2010より改変）

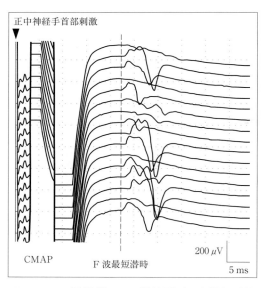

図V-4-22　健常者でのF波波形（正中神経手首部刺激短母指外転筋記録）

刺激部位をみいだすこと，最大上刺激の保証，適切な記録部位，温度管理，神経走行の変異の認識（Martin-Gruber吻合や副深腓骨神経），刺激の波及の認識と予防，刺激アーチファクトの除去などがある．これらすべてに熟知していないと容易に間違った結果が得られ，それはただちに誤診につながる．電気診断専門医・専門技師の必要性は，NCSにおいて最も大きい．

c. 異常所見

1. 振幅・面積の評価

　CMAPの振幅・面積は筋力と並行するはずである．もし，筋力低下があるのに遠位部刺激のCMAP振幅は正常という所見が得られれば，それは近位側のどこかに頭からの命令が伝わらない理由があると考えられ，伝導ブロック，錐体路障害，ヒステリーなどが示唆される．同様にSNAP振幅が正常なのに，感覚の高度低下や脱失があるなら，感覚伝導路のどこかで信号が途絶している可能性が高い．その場合の障害の局在には体性感覚誘発電位（somatosensory evoked pottentinal；SEP）が役立つ．

　軸索障害の急性期にはCMAP・SNAPとも振幅が低下する．しかし，時間が経つと運動神経では神経再支配が起こってCMAP振幅は回復する．したがって慢性の軸索性ニューロパチーでは，SNAP振幅のほうが異常がつかまりやすい．中でも糖尿病性をはじめとする多発ニューロパチーでは，軸索長の長い下肢遠位が障害されやすいので，腓腹神経のSNAP振幅が最も重要なパラメータとなる．

2. 伝導遅延

　脱髄性ニューロパチーでは跳躍伝導が障害されるために，著明な伝導遅延（伝導速度の低下，遠位潜時の延長，F波潜時の延長）が生ずる．軸索性ニューロパチーでは伝導遅延はさほどでもないので，伝導速度で両者が鑑別できると古典的にいわれてきた．これ自体は正しいが，問題はどの程度の伝導遅延があれば，脱髄と判断できるかということである．軸索性ニューロパチー，あるいはALSのようなニューロノパチーでさえ，大径線維の脱落のために，多少の伝導遅延が生じ得る．Guillain-Barré症候群（GB syndrome；GBS）や慢性炎症性脱髄性多発根ニューロパチー（chronic inflammatory demylinating polyradiculoneuropathy；CIDP）において，どの程度の遅延から脱髄性と考えるかについては診断基準が提出されている．

3. 伝導ブロック（CB）と時間的分散（TD）の増大

　CBとTDの増大はいずれも通常脱髄の徴候と考えられているが，これらは完全に等価な概念ではない．軸索型GBS（acute motor axonal neuropathy；AMAN）においても，軸索膜の機能障害のためにCBは起こり得る．脱髄性ニューロパチーでもCBを伴いやすい疾患，伴いにくい疾患があり，その有無は診断に寄与する．CBを伴いやすいのは，GBS，CIDP（図V-4-21），多巣性運動ニューロパチー（multifocal motor neuropathy；MMN），遺伝性圧脆弱性ニューロパチー（HNPP），絞扼・圧迫性ニューロパチーなどであり，伴いにくいのは，Charcot-Marie-Tooth病（CMT），糖尿病性ニューロパチーなどである．CMTではTDの増大も少なく，異なる神経ごと・神経分節ごとの差が少ない，一様な伝導遅延が特徴となる．

d. その他の検査
1. 後期応答：F波，H波，A波

　これらは運動神経刺激に対してCMAPに遅れて出現する電位である．F波は刺激部位から運動神経軸索を上行する逆行性電位が前角の細胞体に達し，そこで軸索小丘の再興奮をきたして下行性電位を生じて，筋活動電位発生に至るものである．再興奮を起こす能力のあるニューロンは全体のごく一部で，かつそれらも毎回起こすわけではない．したがって，F波振幅はCMAPよりもはるかに小さく，かつ毎回波形が変動する．F波はMCSが施行可能な神経であればどこでも記録できるが，正中・尺骨・脛骨神経について主に測定される．最大刺激を16回程度繰り返し，最小F波潜時を測定する（図V-4-22）．F波は末梢神経近位部が評価できる数少ない手法だが，頚椎症や神経叢障害などでの有用性は必ずしも高くない．臨床応用されている疾患としては，GBS・CIDPなどの脱髄性ニューロパチー，糖尿病性ニューロパチーなどがあげられる．

　H波は混合神経中にある筋紡錘からの入力，Ia線維を刺激し，脊髄前角で単シナプス反射

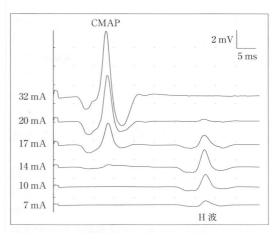

図V-4-23　健常者でのH波波形（脛骨神経刺激，ヒラメ筋記録）

弱刺激ではまずH波のみが出現し始める．CMAPの閾値を少し超えてH波は最大振幅となるが（14 mA），さらに刺激を強くするとH波は小さくなり始め，CMAPの最大上刺激（32 mA）ではH波は消失する．
（伊藤英一，園生雅弘：反射検査の実施・電気生理学的検査，電気生理学的検査：主にH波検査. Clinical Neuroscience 22（8）：916-918，中外医学社 2004 より改変）

を生じた下行性電位が筋活動を起こすもので，腱反射の経路と共通である．したがってH波が記録できるのは腱反射が出る筋に限られ，よく用いられるのは脛骨神経刺激下腿三頭筋記録である．Ia線維は最も太い神経線維で，閾値が運動神経より低いので，弱い刺激から徐々に刺激を強くしていくと，H波が先に出現する．その後CMAPが出現し始めるとともに，H波が最大振幅となるが，さらに強くするとH波は小さくなり始め，CMAPが最大振幅となると，H波は消失する（図V-4-23）．臨床応用としては，下腿三頭筋H波がS1根障害の評価に用いられるぐらいである．

　A波は通常CMAPとF波の中間潜時にみられる，波形の安定性の高い電位である．さまざまな機序が想定されているが，近位部軸索で活動電位通過後再興奮が起こるという説が有力である．脱髄との関連が示唆されている．

2. 瞬目反射（blink reflex）

　眼窩上神経を上眼窩切痕で刺激し，眼輪筋の活動電位を表面電極で記録する．入力＝三叉神

経，反射中枢＝橋〜延髄，出力＝顔面神経の脳幹反射を記録したもの．刺激側のみに出現する潜時約 10 ms の R1 と，両側に出現する潜時約 30 ms の R2 からなる．三叉神経，顔面神経の障害，脳幹障害，脱髄性ニューロパチーの評価などに用いられる．

3. 経頭蓋磁気刺激検査（transcranial magnetic stimulation；TMS）

刺激コイルにパルス電流を流し，コイルの周りに変動磁場を発生させ，電磁誘導によって生体に誘起された渦電流によって神経組織を刺激する．これにより，大脳皮質運動野や脊髄神経根の非侵襲的な刺激が可能となった．刺激により得られる筋反応を運動誘発電位（motor evoked potential；MEP）と呼ぶ．大脳皮質刺激によって得られた MEP と，脊髄神経根刺激によって得られた MEP との潜時差は，中枢運動伝導時間（central motor conduction time；CMCT）と呼ばれ，最も広く臨床応用されている．ただし，CMCT には神経根の部分の末梢神経での伝導も含むことに注意する．臨床応用としては，多発性硬化症，ALS など，錐体路障害を呈する疾患の評価に用いられる他，術中モニタリングにも広く用いられている．

4 神経筋接合部検査
neuromuscular junction study

【概説】

重症筋無力症（myasthenia gravis；MG），Lambert-Eaton 筋無力症候群（L E myasthenic syndrome；LEMS）などの神経筋接合部疾患の評価法として，神経反復刺激試験（repetitive nerve stimulation；RNS）と単線維筋電図検査（single-fiber electromyogram；SFEMG）がある．

1 神経反復刺激試験（RNS）

運動神経に最大上刺激を繰り返し与え，誘発される CMAP 振幅の変化を調べる．被検神経-筋としては，正中神経-短母指外転筋，尺骨神経-小指外転筋，副神経-僧帽筋，Erb 点-

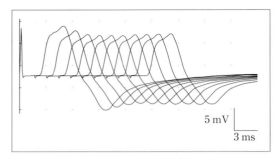

図 V-4-24　MG での漸減反応

全身型 MG 患者での 3 Hz RNS 波形（尺骨神経刺激，小指外転筋記録）．4 発目まで滑らかに振幅漸減し，以後わずかに振幅回復する U-shape の漸減反応を認める．
（畑中裕己，園生雅弘　神経反復刺激試験．モノグラフ　神経筋電気診断を基礎から学ぶ人のために，
（日本臨床神経生理学会筋・末梢神経電気診断技術向上委員会・認定委員会編）．日本臨床神経生理学会．p59-66，2013 より改変）

三角筋，顔面神経-鼻筋などが用いられる．神経筋接合部障害があれば，1 発目から 3〜5 発目まで滑らかに CMAP 振幅が漸減し，以後一定，ないし若干振幅増大する J-shape，U-shape の漸減反応［decremental response（waning）］がみられる（図 V-4-24）．4〜5 発目 CMAP 振幅の 1 発目 CMAP 振幅からの低下の割合を漸減反応の指標とする．10％以上の（技術が確かなら 5％を超える）漸減反応がみられれば，異常と判断する．技術的失敗で偽の漸減反応が容易に生ずるので，十分な習熟が必要である．波形が滑らかな J/U-shape とならずガタガタ変動したり，5 発を超えても漸減が続くのは技術的失敗である．

重症筋無力症（MG）では刺激頻度は 3 Hz のみで十分で，10 回程度の刺激を与える．30 秒程度の最大収縮を行わせた後，1〜2 分後に漸減反応が強まる．運動後疲労を評価して感度を上げることも試みられるが，技術的失敗もさらに起こりやすいので要注意である．MG では近位筋である三角筋，僧帽筋や顔面筋で異常検出率が高い．それでも感度は，全身型で 7〜8 割，眼筋型で 5 割程度にとどまる．RNS で異常がつかまらなければ，後述の単線維筋電図の施行を考慮する．RNS 異常は MG 以外の疾患でも

みられ，特異度も完全ではない．特に ALS では高頻度に漸減反応を認める．RNS は定量性が高く侵襲も高くないので，MG の経過フォローや治療効果判定に役立つ．

LEMS では，3 Hz の低頻度刺激 RNS で 1 発目の CMAP 振幅が著明に低下し，漸減反応もみられる．20 Hz 以上 5 秒間程度持続する高頻度刺激で漸増反応［incremental response (waxing)］が見られるが，痛みが強く，また技術的失敗も起こりやすい．10 秒間程度の最大随意収縮直後の振幅増大（運動後増強）をみるのも良い方法である．CMAP 振幅が前値の 100％以上増大すればほぼ LEMS と診断できる（他にボツリヌス中毒も同様の所見を呈する）．

2 単線維筋電図検査（SFEMG）

SFEMG 検査は，特殊な単線維針電極を用い，かつ低周波数遮断フィルターを高く設定することで，1 本 1 本の筋線維を分離記録する手法である．ただし，単線維針電極はオートクレーブ再使用となるので，近年はディスポーザブルの通常の同芯針電極を用いる concentric SFEMG が広く行われている．

同一運動単位に属する 2 本以上の筋線維の活動電位が同時にとらえられたときに，二つの活動電位の時間差は正常でも毎回わずかの変動を示す．これを jitter 現象と呼ぶ．MG や未熟な sprout などで神経筋伝達の安全率が低下すると，jitter 増大が観察される．さらに安全率が低下すると伝達がしばしば起こらない blocking 現象がみられる．この blocking を起こす線維でさえ，RNS での漸減反応に主に寄与する線維に比べると障害度は軽い．したがって，SFEMG は RNS よりもはるかに感度の高い検査法であり，MG での感度は 9 割以上とされる．ただし，特異度が高くないことは RNS 同様の欠点となる．随意収縮で電位を記録する voluntary SFEMG の他，電気刺激での電位をみる stimulated SFEMG という手法もあり，それぞれ一長一短がある．

4 表面筋電図検査
surface EMG

a. 目　的

表面筋電図は，骨格筋の全体の動きをとらえる方法である．針筋電図が針電極を筋肉の中に刺入して運動単位の性状を検討するのに対して，表面筋電図は筋肉上の皮膚に表面電極を貼ることで筋肉全体の活動を記録し，筋収縮の強さや持続時間など筋肉全体の活動状態の分析に適している．多数の筋肉の活動を同時に連続的に記録することにより，体全体での随意運動および不随意運動時のそれぞれの筋活動の活動パターンや筋肉間の関係を客観的に解析できる．つまり，針筋電図が運動単位の変化から末梢の神経・筋の異常を細かく検出するのに対して，表面筋電図は動きに関する筋肉の活動状態をマクロ的にとらえ，運動制御全体を客観的に分析する方法である．臨床的には主に不随意運動の分析に使用される．疼痛を伴わず非侵襲的に行うことができることも利点の一つであり，特別な技術もあまり必要なく，簡単に行うことができる検査法である．

近年，ビデオ撮影が簡便に行えるようになり，不随意運動の記録にはビデオ撮影も有用であるが，動きの原因になる筋活動の性状や，動きの原因になっているのはどの筋肉の収縮であるか，複数の筋肉の動きの時間差など，動きの正確な把握と詳細な分析には，やはり表面筋電図が必要となる．

表面筋電図を行うのは，① 随意運動，② 不随意運動の筋活動の解析が必要なときであり，① 静止時，② 随意運動時，③ 他動運動，④ 感覚刺激などに対する反射や反応などのそれぞれの状況における筋活動を検査する．表面筋電図により，① 筋放電の出現部位，分布，拮抗筋との関係，② 筋放電の持続時間，③ 筋放電の大きさ，④ 出現頻度，⑤ 出現パターン，⑥ 筋放電誘発の条件などを観察する．

b. 原　理

筋線維は，静止状態では筋膜外では陽性に筋

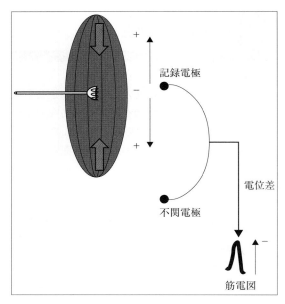

図 V-4-25
筋肉は神経筋結合部から刺激の伝達を受けると，筋膜が興奮して筋膜外は陰性に帯電する．筋線維内を興奮は伝播し，筋腹に記録電極を置いて記録すると，陰性の筋電図が記録できる．

膜内では陰性に帯電している．神経から興奮性の入力の伝達を受けると，神経筋接合部周囲から脱分極し筋膜外が陰性に荷電し伝播していく．興奮部位に記録電極をおくと陰性電位が記録できる（図 V-4-25）．表面筋電図では 2 個の円板電極を用いてその間の電位差を記録するが，一つは神経筋接合部が多く分布している筋腹上の皮膚に貼付し，もう一つは筋の走行に沿って 3～5 cm 離した位置か骨や腱上に貼付する．筋肉は複数の筋線維からなるため，表面筋電図で記録される活動は複数の筋線維の活動の総和となる．

c．検査方法
1．電極の接着
記録電極を目的とする筋肉の中央部の皮膚に貼付する．電極は脳波用の皿電極や使い捨ての電極（disposable electrode）を使用する．2つの電極位置が離れているほど電位差が大きくなるため，記録電位の振幅が大きくなる．しかし，隣接する筋肉の活動の混入を避けるためには電極間距離をあまり広くしないほうがよい．3～5 cm 離した位置にもう一つの電極を貼付することが多い．電極を接着する皮膚は電気抵抗を減らすように，アルコールやスキンピュアなどでよくこする．電極のコードの揺れによる基線の動揺を除くために，電極コードは体になるべく固定しておく．また，接地電極も貼付する．

2．記録部位
記録したい動きに関係する筋肉，拮抗筋，対側の筋など複数の筋肉を選択して記録を行う．上肢の動きは上腕，前腕の屈筋と伸筋を対として，下肢の動きでは大腿，下腿の屈筋と伸筋を対に，体幹の動きは左右を対にして記録することが多い．目的とする動きの際に，皮膚上から最も筋肉の動きを触知できる部位を記録部位に選ぶのがよい．

3．記録機械の設定
多チャンネルを分の単位で同時にモニターしながら記録できる装置が必要である．脳波計で記録パラメータの設定を変えて使用することができる．筋電図の活動は速い成分のものであり，動きによる基線の揺れを除外するためにも，増幅器の設定はハイパスフィルター（ローカット）を脳波用の設定よりも上げておく必要があり，5～20 Hz 程度に設定する．時定数では 0.01～0.003 秒と短くする．ローパスフィルター（ハイカット）は 1,000 Hz 以上と高くしておく．

4．記録の手順
筋電図記録中の動きも同時に記録するためには，簡易的な加速度計や関節角度計（ゴニオメーター）なども併用すると有用である．以下のような種々の状態での筋活動を観察する．どのような状態で行ったか開始時間がわかるように，実際の記録に書き込んでおくか，デジタル情報にマーカーを入れておく．

A）静止時の記録：安静臥位で力を入れないようにした状態の記録をする．健常者では筋活動電位は記録されない．不随意運動が出現した場合にはそのパターンを観察する．

B）他動的な筋伸長による反応：被験者は力を抜いた状態で，検者が目的とする筋肉を伸長する．例えば，上腕 2 頭筋では検者が被験者のひ

じに片方の手をあてて保持し，もう片方の手でひじを伸展させる．正常では伸張反射による反応は記録されない．Parkinson病などで筋固縮があると，伸張反射が亢進しているため反射に伴う筋活動が記録される．

C）等尺性随意収縮：検者が抵抗を加えてそれに打ち勝つような力を入れさせて，筋肉の活動を観察する．収縮が速やかに行われて終了とともに速やかに減少するか，筋収縮の持続が可能か，拮抗筋まで使用していないか，力をすぐに抜けないか，不随意運動が誘発されないかなどを観察する．

D）姿勢保持：上肢の前方・側方の挙上，下肢の挙上，座位，立位などの姿勢保持時に不随意運動が出現しないか観察する．

E）随意運動：指鼻試験，上腕の回内・回外運動，書字，足踏み，歩行などを行ったときに不随意運動が出現しないか観察する．

F）負　荷：表面筋電図はくつろいだ状態でまず記録するが，一部の不随意運動は精神的緊張で出現することも多いため，計算などにより精神的負荷をかけて不随意運動が出現しないかを観察することも多い．また，四肢の不随意運動の性質が，四肢に重みをかけてどのように変化するか調べるには，1～2 kgの荷重を加えることもある．

1．分　析

筋電図の記録を観察して，① 筋放電の出現部位，分布，拮抗筋との関係，② 筋放電の持続時間，③ 筋放電の大きさ，④ 出現頻度，⑤ 出現パターン，⑥ 筋放電誘発の条件などを観察する．筋放電の持続時間の正確な測定を行い，筋肉間での筋活動出現の潜時差の分析も加える．このためには記録のスピードを変化させ潜時差をとらえやすくする．また，整流化波形で観察すると，筋電図量や筋放電間の潜時差の解析が行いやすい．

さらに，分析用ソフトを用いることにより，筋電図記録後にオフラインで詳しい分析を加えることもできる．ある時間の筋活動量の自乗平均平方（root mean square；RMS）を簡単に計算したり，筋放電の周波数のフーリエ解析や筋肉間の筋活動のコヒーレンスなどの分析を加えたりして，詳細な解析を行う．

d．異常所見

1．不随意運動

A）振　戦：振戦は体の律動的な不随意な動きである．表面筋電図では，動きに寄与する筋肉から活動の振幅の増大・減衰をくり返す群化放電がほぼ一定の周波数で出現していることが記録できる．四肢で観察される震えが，例えば足や体幹の揺れにより腕も揺れて見えるというように，他の箇所の動きにより付随的に揺れている場合もあるが，表面筋電図で筋放電を確認することで，実際にどの筋肉がわれわれの観察している動きに寄与しているかを確認できる（図V-4-26）．また，目視では周波数を正しく測定することは難しいが，表面筋電図で群化放電が1秒間に何回出現しているか計測すれば，振戦の周波数を正確に簡単に知ることができる．一番揺れが大きい部位に加速度計を装着して，表面筋電図と同時記録するとより分かりやすくなる．パワースペクトラム解析ソフトを用いれば，整流化した筋電図か加速度の周波数を解析に用いて簡単に周波数のピークを求めることができ，静止時と姿勢時の周波数のピークの差を容易に数値化できる．被検筋は，上肢の振戦では，上腕二頭筋，上腕三頭筋，尺側手根屈筋などの手関節屈筋，橈側手根伸筋や手関節伸筋など，震えを強く触知できる筋を含む数筋を選択することが多い．複数の筋からの記録を用いて，拮抗筋との相反性の有無を検討する．振戦では拮抗筋と相反した動きがみられると重要視されていることが多いが，相反性は振戦により観察されることとされないことがある．また，同じ患者でも姿勢により，相反性が変化するため，相反性の判定は慎重に行う必要がある．

振戦の種類は，周波数の違いや，出現する状態などにより判断することが多い．例えば，姿勢時や動作時や書字などの特定の動作を行っているときに，4～12 Hzの周波数の振戦が見られた場合には，本態性振戦と考えられる．3 Hz

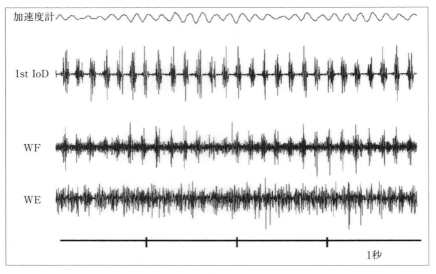

図Ⅴ-4-26　本態性振戦の表面筋電図
1段目は加速度計，2段目は第一背側骨間筋（1st IoD），3段目は手関節屈筋（WF），4段目は手関節伸筋（WE）からの記録である．1st IoDとWFから，1秒間に6〜7回程度の群化収縮が記録される．示指につけた加速度計からも6〜7Hz程度の揺れが加速度計で記録され，筋収縮に同期している．

程度の遅い振戦が，企図動作時に出現したときには小脳性振戦，静止時・姿勢時に出現したら赤核や脳幹，視床の病変で出現するHolmes振戦と呼ばれる振戦が疑われる．静止時に4〜7Hzの周波数の振戦の場合にはParkinson病によることが多い．このように，どのような時に，どの周波数で発火しているのかが振戦の診断に重要であり，これらを客観的に記録しておく必要がある．また，振戦には低血糖や寒冷曝露，精神的緊張や甲状腺機能亢進症などで生理的に生じる振戦の亢進もある．生理的振戦の亢進の場合も，動きの周波数は本態性振戦よりやや速いが，姿勢時振戦であり両者の区別は困難である．また，末梢神経障害に伴って手指振戦が観察されることもある．これらは，末梢神経の障害により感覚入力から，運動の反射回路に障害が起きて生じる振戦と考えられている．このような末梢性の要因による振戦の判別には，以下の方法が有用である．振戦の出現している部位に荷重をかけて末梢の入力を変化させると，末梢性の反射回路の異常によって生じている振戦では周波数が変化する．肉眼では1〜2Hzの変化は判定しがたいが，表面筋電図で記録して行うと容易である．中枢性の機序による振戦では周波数が変化しないため，末梢性振戦と中枢性振戦の鑑別に用いることができる．

B）ミオクローヌス：素早い不規則な動きがミオクローヌスである．この動きに対応して，表面筋電図では一般的には不規則な持続の短い筋放電が記録できる（陽性ミオクローヌス）．ミオクローヌスは，発生起源により，皮質性，脳幹網様体性，脊髄性などと分けられる．

皮質性ミオクローヌス（cortical myoclonus）は，最も持続が短い筋放電を呈し，遠位優位に不規則に記録される．筋収縮を保った状態を記録すると，ミオクローヌスの筋放電の後に長い抑制期を生じていることが観察される．筋放電が伴わずにこの抑制のみが記録されるミオクローヌスもあり，陰性ミオクローヌス（negative myoclonus）と呼ばれる．陰性ミオクローヌスは，随意収縮をさせておくと筋収縮が突然とぎれる様子で記録される．臨床的には上肢を姿勢保持しているときに急に力がぬける，asterixisに相当する．また，陽性の皮質性

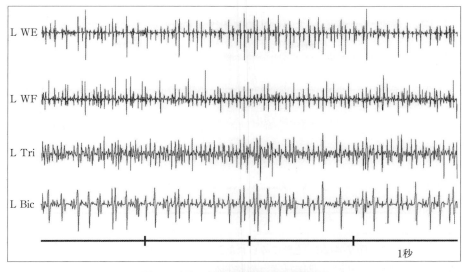

図V-4-27　皮質性振戦の表面筋電図

1段目は左手関節伸筋（WE），2段目は左手関節屈筋（WF），3段目は左上腕三頭筋（Tri），4段目は左上腕二頭筋（Bic）からの記録．動きは振戦にみえるが，群化放電は記録されず，一つ一つの筋電図の持続時間は短く皮質性ミオクローヌスが持続して出現していることがわかる．

ミオクローヌスが連続して出現し9Hz程度の規則性をもって出現することがある．この場合，診察上では，よくみると多少鋭い不規則な動きが混入してみえるものの，律動的な手指の動きとして観察されるため皮質性振戦とも呼ばれる（図V-4-27）．また，低酸素脳症後の動作時ミオクローヌス（action myoclonus, Lance-Adams症候群）では，皮質性ミオクローヌスが多源的に頻発することがある．連発した皮質性ミオクローヌスが群化して出現すると，診察では持続の長めのミオクローヌスのようにも観察されて，皮質性ミオクローヌスではなく持続の長いミオクローヌスを呈する脳幹起源のミオクローヌスか判別が難しい場合もある．特に，Lance-Adams症候群では，脳幹由来の持続の短いreticular reflex myoclonusを伴うこともあり，さまざまな種類の不随意運動が一人の患者で出現する時は，診断に苦慮することも多い．このような振戦や皮質由来以外のミオクローヌスと判別が難しいときには，表面筋電図が必須である．

脳幹（網様体部）起源のミオクローヌスは体幹優位に出現するまれなミオクローヌスである．表面筋電図では，多数の筋肉から筋放電の潜時差を分析すると，僧帽筋および胸鎖乳突筋の筋活動が最初にみられ，その後四肢の筋肉へ伝播し，脳神経領域には上向していく．このことから延髄部の網様体が起源であろうと推察される．驚愕反射とかなり似た動きであり，筋活動の導出の順番も類似している．ただ，胸鎖乳突筋と下肢筋の筋活動の潜時差から推察される脳幹から脊髄への伝導が，錘体路の伝導と同程度の速いものであることが驚愕反射とは異なる．

脊髄性ミオクローヌス（spinal myoclonus）は，脊髄のある髄節を起源に生じている体幹優位の動きであるが，表面筋電図で，傍脊柱筋などの多数の筋肉から筋放電の潜時差を分析すると，起源となる髄節レベルの筋活動が最も速く出現し，その後，上下の髄節支配の筋に活動が伝播する．

C）ジストニア：筋肉の持続収縮により姿位の異常をきたし，間代性に動いてみえることもある不随意運動であるが，筋電図では持続の長い筋放電が記録できる．静止時であるべきときにも不要な筋肉に筋放電が生じているのが特徴である．動作時には，目的とする動きに寄与する

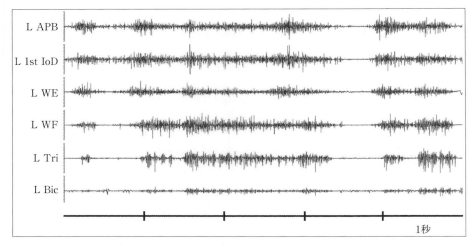

図Ⅴ-4-28　上肢にみられたジストニアの表面筋電図
1段目は左母指外転筋（APB），2段目は左第一背側骨間筋（1st IoD），3段目は左手関節伸筋（WE），4段目は左手関節屈筋（WF），5段目は左上腕三頭筋（Tri），6段目は左上腕二頭筋（Bic）からの記録．静止時状態での記録であるが，不随意に手，前腕，上腕の筋収縮が持続している．相反性はみられない．振幅に増減が不規則にみられる．この筋収縮の変化が振戦様の動きとして観察される．

筋肉以外にも，広汎に不要な筋放電が記録され，静止時よりも広汎な部位に筋収縮が生じてしまうことが観察される．拮抗筋との相反性は失われていることが多い（図Ⅴ-4-28）．

D）舞踏様運動：不規則で非対称で，回旋運動の混入した，ねじるような動きである．真似をしようとするとできるような随意運動にも近い動きである．表面筋電図では不規則にランダムに出現する，ミオクローヌスよりも持続時間の長い筋放電が記録される．

E）バリスム：上下肢をなげだすような大きな激しい動きが，持続して出現するものである．表面筋電図では，四肢の筋肉間で同期して律動的に群化放電が出現する．出現頻度は0.5〜2 Hzである．

F）Parkinson病：Parkinson病では，前述のように静止時振戦がみられ，4〜7 Hzの周波数の筋放電が表面筋電図で記録される．姿勢保持時もしばらくすると振戦が出現する．姿勢保持のとき出現する振戦は，本態性振戦と同様の周波数であることもあり，この判別は表面筋電図で周波数を測定すると容易である．後者は，本態性振戦とParkinson病の合併の可能性も示唆される．

また，Parkinson病で観察される筋固縮は，受動運動時の抵抗である．表面筋電図では，受動運動をさせると，健常では記録されない伸張反射が亢進しており，筋放電として記録される．そして，伸張した筋肉の拮抗筋はゆるめられるはずであるが，逆に筋収縮が出現する（Westphal現象）．

Parkinson病では，しばしば姿勢異常を呈するが，姿勢異常の原因になっている筋活動の同定にも表面筋電図が用いられる．傍脊柱筋や腹直筋などの筋肉で検査される．姿勢を戻そうと代償的に筋活動が増えているのか注意は必要である．

G）機能的（心因性）不随意運動：表面筋電図での解析は，機能的な不随意運動の鑑別にも有効である．器質的なものに比べて，機能的な不随意運動は奇異で変動しやすく，注意がそれると消失するという特徴がみられることが多い．機能的な不随意運動は，種々の不随意運動に似た動きを示す．器質的な振戦ではどのような状態でどこの部位に出現するかは一定であり一定の周波数を示すのに対して，機能的振戦の場合

には周波数や筋活動の持続時間にばらつきがみられる．また，周波数も随意運動で可能な6 Hz以下であることが多い．通常，器質性の姿勢時振戦では抑え込むようにすると振幅は低下してみえるが，機能的な振戦ではより大きくなり別の部位に出現するなどの現象がみられる．随意運動でタッピングをある周波数で行うように指示すると，振戦の周波数もタッピングの周波数と同じになってきてしまうという現象も特徴の一つである．これらの，周波数の変動を客観的に細かく分析するには，表面筋電図記録が最適である．

5 眼電図検査
electro-oculography

a. 目 的
眼電図検査（眼球運動計測法）は眼球運動を調べるための方法で，眼球運動の機能障害，すなわち運動を司る筋肉，末梢神経，脳の機能障害の評価をするのに有効である．眼筋の筋電図を計測するものではない．眼球運動の潜時や角速度などは臨床的観察だけではなかなか評価が難しいが，眼球運動は正常値がわかっているものが多く，定量的な評価に適している．

b. 原 理
計測法には眼電図，search coil法，ビデオ式アイトラッキング法などがある[1,2]．

眼電図（electro-oculogram；EOG）は大掛かりな装置を必要とせず比較的に簡単に電極の装着や計測ができるため，臨床的検査に応用しやすい．角膜と網膜の間には角膜網膜電位といわれる一定の起電力（電位差，0.4～1.0 mV程度）があり，網膜は角膜に対して負に，逆に眼の前部はプラスに帯電している．例えば眼が右を向けば右の電極が相対的にプラスに，左を向けば左がプラスになる．一定の環境ではこの電位差はほぼ一定で，眼窩周辺に一対の電極を置きその電位差を求めると，この電位変化が正面視からの眼球の回転角度とほぼ比例する．この電位変化を増幅記録したものが眼電図である．左右方向については5～30度の範囲で，電位変化と眼球運動の角度は比例する（空間解像度は1度程度）．しかし上下方向の眼球運動についてはそれほど正確な比例関係が成り立たず，EOGでは正確に測定できない．電気的アーチファクト（アース不良，導線不良，記録器などによるアーチファクト），生体現象によるアーチファクト（瞬目，脳波，筋電図，心電図など）も記録されるので，これらを眼球運動と誤らないよう注意する．

Search coil法は眼球に小さなコイルを装着し磁場内に置くことで，眼球が動くと電磁誘導でsearch coilに電流が流れることを利用する計測法である．空間解像度が高く，眼球運動を最も正確に測定できる．

最近では，CCDカメラによるビデオ式アイトラッキングシステムを用いた角膜反射法が主流である．眼球に弱い出力の近赤外線の点光源を照射し，角膜表面における反射光（角膜反射像）と瞳孔の相対的な位置関係を撮影する．角膜の曲率中心と眼球の回転中心は異なり，視線の向きが変わるとこれらの相対的な位置関係も変わることを利用し，視線の方向を計算により算出する．記録装置やコンピューターの性能の向上で，誤差が0.25～0.5度以内と空間解像度が高い計測ができ，臨床的にも使いやすい．水平垂直方向の眼球運動が記録できる．

c. 検査方法
1. EOG
両外眼角に電極を貼り水平方向の眼球運動を記録する．片目の上下にも一対の電極を貼り，垂直方向の眼球運動を記録する．接地電極は前額部に置く．眼球運動が共役でない場合には，片眼の耳側，鼻側の眼角に電極を貼る（図V-4-29A）．電極貼付の前に皮膚をよくアルコールでふき，膜網膜電位を安定させるため，装着後しばらく（10～20分程度）待ったほうがよい．被験者にあご当てに顎を乗せてもらう．

眼球運動の原波形とそれを電気的に微分した速度波形（微分波形）を記録する．眼球運動を正確に測定するためには，亜鉛-硫酸亜鉛電極

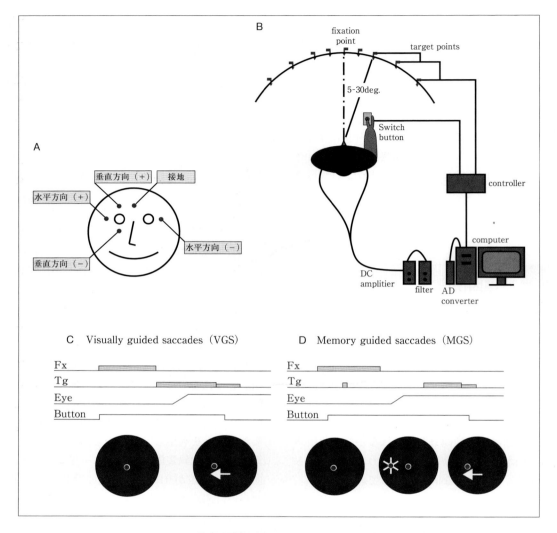

図V-4-29　EOGを測定するための電極貼り付け位置（A），計測装置（B），および代表的な衝動性眼球運動課題

や銀-塩化銀電極を用いた直流（DC）アンプによる記録が望ましい．記録の安定性を高めるため，電極の縁がプラスチックで皮膚との間が絶縁されているものが望ましい．

　直流アンプによる記録では，時間とともに電位がドリフトするため，適宜リセットをかける必要がある．時定数3〜10秒としてACアンプ（例えば脳波計のアンプ）で計測することもあるが，眼位，眼球運動速度などの記録は正確ではなくなる．20〜30 Hzのフィルターをかけることが多い．

2. search coil 法

　ソフトコンタクトレンズ型の search coil が用いられるが，装着に手間がかかり，装着後も消毒・角膜のチェックが必要になる．また磁場をかけるためにフレームを設けて，その磁場内に患者の頭部を入れる必要がある．

3. ビデオ式アイトラッキング法

　電極の装着は必要ない．被験者が見ようとする視標を隠さないように，アイカメラを被験者の各々の眼の前方やや下方に一つずつ置き，そこから角膜を撮影する．被験者の前に置いたモ

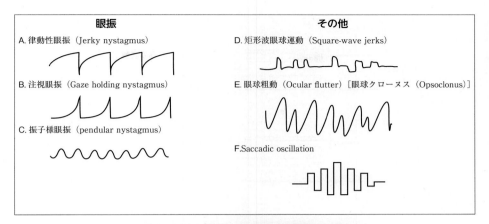

図V-4-30　眼振とその他の異常眼球運動

ニター上いくつかの決まった位置に視標を提示し，そこを被験者に固視してもらうことにより較正を行う．

4．課題・視標呈示について

自発性の眼球運動を記録する場合と眼球運動を誘発して記録する場合がある．前者は，開眼，遮眼，閉眼，暗算負荷や，注視時の眼振（正中視，左右上下方視），頭位を急に変えたときの眼球運動などが記録される．後者としては，内耳刺激による眼球運動（温度眼振，回転眼振），視運動性眼振（動く視界などによって出現する生理的眼振），滑動性眼球運動や衝動性眼球運動課題（後述）などがある．

眼球運動課題のターゲットは，被験者の前においたモニター上に視標を呈示したり発光ダイオード（LED，図V-4-29B）を点灯させることによって提示する．

d．異常所見 [2,3,4]

1．眼　振（図V-4-30A～C）

眼振（nystagmus）は律動的に反復する眼球運動で，通常不随意である．多くのものはjerky nystagmusで，まずゆっくりと緩徐相で眼球の位置がずれていき，その後に眼球が急速に元の位置に戻る．急速相は衝動性眼球運動であり，急速相の向きを眼振の方向と呼んでいる（図V-4-30A）．一部を除いて一般に双方の眼が同じ方向に動く共役である．緩徐相と急速相の区別のはっきりしない振子様眼振もあり，この眼振ではどちらへの方向の速度も等しく，振り子様に眼位が振れる（図V-4-30C）．先天性眼振などでみられる．

視線が注視している対象から離れないように抑えておくメカニズムに障害が生じると眼振が起きると考えられている．眼球は眼筋や軟部組織の張力により自然に正中位に戻る傾向があるが，それを防いで視線を一定の位置に固定しておく機構がある．これを防いで視線の一定の位置に固定しておく機構が障害されると，眼球が物理的に動いてしまい，固視ができずに補正のために眼振が発生する．即ち物理的に戻ろうとする眼球を元に戻すために速く眼球が動く．この機構は脳幹とそれに解剖学的に密接に連絡している小脳に存在するため，眼振は脳幹や小脳の障害によって発生することが多い．

前庭自体の障害でも眼振が起きる．この場合，眼振を誘発する刺激が前庭神経（核）に入り一側の前庭神経のトーンが優位になると，眼球は反対方向に偏位する．次いでこれを正中に戻そうとする力が働き，眼振の急速相が起きる（図V-4-30B）．水平性眼振が多いが，回転性の要素が加わることもあり，方向は一定である．

また視覚系は網膜像のずれを検出し眼球運動によりずれを補正し，不必要な眼の動きが起こらないように抑制する役割を果たすため，視覚系の障害でも眼振が起きる．

生理的眼振は正常で出現する眼振であり，病的状態ではこの眼振が誘発されなくなる．一側

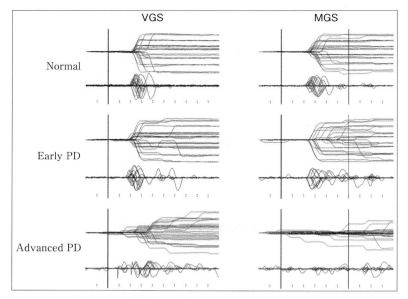

図V-4-31　Parkinson病（PD）における衝動性眼球運動（VGS, MGS）

各図において横軸が時間軸，縦軸が眼球運動を示す．上の波形は眼球の位置，下の波形は眼運動の速度波形を示す．固視点が消えた時点（垂直のbar）でトレースを揃えてある．右列がVGS，左列がMGSを示す．上段が正常者，中段・下段がそれぞれ初期，進行期のPDにおける記録である．

（Terao Y et al.：Neuropsychologia49；1794-1806, 2011より一部改変）

迷路を冷却したり暖めると眼振が起きる（温度眼振）．温度刺激により三半規管のリンパ液に対流が生じて，体が回っているのと同じ感覚が表れ眼振が起きる．また体を回転させて急に止まると眼振が出現する（回転後眼振）．視運動性眼振は視界のものが動くことによって出現する眼振で，例えば動く電車の中から外を見ている人に認める．動きの方向に緩徐に眼球が動き，急速に反対方向に戻る．脳幹，小脳，後頭葉，頭頂葉などの病変で傷害される．

2. square-wave jerks（図V-4-30D）

非律動性の衝動性眼球運動である．固視障害の一つで，視線がいったん見ているものから外れるが，約200 ms後に元の位置に衝動性眼球運動で戻るような眼球の動きである．EOGでは矩形波として記録され，頻度は0.5 Hz前後，動きの振幅は0.5～3度と小さい．暗所で消失することが多いため，視覚入力に関連した眼球運動と考えられている．動物で実験的に中脳網様体中心部と上丘吻側の機能障害をつくると，固視中に衝動性眼球運動が割り込むことから，これらの障害が関与していると考えられる．正常人でもみられるが，小脳疾患や進行性核上性麻痺などで頻度が高く，振幅も大きい．

肉眼でも容易に識別できるmacro-square-wave jerkもある．振幅が4～30度で頻度は2～3 Hz程度である．再固視が起きるまでの潜時は100 ms前後（50～150 ms）である．視覚入力の影響は少なく，暗所でも出現する．脳幹小脳の障害でみられる．

3. saccadic oscillation（図V-4-30E）

脳炎の経過中などに目が激しく動く眼球運動で，衝動性眼球運動が抑制されずに異常に発生するものである．一つの衝動性眼球運動と次の衝動性眼球運動との間に，休止期があるものとないものがある．眼球粗動（ocular flutter）は，間欠的に自発性で短い間隔をもって起きる水平性・共同性の微小な眼球振動で，衝動性眼球運動の間の休止期はみられない．眼球クローヌス（opsoclonus）は，水平や垂直，斜めなどあらゆ

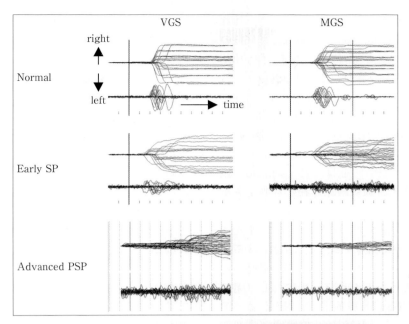

図V-4-32　進行性核上性麻痺（PSP）における衝動性眼球運動障害
進行とともに眼球運動のスピードの低下を認める．

る方向の成分を含む速くて持続的な眼球運動であり，睡眠中には消失する．いずれも小脳・脳幹の病変を示唆する．macrosaccadic oscillationは小さな振幅から始まって振幅が徐々に大きくなり，また段々小さくなっていく振動で，固視点を挟んで左右に往復するものである．一つの衝動性眼球運動から次の衝動性眼球運動まで約200 msの間隔がある．小脳疾患で見られる．

4．滑動性眼球運動課題

滑動性眼球運動は比較的ゆっくり動く対象物を中心窩で捕らえながら滑らかに追視する眼球運動である．さまざまな振幅・頻度でサインカーブ状，あるいは三角の鋸歯状に動くようなターゲットを追視させる．この際に，眼球運動がどの潜時で開始されるか，眼球運動のスピードやgain，どのくらい衝動性眼球運動が混ざるかなどを評価する．

5．衝動性眼球運動課題

主なものとして視覚誘導衝動性運動（visually guided saccade；VGS）と記憶誘導性サッカード（memory guided saccade；MGS）がある．VGS（**図V-4-31左**）では，まず真正面の視標のLEDが点灯するので，被験者にそこを注視させる．その後ランダムな時間の後に，この注視点が消えると同時に，その左右の位置にターゲットが点灯するので，被験者にその位置を注視してもらう．

MGS（**図V-4-31右**）では，まずドーム中央のLEDが点灯するので，被験者にそこを注視させる．その後，その左右の位置にターゲットが短時間点灯する（cue）ので，被験者に中央のLEDを見たまま，場所だけを覚えてもらう．その後ランダムな時間の後に正面の視標が消えるので，これを合図に被験者に覚えておいた位置を注視させる．cueが提示された際には眼球を動かしてはならないと指示するが，思わず眼を動かしてしまう場合がある．これをsaccade to cueと呼ぶが，その頻度が高い被験者は，サッカードの抑制がうまくできていないことになる．

MGSは記憶したターゲットの位置に眼を動かす課題なので，VGSに比較して随意的な要素の強い眼球運動である．MGSには尾状核－黒質網様部－上丘を介する基底核の直接路の機

能が関与していることがわかっており[5]，随意的な眼球運動の開始，および抑制など基底核の機能をみるのに適している．これに対し VGS には基底核の関与は少ないとされる．

■ 神経疾患における眼球運動障害の特徴

a．Parkinson 病・parkinsonism（図 V-4-31）

Parkinson 病（PD）をはじめ parkinsonism では，衝動性・滑動性眼球運動とも測定過小（hypometria）になる．そのため視線は一度でターゲットに到達せず，小さなサッカードを繰り返してようやく到達する．症状が進行するほどこの傾向が強い．また MGS 課題で潜時の遅れ，振幅の低下などが目立つのに対し（図 V-4-31 右），VGS は比較的正常に保たれる（図 V-4-31 左）．saccade to cue の頻度は病初期から正常者に比較して多くなる（眼球運動の抑制の障害）．

b．進行性核上性麻痺（図 V-4-32）

進行性核上性麻痺（progressive supranuclear palsy；PSP）では病初期からサッカード速度が低下し，進行するにつれて著しくなる．内側縦束吻側間質核（rostral interstitial nucleus of medial longitudinal fasciculus；riMLF）の障害のため垂直方向，特に下方への眼球運動で目立つ．視運動性眼振の急速相も減少・消失する．滑動性追視も障害されるが，これは背外側橋核の障害による．square-wave jerks も多数みられ，riMLF や中脳網様体の障害が関与するという．

c．小脳疾患

小脳疾患では測定異常（dysmetria）がみられることが多い．サッカードの加速・減速がうまくできないため，視線を移したときに行きすぎたり（測定過大 hypermetria），逆に視標の位置に達しなかったり（振幅過小）する．振幅過大は小脳障害に特徴的とされるが，病変の部位によって差があり，背側虫部のみの障害では振幅過小が，小脳深部核の障害では振幅過大が起きるという．

参考文献

3．針筋電図検査・神経伝導検査
1) 園生雅弘：針筋電図の基礎（安静時活動を中心に）．神経治療学 31：130-133，2014．
2) 園生雅弘：針筋電図 (1)：針筋電図検査の基礎．臨床脳波 51：375-383，2009．
3) 園生雅弘：針筋電図 (2)：針筋電図検査の臨床応用．臨床脳波 51：431-440，2009．
4) 日本臨床神経生理学会筋・末梢神経電気診断技術向上委員会・認定委員会編．東原真奈，園生雅弘：神経伝導検査の技術的ポイントと pitfall．モノグラフ 神経筋電気診断を基礎から学ぶ人のために．日本臨床神経生理学会，23-34，2013．
5) 日本臨床神経生理学会筋・末梢神経電気診断技術向上委員会・認定委員会編．畑中裕己，園生雅弘：神経反復刺激試験．モノグラフ神経筋電気診断を基礎から学ぶ人のために．日本臨床神経生理学会，59-66，2013．

5．眼電図検査
1) 清水夏繪：臨床神経生理学．真興交易医書出版社．p283-290, 1991．
2) Ciuffreda KJ：Eye movement basics for the clinician. Mosby. 1995．
3) 水野美邦編：神経内科ハンドブック 鑑別診断と治療 第 4 版．医学書院．2010．
4) Leigh RJ, Zee DS：The neurology of eye movements. ed. Oxford University Press. 2006．
5) Hikosaka O, Takikawa Y：Role of the basal ganglia in the control of purposive saccadic eye movements. Physiol Rev, 80；953-978, 2000．
6) Terao Y et al.：Initiation and inhibitory control of saccades with the progression of Parkinson's disease-changes in three major drives converging on the superior colliculus. Neuropsychologia, 49；1794-1806, 2011．
7) Terao Y et al.：Deterioration of horizontal saccades in progressive supranuclear palsy. Clinical neurophysiol, 124；354-363, 2013．

［1，2．飛松省三／3．園生雅弘／4．花島律子／5．寺尾安生］

5 自律神経機能検査

　自律神経機能検査は自律神経の障害を客観的にとらえる検査として，広く行われている．自律神経の障害部位の診断に必須のものであり，各検査の目的・原理と実際の検査法，またその異常所見とその意義に関して理解することは，神経診察の中でも重要であると考えられる．

1 薬物点眼試験
drug eye instillation test

a. 目 的
　瞳孔の異常を認めた際に，病巣部位の診断をするため，交感神経あるいは副交感神経に作用する薬剤を含む点眼液に対する瞳孔の反応を検討するのが薬物点眼試験である．

b. 原 理
　瞳孔括約筋は副交感神経により支配され，瞳孔散大筋は交感神経に支配されており，この両者のバランスにより瞳孔径が決定される．副交感神経系は主に Edinger-Westphal 核から動眼神経を経て瞳孔に到達する．一方，交感神経系は3つのニューロンから構成されている．まず，視床下部の後外側より始まり，脳幹部外側を走りTh1付近の Budge 中枢に至る第1ニューロンと，その脊髄中枢から前根を経て上頸部交感神経節に至る第2ニューロン，さらに上頸部交感神経節から内頸動脈神経叢を経て，三叉神経の第1枝と合流し，長毛様体神経として瞳孔に分布する第3ニューロンからなる（図V-5-1）．この解剖学的特徴を基に以下のような点眼薬を用いた検査法である．

1. 副交感神経作働薬
　アセチルコリンは，副交感神経末端部に存在するニューロトランスミッターで，強い縮瞳作用を有するが，点眼薬としては，角膜透過中にコリンエステラーゼ（cholinesterase）により速やかに分解されてしまうため使われていない．メサコリンはアセチルコリンとほぼ同じ作用を有するが，cholinesterase に対する抵抗性がより強く，効果が持続するため，副交感神経系の機能を検査する目的で用いられる．すなわち，2.5％メコリール（methacholine chloride）の点眼によって，患側には強い縮瞳が起こるが，健側には起こらないか，起こっても軽微である．これは除神経効果により患側の瞳孔括約筋がメコリールに対して過敏性を獲得し，健眼が反応しない程度の濃度でも患眼に縮瞳が起こるものと考えられる．このことは，Adie's tonic pupil の診断に利用されている．

2. 交感神経作働薬
　交感神経末端部に，作用機序の異なる以下3種の薬剤を用いて，瞳孔の散大反応を検討することにより，交感神経の障害部位を推定することが可能となる．

A）1.25％アドレナリン点眼液
　瞳孔散大筋に存在する receptor に直接作用するが，1.25％の濃度では健側の散瞳は認められない．しかし，節後性の交感神経の障害時には，除神経効果により散瞳が認められる．一方，節前性の障害時には散瞳はみられても軽微であり，中枢性の障害時には散瞳は認められない．

B）5％チラミン点眼液
　チラミンは交感神経終末部よりノルアドレナリンを放出させる作用があり，その結果，瞳孔の散大を生ずる．節後性の交感神経の障害時には，交感神経末端でのチラミンによるノルアド

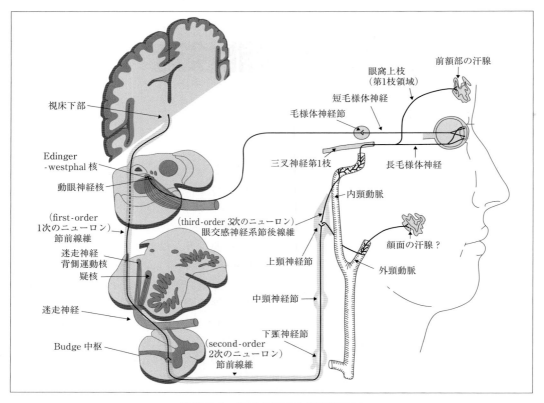

図V-5-1　瞳孔を支配する自律神経
（後藤文男，天野隆弘：臨床のための神経機能解剖学．155，中外医学社，1992より改変）

レナリン放出が起こりにくくなるため，散瞳反応は減弱してくる．これに対し，中枢性や節前性の交感神経の障害では散瞳反応は正常に認められる．

C）5％コカイン点眼液

交感神経末端から放出されるノルアドレナリンの一部はカテコール-O-メチルトランスフェラーゼ（catechol-O-methyl transferase；COMT）で分解されるが，残りは神経末端にreuptakeされて再び利用される．コカインはこのreuptakeを遮断する作用があるため，シナプス間隙中のノルアドレナリンの濃度が上昇し，散瞳反応が起こる．この散瞳反応は節後障害のみならず節前障害にても消失ないしは減弱し，中枢性の障害時でも減弱することが知られている．

c. 検査方法

交感神経の障害を疑った場合，上記の3種類の点眼試験を行うことが多い．その際には，まず1.25％アドレナリン点眼試験を行う．点眼後15分おきに60分間観察する．翌日に，5％チラミン点眼試験を行うが，15分おきに90分間観察する．さらに翌日，5％コカイン点眼試験を行い，15分おきに120分間観察する．コカインは2～3日影響が残るといわれているため，最後に行うのが一般的である．

d. 異常所見と意義

前述の点眼試験により，交感神経の障害部位を明らかにすることができる．交感神経の障害部位による点眼試験の成績は図V-5-2に示すようになる．点眼試験の意義は交感神経の部位診断にあるといえる．

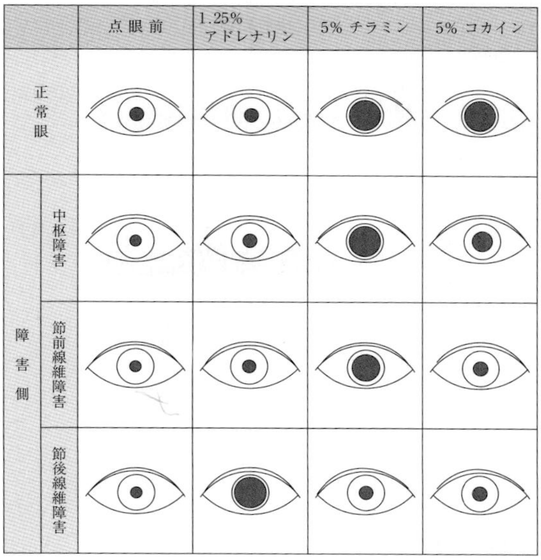

図V-5-2 点眼試験による交感神経の障害部位
(後藤文男,天野隆弘:臨床のための神経機能解剖学.155,中外医学社,1992より改変)

2 涙液分泌試験
tear volume measurement

a. 目的・原理
涙腺は顔面神経に含まれる副交感神経によって支配されている.涙液分泌試験は,この機能をみる試験である.

涙腺は反射性涙液分泌を行っているが,反射弓の求心路は角膜などに分布する三叉神経であり,遠心路は上唾液核の近くの涙腺核から始まる副交感神経である.この遠心路は,顔面神経の中の中間神経に含まれて内耳道を通り,顔面神経の膝神経節,大錐体神経,翼突管神経を経て涙腺に至る.この反射弓のどこかに障害が生じると涙の分泌が低下する.

b. 検査方法
一般的に行われているのが,Schirmer法である.これは幅5 mm,長さ35 mmの濾紙の一端5 mmを折り曲げて,下眼瞼耳寄りに挿入し,5分後に濾紙の濡れた部分を折り曲げた線より測定する方法である.

c. 異常所見と意義
正常値は10〜25 mmで,これ以下のときは,涙腺分泌低下を疑う.涙腺自身の障害をきたすSjögren症候群や副交感神経機能障害を疑う.

3 心・血管系機能検査
cardiovascular function test

自律神経系は,心臓および血管に分布し,心拍数,心拍出量などを調節するとともに,末梢血管抵抗も調節している.そのため,血圧や脈拍数の変化を検討することにより,自律神経系の機能をとらえることができる.

心・血管系機能検査には,古典的な血行力学的検査,起立試験・head up tilt試験,R-R間隔変動測定,MIBG心筋シンチグラフィなどがある.

A 古典的な血行力学的検査(図V-5-3)

a. 目的・原理
血圧や脈拍数の変化を連続的に記録し,さまざまな負荷を加え,その反応性を検討することによって,自律神経系の機能をとらえる検査法である.

b. 検査方法
1. Valsalva試験

深呼吸後,胸腔内圧を40 mmHgの圧まで上昇させ,15秒間保ち,その後,圧を解除した際の血圧および脈拍の変化を検討する.圧を解除した直後は,血圧は一過性に下がる(第3相)が,その後すぐ血圧は上昇し始め,検査開始前の値を超えて上昇する(第4相).この血圧の上昇はovershootと呼ばれており,その程度は交感神経機能の指標として考えられている.次に,その血圧上昇に対して,副交感神経が作用し,脈拍の減少(反射性徐脈 reflex bradycardia)が起こる.この徐脈の程度は副交感神経機能の機能を表すと考えられている.しかし,overshootが弱いときや存在しないときはreflex bradycardiaは生じないため,副交感神経機能の指標とはならない.

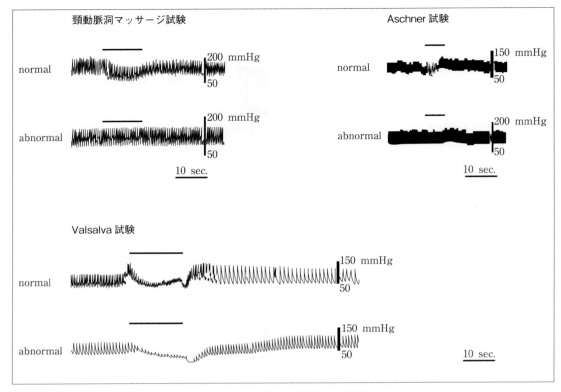

図Ⅴ-5-3　古典的な血行力学的検査

2. 頸動脈洞マッサージ試験（carotid sinus massage test）

左右の頸動脈洞を別々に30秒間マッサージし，その際の反射性血圧下降（reflex hypotension）および反射性徐脈の程度を検討する．この反射は脳幹の血管運動中枢を介する副交感神経機能の反映と考えられている．

3. Aschner 試験

左右の眼球を別々に15秒間圧迫した際の脈拍の減少，すなわち反射性徐脈の程度を調べ，ponsのレベルを介すると考えられる副交感神経機能を検討する．緑内障の患者では行うと危険であるので，注意してから行うべきである．

c. 異常所見と意義

前述の検査で異常を認めた場合，交感神経あるいは副交感神経の機能が障害されている可能性をとらえることができ，次なる検討を行う契機となる．

B 起立試験，head up tilt 試験
orthostatic test, head up tilt test

a. 目的・原理

血圧や脈拍数の変化を連続的に記録しながら，体位変換をした際の血圧，脈拍の変化および血中のノルアドレナリン，アルギニンバソプレシンの値を検討することによって，自律神経系の機能をとらえる検査法である．

b. 検査方法

1. 能動的起立試験（Schellong 試験）

臥位から立位に変換した際の血圧，脈拍数の変化を1〜2分間隔で測定する．デジタル式の血圧・心拍数自動測定装置を用いると，容易に検査することができる．

2. head up tilt 試験

tilt table を用い，受動的に体位変換（一般的には70°の傾斜角度まで）を行い，その際の血圧，脈拍数の変化をとらえる．また，体位変換をした際の血中のノルアドレナリン，アルギニ

5 自律神経機能検査

表V-5-1 起立負荷時のノルアドレナリンとアルギニンバソプレシンの変化と障害部位

障害部位		ノルアドレナリン		アルギニンバソプレシン	
		基礎値	起立時	基礎値	起立時
1a	遠心路，末梢 交感神経節〜節後線維	低　値	上昇欠如	正常〜高値	上　昇
1b	遠心路，末梢 脊髄〜交感神経節	低値〜正常	上昇欠如〜減弱	正常〜高値	上　昇
2a, 2b	遠心路，中枢 脊髄〜脳	さまざま	上　昇	正常〜高値	上　昇
3	求心路，末梢	正常〜高値	上昇減弱	正　常	上昇欠如
4	求心路，中枢	正　常	上　昇	正　常	上昇欠如

1a・1b・2a・2b・3・4はそれぞれ図V-5-4に示す圧受容器反射の部位．

（日本自律神経学会編：自律神経機能検査第4版．文光堂，2007より）

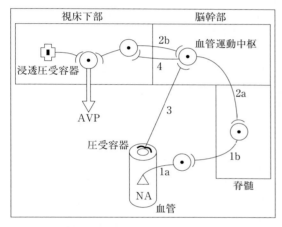

図V-5-4 圧受容器反射におけるノルアドレナリン，アルギニンバソプレシンの分泌

AVP：アルギニンバソプレシン，NA：ノルアドレナリン
（日本自律神経学会 編：自律神経機能検査 第4版．p.137 文光堂，2007より）

ンバソプレシンの値を検討する（**表V-5-1，図V-5-4**）．神経調節性失神（neurally mediated syncope）の検討の際には，長時間（15分以上）のhead up tiltが必要である．

c. 異常所見と意義
1. 起立性低血圧
健常人では，体位変換時に圧受容器を介する交感神経反射により，静水圧的血圧下降に対して血圧を維持するように働き，脈拍がわずかに上昇する．しかし，自律神経機能障害のある患者では，起立負荷により収縮期・拡張期血圧が下降するが，心拍数の変化を認めない．起立性低血圧の定量的基準としては，収縮期血圧下降 > 20 mmHg，拡張期血圧下降 > 10 mmHg とする基準が一般的である．

2. 起立性頻脈
体位性頻脈症候群（postural tachycardia syndrome；POTS）の診断基準として，起立性頻脈 > 30 拍/分が一般的である．

3. 神経調節性失神（neurally mediated syncope）
長時間のhead up tilt試験を行った際に，急に血圧下降・心拍数減少が起こり，顔面蒼白，冷汗を認めた際に，神経調節性失神と考えられる．

C R-R間隔変動測定
Analysis of coefficient of variation of R-R intervals

a. 目的・原理
心拍の起源である洞結節は，迷走神経から抑制的支配を受けるとともに，脊髄交感神経節からの節後線維により促進的な支配を受けている．心電図R-R間隔変動はこの生体リズムを分析するのに適しており，一般に副交感神経（迷走神経）の機能を表していると考えられている．また，心電図R-R間隔変動のスペクトル解析による低周波成分は交感神経機能の指標，高周波成分は副交感神経の指標とされている．

b. 検査方法
心電図R-R間隔変動係数はSD/M × 100（MはR-R間隔の平均，SDはR-R間隔の標準偏差）として表す．この値を自動的に算出する心電計

が普及している．

c．異常所見と意義
心電図 R-R 間隔変動係数が低い場合は，副交感神経（迷走神経）の機能低下を意味している．

D MIBG 心筋シンチグラフィ
¹²³I-metaiodobenzylguanideine myocardial scintigraphy

a．目的・原理
MIBG はノルアドレナリンの生理的アナログで，ノルアドレナリンと競合しながら交感神経終末に取り込まれる．したがって，この MIBG の心筋への取り込みは心臓交感神経機能を表していると考えられる．

b．検査方法
MIBG を静注後，15～30 分後に初期像，3～4 時間後に後期像を撮影する．

c．異常所見と意義
心筋自体に障害がないことを確認したのちに，MIBG 心筋シンチグラフィの結果が低下している場合には，心筋に分布する心臓交感神経機能が低下していると考えられる．

4 発汗機能検査
sudmotor function test

a．目的・原理
発汗機能検査の目的は，発汗障害の病巣分布（範囲）診断と病巣高位診断である．病巣分布診断には温熱発汗試験，高位診断には薬物発汗試験が必要である．さらに，交感神経節後線維，汗腺を含めた詳細な病巣診断には定量的軸索反射性発汗試験，皮膚交感神経活動の測定，皮膚生検が必要な場合がある．

b．検査方法
1．温熱発汗試験
デンプンを混合した Minor 液（ヨード 15 g，無水アルコール 900 mL，ヒマシ油 100 mL の混合液）を全身に塗り，腋下温が 1℃以上上昇するまで全身を加温し発汗を誘発させる．発汗部位は黒色に変化し，無汗部位との差が明瞭に観察できる．デンプン混合 Minor 液を刷毛で全身に塗り，透明ポリ袋をかぶせて電気毛布で加温する簡易法で行ってもよい．立位では皮膚圧-発汗反射のため下半身の発汗が抑制されるため，上下肢の分布を検討する際には，臥位での検査が望ましい．ただし，発汗分布の左右差の検討では立位で検査してもよい．

2．薬物発汗誘発試験
A）アセチルコリンによる局所薬物性発汗
アセチルコリンを皮内注射すると，ムスカリン作用により汗腺自体が刺激され注射部位に発汗を認める．さらに，注射部位の周辺局所にはニコチン作用により軸索反射性発汗が誘発される．

B）ピロカルピンによる全身薬物性発汗
ピロカルピン皮下注射では，ムスカリン作用による汗腺の直接刺激による発汗のみが生じる．正常では注射後約 30 分で全身に発汗を認める．同時に熱感，鼻汁，鼻閉，唾液分泌，尿意が出現するので，副作用が強い場合には検査を中止し，硫酸アトロピンを皮下注射する．気管支喘息や明らかな嚥下障害患者には禁忌である．また，純粋発汗不全症では全身の強い疼痛発作を誘発することがあり，注意が必要である．

3．定量的軸索反射性発汗試験（quantitative sudomotor axon reflex test；QSART）
5～10％アセチルコリン溶液をイオントフォレーシス（1.0～2.0 mA，5 分間）で皮膚に浸潤させ，生じた軸索反射性発汗を特殊カプセルにより検出，発汗計を用いて発汗量を測定する．

通常はイオントフォレーシス開始後 80～160 秒で発汗が生じ，刺激終了後は徐々に発汗量が減じる．測定範囲は狭いが定量的検討が可能である．健常者でも性差，年齢，検査部位により発汗量が異なるため，コントロールとの比較や左右差の検討が必要である．

c．異常所見と意義
温熱負荷により健常者では全身にびまん性の発汗を認める．中枢，末梢交感神経，汗腺のいずれの障害でも発汗は消失するが，無汗分布の

パターンにより病巣部位の推定が可能である. 斑状の発汗消失がみられる場合には交感神経節後性障害が疑われる. 分節型無汗では交感神経節または節前障害が示唆される.

中枢性障害・節前障害と節後障害・汗腺障害の鑑別には, アセチルコリンによる局所の軸索反射性発汗の観察かQSARTの検討が有用である. ピロカルピンによる薬物発汗では全身の検討が可能である. ともに, 中枢性障害・節前障害では発汗を認めるが, 節後障害・汗腺障害では低下〜消失する. 皮膚組織学的検査で汗腺に異常を認めない場合, 軸索反射性発汗の消失は交感神経節後障害を意味する.

5 皮膚温図検査（サーモグラフィ）
thermography

a. 目的・原理
体表面から放射される赤外線を測定し画像化して, 体表温の分布を検討する方法で, サーモグラフィと呼ばれる. 体表面の温度は, 皮膚血管運動神経による皮膚血流の変化と発汗による皮膚冷却により変化するため, これらの機能解析に用いることができる.

b. 検査方法
一般に室温 $26 \pm 1°C$, 湿度60%以下, 無風の条件下でサーモグラフィを検討する. 室温への順化時間として, 15〜20分の安静状態での検討をまず行い, その後, 温熱負荷, あるいは運動などを負荷して検討する. 軽装で運動し発汗を誘発させる方法, 高齢者や運動麻痺のある患者では, 電気毛布で全身を十分に加温し発汗させる方法などがある.

外来患者の発汗障害のスクリーニングとしてはサーモグラフィが簡便に行えて有用である.

c. 異常所見と意義
発汗誘発後にサーモグラムを撮影すると, 発汗部位は皮膚温低値, 無汗部位は皮膚温高値に描出されるので, 発汗機能検査としても使用可能である.

末梢血管疾患などでも皮膚血流の障害が起こるため, Raynaud症候群などの際に, 有効な検査となる.

6 排尿機能検査
Lower Urinary tract function test (Urodynamics)

a. 原理
排尿機能とは, 周期的な蓄尿—排出のサイクルであり, 1日4回〜7回行われ, 大部分が蓄尿期といえる. 腎臓での尿産生率は1 mL/分程度であり, 1時間に約60 mLの尿がつくられている. 蓄尿期後半（初発尿意以降）から排出期の機能は意識的に行われている. このうち初発尿意は, 通常膀胱内に100〜200 mLの尿がたまったところで初めて感じることが多い. 以後トイレに行くのがそぐわない状況下では, またトイレが近くにないときには, 最大尿意量に至るまで蓄尿期が続くが, 膀胱の内圧はほぼ一定に保たれる. 排出期には意識的に排尿が行われる.

b. 目的
神経疾患による排尿障害（神経因性膀胱と呼ばれる）の病態を知るために行う.

c. 検査方法—ビデオウロダイナミクス
国際禁制学会の指針[2,3]に沿って以下の排尿機能検査を行う. ビデオウロダイナミクスは, 従来, 排尿時膀胱尿道造影として行われてきた造影検査を, 尿流動態検査と同時に行うものである. ビデオウロダイナミクスでは, 膀胱内圧・外括約筋筋電図同時測定で得られる圧, 筋電図の情報に加えて, 蓄尿・排尿時の膀胱・尿道の状態を画像的に知ることができる. さらに, 外尿道括約筋部圧測定をある程度正確に行うことができる. これらは, 患者の排尿症状を検査室内で再現し, その病態を調べる目的で行われる.

筆者らは, 膀胱・尿道内圧測定用に7F3腔カテーテルを, 直腸内圧測定用に簡易バルーンカテーテルを用いている. 患者を電動レントゲン透視台上で砕石位とし, 前述のカテーテル, 単針同心円型筋電図電極を装着する（図V-5-5）. 膀胱内圧 P_{ves} から腹圧（直腸内圧）P_{abd}

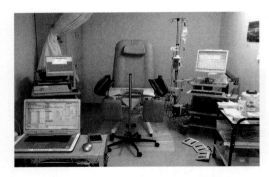

図Ⅴ-5-5　ウロダイナミクス装置

を差し引いしたものを排尿筋圧 Pdet とする．造影剤（オムニパーク®300，ウログラフィン®など）を3～5倍に希釈したものを用意し，50 mL/分で膀胱内に注入しながら膀胱内圧測定を開始する．

　ビデオウロダイナミクスの問題点として，検査が複雑になるほど患者の心理的負担が大きくなり，特に排出時うまく排尿できない場合がある．なるべくリラックスできる環境を整える必要があろう．また，カテーテル操作等で痛みを生じると，その後の検査結果の解釈が困難となる．なるべく痛みを生じないよう愛護的に行う必要がある．

d．異常所見
1．安静時所見

　外尿道括約筋は随意収縮が可能な筋である．随意収縮を命じると40 Hz 程度の放電が起こり干渉波形が出現する．外尿道括約筋の正常な MUP（motor unit potential）運動単位電位はおよそ3～8 msec の持続時間，50～500 μV の振幅，2～4 相の位相を示す．神経障害があると，神経の不全傷害をうけた筋には側副神経線維が出現する．その結果，1本の神経線維が多数の筋線維を再支配するようになり，持続時間の長い（10 msec 以上），高振幅（800 microV 以上），多相性（5相以上）の MUP が認められるようになる．このうち，10～20個の MUP を記録し，
1）10 msec 以上の MUP が20%以上，または，
2）平均持続時間が10 msec 以上，のいずれかを満たすものを神経原性変化（再支配の指標）とする．その際，離れた場所に出現する satel-lite potential を見落とさないようにする必要がある．外括約筋筋電図は，神経疾患，特に Parkinson 症候群の鑑別にとって有用である．多系統萎縮症の四肢と外尿道括約筋とを比較すると，外尿道括約筋で神経原性変化が早期に出現する．一方，Parkinson 病では括約筋の神経原性変化はほとんどみられない．

2．蓄尿時所見

　a．正常では，蓄尿中の膀胱は楕円形をしており，徐々に円形に近く膨らんでゆく．排尿筋圧は不変かごくわずか上昇する（図Ⅴ-5-6）．排尿筋過活動（detrusor overactivity；DO）（排尿筋過反射，無抑制収縮）とは注水するとともに膀胱内圧が不随意に急に上昇するもの（>10 cmH₂O）で，脳卒中・多発性脳梗塞・Parkinson 病など，骨盤神経の核上性障害で典型的にみられる．排尿機能の中で，蓄尿機能には橋蓄尿中枢からの下行入力と腰仙髄反射が関与し，排出機能には脊髄—脳幹—脊髄排尿反射が関与する．A）前頭葉内側面・大脳基底核は，脊髄脳幹脊髄反射を上位で抑制していると考えられており，脳疾患ではこの抑制がとれるために DO をきたすと考えられている．B）一方，多発性硬化症・腫瘍・外傷などによる胸髄・頸髄部の横断性障害では，脊髄脳幹脊髄反射弓自体が障害され，急性期には排尿反射が消失する．慢性期には，仙髄を介する新たな反射弓が形成され DO をきたすと考えられている．C）DO は前立腺肥大症の一部や，まれに Guillain-Barré 症候群などの末梢神経障害でもみられる場合があり，その場合，反射弓のうち平滑筋・尿路上皮・求心線維の過敏状態が想定されている．D）また，これらの基礎疾患を欠く特発性 DO も少数だがみられる．概して，DO をみたら中枢疾患をまず鑑別すべきと思われる．このうち，高齢者では多発性脳梗塞によるものが非常に多い．

　低コンプライアンス膀胱は注水するとともに膀胱内圧が直線状に緩徐に上昇するもの（膀胱容量／膀胱内圧 <20 ml/cmH₂O）で，骨盤神経の節前性障害でみられる．すなわち，T12-L1

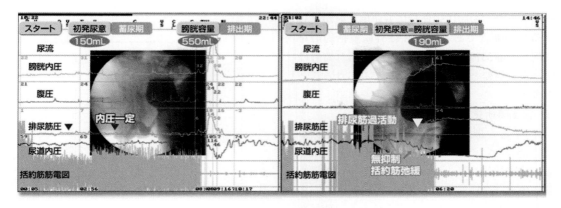

図V-5-6　ビデオウロダイナミクス所見
左：健常，右：排尿筋過活動（DO）
排尿筋過活動は過活動膀胱（尿意切迫・頻尿症候群）の主な機序であり，脳病変，仙髄より上位の脊髄病変でしばしばみられる．DO：detrusor overactivity

脊椎（仙髄部）から馬尾神経にかけての腫瘍・黄色靱帯骨化症・腰椎症・二分脊椎・骨盤内手術後・多系統萎縮症などである．多系統萎縮症などでは，時に低コンプライアンス膀胱とDOが同時にみられる．炎症を繰り返した場合も低コンプライアンス膀胱を呈することがある．排尿筋過活動や低コンプライアンス膀胱などの膀胱の異常収縮のある患者では，しばしば膀胱変形・憩室・肉柱形成がみられ，高度な場合はクリスマスツリー様変形がみられる．低コンプライアンス膀胱などで膀胱内高圧状態があると，膀胱尿管逆流，水尿管・水腎がみられる場合がある．概して，低コンプライアンス膀胱をみたら仙髄・馬尾神経病変を鑑別すべきと思われ，水腎による腎機能障害の有無をチェックする．

初発尿意量，最大尿意量の正常値はそれぞれ100～300 mL，200～600 mLであり，膀胱の異常収縮があるとしばしば低下する．膀胱知覚は，5段階法を行うとより詳細に調べることができる[7]．膀胱知覚の低下があると上昇し，600 mL蓄尿しても初発尿意がみられないこともある．膀胱知覚の低下は横断性脊髄障害や，糖尿病性ニューロパチーなどの末梢神経障害でみられ，膀胱の過伸展障害でもみられる．排尿筋過活動，低コンプライアンス膀胱がないにもかかわらず，初発尿意量，最大尿意量が低下しているものは知覚性尿意切迫（sensory urgency）という．

知覚性尿意切迫は，神経疾患の5％ほどにみられ，間質性膀胱炎（典型例で血尿，痛みを伴う），神経症でもみられる．

b．蓄尿中の膀胱頸部（内尿道括約筋部）は閉じているのが正常であるが，多系統萎縮症ではしばしば蓄尿中の膀胱頸部開大（open bladder neck；OBN）がみられる．OBNは蓄尿の最初からみられるもの，蓄尿の途中・終末にみられるものがある．OBNは内尿道括約筋を支配する交感神経の障害を示唆するものと考えられ，胸腰髄移行部の椎間板ヘルニアでもみられる．腹圧性尿失禁は，女性の腹圧動作時（咳，笑い，坐位から急に立ち上がる，重い物を持ち上げるなど）におこる尿失禁をいい，膀胱の異常は伴わない．原因の多くは，出産，加齢に伴う骨盤底筋群の脆弱化とされる．多系統萎縮症，二分脊髄等のOnuf核が障害される疾患でも，外尿道括約筋の筋力低下により腹圧性尿失禁3型をきたす場合がある．

c．蓄尿中の外尿道括約筋の異常所見として，無抑制括約筋弛緩（uninhibited sphincter relaxation；USR）がある．これは外尿道括約筋が不随意に弛緩するもので，DOに伴って低下・消失するものと，DOを伴わず低下・消失するものとがある．DOに際して，外尿道括約筋活動は反射性に増強するのが通常であり，それにより尿失禁を防いでいる（防御反射）．咳

やいきみなどの腹圧動作時にも防御反射がみられるのが通常である．USR は外尿道括約筋を支配する陰部神経の核上性障害でみられるもので，大脳病変とくに前頭葉病変でみられることが多い．

3. 排出時所見

a. 正常の排出時は，外尿道括約筋筋電図が急に消失し，その1〜2秒後に排尿筋圧が上昇し，膀胱頸部が漏斗状に開大し，さらに外括約筋部尿道（膜様部尿道）が開大する．尿流が描出されるとともに膀胱影が小さくなり，残尿なく膀胱影が消失する．この間，外尿道括約筋部圧は低下していることが多い．腹圧排尿については個人差があるが，みられる場合も排尿開始時，排尿終了時に若干みられるのみであるのが正常である．神経疾患では排出時の膀胱収縮が低下・消失することが少なくなく（排尿筋収縮不全，排尿筋無収縮），蓄尿時の DO と共存することが少なくない（detrusor hyperactivity with impaired contractile function；DHIC）．DHIC は脊髄疾患，多系統萎縮症でしばしばみられる．

b. 排尿時に，膀胱収縮がみられるにもかかわらず外尿道括約筋の活動電位が完全に消失しない状態を排尿筋括約筋協調不全（detrusor sphincter dyssynergia；DSD）という．DSD は外尿道括約筋を支配する体性神経の核上性障害を示唆するものと考えられる．腹圧排尿に際しても，外尿道括約筋活動は反射性に増強するのが普通なので（防御反射；前述），DSD との鑑別はしばしば困難である．腹圧をかけるたびに，膀胱は尿道マーカーとともに全体に下方に移動し，若干平坦に押された形になる．その場合，DSD の有無を調べるには，腹圧をかけないように，括約筋を緩めるように指示して排尿させる必要がある．排出時に膀胱頸部が開大しないものは排尿筋膀胱頸部協調不全（detrusor-bladder neck dyssynergia；DBND）といい，筋電図上の DSD を伴わないこともある．DBND は内尿道括約筋を支配する交感神経の障害を示唆するものと考えられる．

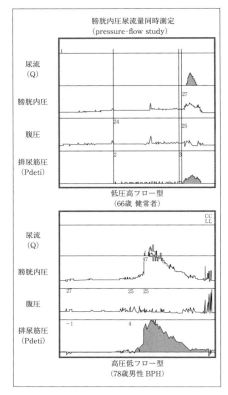

図V-5-7　圧尿流解析

c. 排尿時の出口部閉塞の程度は，圧尿流解析（Schafer の nomogram）で調べることができる．これは，排出期の膀胱内圧測定と尿流測定とを組み合わせて行い，圧尿流曲線を描かせるものである．出口部で狭窄があると，排出時の膀胱収縮が異常に高度となることから，良性出口部閉塞の程度をある程度定量化できる．すなわち，前立腺肥大症では圧尿流曲線が閉塞型をとることが知られている（図V-5-7）．一方，DSD も閉塞型の原因となる．また，Hill の公式に従い，排尿筋収縮力を定量化できる（Watt Factor など）．

d. 排出障害の他覚評価として，尿流測定（器械に向かって排尿し，排尿開始までの時間，最大尿流量率（maximum urinary flow rate；Qmax），平均尿流量率（average urinary flow rate；Qave を測定する），残尿測定がある．残尿測定は経皮的超音波検査でも行うことができる．近年，残尿測定用の簡易型超音波装置が市

販され，広く用いられるようになった（BladderScan BVI5000など）．著者らは外来で，受け持ち医・看護師は病棟で利用している．

以上，排尿機能検査について述べた．神経因性膀胱と鑑別を要するものとして，前立腺肥大症などの下部尿路器質性疾患，腹圧性尿失禁，尿路感染症，薬物性排尿障害，夜間多尿，心因性排尿障害などがある．詳細な問診，時刻‐排尿量記録，超音波残尿量測定がこれらの鑑別にとって非常に重要である．

7 微小神経電図検査
microneurography

a. 目 的

微小神経電図検査は，軸直径100～200μm，先端直径1μm，インピーダンス3～5MΩタングステン微小電極を直接神経内に刺入して，神経発射活動を記録する方法で，1980年代頃から筋支配の交感神経活動である筋交感神経活動の記録を循環器系の指標の一つとして用いるようになり，欧米を中心に研究および検査に応用されるようになった．

従来の方法が，自律神経の効果器反応を利用したものであるのに対し，本法は交感神経活動を直接記録するところに特徴を有し，筋支配の交感神経活動である筋交感神経活動（muscle sympathetic nerve activity；MSNA），皮膚支配の交感神経活動である皮膚交感神経活動（skin sympathetic nerve activity；SSNA）を直接観察することが可能である．

b. 原 理

タングステン微小電極を末梢神経に無麻酔で直接刺入し，筋神経束からMSNAを，皮膚神経束からSSNAを導出する．微小電極の先端と基準電極である皮膚表面電極あるいは皮下電極間の電位差を記録する．

MSNAは脈拍同期性，律動性のバースト活動で，呼吸性変動を示し，血圧を低下させるような手技，たとえばバルサルバ法等により賦活化する．SSNAは，脈拍には同期しないバースト活動で，皮膚の血管収縮神経活動および発汗神経活動（さらには血管拡張神経活動）を含む．覚醒刺激に一定潜時で応答し，その後に血流量減少および発汗減少を認める．MSNA記録は心・血管系自律神経機能検査に，SSNA記録は発汗・皮膚血管系機能検査に用いる．

c. 検査方法

1. 電極と増幅器

記録には軸直径100μm，先端直径1μm，インピーダンス3～5MΩのタングステン微小電極を使用し，増幅には低雑音（1～2μV以下），高入力インピーダンス（50～100MΩ以上）の生体アンプを用いる．増幅された活動は，500～5kHzのバンドパスフィルターを通じて雑音を除去した後，ブラウン管オシロスコープにて観察し，音声モニターを行う．この音声モニターにより記録された活動の同定が可能なため，非常に重要である．記録された活動は，データレコーダーか，ADコンバーターを介してハードディスクに記録する（図Ⅴ-5-8）．

本法により記録される交感神経活動は，バースト活動として記録されるため，全波整流積分を時定数0.1秒で行い，積分波形として解析することが多い．また，単一スパイクを同定し，その変化を定量化することもある．記録の描出には，コンピューターディスプレイ上にデジタル化したデータを描出し，印刷する．

2. 手 技

本法による神経活動の記録には，① 神経走行を電気刺激により確認する，② 電極を神経幹に刺入する，③ 希望する活動の神経束へ先端を移動させる，希望する神経活動の信号対雑音比（S/N）を向上させる，の段階を経る必要がある．

神経走行の確認は，支配筋の筋収縮を観察し，最大筋収縮が最小電流で惹起される場所に筋神経束が，被験者の皮膚のしびれ感が最大になる場所に皮膚神経束がある．電極を皮膚に刺入し，電極が神経束に刺入された瞬間，被験者が支配骨格筋がぐっとつままれたような感覚を生じる

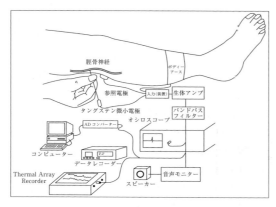

図V-5-8　記録のセットアップ

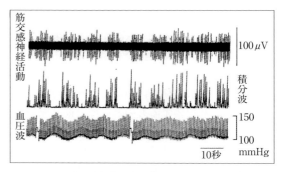

図V-5-9　筋交感神経活動 MSNA の記録（生波形と積分値）を血圧（フィナプレス）とともに表したもの

と筋神経束に，被験者が「びりびりとした」異常知覚をその神経の支配部位の皮膚に感ずると皮膚神経束に刺入されている．希望の神経束へ進めた後に音声モニターを聞きながら，交感神経活動がより大きく聞こえる方向へ電極の先端を慎重に進める．

3．記録神経

経皮的に電極が刺入可能な末梢神経すべてから記録可能であるが，通常，上肢では正中神経，橈骨神経，尺骨神経，下肢では脛骨神経，腓骨神経が検査の対象となる．欧米では腓骨神経が記録の対象となるが，わが国では脛骨神経を使用することも多い．

通常は1神経からの記録を行うが，交感神経活動の地域性を検索したり，左右差を比較したりする測定においては，2神経からの記録も可能である．これを double recording，同時記録という．このときには電極，増幅器，モニターともに2セット必要となる．

d．正常／異常所見（読みと意義）
1．MSNA の定量と評価

MSNA は，脈拍同期性で血圧変動に応じた発射活動をする．その活動は圧受容器反射による高圧系のみならず，心肺圧受容器反射による低圧系にも制御されている（図V-5-9）．

MSNA の定量化には，①1分間のバースト数である burst rate，②100心拍ごとのバースト数である burst incidence，③積分波形の平均値×burst rate=1分間の積分波形の合計である総活動量，と3種類の評価方法がある．このうち，burst rate と burst incidence は個人に固有の値を示すため，個人間比較に有用である．総活動量は電極先端の位置により差が生ずるので，先端位置に変化がない場合，最も有効な指標となる．スパイク同定用のコンピュータソフトウェアを使った単一神経発射活動を同定し，頻度測定することで定量化が可能となった．

2．MSNA に影響を及ぼす要因

MSNA の発射活動に影響を及ぼす要因には各種あるが，①重力，②低酸素，③意識状態・睡眠，④体性感覚，⑤食事・飲酒・喫煙，⑥環境温，⑦年齢・性差などがあげられる．

A）重　力

MSNA は，重力の体軸方向成分（頭→足方向，$+G_z$）の増加に伴い，体位傾斜角度の正弦値に線形に増加する（図V-5-10）．この増加反応は下腿への血流量を減少させ，下半身への血液貯留を防ぎ，心拍出量低下を防止する．MSNA は動脈圧受容器のみならず，心肺圧受容器によっても制御されているが，動脈圧受容器反射に対しては動的な変化のみに反応する．

これらの反応を利用して，心拍数だけでなく MSNA の圧受容器反射機能をフェニレフリンやニトログリセリン静注時における血圧上昇・低下と MSNA の抑制・賦活化の関係を求めて算出できる．ティルトや下半身陰圧負荷などを利用すれば，薬剤を用いなくとも圧受容器反射機能を測定可能である．

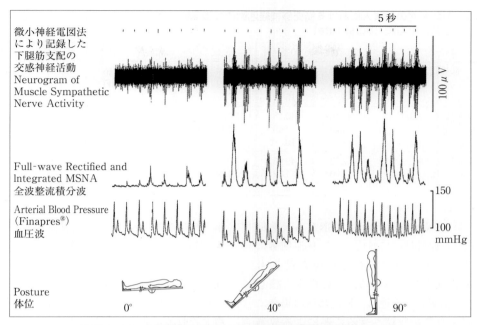

図V-5-10　体位傾斜に伴い，増加する筋交感神経活動 MSNA

　この重力に拮抗する MSNA の賦活化の異常が，起立性低血圧の発症の原因となっている．血管迷走反射性失神のような亢進している例では，急激な血圧低下，除脈とともに MSNA の休止が観察される．低下例においては，Shy-Drager 症候群，糖尿病性ニューロパチーのように通常の記録では MSNA を測定しえない例も多い．

B）低酸素

　MSNA は低酸素下では亢進し，低圧・低酸素状態で活動が増加する．低地住民を高山に連れて行き MSNA を測定すると，安静時活動，運動に対する反応は亢進する．

　睡眠時無呼吸症候群のように，換気障害が生ずると，胸腔内圧の大きな変化のみならず，この低酸素血状態および高二酸化炭素血状態も MSNA の亢進に貢献していると考えられている．

C）意識状態・睡眠

　MSNA は，ヒトの意識状態に影響され，NREM 睡眠時においてはその深度に応じて低下するが，REM 睡眠時においては覚醒時と同等あるいはそれ以上に亢進する．睡眠時無呼吸時の MSNA は，無呼吸時に発射活動が亢進し血圧の上昇を認めることからも，睡眠時無呼吸症候群の高血圧発症に重要な役割を果たしていると考えられている．

D）体性感覚

　MSNA は音刺激や触圧覚刺激に対し，覚醒時においては反応しない．しかし深部疼痛刺激（骨膜刺激，角膜刺激）や氷水に手を浸す寒冷昇圧により，賦活化する．温冷水眼振誘発試験により，眼振の緩徐相速度に比例して賦活化するし，頸部の伸展・屈曲・回転のような前庭刺激に対しても亢進する．

E）食事・飲酒・喫煙

　糖質の摂取後には，血管拡張と圧受容器反射により MSNA は亢進する．この反射が起こらない自律神経不全患者では，食事後低血圧が起こる．飲酒後，初期の心拍数増加のための昇圧時には，MSNA の抑制が起こるが，しばらくして血管が拡張し始めると賦活化する．喫煙時には血管収縮のための昇圧反応により，MSNA は抑制される．

F）環境温

　MSNA は，環境温の上昇に伴い増加する．

表V-5-2 各年齢層の健康人における筋交感神経活動の基礎活動, 起立負荷に対する反応性および立位時活動の平均値 (burst rate)

年　齢	10歳代	20歳代	30歳代	40歳代	50歳代	60歳代	70歳代
基礎活動 S.E. n	2.73 2.25 3	11.89 1.75 15	17.19 3.59 7	26.22 3.74 5	38.16 3.05 3	55.85 2.57 5	54.80 3.77 4
起立負荷に対する反応性 S.E. n	46.10 4.56 2	40.15 4.65 10	30.02 2.23 7	26.51 2.57 5	15.20 3.96 3	10.23 1.66 5	8.37 2.06 4
立位時活動 S.E. n	52.10 1.90 2	49.46 4.29 9	47.34 2.79 7	52.26 2.81 5	57.52 5.90 3	68.05 4.45 5	63.25 3.14 4

S.E.：標準誤差，n：被験者数

このことはSSNAのみならずMSNAも暑熱負荷に対応した血管反応に対応して, 体温制御に寄与することを示す. 逆に寒冷曝露時にもMSNAの亢進が観察される. この場合も核心温の低下に比例して亢進し, 低温曝露の場合にも, MSNA血管を収縮させることによる放熱抑制により, 体温調節に貢献する.

G) 年齢・性差

年齢はMSNAの活動性を決定する重要な要因である. 筋交感神経安静時活動は加齢とともに増加する. 当施設における各年代における平均burst rateを表V-5-2に示す. 一方, 起立負荷に対する反応性は, 高齢者では減弱するが, これには高い安静時活動に原因すると思われる. 性差に関しては, 若年者では, 女性の方が安静時活動が低く, その差が高齢者では消失することからも, 性ホルモンに関連した原因が推察されている. 閉経前後に記録したMSNAに有意な上昇がみられる.

3. SSNAの定量・評価

SSNAはバースト活動として記録されるため, その評価には1分間のバースト数(burst rate), あるいは1分間のバースト数×平均バースト振幅(総活動量), 最大振幅バーストの面積を1,000とした場合の総面積などを用いる. SSNAには発汗神経活動(血管拡張神経活動を含む), 血管収縮神経活動を含むため, 両者を分離して評価する必要がある. その分離には効果器反応であるレーザードプラ皮膚血流量計や皮膚電位変化が有用である. SSNAの評価にも単一神経線維のスパイク発射活動が使用される.

4. SSNAの性質と臨床応用

SSNAの役割は, 温熱性・精神性発汗および皮膚血流量の調節にあり, 外気温の変化に応じた体温の保持と精神的緊張時における発汗・皮膚血管収縮にある. ヒトの手掌・足底などの無毛部支配のSSNAと, それ以外の有毛部支配のSSNAは, 前者が精神性の発汗・血管収縮性の活動を支配しているのに対し, 後者は温熱性中心の発汗・血管収縮活動, さらには発汗神経活動には血管拡張性のインパルスが含まれていることが証明されているので, この両者の比較はヒトの交感神経地域性解析に有用である(図V-5-11).

SSNAの臨床応用としては, 次のような事柄があげられる.

A) 発汗機序の解明

発汗による体温調節機能は, ヒトを含む一部の霊長類にしかみられない. 従来までに報告されている発汗波という発汗がまるで波のように拍出するようにみられる現象は, SSNAの発汗神経性バースト活動に一致して拍出されていることが判明している. 多くのインパルスを含む発汗神経性バーストは, 多くの汗腺を駆動して発汗を促進し, 体温調節に寄与している.

B) 無汗症の病態生理の解明と診断

無汗症は体温上昇に応じた発汗が生じなくなる疾患であるが, その障害部位をSSNAの測定により同定できる. SSNAの減弱化が起こっていれば神経原性であり, 逆に賦活化, 特に暑

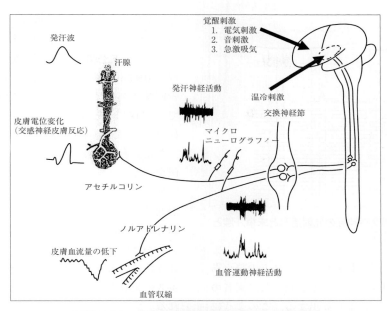

図 V-5-11　皮膚交感神経活動 SSNA の支配様式

熱曝露時に起こっていれば汗腺原性である．神経原性の場合，暑熱曝露時に burst rate が増加しなければ中枢性，増加すれば末梢性である．

C）多汗症の病態生理の解明と診断

多汗症は体温調節上必要以上の発汗をきたす疾患で，特発性手掌足底多汗症はアジア人に多くみられる．本症における SSNA は，精神的刺激に対する無毛部支配の反応が過剰のため起こることが明らかとなった．Guillan-Barré 症候群の多汗も SSNA の過剰亢進が原因とされている．

D）体温調節機能の解明

ヒトの SSNA には大きな個人差があることが知られているが，血管収縮神経活動の賦活化の良否が体温調節能力に関わってくることが明らかになっている．寒冷曝露に対し SSNA の賦活化が強ければ強いほど，予測的に核心温の低下が少ないことが判明している．ヒトの耐寒性，耐暑性は，交感神経活動を変化させることによって獲得できる順応性ということが SSNA 記録により解析できる．

E）血管関連疾患の病態生理の解明と診断

Raynaud 病，Buerger 病は，異常血管収縮が手足の冷感，疼痛をきたす疾患で，交感神経切除（遮断）術が病状改善に有効である．このような疾患で，SSNA の記録と各種負荷を行うと，正常人とは異なった反応が観察される．これらの記録は，神経ブロック，交感神経切除・遮断術の効果判定に有用である．

F）認知機能と交感神経活動との関連解析

事象関連電位である P300 は，認知機能と深い関係を有し，認知過程が中枢性交感神経出力に密接に影響している．SSNA の反射性バーストの出現の有無により加算した事象関連電位の検索により，P300 の早期成分が SSNA の期限と密接な関連を有することが判明した．このように認知機能の解析には，SSNA は有用であると考えられる．

G）神経・効果器反応に及ぼす薬剤効果の判定

SSNA のバーストの積分値と発汗加速度，皮膚血流低下率との間には，優位な相関が成立することが判明しているが，その回帰直線の傾きの変化を解析することにより，効果器の変化のみでは反応不能な薬剤の効果の解析が可能となる．

5．交感神経伝導速度

double recording により，交感神経伝導速度の測定が可能となる．2 本の電極を 1 本の神経

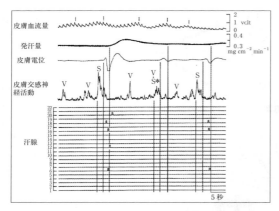

図Ⅴ-5-12　皮膚交感神経の発射活動と末梢汗腺との関係

の遠位部と近位部に刺入し，バーストの頂点あるいは立ち上がりでの時間差を測定し，両者の距離を除することにより算出する．このようにして測定した神経伝導速度は，MSNAで0.72m／秒（正中神経），1.09m／秒（腓骨神経）であった．一方，SSNAは，安静状態において脛骨神経で0.93m／秒（発汗神経），0.76m／秒（血管収縮神経），電気刺激にて誘発したバーストでは同様に1.12m／秒（発汗神経），0.81m／秒（血管収縮神経）であった．

　ただ，有髄神経のように末梢神経障害により伝導速度が遅延するかどうかは，これまでに糖尿病性ニューロパチーによる変化では伝導速度が遅延しないという1報告のみであるため，無髄神経である交感神経がどのように障害されていくかという過程の観察はいまだ十分でない．神経管に刺入されてもあまり高い振幅のインパルスの記録ができない状態であることが推測される．

参考文献

1．薬物点眼試験，2．涙液分泌試験，3．心・血管系機能検査，4．発汗機能検査，5．皮膚温図検査（サーモグラフィ）
1）後藤文男，天野隆弘：瞳孔と自律神経．臨床のための神経機能解剖学．154-155，中外医学社，1992．
2）日本自律神経学会編，新美由紀：体位変換試験：血漿カテコールアミンなど．自律神経機能検査　第4版．134-138，文光堂，2007．
3）中里良彦：自律神経の障害とその検査— update　発汗．Clinical Neuroscience 26．1265-1267，2008．

6．排尿機能検査
1）服部孝道，安田耕作他：神経疾患による排尿障害ハンドブック．三輪書店．1998．
2）Abrams P, Cardozo L, et al. :The standardization of terminology of lower urinary tract function:report from the standardization sub-committee of the International Continence Society. Neurourol Urodyn, 21；167-178, 2002.
3）Schäfer W, Abrams P, et al. :Good urodynamic practices:uroflowmetry, filling cystometry, and pressure-flow studies. Neurourol Urodynam, 21；261-274, 2002.
4）Sakakibara R, Hattori T, et al. :Videourodynamic and sphincter motor unit potential analyses in Parkinson's disease and multiple system atrophy. J Neurol Neurosurg Psychiatry, 71；600-606, 2001.
5）Sakakibara R, Uchiyama T, et al. :Sphincter EMG as a diagnostic tool in autonomic disorders. Clin Auton Res, 19；20-31, 2009.
7）Tsunoyama K, Sakakibara R, et al. :How the bladder senses? A five-grade measure. LUTS, 5；17-22, 2013.
8）Tsunoyama K, Sakakibara R, et al. :Pathogenesis of reduced or increased bladder sensation. Neurourol Urodyn, 30；339-343, 2011.
9）Yamamoto T, Sakakibara R, et al. :Neurological diseases that cause detrusor hyperactivity with impaired contractile function. Neurourol Urodynam, 25；356-360, 2006.
10）Sakakibara R, Fowler C J, et al. :Pressure-flow study as an evaluating method of neurogenic urethral relaxation failure. J Auton Nerv Syst, 80；85-88, 2000.

7．微小神経電図検査
1）岩瀬　敏：【学際的視野で学ぶ自律神経学】マイクロニューログラフィによる交感神経活動の記録．神経内科 72：47-57, 2010．
2）岩瀬　敏．マイクロニューログラフィの実際．自律神経 47：5-9, 2010．
3）間野忠明，岩瀬　敏，長谷川修，新藤和雅，麻野井英次，國本雅也．特集　Microneurography（微小神経電図法）の臨床応用．Brain and Nerve 61：227-253, 2009．
4）Mano T : Microneurographic research on sympathetic nerve response to environmental stimuli in humans. Jpn J Physiol 48：99-114, 1998.
5）Mano T, Iwase S, Toma S. : Microneurography as a tool in clinical neurophysiology to investigate peripheral neural traffic in humans. Clin Neurophysiol. 117：2357-84, 2006.

［1〜5．荒木信夫，6．榊原隆次，7．岩瀬　敏］

6 嗅覚・味覚検査

1 嗅覚検査
Smell test

a. 目 的

　他の五感，視覚・聴覚・触覚・味覚，に比較して，嗅覚は臨床神経学で最も検討し難い知覚系である．例えば嗅覚の評価をする上での基準嗅覚は何種類でどのような物質が適当かといったごく基本的なことがいまだ解明されておらず，嗅覚について客観的・定量的に評価する方法論はいまだ確立していない．しかし最近になって，嗅覚のメカニズムについては目覚ましい研究の進展が報告されている．

　2004年のノーベル医学生理学賞はこうした最近の嗅覚研究の礎となったBuckとAxelによる嗅覚受容体の同定に対して授与された．現在，人類では約350種類，げっ歯類では実に1,000種類を超える嗅覚受容体が存在すること，一つの嗅上皮細胞には一つの受容体のみが発現しており，それぞれの受容体が複数のセットで対象の立体構造を認識することにより特定の匂いとして知覚されるらしいことなどが解明されてきた．比較的嗅覚系が退化しているといわれている人類でさえ，1万種類前後の嗅覚物質を識別できるとされている．嗅覚の中枢情報処理系についての研究も進んでいる．嗅覚処理系は系統発生的に比較的古いシステムに属しており，記憶や情動といった高次脳機能と深く関連していることが分かってきている．すなわち特に識別覚を含む嗅覚検査は単なる知覚検査としての範疇にとどまらず，主として辺縁系が担っている高次脳機能評価を含むものとなり得る．

b. 原 理

　嗅覚は気体に対する化学受容システムであるといえる．さまざまな嗅覚刺激物質を用いた嗅覚検査法がこれまで考案されてきた．これらの検査に共通して，嗅覚の要素として「検知域値（detection threshold）」と「識別域値（identification）」が評価されてきた．前者は匂いを感じるかどうかの限界刺激量であり，後者はそれが何であるかを同定することのできる刺激量で表す．一般に前者よりも後者の方が認知や記憶といった高次脳機能に大きく依存し，より強い刺激を必要とする．また一般に女性の方が嗅覚に鋭敏であり，男女とも年齢とともに鈍感になる傾向があることが判明している．これまでに種々の嗅覚検査法が提案されてきたが，世界的に最も広く用いられている嗅覚検査法が米国で開発されたUPSIT（University of Pennsylvania smell identification test）である．UPSITでは日常生活でよく経験する代表的な匂いを封入した使い捨ての試験紙を用意し，それが何であるかの回答を求めることにより識別覚を評価する．その後ヨーロッパから，比較的簡便な操作で短時間に検知域値と識別域値を共に評価できる嗅覚検査法が開発された．Sniffin-Stickと名付けられたフェルトペン状の容器の中に12種類の嗅覚刺激物質を封入し，検査時にキャップをはずして使用する．しかし嗅覚検査を行うための嗅覚刺激物質の選択については，それぞれの民族の食生活等の文化にある程度依存せざるを得ない．その結果，これらの嗅覚検査法で用いられている欧米人にとっては馴染みのある嗅覚刺激物質が，わが国を含む異なった文化圏では一般的とにいえないといった問題が生じる．

すなわち，特に識別覚の評価をする上でこうした欧米の嗅覚検査法はそのままではわが国で利用し難い．

またこうした嗅覚検査法に共通して，①嗅覚刺激の程度が環境（気温や湿度など）により影響される可能性がある，②匂い物質により環境が汚染される可能性があり，繰り返し検査が困難である，③嗅覚には順応現象（匂い刺激に慣れてくること）が知られており，同一個体でも域値に変化が生じる可能性がある，④運動障害のある症例などでは匂いを嗅ぐ動作（sniffing）が障害される可能性があり，嗅覚検査の結果に影響を与え得る，などの問題が指摘されている．そこでより客観的かつ再現性の良い嗅覚検査法として，電気生理学的検査法（嗅電図や嗅覚誘発電位），脳磁図（magnetencephalogram）や脳機能画像（PETやfMRI）の応用などが報告されているが，感度や特異性に問題がありいまだ一般的とはいえない．こうした問題点を解消できる新たな客観的嗅覚検査法の確立が今後の課題であるといえる．

c. 検査方法

人間は進化の過程で嗅覚に依存する割合が少なくなっているためか，嗅覚低下は自覚されないことが少なくない．このため問診のみで嗅覚機能を評価することは非常に困難である．簡便な嗅覚検査としては香水などを用意して，それを嗅がせることで一定の評価ができる．ハッカなどの刺激物質は嗅上皮の知覚神経である三叉神経を刺激するため嗅覚検査には適さず，バニラなどほとんど刺激しないものが望ましい．しかしこうした標準化されていない方法ではその精度に限界がある．次にわが国の医療現場で比較的普及している標準化された嗅覚検査法について述べる．

1. アリナミンテスト

わが国の医療現場で最もよく行われている嗅覚検査法である．ビタミンB_1誘導体であるフルスルチアミン（アリナミン®）注射液10mgを20秒かけて左正中肘静脈に注射する．その結果フルスチルアミンが体内を循環し，特に呼気成分にニンニク様臭が発生するため，これを検知できるかどうかを評価することで嗅覚を検査する．注射開始から臭いの感覚が生じるまでの潜伏時間と臭いの感覚が起きてから消えるまでの持続時間を測定する．潜伏期間が長く，持続時間が短いほど嗅覚障害が重いと判断する．正常値は潜伏期間8〜9秒程度，持続時間1〜2分程度であるとされている．本検査は保険診療上認められた静脈性嗅覚検査の一つであるが，経静脈的な嗅覚物質投与が嗅覚受容体をどのように刺激するか不明の点も多く国際的にはあまり普及していない．

2. T&Tオルファクトメーター（図V-6-1）

わが国で独自に開発された嗅覚検査法であり，耳鼻科領域を中心に普及している．保険診療上も認可されており，UPSITとの良い相関も示されている．5種類の嗅覚刺激物質について7〜8段階の希釈系列が用意されており，これらを低濃度から順に嗅がせることにより，検知域値と識別域値を評価できる．しかしながら操作が煩雑であること，またドラフトチャンバーなど換気・脱臭の設備がないと室内が匂いで汚染して検査続行が困難となるなどの問題がある．また嗅覚刺激物質が5種類のみのため識別覚を評価するには次に述べるOSIT-Jに比較してやや劣ると考えられる．

3. Odor Stick Identification Test for the Japanese（OSIT-J）（図V-6-2）

検査法の原理はUPSITに似ているが，日本

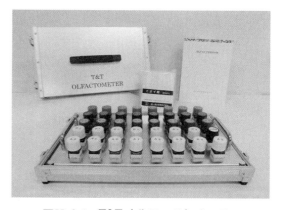

図V-6-1　T&Tオルファクトメーター

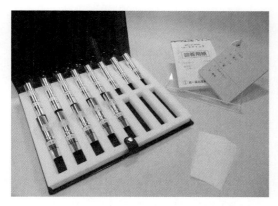

図V-6-2　OSIT-J（においスティック®）

人に馴染みのある12種類の嗅覚刺激物質で構成されている．嗅覚刺激物質は直径5〜15μm程度の微細なマイクロカプセルに封入され，パラフィンでスティック状に固められている．検査時には薬包紙などにパラフィンごと刺激物質を塗った後で，紙の上から擦ることによってマイクロカプセルを破壊して，匂いを発生させる．匂い物質はマイクロカプセルに封入された量に留まるため刺激は限定的であり，T&Tオルファクトメーターに比べて検査室内の匂い汚染が少ないという利点がある．刺激量は一段階のため検知域値は測定できず，12種類中何種類識別できたかによって識別覚を評価する．比較的短時間に施行でき，通常の換気のみで室内汚染も問題にならないため施行しやすい．検査紙を開くだけで匂い刺激を発するように工夫した検査キット（Open Essence®）も市販されている．現在は医療用の認可を受けておらずまだ保険収載されていないが，後に述べるようにParkinson病における認知機能障害とOSIT-Jスコアの低下との関連が報告され，今後の普及が予想される．

d. 異常所見

嗅覚低下についてはまず第一に，CTやMRI等で鼻腔の通過障害等の構造的な障害の有無を確認することが重要である．これらを除外した特発性嗅覚低下の原因として最も多いとされているのは頭部外傷後遺症である．これは嗅神経の終末部分である嗅糸は微細（0.2μm程度）な無髄繊維であり，篩骨孔を通過する部分で受傷時の衝撃により傷害が生じやすいことによると考えられる．中枢神経疾患との関連では特にParkinson病との関連が注目されている．嗅覚低下は7〜8割以上のParkinson病症例でみられ，運動症状に3〜5年先行することが知られている．またAlzheimer病などの認知症で一般的に嗅覚が低下しやすいことが知られているが，中でもOSIT-Jで4点以下の重度嗅覚障害を呈するParkinson病症例は，その後高率に認知症に移行することが報告された．これはレビー小体病理が，嗅球とともに二次嗅覚野である扁桃体に生じやすいことと関連していると考えられており，嗅覚低下が中枢病理と直結することをよく示している．

2 味覚検査
gustometry

a. 目　的

味覚障害は特に高齢者でしばしばみられる愁訴であるが，その背景には後述の通り種々の病態が潜んでいる可能性がある．問診のみでもある程度の味覚評価はできるが，経時変化や治療効果を判定していく上では，定量性をもった標準的な味覚検査を行うことが必須である．また口腔内に虫が這っているなど異常な感覚を訴える口腔内セネストパチーなど，精神科領域の疾患でもしばしば味覚異常の愁訴がみられるため，客観的な味覚閾値の評価は，これらの鑑別の上でも重要である．

b. 原　理

味覚は液体に対する化学受容システムである．甘味，辛味，酸味，苦味の4つの基本味が長く提唱されてきたが，その後わが国から5つ目の基本味として旨味が提唱された．しかし最近の味覚受容体のクローニングなどの分子生物学的な研究の進歩から，こうした古典的な基本味が必ずしも単独の受容体で検知される訳ではないことが判明し，基本味という概念そのものに対する反論もある．また旨味を加えた5つの

基本味の他にもアルカリ味，硫黄味，脂味などを提唱する意見もあり，厳密な意味での基本味が何種類あるのかはいまだ確立していないといえる．しかしながら特に4つの基本味については，これまでの研究からそれぞれに交叉検知されないことが確立されており，現在も味覚検査を行う上では基本的な要素となっている．

味覚検査では何の味かわからないが何かの味を感じる最低濃度である刺激閾と，何の味かわかる認知閾が問題となる．次に示すように実際に臨床で行われる味覚検査では，それぞれの味覚刺激について刺激強度を低濃度から徐々に上げることにより味覚検知閾値を評価する．以前には口腔内の部位により基本味のそれぞれについて感度の違いがあり，例えば甘味は舌尖端で強く感じられるとされてきたが，これらはげっ歯類などの動物では当てはまるものの，ヒトでは部位による基本味毎の感受性にあまり違いはないとされている．ただしおおむね舌の中央部に比べて舌先，舌側，舌根部は基本味のいずれに対しても感受性が高いといわれている．また味覚の神経支配については部位ごとに違いがあり，顔面神経の分枝である鼓索神経，舌咽神経，迷走神経の分枝である上咽頭神経と3種類の神経系が関係していることも注意が必要であり，次の味覚検査で味覚刺激を与える部位についてはこれらの神経支配領域を意識しながら行う必要がある．

c．検査方法

味覚の障害・低下については比較的早期から自覚されやすく，問診によっても異常の存在はある程度予想できる．簡便には濃度を変えた食塩水，酢，砂糖水などで評価できるが，客観性・定量性に乏しいこともあり，以下に述べる標準的な味覚検査法を行うことが望ましい．検査がやや煩雑であることもあり，これまで神経内科領域ではあまり普及してこなかったが，以下の検査法はいずれも保険収載されており主に耳鼻科領域で広く行われている．

1．濾紙ディスク味覚検査（図V-6-3）

旨味を除く4種類（甘味，塩味，酸味，苦味）の基本味について5段階濃度の検査液が用意されており，それらをディスク上の濾紙に浸して口腔内の指定された部位（図V-6-4）に貼付することにより検査を行う．4つの味覚刺激で閾値が多少異なるが，5段階の濃度の内，第2濃度が健常者の中央値で，おおむね第3濃度までに味質を検知できれば正常であるとされる．

2．電気味覚検査（図V-6-5）

口腔粘膜を微弱電流により刺激する際に生じる金属味やアルカリ味と酸味の程度を評価することで定量的に味覚検査を行う．濾紙ディスク法に比して，評価できる味質は一つのみであるが，より簡便に定量的味覚検査を行うことのできるメリットがある．検査部位についてはテストディスクと同様に支配神経ごとに部位を変えて施工する．一般的に濾紙ディスク法との良い相関が知られており，本法でスクリーニングをした後に，味質による違いを評価する必要がある場合に濾紙ディスク法を施行する．

d．異常所見

味覚障害の評価の上では，まず最初に口腔粘膜の異常など上皮表面の器質的問題を除外することが必要である．全身性疾患に伴う粘膜異常や，上部消化管の障害によるものの他，高齢者ではしばしば口腔カンジダ症など感染症でも味覚異常が生じる．またSjögren症候群では唾液分泌の低下によりしばしば味覚障害がみられるため，唾液分泌の程度を評価することも必要である．そうした口腔内の問題を除外した上で，味覚障害をきたしている場合は，障害が特定の神経支配域に限局していないかどうかを評価する．例えば鼓索神経領域に限局した味覚障害の場合は，末梢性の顔面神経障害に起因する可能性が高い．全般的な味覚障害の原因としてよく知られているのは亜鉛欠乏である．味覚を検知する味蕾を構成する細胞は平均10日前後の短い寿命で交代しているが，特に亜鉛の欠乏により細胞新生が妨げられるため味覚障害が生じる．この場合は亜鉛補充で速やかに改善が期待できることから，見逃さないようにすることが重要である．しかし以上の検索にも関わらず，

6 嗅覚・味覚検査

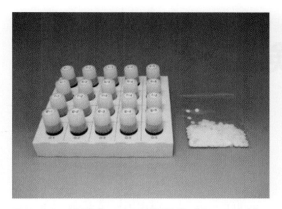

図V-6-3　濾紙ディスク味覚検査（テーストディスク®）

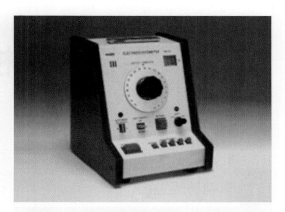

図V-6-5　電気味覚検査（リオン製TR-6型）

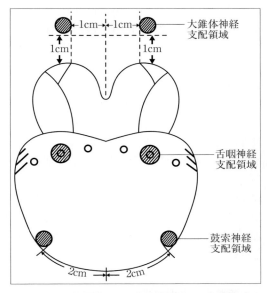

図V-6-4　濾紙ディスク味覚検査による刺激部位（テーストディスク®の添付文書から）

原因が特定できない味覚障害も少なくない．脳内の味覚伝導路については，第一次嗅覚野はヒトにおいては前頭弁蓋部と島皮質にあり，二次嗅覚野は前頭眼窩皮質に存在することが判明しているが，中枢神経疾患にともなう味覚障害についてはいまだ十分に解明されていない．

参考文献

1) 内川惠二，近江政雄編：味覚・嗅覚（講座"感覚・知覚の科学"），朝倉出版，2008．
2) 森憲作編：分子を感じる．感覚の分子生物学 細胞工学，21, 1418-1452, 2002．
3) Mombaerts P.：Genes and ligands for odorant, vomeronasal and taste receptors. Nature Reviews Neuroscience, 5. 263-278, 2004.
4) Serizawa S, Miyamichi K, et al.：One neuron-one receptor rule in the mouse olfactory system. Trends in Genetics, 20. 648-653, 2004.
5) 古川伢編：ニオイの臨床 医学のあゆみ 197, 523-554, 2001．
6) 塩川久子：基準嗅覚検査に関する基礎的研究-オルファクトグラムの作製と嗅覚域値の年齢の分布-日本耳鼻咽喉科学会会報，78. 1258-1270, 1975.
7) Baba T, Kikuchi A, et al.：Severe olfactory dysfunction is a prodromal symptom of dementia associated with Parkinson's disease：a 3 year longitudinal study. Brain, 135. 161-169, 2012.
8) 武田　篤，馬場　徹：パーキンソン病における嗅覚障害と扁桃体（特集 扁桃体-up to date），クリニカルニューロサイエンス，32. 659-661, 2014.

［武田　篤］

Section V　特殊検査法

7 生検組織検査

1 末梢神経生検
nerve biopsy

a. 目的

末梢神経障害（ニューロパチー）はさまざまな原因によって生じるが，原因疾患の診断により病態に即した治療が可能となる場合が多く，早期の正確な診断が重要である．神経生検は，病理学的に血管炎やアミロイドの存在を直接証明できるだけでなく，脱髄や軸索変性の有無や程度，障害される神経線維（大径有髄線維，小径有髄線維，無髄線維など）の選択性などから原因疾患を推定することが可能であり，末梢神経障害の診断において有用な検査である．侵襲的な検査であることを念頭においた慎重な適応の判断が必要であるが，例えば，当初に慢性炎症性脱髄性多発ニューロパチー（chronic inflammatory demyelinating polyneuropathy；CIDP）の電気生理学的診断基準を満たした症例でも後に家族性アミロイドポリニューロパチーやリンパ腫に伴うニューロパチーであることが明らかになるような症例も報告されており，非典型例では施行する価値がある．しかし，腓腹神経生検の適応は，検査が侵襲的であり，生検後に知覚障害を残す可能性があることを念頭においた慎重な判断が必要であり，あらかじめ十分に病歴の聴取，臨床症候の把握，採血や末梢神経伝導検査所見の評価などを行った上で，患者に十分な説明をする必要がある．

b. 原理

神経生検のなかでは，腓腹神経生検が手技が比較的簡便であることや後遺障害が少ないことから最も一般的に行われている．また，下肢の遠位部にあるため，特にいわゆる手袋靴下型のポリニューロパチーの病型を呈する例では病変が出現しやすいと考えられている．腓腹神経の神経線維は感覚線維と自律神経線維からなり，自律神経線維は交感神経節後性無髄線維からなる．有髄線維の評価は光学顕微鏡で可能であるが，無髄線維の評価は通常，電子顕微鏡を用いて行う．

c. 検査法

体位は側臥位あるいは腹臥位をとり，アキレス腱前縁と腓骨外果近位縁の中間部から膝窩中央部に向かってマーキングを入れる．キシロカインで局所麻酔を行ったのちに皮膚を切開し，小伏在静脈と併走する腓腹神経を周辺組織から剝離する．十分に神経を露出させ，近位部を結紮してその直上を切断した後，遠位部も切断する．腓腹神経の支配領域の感覚障害が軽度である場合には，神経を結紮する際と切断する際に痛みが生じる場合が多いので，その旨を患者に伝えておくことが望ましい．神経の採取の際には，神経束の一部を短冊状に切り出す方法（fascicular biopsy）と露出した神経全体を採取する方法（whole nerve biopsy）があるが，神経全体を採取するほうがより多くの神経束と神経上膜の血管なども評価できる利点がある．

採取した神経は通常，グルタールアルデヒドとホルマリンを用いて固定する．グルタールアルデヒドにて固定された標本はエポン包埋した後，薄切横断切片を作成する．この切片をトルイジンブルーにて染色して光学顕微鏡で評価する．また，Guillain-Barré症候群やCIDPなどの脱髄性ニューロパチーにおいては脱髄の所見を横断面のみで評価するのは困難な場合も多い

ので，グルタールアルデヒド固定標本の一部を用いて神経ときほぐし標本を作製する．神経ときほぐし標本での評価は，末梢神経病変の最も基本的な節性脱髄および軸索変性の分類も含めた有髄神経線維の形態的分析に有用である．電子顕微鏡での評価のためには，グルタールアルデヒド固定エポン包埋標本からウルトラミクロトームを用いて超薄切片を作成し，酢酸ウラニールと鉛の二重染色を行う．ホルマリンにて固定された標本は，パラフィン埋包した後，薄切切片を作成し，ヘマトキシリン・エオジン，クリュバー・バレラ，マッソン・トリクローム染色などにて評価する．また，アミロイドーシスが疑われる場合にはコンゴレッド染色や原因蛋白同定のための免疫染色を行うなど，疾患に応じて特殊染色を追加する．

d．異常所見

病理学的には，末梢神経伝導検査と同様，おおまかには脱髄型ニューロパチーと軸索障害型ニューロパチーに分類される．脱髄型ニューロパチーには Guillain-Barré 症候群，CIDP，Crow-Fukase（POEMS）症候群，本態性 M 蛋白血症などの疾患がある．これに対して，軸索変性性ニューロパチーはさまざまな疾患に伴い生じ，高頻度に自律神経障害をきたす疾患も多い．軸索障害型ニューロパチーの場合，急性のものでは軸索変性像（myelin ovoid）が，慢性のものでは軸索新芽形成（axonal sprouting）が多数認められる．後根神経節細胞の障害をきたす例では，経過が長くても axonal sprouting が認められない．また，神経線維の障害の選択性から原因疾患の特定が可能な場合がある．つまり，軸索障害型ニューロパチーには，大径線維優位の障害をきたすタイプ（大径線維優位型）と小径線維優位の障害をきたすタイプ（小径線維優位型）があり，以前から前者は傍腫瘍症候群や Sjögren 症候群に伴うニューロパチーで，後者はアミロイドーシス，Fabry 病，糖尿病の一部などに伴うニューロパチーでみられることが知られてきた．大径線維優位型は大径有髄線維（Aβ fiber）の障害のため，深部感覚障害が目立ち，後根神経節に病変の主座がある場合は感覚失調を伴う．それに対して，小径線維優位型は小径有髄線維（Aδ fiber）および無髄線維（C fiber）の障害のため，表在感覚障害や自律神経障害が目立ち，痛みを伴う場合が多い．しかし，大径線維と小径線維ともに障害され，明らかな選択性を認めない場合や，同一疾患でも大径線維優位型と小径線維優位型の両者がみられる場合もある．軸索障害は脱髄病変に伴って二次性に出現する場合もある．自律神経障害をきたしたニューロパチーにおいては以上の点をふまえて生検された腓腹神経病理所見を検討することになる．

2 筋生検
muscle biopsy

a．目 的

組織学的解析を行うために実施する．歴史的に，筋疾患のほとんどが病理学的所見に基づいて，疾患が定義・分類されてきたため，原則として筋疾患の診断には病理学的評価が必要である．

b．適 応

原則としてすべての筋疾患は筋生検の適応がある．ただし，筋強直性ジストロフィーや顔面肩甲上腕型筋ジストロフィーなど，筋生検を行わなくても診断が可能な疾患や筋生検を行っても診断がつかない疾患は，原則として適応とならない．また，筋萎縮性側索硬化症（amyotrophic lateral sclerosis；ALS）などの神経原性疾患は，特別な理由がない限り適応とならない．

筋生検は小手術を必要とする侵襲的な検査ではあるが，基本的に安全な検査である．合併症の可能性としては，出血，感染，末梢神経切断などがあるが，特に成人の場合，事実上問題となるのは手術痕が残るという外見上の問題のみである．したがって侵襲度を理由に筋生検をためらう必要はない．

c. 筋生検の手順

1. 筋生検部位の決定
以下の条件を考慮して採取部位を決定する．

A) 各 fiber type が均等にモザイク状に分布している筋を採取

例えば，傍脊柱筋や前脛骨筋はタイプ1線維優位であることが知られている．タイプ1線維優位をきたすような疾患であった場合，正確な評価が困難である．特別な理由がない限り，このような筋は避けるべきである．

B) 軽度〜中程度に障害されている筋を採取

障害されていない筋では正常所見，過度にやられている筋では脂肪組織のみと，診断に役立たないことが多い．徒手筋力検査（manual muscle testing；MMT）4程度にやられている筋を採取する．実際には，上腕二頭筋，大腿直筋，三角筋から筋生検が行われることが多い．これらの筋は，各 fiber type が均等にモザイク状に分布していることに加えて，特に病初期においては近位筋であるこれらの筋が軽度〜中程度に侵されていることが多いからである．しかし，罹患筋分布や病期によっては，これらの筋が常に生検を行うべき筋とは限らないことに注意すべきである．

C) 腓腹筋は可能な限り避ける

腓腹筋は，慢性筋原性変化であっても群集萎縮様の所見がしばしば認められる．一方，神経原性変化であっても（機械的に負荷がかかるためか）しばしば壊死・変化を伴う．したがって，筋原性変化と神経原性変化の鑑別が困難であり，結論が出せないこともある．

D) （筋炎を疑う場合）筋 MRI で炎症所見の存在を確認した筋を採取

筋炎では炎症巣が均一には分布していないために，炎症巣がある部位をねらって筋生検する必要がある．したがって<u>筋生検前の MRI は必須</u>である．経験的に MRI 未施行で筋生検された筋炎疑い例の約半数で，診断的所見が認められない．

2. 麻　酔

A) 成　人

協力が得られる患者では，覚醒下で局所麻酔を用いて筋生検を実施する．不安が強いようであれば，鎮静薬を併用する．局所麻酔はエピネフリンを含まない1％リドカインを用いる．局所麻酔薬は筋線維を壊死させる作用を有するの

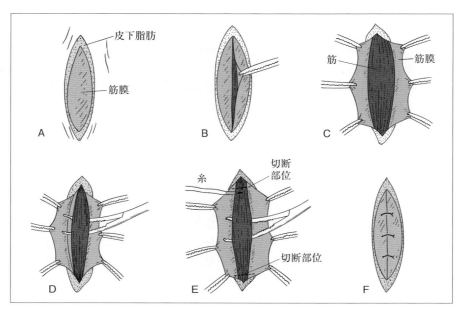

図 V-7-1　筋生検手順

で，皮下のみに浸潤させ，筋自体には作用させない．したがって，筋膜を切開し筋を採取する際には痛みを伴うことをあらかじめ説明しておく必要がある．

B) 小児

原則として小児では全身麻酔を用いる．筋疾患においては悪性高熱との関連を心配する声もあるが，悪性高熱との関連が完全に証明されているのはRYR1遺伝子変異による一部の例のみである．国立精神・神経医療研究センターでは，悪性高熱を起こしにくいとされるプロポフォールを用いて静脈麻酔を行っている．ただしプロポフォールは，集中治療における人工呼吸中の小児患者での使用は禁忌であることに注意が必要である．全麻下であっても，成人と同様の局所麻酔も併用している．

3. 筋生検（図V-7-1）

顕微鏡で微細構造を観察するために検体を採取するということを念頭に置き，丁寧に検体を取り扱う．筋自体を結紮したり，電気メスを用いたりしない．

A) 皮膚の切開

筋腹の中央部分で2～4cm程度の切開を，筋線維の走行に沿った方向に加える（図V-7-1：A）．

B) 筋膜の露出

皮下組織を鈍的に剥離し，筋膜を露出する．特に大腿部の筋生検の場合には，皮下脂肪が厚く，真の筋膜に達する前に一見筋膜様の膜構造を認めることがあるので注意が必要である（図V-7-1：B）．

C) 筋の露出

筋膜に切開を加え，切開部分の両側をそれぞれ3本，計6本のモスキートペアンでつまんで筋を露出させる（図V-7-1：C）．

D) 筋の剥離

先の尖ったMetzenbaumタイプの剪刀で，筋線維の方向に対して垂直に穴を開ける．その穴に平坦な鉗子などを通し，筋線維方向に滑らせながら，鉛筆程度の太さで円筒形の検体を鈍的に剥離する．上腕二頭筋内側頭の直下には正中神経が走行しているため，乳幼児で上腕二頭筋を採取する場合には，意識してやや外側を採取するようにするとともに，剪刀が深く入り過ぎないように注意する（図V-7-1：D）．

E) 筋の切り出し

両端を剪刀で少しずつ切り進めて，1～1.5cm程度の長さの円筒形の検体を採取する．一気に切断すると筋が収縮して検体の方向がわからなくなることがあるので注意が必要である．採取する検体の中央部に軽く一針糸を掛けておき，検体を持ち上げて取り出す（図V-7-1：E）．

F) 乾燥防止

採取した検体は，すぐに湿潤ガーゼで包む．ガーゼは湿り過ぎていると検体が水を吸って人工産物ができてしまうため，片手で一度しっかりと握って水滴がしたたり落ちない程度に絞っておくことが重要である．

d. 検体の処理

1. 新鮮凍結固定

組織化学染色や免疫染色などの組織学的評価には，検体の新鮮凍結固定が必要である．通常イソペンタン・液体窒素が用いられるが，試薬が入手できない場合には，次善の策としてアセトン・ドライアイスが用いられる．可能な限り，固定温度の低い前者の方法を用いる．

A) コルク上への設置

試験管の栓として用いられるコルク〔「コルク栓No.2」（上径〈下径〉×高さ＝16.5〈13.5〉×16.5〈mm〉）（TGK科学機器総合カタログ920-17-23-05またはアズワン研究用総合機器カタログCA-1040-360など〕を4等分に輪切りにしたものの上に，トラガカントゴム〔和光純薬工業（株）206-02242など〕を少量の水に溶かして粘土状にしたものを用いて，採取した検体を垂直に立てる．この際，検体の露出部分を多くすることを心がける．

B) イソペンタン・液体窒素での固定（図V-7-2）

イソペンタン（2-メチルブタン）を入れた100mLサイズのビーカーを紐または針金など

Section V 特殊検査法

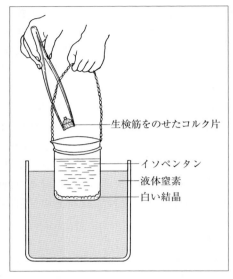

図V-7-2 検体処理法
（イソペンタン・液体窒素固定）

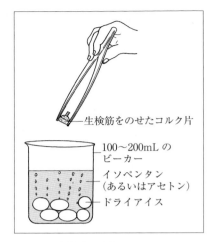

図V-7-3 検体処理法
（アセトン・ドライアイス固定）

でつるした状態で，液体窒素に浸す．撹拌させながらイソペンタンを−160℃の凝固点まで冷却する．この際，最初は煙が立つが，凝固点に近づくにつれて煙が出なくなる．凝固点に達したことは，イソペンタンが凍り始めて白い結晶がビーカーの底に付着し始めることで確認できる．凝固点に達したところで，コルク片の上にトラガカントゴムを用いて立てておいた検体を，コルクごと冷却イソペンタン中に浸し，細かく撹拌させる．この際，検体自体でなく，コルクの部分を鑷子でつまむ．およそ1分を目処に凍結する．凍結した検体は，すぐにドライアイスの上に置く．<u>凍結した検体は絶対に溶かさない</u>ことが必要であり，凍結後は常にドライアイスに直接触れるようにしておく．検体表面のイソペンタンが乾燥して消失するまで，数分ドライアイス上で放置することが望ましい．

C）アセトン・ドライアイスでの固定
　（図V-7-3）

アセトンを入れたビーカー内に砕いたドライアイスを少しずつ入れてアセトンを冷却させる．最初は泡が出てくるが，十分に冷却されると泡が出なくなる．冷却したアセトン中で，コルクの上に立てた検体を1分間撹拌させながら凍結固定する．ちなみにドライアイスの温度は−79℃なので，この方法では，−79℃で検体を固定することになる．凍結後はすぐにドライアイスの上に載せる．検体表面のアセトンが乾燥して消失するまで，数分ドライアイス上で放置させる．

D）保　存

−80℃のディープフリーザーを用いる．この際，凍結乾燥を防ぐべく，小瓶やフィルムのプラスチックケースなどの密閉容器に検体を入れる．国立精神・神経医療研究センターでは，シンチレーションカウンター用のバイアル瓶（20 mL）（WHEATON 225288）を利用している．運搬する際にも，密閉容器に検体を入れたまま，ドライアイスとともに送付する．

2．電顕用固定

診断確定に電顕的解析が必要になることはまれであるが，最初の段階で固定を行っておかなければ，後から電顕を行うことは不可能である．したがって，できる限り電顕用の固定も行ったほうが良い．

A）切り出し

未固定の採取筋の比較的綺麗な部分を選び，径1 mm，長さ1 cm程度の筋を筋線維の方向に沿って切り取る．

B）スライドグラスへの貼り付け

切り取った検体を，スライドグラスのすりガラスの上に少し引き延ばしながら貼り付ける．

C）固　定

スライドグラスに貼り付けた状態で，2.5％グルタールアルデヒド溶液（0.1M，pH7.4のリン酸バッファーまたはカコジル酸バッファーに溶かしたもの）に2〜3時間浸して固定する．

D）保　存

固定終了後はバッファーが入った小瓶に入れて冷蔵保存する．

E）包　埋

1ヵ月以内にエポン樹脂に包埋する．包埋後は半永久的に保存できる．

3．輸　送

A）凍結筋は絶対に溶かさない

クーラーボックス（KARUX KC-3，KC-5など）を用いて送付する．箱一杯にドライアイスを詰める．ドライアイスが十分入れてあれば，冷凍便を利用する必要はない．逆にドライアイスが十分に入っていない場合には，冷凍便を利用しても検体は溶けてしまう．検体瓶が可能な限り直接ドライアイスに触れるようにして送る．新聞紙などの緩衝材は入れない．箱の蓋はガムテープなどで密閉する．最短で到着するようにする．週末や午後の遅くの到着を避ける．

B）3層に梱包する

凍結検体を輸送する場合，WHO「感染性物質の輸送規制に関するガイダンス2009-2010版［適用免除品ヒト由来検体（Exempt human specimen）］」に従い，3層からなる容器に梱包して輸送する必要がある．一次容器は検体が入った密閉容器である．これを，二次容器としてジップロック式ナイロンバッグ（バリアパウチ，バイオパウチなどの製品もある）に入れ，さらに，一次容器が壊れた場合に液性成分を吸収できるようにティッシュペーパーなどの小片を入れる．このナイロンバックに入った検体をドライアイスとともに三次容器である発泡スチロール製の箱に入れる．二次容器に入れる吸収紙は最小量とし，二次容器に入った一次容器と二次容器の外側にあるドライアイスとの接触を妨げないようにする．

C）電顕用検体・血液検体は常温で送る

電顕用の検体は，バッファーに浸った状態またはエポン樹脂に包埋した状態で，常温で送付する．特に凍結筋と同時に送付する場合，バッファーに浸った状態の検体が凍らないように注意する（別便で送る）．遺伝子解析などで血液検体を送付する場合も検体の凍結を避けるべく，原則として別便で送る．

4．切片作製

凍結筋の切片はクリオスタットを用いて作製する．組織化学染色の場合10μmの切片を，免疫染色の場合6〜8μmの切片を作製しスライドグラス上に貼り付ける．

5．染　色

国立精神・神経医療研究センターで行っている各種組織化学染色を表V-7-1に示した．最も基本となるヘマトキシリン・エオジン染色の方法を下に記す．その他の染色方法については，文献2を参照されたい．

1. ハリスのヘマトキシリン液に浸す（5〜10分）
2. 水洗（5〜10分）
3. 1％エオジンに浸す（30秒〜1分）
4. 軽く水洗する
5. 50％→100％まで希釈倍率を変えたエタノールに順次浸して脱水
6. キシレンに浸す
7. カナダバルサムで封入

e．染色標本の評価

1．組織化学染色の意義と読み方

A）ヘマトキシリン・エオジン染色

最も基本となる染色であり，すべての構造的変化を記載する．ヘマトキシリン・エオジン染色以外の染色は，本染色で十分評価できない変化をみるための補助的な染色である．

評価に際しては，筋束の形と分布，筋線維，間質を順次評価し，さらにその他すべての変化を記載する．筋線維は成人男性の場合，正常では，直径60〜80μm程度の大きさで，多角形をしている．核は辺縁部に存在している．萎縮

表V-7-1　国立精神・神経医療研究センターで行っている組織化学染色

1. ヘマトキシリン・エオジン染色（hematoxylin and eosin；H&E）	13. Myoadenylate deaminase（AMP deaminase）
2. ゴモリ・トリクローム変法（modified Gomori trichrome；mGT）	14. Menadione-linked α-glycerophosphate dehydrogenase（MAG）
3. NADH-tetrazolium reductase（NADH-TR）	15. フォスフォフルクトキナーゼ（phosphofructokinase；PFK）
4. コハク酸脱水素酵素（succinate dehydrogenase；SDH）	16. フォスフォリラーゼ（phosphorylase）
5. チトクロームc酸化酵素（cytochrome c oxidase；COX）	17. Myosin ATPase（ルーチン）pH 10.3
6. Oil red O（ORO）	18. Myosin ATPase（ルーチン）pH 10.4
7. 酸フォスファターゼ（acid phosphatase；ACP）	19. Myosin ATPase（ルーチン）pH 10.5
8. アルカリフォスファターゼ（alkaline phosphatase；ALP）	20. Myosin ATPase（ルーチン）pH 10.6
9. 非特異的エステラーゼ（nonspecific esterase；NSE）	21. Myosin ATPase（ルーチン）pH 10.7
10. アセチルコリンエステラーゼ（acetylcholinesterase；AChE）	22. Myosin ATPase（ルーチン）pH 10.8
11. Periodic acid Schiff（PAS）	23. Myosin ATPase（pH 4.7）
12. Congo red	24. Myosin ATPase（pH 4.6）
	25. Myosin ATPase（pH 4.5）
	26. Myosin ATPase（pH 4.4）
	27. Myosin ATPase（pH 4.3）
	28. Myosin ATPase（pH 4.2）
	29. Myosin ATPase（pH 4.1）

（西野一三：筋病理の基本，臨床神経 51, 669-676, 2011 より一部改変）

線維が集まって存在する場合，群集萎縮と呼ばれ，脱神経を反映する神経原性変化の所見である．また萎縮線維が筋束内の周辺部に集まっている場合は perifascicular atrophy と呼ばれ，皮膚筋炎の診断的な所見である．間質は，内鞘（endomysium）と周鞘（perimysium）は分けて捉える．線維化の有無は，内鞘で判断する．正常では内鞘には線維組織が存在していないことから，少しでも線維化が起これば確実に判断できるからである．細胞浸潤についても，内鞘と周鞘とでは，診断的な重要性が異なる．血管など筋以外の構造物の変化にも注意を払う．

B）Gomori トリクローム変法

特殊な構造物を染め出すための染色である．赤色ぼろ線維（ragged red fiber），ネマリン小体（nemaline body），細管集合体（tubular aggregates），筋形質小体（cytoplasmic body），縁取り空胞（rimmed vacuole）などが本染色で描出される．筋内神経の髄鞘が赤く染色される．末梢神経障害がある際には，しばしば有髄神経の脱落が観察される．

C）NADH テトラゾリウム還元酵素（NADH-TR）

筋小胞体，ミトコンドリア，リソソームに活性がある．正常筋線維の細胞質では，主には筋小胞体の分布を反映して，筋原線維間の網目構造（intermyofibrillar network）がみえる．筋原線維の乱れに応じて，この網目構造が乱れてくる．そのパターンにより名前が付いている．代表的な変化には，セントラルコア，target fiber，分葉線維，虫喰い像などがある．乳児重症型のX連鎖性ミオチュブラーミオパチーでは，細い筋線維の周辺部が抜けたように染色され，peripheral halo と呼ばれる．

D）ミオシン ATPase

正常骨格筋では，赤筋であるタイプ1線維と白筋であるタイプ2A線維，タイプ2B線維がほぼ1/3ずつモザイクをなして存在している．この筋線維タイプを決定するための染色がミオシン ATPase である．

アルカリ条件（通常 pH 10.6 前後）で前処理を行うとタイプ1線維のミオシン ATPase 活性が失われて，タイプ2線維のみが染色される．逆に酸性条件（通常 pH 4.2 前後）で前処理を行うと，タイプ2線維のミオシン ATPase 活性が失われて，タイプ1線維のみが染色される．ここから少し pH を上げて pH 4.6 前後とするとタイプ2線維のうち，タイプ2B線維のみが

少し活性を示すようになり，中間色で染め出される．

　一方，神経支配を受ける前の未熟な筋線維はタイプ2C線維と呼ばれ，どのpH条件でも染色されるという特徴がある．再生線維の多くはタイプ2C線維である．タイプ1線維が選択的に細い場合，タイプ1線維萎縮と呼ばれ，先天性ミオパチーをはじめとする筋原性疾患で認められる．これに対してタイプ1線維萎縮は疾患特異性が乏しく，加齢，廃用性萎縮，中枢性神経障害などさまざまな病態で出現する．タイプ1線維の割合が55％を超えるとタイプ1線維優位と呼ばれる．ネマリンミオパチーなどの先天性ミオパチーでは，タイプ1線維萎縮，タイプ1線維優位，タイプ2B線維欠損を伴うことが多い．各筋線維タイプのモザイク状の分布パターンが崩れて，単一の筋線維タイプがまとまって存在している場合は筋線維タイプ群化と呼ばれ，神経再支配を反映する神経原性変化の所見である．

E) その他

　コハク酸脱水素酵素（succinate dehydrogenase；SDH）とチトクロームc酸化酵素（cytochrome c oxidase；COX）はともにミトコンドリア呼吸鎖酵素である．ミトコンドリア脳筋症・乳酸アシドーシス・脳卒中様発作症候群（mitochondrial encephalomyopathy, lactic acidosis and stroke-like episodes；MELAS）では血管異常を反映して，しばしばSDHで濃染する血管を認め，strongly SDH-reactive blood vessel（SSV）と呼ばれる．赤色ぼろ線維ではしばしばCOX活性が失われており，focal COX deficiencyと呼ばれる．酸フォスファターゼはリソソーム酵素の一つである．欠損酵素がリソソームにあるPompe病では空胞が強く染色される．貪食にリソソームを利用しているマクロファージもよく染色される．アルカリフォスファターゼは正常では小血管に軽度に活性が認められるのみであるが，筋線維再生の一時期にも発現を認めることから，活性が認められる筋線維は再生線維と確認できる．一部の炎症性ミオパチーでは，周鞘にアルカリフォスファターゼが認められる．アセチルコリンエステラーゼは神経筋接合部の評価に用いる．非特異的エステラーゼは，すべてのエステラーゼ活性を反映する．比較的急速に萎縮した線維は細胞質が濃染する．オイルレッドOは中性脂肪を染め出す染色法で，筋線維内の脂肪滴の評価に用いられる．Periodic acid Schiff（PAS）染色はグリコーゲンを染め出す．他にホスホリラーゼ，ホスホフクトキナーゼはそれぞれ糖原病V型，VII型で染色性が失われる．Menadione-linked α-glycerophosphate dehydrogenase（MAG）は還元小体を描出するための染色である．

2. 代表的所見

A) 神経原性疾患

　脱神経を反映する群集萎縮と神経再支配を反映する筋線維タイプ群化のいずれか，または両者がみられる．群集萎縮は規模に応じて，小群（集）萎縮，大群（集）萎縮などと呼ばれる．その他，target/targetoid fiberが多数認められるときは，通常，神経原性変化である．筋内神経束では，有髄神経の脱落が観察されることがある．

B) 筋ジストロフィー

　筋ジストロフィーは進行性の筋線維の壊死・再生を主体とする遺伝性筋疾患と定義される．筋線維は壊死を起こすと，すぐに再生が始まり，4～6週間程度でほぼ元に戻る．筋ジストロフィーのような繰り返し壊死を起こす疾患では，壊死～再生後期までのさまざまなフェーズの線維が観察される．

　Duchenne型筋ジストロフィーをはじめとする筋線維膜の脆弱性を根本病態とする疾患では，しばしばフェーズの揃った壊死・再生線維が数本から数十本単位でまとまって存在している像が観察される．内鞘線維化を伴うことが多い．肢帯型筋ジストロフィー2A型では進行期には分葉線維が出現する．

C) 先天性ミオパチー

　先天性ミオパチーは基本的に病理所見で定義

される疾患群である．セントラルコア病ではセントラルコアが出現する．典型例ではほぼすべての筋線維がタイプ1線維である．

ネマリンミオパチーではネマリン小体が出現する．典型例では，タイプ1線維萎縮，タイプ1線維優位，タイプ2B線維欠損を伴っている．

D）炎症性筋疾患

多発筋炎および封入体筋炎では，内鞘へ浸潤したリンパ球が非壊死性線維を取り囲み，さらには非壊死性線維内部へも浸潤している像がみられる．周鞘の血管周囲のリンパ球浸潤の疾患特異性は低く，炎症性筋疾患の絶対的根拠にはならない．封入体筋炎では，縁取り空胞を伴う筋線維が認められる．皮膚筋炎ではperifascicular atrophyを認める．同部位では，しばしばチトクロームc活性が低下している．最も頻度の高い炎症性ミオパチーは，抗signal recognition particle（SRP）抗体をはじめとする特定の自己抗体との関連性が示唆されている免疫介在性壊死性ミオパチーである．免疫介在性壊死性ミオパチーでは炎症細胞浸潤はないか，あってもごく軽度にとどまるが，壊死・再生線維が比較的多数認められる．小児期発症例では筋ジストロフィーと誤診されることもある．抗Jo-1抗体陽性例を含む抗ARS症候群例aminoacyl tRNA synthetaseでは，筋束周辺部筋繊維の壊死性変化が目立つ．加えて，perimysiumの結合組織の断片化と，アルカリフォスファターゼ活性の強陽性を認めることが多い．サルコイドミオパチーでは，非乾酪性肉芽腫が認められる．

E）代謝性筋疾患

発作性に横紋筋融解を繰り返す疾患は，病理学的変化に乏しいことが多い．筋生検の時期によっては，壊死・再生線維が認められることがあるが，ほぼ同じ壊死または再生のフェーズにある点が筋ジストロフィーと異なっている．脂質蓄積性ミオパチーでは筋線維内の脂肪滴がサイズ・数ともに増加している．糖原病ではグリコーゲンが増加しているが，凍結標本のPAS染色ではしばしば水溶性であるグリコーゲンが流れ出てしまい，正確な評価が難しいことが多い．Pompe病では内部に好塩基性で不定型な構造物を有するリソソーム性の比較的大きな細胞質内空胞が筋線維に認められる．脱分枝酵素欠損症（糖原病III型）では，筋線維膜直下を中心に，グリコーゲンが蓄積した比較的大きな空胞が筋線維内に認められる．分枝酵素欠損症（糖原病IV型）では，ヘマトキシリン・エオジン染色で真珠のように無機質な染色パターンを示すpolyglucosan bodyの出現が特徴的である．このpolyglucosan bodyはPAS染色で染色されるが，ジアスターゼを作用させても染色性が失われない（ジアスターゼ抵抗性）．この3つ以外の糖原病では，筋病理学的に特徴的な病理所見を呈することは少ない．

f. 免疫染色

Duchenne型筋ジストロフィーをはじめとする一群の筋ジストロフィーは，特定の蛋白質の欠損で発症するため，免疫染色でその蛋白質の有無をみることで診断が可能である．例えば，ジストロフィンは正常では筋線維膜に発現が認められるが，Duchenne型筋ジストロフィーでは完全に欠損している．炎症性筋疾患の評価には，主要組織適合性複合体（major histocompatibility complex；MHC）クラスI，MHCクラスII，C5b-9補体複合体などが用いられる．浸潤細胞に対するマーカーを用いたタイピングも行われる．多発筋炎および封入体筋炎で非壊死性線維に浸潤しているのは，CD8陽性の細胞障害性T細胞が主体である．MxAなどインターフェロン-α/β誘導性蛋白質は，皮膚筋炎例の骨格筋で特異的に発現しており診断に有用である．

g. 国立精神・神経医療研究センターへの依頼

筋病理診断は，国立精神・神経医療研究センターに依頼することもできる．依頼する場合には，下記URLの疾病研究第一部のホームページの記載を参照する（http://www.ncnp.go.jp/nin/guide/r1/diagnostic_service.html.）同意書や病歴用紙など，必要な書類もダウンロードできる．正しく固定された検体の場合，到着後4〜5週間で最初の結果が報告される．

参考文献

2. 筋生検
1) 西野一三：筋病理の基本．臨床神経 51．669-676，2011．
2) 埜中征哉：臨床のための筋病理 第4版．日本医事新報社，2011．

[1．祖父江元／2．西野一三]

8 免疫学的検査

1 ヒト白血球抗原検査
human leukocyte antigen test

a. 目 的
免疫性神経疾患では，ヒト白血球抗原（human leukocyte antigen；HLA）の遺伝子多型が疾患感受性を決定する要因となっている場合があるため，診断の補助的検査として用いられる．

b. 原 理
T細胞に抗原提示する機能をもつ主要組織適合抗原（ヒトではHLA）は，個人によるアミノ酸配列の違い（多型）が著しく，アミノ酸配列の差により提示できる抗原ペプチドが異なるため，免疫応答の個体差を決める重要な分子となっている．このため，自己免疫疾患の疾患感受性あるいは抵抗性と関連する．第6番染色体短腕にあるHLAクラスI抗原であるHLA-A, B, C抗原，クラスII抗原であるHLA-DR, DQ, DP抗原の多型が検査される．

c. 検査方法
HLA抗原の遺伝子型は遺伝子タイピングされる．該当遺伝子部分をpolymerase chain reaction法によりDNA増幅後に，塩基配列に特異的なプローブとハイブリダイゼーション（相補的に結合）させることで測定する．

d. 異常所見
日本人の多発性硬化症においては，欧米白人の多発性硬化症と同じように大脳，小脳を含む中枢神経系に多巣性に病巣を認める通常型では，欧米白人同様にHLA-DRB1*15:01アレルの頻度が有意に高く，疾患感受性遺伝子アレルとなっている．また，日本人の多発性硬化症ではHLA-DRB1*04:05アレルも疾患感受性と相関し，このアレルを保有する患者では脳MRI病巣の数が少なく，髄液IgG異常の頻度も低い．抗アクアポリン4抗体が陽性で視神経と脊髄に病巣が限局する視神経脊髄炎では，HLA-DPB1*05:01アレルが疾患感受性遺伝子となっている．欧米白人の重症筋無力症では，HLA-B8，DRB1*01，DRB1*03が疾患感受性遺伝子アレルとされている．神経Behçet病ではHLA-B51，神経Sweet病ではHLA-B54とCw1が疾患感受性遺伝子アレルとなっている．これらの疾患感受性遺伝子アレルを保有する場合は参考にはなるが，保有しないからといって当該疾患を否定する根拠にはならないので，注意が必要である．

2 抗神経細胞抗体・抗筋抗体検査
anti-neuronal antibodies・muscle specific auto antibodies

a. 目 的
自己抗体が診断のマーカーとなるさまざまな神経筋疾患がある．抗神経細胞抗体は，担癌者に自己免疫的機序で生じるさまざまな神経症候群の診断マーカーとなり，腫瘍の早期発見につながる場合がある．また，自己免疫的機序による急性の脳炎・脳症の診断に有用である．神経筋接合部や筋組織に反応する抗体は，筋変性疾患などとの鑑別に役立つ．一部の抗体は病態に直接的に関与することが明らかとなっており，抗体除去療法の可否など，治療の選択に寄与する．

b. 原 理
担癌者に生じる抗神経細胞抗体の場合は，腫

瘍に対する免疫反応が，共通の抗原構造をもつ神経組織に反応するために生じる神経障害と考えられ，非腫瘍性の場合は，何らかの原因による免疫寛容の破綻により自己の神経組織に反応する自己抗体が産生されると考えられている．

c. 検査方法

いずれも，急性期に採取された患者の血清や脳脊髄液を用いて行われる．一般に，神経細胞内に存在する蛋白を抗原とする抗神経細胞抗体は，動物の脳やその他の組織切片に対して患者検体が反応する染色パターンを調べる免疫組織化学，神経組織抽出液を抗原としたウエスタンブロット，対応抗原蛋白が同定されている場合は，それを抗原とした ELISA（enzyme-linked immunosorbent assay）を用いることが多い．抗体が細胞表面に存在する受容体やチャネルを認識する場合は，抗原を発現させた細胞を用いての免疫沈降法や免疫細胞染色（cell-based assay）を用いて検出する．

d. 異常所見

一定の抗原に特異的に反応する自己抗体が検出された場合は，自己免疫性炎症性疾患との診断が可能となる．

細胞内抗原を認識する抗神経細胞抗体が陽性の場合は，抗体・神経症状と一定の関連を有する腫瘍が潜在する可能性があるため，腫瘍早期発見のマーカーとして活用する．抗筋抗体の多くは細胞質内に存在する抗原を認識するが，筋炎の診断のみならず病型の分類に役立つ（表Ⅴ-8-1）．神経筋接合部疾患や自己免疫性脳炎の多くは細胞表面抗原を認識する抗体が検出される．この場合は，抗体が病態機序に関与している可能性が考えられることから，すみやかに抗体除去，抗体産生抑制療法を開始する指標になる（表Ⅴ-8-2）．

表Ⅴ-8-1 筋炎特異的自己抗体

抗 ARS 抗体	抗 ARS 抗体症候群
Jo-1（ヒスチジル RS）	筋炎
PL-7（スレオニル RS）	筋炎
PL-12（アラニル RS）	間質性肺炎
EJ（グリシル RS）	皮膚症状
OJ（イソロイシル RS）	
KS（アスパラギル RS）	間質性肺炎
Ha（チロシル RS）	
Zo（フェニルアラニル RS）	
抗 Mi-2 抗体	間質性肺炎や悪性腫瘍なし
抗 MDA5 抗体（抗 CADM140 抗体）	clinically amyopathic DM
	急性進行性間質性肺炎
抗 TIFI 抗体（抗 155/140 抗体）	成人悪性腫瘍合併
抗 NXP-2 抗体（MJ 抗体）	成人悪性腫瘍合併，石灰沈着
抗 SAE 抗体	間質性肺炎　嚥下障害
抗 SRP 抗体	壊死性ミオパチー
抗 HMG-CoA 還元酵素抗体（抗 200/100 抗体）	壊死性ミオパチー（スタチン）
抗 43kDa 筋蛋白抗体	封入体筋炎

ARS:aminoacyl-tRNA synthetase, RS:tRNA synthetase

（藤本　学：Brain and Nerve 65：449-460, 医学書院 2013 より改変）

表V-8-2　傍腫瘍性神経症候群の主たる病型と自己抗体

PNS	神経症候	腫瘍	自己抗体	
			ICA	CSA
脳脊髄炎	記銘障害，意識障害 錐体路症候，不随意運動 筋力低下，感覚障害	SCLC, 睾丸癌・胸腺腫・乳癌	Hu, CRMP5, Ri, Ma2, amphiphysin	
小脳変性症	小脳失調	卵巣癌，乳癌，SCLC	Yo, Tr, Ri, Hu, CRMP5, Ma2,	VGCC,
辺縁系脳炎	記銘，意識障害 精神症状，痙攣	SCLC, 精巣癌 奇形腫，胸腺腫	Ma2, Hu, CRMP5, amphiphysin	NMDAR, VGKC, LGI-1
オプソクローヌス・ ミオクローヌス	オプソクローヌス ミオクローヌス 小脳失調	神経芽細胞腫 乳癌，肺癌	Ri, Hu, Ma2, Yo	
感覚性運動失調型 ニューロパチー	異常感覚・ 深部感覚障害	SCLC	Hu, CRMP5	
LEMS	易疲労性，筋力低下 自律神経症状	SCLC		VGCC
stiff-person症候群	体幹・四肢近位筋硬直	乳癌，胸腺腫 SCLC	amphiphysin GAD	

ICA：intracellular antigen-antibodies, CSA：cell surface antigen-antibodies, LEMS：Lambert-Eaton myasthenic syndrome, SCLC：small cell lung cancer, CRMP5：collapsin response mediator protein 5, NMDAR：N-methy-D-aspartate receptor, VGKC：voltage-gated potassium channel, VGCC：voltage-gated calcium channel, LGI-1：Leucine-rich glioma inactivated 1, GAD：gultamic acid decarboxylase

（田中恵子：傍腫瘍性神経症候群と自己抗体．成人病と生活習慣病 44：391-395, 2014 より）

3 抗アクアポリン4抗体検査
Aquaporin 4 Antibody Test

a. 目的

視神経脊髄炎（neuromyelitis optica；NMO）は重症の視神経炎と3椎体以上の長い横断性脊髄炎を特徴とする炎症性中枢神経疾患である．最近は典型的NMO，NMOのlimited forms（再発性か両側同時発症の視神経炎，あるいは3椎体以上の長い横断性脊髄炎のいずれか一方のみを呈する症例），吃逆や嘔吐を呈する延髄病変などNMOに特徴的な脳病変をすべてまとめてNMO Spectrum Disorders（NMOSD）と呼ぶことが多い．抗アクアポリン（aquaporin；AQP）4抗体は，NMOSDの患者血液中に特異的に検出される自己抗体であり，診断と治療方針決定に必須の検査である．当初はNMO-IgGと呼ばれたが，その標的抗原がAQP4であることがわかり，最近は抗AQP4抗体やAQP4-IgGと呼ばれることが多い．

AQP4は中枢神経，特にアストロサイトのendfeetに高密度に発現している水チャンネル蛋白であり，6回膜貫通型の膜蛋白である（図V-8-1A）．AQP4にはM1及びN末端の22アミノ酸を欠く短いM23の2つのアイソフォームがあり，細胞膜に発現したAQP4は4量体である．またM23-AQP4はアレイ構造（orthogonal array of particles；OAP）を形成するが，M1-AQP4はOAPを形成しない．

b. 原理

抗AQP4抗体の検出には，抗原抗体反応を用いる．抗原となるAQP4蛋白に患者血清を添加して結合させ，非結合抗体を洗浄除去した後に，標識した抗ヒトIgG抗体やAQP4を添加して結合させて蛍光や色素で検出する．抗AQP4抗体は細胞膜に発現したAQP4の細胞外ドメインに結合することが知られている（図V-8-1B）．また抗AQP4抗体のIgGサブクラスは主にIgG1である．

c. 検査方法

次の3つの方法が主に用いられる．

8 免疫学的検査

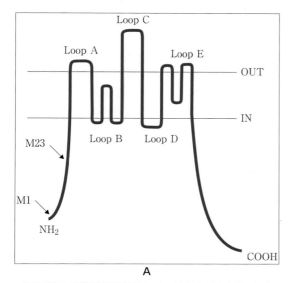

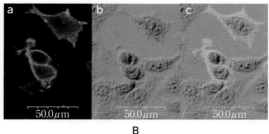

図V-8-1 AQP4の分子構造と細胞膜における発現

A：AQP4の構造
AQP4は6回膜貫通型の膜タンパクで，3つの細胞外の領域はループA, C, Eを形成している．M1-AQP4は1番目のアミノ酸から翻訳され，一方M23-AQP4は23番目のアミノ酸から翻訳されているsplicing valiantである．

B：抗AQP4抗体検出のCell-based Assay
ヒトAQP4をトランスフェクトして細胞膜に発現させたHEK293細胞に視神経脊髄炎（NMOSD）患者の血清を反応させ，さらにFITC標識した抗ヒトIgG抗体を添加した．細胞壁を縁取るように緑色の蛍光がみられ，抗AQP4抗体陽性と判定される．

(Takahashi et al.：Anti-aquaporin-4 antibody is involved in the pathogenesis of NMO：a study on antibody titre Brain 2007 より)

1. Cell-based Assay（CBA）

HEK293細胞に全長のヒトAQP4をトランスフェクトし，細胞浮遊液中の細胞膜上に発現したAQP4を抗原として用いる．この細胞に患者血清，さらに蛍光標識した2次抗体を添加して蛍光顕微鏡（図V-8-1B）あるいはフローサイトメーターで陽性細胞を検出する．一部の大学等の研究施設と検査会社で実施されている．

2. ELISA（enzyme-linked immunosorbent assay）

ヒトAQP4蛋白を単体として発現させ抗原とする．これを患者血清と反応後にビオチン化AQP4を添加し，Streptavidin-Peroxidaseと基質を反応させて発色させ，その吸光度を測定し，カットオフ値以上の吸光度を示す検体を陽性と判定する．患者血清の抗体をAQP4抗原で挟み込み検出するブリッジ型のELISAである．現在用いられている抗原はM1-AQP4である．時にfalse positive（例えば典型的なMS症例で陽性）となることもあり，注意を要する．本検査はNMOSDの診断に保険適用であり，保険点数は1,000点である．国内の検査会社にて実施されている．

3. Tissue-based Assay（TBA）

マウスの脳組織切片に存在するAQP4蛋白を抗原として用い，これに患者血清，蛍光標識した2次抗体を添加して間接蛍光抗体法により，小血管壁や軟膜，軟膜下組織などAQP4を発現する部位に一致した特異な蛍光パターンにより陽性と判定する．最近はあまり用いられていない．

d. 異常所見

抗AQP4抗体は極めて特異度が高く，多発性硬化症などNMOSD以外の疾患や健常者では陰性である．NMOSDにおける抗AQP4抗体の陽性率は，対象症例や検査法にもよるが50〜90%程度である．抗AQP4抗体の検出感度は，CBA＞ELISA＞TBAの順である．したがって陰性の場合，より感度の高い方法で再検すれば陽性となることもある．CBAが最も高感度である理由は，抗AQP4抗体は主にOAPを形成するAQP4の細胞外のループ構造，すなわちコンフォメーションを認識して結合し，またこの部分のアミノ酸配列は，ヒトとマウスでは若干異なっているからである．しかし高感度のCBAを用いても抗AQP4抗体が検出されないSeronegative NMOSDは一部存在する．一般に血清の抗AQP4抗体値は，髄液より高い．

抗AQP4抗体検出感度を低下させる要因と

して，①M1-AQP4を用いた検査（OAPを形成しないためM23-AQP4に比べ抗AQP4抗体がやや結合しにくい），②AQP4のN末端に標識のためにGFPのような大分子でtagをする（AQP4の立体構造に影響する），③患者血清添加前にスライドガラスにAQP4発現細胞をfixする（抗体の非特異的結合が起こりやすく，低抗体価の検体の判定が困難になる）等が挙げられる．再発予防のための免疫抑制療法により抗AQP4抗体陰転化することもある．また原因は不明だが一部の症例で，発症時は陰性で再発時に初めて陽性になることもある．

4　抗ガングリオシド抗体検査

a. 目的

ガングリオシドはシアル酸を糖鎖にもつ糖脂質であり，神経系に多く分布し，細胞表面膜の脂質ラフト上で糖鎖を外に向ける形で存在している．糖鎖構造（図V-8-2）に基づいて多くの分子種が知られ，それぞれの分子種が独特の局在性を示す．ガングリオシドに対するIgG抗体は，Guillain-Barré症候群（GBS）の約6割，Fisher症候群の大部分（約9割）で，急性期血中に陽性となり，症状の改善とともに低下消失し，自己抗体として病態に関与すると考えられている．また一部の慢性の免疫性ニューロパチーでもガングリオシドなどの糖鎖に対する抗体が陽性となる．本検査は，そのような急性および慢性の免疫性ニューロパチーの診断の際のマーカーとして有用である．

b. 原理・検査方法

測定方法としては，マイクロタイターウェルを用いたenzyme-linked immunosorbent assay（ELISA）法が一般的に用いられる．薄層クロマトグラム（thin-layer chromatogram, TLC）上での抗体反応を検出するTLC免疫染色による場合もある．糖鎖を表に向けて抗原を固相化した膜上で，希釈した血清中の抗体と反応させ，その反応の強さをみる．ELISA法における吸光度（optical density）や，反応のみられる最高希釈倍率などで，抗体価を表す．単独のガングリオシドには反応しないか弱い反応しかなく，2種類のガングリオシドの混合抗原に強く反応する抗体がみられることがあり，ガングリオシド複合体抗体と呼ばれる．

c. 異常所見（読み方と意義）

主な抗体と関連する臨床病型について表V-8-3に示す．

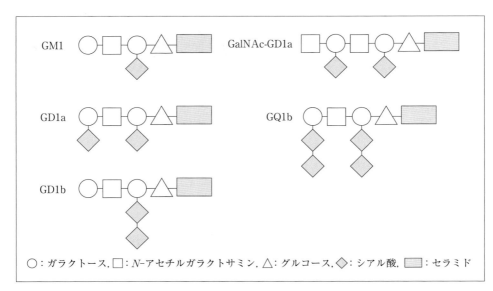

図V-8-2　代表的なガングリオシドの糖鎖構造

表V-8-4-1 抗ガングリオシド抗体および抗糖脂質抗体と関連する臨床病型

標的抗原	サブクラス	主な臨床病型
GBS		
GQ1b	IgG	Fisher症候群および関連疾患
GM1	IgG	軸索障害型GBS
GalNAc-GD1a	IgG	軸索障害型GBS
GD1a	IgG	軸索障害型GBS
GD1b	IgG	運動失調を伴うGBS
Gal-C	IgG	脱髄型GBS
LM1	IgG	脱髄型GBS
慢性ニューロパチー		
SGPG	IgM	感覚障害性運動失調を伴う脱髄性ニューロパチー
GD1bを含むジシアロシル基をもつ複数のガングリオシド	IgM	感覚障害性運動失調を伴うニューロパチー

　抗GQ1b IgG抗体は，Fisher症候群において，約9割で陽性となる．また四肢の運動麻痺とともに眼球運動麻痺や運動失調をきたしたGBSや，Fisher症候群に中枢神経障害を伴うBickerstaff脳幹脳炎などでも高率に陽性となる．その他に，GBSの亜型で急性単相性の経過で嚥下・構音障害をきたす症例でも陽性となる．抗GQ1b IgG抗体陽性でGBSの場合には人工呼吸器を要する場合が多く，注意が必要である．

　GM1, GD1a, GalNAc-GD1aなどに対するIgG抗体は，軸索障害型あるいは純粋運動型のGBSに高頻度にみられる．GD1bはGM1と末端の糖鎖が類似しており，交差反応でGM1とGD1bのいずれにも反応する抗体がみられることがあるが，GM1その他に交差反応せず高い特異性でGD1bにのみ反応する抗体は運動失調を伴う症例にみられることが多い．GD1bが深部感覚を伝える一次感覚ニューロンである後根神経節の大型神経細胞に局在することと関連すると考えられる．

　ガングリオシドとは異なるが，ミエリンの糖脂質抗原であるガラクトセレブロシド(Gal-C)や，末梢神経のミエリンの抗原であるLM1に対する抗体がみられる場合があり，これらは脱髄型GBSにみられることが多い．

　GD1bをはじめとするジシアロシル基をもつガングリオシドに広く反応するIgM抗体(ほとんどはモノクローナルなIgM M蛋白)は，主として慢性の，深部感覚障害の強い運動失調性ニューロパチーにみられることも知られる．一方，IgM M蛋白を伴うニューロパチーの約半数では，IgM M蛋白がガングリオシドではなく硫酸化グルクロン酸基をもつ糖脂質であるsulfated glucuronyl paragloboside (SGPG)に対する抗体活性をもち，同じエピトープをもつmyelin-associated glycoprotein (MAG)にも反応する．そのタイプのニューロパチーは脱髄性であり，感覚障害性の運動失調がみられることが多い．

参考文献

2. 抗神経細胞抗体・抗筋抗体検査
1) 藤本　学：筋炎特異自己抗体．Brain Nerve 65：449-460, 2013.
2) 田中恵子：傍腫瘍性神経症候群と自己抗体．成人病と生活習慣病 44：391-395, 2014.

3. 抗アクアポリン4抗体検査
1) 藤原一男 編：多発性硬化症(MS)と視神経脊髄炎(NMO)の基礎と臨床．医薬ジャーナル，2012.

［1．吉良潤一／2．田中恵子／3．藤原一男／4．楠　進］

9 生化学的検査

a. 目的

臨床神経学における生化学的検査は，病歴，神経学的診察によって部位，病因，鑑別診断と診療を進めていく上で診断の根拠の一つとなり得る検査で，神経画像，電気生理学的検査，遺伝学的検査，病理学的検査とともに日常的に利用されている．それぞれの基準値と異常を示す疾患，神経変性疾患のバイオマーカーについて述べる．

b. 原理

測定には有無を判定する定性検出と絶対量，相対値と活性値を数量的に評価する定量的測定があり，標準品を用いた重さや濃度として表現され，多くの場合統計処理に基づいた評価が行われる．測定値には性，加齢，人種や地域による変化，日内・間変動などの時間的変化，食事や睡眠など影響による測定対象自体による個人差がある．また，測定装置や方法による変動もみられ，例えば測定精度（precision）とは同一の試料を何本かの試験管あるいはウエルにわけて1回のアッセイでそれぞれの測定値がどの程度ばらつくかで示される．統計学的には変動係数（coefficient of variation；CV），すなわちCV=SD/Mean×100（%），平均値に対する標準偏差（standard deviation；SD）のパーセンテージとして表現される．測定精度としてCVが10%以下，できれば5%以下が望まれる．再現性（reproducibility）とは同一の試料を何回かのアッセイで測定したとき，それぞれの測定値がどの程度ばらつくかで示される．統計学的には測定精度と同様，変動係数を計算して表現する．再現性は，アッセイ操作の不均一性，抗体や標識物質などの試薬の変性，試薬量の不均一，ピペットの不均一，室温や冷蔵庫温度の違いなどに起因するので，単回のアッセイよりも要因が多く，したがって変動も大きい．平均値の15%以下，できれば10%以下が望ましい．さらに，測定自体の信頼性には正確度（確度，accuracy）の評価が必要で，正しい絶対値が得られるためには，前提条件として標準物質と試料中の測定対象構造が完全に一致していることが必要である．測定対象物質に化学構造上多様性があり，生理的条件によってそれらのポピュレーションが変化することがあると正確度はあまり期待できない．一般的に正確度を検討するには，血液成分の影響の有無の検定には希釈試験を行い，測定試料にある量の標準品を加えて測定し，追加量が正確に回収できているか（回収試験），他のアッセイ系との相関性試験で検定されている．quality control（精度管理）には，標準曲線の安定性（再現性），精度（バラツキ）の安定性，管理試料（血清など）を用いた毎回の測定値の再現性の検討，試料測定の安定性，管理図による管理が必要とされる．各施設の基準値を基に日々の臨床判断は行われているが，個人の生涯にわたる健康管理，集団の疫学研究，新薬開発のためも国際的な精度管理と標準化も求められており，わが国でも日本臨床検査標準協議会（Japan Comittee for Clinical Laboratory Standard；JCCLS）のもとに国際的標準化が進められている．糖尿病におけるHbA_{1c}は国際基準値（National Glycohemoglobin Standerdization Program；NGSP）で6.5%以上とされ，Alzheimer病のバイオマーカーとしての脳脊髄液（cerebrospinal fluid；CSF）Aβ42，total tau，リン酸化tau（p-181 tau）も欧米とわが国で標

表V-9-1

		検査結果		合計
		陽性	陰性	
真実	疾患あり	真陽性 a	偽陰性 b	a+b
	疾患なし	偽陽性 c	真陰性 d	c+d
合計		a+c	b+d	a+b+c+d

真陽性率　a/a+b；偽陽性率　c/c+d；感度　a/a+b；特異性1　－c/c+d=d/c+d

準化がなされた．基準的な測定単位はSI単位（国際単位系 International System of Units）が使用されている．

c．検査方法

感度（sensitivity）とは疾患を有する患者が検査で陽性になる割合（真陽性率）を示し，感度が高いほど鋭敏な検査であることを示す．特異度（specificity）とは疾患を有さないものが検査で正しく陰性になる割合を示し，特異度が高いほど正確な検査である．偽陽性率は（false positive rate）とは疾患でない人が検査で誤って陽性になる割合（＝1－specificity）で，偽陰性率（false negative rate）は疾患を有していても検査で陰性になる人の割合（＝1－specificity）を示している．陽性反応予測値（positive predictive value；PPV）とは検査で陽性になった人の中で本当に疾患がある人の割合，陰性反応予測値（negative predictive value；NPV）検査で陰性の人の中で本当に疾患がなかった人の割合，有病率（prevalence）は検査対象となった人の中で疾患を有する人の割合を示し，同じ検査でも施設，地域，国によって，対象によって異なる（表V-9-1）．

検査結果の判定にはカットオフ値が偽陽性と偽陰性を限りなく少なくなるように設定される．この設定には通常正常者の平均値＋2SDを増加の，平均値－2SDを減少のカットオフ値とすることが多い．健常健康者集団のこの範囲を基準値と呼び，緊急の処置を必要とする場合にはパニック値として検査室から直接的に連絡される．最近では，正常と疾患間，鑑別疾患の最良の感度と特異度を決定する方法として，ROC解析が用いられている．ROCとはReceiver Operating Characteristicの略で，あるカットオフ値を設定したときの2群の分類の方法のパフォーマンスを評価する方法である．横軸に偽陽性率，縦軸の真陽性率を取ったときの曲線をROC曲線で，良い検査であるほどy軸とy＝1に近づき，ROC曲線とx＝1で囲まれた面積が1に近づく．

d．異常所見

尿，血液を用いた臨床検査の基準値，異常値と異常値を示す疾患・病態を次の表にまとめた．

1 尿を用いた生化学検査

表 V-9-2　一般検査

項　目	基準値	異常値を示す疾患・病態
尿　量	600〜1,600mL/日	増加：尿崩症，飲水 減少：腎不全，脱水，発熱，下痢
比　重	1.010〜1.025	増加：脱水，糖尿病 減少：腎不全，尿崩症
pH	5〜8	増加：尿路感染症 減少：糖尿病，脱水
糖	(−)	陽性：糖尿病，腎性尿糖
蛋　白	(−)	陽性：腎炎，起立性蛋白尿，Fabry病
ウロビリノーゲン	(±)	陽性：肝炎，溶血性疾患
ビリルビン	(−)	陽性：肝炎，体質性黄疸
潜血反応	(−)	陽性：腎炎，血管内溶血，尿路感染症，尿路腫瘍
ケトン体	(−)	陽性：糖尿病性アシドーシス，糖尿病，運動，飢餓，嘔吐，フルクトース-1,6 ビスフォスファターゼ欠損症
ミオグロビン	(−)	McArdle病，Tarui病，カルニチンパルミチントランスフェラーゼⅡ欠損症，肢体型筋ジストロフィー，痙攣，悪性症候群，crush症候群，虚血，ミトコンドリア筋症，アルコール中毒
Cu	2.5〜33μg/日	Wilson病，Menkes病
Pb Hg	(<200μg/dL) (<10μg/dL)	重金属中毒，中毒性ニューロパチー 急性・慢性中毒，脳症
As	(<50μg/dL)	急性中毒，ニューロパチー
2,5 ヘキサンジオン	(−)	n-ヘキサン，メチル-n-ブチルケトン
5-アミノレブリン酸（ALA），ポルフォビリノーゲン（PBG）	5mg/日以下 2mg/日以下	増加：急性間欠性ポルフィリア，Pb中毒
カテコールアミン3分画	アドレナリン，ノルアドレナリン<3〜15μg/日 ドーパミン<700μg/日	増加：褐色細胞腫，神経芽腫，本態性高血圧
17-KS	男 4.6〜18mg/日 女 2.4〜11mg/日	増加：Cushing病，異所性ACTH産生腫瘍，副腎アンドロゲン産生腫瘍，テストステロン産生睾丸腫瘍，多嚢胞卵巣症候群，11β-/21-水酸化酵素欠損症 減少：視床下部下垂体機能低下，性腺機能低下，Addison病，Cushing症候群，17α-水酸化酵素欠損症
17-OHCS	男 3.4〜12mg/日 女 2.2〜7.3mg/日	増加：Cushing病，異所性ACTH産生腫瘍，副腎癌，11β-水酸化酵素欠損症 減少：視床下部下垂体機能低下，Sheehan症候群，ACTH単独欠損症，Addison病，17α-/21-水酸化酵素欠損症

表V-9-3 尿中アミノ酸，有機酸

項　目	異常値	疾患・病態
ホモシスチン，メチオニン，ホモシステイン	増加	ホモシスチン尿症
シスタチオニン	増加	シスタチオニン尿症
アルギニルコハク酸，オロト酸	増加	アルギニルコハク酸尿症
シトルリン，オロト酸	増加	シトルリン血症
シスチン	<30mg/日	シスチン尿症
モノアミノ・モノカルボキシルアミノ酸尿，中性モノアミノ-ジカルボキシルアミド	増加	Hartnup病
リジン，アルギニン，オルニチン	増加	リシン尿蛋白不耐症，高二塩基アミノ酸尿症
リジン	増加	リジン吸収不全症候群
グリシン，プロリン，ヒドロキシプロリン	増加	プロリン尿症（イミノグリシン尿症）
全アミノ酸尿	増加	Lowe症候群，Fanconi症候群，Wilson病，ガラクトース血症，チロシン血症Ⅰ型，グルタチオン合成酵素欠損症
リジン，サッカロピン	増加	サッカロピン尿症
アスパルグルコサミン	増加	アスパルグルコサミン尿症
カルノシン	増加	カルノシン血症
バリン	増加	高バリン血症
サルコシン，エタノールアミン	増加	高サルコシン血症
βアミノブチル酸	増加	高βアラニン血症
β水酸化イソバレリン酸，βメチルクロトニルグリシン	増加，代謝性アシドーシス	βメチルクロトニルグリシン尿症
トリプトファン，クヌレイン	増加 減少	小人症を伴うトリプトファン尿症
5-oxoproline	増加	ピログルタミン酸尿症
メチルマロン酸	増加，代謝性アシドーシス	メチルマロン酸血症，スクシニルCoAリガーゼ欠損症
イソバレリルカルニチン (C5)，イソバレリルグリシン	増加，代謝性アシドーシス	イソ吉草酸血症
C3（プロピオニルカルニチン）上昇 C0（遊離カルニチン）低下	代謝性アシドーシス	プロピオン酸血症
2M3HB,2MAA, TIG	増加，代謝性アシドーシス	β-ケトチオラーゼ欠損症
3MGCA, 3MGA, 3HIVA	増加，代謝性アシドーシス	メチルグルタコン酸尿症
グルタル酸，イソバレリルグリシン，エチルマロン酸，2-ヒドロキシグルタル酸	増加，代謝性アシドーシス	グルタル酸血症
L-2-ヒドロキシグルタル酸	増加	L-2-ヒドロキシグルタル酸尿症
2M3HB, TIG	増加	HSD10病
NAA	増加	Canavan病
αケトグルタル酸	増加	αケトグルタル酸脱水素酵素複合体欠損症
フマル酸	増加	フマラーゼ欠損症
非ケトン性ジカルボン酸，パラヒドロキシフェニル乳酸	増加	Zellweger症候群

2 血液を用いた生化学的検査

基準値と異常を示す疾患を述べる.

表V-9-4 血液検査

項目	基準値	異常値を示す疾患・病態
赤血球（RBC）	男：490〜550x10^4/μL 女：490〜550x10^4/μL	増加：多血症 減少：貧血
ヘモグロビン	男：14〜18g/dL 女：12〜16g/dL	増加：多血症 減少：貧血
ヘマクリット	男：40〜50% 女：35〜45%	増加：多血症 減少：貧血
平均赤血球容積（MCV）	80〜100fL	増加：巨赤芽球性貧血, 骨髄異形成症候群, 溶血性貧血 減少：鉄欠乏性貧血, 二次性貧血
網赤血球（Ret）	0.2〜2%	増加：溶血性貧血 減少：骨髄機能低下
有棘赤血球	陰性	無βリポプロテイン血症 neuroacanthocytosis, McLeod症候群
血小板（Plt）	15〜35 x10^4/μL	増加：炎症, 骨髄増殖性疾患 減少：紫斑病, 骨髄機能低下, 骨髄異型性症候群, DIC, 肝硬変
白血球数（WBC）	3,500〜9,000/μL	増加：感染症, ステロイド 減少：SLE, インターフェロンβ, フィンゴリモド
好中球（neurtro）	悍状核 0〜5% 分葉核 40〜70%	増加：細菌性感染, 組織壊死, ストレス, 骨髄増殖性腫瘍 減少：骨髄機能低下, 骨髄異型性症候群, 薬剤, 無顆粒球症
好酸球（eosino）	1〜5%	増加：喘息, Churg-Strauss症候群, hypereosinophilic syndrome, Wegener肉芽腫, アレルギー疾患, 副腎不全, 骨髄増殖性腫瘍, 寄生虫 減少：グルココルチコイド過剰
好塩基球（baso）	0〜1%	増加：骨髄増殖性腫瘍, アレルギー疾患
単球	0〜10%	増加：結核, 単球性白血病
リンパ球（lymph）	20〜50%	増加：ウイルス性感染, 慢性リンパ性白血病 減少：免疫不全状態, インターフェロンβ, フィンゴリモド

表V-9-5 血液凝固検査

項目	基準値（慣用）	異常値を示す疾患・病態
出血時間	5分以下	延長：血漿板減少症, 血小板機能異常症
プロトロンビン時間	10〜12秒 活性 70〜130% INR 0.9〜1.1	延長：凝固因子（フィブリノゲン, プロトロンビン, V, VII, XII因子）欠乏, DIC, ビタミンK欠乏, ワーファリン投与, 抗リン脂質抗体症候群
活性化部分トロンボプラスチン時間（APTT）	30〜40秒	延長：凝固因子（フィブリノゲン, プロトロンビン, V, VIII, IX, X, XII因子）欠乏, DIC, ビタミンK欠乏, ワーファリン投与, 抗リン脂質抗体症候群
フィブリノゲン	200〜400mg	増加：炎症性疾患 減少：DIC, 重症肝障害
フィブリン分解産物（FDP）	5μg/mL以下	増加：DIC, 血栓症, 塞栓症
D-ダイマー	1.0μg/mL以下	増加：DIC, 血栓症, 塞栓症
アンチトロンビンIII（ATII）	80〜130%	減少：静脈洞血栓症, DIC, 重症肝障害, ATIII欠乏症
プロテインC	活性 55〜140%	減少：静動脈血栓塞栓症, DIC, 重度肝障害
プロテインS	65〜135%	減少：静動脈血栓塞栓症, DIC, 重度肝障害
ループスアンチコアグラント	陰性	抗リン脂質抗体症候群
抗カルジオリピン抗体	<1.0	抗リン脂質抗体症候群, SLE, 梅毒
β2GPI依存性抗カルジオリピン抗体	<3.5U/mL	抗リン脂質抗体症候群, SLE
赤血球沈降速度（ESR）	男：2〜10mm/h 女：3〜15mm/h	亢進：側頭動脈炎, リウマチ性多発筋痛症, 結節性多発動脈炎, 高安病, 感染症, 炎症性疾患 遅延：貧血, DIC

表V-9-6 生化学的検査

項目	基準値(慣用)	異常値を示す疾患・病態
総蛋白(TP)	6.5～8.0g/dL	増加：脱水，多発性骨髄腫，マクログロブリン血症 減少：栄養不良，肝障害，ネフローゼ症候群，炎症，免疫不全
アルブミン(Alb)	4.0～5.0g/dL	増加：脱水 減少：栄養不良，肝障害，ネフローゼ症候群，タンパク漏出性胃腸症，炎症，AOA1
α1グロブリン	2～3%	増加：炎症
α2グロブリン	5～10%	増加：炎症，ネフローゼ症候群 減少：溶血性貧血，肝硬変
βグロブリン	7～10%	増加：鉄欠乏性貧血 減少：肝障害，感染症，炎症，ネフローゼ症候群
γグロブリン	10～20%	増加：肝硬変，炎症，自己免疫性疾患，多発性骨髄腫 減少：免疫不全，多発性骨髄腫
M蛋白	(−)	増加：多発性骨髄腫，MGUS，M蛋白に伴う神経症，Crow-Fukase症候群
クリオグロブリン	(−)	多発性骨髄腫，末梢神経障害，C型肝炎
AST	10～35U/L	増加：肝炎，肝障害，心筋梗塞，筋障害，溶血
ALT	5～30U/L	増加：肝炎，肝細胞障害
アミラーゼ	40～130U/L	増加：膵炎(P型)，唾液腺疾患，外科手術(S型)，腎不全，アミラーゼ産生腫瘍，マクロアミラーゼ血症，P型(30～60%)；S型(40～70%)
ALP	100～350U/L	増加：胆道閉塞，急性肝炎，肝硬変，肝癌，骨腫瘍，副甲状腺機能亢進症，甲状腺機能亢進症，免疫グロブリン結合型ALP ALP1(0～2%)，ALP2(22～63%)，ALP3(31～71%)，ALP4(妊娠時0～20%)
LDH	120～220U/L	増加：肝細胞障害，心筋梗塞，筋炎，溶血，筋緊張性ジストロフィー，血管内悪性リンパ腫，間質性肺炎，LDHアノマリー LDH1(17～27%)，LD2(28～38%)，LDH3(28～38%)，LDH4(5～15%)，LDH5(5～11%)
コリンエステラーゼ	20～450U/L	増加：脂肪肝，ネフローゼ症候群増加：痛風，腎不全，Lesh-Nyhan症候群，オロト酸尿症，糖原病III型，サイアザイド系利尿薬減少：肝硬変，有機リン中毒，栄養不良
γ-GTP	男：10～50U/L 女：10～30U/L	増加：アルコール性障害，脂肪肝，胆汁うっ滞性肝疾患，薬剤性肝障害
総ビリルビン	0.2～1.2mg/dL	黄疸
間接ビリルビン	0.1～0.8mg/dL	増加：溶血，新生児黄疸，Gilbert症候群，Crigler-Najjar症候群，重症肝炎
直接ビリルビン	0～0.4mg.dl	増加：肝疾患，閉塞性黄疸，Dubin-Johnson症候群，Rotor症候群
クレアチニンキナーゼ(CK)	男：60～250U/L 女：50～170U/L	増加：心筋梗塞，筋ジストロフィー，筋炎，筋緊張性ジストロフィー，筋萎縮性側索硬化症，甲状腺機能低下，運動，neuro-acanthocytosis，極長鎖アシルCoA脱水素酵素欠損症，糖原病V，VII，IX型
CK-MB	25U/L以下	増加：心筋梗塞
アルドラーゼ(ALD)	1.7～6.0U/L	増加：筋ジストロフィー，筋炎，心筋梗塞
ミオグロビン	男60ng/mL以下 女35ng/mL以下	増加：心筋梗塞，横紋筋融解，多発性筋炎，筋ジストロフィー，糖原病V，VII，VIII，IX，X，XI
アシルカルニチン	低下	全身性カルニチン欠損症
尿素窒素(BUN)	8～20mg/dL	増加：腎性脳症，透析脳症，restless legs症候群，腎不全，良性脳圧亢進，末梢神経障害，筋症，消化管出血，高蛋白摂取 減少：重症肝障害
クレアチニン	男：0.5～1.0mg/dL 女：0.4～0.8mg/dL	増加：腎不全 減少：筋萎縮疾患
クレアチン	0.43g/日以下	増加：筋萎縮疾患，ステロイドミオパチー 減少：甲状腺機能低下，肝障害
シスタチンC	0.59～1.03mg/L	増加：腎障害
尿酸	2～7mg/dL	増加：痛風，腎不全，Lesh-Nyhan症候群，オロト酸尿症，糖原病III型，サイアザイド系利尿薬
C反応性タンパク(CRP)	0.1mg/dL	増加：感染症，組織壊死，自己免疫疾患，悪性腫瘍
プロカルシトニン	0.1ng/mL未満	細菌感染症
血清アミロイドA(SAA)	<10μg/mL	増加：感染症，組織壊死，自己免疫疾患，悪性腫瘍，AAアミロイドーシス，家族性地中海熱
トランスサイレチン(TTR)	22～40mg/dL	減少：栄養不良，肝障害，炎症 異型TTR：家族性アミロイドニューロパチー
ハプトグロビン	20～200mg/dL	増加：感染症，悪性腫瘍，自己免疫性疾患 減少：溶血性貧血，肝硬変
β2ミクログロブリン	0.8～1.5mL	腎不全，悪性腫瘍，自己免疫疾患，炎症性疾患，透析アミロイドーシス(Aβ2M)
トランスフェリン	190～320mg/mL	増加：鉄欠乏性貧血 減少：肝障害，感染症，炎症，ネフローゼ症候群
セルロプラスミン	18～37mg/dL	減少：Wilson病，Menkes病，無セルロプラスミン血症，栄養不良，ネフローゼ症候群
アンギオテンシン変換酵素(ACE)	8.3～21.4IU/L	増加：サルコイドーシス，甲状腺機能亢進症，Gaucher病
BNP	<18.4pg/mL	慢性心不全，急性心筋梗塞，心筋症，心肥大，腎不全
トロポニンT	<0.1ng/mL	急性心筋梗塞，心筋炎
フェリチン	男30～300ng/mL 女10～120ng/mL	増加：急性肝炎，慢性炎症性疾患，悪性腫瘍，血球貪食症候群，ヘモクロマトーシス，無セルロプラスミン血症，Neuroferritinopathy，再生不良性貧血，溶血性貧血 減少：鉄欠乏性貧血
KL-6	<500U/mL	間質性肺炎，過敏性肺炎，ニューモシスチス肺炎
アンモニア(NH4OH)	<50μL	増加：肝性脳症，肝不全，門脈体循環シャント，尿毒症，バルプコ酸，サリチル酸，Reye症候群，新生児一過性高アンモニア血症，メチルマロン酸血症，プロピオン酸血症，イソ吉草酸血症，βメチルクロトニルグリシン尿症，HHH症候群，アルギニノコハク酸尿症，シトルリン血症，リシン尿性蛋白不耐症 オルニチンカルバミラーゼ欠損症(OTC)，カルバミルフォスフェターゼ欠損症(CPS-I)，アルギニン血症，カルボミルリン酸合成酵素I欠損症，シトリン欠損症，グルタル酸血症，グルタミン脱水素酵素異常症，CPT I欠損症 減少：栄養不良
総分岐鎖アミノ酸/チロシンモル比(BTR)	4.99～9.45	減少：重症肝炎，肝障害，肝癌
ホモシステイン	男：8～17μmol/L 女：6～12μmol/L	増加：ホモシスチン尿症，葉酸・ビタミンB₁₂欠乏，動脈硬化

表V-9-7　ビタミン

項　目	基準値	異常値を示す疾患・病態
ビタミンB_1	20〜50ng/mL	脚気，Wernicke脳症
ニコチン酸	2.9〜7.1μg/mL	ペラグラ脳症，末梢神経障害
ビタミンB_6	4〜17ng/mL	末梢神経障害，新生児痙攣
ビタミンB_{12}	250〜950pg/mL	増加：骨髄性白血病，真性多血症 減少：亜急性脊髄連合変性症，巨赤芽球性貧血，悪性貧血，ビタミンB_{12}欠乏（ホモシステイン，メチルマロン酸増加），胃切除，認知症
葉酸	3.6〜13ng/eL	減少：巨赤芽球性貧血，吸収不全，葉酸拮抗薬
1.25-ジヒドロキシビタミンD	20〜60pg/mL	増加：副甲状腺機能亢進症，ビタミンD過剰 低下：骨軟化症，副甲状腺機能低下，腎不全
ビタミンA	30〜80μg/dL	頭蓋内脳圧亢進
ビタミンE	0.5〜1.1mg/dL	ataxia with vitamin E deficiency（AVED）脊髄小脳変性症，脊髄後索障害

表V-9-8　電解質

項　目	基準値（慣用）	異常値を示す疾患・病態
Na	135〜145mEq/L	増加：高張性脱水，尿崩症，熱中症，アルドステロン症 低下：SIADH，低張性脱水，腎不全，Addison病，肝硬変，低Na血症，浸透圧性脱髄症候群，中心橋髄鞘融解
K	3.5〜4.5mEq/L	増加：アシドーシス，腎不全，Addison病，低アルドステロン症，周期性四肢麻痺，高カリウム食，高K性周期性四肢麻痺，paramyotonia congenita 低下：アルカローシス，嘔吐，下痢，アルドステロン症，Cushing症候群，Bartter症候群，Gitelman症候群，利尿剤，インスリン，低K性ミオパチー，低K性周期性四肢麻痺，グルチルリチン，抑肝散，尿管性アシドーシス
Cl	100〜10mEq/L	増加：高Na血症 低下：低Na血症，嘔吐，胃内容吸引
Ca	8.5〜10.0mg/dL	増加：副甲状腺機能亢進症，PTH産生腫瘍，ビタミンD過剰，多発性骨髄腫，悪性腫瘍骨転移，サルコイドーシス，意識障害 低下：副甲状腺機能低下症，テタニー，痙攣，意識障害，ビタミンD，腎不全，急性膵炎
無機リン（P）	2.0〜4.0μmg/dL	増加：副甲状腺機能低下症，ビタミンD過剰，腎不全，悪性腫瘍骨転移，先端肥大症 低下：副甲状腺機能亢進症，PTH産生腫瘍，ビタミンD欠乏
Zn	65〜110μg/dL	低下：味覚障害，栄養失調，経口摂取障害，下痢，腸性肢端皮膚炎
Fe	男：60〜200μg/dL 女：40〜180μg/dL	増加：溶血性貧血，無効造血，鉄剤過剰，ヘモクロマトーシス 低下：無セルロプラスミン血症，摂取不足，慢性失血，慢性感染症，真性多血症 不飽和鉄結合能（UIBC）180〜280μg/dL
Cu	80〜150μg/dL	増加：感染症，肝疾患／低下：栄養不足，Wilson病，Menkes病，無セルロプラスミン血症，ペニシラミン
Mg	1.7〜2.6mg/dL	増加：腎不全，Mg過剰投与，意識障害 低下：吸収不良症候群，腎性喪失，運動失調，テタニー，精神障害
Pb	<70μg/dL	増加：急性中毒，ニューロパチー
フェノール	（−）	増加：ベンゼン中毒
Mn，Al，Cd，Ni，Se，Cr，Sn，Tl，Li，ビスマス	（−）	増加：重金属中毒，中毒性ニューロパチー

表V-9-9　補体と免疫グロブリン

項　目	基準値（慣用）	異常値を示す疾患・病態
C3	70〜130mg/dL	増加：感染症，悪性腫瘍，炎症 減少：SLE，悪性RA，糸球体腎炎，肝障害，C3欠損症
C4	10〜30mg/dL	減少：SLE，悪性RA，DIC，多臓器不全，クリオグロブリン血症，C4欠損症
CH50	30〜50U/mL	増加：リウマチ熱，RA，血管炎症候群，感染症，悪性腫瘍 減少：SLE，悪性RA，糸球体腎炎，肝障害，C3欠損症
IgG	800〜1,700mg/dL	増加：IgG型多発性骨髄腫，感染症，慢性肝障害，悪性腫瘍，自己免疫疾患 減少：他型の多発性骨髄腫，免疫不全，ataxia telangiectasia，ネフローゼ症候群
IgA	100〜400mg/dL	増加：IgA型多発性骨髄腫，慢性肝障害，自己免疫疾患，IgA腎症，感染症 減少：他型の多発性骨髄腫，免疫不全，選択的IgA欠損症，ネフローゼ症候群，ataxia telangiectasia
IgM	30〜200mg/dL	増加：感染症，原発性マクログロブリン血症，悪性リンパ腫，慢性肝障害，免疫不全症候群 減少：他型の多発性骨髄腫，免疫不全，ネフローゼ症候群
IgE	<140IU/mL	増加：アレルギー性疾患，IgE型多発性骨髄腫
IgG4	5.3〜116mg/dL	増加：自己免疫性膵炎，Mikulicz病関連疾患，肥厚性硬膜炎
免疫グロブリン遊離L鎖κ/λ	0.25〜1.80	増加：多発性骨髄腫，原発性マクログロブリン血症，ALアミロイドーシス
VEGF		増加：Crow-Fukase症候群
IL-6，HLA-B51	増加，陽性	神経Behçet病
好中球増加，HLA-B54，Cw1	陽性	神経Sweet病

表V-9-10 糖と有機酸

項目	基準値（慣用）	異常値を示す疾患・病態
空腹時血糖（FBG）	80〜109mg/dL	増加：糖尿病，甲状腺機能亢進症，Cushing 症候群，褐色細胞腫 減少：ダンピング症候群，下垂体機能低下，3-ヒドロキシ-3-メチルグルタリル酸血症，グルタル酸血症，極長/中鎖アシル CoA 脱水素酵素欠損症，フルクトース-1,6 ビスフォスファターゼ欠損症，糖原病 0, I, III, VI, IX 型，先天性高乳酸血症，ロイシン過敏性低血症，有機酸血症，ケトン性低血糖，高インスリン血症，HADH 欠損症，グルタミン酸脱水素酵素異常症，CPT I 欠損症
ヘモグロビン A1c (HbA1c)	4.6〜5.2%（NGSP）	増加：糖尿病，高血糖
乳酸	4.0〜16.0mg/dL	増加：ミトコンドリア異常症，骨格筋痙攣，循環不全，低酸素血症，アルカローシス，肝不全，糖尿病 III 型 減少：糖尿病（II 型，V 型，VII 型），乳酸脱水素酵素欠損症，ピルビン酸脱水素酵素複合体異常症（PDHC），ピルビン酸カルボキシラーゼ欠損症，HSD10 病，フルクトース-1,6 ビスフォスファターゼ欠損症．
ピルビン酸	0.3〜0.9mg/dL	増加：ミトコンドリア異常症，循環不全，重症肝不全，尿毒症，ビタミンB_1欠乏，フルクトース-1,6 ビスフォスファターゼ欠損症，糖原病 I 型，PDHC 減少：筋グリコーゲン病 阻血下試験でホスホグリセリン酸キナーゼ（PGK），乳酸脱水素酵素（LDH）欠損症や糖原病 V 型，VII 型では上昇しない
エタノール	50〜150mg/dL 150mg/dL 以上	多幸，感情変化，意識障害，構音障害，小脳失調，嘔気，嘔吐，頻脈，脱抑制，せん妄，昏睡，呼吸抑制

表V-9-11 脂質

項目	基準値（慣用）	異常値を示す疾患・病態
総コレステロール（TC）	130〜219mg/dL	増加：家族性高コレステロール血症，ブロード β 病，LPL 欠損症，ネフローゼ症候群，閉塞性黄疸，妊娠，糖尿病，甲状腺機能低下症，動脈硬化，多発性骨髄腫，アルコール性肝障害 減少：Tangier 病，無 β リポ蛋白血症，LCAT 欠損症，甲状腺機能亢進症，重症肝障害，Addison 病，悪液質，下垂体機能低下症
HDL コレステロール	40〜100mg/dL	増加：CETP 欠損症，原発性胆汁性硬化症，アルコール飲用 減少：Tangier 病，LCAT 欠損症，Niemann-Pick 病 B 型，ApoA-I 欠損症，動脈硬化，肝硬変，糖尿病，肥満
LDL コレステロール	65〜139mg/dL	増加：家族性高コレステロール血症（IIa），家族性混合型高脂血症（IIb）型，糖尿病，肥満，ネフローゼ症候群，甲状腺機能低下症，動脈硬化，Cushing 症候群，閉塞性黄疸 減少：肝硬変，甲状腺機能亢進症，無 β リポ蛋白血症
トリグリセリド	30〜149mg/dL	増加：高カイロミクロン血症，LPL 欠損症，HTGL 欠損症，家族性混合型高脂血症（III）型，糖尿病，肥満，動脈硬化，痛風，甲状腺機能低下症，Cushing 症候群，先端巨大症，LCAT 欠損症 減少：無 β リポ蛋白血症，甲状腺機能亢進症，Addison 病，下垂体機能低下症，肝硬変，吸収不良症候群，悪液質
β リポプロテイン	230〜650mg/dL	低下：Bassen-Kornzweig 症候群
コレスタノール	2.35±0.73 μg/ml	増加：cerebrotendinous xanthomatosis
Lp (a)	<30mg/dL	増加：動脈硬化，家族性高コレステロール血症，糖尿病，腎透析
血清極長鎖脂肪酸	C24/22（0.628〜0.977） C25/22（0.012〜0.023） C26/22（0.003〜0.006）	増加：副腎白質ジストロフィー，Zellweger spectrum

表V-9-12 感染症

項目	基準値，異常値	異常値を示す疾患・病態
抗 HTLV-1 抗体，HTLV-1 プロウイルス	陰性	ATL, HAM
抗 HIV-1 抗体	陰性	AIDS（CD4 陽性リンパ球 <200/μL）
HBs 抗原，抗体	陰性	B 型肝炎，ワクチン摂取
HBV-DNA	陰性	B 型肝炎
HBc 抗体	陰性	C 型肝炎，血管炎
HCV-RNA	陰性	C 型肝炎
梅毒 STS，TPHA	陰性	梅毒，自己免疫疾患
クオンティフェロン	<0.1U/mL	結核（PCR，髄液 ADA）
Lyme 病	増加，陽性	ELISA，ウエスタンブロット法，PCR
ツツガムシ病	陽性	間接蛍光抗体法，PCR
マイコプラズマ HA 抗体価，寒冷凝集素価	>160 倍 >128 倍	Mycoplasma pneumonia 感染症
クリプトコッカス	陰性	Criptococcus neoformans，ラテックス凝集反応
カンジダ抗原，カンジダマンナン抗原，D-アラビニトール	陰性	深在性カンジダ症，カンジダ血症，ラテックス凝集反応，ELISA
(1-3)-β-D-グルカン	<11〜20pg/mL	カンジダ症，アスペルギルス症，クリプトコッカス細胞壁構成成分
トキソプラズマ抗体	陰性	トキソプラズマ症，ELISA，IFA
Herpes Zoster	増加，陽性	抗体価，PCR
CVM	増加，陽性	抗体価，PCR，培養
Herpes Simplex	増加，陽性	抗体価，PCR

表V-9-13 内分泌学的検査

項目	基準値（慣用）	異常値を示す疾患・病態
TSH	0.3～4.0μU/mL	増加：原発性甲状腺機能低下（橋本病など），先天性クレチン病，TSH不適切分泌症候群 減少：原発性甲状腺機能亢進（Basedow病，亜急性甲状腺炎など），下垂体機能低下，視床下部障害
GH	男 1.0ng/mL以下 女 5.0ng/mL以下	増加：巨人症，先端肥大症，異所性GH産生腫瘍，神経性食思不振，低栄養 減少：下垂体前葉機能低下，GH分泌不全性低身長
LH	男 2～5mIU/mL 女 1～40mIU/mL	増加：精巣機能低下，卵巣性無月経，多嚢胞卵巣症候群，Turner症候群，Klinefelter症候群
FSH	男 2～10mIU/mL 女 1～100mIU/mL	減少：視床下部性無月経，神経性食思不振
ADH	0.3～83.5pg/mL	増加：SIADH，腎性尿崩症 減少：中枢性尿崩症，心因性多飲
アルギニンバソプレシン	4.2pg/mL以下	減少：中枢性尿崩症，腫瘍，肉芽腫
ACTH	80pg/mL以下	増加：Addison病，先天性副腎皮質過形成，Cushing病，異所性ACTH産生腫瘍 減少：Cushing症候群，原発性副腎皮質過形成，下垂体機能低下，ACTH単独欠損症，副腎皮質ステロイド製剤
PRL	男 5～20ng/mL 女 4～40ng/mL	増加：下垂体腺腫，松果体腫瘍，薬剤性高プロラクチン血症，原発性甲状腺機能低下症，特発性乳汁分泌症 減少：下垂体機能低下，プロラクチン単独欠損症
FT$_4$	1.0～2.0ng/dL	増加：甲状腺機能亢進症，TSH産生腫瘍，亜急性甲状腺炎，甲状腺ホルモン不応症
FT$_3$	0.5～2.0ng/mL	減少：甲状腺機能低下症，下垂体・視床下部障害，ネフローゼ症候群，肝硬変
カルシトニン	15～86pg/mL	増加：甲状腺髄様癌，悪性腫瘍 減少：甲状腺摘出
PTH	<0.6ng/mL（C末端）， 10～60pg/mL（インタクト）	増加：原発性副甲状腺機能亢進症，異所性PTH産生腫瘍 減少：副甲状腺機能低下症
インスリン	5～11μU/mL（空腹時）	増加：肥満型糖尿病，inslinoma，インスリン自己免疫症候群，Cushing症候群，成長ホルモン過剰
C-ペプチド	0.5～20ng/mL（空腹時） 50～100μg/日・尿	低下：インスリン依存性糖尿病（IDDM），膵疾患
アルドステロン	36～240pg/mL	増加：原発性／特発性アルドステロン症，腎血管性高血圧症，悪性高血圧症，腎実質性高血圧症，レニン産生腫瘍，Bartter症候群，Gitelman症候群 減少：原発性選択的低アルドステロン症，糖尿病性腎症，間質性腎炎，Liddle症候群，Addioson病，先天性副腎酵素欠損
コルチゾール	昼～夜8時：5～15μg/dL 夜8時～朝：0.2～10μg/dL 遊離コルチゾール：11.2～80.3μg/d（尿）	増加：Cushing症候群，異所性ACTH産生腫瘍，神経性食思不振 減少：原発性副腎皮質機能低下（Addison病），先天性副腎皮質過形成，視床下部下垂体機能低下（サルコイドーシスなど），ACTH単独欠損症
エストラジオール（E2）	男 15～35pg/mL 女 25～49,000pg/mL	増加：エストロジェン産生腫瘍，先天性副腎過形成，多胎妊娠 減少：卵巣機能不全・低形成，早発卵巣不全，閉経，低ゴナドトロピン症（Sheehan症候群，Simmond症候群），胎盤機能不全
テストステロン	男 284～799ng/dL 女 6～82ng/dL	増加：男性ホルモン産生腫瘍，多嚢胞性卵巣症候群，選定性副腎皮質過形成 減少：視床下部下垂体機能低下，原発性性腺機能低下症（Klinefelter症候群，Turner症候群），思春期遅延，男性機能低下
血漿レニン活性（PRA）	臥位 0.2～2.7ng/mL/h 立位 0.2～3.9ng/mL/h	増加：高レニン性本態性高血圧，腎血管性高血圧症，悪性高血圧症，腎実質性高血圧症，レニン産生腫瘍，Bartter症候群，Gitelman症候群 減少：アルドステロン症，Liddle症候群，Addioson病，先天性副腎酵素欠損（11β-/17α-水酸化酵素欠損症）
エリスロポエチン（EPO）	7.4～29.8mIU/mL	増加：再生不良性貧血，骨髄異形成症候群，鉄欠乏性貧血，二次性赤血球増多症 減少：慢性腎不全，真性多血症

表V-9-14 血液ガス分析

項目	基準値（慣用）	異常値を示す疾患・病態
pH	7.35～7.45	アシドーシス，アルカローシス
PaO$_2$	80～100Torr	増加：過換気 減少：低換気，呼吸不全，心不全，意識障害，高地
PaCO$_2$	35～45Torr	増加：呼吸性アシドーシス，CO$_2$ナルコーシス，肺炎，慢性閉塞性肺疾患，肺線維症，肺水腫，睡眠時無呼吸，脳血管障害，筋ジストロフィー，筋緊張性ジストロフィー，MSA，重症筋無力症，多発硬化症 減少：呼吸性アルカローシス，過換気症候群，脳血管障害，肺塞栓症
HCO$_3^-$	22～26mmol/L	増加：代謝性アルカローシス，嘔吐，アルドステロン症，高カルシウム血症，低カリウム血症，腎不全
BE	-2～+2mM/L	減少：代謝性アシドーシス，心不全，循環障害，尿毒症，糖尿病性ケトアシドーシス，高乳酸血症，有機酸血症，肝不全，重症下痢，低アルドステロン症，副甲状腺機能亢進症，腎尿管性アシドーシス
SaO$_2$	96%以上	95%以下低酸素血症，90%未満は呼吸不全
血漿浸透圧	275～295mOsm/kgH$_2$O	増加：高張性脱水，糖尿病 減少：SIADH，低張性脱水，水中毒

表V-9-15 血液アミノ酸

項　目（増加）	基準値，異常値	異常値を示す疾患・病態
ロイシン，バリン，イソロイシン	増加	メープルシロップ尿症（branched chain ketoacid 増加）
グリシン	髄液・血症グリシン比 >0.1	非ケトン性高グリシン血症，プロピオン酸血症
シトルリン，グルタミン，アルギニン（低下）	増加	シトルリン血症1型，
グルタミン，シトルリン（減少）	増加	オルニチントランスカルバミラーゼ（OTC）欠損症
メチオニン，シトルリン，スレオニン	増加	シトリン欠損症（NICCD）
オルニチン	<400μM	HHH 症候群（高オルニチン，高アンモニア，ホモシトルリン尿症），オルニチンδ-アミノトランスフェラーゼ（OAT）欠損症
グルタミン	増加	CPSI 欠損症，アルギニン血症
リジン，アルギニン，オルニチン	低下	リシン尿性蛋白不耐症
チロシン	<10mg/dL	高チロシン血症I～III
フェニルアラニン	2～4mg/dL 以下	フェニルケトン尿症，テトラヒドロビオプテリン欠乏症
ホモシステイン，ホモシスチン，メチオニン	増加	ホモシスチン尿症
ホモチスチン増加，メチオニン減少	増加	MTHFR 欠損症
メチオニン	<10mg/dL 未満	高メチオニン血症
ヒスチジン	増加	高ヒスチジン血症
リジン	増加	高リジン血症
アラニン	増加	高乳酸高ピルビン酸血症，OTC 欠損症，CPSI 欠損症，フルクトース-1,6 ビスフォスファターゼ欠損症
アルギニン	増加	アルギニン血症
アルギニノコハク酸，シトルリン，アルギニン（低下）	増加	アルギニノコハク酸尿症
プロリン	51～271μM	高プロリン血症I, II
ロイシン，イソロイシン	増加	高ロイシン，イソロイシン血症
セリン，グリシン	血漿セリン <60μM 髄液セリン <15μM	3-phosphoglycerate dehydrogenase（PGD）欠損症
リジン，サッカロピン	増加	サッカロピン尿症
カルノシン	増加	カルノシン血症
バリン	増加（ケト酸分泌正常）	高バリン血症
サルコシン，エタノールアミン	増加	高サルコシン血症
βアラニン，βアミノイソブチル酸	増加	高βアラニン血症
ヒドロキシプロリン	増加	ヒドロキシプロリン血症
NAA	増加	Canavan 病
タウリン	増加	モリブデン補酵素欠損症

表V-9-16 腫瘍マーカー

項　目	基準値	異常値を示す疾患・病態
αフェトプロテイン（AFP）	20ng/mL 以下	肝細胞癌，肝芽腫，卵黄嚢腫瘍，Ataxia telangectasia，AOA2
PIVKA-II	40mAU/mL 以下	肝細胞癌，ワルファリン服用
CEA	5ng/mL 以下	結腸癌，膵癌，胆嚢癌，肺腺癌，乳癌，卵巣癌
CA-19-9	37U/mL 以下	結腸癌，膵癌，胆嚢癌，卵巣癌
CA125	35U/mL 以下	卵巣癌
SCC	1.5ng/mL 以下	肺扁平上皮癌，食道癌，子宮頸癌，皮膚癌
CYFRA	<3.5ng/mL	肺癌
SLX	<38U/mL	肺腺癌，結腸癌，膵癌，胆道癌，肺腺癌，乳癌，卵巣癌
NSE	<12ng/mL	肺小細胞癌，神経芽細胞種
ProGRP	<81pg/mL	肺小細胞癌
エラスターゼ	80～400ng/dL	膵癌，膵炎
PSA	<4ng/mL	前立腺癌
HCG	<0.7mIU/mL	絨毛癌
可溶性 IL-2 受容体	145～549U/mL	血管内悪性リンパ腫，ATL，血球貪食症候群，結核

表V-9-17　自己免疫疾患および傍腫瘍症候群

項　目	基準値	異常値を示す疾患・病態
抗核抗体 ANA	<40倍	SLE, MCTD, 強皮症, 皮膚筋炎, Sjögren 症候群
LE 因子（抗ヌクレオゾーム抗体）	陰性	SLE
抗 Sm 抗体	陰性	SLE
抗 DNA 抗体	<6U/mL	SLE
IgG 抗 ds-DNA	<10IU/mL	SLE
抗 U1-RNP 抗体	陰性	MCTD, 非腎性 SLE
抗 Ku 抗体	陰性	強皮症多発筋炎重複
抗 Scl-70 抗体	陰性	全身性硬化症
抗セントロメア抗体	陰性	全身性硬化症
抗 SS-B/La 抗体　抗 SS-A/Ro 抗体	陰性	Sjögren 症候群, SLE, RA,
抗 Jo-1 抗体	陰性	皮膚筋炎, 多発性筋炎, 間質性肺炎
抗 MAD5 抗体	陰性	筋炎のない皮膚筋炎
抗平滑筋抗体	<×40	自己免疫性肝炎, 胆管炎
抗ミトコンドリア抗体	<×20	原発性胆汁性肝硬変, CREST 症候群
抗内因子抗体, 抗胃壁細胞抗体	陰性	悪性貧血, ビタミン B_{12} 欠乏
抗サイログロブリン抗体	<0.3U/mL	橋本病, Basedow 病, 橋本脳症
抗甲状腺ペルオキシダーゼ抗体	<0.3U/mL	橋本病, Basedow 病, 橋本脳症
TSH レセプター抗体	<1.0IU/mL	Basedow 病, 橋本病
抗 NAE 抗体	陰性	橋本脳症（抗 N 末端 α-Enolase 抗体）
リウマトイド因子（RF）	<×40	RA, リウマチ性多発筋痛症（PMR）
MMP-3	男 37〜121ng/mL　女 18〜60ng/mL	RA, PMR
抗 CCP 抗体	<5U/mL	RA
抗ストレプトリジン O 抗体	増加	リウマチ熱
MPO-ANCA	<1.0	顕微鏡的多発血管炎, 壊死性半月体形成性腎炎, Churg-Strauss 症候群, Wegener 肉芽腫症, 肥厚性硬膜炎, 多発動脈炎, Goodpasture 症候群, 自己免疫性肝炎
PR3-ANCA	<10EU	Wegener 肉芽腫症, 顕微鏡的多発血管炎
抗 AChR 抗体	<0.2〜0.3nmol/L	重症筋無力症
抗 MuSK 抗体	陰性	重症筋無力症
抗 neuronalAChR 抗体	陰性	亜急性 pandysautonomia, 肺小細胞癌
抗アクアポリン 4 抗体	陰性	視神経脊髄炎（NMO）
抗 Hu（ANNA-1）抗体	陰性	傍腫瘍脳脊髄炎（PEM）, 傍腫瘍小脳変性症（PCD）, 傍腫瘍末梢性感覚神経障害（PSN）, 自律神経障害, 肺小細胞癌
抗 Yo（PCA-1）抗体	陰性	傍腫瘍性小脳変性症（PCD）, 婦人科腫瘍, 乳癌
抗 Ri（ANNA-2）抗体	陰性	PCD, 脳幹脳炎, オプソクローヌスミオクローヌス, 乳癌, 婦人科腫瘍, 肺細胞癌
抗 CV2/CRMP5 抗体	陰性	PEM, PCD, chorea, ぶどう膜炎, 視神経炎, 末梢神経障害, 肺小細胞癌, 胸腺腫
抗 Ma2 タンパク抗体	陰性	辺縁系, 視床下部, 脳幹脳炎, 睾丸腫瘍, 肺非小細胞癌
抗 Amphiphysin 抗体	陰性	stiff-person 症候群, PEM, 脊髄症, 辺縁系脳炎, 肺小細胞癌, 乳癌
抗 Tr 抗体	陰性	PCD, ホジキンリンパ腫
抗 Zinc4	陰性	PCD, 肺小細胞癌
抗 mGluR1 抗体	陰性	PCD, ホジキンリンパ腫
抗 ANNA3 抗体	陰性	傍腫瘍性中枢神経障害, 肺小細胞癌
抗 PCA2 抗体	陰性	傍腫瘍性中枢神経障害, 肺小細胞癌
抗 NMDA 受容体 GluN1 抗体	陰性	辺縁系脳炎（精神症状, 意識障害, 痙攣, ジスキネジア, 呼吸障害, 自律神経障害）, 卵巣奇形腫
抗 AMPA 受容体抗体	陰性	辺縁系脳炎, GluR1/2 細胞外ドメイン抗原, 肺癌, 乳癌, 胸腺種
抗 GABAB 受容体抗体	陰性	辺縁系脳炎, 肺小細胞癌, Ri, amphiphysin, SOX1, GAD65, NMDR 受容体抗体の合併
抗 VGKC 複合体抗体（抗 LGI1, Caspr2）	陰性	辺縁系脳炎, Morvan 症候群, Isaacs 症候群, 胸腺腫, 肺小細胞癌, 甲状腺腫瘍
抗 GluRε 受容体抗体	陰性	Rasmussen 症候群（抗 GluR3, 抗 GluRε2）
抗 mGluR5 抗体	陰性	辺縁系脳炎, Hodgkin リンパ腫, Ophelia 症候群
抗 VGCC 抗体	陰性	Lambert-Eaton 筋無力症症候群, PCD, 肺小細胞癌
抗 GAD 抗体, (抗 gephyrin)	<1.5U/mL	stiff-person 症候群, 辺縁系脳炎, 小脳失調, 自己免疫性 1 型糖尿病, 胸腺種
抗 recoverin 抗体	陰性	網膜変性症
抗 II 型コラーゲン抗体	陰性	再発性多発性軟骨炎
IgG 抗ガングリオシド抗体	陰性	Gullain-Barré 症候群（GM1, GM1b, GD1a, GalNAcGD1a, GD1b, GQ1b, GT1a, LM1), GM2
IgM 抗ガングリオシド抗体	陰性	GM2, IgM 抗体関連神経炎（IgM 抗 GM1, GD1a 抗体, IgM 抗 MAG, sulfatide, GD1b, GQ1b)

表V-9-18 薬物濃度

項　目	基準値（μg/mL）	異常値を示す疾患・病態
フェニトイン	10〜20	眼振（>20），失調歩行（>30），意識障害（>40）
カルバマゼピン	8〜12	中毒
フェノバルビタール	15〜40	中毒
バルプロ酸	50〜120	中毒
エトキサミド	40〜100	中毒
ガバペンチン	4〜16	中毒
ラモトリジン	2〜16	中毒
トピラメイト	19〜25	中毒
レベチラセタム	5〜45	中毒
ザニサミド	24〜60	中毒
クロナゼパム	0.01〜0.07	中毒
タクロリムス	>5〜7，<10ng/mL	トラフ値，上限値
シクロスポリン	>150，<200ng/mL	

表V-9-19 各種神経疾患におけるCSFAβ42, t-tau. P-tau

疾　患	Aβ42	総tau（T-tau）	リン酸化タウ（P-タウ）
Alzheimer病	↓↓	↑↑	↑↑
Lewy小体型認知症	↓	↑	↑
血管性認知症	− or ↓	− or ↑	−
前頭側頭型認知症	− or ↓	↑ or −	−
大脳基底核変性症	−	↑	−
進行性核上性麻痺	−	↑	−
Creutzfeldt-Jakob病	↓	↑↑↑	− or ↑
AIDS認知症	−	↑	−
アルコール性認知症	−	−	−
急性期脳梗塞	−	↑↑↑	−
筋萎縮性硬化症	− or ↓	−	−
多発性硬化症	−	↑	−
髄膜脳炎	− or ↓	↑↑↑	−
Parkinson病	−	−	−
うつ病	−	−	−
脳外傷	− or ↓	↑	−
正常加齢	−	−	−

−：変化無し，↑：増加，↓：減少

3 Alzheimer病の生化学的検査

A CSF Aβ，tau，リン酸化tau

　Alzheimer病（AD）ではAβ42が不溶性のアミロイドとして脳に沈着し，脳からCSFへの生理的なAβクリアランスが低下することによって，Aβ42が低下する．CSF t-tauは加齢とともに軽度の上昇を示すが，ADではコントロールに比べて約3倍に上昇する．また，t-tauの上昇は軸索および神経の変性の程度と相関すると考えられており，神経組織破壊の起こる神経疾患でも上昇し，Creutzfeldt-Jakob病（CJD）や髄膜脳炎などで極端に上昇するものと，VaD（vascular dementia：血管性認知症），多発性硬化症，AIDS dementia，頭部外傷やtauopathyなどの軽度上昇などでさまざまに変化が報告されている（表V-9-19）．ADと非AD型認知症，認知症を伴わない神経疾患227例の脳脊髄液，Aβ40，Aβ42とt-tauの測定結果を示す（図V-9-1）．AD index Aβ40/Aβ42 x t-tauでは，正常対照（NC）とMCI（mild cognitive impairment：軽度認知障害），ADはこの3つのマーカーの組み合わせによって感度・特異性ともに極めて良好に診断できるが，他の非AD型認知症，認知症を伴わない中枢・末梢性神経疾患を同様に検討すると，ADとMCIの測定値の低い部分では重複する部分が多い．

Section V 特殊検査法

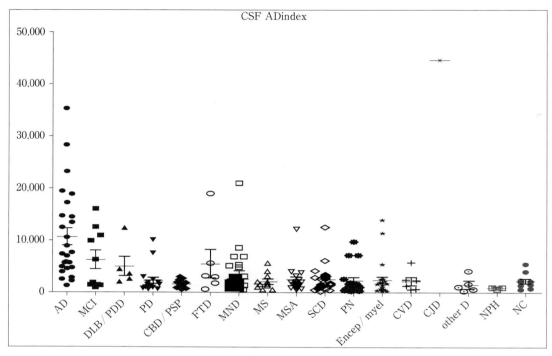

図V-9-1 弘前大学神経内科におけるCSF biomarkerの測定（N=227; 2006〜2010; CSF AD index: Aβ40/Aβ42×t-tau）

AD：Alzheimer病，MCI：軽度認知障害，DLB/PDD：Lewy小体型認知症／認知症を伴うParkinson病，PD：Parkinson病，CBD/PSP：大脳皮質基底核変性症／進行性核上性麻痺，FTD：前頭側頭型認知症，MND：運動神経病，MS：多発性硬化症，MSA：多系統萎縮症，SCD：脊髄小脳変性症，PN：末梢神経障害，Encep/myel：脳脊髄炎，CVD：脳血管障害，CJD：Creutzfeldt-Jakab病，other D：他の認知症のない脳神経疾患，NPH：正常圧水頭症，NC：正常対照

B Alzheimer病
Alzheimer disease（AD）

　Alzheimer病（AD）のバイオマーカーとしてのCSF Aβ40，Aβ42，t-tau，リン酸化tau（p-tau）の最初の大規模多施設追跡研究はわが国から1998年に報告され，総計507例における診断感度は80％，特異性は84％であった．T-tauではわが国から総計1,031例の大規模多施設研究が報告され，t-tau単独では診断感度が59％，特異性は90％であった．アメリカ神経学アカデミーによる認知症診断の実践的指針では，CSF Aβ42とt-tauの組み合わせは，感度85％，特異性87％と評価された．病理所見との比較研究も報告され，診断感度85％，特異性84％である．P-tauではp-tau181を測定する系が頻用されている．

C ADNI研究
Alzheimer's Disease Neuroimage Initiative

　米国ADNIには合計819名が参加し，CSF Aβ42の研究開始時の低下がMCIからAD発症と認知機能低下の予測に最も有用であった．100例のmild AD，196のMCI，114例の正常対照の追跡と同時に56例のAD脳および年齢補正した高齢正常対照52脳が病理検索され，CSF Aβ42が最も高感度のADのバイオマーカーとされた（感度96％，特異性77％）．T-tauの感度は70％，特異性92％であり，p-tau181の感度は68％，特異性73％であった．T-tau/Aβ42比の感度は86％，特異性は85％であった．T-tau/Aβ42比は1年以内にADを発症した37例のMCIのうち33例（89％）を発症前に診断可能であった．病理診断が可能であった例のAD群のCSFではt-tauとptau181はそれぞれ2.4，2.2倍に増加しており，Aβ42は47％の減少がみられている．カットオフ値をAβ42で192pg/mL以下，t-tau/Aβ42比を0.39以上とすると最も有意な予測が可能とされた．

D DIAN研究
Dominantly Inherited Alzheimer Network

2011年に発表された常染色体遺伝性家族性AD患者128例を2009年から前向き追跡するDIAN研究では，CSF Aβ42の低下はAD発症の25年前から，15年前からCSF tau上昇と脳萎縮，PiB-PETでアミロイド画像が陽性になることが明らかにされた．FDG-PETによる代謝低下とエピソード記憶障害は10年前から，認知機能障害は5年前から出現しはじめるとされた．

E 前頭側頭葉変性症
Frontotemporal lobar degeneration（FTLD）

behavior-variant frontotemporal dementia（bvFTD），CBD（corticobasal degeneration，大脳皮質基底核変性症）／PSP（progressive supranuclear palsy，進行性核上性麻痺）はtauopathyのためCSF Aβの変動はなく，t-tauの軽度上昇が報告されているが，いずれも感度・特異性とも低く，それぞれの臨床症状と脳萎縮や血流代謝障害分布の画像を用いて診断されている．142例のADおよび非AD型認知症の脳病理所見とCSF Aβ42，t-tau，p-tauの測定値と比較した検討では，約81.4％で一致しており，ADとFTLDおよび正常との診断感度と特異性が示され，FTLDの分類には中等度の感度と特異性が示されている．

参考文献
1) 平山惠造 監：臨床神経内科学 改訂5版，南山堂，2006.
2) Rowland LP, Pedley TA：Merritt's Neurology, 12ed. Lippincott Williams & Wilkins, 2010.
3) 小川 聡 編：内科学書，改定8版．中山書店，2013.
4) 高久史麿 監：臨床検査データブック 2013-2014，医学書院，2013.
5) 遠藤文夫 編：先天代謝異常ハンドブック．中山書店，2013.

［東海林幹夫］

Section V　特殊検査法

10 遺伝子・染色体検査

1 遺伝子検査と遺伝学的検査
Gene Test and Genetic Test

　遺伝子検査とは，染色体検査も含め，ゲノムの塩基配列そのものまたはその特定の変異に特異的な変化を物理化学（分子遺伝学）的ないし細胞学（細胞遺伝学）的に検出する検査法である．診療において対象とするのは，われわれヒトのゲノムと感染症の原因となる病原微生物のゲノムである．ヒトのゲノムについては，変異の特徴によって2つの場合が考えられる．一つは，受精卵の段階で存在し，原則的に一生，体中のすべての細胞で変わらないタイプの変異（生殖細胞系列の変異）であり，もう一つは，体の組織の一部の細胞で起きる突然変異（体細胞変異）である．前者は親から子へ遺伝し得るが，後者は遺伝しない．遺伝子検査の目的には遺伝性疾患の診断以外にもさまざまなものがある．

　本項は，遺伝性神経筋疾患の診断のための遺伝子・染色体検査の理解を主な目的としている．遺伝性疾患の遺伝学的診断に不可欠な検査が遺伝学的検査である．そのかなりの部分を占めるのが，ゲノムを対象とする遺伝子（DNA）検査であるが，それらがすべてではなく，酵素活性やアミノ酸，有機酸，ポルフィリン体等の分析なども含まれ，先天性代謝異常では，これらの検査結果が遺伝学的診断において重要である．

2 遺伝学と分子遺伝学
Genetics and Molecular Genetics

　検査の理解には，基本的な遺伝学と分子遺伝学の理解が不可欠である．詳細は専門分野の教科書等を参照されたいが，基本的な要点を列挙する．

A 遺伝学の基本

　最も基本的なことは，遺伝子は対で存在し（各々をアレルまたは対立遺伝子という），一方は父親由来，他方は母親由来であり，アレルのいずれか一つを子に伝えるということである．

1 家族歴と家系図
　遺伝性疾患の診療における基本は，正確で詳細な家族歴聴取ないし収集と家系図の作成である．親族等からの聴取，診察，診療情報提供などが必要となることも少なくない．家系図の記載法については，統一した記載についての推奨がなされている[1]．

2 メンデルの法則
① 優性の法則：一つのアレルについて劣性アレルとヘテロ接合でも表現型を呈すること．A が a に対して優性ならば，AA と Aa とは同じ表現型を呈する．（第3法則ともいわれる．）
② 分離の法則（第1法則）：対になっている2つのアレルは減数分裂において分離する．配偶子は対のうちの一つを等確率で有する．
③ 独立の法則（第2法則）：連鎖していない2つの遺伝子（異なる染色体上または同一染色体上でも十分に離れている場合）の2対のアレルは，減数分裂で独立に組み合わせで分離する．

3 遺伝形式
① 常染色体優性遺伝
② 常染色体劣性遺伝

③ X連鎖劣性遺伝
④ 母系（母性）遺伝

4 細胞分裂と染色体

① 体細胞分裂：一般の増殖能を有する細胞の分裂で，分裂に先立ちゲノムは複製により倍化し，各娘細胞に同一のゲノムセットが分配される．分裂期に Giemsa 染色などで染色体を可視化して染色体分析が行われる．

② 減数（還元）分裂：配偶子（精子および卵子）形成における細胞分裂で，2回の細胞分裂によって配偶子が形成されるが，ゲノムの複製は1回のみで，4倍ではなく2倍で，各配偶子には半分のゲノムが分配される．

③ 染色体と核型：ヒトの染色体は，22組の常染色体と1組の性染色体（X，Y）の46本から構成され，男性は46，XY，女性は46，XXの核型を有している．配偶子は22本の常染色体と1本の性染色体を有している．

B 分子遺伝学の基本

1 デオキシリボ核酸（DNA）の二重螺旋模式図（図V-10-1）

遺伝子あるいはゲノムの物質的本体は，二重鎖からなるデオキシリボ核酸（DNA）である．各一本鎖は，4種類のヌクレオチド（dAMP，dCMP，dGMP，dTMP）からなる重合体で，2本鎖は逆向きで相補的な関係にあり，水素結合によって会合している．ヌクレオチドを構成する4種の塩基（A：アデニン，C：シトシン，G：グアニン，T：チミン）の間で，AとT，CとGとが各々相補的な関係にある．DNAの物理化学的性質（ハイブリダイゼーション），DNAの生合成（複製），リボ核酸（RNA）合成（転写）など，分子遺伝学を理解するために最も基本となる事項である．

2 分子遺伝学のセントラル・ドグマと遺伝子の構造（図V-10-2）

セントラル・ドグマに従って，遺伝情報は

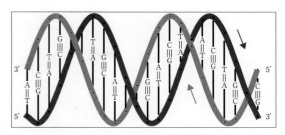

図V-10-1　DNA二重螺旋模式図

WatsonとCrickによるB型DNA模型の模式図．相補的な逆向きの2本の1本鎖DNA（ポリデオキシヌクレオチド）が二重螺旋構造を取っている．螺旋は時計回り（右ネジ）で，糖（デオキシリボース）とリン酸が外側で螺旋構造を取り，塩基が内側で，相補的関係にあるプリン塩基とピリミジン塩基との間で水素結合によって，螺旋階段のような構造を形成している．アデニン（A）とチミン（T），グアニン（G）とシトシン（C）とが各々相補的な対を成している．図では軸方向と径のスケールは実際とは異なる（実際の構造は，螺旋1回転で軸方向に35.7Å，直径は10Å，1塩基につき3.4Å進み，34.3°回転し，10.5塩基で1回転）．

DNA（遺伝子・ゲノム）を鋳型に合成される伝令RNA（mRNA）に転写され，その情報を基に蛋白質が合成される（翻訳）．ゲノムDNAでは，mRNAに対応する配列はいくつかのエクソン部分に分かれて存在し，エクソンとエクソンの間にイントロンが介在している．

3 コドン表（表V-10-1）

4種のヌクレオチドの3つ組がポリペプチドを構成するひとつのアミノ酸に対応し，この3つ組をコドンと呼ぶ．翻訳は開始コドン（AUG）に始まり，終止コドンで終了する．

C 遺伝子検査法の基本原理

遺伝子検査法にはさまざまなものがあり，また新しいものも次々に導入されるが，基本的には以下の3点から原理的に理解できる．
① ハイブリダイゼーション（分子雑種）
② 鋳型依存性核酸合性
③ 塩基配列特異的な核酸分解

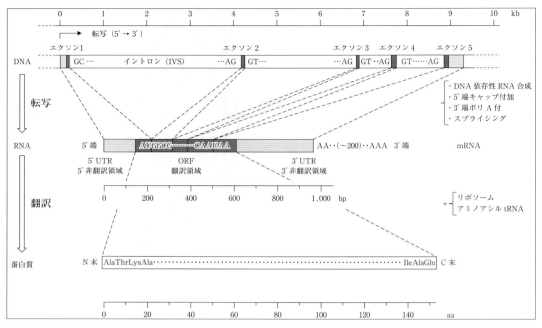

図Ⅴ-10-2　遺伝子の構造と発現，遺伝情報の流れ

遺伝情報は，遺伝子（ゲノムDNA）からRNA（mRNA）へ転写され，RNAから蛋白質に翻訳され，機能が発揮される（分子遺伝学のセントラル・ドグマ）．蛋白質は一次的にはそのアミノ酸配列に規定され，遺伝情報の主体はそれぞれの遺伝子産物である蛋白質のアミノ酸配列である．アミノ酸配列は，コドン表（**表Ⅴ-10-1**）の対応関係に従って，mRNAの翻訳領域に書き込まれている．ゲノムDNAでは，mRNAに対応する配列はいくつかの部分に分かれて，複数のエクソン配列として存在し，エクソン間にイントロン（IVS）が存在し，mRNA合成に際し，スプライシングによって除去される．例として，比較的小さな遺伝子であるSOD1を模式的に示した．転写される遺伝子の大きさは9310塩基で，5個のエクソンからなる．ポリA配列を除くmRNAの大きさは，966塩基で，翻訳領域（open reading frame；ORF）は，465塩基（155コドン）である．開始コドンはメチオニン・コドンと同一であるが，蛋白質のN末にはメチオニンは含まれない．終止コドンはアミノ酸をコードしないので，最終的には153アミノ酸残基の蛋白質が合成される．

3　病原微生物の遺伝子検査
Gene Tests of Pathogenic microbes

病原となっている微生物（原虫，真菌，細菌，ウイルス）をPCR法を利用した核酸増幅法により特異的に高感度で迅速に同定できる．詳細は専門書等を参照されたい．

4　遺伝性疾患（単一遺伝子病および染色体異常）の遺伝学的検査
Genetic Test of Hereditary Disease (Monogenic Disease and Chromosomal Aberration)

A　遺伝情報の特徴

遺伝子および遺伝ということを理解していれば，以下のことは自明ではあるが，これらの特徴は，他の診療情報・検査結果等にはなく，診療における遺伝情報の取り扱いや遺伝子検査の適応等において相応の留意が必要になる．

① 不変性
　原則的に一生涯また全身において変化しない．
② 共有性
　血縁者と共有しうる．近縁度に従いある確率で共有する．
③ 予測性
　特定の遺伝情報に対して，対応する疾患が必ず発症する．

B　遺伝学的検査（遺伝子・染色体検査）の適応

遺伝学的検査の適応は，診断目的から以下の場合がある．一般的な診療においては①につ

10 遺伝子・染色体検査

表V-10-1 遺伝暗号（コドン）表

第1塩基 （5'端）	第2塩基 U	第2塩基 C	第2塩基 A	第2塩基 G	第3塩基 （3'端）
U	Phe(F)	Ser(S)	Tyr(Y)	Cys(C)	U
U	Phe(F)	Ser(S)	Tyr(Y)	Cys(C)	C
U	Lue(L)	Ser(S)	終止	終止	A
U	Lue(L)	Ser(S)	終止	Trp(W)	G
C	Leu(L)	Pro(P)	His(H)	Arg(R)	U
C	Leu(L)	Pro(P)	His(H)	Arg(R)	C
C	Leu(L)	Pro(P)	Gln(Q)	Arg(R)	A
C	Leu(L)	Pro(P)	Gln(Q)	Arg(R)	G
A	Ile(I)	Thr(T)	Asn(N)	Ser(S)	U
A	Ile(I)	Thr(T)	Asn(N)	Ser(S)	C
A	Ile(I)	Thr(T)	Lys(K)	Arg(R)	A
A	Met(M)	Thr(T)	Lys(K)	Arg(R)	G
G	Val(V)	Ala(A)	Asp(D)	Gly(G)	U
G	Val(V)	Ala(A)	Asp(D)	Gly(G)	C
G	Val(V)	Ala(A)	Glu(E)	Gly(G)	A
G	Val(V)	Ala(A)	Glu(E)	Gly(G)	G

各コドンに対応するアミノ酸は3文字略号および括弧内に1文字略号で表記．AUGコドンは開始コドンでもある．

いて適切かつ責任のある対応ができるようにしておくことが求められる．②〜⑤はいずれも遺伝子診断の確定している遺伝性疾患の家族において問題となるが，これらについては，臨床遺伝専門医等の専門家に紹介する．
① 発症者（発端者）の診断
② 発症前診断
③ 保因者診断
④ 出生前診断
⑤ 着床前診断

C 遺伝性疾患の診断を進める場合の方針の基本

① 遺伝学的検査によって，疾患の根本的原因である遺伝子変異が同定され，最も基本的な診断といえる．正確な診断はすべての診療の前提であり，治療法の有無などに関わらず，重要な意味をもっている．診断過程における遺伝学的検査の位置づけは，疾患ないし病態によって異なり，確定診断に必須の場合もあれば，遺伝子診断なしでも診断可能な場合，診断そのものは他の検査所見（例えば，酵素活性など）が重要である場合などあり，疾患によって異なっている．
② 有効な治療法・予防法のある疾患においては，発症リスクのある血縁者を同定し，早期に有効な治療・予防の介入が行えるようにすることが重要となる．このような場合には，発症者の遺伝子変異が同定されていることが必要となり，原則的に遺伝子検査を積極的に適応する立場に立って診療を進めて行くことが求められる．
③ 有効な治療法・予防法の確立していない疾患においては，発症者の遺伝子診断については①に述べた通りであるが，発症リスクのある血縁者を積極的に同定することはすべきではなく，「知らない権利」あるいは「知らないでおく権利」を尊重することが肝要である．積極的に「知ろう」とする場合に，逆に「知る権利」を一方的に禁ずるべきではない．適切な対応がなされるよう，これらに対しては臨床遺伝専門医などによる専門的な診療への紹介が必要である．

D 検査結果の解釈

遺伝子変異には，疾患の原因となるものと疾患とは関係ない中立的なものがある．その解釈には，過去の報告，データベース（OMIM[2]，HGMD[3]その他）が役に立ち，ときに専門的な知識と経験を要する場合もある．また検査によっては，変異を見いだせない場合に必ずしも除外診断とはならないこともある．

遺伝子名・遺伝子記号についてはヒトゲノム機構（HUGO）傘下のHUGO遺伝子命名委員会（HGNC）[4]によって統一的に管理されている．また変異の記載法については，これまでの慣用が一般的であるものもあるが，統一的記載についての指針がヒトゲノム変異学会（HGVS）[5]より出されており，これに従うことが勧められる．

E 適応疾患

基本的に，原因遺伝子の同定された疾患はすべて遺伝子診断の適応があると考えられる．遺伝性疾患の種類は極めて多く，神経内科で対応する疾患もそのうちのかなりの割合を占める．正確な数をいうことは難しいが，ヒトの疾患全体で現在のところ4,000以上の疾患遺伝子が同定されている（2014年5月16日現在で，HGMDに登録されている疾患原因遺伝子数は4,508，OMIMに登録されている分子機序の判明しているヒトの表現型は4,110である）．遺伝性疾患の頻度（発症率や有病率）は低く，高いものでも人口10万人当たり，数人から数十人で，頻度の高い疾患は多くなく，1未満の稀少性疾患が極めて多種類存在する．遺伝性疾患の患者数についての正確な疫学的データはないが，メンデル遺伝性疾患の総計は出生1万人当たりに240人と推計されている[6]．ごく一部であるが，表V-10-2にいくつかの疾患について頻度，遺伝子異常（突然変異），検査法等を示した．

5 薬理遺伝学的検査（ファルマコジェネティクス・ジェノミクス）
pharmacogenomics, PGx 検査

治療に際し処方される薬物の効果および副作用に関わる遺伝的要因が明らかにされ，個人にあった薬物の選択，至適な用量設定，副作用の回避のための臨床応用が進められている．大略以下のように分類される．第一は，薬物の吸収，

表V-10-2 比較的頻度の多い遺伝性疾患

疾患	遺伝形式	遺伝子	病因突然変異	検査法（主な変異検出法）	頻度など
脊髄小脳失調症　Machado-Joseph病（MJD）	AD	*ATXN3*	翻訳領域3塩基反復配列（CAG）異常伸長	断片長解析（fragment analysis)	わが国の脊髄小脳変性症の有病率は人口10万人対約25人．その約1/3（有病率人口10万人約8人）が常染色体優性遺伝の脊髄小脳失調症．多数の病型があるが，4疾患が全国的には多い．地域により頻度の高い病型は異なる．
脊髄小脳失調症6型（SCA6）	AD	*CACNA1A*	翻訳領域3塩基反復配列（CAG）異常伸長	断片長解析（fragment analysis），シーケンシング	
脊髄小脳失調症31型（SCA31）	AD	*BEAN1*	イントロン異常伸長5塩基反復配列（TGGAA）挿入	PCR+特異的連鎖不平衡 SNP，リピートプライムドPCR	
歯状核赤核淡蒼球ルイ体萎縮症（DRPLA）	AD	*ATN1*	翻訳領域3塩基反復配列（CAG）異常伸長	断片長解析（fragment analysis)	
Wilson病（肝レンズ核変性症）	AR	*ATP7B*	塩基置換，微小欠失・挿入，欠失	シーケンシング	出生3～4万人に1人．診断のゴールデンスタンダードは，肝生検による銅の定量．片側アレルの変異同定が困難であることがある．
Charcot-Marie-Tooth病1A型（CMT1A）	AD	*PMP22*	重複	FISH	CMTの有病率人口10万人対約1～2人．約2/3がCMT1A.
Duchenne型筋ジストロフィー（DMD）	XLR	*DMD*	欠失，微小欠失・挿入，塩基置換	MLPA，シーケンシング	出生男児約3500人に1人．
筋強直性ジストロフィー1型（DM1）	AD	*DMPK*	3'-非翻訳領域3塩基反復配列（CTG）異常伸長	サザンブロット解析	有病率人口10万人対約7人．

AD；常染色体優性，AR；常染色体劣性，XLR；X連鎖劣性，PCR；polymerase chain reaction, SNP；single nucleotide polymorphism, FISH；fluorescence *in situ* hybridization, MLPA；multiplex ligation-dependent probe amplification

輸送，代謝，排泄などの過程（薬物動態；pharmacokinetics）に関わるもので，第1相に属するチトクローム P-450 遺伝子族の多型や第2相に属する酵素の遺伝子多型が知られている．第二は，薬物の標的およびその作用の下流（薬物力学；pharmacodynamics）に位置する分子の多型ないし変異があげられる．第三は，特異体質性薬物毒性（idiosyncratic drug toxicity；IDT）に関して，HLA が関連するものが知られている．極一部を表V-10-3 に示した．例えば，ワルファリンについては CYP2C9 と VKORC1 の多型によって個人間の用量変動の約40%を説明できる．

6 体細胞変異による疾患の遺伝子検査
Gene Tests of Somatic Mutation Disease

体細胞変異による疾患の代表は，悪性腫瘍で，腫瘍細胞では多数の突然変異が起きており，変異によっては治療標的になっているものも知られている．悪性腫瘍以外では，発作性夜間血色素尿症，Sturge-Weber 症候群が知られている．これらでは，病変組織細胞での遺伝子検査が必要となる．神経変性疾患等では，体細胞変異は知られてはいない．

7 ゲノム・遺伝子診療，研究における倫理と解析技術の進歩
Ethical Issues and Technological Advance in Genome or Genetic Medicine and Research

遺伝子診断にあたっては，患者自身に対する丁寧な説明を行い，十分な理解に基づく自発的な同意（インフォームド・コンセント）を得，患者自身の署名による文書を残して行うことが原則である．遺伝子診断の適応のある患者は，常に責任能力を果たせる成人とは限らず，未成年や，成人でも意識障害，精神障害，精神発達遅滞，認知症など責任能力が十分でない場合もある．このような場合には，適切な代諾者からインフォームド・コンセントを得る．未成年にあっては，その能力に応じて賛同（インフォームド・アセント）を得るようにすることが勧められる．

遺伝子診断，解析研究などについて，国際機関や国内外でさまざまなガイドラインが発行されている．神経筋疾患の遺伝子診断を進めるに際し，特に日本医学会の「医療における遺伝学的検査・診断に関するガイドライン」[7] および日本神経学会の「神経疾患の遺伝子診断ガイド

表V-10-3 薬理遺伝学 (pharmacogenetics／pharmacogenomics)

遺伝子	薬物例	薬物に関連した病態など
薬物動態 (pharmacokinetics)		
第1相		
CYP1A2	プロプラノロール	フェナセチン O-デエチレース欠損
CYP2C9	ワルファリン	ワルファリン感受性
CYP2C19	ジアゼパム，フェニトイン，メフェニトイン	メフェニトイン低代謝者（PM）
CYP2D6	タクロリムス，モルヒネ，コデイン	デブリソキン感受性，コデイン感受性
CYP3A4	ドネペジル，シンバスタチン	
第2相		
UGT1A1	カンプトテシン	Crigler-Najjar 症候群*
NAT2	イソニアジド	肝障害（アジア系），末梢神経障害（ヨーロッパ系）
TPMT	6-メルカプトプリン，アザチオプリン	造血毒性
BCHE	サクシニルコリン	麻酔後無呼吸
薬力学 (pharmacodynamics)		
G6PD	プリマキン	ソラマメ中毒症*，溶血性貧血，マラリア耐性*
RYR1	吸入麻酔薬	悪性高熱症
VKORC1	ワルファリン	ビタミン K 依存性凝固因子複合欠乏症 2*

＊薬物投与によらない疾患または形質

ライン」[1]に従い行うことが原則である．また，遺伝子ないしゲノム解析研究では，文部科学省，厚生労働省，経済産業省による「ヒトゲノム・遺伝子解析研究に関する倫理指針」（三省指針）[8]の遵守が求められる．

　ゲノム解析技術の進歩は著しく，従来，特定の遺伝子に関する遺伝子診断，解析研究ということを前提にしていたものが，次世代シークエンサーの臨床への導入などにより，前提が大きく変化し，ゲノム・遺伝子医療・医学に関する倫理的法律的社会的関連問題（Ethical, Legal and Social Issues；ELSI）として解決すべき新たな課題も少なくない．

　最後に，ヒトの遺伝子ないしゲノムを解析する際（診断および研究）に考慮すべき基本的なポイントをすでに述べたことも含めまとめておく．

① 遺伝子ないしゲノムを調べることの，患者および血縁者にとっての意味，意義（4-A参照）．
② プライバシーおよび意思の尊重および個人情報保護；医療全般に前提とされるべきことであるが，遺伝情報に関して特段の注意・配慮が強調されている．
③ 解析結果（データ）の公共性；前項との調整，調和を取る必要性のある問題を含んでいる．遺伝子検査の結果は，患者個人のみではなく，血縁者の診療に重要な情報（共有性）でもあり，また，他の患者の検査結果の解釈において重要な参考情報（症例報告，データベースへの登録など，公共的な共有）でもあり，患者ないし被検者個人のみに限られたものでは必ずしもないことを考慮する必要がある．
④ 診療と研究とのオーバーラップ，境界；診療とヒトを対象とした研究とを厳格に区別すべきことは医学・医療における倫理の基本原則である．特定の遺伝子について解析する検査は，一般的な臨床検査と変わりなく，診療の中に位置付けられる．一方，従来，原因未同定の遺伝性疾患の遺伝子を同定することは研究として行われ，大きな成果を上げてきた．ゲノム解析技術の飛躍的な進歩，ことに次世代シークエンサー（NGS）の出現によって，従来からの厳密に診療と研究とを区分することでは困難になっており，対応が急がれている．
⑤ 開示範囲・義務，偶発所見；診療においてはそもそも結果を被検者に開示・告知することが前提であり，研究においては開示しないか，研究者側の判断に従い被検者の希望に応じて開示・非開示するということがそもそものあり方である．しかしながらNGSの導入によって，全遺伝子の塩基配列を悉皆的に決定する方法を診断のための検査としてあるいは研究のための解析として用いると，もともと目的としていないが，健康に関わる遺伝情報が明らかになる可能性がある．特に治療介入が有効な情報（例えば家族性腫瘍の遺伝子異常など）については，積極的に開示・告知することが，患者・被検者の健康管理に有用と考えられる．このような偶発所見に対してどのように対応すべきかが喫緊の課題となっている．

参考文献

1) 日本神経学会：神経疾患の遺伝子診断ガイドライン2009．医学書院．
2) Online Mendelian Inheritance in Man (OMIM); http://www.omim.org
3) The Human Gene Mutation Database (HGMD); http://www.hgmd.org
4) HUGO Gene Nomenclature Committee (HGNC); http://www.genename.org
5) Human Genome Variation Society (HGVS); http://www.hgvs.org
6) United Nations Scientific Committee on the Effects of Atomic Radiation (UNSCEAR): UNSCEAR 2001 Report to the General Assembly, with Scientific Annex.
7) 日本医学会：医療における遺伝医学的検査・診断に関するガイドライン（2011年2月）．
8) 文部科学省，厚生労働省，経済産業省：ヒトゲノム・遺伝子解析研究に関する倫理指針

［後藤　順］

Section VI

神経内科治療

1 神経内科救急

1 意識障害
disturbance of consciousness

A 機 序

　意識を支える皮質以外の下部神経系として，脳幹網様体（網様体賦活系）と視床下部（視床下部調節系）の2つの系による二重支配が重要視されている．これらの系により覚醒状態が維持されて，大脳皮質での認知機能が参加し，注意力も加わり，正常な意識が保たれる．

　前述の機能に病的な障害が生じれば，意識障害が出現するが，その病態は病変部位により大きく2つに分けられる．すなわち脳幹網様体や視床下部が障害される場合と，大脳皮質（両半球）が広汎に障害される場合である．前者は橋出血や脳室穿破を伴う視床出血，脳底動脈閉塞などの破壊性／両側広汎性病変によることが多い．低血糖などの神経細胞の機能に影響する代謝因子の変化や心停止などによる脳への循環・酸素供給障害の場合は両者が障害される．後者が主たる機序であるのは，くも膜下出血や髄膜脳炎などである．原則的には，大きな大脳病変でも一側に限局し，他側が正常の場合は意識障害をきたさない．しかし，一側性の大出血や大梗塞では急性期の全脳的な血流の変化やサイトカインの放出などにより，画像上に他側の異常がなくてもしばしば意識障害をきたす．

B 高度意識障害をきたす疾患

　救急現場における意識障害の鑑別診断としてAEIOU TIPSという覚え方が有名である．表Ⅵ-1-1ではさまざまの異説も加えて示す．これは原因をもらさずに鑑別していくためのものである．わが国ではアイウエオチップスと覚えている人もいる．病理学的分類を考えるには，VITAMINS（Vascular, Infectious/Inflammatory, Traumatic/Toxic, Autoimmune, Metabolic, Idiopathic/Iatrogenic, Neoplastic, Structural）という覚え方も有用である．

C 高度意識障害（昏睡）患者への対処の基本

　原因が何であれ，全ての患者への対処として一般原則（表Ⅵ-1-2）がある．平行して診察しつつ，治療しつつ，これらを進めていく．

1 酸素化，気道確保，換気

　可能なら，血液ガスを評価する．脳損傷患者は舌根沈下をきたしやすいので，まず気道確保を考慮する．高度意識障害（GCS＜8），二酸化炭素貯留（pCO_2＞45 mmHg）などでは適応がある．痰や食塊があれば吸引して除去し，カフ付き気管内挿管チューブを挿入する．挿入にあたっては小顎や肥満などの気管挿管困難性に留意する．頸髄損傷が想定される場合は特に愛護的に施行するか喉頭鏡以外の手段（気管支ファイバー挿管など）を選ぶ．もし挿入が困難であれば，熟練者が到着するまで，マスク換気を続ける．気管内挿管による刺激によって頻脈や血圧上昇，ときに心室性不整脈が生じるので注意する．挿管後には$SaO_2 \geq 90\%$，$pCO_2 <40$ mmHgを維持する．パルスオキシメトリーや心拍／脈拍測定，可能なら非侵襲的CO_2モニターが有用である．挿管にも拘わらず，急に

表Ⅵ-1-1　意識障害の鑑別診断：AEIOU TIPS

A	Alcohol（アルコール）	急性アルコール中毒，アルコール離脱
E	Epilepsy（てんかん）	全身けいれん，欠神発作，これらの重積
	Encephalopathy（脳症）	高血圧性脳症，肝性脳症
	Endocrine（内分泌）	甲状腺疾患，副腎不全
I	Insulin（インスリン）	低血糖
O	Overdose（薬物過量）	薬物中毒
	O_2（酸素）	低酸素
U	Uremia（尿毒症）	尿毒症
T	Trauma（外傷）	脳振盪，脳挫傷，硬膜下／外出血
I	Infection（感染）	髄膜炎，脳炎，敗血症など
P	Psychosis（心因性疾患）	いわゆるヒステリー，精神疾患
	Poisoning（中毒）	有機リン中毒
S	Stroke（脳卒中）	脳出血，脳梗塞，くも膜下出血
	Shock（ショック）	ショック状態
	Seizure（痙攣）	痙攣

表Ⅵ-1-2　高度意識障害患者への対処の一般原則

対　処	平行して行う診察・検査
1. 酸素化の確保	パルスオキシメトリー
2. 循環の維持	血圧・脈拍・心電図モニター，意識・運動麻痺のチェック
3. 血糖のコントロール	血液尿検査
4. 頭蓋内圧・脳浮腫の低減	CT（→ MRI/MRA）
5. 痙攣の制止	
6. 感染への対策	胸部 X 線，（腰椎穿刺）
7. 酸塩基・電解質バランスの正常化	詳しい全身・神経診察
8. 体温の適正化	
9. ビタミン B_1 の投与	
10. 特異的な解毒剤の考慮	中毒薬物のチェック
11. 興奮・せん妄への対処	

（Posner JB et al.：Plum and Posner's Diagnosis of Stupor and Coma. 4th ed. 2007 より改変）

意識状態が悪化する場合はまず挿管位置が浅すぎるか深すぎて片肺挿管になっているかを点検する．適切な血液ガス所見が維持できないときは人工呼吸器管理を考慮する．

2 循環の維持

心循環系の機能障害はそれ自体が意識障害の原因になるし，脳損傷が心筋梗塞や心不全，重篤な不整脈などをきたす．心筋梗塞のような心電図変化や症状を呈するが冠動脈に異常なく，心エコーにて心尖部の無収縮・心基部の過収縮がみられる病態が最初にわが国から報告され，たこつぼ心筋症と呼ばれている．視床下部への刺激による内因性カテコールアミンが心筋障害

をきたすと考えられ，くも膜下出血などでしばしばみられる．

　循環の維持は適切な酸素化に必須であり，血圧・脈拍のモニターを行う．静脈経路と必要なら動脈系路を確保し，循環血液量の維持と必要に応じ，ドパミン，ドブタミン，アドレナリン，ノルアドレナリン，バソプレシンを用いる．ショック状態であれば，脳以外の原因を検索する．血圧には必要に応じて昇圧薬や降圧薬を用いて平均血圧を 70〜80 mmHg に維持する．通常，拡張期圧が 120 mmHg を超えない限り降圧の必要はないが，高血圧緊急症にはニトロプルシド（0.25〜2［〜10］μg/kg/分），ニカルジピン（0.5〜6μg/kg/分）（従来禁忌とされていたが現在は慎重投与とされている），ジルチアゼム（5〜15μg/kg/分）などを用いる．

　脳梗塞患者ではある程度の血圧上昇は虚血領域の灌流圧を維持するのに必要であり，どの程度の降圧が適切であるかには議論がある「脳卒中治療ガイドライン 2009」では，t-PA 治療を予定する患者では，収縮期圧 ≧ 185 mmHg または拡張期圧 ≧ 110 mmHg の場合に静脈内投与による降圧治療を推奨し，予定しない患者では大動脈解離や急性心筋梗塞，心不全，腎不全などを合併している場合や収縮期圧 > 220 mmHg または拡張期圧 > 120 mmHg が持続する場合に限って慎重な降圧治療を推奨している．

　脳出血では，前述のガイドラインでは収縮期圧 < 180 mmHg または平均血圧 < 130 mmHg が推奨されている．くも膜下出血では急性期に収縮期圧を 120〜130 mmHg に維持し，亜急性期には血管攣縮予防に 140〜150 mmHg とする場合（triple-H 療法）がある．

3 糖の測定と投与

　低血糖も高血糖も脳に危険であるため，簡易検査で低血糖があれば直ちに 50％糖で 25 g（または 10％糖 50 mL）を投与する．糖尿病の既往がない例で，脳卒中の急性期の高血糖は予後不良の要素となり，ラクナ梗塞以外の脳梗塞では高血糖は臨床症候を悪くすることが知られており，必要に応じインスリンを使用する．糖は 80〜100 mg/dL に維持されるべきである．

　Wernicke 脳症は高度意識障害のまれな原因である．しかし，意識障害患者の中には慢性アルコール中毒や低栄養の患者が含まれているし，治療上の糖の投与であっても，Wernicke 脳症を誘発しうるので，糖とあわせてビタミン B_1 を投与しておく．

4 頭蓋内圧・脳浮腫の低減
　⇨ 875 頁「頭蓋内圧亢進」の項参照．

5 痙攣対策
　⇨ 873 頁「痙攣」の項参照．

6 感染症対策

　多くの感染症は意識障害やせん妄を引き起こすだけでなく，他の原因による意識障害を悪化させる．発熱は生体防御反応であるとともに治療効果判定のよい指標であるので，一概に解熱を図ることは推奨されない（体温の適正化の項参照）．全ての高熱患者や明らかな原因なく低体温の患者では血液培養を 2 セット提出する．

　化膿性髄膜炎が疑われる場合は，脳ヘルニア徴候がないことを確かめ，可能なら頭部 CT/MRI を撮って占拠性病変を除外してから，腰椎穿刺後に（年齢や免疫能を考慮して）経験的なレジメに従って抗菌薬を投与する．しかし，画像検査や腰椎穿刺のために抗菌薬投与が遅れてはならない．入院から治療開始までの時間が 6 時間を超えると死亡率が有意に高くなるからである．画像検査が迅速にできないときは治療開始後に検査する．治療開始後 1〜2 時間以内の腰椎穿刺でも起因菌の同定や抗菌薬の感受性検査は可能である．

7 酸塩基・電解質バランスの正常化

　代謝性アシドーシスは心血管系の異常をきたし，代謝性アルカローシスは呼吸抑制をきたす

ので，原因的に治療されるべきである．呼吸性アシドーシスは呼吸不全の前兆であるので，換気補助を用意する．pCO$_2$上昇は頭蓋内圧を上げる．呼吸性アルカローシスは不整脈を起こしやすく，換気補助からの離脱の妨げになる．

重症の脳障害では抗利尿ホルモン分泌異常によって（syndrome of inappropriate secretion of antidiuretic hormone；SIADH）またはNa利尿ペプチド分泌によって（中枢性塩類喪失症候群）低Na血症がしばしば生じる．この2者は対策が水制限かNaと水の補給かで180度異なるので鑑別が重要である．脱水の有無の判断が決め手であり，中心静脈圧の測定が有用である．意識障害や痙攣患者では高Na血症にもしばしば遭遇する．脱水が原因であることが多く，5％糖または0.45％食塩水の補液を行う．

8 体温の適正化

一次的脳損傷による発熱は，脳代謝を亢進させ，遂には脳細胞蛋白を変性させて二次的脳損傷をきたし，病態や転帰を悪化させる．脳梗塞は体温1℃上昇で転帰不良が2.2倍になるといわれる．脳出血やくも膜下出血でも発熱は予後不良の強い危険因子である．したがって，脳卒中急性期の体温上昇時（38.5℃以上）には解熱薬投与による体温下降が推奨されている．必要なら体外からの冷却も試みる．

低体温（34℃以下）は肺炎や不整脈，電解質異常，循環血液量減少，代謝性アシドーシス，凝固能異常・血小板減少・白血球減少をきたしうる．緩徐に温め，35℃以上に維持する．

9 特殊な解毒薬の投与

薬物中毒（医薬品および乱用薬物）は意識障害のよくある原因であり，原因不明の（時には原因が特定されていても必要に応じ）意識障害患者に対して，内服薬（特に鎮静薬や睡眠薬，抗けいれん薬）の種類や服薬状況の確認と乱用薬物のスクリーニングを行う．

薬物中毒では呼吸と循環の維持管理が第一である．胃内に薬物が残っていると思われるときは経鼻胃管により胃洗浄と活性炭投与（1g/kg）を行うが，誤嚥を避けるために気管内挿管をしておく．ベンゾジアゼピン過量はフルマゼニルで拮抗できるが，三環系抗うつ薬やテオフィリンなどによる痙攣誘発性を発動してしまう危険性に留意しておく．三環系抗うつ薬などによる抗コリン作用はフィゾスチグミン1mg静注で拮抗できる．有機リン系農薬によるコリン作用にはアトロピンとともにPAMが用いられる．覚せい剤やテオフィリンなどによるアドレナリン作用にはジアゼパムが有効である．アルコール離断症候群にはジアゼパムやハロペリドールが用いられる．麻薬によるオピオイド症候群には特異的にナロキソン（0.2～10mg静注）が拮抗する．

10 興奮状態の抑制

次項「せん妄」の項参照．

11 その他

眼の保護や膀胱障害対策，褥瘡対策も早期から行う．

2 せん妄
delirium

A 定義

せん妄は脳の広汎な/多巣性の機能障害により，意識混濁に精神・身体の興奮性もしくは低下性が加わった状態である（前者は過活動性せん妄，後者は低活動性せん妄；間欠的に両型を示す場合は混合性）．注意を集中したり，維持したり，他に振り向けたりする能力が比較的急速に障害され，会話が不鮮明となり，認知機能の障害，意識状態の変動，見当識障害が現れる．精神的興奮は幻覚，錯覚，不安，妄想などとして現れ，身体的興奮は体動や徘徊などとして現れる．不随意運動やときに痙攣がみられることもある．瞬間的には認識も意志疎通も可能の場合があるが，後では記憶がない．

B 原因

アルコール性/アルコール離脱性せん妄，脳血管性せん妄，老人性せん妄，高熱性せん妄，術後せん妄，ICUせん妄（拘禁症候群）などがよく知られているが，特定の病態によるわけではなく，特異的な血圧所見や神経画像所見はない．高齢者であることや尿路感染などの比較的軽い全身疾患，新規投薬や薬物離脱，疼痛や不眠なども原因になる．これらの予防が大切である．

C 対処・療法

・意識障害に準じて全身的・神経系の診察と原因検索を行う．
・患者の見当識が戻るよう繰り返し働きかけ，必要に応じ家族などの観察者を置く．
・静かな部屋に入れ，日中は明るい環境でなじみのある物品と一緒に過ごさせ，夜間は暗くする．
・身体抑制は最後の手段とし，カルテに適切に記録するとともに，過剰な拘束がないか定期的にチェックする．
・鎮静薬は可能な限り避けるべきであり，また，どれが特に優れているということはない．もし必要なら，少量のクエチアピン（12.5〜25 mg）【糖尿病に禁忌】，ロラゼパム（0.5〜1 mg）【急性狭隅角緑内障や重症筋無力症に禁忌】またはクロールジアゼポキシド（10〜25 mg）【同前】を用いる．クエチアピンによって自宅退院やリハビリテーション施設への転院が早まったという報告がある．ICU管理下では，ミダゾラムやプロポフォール【高中性脂肪血症，膵炎】，フェンタニル【嘔気，便秘，呼吸抑制，筋強剛】やモルヒネ【嘔気，便秘，呼吸抑制，ヒスタミン放出，血管拡張・血圧低下，痒み】も考慮される．これらを用いるときは，合併症や副作用について考慮しておくこと（【】内に示す）．
・疼痛が主な誘因である場合は，鎮痛薬を用いる．
・アルコール離脱の場合，ビタミンB_1（100 mg静注，後に経口），マルチビタミンを用い，バランスの良い食事を供する．痙攣が生じても抗痙攣薬の適応はない．離脱症状が重症の場合（振戦，幻覚，興奮，意識不鮮明，失見当識，自律神経過活動）はクロールジアゼポキシド（100 mg静注，初日最大500 mg，その後漸減）を用い，高齢者ではロラゼパム（1〜2 mg経口，必要に応じ反復）を用いる．

3 痙攣
convulsion

痙攣患者では真性の痙攣なのか他の紛らわしい病態なのかを鑑別すること，初発か再発かを確かめること，診察時にも痙攣が続いており，痙攣（てんかん）重積状態にあるかを見極めることが大切である．

痙攣と紛らわしい病態として，失神，ミオクローヌス（代謝性原因が多い），両側性の橋梗塞による不随意運動，偽性てんかん発作，ナルコレプシーなどがある．偽性てんかん発作の50％に真性痙攣を経験している．その特徴は，閉眼し，四肢運動が同期せず，痙攣の初めにうなり声や金切り声がみられ，頭位捻転に方向性がないなどである．

A 初発痙攣
incipient convulsion

1 原因と検査（表Ⅵ-1-3）

2 痙攣への対処（痙攣発作の救急治療）
・痙攣が起こっていれば，ジアゼパム5 mg静注を繰り返す．呼吸抑制に注意するが，もし抑制が生じても超短時間作用型（20分）であるのでマスク換気で対処できることが多い．その後，フェニトインを心電図をモニターしながら点滴静注で投与する（15 mg/kgを50 mg/分；ホスフェニトインなら22.5 mg/kgを3 mg/kg/分または150 mg/分）．
・合併症のない痙攣で，患者が若く，健康で，

表VI-1-3　初発痙攣の原因と精査

原因	検査
脳梗塞，脳出血，頭部外傷，脳腫瘍，水頭症，アミロイド・アンギオパチー	頭部 CT，MRI
感染症	脳脊髄液，血液検査
中毒	病歴，毒物の尿中・血中濃度，乱用薬物スクリーニング
離脱	アルコール，薬物服用歴
過剰摂取	薬物服用歴，血中濃度
代謝性疾患	血液検査
低酸素脳症	病歴，MRI
特発性＋上記全て	血清 CK，（プロラクチン），脳波，胸部 X 線，心電図

神経学的異常がなければ，緊急の CT や髄液検査は省略可能である．外来で造影付き MRI と脳波を施行する．検査までは抗痙攣薬を投与することがある．

・神経学的異常が改善しない場合や高齢者の場合は，入院させ，経過観察と腫瘍などの検索を行う．

・単回の痙攣発作で原因不明の場合は，原則として持続的な抗痙攣薬は適応でない．2 回目の発作が起きたら，抗痙攣薬の持続的投与を開始する．神経学的異常や脳波異常がある場合，てんかんの家族歴のある場合，高齢者の場合は，再発率が高いので，初回からの開始を考慮する．

B てんかん重積状態の管理
management of status epileptus

1 重積状態の判定

　てんかん重積状態は，痙攣性と非痙攣性に 2 分される．痙攣性のものは全般性（強直間代発作），部分性（部分痙攣性，ミオクロニー性）に分けられる．本項では成人における，緊急度の高い全般性痙攣重積状態を扱う．臨床的には，痙攣発作が 5 分以上続く場合，2 回以上の発作間期に完全な意識回復のない場合に，重積状態と判断して，以下のような対処・治療を開始する．

2 重積状態への対処

・初期の評価・検査は意識障害の項に準ずる．

・ビタミン B_1 100 mg 静注（Wernicke 脳症である場合に糖の投与で痙攣発作が増強することがある）に引き続き 50％ブドウ糖 50 mL の静注を考慮する．

・ジアゼパム 10 mg（5 mg/ 分）で静注する．無効であれば 5 〜 10 分後に追加する（特に高齢者では呼吸抑制に注意するが，超短期作用であるので，20 分間のマスク換気で対処できることが多い）．

・引き続き，フェニトイン 5 〜 20 mg/kg を最大速度 50 mg/ 分で静注する．追加は 5 mg/kg を生理食塩水 50 〜 100 mL に混ぜて点滴静注する．強度アルカリ性のため，血管痛や皮膚壊死をきたしやすいので，フェニトインのプロドラッグであるホスフェニトイン（750 mg を生理食塩水 50 〜 100 mL に混ぜて，22.5 mg/kg を最大速度 150 mg/ 分ないし 3 mg/kg/ 分の低い方で点滴静注）が推奨されている．いずれの場合も心循環系のモニターと 2 時間後の血中濃度チェックが必要である．

・フェニトイン / ホスフェニトインの効果がないとき，あるいは第二選択として，フェノバルビタール 5 〜 20 mg/kg 点滴静注（最大速度 50［〜 75］mg/ 分）が考慮される．

・さらに，保険適応外であるが，呼吸抑制や循環障害を起こしにくいといわれるミダゾラム（0.1 〜 0.3 mg/kg を 1 mg/ 分でボーラス静注，その後 0.05 〜 0.4 mg/kg/ 時で持続静注）も推奨される．

・ここまでの治療でコントロールされれば，維持療法へ移行する（フェニトイン 5 〜 8 mg/kg 分 2 の点滴静注またはホスフェニトイン 5 〜 7.5 mg/kg）．その後，経口薬に移行する．

・重積出現後 30 分経過しても重積が続く場合は ICU 管理（気管内挿管・人工呼吸）が必要となる．

・脳波モニタリングの上，プロポフォール（1 〜 2 mg/kg で静注，2 〜 5 mg/kg/ 時で持続）ないしチオペンタール（3 〜 5 mg/kg を

50 mg/分で静注，3〜5 mg/kg/時で持続）を使用する．ミダゾラムを引き続き用いることもある．プロポフォールの高濃度・長期(≧2日)使用により，プロポフォール注入症候群（乳酸アシドーシス，横紋筋融解，多臓器不全など）をきたすことがあるので，注意する．また離脱によるけいれんも報告されている．チオペンタールでは気管支攣縮や血管外漏出による障害に注意する．

4 頭蓋内圧亢進
intracranial high pressure

A 定義と症状・画像所見

脳組織，脳脊髄液量，頭蓋内血液量のいずれかが増大したり，占拠性病変が発生すると，頭蓋内圧が亢進する（20 cmH$_2$O と定義される）．頭蓋内圧が亢進すると，脳灌流圧が低下し，糖や酸素が不足し，脳浮腫が誘発される．症状としては頭痛，嘔気・嘔吐に始まり，高血圧，徐脈，緩徐深呼吸がみられるようになる．眼底所見として静脈拍動の消失や乳頭浮腫がみられ，脳ヘルニアが生じると動眼神経障害により散瞳・対光反射消失が現れる．MRIでは，変形した下垂体，脳室のスリット状化，くも膜下腔狭小化，眼球後部の平坦化〜乳頭の突出，視神経の蛇行などがみられることがある．脳浮腫は頭蓋内疾患によっても代謝性原因によっても生じる．CTでは低吸収に，MRIのT$_2$強調画像では高信号，T$_1$強調画像では低信号になる．

B 対処・療法

頭蓋内圧亢進と思われる場合は頭部〜上半身を30度上げる．平均動脈圧を下げないといわれるが，血圧低下に注意する．必要に応じ，マンニトール，グリセオール，高張食塩水などの高浸透圧溶液を点滴静注する．酸素投与や過換気療法も用いられる．頭蓋内圧亢進が急激かつ高度の場合，バルビツレート療法や低体温療法が考慮され，占拠性病変が原因であれば，病変の摘除，外減圧・内減圧，脳室ドレナージなどの外科的減圧が考慮される．ミダゾラムやプロポフォールも頭蓋内圧を下げるために用いられることがあるが，予後を改善できるかは不明である．

5 急性呼吸麻痺
acute respiratory failure

A 原因

呼吸筋の筋力低下は神経筋疾患では必ずしもまれではない．Guillain-Barré症候群や重症筋無力症，時に多発筋炎では急性の出現もありえるので，呼吸管理一般の知識・経験が必要であるとともに，疾患特異的な対応も求められる．筋萎縮性側索硬化症ではまれに呼吸不全から発症することがあるが，呼吸障害が問題となるのは他の神経難病と同様，通常慢性期である．脳血管障害の中では延髄外側症候群において高度の嚥下障害とともに呼吸障害が問題になることがある．脊髄疾患では頸髄外傷以外ではあまり問題にならないが，横隔神経の脊髄中枢のあるC3〜C3/4高位の脊髄出血や椎間板ヘルニアなどで問題になることがある．本項では呼吸管理一般の基礎知識について述べ，その後，各疾患について触れる．

B 神経筋疾患よる呼吸筋筋力低下の管理

1 機械的人工呼吸法

呼吸困難の徴候として，浅速呼吸，肋間筋などの呼吸補助筋の使用，嚥下困難・喀痰困難，頭部挙上困難，声量の減少，精神状態の変化に注意する．これらとスパイロメトリーおよび血液ガス所見（低酸素・高二酸化炭素）から人工呼吸の適応を考慮する．

① 非侵襲的陽圧呼吸（non-invasive positive pressure ventilation：NPPV）

Guillain-Barré症候群などの急性疾患で短期

間だけ持続的人工呼吸が必要な際に有用である．長期の連続的使用はマスク装着部の皮膚障害により推奨されない．高度の球麻痺や上気道閉塞，呼吸分泌物貯留，著明な咳嗽，マスク装着困難，非協力性があるときは適応でない（夜間のみなどの間欠的長期使用は慢性呼吸不全患者や夜間低換気患者に適応がある）．

② 侵襲的人工呼吸

数日以上にわたって連続人工呼吸が必要な時やNPPVできないときに適応がある．筋力低下が高度か進行性の場合に，緊急的に必要になる前に開始されるべきである．それは，挿管には血圧低下や徐脈などの危険性があり，一方早期の挿管により肺炎が減らせるからである．その後の痰の管理をしっかり行うことで装着期間を減少させうる．

2 咳嗽・痰排出補助

3 気管切開

人工呼吸器装着から1～2週以内に施行する．筋萎縮性側索硬化症では死腔減少・喀痰排出目的にて，人工呼吸器装着の有無にかかわらず気管切開が考慮されることがある．

4 一般的管理

C 代表的神経筋疾患における急性期呼吸管理

1 Guillain-Barré症候群

本症候群患者の呼吸状態は急に変化することがあり，しばしば予想できない．典型的な上行性経過を示す場合は病勢がピークに達するまで刻々の状態観察が必要である．まれな病型であるが，球麻痺から発症する場合は特に注意が必要である．インセンティブ・スパイロメトリー（呼吸練習器）を用いての無気肺予防，吸痰・咳嗽補助，定期的胸部X線を行う．NPPVは短期間の場合だけに限られ，気管内挿管・人工呼吸が必要となることが多い．その目安は，肺活量が20 mL/kg（12～15 mL/kg）よりも低

表Ⅵ-1-4 Guillain-Barré症候群において人工呼吸管理の必要性を予測するスコア（EGRIS）

1） 発症から入院までの日数		
	7日を超える	0
	4～7日以内	1
	3日以内	2
2） 入院時の顔面麻痺，球麻痺の存在 （1つでも2つでもよい）		
	なし	0
	あり	1
3） 入院時のMRC合計スコア*		
	60～51	0
	50～41	1
	40～31	2
	30～21	3
	20以下	4

総計は7点満点で，0～2の低スコアでは4%に，5～7の高スコアでは65%に人工呼吸管理が必要になったという．

下するか30%（～40%）以上減少するか，最高吸気圧が30 cmH$_2$O以下になるか最高呼気圧が40 mL/kg以下になるかなどである．呼吸不全を疑う臨床事項は，発症から入院までの期間が7日未満，発話障害（1呼吸間に短音節を話す），呼吸数増加・頻脈，咳嗽不能，起立不能，肘挙上不能，頭部挙上不能などである．球麻痺，自律神経症状，両側顔面麻痺も人工呼吸の必要性の前兆である．特に重症の軸索型などでは著明な血圧変動や致死的不整脈などの自律神経障害がみられ，挿管後の気管内吸引により誘発されることがあるので，可能ならICU管理として厳密な監視が必要である．簡便で有用性が検証されている予測法として，Erasmus GBS Respiratory Insufficiency Score（EGRIS）がある（**表Ⅵ-1-4**）．

2 重症筋無力症

重症筋無力症の急性増悪はクリーゼと呼ばれており，口腔咽頭筋・呼吸筋麻痺を伴う．疾患の経過中に15%～20%の患者でみられる．迅速な状態把握と積極的な治療が必要である．クリーゼの原因として疾患自体の悪化によるもの（筋無力症性）とコリンエステラーゼ阻害薬の過剰によるもの（コリン作動性）があり，エドロフォニウム試験を参考に鑑別する．ステロイ

ド治療の初期に症状が悪化して（初期増悪）クリーゼに至ることがある．手術（胸腺摘除術を含む），呼吸器感染，神経筋接合部の伝達障害をきたしうる薬物（アミノグリコシド，キノロン，β遮断薬，リチウム，硫酸マグネシウムなど）などが誘因となる．

呼吸障害の評価で，肺活量＜15 mL/kg，最高吸気圧≦25 cmH₂O ならば，ICU管理に手機械的人工呼吸器管理を行う．NPPVが有効な場合もあるが，気道分泌物増加や気道感染を合併している場合は気管内挿管・人工呼吸器管理を行う．これと平行して，誘因の除去，免疫療法（血液浄化療法や免疫グロブリン大量静注療法）の開始，合併症の予防と治療を行う．コリンエステラーゼ阻害薬は中止し，神経筋接合部の伝達障害をきたしうる薬物の使用は可能ならば避ける．

3 破傷風[11]

破傷風は毒素量とその局在により，①軽症：主として局所的なγ運動系の亢進により，ジアゼパムだけで対処できる，②中等症：α運動系が直接影響を受け，ジアゼパムだけでなく，麻酔薬などの併用を必要とする，③重症：他の中枢神経系（大脳皮質）および自律神経系（視床下部）も侵される，に分けられる．中等症〜重症例では開口障害とともに構音障害・嚥下障害が明らかとなり，腹直筋を含む筋に強直が現れ，歩行が困難になる．この時期に至ると，咽頭喉頭・呼吸筋の攣縮による呼吸困難や窒息の危険性が高まる．ICUにおいて光や音の刺激をできる限り減らして気管内挿管・人工呼吸管理を開始する．挿管が困難なときは気管切開を行う．

筋攣縮のコントロールには，ジアゼパムは10〜30 mg静注で始め，必要に応じ120〜200 mg/日まで増量する．易刺激性や疼痛への鎮静効果も期待できる．高用量では人工呼吸器が必要になる．その後ミダゾラムやプロポフォールの持続点滴が用いられるが，長期使用時には乳酸アシドーシスや高中性脂肪症，膵機能障害，心血管系副作用に注意する．鎮静が困難な時には筋弛緩薬のパンクロニウムやベクロニウムも考慮される．重症例では自律神経症状として血圧の著明な変動，不整脈，気管内分泌物の増加などがみられるので，β遮断薬（ラベタロールがαとβの両方の遮断作用をもつので好まれる）や硫酸マグネシウム（Mg）大量静注療法が推奨される．

4 延髄外側梗塞

脳卒中の中では延髄外側梗塞において呼吸管理が必要になることが多い．孤束核，疑核など延髄神経核や嚥下関連ニューロンが障害されると，高度の嚥下障害が現れる．唾液も飲み込めないため，ティッシュで拭い続け，ベッドの周りにティッシュの山ができる．このような状態が続いて肺炎が生じたり，病変が呼吸中枢のある網様体に及んだりすると，人工呼吸管理が必要になる．

5 脊髄障害

外傷や硬膜外出血などで高位頸髄が強く損傷されると，四肢麻痺とともに横隔膜などの呼吸筋麻痺が生じる．頸部を動かさないようにし，緊急的に気道管理・呼吸補助を始める．尿閉や自律神経過反射に留意・対処する必要がある．

6 急性四肢麻痺
acute quadriplegia

A 原因

生命を脅かす可能性のある急性四肢麻痺（両側性筋力低下）の原因を表Ⅵ-1-5に示す．

1 対処

急性四肢麻痺が発症すると，まず呼吸状態の評価と対処が必要になる．これらについては前項参照のこと．その他の全身管理を意識障害の項に準じて行いながら，鑑別診断を進める．

表VI-1-5　急性四肢麻痺（両側性筋力低下）の原因

- 全身痙攣後のTodd麻痺
- 脳幹病変（脳幹血管障害，橋中心髄鞘崩壊症など）
- 脊髄疾患［脊髄損傷，感染（硬膜外膿瘍），脊髄腫瘍，炎症（横断性脊髄炎など），脱髄性疾患，脊髄梗塞，脊髄出血など］
- 末梢神経疾患（Guillain-Barré症候群など）
- 神経筋接合部疾患（重症筋無力症，有機リン中毒，ボツリヌス）
- 筋疾患（皮膚筋炎・多発筋炎，周期性四肢麻痺，低カリウム血症など）
- 内科的疾患その他（敗血症，急性冠症候群，一酸化炭素中毒，副腎不全など）

2 急性四肢麻痺をきたす代表的疾患への対処

a. 橋中心髄鞘崩壊症

診断がついたら，対処は主に支持的に進め，二次的な合併症を避けるようにする．治療のオプションとして，TRH，ステロイド，血漿交換，免疫グロブリンがある．残念ながら，ランダム化した研究はないが，グリッド配列を持つ（諸方向に神経線維が走る）橋底部や被殻に病変が出現しやすく，病態として血管性浮腫と血管からの髄鞘毒性物質とが考えられる点からみて，ステロイドパルス療法は理に適っている．

b. 脊髄梗塞

脊髄梗塞の急性期における薬物治療には確立したものはない．原因として大動脈解離や椎骨動脈解離があれば，その対策を行う．浮腫が強い場合は，ステロイドやエダラボン，グリセロールが用いられることがある．全身管理としては，尿閉対策としてバルーンカテーテルを挿入する．

c. 後縦靱帯骨化症

無～乏症状で経過してきた後縦靱帯骨化症（ossification of posterior longitudinal ligament；OPLL）患者が転倒や軽微な外傷により，急性に四肢麻痺をきたすことがある．OPLLの下位脊椎への広がりやOPLL形成の長い経過，合併しやすい胸椎下部の黄色靱帯骨化症，脊髄ショックなどにより四肢腱反射が低下・消失していることがあり，Guillain-Barré症候群などの末梢神経障害と誤られることがある．除圧術が適応になる．

d. Guillain-Barré症候群

治療の中心は免疫調整療法であるが，急性期には球麻痺，呼吸器合併症（前項参照），自律神経障害（前項参照），内分泌・代謝障害，深部静脈血栓症，疼痛，精神症状などが問題になる．感覚障害は運動障害に比して軽度で，異常感覚のみのことが多いが，感覚脱失や強い疼痛，身の置き所のない感じなどもみられることがある．これらにはガバペンチン，カルバマゼピン，プレガバリン，三環系抗うつ薬，SSRI（selective serotonin reuptake inhibitors），さらにオピオイドが使用されることがある．精神症状はGBSそのものからや拘禁/ICU症候群として現れることがあり，疼痛対策と同様の薬物が用いられることがある．

e. ボツリヌス

生の蜂蜜の摂取や汚染土壌からの芽胞の吸入・摂取などで，摂取後12～36時間以内，汚染された外傷から10日以内に発症する．自律神経症状に引き続き，脳神経麻痺，下行性麻痺，時に呼吸困難が生じる．治療の基本は，未吸収毒の瀉下薬による除去，全身ケア，吸収された毒の抗毒素による中和である．ペニシリンもしばしば投与されるが，二重盲検試験はない．ボツリヌス免疫グロブリンも用いられている．

f. 周期性四肢麻痺

周期性四肢麻痺では，意識は清明であり，筋力低下は通常，下肢から上肢・体幹に進展するが，呼吸筋や顔面筋が侵されることはない．血清Kの測定が重要であるが，高K血症性の場合に正常値のことがある．低K性ではU波，高K性ではT波増高がみられるので，心電図モニターが有用である．治療は血清K値によって異なるが，予後良好な疾患であることと今後の生活指導が大切である．

参考文献

1) Posner JB, Saper CB, Schiff ND, et al.：Plum and Posner's Diagnosis of Stupor and Coma, 4th ed. Oxford University Press, 2007.
2) Godara H, Hirbe A, et al.：The Washington Manual of Medical Therapeuics. 34th ed. 2014.
3) 河村　満，中島雅士編：プロブレム・オリエンテッド　神経救急 Q&A．南江堂．2011.
4) 服部孝道，福武敏夫監訳：MGH 神経内科ハンドブック．メディカル・サイエンス・インターナショナル．2001．(Flaherty A：The Massachusetts General Hospital Handbook of Neurology, 5th ed. Lippincott Williams & Wilkins, Philadelphia, 2000)
5) 篠原幸人，小川　彰，鈴木則宏，他．脳卒中合同ガイドライン委員会（編）：脳卒中治療ガイドライン．協和企画．2009.
6) 日本神経学会監修，「てんかん治療ガイドライン」作成委員会編：てんかん重積状態．てんかん治療ガイドライン 2010．追補版 2012.
7) Epstein SK：Respiratory muscle weakness due to neuromuscular disease: Management. UpToDate www.uptodate.com last updated 1/14/2014
8) 日本神経学会監修，「ギラン・バレー症候群，フィッシャー症候群診療ガイドライン」作成委員会編：ギラン・バレー症候群，フィッシャー症候群診療ガイドライン 2013．南江堂．2013.
9) 水澤英洋，鈴木則宏，梶　龍兒，他（編）：今日の神経疾患治療指針．第 2 版．医学書院．2013.
10) 小林祥泰，水澤英洋（編）：神経疾患　最新の治療 2012-2014．南江堂．2012.
11) 福武敏夫，宮本亮介：破傷風の臨床．Brain Nerve 63：1101-1110, 2011.

〔福武敏夫〕

2 神経内科特殊治療

1 免疫療法
immunotherapy

A 治療の原理・機序

免疫機序の関与する神経疾患（免疫性神経疾患，表VI-2-1）に対する治療には，薬物療法，血液浄化療法，胸腺摘出術（重症筋無力症の項で解説）がある．

1 薬物療法
a. 免疫抑制薬

急性期にはステロイドが使用されることが多い．病初期の急性増悪期にはパルス療法（メチルプレドニゾロン点滴静注）が行われることが多い．プレドニゾロンの内服もよく行われる．その他に免疫抑制薬として，代謝拮抗薬（アザチオプリン，ミゾリビン），アルキル化薬（シクロホスファミド），活性化T細胞抑制薬（シクロスポリン，タクロリムス），葉酸代謝拮抗薬（メトトレキサート）などが用いられる．

b. 疾患修飾薬（免疫調整薬）

免疫調整薬としては，インターフェロン（IFN）が用いられる．IFN-αやIFN-β（IFNβ-1b，IFNβ-1a）が免疫性神経疾患の再発を抑制したり，進行を抑制したりすることが，多発性硬化症やHTLV-1関連脊髄症（HTLV-1-associated myelopathy；HAM）で証明されている．欧米では多発性硬化症にグラチラマー酢酸塩（ミエリン塩基性蛋白類似の，L-アラニン，グルタミン酸，リジン，チロシンからなる合成ペプチド混合物）が有効と報告されている．これらはいずれも注射薬であるが，最近開発された経口薬であるフィンゴリモドは，スフィンゴシン-1-リン酸（S1P）受容体の機能的アンタゴニストで，多発性硬化症の再発を抑制することが証明されている．本薬は，リンパ球が二次リンパ節から末梢血に移出する際に不可欠なS1P$_1$受容体を内在化させることにより自己反応性リンパ球をリンパ節内にとどめることが主な作用機序とされる．

c. モノクローナル抗体薬品

ナタリズマブは，活性化したリンパ球表面に発現する接着分子であるvery late activation antigen-4（VLA-4）のインテグリンα4鎖を標的としたヒト化モノクローナル抗体で，活性化リンパ球が中枢神経内へ移行するのを抑制する．多発性硬化症で再発率を低下させ障害度の進行を抑制し，脳MRI上の新規病巣の出現を顕著に抑制する．しかし，JCウイルス保有者では本薬を2年以上使用すると，少数例で有効な治療法のない進行性多巣性白質脳症（pro-

表VI-2-1 免疫療法の対象となる神経疾患

① 多発性硬化症
② 視神経脊髄炎
③ Guillain-Barré症候群
④ 慢性炎症性脱髄性多発根ニューロパチー（CIDP）
　（多巣性運動性ニューロパチーを含む）
⑤ 重症筋無力症
⑥ 多発筋炎・皮膚筋炎
⑦ HTLV-1-associated myelopathy（HAM）
⑧ 傍腫瘍性神経症候群
　a）亜急性小脳変性症
　b）辺縁系脳炎
　c）感覚性ニューロパチー
　d）Lambert-Eaton筋無力症候群
　e）opsoclonus-myoclonus症候群
⑨ 各種膠原病に合併する神経疾患

gressive multifocal leukoencephalopathy ; PML) を発症しうることが判明した．そのため，既存薬による疾患活動性の抑制が不十分な場合に使用される．

d. 免疫グロブリン大量静注療法

ヒト免疫グロブリン大量静注療法が，Guillain-Barré 症候群や慢性炎症性脱髄性多発根ニューロパチー (chronic inflammatory demyelinating polyneuropathy ; CIDP), 多巣性運動性ニューロパチー multifocal motor neuropathy ; MMN で有効である．神経系に結合している自己抗体の除去，免疫バランスの改善などが機序として考えられている．副作用として，発熱，頭痛，筋肉痛，発疹，まれに無菌性髄膜炎や腎不全，脳梗塞などが報告されている．

2 血液浄化療法

血液浄化療法には，単純血漿交換療法 (plasma exchange ; PE), 二重膜濾過血漿交換療法 (double filtration plasmapheresis ; DFPP), 免疫吸着療法 (immunoadsorption ; IA), 白血球除去療法 (leukocytapheresis ; LCP) がある．

単純血漿交換療法は，血液を血漿分離膜で血球成分と血漿に分け血漿のみを除去し，血漿の代わりにアルブミンを補充するものをいう．二重膜濾過血漿交換療法は，血漿分離膜で分離した血漿を孔径のさらに小さい二次膜を通すことでアルブミンなどの低分子成分を患者に戻すものをいう．アルブミンの補充を少なくし，免疫グロブリンなどをより選択的に除去しようとするものである．免疫吸着療法では，分離した血漿をさらに免疫吸着膜を通して自己抗体などをより選択的に除去しようとする方法である．吸着材には，生物学的親和力 (抗原抗体反応，補体結合反応など) と物理学的相互作用 (合成材料に活性基を結合させたもの) とがある．トリプトファンやフェニールアラニンを固定化したレジンの吸着カラムを用いて，免疫グロブリンを選択的に除去することが多い．これらの血液浄化療法は，血漿中の自己抗体や補体，サイトカインなどの免疫応答や炎症反応を惹起する物質を除去して炎症を抑え，免疫バランスを正常化することが主たる作用機序と考えられている．重症の Guillain-Barré 症候群では髄液浄化療法 (leukapheresis) も試みられている．

白血球除去療法には，遠心分離法と白血球吸着カラムを用いた吸着法がある．自己抗原に感作されたリンパ球が除去されることによると考えられている．その他に多形核白血球や単球などの除去効果も推定されている．

B 対象疾患

免疫療法の対象となる神経疾患としては表Ⅵ-2-1 に示すようなものがある．重症筋無力症ではアセチルコリン受容体が責任自己抗原として確立しているが，それ以外の疾患では出現する自己抗体が疾患の単なるマーカーであるのか，病因的意義を有するのか明らかでないものが大部分である．次に免疫療法の代表的な対象疾患とその免疫機序について述べる．

1 多発性硬化症 (multiple sclerosis ; MS)

MS は中枢神経髄鞘を標的とした臓器特異的な自己免疫疾患と考えられている．CD4 陽性ヘルパーT 細胞の中でも，主として IFNγ を産生する (IL-4 を産生しない) Th1 細胞および IL17 を産生する Th17 細胞が MS を惹起するとされる．髄鞘蛋白 (MBP, PLP, MOG) に対する細胞性免疫がみられ，これらの抗原に対して反応する T 細胞株が末梢血より樹立される．同様な T 細胞株は健常者からも得られるが，MS では T 細胞株が複数の抗原の複数のエピトープに反応する (epitope spreading) のが特徴である．

2 視神経脊髄炎 (neuromyelitisoptica ; NMO)

NMO は，視神経と脊髄を選択的に侵す脱髄性疾患で，再発性のタイプで，アストロサイトの足突起に存在するアクアポリン 4 に対する特異抗体が見いだされ，自己抗体介在性機序が考えられている．脱髄は二次的に生じるとされる．

3 Guillain-Barré症候群（GBS）

GBSでは抗GM1抗体をはじめとする抗ガングリオシド抗体がみられる．先行感染としてCampylobacter jejuniやHaemophilus influenza, Mycoplasma pneumoniae, Cytomegalovirus, Epstein-Barr virusなどがある．Campylobacter jejuniの菌体のガングリオシドは，ヒトのGM1様構造を有することが証明されており，抗GM1抗体は細菌抗原との交叉反応により誘導されると考えられている．Campylobacter jejuni感染後のGBSは軸索障害が高度である．これは，抗GM1抗体が軸索に結合して傷害する可能性が指摘されている．

4 慢性炎症性脱髄性多発根ニューロパチー・多巣性運動性ニューロパチー（CIDP・MMN）

CIDPは末梢神経抗原を標的とするT細胞や自己抗体が惹起する臓器特異的な自己免疫疾患と考えられている．標的抗原は未同定であるが，最近，CIDPの一部で軸索傍絞輪部に存在するneurofascin 155を標的とする自己抗体が見つかっている．MMNでは，IgMクラスの抗GM1抗体が約半数で見いだされる．運動神経のみが障害されるので，運動神経特異的な自己免疫機序が想定されている．

5 重症筋無力症（Myasthenia gravis；MG）

重症筋無力症は，胸腺でリンパ球がアセチルコリン受容体（ACh）に感作され，末梢血へ移行し抗アセチルコリン受容体抗体を産生し，抗体介在性機序により，神経筋接合部が破壊される．胸腺では筋上皮などに骨格筋同様にアセチルコリン受容体が発現している．MG胸腺では，正常胸腺では認められないgerminal centerが存在し，ここでアセチルコリン受容体への感作リンパ球が産生されると考えられている．抗アセチルコリン受容体抗体以外にも，抗muscle specific tyrosine kinase（MuSK）抗体，抗LDL receptor-related protein 4（Lrp4）抗

体がMGで発見されている．

6 多発筋炎・皮膚筋炎（PM・DM）

多発筋炎では筋線維間にCD8陽性T細胞が浸潤している像がみられることから，自己免疫機序によりCD8陽性T細胞が筋線維を障害すると推定されている．一方，皮膚筋炎は血管周囲性にのみリンパ球は浸潤し，抗体，補体，免疫複合体などの沈着が認められるのが特徴である．したがって，筋線維は血管炎により障害されると考えられている．事実，皮膚筋炎では筋線維束の辺縁がまとまって萎縮するperifascicular atrophyがみられ，血管炎による循環障害によると考えると説明しやすい．

7 HTLV-1関連脊髄症（HAM）

HAMは，HTLV-1キャリアのごく一部（約1,000人に1人）にしか発症がみられない．したがって，ウイルスの直接の神経系への感染による障害よりは，HLAなどの何らかの宿主要因に基づいた免疫機序による脊髄障害が考えられている．末梢血のHTLV-1のウイルス量が増加する（HTLV-1感染リンパ球が2％以上）とHAMを発症しやすくなる．脊髄ではHTLV-1は浸潤したCD4陽性T細胞に主として存在し，神経組織自体には明らかな感染は証明されていない．病巣には，HTLV-1感染CD4陽性T細胞を破壊すべく活性化CD8陽性T細胞（細胞傷害性T細胞）が浸潤し，各種のサイトカインを産生するため，これらのサイトカインによる神経組織のbystander的なメカニズムによる障害が考えられている．

8 傍腫瘍性神経症候群

傍腫瘍性神経症候群は腫瘍による直接の浸潤ではなく，腫瘍の遠隔作用により神経組織が障害されるものをいう．本症では，腫瘍抗原と交叉反応する中枢神経抗原を認識する抗体がみられるのが，特徴である．これらの抗神経抗体は疾患の有用なマーカーとなっているが，Lambert-Eaton筋無力症候群とHodgkinリンパ腫

に伴う亜急性小脳変性症を除き，抗神経抗体が直接神経組織を障害しうるかは確実には証明されていない．傍腫瘍性神経症候群は，卵巣癌，子宮癌などの婦人科領域の癌や，乳癌，肺小細胞癌などに伴ってみられることが多い．Lambert-Eaton 筋無力症候群（LEMS）では，神経終末に存在するL型 voltage-gated calcium channel に対する抗体（抗 VGCC 抗体）（肺小細胞癌）がみられる．亜急性小脳変性症では抗 Yo 抗体(卵巣癌，子宮癌，乳癌)や抗 CV2/CRMP5 抗体(肺小細胞癌)，opsoclonus-myoclonus 症候群では抗 Ri 抗体(卵巣癌，子宮癌，乳癌)，脳幹脳炎・辺縁系脳炎で抗 VGKC 抗体（胸腺腫，肺小細胞癌）や抗 Ma2/Ta 抗体（精巣腫瘍），感覚性ニューロパチー/辺縁系脳炎では抗 Hu 抗体（肺小細胞癌），stiff-person 症候群で抗 GAD 抗体(胸腺腫)や抗アンフィフィシン抗体（乳癌，卵巣癌，肺小細胞癌）がみられる．

C 治療の実際

各種薬物療法および血液浄化療法の具体的方法も含め，各疾患に対する治療の実際を述べる．

1 多発性硬化症

急性増悪期の短縮を目的としてメチルプレドニゾロンパルス療法（500〜1,000 mg/日 点滴静注を3〜5日間）が行われることが多い．後療法としてプレドニゾロン（40〜60 mg/日より漸減）が経口投与される．重症例では急性増悪期の短縮を目的として血液浄化療法が施行されることがある．

再発予防を目的として，インターフェロンベータ（IFN-β）が用いられる．IFNβ-1b(800万単位，隔日皮下注)を隔日皮下注射するか，またはIFNβ-1a（30μg）を週1回筋肉内注射する．これにより約30％再発率が減少し，障害度の進行やMRI上の病巣の増加が抑えられる．副作用として，インフルエンザ様症状，注射部位反応，うつ状態，白血球減少や肝機能障害に注意する．フィンゴリモドは，0.5 mg/日を内服する．

副作用として，除脈，リンパ球減少，黄斑浮腫，肝障害，帯状疱疹など感染症に注意する．これらの薬剤に無反応な例では，アザチオプリンやシクロフォスファミドなどの免疫抑制薬も再発予防を目的として使用されることがある．

2 視神経脊髄炎

急性増悪期には，メチルプレドニゾロンパルス療法（500〜1000 mg/日点滴静注を3〜5日間）または，血液浄化療法が施行される．再発予防には，少量のプレドニゾロン単独または，アザチオプリンなどの免疫抑制薬が併用される．

3 Guillain-Barré 症候群

GBSの治療では，血液浄化療法と大量免疫グロブリン静注療法が第一選択となっている．血液浄化療法と大量免疫グロブリン静注療法はともに同等の治療効果が認められている．いずれも罹病期間の短縮効果があり，人工呼吸器治療を要する重症例が減少する．単純血漿交換の回数は，軽症例では2回，重症例では4回が至適回数とされている．副腎皮質ステロイド薬は，二重盲検試験の結果で有効性が証明されなかったため，一般には使用されない．

4 慢性炎症性脱髄性多発根ニューロパチー・多巣性運動性ニューロパチー

大量免疫グロブリン静注療法，ステロイド，血液浄化療法が第一選択として行われる．血液浄化療法は，約80％の有効率が報告されているが，再発しやすく，単独では長期の寛解維持が困難なことが少なくない．大量免疫グロブリン静注療法を反復したり，副腎皮質ステロイド薬を長期間かけて漸減することで臨床的に良好な状態を維持することが可能である．増悪防止のため，シクロスポリンなどの免疫抑制薬が併用されることもある．CIDPは，若年者では治療に反応しやすいが，老齢者では治療反応性に乏しく，難治性となることもある．

5 重症筋無力症

　眼筋型や12歳未満の小児例，高齢者を除き，重症筋無力症の第一選択は，胸腺摘出術である．術前・術後にステロイドを併用することが多い．胸腺摘出後ステロイド併用の効果も含めて，2年後で約70〜80％の有効率である．以前は胸骨正中切開による胸腺摘出術が行われていたが，手術侵襲が少なく美容的にも優れている内視鏡下胸腺摘出術が普及してきている．ステロイドは，少量（プレドニゾロン10〜20 mg）から漸増し，隔日100 mgを約1ヵ月使用する．ステロイドの増量に合わせて抗コリンエステラーゼ薬を徐々に減量する．症状の改善がみられれば，以後ステロイドを漸減する．ステロイドの大量投与で治療を開始すると，神経筋接合部の伝達がむしろ阻害されるため初期増悪を呈することがあるので，注意が必要である．

　免疫療法開始まで，対症療法としては，まず抗コリンエステラーゼ薬（塩化アンベノニウム5〜45 mgを1日に1〜数回に分服，必要があればピリドスチグミン60〜180 mgの併用）で経過をみることが多い．しかし，抗コリンエステラーゼ薬は対症療法に過ぎず，神経筋接合部を障害する作用も指摘されているので，免疫療法の導入をなるべく早く考える．小児例や眼筋型，高齢者では，胸腺摘出を行わず，ステロイドのみで経過をみることが多い．眼筋型でも抗アセチルコリン受容体抗体価の高い症例では胸腺摘出が行われることもある．胸腺腫合併例では，浸潤のある場合，胸腺摘出後に放射線療法や化学療法が併用される．クリーゼの際には，血液浄化療法が急速な治療効果を期待して施行される．なお，抗MuSK抗体陽性重症筋無力症では，胸腺摘除術の効果はないとされ，ステロイドなどによる免疫療法が通常行われる．急性増悪期には，ステロイドパルス療法，血液浄化療法，大量免疫グロブリン静注療法が実施される．

6 多発筋炎／皮膚筋炎

　ステロイドを長期にわたって投与することが多い．通常プレドニゾロン60 mg/日から始めて症状の推移をみながら漸減する．急な減量により増悪し，再増量を余儀なくされることも少なくない．急性増悪期にはメチルプレドニゾロン1,000 mg/日を3日間のパルス療法や大量免疫グロブリン静注療法が施行されることもある．ステロイドに抵抗性の場合は，アザチオプリンなどの免疫抑制薬を併用する．悪性腫瘍を合併する頻度が，特に皮膚筋炎では高く，悪性腫瘍の検索が必要であり，悪性腫瘍がある場合は，その対策も重要となる．

7 HTLV-1関連脊髄症

　インターフェロンアルファ（IFN-α）600万単位/日を連日2週間筋注することで，症状の改善が軽度みられることが多い．副腎皮質ステロイド薬（経口プレドニゾロン60 mg/日で開始し，漸減）も用いられることがあるが，効果は不十分なことが多い．ビタミンC投与が，免疫抑制作用を介して軽度有効である．

8 傍腫瘍性神経症候群

　随伴腫瘍の検索とその治療が最も重要である．Lambert-Eaton筋無力症候群では，腫瘍の外科的摘出，化学療法，放射線療法などにより約40％で症状の改善がみられる．これは，腫瘍と神経細胞との共通抗原の除去によると考えられる．しかし，それ以外のものでは，腫瘍の治療によって神経症状が改善したとする報告は少ない．免疫療法としては，血液浄化療法，ステロイドの経口投与，またはメチルプレドニゾロンパルス療法，免疫抑制薬，大量免疫グロブリン静注療法などが試みられるが，Lambert-Eaton筋無力症候群を除き有効であることは少ない．

2 神経ブロック
nerve block

A 治療の原理・機序

　神経ブロックとは，自律神経を含む末梢神経

または神経節に局所麻酔薬を作用させ，局所性に神経機能を遮断する治療法である．長期間の神経遮断を目的とする場合には神経破壊薬（アルコール，フェノール）を用いる場合もある．また，原義は化学的神経遮断であるが，広義には圧迫・熱凝固・冷凍などによる神経遮断も含む．

対象部位は末梢神経終末，末梢神経幹，神経叢，神経節，神経根，硬膜外腔，くも膜下腔などである．また，遮断目標から，交感神経ブロックと体性神経ブロックとに大別され，後者は感覚神経ブロックと運動神経ブロックとに分けられる．

B 対象疾患

1 疼痛性疾患

三叉神経痛や癌性疼痛など，激しい疼痛をきたす疾患における疼痛伝導路の遮断が，神経ブロックの最も一般的な目的である．この他，筋膜性疼痛症候群（筋筋膜痛症候群）では，トリガーポイント注射として筋膜直下への鎮痛処置を行う．一般に，疼痛を放置すると中枢性・末梢性に悪循環を形成し疼痛感受性を増す現象（central and peripheral sensitization）があり，これが複合性局所疼痛症候群（complex regional pain syndrome；CRPS）や線維筋痛症などの疼痛増強・部位拡大に関連すると考えられる．この悪循環を停止させる目的で圧痛部位などへ鎮痛処置を行う場合がある．手術時の麻酔にも用いられる．

2 血流不全

皮膚の動脈は原則として交感神経の単独支配を受けている．交感神経遮断によって血管は拡張し，血流が増加する．したがって交感神経ブロックは Raynaud 現象などの末梢阻血に効果が期待できる．Bell 麻痺，突発性難聴，多汗症など種々の疾患に対して，交感神経ブロックのうち星状神経節ブロックが過去にしばしば行われた．

3 筋緊張亢進症

痙縮に対するフェノールブロックが現在も多く実施されている．またジストニー（ジストニア）において，ボツリヌス毒素製剤が適応外で使用できない場合に，MAB（muscle afferent block）療法が一時汎用された．MAB療法は筋肉内注射によるγ運動神経ブロックである．筋紡錘の感受性を低下させることで反射性筋収縮を抑制する治療法として開発された．

C 治療の実際

本項では，神経疾患に関連が深い手技に限定して概説する．また，神経ブロックに類似した治療法として，電気刺激などを用いた中枢・末梢の疼痛伝導路遮断についても簡単に紹介する．

1 三叉神経ブロック

原発性三叉神経痛で内服薬の効果が不十分な場合，該当する神経枝を局所麻酔薬で遮断する治療が試みられる．再発性で頻繁な処置が必要な場合には神経破壊薬を用いることもあるが，同時に感覚障害をきたし，また，この場合も平均1年で効果が失われる．2枝以上が同時に罹患している場合にはGasser神経節ブロックまたは神経血管減圧術を検討する．

2 星状神経節ブロック

星状神経節は下頸神経節と第1胸神経節とが癒合した扁平星状の形態をもつ交感神経節である（ときに第2胸神経節も含む）．第1～4胸髄に起始をもつ第1～4胸神経と交通し，頭頸部・上肢・胸部に交感神経を送る．局所麻酔薬を用いてこれを遮断すると，Horner症候群（縮瞳，瞼裂狭小，眼球陥凹），眼球結膜の血管拡張による充血，上肢の血管拡張などを生じる．手技に伴う合併症として，反回神経麻痺による嗄声のほか，総頸動脈または椎骨動脈穿刺，腕神経叢ブロック，頸部血腫などを生じることがある．

交感神経遮断による血管拡張作用を考える

と，Raynaud 現象や凍傷など上肢の血流障害に効果を認める可能性がある．かつては多様な病態に用いられたが，近年，神経内科領域での治療頻度は減少した．Bell 麻痺については，日本神経治療学会のガイドラインで，現時点で適応はないとされている．また線維筋痛症についても，日本線維筋痛症学会の診療ガイドラインでは，「交感神経ブロック・星状神経節ブロック」は有効性を示す根拠がなく，治療として勧められないと記載された．

3 硬膜外ブロック

硬膜外腔へ局所麻酔薬を注射する．高濃度では運動・感覚・自律神経のすべてが麻酔されるが，低濃度では比較的細い神経（感覚および自律神経）のみが遮断されて太い神経（感覚および運動神経）の機能は残る．リドカインの場合，0.5％では細い神経のみ，1％では一部の運動神経を含めて遮断され，2％では全神経麻痺になるとされる．硬膜外ブロックでは低濃度の薬物を用いる．

外来において鎮痛目的で行う場合には，1 回毎に硬膜外穿刺を行って局所麻酔薬を注入するが，手術後など長期間の鎮痛を目的とする場合にはカテーテルを留置して持続注入とする．

4 くも膜下ブロック

本来は，特定の髄節に高度の体性痛を認める場合に，神経破壊薬を用いてくも膜下で疼痛遮断を行う手技である．運動麻痺が避けられないため，主に肋間神経支配域，肛門・会陰部の癌性疼痛に対して行われるが，後者の場合，膀胱直腸障害が不可避である．このほか，侵害受容線維のみを切断する手術として脊髄後根進入部遮断術がある．特定の髄節に由来する疼痛を遮断できる．

なお近年，くも膜下腔に留置したカテーテルからバクロフェンを脳脊髄液中へ持続注入する治療法（バクロフェン髄腔内投与療法 intrathecal baclofen therapy；ITB）が痙縮やジストニーなどの筋緊張亢進症に用いられるようになった．バクロフェンは血液脳関門を通過しにくいため，経口投与では標的部位の濃度が上がりにくい．ITB はこれを克服した治療法であり，眠気などの中枢性副作用をほとんど起こさずに脊髄前角細胞の興奮閾値を上昇させ，筋弛緩を起こすことができる．局所性の神経ブロックではないが，カテーテルの先端を脊柱管のどの高さに置くかによって作用範囲を調節できる．また難治性疼痛の治療に，ITB と同じ手技を用いてさまざまな薬物を髄腔内へ投与できる．とりわけ髄腔内モルヒネ投与が有用であるが，わが国では未承認である．

5 トリガーポイント注射

トリガーポイント（trigger point）とは，圧痛点のうち「圧迫や針の刺入，加熱または冷却などによって異なる体部位に関連痛を引き起こす部位」であると考えるのが一般的な認識にもっとも近い．圧痛を生じるが関連痛（referred trigger-point pain）が存在しない場合にはテンダーポイント（tender point）として区別する意見があり，臨床の現場では有用である．しかし，圧痛点をすべてトリガーポイントとする誤用が散見され，また，成書には数種類の異なった定義をもつトリガーポイントが記載されている．このうち前述の定義に合致するのは "active myofascial trigger point" である．体表面から触診できる筋における診断には，筋内に索状硬結（taut band）を認め，その一部に結節（nodule；ここがトリガーポイント）を触知でき，同部に圧痛があること，この圧痛が日常の自覚症状と同様の性質をもつこと，疼痛のために可動域制限があること，が必須項目であるとされている．結節は終板領域（endplate zone）の一部であり，筋節（sarcomere）の過剰収縮によって生じた収縮結節（contraction knot）である．同部位を刺激すると同部の筋収縮（twitch）を生じる．また多くの場合，圧迫時に患者は痛みのために身を引いたり声を出したり身体をふるわせたりする（jump sign）．

トリガーポイントは筋膜性疼痛症候群の診断

に必須の所見である．また本疾患では特定の圧痛部位以外は正常であり，線維筋痛症で広範囲に疼痛を自覚することと対照的である．また，テンダーポイントを前述のように定義した場合，筋膜性疼痛症候群ではその存否を問わないが，通常，線維筋痛症における圧痛点はテンダーポイントである．線維筋痛症診療ガイドラインでは，下行性疼痛抑制系の賦活などにより鎮痛効果をもつとされるノイロトロピン®を静注または点滴静注，あるいは，局所麻酔薬と混合して局所注射する方法（トリガーポイント注射と記載されている）が，経験的に有効であるとされている．なお鍼治療はトリガーポイント注射と異なる意義をもつ手技であると考えられ，線維筋痛症では科学的根拠に基づく限り勧められないが，個々の患者では有効なこともあるとされた．

鎮痛を主目的としてトリガーポイントへ注射を行う手技には，単に針を刺す方法（dry needling），局所麻酔薬を注射する方法，ボツリヌス毒素を注射する方法などがある．結節部へ正確に針を刺した場合，局所麻酔薬を使用しなくても鎮痛効果に差はないとされるが，注射後の痛みは局所麻酔薬を使用する方が少ない．局所麻酔薬ではプロカインまたはリドカインが汎用される．いずれも軽度ながら筋毒性をもつため，反復する場合には間隔を開けるなどの配慮を要する．

6 フェノール注射

神経破壊薬であるフェノール（石炭酸）で末梢神経機能を遮断する治療法である．ブロックの対象は神経幹の場合と筋内運動神経の場合とがあり，後者はしばしばモーターポイントブロックと呼称されるが，正しくは筋内神経ブロック（intramuscular neurolysis）である．神経幹と比較して，筋内神経のブロックでは感覚神経の損傷を最小限にできるが，浸潤による影響を完全には回避できない．

痙縮の治療に多く用いられ，ボツリヌス毒素療法と比較して大きな筋に適用しやすく，また，作用持続が長い（3～9ヵ月）利点がある．安価である点も特長とされるが，注射用フェノールは販売されておらず，自施設で粉末を5％水溶液に調製する必要があり，手技も熟練を要し時間がかかるため，採算性を度外視して実施する必要がある．

注射直後には局所の炎症性疼痛・腫脹をきたすが，多くは一過性である．初期の効果は局所麻酔薬と同様であり，約20分持続する．その後は蛋白変性作用による神経破壊が約24時間で完成し，長期効果をもたらす．フェノールには血管親和性があり，神経栄養血管が障害されると神経再生を妨げて作用持続を助けるが，その他の動脈を障害すると末梢循環を阻害する恐れがある．周辺の筋線維に変性を生じると筋の瘢痕形成や拘縮を生じる．また，感覚神経に浸潤すると感覚障害をきたす．

7 MAB療法

局所麻酔薬と純エタノールとを筋肉内注射し，筋弛緩を図る治療法である．原法では0.5％リドカインと無水エタノールとを用量比10：1で準備し，三方活栓を介して注射針に連結する．まずリドカインを全量の70％だけ筋肉内注射してから続けてエタノールを注射し，最後にリドカイン残量を注射する．筋あたりの最大量はリドカイン25 mLおよびエタノール2.5 mL（1回あたりリドカイン50 mLおよびエタノール5 mL）である．リドカインのみでは作用時間が短いため，神経破壊薬であるエタノールを添加している．週2回程度で10回程度反復し，効果を確認する．最初は短時間の効果に留まるが，有効例では作用時間が次第に延長する．書痙，攣縮性斜頸，下顎ジストニー，痙縮などで効果が報告されている．

主な作用部位は筋紡錘と推定された．γ運動神経に作用し，筋紡錘の感受性が低下することで反射性筋収縮が抑制されたと考えられる．実際，治療直後の運動神経活動電位は振幅変化を認めず，α運動神経の機能に変化がないこと，筋紡錘機能を反映するT波が減弱することが

確認されている．しかし，反復治療による針筋電図所見の変化を調べると，治療中は筋原性変化が主体であり，治療終了後は徐々に神経原性変化が優位となる．したがって，筋組織の破壊やα運動線維への作用も次第に生じると考えられる．また，筋紡錘のIa感覚神経への作用も推定される．

治療を反復すると筋の索状硬結をきたし，後遺する．組織破壊を生じている証左と考えられるが，機能障害を認めた例は報告されていない．かつてボツリヌス毒素療法の代用として多く用いられた．現在ではボツリヌス毒素製剤の適応症に含まれない上肢ジストニーなどで用いられることがある．

8 電気刺激などを用いた疼痛伝導路遮断

末梢神経刺激療法としては，簡便で侵襲が少ない電気鍼や経皮的神経電気刺激（transcutaneous electrical nerve stimulation；TENS）のほか，皮下に電極を埋め込み通電するperipheral nerve field stimulation（PNFS）がある．PNFSは脊髄刺激療法の対象になりにくい顔面・体幹などで有用である．

脊髄刺激療法（後索刺激療法）は，脊髄後索側の硬膜外腔に電極を留置し，通電により鎮痛を図る治療法として，今日では効果が確立されている．

運動野刺激療法は一次運動野の脳表で硬膜外または硬膜下に電極を留置する治療法で，視床痛への有効性が報告されている．なお，この治療の試験刺激の際，侵襲を少なくするために経頭蓋磁気刺激（transcranial magnetic stimulation；TMS）が用いられた経験から，その後はTMSのみで疼痛を緩和する研究も行われている．

鎮痛を目的とした脳深部刺激療法（deep brain stimulation；DBS）は，脊髄刺激療法の効果が確立されて実施頻度が減少したが，かつては神経障害性疼痛の遮断を目的として，視床腹尾側（Vc）核または中脳水道周囲灰白質／第三脳室周囲の刺激が行われた．このほか，定位脳手術による鎮痛処置として，帯状回破壊術（Brodmann24野の熱凝固）も報告されている．

3 毒素・抗毒素治療法
toxin or antitoxin therapy

A ボツリヌス毒素療法
botulinum toxin therapy

a．治療の原理・機序

ボツリヌス毒素は神経筋接合部で運動神経終末の受容体に結合して取り込まれ，アセチルコリン放出を阻害することで神経筋伝達を遮断し，骨格筋の麻痺をきたす．毒素の抗原性によりA型からH型（ただし，H型はA型とF型とのハイブリッド毒素であることが明らかにされた）までが知られているが，現在，わが国で臨床応用されているのはA型・B型の2種類である．

運動麻痺を主な作用機序とするため，骨格筋の緊張亢進をきたす病態が通常の治療対象である．このほか，毒素は感覚神経終末にも取り込まれてP物質（サブスタンスP；substance P）やCGRP（calcitonin gene-related peptide）など炎症に関わる神経伝達物質の放出を阻害し，末梢における神経原性炎症（neurogenic inflammation）を抑制するとともに，直接あるいは間接的に炎症に対する中枢の感受性をも抑制して鎮痛作用をきたす．この他，活性を維持したまま軸索輸送によって中枢に至り，後根神経節で侵害受容器TRPV1の発現を抑制するほか，中枢で隣の神経細胞へ移動する（toxin jump）ことも知られている．対側における筋緊張抑制や鎮痛作用の少なくとも一部はこれらの中枢作用を介すると推定されている．

ボツリヌス毒素は，シナプス小胞の細胞膜接着・伝達物質放出を担うSNARE（soluble N-ethylmaleimide-sensitive factor attachment protein receptor）蛋白複合体を構成する蛋白に，酵素として作用する．基質はA型毒素ではSNAP25（synaptosomal-associated protein 25），B型毒素ではVAMP（vesicle-associated membrane protein, シナプトブレビン）である．毒素が作用した神経は一時的に側枝を出して新たな神経終末をつくり失った機能を補うが，毒素の効果が減弱すると元の神経終末の機能が回復し，側枝は退縮する．すなわち，形態的に不可逆の変化は大略生じないため，反復投与しても効果に本質的な変化はないと考えられる．

b．対象疾患

局所性に筋緊張亢進をきたす病態はすべて治療対象となりうる．しかし，わが国では使用上の制約が厳しく，A型ボツリヌス毒素製剤ボトックス®においては次の疾患のみが適応症である．

- 眼瞼攣縮（保険上の病名は眼瞼痙攣）
- 片側顔面攣縮（保険上の病名は片側顔面痙攣）
- 攣縮性斜頸（保険上の病名は痙性斜頸）
- 2歳以上の小児脳性麻痺患者における下肢痙縮に伴う尖足
- 上肢痙縮・下肢痙縮
- 重度の原発性腋窩多汗症
- 斜視

また，B型ボツリヌス毒素製剤ナーブロック®では攣縮性斜頸（保険上の病名は痙性斜頸）のみが適応症である．いずれの製剤も適応外使用は認められていない．

このほか，ボトックスビスタ®が
- 65歳未満の成人における眉間の表情皺

に対して承認されているが，健康保険は適用されない．

c．治療の実際

治療にあたっては製剤および適応症毎に製薬会社主催のセミナーを受講し，資格を得る必要がある．

治療は筋肉内注射（原発性腋窩多汗症のみ皮内注射）による．多汗症以外では，過剰収縮を呈する筋を特定し，適量を注射する．効果は通常，数日後から出現し，数ヵ月間持続する．有害事象は大半が過度の局所麻痺に関連する症状であり，ほとんどは軽度かつ一過性である．治療効果が減弱したら反復治療を行う．対症療法であり，一般に症状の完全消失を目指すよりは，日常生活に支障がない程度にまで改善させることを目標とする．

1．眼瞼攣縮

眼輪筋のほか，過剰収縮を認める近傍の筋へ，2ヵ月以上の間隔で，計45単位を上限として注射できる．効果が持続している間は追加注射を行わない．副作用として閉瞼不全（兎眼），眼瞼下垂などがあり，兎眼による眼球乾燥の結果，結膜炎・角膜炎をきたす例がある．公表されている有効率は81.48％である．

2．片側顔面攣縮

同期性収縮を認める顔面筋へ，初回は計10単位，4週間後に初回と合わせて30単位，その後は2ヵ月以上の間隔で，30単位を上限として注射できる．効果が持続している間は追加注射を行わない．副作用として閉瞼不全（兎眼），顔面非対称，口角麻痺などがあり，兎眼による眼球乾燥の結果，結膜炎・角膜炎をきたす例がある．片側顔面攣縮は顔面神経障害であるため，稼働している運動神経数は眼瞼攣縮よりも少なく，副作用が出やすいと考えられるので，眼瞼攣縮の場合よりも少量から治療を開始する．とりわけ，Bell麻痺や顔面神経外傷の後遺症として生じた顔面連合運動に伴う攣縮（広義の片側顔面攣縮）では最小量から治療を開始する．公表されている有効率は92.60％である．

3．攣縮性斜頸

頭位偏倚の原因筋へ，ボトックス®の場合には初回は計30〜60単位，4週間後に初回と合わせて240単位，その後は2ヵ月以上の間隔で，240単位を上限として注射できる．ナーブロック®の場合には，初回は計2,500〜5,000単位，その後は2ヵ月以上の間隔で，10,000単位を上限として注射できる．初回の治療で十分な効果が得られることは少なく，通常は反復治療を要する．完全寛解を目指すのではなく，ある程度改善したらできるだけ治療間隔を開けて維持療法に移行するのが，抗毒素抗体誘導を避けるためにも現実的である．副作用として嚥下障害，頭部支持困難などがある．ボトックス®において公表されている有効率は51.65％であるが，

欧米では70〜80％程度の有効率が得られており，この差の一部は技術的な問題によると想像される．

4．脳性麻痺による尖足

わが国では臨床試験が行われず，公知申請により適応症として追加された．初回は腓腹筋，2回目以降は必要に応じてヒラメ筋なども対象とし，最大4単位／体重kgまたは200単位の，少ない方を上限として筋肉内注射を行う．治療間隔は3ヵ月以上とする．なお，膝関節が屈曲位である場合，みかけ上の尖足位を呈することがあり，これは治療対象とならない．このほか，歩行姿勢が異常であってもそれなりに適応している小児では，治療により転倒傾向の増悪をきたす場合がある．

5．上肢痙縮および下肢痙縮

原因疾患を問わないが，筋萎縮性側索硬化症では広範囲に麻痺をきたす恐れがあることから，わが国では禁忌とされている．1回の用量は，上肢で240単位，下肢で300単位を上限とし，治療間隔は3ヵ月以上とする．上下肢を同時に治療する（複数の適応症を同時に治療する）場合は最大用量を360単位とする．体表面の指標のみに基づいて注射を行った場合には正確さを欠くことが繰り返し報告されているので，可能な限り筋電図，電気刺激，超音波などを用いて筋を同定することが推奨される．とりわけ，近傍に主要な動脈や神経がありこれを回避したい場合には，超音波検査で治療部位を可視化することが有用である．対象筋が線維化していると治療効果が不十分であり，これも超音波検査で評価できる．

6．原発性腋窩多汗症

片側腋窩あたり50単位（10〜15ヵ所程度に分注），両側計100単位が標準用量である．治療間隔は4ヵ月以上とする．皮内注射してエクリン汗腺を支配する交感神経活動を遮断する．わが国の臨床試験では，初回投与4週後に発汗重量が50％以上減少した患者の割合は96.2％（二重盲検期）であった．効果の持続期間は4〜9ヵ月程度と比較的長い．副作用はまれであり，他部位の代償性発汗は通常生じない．

7．眉間の表情皺

保険診療ではなく，自由診療での使用を承認されている．皺眉筋・鼻根筋に2〜4単位ずつ計5ヵ所（計10〜20単位）筋肉内注射する．わが国の臨床試験における有効率（最大緊張時の皺の改善率）は10単位群86.4％，20単位群88.6％と有意差を認めないが，長期投与試験では高用量群（計20単位）の方が良好な成績であったと報告されている．しかし眼瞼攣縮での治療経験などから，軽症例では少量でもある程度の効果が得られると考える．治療間隔は3ヵ月以上とする．

8．斜　視

2015年6月に適応症として追加された．治療を行うには眼科専門医であることが必須なので本項では省略する．

B 抗毒素治療法
antitoxin therapy

a．治療の原理・機序

抗毒素とは毒素に対する中和抗体である．投与により体内の毒素を無毒化して中毒症候を予防・治療する．すでに毒素が作用した組織の障害を軽減する作用はないので，できるだけ早く投与することが重要である．

b．対象疾患

神経疾患としては，ボツリヌス症（botulism），破傷風，ジフテリアなどがある．

1．ボツリヌス症

ボツリヌス症はボツリヌス毒素による，急性・非熱性・対称性・下降性・弛緩性の麻痺を特徴とする疾患である．ボツリヌス毒素を産生する菌をボツリヌス菌（Clostridium botulinum）と総称するが，ボツリヌス菌の性質は産生する毒素型や菌株によってまちまちであり，また，毒素遺伝子はバラチ菌 Clostridium baratii（F型毒素），ブチリカム菌 Clostridium butyricum（E型毒素）など他菌種にも存在すること，さらに他菌種に移植可能な場合もあることから，近年ではボツリヌス菌の定義が曖昧になってい

る．通常の食餌性ボツリヌス症（ボツリヌス中毒）のほか，乳児ボツリヌス症，創傷ボツリヌス症，医原性ボツリヌス症，生物兵器によるボツリヌス症に分類される．

2．破傷風

ボツリヌス菌と同じくクロストリジウム属の破傷風菌（*Clostridium tetani*）が産生する破傷風毒素（tetanospasmin）を主因とする疾患であり，ボツリヌス症とは逆に激しい筋攣縮を特徴とする．全身性，局所性の病型のほか，外傷後に発症し咬痙と脳神経麻痺とを呈する頭部破傷風（cranial tetanus；2/3 は全身化する）がある．

3．ジフテリア

ジフテリア菌（*Corynebacterium diphtheriae*）による，上気道炎を主症状とする疾患である．末梢神経・心筋に親和性があり，軟口蓋麻痺，多発ニューロパチー，心筋炎などを起こす．わが国では 1999 年の発症以後報告がない．

c．治療の実際

1．ボツリヌス症

食餌性ボツリヌス症では，臨床症候から診断したら直ちに乾燥ボツリヌスウマ抗毒素（A, B, E, F 型に対応）を用いる．すでに生じた麻痺を回復させる効果はないが，発症後であっても症状の進行を抑制する可能性がある．一方，乳児ボツリヌス症は致死率が低いため，血清病などの副作用を避けるために通常は使用を避ける．実際，ウマで作成した抗毒素は異種蛋白であり，約 1% に即時性（アナフィラキシーなど），約 10～15% に遅延性の血清病がみられるとされる．

米国では A～G 型のすべてを対象とする 7 価抗毒素（ウマ由来）が 2013 年から販売されている．また，米国では乳児ボツリヌス症に抗ボツリヌスヒト免疫グロブリン製剤（BabyBIG®）が用いられる．

2．破傷風

乾燥破傷風ウマ抗毒素のほか，現在では抗破傷風人免疫グロブリン製剤が使用でき，予防・治療のいずれにも用いられる．これはヒト由来であるためウマ抗毒素と比較して副作用は少ない．

3．ジフテリア

乾燥ジフテリアウマ抗毒素を使用する．重症度や病型により用量を調節する．他のウマ抗毒素と同じく，異種蛋白であるため血清病の発生に注意を要する．

4 東洋医学的治療
Kampo medicine

昭和 51（1976）年に漢方エキス製剤が保険薬価に収載され，その後の追加品目とあわせて現在 147 種類が保険診療の枠内で利用可能である．漢方エキス製剤とは天然の草根木皮（生薬）を規定の割合で混合し，水煎剤を作製し，これを濃縮した後にタンク中に噴霧し，別のノズルから噴射された乳糖粉末と混合して得られた製剤である．

漢方処方は漢方医学特有の病態認識（陰陽虚実，気血水論など）に基づいて用いることが有効性と安全性の面から推奨されるが，その詳細は成書〔『症例から学ぶ和漢診療学』改訂 3 版（医学書院）〕を参照していただきたい．ここでは日常の臨床で使用頻度が高く，漢方エキス製剤が有用な病態（症候）をとり上げて，その使用上の要点を列記することにする．なお，症例集積研究などのエビデンスについては『EBM 漢方』改訂 2 版（寺澤捷年編・医歯薬出版）を参照していただくこととし，逐一参考文献としては掲げなかった．

漢方エキス製剤に共通する副作用と注意事項は次のとおりである．①甘草を配合したエキス製剤では偽アルドステロン症（血清カリウム値の低下，浮腫，血圧上昇）に注意する．一般的に服薬開始後 3～5 週間で起こるので，投与前に血圧，体重測定，浮腫の有無，血清カリウム値測定を行うこと．また，3～5 週間後に血清カリウム値の測定を行うとよい．著しい血清カリウム値の低下はミオパチーを起こすことがある．偽アルドステロン症が発症した場合には，服薬を中止し，甘草を配合しない他のエキス製剤に変更することが必要である．

②薬剤性肝障害をまれに起こすことがある．投与に先立ち肝機能検査を行うべきである．

③漢方エキス製剤はその約半量が賦形剤の乳糖であることから，乳糖不耐症による腹部不快感，下痢をきたすことがある．あらかじめ問診により牛乳などの摂取により不具合が生じないかを問うとよい．乳糖不耐症が疑われる場合には乳糖分解酵素剤を併用する．

A 有痛性筋痙攣
muscle cramp

1 芍薬甘草湯

各種の抗痙攣薬に先だって用いることが推奨される薬剤である．有痛性筋けいれんが予想される場合には予防的に服用してよい．ただし2週間以上の連用は偽アルドステロン症を起こすことがあるので注意が必要である．この危険を回避するために次のエキス剤 2 3 を基礎治療薬として用いるとよい．

2 桂枝加朮附湯

いわゆる冷え症の人，あるいは冷えと浮腫傾向を伴う有痛性筋痙攣の基礎治療薬である．痙攣発症時には芍薬甘草湯を頓服で用いるとよい．

3 疎経活血湯

冷え症ではない人にはこの薬剤が基礎治療薬として推奨される．痙攣発症時には芍薬甘草湯を頓服で用いるとよい．

B 頭痛
headache

1 桂枝人参湯

冷えのぼせ，下痢，軟便傾向のある片頭痛に推奨される．緊張性頭痛にも良いことがある．Ca拮抗薬との併用も問題ないが，まずは桂枝人参湯を単独で数週間投与するとよい．単独投与で長年続いていた頭痛が改善する症例にしばしば遭遇する．

2 五苓散

気圧の変化（低気圧）により誘発される片頭痛に推奨される．朝のこわばりなどの浮腫傾向と口渇，尿量減少がみられることが多い．

3 半夏白朮天麻湯

胃腸虚弱で頭冒感（頭に物を被せられた感じ）抑うつ傾向のある頭痛に推奨される．

4 呉茱萸湯

胃腸虚弱で冷え症，特に心窩部の冷えを伴う場合に推奨される．片頭痛，緊張性頭痛の両者に有効である．消炎鎮痛剤の常用者で上部消化管症状を訴える場合の第一選択薬である．

5 葛根湯

抑うつ傾向，肩こり，首筋のこりを伴う張性頭痛に用いる．

6 釣藤散

頭痛のために目覚める，あるいは起床時に頭痛を自覚し，気分がすぐれないものに推奨される．

7 柴胡桂枝湯

ストレスの関与があり，イライラ感，易怒性，肩こり，眼の疲れを伴う緊張性頭痛に用いるとよい．

C 三叉神経痛・非定型顔面痛
trigeminal neuralgia・atypical facial heuralgia

1 五苓散

気圧の変化（低気圧）により誘発される三叉神経痛あるいは非定型顔面痛に推奨される．朝のこわばりなどの浮腫傾向と口渇，尿量減少がみられることが多い．カルバマゼピンとの併用が有効であったとの症例集積研究がある．また，カルバマゼピン等がその副作用のために服薬できない症例では漢方エキス製剤を選択するとよい．

2 柴苓湯

ストレスの関与，あるいは心因性の要素が絡む症例が適応となる．イライラ感，易怒性，肩こり，眼の疲れを伴うことが多い．

3 当帰四逆加呉茱萸生姜湯

四肢の冷え，冬期の凍瘡罹患傾向がある非定型顔面痛によい．眼科的に異常のない眼部の痛みの第一選択薬である．寒冷刺激により増悪する三叉神経痛にも試みてよい．

D 認知症 dementia

1 釣藤散

脳血管型認知症の周辺症状（一部の中核症状）を改善することを筆者らは二重盲検臨床比較試験で明らかにした．

2 抑肝散

Alzheimer型認知症の周辺症状（攻撃性，徘徊，幻覚，妄想）の改善に推奨される薬剤である．複数の症例集積研究はAlzheimer型におけるものであるが，脳血管型認知症においても周辺症状について同様の効果が期待できる．

E Parkinson病・症候群 Parkinson disease・Parkinson syndrome

1 六君子湯

L-DOPA（L-3,4-dihydroxyphenylalanine）製剤の効果が不安定となっている（wearing-offまたはon-off現象）症例に試みるとよい第一選択薬である．六君子湯は胃の排泄能を改善する薬剤で専ら上腹部症状に用いられる薬剤であるが，血中ドーパミン濃度を安定化させる作用がある．

2 黄連解毒湯

抗Parkinson剤投与で改善が頭打ちとなり，幻覚などが生じた症例において黄連解毒湯の併用が有用であったとの報告がある．本剤の適応となるものは原則として冷えや耐寒能の低下は伴わないことを前提とする．

3 川芎茶調散

抗Parkinson薬投与で改善が頭打ちとなっていた症例に本剤を併用して有用であったとの症例集積研究がある．

F めまい・めまい感 dizziness

Ménière病，Ménière症候群の急性発作には炭酸水素ナトリウムの点滴静注などで対処するが，発作間歇期のコントロールに漢方製剤は有用である．また，非回転性のめまい感，起立性のめまい感，歩行時のふらつき，動揺感などには漢方製剤を用いてよいことがある．

1 半夏白朮天麻湯

胃腸虚弱で頭冒感（頭に物を被せられた感じ）抑うつ傾向のあるめまい感に用いる．

2 真武湯

冷え症，耐寒能の低下，蒼白な顔貌，低気圧による症状の悪化，全身倦怠感などを伴うめまい感が適応となる．めまい感ではなく歩行時に右または左に偏倚してしまうという事象がみられることがあるが，この症状は質問することによって初めて明らかになることが多い．Ménière症候群の発作間歇期の治療薬剤として推奨される．

3 柴苓湯

冷え症でないものはこの薬剤が適応となる．肩こり，不安，抑うつ傾向を伴うことが多い．

4 苓桂朮甘湯

起立性低血圧に伴うめまい感の第一選択薬である．1の半夏白朮天麻湯と同時服用により効果が増強する．また，さまざまな神経内科疾患に合併する自律神経障害で起立性低血圧を示すものにも昇圧剤・ミドドリン塩酸塩（メトリジ

5 牛車腎気丸

高齢者で冷え症の傾向があり，尿量減少，排尿困難などを伴うめまい感に用いるとよい．

G てんかん
epilepsy

症例集積研究では，柴胡桂枝湯およびこの処方に芍薬を増量する工夫をした組み合わせが難治性のてんかんにおいて，抗てんかん薬に漢方製剤を add-on する形で試みられ有用性が報告されている．注意すべき点は漢方製剤の二剤を組み合わせた場合に甘草の量が多くなり，偽アルドステロン症の発症の可能性が高まること，および柴胡桂枝湯は肝臓における薬物代謝速度を速めることから，抗てんかん薬の血中濃度を低下させる可能性があることである．なお，併用が有利と考えられることは，柴胡桂枝湯は肝臓の庇護作用を持ち，慢性肝炎などに臨床応用されている薬剤であることから，抗てんかん薬による肝障害にはこれを改善する方向で作用する．また特記すべきことは，多数の症例集積研究において，無効例はあっても，有害事象は認められていないことである．

1 柴胡桂枝湯

抗てんかん薬に add-on する第一選択薬である．

2 小柴胡湯＋桂枝加芍薬湯

この組み合わせによって，柴胡桂枝湯に芍薬を増量したものとなる．症例集積研究では最も有用性が高い．

3 小柴胡湯＋桂枝加芍薬大黄湯

前述 2 に瀉下作用のある大黄が加わったものである．便秘傾向のあるものによい．

4 小柴胡湯＋小建中湯

胃腸虚弱あるいは虚弱体質のてんかん患者が適応となる．

H 吃逆
hiccup

メトクロプラミド（プリンペラン®），ジアゼパムなどの投与が無効な症例には漢方製剤を試みることが推奨される．しかし，一つの特効薬があるわけではないので，次の製剤を逐次試みることが必要である．効果は数分～1時間で現れる．有効な場合には，その製剤を数日間投与し，再発を予防するとよい．

1 芍薬甘草湯

エキス製剤をカップに入れ，温湯を注ぎ，微温湯にして服用させること．

2 半夏瀉心湯

心窩部の不快感を認め，冷え症ではないもの．

3 呉茱萸湯

心窩部に冷感を認め，低体温傾向のあるものによい．開腹外科手術において長時間を要した手術の後に吃逆を生じたものには第一選択薬となる．

4 四逆散＋香蘇散

神経過敏で，イライラ感を伴う吃逆に用いてよい．

I 冷えによる四肢のしびれ・痛み
Painful extemity with coldness

1 当帰四逆加呉茱萸生姜湯

四肢の冷え，冬期の凍瘡罹患傾向がある四肢のシビレ・痛みに用いる．冷えと疼痛が激しい場合には 6 の修治ブシ末・加工ブシ末を加えるとよい．

2 桂枝加朮附湯

いわゆる冷え症の人，あるいは冷えと浮腫傾向を伴う痛み・しびれに用いる．有痛性筋痙攣を伴うことが多い．冷えと疼痛が激しい場合には 6 の修治ブシ末・加工ブシ末を加えるとよい．

3 五積散
こしゃくさん

寒冷刺激に過敏で，腰痛，浮腫傾向のあるものに推奨される．

4 真武湯

冷え症で，低体温傾向，低気圧による増悪を示す痛み・シビレに用いる．冷えと疼痛が激しい場合には6の修治ブシ末・加工ブシ末を加えるとよい．

5 牛車腎気丸
ごしゃじんきがん

冷え症で，浮腫傾向があり，頻回の夜間尿，多発性神経炎に類する痛み・しびれに推奨される．冷えと疼痛が激しい場合には6の修治ブシ末・加工ブシ末を加えるとよい．

6 修治ブシ末・加工ブシ末

身体を温め，鎮痛効果の期待される薬剤である．過量に投与すると動悸をきたすことがあるので，初回は1.0 g分3から開始し，1〜2週間毎に0.5 gを増量し，3.0〜4.0 gまで増量する．単独で用いることはまれで上記の漢方製剤に加えて用いる．

J 帯状疱疹後神経痛
postherpetic neuralgia（PHN）

通常の神経ブロック，消炎鎮痛剤，抗うつ薬などにadd-onする形で試みられ有用性が報告されている．

1 桂枝加朮附

いわゆる冷え症の人，あるいは冷えと浮腫傾向を伴うものに用いる．冷えと疼痛が激しい場合には6の修治ブシ末・加工ブシ末を加えるとよい．初回は1.0 g分3から開始し，1〜2週間毎に0.5 gを増量し，3.0〜5.0 gまで増量する．

2 柴苓湯

冷え症ではないものに推奨される．この場合には修治ブシ末・加工ブシ末を加えてはならない．

K 和漢診療科への紹介
Consultation to the specialist

漢方エキス製剤は保険適応となっているものは147種類であることを冒頭に記したが，漢方処方を構成する個々の生薬（草根木皮）約200種類も保険薬価に収載されており，和漢診療科の専門医は約300種類の漢方方剤を日常臨床で活用している．したがって，ここに記した以外の神経内科領域の疾患や病態に対応することが可能である．日本東洋医学会は専門医制度を有しており，Webサイトでの検索が可能である．また「和漢診療科」あるいは「東洋医学センター」「漢方内科」「内科漢方」をキーワードとしてWebサイトで検索するとよい．

標準的治療で行き詰まった場合，あるいは非特異的な愁訴に対して適切な対処法がない場合などには和漢診療の専門医に紹介し，併診することが推奨される．

L 鍼灸治療
acupuncture and moxibustion therapy

各種の神経痛などには鍼灸治療の併用によって改善するものも少なくない．特に胃腸虚弱の者にNSAIDsあるいはプレガバリン（リリカ®）等を安易に用いることは治療学上問題である．このような場合には信頼できる鍼灸師と連携するとよい．鍼灸治療院から「同意書」が医師に求められ，これに同意すると保険診療が可能となり，患者の鍼灸治療費用が保険適用となる．

その際は医師の診療録に鍼灸治療を必要とする病名登録（同意書に記載されている）が必要であり，その病名に対する投薬などは医師が行わないことが原則である．

また，医師が鍼灸医療をみずから行うことは医事法上，合法的であるが，混合診療が認められていない医療保険制度の現状においては，鍼灸治療の費用を自己負担などで徴収してはならない．

5 難病の緩和医療
palliative care of incurable disease

【概説】

わが国の医療において緩和医療は歴史の浅い分野である．特に，わが国においては癌性疼痛の緩和として発展してきた経緯があり，非癌疾患に対する緩和医療は非常に立ち遅れている．WHO は 2002 年にそれまでの癌性疼痛緩和中心の記載から「緩和ケアとは，生命を脅かす疾患による問題に直面している患者とその家族に対して，痛みやその他の身体的問題，心理社会的問題，スピリチュアルな問題を早期に発見し，的確なアセスメントと対処（治療・処置）を行うことによって，苦しみを予防し，和らげることで，QOL を改善するアプローチである．（日本ホスピス緩和ケア協会訳）」と定義しており，癌でなくともすべての死に直面した疾患が病初期から対象であること，疼痛のみでなくあらゆる苦痛の緩和を対象とし QOL の向上が目的であることを明確にした．神経難病の中でも根治やコントロールが難しい疾患では診断時より「生命を脅かす疾患に罹患した」と解釈でき，神経難病について治癒は望めなくとも，少しでも QOL の向上を目指して行う治療およびケアは緩和医療・緩和ケアと捉えることができる．しかし，各疾患の治療については他稿で記載されているため，本項では特に「苦痛症状の緩和」という点に焦点をしぼって記載することとする．

a. 治療の原理・機序

神経難病の苦痛緩和にはいくつかの特殊な要素があり，癌とは異なる面もある．

非癌の緩和全般に共通ではあるが，増悪寛解を繰り返しながら終末期を迎える疾患が多く，予後予測が難しいこと，意思表示が困難になる疾患も多く，意思決定支援に際して，早期から介入が必要であること，疼痛緩和だけではない，各苦痛症状に対する症状緩和が多岐にわたること，などがあげられる[1~4]．

1．予後予測の難しさ

近年は「終末期」という言葉のかわりに，時期として規定することが難しいこともあり，「人生の最終段階」と表現するようになってきている．余命がどの程度かという予測は，癌でも難しいといわれているが，特に神経難病をはじめとする慢性疾患では難しい．

例えば，Parkinson 病や Parkinson 病関連疾患などは疾患そのものでは亡くならず，感染症などの合併症で亡くなる場合が多い．病気が進行すると嚥下障害をきたすため，誤嚥性肺炎をきたしやすくなるが，感染症は治療によって一時的には回復することもある．しかし，誤嚥しやすくなっている状態では，また誤嚥性肺炎を再燃・合併し，重篤化して死を迎える．このような場合は，どの時点からを終末期とみなすかは難しい．

筋萎縮性側索硬化症などは，疾患の進行速度に個人差があり，発症 1 年以内に亡くなるような非常に進行の早い例もあれば 10 年たっても自発呼吸ができている場合もある．一般には人工呼吸器を用いない場合の予後は発症後 3~5 年といわれるが，病初期に進行速度を予測することは難しく，余命は年単位で異なってしまう．

2．どのようなときに終末期の意思決定支援を具体的に考えるか

終末期の特定は難しいものの，いつでも急変が起こりうる状況になったときには，その時点での方針を確認することが必要となる．

急変が起こりうる具体的な例としては，①嚥下障害が明らかになって窒息の可能性が出たとき，②重度の感染症になったとき，③呼吸筋障害が進行してきたとき，④声帯開大不全が進行してきたとき，⑤自律神経障害が進行したとき，などがあげられる．このような状況になったときには，急変が起こりえること，起こったときの対処について前もって説明し，どこまで医療処置を積極的に行っていくのかを確認する．

このときに，「仮に，もし，今日何かが起こったときにどうしてほしいか」という意思確認と「徐々に病気が進行したときにどうしたいか」の両者を聞くことが実際的である．進行したと

きにどのようになっているかが想像でしかないときに考えることと，実際になったときに考えることは必ずしも同じではないため，進行に則して再確認していく必要がある．

b. 対象疾患

1. 筋萎縮性側索硬化症（amyotrophic lateral sclerosis；ALS）

ALS は比較的短期間に進行し，さまざまな苦痛を生じる．告知時や進行期において疾患の受容に対する困難，流涎，むせこみ・窒息，呼吸苦（50％），疼痛（40～73％），せん妄，コミュニケーションが取れない状況となることによる精神的およびスピリチュアルな苦痛などもあり，そのそれぞれに対応が必要である．

また，さまざまな医療処置を選択するかどうかも予後を左右するだけでなく，介入後の QOL にも大きく関わるため，意思決定支援が重要である．

2. Parkinson 病および Parkinson 症候群（PSP，CBD，MSA 等）

まずは QOL を保つためには必要十分な治療が行われることが第一である．Parkinson 症候群であっても抗 Parkinson 病薬を比較的多量に用いることによって，ある程度有効な場合もあるので，少しでも QOL を改善できないか試してみるとよい．

進行期になると副作用の問題などからそれ以上の薬剤のコントロールが難しくなることがある．動きが悪くなると拘縮をきたしやすくなり，褥瘡など疼痛が問題となる．嚥下障害が進行すればむせこみ・窒息が問題となり，重度感染症では呼吸苦もきたしうる．投薬の影響もあり，せん妄状態にもなりやすい．診断告知や認知機能低下に対するスピリチュアルペインも問題となりうる．また，Parkinson 病の約 10％は遺伝性であり，遺伝にまつわる苦悩も生じうる．

3. 多発性硬化症（multiple sclerosis；MS）**・視神経脊髄炎**（neuromyelitis optica；NMO）

発症が若年のことが多く，いつ再発するかわからないという不安や，障害される部位によってさまざまな苦痛症状を生じうる．特に痙性による疼痛や感覚障害によるしびれ，三叉神経痛などの痛みの対処に困窮することがある．視神経障害をきたしやすいため，視力低下に伴うスピリチュアルペインをきたしうる．脊髄病変がある場合など排尿障害もきたしやすく，著しく QOL を阻害する．倦怠感，易疲労性があることも特徴である．若い世代が多いため，経済的問題や療養場所の選択に窮することも多い．

4. 認知症

Alzheimer 型認知症は診断されてから死亡までは 10 年程度といわれており，診断した時点で生命を脅かす疾患となる．他の認知機能障害をきたす病態と同様に，医療処置の意思決定支援など病初期から意識して行う必要がある．

5. Huntington 舞踏病

多くは壮年期に発症し進行性に舞踏運動などの不随意運動と精神症状を伴い認知機能低下が進行する疾患である．頻度の低い疾患ではあるが，常染色体優性遺伝形式をとり，浸透率も高いため，ほぼ 1/2 の確立で遺伝する．発症した親を at risk の子供が介護するということになるため，発症前診断などの問題も起こりうる．小児発症例など Parkinsonism や失調症状が前景に立つ例もある．不随意運動に対しては，最近テトラベナジンがわが国で認可され使用可能である．根本療法は難しく，自殺者も多い疾患であるため，スピリチュアルペインへの対応，家族への対応なども必要である．

6. 歯状核赤核淡蒼球ルイ体萎縮症（dentato-rubro-pallido luysian atrophy）**DRPLA**

常染色体優性遺伝形式をとり，表現型はさまざまであるが，舞踏運動などの不随意運動やてんかんをきたし，精神症状を伴う認知機能障害を伴う点で Huntington 舞踏病と同様の問題を生じる．

7. 筋ジストロフィー

小児期から発症する進行性筋ジストロフィーと成人になってから発症する肢体型ジストロフィー，筋強直性ジストロフィーなどが含まれる．進行性筋ジストロフィーはほとんどが小児発

症で伴性劣性遺伝形式をとり，約1/3で認知機能低下例を認める．典型的には幼児期に発症し，中学校までに車いす生活となり，呼吸補助が一般的でなかった20年前は平均寿命が20歳代であったのが，多くの症例が非侵襲的陽圧換気（noninvasive positive pressure ventilation；NPPV）をはじめとした呼吸補助を行うようになり，現在では30歳代となっている．

四肢麻痺は進行するものの，球麻痺は生じにくいので，会話や食事は取れることが多く，心不全，呼吸不全が生命予後を左右する．呼吸苦の緩和として，呼吸補助や排痰補助等が行われる．

小児期発症の場合は両親とのコミュニケーションも大切であり，遺伝性疾患への対応も求められる．

c．治療の実際
1．疼痛

まず原因の考察が必要である．痙性による場合にはリハビリテーション，筋弛緩薬（バクロフェン，ダントロレンナトリウム水和物など）の調整，ボトックス注射（保険適用に限りがあり），バクロフェン髄注などを行う．ただし痙性は取りすぎると脱力につながり，かえって日常生活動作（activities of daily living；ADL）およびQOLを低下させるため，注意して調整する．

有痛性痙攣には芍薬甘草湯，筋弛緩薬（バクロフェンなど），抗てんかん薬（多くが保険適用外），メキシレチン塩酸塩（保険適用外）などを用いる．

痙縮や有痛性けいれんは進行に伴い減弱，消失することが多く，漫然と同じ投薬を継続していると，痙性が取れすぎて力が入りにくいことにもなりかねないため，病状に応じた投薬量の調整が必要である．

拘縮によるものは，まずは拘縮になる前に病初期からの予防が重要であり，関節を固めないようにリハビリテーションを行う．早期であれば温めた後に徐々に動かすなどで改善する可能性がある．肩関節痛などには抗炎症薬の関節内注射を行う場合もある．

動けないことに伴うものについてはマットの工夫，体位交換，リハビリテーションなどで対応する．

それでも改善が難しい場合にはWHOのラダーに従い，まずはNSAIDsを用い，必要に応じてトラマドール塩酸塩やモルヒネ塩酸塩水和物等を用いる．オピオイドは癌性疼痛のみに適用をとっているものも多いため，適用を確認して用いる．フェンタニルクエン酸塩貼付剤などは慢性痛にも保険適用があるが，意識障害および呼吸抑制の安全域が狭いため呼吸抑制をきたしやすい疾患に用いる場合には注意が必要である．少なくとも他のオピオイドでタイトレーションを行ってから用いるようにする．

神経障害による神経因性疼痛と思われる場合には，通常の鎮痛薬では改善しないことが多く，抗けいれん薬の一種が用いられる．わが国においてはカルバマゼピンあるいはプレガバリンが保険適用もあり用いやすい．

またうつ傾向が疼痛に関与している場合には抗うつ薬の投与を考える．

2．流涎

QOL上の問題だけでなく，誤嚥の元となるため，分泌自体を薬物等で制限するか，物理的に吸引で排除する．

5%スコポラミン軟膏（スコポラミン臭化水素酸塩n水和物院内製剤：1gを軟膏基剤〔日局〕親水軟膏19gを用いて20gの軟膏とする）を調剤し耳介後部の乳様突起部分に貼付することで50～70%の分泌量に減量することができる．さらに減量したいときには抗コリン薬を用いるが，全身性の副作用に留意する．強制笑いや強制泣きなどへの効果も期待して三環系抗うつ薬（アナフラニール®，トフラニール®）を用いることが多い．乾きすぎても苦痛症状となるため，自覚症状を確認しながら投薬量を調整する．

わが国では保険適用の問題から使用することは難しいが，欧米では高いエビデンスレベルで効果が証明されている唾液腺へのボトックス注

射，放射線照射などが行われることがある．
　また，排唾管および唾液用低圧持続吸引器を用いて持続的に唾液を吸引することで，誤嚥を予防したり，気管切開をおいている場合は，カフ上だけでなくカニューレ内に吸引口をおいたダブルサクションカニューレを用いることによって唾液の垂れこみを防ぐことで，吸引回数の減少を図れる．

3．むせこみ・窒息

　原因として，嚥下機能低下と呼吸機能低下が考えられる．前者は誤嚥をしにくい食物形態の工夫や経管栄養の選択・併用を考慮する．後者は呼吸補助や排痰補助を導入する．むせこんでも呼吸機能がよければ排出できるため，誤嚥性肺炎になりにくいが，呼吸機能が低下すると少しの誤嚥で肺炎をきたしうる．最大呼気流速（peak cough flow；PCF）が270 L/min以上であれば咳込めるが160 L/min以下では十分な咳ができないため，排痰補助装置の導入を考慮する．排痰補助装置は無気肺の予防の意味でも早期導入が望ましいが，保険適用上は在宅で人工呼吸療法を行っている場合に認められている．
　さまざまな対処をしたとしても窒息はありえるので，窒息したときにどのような医療処置を望むのかを前もって確認する．救命を希望するのであれば窒息をきたす前に待機的に気管切開をするのかを検討する．待機的な気管切開をしない場合には，たとえ病院内だったとしても救命できるかどうかは状況によること，救命できたとしても無酸素脳症のような重篤な後遺症をきたす可能性があること，などを理解していただく必要がある．また，呼吸筋麻痺をきたす疾患において，気管切開を選択する場合，その後進行して呼吸補助が必要になったときに，どのように対処をするのかまで，選択肢を説明し，意思確認をした上で方針決定をする．
　気管内挿管や気管切開などの積極的な処置を希望しない場合は，窒息したときの対処方法につき，本人および家族の希望を確認しておく．例えば病院内であれば，積極的な吸引やバッグバルブマスクの使用について，在宅の場合は吸引器の手配，ハイムリック法やバッグバルブマスクの使用および指導をするのか，救急車を呼ぶのか，そのまま看取ることもよしとするのか，その場合，地域によっては異状死の取り扱いが異なるため，死亡診断書を書ける体制が組めているのか（具体的には在宅医による定期訪問があるか）などの確認が必要である．また，救急隊を呼ぶとしたら，救急隊による気管内挿管やラリンギアルマスクを用いるのか，搬送先でどこまでの医療処置を望むのか，それをどのように伝えるのか，などを確認する．
　いくら説明を尽くしたとしても，患者や家族は，実感がない中で選択を迫られるのだということを認識して意思決定支援をしていく．

4．呼吸苦

　まず呼吸苦の原因はなにかを検討する．
　痙性の強い症例の病初期にはのどの詰まり感を訴える場合がある．実際に閉塞がおこっているわけではないので，どうしてそのように感じるのかをよく説明し，パニックにならずにリラックスすることを促す．抗不安薬，抗痙縮薬が有効な場合もある．
　痰がらみにより生じる呼吸苦に対しては，排痰を促すように排痰補助装置を導入したり，去痰薬の投与，唾液の対処，などを行う．呼吸筋力低下も伴っている場合にはNPPVの導入で改善することもある．
　体動後に生じる呼吸苦は呼吸機能低下による労作性の呼吸苦と考えられるので，生活動作を見直し，福祉機器の導入などを行う．さらに持続する場合にはNPPVを用いる．呼吸筋力低下をきたさない疾患の場合には酸素投与が優先される場合もある．
　不安が強い場合には抗不安薬を投与するが，呼吸筋力低下をきたす疾患ではベンゾジアゼピン系の抗不安薬は呼吸抑制をきたす可能性があるためできるだけ避ける．軽症のときには呼吸に与える影響は少ないが，依存的になると進行期になっても止めることは難しくなる．選択的セロトニン再取り込み阻害薬（selective serotonin reuptake inhibitor；SSRI）やセロトニ

ン・ノルアドレナリン再取り込み阻害薬（serotonin noradrenaline reuptake inhibitor；SNRI）をまず用いて，それでもコントロールできない場合には頓用でロラゼパム（ワイパックス®）を用いる．

呼吸筋障害自体の問題で呼吸苦を生じている場合には呼吸補助を考える．通常はNPPVから開始し，症例によっては気管切開下の人工呼吸管理（tracheostomy positive pressure ventilation；TPPV）に移行する．

さまざまな対処をしても呼吸苦の改善が難しい場合にはオピオイドを用いる．実際の用い方を表VI-2-1に示したが，癌性疼痛と異なり，呼吸苦に対するオピオイドの使用は非常に少量で有効なことが多く，おおよそ癌性疼痛の半量と考えてよい．呼吸筋麻痺をきたしうる疾患においては，容易に過剰投与となり，意識障害や呼吸抑制をきたしうるので，注意が必要である．

5. せん妄

まずは原因または誘因がなにかを検討する．ストレス，認知機能障害，意識障害，薬剤性などが原因として考えられる．

Parkinson病薬が相対的に過剰投与となると幻覚，せん妄をきたしうる．自覚のある軽度な幻覚は様子をみてよいが，不快感や興奮を伴う場合には，抗Parkinson病薬の減量もしくは非定形抗精神病薬［クロチアピン（セロクエル®，リスペリドン（リスパダール®）など］を用いる．抗精神病薬はParkinson症状を悪化させることもあるため，できるだけ錐体外路症状の副作用が出にくい薬剤を用いる．

6. 便 秘

Parkinson病やParkinson関連疾患では便秘はほぼ必発であり，薬物療法が必要となる．呼吸筋麻痺を伴う場合には，腹筋による押し出す力が弱くなり，力めなくなるため，薬物の他に浣腸などを組み合わせて対処する．

7. 不 眠

不眠はさまざまな原因できたすので，原因の検索をまず行う．昼夜逆転などの場合には生活リズムを見直す．夜間の頻尿や吸引，体交などで覚醒する場合にはそれぞれについて投薬や介護用品の工夫をする．呼吸筋麻痺による呼吸苦が不眠の原因であれば夜間のみNPPVを導入する．

下肢静止不能症候群についてはガバペン®，プラミペキソール®などの投薬を試みる．

不安やうつによる場合にはSSRI，SNRIの投与を行う．

不眠の原因を特定できず，不眠が苦痛の場合には睡眠薬の投与を考慮する．呼吸筋麻痺がない場合には通常のベンゾジアゼピン系を含めた睡眠薬の投与を行う．呼吸筋麻痺をきたしやすい状況ではできるだけ呼吸に影響を与えない睡眠薬を選択する．メラトニン受容体作動薬であるラメルテオン（ロゼレム®），オレキシン受容体拮抗薬であるスボレキサント（ベルソムラ®），非ベンゾジアゼピン系薬であるゾルピデム（マイスリー®），ゾピクロン（アモバン®），エスゾピクロン（ルネスタ®）などが用いられる．

8. 精神的な苦痛

病気について理解することで事実は変わらなくとも，自分のコントロール下におくことが助けになる場合もある．よくわからない漠然とした不安は余計に精神的苦痛となる場合がある．

うつ状態からくる苦痛は抗うつ薬の使用を試みる．その場合にも高齢者を中心に副作用をきたしにくいSSRIまたはSNRIから用いる．必要に応じて三環系抗うつ薬を用いる．

9. スピリチュアルペイン

神経難病には遺伝性の場合と孤発性の場合があるが，遺伝性の場合には，キャリアであることを知った親は子供に遺伝した責任を感じ，発症した患者は自身の子孫への遺伝について悩み，自らの人生計画を断念する場合もある．誰しも一定の確率で遺伝子異常を持っていること，遺伝の病気はその人自身のせいでも親御さんのせいでもないこと，ほとんどの患者は発症したからといってそれまでの人生も否定して生まれてこなければ良かったとは思わない，子供を持ったとしても，その子供が自信を持って生まれて良かったと思えるような育て方をすれば

表VI-2-1 モルヒネの使用方法

ALSの進行期であり，呼吸筋障害のために呼吸苦を生じている状態，または，NSAIDsなどの既存の治療では十分な緩和が得られない苦痛に対して用いる．それぞれの症状が感染症など二次的に生じている場合は原因となる疾患の治療を優先する．モルヒネの使用に関しては副作用について十分な説明を行い，本人および家族の同意を得て使用する．

＜導入方法の一例＞モルヒネを開始する患者の大多数は経管栄養となっているため，粒子サイズに留意し経管からの投与可能な剤形を用いる．

① 短時間作用型モルヒネである塩酸モルヒネ散 2.5 mg/回（$PaCO_2$ 60 mmHg 以上の場合は 1.25 mg）で使用開始し，効果を実感するまで 2.5 mg（$PaCO_2$ 60 mmHg 以上の場合は 1.25 mg）ずつ増量する．
② 1回有効量（通常 2.5〜10 mg）を確認し，効果がなくなったら頓用する（おおよそ 3〜4 時間ごと投与）ことで 1 日必要量を確認する．
③ 塩酸モルヒネ 1 日必要量が 10 mg 以上になる場合は硫酸モルヒネ（長時間作用型モルヒネ；最も粒子の細かいモルペス®の場合は経管栄養剤に溶かして 1 日 2 回投与）を 1 日量として投与．さらに苦しみを感じるときにはレスキューとして塩酸モルヒネ 1 回有効量を適宜使用する．
④ レスキューの必要量を平均し，硫酸モルヒネ総投与量を増量し，必要に応じて投与回数を 8 時間ごと 3 回とする．増量の目安は約 2 割程度とする．
⑤ 死の直前など，より効果を安定させたいときには持続注射（持続静注または持続皮下注射）に切り替えてもよい．（1日経口／経管投与量：1日注射量＝2〜3：1）

＊1：モルヒネを用いることで，慢性的な呼吸苦や痛みに対しての緩和は得られるが，多くの症例で球麻痺を伴っているため，ときどき起こる誤嚥や痰がらみによる呼吸苦を解消するまでには至らない．三環系抗うつ薬や抗コリン薬の使用，持続低圧吸引などにより唾液を少なくする努力をし，ネブライザーや MAC（mechanically assisted couhghing）を用いて痰を出しやすくするなどの対処を適宜併用する．
＊2：低酸素が苦痛の原因となっている場合は CO_2 ナルコーシスに注意しながら低用量（0.5 L/min）より酸素投与を併用する．
＊3：末期の落ち着きのなさに対してはクロルプロマジンなど抗精神病薬の時間ごとの非経口的投与を考慮する．
＊4：様々な対策を講じても苦しみを緩和できない場合は，ミダゾラムなどによる鎮静も考慮する．
＊5：究極の呼吸苦の緩和は気管切開下の人工呼吸管理（TPPV）であるが，当初 TPPV を拒否してモルヒネを用い始めたとしても，TPPV 装着を希望するようになることもある．終末期のがんと異なり，TPPV を選択することで生きることができる疾患であるので，最後まで治療方針を再確認していく必要がある．

（日本神経学会 監：ALS 診療ガイドライン 2013，p.71，2013 より）

よいのではないか，とアドバイスしている．その上でどう考えるかはその人次第ではあるが，医療者はその苦悩について一緒に考える姿勢が必要である．

遺伝性でないとしても，非常にまれで，しかも治らない難病になぜ自分がなったのかと，自身の過去を振り返り，原因探しをする方もいる．多くの場合，原因はわかっておらず，明確な原因などないので，そのような考えをしないようにアドバイスする．

治癒の見込みがなく，進行性でよくなるフェーズがない場合など，生きている意味がないと絶望する患者もいる．しかし，疾病や障害があるから不幸なのではなく，疾病や障害があることを不幸と思うことが不幸であることを，時間をかけて気づいていただくように問いかけを繰り返す．同じ病気になっても，考え方次第で前向きに生きている方もいることを説明する．紹介することで，徐々に考え方を変えられる方もいる．

著名な神経内科医 McManis が食道癌で亡くなる前の最期数週の言葉に「一つだけ学んだこと，死にゆく人（あるいは死別して残された人）に誰でもできる最良のことは，"あなたが気にかけていることを示す"ことである．直接，口にする必要はなく，その人に，あなたが彼らのことを思い続けていることを示すだけでよい．そうすれば彼らの肩の荷は軽くなる．神経内科医としてわれわれは，どんな絶望的な事例であっても，会って話すことだけで患者に多くの安らぎを，確かに提供してきた」と語ったという[6]．

医師として十分な対症療法などの治療を施すことは当然として，スピリチュアルペインにも対応する覚悟が必要である．

10. 鎮　静

さまざまな対症療法を用いても苦痛が取れない場合，あえて意識を低下させ深い眠りに陥ら

せる鎮静（ターミナルセデーション）が行われることがある．具体的にはミダゾラムの持続静脈注射が用いられるが，意識低下をきたすことは必ずしも QOL が高いとはいえないため，安易に用いるものではなく，それしか苦痛をとる方法がないときに限られる．適用にあたっては医療チームによる十分な検討と，患者および家族への説明および納得と希望が必要である．特に呼吸筋麻痺をきたす疾患においては，致命的になりうる処置であり，できる限り他の方法での苦痛緩和を試みるべきである．

参考文献

2．神経ブロック，3．毒素・抗毒素治療法
1) 千野直一 編：脳卒中痙性麻痺のボツリヌス治療：フェノール神経ブロックを含めて．金原出版，2011．
2) 後藤真一，平 孝臣：神経障害性疼痛の外科的治療―神経刺激療法を中心に．Brain Nerve 64：1307-1313，2012．
3) 目崎高広，梶 龍兒：ジストニアとボツリヌス治療 改訂第 2 版．診断と治療社，2005．
4) 森本昌宏 編：肩こりの臨床―関連各科からのアプローチ．克誠堂出版，2013．
5) 日本線維筋痛症学会 編：線維筋痛症診療ガイドライン 2013．日本医事新報社，2013．
6) 日本神経治療学会治療指針作成委員会：標準的神経治療：Bell 麻痺．神経治療 25, 169-185, 2008．
7) Simons DG, Travell JG, Simons LS：Travell & Simons' Myofascial Pain and Dysfunction：The Trigger Point Manual, vol.1, Upper Half of Body, 2nd ed. Lippincott Williams & Wilkins, 1998.

5．難病の緩和医療
1) 荻野美恵子，高橋貴美子ほか：神経難病における苦痛症状とその対応 神経難病在宅療養ハンドブック―よりよい緩和ケア提供のために（成田有吾編），メディカルビュー社，2011．
2) 荻野美恵子：疾患別の緩和ケアの実際―神経難病の緩和ケア① 筋萎縮性側索硬化症（ALS）―在宅医療の技とこころ チャレンジ！非がん疾患の緩和ケア（平原佐斗司編著），南山堂，2011．
3) David Oliver ed.：End of Life Care in Neurological Disease. Springer, 2013.
4) Raymond Voltz, James L Bernat, et al, ed.：Palliative Care in Neurology. Contemporary neurology series 69, Oxford, 2004.
5) 荻野美恵子：3．告知，診療チーム，事前指示，終末期ケア 筋萎縮性側索硬化症診療ガイドライン 2013（「筋萎縮性側索硬化症診療ガイドライン」作成委員会編），南江堂，2013．
6) Ian Maddocks, Bruce Brew, et al.：神経内科の緩和ケア―神経筋疾患への包括的緩和アプローチの導入―（葛原茂樹，大西和子 監訳）メディカルビュー社，2007．

[1．吉良潤一／2，3．目崎高広／4．寺澤捷年／5．荻野美恵子]

3 神経学的リハビリテーション

ここでは，ニューロリハビリテーションについて脳卒中における報告をもとに説明し，その後に中枢神経疾患に対するリハビリテーションについて説明する．

1 ニューロリハビリテーションとは
neurorehabilitation

脳卒中発症時に急性期の治療を行いながら，同時にリハビリテーションを開始することは周知されるようになった．わが国の脳卒中等のリハビリテーションでは，システムとして急性期，回復期，維持期の流れがあり，各々その役割を担った病院・施設・病棟で行われ，これらの流れが一貫するように情報共有も含めたパスとしての連携がなされている．そのため，リハビリテーションの重要性は医療者だけでなく患者・家族にとっても広く知れ渡っている．

ただし，そのリハビリテーションの内容についてはまだ，発展の余地はあり，その中で最近話題としてあがっている言葉として，ニューロリハビリテーションがある．これは，近年明らかになってきた神経科学に基づいたリハビリテーションであり，研究段階のものもあるが，徐々に広まってきているものもある．脳卒中のリハビリテーションにおいては，反復促通法などの神経筋促通法，CI療法（constrain-induced movement therapy），治療的電気刺激法（therapeutic electrical stimulation；TES），機能的電気刺激法（functional electrical stimulation；FES），随意運動介助型電気刺激装置を用いた訓練，ロボット療法，反復経頭蓋磁気刺激療法（repetitive transcranial magnetic stimulation；rTMS），経頭蓋直流刺激法（transcranial direct current stimulation；tDCS），BMI（Brain Machine Interface），幹細胞移植，薬物療法などが報告されている．これらが目指すところは共通しており，損傷脳において脳の可塑性が正しい方向へ向かうことを促すことである．

脳卒中のリハビリテーションの目的は損傷を受けた脳における機能を向上させるために行い，新たに学習を開始することになる．脳が損傷され，そこに適切な運動学習がなされると，脳内おける可塑性が促進される．Classenらは，母指の運動をさせたときに，その方向を経頭蓋磁気刺激（transcranial magnetic stimulation；TMS）で記録させ，その方向とは逆向きにトレーニングさせ，その後にTMSにより生じた運動の方向を調べると，元の方向とは異なり，トレーニングした方向へと変化したことを報告した[1]．このことは，同じ運動を繰り返し行うことで大脳皮質における可塑性を示しており，use-dependent plasticity と呼ばれる．つまり，同じ動作を繰り返すことで，使用依存的な可塑性を引き起こす可能性があるということである．

Nudoらは，サルの手指の一次運動野に梗塞を作成し，その後患側上肢における訓練により一次運動野の手や前腕を支配する領域が増えたと報告している[2]（図VI-3-1）．ここではパレットからエサをとることについて，段階的に難易度を上げ，繰り返し訓練した結果で，身体を使用する度合いにより脳の可塑性を促進させており，use-dependent plasticityが適応されている．これは動物実験ではあるが，ヒトの脳損傷においても運動関連領野の変化はみられる．Liepertらは，慢性期脳卒中患者で健側上肢を

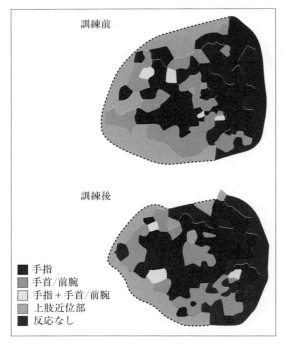

図VI-3-1 サルの手指の一次運動野に梗塞を作り，訓練を行った後の変化

手指の領域が拡大している．
(Nudo RJ, Wise BM, SiFuentes F, et al.: Neural substrates for the effects of rehabilitative training on motor recovery after ischemic infarct. Science 272 (5269): 1791-1794. 1996 より)

日中使用できないように抑制し，患側上肢を使用するリハビリテーション（CI 療法）を 10 日間行った[3]．その前後で TMS にて短母指外転筋の MEP を記録したところ，その振幅は増大し，MEP を誘発させる大脳皮質の領域は拡大していることを認めた．これも，use-dependent plasticity の一例である．また，慢性期脳卒中であっても，脳の可塑性を促すことの可能性を示唆している．

大脳皮質における運動野の可塑性について前述したが，Merzenich らは，サルの第 3 指を切断し，切断後の体性感覚野における変化について調査し，第 3 指の領域だったところが第 2 指と第 4 指の領域が占めるように変化したと，体性感覚野における可塑性について報告している[4]（図VI-3-2）．また，この報告が可塑性についての最初の報告といわれている．

脳損傷だけでなく，腕神経叢引き抜き損傷患者において，筋皮神経と肋間神経のバイパス術を行うことで，大脳運動野における上腕二頭筋の領域に変化を認めている．バイパス術直後は体幹筋の領域であったのが，上腕二頭筋に対するバイオフィードバックによる練習を継続することで，徐々に上肢の領域へ移動することが示された．末梢レベルでの変化および練習の継続により，脳の可塑性を引き起こした例である[5]（図VI-3-3）．

このように，use-dependent plasticity は，体部位再現の大きさはその部位の使用の割合で決定され，この考え方は，残存機能の強化や代償機能に重きをおいていたリハビリテーションではなく，脳の可塑性を意識し機能回復を目標にするという戦略のもと，さまざまな方法が開発されている．

2 運動学習について
motor learning

脳損傷が生じ，リハビリテーションを繰り返し行うことは，運動学習を新たに行うということである．運動プログラムを形成するには，運動前野や感覚および運動関連領域の活動が関与する．近年，機能画像検査を用いた研究にて，損傷脳の回復過程においては，非患側の一次運動野の賦活や運動前野および補足運動野の賦活などがみられ，回復が良好であれば徐々に健常者のパターンへと収束する．

運動学習には教師あり学習・教師なし学習，強化学習がある．教師あり学習とは，意図した運動予測と実現した運動結果の差に対する修正により学習するもので，フィードバック制御にあたる．運動学習の初期では小脳の広い範囲が活動していることが報告され[6]，小脳が運動学習に関与している．教師なし学習とは，課題を繰り返すことで記憶が作られ，その記憶と運動の結果を結合した学習である．注意と記憶が関与し，前頭前野，運動前野，補足運動野，頭頂

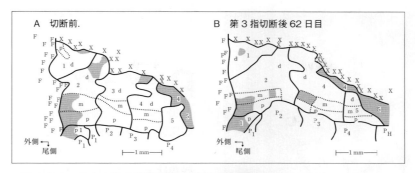

図VI-3-2　サルの第3指切断後の体性感覚野の変化
(Merzenich MM, Nelson RJ, et al：Somatosensory cortical map changes following digit amputation in adult monkeys. J Comp Neurol 224：591-605. 1984 より)

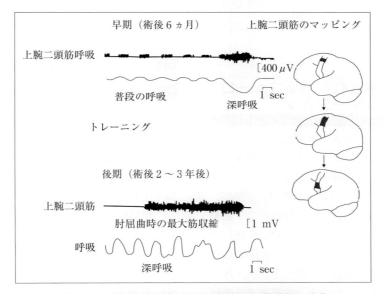

図VI-3-3　腕神経叢引き抜き損傷者での運動野の変化
外傷性の引き抜き損傷のため，完全上肢麻痺を呈した患者に肋間神経の筋皮神経への吻合術を施行．訓練経過による，上腕二頭筋の表面筋電図と cortical mapping を示す．術後6ヵ月では，上腕二頭筋の表面筋電図は呼吸に同期し筋放電を認めた．術後2～3年後では，深呼吸時であっても上腕二頭筋の筋放電は同期せず，随意的な肘屈曲時に筋放電を認めた．上腕二頭筋の mapping area は経過とともに外側へ移動した．
(眞野行生：磁気刺激法の基礎と応用．p127-132, 医歯薬出版. 2005 より改変作図)

葉，海馬がかかわっている．強化学習は報酬を最大化するように自己の行動の価値を学習するものである．実際にはこれらを組み合わせて学習を繰り返している．

運動学習は，外部環境の情報をどのように認識するか，次に，注意，記憶をどのように使うか，さらに，どのような運動イメージを持ち，学習しているかという過程を経て行われる．運動学習能力低下がある場合，その原因について検討する必要がある．なぜなら，原因により運動学習の戦略の選定が多少異なるためである．記憶障害が重度である場合は，手続き学習を主体に行い，基底核疾患の場合は，視覚や聴覚的外発的な手がかりを利用した練習を行うなどの

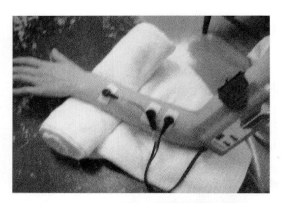

図VI-3-4　随意運動介助型電気刺激装置

工夫が必要である．

3 臨床応用されているニューロリハビリテーション

さまざまな手技が報告されており，ここでは脳卒中を対象としたものをいくつか説明する．また，最近では，上肢麻痺に対して，手指の分離運動を認める場合は，CI療法，rTMS，tDCSを行い，手指分離は認めないが，手指伸筋群の筋放電を認める場合はHANDS療法やFESを行い，手指伸筋群の筋放電を認めないような重度の麻痺の場合はロボット療法，BMIを行うとよいとの提案がある．さまざまな方法が開発され，各治療法を組み合わせて行うことも検討されている．

A CI療法[7]
constraint-induced movement therapy

脳卒中の片麻痺の非麻痺側を拘束し訓練課題を集中的に繰り返し行い，麻痺側肢の随意運動を誘発させる方法である．Use-dependent plasticityに関連し，EBMが確立した治療法である．達成感を意識しながら，訓練課題（Shaping項目）の難易度を調整させ，わずかに困難さを有する課題を行うことで，より多くの効果を引き出させるといわれている．課題志向的アプローチで，さらに，日常生活活動へ汎化を促すTransfer packageの手法が重要といわれている．

B 促通反復療法
Repetitive Facilitation Exercise（RFE）

40〜60分の治療時間内で，伸張反射，皮膚筋反射，逃避反射などを利用した促通手技を用いて，患者が意図する運動に関与した神経路の興奮性を高め，かつ，患者の運動努力による目標の運動の実現と反復（100回）を行い，麻痺の改善を促進するものである．片麻痺肢の麻痺の改善度は通常の治療群よりも有意に改善したと報告されている[8]．

C HANDS療法[9]
hybrid assistive neuromuscular dynamic stimulation therapy

脳卒中片麻痺による上肢機能を改善させる目的で開発された治療法で，随意運動介助型電気刺激装置（integrated volitional control electrical stimulator；IVES）（図VI-3-4）と上肢装具を1日8時間装着した上で行う治療法である．標的筋を動かそうとして筋電図が感知された時のみ電気刺激が行われるもので，刺激は運動野，運動前野との活動と同期し，感覚野からの入力も増強するためsensory-motor integrationが行われる．randomized control trialによる有効性が報告されている[10]．

また，下肢に対する機能的電気刺激の臨床応用もすでにあり，装置としてはL300フットドロップシステム®やウォークエイド®がある．

D 反復経頭蓋磁気刺激法，経頭蓋直流刺激法
repetitive transcranial magnetic stimulation（rTMS）/transcranial direct current stimulation（tDCS）

反復経頭蓋磁気刺激法（rTMS）は，刺激頻度，刺激強度，刺激回数を調整してTMSを反復させて行い，大脳皮質の興奮性を変化させるものである．低頻度rTMS（1 Hz）では刺激部位に対して抑制性に作用するといわれ，高頻度

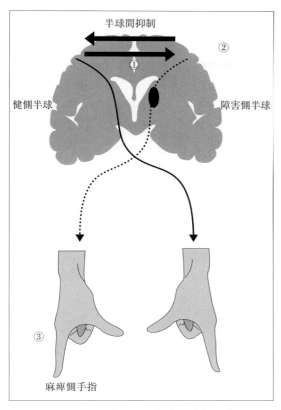

図VI-3-5 脳卒中後の半球間対立モデル
(竹内直行:経頭蓋磁気刺激を用いた脳卒中後運動麻痺の可塑性評価. Jpn J Rehabil Med 52:340-343, 2015より)

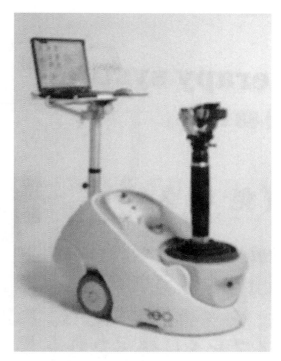

図VI-3-6 Reo Go therapy system™

rTMS(5 Hzなど)では興奮性に作用するといわれている.図VI-3-5のように脳卒中後の半球間対立モデルが報告されている.これは,①障害側運動野への相対的で過剰な半球間抑制が生じ,②障害側運動野の機能がより低下し,③麻痺側機能がさらに低下するというものである.そこで,健側運動野を低頻度rTMSで抑制させ,さらに訓練を組み合わせることで,麻痺側手の機能向上を図れると報告されている.ただし,障害側運動野と運動前野に脱抑制が波及すると,上肢機能の改善と比べ手指機能改善は小さくなってしまい,Maladaptive plasticityが生じるとも報告されている[11].また,最近では,QPS(quadripulse stimulation)と呼ばれる,4連発の刺激パルスのトレインを5秒に1回与える方法(30分間,計1,440発)による検討がなされている.これは,rTMSよりも強力に刺激効果の臨床応用が期待されるものである.

経頭蓋直流刺激法(tDCS)は,2つの電極を第一次運動野と対側眼窩上に設置し,1〜2 mA程度の弱い直流電流を5〜30分程度通すことにより,抑制効果や促通効果があると報告され,脳卒中による機能障害に対する回復についての報告があるが,すべての患者に効果的というわけではない.

E ロボット療法
robot therapy

ロボット支援訓練は麻痺が重度であっても,麻痺側上肢の積極的な使用をアシストし,十分な訓練強度を確保できるといわれている(図VI-3-6).さらに,CI療法と組み合わせることでさらに改善があったとの報告がある[12].

装着型ロボットとしてはHAL®(hybrid assistive limb)などがある.慢性期脳卒中患者

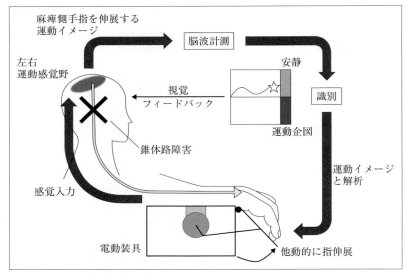

図VI-3-7 BMI

(新藤恵一郎(監修:里宇明元,牛場潤一):機能回復型BMI,神経科学の最前線とリハビリテーション 脳の可塑性と運動. p199-201, 医歯薬出版, 2015 より)

を対象にしたHALを用いた歩行訓練により歩行速度やバランスが改善したとの報告がある[13]．その他として，WPAL（wearable power-assist locomotor）や，BRMS（bio-responsive motion system）などがある．

F BMI
brain machine interface

麻痺側手指で運動イメージした際の体性感覚運動野近傍の頭皮から記録される脳波（事象関連脱同期：ERD）を，機械へ送る信号へと変換処理する解析を行い，パソコン上で視覚的にフィードバックできるようにし，それを用いて，重度の麻痺患者に対する訓練装置として開発が進んでいる[14]．BMIは脳と機械をつなぐものである（図VI-3-7）．

麻痺側手指を伸展する運動イメージをさせながら脳波解析を行い，運動イメージが成功した場合に他動的に指が伸展するBMI訓練を慢性期脳卒中患者に行ったところ，手指伸展の随意収縮を認め，大脳皮質興奮性が促通されたことを示されと報告され，現在，脳科学研究戦略推進プログラム「BMI技術」の研究開発体制がひかれ，研究開発が進められている．

4 神経疾患におけるリハビリテーション

代表的な中枢神経疾患のリハビリテーションのポイントについて簡単に記載する．

A 脳卒中
cerebral apoplexy

脳卒中においてはニューロリハビリテーションの発展が著しく，一部については前述している．ここでは，一般的な内容も含めて簡単に説明する．脳卒中のリハビリテーションとしては急性期・回復期・維持期（生活期）からなり，一貫した流れで行う．

一度生じた麻痺やその他の障害が適切な運動を反復することにより，①神経側芽による新しい神経線維の発芽（sprouting），②普段使用されていなかった神経回路を使用するunmasking，③非交叉神経線維による同側性支配

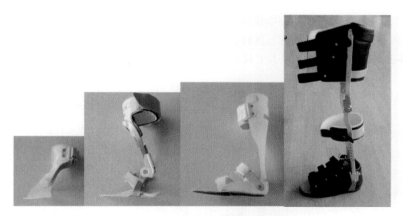

図VI-3-8　短下肢装具と長下肢装具

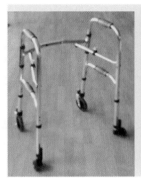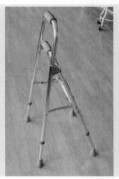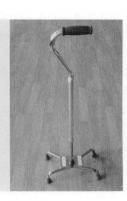

図VI-3-9　歩行補助具

の促進が認められる．そのため，発症後，急性期より積極的にチーム医療としてリハビリテーションを行う．一般的な，チームメンバーとしては，主治医，リハビリテーション科医，看護師，理学療法士，作業療法士，言語聴覚士，臨床心理士，義肢装具士，薬剤師，栄養士，ソーシャルワーカー，地域におけるかかりつけ医，訪問看護師，ケア・マネージャー，地域でのリハビリテーションスタッフ，ヘルパーなどがあげられる．

リハビリテーションでは必ず目標を決定し，それに対してチームとして取り組む必要があり，チームリーダー（もしくは，リハビリテーション科医）は，目標を決めるにあたり，予後予測を必ず行う．

いずれの時期においても，定期的な評価を行う必要がある．評価すべき項目としては，脳卒中の病態，機能障害，日常生活動作（ADL）の状況，社会参加の状況などがあり，一般的には，総合評価として，Fugl-Meyer Assessment，脳卒中重症度スケール（JSS），Stroke Impairment Assessment Set（SIAS），National Institutes of Health Stroke Scale（NIHSS）など，運動麻痺評価としては，Brunnstrom Stage，筋緊張評価としては modified Ashworth Scale，ADL評価としては Functional Independence Measure（FIM），Barthel Index がある[15]．

急性期リハビリテーションでは，ベッドサイドより開始し，モニターを見ながら行うことも多い．リハビリテーションの目的の中には廃用症候群の予防がある．立位練習などでは，長下肢装具を用いることも多く，健側下肢筋力強化とともに，しっかりと患側下肢への荷重練習を

行い，歩行練習においても荷重中心の移動が左右へしっかりと行えるよう，繰り返し運動学習を行う．図VI-3-8，9に一般的な装具と杖について示す．

　回復期リハビリテーションは移動，セルフケア，嚥下，コミュニケーション，認知などの複数の領域に障害した場合，急性期リハビリテーションに引き続き行われ，在宅を目標としている．環境調整を行い，地域連携カンファレンスを開催して地域スタッフに申し送りしてから，在宅へとつなげている．維持期（生活期）では，適切なリハビリテーションを行うことで機能向上を図ることが増えてきている．たとえば，ボツリヌス療法による痙縮の治療をきっかけに，co-contractureにより筋の分離運動ができなかった状態が緩和され，適切な練習を行うことで四肢の運動機能の向上を図ることができるようになってきている．CI療法や麻痺側手の自動伸展運動がわずかに認められるのであれば，その運動をトリガーにして電気刺激を加えることで運動障害の改善を図る方法を組み合わせることが増えている．促通反復療法，rTMSやtDCSを用いて，大脳皮質の興奮性に変化を起こした上で機能的練習を行っている施設も増えてきた．また，重度の麻痺のため，まったく麻痺側上肢の筋収縮が得られない場合は，BMIで，随意運動のイメージの時の脳活動を脳波で記録し，それを元に信号を取り出し，外部の機器や装置を制御することにより，脳の可塑性を促すような練習など，新しいリハビリテーションの報告が増えてきている．

　表VI-3-1～4に歩行障害と上肢機能障害，嚥下障害，認知障害に関して，脳卒中治療ガイドライン2015で推奨されているものを示す[15]．リハビリテーションの分野において，推奨グレードが高いものが多く，リハビリテーション医療者は知っておく必要がある．

　在宅生活で介入する際，廃用症候群の予防は不可欠である．関節拘縮や廃用に伴う筋力低下は移動能力，ADLおよびQOLの阻害因子となる．いずれの時期においても，意識障害，失

表VI-3-1　歩行障害に対するリハビリテーション

推奨
1. 歩行や歩行に関連する下肢訓練の量を多くすることは，歩行能力の改善のために強く勧められる（グレードA）．
2. 脳卒中片麻痺で内反尖足がある患者に，歩行の改善のために短下肢装具を用いることが勧められる（グレードB）．
3. 痙縮による内反尖足が歩行や日常生活の妨げとなっている時に，ボツリヌス療法，5%フェノールでの脛骨神経または下腿筋への筋内神経ブロックを行うことが勧められる（グレードB）．
4. 痙縮により尖足があり，異常歩行を呈しているときに腱移行術を考慮しても良い（グレードC1）．
5. 筋電や関節角度を用いたバイオフィードバックは，歩行の改善のために勧められる（グレードB）．
6. 慢性期の脳卒中で下垂足がある患者には機能的電気刺激(functional electrical stimulation：FES)が勧められるが，治療効果の持続は短い（グレードB）．
7. トレッドミル訓練は脳卒中患者の歩行を改善するので勧められる（グレードB）．
8. 歩行補助ロボットを用いた歩行訓練は発症3か月以内の歩行不能例に勧められる（グレードB）．

（日本脳卒中学会　脳卒中ガイドライン委員会編：脳卒中治療ガイドライン2015．協和企画，2015より）

表VI-3-2　上肢機能障害に対するリハビリテーション

推奨
1. 麻痺が軽度の患者に対しては，適応を選べば，非麻痺側上肢を抑制し，生活の中で麻痺側上肢を強制使用させる治療法が強く勧められる（グレードA）．
2. 中等度の麻痺筋（手関節背屈筋，手指伸筋など）には，電気刺激の使用が勧められる（グレードB）．
3. 麻痺が軽度から中等度の患者に対して，特定の動作の反復を伴った訓練（麻痺側上肢のリーチ運動，目的志向型運動，両上肢の繰り返し運動，mirror therapy，促通反復療法など）を行うことが勧められる（グレードB）．
4. 反復経頭蓋磁気刺激（repetitive transcranial magnetic stimulation：rTMS）や経頭蓋直流電流刺激（transcranial direct current stimulation：tDCS）は考慮しても良いが，患者の選択，安全面に注意を要する（グレードC1）．

（日本脳卒中学会　脳卒中ガイドライン委員会編：脳卒中治療ガイドライン2015．協和企画，2015より）

語症，高次脳機能障害，認知症の程度により意思疎通を図れるか否かについて判断が難しい場合があるが，リハビリテーションを進める際には，そのつど適切な目標の設定を行う．臥位から坐位へ，坐位から立位へ，さらに歩行へと進める際には，リハビリテーションを行っている

表VI-3-3 嚥下障害に対するリハビリテーション

推奨
1. 脳卒中患者においては，嚥下障害が多く認められる．それに対し，嚥下機能のスクリーニング検査，さらには嚥下造影検査，内視鏡検査などを適切に行い，その結果をもとに，栄養摂取経路(経管・経口)や食形態を検討し，多職種で連携して包括的な介入を行うことが強く勧められる(グレードA)．
2. 経口摂取が困難と判断された患者においては，急性期から(発症7日以内)経管栄養を開始したほうが，末梢点滴のみ継続するよりも死亡率が少ない傾向があり勧められる(グレードB)．発症1か月以降も経口摂取困難な状況が継続しているときには胃瘻での栄養管理が勧められる(グレードB)．
3. 頸部前屈や回旋，咽頭冷却刺激，メンデルゾーン手技，supraglottic swallow(息こらえ嚥下)，頸部前屈体操，バルーン拡張法などの間接訓練は，検査所見や食事摂取量の改善などが認められ，それぞれの症例にあわせて包括的な介入として実施することが勧められる(グレードB)．

(日本脳卒中学会 脳卒中ガイドライン委員会編：脳卒中治療ガイドライン2015．協和企画，2015より)

表VI-3-4 認知障害に対するリハビリテーション

推奨
1. 脳卒中後は，失語・失行・失認・半側空間無視・注意障害・記憶障害・遂行機能障害・知能障害・情緒行動障害(うつ状態を含む)などの認知障害の有無とその内容，程度を評価することが勧められる．また，評価結果は家族に伝えることが勧められる(グレードB)．
2. 認知障害に対するリハビリテーションには，損なわれた機能そのものの回復訓練と代償訓練がある．いずれも日常生活活動の改善を目的とすることが勧められる(グレードB)．
3. 半側空間無視に対し，視覚探索訓練，無視空間への手がかりの提示，プリズム適応による治療などが勧められる(グレードB)．また，左耳への冷水刺激，無視空間への眼振の誘発を行う視運動性刺激，視覚探索活動を伴う体幹の回旋，左後頸部の筋への振動刺激，反復経頭蓋磁気刺激(rTMS)，アイパッチ，ミラーセラピー，以上の治療手技の組み合わせなども考慮しても良い(グレードC1)が，治療の永続的効果，日常生活動作(ADL)への般化については，十分な科学的根拠はない．
4. 記憶障害に対し，軽度例では視覚イメージなどの内的ストラテジーとメモやスケジュール表，ポケットベルなどの外的代償手段の活用訓練が，重症の例では生活に直接つながる外的補助具の使用が勧められ(グレードB)，特定の技術や知識の習得には誤りなし学習(errorless learning)を考慮しても良い(グレードC1)．
5. 注意障害に対し，機能回復訓練や代償訓練勧められる(グレードB)が，その永続効果や日常生活活動への般化について十分な科学的根拠はない(グレードC1)．また，注意障害を軽減する環境調整に配慮すべきである．例えば，作業を短時間にする，休息をとる，注意をそらすような周囲の聴覚的，視覚的外乱の排除などを考慮する(グレードC1)．
6. 失行に対し，現実に即した，目標とする動作そのものの訓練や障害の代償方法を習得する訓練が勧められる(グレードB)．
7. 遂行機能障害に対し，メタ認知を高める訓練や問題解決訓練が外傷性脳損傷患者において勧められているが，その効果や脳卒中患者への適応に関して十分な科学的根拠はない(グレードC1)．

(日本脳卒中学会 脳卒中ガイドライン委員会編：脳卒中治療ガイドライン2015．協和企画，2015より)

時間だけでなく，普段の生活での姿勢や移動の状態も運動学習となってしまうため，坐位姿勢，環境整備を整えていくことも大切である．

B Parkinson病[16]
Parkinson disease

Parkinson病治療ガイドライン2011[17]にて，「リハビリテーションは運動症状の改善に有効か？」という問いに対して，①運動療法が身体機能，健康関連QOL，筋力，バランス，歩行速度の改善に有効である(グレードA)，②外部刺激，特に音刺激(音楽療法)による歩行訓練で歩行は改善する(グレードA)，③運動療法により転倒の頻度が減少する(グレードB)と推奨されている．薬物治療だけでなく，リハビリテーションを組み合わせることで身体機能およびADLやQOLの向上を図ることができると推測される．また，外部刺激(external cueing)を利用した報告はよくみられるようになった．Parkinson病における外部刺激効果の機序としては，内発性ネットワークの基底核-補足運動野の低活動を補うよう，cerebello-parieto-premotor loops外発性ネットワークを活性化させると説明されている[18]．またすくみ足がみられているParkinson病患者においても，この機構を利用して運動を改善させることができ[19]，日常生活場面においてもうまく活用できることが望ましい．外部刺激としては，音楽やリズム音などの聴覚からの外部刺激を利用して運動を行ったり，すくみ足の対策として，廊下に線を引いたり，目印をつけるような視覚から

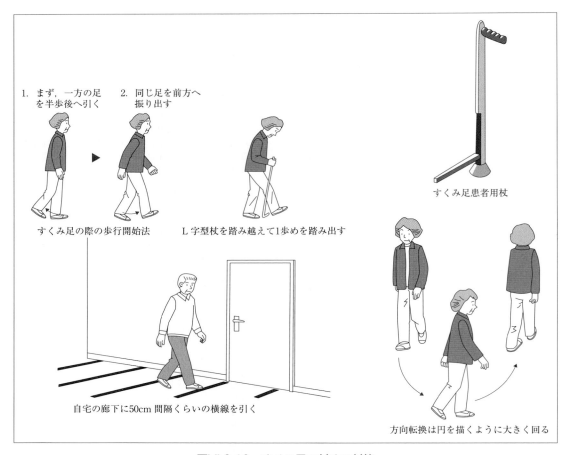

図Ⅵ-3-10　すくみ足に対する対策
廊下にテープで横線をひいてまたげるようにしたり，大きく回るように方向転換を行う等の工夫がある．
(右上：眞野行生編　ケアスタッフと患者・家族のためのパーキンソン病　疾病理解と障害克服の指針 p49, 医歯薬出版，2002 より)

の外部刺激を利用したりしている．また，LSVT (Lee Siverman Voice Treatment)®LOUD や，LSVT®BIG の訓練法による効果について報告されている．これは，発声や動作を小さく行ってしまい，自己修正が難しくなっているが，その誤った感覚情報を自分で更生できることを目的とした再教育プログラムである．

　一般的なリハビリテーションは，四肢・体幹の関節可動域訓練，筋力訓練，バランス訓練，基本動作訓練，歩行訓練，external cueing を利用した訓練などを行う．さらに，呼吸理学療法や ADL 訓練，生活指導および言語訓練，嚥下訓練，認知リハビリテーションと多岐にわたる．Parkinson 病は進行性疾患であるため，病期早期においては，教育的な指導や運動の習慣化を目標とし，進行するにつれて課題となっていることに対するアプローチが追加される．同時に環境調整も行う必要がある．図Ⅵ-3-10 にすくみ足の対策について，図Ⅵ-3-11 に自助具と環境調整について示す[20]．姿勢の問題および体幹回旋がやりづらくなるために早くから良姿勢の保持や体幹筋筋力低下の予防は重要である．ホームプログラムとしての指導は重要で，普段から訓練の習慣をつけることが大切である．早期より運動学習が低下していることがあり，理解しやすい適切な指導を心がける必要がある．表Ⅵ-3-5 に，病期にあわせた目標と介入について示す[21]．早期の段階では活動性低

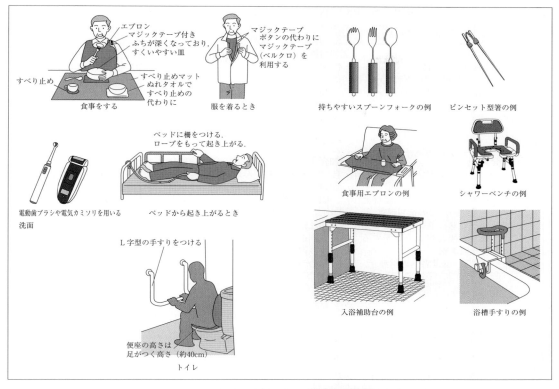

図VI-3-11　自助具の工夫と環境整備
日常生活が安全かつ自立して行えるように工夫を行う．
(左：眞野行生編：ケアスタッフと患者・家族のためのパーキンソン病　疾病理解と障害克服の指針 pp47-48, 68, 医歯薬出版, 2002. より)

下予防，動作や転倒への不安予防，身体機能の維持・向上をリハビリテーションの目標とし，病期が進行するにつれて，転倒予防および姿勢やバランス，歩行およびADLの維持・向上を目的とし，臥床の状況となった時期においては，感染予防，褥瘡や関節拘縮予防を目的とする．

C 脊髄小脳変性症
spinocerebeller degeneration（SCD）

治療として，薬剤療法は少なく，リハビリテーションが重要となる．家屋指導や自宅における生活指導およびリハビリテーションの指導を行う．

失調症状に対して，足関節や足底への錘負荷や下肢への弾性包帯を装着することで立位や歩行時の動揺を軽減させる効果がある．これらは求心性感覚入力を増強できるものと考えられている．また，単純な運動から複雑な運動へと反復練習を行うフレンケル体操や固有感覚入力を増強させて運動失調症状の改善を図る固有受容覚性神経筋促通法（proprioceptive neuromuscular facilitation；PNF）などがある．Ilg らは，静的バランス（四つ這い・閉脚立位・片脚立位），動的バランス（重心移動やステップ練習など），四つ這いで片側上肢と対側下肢の屈伸運動，転倒防止のためのステップ，関節拘縮の予防のリハビリテーションについて述べている[22]．

厚生労働科学研究費補助金　難治性疾患等克服研究事業（難治性疾患克服研究事業）運動失調症の病態解明と治療法開発に関する研究班での調査研究として，ホームエクササイズ用のパンフレットを作製した[23]（図VI-3-12）．体幹筋のストレッチ体操，筋力トレーニング，つかま

表VI-3-5　Parkinson病の病期にあわせた目標と介入

H-Y 1-2.5	H-Y 2-4	H-Y 5
治療目標 ・活動性低下予防 ・動作や転倒への不安予防 ・身体機能の維持・向上	追加治療目標 ・転倒予防 　コア領域の制限の減少 　→移乗 　→姿勢 　→リーチと把持 　→バランス 　→歩行	追加治療目標 ・生命機能維持 ・褥瘡予防 ・関節拘縮予防
介入 ・活動的なライフスタイルの奨励 ・身体機能の向上と活動性低下予防のための情報提供 ・バランス，筋力，関節可動域，有酸素容量を改善する積極的訓練 ・配偶者，介助者への指導	追加介入 ・自宅での動作を含んだ機能課題運動 ・一般的な戦略 ・Parkinson病特有の戦略 　→認知運動戦略 　→キューをとりいれた戦略 ・複数の課題を同時に処理するための情報提供	追加介入 ・ベッド，車いすでの姿勢調整 ・介助下での動作訓練 ・関節拘縮と褥瘡予防のための情報提供

（Keus S.H.J Mov Disord 22, 2007 より）

り立ちでの膝屈伸や膝立ち位でのバランス体操，また，臥位での体操も紹介している．いずれも安全に行うことができ，患者・家族にとってわかりやすい体操になるようにした．また，パンフレットの後半では，日常生活の中で支障になると考えられる食事の場面に関する工夫，食事の際の姿勢，嚥下のペースの注意点，自助具等の紹介，食形態の注意点，会話でのポイント，日常生活動作上の注意点，歩行補助具などについても紹介している．滋賀県立リハビリテーションセンターのHPからダウンロードできる．

錐体外路症状のParkinsonismに対しては抗Parkinson病薬の投与や錐体路症状の痙縮に対しての経口筋弛緩剤の投与，局所的な筋緊張の亢進がある場合にはボツリヌス療法の検討などを行う．自律神経症状の合併は多く，起立性低血圧に対しては，下肢への弾性包帯や弾性ストッキングの装着の試み，薬物治療としての昇圧薬（ドロキシドパ，α刺激薬など）の投与を検討する．

徐々に進行する疾患なので，移動レベルは歩行が可能であった場合でも歩行器歩行，車いすによる移動レベルへと移行する．転倒対策は必要となり，筋力低下などの廃用の予防や歩行補助具の指導，環境調整を適切に行う必要がある．また，車いすレベルであっても坐位で可能な自主練習の指導を行うなど，個々に必要なリハビリテーション指導や生活指導を行う．

MiyaiらはSCDを対象とし4週間の集中リハビリテーションによりSARAの評価点を有意に改善させ，終了後24週間後においても，ベースラインよりも改善が継続しているとの報告をしている[24]．短期集中訓練によりその後半年はバランスや歩行能力の向上を維持できる，運動学習を繰り返すことで小脳の可塑性を増強させることができるといえる．このような集中的リハビリテーションは効果があり，患者も実感されるところだが，在宅において運動機能の維持を図るためには，適切な自主訓練の継続が重要である．

D 多系統萎縮症
multiple system atrophy（MSA）

ここでは，主に姿勢や歩行障害について説明する．

MSA-Pでは姿勢異常，姿勢反射障害が著明となり，姿勢時振戦やaction myoclonus様の

いつでも，どこでもできるように，座ってできる体操を紹介します．

筋力を維持・向上する体操

その1　ストレッチ体操（筋肉の柔軟性を高めましょう．）

① 胸の筋肉（大胸筋）をストレッチしてみましょう．

手を腰の後ろで組みます．
（肘はまっすぐに）
少しずつ，腰から難していきましょう．
- ポイント -
あごはあげないようにしましょう．
姿勢を意識しましょう．

② 背中の筋肉（菱形筋群）をストレッチしてみましょう．

肘を伸ばして手を組みます．
組んだ両手をさらに前に突き出しましょう．
- ポイント -
前かがみにならないようにしましょう．
息を吐きながら行いましょう．

③ 体をひねってみましょう．

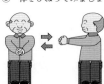

肘を伸ばして手を組みます．
顔ごと体をひねりましょう．
そこで，1回深呼吸．
ゆっくりと正面に戻ります．
☆反対側へも同じように行いましょう．

④ 背中と，太ももの後ろの筋肉（ハムストリングス）をストレッチしてみましょう．

両足を少し前に出します．
両手を組んで，3秒数えながら足先まで手を伸ばしましょう．
その姿勢のまま10秒数えます．
3秒で元の姿勢を戻しましょう．

これが楽にできたら，さらに片足で挑戦！

その2　筋力トレーニング（足と体幹の筋力を高めましょう．）

① 腹筋（腹斜筋）を動かしてみましょう．

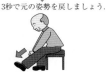

頭の上で，手を組みます．
3秒数えながら，体をひねりましょう．
体をひねった姿勢で5秒数えます．
3秒数えながら，体を正面に戻しましょう．
☆反対側も同じように行いましょう．

② 体幹と股関節を連動して動かしてみましょう．

腕を組みます．
右へ体をひねり，左肘と右膝があたるように，足を持ち上げます．
☆反対側も同じように行いましょう．

③ 腹筋（腹直筋）と股関節屈筋を動かしてみましょう．

手で椅子の横をしっかり持ちます．
両足をゆっくり持ち上げてみましょう．
その姿勢で5秒数えます．
ゆっくりと戻しましょう．
- ポイント -
背筋がそらないようにしましょう．
息を吐きながら，足を持ち上げましょう．

番外編　寝てできる体操

座って行う体操が苦手な時は，寝て行いましょう．
まず，膝を立てます．

おしりの筋肉を意識し，腰を上げてみましょう．	腹筋を意識し，頭を上げてみましょう．

右手が左膝を触るように，体を起こしましょう．☆反対側も同じように行いましょう．	膝を閉じたまま，横に倒しましょう．☆反対側も同じように行いましょう．

- ポイント -
膝を倒す側と反対の肩が，浮かないように気をつけましょう

体のバランスを保つ・高める体操

① 左右に重心を動かしてみましょう．

肩幅に足を広げます．
左側の足に体重を乗せましょう．
☆反対側も同じように行いましょう．

② スクワットをしてみましょう．

肩幅に足を広げます．
体はまっすぐのまま，膝を軽く曲げてみましょう．
5秒間そのままの姿勢をとってみましょう．
☆この動作を3～5回繰り返してみましょう．

③ 膝立ちをしてみましょう．

手をついて膝立ちになります．
体をまっすぐにして，10秒間このまま姿勢を保ってみましょう．

これができたら，さらに挑戦！

片方の足を前に出してみましょう．
5秒間そのままの姿勢をとりましょう．
☆左右交互に3～5回ずつ，繰り返しましょう．
※片足での膝立ちが，不安定な場合は，両手で支えて行いましょう．

図VI-3-12　脊髄小脳変性症に対するホームエクササイズ用パンフレット

不随意運動が生じ立位保持が不安定となる．さらに，体幹・下肢近位筋の筋力低下やバランス能力の低下を伴う．早期の MSA の患者にバランスや下肢筋力訓練を行い，在宅においての転倒の軽減と柔軟性の向上，機能の改善を認めた症例報告がある[25]．前傾姿勢に対するストレッチ訓練を行うことは大切で，首下がりを伴った MSA に対して頸椎カラーの装着により頸部筋トーヌスの改善と頸部筋の筋力増強訓練により首下がりが軽減し，視野の拡大を図り，転倒防止の効果を認めた症例を経験した[26]．

MSA-C の歩行では小脳失調を主体とした歩行障害を認めるが，代償動作として膝関節を伸展位とし自由度を減らし，歩隔を拡げて歩行している場合が多い．図VI-3-12 の脊髄小脳変性症に対するホームエクササイズ用のパンフレットは，歩行器歩行，車いすレベルの MSA-C を想定し，坐位にて安全に行える内容を検討した．歩行や動作，嚥下，構音，呼吸において，体幹筋の協調運動は重要で，その柔軟性と筋力を低下させないことを目的とした体操である．

E 筋萎縮性側索硬化症
amyotrophic lateral sclerosis（ALS）

ALS は運動ニューロン疾患で，進行とともにあらゆる筋の麻痺を生じる．リハビリテーションの目的は心身機能・日常生活活動を可能なかぎり維持・改善し，社会参加を促し，患者と家族の QOL を維持・向上させることである．四肢の運動機能だけでなく，呼吸，コミュニケーション，嚥下についての問題が必ず生じてくるため，適切な時期での対応が必要となる．

呼吸筋麻痺が進行すると，呼吸機能低下を生じる．呼吸機能低下の自覚所見としては，息切れ，不安，不眠，日中の眠気，頭痛，食欲低下，注意の低下などがあり，呼吸機能評価としては，FVC，SpO_2，$EtCO_2$，CPF，MIC，鼻腔吸気圧（SNIP），最大吸気圧（MIP）などを測定する．FVC は生命予後と強く相関するという報告や[27]，SpO_2 の夜間測定における平均値は予後予測に有用といわれ[28]，その低下は NPPV の開始基準にもなっている．また，CPF は 270 L/分より低下すると，有効な咳を行うことができないともいわれている．

筋萎縮性側索硬化症診療ガイドライン 2013（監修：日本神経学会）における呼吸機能障害に対するリハビリテーションの推奨について表VI-3-6 に示す[29]．呼吸理学療法には，呼吸筋の訓練，胸郭や呼吸補助筋の可動域を維持するための訓練，徒手的呼吸介助，肺の弾性を維持するための訓練，体位排痰法，コンディショニングなどがある．コンディショニングとは，対象者のディコンディショニングの状態（呼吸パターン異常，筋・関節の柔軟性低下などの身体機能の失調や低下）をまず改善することで，呼吸練習，リラクセーション，胸郭可動域練習，ストレッチ，排痰法などが含まれている[30]．

コミュニケーション障害に対しては，筆談，指文字，文字盤，補助・代替コミュニケーション手段（augmentative and alternative communication；AAC）の検討が必要になる[29]．AAC は，随意運動が可能な部位での運動，筋電図，視線，脳波，近赤外光検出による前頭葉脳血流量の変動などを電気的信号に変換させて作動させる機器で，意思伝達装置として規定される．最近は BMI（Brain Machine Interface）による研究報告があり，特定の視覚刺激により誘発された脳波の信号により，家電の操作やコミュニケーションが可能となる環境制御システム開発の報告がある[31]．

摂食嚥下障害は必発であり，早期より体重が減少しないように栄養管理から考える必要がある．摂食嚥下障害については，初期より評価と

表VI-3-6　呼吸機能障害に対するリハビリテーションはどのように行うか

1. 呼吸筋麻痺は，生命予後に直結するため呼吸不全症状出現前より呼吸理学療法を開始する（グレード C1）．
2. 一方，過剰な運動負荷は，筋力低下を悪化させる可能性があり，やりすぎないよう十分注意する（グレード C1）．

（日本神経学会監修：筋萎縮性側索硬化症診療ガイドライン 2013, p.120, 144, 2013, 南江堂より改変）

リハビリテーションの介入を開始する．食物形態の検討や，姿勢の調節などを行う．経腸栄養の検討も行う必要があるが，胃瘻造設時のリスクの観点より％FVC が 50％以上の時に行うことが望ましいといわれている．誤嚥対策として，誤嚥防止術（気管喉頭分離術，喉頭摘出術など）や気管切開なども検討が必要となる[29]．

在宅療法においては，患者の QOL を維持しながら患者・家族が安心して，かつ安全に在宅を継続できることが重要である．そのため，チーム医療として早期より情報の共有を図り，連携しながら医療が継続でき，介護者の負担を軽減するためにも適宜レスパイト入院を検討する．また，経過の中で気管切開，人工呼吸器管理，胃瘻造設など，患者自身の意思を確認しながら，適切に進めていくことが必要である．

F 多発性硬化症
multiple sclerosis（MS）

リハビリテーションにおけるポイントについて説明する．病巣部位により，片麻痺や運動失調，対麻痺，視覚障害，感覚障害，異常知覚，高次脳機能障害など，臨床所見は多彩で，個々における対応が大切である．疲労しやすく，休憩を入れながら行う必要がある．運動により体熱が上昇すると症状が増強する可能性はあるが，安静時間を設けるようにする．関節可動域練習，筋力強化練習，基本動作練習を段階的に行い，片麻痺の場合は短下肢装具の検討も必要となる．痙縮が高度である場合には，筋弛緩薬の内服やボツリヌス療法の適応を検討する．運動失調症状に対しては，弾性ストッキングや重錘バンド装着での歩行練習を検討し，歩行器歩行練習を行うことも多い．重症度が高い場合は車いすでの移動となる．有酸素運動の有効性の報告もあり，EDSS（Expanded Disability Status Scale）が 7 点以下において，中等度までの持久性の運動を行い，耐用能の向上，心理面への効果を認めたとの報告がある[32]．

対麻痺を呈する場合，異常知覚や体幹を締め付けられるような girdle sensation が生じることがあり，疼痛コントロールが重要となる．薬物治療としてはカルバマゼピン，プレガバリン，三環系抗うつ薬などを検討する．膀胱直腸障害への対処も重要である．ステロイドを長期にわたり内服する場合もあり，ステロイドミオパチーの合併や易感染性による感染徴候の有無などの定期的な診察を行い，加療や生活指導を行う．20～30 歳代で発症することが多く，ADL だけでなく，家事や社会復帰などを考慮し，環境整備を適切に行う．

5 言語障害のリハビリテーション──失語を中心に
rehabilitation of speech disorder

A 治療の原理・機序

本項では，言語障害のリハビリテーションの概略を，失語を中心に述べる．

失語のリハビリテーション（以下，失語リハ）の目的は，患者の言語を含めたコミュニケーション能力の可能な限りの回復をはかり，生活の質（QOL）の向上を目指すことである．失語リハは，言語聴覚士（speech language therapist；ST）による失語症状に対する言語治療と，社会復帰のための環境整備の作業からなり，多職種（医師，言語聴覚士，看護師，理学療法士，作業療法士，医療ソーシャルワーカー）の連携のもとに行われる．

本項では，失語の回復，言語治療の原理にふれ，原疾患の治療の経過に沿った失語リハを解説する．ST による言語治療（訓練）の概略に触れ，チーム医療のなかでの医師の役割に重点を置いてまとめる．

1 失語の病因と回復

失語の原因疾患は，日本高次脳機能障害学会による全国実態調査（2006 年）では，90.9％が脳血管障害であった．脳血管障害の急性期には 21～38％という高率で失語が出現する．本項は，脳血管障害による失語のリハに絞る．失語は，脳血管障害以外にも，脳炎，Alzheimer 病や前

表VI-3-1　失語の回復に関する要因
- 疾病前要因
  年齢
  性
  利き手
  大脳左右差の variation
- 疾病要因
  原因疾患の種類，合併症の有無
  失語の重症度（タイプ）
  脳病巣の部位，広がり
- 背景因子，言語治療
  言語治療の有無（開始時期，内容，期間）
  心理・社会的諸因子

表VI-3-2　失語リハの内容（時間的に整理したもの）
- ただちに始める作業
  キーパーソンを見いだす
  病歴の聴取，神経学的検査，CT，MRI，MRA
  失語症状の評価（スクリーニング）
  病状を説明し，心理的問題（不安）へ対処
  直面するコミュニケーション問題への対処（病棟看護師と連携）
- 適切な時期に始める作業
  言語聴覚士による言語治療
- 徐々に始める作業
  経過説明と予後の告知（チーム医療として連携して）
  障害受容への取り組み（キーパーソンと連携）
  社会・家庭復帰，QOL向上への支援（社会資源活用）

頭側頭葉変性症などの認知症性疾患，脳外傷，脳腫瘍などで生ずる．しかし，疾患により経過が異なり，リハの観点もさまざまであり，失語リハとして一律に要約することは容易でない．疾患の病態に応じたリハが必要である．

脳血管障害による失語の回復は，2つの過程からなる．回復の第1段階は，閉塞血管の再開通や病巣周辺の浮腫の吸収による症状の改善で，2～3週までの回復が相当する．回復の第2段階は，大脳機能の再編成にあたる段階で，数ヵ月から数年にわたる慢性期の失語からの回復の機序と考えられている．

失語の回復を担う大脳機能の再編成には，病巣と同側の大脳半球や対側大脳半球の相同的な部位の関与，皮質下構造による代償（低次への再編）が想定されている．脳機能画像の賦活研究は，失語の回復への左右大脳半球の異なった役割を示している．失語の回復が良好な例では，左側頭葉を中心に左半球の賦活がみられる．左半球病巣が高度な場合には右半球が賦活されるが，右半球賦活による代償（回復）は不完全である．

脳血管障害による失語症の回復は発症から3ヵ月までが最も顕著で，一般に発症約1年後に固定するが，個人差もあり，若年発症例では長期にわたる改善が報告されている．

2 失語の回復に関する要因，言語治療

失語の回復に関する要因は，疾病前要因，疾病要因，背景要因に大別される（**表VI-3-1**）．

このなかでは，疾病要因（初期重症度，失語類型，病巣部位と広がり）が最も決定的である．

失語の回復に対する言語治療の効果は，自然回復の重なり，対象や治療内容の変数の多さから確認が困難で，肯定論，否定論の両者があった．肯定論には対照群が十分設定されていないこと，否定論には治療法と期間，患者背景の統制がなされていないこと，などの批判がある．Wertzらは，無作為化比較試験の成績から，失語の回復に対する言語治療の有効性を報告している．

B 失語リハの実際（表VI-3-2）

脳卒中医療は現在，急性期，回復期，慢性期に分けて別の病院や施設で行われることが多い．失語リハも，従来より急性期，訓練期，維持期と三分されてきたが，時期的に重なる部分が多い．

言語治療の原理は古典的な刺激法，機能再編成法，発語失行の訓練，実用コミュニケーション訓練などがある．失語症状が言語の全側面にわたる訓練期（回復期）には刺激法による言語訓練が主で，その後の維持期には個々の病態に応じた方法が選択される．詳しくは失語症学や言語治療のテキストを参照されたい．

1 脳卒中急性期にただちに始めること

a. 病歴聴取・神経学的検査・キーパーソン（主要な介護者）特定

病歴聴取と神経学的検査により原因疾患の病状を把握する．合併症や再発のリスクも留意する．失語症例には大脳皮質を含む大病巣の脳塞栓例が多く，再発や痙攣発作の頻度が高い．失語症例は非失語症例より生命予後が不良という報告がある．

次に，キーパーソンを見いだす．病歴（既往歴を含む）の補足，家族背景の調査，病状説明を行う．失語の場合，十分なコミュニケーションがとれないことがほとんどであり，キーパーソンの特定は特に重要である．

b. 急性期の失語テスト

全身状態が回復していない場合には，長時間のテストを避ける（STとの連携）．失語症状は，簡略に観察記録する．自発話・呼称・復唱・聴覚的理解・読み書きを検査するが，失語の各タイプで出現する発語異常の特徴をあらかじめ理解しておけば，会話の中で「呼称と復唱」をテストすることで，失語の大まかな診断は可能である．この作業はSTと連携分担して行うべきで，言語症状の把握をSTに任せきりにせず，神経学的所見として把握しておく必要がある．

言語所見から失語類型の診断（失語分類）を行うが，急性期には困難な場合が少なくない．Godefroyらは25％が分類不能と述べているが，急性期には無理にタイプ分類することにこだわるべきではない．むしろ重症度の観点から，軽度（困難ながら，ほぼ伝達可），中等度（部分的に要件を伝達できる），重症（言葉による要件伝達は不可）と分け，具体的に症候を記載することが重要である．ちなみにNIHSS（NIH Stroke Scale）でも言語の状態を，正常，軽度から中等度の失語，重度の失語，全失語，と分類している．

c. 症状の説明，コミュニケーション方法確保

家族や介護者，看護師などの病棟スタッフに対して言語の状態や失語症患者への接し方を説明する．ガイドブックを参照して，失語患者とコミュニケーションをとる上での注意点を説明し，患者の孤立感，不安の軽減に努めることが重要である．

d. 言語治療導入の準備

発症早期には，治療者-患者の関係を築くことが重要で，集中的な言語治療開始の時期を探る．大多数の失語例は言語治療の適応となるが，① 治療を受ける体力，意欲，集中力に欠ける場合，② 言語治療を拒む場合は適応とならない，これらの場合はいったん，経過観察のみとする．

2 訓練期＝適切な時期に始める作業

坐位が安定したらSTによる集中的な言語治療を開始する．初回の失語テスト［SLTA (standard language test of aphasia), WAB (Western Aphasia Battery)］を施行したのち，約3ヵ月を1クールとした言語治療を開始する．

言語治療室における言語治療の開始には，坐位を30分から1時間はとれることが必要である．坐位がとれない場合でも病室でインタビューなどを行い，対人接触を絶やさず，治療室での言語治療導入の時期を計る．

a. 個人訓練

一般に，重症失語症者では障害の軽い言語様式から治療を開始する．

1. 聴覚性言語把持力強化の訓練

失語症言語訓練（刺激法）の主体である．重症度に応じた適切な難易度の聴覚的な言語刺激を与え，患者の反応を引き出す．数枚から十数枚の絵カードを並べて「時計とペンを指させ」というように命じ，指さしをさせる．4枚のカードを連続して指さし出来るようになるまで反復して訓練する．

2. 呼称の訓練

絵カードを示し，呼称させる訓練．単語レベルから文章（状況画の説明など）へと進める．呼称できない患者にはヒントを与える．例えば，椅子といわれるのに，「机と…」と対語の一方を示す「文脈的手掛かり」や，第一音を示す「音韻的手掛かり」がある．呼称ができない患者で，

1つ呼称できると般化現象が生じて，芋づる式に言葉が出ることがある．

3. 復唱訓練
治療者の言葉（単語，句，文）を復唱させる訓練．

4. 文字（特に漢字）と絵の対応訓練
写字より始め，字の形が整ったら単語の書き取り，文章の書き取りをさせる．次いで重症度に応じて自発書字，日記，絵画の説明や新聞記事の要約などへ進める．

b. グループ訓練
状況に応じて言葉を用いる，という社会的側面を高めることを目的としたものである．失語の重症度別，治療内容別に患者の訓練グループをつくる．談話という状況，会話の文脈を用いた発語への疎通効果を期待できる．患者の孤立感を解消することが期待されるが，拒む患者もあり一律に適用はできない．重症失語症例では訓練の端諸ともなる．

・PACE（実用コミュニケーション促通法）
従来の言語治療の基本的な形（治療者から患者への発信）のみでなく，PACE（promoting aphasic's communication effectiveness）では治療者と患者の役割交替を随時行う．患者にジェスチャーなどを用いて「伝えたいこと」を表現させ，実用的なコミュニケーション行動を獲得させようとするものである．

c. 自主訓練
パソコンを用いると呼称訓練の自習が可能となる．自習はプライバシーを保つことができるため，特に軽症の失語患者に好評である．また，軽症の失語患者では日記や新聞コラムの要約を書くことをすすめる．

d. リハ立案
言語治療は，毎日または週に数回，20分から1時間実施し，約3ヵ月を1クールとする（保険請求では20分が1単位）．失語テストを再検し，以後の訓練計画を立てる．高齢者ではせん妄など精神症状を合併しやすく，入院期間は短くすべきである．

3 維持期＝徐々に始める作業
a. 経過の告知，社会資源の活用
脳血管障害による失語では，発症から1ヵ月で大まかな回復予測はできるが，症状の固定には1年以上の期間があり，個人差もある．経過はまず一般論をキーパーソンに告知し，患者本人には徐々に暗示的に伝えていくほうがいいようである．

失語からの回復の程度に応じて，復職，家庭復帰などに対する支援（障害者手帳，各種保険の適用など）と環境調整を医療ソーシャルワーカーなどと連携して進める．

4 失語症リハビリテーション ——担当医の視点
前述のように，脳卒中医療は現在，急性期，回復期，維持期と異なる病院・施設間の連携で行われることが多いため，急性期医療に携わる場合，短時間で前述のNIHSSなど各種スケールを用いて診察しなければならない．失語などの神経心理症候を，縦断像を含めてじっくり診る機会は少ない．このため短時間で神経心理症候を把握する修練が必要である．

失語リハへの薬物療法の効果も報告されている．非流暢型失語へのドパミン作動薬やピラセタム，流暢型失語へのコリン作動薬，うつ症状の合併例へのSSRI（selective serotonin reuptake inhibitors）の投与なども検討されている．補助的な役割という評価が一般的であるが，個々の症例の病態に応じて考慮する価値があると思われる．

脳血管障害の失語に対する言語治療は，「脳卒中ガイドライン」でも推奨されている（グレードB）．同ガイドラインには，言語治療の効果に明確な根拠がないという指摘があるが，前述のように無作為化比較試験で言語治療の有効性を示した報告がある．言語治療の失語全般の回復についての効果の有無をYes/Noで問う設定は広すぎる．例えば，患者背景をとっても，家族の介護能力や支援態度，利用可能な社会資源（治療の機会も含めて）などをどう統制し，評

価していくかも問題であろう．さらに，失語リハの目的は患者のQOLの改善であるので，失語検査のデータという他覚的な指標のみならず，利用者満足度の視点も評価されねばならないだろう．

高齢化が失語の原因疾患である脳血管障害にみられ，心原性脳塞栓症例の平均年齢はこの10年で約10歳高齢化しているという報告がある．リハ現場で構音・嚥下障害や認知症を合併した失語の症例が増加している背景には，このような対象患者の高齢化が想定される．本稿は失語リハに絞って述べたが，合併症状としての構音障害，嚥下障害や認知症の問題は大きい．生命予後にも直結するため，他職種と連携した総合的な失語症リハビリテーションを進めていかねばならない．

参考文献

1. ニューロリハビリテーションとは，2. 運動学習について，3. 臨床応用されているニューロリハビリテーション，4. 神経疾患におけるリハビリテーション

1) Classen J, Liepert J, et al.：Rapid plasticity of human cortical movement representation induced by practice. J Neurophysiol 79：1117-1123, 1998.
2) Nudo RJ, Wise BM, SiFuentes F, et al.：Neural substrates for the effects of rehabilitative training on motor recovery after ischemic infarct. Science 272（5269）：1791-1794. 1996.
3) Lipert J, Miltner WHR, et al.：Motor cortex plasticity during constraint-induced movement therapy in stroke patients. Neurosci Lett 250：5-8, 1998.
4) Merzenich MM, Nelson RJ, et al.：Somatosensory cortical map changes following digit amputation in adult monkeys. J Comp Neurol 224：591-605. 1984.
5) Mano Y, et al.：Central Motor Reorganization after Anastomosis of the Musculocutaneous and Intercostal Nerve in Patients with Traumatic Cervical Root Avulsion. Ann Neurol 38：15-20, 1995.
6) 眞野行生：磁気刺激法の基礎と応用．p127-132, 医歯薬出版．2005.
7) Imamizu H, Miyauchi S, et al.：Human cerebellar activity reflecting an acquired internal model of a new tool. Nature 403：192-195, 2000.
8) 道免和久，竹林崇：脳可塑性がもたらすリハビリテーション医学へのインパクト－Constraint-induced movement therapy（CI療法）：最近の知見，リハ医学 50：712-717，2013.
9) Shimodozono M, Mikami A, et al.：Benefits of a repetitive facilitative exercise program for the upper paretic extremity after subacute stroke：A randomized controlled trial. Neurorehabil Neural Repair 27：296-305, 2013.
10) 藤原俊之：HANDS療法 BMIを用いた上肢訓練の効果，Modern Physician 34：807-811.
11) Shindo K, Fujiwara T, et al.：Effectiveness of hybrid assistive neuromuscular dynamic stimulation therapy in patients with subacute stroke：a randomized controlled pilot trial. Neurorehabil Neural Repair 25：830-837, 2011.
12) 竹内直行：経頭蓋磁気刺激を用いた脳卒中後運動麻痺の可塑性評価，Jpn J Rehabil Med 52：340-343，2015.
13) 竹林崇：脳卒中後上肢麻痺に対するReo Go therapy system™を用いた治療介入，Jpn J Rehabil Med 52：165-169，2015.
14) Kawamoto H, Kamibayashi K, et al.：Pilot study of locomotion improvement using hybrid assistive limb in chronic stroke patients. BMC Neurol 13：141, 2013.
15) 新藤恵一郎（監修：里宇明元，牛場潤一）：機能回復型BMI，神経科学の最前線とリハビリテーション 脳の可塑性と運動．p199-201，医歯薬出版．2015.
16) 日本脳卒中学会 脳卒中ガイドライン委員会 脳卒中治療ガイドライン2015. 協和企画，2015.
17) 中馬孝容（総編集：辻省次，専門編集：髙橋良輔）：パーキンソン病のリハビリテーション，パーキンソン病と運動異常 p363-371，中山書店，2013.
18) 監修：日本神経学会，編集「パーキンソン病治療ガイドライン」作成委員会：パーキンソン病治療ガイドライン2011，医学書院，2011.
19) Nieuwboer A, Kwakkel G, Rochester L, et al.：Cueing training in the home improves gait-related mobility in Parkinson's disease：the RESCUE trial. J Neurol Neurosurg Psychiatry 78：134-140, 2007.
20) Chuma T, Farque Reza M, Ikoma K, Mano Y: Motor learning of hands with auditory cue in patients with Parkinson's disease. J Neural Transm 113：175-185, 2006.
21) 眞野行生 編 ケアスタッフと患者・家族のためのパーキンソン病 疾病理解と障害克服の指針，医歯薬出版株式会社，2002.
22) Keus SH, et al.：Evidence-based analysis of physical therapy in Parkinson's disease with recommendations for practice and research. Mov Disord 22：451-460, 2007.

23) Ilg A, et al.：Consensus paper：Management of degenerative cerebellar disorders. Cerebellum 13：248-268, 2014.
24) 中馬孝容, 二村直伸, 松村隆介, 高柳哲也：脊髄小脳変性症に対するホームエクササイズ用パンフレットの検討. 厚生労働科学研究補助金 難治性疾患克服研究事業 運動失調症の病態解明と治療法開発に関する研究 平成24年度 総括・分担研究報告書 平成25年3月. 68-78, 2013.
25) Miyai I, et al.：Cerebellar Ataxia Rehabilitation randomized trial in degenerative cerebellar disease. Neurorehabil Neural Repair 26：515-522, 2012.
26) Wedge F：The impact of Resistance Training on Balance and Functional Ability of a Patient with Multiple System Atrophy. J Geriatric Physical Therapy 31：79-83, 2008.
27) 中馬孝容, 眞野行生：特集／歩行障害とその治療マニュアル, パーキンソン症候群における歩行障害の特徴とその治療. MB Med Reha 27：49-55, 2003.
28) Czaplinski A, Yen AA, Appel SH：Forced vital capacity（FVC）as an indicator of survival and disease progression in an ALS clinic population. J Neurol Neurosurg Psychiatry 77：390-392. 2006.
29) Pinto A, de Carvalho M, Evangelista T, et al.：Noctumal pulse oximetry：a new approach to establish the appropriate time for non-invasive ventilation in ALS patients. Amyotroph Lateral Scler Other Motor Neuron Disord 4：31-35, 2003.
30) 日本神経学会 監：筋萎縮性側索硬化症診療ガイドライン2013. 南江堂, 2013.
31) 公益社団法人 日本リハビリテーション医学会 監：神経筋疾患・脊髄損傷の呼吸リハビリテーションガイドライン. 金原出版, 2014.
32) Kansaku K. Brain-Machine Interfaces for persons with disabilities. In：Kansaku K, et al. Systems Neuroscience and Rehabilitation, Springer, p19-33, 2011.
33) Latimer-Cheung AE, et al.：Effects of exercise training on fitness, mobility, fatigue, and health-related quality of life among adults with multiple sclerosis・a systematic review to inform guideline development. Arch Phys Med Rehabil 94：1800-1828, 2013.

5. 言語障害のリハビリテーション——失語を中心に

1) Heilman, K. M., Valenstein, E（eds）：Clinical Neuropsychology, 4th Ed.Oxford University Press, 2003.
2) 原田浩美, 能登谷晶子, 四十住綾：重度運動性失語症の長期経過. 高次脳機能研究. 26. 408-416, 2006.
3) Karbe, H., Thiel, A. Weber-Luxenburger, G. et al：Brain plasticity in poststroke aphasia:what is the contribution of the right hemisphere? Brain Lang 64：215-230, 1998.
4) 藤田郁代, 立石雅子（編）：失語症学, 医学書院. 2009.
5) Wertz RT, Weiss DG, Aten JL, et al.：Comparison of clinic,home and deferred language treatment for aphasia. Arch Neurol 43, 1986.
6) 篠原幸人, 小川彰, 鈴木則宏, 他（編）：脳卒中治療ガイドライン2009. 協和企画. 2010.
7) Helm-Estabrooks N, Albert ML：Manual of Aphasia and Aphasia Therapy, Pro-Ed, 2004.
8) Godefroy, O., Dubois, C., Debachy, B., et al.：Vascular aphasias：main characteristics of patients hospitalized in acute stroke units. Stroke 33. 702-705, 2002.
9) 矢坂正弘：国立病院機構九州医療センターのデータ（私信）

[1〜4. 中馬孝容／5. 本村　暁]

4 慢性神経疾患の医療

1 慢性神経疾患
chronic neurological diseases

　神経系の特徴として，神経細胞は一度傷害を受けると再生しないので，慢性に経過しかつ後遺症を残しやすいこと，神経系は解剖学的に一つのシステムとして構築されているので，小さな病変でも障害が多岐にわたりやすいことが挙げられていた．例えばラグビーの試合で脊髄に損傷を受けると，四肢麻痺や対麻痺のような重篤な後遺症を残したりする．ただここ数年，研究の進歩が著しいiPS細胞など再生医療の応用で，将来的には後遺症が軽減できる可能性も出てきている．

　脳血管障害や脳炎後遺症のように単発の傷害で後遺症として慢性に経過する疾患と，神経難病と呼ばれる疾患のように発病後進行性に病状の悪化をきたす疾患がある．

　ここでは主に後者の神経難病を中心に解説していく．神経難病の定義は文字通り「神経系の難しい病気」という意味で，原因不明で，的確な治療法がない疾患に対する総称であり正式な医学用語ではない．また難病の意味するところも，時代や医学の進歩により大きく変わってきた．例えば戦前は結核が難病であったわけだが，治療法の確立した現代では難病と考える人はいない．さまざまな疾病の原因が解明され治療法も進歩する中で，神経系の難病こそ最後に残された難病ともいえる．

　神経難病は療養生活が長期化するため，患者と家族はいうに及ばず，医療者もさまざまな困難な問題に直面する．従来，療養生活は病院や施設で行われることが多かったが，最近ではレスパイト入院なども織り交ぜながらの在宅療養が主流となっている．そして長期療養ではケアに重点が置かれるため，医師のみならず（訪問）看護師，ホームヘルパーなどさまざまな職種が関わることになる．そのため職種間の連携の取れたチーム医療こそが，円滑な療養生活のための必須条件である．

　本項では慢性神経疾患の長期療養中に出現しやすい呼吸障害や嚥下障害，意思伝達障害，褥瘡，排尿障害について，その治療法と対策について記すことにする．

A 呼吸障害の治療と対策

1 原因と病態

　呼吸障害の原因には，肋間筋や横隔膜などの呼吸筋の萎縮や，支配神経の障害による呼吸筋障害，気管支喘息や肺気腫など気管支が閉塞する肺組織自体の障害，喉頭や咽頭，声帯などに食物や痰が貯留することによる気道の閉塞，筋ジストロフィーなどの胸郭変形や心不全による心臓性呼吸障害に大別される．このうち筋萎縮性側索硬化症（amyotrophic lateral sclerosis；ALS）は呼吸筋麻痺の代表であり，筋ジストロフィーでは呼吸筋障害や胸郭の変形，心不全などが相互に関係している．

2 治療と対策

　呼吸障害への対応として，肺気腫などの慢性呼吸障害には酸素療法，ALSや筋ジストロフィーの呼吸障害に対する人工呼吸療法がある．以前は入院での呼吸管理が主流であったが，最近では在宅療養が一般的になっている．在宅

呼吸療法は家族への負担が大きい反面，患者のQOLの向上にもつながる．呼吸管理の技術的進歩や職種間の連携など，ケア・システムの向上によるものといえる．

a. 呼吸訓練

神経筋疾患での呼吸不全による慢性的な二酸化炭素の蓄積は，胸郭可動性の低下によるコンプライアンスの低下や，エラスタンス（元の形に戻ろうとする力）の増加により，浅くて速い呼吸の結果と考えられている．そこで徒手による胸郭呼吸運動の介助や肋間筋のストレッチなどの胸郭可動域維持運動，他動的深呼吸療法などが試みられている．

b. 気道分泌物の排除

痰の貯留は肺炎や無気肺の原因になりやすい．このため低下した咳嗽力を補助し，有効な換気を維持するために，体位排痰法（体位ドレナージ）や殴打法（タッピング），気道粘液溶解剤や拡張剤の吸入，口腔や鼻腔，気管からの吸引がある．

c. 人工呼吸器装着

病気の進行により呼吸困難が強くなったとき，延命のために人工呼吸器を装着することになる．一時的な使用ではなく半永久的な使用となるので，適応や装着の時期などが大きな問題となる．わが国では諸外国に比して，ALSや筋ジストロフィーなどの神経難病で呼吸器を装着している人が多い．

d. 鼻マスクによる非侵襲的陽圧換気法
（noninvasive positive pressure ventilation；NPPV）

鼻マスク式では会話が可能で，気管切開の必要がないなどの利点はあるが，換気効率が劣ることや唾液や喀痰の多い場合は装着が難しい．またマスクの圧迫感などもあるが，さまざまな工夫やデバイスで，NPPVは増加している．

e. 気管切開による侵襲的陽圧換気法
（tracheostomic positive pressure ventilation；TPPV）

気管切開による場合は換気効率に優れ，誤嚥を防止でき，痰の吸引が容易である．反面，気管切開という手術が必要で，清潔操作や気道出血などの危険もある．また，会話が難しく，定期的な気管カニューレの交換も必要になる．

ALSや筋ジストロフィーで病気の進行により換気障害による呼吸困難が生じたときにはまずNPPVを試みて，呼吸困難の進行に応じてTPPVへと移行するのが一般的である．ただマスクの合わない患者や球麻痺症状の強い場合には，最初からTPPVを行うこともある．呼吸器装着の時期に関しては，患者家族の希望も聞きながら決定することになるが，ALSでは自覚的に呼吸困難が強く，呼吸機能でも$PaCO_2$が45 mmHg以上，睡眠中の血中酸素飽和度が88％以下を5分以上持続，％FVCが50％以下を一応の目安としている．

B 嚥下障害の治療と対策

1 病態機序

一般的に摂食・嚥下機能は5段階に分けられる．認知期（食物を認識し食べようとする），準備期（口唇と前歯で口に取り込み，咀嚼舌運動などで食塊を形成する），口腔期（軟口蓋が挙上して鼻咽腔を閉鎖し，咽頭内圧が上昇して食塊が咽頭に送られる．この運動は随意的），咽頭期（咽頭が挙上し咽頭蓋が下方に反転して気道が閉鎖され，食塊は咽頭蓋の左右に分かれて梨状窩に向かう）．その後一つの流れとなり食道に送られる．

この正常な過程が，顎や舌の動きが悪くなる，口腔内での食物の送り込みが悪い，咽頭筋の麻痺によりうまく飲み込めないなど，5段階のいずれかの障害により摂食嚥下障害を生じる．

2 対 象

嚥下障害の原因はさまざまであるが，大別すると食道腫瘍等による食物の搬送路そのものの異常による器質性のもの，搬送機構の異常による運動障害性のもの，そして搬送路にも搬送機構にも異常を認めない機能性のものに分類される．このうち神経内科領域で問題になるのは運

動障害性のもので，脳血管障害やALSやParkinson病などの変性疾患，筋ジストロフィーなどの筋疾患が主なものである．

一方，症候的（障害部位）には球麻痺と仮性球麻痺に分けられる．球麻痺は延髄の諸神経の運動神経核そのものの障害によるもので，仮性球麻痺は延髄神経核より上位ニューロン（皮質から橋に至る経路）の障害によるものである．

疾患別に考えると，ALSでは上位ニューロンと下位ニューロンの両方とも障害を受けるわけで，病期の進行により仮性球麻痺と球麻痺の合併したタイプが考えられる．ただ日常臨床では球麻痺タイプが圧倒的に多い．

Parkinson病は無動による食塊形成不全や咽頭への送り込みの低下，喉頭挙上の遅延，食道入口部の開大不全などによる．いずれの疾患でも，筋力低下や振戦のため食物を口に運んだり，食器を持つなどの摂食動作障害も問題となる．

3 治療と対策

a. 食材の工夫や摂食・嚥下訓練

食物の大きさ，形，柔らかさ，ねばり，とろみなどの工夫，食べる姿勢，食塊を送り込むタイミングなども重要である．

b. 中心静脈栄養

鎖骨下や鼠径部からのカテーテルの留置やCVポートの埋め込みによる中心静脈栄養が必要になるが，カテーテル刺入時の気胸や動脈穿刺の危険性，感染などの合併症に留意が必要である．

c. 経鼻経管栄養

経口摂取のできない患者への持続的な栄養法として，一般的に行われてきた方法である．しかし，咽頭部の違和感や管の刺激により，分泌物の増加や痰などが管の周囲に付着して咽頭が不潔になりやすい．胃食道逆流を起こして誤嚥性肺炎のリスクが高いことも指摘されている．

d. 胃瘻

1980年代以降，経皮的内視鏡的胃瘻造設術（percutaneous endoscopic gastrostomy；PEG）が安全に行えるようになったことから，多くの患者で施行されるようになった．この方法では経管に比して管理も容易で家族でも扱いやすいことから，進行して経管カテーテルの挿入しにくい患者でも可能という利点がある．ALSでのPEG施行時期に関しては，呼吸障害との関係もあり，早めの施行が推奨されるようになっている．合併症として，手術直後の感染や腹膜炎，自己抜去などがある．

e. 栄養量

ALSなどで長期的な経腸栄養剤で管理されている場合，必要栄養量も年齢や身長，体重，呼吸器装着の状況等で変わってくる．一般的な摂取熱量は1,000 kcal前後とし，微量元素（銅，亜鉛，マンガン）や塩分量にも配慮が必要である．

C 意思伝達障害の対策

人が円滑な社会生活を営むためには，いろいろな手段を使って自分の考えや気持ちを相手に伝えることが重要である．その伝達手段には言葉による言語的なものと，表情や手紙，メール，身振りなどによる非言語的なものがある．

神経疾患では言語障害を認めることが多いが，病態としては構音障害（球麻痺，小脳症状，不随意運動など）や呼吸筋麻痺による肺活量の低下などが考えられる．特にALSでは精神機能は障害を受けないにもかかわらず，言語による伝達が次第に失われていくので，その苦渋は想像を絶するものがある．ここではALSの構音障害を中心に述べることにする．

1 病態と対象

構音障害とは意識障害を認めず，また知的活動が正常にもかかわらず，口から言葉を発声する際の音の組み立ての障害により正確に話ができないことをいう．原因としては口唇，軟口蓋，舌，咽頭，喉頭などの筋群の異常や，これらの筋群を支配する顔面，舌咽，迷走，舌下の諸神経やその核（末梢性運動ニューロン）と，脳神経の上位運動神経（中枢性運動ニューロン）の病変による運動麻痺と，言語の調和やリズムが

障害される小脳症状，錐体外路症状などがある．

対象としては，運動麻痺性構音障害には筋病変によるもの（重症筋無力症や顔面肩甲上腕型筋ジストロフィー），脳神経障害によるもの（Guillain-Barré 症候群や喉頭麻痺，頭蓋底病変），球麻痺（ALSや延髄空洞症），脳病変（仮性球麻痺）によるものである．ただ ALS のように，病期によりさまざまな要因が合併したり，人工呼吸器の装着で意思疎通がしにくくなる場合もある．

2 対　策

a．言葉の発声やカードを使う

気管切開をして呼吸器を付けても，特殊なカニューレ（スピーキングカニューレ）を用いると，訓練すれば発声できることもある．

また基本的な要求（頭や手の位置，吸引，体交など）をカードにしたため，「はい」「いいえ」の形で問い，患者の随意的に動かせる眼球運動やまぶたの開閉，口唇の動きで判断する．

b．文字盤

ALS では眼球の動きは保たれることが多いので，眼球の動きで五十音を拾っていく．ボール紙などに五十音表を書いた文字盤と対面式の透明文字盤がある．介助者が対面で文字盤を構え，患者の視線の動きに基づいて文字盤を動かし，眼球運動や瞬きで一語ずつ文字を拾い文章を組み立てていく．

c．IT 機器の活用

わずかに残された手足の力や瞬き，顔面筋などを利用して，特殊な工夫されたスイッチでパソコン画面に入力する．スイッチとしては圧センサー，タッチセンサー，筋電センサー，呼気センサー，赤外線センサー，磁気センサーなどにより入力信号に変える試みがなされている．

また ME 機器の進歩で，入力方式，かな漢字変換，発声機能，文書保存，環境制御，印字用紙などに特徴のあるさまざまな意思伝達装置が開発されている．これらの装置を利用して豊かな感情表現が可能になり，短歌や随筆，グラフィックなどの創作活動により感動的な作品を残している患者も多い．また看護や介護している人との心の交流も，この装置で可能になっている．なおこの装置は身体障害者手帳を取得している場合には，日常生活用具として支給される．

病気が進行してすべての随意筋が完全に麻痺して意思伝達ができなくなった患者に，脳波や脳血流を利用したスイッチの開発も進められている．脳波利用型機器操作システム（マクトス）は前頭部に装着した検出器で本人の随意的な意識変化（興奮，怒り，集中した時の脳波であるβ波を意識的に発生させる）がスイッチの役割をして，ナースコールや意思伝達装置に接続させる方式である．一方，重度 ALS 患者用 Yes/No 検出装置（心語り）は患者が暗算して脳血流量を意識的に増加させると「Yes」，脳血流量の増加がなければ「No」と判定する．いずれの方式も精度の問題があり，今後の研究開発が期待される分野である．

D 褥瘡の治療と対策

慢性の神経疾患ではさまざまな要因が重なり，褥瘡をつくりやすく，一度できてしまうと治りにくいという厄介な問題がある．特に Parkinson 病など自律神経障害を合併するとなおさらである．従来 ALS では知覚障害を伴わないので褥瘡はできにくいといわれていたが，呼吸管理下で療養生活の長期化や，低栄養状態になると，皮下組織も脆弱化し褥瘡を形成することもある．褥瘡対策は病院全体でチームとして取り組むべき課題であり，ここでも医師はチームリーダーとして真剣に取り組むべきである．

1 病態と対象，評価

褥瘡は栄養状態の低下した状態で，衣類や寝具などの外的刺激が加わり脆弱になった皮膚に，床や椅子からの圧迫により発生する．そのため，好発部位は仙骨部，大転子部，踵骨部など骨が突起している部分で，50％以上は仙骨部

に発生する．

　生じやすい要因は，全身的要因としては栄養状態の低下による皮膚の脆弱化，痩せなどによる皮下脂肪層の減少に伴う骨の突起，加齢による皮膚組織への血流低下，ステロイド剤の内服による易感染性などがある．局所的要因としては患者の可動性や活動性の低下，痛みに対する感覚低下，オムツ使用による皮膚浸潤状態，清拭や寝具使用時の摩擦（擦れ）やベッドアップ時の身体のずれなどによる．

2 予防と治療

　褥瘡ができるのは一日だが，治すには数年もかかることもあるので，予防が最も大切である．そのポイントとして，皮膚を観察する，褥瘡発生を予測する，圧迫を除去する，皮膚を保護する，栄養を整える，患者と家族に指導するなどがある．褥瘡を併発しやすい基礎疾患としては神経疾患が多く，脳血管障害，Parkinson 病，脊髄障害，関節拘縮のある患者，そして人工呼吸器で鼻マスク装着患者などでは特に注意が必要である．

　治療としては除圧，摩擦とずれの防止，栄養，薬物治療，外科的治療などがある．

E 排尿障害の治療と対策

1 病態機序

　下部尿路（膀胱と尿道）の機能としては，蓄尿機能（膀胱に尿をためる）と排出機能（たまった尿を体外に排泄する）がある．蓄尿機能は長時間にわたって無意識に行われ，その間，排尿筋や膀胱は弛緩し，尿道括約筋は収縮する（膀胱圧＜尿道圧）．一方，排尿機能は短時間に意識的に行われ，その間膀胱は収縮し，尿道括約筋は弛緩する（膀胱圧＞尿道圧）．

　膀胱症状はこれらの二つの機能障害が組み合わさったものであるが，排尿困難感，夜間頻尿（夜間就寝後，常時 2 回以上トイレに起きる），尿意切迫感（一度尿意を感じると 10 〜 15 分程度の我慢もできにくい状態），切迫性尿失禁（尿意切迫感のため，トイレに間に合わず漏らしてしまう），尿閉（排尿困難が高度のため自分でまったく尿を出すことができず，毎回カテーテルによる導尿が必要な状態）などがある．

　自律神経症状としてさまざまな排尿障害を伴う疾患としては，多系統萎縮症（Shy-Drager 症候群や線条体黒質変性症，オリーブ橋小脳萎縮症）や Parkinson 病などが特徴的である．

2 治療と対策

　蓄尿障害には膀胱を広げる薬と排出路を閉める薬が有効である．

　膀胱を広げる薬は抗コリン作用のあるもので塩酸プロピベリン（バップフォー®），塩酸オキシブチニン（ポラキス®），コハク酸ソリフェナシン（ベシケア®），塩酸フラボキサート（ブラダロン®），三環系抗うつ薬であるイミプラミン（トフラニール®）などが用いられる．

　排出路を閉めるにはβ2刺激薬である塩酸クレンブテロール（スピロペント®），エストロゲン（プレマリン®），感覚性尿意切迫には三環系抗うつ薬であるイミプラミン（トフラニール®）などが用いられる．

　排出障害には膀胱を収縮させる薬と排出路を広げる薬が有効である．膀胱を収縮させるにはコリン作動薬が有効でありベサコリン®やウブレチド®がよく用いられる．副作用として parkinsonism の悪化，発汗，腹痛などがあげられる．

　また残尿が 100 mL 以上のときには自宅で間欠的自己導尿を，自己導尿が困難な場合にはバルンカテーテルで排尿を行う．

2 神経難病の病名告知
notification of neurological intractable diseases

　病名告知という言葉からは「癌告知」が一般的だったが，治療法の少ない神経難病の告知も担当の医師にとっては苦しく厳しい課題となる．ここでは ALS の病名告知と，人工呼吸器の選択を中心に述べることにする．

A 「告知」の歴史

癌告知と同様に，わが国では1990年ごろまでは「家族には病名を知らせても，患者本人には告知しない」ことが一般的だった．1990年代になり，「インフォームド・コンセント」というアメリカ医療の影響や「医療における患者自身の利益と，医師・患者関係の正当な人間関係を確立し，患者の意思による自己決定」という考え方が普及してきた．そして「病名告知は原則的には病気が診断された時点でなされるべきであり，告知後も医師は患者家族を支援していくべきだ」という考え方が一般的になった．

B 「告知」の具体的方法

ALSは神経難病の中でも「根本的な治療法がない」という意味では，告知の難しい病気である．ある日突然，この病気であると告げられたときの患者や家族の心情は深刻なものがある．ただ生命予後に関して，従来の教科書では発病後数年と書かれてきたが，最近では人工呼吸器の装着や胃瘻などの造設により，生命予後は飛躍的に延びて天寿をまっとうする人も多くなっている．ただ運動機能は退歩していくので，いかにQOLの高い生活を継続できるかが問われている．

告知に関してALS協会が行った患者236人（男性154人，女性82人）に対する調査では，「家族と一緒に」79％，「患者のみに」12％，告知のタイミングは「診断確定後ただちに」58％，「時間をかけて」30％，告知の方法は「隠さずストレートに」65％，「段階的にゆっくり」が30％である．また同時に行った調査で，72％は「病名をきちんと告げられた」と感じていたが，56％は「告知病名や内容が理解できなかった」と回答している．

「告知」に際して話すべきこと，チェックリストを提示する（表Ⅵ-4-1）．
① 特段の支障がないかぎり患者本人に病名告知をし，患者の同意を得て家族・主介護者も同席することが望ましい．
② 患者の気持ちに配慮しながら，十分に時間をとって病気の全体像を説明する．根本的治療法がないとはいえ，QOLを改善するさまざまな医療・ケアがあることを伝え，生きる希望を持てるように説明する．
③ 病気の説明は今後も何度も繰り返し行われること，具体的な医療的・社会的ケアについても責任を持って説明・実行・紹介することを約束する．

3 慢性神経疾患の医療体制

わが国の医療サービス提供体制は，2年ごとの診療報酬改定で決められる．現在の一般病床は急性期，亜急性期，慢性期病床に区分されている．厚労省は今後の超高齢社会での安定した医療供給体制を目指して，地域ごとの医療機関の役割分担を進めている．すなわち病院や有床診療所の機能を高度急性期，一般急性期，亜急性期，そして長期療養の4つに区分する考え方である．このうち長期療養は，文字通り長期にわたり療養が必要な患者を入院させる機能と重度の障害者，筋ジストロフィー患者，または難病患者を入院させる機能と位置付けられている．

また同時に，在宅医療と地域包括ケア・システムの構築が進められつつある．

ここでは現行の（神経）難病医療体制の要点と，2014年の通常国会に上程後，2015年度から実施されている「難病法」のもとでの難病の医療体制についても言及する．

A 現行の難病の医療体制

難病といっても，ALSやParkinson病のような神経系の難病から，潰瘍性大腸炎のような消化器系の難病，そして全身性エリテマトーデス（systemic lupus erythematosus；SLE）のような膠原病まで，人間のあらゆる臓器や器官の疾病が対象になる．また年齢もさまざまで，

表Ⅵ-4-1 告知に際して話すべきこと チェックリスト

＊告知をする前に環境を整え，資料など準備状況を確認し，十分な時間を確保する．
＊患者が現状をどのように捉えており，病気をどの程度知りたいと思っているかをつかむ．
＊すべての情報を一度に伝える必要はない．必要に応じて数回に分けて詳しく説明していく．
＊重要な情報は最初に伝えるようにする．その際，患者にとって厳しい情報はよい情報とともに伝えること．患者の動揺が大きいからといって悪い情報を伝えたのみで終わることのないようにする．
＊患者や家族の反応をみながら，伝える内容，量，伝え方を調節する．
＊全体を通して病状や予後など個人差が大きい疾患であり，インターネットや本に書いてあることが必ずしも当てはまらないことを説明する．
＊治癒を望めない状態だからといって見捨てられるわけではなく，病状を改善する様々な方法があることを伝える．
＊どうしてこのような伝え方をしたかについても説明を加える．

1. 診療に至った理由
   ○診療所見のまとめやそこからわかること
   ○検査の目的，結果，そこからわかったこと
2. ALS についての一般論（原因・遺伝性・頻度・発症要因は特定困難・病態の概略）
   ○主な症状（四肢麻痺，球麻痺，コミュニケーション障害，呼吸筋麻痺）
   ○今後の予想される症状およびその対処（リハビリテーション，補助療法，経管栄養，呼吸補助機器など）
   ○治療の選択は自己決定が原則であり，自ら理解し選択することが必要となること
   ○症状を緩和する方法が種々あること
3. 現在提供できる治療
   ○リルゾールについて，完治させる薬ではないが予後を改善する可能性があること
   ○過度ではない範囲で希望を奪わないように
   ○提供可能な治験について
4. 研究がどのように進んでいて，今後の見通しはどうか
   ○諸外国の状況も踏まえて説明する
5. 社会制度利用について
   ○特定疾患制度・介護保険・障害者総合支援法，患者会など
6. 今後の生活を支えるシステムについて
   ○介護の補助，在宅医療，施設や病院など
7. 経済的支援について
   ○休職手当，傷病手当金，障害年金，生命保険高度障害，特定疾患制度など

（日本神経学会 監：筋萎縮性側索硬化症診療ガイドライン 2013. p.47 2013. 南江堂より）

病期も一過性のものから進行性で難治性のものまで多岐にわたる．

とりわけ神経系では長期の療養を必要とする難病が多く，入院も長期化する．ところが入院病床の確保となると，現在の医療制度では急性期医療が中心になり，長期の入院を必要とする慢性の病気は敬遠されがちとなる．そこで，国も重症難病患者等入院施設確保事業という施策のもと，拠点病院や協力病院等を整備し，各県に配置されている難病医療専門員が中心となり入院病床の確保に務めている．

1 神経難病ネットワーク・システムの構築（図Ⅵ-4-1）

長期療養の患者では，できることなら自分の家で療養し，病状が悪化したらいつでも入院可能な病院が近くにあることが好ましい．

1998 年，各都道府県知事など宛に，「入院治療が必要となった重症難病患者に対し，適時に適切な入院施設の確保等が行えるよう，地域の医療機関の連携による難病医療体制の整備を図るものとする」というもので，いわゆる「重症難病患者入院施設確保事業」というものである．この通知を受けて，各県では重症難病医療ネットワーク連絡協議会が発足し，拠点病院と協力病院を指定し，お互いの連携のもと重症難病患者が必要なときに入院できる体制を整えた．

とりわけ拠点病院と協力病院との相互連携による重症難病患者の入院病床確保事業は，その中核をなす事業である．具体的には大学病院と主として国立病院機構の病院が拠点病院になり，2次医療圏ごとに最低一つの協力病院を指定し，拠点病院には難病医療専門員を配置している．

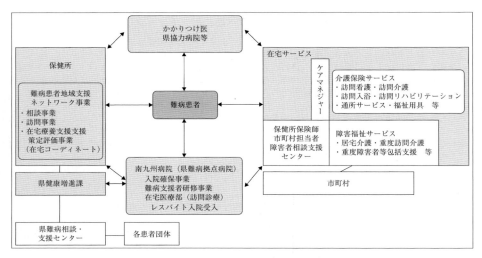

図Ⅵ-4-1　神経難病ネットワーク・システム

（江藤文夫, 中馬孝容, 葛原茂樹 監. 福永秀敏：神経難病のリハビリテーション—症例を通して学ぶ. 神経難病医療ネットワーク. P39. 医歯薬出版株式会社. 2012 より）

その活動は患者等からの要請に応じて拠点病院及び協力病院へ入院患者の紹介を行い，難病医療確保のための連絡調整を行うこと，拠点病院および協力病院などの医療従事者向けに難病研修会を開催すること，また患者などからの各種相談（診療，医療費，在宅ケア，心理ケア等）に応じるとともに，必要に応じて保健所への適切な紹介や支援要請を行うことなどである．

2 レスパイト入院

レスパイト（介護休暇目的）入院は，在宅で難病患者を介護している介護者の病気や，疲れてバーンアウトしないように，また何らかの理由で（近親者の冠婚葬祭や災害など）介護できないときに短期間入院する制度である．最近は老々介護で主介護者も高齢であったり，医療依存度も高いため適切な休養も必要である．そのためあらかじめ在宅療養患者と情報交換の上，日程を調整し，約2週間ほどの期間を設定している．そしてクリティカルパスを利用しながら胃瘻の交換や，患者家族の交流，日頃の悩みや不安を病院スタッフと共有する機会にも利用している．

3 地域ケア・システムの構築

難病患者が在宅療養になると，多くの職種が連携してその療養生活を支援していくことになる．そこで筆者の勤める病院では1997年に「在宅難病支援検討会・学習会」を発足させ，多職種の連携と学習の場とした．在宅療養も当初は保健師や訪問看護師が主体だったが，介護保険の導入後はケアマネージャーがコーディネーターとなり，援助もヘルパーが主として担いつつある．そのような情勢の中でこの会は，病院から在宅への円滑なつなぎ（連携）の場であったり，また在宅でさまざまな援助をしている実務者への教育（学習会）の場となり，多くの有為な人材の育成の場にもなった医療福祉の分野は，人の手による手仕事の作業であり，人材の育成なしには成就できない．

4 難病相談・支援センター

センターの役割として，一つは文字通りの難病相談である．例えば，「ある日突然難病になり，専門医にかかりたくてもどこに行けばいいのかわからない」という悩みに答えて，正しい治療に辿り着く道しるべの役割が期待される．もう一つが，それぞれの難病患者が集まってお互い

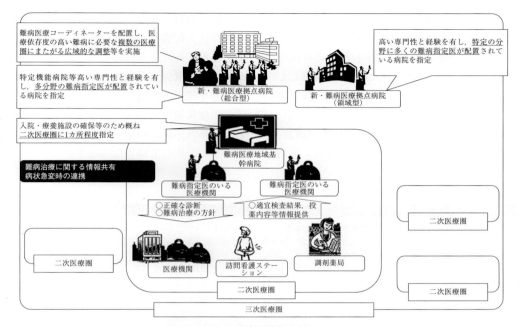

図Ⅵ-4-2　新たな医療提供体制のイメージ

厚生科学審議会疾病対策部会難病対策委員会資料（2013年12月13日）

に悩みや医療情報を共有したり，交流やレクレーションなどの場を提供することである．さまざまな難病団体がお互いを尊重し，協力し合いながらセンターの運営に参加できたら，楽しく有意義なセンターになるのではないだろうか．

センターでは難病相談員（医師や保健師，看護師などの専門職）や患者団体の相談員が相談にあたることになる．

B 難病対策の改革後の医療供給体制

わが国の難病対策は1972年の「難病対策要綱」に始まるが，40年余を経過して制度上のさまざまな矛盾も生じてきた．そのため2012年から13年にかけて厚生科学審議会疾病対策部会難病対策委員会で制度等の見直しを行い，2014年の通常国会で審議後，2015年から実施される予定である．

1 新たな医療提供体制（図Ⅵ-4-2）

・難病患者のデータの入力率を向上させ，精度の高いデータを登録するため，診断（特定疾患の認定）できる医師を「難病指定医」として指定する．ただ患者のアクセスも考慮して，日常的な診療は従来通りかかりつけ医も行えるようにする．

・診断がつきにくい，治療経験のある医師が見つからないなどの難病特有の問題に対処するため，高い専門性と経験を有する病院を「新・難病医療拠点病院（総合型）」として，都道府県が三次医療圏ごとに原則1ヵ所以上指定する．なお総合型には，医療資源の調整や専門的な立場から助言を行える難病医療コーディネーターを配置する．

・神経難病などの特定分野の疾患に対してより専門的な医療を提供できる医療機関を，「新・難病医療拠点病院（領域型）」として都道府県が適切な数を指定する．

・それでも十分な診断がつかない場合には，難病医療支援ネットワークを活用して，早期に確実な診断ができるようにする．

・在宅で療養中の患者が一時的に在宅での療

養が困難になったときのレスパイト入院などの受け皿のために，必要な病床を確保する．

・地域医療の推進や入院・療養施設の確保等のために，都道府県がおおむね二次医療圏ごとに一ヵ所程度，難病医療地域基幹病院を指定する．

・保健所を中心にした「難病対策地域協議会」を設置して，地域の実情に応じて，地域で生活する難病患者が安心して療養できるように，地域の特性を配慮して，難病患者に対する支援体制を整備する．必要に応じて，難病相談・支援センター，就労支援機関とも連携しつつ，情報の共有や相互の助言・協力を推進する．なお，国の医療供給体制に関しては漸次整備していく方針であり，拠点病院（総合型・領域型）のスキルなど，現行ではまだ実施されていない．

参考文献
1) 野崎園子：摂食嚥下障害とは．摂食嚥下ケアがわかる本．エピック．2013．
2) 「筋萎縮性側索硬化症診療ガイドライン」作成委員会：筋萎縮性側索硬化症診療ガイドライン2013．南江堂．2013．
3) 井口正典：内科医のための排尿障害の診かた．南山堂．2002．
4) 福永秀敏：神経難病医療ネットワーク．神経難病のリハビリテーション　症例を通して学ぶ．医歯薬出版株式会社．2012．

[福永秀敏]

日本語索引

①日本語索引では用語は五十音順に，外国語索引では用語はアルファベットの順に配列した．
②同じ五十音のなかでは，カタカナ→ひらがな→漢字の順とした．
③頭文字が外国語の場合は，以降に日本語が混ざっていてもすべて外国語索引に収録した．
④頭文字が算用数字，時計数字のものは，外国語索引の冒頭にまとめた．
⑤見出し語中のダッシュ（2字分の線）は，その上の用語と同じ語句を受ける意味とした．
⑥外国語の疾患名などは，フルスペルと略語の双方を索引項目として採用した．

あ

アーチファクト 777
アイウエオチップス 869
アイオワ・ギャンブル課題 726
アイザークス症候群 579
アクリラマイドによる中毒 641
アグリン仮説 538
アセチルコリン 538
　――受容体 538
アテトーゼ 227, 433
　――症候群 433
アテローム血栓性梗塞 271
アパシー 725
アプラタキシン欠損症 467
アミノ酸代謝異常症 660
アミロイドβ蛋白 393
アミロイド仮説 395
アヤラ指数 733
アリナミンテスト 826
アルギニノコハク酸尿症 666
アルコール
　――依存症 619
　――関連認知症 623
　――禁断・離脱症候群 621
　――使用障害 619
　――振戦 621
　――性幻覚症 622
　――性小脳変性症 623
　――性大脳萎縮症 623
　――性ニューロパチー 598
　――離脱性発作 622
　――離脱せん妄 622

アレル 860
アンチレクステスト 546
亜急性壊死性脊髄炎 495
亜急性硬化性全脳炎 305, 306
亜急性髄膜炎 291
亜急性脊髄連合変性症 500
亜急性放射線脊髄症 506
亜急性・慢性脊髄連合変性症 601
悪性高体温症 616
悪性症候群 611
悪性リンパ腫 352
足落下試験 187
頭落下試験 186
圧脆弱性ニューロパチー 519
圧迫性脊髄症 689
鞍状感覚鈍麻 200

い

イレウス 261
インフルエンザ菌 285
インフルエンザ脳症 318
異型筋強直症 572
異型性髄膜腫 346
異型ポルフィリン症 670
異型脈絡叢乳頭腫 342
医原性疾患 606
医原性神経疾患 607
医原性白質脳症 613
医原性プリオン病 314
移行部暗点 104
意識障害 17
　――，医原性の 614
　――への対処 869

意識障害
　――をきたす原因疾患 21
意識清明状態 19, 33
意識不鮮明 19
石原式色覚検査 79, 109
異臭症 98
異常感覚 194
異常姿勢 237
異染性白質ジストロフィー 646
位置感覚 196
一眼半水平注視麻痺症候群 126
一次求心性線維 190
一次視覚野 105
一次性頭痛 84, 323
一過性黒内障 274
一過性全健忘 46
一過性てんかん性健忘 46
一過性脳虚血発作 274
一酸化炭素中毒 424, 637
一側運動麻痺 22
一般体性感覚 189
一般内臓感覚 189
一般認知機能スクリーニング検査 719
遺伝学的検査 860
遺伝子検査 860
遺伝性運動感覚ニューロパチー 518
遺伝性運動性ニューロパチー 518
遺伝性感覚・自律神経性ニューロパチー 522
遺伝性感覚性ニューロパチー 522
遺伝性筋萎縮性側索硬化症 470
遺伝性痙性対麻痺 468
遺伝性高チロシン血症 663

遺伝性コプロポルフィリン症　670
遺伝性ジストニア　433
遺伝性神経痛性筋萎縮症　519
遺伝性脊髄小脳変性疾患　465
遺伝性てんかん　369
遺伝性プリオン病　314
遺伝性ヘモクロマトーシス　441
遺伝性末梢神経疾患　518
意図性保続　63
意味記憶　40
意味性失語　59
色の失語　78
陰茎勃起現象　263
陰性反応予測値　847
陰性ミオクローヌス　227
咽頭ジストニア　439
咽頭反射　207

う

ウィスコンシンカード分類課題　53, 724
ウイルス性髄膜炎　91
　　――の髄液検査　740
ウェクスラー記憶評価尺度・改訂版　720
ウェスタン失語症総合検査　722
ウォークエイド®　906
うっ血乳頭　94
牛海綿状脳症　314
運動学習　904
運動過多　220
運動緩慢　411
運動失調　212, 213, 214
　　――性歩行　246
　　――不全片麻痺　218
運動終板　538
運動神経伝導検査　792
運動神経伝導速度　792
運動性失行　69
運動ニューロン　470
運動ニューロン疾患　470
運動発作　364
運動麻痺　167
運動野刺激療法　888
運動誘発電位　796

え

エコノモ脳炎　425
エチレンオキサイドによる中毒　640
エピソード記憶　40
エメリン遺伝子　561
エンテロウイルス　288
栄養障害性ニューロパチー　595
遠位型筋ジストロフィー　567
遠位型ミオパチー　174
遠位潜時　792
遠位対称性多発ニューロパチー　535
塩化エドロフォニウム試験　546
遠隔記憶　40
鉛管様固縮　183
嚥下障害　162
嚥下障害に対するリハビリテーション　911
円弧歩行　244
延髄外側梗塞への急性呼吸管理　877
円錐上部症候群　200
円筒状視　110

お

オージオグラム　144
オージオメトリー　144
オクチピタルホルン症候群　443
オトガイ舌筋　160
オリーブ橋小脳萎縮症　460
オリゴデンドログリア　461
オルニチンカルバミル基転移酵素欠損症　666
黄色靱帯骨化症　512
横断性脊髄障害　199
黄斑部　102
横紋筋融解症　617
黄連解毒湯　893
大田原症候群　378
頤反射　140
斧状顔貌　134, 175
折りたたみナイフ現象　184
音韻性錯語　62
音韻性錯読　65
音韻把握の障害　60
音叉　144
温度覚　196
　　――受容器　191
温度眼振検査　25, 127, 153
温度刺激検査　332
温熱発汗試験　814

か

カーテン徴候　162
カーノハン切痕　27
カーバメート中毒　628
カウザルギー　589
カクテルパーティ効果　51
ガス中毒　637
カタプレキシー　379
ガラクトシアリドーシス　657
カルシトニン遺伝子関連ペプチド　324
カルパイノパチー　562
カルバマゼピン　373
カルバミルリン酸合成酵素Ⅰ欠損症　665
カルムスチン　345
ガングリオシド　844
下位運動ニューロン　470
外界認識障害　17
外眼筋　124
開眼失行　136
回顧的記憶　41
外受容感覚　189
外傷後健忘　46
改正臓器移植法案　31
外側膝状体　105

改訂版長谷川式化簡易知能検査スケール　719
外転神経　124
　──麻痺　94, 128
回転性めまい　152
回内徴候　171
海馬硬化症　369
回避反応　211
開放性二分脊椎　672
海綿静脈洞血栓症　128
海綿静脈洞病変　122
解離性健忘　47
解離性遁走　47
化学受容器　191
下顎反射　204
過活動膀胱　258
下眼瞼向き眼振　151
蝸牛型Ménière病　331
蝸牛神経　141
核黄疸　685
核下性顔面筋麻痺　328
核間性眼筋麻痺　126, 128, 448
核上性顔面筋麻痺　328
覚醒時脳波　774
覚醒障害　17
獲得性プリオン病　314
角膜反射　140, 207
下肢近位筋群の筋力低下　242
下肢三重屈曲現象　211
下肢伸展位　22
下肢伸展挙上テスト　90
下肢静止不能症候群　382
下斜筋　124
下斜視　25
下小脳脚　212, 213
過書症　65
下垂体機能亢進症　688
下垂体機能低下症　686
下垂体腺腫　355, 687
下垂体卒中　687
仮性肥大　173

家族性アミロイドポリニューロパチー　524
家族性筋萎縮性側索硬化症　470
家族性痙性対麻痺SPG　469
加速歩行　245
肩揺すり試験　186
下直筋　124
脚気症候群　595
脚気神経炎　598
葛根湯　892
滑車神経　124
　──麻痺　128
褐色腸管症候群　604
活性化蛋白欠損症　653
活性帯　538
滑脳症　369, 673
寡動　411
金縛り　379
化膿性髄膜炎　285
　──の髄液検査　741
化膿性脊椎炎　514
下半身parkinsonism　239
下部視放線　105
下部脳神経　165
下部馬尾症候群　200
下方注視麻痺　126
仮面様顔貌　134
加齢黄斑変性　113
眼咽頭遠位型ミオパチー　164
眼咽頭筋ジストロフィー症　134
感音性難聴　142, 331
感覚過敏　194
感覚受容器　190
感覚消失　194
感覚神経伝導検査　792
感覚神経伝導速度　793
感覚性運動失調型ニューロパチー　533, 714
感覚性失調　202, 239
感覚性ホムンクルス　192
感覚鈍麻　194
感覚野　17

眼窩内炎症　128
眼窩内腫瘍　128
環・環シルビウス裂領域　60
眼球浮き運動　28
眼球運動障害　123
眼球回転発作　24
眼球共同偏視　23
眼球彷徨　24
環境失認　77
間欠性跛行　249
眼瞼下垂　23
眼瞼攣縮　136
喚語困難　63
管状視　110
環シルビウス裂領域　60
眼振　128
　──の記載法　129
癌性髄膜炎　91
癌性髄膜症　291
肝性ニューロパチー　705
肝性脳症　624, 704
肝性ミエロパチー　705
間接的内リンパ水腫検出検査　332
関節包受容器　191
間接路　407
完全注視麻痺　127
桿体　103
間代　210
間代発作　366
環椎・軸椎亜脱臼　513
眼底検査　114
眼電図　803
感度　847
観念運動性失行　69
観念性失行　70
顔面運動麻痺　135
顔面筋攣縮　330
顔面肩甲上腕型筋ジストロフィー　174, 567
顔面神経麻痺　328
顔面痛　82, 323
顔面不随意運動　136

顔面連合運動　137
眼裂狭小　24
関連痛　194
緩和医療　896

き

キアリ奇形　95
キサントクロミー　736
紀伊半島の筋萎縮性側索硬化症　481
偽陰性率　847
記憶　40
記憶検査　720
記憶錯誤　42
記憶誘導性サッカード　807
機械受容器　191
奇形　672
奇形腫　353
基準電極導出法　772
偽性 Foster Kennedy 症候群　101
偽性アテトーゼ　201, 218
偽性腸閉塞　261
偽性てんかん発作　378
偽性てんかん発作波　778
偽性脳腫瘍　95, 593
偽性めまい　151
既知感　42
吃逆　228
機能性頭痛　82, 323
機能的電気刺激法　903
逆 Chaddock 法　210
逆向健忘　42
逆シャンパンボトル様筋萎縮　175, 519
逆転橈骨反射　204
吸引反射　210
嗅覚一次ニューロン障害　100
嗅覚検査　825
嗅覚錯誤　98
嗅覚錯覚　99
嗅覚失認症　98
嗅覚障害　98

嗅覚消失　98
嗅覚鈍麻　98
嗅覚二次ニューロン障害　100
急降下爆撃音　181
嗅溝髄膜腫　120
球後視神経炎　113, 119
嗅索　98
嗅三角　98
嗅糸球　98
弓状暗点　113
急性アルコール性筋崩壊　624
急性アルコール性昏睡　620
急性ウイルス性髄膜炎　287
急性化膿性髄膜炎　285
急性間欠性ポルフィリン症　668
急性散在性脳脊髄炎　459
急性四肢麻痺
　──の原因　878
　──への対処　878
　──, 橋中心髄鞘崩壊症による　878
急性症候性発作　362
急性小脳炎　299
急性小脳失調　297, 299
急性脊髄前角炎　168, 489
急性中耳炎　334
急性汎自律神経異常症　529
急性ポルフィリン症　668
球脊髄性筋萎縮症　476, 485
嗅粘膜障害　100
球麻痺　164
球面視野計法　110
嗅毛　98
橋外髄鞘崩壊症　316
強化学習　904
強剛　183
橋膠腫　128
教師あり学習　904
教師なし学習　904
橋出血　24, 128
橋小脳　214
偽陽性率　847

胸腺摘除　548
橋中心性髄鞘崩壊症　316
協調　214
協調運動障害　214
強直間代発作　366
強直性瞳孔　584
強直発作　366
共同偏視　23
局所性てんかん　278
挙睾筋反射　208
起立障害　242
起立性頭痛　96
起立性調節障害　586
起立性低血圧　255
起立性頻脈症候群　256
起立直後性低血圧　586
近位型筋強直性ミオパチー　572
近位筋筋力低下　240
筋萎縮　173
筋萎縮性側索硬化症　175, 470
　──の MRI 診断　760
　──のリハビリテーション　916
筋型ホスホフルクトキナーゼ　577
筋型ホスホリラーゼ　577
筋強直　185, 569
筋強直性ジストロフィー　175, 569
筋緊張　182
筋緊張異常　182
筋緊張亢進　183
筋緊張低下　183
筋痙攣クランプ　578
筋原性筋萎縮　174
筋交感神経活動　819
近時記憶　40
筋ジストロフィー　556
筋疾患　556
筋性顔面麻痺　136
筋生検　831
筋線維タイプ群化　181
金属中毒　630
緊張型頭痛　84, 325
緊張性足底反応　211

緊張性保続　63
筋特異的受容体型チロシンキナーゼ　538
筋肥大　173
筋病性顔貌　134
筋紡錘一次終末　191
筋紡錘二次終末　191
筋攣縮　578
筋攣縮スパスム　578

く

クォンテイフェロン検査　289
クブラ結石症　333
クランプ　185
クリーゼ　549
　——の急性呼吸管理　876
グリオーマ　339, 344
クリプトコッカス性髄膜炎　290
グルモース変性　420
クローヌス　210
クロバザム　373
グロボイド細胞白質ジストロフィー　647
くも膜　88, 92
くも膜下腔　88, 93
くも膜下出血　276
　——のCT診断　753
くも膜下ブロック　886
くも膜顆粒　93
空間性失書　65
空想作話　42
口・顔面ジスキネジア　136
口尖らし反射　211
屈筋侵害防御反射　22
首下がり　237
熊本水俣病　633
群発呼吸　27, 257
群発頭痛　85, 326

け

ゲーゲンハルテン　184
頸胸部不連続線　193
経血管周囲説　503
蛍光トレポネーマ抗体吸収反応　303
桂枝加芍薬大黄湯　894
桂枝加芍薬湯　894
桂枝加朮附湯　892, 894
桂枝人参湯　892
痙縮　183
痙性斜頸　439
痙性対麻痺　238
痙性片麻痺　238
痙性歩行　244
痙性麻痺　167
経脊髄実質説　503
頸椎症　476
頸椎症性筋萎縮症　509
頸椎椎間板ヘルニア　509
経頭蓋磁気刺激　888, 903
　——検査　796
経頭蓋直流刺激法　906
頸動脈周囲炎症　123
頸動脈洞失神　255
頸動脈洞マッサージ試験　812
軽度神経認知障害　389
軽度認知障害　391
経鼻持続陽圧呼吸療法　385
経皮的神経電気刺激　888
頸部強剛　89
頸部筋強剛　22
頸部脊椎症　507
鶏歩　180, 247
傾眠　19
痙攣
　——, 医原性の　613
　——への対処　873
痙攣性てんかん重積状態　367
痙攣性発声障害　439
結核性髄膜炎　91, 128, 288
　——の髄液検査　741
結核性脊椎炎　514
血管炎　531
血管芽腫　351
血管障害性 parkinsonism　423

血管性失神　256
血管迷走神経性失神　255
血行力学的梗塞　272
結晶性知能　48
欠神発作　366
結節性硬化症　134, 675
血栓性血小板減少性紫斑病　708
血栓性梗塞　271
牽引性頭痛　96
幻影肢痛　195
幻覚臭　101
言語障害型 FTD　399
言語障害のリハビリテーション　917
言語性記憶　42
言語聴覚士　917
言語の二重回路説　60
顕在記憶　41
幻視　401
原始反射　208
減弱性反響言語　64
幻臭　98
幻聴　142
原発性進行性失語　68, 399
原発性進行性失行　71
原発性側索硬化症　478
原発性中枢性リンパ腫　307
腱反射　203
健忘失語　59
健忘症候群　42

こ

コドン　861
ゴナドトロピン産生腺腫　355
コハク酸脱水素酵素　837
コバラミン欠乏症　601
こむら返り　578
抗 AQP4 抗体　447
抗 AQP4 抗体陰性 NMOSD　457
抗 GQ1b 抗体　528
抗 NMDA 受容体脳炎　298
抗 Parkinson 病薬　417

高 Phe 血症　660
抗 Xa 薬　275
抗アクアポリン4抗体　447
　　――検査　842
高アルギニン血症　666
高位皮質性嗅覚障害　101
構音障害　163
口蓋ミオクローヌス　162
膠芽腫　340
高カリウム性周期性四肢麻痺　575
抗ガングリオシド抗体検査　844
交感神経　584
後弓反張　185
抗凝固蛋白欠乏症　280
抗筋抗体検査　840
咬痙　137
高血圧性脳出血　275
高血圧性脳症　707
膠細胞腫瘍　342
後索刺激療法　888
後索性歩行失調　217
交差性失語　59
好酸球性多発血管炎性肉芽腫症　531
膠腫　339
後縦靱帯骨化症　511
　　――による急性四肢麻痺　878
甲状腺眼症　695
甲状腺機能亢進症　693
甲状腺機能低下症性筋症　691
甲状腺機能低下症性ミオパチー　691
甲状腺機能低下性小脳失調症　693
甲状腺機能低下性多発ニューロパチー　692
甲状腺刺激ホルモン産生腺腫　355
甲状腺中毒性クリーゼ　694
甲状腺中毒性周期性四肢麻痺　694
甲状腺中毒性ミオパチー　694
抗神経細胞抗体検査　840
高浸透圧性高血糖症候群　702
構成失行　69
後脊髄動脈症候群　491
口舌ジスキネジア　136

香蘇散　894
叩打性筋強直　185
叩打ミオトニア　569
交通性水頭症　93
抗てんかん薬　373
後天性免疫不全症候群　307
後頭蓋窩血管減圧術　138
後頭下穿刺　733
後頭骨環椎癒合症　95
行動・人格障害型 FTD　399
後頭神経痛　328
後頭葉てんかん　377
抗毒素治療法　890
抗トロンビン薬　275
向反性発作　365
高フェニルアラニン血症　660
項部硬直　22, 89, 94, 276, 285
鉤ヘルニア　24, 27, 122
後方突進現象　241
硬膜　88, 921
硬膜 AVM/AVF　492
硬膜外腫瘍　360
硬膜外ブロック　886
硬膜下腔　88
硬膜内髄外腫瘍　360
硬膜内髄内腫瘍　360
後迷路性感音性難聴　144
後毛様体動脈　107
肛門反射　208
絞扼性神経障害　201
抗利尿ホルモン　316
　　――分泌異常症候群　315, 690
抗リン脂質抗体症候群　710
抗レトロウイルス療法　304
語音聴力検査　81
語間代　63
語義失語　59
呼吸機能障害に対するリハビリテーション　916
呼吸苦に対する緩和医療　899
国際 10-20 法　772
国際頭痛分類　82

黒質　406
心の理論　53
五積散　895
牛車腎気丸　894
固縮　183
固縮型 Huntington 病　428
呉茱萸湯　892, 894
個人的意味記憶　40
誤信念課題　54
語性錯語　62
骨格筋　556
古典型筋萎縮性側索硬化症　472
古典型孤発性 CJD　312
古典型純粋失読　65
孤発性筋萎縮性側索硬化症　471
虎斑状眼底　116
固有受容覚性神経筋促通法　913
孤立性逆向健忘　42
語流暢性検査　53
五苓散　892
混合神経細胞腫瘍　342
混合性胚細胞腫瘍　353
昏睡　20
昏蒙　19

さ

サーモグラフィ　815
サイコシン　647
サイトメガロウイルス　679
サクシン欠損症　468
サクソン試験　552
サドル状感覚鈍麻　200
サルコイドーシス　291, 711
サルコグリカノパチー　562
サル手　472
再帰性発話　63
細菌性髄膜炎　285
　　――の治療指針　287
柴胡桂枝湯　892
坐位姿勢　237
最小意識状態症候群　36

催吐反射　208
柴苓湯　893
作業記憶　40
錯感覚　194
錯語　62
錯語性ジャルゴン　62
錯聴　142
作話　42
鎖骨下動脈盗血症候群　699
里吉病　578
左右交代性対光反射検査　122
三叉神経減圧術　327
三叉神経痛　84, 139, 198, 327
三叉神経ブロック　885
三叉神経ニューロパチー　533
酸性α-glucocidase　576
三相波　779
散瞳　121
三半規管　149

し

シアリドーシス　657
シアン中毒　640
システムレビュー　13
ジストニア　226, 433
　　──異常姿勢　239
　　──症候群　433
ジストロフィノパチー　560
ジストロフィン遺伝子　557
ジスフェルリノパチー　562
ジスフェルリン遺伝子　567
シデナム舞踏病　431
シトルリン血症　666
ジャーミノーマ　353
ジャルゴン　62
視運動性眼振検査　154
視覚おどし検査　110
視覚失認　73
視覚障害　102
視覚性記憶　42
自覚性自己固有感覚　189

視覚性物体失認　73
視覚性抑制試験　154
視覚発作　365
視覚野　17
視覚誘導衝動性運動　807
視覚誘発電位　117, 783
弛緩性麻痺　167
敷石滑脳症　565
色彩失認　78
色彩認知の検査　724
識別感覚　189, 197
色名呼称障害　79
四逆散　894
視交叉　104
自己固有感覚　189
自己免疫性小脳失調症　217
視索　104
脂質蓄積症　650
四肢麻痺　168
視床下核　406
歯状核赤核淡蒼球ルイ体萎縮症　465
事象関連電位　785
視床性失立症　157
視床性平衡障害　157
視床痛　195
視床皮質性機序説　370
視神経　104
視神経萎縮　115
視神経炎　119
視神経膠腫　339
視神経障害, 医原性の　615
視神経脊髄炎　119, 455, 842
　　──のMRI 診断　764
　　──への免疫療法　883
視神経脊髄型MS　447
視神経乳頭　115
視性眼振　128
耳石器　148
肢節運動失行　70
持続性吸息呼吸　27, 257
持続性注意　50
持続性部分てんかん　367

肢帯型筋ジストロフィー　561
肢端紅痛症　591
視中枢　105
膝蓋腱反射　205
失外套症候群　19, 36
膝間代　210
膝クローヌス　210
失語　59
失行　69
失構音　62
実行機能　52
　　──障害　724
失行性失書　65
失行の検査　722
失語の検査　721
失語のリハビリテーション　917
実質型神経梅毒　302
失神　255
失調性構音障害　163
失調性呼吸　27, 257
失読失書　65
失認　73
　　──の検査　723
失文法　63
失名辞　63
実用コミュニケーション促通法　920
失立発作　367
自伝的記憶　40
自動随意運動解離　69
自動的反響言語　64
自発作話　42
自発性眼振　128
自閉症スペクトラム障害　58
自閉スペクトラム症　58
視放線　105
嗜眠　19
嗜眠性脳炎　425
耳鳴　143
社会的認知　53
若年欠神てんかん　378
若年性Parkinson病　410
若年性一側上肢筋萎縮症　175, 495

若年性認知症の概念　391
若年ミオクロニーてんかん　378
芍薬甘草湯　892, 894
視野計　110
斜頸頭位　127
視野検査法　109
尺骨神経障害　201
斜偏倚　25, 125
縦隔洞・肺尖部腫瘍　123
臭化メチルによる中毒　639
周期性四肢麻痺　573
　――による急性四肢麻痺　878
周期性方向交代性眼振　129
周期性ミオクローヌス　228
周産期障害　680
収縮性線維束性収縮　177
重症筋無力症　164, 539, 696
　――の急性呼吸管理　876
　――への免疫療法　884
重心動揺検査　158
重篤疾患ニューロパチー　617
重篤疾患ミオパチー　617
重度神経認知障害　389
終末位眼振　130
絨毛癌　353
重量感覚　197
縮瞳　121
手根管症候群　201, 692
手掌頤反射　211
手掌足底発汗過多症　591
腫瘍性髄膜炎の髄液検査　742
純音聴力検査　144
　――法　80
純粋語啞　59
純粋語聾　59, 80, 142
純粋失構音　59
純粋失書　65
純粋失読　65, 79
純粋自律神経不全症　418
瞬目反射　138, 208
上位運動ニューロン　470
上衣下巨細胞性星細胞腫　340

上衣下腫　342
上衣系腫瘍　342
上位頸髄神経根障害　198
上衣腫　342
小角化線維　181
松果体芽腫　342
松果体細胞腫　342
松果体部腫瘍　126, 342
上眼瞼挙筋麻痺　24
上眼瞼向き眼振　151
状況失神　255
消去現象　197
小群萎縮　181
小建中湯　894
上瞼板筋弛緩　24
症候性 parkinsonism　423
症候性ジストニア　433
症候性重症筋無力症　549
症候性頭痛　82, 323
症候性てんかん　369
症候性舞踏病症候群　431
上行性網様体賦活系　17
小柴胡湯　894
上肢回内伸展位　22
上肢機能障害に対するリハビリテーション　910
上矢状静脈洞血栓症　280
上肢偏倚試験　171
上斜視　25
上小脳脚　212, 213
掌蹠多汗症　591
常染色体優性遺伝性脊髄小脳変性疾患　465
常染色体劣性遺伝性 SCD　467
上直筋　124
焦点性認知障害発作　366
常同言語　63
情動性記憶　41
情動の検査　725
小児欠神てんかん　377
小児麻痺　489

小児慢性進行性持続性部分てんかん　376
小脳　212, 213
小脳炎　298
小脳橋角部腫瘍　128, 217
小脳性運動失調　212, 213, 239
小脳性運動失調症，医原性の　615
小脳性運動失調性歩行　246
小脳性振戦　224
小脳変性症　713
小脳扁桃ヘルニア　27
上部視放線　105
上部馬尾症候群　200
上方注視麻痺　126
正面視下眼瞼向き眼振　129
正面視上眼瞼向き眼振　129
上腕三頭筋反射　204
上腕二頭筋反射　204
職業性ジストニア　441
食事性低血圧　255, 587
食中毒　629
植物状態　35
助産婦の手　697
書字障害　64
触覚　195
除脳硬直　185
除脳硬直肢位　22
除脳姿勢　185
除皮質硬直　185
除皮質肢位　22
除皮質姿勢　185
自律神経機能検査　809
自律神経徴候　251
自律神経性頭痛　84
自律神経ニューロパチー　533, 535
自律神経発作　365
自律性呼吸調節系　256
視力障害　107
心因性失神　256
心因性難聴　147
心因性歩行障害　247

侵害受容器　191
鍼灸治療　895
真菌性髄膜炎　91, 128, 290
　　──の髄液検査　741
神経 Behçet 病　128
神経因性膀胱　259
神経筋接合部　538
　　──検査　796
神経筋促通法　903
神経原性炎症　324
神経原性筋萎縮　175
神経根痛　194
神経根ニューロパチー　533
神経細胞系腫瘍　342
神経鞘腫　349
神経上皮性腫瘍　339
神経心理検査　719
神経性顔面麻痺　136
神経節膠腫　342
神経節細胞腫　342
神経線維腫症　675
　　──1型　349, 674
　　──2型　349
神経調節性失神　255, 586
神経痛　194
神経痛性筋萎縮症　530
神経伝導検査　792
神経難病　923
神経難病ネットワーク・システム　930
神経認知障害群　49
神経認知領域　390
神経梅毒　301, 499
神経反復刺激試験　796
神経ブロック　884
心血管性失神　255
心原性失神　255
心原性脳塞栓症　271
進行性核上性麻痺　127, 136, 419
進行性顔面片側萎縮症　134
進行性筋萎縮症　477
進行性血管性脊髄症　494
進行性全身性硬化症　588

進行性多巣性白質脳症　303
進行性ミオクローヌスてんかん　377
針孔瞳孔　24
深昏睡　19, 32
侵襲的人工呼吸　876
真珠腫性中耳炎　146
新生児仮死　680
新生児低酸素性虚血性脳症　681
真性赤血球増加症　708
真性めまい　151
振戦　223
振戦せん妄　622
新造語　62
新造語ジャルゴン　62
振動覚　196
深部感覚　189
深部感覚性運動失調性歩行　247
真武湯　893
心房性ナトリウム利尿ペプチド　316

す

ステロイドミオパチー　617
ストライド長　244
スパイログラム　26
スピリチュアルペインに対する緩和
　医療　900
スフィンゴリピドーシス　650
スモン　616
スルファチド　646
随意運動介助型電気刺激装置　906
随意性呼吸調節系　256
髄液圧　733
髄液オリゴクローナルバンド　742
髄液検査　727
髄液細胞数　737
髄液総蛋白濃度　737
髄液中アデノシンデアミナーゼ　289
髄液糖濃度　739
髄液ミエリン塩基性蛋白　743
髄液免疫グロブリン　742
髄液漏　96

髄核ヘルニア　510
髄芽腫　343
遂行機能障害症候群　725
錐体　103
錐体外路　407
錐体外路性構音障害　163
錐体骨尖端症候群　128
垂直性眼球運動　127
垂直注視麻痺　127
水頭症　93, 404
水痘帯状疱疹ウイルス　288
水痘・帯状疱疹ウイルス脳炎　297
水平回旋混合性眼振　151
水平性半盲　113
髄膜　88, 92
髄膜炎　94, 285
髄膜炎菌　285
髄膜癌腫症　358
髄膜・顔面血管腫症　134
髄膜血管型神経梅毒　302, 499
髄膜刺激症候　88
髄膜刺激症状, 意識障害患者の　22
髄膜刺激徴候　89, 94, 285
髄膜腫　345
　　──の組織型　347
髄膜症　94
髄膜症候　88
髄膜皮性髄膜腫　346
睡眠覚醒障害　19
睡眠時周期性下肢運動　382
睡眠時麻痺　379
睡眠時ミオクローヌス　228
睡眠時無呼吸症候群　380
睡眠潜時反復測定検査　387
睡眠脳波　775
睡眠ポリグラフ検査　386
頭蓋奇形　674
頭蓋底陥入症　95
頭蓋内圧　92
　　──異常　92
　　──亢進　93
　　──亢進症状, 意識障害患者の　27

941

頭蓋内圧
　——亢進への対処　875
　——低下　95
頭蓋縫合早期癒合症　674
頭痛　88, 323

せ

セナタキシン欠損症　468
セロトニン　324
　——症候群　612
せん妄
　——, 医原性の　614
　——に対する緩和医療　900
　——への対処　873
生化学的検査　846
性機能障害　262
星細胞系腫瘍　339
青酸中毒　640
脆弱 X 症候群　57
成熟奇形腫　354
正常圧水頭症　404
星状神経節ブロック　885
成人 T 細胞白血病　309
精神運動発作　366
精神性勃起　263
精神遅滞　54
精神的苦痛に対する緩和医療　900
精神発作　365
正中神経障害　201
成長ホルモン産生腺腫　355
静的量的視野計測法　111
生物学的偽陽性　303
生理的耳鳴　143
生理的ミオクローヌス　228
赤核振戦　224
赤色ぼろ線維　181, 581
脊髄　488
脊髄円錐症候群　200
脊髄空洞症　123, 501
脊髄血管奇形　492
脊髄後索症候群　200

脊髄後索-内側毛帯路　191
脊髄梗塞による急性四肢麻痺　878
脊髄硬膜外膿瘍　504
脊髄刺激療法　888
脊髄視床路　191
脊髄自動反射　211
脊髄腫瘍　123, 360
脊髄障害, 医原性の　615
脊髄障害への急性呼吸管理　877
脊髄小脳　214
脊髄小脳失調症　460
脊髄小脳変性症　460
　——のリハビリテーション　913
脊髄小脳路　191
脊髄性間欠性跛行　495
脊髄性筋萎縮症　476, 482
脊髄性小児麻痺　489
脊髄性髄膜血管梅毒　499
脊髄性平衡障害　158
脊髄動静脈奇形　492
脊髄動静脈瘻　492
脊髄動脈閉塞性疾患　490
脊髄連合変性症　603
脊髄癆　123, 195, 499
脊椎　488
脊椎炎　514
脊椎単純 X 線撮影　744
舌咽神経　160
舌咽神経痛　162, 328
舌下神経　160
接近反応　62
線維筋形成不全　280
線維性髄膜腫　346
線維束性収縮　177
潜因性てんかん　369
遷延性起立性低血圧　587
遷延性植物状態　19, 35
閃輝暗点　324
川芎茶調散　893
前屈　237
前屈症　239
前向健忘　42

潜在記憶　41
潜在性二分脊椎　673
全失語　59
線条体　406
線条体黒質変性症　460
線条体内包梗塞　24
全身こむら返り病　578
全身性エリテマトーデス　291, 535
前脊髄動脈症候群　198, 490, 699
全前脳胞症　673
尖足歩行　184
選択性注意　51
先端肥大症　689
前兆のない片頭痛　84
前庭型 Ménière 病　331
前庭眼運動路　150
前庭眼反射　26
　——試験　127
前庭小脳　214
前庭小脳路　151
前庭神経炎　155, 333
前庭神経鞘腫　349
前庭神経中枢路　150
前庭性 Romberg 徴候　218
前庭性眼振　128
前庭性失調　240
前庭性平衡障害　157
前庭脊髄路　151
前庭迷路性失調性歩行　247
先天性筋強直症　176
先天性筋ジストロフィー　562
先天性髄鞘形成不全　519
先天性代謝異常症　643
先天性パラミオトニー　572
先天性ミオトニー　571
先天性無痛無汗症　523
前頭側頭型認知症　397
前頭側頭葉変性症　398, 470
前頭葉性行為障害　70
前頭葉性失調　157
前頭葉性平衡障害　157

前頭葉性歩行障害　246
前頭葉てんかん　376
全般性強直性間代性発作重積状態　367
全般性脳炎　297
全般発作　366
仙部回避　200
前部虚血性視神経症　107, 115
洗面現象　202

そ

ゾニサミド　373
素因性てんかん　369
想起　42
臓器移植法案　31
双極導出法　773
相対的求心性瞳孔障害　122
僧坊細胞　98
相貌失認　75
相貌の検査　724
足間代　210
側屈　237
足クローヌス　210
即時記憶　40
促通反復療法　906
足底把握反応　209, 211
足底反射　209
側頭動脈炎　710
側頭葉てんかん鉤発作　99
側頭葉ヘルニア　94
続発性小脳変性疾患　468
続発性チック　432
側方注視麻痺　125
疎経活血湯　892
素材特異的健忘　42
空涙症候群　251, 331

た

ターミナルセデーション　902
タマネギ状分布　139
タラポルフィンナトリウム　345

タリウム中毒　632
ダンピング症候群　706
体位性頻脈症候群　586
大群萎縮　181
退形成性上衣腫　342
退形成性髄膜腫　346
退形成性星細胞腫　339
退形成性乏突起膠腫　341
退形成性乏突起星細胞腫　342
対座法　110
胎児性癌　353
胎児性腫瘍　343
代謝性失神　256
代謝性脳症　469
帯状回破壊術　888
帯状回ヘルニア　27
帯状疱疹　297
帯状疱疹ウイルス脳炎　288
体性感覚　189
体性感覚発作　365
体性感覚野　17
体性感覚誘発電位　784
滞続言語　63
対側前頭葉眼球運動野　124
大腸菌　285
大腸通過時間検査　261
大脳性塩類喪失症候群　690
大脳性色覚障害　78
大脳損傷による色の障害　78
大脳皮質感覚野　192
大脳皮質基底核変性症　421
大発作　366
第四脳室外側孔　93
第四脳室正中孔　93
対立遺伝子　860
唾液腺　251
他覚的耳鳴　143
高安動脈炎　699
多形黄色星細胞腫　340
多系統萎縮症　217, 460
　——のMRI診断　758
　——のリハビリテーション　914

多巣性運動性ニューロパチー　477, 530
　——への免疫療法　883
脱抑制　726
脱力発作　367
他人の手徴候　70
多発筋炎　709
　——への免疫療法　884
多発血管炎性肉芽腫症　531
多発性硬化症　119, 128, 448, 840
　——のMRI診断　763
　——の免疫学的検査　742
　——のリハビリテーション　917
　——への免疫療法　883
多発性骨髄腫　709
多発性神経根障害　201
多発性単神経障害　201
多発性単ニューロパチー　517, 533
多発性脳神経ニューロパチー　533
多発性無症候性微小脳出血　275
多発ニューロパチー　200, 517, 615
垂井病　185, 577
垂れ足　180
単眼性眼振　130
短期記憶　40
単純部分発作　364
単純ヘルペスウイルス　679
　——I型　333
単純ヘルペス脳炎　288, 294
単線維筋電図検査　797
淡蒼球　406
淡蒼球外節　407
単ニューロパチー　517
蛋白性感染粒子　314
単麻痺　168

ち

チック　136, 229, 432
チック症候群　432
知覚　189
地誌的記憶障害　76

地誌的健忘　76
地誌的失見当　76
地誌的失認　76
地誌的障害　76
窒息に対する緩和医療　899
知的能力障害　54
知能　48
遅発性ジスキネジア　610
遅発痛　195
痴呆　389
着衣失行　69
注意　50
中間型松果体実質腫　342
肘管症候群　201
注視眼振　130, 151
中耳真珠腫　334
注視麻痺　128
注視麻痺性眼振　130
注視誘発眼振　130
中小脳脚　212, 213
中心窩　102
中心性ヘルニア　27
中心性網膜症　113
中心・側頭部棘波良性小児てんかん　376
中心脳性機序説　370
中枢運動伝導時間　796
中枢型顔面麻痺　135
中枢神経奇形　672
中枢神経系アスペルギルス症　292
中枢神経系カンジダ症　292
中枢神経系原発悪性リンパ腫　352
中枢神経形成異常　672
中枢性神経原性過換気　257
中枢性神経原性過呼吸　26
中枢性神経細胞腫　342
中枢性難聴　142
中枢性めまいの原因疾患　156
宙吊り型の感覚障害　200
中毒　606
中毒性 parkinsonism　424
中毒性網膜症　113

中脳下部下丘周辺腫瘍　128
中脳振戦　224
中脳水道　93
中脳水道狭窄症　94
中脳脳内出血　122
中部馬尾症候群　200
聴覚過敏　143
聴覚失認　80, 81
聴覚障害　141
聴覚伝導路　143
聴覚発作　365
聴覚野　17
長期促通　214
長期記憶　40
　　──の分類　41
長期抑圧　214
蝶形骨翼髄膜腫　120
超昏睡　31
聴神経腫瘍　334, 349
聴神経障害, 医原性の　615
聴性脳幹反応検査　80
聴性脳幹誘発電位　145
聴性脳幹誘発反応　785
釣藤散　892
超皮質性運動失語　60
超皮質性感覚失語　60
直接路　407
直腸肛門ビデオ内圧検査　261
治療的電気刺激法　903
陳述記憶　40
鎮静　901

つ

つぎ足歩行　215
椎間板ヘルニア　509, 510
対麻痺　167
痛覚　195
痛覚鈍麻　196

て

テトラヒドロビオプテリン欠損症　660
テモゾロミド　345
テンシロンテスト　546
てんかん　362
てんかん型波形　370
てんかん原性　369
てんかん重積状態　367
　　──への対処　874
てんかん性病変　22
てんかん発作　362
　　──, 医原性の　613
てんかん発作波　777
低カリウム血性ミオパチー　616
低カリウム性周期性四肢麻痺　573
低血糖性昏睡　703
低酸素性脳症　701
低髄液圧症候群　95
定量的軸索反射性発汗試験　814
出来事記憶　40
手口感覚症候群　198
鉄欠乏性貧血　441
鉄代謝異常症　441
手続き記憶　40
手袋-靴下型感覚障害　201
転移性脳腫瘍　358
伝音性難聴　142
電気鍼　888
電気的脳無活動　779
電気味覚検査　828
伝達性海綿状脳症　314
伝導失語　59
点頭発作　377
殿部筋の筋力低下　242
展望記憶　41
天幕下脳幹病変　22
天幕上半球病変　22

と

トキソプラズマ　679
　　　　──髄膜脳炎　291
トノトピー　80
トピラマート　373
トランスサイレチン　524
トリガー・ゾーン　327
トリガーポイント注射　886
トリクロールエチレンによる中毒
　　　　637
トルエンによる中毒　636
トルコ鞍空虚　95
トルコ鞍空虚症候群　690
トンネル視　110
頭位眼振検査　153
頭位変換眼球反射検査　25
頭位変換眼振検査　153
頭蓋咽頭腫　357
統覚型視覚失認　74
動眼神経　124
動眼神経麻痺　94, 127
当帰四逆加呉茱萸生姜湯　893
道具の強迫的使用　70
頭頸部不連続線　193
銅欠乏性ミエロニューロパチー
　　　　443
糖原病　575
　　　　──Ⅱ型　575
　　　　──Ⅴ型　577
　　　　──Ⅶ型　577
瞳孔　121
統合型視覚失認　74
瞳孔括約筋　123
頭後屈反射　140
瞳孔散大筋　123
瞳孔動揺　121
同語反復　63
動作緩慢による起立障害　242
透析脳症　707
等速打叩課題　51

銅代謝異常症　442
糖蛋白代謝異常症　657
頭頂葉てんかん　377
疼痛　194
　　　　──性跛行　249
　　　　──に対する緩和医療　898
動的量的視野測定法　110
糖尿病昏睡　702
糖尿病性筋萎縮　536
糖尿病性ケトアシドーシス　702
糖尿病性根神経叢ニューロパチー
　　　　536
糖尿病性ニューロパチー　122, 128
糖尿病性末梢神経障害　535
登はん性起立　180, 242, 557
逃避反射　211
頭部神経痛　82
頭部単純X線撮影　744
動脈-動脈塞栓　272
動揺歩行　180, 248
当惑作話　42
特異度　847
特殊感覚発作　365
特殊体性感覚　189
特殊内臓感覚　189
特発性起立性不耐症　587
特発性正常圧水頭症　405
特発性てんかん　369
閉じ込め症候群　37
徒手筋力検査　178
突進現象　411
特発性頭蓋内圧亢進症　95
特発性低髄液圧症候群　97
突発性難聴　155, 334
突発波　777

な

ナイアシン　600
ナイダス　279
ナタリズマブ　455

ナルコレプシー　379
　　　　──の4主徴　379
内顆粒細胞　98
内頸・後交通動脈分岐部動脈瘤
　　　　122, 128
軟口蓋反射　207
内耳炎　334
内耳神経腫瘍　334
内受容感覚　189
内臓感覚　189
内側縦束　127
　　　　──症候群　126, 130
　　　　──吻側介在核　124
内側側頭葉てんかん　376
内直筋　124
斜め型筋萎縮　175
軟口蓋振戦　224
難聴　142
難病相談・支援センター　930
軟膜　88, 92

に

ニコチン酸　600
ニューロパチー　517
ニューロリハビリテーション　903
新潟水俣病　633
肉芽腫性脳脊髄炎　289
二次性頭痛　84, 323
二次性正常圧水頭症　406
二次性全般発作　364
西太平洋地域 ALS/PDC　403
二重支持期　244
二重痛覚　195
二点識別閾値　197
二点識別感覚　197
二点同時刺激識別感覚　197
二分脊椎　672
日本脳炎　296
乳頭浮腫　27, 94, 115
入眠時幻覚　379
入眠時レム睡眠　380

尿毒症性ニューロパチー　537
尿毒症性脳症　706
尿毒症性ミオパチー　707
尿崩症　687
人形の眼現象　25
人形の目試験　127
認知機能　389
認知症　389
　——の原因疾患　393
　——の定義，DSM-5　49
認知障害に対するリハビリテーション　911

ね

ネマリン小体　181
熱性痙攣　378
粘液水腫昏睡　693
粘液水腫性精神障害　693
粘液乳頭状上衣腫　342
捻転ジストニア　434

の

脳圧　93
　——亢進　126
脳アミロイドアンギオパチー　276
脳炎　94
　——後 parkinsonism　24
脳幹腫瘍　128
脳幹脳炎　298, 714
脳幹傍正中橋網様体　23
脳・顔面血管腫症　134
脳血管性認知症　283
脳梗塞　271
　——のCT診断　748
脳死　31
脳磁図　779
脳室間孔　93
脳室周囲白質軟化症　682
脳室内出血　684
脳出血のCT診断　752

脳腫瘍　94, 336
　——の生存率　338
　——の頻度　337
囊状脳動脈瘤破裂　276
脳静脈血栓症　280
脳静脈洞血栓症　280
脳死臨調　31
脳神経ニューロパチー　535
脳振盪　46
脳深部刺激療法　888
脳脊髄液　92, 727
　——圧　93
　——検査　91
　——検査の適応　727
　——減少症　95
　——漏出症　95
脳脊髄炎　713
脳槽　88
脳卒中重症度スケール　909
脳卒中のリハビリテーション　908
脳底髄膜炎　289
脳底動脈先端症候群　128
脳動静脈奇形　278
能動的起立試験　812
脳動脈瘤　276
脳内出血　275
脳膿瘍　300
脳波　771
脳ヘルニア　27, 94
農薬中毒　627

は

バースト・サプレッションパターン　779
ハイパー直接路　408
バソプレシン　316
　——分泌過剰症　315
パラミオトニア　572
バリズム　225
バルプロ酸　373
はさみ脚歩行　184, 245

把握性筋強直　185
把握痛　179
把握反射　211
把握ミオトニア　569
肺炎球菌　285
肺癌　701
背景活動　777
胚細胞腫瘍　353
胚腫　353
肺小細胞癌　550
肺性脳症　700
排泄障害　258
背側中脳症候群　126
梅毒　499, 679
　——性髄膜炎　302
　——性髄膜脊髄炎　499
　——性脊髄炎　499
梅毒トレポネーマ　499
　——血球凝集検定　303
排尿機能検査　815
排尿筋過活動　259, 816
排尿筋括約筋協調不全　260, 818
排尿筋膀胱頸部協調不全　818
排尿失神　255
排尿障害　259
排尿反射　261
排便障害　261
廃用性萎縮　173
白質ジストロフィー　644
歯車様固縮　183, 411
橋本脳症　317, 693
橋本病　317
破傷風　489
　——への急性呼吸管理　877
破傷風菌　490
発汗機能検査　814
発汗障害　253
白血病　707
発語失行　62
発語遅延型進行性失語　395
発声障害　163
馬尾症候群　200

払いのけ運動　20
針筋電図検査　787
汎下垂体機能低下症　686
半規管結石症　333
半規管麻痺　154
反響言語　63
半夏瀉心湯　894
半夏白朮天麻湯　892, 893
半昏睡　19, 20
反射　203
反射弓　203
反射障害　203
反射性交感神経ジストロフィー　589
反射性失神　255
反射性勃起　263
反射中枢　203
反跳眼振　130, 151
反跳現象　186
反復経頭蓋磁気刺激法　906
反復視　107
反復性群発頭痛　326
反復性中耳炎　146

ひ

ヒステリー性運動麻痺　171
ビタミンA過剰症　593
ビタミンA欠乏　593
ビタミンB_1欠乏症　594
ビタミンB_3　600
ビタミンB_6欠乏・過剰症　601
ビタミンD欠乏症　603
ビタミンE欠乏症　468, 604
ビタミンM欠乏症　604
ビデオウロダイナミクス　815
ビデオ式アイトラッキング法　804
ヒトTリンパ球向性ウイルス1型関連脊髄症　309
ヒト白血球抗原検査　840
ヒペルパチー　195
ピリドキシン欠乏　601
び慢性Lewy小体病　401

びまん性星細胞腫　339
びまん性被角血管腫　655
非Treponema検査　303
非アルコール性Wernicke脳症　599
非回転性めまい　153
非可逆的昏睡　31
被殻　406
非痙攣性てんかん重積状態　367
非ケトン性高浸透圧性昏睡　702
非言語性記憶　42
非合同性同名半盲　113
非古典型純粋失読　65
非自覚的自己固有感覚　189
皮脂腺腫　134
皮質下性認知症　393
皮質型Lewy小体　402
皮質嗅覚野障害　101
皮質性機序　370
皮質性嗅覚失認　101
皮質性小脳萎縮症　460, 464
皮質性認知症　392
皮質盲　120
皮質聾　80
尾状核　406
微小神経電図検査　819
非心血管性失神　256
非侵襲的陽圧呼吸　875
砒素中毒　634
左反回神経麻痺　699
非陳述記憶　41
皮膚／粘膜反射　206
皮膚温図検査　815
皮膚筋炎　709
　　　——への免疫療法　884
腓腹筋肥大　557
皮膚交感神経活動　819
皮膚書字感覚　197
皮膚分節　193
非ヘルペス性急性辺縁系脳炎　298
表現促進　428
表在感覚　189
表在反射　206

標準高次視知覚検査　723
　　　——改訂版　75
標準高次動作性検査　71, 722
標準失語症検査　67, 722
標準注意検査法　52
表情性顔面麻痺　135
病側顔面無汗症　24
病的反射　208
病的酪酊状態　621
病名告知　927
表面筋電図検査　797
平山病　175, 495
非流暢性失語　61
頻発反復性緊張型頭痛　84
頻発発作性緊張型頭痛　85

ふ

フィンゴリモド　454
フェニトイン　373
　　　——性小脳萎縮症　468
フェニルケトン尿症　660
フェノール注射　887
フェノバルビタール　373
フグ中毒　629
フクチン遺伝子　564
ブドウ球菌　285
フラスコ状錐体　102
プリオン様の蛋白伝搬仮説　461
フレンケル体操　913
プロラクチン産生腺腫　355
風疹　679
封入体筋炎　175, 477, 710
賦活法　777
不完全注視麻痺　127
複合感覚　189, 197
副交感神経　584
副甲状腺機能亢進症　698
副甲状腺機能低下症　697
複合性局所疼痛症候群　202, 589
複合性注意　50
複雑部分発作　365

副作用　606
複視　125
復唱障害　64
副腎白質ジストロフィー　644
副腎皮質刺激ホルモン産生腺腫　355
腹側中脳症候群　126
福田の閉眼足踏み試験　218
腹壁反射　208
福山型先天性筋ジストロフィー
　　　　　　563, 674
不随意運動　219
縁取り空胞　181
舞踏運動　224
舞踏病症候群　427
部分発作　364
不眠に対する緩和医療　900
振子様眼振　128
吻側間質 MLF 核　26
分配性注意　51
分葉線維　181

へ

ヘテロプラスミー　580
ベバシズマブ　345
ヘマトキシリン・エオジン染色　835
ペラグラ　600
　　──脳症　600
　　──皮膚炎　600
閉眼失行　136
平衡障害　157
平衡障害による起立障害　242
閉塞性水頭症　93
閉塞性睡眠時無呼吸症候群　384
平坦脳波　33
平面視野計法　110
変異型 CJD　314
辺縁系　17
変形視　107
変形性脊椎症　507
偏向発作　365
片頭痛　84, 323

変性性 parkinsonism　419
変性性舞踏病症候群　428
片側顔面攣縮　136
片側性顔面筋攣縮　330
片側性顔面神経麻痺　328
便秘　261
　　──に対する緩和医療　900
片麻痺　167
　　──性片頭痛　86
　　──性歩行　244

ほ

ボストン遠隔記憶バッテリー　45
ボツリヌス中毒　629
ボツリヌス毒素療法　888
ボツリヌスによる急性四肢麻痺　878
ホモシスチン尿症　662
ポリオ　168, 489
　　──後症候群　476, 489
ポリソムノグラフィー　258
ポルフィリン症　667
防御反射　211
膀胱頸部開大　817
放散痛　194
放射線壊死　506
放射線脊髄症　505
傍腫瘍性オプソクローヌス・ミオク
　ローヌス症候群　714
傍腫瘍性症候群　712
傍腫瘍性小脳変性症　217
傍腫瘍性神経症候群　712, 842
　　──への免疫療法　884
傍腫瘍性スティッフパーソン症候群
　　　　　　714
傍腫瘍性ニューロパチー　530
傍腫瘍性辺縁系脳炎　713
傍正中橋網様体　124
傍正中部梗塞　128
乏突起膠細胞系腫瘍　340
乏突起膠腫　340
乏突起星細胞腫　341

歩隔　244
歩行時垂れ足　248
歩行周期　244
歩行障害　244
　　──に対するリハビリテーション
　　　　　　910
歩行制御　244
歩行率　244
星形歩行　218
母指さがし試験　196
保続　63
補足運動野発作　365
勃起障害　262
歩幅　244
本態性ジストニア　433
本態性振戦　426
本態性ミオクローヌス　228

ま

マダニ刺咬　293
マンガン中毒　424, 631
マンガン中毒性脳症　618
街並み失認　77
末梢型顔面麻痺　135
末梢神経障害　517
　　──，医原性の　615
末梢神経生検　830
末梢性顔面神経麻痺　329
末梢性発作性頭位めまい症　151
麻痺性構音障害　163
慢性アルコール性筋症　624
　　──への免疫療法　883
慢性炎症性脱髄性多発ニューロパ
　チー　201, 521, 529
慢性緊張型頭痛　86
慢性群発頭痛　326
慢性甲状腺炎　317
慢性硬膜下血腫　281, 624
慢性神経疾患　923
慢性進行性放射線脊髄症　506
慢性脊髄連合変性症　500

慢性片頭痛　86
慢性連合性脊髄変性症　604

み

ミオキミア　178
ミオクローヌス　227
ミオクロニー発作　366
ミオシンATPase　836
ミオトニア　185, 569
ミオトニー放電　181, 569
ミオパチー　556
　——顔貌　569
ミトコンドリア異常症　469
ミトコンドリア脳筋症　580
ミトコンドリア病　580
味覚検査　827
未熟奇形腫　354
道順障害　77
水俣病　633
未破裂脳動脈瘤　277
未分化ジャルゴン　62
脈なし病　699
脈絡叢　93
　——癌　342
　——腫瘍　94, 342
　——乳頭腫　342
三宅式記銘力検査　44
三好型遠位型筋ジストロフィー　567
三好型ミオパチー　174

む

ムコール真菌症　292
ムコ多糖類症　658
ムンプスウイルス　288
むせこみに対する緩和医療　899
無βリポ蛋白血症　604
無意味ジャルゴン　62
無感動様甲状腺中毒症　694
無機鉛中毒　630
無機水銀中毒　632
無菌性炎症　324
無菌性髄膜炎　292
無呼吸テスト　35
無症候性神経梅毒　302
無症候性脳血管障害　269
無セルロプラスミン血症　442
無動　411
無動性無言症　36
無反応覚醒症候群　19
無抑制括約筋弛緩　817

め

メープルシロップ尿症　662
メタ記憶　42
メタノール中毒　624
メチル水銀　632
メチルによる中毒　635
メルシーリトリーバー　269
メロシン　566
メロシン欠損型先天性筋ジストロフィー　566
めまい　148
迷路性伝導性難聴　144
免疫グロブリン大量静注療法　881
免疫再構築症候群　309
免疫調整薬　880
免疫抑制薬　880
免疫療法　880
　——の対象となる神経疾患　880

も

モーターバイク音　181
モノクローナル抗体薬品　880
もの盗られ妄想　395
もやもや病　279
毛細血管拡張運動失調症　467
網膜　102
　——色素変性症　113, 116
　——情報再現　106
　——前出血　27

毛様細胞性星細胞腫　339
毛様体脊髄反射　24
毛様類粘液性星細胞腫　339
模倣行動　71

や

やる気スコアー　725
薬剤性parkinsonism　424, 608
薬剤性健忘　47
薬物性ジストニア　441
薬物性内耳障害　155, 334
薬物性舞踏病　431
薬物点眼試験　809
薬物発汗誘発試験　814
薬物誘発性不随意運動　610
薬物乱用頭痛　86
薬理遺伝学的検査　864
夜盲症　593

ゆ

ユビキチン陽性封入体　398
優位律動　776
有機塩素剤中毒　628
有機鉛中毒　631
有機水銀中毒　632
有機フッ素製剤中毒　628
遊脚相　244
有機リン中毒　627
遊走性紅斑　293
有痛性強直性攣縮　202
有痛性筋攣縮　185, 616
有痛性チック　327
誘発作話　42
誘発性眼振　130
誘発電位検査　782
有病率　847
指折り数え試験　171

よ

葉酸欠乏症　604
葉酸トラップ仮説　601
陽性反応予測値　847
陽性ミオクローヌス　227
腰仙部回避　200
腰仙部不連続線　193
腰椎穿刺　732
　──の禁忌　728
腰椎前弯姿勢　240
腰椎椎間板ヘルニア　510
腰部脊椎症　507
抑肝散　893
翼状肩甲　175, 567

ら

ライ症候群　318
ラクナ梗塞　271
ラクナ症候群　167
ラザロ徴候　33
ラトケ嚢胞　358, 690
ラミニン-211　566
ラモトリギン　373
卵黄嚢腫瘍　353

り

リウマチ性多発筋痛症　710
リステリア菌　285
リバーミード行動評価テスト　720

リピドーシス　650
リルゾール　477
リング状造影　340
リン酸化 tau 蛋白　393
リン酸トリオルソクレシルによる
　　中毒　641
離断症候群　59
立位姿勢　237
立脚相　244
六君子湯　893
立体感覚　197
律動性眼振　128
硫化水素による中毒　639
流涎に対する緩和医療　898
流暢性失語　59
流動性知能　48
苓桂朮甘湯　893
良性遺伝性舞踏病　431
良性線維束性収縮　178
良性発作性頭位変換性めまい症　155
良性発作性頭位めまい症　333
良性ローランドてんかん　376
両側上肢屈曲位　22
両側性顔面神経麻痺　329
両側性筋力低下の原因　877
両側性前庭神経鞘腫　349
両側性被殻出血　24
両側反復性視神経炎　116
両側立脚相　244
菱脳炎　298
緑内障　111
臨時脳死及び臓器移植調査会　31
臨床的偽性ミオトニー　692

る

涙液分泌試験　811
類音的錯読　65
涙腺　251
類表皮嚢胞　358

れ

レーブン色彩マトリックス検査　719
レスパイト入院　930
レベチラセタム　373
レム睡眠行動異常症　380
レンサ球菌　285
連合運動　136
連合型視覚失認　74

ろ

ロボット療法　907
老人斑　393
濾紙ディスク味覚検査　828

わ

ワニの涙症候群　331
わし手　472
笑い発作　365
腕神経叢損傷　123
腕橈骨筋反射　204
腕落下試験　187

外国語索引

数字

^{123}I-metaiodobenzylguanideine myocardial scintigraphy 814
3－3－9度方式 17
4D 600
5-HT 324
5-ハイドロキシトリプタミン 324

A

α-coma 779
α運動ニューロン 203
α昏睡 779
α－ジストログリカノパチー 564
α－シヌクレイン 461
AAC 916
AAG 419, 529
Abadie 徴候 202
ABBA 法 70
ABCD2 スコア 274
abdominal reflex 208
abducens nerve palsy 94
abetalipoproteinemia 656
abnormalities of muscle tone 182
ABR 80, 785
absence 366
AC 299
ACA 299
aceruloplasminemia 442
acetylcholine 538
acetylcholine receptor 538
ACh 538
Achilles 腱反射 206
AChR 538
AChR 抗体陽性 MG 542
acid maltase 576
acoustic nerve tumor 334
acoustic neuroma 349
acquired immunodeficiency syndrome 307

acromegaly 689
acrylamide 641
ACTH-producing adenoma 355
ACTH 単独欠損症 691
activator protein 欠損症 653
active zone 538
acute alcoholic intoxication 620
acute anterior poliomyelitis 489
acute cerebellar ataxia 299
acute cerebellitis 299
acute disseminated encephalomyelitis 459
acute intermittent porphyria 668
acute pandysautonomia 529
acute purulent meningtis 285
acute symptomatic seizure 362
acute viral meningtis 287
ADA 289
ADAS 44
ADEM 459
adenoma sebaceum 134
adenosine deaminase 289
ADH 316
Adie 緊張性瞳孔 584
Adie 症候群 122, 584
Adie 徴候 584
Adie 瞳孔 122
ADNI 研究 858
adrenoleukodystrophy 644
ADSCD 465
adult T-cell leukemia 309
adversive seizure 365
AEIOU TIPS 869
Aicardi 症候群 378
AIDS 307
AION 107, 115
AIP 668
akinesia 411
akinetic mutism 36
akinetopsia 108
alcohol withdrawal seizure 622
alcohol-related dementia 623

alcohol-responsive myoclonus dystonia 437
alcoholic cerebellar degeneration 623
alcoholic hallucinosis 622
alcoholic tremor 621
ALD 644
Alexander 病 649
algesia 195
alien hand 70
alien hand sign 421
ALS 175, 470
——/PDC 403, 481
——の MRI 診断 760
——のリハビリテーション 916
altitudinal hemianopia 113
Alzheimer's Disease Assessment Scale 44
Alzheimer 神経原線維変化 393
Alzheimer 病 393
——の生化学的検査 857
AMI 45
AMN 645
amnesic syndrome 42
amyotrophic lateral sclerosis 470
anaplastic astrocytoma 339
anaplastic ependymoma 342
anaplastic meningioma 346
anaplastic oligodendioglioma 342
anaplastic oligodondio glioma 341
ANCA 関連血管炎 531
anesthesia 194
Angelman 症候群 58, 677
angiokeratoma corporis diffusum 655
ankle clonus 210
anomalies of cranial sutures 674
anosmia 98
ANP 316
antalgic gait 249
anterior flexion 237
anterior ischemic optic neuropathy 107
anterior spinal artery syndrome 198, 490

anterograde amnesia 42
anti-phospholipid syndrome 710
anti-retroviral therapy 304
anticipation 428
Anton 症候群 120
AOA1 467
apallic syndrome 36
apallisches syndrom 36
apathetic thyrotoxicosis 694
APD 529
ape hand 472
Apert 症候群 674
apneustic breathing 27
$Apo\ \varepsilon\ 4$ 394, 425
apraxia of eyelid closure 136
apraxia of lid opening 136
APS 710
AQP4 447, 842
Aquaporin 4 antibody test 842
arachnoidea 88, 92
arcuate scotoma 113
argininosuccinate lyase 666
Argyll Robertson 瞳孔 586, 123
arm deviation test 171
arm dropping test 22, 187
ARSACS 468
ARSCD 467
arsenic poisoning 634
ART 304
arteriovenous malformation 278
Aschner 試験 812
ASL 666
asterixis 227
asymptomatic cerebrovascular diseases 269
asymptomatic neurosyphilis 302
AT 467
ataxia 214
ataxia telangiectasia 467
ataxic breathing 27
ataxic gait 246
ataxic hemiparesis 218

athetosis 226
athetosis syndrome 433
ATL 309
atlantoaxial dislocation 513
atonic seizure 367
$ATP7$ 遺伝子 425
atypical choroid plexus papilloma 342
atypical meningioma 346
audio-motor method 51
auditory agnosia 80
auditory brainstem response 80, 785
auditory seizure 365
augmentative and alternative communication 916
Autobiographical Memory Interview 45
autoimmune autonomic ganglionopathy 419, 529
autonomic seizure 365
autosomal dominant SCD 465
autosomal recessive SCD 467
Avellis 症候群 165
AVF 492
AVM 278, 492
avoiding reaction 211
AVPU 評価法 18
axial line of Sherrington 193
Ayala index 733
$A\beta$ 393
$A\beta$ 前駆蛋白 394

B

β-hexosaminidase 652
B_{12} 欠乏症 601
Babinski 徴候 209
Babinski の橈骨反射の逆転 511
Babinski 反射 209
background activity 777
BAD 273
BADS 725
BADS 検査 53

BAEP 145
ball-valve action 95
ballism 225
ballismus 224
Bárány の past-pointing test 218
barognosis 197
Barré's sign 171
Barré 下腿試験 171
Barré 試験 171
Barré 上肢試験 171
Barthel Index 909
Basedow 病 693
basin phenomenon 202
Bassen-Kornzweig 症候群 604
Bassen-Kornzweig 病 656
BCNU 345
BE 298
Becker 型筋ジストロフィー 560
Behavioural assessment of the dysexecutive syndrome 725
Behçet 病 291, 712
Bell 現象 136
Bell 麻痺 136, 329
Benedikt 症候群 122, 128, 432
benign fasciculation 178
benign hereditary chorea 431
benign paroxysmal positional vertigo 155, 333
Benton 視覚性記銘力検査 44, 75, 720
beriberi 595
Bethlem ミオパチー 566
bevacizumab 345
BF-227 463
BFP 303
BH_4 欠損症 660
BHC 431
biceps (brachii) reflex 204
Bickerstaff 型脳幹脳炎 298
Bielschowsky 127
bilateral facial palsy 329
Binswanger 型血管性認知症 271, 283
bio-responsive motion system 908

biological false positive　303
Biot 呼吸　27
Bitot 斑　593
Bjerrum scotoma　113
blepharospasm　136
blink reflex　138, 208
BMD　560
BMI　908
Borrelia　293
Borrelia afzelii　293
Borrelia garinii　293
botulism　629
Bourneville-Pringle 病　134, 675
bovine spongiform encephalopathy　314
BPPV　155
BPSD　396
Braak の仮説　412
brachial plexopathy　201
brachioradial reflex　204
bradykinesia　411
brain abscess　300
brain death　31
brain infarction　271
brain machine interface　908
brainstem auditory evoked potential　145
brainstem encephalitis　298
branch atheromatous disease　273
BRMS　908
Broca 失語　59
brown bowel syndrome　604
Brown-Séquard 症候群　200
Brudzinski 徴候　22, 90, 285
Brunnstrom Stage　909
Bruns ataxia　157
BSE　314
Bunina 小体　475
burst suppression pattern　779
BVRT　720
B 群溶血性レンサ球菌　285

C

C9orf72 遺伝子　398, 482
CACNL1A3 遺伝子　574
CADASIL　283
cadence　244
calcitonin gene related peptide　324
calf hypertrophy　557
Calfornia Verbal Learning Test　44
caloric test　332
camptocormia　239
canal paresis　154
Canavan 病　649
CARASIL　283
carbamates　628
carbamyl phosphate synthetase I deficiency　665
carbon monoxide intoxication　637
carcinoid 症候群　600
Carmustine　345
carotid sinus syncope　255
carpal tunnel syndrome　201, 692
CAT　52
cataplexy　379
cauda equina syndrome　200
CBD　421
CBS　423
CBS-PSP　420
CCA　460, 464
central distal axonopathy　201
central motor conduction time　796
central neurocytoma　342
central neurogenic hyperventilation　26, 257
central pontine myelinolysis　316
centrencephalic theory　370
cerebellar ataxia　239
cerebellar ataxic gait　246
cerebellitis encephalitis　298
cerebral achromatopsia　78
cerebral hernia　94

cerebral salt-wasting syndrome　691
cerebral venous sinus thrombosis　280
cerebrospinal fluid　92
cerebrospinal fluid hypovolemia　95
cerebrospinal fluid leak　95
cervical disk herniation　509
cervical spondylosis　507
cervical spondylotic amyotrophy　509
CGP　715
CGRP　324
Chaddock reflex　209
Chaddock 反射　209
Charcot-Marie-Tooth 病　175, 519
cherry-red spot myoclonus 症候群　658
Cheyne-Stokes 呼吸　26, 256
Chiari 奇形　502
childhood absence epilepsy　377
chlorinated hydrocarbons　628
CHMP2B　398
CHN　519
chorea　224
Chorea-acanthocytosis　430
choreic syndrome　427
choriocarcinoma　353
choroid plexus　93
choroid plexus carcinoma　342
choroid plexus papilloma　342
chronic alcoholic myopathy　624
chronic gastrointestinal pseudo-obstruction　715
chronic inflammatory demyelinating polyneuropathy　529
chronic progressive external ophthalmoplegia　582
chronic subdural hematoma　281, 624
chronic wasting disease　314
chronological history　11
Churg-Strauss 症候群　531
CIDP　521, 529
──への免疫療法　883
ciliospinal reflex　24
CIPA　523

circle of Zinn & Haller 107
circumduction 244
cistern 88
citrullinemia 666
CI 療法 906
CJD 312
clasp-knife phenomenon 184
classic amyotrophic lateral sclerosis 472
Claude 症候群 122, 128
clinical pseudomyotonia 692
clonic seizure 366
clonus 210
Clostridium tetani 490
cluster breathing 27
cluster headache 326
CMCT 796
CMD 562
CMS 447
CMT 519
CMT1A 521
CMTX 521
CO_2 ナルコーシス 700
cogwheel rigidity 183, 411
Collet-Sicard 症候群 165
coma 20
coma dépassé 31
coma vigil 19
combined sensation 189, 197
common deletion 582
communicating hydrocephalus 93
compass gait 試験 158
complex partial seizure 364
complex regional pain syndrome 202, 589
conduction of nerve impulse 792
confabulation 42
confrontation test 110
confusion 19
congenital hypomyelinating neuropathy 519
congenital muscular dystrophy 562

conjugate 125
conscious proprioceptive sensation 189
consciousness 33
constraint-induced movement therapy 906
contraction fasciculation 177, 485
conus syndrome 200
conventional MS 447
coordination 214
copper metabolism disorders 442
coprolalia 432
corneal reflex 140, 207
cortical cerebellar atrophy 460, 464
cortical deafness 80
cortical dementia 392
cortical theory 370
corticobasal syndrome 423
corticobasal degeneration 421
Corti 器 141
COX 837
CPAP 385
CPEO 582
CPM 316
CPRM 506
CPSI 665
cramp 578
craniopharyngioma 357
craniosynostosis 674
cremasteric reflex 208
cretinism 57
Creutzfeldt-Jakob 病 312
crocodile tear syndrome 251, 331
Crouzon 症候群 674
Crovitz test 45
Crow-Fukase 症候群 530, 709
CRPS 202, 589
Cryptococcus gattii 290
Cryptococcus meningitis 290
Cryptococcus neoformans 291
cryptogenic epilepsy 369
CSF A β 42 858
cubital tunnel syndrome 201

Curthoys-Halmagyi 検査 152, 155
Cushing 症候群 689
Cushing 病 689
cutaneomucosal reflex 206
CVLT 44
CVT 280
CWD 314
Cx 379
cyanide poisoning 640

D

Das apalische Syndrom 19
DAT 393
DBND 818
DBS 888
DDS 416
dead brain in living body 31
decerebrate posture 185
decerebrate rigidity 185
declarative memory 40
decorticate posture 185
decorticate rigidity 185
deep sensation 189
defecation disorder 261
defence reflex 211
degenerative choreic syndrome 428
degenerative parkinsonism 419
Dejerine-Sottas disease 519
delayed orthostatic hypotension 587
delayed pain 195
delirium tremens 622
dementia 49, 389
dementia of Alzheimer type 393
dementia with Lewy bodies 401
dermatome 193
dermatomyositis 709
detrusor hyperactivity with impaired contractile 260
detrusor overactivity 259, 816
detrusor sphincter dyssynergia 260
Devic 病 119

DHIC 260, 818	drug-induced dystonia 441	Emery-Dreifuss 型筋ジストロフィー 561
diabetes insipidus 687	drug-induced parkinsonism 424, 608	empty sella 95
diabetic amyotrophy 536	drugeye instillation test 809	empty sella syndrome 690
diabetic coma 702	dry beriberi 595	encephalitie japonica 296
diabetic radiculoplexus neuropathy 536	DSD 260, 818	end-point nystagmus 130
dialysis encephalopathy 707	DSM-5 389	entrapment neuropathy 201
DIAN 研究 859	dual AVM/AVF 492	EOG 803
diffuse astrocytoma 339	Dubowitz 病 483	ependymoma 342
digit span 43	Duchenne 型筋ジストロフィー 174, 556	epiconus syndrome 200
dioptometry 109	dumping syndrome 706	epidermoid cyst 358
disconjugate 125	dura mater 88, 92	epidural lipomatosis 689
disconnexion syndrome 59	dysacousia 141	epilepsia partialis continua 367
discriminative sensation 189, 197	dysarthria 163	epilepsy 362
distal latency 792	dysequilibrium 157	epileptic seizure 362
distal muscular dystrophy 567	dysesthesia 194	epileptiform pattern 370
distal myopathy 174	dysphonia 163	episodic kinesigenic dyskinesia 2 438
disuse atrophy 173	dysstasia 242	episodic memory 40
dive bomber sound 181	dystonia 226	Epley 法 333
Dix-Hallpike 試験 153	dystonia musculorum deformans 434	EPM 316
dizziness 151	dystonia syndrome 433	Erb-Charcot syndrome 499
DLB 401	dystonic posture 239	Erb の痙性対麻痺 499
DM1 569	dystrophinopathy 174	erectile dysfunction 262
DM2 572	DYT 433	ERP 785
DMD 434, 556		erythema migrans 293
DO 259, 816	**E**	erythromelalgia 591
DOH 587		essential tremor 426
doll's eye phenomenon 25	ECASA Ⅲ 269	esthesioneuroblastoma 100
dominant rhythm 776	echolalia 63	ethylene oxide 640
donepezil 397	ED 262	etiological history 11
Doose 症候群 378	Edinger-Westphal 核 123	event-related potential 785
dopamine dysregulation syndrome 416	EDMD 561	evoked potential testimg 782
double pain 195	EDS 379	excessive daytime sleepiness 379
double stance phase 244	EDSS 449	excretory dysfunction 258
double supporting period 244	EEG 771	Expanded Disability Status Scale 449
Down 症候群 57, 134	EGPA 531	explicit memory 41
drop foot 180, 248	EGRIS 876	exteroceptive sensation 189
dropped head 237	electro-oculogram 803	extinction phenomenon 197
drowsiness 19	electrocerebral inactivity 779	extrapontine myelinolysis 316
DRPLA 465, 467	electroencephalography 771	
drug-induced chorea 431	EM 293	
drug-induced dyskinesia and dysfonia 610	embryonal carcinoma 353	

F

Fabry pain　655
Fabry 病　655
facial palsy　328
facial spasm　330
facioscapulohumeral muscular dystrophy　174, 567
FALS　480
familial amyloid polyneuropathy　524
familiarity　42
FAP　524
Farnsworth-Munsell 100-Hue test　79
fascicular biopsy　830
fasciculation　177
FCMD　563, 674
febrile convulsion　378
FES　903
festinating gait　245
fiber type grouping　181
fibromuscular dysplasia　280
fibrous meningioma　346
FIM　909
finger flexion　204
Fisher 症候群　528, 844
flexor nocifensive reflex　22
floppy epiglottis　463
floppy infant　519
fluorescent treponema antibody absorption　303
FMD　280
FMR1 遺伝子　57
Foix-Alajouanine 病　495
folate trap　601
food poisoning　629
foot grasp　209, 211
Foster Kennedy 症候群　100
fovea centralis　102
Foville 症候群　128
fragile X mental retardation 1 遺伝子　57

fragile X syndrome　57
Frenzel 眼鏡　129
Friedreich ataxia FRDA　467
Friedreich 運動失調症　467
Friedreich 失調症　442
frontal ataxia　70
frontal eyefield　124
frontal lobe epilepsy　376
frontotemporal dementia　397
frontotemporal lobar degeneration　398
FSHD　567
FSX　57
FTA-ABS　303
FTD　397
FTLD　398, 470
Fugl-Meyer Assessment　909
Fukuyama type congenital muscular dystrophy　563
functional electrical stimulation　903
Functional Independence Measure　909
fungal meningitis　290
FUS 遺伝子　398, 480

G

γ -loop　182
γ 運動ニューロン　203
GAA　576
gag reflex　208
gait disturbance　244
galactosialidosis　657
galantamine　397
gangliocytoma　342
ganglioglioma　342
gas poisoning　637
Gaucher 病　654
gaze-evoked nystagmus　128
GBS　526
GCI　461
GCL　647
GCS　18

Gegenhalten　184
gelastic seizure　365
generalized seizure　366
genetic epilepsy　369
germ cell tumors　353
germinoma　353
GH-producing adenoma　355
Gilles de la Tourette 症候群　136, 230, 432
Gilles de la Tourette 病　432
Glasgow Coma Scale　18
glial cytoplasmic inclusion　461
glioblastoma　339
glioma　339
globoid cell leukodystrophy　647
globose type tangle　420
glossopharyngeal neuralgia　328
glove and stocking type sensory disturbance　201
glycogen storage disease　575
G_{M1}- ガングリオシドーシス　650
G_{M2}- ガングリオシドーシス　651
Goldmann 視野計　110
Golgi 腱器官　191
Gomori トリクローム変法　836
Gonadotropin-producing adenoma　355
Gordon による変法　210
Gowers-Paton-Kennedy 症候群　101
Gowers 徴候　180, 242, 557
GPA　531
GPe　407
Gradenigo 症候群　128, 140
grand mal　366
graphesthesia　197
grasping reflex　211
Graves 病　693
grip myotonia　185, 569
Guam 島の筋萎縮性側索硬化症　481
Guillain-Barré 症候群　526, 844
　——による急性四肢麻痺　878
　——の急性期呼吸管理　876
　——への免疫療法　883

gustometry　827
g因子　48

H

HAL®　907
Hallervorden-Spatz症候群　441
HAM　309
HAND　307
HANDS療法　906
Hartnup病　600, 662
Harvey-Masland試験　547
Hashimoto encephalopathy　317, 693
hatchet face　134, 175
HCG producing germinoma　354
HCY　662
HDL　430
HDS-R　719
HE　317
head impulse test　155
head retraction reflex　140
head up tilt試験　812
head-dropping test　186
hemangioblastoma　351
hemiballism　225
hemifacial spasm　136
hemiplegia　167
hemiplegic gait　244
hepatic encephalopathy　624, 704
hepatic myelopathy　705
hepatic neuropathy　705
hereditary ALS　480
hereditary coproporphyria　670
hereditary dystonia　433
hereditary motor neuropathy　518
hereditary motor sensory neuropathy　518
hereditary neuralgic amyotrophy　519
hereditary neuropathy with liability to pressure palsies　519

hereditary peripheral neuropathy　518
hereditary progressive dystonia　436
hereditary sensory and autonomic neuropathy　522
hereditary sensory neuropathy　522
hereditary spastic paraplegia　468
hereditary spinocerebellar degeneration　465
hereditary tyrosinemia　663
hereditary whispering dysphonia　436
herpes simplex virus encephalitis　294
herpes zoster　297
heteroplasmy　580
hexosaminidase αサブユニット欠損症　652
HH　379
HHE症候群　378
HIE　681
high intensity transient signal　272
higher cortical olfactory disorder　101
hippus　23, 121
Hirayama disease　175, 495
HITS　272
HIV脳症　307
HMN　518
HMSN　518
HNA　519
HNPP　519
Hoehn and Yahr重症度　411
Hoffmann症候群　177, 692
Hoffmann反射　204
HOKPP　573
Hollenhorst plaque　116
Holmes振戦　224
holoprosencephaly　673
homocystinuria　662
Hoover徴候　171
Horner症候群　123, 702
Horner徴候　24
Horner瞳孔　122
HSAN　522
HSN　522

HSP　468
HSV1　333
HSVE　294
HTLV-1関連脊髄症　309
　　──への免疫療法　884
Hue test　79
HUGO　460
human leukocyte antigen test　840
Humphrey視野計　111
Hunt&Konsnikの重症度分類　277
Hunter-Russell症候群　633
Huntington disease-like syndromes　430
Huntington病　428
Huntington舞踏病　136
hybrid assistive limb　907
hydrocephalus　93, 404
hydrogen sulfide poisoning　639
hyp（o）esthesia　194
hypalgesia　196
hyperargininemia　666
hyperesthesia　194
hyperkalemic periodic paralysis　575
hyperkinesia　220
hyperparathyroidism　698
hyperpathia　195
hyperphenylalaninemia　660
hyperpituitarism　688
hypertensive encephalopathy　707
hypertonia　183
hypertropia　25
hyperviscosity症候群　709
hypervitaminosis A　593
hypnagogic hallucination　379
hypoglycemic coma　703
hypokalemic periodic paralysis　573
hypoparathyroidism　697
hypopituitarism　686
hyposmia　98
hypothyroid cerebellar ataxia　693
hypothyroid（myxedematous）myopathy　691

hypothyroid（myxedematous）
　neuropathy　692
hypothyroid polyneuropathy　692
hypotonia　183
hypotropia　25
hypovitaminosis A　593
hypovitaminosis B₁　594
hypovitaminosis E　604
hypoxic encephalopathy　701
hypoxic-ischemic encephalopathy　681
HYPP　575
HZ　297

I

iatrogenic disease　606
iatrogenic leukoencephalopathy　613
Ia 線維　203
ICD　416
ICE 療法　345
ICH　275
ICHD-3beta　82
ICSD　379
ideational apraxia　70
ideomotor apraxi　69
IDH 遺伝子　344
idiopathic epilepsy　369
idiopathic intracranial hypertension　95
idiopathic NPH　405
idiopathic orthostatic intolerance　587
IFN β　454
immature teratoma　354
immunotherapy　880
implicit memory　41
impulse control disorders　416
inborn error of metabolism　643
inclusion body myositis　175
incongruous homonymous hemianopia　113
incoordination　214
induced nystagmus　128

infantile spasms　377
influenza encephalopathy　318
INO　448
INOH　586
inorganic lead poisoning　630
inorganic mercury poisoning　632
iNPH　405
instantaneous orthostatic hypotension　586
integrated volitional control electrical stimulator　906
integrative agnosia　74
intellectual disability　54
intellectual disorders　54
intermittent claudication　249
internal granule cells　98
interneuron　124
internuclear ophthalmoplegia　448
interoceptive sensation　189
intervertebral disk herniation　509
intoxication　606
intracerebral hemorrhage　275
intracranial hypertension　93
intracranial hypotension　95
intracranial pressure　92
intramedullary AVM　492
inverted champagne bottle deformity　175
inverted radial reflex　204
IOI　587
Iowa gambling task　726
iRBD　381
IRIS　309
iris streaming　584
Iron metabolism disorders　441
ISCVT 研究　281
isocitrate dehydrogenase 遺伝子　344
isolated ACTH deficiency　691
isolated retrograde amnesia　42
IVES　906
IVH　684

J

J-ACT　269
Jabbour 分類　305, 306
Jacksonian march　365
Jackson 症候群　165
Jackson 発作　365
Janz 症候群　378
Japan Coma Scale　17
Japanese B encephalitis　296
Jarisch-Herxheimer 反応　303
jaw reflex　140, 204
JCS　17
JC ウイルス　303
JE　296
Jendrassik の手技　206
jerk-locked back averaging　232
jerky nystagmus　128
jitter 現象　797
Jolt accentuation of headache　89
JSS　909
junctional scotoma　104
juvenile absence epilepsy　378
juvenile dementia　391
juvenile muscular atrophy of distal upper extremity　495
juvenile myoclonic epilepsy　378

K

Kallmann 症候群　100
Kearns-Sayer 症候群　582
Kennedy disease　485
kernicterus　685
Kernig 徴候　22, 89, 285
Kernig 変法　90
Kernohan's notch　27
Klüver-Bucy 症候群　294
knee trembling　245
Kocher-Debré-Sémélaigne 症候群　177, 692

Kojevnikoff 症候群　367
Korsakoff 症候群　99
Krabbe 病　647
KSS　582
Kugelberg-Welander 病　175, 483
kuru　312

L

L- ドパ　415
L300 フットドロップシステム®　906
lacrimal gland　251
lactic acidosis and stroke-like episode　580
Lambert-Eaton 筋無力症症候群　550, 714
Landolt 環　108
large group atrophy　181
Lasègue 徴候　90, 194
Laser Doppler 血流計　253
lateral flexion　237
lateral geniculate body　105
Lazarus sign　33
LDL 受容体関連蛋白質 4　539
lead-pipe rigidity　183
Leber 病　120
Leigh 脳症　582
lemniscus medialis system　191
Lempert 法　333
LEMS　550, 714
Lennox-Gastaut 症候群　377
leptomeninges　88
lethargy　19
leukemia　707
leukodystrophy　644
levodopa-induced dyskinea　610
Lewy 小体型認知症　401
Lewy 小体病　401
LGMD　561
Lhermitte sign　202
Lhermitte 徴候　202
Liepmann による失行の病巣　71

Liepmann の失行の分類　69
limb-girdle muscular dystrophy　561
limb-kinetic apraxia　70
lipid storage disease　650
liscencephaly　673
LMN　470
lobulated fiber　181
locked-in syndrome　33, 37
logoclonia　63
logopenic progressive aphasia　395
long-term memory　40
Louis-Bar 症候群　467
lower half parkinsonism　239
lower motor neuron　470
Lowe 症候群　663
Lrp4 抗体抗体陽性 MG　544
LSVT® BIG　912
LSVT® LOUD　912
LTD　214
LTP　214
Lubag dystonia　435
lumbar disk herniation　510
lumbar puncture　731
lumbar spondylosis　507
lumbosacral sparing　200
Luschka 孔　93
Lyme 病　293
L 錐体　103

M

MAB 療法　887
Machado-Joseph 病　465
macroadenoma　355
macropsia　107
macula　102
Magendie 孔　93
magnetoencephalography　779
magnocellular system　105
major neurocognitive disorder　49, 389
malignant hyperthermia　616

malignant lymphoma　352
mandibular reflex　140
manganese encephalopathy　618
manganese poisoning　631
Mann 試験　218
Mann の姿勢　241
manual muscle testing　178
maple syrup urine disease　662
MAPT 遺伝子　398
Marchiafava-Bignami 病　623
Marcus-Gunn 瞳孔現象　122
Marie-Foix の手技　211
Mariotte 暗点　104
mask-like face　134
mature teratoma　354
Mayo Clinic 方式　18
MBP　743
McArdle 病　185, 577
McDonald 基準　452
MCI　389
MCS　792
MCV　792
MDC1A　566
MDS　219
MDS-UPDRS　411
medial longitudial fasciculus　127
medulloblastoma　343
Mees' line　634
MEG　779
Meige 症候群　136, 439
Meissner 小体　191
MELAS　580
memantine　397
Ménière 病　155, 331
meningeal carcinomatosis　358
meningeal irritation　89
meninges　88, 92
meningioma　345
meningism　94
meningothelial meningioma　346
meningovascular neurosyphilis　302, 499

Menkes 病　443
MEP　796
meralgia paresthetica　201
Merci リトリーバー　269
Merkel 細胞　191
merosin-deficient congenital muscular dystrophy　566
MERRF　469, 582
mesial temporal lobe epilepsy　376
metabolic encephalopathy　469
metachromatic leukodystrophy　646
metallic poisoning　630
metamemory　42
metamorphopsia　107
metastatic brain tumors　358
methanol intoxication　624
methyl　635
methyl bromide　639
MG　539
MGFA post-intervention status　542
MGFA 分類　541
MGS　807
MIBG 心筋シンチグラフィ　814
MIBG の取り込み低下　415
microadenoma　355
microneurography　819
micropsia　107
migraine　323
mild cognitive impairment　389
mild neurocognitive disorder　389
Millard-Gubler 症候群　128
Miller-Dieker 症候群　673
mimetic facial palsy　135
Mingazzini 下肢試験　171
Mingazzini 上肢試験　171
Mini-Mental State Examination　43, 719
minimally conscious state syndrome　36
miosis　121
mitochondrial disease　469
mitochondrial encephalomyopathy　580

mitral cells　98
mixed germ cell tumor　353
Miyoshi myopathy　174, 567
MJD　465
MLF　127
MLF 症候群　126, 448
MLPA 法　558
MMSE　43, 719
MMT　178
modified Ashwarth Scale　909
MOH　86
Mollaret 髄膜炎　293
monoballism　225
mononeuritis multiplex　201
mononeuropathy　201
monoplegia　168
Monro 孔　93
Moskowitz の三叉神経血管説　324
motoneuron　124
motor apraxia　69
motor endplate　538
motor evoked potential　796
motor learning　904
motor paralysis　167
motor seizure　364
motor-nerve conduction study　792
motor-nerve conduction velocity　792
motorcycle sound　181
Mount and Reback syndrome　437
Movement Disorders Society　219
moyamoya disease　279
MPS　658
MPTP　424
MS　448
　——の MRI 診断　763
　——の免疫学的検査　742
　——のリハビリテーション　917
MSA　460
　——の MRI 診断　758
MSA-C　461
　——の MRI 診断　758

MSA-P　461
　——の MRI 診断　760
MSLT　387
MSNA　819
MSUD　662
mucolipidosis I　657
mucopolysaccharidosis　658
Müller 筋　24
multiple mononeuropathy　201
multiple myeloma　709
multiple sclerosis　448
multiple sleep latency test　387
multiple system atrophy　460
multiple tic　230
multiple tic with vocalization　230
muscle atrophy　173
muscle biopsy　831
muscle cramp　185
muscle hypertrophy　173
muscle tone　182
muscle-specific receptor tyrosine kinase　538
muscular dystrophy　556
MuSK　538
MuSK 抗体陽性 MG　543
Myasthenia gravis　539
mydriasis　121
myelin basic protein　743
Myerson 徴候　411
myoclonic dystonia　221
myoclonic seizure　366
myoclonus　227
myoclonus dystonia　438
myoclonus epilepsy associated with ragged-red fibers　582
myogenic muscle atrophy　174
myokymia　178
myopathic face　134
myophospholyase　577
myotonia　185, 569
myotonia congenita　571
myotonic discharge　181, 569

myotonic dystrophy 175, 569
myxedema coma 693
myxedema psychosis 693
myxopapillaly ependymoma 342
M系 105
M錐体 103

N

n-butyl ketone 635
n-hexane 635
n-ブチルケトンによる中毒 635
n-ヘキサンによる中毒 635
NADHテトラゾリウム還元酵素 836
narcolepsy 379
narcolepsy with cataplexy 379
narcolepsy-cataplexy 379
National Institutes of Health Stroke Scale 909
NBIA 441
NC 379
NCI 461
NCS 792
neck flexion 285
neck rigidity 89
needle electromyography 787
nemaline rod 181
neonatal asphyxia 680
nerve biopsy 830
nerve block 884
neuralgia 194
neuralgic amyotrophy 168, 530
neurally mediated syncope 255, 586
neurinoma 349
neuroacanthocytosis 136
neurocognitive disorders 49
neuroepithelial tumor 339
neuroferritinopathy 442
neurofibrillary tangle 393
neurofibromatosis type 1 339, 349, 674

neurogenic muscle atrophy 175
neuroleptic malignant syndrome 611
neuromyelitis optica 119, 455
neuromyotonia 579
neuronal cytoplasmic inclusion 461
neuronal migration disorders 672
neurosyphilis 301, 499
NF-1 339, 349, 674
NF-2 349
NFT 393
niacin deficiency 600
nidus 279
Niemann-Pick 病 653
NIHSS 909
NMO 119, 842
NMO spectrum disorders 455, 842
NMOSD 455, 842
NMS 587, 611
nocturnal penile tumescence 263
non-declarative memory 41
non-herpetic acutelimbic encephalisis 298
nonsyndromic X-linked mental retardation 57
normal consciousness 19
normal pressure hydrocephalus 404
NPH 404
NPPV 875
NPT 263
NPV 847
nuchal rigidity 89, 94
null cell adenoma 355
numb cheek syndrome 139
numb chin syndrome 139
nutritional polyneuropathy 595
Nylen-Bárány 手技 153

O

OAB 258

oblique amyotrophy 175
OBN 817
obstructive hydrocephalus 93
obstructive sleep apnea syndrome 384
occipital horn syndrome 443
occipital lobe epilepsy 377
occipital neuralgia 328
occupational dystonia 441
OCR 25
OCT 457
ocular bobbing 28
ocular conjugate deviation 23
oculocephalic reflex 25
oculogyric crisis 24
oculomotor nerve palsy 94
OLF 512
olfactory agnosia 98, 101
olfactory cortex disorder 101
olfactory glomerulus 98
olfactory hallucination 98
olfactory mucosal disorder 100
oligoastrocytoma 341
oligodendioglioma 340
olivopontoserebellaratrophy 460
one year rule 401
one-and-a-half syndrome 126
onion-skin distribution 139
onion-skin pattern 198
OPCA 460
open spina bifida 672
opisthotonus 185
OPLL 511
——による急性四肢麻痺 878
Oppenheim による変法 210
Opsoclonus-myoclonus 症候群 468
optic chiasm 104
optic nerve 104
optic radiation 105
optic tract 104
optic-spinal MS 447
optineurin 398
optokinetic nystagmus test 154

oral tendency 294
organic lead poisoning 631
organic mercury poisoning 632
organofluorides 628
organophosphate poisoning 627
ornithine carbamoyltransferase deficiency 666
orofacial dyskinesia 136
orolingual dyskinesia 136
orthostatic dysregulation 586
orthostatic headache 96
orthostatic hypotension 255
OSAS 384
OSIT-J 826
OSMS 447
ossification of ligament um flavum 512
ossification of posterior longitudinal ligament 511
OTC 666
otitis interna 334
ototoxicity 334
overactive bladder 258

P

P/Q-type VGCC 550
PACE 920
paced auditory serial addition test 52
Pacini 小体 190
PAF 418
Paget 病 146
pain 194
painful tonic spasm 202
palatal reflex 207
palilalia 63
palinopsia 107
palmomental reflex 211
palmoplantar hyperhidrosis 591
PAN 129
Pancoast 腫瘍 123
Pancoast 症候群 702

Panel D-15 79
panhypopituitarism 686
Papez 回路 41
Papile の分類 685
papillary stasis 94
papilledema 94
paradoxical myotonia 572
paramedian pontine reticular formation 23, 124
paramnesia 42
paramyotonia congenita 572
paraneoplastic cerebellar degeneration 713
paraneoplastic encephalomyelitis 713
paraneoplastic limbic encephalitis 713
paraneoplastic neurologic syndrome 712
paraneoplastic neuropathy 530
paraneoplastic opsoclonus-myoclonus syndrome 714
paraneoplastic stiff-person syndrome 714
paraneoplastic syndrome 712
paraplegia 167
paratonic rigidity 184
paresthesia 194
parietal lobe epilepsy 377
Parinaud 症候群 126
PARK2 414
parkin 414
parkinsonian gait 245
parkinsonism 608
　—— dementia complex 403
　——を誘発する薬物 609
Parkinson's disease dementia 401
Parkinson 認知症複合 403, 481
Parkinson 病 409
　——認知症 401
　——の前傾・前屈姿勢 239
　——の歩行 245
　——のリハビリテーション 911
parosmia 98

paroxysmal dystonic choreoathetosis 437
paroxysmal exercise-induced dystonia 438
Paroxysmal kinesigenic choreoathetosis 437
paroxysmal nonkinesigenic dyskinesia 2 438
paroxysmal waves 777
Parry-Romberg 症候群 134
partial seizure 364
parvocellular system 105
PASAT 52
past-pointing test 158
patellar clonus 210
patellar tendon reflex 205
pathologic reflex 208
pathological intoxication states 621
PCD 713
PCNSL 307, 352
PDC 403, 481
PDD 401
pedunculotegmental pathway 124
peering at the nose sign 24
Pelizaeus-Merzbacher 病 648
pellagra 600
PEM 713
pendular nystagmus 128
Penumbra 281
perception 189
percussion myotonia 185, 569
perimedullary AVM/AVF 492
perinuclear halo 340
periodic alternating nystagmus 129
periodic leg movements during sleep 382
periodic paralysis 573
peripheral halo 836
periventricular leukomalacia 682
PERM 714
persistent vegetative state 19, 35
pesticide-intoxication 627

PFK　577
phantom limb pain　195
pharyngeal dystonia　439
pharyngeal reflex　207
phenylketonuria　660
phenytoin-induced cerebellar ataxia　468
phosphofrukutokinase　577
pia mater　88, 92
piano-playing finger　218
Pick disease　397
Pick 嗜銀球　398
Pick 病　397
pill-rolling tremor　410
pilocytic astrocytoma　339
pilomyxoid astrocytoma　339
pineoblastoma　342
pineocytoma　342
pinpoint pupil　168
Pitres 徴候　202
pituitary adenoma　355
pituitary apoplexy　687
PKD2　439
PKU　660
plantar reflex　209
PLE　713
pleomorphic xanthoastrocytoma　339
PLMS^{leg}　382
PLS　478
PM　709
PMA　477
PML　303
PMR　710
PNF　913
PNFA　420
PNFA-PSP　420
PNFS　888
PNKD2　438
PNS　712
POEMS　709
POEMS 症候群　530
poly-Q disease　428

polycythemia vera　708
polymyalgia rheumatica　710
polymyositis　709
polyneuropathy　200, 615
polyradiculopathy　201
polysomnography　258, 386
Pompe 病　575
POMS　714
porphyria　667
position sense　196
posterior ciliary artery　107
posterior column　191
posterior fossa vascular decompression　139
posterior spinal artery syndrome　491
postpolio syndrome　489
postprandial hypotension　255, 587
posttraumatic amnesia　46
postural tachycardia syndrome　256, 586
POTS　256, 586
PPA　399
PPRF　23, 124
PPV　847
Prader-Willi 症候群　57
premotor MSA　461
presenilin 1　394
presenilin 2　394
primary afferent fiber　190
primary central nervous system lymphoma　352
primary CNS lymphoma　307
primary lateral sclerosis　477
primary olfactory neuron disorder　100
primary position downbeat nystagmus　129
primary position upbeat nystagmus　129
primary visual area　105
primitive reflex　208
Prion 病　314

PRL producing adenoma　355
procedural memory　40
progranulin　398
progressive encephalomyelitis with rigidity and myoclonus　714
progressive multifocal leukoencephalopathy　303
progressive muscular atrophy　477
progressive myoclonus epilepsy　377
progressive non-fluent aphasia　420
progressive supranuclear palsy　419
progressive vascular myelopathy　494
promoting aphasic's communication effectiveness　920
pronation sign　171
pronator catch　184
proprioceptive neuromuscular facilitation　913
proprioceptive sensation　189
prospective memory　41
proximal muscles weakness　240
proximal myotonic myopathy　572
pseudo-epileptiform pattern　778
pseudoathetosis　201, 218
pseudohypertrophy　173
pseudoseizure　378
pseudotumor cerebri　95, 593
PSG　258, 386
PSP　419
PSP-c　420
PSS　588
psychic seizure　365
psychogenic gait disturbances　247
psychogenic movement disorders　222
psychomotor seizure　366
psychosine　647
puffer (tetrodotoxin) poisoning　629
pulmonary encephalopathy　700
pulseless disease　699
pure anarthria　59
pure autonomic failure　418
pure germinoma　353

PVL　682
PWS　57
pyogenic spondylitis　514

Q

QFT　289
QPS　907
QSART　814
quadripulse stimulation　907
QuantiFERON TB-2G test　289
Queckenstedt　734

R

R-R 間隔変動測定　813
radiating pain　194
radiation myelopathy　505
radicular pain　194
radiculopathy　201
Raeder 症候群　140
ragged-red fiber　181, 581
Ramsay Hunt 症候群　329
RAPD　122
rapid onset dystonia-parkinsonism　437
Rasmussen 症候群　376
Raven's Coloured Progressive Matrices　719
RAVLT　44
Raynaud 現象　253
Raynaud 症候群　589
Raynaud 病　588
RBD　380
RBMT　44, 720
RCPM　719
RE　298
re-emergent tremor　410, 426
rebound nystagmus　130
rebound phenomenon　186
recollection　42
referred pain　194

reflex of spinal automatismtonic foot response　211
reflex sympathetic dystrophy　589
Refsum 病　656
relative afferent pupillary defect　122
REM sleep behavior disorder　380
repetitive facilitation exercise　906
repetitive nerve stimulation　796
repetitive transcranial magnetic stimulation　906
reptile stare　411
restless legs syndrome　382
retina　102
retinol　593
retinotopy　106
retrograde amnesia　42
retropulsion　241, 411
retrospective memory　41
Rett 症候群　678
reversed Chaddock method　210
Rey Auditory Verbal Learning Test　44
Rey-Osterrieth Complex Figure Test　44
Reye 症候群　318, 609, 615, 705
rhabdomyolysis　617
rhombencephalitis　298
Richardson type　420
rigidity　183
Rigiscan®　263
Riley-Day 症候群　523
riMLF　26, 124
rimmed vacuole　181
ring enhancement　340
Rinne 試験　144
rivastigmine　397
Rivermead behavioural memory test　44, 720
RLS　382
RNFLT　457
RNS　796

ROCF　44
ROC 解析　847
Romberg 徴候　217
root pain　194
rostral interstitial medial longitudinal fasciculus　124
rostral interstitial nucleus of medial longitudinal fasciculus　26
roving eye movement　24
RPE　906
RPR 法　303
RSD　589
rTMS　906
Rubinstein-Taybi 症候群　57
Ruffini 終末　191

S

sacral sparing　200, 360
saddle anesthesia　200
SAH　276
salivary gland　251
SALS　471
SAMURAI-ICH 研究　276
Sandhoff 病　651, 653
sarcoidosis　711
sarcoplasmic mass　570
Sarnat 分類　682
SAS　380
SBMA　485
SCA　460
SCA31　466
SCA3 型　465
SCA6　466
scapula alata　567
SCD　460
Schäffer による変法　210
Schellong 試験　812
Schirmer 法　811
Schmidt 症候群　165
schwannoma　349
Schwann 細胞　349

scissors gait　184, 245
SCLC　550, 713
SCN4A 遺伝子　572
SCS　792
SCV　793
SDAVF　495
SDH　837
SDS　460
search coil 法　804
secondary NPH　406
secondary olfactory neuron disorder　100
Segawa's disease　436
selectivity pattern　558
semantic aphasia　59
semantic memory　40
semicoma　20
sensation　189
sense　189
sensory ataxia　202, 239
sensory ataxic gait　247
sensory ataxic neuropathy　714
sensory cortex　192
sensory homunculus　192
sensory march　198
sensory neuronopathy　714
sensory receptor　190
sensory trick　226
sensory-nerve conduction study　792
sensory-nerve conduction velocity　793
SEP　784
serotonin syndrome　612
sexual dysfunction　262
SFEMG 検査　797
Shaping 項目　906
sharpened Romberg's sign　218
Sherrington の軸線　193
short-term memory　40
shoulder girdle neuritis　168
shoulder-shaking test　186
Shy-Drager 症候群　460
SIADH　315, 690

sialidosis　657
SIAS　909
side effect　606
side eye deviation　25
signe de la main étrangère　70
simple partial seizure　364
simple tic　230
single-fiber electromyogram　796
SITS-MOST 研究　269
sitting posture　237
situation syncope　255
Sjögren 症候群　291, 532
skew deviation　25, 125
SLE　291, 535
sleep apnea syndrome　380
sleep disorders　379
sleep onset REM periods　380
sleep paralysis　379
SLTA　722, 919
SMA　482
small angulated fiber　181
small cell lung cancer　713
small group atrophy　181
Smell test　825
SMN1 遺伝子　484
SMON　616
SND　460
Snellen chart　108
snout reflex　211
SOAP　12
SOD1 遺伝子　480
somatic sensation　189
somatosensory evoked potentials　784
somatosensory seizure　365
somnolence　19
SOREMP　380
source amnesia　45
SP　379
spasm　578
spasmodic dysphonia　439
spasmodic torticollis　439
spastic catch　184

spastic gait　245, 468
spastic hemiplegia　238
spastic kick　184
spastic paraplegia　238
spasticity　183
speech language therapist　917
SPG　468
sphingolipidosis　650
sphingomyelin lipidosis　653
spina bifida　672
spina bifida occulta　673
spinal and bulbar muscular atrophy　485
spinal arterial occlusive disease　490
spinal arteriovenous fistula　492
spinal arteriovenous malformation　492
spinal cord tumor　360
spinal epidural abscess　504
spinal intermittent claudication　495
spinal meningovascular syphilis　499
spinal muscular atrophy　482
spinal tap　731
spinal vascular malformation　492
spinocerebellar ataxia　460
spinocerebellar degeneration　460
spinocerebellar tract　191
spinothalamic tract　191
split hand syndrome　175
spondylitis　514
spondylosis deformans　507
spontaneous nystagmus　128
sporadic amyotrophic lateral sclerosis　471
Spurling 徴候　194
SRS　339
SSN　714
SSNA　819
SSPE　305, 306
SSV　581, 837
ST　917

stance phase 244
standard language test of aphasia 722, 919
standing posture 237
status epilepticus 367
stehendes Reden 63
Steinert 病 569
step length 244
steppage gait 180, 247
stereognostic sense 197
stereotactic radiosurgery 339
steroid myopathy 617
Stewart Holmes sign 186
Stiff man 症候群 579
straight-leg-raising test 90
Stransky による変法 210
striatonigral degeneration 460
stride length 244
stride width 244
Stroke Impairment Assessment Set 909
strongly SDH-reactive blood vessels 581
stupor 20
Sturge-Weber 症候群 676
Sturge-Weber 病 134
subacute combined degeneration of spinal cord 500
subacute sclerosing panencephalitis 305, 306
subarachnoid hemorrhage 276
subarachnoid space 88, 93
subatute necrotizing myelitis 495
subcortical dementia 392
subdural space 88
subependymal giant cell astrocytoma 339
subependymoma 342
suboccipital puncture 731
sucking reflex 210
suck 効果 503
sudden deafness 334

SUDEP 374
sun-burst appearance 347
superficial reflex 206
superficial sensation 189
supplementary motor seizure 365
surface EMG 797
swing phase 244
swinging-flashlight test 122
Sydenham chorea 431
Sydenham 舞踏病 136
symptomatic chorea syndrome 431
symptomatic epilepsy 369
symptomatic myasthenia gravis 549
symptomatic parkinsonism 423
syndrome of inappropriate secretion of antidiuretic hormone 315, 690
syndrome of progressive muscle spasm 578
syndrome sensitif a topographie cheiro-orale 198
synkinesis 136
syphilitic meningomyelitis 499
syphilitic myelitis 499
syphillis 499
syringomyelia 501
systemic lupus erythematosus 535
s 因子 48
S 錐体 103

T

T&T オルファクトメーター 826
t-PA 静注療法 269
T-SPOT 289
T-SPOT.TB 289
TA 710
tabes dorsalis 499
tactile sensation 195
tadpole appearance 649
Takayasu's arteritis 699
talaporfin sodium 345

tandem gait 215
tangent screen 110
tap test 406
Tapia 症候群 165
task specific dystonia 221
Tassinari 症候群 378
Tay-Sachs 病 652
TbM 288
tDCS 906
TDP-43 398, 473
TDP-43 proteinopathy 398
TEA 46
tear volume measurement 811
temporal arteritis 710
tendon reflex 203
TENS 888
tension type headache 325
teratoma 353
teratoma with malignant transformation 354
TES 903
tetanus 489
tetraplegia 168
TGA 46
thalamic astasia 157
thalamic pain 195
thalamo-cortical theory 370
thallium poisoning 632
theatrical manner 247
therapeutic electrical stimulation 903
thermal sensation 196
thermography 815
thiamine 594
Thompson's score 682
Thomsen 病 571
thrombotic thrombocytopenic purpura 708
thyroid ophthalmopathy 695
thyrotoxic crisis 694
thyrotoxic myopathy 694
thyrotoxic periodic paralysis 694
TIA 274

tic　229
tic douloureux　139, 327
tic syndrome　432
Tinel 徴候　201
TMS　796, 888, 903
TOCP　641
Tolosa-Hunt 症候群　122, 128
toluene　636
tonic clonic seizure　366
tonic pupil　584
tonic seizure　366
TORCH 症候群　679
total locked-in 状態　37
Tournay 現象　121
toxic parkinsonism　424
TPHA　303
traction headache　96
Trail Making Test　52
transcranial direct current stimulation　906
transcranial magnetic stimulation　796, 903
transient epileptic amnesia　46
transient global amnesia　46
transient ischemic attack　274
transmedullary theory　503
transmissible SE　314
transperivascular theory　503
transthalamic pathway　124
transthyretin　524
transverse myelopathysyndrome　199
traumatic tap　732
trembling in place　245
tremor　223
Trendelenburg 徴候　248
Treponema pallidum　301, 499
Treponema pallidum hemagglutination　303
triceps (brachii) reflex　204
trichlorethylene　637
trigeminal neuralgia　139, 327
trigger point　198

trilamellar inclusion　645
triorthocresyl phosphate　641
triphasic waves　779
triple flexion　211
trismus　137
truncal titubation　239
TSE　314
TSH producing adenoma　355
TTP　708
TTR　524
tuberculous meningitis　288
tuberculous spondylitis　514
Tuberous sclerosis　675
Tumbling E　108
Turner 症候群　556
two-point discrimination　197
two-point threshold　197

U

UCAS Japan　278
UCMD　565
Uhthoff 徴候　448
Ullrich 型先天性筋ジストロフィー　565
UMN　470
uncal fit　99
unconscious proprioceptive sensation　189
unilateral facial palsy　328
unilateral facial spasm　330
University of Pennsylvania smell identification test　825
unresponsive wakefulness syndrome　19
unruptured cerebral aneurysm　277
Unterberger 試験　157
UPDRS　411
upper cervical radiculopathy　198
upper motor neuron　470
UPSIT　825
uremic encephalopathy　706
uremic myopathy　707

uremic neuropathy　537
urinary dysfunction　259
use-dependent plasticity　903
useless hand syndrome (of Oppenheim)　201
USR　817
UWS　19

V

Vago-accessory syndrome　165
Vago-accessory-hypoglossal paralysis　165
Vago-hypoglossal palsy　165
Valsalva 試験　811
varicella-zoster virus　297
vascular dementia　283
vascular parkinsonism　423
vasculitis　531
vasopressin　316
vasovagal syncope　255
VCP　398
VD　283
VDRL 法　302
vegetative state　33
ventricular puncture　731
VEP　117, 783
veriegate porphyria　670
vermiform movement　584
Vernet 症候群　165
versive seizure　365
vertigo　151
vestibular ataxia　240
vestibular ataxic gait　247
vestibular neuronitis　333
vestibular schwannoma　349
vestibulo-ocular reflex　26
VGS　807
VHL 病　351
vibratory sense　196
Villaret 症候群　165
visceral sensation　189

visual evoked potential　117, 783
visual object agnosia　73
visual perception test for agnosia　723
visual seizure　365
visual suppression test　154
visual threat test　110
vitamin B_{12} deficiency　601
vitamin D deficiency　603
VITAMINS　869
vocal tic　230
von Hippel-Lindau 病　351
von Reckling Hausen 病　349
VOR　26
VPTA　75, 723
VZV　297

W

WAB　722, 919
WAB 失語症検査　67
waddling gait　180, 248, 556
WAIS-III　48
walking gait cycle　244
Wallenberg 症候群
　　　　25, 123, 164, 198, 273
Wartenberg pendulum test　187
WCST　53, 724
wearable power-assist locomotor
　　　　908
wearing off 現象　415
Weber 症候群　122, 128
Weber 聴覚試験　144
Wechsler memory scale-revised　720
Wegener 肉芽腫症　531
Werdnig-Hoffman 病　483
Wernicke-Korsakoff 症候群　599
Wernicke-Mann 肢位　238
Wernicke 失語　59
Wernicke 脳症　128, 596
Western Aphasia Battery 失語症検
　査　67, 722, 919
Westphal 徴候　411
West 症候群　377
wet beriberi　595
Whechsler Memory Scale-Revised　44
whole nerve biopsy　830
Wilbrand 膝　104
Williams 症候群　57
Willis 動脈輪閉塞症　279
Wilson 病　132, 425
WISC-III　57
WISC-IV　56
Wisconsin card sorting test　53, 724
withdrawal reflex　211
WMS-R　44, 720
working memory　40
WPAL　908
wrong　25
WS　57

X

X-linked McLeod 症候群　431

Y

Yakovlev 回路　41
yolk sac tumor　353

Z

Zinn 動脈輪　107

臨床神経内科学		©2016
	定価（本体 15,000 円＋税）	

1986年9月1日　　1版1刷
2006年3月14日　　5版1刷
2009年8月25日　　　3刷
2016年2月15日　　6版1刷

監修者　平山　惠造
編　者　廣瀬　源二郎
　　　　田代　邦雄
　　　　葛原　茂樹

発行者　株式会社　南山堂
　　　　代表者　鈴木　肇

〒113-0034　東京都文京区湯島4丁目1-11
TEL　編集(03)5689-7850・営業(03)5689-7855
振替口座　00110-5-6338

ISBN 978-4-525-24766-9　　　　　Printed in Japan

本書を無断で複写複製することは，著作者および出版社の権利の侵害となります．
[JCOPY]　＜(社)出版者著作権管理機構　委託出版物＞
本書の無断複写は著作権法上での例外を除き禁じられています．複写される場合は，そのつど事前に，(社)出版者著作権管理機構(電話 03-3513-6969, FAX 03-3513-6979, e-mail: info@jcopy.or.jp)の許諾を得てください．

スキャン，デジタルデータ化などの複製行為を無断で行うことは，著作権法上の限られた例外（私的使用のための複製など）を除き禁じられています．業務目的での複製行為は使用範囲が内部的であっても違法となり，また私的使用のためであっても代行業者等の第三者に依頼して複製行為を行うことは違法となります．